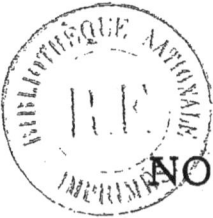

P. M. C.

# NOUVELLE PRATIQUE
# MÉDICO-CHIRURGICALE
## ILLUSTRÉE

TOME II

# COLLABORATEURS

F. ALLARD — BACH — A. BAUER — BAUMGARTNER
BOIX — BONNETTE — P. BONNIER — BOUFFE DE SAINT-BLAISE
BOURGES — BRÉCY — CARRION — CHEVASSU — CHEVRIER
CLERC — COUVELAIRE — CROUZON — DESCOMPS
DOPTER — P. DUVAL — ENRIQUEZ — J.-L. FAURE — FEINDEL
FIEUX — FORGUE — FRUHINSHOLZ — GOSSET
GOUGEROT — GRÉGOIRE — GRENET — GUIMBELLOT — HALLION
HERBET — JEANBRAU — KENDIRDJY — MARCEL LABBÉ
LABEY — LAPOINTE — LARDENNOIS — LAUNAY — LECÈNE
LENORMANT — LEPAGE — LEREBOULLET — P. LONDE
ÉT. MARTIN — DE MASSARY — H. MEIGE — MOCQUOT — MORAX
A. MOUCHET — F. MOUTIER — OUI — PARISET — PÉCHIN
PIQUAND — POTOCKI — RATHERY — SAUVEZ
SAVARIAUD — A. SCHWARTZ — M. SÉE — J.-A. SICARD
SOUQUES — TOLLEMER — TRÉMOLIÈRES — TRÉNEL — VEAU
WALLICH — WIART — R. WURTZ

P. M. C.

# NOUVELLE PRATIQUE

# MÉDICO-CHIRURGICALE

## ILLUSTRÉE

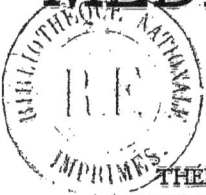

CHIRURGIE — MÉDECINE — OBSTÉTRIQUE
THÉRAPEUTIQUE — DERMATOLOGIE — PSYCHIATRIE
OCULISTIQUE — OTO-RHINO-LARYNGOLOGIE — ODONTOLOGIE
MÉDECINE MILITAIRE — MÉDECINE LÉGALE — ACCIDENTS DU TRAVAIL
BACTÉRIOLOGIE CLINIQUE — HYGIÈNE — PUÉRICULTURE
MÉDICATIONS — RÉGIMES — AGENTS PHYSIQUES
FORMULAIRE

DIRECTEURS :

### E. BRISSAUD,  A. PINARD,  P. RECLUS

Professeurs à la Faculté de Médecine de Paris.

SECRÉTAIRE GÉNÉRAL

### HENRY MEIGE

## TOME II

## BLÉPHARITES — DIABÈTE

## MASSON ET Cⁱᵉ, ÉDITEURS

LIBRAIRES DE L'ACADÉMIE DE MÉDECINE
120, BOULEVARD SAINT-GERMAIN, PARIS
1911

*Tous droits de traduction et de reproduction*
*réservés pour tous pays*

NOUVELLE PRATIQUE

# MÉDICO-CHIRURGICALE

## ILLUSTRÉE

TOME II

# B

(SUITE)

**BLÉPHARITES**. — Le mot blépharite n'est qu'une dénomination anatomique sans signification précise. On le conserve encore pour désigner l'inflammation du bord palpébral, en lui adjoignant divers qualificatifs d'ordre clinique (blépharite squameuse, sèche, ulcéreuse, suppurée, hypertrophique), ou encore d'ordre anatomique (blépharite ciliaire, blépharo-adénite, blépharite glandulo-ciliaire), faute de données suffisantes pour établir une classification étiologique à peine ébauchée actuellement.

Les blépharites peuvent se diviser en deux grandes classes : les *blépharites squameuses sèches* et les *blépharites ulcéreuses*.

Dans les premières, le rebord palpébral est couvert de fines pellicules blanchâtres, furfuracées; la peau est hyperémiée, mais elle n'est jamais ulcérée, ni recouverte de sécrétion purulente desséchée; pourtant on peut, dans certains cas, observer quelques croûtes jaunâtres dues à la sécrétion des glandes sébacées. Cette forme a été rapprochée de la séborrhée sèche ou grasse (teigne) du cuir chevelu.

L'aspect de la blépharite ulcéreuse est tout à fait différent. Le bord-palpébral est hypertrophié, couvert de croûtes jaunes qui laissent au-dessous d'elles, lorsqu'on les détache, des ulcères qui sont eux-mêmes l'aboutissant d'un processus suppuratif qui a détruit plus ou moins les follicules pileux et les glandes sébacées qui y sont annexées. De telles lésions folliculaires amènent la perte totale ou partielle des cils (*madarosis*, μαδάω, tomber, en parlant des cheveux); la déformation du bord palpébral qui s'épaissit, devient dur (*tylosis*, τύλος, durillon, callosité), s'éverse, s'ectropione; et enfin du larmoiement et des complications conjonctivales, cornéennes et quelquefois lacrymales (dacryadénite palpébrale).

**Étiologie**. — Les notions étiologiques sont actuellement bien imprécises; aussi, pour y apporter quelque netteté, doit-on comparer les affections du bord palpébral aux maladies de la peau et appliquer à la recherche du diagnostic étiologique des premières les mêmes méthodes que pour les secondes. La blépharite squameuse correspond à la séborrhée sèche, au pityriasis simple, comme la blépharite ciliaire séborrhéique correspond à la séborrhée fluide. Dans les altérations de l'épiderme, du derme et des annexes de la peau du bord palpébral (follicules pileux, glandes sébacées, glandes sudoripares), nous retrouvons les mêmes causes générales que dans les autres territoires cutanés, tel que le lymphatisme, la scrofule, la tuberculose, la syphilis (V. Syphilis oculaire), les diverses intoxications, les dermatoses parmi lesquelles doivent être particulièrement mentionnés l'eczéma et l'impétigo. Les inflammations conjonctivales chroniques, le larmoiement d'origines diverses, un état lacrymal latent, sont des causes locales que peuvent favoriser l'air vicié, la fumée, les poussières, la chaleur, l'humidité. Viennent enfin les infections du voisinage (nez, conjonctive, voies lacrymales), puis les amétropies et surtout l'hypermétropie qui paraissent agir par l'hyperémie du bord palpébral consécutif aux efforts d'accommodation.

La *blépharite vaccinale* ne se présente pas sous la forme de vésicules, mais bien d'ulcérations dues à une infection secondaire précoce, ulcérations précédées d'un œdème palpébral très accentué. Les lésions apparaissent de onze à douze jours après la vaccination de l'enfant et sont le résultat d'une contagion par contact. Les ulcérations se recouvrent d'un eschare qui tombe au bout de huit à dix jours et la réparation se fait sans laisser de cicatrices.

**Diagnostic.** — La blépharite squameuse ne peut être confondue avec aucune autre affection. La blépharite acarienne présente des caractères assez spéciaux pour être facilement distinguée des blépharites ulcéreuses. L'œdème palpébral du début, l'évolution rapide des ulcérations sont propres à la blépharite vaccinale. On ne confondra pas la blépharite ulcéreuse, dans laquelle les bords palpébraux sont recouverts de petits ulcères, avec une conjonctivite, dont la sécrétion épaisse se dessèche et forme des dépôts croûteux. Dans la phtiriase des paupières, les bords palpébraux ne sont pas ulcérés, ils ont un aspect foncé dû à des corpuscules grisâtres; d'ailleurs l'examen au microscope du parasite ne laissera aucun doute. L'aspect est à peu près le même lorsqu'il s'agit de l'acarus (gale).

**Traitement.** — Pour les blépharites squameuses comme pour les blépharites ulcéreuses bilatérales, c'est-à-dire relevant de causes générales, on associera au traitement local un traitement général basé sur la constitution du sujet. On placera, en outre, ce dernier dans d'excellentes conditions hygiéniques.

Les préparations de soufre et de goudron sont utiles dans la blépharite squameuse. Après avoir lotionné les paupières avec une solution de carbonate de soude, on appliquera sur le bord palpébral une pommade soufrée ou goudronnée.

> Carbonate de soude. . . . . . . . . . . . . . . . . . . . . 20 grammes.
> Eau stérilisée . . . . . . . . . . . . . . . . . . . . . . . . . 500 —
> Pour laver les yeux matin et soir. Couper par moitié avec eau bouillie chaude au moment de s'en servir.

Appliquer ensuite l'une des pommades suivantes, qu'on pourra au besoin alterner :

| | | |
|---|---|---|
| 1° Goudron végétal | | 1 gramme. |
| Lanoline | } āā 10 grammes. | |
| Vaseline | | |
| 2° Soufre précipité | | 1 gramme. |
| Lanoline | } āā 10 grammes. | |
| Vaseline | | |
| 3° Soufre précipité | { āā 1 gramme. | |
| Oxyde de zinc | | |
| Vaseline | } āā 10 grammes. | |
| Lanoline ou glycérolé d'amidon | | |
| 4° Lanoline | } āā 10 grammes. | |
| Eau oxygénée | | |
| Soufre précipité | 2 — | |

On devra en outre cathétériser les voies lacrymales dans les blépharites sèches, rebelles, *même non accompagnées de larmoiement.*

Dans la blépharite ulcéreuse, glandulaire, on fera de fréquents lavages des paupières avec de l'eau bouillie chaude ou encore avec la solution suivante :

| | |
|---|---|
| Acide salicylique | 50 centigr. |
| Acide borique | 20 grammes. |
| Eau stérilisée | 500 — |

Couper avec moitié eau bouillie chaude au moment de s'en servir.

Ces lotions, auxquelles on pourra adjoindre l'application de cataplasmes de fécule de riz ou de glycérolé d'amidon, ont pour but de ramollir, de détacher les croûtes et de mettre en évidence les petites ulcérations qu'on cautérisera avec un pinceau d'ouate hydrophile imbibée de teinture d'iode ou d'une des solutions suivantes :

| | |
|---|---|
| 1° Nitrate d'argent | 20 centigr. |
| Eau stérilisée | 10 grammes. |

On pourra aussi se servir avec avantage des crayons de nitrate d'argent.

| | |
|---|---|
| 2° Acide picrique | 10 centigr. |
| Eau stérilisée | } āā 5 grammes. |
| Glycérine | |

Et tous les soirs on appliquera sur le bord libre des paupières un peu de pommade à l'oxyde jaune de mercure :

| | |
|---|---|
| Oxyde jaune de mercure | 25 à 50 centigr. |
| Vaseline | } āā 5 grammes. |
| Lanoline | |

ou au *précipité blanc* (chlorure mercureux précipité) :

| | |
|---|---|
| *Précipité blanc* | 10 à 20 centigr. |
| Vaseline | } āā 5 grammes. |
| Lanoline | |

ou à l'*ichtyol* :

| | |
|---|---|
| Ichtyol | 50 centigr. |
| Vaseline | } āā 5 grammes. |
| Lanoline | |

Les solutions de sublimé donnent de bons résultats à condition d'être à doses élevées; aussi devra-t-on apporter beaucoup de prudence dans leur emploi. On se servira des solutions suivantes :

1° Sublimé . . . . . . . . . . . . . . . . . . . . . . . 1 gramme.
Glycérine. . . . . . . . . . . . . . . . . . . . . . . 30 grammes.
2° Sublimé . . . . . . . . . . . . . . . . . . . . . . 10 centigr.
Glycérine . . . . . . . . . . . . . . . . . . . . . . 10 grammes.

La première solution (1/30) sera appliquée tous les 2 ou 3 jours et la seconde (1 p. 100) plus souvent. Le médecin devra faire lui-même ces applications avec beaucoup de soin afin de ne pas mettre la solution en contact avec la conjonctive ou avec la cornée. En aucun cas ce traitement ne peut être confié au malade.

Ce traitement sera complété par l'épilation des cils et le traitement des affections conjonctivales et des voies lacrymales concomitantes.

**Blépharites parasitaires.** — *Phthyriase palpébrale.* — Affection parasitaire du bord des paupières due à la présence de poux, principalement du *pediculus pubis*, sur la peau du bord ciliaire, à la base des cils, le long desquels ils pondent leurs œufs et rejettent leurs excréments.

Les enfants sont particulièrement atteints; les adultes n'en sont pas exempts.

Les malades se plaignent surtout de prurit au niveau des paupières. Les bords palpébraux sont un peu rouges, irrités, rarement enflammés ou couverts de croûtes, et presque toujours recouverts d'une poussière grisâtre (signe très important) qui leur donne un aspect foncé. A la loupe on reconnaîtra les poux et les lentes.

Le traitement rapide consiste à enlever les poux avec une fine pince, ce qui n'empêchera pas d'employer le traitement médical par les lotions avec de l'ouate hydrophile imbibée de liqueur de Van Swieten et d'application d'onguent napolitain. L'eau vinaigrée et les solutions alcalines seront utiles pour détruire l'adhérence des lentes aux cils.

On peut trouver à la racine des cils le *demodex folliculorum,* qui irrite le bord palpébral et donne naissance à des croûtes jaunâtres d'aspect melliforme.

**Blépharites dues à la présence de parasites cryptogamiques.** — Ces parasites (achorion Schoenleinii, trichophyton) siègent dans l'épaisseur du cil ou autour de sa racine. La blépharite favique (achorion Schoenleinii) est toujours compliquée d'autres manifestations faviques. Le trichophyton est reconnu à l'examen microscopique du cil. *PÉCHIN.*

**BLÉPHAROPHIMOSIS.** — V. Paupière (Anomalies).

**BLÉPHAROSPASME.** — Le blépharospasme est un spasme facial partiel, limité au muscle orbiculaire des paupières. Comme dans le spasme facial, il s'agit d'un mouvement involontaire, réflexe, d'origine bulbaire ou spinale, qui ne peut être réprimé, qui ne répond à aucun acte défini ni à aucune systématisation. Ce spasme peut s'étendre à d'autres muscles, mais ces muscles sont toujours du domaine de la septième paire.

Le spasme revêt des formes diverses : contractions parcellaires, aberrantes, fasciculaires, frémissements, battements de paupières, contracture permanente (H. Meige) (blépharotonus, blépharospasme pseudo-paralytique) :

ces formes diverses peuvent se substituer l'une à l'autre. La paupière résiste
plus ou moins au doigt qui cherche à la soulever; le sourcil est abaissé alors
qu'il est élevé dans le ptosis. Le mouvement spasmodique n'est pas instantané, il se manifeste par accès avec période d'augmentation, période stationnaire et période de déclin; il est le plus souvent unilatéral. Il n'est pas
douloureux et peut se produire pendant le sommeil.

Le blépharospasme est un phénomène convulsif; il dépend par conséquent d'une irritation passagère ou permanente d'un point quelconque de
l'arc facial, de toute excitation périphérique (lumière vive, poussière, corps
étranger sur le globe oculaire, lésions conjonctivales ou cornéennes, traumatisme, lésions du voisinage, lésions de la muqueuse pituitaire, polypes
du nez, etc.). Le blépharospasme a été signalé dans l'hystérie; mais avant de
faire ce diagnostic étiologique, on devra bien s'assurer de l'absence de toute
lésion oculaire, et même dans le cas où l'on retrouverait les soi-disant
stigmates de la névrose, il est sage de se tenir encore sur la réserve, car on
peut avoir affaire à une association hystéro-organique.

On doit à Henry Meige d'avoir bien fait ressortir les caractères qui distinguent les spasmes des tics, distinction sur laquelle Brissaud a appelé
l'attention en 1893. Nous trouverons entre le blépharospasme et le tic des
paupières toute la différence qui existe entre le spasme et le tic. Le *blépharotic* est un trouble psychomoteur; son origine est corticale; il constitue
un mouvement, un geste qui répond à un but, à un acte, à une systématisation fonctionnelle (H. Meige). Il s'agit d'une réaction motrice qui nécessite
l'intervention corticale; aussi le blépharotic, comme tous les tics en général,
est-il susceptible de guérison par une méthode de traitement basée sur la
discipline des actes psychomoteurs, alors que cette méthode n'a aucune
prise sur le blépharospasme, justiciable, lui, de la médication antispasmodique. Et c'est pour avoir confondu le spasme et le tic que nous trouvons
encore dans la plupart des ouvrages classiques une étiologie à la fois confuse et chargée pour le blépharospasme et qui doit être allégée de toutes
les causes d'origine corticale qui constituent l'état mental des tiqueurs,
état caractérisé surtout par l'impuissance d'une volonté débile et versatile.
Et c'est pourquoi les termes de tic non douloureux des paupières, de tic
convulsif doivent être abandonnés.

C'est à rétablir l'équilibre mental qu'on s'attachera pour faire disparaître
le blépharotic, alors que pour le blépharospasme on soignera toute lésion
oculaire ou périoculaire capable de déterminer une irritation quelconque
dans le territoire de la cinquième paire.                          *PÉCHIN.*

**BLESSÉS** (RECHERCHE ET MOYENS DE TRANSPORT). — En campagne, le
grand souci du service de santé militaire est d'enlever promptement et
commodément les blessés du champ de bataille. « C'est, disait Percy,
le premier secours et la première consolation que doivent recevoir ces
victimes. »

De nos jours, cette question de l'enlèvement des blessés a singulièrement
grandi, depuis que la précision, la vitesse et la longue portée des armes
modernes, à tir rapide, ont rendu les combats plus meurtriers.

En outre, cette question du transport des blessés doit retenir l'attention de tout praticien, en temps de paix comme en temps de guerre, car la clinique ainsi que l'expérience des dernières guerres ont prouvé que les blessés *splanchniques* devraient être traités *sur place*.

Le repos et l'immobilité sont considérés aujourd'hui comme le meilleur traitement des plaies cavitaires; aussi Lejars a-t-il pu écrire : « Il faut épargner le plus possible aux grands blessés les évacuations précipitées et les transports lointains, en immobilisant pour eux, sur le champ de bataille ou dans son voisinage immédiat, un nombre suffisant de formations sanitaires. »

A son retour de la guerre Sud-Africaine le professeur Trèves écrivait : « Un autre facteur dont on ne saurait trop montrer l'importance, c'est le *transport des blessés.* »

« A Spion-Kop, au milieu des rochers, sur des pentes abruptes, les transports étaient longs et difficiles; en peu de temps nous avons perdu 33 blessés, sur un total de 700. Au contraire, *quand le transport était court et confortable*, on pouvait observer des cas merveilleux de guérison dans les plaies de l'abdomen sans la moindre réaction péritonéale. »

« Dans les fractures de cuisse, *la durée du transport* est un élément redoutable : s'il faut que le blessé passe deux jours en chemin de fer pour gagner les hôpitaux de la base, ce long voyage équivaut à un arrêt de mort; tandis que, si on peut le garder au repos à l'ambulance, au bout de cinq jours il va mieux et peut être évacué. Aussi *ce n'est pas le blessé qui devrait aller à l'hôpital, c'est l'hôpital qui devrait venir à lui.* »

Malheureusement, en campagne, ce vœu pourra rarement être réalisé, car il est nécessaire de déblayer le théâtre de la lutte. D'ailleurs, écrit Nüssbaum : « *le blessé ne trouve au milieu de son corps d'armée que la misère et les privations de tout genre. Évacué sur l'arrière, il trouve, au contraire, tout ce que l'amour du prochain et la reconnaissance de ses concitoyens peuvent lui donner.* »

Mais puisque ces évacuations sont une dure nécessité, notre devoir n'est-il pas de rendre moins douloureuses les étapes « de ce long calvaire vers les soins définitifs et la guérison ». (Coustan).

Pour ce faire, dit M. le professeur Delorme, *l'idéal c'est de réduire, dans la limite du possible, le temps qui sépare le moment où l'homme est blessé, de celui où il peut être pansé d'une façon plus méthodique.* Aussi il faut proportionner les brancardiers aux exigences de la lutte, activer leurs transports et utiliser, dès qu'on le peut, en les portant le plus près possible de la ligne du feu, *les véhicules qui diminuent la lenteur du transport à bras, le plus lent de tous.*

En résumé, « éloigner les blessés le plus rapidement et le plus loin possible le jour du combat, c'est pour eux une mesure de sécurité, pour l'armée un débarras ». *Le transport prime donc la blessure.*

Tout ce que nous avons à dire sur le transport des blessés en temps de guerre pourra trouver son application dans les cas d'accidents isolés ou multiples qui surviennent dans la vie civile en temps de paix.

Dans la zone meurtrière du feu, seules les équipes des brancardiers peuvent avancer, se glisser jusque dans les rangs des combattants « aux heures d'accalmie » et relever les blessés « partout où les phases du combat le permettent et le commandent (Benech). Seules, elles peuvent franchir, avec leurs brancards chargés, les nombreux obstacles des terrains variés (haies, fossés, ruisseaux, etc.) ».

**Brancards improvisés.** — Mais parfois les équipes manquent de moyens de transport, aussi faut-il que les brancardiers sachent rapidement improviser un brancard avec un sac et deux perches, avec une veste et deux fusils, ou avec deux fusils placés parallèlement, la gâchette et le pontet en l'air. En entrecroisant les bretelles de ces deux armes, on crée une espèce de sellette, sur laquelle est assis le blessé.

Dans les fermes, on trouve des civières, de courtes échelles auxquelles on fait sauter les deux premiers barreaux, les montants servant ainsi de hampes.

Les treillages en fil de fer, les barrières en bois (dites des chemins de fer) peuvent aussi servir à improviser des brancards.

En outre, il faut que les brancardiers apprennent à charger *un blessé sur leur dos*, en mettant un genou à terre, comme le fit Percy, à Mannheim, pour emporter son officier du génie blessé, ou s'ils se mettent deux, *en entrecroisant leurs mains*, pour former un siège qui recevra le blessé, ou en le saisissant, l'un sous les aisselles, l'autre en se plaçant entre les jambes du blessé (fig. 1).

De la ligne du feu, les blessés graves sont transportés par les brancar-

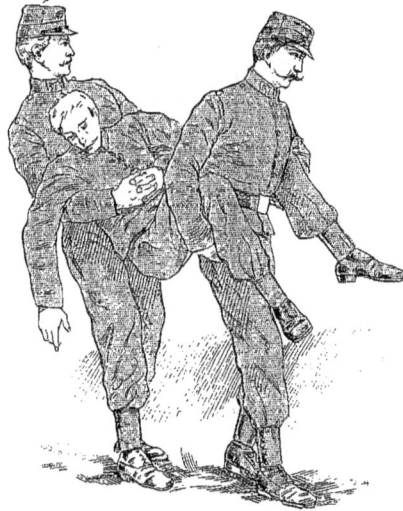

Fig. 1.
Blessé transporté à bras par deux brancardiers.

diers jusqu'aux postes de secours. Là, après avoir reçu les premiers soins, ils sont à nouveau dirigés vers la route carrossable la plus voisine sur laquelle les voitures d'ambulance viendront les prendre. Cette station s'appelle *le relai d'ambulance.*

**Brancards roulants.** — Or, les voitures d'ambulance (à 2 et 4 roues) peuvent ne pas toujours suffire ou être très exposées, en raison de leur volume et de leur visibilité. Aussi de nombreux médecins se sont demandé s'il ne serait pas utile d'avoir un certain nombre de *brancards sur roues*, bien moins vulnérables, et de transformer une partie des brancardiers *porteurs* en *pousseurs*. Car, d'après les expériences de de Mooÿ, nous savons qu'un pousseur accomplit, dans un laps de temps fixé, un travail sensiblement égal à celui de trois porteurs. Aussi, à l'instar des Le Fort, Longmore, Pirogoff, Gablenz, le distingué médecin principal hollandais créa, il y a 40 ans, un brancard roulant, qui est encore réglementaire dans l'armée des Pays-Bas (fig. 2).

## Blessés (Recherche et Transport).

Dans la marine, M. Auffret a transformé la gouttière Bonnet en un fauteuil rigide, très commode, aux pieds duquel s'adapte une petite roue mobile (fig. 3).

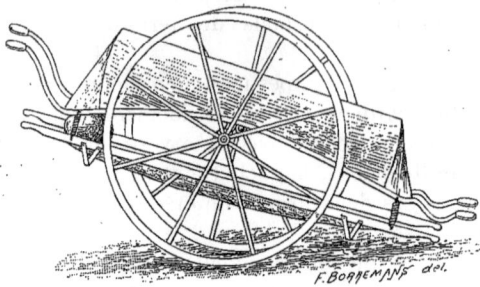

Fig. 2. — Brancard roulant de de Mooÿ.

Malheureusement tous ces brancards roulants ont l'inconvénient de ne pas employer le matériel existant et de constituer une réserve de matériel très encombrant et très onéreux pour l'État. Aussi, pour éviter ces critiques, nous avons songé à utiliser les brancards réglementaires, les roues caoutchoutées des bicyclettes que l'on trouve actuellement partout, et enfin une armature métallique, pour rendre solidaires ces deux parties constitutives (fig. 4).

Ce brancard roulant ainsi improvisé est peu coûteux, solide, stable sur route et se montant avec une extrême facilité. Sur ces indications, notre camarade Le Guelinel de Lignerolles a fait construire, en

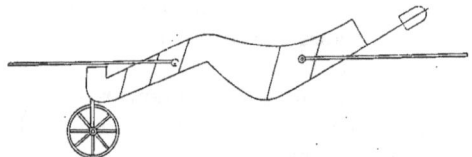

Fig. 3. — Brancard roulant d'Auffret.

1897-98, un brancard sur roues plus complet, plus perfectionné mais plus onéreux, qui a figuré cette année-ci à l'exposition de Nancy. Pour augmenter la stabilité, il a abaissé le point de fixation du brancard (fig. 5).

Économie de poids, de temps, d'encombrement, de prix, de personnel.

A notre avis, l'improvisation de ces brancards roulants faciliterait les évacuations, ménagerait le temps, les forces du personnel sanitaire, réduirait le nombre des brancardiers et favoriserait le transport des blessés graves.

**Traîneaux improvisés.** — Dans la guerre en montagne, il faut s'ingénier à improviser

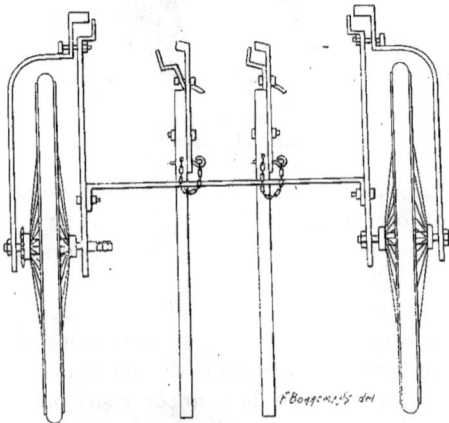

Fig. 4. — Brancard roulant de Bonnette.

des traîneaux, comme ceux conseillés par Otis et Eybert (fig. 6).

Enfin, les plus importantes improvisations du champ de bataille sont celles qui permettent d'aménager, vite et bien, les *voitures auxiliaires de toutes formes*, que la réquisition nous fournit un soir de grande bataille.

**Aménagement des voitures de réquisition.** — Les médecins, chargés de ces évacuations collectives, doivent d'abord réclamer la liste exacte des hommes *à évacuer assis ou couchés*, puis faire le triage des véhicules fournis (voitures de luxe, voitures ordinaires à voyageurs ou à charroi), et enfin les aménager suivant leur destination (blessés assis ou couchés).

Il faut savoir que *dans les calèches*, en plaçant des planches sur les deux banquettes et un matelas par dessus, on peut y transporter deux blessés graves. Dans les *coupés* et les *cabriolets* on ne peut y placer que des blessés

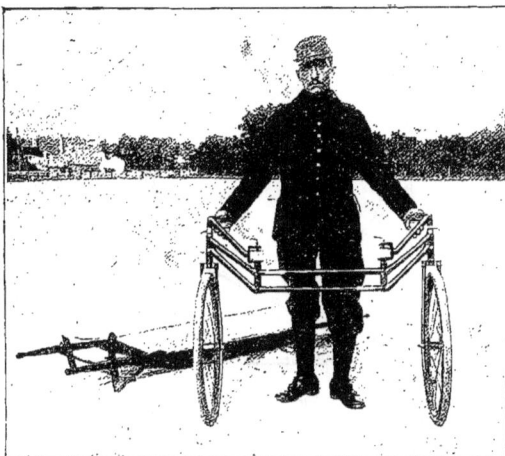

Fig. 5. — Brancard roulant de Lignerolles.

assis. Dans les *omnibus*, en mettant des planches sur les banquettes intérieures et des matelas par-dessus, on peut coucher en long trois malades graves. Dans les *carrioles* et les *tapissières*, on peut installer des malades assis sur les banquettes, sur des planches mises en travers, sur des chaises et des tabourets fixés avec des cordes, ou des malades couchés sur un brancard, un matelas, ou sur une bonne couche de paille et de foin.

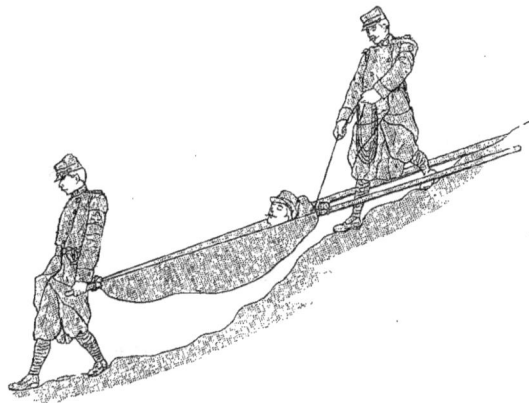

Fig. 6. — Brancard de montagne d'Eybert.

Les *caissons du train*, les *voitures d'artillerie* (prolonges, fourragères) sont rapidement aménagés, en utilisant des crochets à ressort, ou l'appareil à suspension de Picard (fig. 7).

Les *camions des chemins de fer* sont très utilisables, à cause de leur faible hauteur et de leur largeur.

Quant aux *chariots* et *chars lorrains*, on peut les aménager à l'aide de cordes entrecroisées (fig. 8), en employant le système Bouloumié (fig. 9), en utilisant des perches flexibles (système Smith), en se servant des ressorts de sommier préconisés par Écot, ou en suspendant les brancards aux ridelles de la voiture avec des cordes, des courroies ou des crochets à ressort.

**Recommandations générales.** — Pour le transport des blessés, il faut de préférence choisir des voitures *suspendues*, ou aménager celles qui ne le

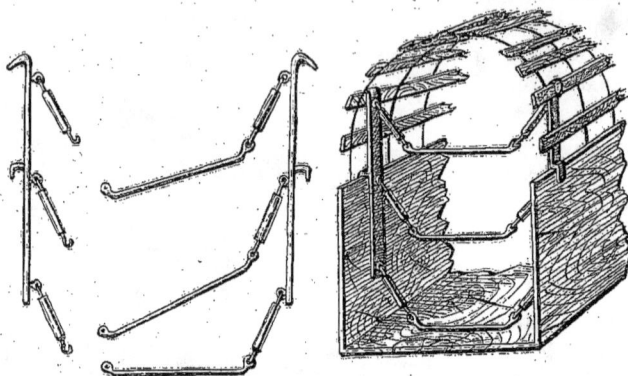

Fig. 7. — Appareil à suspension (système Picard).

sont pas. Elles doivent *aller au pas*. Il faut les couvrir d'une bâche, d'une couverture, montées sur des cerceaux, pour mettre les malades à l'abri du soleil et de la pluie.

Toutes les fois que les circonstances s'y prêteront, il faudra préférer le transport *par bateaux* à tous les autres : c'est le transport idéal par glissement sur l'eau, qui fut utilisé déjà, au XVIIIᵉ siècle, après la

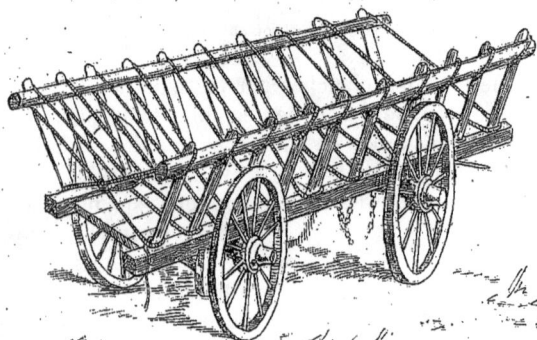

Fig. 8. — Char lorrain aménagé avec des cordes entrecroisées supportant les brancards.

bataille de Dettinguen, pour évacuer les blessés sur Neuf-Brisach (Bagieu).

On ne mettra un blessé *sur un cheval* que dans les cas d'urgence absolue. Aux Indes, les troupes anglaises montées ont des selles spéciales avec dossier semi circulaire, qui permettent de fixer le blessé sur sa monture.

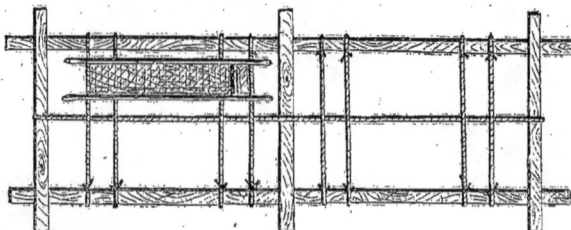

Fig. 9. — Suspension avec des cordes. (Système Bouloumié.)

En résumé, l'étude de ces diverses improvisations du champ de bataille doit intéresser tous les médecins, car elle a pour but d'améliorer le sort des blessés pendant les heures pénibles de leur transport.

**Éclairage pour la recherche et l'enlèvement des blessés.** — Dans les guerres futures, l'action devant se poursuivre jusqu'au déclin du jour, la relève des blessés ne pourra se faire qu'à la nuit. Aussi, dans tous les pays, les officiers du service de santé se préoccupent de l'organisation des chiens sanitaires (v. c. m.) et de l'éclairage du champ de bataille. Cette question mérite d'être étudiée et solutionnée le plus rapidement possible.

Or, quelles sont les qualités que doit avoir, de nos jours, un bon appareil d'éclairage du champ de bataille? D'après Fluteau, voici les conditions qu'ils doivent remplir :

1° Pouvoir éclairant suffisant pour permettre aux brancardiers de découvrir les blessés dissimulés dans les ravins et les broussailles;

2° Solidité suffisante pour résister aux chocs dus au transport ou à la maladresse;

3° Poids faible, de manière à pouvoir être portés à la main pendant un temps assez long;

4° Volume restreint pour trouver place dans les caisses et paniers réglementaires;

5° Mécanisme simple, facile à manier et sans danger;

6° Alimentation par une substance peu encombrante et assez facile à se procurer sur place.

Actuellement en France, on ne dispose que de la petite *lanterne du brancardier* contenue dans le panier de pansements n° 1 et de la *lanterne dite à réflecteur et souche* dans les formations sanitaires de l'avant. Or, ces lanternes s'éteignent facilement et n'ont pas une intensité lumineuse suffisante pour éclairer les fondrières et les broussailles, où se réfugieront les blessés. « C'est donc, écrit Warnecke, avec un maximum de quatre lanternes, dont le pouvoir éclairant est plus que médiocre, que le médecin, chef de service d'un corps de troupe, doit assurer pendant la nuit l'éclairage de la zone de terrain sur laquelle son régiment aura combattu. »

Aussi, depuis quelques années, on procède, dans les manœuvres du service de santé, à des exercices de relèvement des blessés pendant la nuit et on expérimente les appareils d'éclairage les plus connus pour leur intensité lumineuse. Ainsi nos camarades Warnecke, Fluteau et Jacob ont spécialement étudié cette question et ont publié les résultats de leurs expériences.

Ces auteurs ont trouvé que l'emploi des *projecteurs électriques portatifs* est jusqu'aujourd'hui prématuré dans nos formations de l'avant, car le poids des accumulateurs est l'obstacle le plus difficile à lever.

Les *flambeaux Lamarre*, à feu blanc et à feu rouge, employés dans les travaux de nuit par le service du génie et les pompiers de Paris, peuvent rendre des services, pour jalonner la route des brancardiers et éclairer certains passages dangereux.

La *lampe Weels*, à huile de pétrole, actionnée par l'air comprimé, en service à la Compagnie d'Orléans et préconisée par les médecins italiens (Mendini), a un pouvoir éclairant considérable, mais pèse 85 kilos et est d'un prix fort élevé.

L'*appareil Radiguet et Massiot*, à la lumière oxyéthérique, éclaire bien, mais est fragile, pèse 13 kilos et coûte 300 francs.

Les *appareils à acétylène Fulgur, Alpha*, des docteurs Seycheron et Fouque sont trop lourds et d'un prix encore assez élevé. Seuls, les phares Alpha et Blériot à acétylithe (carbure de calcium préalablement immergé dans le pétrole et enrobé ensuite dans une gaine de glucose), semblent avoir réuni tous les suffrages. A leur sujet, Warnecke s'exprime ainsi : « Ces phares sont portatifs, d'un maniement facile et très résistants », et Jacob ajoute : « Ces phares sont des appareils légers, très portatifs, donnant une lumière très éclairante, d'une portée moyenne de 50 mètres; leur maniement est des plus simples, sans danger et peut être confié sans crainte aux brancardiers et aux infirmiers. Leur prix, en particulier celui du phare Blériot, n'est pas très élevé, mais ils devraient subir quelques modifications dans leur construction pour pouvoir être utilisés sur le champ de bataille. »

En résumé, c'est l'acétylène qui a obtenu jusqu'ici le plus de suffrages, mais la forme pratique de la lampe est encore à trouver : aussi on devrait faire appel à l'ingéniosité des inventeurs pour arriver promptement à une solution.

« Bien des difficultés seront aplanies, écrit Tobold, le jour où l'on aura trouvé un moyen d'éclairage pratique et sûr. Les blessés seront rapidement découverts, transportés, les pansements et les interventions aux postes de secours et aux ambulances seront singulièrement facilités. »

Un bon éclairage du champ de bataille sera donc un des meilleurs moyens d'*humaniser* la guerre de demain.

C'est aussi le devoir de tous les médecins de se préoccuper de l'éclairage des lieux où se produisent des catastrophes dans la vie civile et où ils sont appelés à diriger la recherche, l'enlèvement et le transport des blessés.

**Chiens sanitaires.** — C'est un Allemand, le peintre animalier Jean Bungartz, qui eut le premier l'idée d'utiliser le flair des chiens pour la recherche des blessés. Il créa même, il y a une quinzaine d'années, la « Deutsche Verein für Sanitätshund ».

Depuis cette époque, on a fait dans tous les pays d'heureuses tentatives : En Suède, Lilliehook; en Hollande, Quanjer; en Italie, Ciotola et Paroni, ont dressé des chiens sanitaires; mais c'est surtout en Allemagne que les médecins, encouragés et aidés par le Ministre de la Guerre, se sont livrés à de très nombreux essais.

La France n'est pas restée étrangère à cette importante question et, depuis trois ans, Castaing, Bichelonne, Tolet, Boppe, Rudler, etc. ont dressé des chiens sanitaires et consigné leurs observations dans des brochures intéressantes.

Pourtant certains contradicteurs ont exprimé que, de jour, le rôle de ces animaux était inutile et que, de nuit, l'éclairage artificiel assurerait une sécurité suffisante pour la recherche des blessés. « Cette opinion, écrit Castaing, est inexacte, car l'emploi du chien sanitaire est indiqué, quand les blessés, *disséminés*, sont dérobés aux vues, derrière *des éléments formant écran, aussi bien à la lumière solaire qu'à la lumière artificielle nocturne.* Alors est indiqué le procédé d'exploration olfactive du chien, secondé par la vitesse et la méthode de sa quête. Alors seulement *la vision de l'homme devient insuffisante et doit être suppléée par l'olfaction du chien*, qui, indiquée dans les cas ci-dessus, en plein jour, conserve intégralement son utilité en pleine nuit. Ces données délimitent et précisent l'intervention définie et incontestable du chien sanitaire, inutile en cas d'hécatombes sur terrain visible. »

D'ailleurs, ces précieux auxiliaires ont déjà rendu des services sur les champs de bataille. Ainsi, au Transvaal, quelques *collies* bien dressés sauvèrent la vie à plusieurs blessés, que les brancardiers n'avaient pas trouvés (Johannes). En Mandchourie, les trois chiens ambulanciers, expédiés par l'Allemagne, découvrirent à la bataille du Cha-Ho, 23 blessés qui auraient péri sans eux (Zutrenante).

La supériorité du chien sur l'homme, dans le travail de découverte, est donc indéniable, et il faut songer résolument à utiliser ces animaux dans les guerres futures.

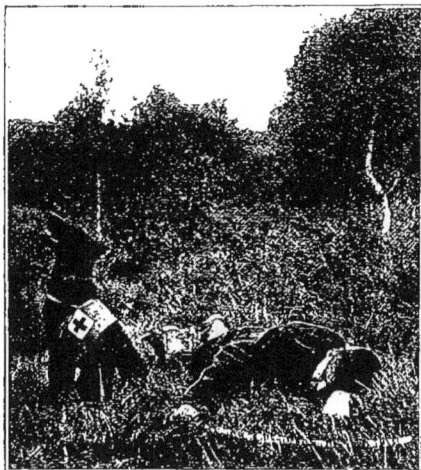

Fig 10. — Chien berger français
dressé à aboyer près du blessé (cl. du Cᵐ Tolet).

En temps de paix, deux solutions se présentent : ou l'organisation dans les sections d'infirmiers militaires, ou l'organisation par appel fait aux particuliers, aux sociétés canines et aux sociétés de secours aux blessés.

Cette dernière solution nous paraît être la plus pratique. Or, pour encourager ce dressage spécial, il serait bon d'instituer des concours rémunérateurs, et un chien ne serait classé *sanitätshund* qu'après avoir reçu un brevet, c'est-à-dire après avoir subi des épreuves éliminatoires comprenant : 1° Un travail méthodique sans blessé figuré ; 2° La découverte d'un blessé bien dissimulé derrière un abri ou dans un hallier ; 3° La découverte de plusieurs blessés dissimulés séparément dans une aire déterminée. Cette épreuve se ferait de nuit, et le chien devrait signaler la présence d'un blessé trouvé par de lugubres aboiements (*todt erbellen*, aboyer à la mort) (fig. 10 et 11).

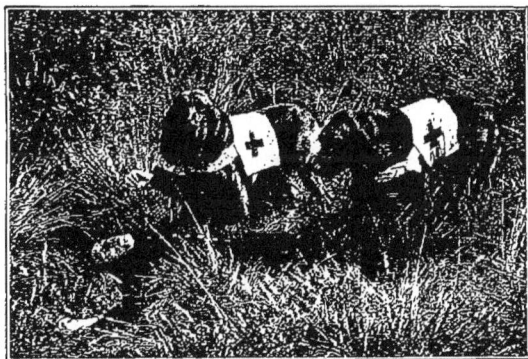

Fig. 11. — Bloodhunds du major Richardson.

Le type, la race, le marquage, le dressage de ces chiens seraient à déterminer, mais la plupart des cynologues français estiment que « les bergers de Beauce, les bergers allemands à poil court et fourni, répondraient bien comme endurance et finesse de nez aux conditions à rechercher chez le chien sanitaire ».

Ces animaux et leurs conducteurs, prévus dès le temps de paix, seraient réquisitionnés, en cas de grandes manœuvres ou de mobilisation.

*Conclusions*. — Des expériences faites, il ressort :

1° Que la question de l'utilisation du chien pour la recherche des blessés est définitivement résolue ;

2° Que sous bois ou sur des terrains très accidentés et surtout la nuit, le chien est capable de découvrir, en un temps très court, des blessés qui, ayant perdu connaissance à la suite d'un schock traumatique ou d'une hémorragie, ne peuvent appeler à leur secours ;

3° Qu'il est utile de continuer et d'encourager ces expériences, en utilisant surtout des chiens de grande quête et à nez puissant ; qu'il faut se placer, au cours du dressage, pour le choix du terrain et de la méthode d'exploration, dans les conditions se rapprochant le plus possible de celles du temps de guerre. (Conclusions du comité d'organisation.)

*BONNETTE.*

**BLESSURES (AGGRAVATION VOLONTAIRE ET ENTRETIEN).** — L'entretien volontaire, ou plus exactement les entraves apportées à la guérison rapide des blessures est un fait très fréquent dans tous les pays qui indemnisent les accidents du travail.

Le tableau suivant, emprunté à Bernacchi, montre le peu de bonne volonté que mettent les blessés assurés à recouvrer l'usage de leurs membres, par la comparaison de la durée de séjour à l'hôpital des fracturés indemnisés ou non.

| FRACTURES | MALADES NON ASSURÉS | | MALADES ASSURÉS | | | |
|---|---|---|---|---|---|---|
| | Nombre de cas. | Nombre moyen des journées d'hôpital. | Nombre de cas. | Nombre des guérisons. | Nombre moyen des journées d'hôpital. | Nombre des invalides. |
| Fémur. . . . . . . | 12 | 43,75 | 140 | 43 | 378 | 97 |
| Jambe. . . . . . . | 10 | 42,80 | 148 | 111 | 300 | 37 |
| Bras. . . . . . . | 9 | 13,33 | 29 | 21 | 196 | 8 |
| Avant-bras. . . . | 1 | 19 | 65 | 57 | 204 | 8 |

On voit que, pour une fracture de jambe, le blessé non assuré reste en moyenne 43 jours à l'hôpital, tandis que les blessés assurés se font soigner en moyenne pendant 300 jours, près d'un an. Encore la plupart se déclarent-ils pendant quelque temps incapables de reprendre leur travail après un aussi long chômage pendant lequel ils ont pris des habitudes d'oisiveté. C'est par une surveillance quotidienne et des soins réguliers, avec consignation par écrit de l'observation du blessé, qu'on doit chercher à réduire le chômage abusif qui est une lourde charge pour l'industrie et un danger pour la société.

L'aggravation volontaire des blessures est moins fréquente, parce que la crainte de la douleur arrête beaucoup de sujets. Mais on la rencontre d'autant plus qu'on sait dépister les différents moyens employés par les blessés dans ce but. Il faut donc savoir que les blessures sont aggravées :

1° Par la suppression des pansements ou des appareils à fracture;

2° Par l'application sur une plaie de substances irritantes ou septiques;

3° Par la non-exécution des prescriptions médicales (immobilisation d'une articulation qui doit être mobilisée; suppression de massage, d'électricité).

Les appareils à fracture ne peuvent guère être surveillés régulièrement que dans les hôpitaux. Encore avons-nous vu des blessés qui, pendant la nuit, supprimaient l'extension continue pour obtenir un raccourcissement de la cuisse et se faire indemniser. — En cas de fracture ouverte, on avertira le blessé qu'il risque sa vie en défaisant son pansement. Il est d'ailleurs une règle absolue que les médecins ne doivent pas laisser enfreindre : un blessé assuré ne doit pas toucher à son pansement ni se laisser panser par une personne étrangère à la médecine. *Il n'est pas admissible qu'avec le libre choix du médecin, les soins médicaux et les produits pharmaceutiques gratuits, un blessé se panse lui-même.*

L'aggravation et l'entretien volontaires des blessures sont punis par les tribunaux comme escroquerie. De plus, le blessé perd son droit à l'indemnité.                                            *FORGUE et JEANBRAU.*

**BLESSURES (CONSOLIDATION).** — Le terme de consolidation a pris, depuis l'application de la loi de 1898 sur les accidents, une signification juridique. Il y a douze ans, ce mot ne s'appliquait qu'aux fractures. Une fracture était *consolidée,* lorsqu'un cal solide soudait les fragments. Elle était *guérie,* lorsque le membre blessé avait récupéré son intégrité fonctionnelle. En médecine légale des accidents du travail, le mot « consolidation » a pris une extension telle qu'il constitue un terme générique applicable à toutes les blessures qui ne peuvent arriver à la guérison complète.

On sait que la loi de 1898 prévoit trois éventualités à la suite d'accidents : 1° la mort; 2° la guérison (précédée d'une période d'incapacité temporaire); 3° l'incapacité permanente, totale ou partielle, due à ce que la capacité ouvrière du blessé est réduite ou supprimée par une infirmité.

La consolidation est un état intermédiaire entre la cicatrisation et la guérison complète, c'est-à-dire la guérison avec intégrité anatomique et fonctionnelle de l'organe blessé. Une plaie de la main se cicatrise en 20 jours; mais la main reste raide encore 10 jours, au bout desquels l'ouvrier, complètement guéri, reprend son travail dans les mêmes conditions qu'avant l'accident. Si au lieu d'une plaie, il y a eu arrachement du pouce, la cicatrisation n'aboutit pas à la guérison complète, mais à un état d'infirmité permanente que rien ne peut améliorer. On dit que la blessure est « consolidée », le jour où le moignon permet au blessé de se remettre au travail, avec un salaire diminué (ou tout au moins une capacité ouvrière réduite par la perte de son pouce).

*La consolidation désigne donc l'état d'une blessure qui s'est réparée en laissant une lésion ou un trouble fonctionnel permanent non susceptible d'amélioration par un traitement.* Et la date de la consolidation de la blessure est, dit un arrêt de la Cour de cassation du 24 février 1902 « celle à laquelle la victime sera en mesure de se remettre au travail ».

Le médecin peut seul décider si et à quelle date une blessure est consolidée : cette consolidation est très importante parce que, aux termes de la loi de 1898 (V. ACCIDENTS DU TRAVAIL, CERTIFICATS, BLESSURES, INCAPACITÉS), elle marque pour le blessé la cessation du paiement du demi-salaire, des frais médicaux et pharmaceutiques, et parce qu'elle lui donne droit, à partir du jour même de la consolidation, à une rente égale à la moitié de la réduction de capacité ouvrière entraînée par la blessure. Aussi tous les certificats et rapports établis en vue de fixer le chiffre de l'incapacité permanente doivent-ils porter la date approximative de la consolidation.

En pratique, il est souvent difficile de reconnaître à quel moment l'état d'un blessé est devenu définitif et ne peut être amélioré. On sait combien, chez les blessés assurés, les suites de traumatismes sont différentes de l'évolution normale [V. BLESSURES (AGGRAVATION DES)]. Le traitement mécanothérapique (v. c. m.) peut, surtout lorsqu'il est institué de bonne heure, rendre leur intégrité fonctionnelle à des membres atrophiés, enraidis, douloureux au moindre mouvement. De même il peut réduire de moitié ou des deux tiers des incapacités dues à des fractures vicieusement consolidées, à des atrophies musculaires, à des résidus d'arthrites traumatiques. Autant que possible on ne déclarera la blessure consolidée et on ne fixera le chiffre de l'incapacité qu'après avoir essayé par tous les moyens d'atténuer l'infirmité. *Que le résultat soit favorable ou non, la consolidation sera fixée au jour où l'état du blessé paraîtra définitif.*

Il arrive souvent qu'on peut laisser le blessé reprendre son travail avec la certitude que son infirmité s'atténuera notablement. Rien ne vaut, pour assouplir une articulation ou une main enraidie, l'exercice quotidien d'un travail rétribué. Le médecin fera bien, dans ces cas, d'expliquer au blessé que, sous l'influence du travail, il recouvrera peu à peu une grande partie de la force et de l'adresse réduites par l'accident. On pourrait donc, comme le dit Jeanne, distinguer la consolidation médicale de la consolidation légale à un second point de vue : la première se rapportant aux cas où le degré de réparation fonctionnelle ne peut être dépassé; la consolidation légale (ou juridique) se rapportant aux cas où la récupération professionnelle a atteint un niveau suffisant pour la reprise du travail. Mais cette distinction est sans importance, à cause de la diversité infinie des cas et de la part de bonne volonté de l'ouvrier qui joue un si grand rôle dans le délai de guérison et l'atténuation des incapacités. *FORGUE et JEANBRAU.*

**BLESSURES** (MÉDECINE LÉGALE). — L'examen médico-légal des blessures est rendu nécessaire par les considérants des articles 295 et suivants du Code pénal. Ces articles indiquent, en effet, une série de conditions de l'acte qui entraînent une aggravation de la pénalité ou une excuse pour le dommage causé. Ces conditions découlent des constatations médico-légales.

C'est ainsi que la pénalité varie suivant que les blessures ont entraîné une incapacité de travail de plus ou moins de 20 jours (art. 309 et 311) suivant qu'elles auront été suivies ou non « de mutilation, amputation ou privation de l'usage d'un membre, cécité, perte d'un œil ou autres infirmités permanentes ».

La castration (art. 316) est punie de mort si elle a entraîné le décès avant l'expiration des 40 jours qui ont suivi le crime.

Le médecin aura à établir si les blessures ont les caractères des plaies de défense, si les blessures ont été simulées pour excuser un délit ou un suicide, pour provoquer l'exemption d'un conscrit, la réforme d'un militaire, si elles ont été aggravées par des pratiques spéciales pour prolonger dans un cas d'accident du travail une incapacité temporaire.

Légalement, le terme *blessure* ne s'applique pas qu'aux plaies résultant d'une violence extérieure : d'après la cour de Cassation (30 déc. 1905), le mot blessure comprend nécessairement des lésions aussi bien internes qu'externes et les maladies. Il s'applique notamment à des indispositions provoquées par l'ingestion de gâteaux et présentant les symptômes de l'empoisonnement, mais n'ayant pas déterminé la mort.

De même, ont été poursuivis pour coups et blessures involontaires les auteurs de l'inoculation d'une maladie telle que la syphilis, la morve, communiquée par une lésion externe insignifiante. Des intoxications arsenicales professionnelles, des maladies causées par une boisson imprudemment préparée dans des vases de plomb ont été considérées comme des blessures.

Nous allons examiner successivement :

Les *règles de l'expertise.*

Les *caractères des blessures* par instruments contondants, tranchants ou piquants, des blessures par armes à feu.

Les caractères spéciaux des blessures des organes en mouvement (cœur, foie, reins).

RÈGLES DE L'EXPERTISE. — L'expert ne doit examiner le blessé qu'après avoir prévenu le médecin traitant. Si ce dernier s'oppose à l'enlèvement d'un pansement ou à la mobilisation du blessé, l'expert n'a qu'à s'incliner devant la décision de son confrère. Il porte à la connaissance du juge l'impossibilité dans laquelle il se trouve de remplir son mandat. Le médecin traitant est seul responsable auprès de son client des conséquences que peut entraîner son refus de laisser pratiquer les constatations médico-légales aux fins d'une action judiciaire.

L'examen comporte : l'interrogatoire du blessé, l'examen des blessures pour en tirer les déductions suivantes : instrument qui a produit la blessure, gravité de la blessure, incapacité de travail qui en résultera.

L'*interrogatoire du blessé* ne fournit parfois aucune indication à l'expert. Le blessé répond : « Je ne me souviens pas, j'étais en état d'ivresse ». Les données de l'interrogatoire n'acquièrent une valeur que si elles sont corroborées par les constatations faites.

Les blessures doivent être soigneusement étudiées. Leur *siège* est précisé dans une région donnée par la distance qui les sépare d'un point anatomique très connu; le mamelon sur la poitrine, l'ombilic sur le ventre, l'épine de l'omoplate ou la colonne vertébrale dans le dos.

On les décrit ensuite, et cette *description* reproduit les caractères de la blessure par arme à feu ou par instrument tranchant que nous décrirons plus loin. On les mesure à l'aide d'un compas glissière ou d'un ruban métrique.

On recherche enfin par les caractères sur lesquels je n'insiste pas, si la blessure est pénétrante, si elle présente une gravité immédiate pour la vie.

L'examen de blessures sur le cadavre doit être fait avec la même méthode. Le point délicat est le suivant : la blessure a-t-elle été faite sur le vivant ou sur le cadavre?

On sait que les violences faites sur un cadavre au moment de l'agonie ne revêtent pas le caractère ecchymotique des lésions faites pendant la vie. Il se produit à ce moment un parcheminage de la peau qui se forme de la façon suivante : l'épiderme est enlevé par le frottement, le derme se dessèche et se raccornit et prend une coloration jaune sur laquelle se détachent en rouge les vaisseaux. L'ecchymose parcheminée n'a qu'un caractère agonique, elle se produit sur la région cardiaque à la suite de l'application du marteau de Mayor, etc.

Lorsqu'il s'agit d'une blessure par instrument tranchant, 3 caractères vitaux doivent être mis en évidence :

1° Le renversement des bords de la plaie causé par la réaction vitale des tissus;

2° L'hémorragie abondante;

3° Présence d'infiltration sanguine en caillots dans les différents plans anatomiques perforés.

Il est utile parfois de reconnaître les blessures faites sur les cadavres par les animaux. La figure 12

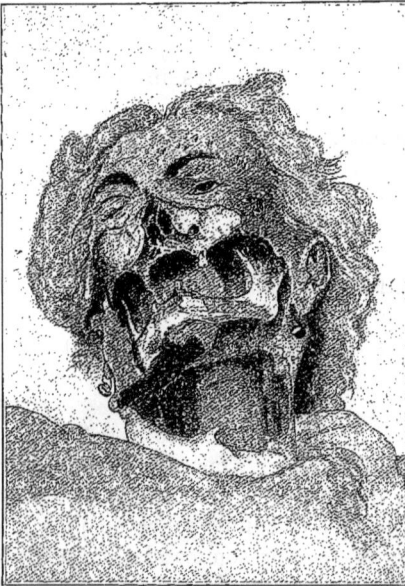

Fig. 12. — Égorgement. Vastes délabrements faits par les chats sur le cadavre.

représente les vastes délabrements produits par des chats sur la figure d'une femme égorgée. On reconnaît les traces des griffes et des dents. Non seulement les carnassiers et les rongeurs s'attaquent aux cadavres, mais les fourmis.

**Simulation des blessures.** — C'est encore un point du diagnostic médico-légal sur lequel il est nécessaire d'attirer l'attention du médecin. Un individu qui tente de se suicider et qui n'arrive pas à son but, pour cacher le mobile qui l'a fait agir, impute à autrui la blessure qu'il s'est faite. Certaines femmes mythomanes, pour étayer une accusation qu'elles portent faussement, se mutilent ou se font des ecchymoses (V. SIMULATION).

Ces blessures sont constituées presque constamment par de légères ecchymoses, par des coupures situées dans des points facilement accessibles à la main du sujet. Ce sont souvent des constatations accessoires qui dénotent la supercherie. Taylor rapporte un fait où le blessé atteint au bras portait un habit dont la manche correspondante était coupée à l'extérieur mais intacte du côté de la doublure.

CARACTÈRES DES BLESSURES D'APRÈS L'AGENT VULNÉRANT. — Trois variétés d'agents donnent lieu à des blessures particulières facilement identifiables. Ce sont les *instruments contondants* qui produisent les ecchymoses, la contusion et la plaie contuse, la commotion, les *instruments piquants et tranchants*, les *armes à feu*.

A) **Blessures par instruments contondants**. — Les instruments contondants sont innombrables. Quelques-uns laissent sur la peau, sous forme d'ecchymose allongée, une empreinte qui peut faciliter leur reconnaissance, telles sont les cannes, les bâtons; les pressions digitales, les coups de poing sont aussi facilement reconnaissables. Les lésions produites constituent les contusions. La contusion est simple, elle peut revêtir l'aspect d'une plaie contuse et s'accompagner ou non d'une atteinte de l'organisme, la commotion.

La contusion simple est marquée par l'*ecchymose*, la peau au niveau du traumatisme prend une coloration noire qui se transforme successivement en violet vert et jaune orange, puis disparaît. Ces changements de coloration partent du pourtour de l'ecchymose pour envahir son centre. Ces variétés de coloration permettent à l'expert de rechercher approximativement la date à laquelle a été produite l'ecchymose. On admet que la coloration bleue se manifeste le 2e ou le 3e jour; la coloration verte vers le 5e ou le 6e jour; la coloration jaune orange vers le 7e ou le 8e jour; au 12e jour toute trace du traumatisme aurait disparu. A un stade plus marqué, la contusion revêt l'aspect de la plaie contuse. Les tissus ont éclaté sous l'influence de l'agent vulnérant, la plaie est à bords irréguliers, mâchés et dentelés. Elle peut être rectiligne ou en forme d'étoile. Tout autour les tissus sont ecchymotiques. Telles sont les blessures produites par les coups de marteau, par les chutes sur l'angle d'un trottoir, etc. Signalons, enfin, la *commotion* ou ébranlement des organes internes qui déterminent, lorsqu'il s'agit du cerveau, un état de torpeur et d'abattement suivi de manifestations nerveuses généralement étudiées sous le nom de psycho-névroses traumatiques.

B) **Blessures par instruments tranchants et piquants**. — Ce sont des blessures homicides, plus rarement suicides ou volontaires, quelquefois accidentelles.

Les instruments tranchants divisent les tissus d'une manière rectiligne, faisant des plaies plus longues que larges, à bords nets, à angles aigus.

Les instruments piquants (aiguilles, poinçons, baïonnettes) font des blessures irrégulières qui se rétractent et, sauf pour les instruments triangulaires, l'empreinte est peu caractéristique.

Les blessures par instruments tranchants ont une physionomie particulière si elles ont été produites par des ciseaux (il existe un lambeau triangulaire dont le sommet est souvent mousse), par des tessons de bouteilles ou des débris de poterie (les bords sont irréguliers, leur forme en arc allongé), par le rasoir, par les ongles.

**Blessures par armes à feu.** — Rien de plus variable que ces blessures ; aussi les règles générales que nous allons énumérer à propos des différents points du diagnostic médico-légal sont toutes l'objet de nombreuses exceptions. Les *armes* sont variables de calibres et de fabrication, la charge est différente suivant la poudre employée (poudre noire ou poudre sans fumée), projectiles unique ou multiples, en plomb ou en maillechort, balle blindée, etc.... Les *conditions* et la *distance* du tir varient dans chaque expertise. Pour toutes ces raisons il est nécessaire, lorsque l'affaire a une importance ou présente une difficulté, de faire des expériences avec l'arme, la charge et dans les conditions où l'on suppose que la blessure a été produite.

Lorsqu'un médecin expert est chargé d'examiner un blessé, il a, en général, à répondre aux questions suivantes :

1° La blessure a-t-elle les caractères des blessures par armes à feu?

2° A quelle distance approximative le coup de feu a-t-il été tiré?

3° Quelle a été la direction de la blessure?

4° Est-ce une blessure suicide, homicide ou accidentelle?

1° *Les caractères de la blessure par armes à feu.* — Le plus généralement sa forme est ronde, si le projectile a touché perpendiculairement le tégument comme dans les blessures suicides. Elle est ovalaire si le tir a été oblique. Elle peut être même déchiquetée ou rectiligne comme une blessure faite par un instrument contondant ou tranchant. Les balles de petits calibres obliquement dirigées donnent des particularités semblables.

Enfin la blessure peut être une simple contusion ronde de la peau avec zone ecchymotique environnante, lorsque le projectile n'a pas pénétré, amorti par les vêtements ou par la distance à laquelle il a été tiré.

La plaie d'entrée montre des bords en biseau : on voit que le projectile a déprimé très fortement les tissus avant leur éclatement. La surface biseautée dans les tirs obliques ne se voit que sous la forme d'un croissant (planche, fig. B).

Les bords sont parcheminés, de coloration jaune ou même noire sur un pourtour de quelques millimètres. Cette coloration noire est le fait de l'essuiement de la balle ou même d'une brûlure des tissus si le coup a été tiré à une courte distance.

Les bords de la blessure sont *adhérents* ou *décollés*, réguliers ou dentelés. Ils sont adhérents aux tissus sous-jacents ou réguliers dans les blessures faites à longue distance. Ils sont décollés et dentelés dans les blessures à courte distance.

Autour de la blessure on trouve : une zone ecchymotique qui s'étend à une distance variable peu apparente sur le cadavre mort brusquement, beaucoup plus nette lorsqu'on fait une constatation sur un blessé vivant ; un tatouage de poudre (fig. 13) constitué par l'incrustation en cercle ou ovale représentant la coupe d'un cône des grains de poudre dans la peau avoisinant la blessure. Ce tatouage montre que la blessure a été faite à assez courte distance entre 25 et 50 centimètres. Il est de coloration noire avec

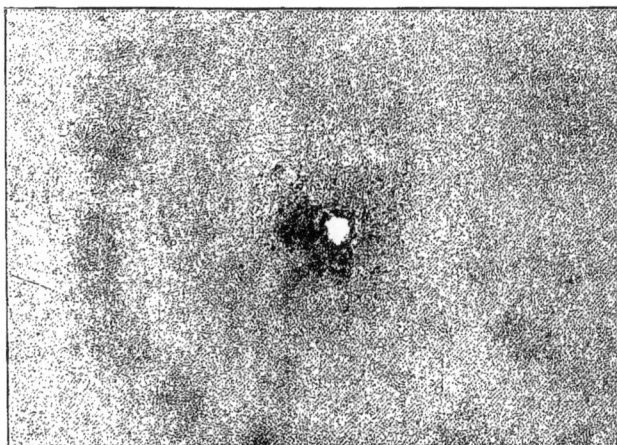

B. — Blessure par coup de feu.

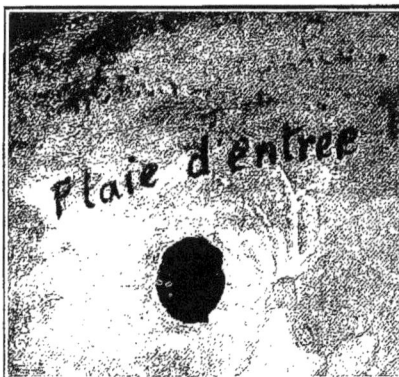

Table externe.                    Table interne.

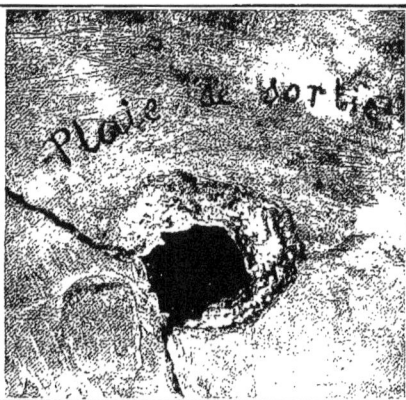

*Plaie d'entrée (pariétal gauche).*

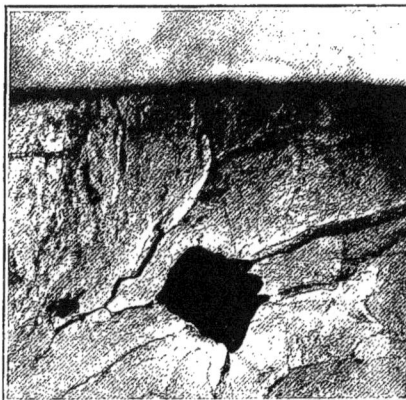

Table interne.                    Table externe.

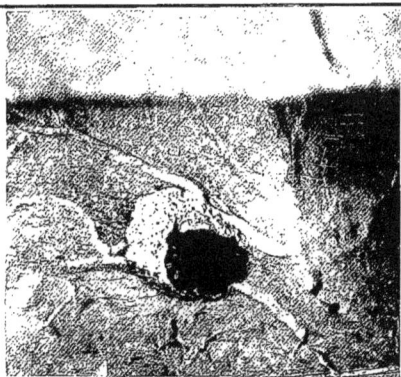

*Plaie de sortie (pariétal droit).*

D. — Suicide d'un gaucher par coup de revolver. — Perforation du crâne de part en part.

les poudres noires, brun ou vert, ou jaune citron avec les poudres J
ou T.

Ce tatouage n'est pas constant, même dans les blessures à courte distance. On peut le faire disparaître par le lavage au savon et à la brosse.

C'est ce qui arrive lors-
que le blessé a reçu des
soins immédiats d'un chi-
rurgien.

Les cheveux ou les
poils brûlés se constatent
lorsque le coup de feu a
été tiré à bout portant;
au delà de 5 centimètres
les cheveux sont rare-
ment brûlés. Il faut tenir
compte des poudres em-
ployées.

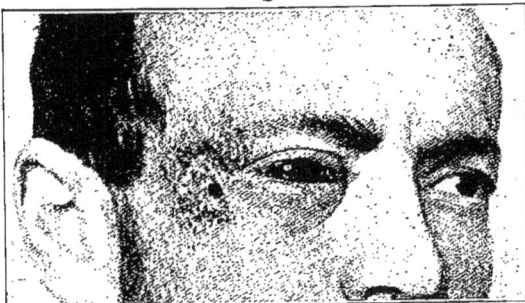

Fig. 13. — Blessure suicide par arme à feu (tatouage de poudre).

Les dimensions de la plaie ne sont pas toujours faciles à déterminer exactement, en particulier si la blessure est ovalaire ou si ses bords sont déchiquetés. Le diamètre des blessures régulièrement rondes est un élément
important de l'appréciation de la distance à laquelle le coup a été tiré.

2° *Appréciation de la distance à laquelle le coup a été tiré.* — On peut
admettre comme règle générale, qui certainement offre de nombreuses
exceptions, que les blessures faites à longue distance montrent un orifice
d'entrée d'un diamètre inférieur au projectile, que le diamètre de l'orifice
d'entrée est sensiblement égal au calibre du projectile lorsque le coup de
feu a été tiré à courte distance (moins de 50 centimètres).

Les autres éléments d'appréciation sont tirés des caractères des bords de
la blessure, brûlés ou décollés à courte distance, et des phénomènes
avoisinants, tatouage de poudre, brûlure des poils et des cheveux, brûlures
des vêtements. A partir d'une distance de 50 centimètres, tous ces caractères
disparaissent, et il est difficile d'apporter une précision dans l'évaluation de
la distance.

3° *Direction de la blessure.* — Deux cas sont à considérer, suivant que
l'on pratique l'examen d'un blessé ou d'un cadavre. Sur le *blessé*, les caractères de la plaie d'entrée, l'état du biseautage, arrondi ou en forme de
croissant, du parcheminement de la plaie, de la forme de l'ouverture cutanée (plaie ovalaire par tir oblique ou ronde par tir perpendiculaire); enfin
la radiographie de la région qui permet de fixer le siège du projectile,
sont des éléments concluants d'appréciation.

Sur le *cadavre*, l'étude des plaies d'entrée et de sortie du projectile au
niveau des surfaces osseuses est intéressante. Ainsi au niveau des os du
crâne (v. planche, fig. D) la plaie d'entrée ronde ou ovalaire est régulière,
la table externe de l'os a été emportée nettement; sur la table interne, au
contraire, l'orifice de sortie est anfractueux, plus large et plus irrégulier que
l'orifice de la table externe.

Les déformations du projectile indiquent aussi s'il a heurté, en les contournant, des surfaces osseuses, les particularités du canon de l'arme avec laquelle il a été tiré (cannelures).

4° *Est-ce une blessure suicide, homicide ou accidentelle?* — Pour résoudre ce problème, toujours très délicat, il faut tenir compte du siège de la plaie, de la direction de la blessure, de la distance à laquelle le coup a été tiré, de l'état des vêtements et des lieux où le fait s'est passé, de l'attitude du cadavre. L'analyse très minutieuse de ces différents points est du ressort de l'expert spécialiste; nous renverrons pour leur étude au *Précis de médecine légale.*

CARACTÈRES DES BLESSURES SUIVANT LEUR SIÈGE. — *a) Blessures de la tête.* — S'agit-il d'une blessure produite par un instrument contondant ou tranchant?

La peau du cuir chevelu éclate sous l'influence des coups par instruments contondants, comme la peau d'orange, et la blessure est linéaire comme une blessure par instrument tranchant. Le diagnostic se fait sur ces trois caractères : contusions tout autour, irrégularité de la section des différents tissus (instrument contondant), extrémités de la blessure en fine queue de rat (instrument tranchant).

Ces blessures s'accompagnent d'une hémorragie importante et déterminent de la commotion cérébrale avec toutes ses conséquences.

*b) Blessures du cou.* — Rarement accidentelles, elles sont surtout d'origine suicide ou homicide. Elles constituent alors l'*égorgement* ou la *décollation* (fig. 14 et 15). L'égorgement est constitué par la blessure portant sur la région antéro-latérale du cou; la décollation est constituée par la blessure portant particulièrement sur la nuque.

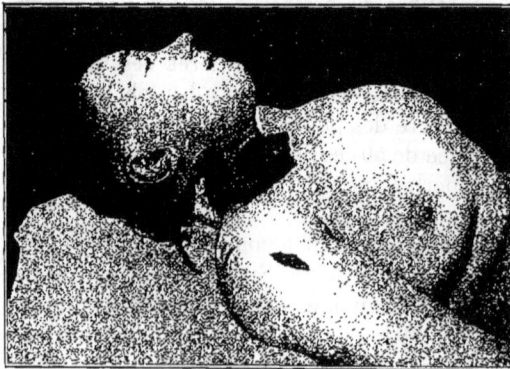

Fig. 14. — Égorgement.

Le diagnostic différentiel de ces blessures au point de vue du suicide et de l'homicide est très délicat. Il faut tenir compte de la situation des blessures au-dessus et au-dessous de l'os hyoïde (blessure suicide), de la direction des plaies; les égorgements suicides ont lieu généralement debout, devant une glace. La direction des blessures est de gauche à droite, de haut en bas et d'arrière en avant. Elles sont nombreuses, les unes superficielles, les autres profondes. Il est nécessaire enfin de rechercher les traces de lutte du côté des vêtements, du côté des mains (plaies de défense); la position du corps par rapport aux taches de sang qui ont, dans la circonstance, une importance considérable.

Dans l'égorgement homicide, la direction des plaies est très variable suivant la situation du meurtrier et l'arme dont il s'est servi (fig. 15).

*c) Blessures des mains.*
— Dans les luttes qui ont précédé un meurtre ou un assassinat, les victimes se font des blessures aux mains en essayant d'écarter l'arme du meurtrier; c'est ce que nous appelons des *plaies de défense* (fig. 16).

Ces blessures se voient surtout sur la face dorsale de l'avant-bras et du poignet, au niveau de la face palmaire de la

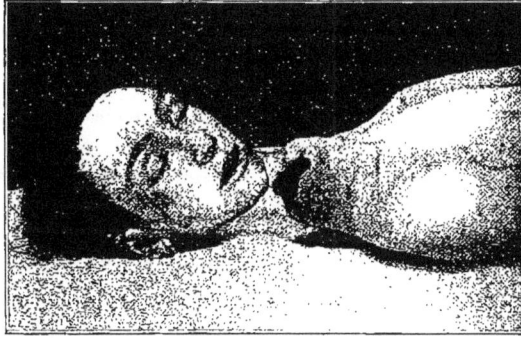

Fig. 15. — Décollation

main ou des doigts qui ont essayé de saisir un instrument tranchant.

Les *blessures des ongles* sont intéressantes pour le médecin expert. Il peut établir d'après les lois de croissance établies pour les ongles (lois de Beau) la date approximative à laquelle la blessure a été faite. Beau a établi

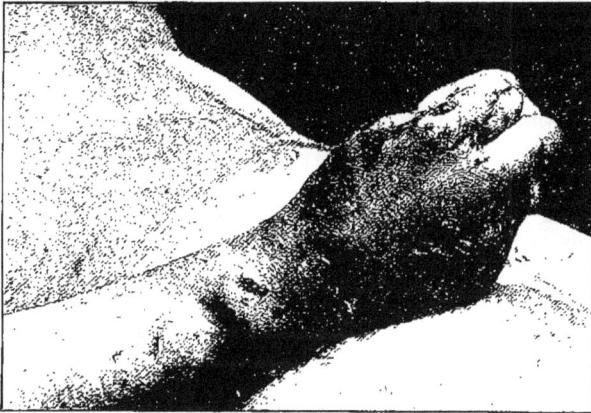

Fig. 16. — Plaies de défense sur la main droite de la victime.

les deux points suivants : 1° la durée de l'accroissement des ongles est la même pour tous les doigts, la même pour tous les orteils. Tous les ongles croissent environ de 2 millimètres par semaine. Aux orteils la croissance est quatre fois moins rapide, c'est-à-dire que les ongles mettent quatre semaines pour croître de 2 millimètres; 2° la durée d'accroissement des ongles, sauf quelques cas particuliers, est sensiblement de même à l'état de santé et de maladie.

*d) Blessures de la poitrine.* — Il faut insister sur quelques particularités des *blessures du cœur*. On voit des traumatismes de la région cardiaque déterminer des ruptures valvulaires, particulièrement des valvules aortiques. Il faut ausculter soigneusement le blessé dont on doit estimer l'incapacité de travail, et, par l'étude des antécédents et l'évolution des signes cliniques, établir si l'affection cardiaque est bien d'origine traumatique.

Les blessures du cœur par instrument piquant ou tranchant ne sont pas toujours immédiatement mortelles. Il peut y avoir une survivance assez prolongée pour que le blessé puisse parler et accomplir certains actes. Les plaies des oreillettes sont les plus graves, celles des ventricules le sont moins rapidement; telle est la règle généralement admise. Les blessures du ventricule droit permettent une survivance plus longue que celle du ventricule gauche.

Les blessures du cœur ont parfois une forme qu'il faut connaître, forme qui est commune à tous les organes animés physiologiquement de mouvements (diaphragme, foie, etc.); au lieu d'être rectilignes comme les blessures de la peau par instrument tranchant, elles affectent la forme d'un accent circonflexe, d'un L; elles sont triangulaires. Ces modifications de la forme de la blessure ne tiennent pas à ce qu'il y a eu deux coups portés ni à ce fait que le meurtrier a retourné son arme dans la plaie; elles sont la conséquence des mouvements physiologiques de l'organe qui vient ainsi se déchirer sur l'arme fixée momentanément dans la paroi thoracique (Lacassagne).

e) *Blessures de l'abdomen.* — Les contusions de la région abdominale amènent un état de *schock*, des *déchirures d'organes* sur lesquels il faut attirer l'attention. Un coup de tête ou un coup de poing dans la région épigastrique détermine une mort brusque; l'action du traumatisme sur le plexus solaire et le sympathique abdominal détermine la mort par schock inhibitoire (Brown-Séquard). Si ce schock ne se produit pas, les contusions organiques existent sans qu'on retrouve sur la paroi abdominale les traces apparentes des coups reçus. Ainsi les coups de pied, de genou, dans le ventre déterminent peu d'ecchymoses de la paroi, et cependant entraînent des ruptures de la rate avec hémorragies consécutives, des ruptures de la vessie distendue, des ruptures intestinales multiples qui, si le chirurgien n'intervient pas immédiatement, sont mortelles. J'ai observé sur le cadavre d'un individu qui fut étranglé après avoir reçu dans la région épigastrique un coup de tête, une large ecchymose dans l'épiploon gastro-hépatique, la peau ne portait aucune trace de violence.

Les déchirures du foie, des reins, du diaphragme sont surtout consécutives aux écrasements et aux précipitations (v. c. m.) d'un lieu élevé.

Les instruments tranchants, par suite du plissement de la paroi abdominale, entraînent des blessures profondes et graves, quoique le couteau ou le poinçon qui a servi à les produire soit de petites dimensions. A l'autopsie on ne peut établir la longueur du trajet parcouru par une arme dans l'abdomen, sans tenir le plus grand compte des modifications physiologiques de la paroi abdominale sous l'effet des traumatismes (rétraction en accordéon, Lacassagne). *ÉTIENNE MARTIN.*

**BLEU DE MÉTHYLÈNE.** *(Chlorhydrate de tétraméthylthionine).* — Le bleu de méthylène, dont la valeur antiseptique n'a pas été précisée, paraît présenter un certain intérêt en tant que médicament. En outre, depuis les travaux d'Achard et Castaigne, il est utilisé pour l'étude de la perméabilité rénale (V. Rein).

La dose utilisée pour cet objet est de 5 centigr., c'est-à-dire 1 c. c. d'une solution à 1/20; l'injection se fait en plein muscle. Chez le sujet normal l'élimination du bleu de méthylène par l'urine commence au bout d'une demi-heure et atteint son maximum vers la 4ᵉ heure; quelques heures plus tard, l'intensité de l'élimination décroît, et au bout de 40 ou 50 heures l'urine n'apparaît plus teintée de vert. Les variations dans l'élimination du bleu peuvent porter sur le début de l'élimination, sur son rythme, sur sa durée et sa quantité. Il importe d'être averti que l'élimination peut commencer et se faire en partie sous forme d'un leucodérivé. Pour apprécier exactement la quantité totale de substance éliminée, il convient donc de faire la somme du bleu et de son leucodérivé.

La propriété que possède le bleu de méthylène de colorer l'urine est utilisée quelquefois dans le but d'obtenir, chez des hystériques, un effet curatif par suggestion indirecte et médicamenteuse.

Les propriétés bactéricides du bleu le font employer contre l'hématozoaire du paludisme comme succédané et synergique de la quinine, ou lorsque celle-ci est mal tolérée ou contre-indiquée. Il rend des services dans la blennorragie (injections, cachets, capsules), dans les stomatites, dans la dysenterie, etc. C'est également un sédatif de la douleur, efficace dans le tabes et les névralgies (v. c. m.).

*Cachets*
*(non irritants pour la vessie).*

Bleu de méthylène. . . .    5 centigr.
Poudre de noix muscade. 10    —
Lactose pulvérisé . . . .    20    —
Pour un cachet (5 à 7 par jour).

*Capsules.*

Bleu de méthylène. . . .    5 centigr.
Essence de santal . . . .    25    —
Pour une capsule (blennorragie).

*Suppositoires.*

Bleu de méthylène . . .    6 centigr.
Extrait de belladone . .    2    —
Beurre de cacao . . . .    3 grammes.
Pour un suppositoire.

*Solution*
*(pour injections intra-musculaires).*

Bleu de méthylène
            50 centigr. à    1 gramme.
Eau distillée stérilisée.    20 grammes.
Injecter 1 c. c.

E. F.

**BOIS DE PANAMA**. — V. Quillaja.

**BOLS**. — Les bols sont des sortes de pilules volumineuses, dont le poids dépasse 0 gr. 40; la consistance des bols, au lieu d'être ferme comme celle des pilules, est ordinairement molle.

Actuellement, c'est surtout en médecine vétérinaire que les bols trouvent leur emploi (bol aloétique du Codex).

**BONNIER (SYNDROME DE)**. — V. Labyrinthiques (Syndromes).

**BORAX**. — Le borate de sodium officinal est le sel déposé de la solution aqueuse, à une température inférieure à 60°. C'est le sel neutre de l'acide tétraborique, $B^4O^7H^2$, bibasique. Ses cristaux contiennent 10 molécule d'eau, soit 47,12 d'eau pour 100.

# Borax.

.Le borate de sodium officinal cristallise dans le système clinorhombique, en prismes hexagonaux, terminés par un pointement à trois faces. Sa densité est 1,7. Il est incolore et inodore. Sa saveur est légèrement alcaline.

Le borate de sodium officinal se dissout dans 22 parties d'eau froide et dans 0,5 partie d'eau bouillante. Il est insoluble dans l'alcool à 90°, et très soluble dans la glycérine.

Le borate de soude est surtout employé à l'extérieur comme antiseptique faible, en gargarismes ou collutoires, contre les angines, les stomatites, les aphtes, le muguet; en solution, pour lavages ou pansement humide des dermatoses enflammées (eczéma, impétigo, acné), de la lymphangite mammaire (v. c. m.).

A l'intérieur, il est préconisé contre l'épilepsie (Gowers), la paralysie agitante (Grasset); il est prescrit, comme alcalin, dans la gravelle urique et les affections des voies urinaires (v. c. m.).

Pour l'usage interne, on prescrit 1 à 6 gr. en cachets ou en potion.

*Cachets.*

Borax. . . . . . . . . } aa 30 centigr.
Benzoate de soude . . }

*Potion.*

Borax . . . . . . . . 10 grammes.
Sirop de groseilles. . . 80 —
Eau distillée. . . . . . 90 —
(1 gramme par cuiller à soupe).

*Potion.*

Borate de soude . . 2 grammes.
Benzoate de soude . . 1 gramme.
Sirop de groseilles . . 20 grammes.
Eau. . . . . . . . 120 —
A prendre par cuillerée à bouche (antisepsie des voies urinaires).

*Lotion boratée.*

Borate de soude . . . 5 grammes.
Eau. . . . . . . . . 500 —
(Prurit).

*Solution (dermatoses enflammées).*

Borate de soude . . . 5 grammes.
Salicylate de soude. . 2 —
Eau bouillie . . . . . 500 —
Pour pansements humides à la gaze neutre.

*Collutoire.*

Borate de soude. . . . 4 grammes.
Glycérine . . . . . . . 30 —

*Collutoire.*

Borate de soude. . . . 4 grammes.
Miel rosat . . . . . . 30 —
(Aphtes).

*Gargarisme boraté.*

Borate de soude . . . . . . . . . . . . . . . . 4 grammes.
Chlorate de potasse. . . . . . . . . . . . . . . 4 —
Sirop de mûres . . . . . . . . . . . . . . . . . 50 —
Eau. . . . . . . . . . . . . . . . . . . . . . 200 —
(Pharyngites).

**Perborate de soude.** — Poudre blanche cristalline soluble dans l'eau; sa solution à 25 pour 1000 dégage deux fois son volume d'oxygène. Ses indications sont identiques à celle de l'eau oxygénée qu'il permet de préparer extemporanément. Sa solution (effectuée à froid) est employée en lavages et gargarismes, dans les stomatites, les angines; en injections contre la leucorrhée, en pansements sur les plaies atones, les ulcères (v. c. m.).

Il s'emploie en solution à 25 pour 1000 et en poudre.

**Boro-borax (Boricine).** — Composé cristallin, neutre, obtenu en faisant chauffer avec de l'eau parties égales de borax et d'acide borique jusqu'à ébullition. Il est soluble dans 7 parties d'eau.

C'est un antiseptique externe remarquablement toléré par la peau et les

muqueuses, qui a été préconisé par J. Darier dans le traitement des dermatoses (eczéma, impétigo).

Il s'emploie en solution : 1 à 4 pour 100, pour pansements, lotions, gargarismes, injections.                                                    *E. F.*

**BORIQUE** (ACIDE). — L'acide borique officinal est l'acide borique normal; il
est obtenu cristallisé par refroidissement de sa solution saturée à chaud. Il
doit se présenter sous forme de cristaux et non pas sous forme de paillettes.
Il est inodore et presque insipide; sa densité est 1,54.

Il se dissout dans 30 parties d'eau à 15°, dans 14 parties à 40° et dans
3,5 parties à l'ébullition. A la température ordinaire, il est soluble dans
16 parties d'alcool à 90° et dans 5 parties de glycérine; l'addition de glycérine à l'eau augmente, par suite, la solubilité de cet acide.

L'acide borique est un antiseptique faible qui entrave plutôt le développement des bactéries qu'il ne les détruit. Ses effets non irritants, sa faible
toxicité en ont généralisé l'emploi comme antiseptique usuel de la conjonctive et des cavités muqueuses (bouche, pharynx, fosses nasales, oreille,
vessie, vagin, etc.). Il a été préconisé, à l'intérieur, comme antiseptique
des voies urinaires dans les cystites, les pyélites (v. c. m.), comme expectorant dans la tuberculose pulmonaire (Gaucher).

Il s'emploie surtout en solution aqueuse à 4 pour 100, et aussi en poudre
pour insufflations; en pommade à 10, à 20 pour 100; en glycéré, à
10 pour 100.

|  *Collutoire.*  |  |
| --- | --- |
| Acide borique . . . . . | 2 grammes. |
| Miel rosat . . . . . . . | 10    — |
| Jus de citron. . . . . . | N° 1 |

|  *Poudre à priser.*  |  |
| --- | --- |
| Acide borique porphy- | |
| risé . . . . . . . . . | 1 gramme. |
| Menthol porphyrisé . . | 20 centigr. |
| Poudre de réglisse . . | 19 grammes. |

|  *Solution boriquée.*  |  |
| --- | --- |
| Acide borique . . . . | 40 grammes. |
| Thymol . . . . . . . | 2    — |
| Essence de girofle. . | V gouttes. |
| Eau distillée bouillie. | 1000 grammes. |

|  *Solution concentrée.*  |  |
| --- | --- |
| Acide borique . . . | } āā 100 grammes. |
| Borax . . . . . . . | |
| Magnésie calcinée. | 25    — |
| Eau    distillée | |
| bouillie . . . . . | 1000    — |

*E. F.*

**BOSSE SÉRO-SANGUINE.** — V. Accouchement et Nouveau-né (Pathologie).

**BOTHRIOCÉPHALE.** — **Description.** — Le *bothriocephalus latus* est
un cestode qui, à l'état adulte, se présente sous la forme d'un long ruban
blanchâtre, qui peut atteindre les dimensions colossales de 12 et de 16 mètres; les anneaux, au nombre de 1000 et plus, sont, à l'état de maturité,
beaucoup plus larges que longs et mesurent environ 12 millimètres sur 4;
leur bord antérieur dépasse de chaque côté le bord postérieur de l'anneau
précédent, ce qui donne un aspect denté. Les orifices génitaux sont situés
sur la ligne médiane et ventrale; en arrière, se trouve un second orifice destiné à la ponte; comme le ténia, le bothriocéphale est hermaphrodite. Les
anneaux sont d'autant plus grêles et courts qu'on se rapproche de la tête;
celle-ci, montée sur un cou de longueur variable, présente la forme d'une

amande, mesure de 2 à 5 millimètres de long sur 1 de large ; sur chaque bord elle présente une fente allongée nommée bothridie.

L'*œuf*, brunâtre et elliptique, est muni à l'un de ses pôles d'un clapet (fig. 17); il contient un embryon sphérique, portant 6 crochets et couvert de cils. La *larve* ou *ptéro-cercoïde* présente l'aspect d'un petit ver plat; elle est logée dans le tissu conjonctif de l'hôte intermédiaire, mais ne produirait pas de kystes véritables.

**Cycle évolutif.** — L'œuf, expulsé avec les matières fécales par ponte ou par éclatement de l'anneau, finit par tomber dans l'eau; après un séjour relativement long et qui peut demander plusieurs mois, il est avalé par un

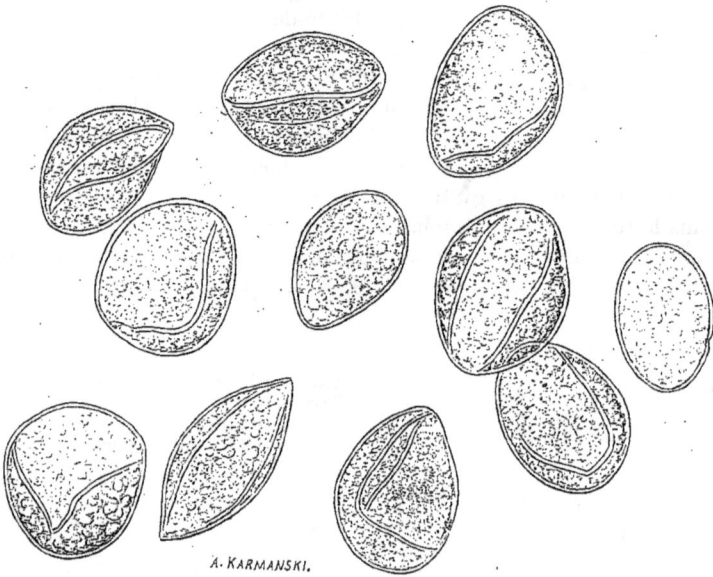

Fig. 17. — OEufs du Bothriocephalus latus. (Letulle.)

poisson dont il envahit le tissu conjonctif, les muscles et divers organes (foie, rate, etc.) : il passe ensuite à l'état larvaire. L'hôte intermédiaire est donc nécessairement un poisson d'eau douce, mais les espèces infectées sont nombreuses : citons la perche, le brochet, la lotte, la fera, l'ombre-chevalier, diverses truites, etc.

Si la chair du poisson crue ou mal cuite est absorbée par l'homme ou par un animal, la larve suivra son développement et parviendra seulement alors à l'état adulte.

Le bothriocéphale vit dans l'intestin grêle, le plus souvent solitaire, pourtant la présence de plusieurs parasites (8 et plus) a été parfois notée.

**Symptômes. Étiologie.** — Étant donné les mœurs de sa larve, le bothriocéphale est spécialement abondant au bord des lacs, le long des fleuves, des estuaires. Les pays baignés par la Baltique, la Suisse française, le sud de la Bavière, l'Italie du nord, etc., sont les principales régions infectées.

En France, c'est surtout autour du lac du Bourget qu'il a été observé.

Les symptômes de l'helminthiase sont assez semblables à ceux déterminés par le ténia (v. c. m.), bien que souvent plus accentués. Ils consistent principalement en des douleurs abdominales accompagnées de diarrhée et de vomissements plus ou moins marqués. Le parasite manifeste sa présence soit sous la forme d'œufs, qu'on doit rechercher dans les matières fécales, soit sous forme de fragments souvent considérables de son corps, expulsés d'un coup par l'anus. Bien que les anneaux soient déformés en général et parfois en état de putréfaction, il est aisé de les reconnaître.

Les troubles les plus remarquables que puisse déterminer le bothriocéphale consistent dans une anémie profonde accompagnée de palpitations, d'œdèmes et d'une cachexie qui peut simuler la cachexie cancéreuse et qui ne se déclare en général qu'au bout de plusieurs mois ; souvent le tableau clinique rappelle de très près celui de l'anémie pernicieuse (v. c. m.), car le nombre des globules rouges peut tomber à 1 million et au-dessous, en même temps que la teneur en hémoglobine diminue notablement. Le nombre des globules blancs est variable, souvent au-dessous de la normale. La mononucléose a été notée par certains auteurs, l'éosinophilie est inconstante ; enfin on a, en certains cas, signalé l'existence d'une faible réaction myéloïde.

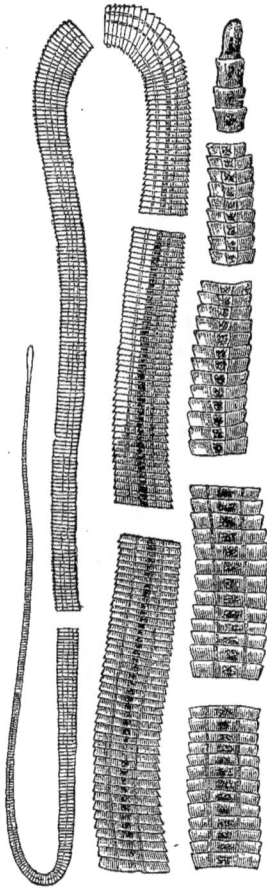

Fig. 18. — Bothriocephalus latus. (D'après Leuckart.)

**Pronostic.** — Le bothriocéphale est tenace ; car on l'a vu persister pendant 12 et même 21 ans ; tous les troubles disparaissent généralement après l'expulsion du ver, sans qu'il s'agisse d'une règle absolue, car l'anémie peut suivre son cours et entraîner la mort.

**Diagnostic.** — Les signes de certitude seront

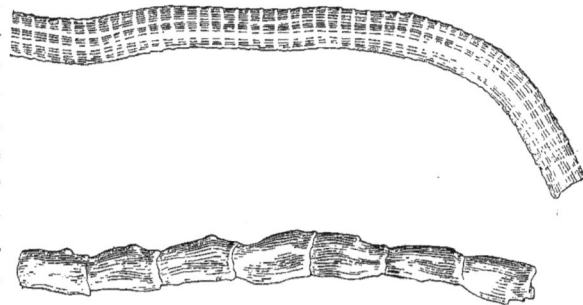

Fig. 19. — Anneaux du Bothriocephalus latus. (Nattan-Larrier in *Clin. de l'Hôtel-Dieu*, P^r Dieulafoy.)

fournis par l'examen des matières fécales ou celui des fragments expulsés par l'anus; la forme de la tête et des anneaux, la disposition des pores génitaux situés au milieu de la face ventrale, sont caractéristiques (fig. 18 à 21); il en est de même du clapet de l'œuf. L'habitat du malade, son mode d'alimentation donneront également des renseignements utiles sur la nature probable de l'infection. Ces notions trouveront une importante application en cas d'anémie pernicieuse, car l'administration d'un vermifuge, même en l'absence de tout diagnostic précis, pourra sauver la vie du malade.

**Traitement.** — Dans les régions infectées, on aura soin, à titre prophylactique de s'assurer que le poisson servant à l'alimentation est parfaitement cuit. En cas d'helminthiase, la médicamentation sera la même que celle indiquée à propos des ténias

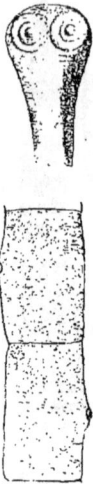

Fig. 20. Fig. 21.
(Nattan-Larrier in *Clinique de l'Hôtel-Dieu*, Pʳ Dieulafoy.)

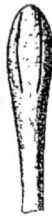

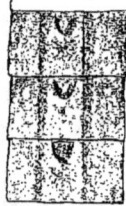

(V. Ténias); elle sera instituée avec beaucoup de prudence chez les sujets affaiblis. *A. CLERC.*

**BOTRYOMYCOSE.** — Chez certains animaux, le *cheval* en particulier, se développe sur la plaie de castration où restent inclus quelques fragments d'épididyme, une tumeur, ayant la forme d'un champignon, charnue, vasculaire, qui souvent suppure et donne issue à des grains jaunes à peine visibles à l'œil nu. Cette affection paraît due à un parasite spécifique, le *botryomyces*, ou botryocoque, suivant qu'on le range dans la classe des champignons ou des algues, et dont les cultures donnent de petits éléments arrondis, groupés en grappe de raisin.

Chez l'homme, on a signalé une maladie semblable, due à la pénétration du parasite par les orifices des glandes sudoripares. Elle se présente en clinique sous l'aspect d'une petite *tumeur charnue*, *pédiculée* à surface irrégulière, mamelonnée, ulcérée, *saignant* au moindre contact, et siégeant de préférence aux *extrémités* ou à la *face* (lèvres, paupières, joues,

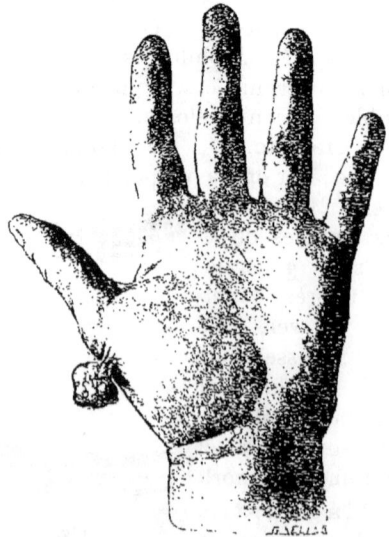

Fig. 22. — Botryomycose de la main (Letulle).

doigts, paume de la main, plante du pied). Consécutive à un *traumatisme* minime à un frottement répété, elle *évolue rapidement*, sans douleur, sans réaction, ne dépassant guère le volume d'une *framboise*. Elle ne donne *pas* d'adénopathie, et ne se généralise *pas*. On l'extirpe d'un coup de curette profond, et on panse aseptiquement. Quand elle est bien enlevée, *avec sa base d'implantation*, elle ne récidive *pas*.

Chez les animaux on observe parfois des métastases à distance, reproduisant au sein des tissus, la texture de la tumeur cutanée.

**Histologiquement**, on a décrit successivement, sous le nom de botryomycose, un fibro-adénome sudoripare, un fibro-papillome muqueux vasculaire, un angiome capillaire, un simple bourgeon charnu. Tout aussi controversée est la spécificité et l'existence même du botryomycès; suivant plusieurs auteurs, on se trouverait en présence d'une variété de staphylocoque doré. — La question demande, pour être résolue, de nouvelles recherches bactériologiques.                                    *AMÉDÉE BAUMGARTNER.*

**BOTULISME.** — V. Alimentaires (Conserves).

**BOUCHE (CANCER DU PLANCHER).** — La propagation au plancher de la bouche d'un cancer de la langue, du maxillaire inférieur ou de la glande sous-maxillaire est très fréquente. Au contraire le *cancer primitif*, qui sera seul envisagé ici, est rare au plancher buccal.

Contrairement à Verneuil; qui regardait la glande sublinguale comme son point de départ habituel, le cancer primitif du plancher est, presque toujours, un *épithélioma pavimenteux* provenant de la muqueuse. La tumeur, qui débute dans la région de la glande sublinguale ou au voisinage du frein de la langue, envahit rapidement toute l'épaisseur du plancher, les ganglions sous-mentaux, sous-maxillaires, puis carotidiens, souvent aussi la gencive et le maxillaire ; aussi est-elle inopérable de bonne heure.

Le cancer du plancher s'observe à peu près exclusivement chez l'homme, entre 40 et 60 ans.

Ses premiers stades passent généralement inaperçus, et lorsqu'on examine les malades, ils sont déjà porteurs d'une tumeur ulcérée et saignante, tantôt végétante, tantôt rongeante, ayant tous les caractères objectifs du cancer de la langue (v. c. m.). Souvent même les ganglions sont déjà envahis, et toute l'épaisseur du plancher buccal est tranformée en une masse dure recouverte d'une peau adhérente et violacée ; on a vu la perforation complète du plancher par l'ulcération.

Cette évolution s'accompagne de douleurs atroces, souvent irradiées vers l'oreille, d'immobilisation complète de la langue, due à la rigidité du plancher et à l'adhérence de la tumeur au maxillaire : la parole, la mastication et la déglutition sont à peu près impossibles. L'haleine est très fétide.

La difficulté de l'alimentation, l'écoulement continuel de salive, l'infection par le néoplasme ulcéré amènent bientôt la cachexie, et les malades atteints de cancer du plancher meurent en moins d'un an, emportés par la cachexie, la pneumonie ou une hémorragie. Inutile d'insister sur l'extrême gravité du *pronostic*, encore plus mauvais que dans le cancer de la langue.

**Traitement**. — Comme dans toute espèce de cancer, c'est, théoriquement du moins, l'ablation large du néoplasme et des ganglions. Mais beaucoup de malades ne consultent que quand ils sont déjà inopérables ; l'intervention est difficile et nécessite souvent une résection partielle du maxillaire inférieur adhérent à la tumeur ; la mortalité immédiate est considérable et la récidive rapide est à peu près constante. Aussi beaucoup de chirurgiens s'abstiennent-ils de toute tentative opératoire ; il existe cependant quelques rares observations encourageantes (Partsch, Morestin) où l'ablation du néoplasme a été suivie d'une guérison de plusieurs années.

*LENORMANT.*

**BOUCHE (COUPS DE FEU)**. — Les lésions sont surtout importantes dans les tentatives de suicide, lorsque le canon de l'arme est introduit directement dans la bouche.

**Lésions**. — Deux ordres de phénomènes doivent être considérés :

1º Les lésions produites par la déflagration de la poudre dans une cavité relativement close. Elles consisteront en un véritable éclatement des parois de cette cavité : joues, voûte du palais, voile, lèvres, maxillaires ;

2º Le trajet suivi par la balle. Presque toujours celle-ci perfore la voûte ou le voile. Mais elle peut alors s'arrêter dans les fosses nasales, le nasopharynx, derrière un pilier du voile. — Rarement, elle pénètre, si sa direction est oblique, dans le sinus maxillaire, la partie postérieure de l'orbite.

Plus souvent, elle perfore le plancher de la cavité crânienne, produit des désordres plus ou moins graves du côté du cerveau et des vaisseaux de la base, et même, perforant la voûte de bas en haut, peut venir faire saillie sous la peau du crâne, ou la traverser.

**Symptômes**. — Si l'arme employée imprime une force vive considérable, par exemple s'il s'agit d'un revolver d'ordonnance, la mort survient presque toujours immédiatement.

Plus fréquemment le blessé est amené, plongé dans le coma, perdant du sang par la bouche, les narines, sang mélangé parfois de fragments osseux ou de matière cérébrale.

L'examen de la bouche montrera une muqueuse tuméfiée, noire, fissurée, des lésions irrégulières du voile, parfois masquées par le boursouflement. On explorera la cavité buccale à l'aide du doigt recouvert d'un gant stérilisé. On fera en outre l'examen des fosses nasales par la rhinoscopie antérieure, et même postérieure si elle est possible.

Dans certains cas le malade peut présenter des symptômes dus à la lésion d'organes spéciaux [V. ORBITE (COUPS DE FEU)].

**Complications**. — Les deux complications les plus fréquentes sont l'une immédiate, l'hémorragie abondante ; l'autre, dans les jours suivants, l'infection, qui est surtout grave, lorsque les méninges sont ouvertes, et qui est facilitée par la septicité normale des cavités naturelles de la face.

**Traitement**. — C'est contre ces deux complications que doit lutter le chirurgien. La recherche de la balle n'a qu'une importance minime ; si on la sent sous le doigt, on l'enlèvera ; en dehors de ce cas, ce n'est que secondairement, et si sa présence paraît déterminer des troubles nettement localisés, qu'on sera autorisé à l'enlever, après l'avoir repérée, par la radiographie.

En cas d'hémorragie abondante, on luttera contre elle par la compression directe, qui suffit le plus souvent; au besoin on fera le tamponnement de la fosse nasale, mais il ne doit jamais être prolongé plus de 24 heures, car il favorise l'infection. Schwartz a été obligé dans un cas d'avoir recours à la résection temporaire du nez suivant le procédé d'Ollier.

On préviendra, autant que possible, l'infection par des lavages de la bouche et des fosses nasales, pratiqués toutes les trois heures avec des solutions chaudes et antiseptiques (chloral, eau oxygénée, etc.).

*GUIMBELLOT.*

**BOUCHE** (INFLAMMATIONS). — V. Stomatites.

**BOUCHE** (KYSTES DU PLANCHER). — La région du plancher buccal est assez souvent le siège de tumeurs liquides. Les plus fréquentes sont les *kystes salivaires* ou *grenouillettes* (v. c. m.), dont la description fait l'objet d'un chapitre spécial.

D'autres variétés sont rares et peu intéressantes : ainsi les *kystes séreux*, qui ont été quelquefois attribués à tort à l'hydropisie de la prétendue bourse séreuse de Fleischmann, et qui rentrent en réalité dans le groupe des *kystes séreux congénitaux du cou* (v. c. m.), — les *kystes hydatiques* (Gosselin, Richet) qui sont exceptionnels, — les *kystes sanguins* ou *grenouillette sanguine*, qui ne sont que des angiomes ayant subi la transformation kystique. Les *kystes dermoïdes* sont plus fréquents et plus importants à connaître.

**Kystes dermoïdes du plancher de la bouche.** — La tumeur est toujours unique et siège sur la ligne médiane, dans l'interstice des muscles du

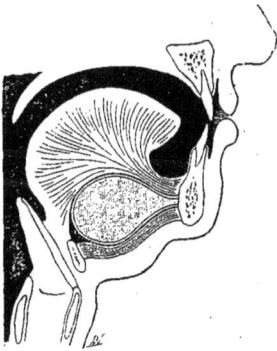

Fig. 23. — Kyste ad-génien.          Fig. 24. — Kyste ad-hyoïdien.

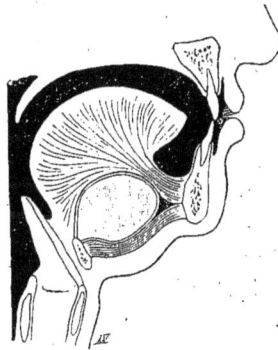

plancher. Elle présente la structure habituelle des kystes dermoïdes (v. c. m.) et renferme un mastic grisâtre, formé de matière sébacée. On y a quelquefois rencontré des poils, mais jamais de dents, ni de tissu osseux. La poche kystique est libre, partout séparée des organes voisins par une couche celluleuse qui en permet l'énucléation, sauf à sa partie antérieure où elle présente très fréquemment une adhérence médiane osseuse : cette adhérence se fait tantôt aux apophyses géni du maxillaire inférieur, tantôt à la face postérieure du corps de l'os hyoïde (fig. 23 et 24), d'où la division en kystes *ad-géniens* et *ad-hyoïdiens* (Gérard Marchant).

**Symptômes.** — Bien que toujours congénital, le kyste dermoïde du plancher passe souvent inaperçu au moment de la naissance et ne se manifeste que plus tard, pendant l'enfance ou, assez fréquemment, à la puberté, lorsque son volume s'est accru ou lorsque des accidents inflammatoires s'y sont produits.

Il se présente comme une tumeur de forme variable, en général grosse comme une noix ou un petit œuf, régulièrement arrondie, à siège exactement médian. Cette tumeur fait saillie à la fois du côté de la peau, qu'elle soulève, et du côté de la muqueuse qui parfois en laisse voir, par transparence, la coloration jaunâtre. Exceptionnellement fluctuante, elle est plus habituellement molle et dépressible, gardant, disent les classiques, l'empreinte du doigt ; il ne faut guère compter sur ce caractère qui doit être bien rarement constaté. Le kyste est mobile sur les plans voisins, mais sa mobilité est limitée par son adhérence au squelette ; les kystes ad-hyoïdiens sont entraînés par l'ascension de l'os hyoïde dans la déglutition (G. Marchant).

Les kystes dermoïdes du plancher ne déterminent, le plus souvent, aucune espèce de trouble fonctionnel ; il faut qu'ils acquièrent un volume bien considérable pour gêner la mastication, la déglutition ou la phonation. On a signalé cependant quelquefois une difficulté de la succion chez les nouveau-nés porteurs de ces kystes.

Le kyste dermoïde s'accroît lentement ou reste stationnaire ; il n'a aucune tendance à la régression spontanée. Assez souvent on voit, à un moment donné, d'ordinaire la puberté, survenir à son niveau des *accidents inflammatoires* aigus, dus à une infection microbienne : le kyste grossit et devient douloureux, il y a de l'œdème et de la rougeur de la peau ; finalement le contenu du kyste s'évacue; mais il reste une *fistule* qui persiste jusqu'à ce la paroi kystique se soit éliminée, ce qui est très rare, ou ait été enlevée chirurgicalement.

Le *pronostic* est favorable, car l'ablation du kyste est fort simple et toujours suivie d'un succès définitif.

**Diagnostic.** — Les autres variétés, précédemment énumérées, de kystes du plancher buccal sont trop rares pour être discutées ; seuls d'ailleurs les kystes hydatiques pourraient être confondus avec les kystes dermoïdes.

La *grenouillette sublinguale* est toujours latérale, au moins au début ; elle ne fait pas saillie du côté de la peau, elle est tout entière intra-buccale, soulevant la muqueuse qui présente, à son niveau, une coloration rosée ou bleuâtre. Le *lipome du plancher* ressemble beaucoup au kyste dermoïde et la consistance de ces deux tumeurs est très analogue ; si le lipome est médian et si sa surface n'est pas lobulée, l'erreur est difficile à éviter ; on ne peut compter, pour faire ce diagnostic, sur la ponction exploratrice, le contenu du kyste dermoïde n'étant pas fluide.

**Traitement.** — Le traitement des kystes dermoïdes du plancher est l'*extirpation* ; il suffit de sectionner l'adhérence génienne ou hyoïdienne pour que la tumeur soit complètement libre et s'énuclée avec le doigt ou un instrument mousse. Je crois, avec Reclus et G. Marchant, qu'il vaut mieux l'aborder par une incision cutanée sus-hyoïdienne que par la bouche : on est moins exposé à l'infection de la plaie.                    *LENORMANT.*

**BOUCHE (PHLEGMON DU PLANCHER).** — Le *phlegmon du plancher de la bouche* peut être *circonscrit* ou *diffus*.

La première variété, encore désignée sous le nom d'*abcès sublingual*, offre peu d'intérêt : habituellement consécutif à quelque lésion dentaire du voisinage, le phlegmon circonscrit aboutit rapidement à la formation d'un petit abcès sous-muqueux qui constitue une saillie jaunâtre entre l'arcade dentaire inférieure et la langue ; il y a une douleur assez vive et un peu de gêne des mouvements de la langue. L'ouverture spontanée ou chirurgicale de l'abcès est suivie de guérison rapide.

Le *phlegmon diffus* ou *septique* du plancher buccal, dont je m'occuperai exclusivement ici, présente au contraire une importance capitale, en raison de son extrême gravité qui nécessite une intervention précoce et énergique. C'est l'affection qu'on désigne souvent sous le nom. d'ailleurs mauvais, d'*angine de Ludwig.*

Je n'ai pas à discuter, dans cet article essentiellement pratique, toutes les hypothèses qui ont été émises au sujet de l'angine de Ludwig. Il est entendu aujourd'hui qu'il s'agit purement et simplement

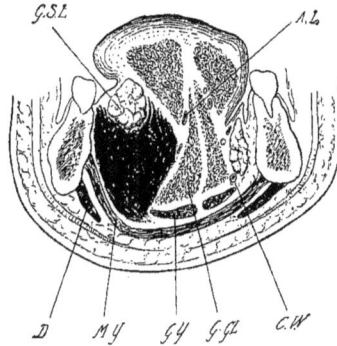

Fig. 25. — Coupe frontale montrant le siège du foyer dans le phlegmon du plancher de la bouche. — *My*, mylo-hyoïdien ; *Gy*, génio-hyoïdien ; *G Gl*, génio-glosse ; *CW*, canal de Warton ; *AL*, artère linguale ; *GSL*, glande sublinguale (Victor Veau).

de la forme septique et souvent gangreneuse du phlegmon du plancher ; mais il n'y a, dans cette affection, ni microbe spécifique, car on y a rencontré la flore bactérienne la plus variée, streptocoque, — staphylocoque, anaérobies, — ni lésion anatomique spéciale : l'angine de Ludwig n'est ni une inflammation de la glande sous-maxillaire (Roser), ni un adéno-phlegmon (von Thaden, Tissier) ; elle est due à l'infection très virulente du tissu conjonctif du plancher de la bouche, spécialement de la couche celluleuse lâche sus-jacente au mylo-hyoïdien : c'est là qu'on trouve le foyer principal.

**Étiologie.** — Le phlegmon diffus du plancher est une maladie de tous les âges et de tous les sexes ; on l'observe néanmoins surtout de 20 à 30 ans, et il est environ 5 fois plus fréquent chez l'homme que chez la femme (Leterrier).

L'influence du *terrain* est indiscutable, et l'angine de Ludwig frappe de préférence les débilités, les convalescents, les alcooliques, les diabétiques.

La *porte d'entrée* est, dans la majorité des cas, au niveau des *dents* : carie. périostite alvéolo-dentaire, avulsion malpropre ou mal faite d'une dent.

obturation d'une dent malade (Magitot, Moty). Plus rarement, le phlegmon du plancher a pour cause une infection d'origine *angineuse* ou une inoculation *traumatique* : plaie avec pénétration de corps étranger, opération chirurgicale, fracture du maxillaire inférieur à foyer ouvert dans la bouche.

**Symptômes.** — Souvent, dès le début, la fièvre, les frissons, la pâleur et l'abattement indiquent une intoxication profonde ; d'autres fois, l'état général semble d'abord peu atteint et ce sont les signes locaux qui attirent l'attention.

Le premier en date est une *tuméfaction diffuse* qui, avec une rapidité extrême, envahit tout le plancher et la partie voisine du cou, et est à son maximum de développement dès le 5e ou le 4e jour ; elle n'est pas très douloureuse à la pression ; mais sa consistance est tout à fait caractéristique : elle est *dure comme de la pierre*. Cette tuméfaction apparaît dans la bouche sous forme d'un bourrelet, situé en arrière du maxillaire et refoulant la langue.

C'est cette rétropulsion de la langue qui détermine les *troubles fonctionnels* souvent menaçants qui accompagnent l'angine de Ludwig : impossibilité de mâcher et d'avaler, d'où écoulement de la salive au dehors, gêne respiratoire pouvant aller jusqu'à l'asphyxie imminente. L'*état général* est très grave : fièvre, délire, adynamie.

Vers le 5e ou le 7e jour, si le malade n'a pas succombé, on assiste à la mortification des tissus envahis ; elle se manifeste par des phlyctènes, des marbrures livides de la peau, puis des escarres qui se détachent, laissant des perforations multiples, par où s'éliminent un liquide sanieux et des débris cellulaires sphacélés.

Cette ouverture spontanée tardive n'amène pas la guérison. Elle n'empêche pas le malade de mourir de septicémie, de syncope (Schwartz) ou de quelque complication : broncho-pneumonie, œdème de la glotte, propagation du phlegmon au cou et même au médiastin (Linon).

**Pronostic.** — L'angine de Ludwig est une affection fort grave : sur 38 cas, Demoulin a relevé 17 morts et 21 guérisons ; mais cette statistique renferme à la fois des cas opérés et des cas abandonnés à leur évolution spontanée. Il est plus instructif de distinguer ces deux ordres de faits, car l'intervention chirurgicale peut beaucoup dans cette grave maladie : 14 cas opérés à temps n'ont donné que 4 morts, alors que 10 cas non opérés ou opérés tardivement ont donné 7 morts (Huguet et de Bovis).

**Diagnostic.** — La marche suraiguë, la gravité des symptômes généraux, la tuméfaction diffuse du plancher et sa dureté sont assez caractéristiques pour qu'on puisse toujours reconnaître le phlegmon du plancher. Un *adénophlegmon sous-maxillaire*, une *périostite alvéolo-dentaire* ne déterminent jamais de symptômes aussi menaçants. L'ostéomyélite *du maxillaire*, qui est rare, est nettement localisée à l'os ; le plancher buccal est souple et indolent dans cette affection, ainsi que dans la *glossite aiguë* (v. c. m.).

**Traitement.** — L'ouverture immédiate et très large du foyer s'impose dès que le diagnostic est posé. Une grande incision médiane allant du menton à l'os hyoïde, ou mieux deux incisions latérales, longeant les deux moitiés du bord inférieur du maxillaire, diviseront, plan par plan, les tissus

indurés et lardacés, jusqu'au-dessus du mylo-hyoïdien où l'on trouve le
foyer principal de lésions ; il ne faut pas s'attendre à rencontrer du pus
collecté. On peut employer pour faire ces incisions le bistouri ou le thermo-
cautère.

Cette intervention amène, en général, une amélioration rapide des
troubles fonctionnels, y compris la dyspnée, et la trachéotomie n'est indispensable que si le phlegmon se complique d'œdème de la glotte.

*LENORMANT.*

**BOUCHE ET DENTS** (HYGIÈNE). — Cette hygiène est le plus souvent négligée,
surtout dans les classes inférieures de la société. Il est nécessaire de faire
comprendre toute son importance et son utilité ; il est anormal, alors que
toutes les parties du corps sont l'objet de soins quotidiens, alors que
l'hygiène, appliquée journellement, défend l'organisme contre toutes les
infections en le mettant en état de lutter contre les germes pathogènes, de
négliger la cavité buccale, d'où peuvent partir un si grand nombre d'affections diverses et d'une façon générale toutes les maladies des appareils
digestif et respiratoire. C'est à elle, en effet, que l'on doit s'adresser avec
le plus de sollicitude ; c'est elle que l'on doit maintenir dans un état
d'asepsie aussi parfaite que le permettent les conditions spéciales où se
trouve cette partie de l'organisme. Nous n'insistons pas sur cette nécessité de l'hygiène buccale envisagée comme un cas particulier de l'hygiène
générale.

Mais, par sa situation même, la bouche doit être l'objet de soins particu-
culiers ; partie initiale du tube digestif, elle est à la fois voie digestive et
voie respiratoire. C'est un véritable carrefour où peuvent se donner rendez-
vous tous les germes venus de l'extérieur ; en outre, ses nombreux récessus,
les espaces interdentaires, etc., permettent aux détritus et aux fermentations de se localiser sûrement et de se mettre à l'abri de l'action mécanique
des joues et de la langue ; enfin les conditions pathologiques peuvent faire
varier la réaction du milieu buccal, généralement germicide, de façon à la
transformer complètement, achevant ainsi la réunion de tous les éléments
nécessaires au développement d'une culture. Chacun sait combien est riche
le polymicrobisme buccal et la grande variété de bacilles que notre bouche
est susceptible d'héberger en dehors de tout état pathologique, dans les
conditions normales de l'existence. Or, ce polymicrobisme représente, en
puissance, un grand nombre d'affections générales, et chacun de ces
bacilles pourra prendre de la virulence lorsque l'organisme, affaibli pour
une raison quelconque, lui offrira un terrain favorable. Il importe donc de
combattre leur séjour dans la cavité buccale, et, comme ils sont sans cesse
renouvelés, tant par la respiration que par l'alimentation, il importe que
les soins de la bouche soient répétés d'une façon quotidienne au moins,
plus souvent s'il est possible. Ces soins seront d'autant plus minutieux que
l'organisme du sujet considéré sera plus débilité, et c'est particulièrement
aux époques de crise qu'ils devront être recommandés et appliqués avec le
plus d'exactitude et de détails.

L'hygiène buccale est en somme un traitement prophylactique de maladies générales (nous venons de l'exposer); elle est ensuite le traitement prophylactique de la carie dentaire et de la pyorrhée alvéolo-dentaire. Il est démontré aujourd'hui que la *carie dentaire* (v. c. m.) est due à des acides formés par certains bacilles; les acides contribuent à la déminéralisation des dents et les bacilles s'alimentent des substances organiques ainsi mises à leur disposition. Il faut, par conséquent, combattre le développement de ces microbes, bacilles de Galippe et Vignal, bacilles de Miller, leptothrix, etc., pour préserver les dents des atteintes de la carie. On sait les conséquences de la carie dentaire, conséquences non seulement locales et individuelles, mais encore générales et sociales : il faut considérer que toute dent atteinte est une cause d'affaiblissement de l'organisme, un foyer d'infection et de contagion.

Contre la carie dentaire, il faut combattre l'acidité du milieu buccal, qui est une cause occasionnelle de la maladie. La cause de cette acidité est due à des fermentations provoquées par certains bacilles (mycoderma aceti, bacillus lacticus, bacillus amylobacter, etc., 19 espèces isolées dont 9 produisent la fermentation lactique), et notamment par les bacilles propres de la carie dentaire.

Contre la pyorrhée alvéolaire ou mieux polyarthrite alvéolo-dentaire, affection d'origine arthritique, il faut combattre :

1º La cause générale, l'arthritisme lorsqu'on peut l'atteindre sous une de ses formes : diabète, goutte, etc.;

2º La cause immédiate, les bacilles, qui sont à la source de toute arthrite alvéolo-dentaire (streptocoque pyogène, staphylocoques doré et blanc, etc.);

3º Les conditions qui favorisent le développement de ces bacilles, anomalies de position, gingivites, tartre, dents trop serrées, etc.

Par conséquent, les règles de l'hygiène dentaire se divisent en deux groupes; il s'agit de prévenir, d'une façon générale, le développement d'affections générales ou locales d'une part, et d'autre part de lutter contre l'établissement de maladies spéciales aux dents, carie et polyarthrite alvéolo-dentaire. La première indication est remplie par l'hygiène quotidienne, la seconde par les soins dentaires distribués d'une façon régulière par un spécialiste.

A) **Hygiène quotidienne.** — 1º *Chez un sujet sain*. — Elle consiste dans un nettoyage des dents renouvelé après chaque repas et dans l'antisepsie de la cavité buccale. Le nettoyage des dents est pratiqué mécaniquement avec une brosse à soies fermes : on doit proscrire la brosse molle et la brosse de caoutchouc. Il faut en effet que l'action mécanique soit assez puissante pour débarrasser la surface des dents de tous les enduits qu'elle peut porter et particulièrement du tartre, dont les concrétions favorisent le développement des microbes de la bouche. Ce brossage doit être méthodique et s'adressera à toutes les surfaces dentaires. Il sera complété, si c'est nécessaire, par l'intervention d'un cure-dents ou d'un fil de soie, passé doucement dans les interstices dentaires et débarrassant ceux-ci des détritus que la brosse ne peut atteindre. Nous disons : si c'est nécessaire, parce que l'emploi du cure-dents ne l'est pas dans une bouche normale. Chez un adulte, en effet, les dents ne sont jamais trop serrées; elles doivent se toucher absolument, de façon à empêcher les débris alimentaires de passer entre elles et de venir se loger dans les espaces interdentaires, qui, à l'âge adulte, sont comblés par du tissu gingival, sain et ferme ; mais, en avançant en âge, les dents s'écartent quelquefois sous l'influence de plusieurs raisons dans le détail desquelles nous ne pouvons entrer, de même que les languettes gingivales interdentaires diminuent ou disparaissent presque, d'où passage et séjour de débris alimentaires entre les faces interstitielles des dents, ce qui amène presque fatalement de la carie dentaire.

On doit chercher à enlever ces débris par un bon brossage exécuté après le repas avec une brosse ferme, mais non trop dure, chargée de savon blanc ordinaire, suivi d'un rinçage de bouche assez prolongé avec une solution légèrement antiseptique quelconque, en ayant soin de faire avec les joues et la langue un mouvement de va-et-vient destiné à forcer le liquide à passer dans les interstices dentaires, afin d'entraîner les débris alimentaires, les débris épithéliaux, les graisses, les mucosités qui y stagnent et qui ont déjà été dissociés et antiseptisés par le brossage savonneux. Si ceci ne suffit pas, on peut pousser entre les dents un courant d'eau avec pression débité par une petite canule montée sur une poire en caoutchouc que l'on presse vigoureusement.

Enfin, au besoin, on aura recours au cure-dents, mais on n'emploiera jamais d'instruments métalliques qui ont, à notre connaissance, causé des accidents fort nombreux, car, même aseptiques, ils peuvent traumatiser le tissu gingival et l'infecter, après s'être chargés dans les interstices dentaires des germes pathogènes qui y abondent.

Souvenons-nous, en effet, de la phrase du regretté professeur Miller, dans un discours d'ouverture d'un cours dentaire : « Ayant examiné la bouche des plus belles, en Allemagne, en France et en Angleterre, j'ai trouvé qu'une flèche trempée dans la salive d'une d'elles, tue d'une manière plus foudroyante que les flèches empoisonnées dont se servent certains peuples primitifs et qui ne sont trempées que dans du venin de serpent. »

S'il en est ainsi chez des personnes qui se soignent méticuleusement, que doit-on penser des autres ; on emploiera donc un cure-dents en bois, car on ne peut léser ainsi les gencives ou les surfaces dentaires. Il ne faut pas non plus que le brossage soit trop énergique et trop souvent répété. Il n'est pas dangereux de provoquer une légère hémorragie des gencives, surtout lorsqu'il existe de la gingivite. Il faut que ce brossage soit suffisant, mais il ne doit pas dépasser le but pour lequel il est institué.

Pour favoriser l'action mécanique du brossage, on y joint l'emploi d'une poudre dentifrice. Il existe un grand nombre de formules de poudres dentifrices ; les qualités d'une bonne poudre sont les suivantes : elle doit être d'un grain très fin et ne contenir aucune substance trop dure ou impossible à pulvériser, etc., susceptible de rayer l'émail et, en attaquant la surface de la dent, d'y créer des localisations possibles. De même on rejettera l'usage de la poudre de charbon, dont les grains peuvent se localiser au niveau de la gencive, y créer à la longue un liséré artificiel qu'il est presque impossible de faire disparaître par la suite. La poudre employée devra également être alcaline, combattant ainsi l'acidité possible du milieu buccal, et antiseptique, pour s'attaquer aux bacilles avec lesquels elle est mise en contact. Il est bon en outre qu'elle ait une action tonique sur les gencives. Voici une formule qui répond à ces conditions :

| | |
|---|---|
| Carbonate de chaux . . . . . . . . . . . . . . . . . . } āa 10 grammes. | |
| Carbonate de magnésie. . . . . . . . . . . . . . . } | |
| Borate de soude . . . . . . . . . . . . . . . . . . . | 3  — |
| Tanin. . . . . . . . . . . . . . . . . . . . . . . . . . | 1 gramme. |
| Saccharine . . . . . . . . . . . . . . . . . . . . . . } āa  0 gr. 50 | |
| Carmin. . . . . . . . . . . . . . . . . . . . . . . . . } | |
| Essence de menthe. . . . . . . . . . . . . . . . . | XII gouttes. |

(M. Roy.)

La pâte et le savon peuvent être employés avec avantage; leur action mécanique est beaucoup moins énergique que celle de la poudre. Leur usage est indiqué en cas de sensibilité particulière du sujet, ou dans les bouches à enduit muqueux et abondant. La constitution de ces pâtes et savons doit être basée sur les mêmes principes que celle de la poudre; le savon de Marseille convient parfaitement lorsque l'on ne peut disposer d'autre chose.

Nous avons dit que la réaction de la poudre devait être alcaline; ceci est vrai dans la majorité des cas; mais, il est évident que, dans certains cas particuliers, cette réaction devra varier comme celle du milieu auquel on s'adresse; certaines bouches ont une réaction alcaline, lorsqu'il y a peu ou pas de caries et une grande abondance de tartre : alors on pourra parfois employer une poudre très légèrement acide, d'où l'importance de rechercher la réaction du milieu buccal avant d'instituer un traitement hygiénique.

Le nettoyage mécanique des dents favorise l'action du lavage antiseptique qui doit le suivre. Les lavages de bouche doivent être pratiqués fréquemment avec des solutions franchement antiseptiques; on a imaginé un nombre considérable d'élixirs de toute nature qui remplissent ce but plus ou moins parfaitement. Le plus simple dentifrice est représenté par une solution d'acide phénique (1 pour 100), une solution d'acide borique à 4 pour 100 ou une solution de formol à 1 ou 1/2 pour 1000. Le lavage de bouche doit être pratiqué à l'eau tiède, les brusques différences de température étant nuisibles à la conservation des tissus dentaires.

Le nettoyage à la brosse sera fait *au moins* une fois par jour, le matin au réveil, et la désinfection de la cavité buccale par des lavages antiseptiques après chaque repas et avant le coucher. Ainsi la bouche sera maintenue en état de défense et restera relativement propre. Ces soins ne doivent pas être négligés chez les enfants, si sujets aux infections et aux maladies contagieuses. La dentition temporaire nécessite les mêmes soins que la dentition permanente. De sa conservation jusqu'à l'époque de sa disparition physiologique, dépendent en grande partie la régularité de l'apparition de la deuxième dentition et la santé dentaire de l'avenir.

2° *Hygiène quotidienne chez un malade.* — Il n'est pas assez répandu dans l'esprit des médecins en France qu'ils ne doivent pas oublier de recommander aux malades les soins de la bouche pendant le traitement des maladies graves et qu'ils doivent s'assurer que ces soins sont exécutés. Tous les ans nous voyons plusieurs malades dont les dents sont fortement atteintes, parfois d'une façon irrémédiable à la suite de diverses maladies, souvent même à la suite de régimes spéciaux et surtout du régime lacté.

Le médecin qui soigne un malade atteint d'une affection sérieuse, comme une pleurésie, une pneumonie, une fièvre typhoïde, doit recommander le brossage quotidien des dents, au moins avec du savon, le rinçage de la bouche avec une solution antiseptique. De même s'il s'agit d'un opéré qui ne peut s'alimenter, surtout par suite d'une intervention sur la langue, le larynx ou les maxillaires. Déjà, à l'état sain, la bouche ne peut être tenue dans un état d'antisepsie relatif qu'avec de multiples soins et de grandes précautions. La meilleure façon de se maintenir les dents propres est de s'en servir beaucoup ; c'est ce qui explique l'état sain des dents chez beaucoup de gens de la campagne qui ignorent, même de vue, ce qu'est une brosse à dents, mais qui mâchent beaucoup et surtout du pain rassis et des aliments durs; lorsqu'il s'agit de malades qui ne mâchent pas, on pense quelles doivent être l'attention et la méticulosité à apporter à ces soins.

C'est pourquoi, s'il s'agit de malades soumis à un régime spécial et particulièrement aux régimes des purées si en vogue actuellement, on ne saurait redoubler de précautions.

Disons un mot en passant du régime lacté, qui est si souvent employé. Outre que le malade ne se sert pas du tout de ses dents et que celles-ci se recouvrent de mucosités, outre que les acides produits par les débris de fermentation lactique en très grande abondance peuvent produire sur l'émail des altérations plus ou moins profondes, préludes de la carie, le malade n'a pas même la ressource du lavage par la salive, qui est très diminuée chez un malade soumis au régime lacté, ce qui prive les dents et la muqueuse buccale du grand bain prolongé et du lavage incessants produits par la sécrétion de la quantité très considérable de salive qui existe chez l'homme sain.

Les soins doivent aussi être plus attentionnés chez les femmes au moment des règles et au moment de la grossesse, car les gencives sont très fréquemment enflammées à cette époque, ainsi que l'a démontré le professeur Pinard.

Enfin, si un malade a du sucre, les précautions doivent aussi redoubler; on sait, en effet, que les diabétiques sont plus susceptibles que les individus sains aux inflammations de gencives et que leurs dents sont souvent atteintes de cette affection appelée polyarthrite alvéolo-dentaire, qui présente des nuées de formes. Rappelons également, pour terminer, qu'avant tout traitement mercuriel le médecin doit s'assurer que le malade a la bouche saine, sans racines, sans gingivites et qu'il doit toujours, par précaution, l'adresser au spécialiste avant le traitement en prévenant celui-ci du traitement qu'il doit subir.

B) **Soins dentaires.** — Ces soins quotidiens n'empêchent pas toujours le développement de la carie dentaire chez les sujets prédisposés par leur hérédité, par leur état général, etc. De même, ils sont insuffisants dans une bouche où il existe des dents cariées, autant de foyers dont il est impossible de pénétrer tous les récessus, foyers de contagion pour les dents voisines. L'hygiène buccale dentaire comprend donc les soins dentaires. Les dents cariées doivent être obturées dès que l'on s'aperçoit de leur atteinte; plus précoce sera l'intervention, meilleure elle sera. Lorsque la carie a fait de tels progrès que la dent ne peut plus être utilement conservée, on procédera à l'extraction de celle-ci de façon à ne laisser subsister aucune cause d'infection. L'intervention du spécialiste est absolument indispensable à la bonne conservation de la denture; elle s'exercera d'ailleurs favorablement si elle se produit régulièrement; un examen semestriel des dents permettra de déceler leurs affections dès leur apparition, de découvrir les premières atteintes de la carie, de les combattre séance tenante en restaurant l'organe malade. Il permettra également au dentiste de procéder au nettoyage mécanique des dents et de les débarrasser du tartre qui dans beaucoup de cas s'installe malgré tous les soins et qui, une fois installé, résiste au simple nettoyage quotidien. Or, ce tartre favorise l'infection et, outre qu'il est, lorsqu'il est abondant, l'indice de la diathèse arthritique, il compromet la vitalité de l'organe dentaire, en favorisant le développement des cultures microbiennes et de la polyarthrite alvéolo-dentaire.

Le praticien combattra préventivement cette affection chez les prédisposés; il devra pratiquer deux fois par an le nettoyage des dents, débarrasser les culs-de-sac gingivaux des bacilles qui s'y sont installés, au moyen d'injections d'eau oxygénée et principalement d'instillations d'une solution de chlorure de zinc au dixième, de cautérisations sur les gencives (teinture d'iode, plus tard pointes de feu). Ce traitement prophylactique entravera la marche de l'affection et évitera bien des désastres dans l'avenir. Il sera bon, également, de recommander au malade atteint de polyarthrite de laisser fondre dans la bouche 2 ou 3 pastilles par jour des comprimés de ferment lactique (V. POLYARTHRITE).

Le traitement doit être accompagné du traitement de l'affection causale générale, dont l'amélioration s'accompagnera de la disparition des accidents dentaires. De même, dans la grossesse, qui si souvent s'accompagne de caries multiples dues à la décalcification des dents, on devra instituer un traitement minéralisant (carbonates, phosphates) concomitant avec le traitement local.

Enfin, chez les enfants, l'hygiène dentaire, telle que nous venons de l'exposer, sera complétée par le traitement des irrégularités de la dentition, qui, toutes à des degrés divers, favorisent le développement de la carie; c'est le moment d'effectuer les redressements de tous ordres, etc., l'hygiène buccale parfaite étant le résultat des efforts combinés du sujet et du praticien.
*E. SAUVEZ.*

**BOUCHE** (SYPHILIS). — La syphilis, à toutes ses périodes, peut se localiser sur la cavité bucco-pharyngée; mais ses manifestations les plus intéressantes portent sur le voile du palais ou les amygdales [V. PHARYNX (SYPHILIS)], et sur la langue [V. LANGUE (SYPHILIS)]. Nous ne décrivons ici que les accidents atteignant les lèvres, les gencives et la face interne des joues.

**Chancre.** — La *contagion immédiate* n'est pas exceptionnelle chez le nourrisson allaité par une femme présentant des accidents au niveau du sein (et une nourrice mercenaire, élevant un hérédo-syphilitique, est exposée à contracter un chancre du sein). Chez l'enfant plus âgé et chez l'adulte, les rapports de bouche à bouche avec un sujet présentant des plaques muqueuses buccales, et, chez l'adulte, le coït *ab ore*, sont les causes les plus fréquentes de contagion immédiate ; ajoutons que les prêtres juifs peuvent être contaminés en pratiquant la succion du pénis au moment de la circoncision. La contagion est souvent *médiate*, le virus syphilitique étant transporté à distance par la salive, ou par les fourchettes, cuillers, verres à boire, pipes, etc., ayant appartenu à un individu atteint d'accidents buccaux, primitifs ou secondaires ; c'est par un mécanisme analogue que s'explique la syphilis des *souffleurs de verre*.

De tous les chancres céphaliques, le chancre des *lèvres* est le plus commun : dans une statistique de Nivet, portant sur 337 cas, il est signalé 260 fois, tandis que la langue n'est atteinte que 36 fois, et les amygdales 29 fois.

Le chancre du nourrisson contaminé par sa nourrice au moment de l'allaitement siège surtout à la partie médiane de la *lèvre supérieure* ; il est quelquefois double, occupant les deux commissures. C'est une papule rougeâtre, un peu saillante, à base nettement indurée, s'ulcérant rapidement, restant toujours petite. Chez l'adulte, où le chancre des lèvres est tantôt solitaire, tantôt multiple, les caractères sont les mêmes ; les dimensions atteignent celles d'une pièce de 50 centimes. Les ganglions sous-maxillaires, et, dans les chancres de la lèvre inférieure, les ganglions sous-mentonniers, sont toujours pris rapidement. La lésion reste indolore. Chez la femme et chez l'enfant, la transformation *in situ* du chancre en plaque muqueuse est la règle ; elle est plus rare chez l'homme adulte.

Aux commissures et aux gencives (le chancre gingival est très rare, et n'est noté que 6 fois dans la statistique de Nivet), le chancre reste plat, non saillant.

Aux lèvres, le chancre peut être confondu avec le *cancroïde* : il s'en distingue par son ulcération plus précoce et par l'envahissement plus rapide des ganglions.

**Syphilis secondaire.** — Il n'est pas rare d'observer, en même temps que la roséole cutanée, ou, un peu avant elle, une *stomatite* érythémateuse, roséole interne : il s'agit soit de taches rosées, parfois légèrement saillantes, soit d'une rougeur diffuse, vermillon, siégeant surtout à la face interne des joues et des lèvres, pouvant s'étendre au voile du palais et au pharynx : cette stomatite n'est pas douloureuse, ne s'accompagne d'aucun mouvement fébrile, mais persiste très longtemps.

Les *plaques muqueuses* sont fréquentes aux lèvres (bord libre, face interne, sillon gingivo-labial) : ce sont des plaques érosives ou papulo-érosives, quelquefois hypertrophiques ; elles sont ulcéreuses lorsqu'elles succèdent au chancre. Aux commissures, elles prennent la disposition en feuillets de livre (Fournier), et s'étendent d'ordinaire à la fois vers la peau et vers la bouche.

Sur le reste de la muqueuse buccale, les plaques muqueuses sont fréquentes, mais n'ont pas de caractères particuliers. Elles sont favorisées et entretenues par les irritations locales (abus du tabac).

Dans la *syphilis héréditaire* précoce, les lèvres sont sèches, fendillées, présentant des fissures ou rhagades disposées à la manière de rayons.

Il est essentiel de reconnaître ces lésions *très contagieuses* ; et, en particulier, un nourrisson hérédo-syphilitique ne saurait, *sous aucun prétexte*, être confié à une nourrice mercenaire : l'allaitement au sein maternel ou l'allaitement au biberon lui conviennent seuls. On évitera de confondre les plaques muqueuses commissurales, chez les enfants, avec la *perlèche* (V. STOMATITES).

**Syphilis tertiaire.** — Dans la syphilis acquise, les syphilides ulcéreuses, les gommes, n'atteignent guère que le voile du palais, le pharynx ou la langue. Il n'en est pas de même des *syphilomes en nappe*, qui peuvent infiltrer les *lèvres*, soit les deux lèvres, soit la lèvre inférieure seule : on constate alors une hypertrophie énorme des lèvres, indurées et rigides ; la bouche reste entr'ouverte ; l'articulation des mots est difficile ; il n'y a aucun engorgement ganglionnaire. Le syphilome des lèvres ne s'ulcère ni ne suppure jamais ; mais il peut, à la longue, aboutir à l'atrophie.

Bien que nous n'ayons pas à décrire ici la *leucoplasie*, qui siège surtout à la langue, nous devons signaler ses rapports d'une part avec la syphilis, dont elle est presque toujours, sinon toujours, une conséquence, et d'autre part, avec l'épithélioma, le cancer se développant en général sur une langue leucoplasique.

Dans la syphilis héréditaire, les lésions buccales se manifestent surtout par des altérations dentaires : dents d'Hutchinson (V. SYPHILIS HÉRÉDITAIRE).

**Traitement.** — Il faut d'abord éviter que le sujet malade ne contagionne des individus sains : s'il présente des accidents primitifs ou secondaires, lui interdire tout rapport buccal (un syphilitique ne doit pas embrasser ses enfants) ; exiger que ses fourchettes, cuillers, verres, etc., lui appartiennent en propre et soient soumis à une ébullition prolongée chaque fois qu'il s'en est servi.

Comme traitement, on doit, aux deux premières périodes, prescrire le traitement mercuriel (V. SYPHILIS) ; mais des soins locaux s'imposent, pour éviter la stomatite mercurielle et les infections secondaires : lavages fréquents de la bouche, brossage des dents, etc. Chez le nourrisson, on emploie souvent, comme préparation mercurielle, la liqueur de Van Swieten mélangée à du lait ou à de l'eau sucrée ; mais les frictions paraissent préférables. Il s'agit là d'ailleurs du traitement général de la syphilis, et il n'y a rien de spécial à la syphilis buccale.

Le syphilome des lèvres, manifestation tertiaire, est surtout justiciable de la médication iodurée (4 à 6 gr. d'iodure de potassium par jour).

*H. GRENET.*

**BOUCHE (TUBERCULOSE).** — Les lésions tuberculeuses de la cavité bucco-pharyngée frappent surtout le voile du palais, le pharynx et les amygdales [V. PHARYNX (TUBERCULOSE)], et la langue [V. LANGUE (TUBERCULOSE)].

Nous n'avons guère à signaler ici que les ulcérations tuberculeuses des lèvres et des gencives ; elles sont rares. Sur les lèvres, elles sont étalées en surface, non saillantes, peu profondes, entourées d'un liséré rouge vif et d'une zone œdémateuse ; elles coexistent souvent avec des ulcérations des joues. Sur les gencives, les ulcérations, profondes et sanieuses, provoquent le déchaussement et la chute des dents.

Le lupus, qui, presque toujours consécutif à un lupus de la face, débute par le voile du palais ou le pharynx, n'envahit que secondairement la face interne des joues, les lèvres ou les gencives.                    *H. GRENET.*

**BOUCHE (ULCÉRATIONS DU NOUVEAU-NÉ).** — [V. Nouveau-né (Pathologie)].

**BOUES.** — Les boues utilisées en thérapeutique sont formées par un mélange de matières organiques et de matières minérales fournies par des sources thermales dans lesquelles se développent certains végétaux : conferves, sulfuraires, diatomées uni-cellulaires.

Elles constituent un procédé thermo-thérapique commode et économique quand l'eau des sources thermales suffit à les porter à une température élevée comme à Barbotan, Saint-Amand, Dax. On peut également les transporter et les chauffer artificiellement, sans que leurs propriétés soient sensiblement altérées.

On leur attribue beaucoup d'effets, depuis la radio-activité, l'action du massage par leur poids et leur résistance aux mouvements, jusqu'à l'action chimique des gaz qu'elles contiennent et l'action irritative des diatomées uni-cellulaires ; mais la principale et la seule nécessaire est leur propriété de conserver longtemps la chaleur qu'elles ont emmagasinée. Cette action thermique peut être employée contre tous les symptômes douloureux, en dehors des états aigus.

Leur emploi est réalisé en *bains* chauds (V. Bains) auxquels on ajoute 2 kg. et plus de boues, en *enveloppements* dans un drap recouvert de boue, en *applications locales*. La température en varie de 57° à 45°.

                                                         *PARIZET.*

**BOULIMIE.** — V. Faim.

**BOURDAINE.** — L'écorce de *Rhamnus Frangula* (Rhamnacées) doit à la franguline ses propriétés purgatives, précieuses dans le traitement de la constipation habituelle.

L'écorce de bourdaine ne doit être employée que desséchée (un an de dessiccation) ; elle se prescrit en décoction (3 gr.) et en poudre (1 gr. à 1 gr. 50 en cachets) ; on donne aux adultes 2 ou 5 gr. d'extrait fluide, et aux enfants 0,50 centigr. par année d'âge de ce même extrait incorporé à un sirop.

| *Décoction.* | *Cachets.* |
|---|---|
| Écorce de bourdaine . 3 grammes.<br>Eau. . . . . . . . . . 150 —<br>Zeste d'une moitié d'orange.<br>Faire bouillir jusqu'à réduction à 100 c. c.<br>et boire en se couchant. | Écorce de bourdaine<br>pulvérisée . . . . . ) āā 20 centigr.<br>Rhubarbe pulvérisée . (<br>Magnésie lourde . . . )<br>Pour un cachet. Le soir au coucher. |

*Élixir.*

| | |
|---|---|
| Écorce de bourdaine. . | 1 gr. 50 |
| Alcool à 60° . . . . . | 15 grammes. |

Laisser macérer 12 heures, filtrer et ajouter au filtrat :

| | |
|---|---|
| Sirop de limons . . . . | 20 grammes. |

En une ou deux fois, le soir au coucher.

*Sirop.*

| | |
|---|---|
| Écorce de bourdaine . | 50 grammes. |
| Eau distillée bouillante . . . . . . . | 120 — |

Infuser, filtrer et faire dissoudre :

| | |
|---|---|
| Sucre blanc. . . . . | 200 grammes. |

1 à 3 cuillerées à soupe le soir au coucher (enfants).

E. F.

**BOURDONNEMENTS D'OREILLE ET BRUITS AURICULAIRES.** — Irritation du nerf auditif, ou de ses centres bulbaires et corticaux. Toute modification de la tension normale des liquides labyrinthiques ou céphalo-rachidiens, en plus ou en moins, peut provoquer cette irritation ; de même les ruptures de l'équilibre de pression vasculaire, la congestion ou l'anémie profonde, ou encore l'intoxication urhydrique de ces liquides, qui baignent les papilles cochléaires et les centres nerveux.

Dans l'oreille même, les causes de rupture de l'équilibre de tension labyrinthique sont fréquentes. Refoulement du tympan par un corps étranger, un bouchon de cérumen, une irrigation trop forte, rétraction exagérée du tympan par sclérose des ligaments de la caisse, ankylose des osselets, spasme des muscles tympaniques, ou raréfaction de l'air de la caisse, ou enfin aspiration tubaire, toutes ces causes provoquent de la compression labyrinthique et exposent les papilles auditives à ne plus pouvoir se soustraire à un excès de tension. Une inflammation de la caisse se complique presque inévitablement d'une vive injection du labyrinthe, et la réplétion de la cavité tympanique par des produits de sécrétion est encore une cause de compression labyrinthique.

Quand une oreille est ainsi privée de ses moyens normaux de compensation, la moindre variation de la tension de ses liquides se traduit par des phénomènes d'irritation : vertiges au niveau des papilles vestibulaires, bruit au niveau des papilles cochléaires.

Ces bruits auriculaires affectent toutes les variétés. Tantôt c'est comme un éblouissement continu du nerf auditif, un son tonique régulier, toujours le même, un sifflement, un bruissement, un grondement ; tantôt le bruit apparaît et disparaît avec la plus grande mobilité ; tantôt il est rythmé, synchrone aux battements du cœur, tantôt beaucoup plus rapide et intermittent, etc. Quand le bruit est pulsatile et correspond au pouls, il faut l'attribuer à la présence d'une paracousie forte qui rend l'oreille sensible aux battements carotidiens sous-jacents ; quand il est fort et rapide, il s'agit le plus souvent du tympanospasme, c'est-à-dire de petites convulsions cloniques des muscles tympaniques analogues au blépharospasme. Quand il est continu ou intermittent, mais non pulsatile, il s'agira dans beaucoup de cas de convulsions toniques de ces mêmes muscles, que certaines affections d'oreilles rendent très susceptibles. Le bourdonnement, dans ces cas, n'est pas plus corrélatif de la surdité que l'éblouissement ne sera symptomatique de cécité. Il signifie d'ailleurs souvent hyperesthésie auditive, et s'accompagne de phonophobie : chez certains sujets, il éveille les hallucinations unilatérales de l'ouïe.

Ces bourdonnements peuvent être très intenses et rendent même le sommeil impossible et la vie intolérable; la moindre excitation les augmente, mais il arrive qu'une vive distraction les atténue et les suspende même momentanément. Les malades les comparent à des jets de vapeur, à des sonneries de cloches, à des fanfares, à des sifflements, à des bouillonnements, à des bruits de sirènes de bateaux, à des bourdonnements d'insectes, à des vacarmes d'usines, etc. Ils les localisent parfois à l'extérieur, à une distance relativement grande; parfois aussi ils retentissent dans l'intérieur de la tête, et c'est le cas le plus ordinaire; quelquefois ils restent unilatéraux, du côté de l'oreille malade, mais quelquefois aussi du côté opposé, par allochirie (v. c. m.).

Dans la sclérose du nerf, l'étranglement progressif détermine le bourdonnement, comme il provoque des névralgies dans les nerfs sensitifs.

Les bruits auriculaires sont fréquents dans les maladies mentales. Ils n'ont pas de valeur sémiologique précise.

Il faut distinguer des bourdonnements proprement dits les bruits auriculaires objectivement perceptibles, bruits de plissement tympanique ou d'arthrite sèche des osselets, qui se produisent au moment de la déglutition ou par des spasmes réflexes des muscles tympaniques. Il existe encore des battements auriculaires indépendants du pouls et donnant la sensation du battement des insectes. C'est un tympanospasme, analogue au blépharospasme.

**Traitement.** — Le traitement des bruits auriculaires est généralement complexe et empirique. Certains sont rebelles à toute tentative thérapeutique, à toute intervention chirurgicale; d'autres cessent subitement dès qu'on frôle le pavillon avec le doigt. Il faut s'assurer d'abord de l'état de l'oreille moyenne et de celle de l'oreille interne par des examens spéciaux, noter si le bourdonnement s'accroît ou diminue avec l'augmentation de pression céphalique et labyrinthique, c'est-à-dire reconnaître s'il est dû à un excès ou à un défaut de tension, ou à une intoxication des liquides de l'oreille interne.

Nous savons qu'une ponction lombaire, une saignée, des sangsues, le sérum de Trünecek, la déchloruration, l'ipéca à faibles doses, la quinine à très faibles doses, l'antipyrine, le *cimicifuga racemosa*, l'hamamelis, le bicarbonate de soude, les purgatifs salins, le régime lacté, etc., agissent sur le bourdonnement; il faut tâter le terrain et traiter empiriquement, car nous ne pouvons jamais affirmer d'avance que tel traitement va à coup sûr agir dans tel sens sur le bourdonnement, sans un examen approfondi du fonctionnement de l'oreille. L'oreille moyenne et ses nombreux effets de compression sur le labyrinthe devront être traités; le massage tympanique, qui atténue la rétraction, donne souvent les meilleurs résultats, ainsi que la section des muscles de la caisse. Le traitement le plus pratique et le plus efficace pour les bourdonnements anciens est la cautérisation, très légère, de la partie postéro-inférieure du cornet inférieur du même côté.

*PIERRE BONNIER.*

**BOURSES.** — V. Scrotum.

**BOURSES SÉREUSES** (CONTUSION). — La contusion des bourses séreuses est un accident fréquent, surtout au niveau du genou et du coude; elle peut être chronique, professionnelle souvent, et devient alors la cause ordinaire de l'*hygroma chronique* (v. c. m.) ; elle peut être accidentelle et déterminer soit la rupture de la bourse séreuse, surtout lorsque celle-ci est antérieurement distendue par du liquide, soit l'*hygroma aigu* (v. c. m.), soit un hématome.

L'*hématome des bourses séreuses* succède parfois à des chocs très légers, lorsque la poche est déjà enflammée chroniquement. Le sang distend la cavité : on constate la présence d'une tumeur molle, plus ou moins fluctuante, régulièrement arrondie, à bords indurés ; souvent la pression permet de reconnaître une crépitation particulière due à l'écrasement des caillots ; enfin plus ou moins vite la peau prend une teinte ecchymotique.

L'épanchement sanguin peut disparaître dans certains cas : la sérosité se résorbe et les caillots forment des plaques dures qui finissent par s'effacer ; d'autres fois, il se forme un véritable kyste qui persiste. Enfin l'hématome peut suppurer, donnant lieu soit à un abcès hématique localisé qui, une fois ouvert, peut rester fistuleux, soit à un phlegmon diffus.

Le *traitement* consiste en compression légère, repos, compresses humides. S'il y a hématome, l'incision sera de mise et évitera les complications septiques. *G. LABEY.*

**BOURSES SÉREUSES** (INFLAMMATIONS, TUMEURS). — V. HYGROMA.

**BOURSES SÉREUSES** (PLAIES). — Ce qui donne aux plaies des bourses séreuses un caractère un peu spécial, c'est la facilité avec laquelle elles s'infectent, donnant lieu à des accidents phlegmoneux, parfois fort graves. Ce sont, ici comme toujours, les plaies étroites, les plaies contuses qui sont le plus aptes à s'enflammer ; or, l'infection peut évoluer de diverses manières : ou bien, la solution de continuité se refermant très vite, il se développe un *hygroma aigu* (v. c. m.) ; ou bien l'orifice reste fistuleux ; ou bien encore, très rapidement, un gonflement douloureux, une rougeur diffuse, l'élévation de température indiquent une inflammation très vive donnant lieu à une suppuration localisée ou envahissant les tissus voisins ; on a alors un *phlegmon diffus* (v. c. m.).

Pour prévenir ces accidents infectieux, on devra faire soigneusement l'antisepsie de la plaie ; on débridera les trajets obliques, les plaies anfractueuses et on lavera la cavité au sublimé, à l'alcool, à l'eau oxygénée, puis on appliquera un pansement et le membre sera placé dans une gouttière. *G. LABEY.*

**BOURSES SÉREUSES** (SYPHILIS). — La syphilis peut frapper les bourses séreuses pendant la *période secondaire*, — elle se manifeste alors par un épanchement, véritable hygroma subaigu, — ou, beaucoup plus fréquemment, pendant la *période tertiaire*, sous la forme de gommes.

Les *gommes* des bourses séreuses surviennent en général tardivement et s'accompagnent presque toujours d'autres accidents spécifiques. Occasionnées parfois par un traumatisme, elles sont souvent doubles et symétriques. On les rencontre surtout à la bourse prérotulienne, leur siège d'élection, à celles de la tubérosité antérieure du tibia, de la patte d'oie, de la malléole interne, de l'olécrane ; elles peuvent se développer dans des bourses séreuses accidentelles.

La tumeur évolue lentement ; rénitente plutôt que dure, elle adhère à la peau et à l'os sous-jacent ; elle finit par donner naissance à une ulcération sanieuse, à bords taillés à pic. Il est parfois assez délicat de différencier les gommes d'un hygroma chronique, plus fluctuant ou, s'il a des parois très épaissies, plus dur que la gomme, d'un abcès froid, franchement fluctuant et d'où la ponction ramènera du pus, d'une périostose syphilitique plus dure et plus diffuse. Quand la gomme est ulcérée, recouverte de fongosités, le traitement seul permettra de la distinguer de la tuberculose.

Ce traitement est bien simple : iodure et mercure à l'intérieur, emplâtre de Vigo sur la région malade.                              *G. LABEY.*

**BOURSES SÉREUSES** (TUBERCULOSE). — La tuberculose des bourses séreuses est assez fréquente ; on l'a observée dans la plupart des bourses séreuses (rétro-olécranienne, sous-deltoïdienne, sous-ischiatique, trochantérienne, prépatellaire, infrapatellaire, malléolaire, bourse séreuse de la patte d'oie, du psoas, poplitées, etc.). Elle est *primitive* ou *secondaire* à une lésion tuberculeuse des os ou des articulations voisines.

On peut distinguer, au point de vue anatomique, trois formes principales : l'*hygroma fongueux*, dont le contenu, séreux au début, devient purulent ou caséeux avec des fongosités sur les parois ; l'*hygroma à grains riziformes*, dont les caractères sont semblables à ceux des *synovites à grains riziformes* (v. c. m.) ; enfin l'*hygroma myxomateux* rare, kyste contenant une matière gélatiniforme dont l'inoculation est positive, et présentant une paroi semée de granulations tuberculeuses.

**Symptômes**. — Au début, l'hygroma tuberculeux se manifeste par une tumeur à développement lent, indolore presque toujours, qui survient sans cause appréciable et reste stationnaire bien qu'elle ne soit pas entretenue par un traumatisme professionnel.

Dans d'autres cas, c'est par un noyau, une plaque épaissie et granuleuse développée dans la paroi de la bourse que l'affection révèle sa présence ; et ce n'est qu'un peu plus tard que se montre l'épanchement séreux, l'*hydrops tuberculosus*.

Lorsque l'hygroma est devenu *fongueux*, sa paroi est épaisse ; il donne la sensation d'une masse compacte, empâtée, mollasse, sans fluctuation bien franche ; mais, à mesure que la tumeur grossit, elle devient plus molle, pseudo-fluctuante, évoluant vers l'*abcès froid*.

Si l'hygroma contient des *grains riziformes*, on perçoit souvent par la pression alternative des deux mains le bruit de chaînons spécial à ces productions anatomiques. Après un temps plus ou moins long, l'hygroma tuberculeux se fistulise en un ou plusieurs points ; d'ailleurs la bourse séreuse infectée ne se rompt pas facilement à la peau, et la tuberculose peut envahir ainsi les tissus voisins (os, articulations, etc.). Le *pronostic*, qui est relativement bénin tant que l'infection bacillaire est limitée à la bourse séreuse, cesse alors de l'être.

**Diagnostic**. — On peut, au début, confondre l'hygroma tuberculeux avec un *hygroma chronique simple*, alors que la paroi est dure et épaisse ; plus tard, si c'est de la tuberculose, le ramollissement, la transformation en abcès froid ne permettent plus l'erreur.

La *syphilis gommeuse* des bourses séreuses ne sera parfois différenciée de la tuberculose que par le traitement d'épreuve ; mais ordinairement il y a d'autres traces de syphilis.

On doit encore différencier cette lésion des tumeurs des bourses séreuses, affection rare.

Quand il existe des fistules, l'exploration au stylet montrera qu'il n'y a point de foyer osseux ou articulaire.

**Traitement.** — L'*extirpation* est le procédé de choix, extirpation large, dépassant les limites de la tumeur ; s'il y a des culs-de-sac échappant au bistouri, la curette les détruira. Lorsque l'hygroma est fistulisé, l'opération est plus difficile ; il faut poursuivre au bistouri et à la curette tous les prolongements et surtout rechercher s'il n'existe pas une lésion osseuse — ce qui est fréquent — de manière à l'évider et à ne pas laisser un foyer de tuberculose qui entraverait la guérison.   *G. LABEY.*

**BOUTON D'ORIENT**. — Le bouton d'Orient, qu'on observe rarement en France, est une dermatose des régions tropicales et sub-tropicales. Il est surtout répandu dans l'Afrique septentrionale et dans l'Asie antérieure. On l'appelle surtout clou de Biskra, de Gafsa, bouton du Nil, d'Alep, de Bagdad, du Yémen, de Delhi.

Sous les tropiques, il survient en général pendant la saison fraîche. Dans les régions sub-tropicales, il se montre d'ordinaire à la fin de l'été et pendant l'automne.

**Symptomatologie.** — Le bouton d'Orient est précédé d'une période d'incubation, dont la durée varie de quelques jours à un mois, ou même bien davantage.

Sa première manifestation est une petite tache rouge, quelque peu papuleuse, au centre de laquelle pointe un petit nodule. Cette macule, qui ressemble à une piqûre de moustique, s'accroît très lentement et se recouvre de squames sèches et blanches. Plus tard, elle fournit un léger suintement et se coiffe d'une croûte jaune ou brunâtre, humide ou adhérente. Cette croûte tombe d'elle-même ou bien est détachée par des coups d'ongles, car le bouton d'Orient est très prurigineux. De la petite ulcération mise à nu suinte un liquide ichoreux et concrescible (fig. 26).

Sous la croûte rapidement reconstituée, l'ulcère progresse. Quand il a acquis son plein développement, c'est une perte de substance ronde ou ovalaire, du diamètre d'une pièce de cinquante centimes ou d'un franc. Les bords irréguliers, festonnés et taillés à l'emporte-pièce, sont cerclés d'une aréole érythémateuse plus ou moins étendue. Le fond, très mouvementé, est parsemé de saillies bourgeonnantes alternant avec des dépressions cupuliformes.

Des pustules peu développées, qui représentent le premier stade du bouton d'Orient, se groupent autour de l'ulcération mère. Souvent elles s'étendent, s'unissent à cette dernière pour former des placards ulcéreux de dimensions plus ou moins considérables.

Chacun des éléments peut être le point de départ d'une lymphangite chronique qui sillonne les membres de gros cordons noueux ; les ganglions afférents aux lymphatiques enflammés sont volumineux ; cette atteinte des vaisseaux blancs et des ganglions possède une réelle valeur diagnostique (Jeanselme).

Les éléments du bouton d'Orient ne se développent pas simultanément. D'ordinaire, on n'en rencontre guère plus de trois ou quatre à la fois sur l'étendue des téguments ; encore sont-ils à différents stades de leur évolution ; parfois il n'en existe qu'un seul ; mais on en a compté jusqu'à quarante sur le même patient.

Ils occupent d'ordinaire les régions découvertes, les mains et les pieds, les bras et les jambes. Chez les jeunes enfants, ils siègent souvent à la face. En règle, les paumes, les plantes et le cuir chevelu restent indemnes.

Après une durée fort longue de deux, trois et jusqu'à douze mois, les éléments ulcéreux tendent vers la guérison. Leur cicatrisation est lente et fréquemment interrompue par des rechutes. Souvent l'ulcération se répare au centre, alors qu'elle gagne encore dans sa périphérie.

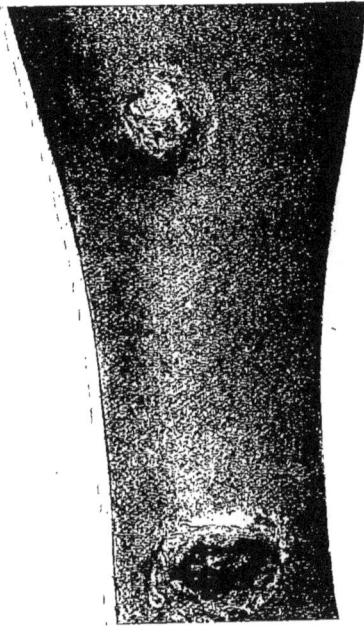

Fig. 26. — Clou de Biskra. — Deux éléments dont l'un est à nu, et l'autre recouvert d'une croûte. (Musée de l'hôpital Saint-Louis, n° 1569, d'après Vidal.)

D'autres fois, à l'abri de la croûte, se forment des bourgeons charnus qui assurent la réparation de la plaie.

Le bouton d'Orient, après guérison, laisse une trace d'aspect caractéristique. Sur une aire plus ou moins étendue, irrégulièrement arrondie, souvent pigmentée, se détachent en clair des ponctuations cicatricielles, achromiques, quelque peu déprimées, disposées sans ordre ou formant une couronne autour d'une cicatrice centrale ; elles occupent la place des dépressions cupuliformes, au niveau desquelles l'ulcération avait entamé le derme plus profondément qu'ailleurs.

La cicatrisation se fait parfois de façon vicieuse ; elle peut occasionner ainsi un ectropion des paupières.

**Formes anormales.** — Il existe de nombreuses variétés cliniques du bouton d'Orient. Parfois l'éruption avorte dès la période papuleuse ; les petites saillies, au lieu de s'accroître, s'affaissent et se résorbent sans laisser de traces.

Sans aboutir non plus à la suppuration, les nodules du début peuvent se recouvrir de larges squames sèches et blanches, qui se détachent d'une seule pièce.

Enfin, l'ulcération peut être remplacée par un bouton érosif, qui rappelle par son aspect le chancre induré.

- **Pronostic.** — Le bouton d'Orient est une affection habituellement bénigne, mais très tenace et répugnante à voir. D'ailleurs, il n'est pas toujours sans gravité.

L'*érysipèle* peut venir compliquer les ulcérations, ainsi que le *phagédénisme*. En règle générale, l'affection rétrocède dans nos climats.

**Diagnostic.** — Le diagnostic du bouton d'Orient ne comporte d'ordinaire aucune difficulté.

L'ulcération du bouton ne ressemble pas à celle d'une *gomme syphilitique* : son fond rouge, inégal, n'est pas tapissé par un bourbillon; la lymphangite si nette qui l'accompagne n'existe jamais dans les ulcérations tertiaires.

Entre le bouton d'Orient et la *gomme tuberculeuse* ouverte, aucune confusion n'est possible; le bouton naît à fleur de peau, et creuse vers la profondeur; la gomme suit une marche exactement inverse.

L'*ulcération tuberculeuse* de la peau, qu'on n'observe que sur les phtisiques arrivés au stade ultime de la cachexie, a ses bords décollés et son fond raviné et semé de tubercules jaunâtres.

La *tuberculose verruqueuse*, dont l'aspect inégal et végétant et le mode d'extension périphérique rappellent le bouton d'Orient, n'est pas entourée d'une marge érythémateuse, n'est pas prurigineuse, et, quand on la décape, ne se recouvre que très lentement d'une nouvelle croûte; la réaction ganglionnaire qui l'accompagne est indolente et froide.

Une biopsie résout les cas difficiles.

Si le bouton d'Orient pouvait en imposer pour une éruption lépreuse, l'intégrité de la sensibilité cutanée servirait à dissiper tous les doutes.

**Lésions.** — Le bouton d'Orient est essentiellement caractérisé par des îlots de nécrose encastrés dans un tissu conjonctif en réaction; celui-ci est parsemé de cellules géantes et de cellules libres, parmi lesquelles prédominent des leucocytes mononucléaires (Jeanselme).

**Étiologie.** — De nombreux faits cliniques et expérimentaux avaient démontré, bien avant la découverte du micro-organisme spécifique, que le bouton d'Orient est inoculable et auto-inoculable. Pendant longtemps, on l'a attribué à l'action de bactéries diverses. Il est aujourd'hui démontré que celles-ci ne jouent qu'un rôle négligeable; ce sont des germes d'infection banale, secondaires à l'inoculation de l'agent pathogène, la *Leishmania tropica*, ainsi que l'a établi J. H. Wright, en 1905, pour le bouton de Delhi. Postérieurement, ce parasite a été retrouvé dans les boutons contractés en Perse et en Transcaucasie et dans ceux de Biskra, de Gafsa, d'Alep, etc.

Au point de vue morphologique, la *Leishmania* du bouton d'Orient est un élément ovalaire de 2,5 à 4 µ de longueur sur 1,5 µ de largeur; après coloration au bleu de Giemsa, on y voit, au milieu d'un cytoplasme peu abondant, un gros corpuscule arrondi, basophile, correspondant à un karyosome, et un autre, sensiblement plus petit, en général bacilliforme, assimilable à un centrosome; la L. se reproduit par bipartition du karyosome, du centrosome et du cytoplasme. Ensemencée en milieu de Novy simplifié, la *L. tropica* fournit des formes flagellées. Éléments ovalaires et formes flagellées sont identiques d'aspect à ceux de la *L. Donovani*, agent pathogène du Kala-azar; néanmoins, la plupart des auteurs font de ces deux Leishmania des espèces distinctes.

La *L. tropica* s'accumule dans les leucocytes, dans l'endothélium des capillaires sanguins et dans les cellules du tissu conjonctif (V. LEISHMANIOSE).

Ch. Nicolle et A. Sicre sont parvenus à reproduire expérimentalement le bouton d'Orient chez le Macacus sinicus.

Le mode de transmission de la maladie n'est pas encore connu. D'après Laveran, les mouches propageraient l'affection, qui se localise, comme on l'a vu, sur les parties découvertes du corps et se greffe sur de petites plaies et des érosions qui attirent ces diptères.

Le bouton d'Orient, une fois guéri, confère une immunité au moins temporaire.

**Traitement.** — Il va sans dire que, dans les pays où règne le bouton d'Orient, toutes les mesures doivent être prises pour éviter la contagion. Les soins de la peau, la propreté la plus stricte, l'occlusion des plus petites solutions de continuité tégumentaires assureront cette prophylaxie.

La maladie déclarée, une petite intervention peut être tentée, s'il n'existe que deux ou trois ulcérations ; on recourt dans ce cas à la cautérisation chimique ou ignée. L'excision totale, suivie de la réunion par première intention, est indiquée quand il s'agit d'un élément unique.

Si ces éléments sont plus nombreux, il faut se borner à pratiquer l'occlusion des ulcères par des poudres absorbantes, iodoforme, aristol, dermatol, sous-carbonate de fer, et par des pansements secs; on favorisera ainsi la guérison sous-cutanée des ulcérations, et l'on empêchera en même temps des auto-inoculations par le grattage.

Des toniques contribueront à maintenir le malade dans de bonnes conditions de résistance.

Mais parfois l'affection s'éternise : il faut alors prescrire le changement de climat; loin des contrées endémiques, le bouton d'Orient guérit, en effet, spontanément.                                    *FERNAND TRÉMOLIÈRES.*

**BRACHIAL (PARALYSIE DU PLEXUS).** — Le plexus brachial est formé par l'enchevêtrement de fibres nerveuses provenant des quatre dernières paires cervicales et de la première dorsale. Par ses 12 branches collatérales et ses 6 branches terminales (nerfs musculo-cutané, médian, cubital, brachial cutané interne, accessoire du brachial cutané interne, radial), il innerve les muscles du membre supérieur et du moignon de l'épaule, ainsi que les muscles sous-clavier, grand dentelé, angulaire, rhomboïde, pectoraux et grand dorsal; il donne la sensibilité à la peau du membre supérieur, sauf dans une partie de la face interne du bras (2ᵉ et 3ᵉ paires dorsales).

Les paralysies peuvent être déterminées par des lésions portant sur les racines du plexus dans leur trajet intra ou extra-rachidien (paralysies radiculaires) ou sur le plexus lui-même (paralysies du plexus proprement dit). Rarement d'origine infectieuse ou toxique, elles reconnaissent plus souvent une cause locale : traumatismes de la région latérale du cou et de l'épaule, lésions des méninges et du rachis, tumeurs de la région sus-claviculaire. Tous les mouvements forcés du bras, sauf l'adduction, entraînant l'abaissement et l'élévation de l'épaule, distendent les racines et peuvent amener une paralysie radiculaire du plexus brachial (Duval et Guillain).

## Brachial (Paralysie du plexus).

Les paralysies obstétricales sont des paralysies par élongation (Fieux) (V. Nouveau-né); les paralysies post-anesthésiques sont plutôt d'origine traumatique que d'origine toxique. Enfin l'action du froid a été plusieurs fois invoquée.

Ce qui caractérise ces paralysies et les distingue des paralysies isolées des branches collatérales ou des branches terminales du plexus (V. Cubital, Médian, Radial), c'est qu'elles atteignent des filets nerveux appartenant à des nerfs différents. Aussi, sans entrer dans les détails sur la constitution anatomique du plexus, est-il indispensable, pour comprendre leur sympto-

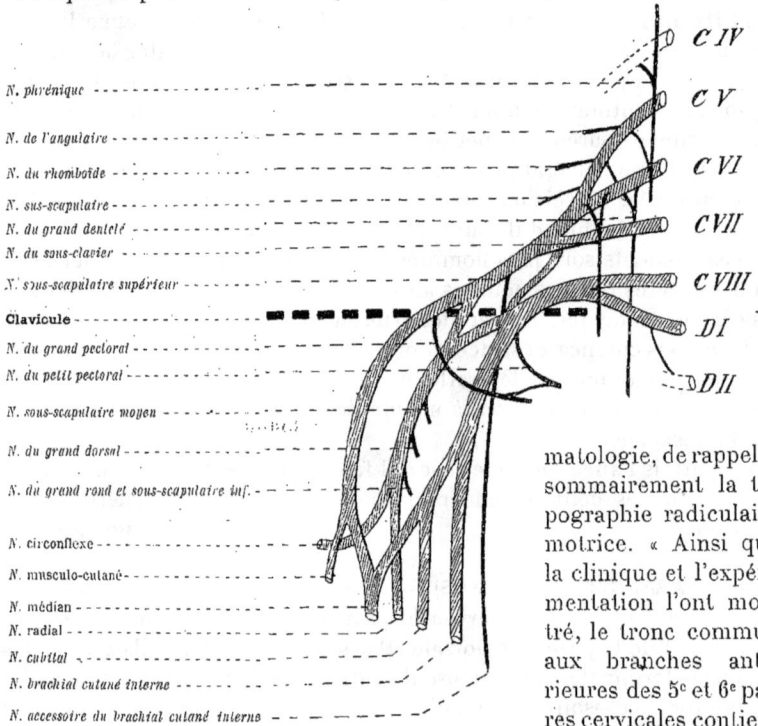

matologie, de rappeler sommairement la topographie radiculaire motrice. « Ainsi que la clinique et l'expérimentation l'ont montré, le tronc commun aux branches antérieures des 5e et 6e paires cervicales contient les nerfs du deltoïde, du biceps, du brachial antérieur, du long supinateur et aussi des sus et sous-épineux, du rhomboïde, du sous-scapulaire du faisceau claviculaire du grand pectoral et du grand dentelé. Par le 7e nerf cervical passent les filets nerveux qui se distribuent au biceps, à la portion sternale du grand pectoral, au grand dorsal, aux extenseurs de la main et quelques filets pour les nerfs médian et cubital. Enfin le tronc commun aux 8e nerf cervical et 1er dorsal concourt à former le nerf brachial cutané interne et son accessoire, le cubital, le médian et une partie du radial » (Dejerine) (fig. 27, 29 et 30).

Le plexus est uni au sympathique cervical par des rameaux communicants qui se détachent de la 8e cervicale et de la 1re dorsale immédiatement à leur sortie du trou de conjugaison.

Fig. 27. — Schéma du plexus brachial (d'après Testut).

**Symptomatologie.** — I. — **Paralysies radiculaires.** — On peut, d'après la localisation anatomique de la paralysie, décrire trois types principaux.

1° **Paralysies radiculaires totales.** — Le bras tombe inerte le long du corps, en rotation interne. L'épaule du côté malade est légèrement sur-élevée. Les mouvements du membre supérieur, sauf le mouvement d'éléva-tion du moignon de l'épaule (n. spinal), sont impossibles. Les réflexes sont souvent conservés; ils peuvent être diminués ou abolis.

Il existe une *anesthésie* habituellement complète et à tous les modes, occupant la main et l'avant-bras, s'étendant dans la plupart des cas à un ou deux travers de doigt au-des-sus du pli du coude. Parfois elle remonte au bras, mais en respectant une zone triangulaire située sur sa face interne (2e et 5e paires dorsales). La perte du sens musculaire a été notée.

Les *troubles oculo-pupillaires* (Mme Dejerine-Klumpke) constituent un symptôme important; ils indiquent une lésion des racines inférieures du plexus, les rameaux communicants sympathiques de la 8e cervicale et sur-tout de la 1re dorsale contenant des fibres oculo-pupillaires. Ils consistent en du myosis, en un rétrécissement marqué de la fente palpébrale, et par-fois aussi en une rétraction du globe oculaire. On a noté également l'apla-tissement de la joue du côté corres-pondant à la paralysie.

Quand la paralysie persiste un certain temps, on peut observer des *troubles trophiques* et *vaso-moteurs* : atrophie musculaire, rétractions ten-dineuses, modifications de la sécré-tion sudorale, modifications de la peau et des ongles, abaissement de la température, etc.

L'*examen électrique* permet de pré-ciser les muscles atteints : la con-

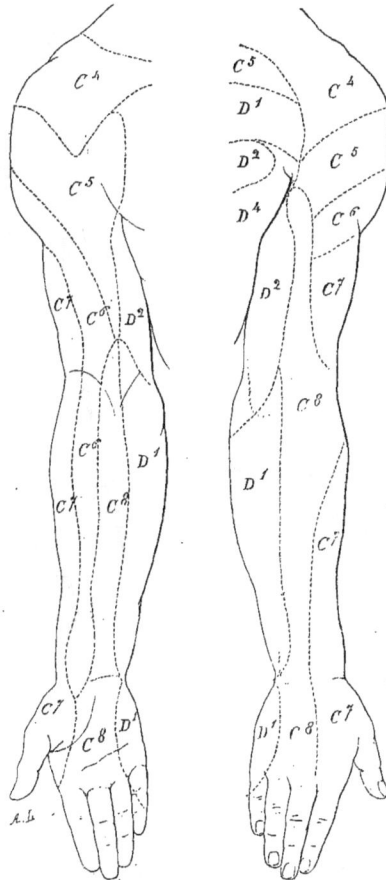

Fig. 28. — Innervation radiculaire cutanée du membre supérieur (Soulié).

tractilité faradique disparaît rapidement sur certains muscles; dans les cas graves, on trouve la réaction de dégénérescence complète.

2° **Paralysies radiculaires supérieures, type Duchenne-Erb.** — Ce sont les paralysies des 5e et 6e paires cervicales. Les muscles deltoïde, bi-ceps, brachial antérieur et long supinateur, sont paralysés d'une façon constante, aussi l'abduction du bras et la flexion de l'avant-bras sont-elles impossibles. Les muscles sus et sous-épineux, grand pectoral, grand rond, grand dorsal, grand dentelé, court supinateur, peuvent être également intéressés.

L'*anesthésie* n'existe qu'au début, en même temps que quelques douleurs

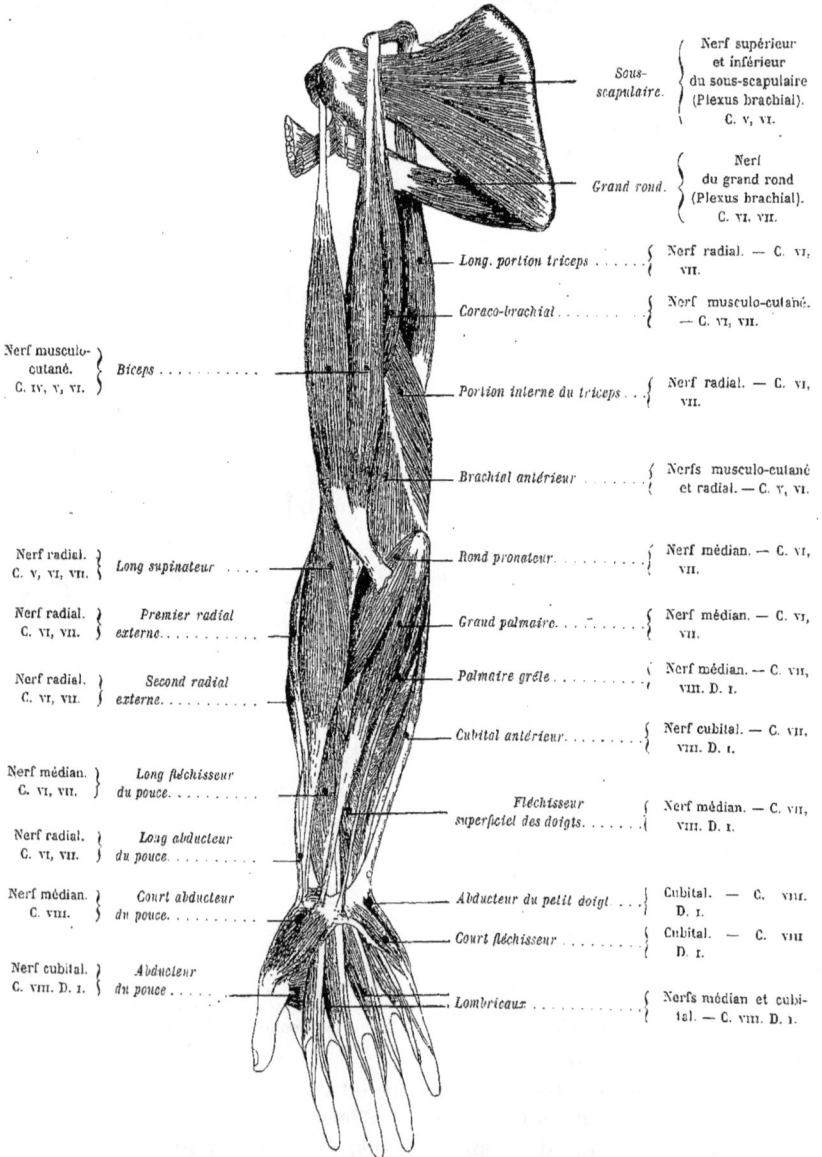

Fig. 29. — Innervation radiculaire des muscles du membre supérieur. Région antérieure.
(Dejerine, in *Traité de Pathol. générale*.)

névralgiques, et disparaît rapidement. Elle occupe le côté externe du bras et de l'avant-bras, empiétant en avant et en arrière sur les faces antérieure et postérieure (5e et 6e cervicales). Dans certains cas, on peut observer aussi une bande hypoesthésique médiane, région innervée par les 6e et 7e cervicales (Dejerine).

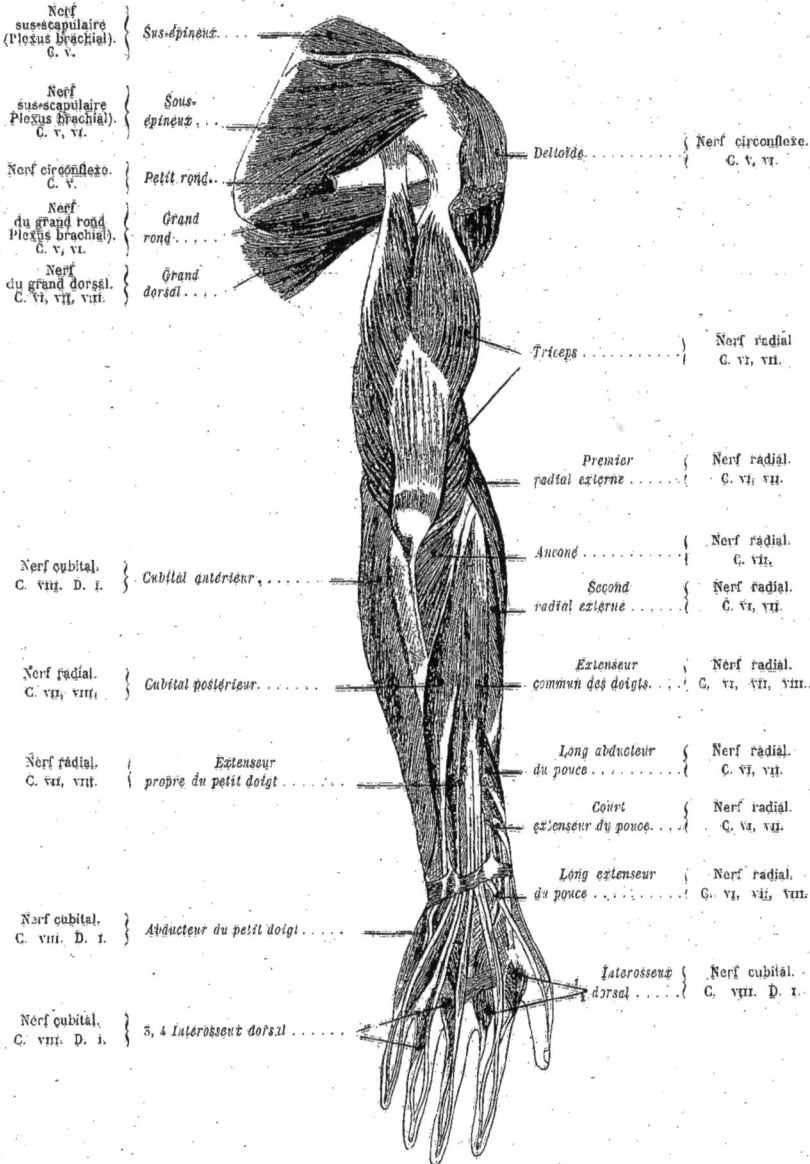

Nerf
sus-scapulaire
(Plexus brachial).
C. v.                   } Sus-épineux. . . . .

Nerf
sus-scapulaire
Plexus brachial.
C. v, vi.                } Sous-
                           épineux . . . . .

Nerf circonflexe.
C. v.                   } Petit rond . .

Nerf
du grand rond
Plexus brachial).
C. v, vi.                } Grand
                           rond . . . . .

Nerf
du grand dorsal.
C. vi, vii, viii.        } Grand
                           dorsal . . . .

Deltoïde . . . . . . . .  { Nerf circonflexe.
                             C. v, vi.

Triceps . . . . . . . . . } Nerf radial
                            C. vi, vii.

Premier
radial externe . . . . . { Nerf radial.
                           C. vi, vii.

Nerf cubital.
C. viii. D. i.           } Cubital antérieur, . . . . .

Ancone . . . . . . . . . { Nerf radial.
                           C. vii.
                          Second
                          radial externe . . . . . { Nerf radial.
                                                     C. vi, vii.

Nerf radial.
C. vii, viii.            } Cubital postérieur . . . . . .

Extenseur
commun des doigts . . . ! { Nerf radial.
                            C. vi, vii, viii.

Nerf radial.
C. vi, viii.             } Extenseur
                           propre du petit doigt . . . . . .

Long abducteur
du pouce . . . . . . . . . { Nerf radial.
                             C. vi, vii.

Court
extenseur du pouce . . . { Nerf radial.
                           C. vi, vii.

Long extenseur
du pouce . . . . . . . . ! { Nerf radial.
                             C. vi, vii, viii.

Nerf cubital.
C. viii. D. i.           } Abducteur du petit doigt . . . .

Interosseux { Nerf cubital.
dorsal . . . . { C. viii. D. i.

Nerf cubital.
C. viii. D. i.           } 3, 4 Interosseux dorsal . . . . . .

Fig. 50. — Innervation radiculaire des muscles du membre supérieur. Région postérieure.
(Dejerine, in *Traité de Pathol. générale*.)

Les réactions électriques varient selon la gravité de la lésion. L'atrophie musculaire est souvent précoce, d'où aplatissement de la région deltoïde, saillie de la tête humérale, amaigrissement de la face antérieure du bras.

3º **Paralysies radiculaires inférieures, type Dejerine-Klumpke**. — Ce sont des paralysies frappant les 7e et 8e cervicales et la 1re dorsale. Plus rares que les précédentes, elles succèdent en général à une paralysie radiculaire totale.

Les *troubles moteurs* sont localisés dans le domaine du nerf cubital et du médian et intéressent les petits muscles de la main, des éminences thénar et hypothénar et les interosseux. Le moignon de l'épaule et le bras sont respectés. Quand la paralysie se prolonge, l'atrophie musculaire amène l'aplatissement des éminences et des espaces interosseux ; la main présente l'aspect de la griffe cubitale. Les réactions électriques sont en rapport avec la gravité de la lésion.

L'*anesthésie* est de règle et persiste habituellement pendant toute la maladie ; elle occupe la moitié interne de la main et de l'avant-bras. La dissociation syringomyélique a été signalée (Charcot). On trouve les mêmes *troubles oculo-pupillaires* que dans les paralysies radiculaires totales. Les *troubles trophiques* et *vaso-moteurs* seraient plus fréquents que dans les autres formes.

Les paralysies radiculaires du plexus peuvent encore se présenter sous d'autres aspects ; ce sont des formes rares, d'un diagnostic difficile, qu'il suffira de mentionner :

Dans les *paralysies radiculaires complexes*, les deux territoires radiculaires, supérieur et inférieur, sont intéressés en même temps et à des degrés divers, chacun des deux ou l'un d'eux n'étant atteint que partiellement. La répartition des troubles moteurs et sensitifs est irrégulière. L'existence d'une paralysie des muscles sus et sous-épineux et du grand dentelé pour les racines supérieures, de troubles oculo-pupillaires pour les racines inférieures, permet d'affirmer le siège radiculaire de la lésion. Mais il n'y a pas réciprocité, et on ne peut rien conclure de l'absence de ces phénomènes (Grenet).

Dans les *paralysies uni-radiculaires*, une seule racine est lésée : les troubles moteurs et sensitifs sont localisés dans son domaine.

Les *paralysies motrices* tiennent à une lésion isolée des racines antérieures. Avant de conclure à une paralysie motrice pure, on se souviendra que dans les paralysies mixtes du plexus, surtout dans le type Duchenne-Erb, les troubles sensitifs peuvent disparaître rapidement.

Les *paralysies sensitives pures* sont exceptionnelles.

II. — **Paralysies du plexus proprement dit**. — Ces paralysies revêtent tantôt le type radiculaire, tantôt le type terminal. Quand la lésion porte assez haut, ce qui est le cas le plus fréquent, les paralysies du plexus ont une topographie radiculaire ; aussi beaucoup d'auteurs réunissent-ils dans une description commune les paralysies radiculaires et celles du plexus proprement dit. On ne trouve ni troubles oculo-pupillaires, ni paralysie du grand dentelé ; les muscles sus- et sous-épineux sont généralement indemnes (Grenet).

Quand la lésion porte bas sur le plexus, un peu avant sa division en branches terminales, la distribution des troubles revêt le type général des paralysies des branches terminales du plexus (Grenet).

**Évolution.** — Le début des paralysies du plexus brachial est fréquemment marqué par des douleurs sourdes et lancinantes, avec irritation dans l'épaule et dans les doigts. Au bout de quelques jours, il ne reste plus qu'une sensation d'engourdissement.

La paralysie peut guérir, rester stationnaire ou se limiter à certains muscles : c'est ainsi que l'on peut voir une paralysie radiculaire totale se transformer, au bout d'un temps variable, quelquefois même d'un an ou deux, en une paralysie partielle à type inférieur ou supérieur.

Le *pronostic* dépend de la cause, mais il s'agira presque toujours d'une affection de longue durée. La constatation de la réaction de dégénérescence sera d'un mauvais présage. Le pronostic paraît plus grave dans les paralysies traumatiques que dans les névrites traumatiques des autres troncs nerveux (Huet). Les *paralysies obstétricales* prennent souvent le type radiculaire supérieur. Elles seraient plus graves dans les présentations du siège que dans les accouchements par la tête (Comby). Il importera de ne pas les confondre avec les *paralysies radiculaires de l'hérédo-syphilis*.

Un début brusque, en dehors de tout traumatisme, caractérise la *névrite apoplectiforme* (Dubois, Dejerine), qui dépendrait d'hémorragies dans la région du plexus proprement dit.

**Diagnostic.** — Chez le nouveau-né ou le très jeune enfant, on devra faire le diagnostic avec la *pseudo-paralysie syphilitique* de Parrot (début seulement quelques mois après la naissance ; pas d'atrophie musculaire ; réactions électriques normales ; crépitation due au décollement épiphysaire), avec l'*ostéomyélite* (douleurs au niveau des extrémités osseuses ; fièvre), avec la *paralysie infantile* (survient plusieurs années après la naissance ; début fébrile ; pas de troubles de la sensibilité). La notion d'un accouchement laborieux sera capitale (V. Nouveau-né).

Chez l'adulte, une *monoplégie hystérique*, l'*hystéro-traumatisme*, peuvent parfois simuler une paralysie du plexus ; l'absence de modifications dans les réflexes, les réactions électriques et l'absence d'atrophie musculaire, les caractères de l'anesthésie permettront ce diagnostic, souvent difficile (V. Hystérie).

On reconnaîtra plus facilement l'impotence fonctionnelle due à une luxation de l'épaule ou à une fracture de l'humérus, les paralysies du membre supérieur par *lésion corticale* (étiologie, apparition de la contracture, exagération des réflexes, peu d'atrophie musculaire), la *poliomyélite antérieure aiguë* de l'adulte (début fébrile, pas de troubles de la sensibilité), la *syringomyélie* [(dissociation de la sensibilité, exagération des réflexes du membre inférieur, troubles trophiques plus marqués, déviation de la colonne vertébrale), l'*hématomyélie* (donne rarement une monoplégie brachiale ; ultérieurement, dissociation syringomyélique de la sensibilité ; — les paralysies radiculaires par arrachement peuvent se compliquer d'une hématomyélie) (Dejerine et Egger)], la *paralysie saturnine* à type radiculaire supérieur (rarement localisée aux muscles du groupe Duchenne-Erb, intéresse les extenseurs des doigts et du poignet, habituellement bilatéralité, commémoratifs, liséré saturnin), la *névrite des tabétiques* (exceptionnelle), les *myopathies* à type scapulo-huméral (maladies familiales, marche lente et progressive, absence de réaction de dégénérescence).

Le diagnostic du *siège* de la lésion sera souvent fait d'après les conditions mêmes dans lesquelles survient la paralysie (les paralysies consécutives aux luxations de l'épaule, les paralysies obstétricales sont habituellement des paralysies radiculaires). L'examen des nerfs collatéraux peut être d'un grand secours, surtout s'il est pratiqué *dès le début* de la maladie. « En cas de paralysie de type supérieur, la paralysie du grand dentelé indique que la lésion atteint les racines dans leur portion intra-rachidienne, entre la moelle et l'extrémité externe des apophyses transverses; la paralysie du nerf sus-scapulaire indique que la lésion siège soit sur la portion radiculaire, entre la moelle et le point de constitution du plexus, dans le trajet intra-rachidien ou dans le trajet extra-rachidien des racines, soit sur le plexus lui-même, au niveau même de son origine, très près du point d'Erb. En cas de paralysie de type inférieur, les troubles oculo-pupillaires indiquent, comme on le sait, que la paralysie frappe les racines entre la moelle et le trou de conjugaison (Grenet).

**Traitement**. — Comme dans toutes les paralysies périphériques, le principal traitement est le traitement électrique, électrisation (v. c. m.), faradique ou galvanique (dans le cas d'abolition de la contractilité faradique). Au début d'une paralysie par névrite, il sera prudent de n'employer que des courants galvaniques stables d'intensité très faible. Les étincelles statiques peuvent rendre des services dans les paralysies obstétricales notamment. Le traitement électrique des paralysies du plexus brachial est toujours extrêmement long. Le massage, les frictions seront d'utiles adjuvants.

La suture des racines, dans le cas de section en dehors du canal rachidien, a déjà été plusieurs fois tentée.

Enfin, quand il sera possible, le traitement de la cause ne devra pas être négligé : traitement antisyphilitique, extirpation d'une tumeur comprimant le plexus ou ses racines.                                   *BRÉCY et BAUER.*

**BRADYCARDIE**. — V. Pouls lent.

**BRANCARDIERS**. — Le rôle des brancardiers en temps de guerre ne doit pas être ignoré des praticiens; ceux-ci peuvent utiliser dans la vie civile les enseignements de l'expérience de la vie militaire pour le relèvement et le transport de tous les blessés.

En campagne, les brancardiers sont les convoyeurs réglementaires des blessés. A l'exclusion de toute autre personne, ils sont chargés de les recueillir sur le champ de bataille, de leur appliquer le pansement individuel, de leur donner à boire (les blessés ayant une soif ardente), et enfin de les transporter, s'ils ne peuvent marcher, ou de leur indiquer la route pour gagner le poste de secours et l'ambulance.

La création des brancardiers remonte au baron Percy. La nécessité de cette création se faisait vivement sentir, car, d'après cet ancêtre, « il est besoin d'une certaine habitude pour remuer un blessé, pour l'enlever et le déposer sur un caisson, un cacolet ou un brancard : *c'est moins par la force que par l'adresse qu'on y réussit, et celle-ci ne s'acquiert* que par de fréquents exercices. » Si le blessé est relevé par des hommes non exercés, qui ne sauront pas soutenir en même temps le membre brisé et qui agiront confusément, s'il est jeté brusquement sur le brancard, au lieu d'être déposé avec douceur, quelles secousses, quelles douleurs pour le patient! On ne saurait donc trop se pénétrer de cette idée que *relever un blessé sur un champ de bataille est une chose difficile* et qui exige certaines connaissances. Si le malade est affecté d'une fracture grave, il faut que le membre soit contenu dans un appareil, tant simple soit-il, avant que le blessé ne soit transporté.

S'agit-il d'une hémorragie provenant de la lésion d'un vaisseau important, si on n'arrête pas immédiatement l'écoulement du sang, à quoi bon transporter le blessé? A l'arrivée à l'ambulance ou au poste de secours ce ne sera plus qu'un cadavre, ou bien, quand la perte de sang n'amène pas la mort, il en résulte un affaiblissement qui ne permet pas au blessé de supporter les accidents consécutifs.

**Effectifs.** — Sur le pied de guerre, les brancardiers sont au nombre de 4 par compagnie d'infanterie ou du génie, 4 par batterie montée ou à pied, plus un caporal ou brigadier et même un sous-officier par régiment d'infanterie.

Ils sont recrutés parmi les musiciens et au besoin parmi les ouvriers cordonniers, les tailleurs, etc.... Il faut autant que possible, dans l'intérêt même des blessés, désigner parmi eux les hommes de bonne volonté, qui montreront plus d'humanité dans leur mission.

**Brassards.** — Antérieurement on reconnaissait les brancardiers à leurs brassards en drap bleu, sur lesquels se détachait une croix de Malte (à branches obliques) (V. fig. 31). Mais, depuis qu'ils ont été neutralisés par la Convention de Genève du 6 juillet 1906, ces brassards seront probablement

Fig. 31. ·
A, brassard d'infirmier.
B, brassard de brancardier.

modifiés, estampillés et porteront un numéro d'ordre, comme les brassards de neutralité des infirmiers.

**Instruction.** — Les brancardiers reçoivent actuellement, dans les corps de troupe, une instruction technique et pratique assez complète, qui est résumée dans le *Manuel du brancardier*. D'ailleurs les musiciens, avec leur intelligence ouverte, sont vite au courant de leurs fonctions de *panseurs* et de *transporteurs*.

Ils apprennent à étancher la soif si vive des blessés, à les relever, à les placer sur le dos, la tête appuyée sur leur sac, à traiter la *syncope* par la position couchée, les frictions cutanées, les flagellations du visage avec un linge mouillé, et enfin, par les deux moyens héroïques, la *respiration artifi-*

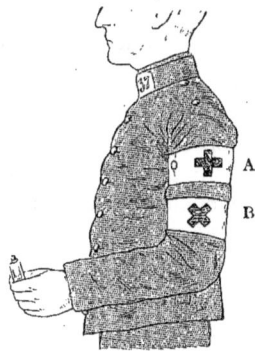

cielle (procédé de Sylvester) et les *tractions rythmées de la langue* (procédé de Laborde).

Ils apprennent ensuite à reconnaître les fractures par la douleur localisée, l'impotence, la mobilité anormale, la crépitation osseuse et la déformation

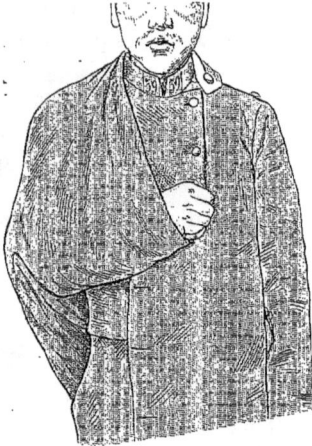

Fig. 52. — Immobilisation d'une fracture
du bras (procédé de la capote).

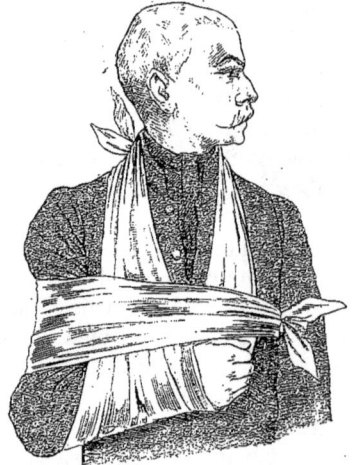

Fig. 53. — Immobilisation d'une fracture
du bras (procédé de l'écharpe).

du membre. Mais ils doivent s'abstenir, en pratique, de rechercher l'existence de tous ces symptômes, et doivent penser à une fracture toutes les fois *que le blessé se trouve dans l'impossibilité de remuer le bras ou la jambe.*

Aux membres supérieurs, ils savent appliquer l'écharpe triangulaire, le mouchoir, la cravate, la large ceinture, le *procédé de la capote*, avec l'avant-bras fléchi et le bras appliqué et maintenu contre le gril costal (fig. 52 et 53).

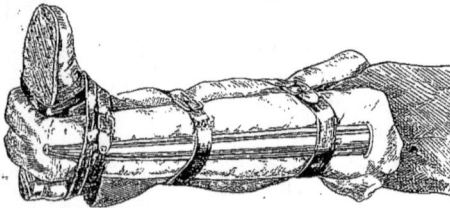

Fig. 54. — Immobilisation d'une fracture de la jambe.

Aux membres inférieurs, ils savent, au niveau de la jambe, utiliser la couverture, la capote, la veste, ou fendre le pantalon qui sert de gouttière, en renversant les bords de la section sur les attelles latérales (baïonnette, fourreau) et, au-dessus du genou, ils lient la cuisse fracturée à la cuisse normale, qui sert de tuteur (fig. 54 et 55).

Les brancardiers apprennent aussi le trajet des principales artères, puis le moyen d'arrêter provisoirement une hémorragie importante, en faisant la *compression digitale* à la racine des membres, et mieux la *compression mécanique* avec le *tourniquet à baguettes* (fig. 56), inventé par J.-L. Petit, en 1718, ou avec le *garrot* que Morel, chirurgien français, proposa en 1674, au siège de Besançon.

Le garrot est un appareil compresseur simple et très efficace : aussi

Legouest souhaitait-il que chaque militaire sache l'appliquer et porte deux bandes dans son havresac pour en avoir les éléments sous la main (fig. 37).

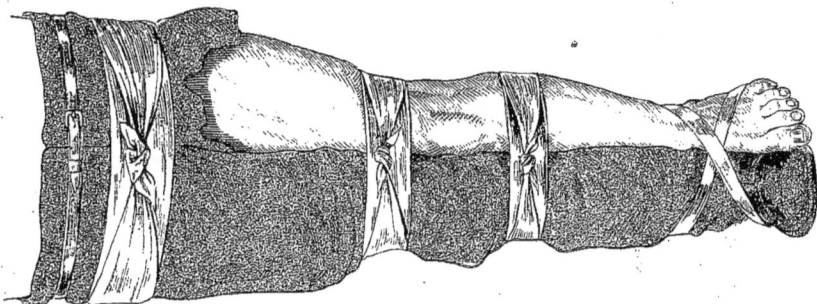

Fig. 55. — Immobilisation d'une fracture de la cuisse (Boisson).

Nous aussi, nous avons exprimé le désir que sous l'enveloppe du pansement individuel se trouvât un de ces lacs en treillis (C), qu'utilise couramment le service de santé et que le bourrelet de la patte d'épaule (A) des troupes d'infanterie fût rendu suffisamment dur pour faire une bonne pelote compressive.

Donc, nous souhaitons que l'usage de la patte d'épaule, qui n'est en aucune façon obligatoire (circulaire ministérielle du 12 avril 1908), devienne réglementaire pour les troupes à pied, pourvues de la capote.

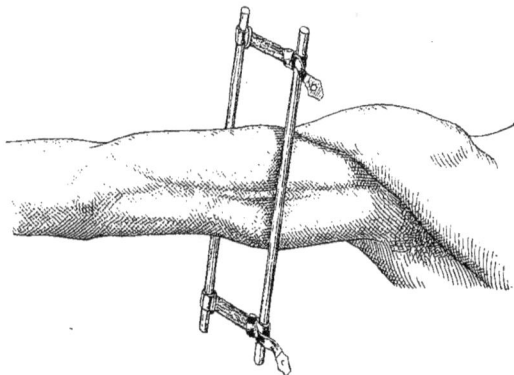

Fig. 56. — Tourniquet à baguettes placé à la racine du bras.

« A la guerre, le médecin trouverait ainsi sur chaque fantassin une patte d'épaule, une plaque de ceinturon et un lac de treillis avec lesquels il pourrait improviser rapidement un garrot et arrêter une hémorragie. » [Caducée, 16 octobre 1909 (fig. 37)].

Enfin, les brancardiers apprennent à monter et à démonter les brancards, à panser les blessés aussi aseptiquement que possible (V. POSTES DE SECOURS, PLAIES DE GUERRE) et à les transporter sur les brancards, à travers les nombreux obstacles des terrains variés [V. BLESSÉS (TRANSPORT)].

**Rôle au feu.** — Quand l'action est imminente, les brancardiers, qui marchent à la gauche de leurs unités, se rendent immédiatement au poste de secours, mettent leurs sacs à terre, forment les faisceaux et reçoivent le matériel, qui est affecté à chaque équipe (1 brancard, 2 musettes à pansements et 4 bidons, qu'ils remplissent d'eau).

Puis, sous la direction du sergent brancardier ou des médecins auxiliaires, ils se portent vers la ligne du feu, en se défilant des vues de l'ennemi, en profitant de tous les abris naturels. Chemin faisant, ils recueillent des blessés, les groupent, les réconfortent, les pansent, créent, le long de ces calvaires, une série *de nids de blessés*, d'où ils ne seront emportés qu'au moment d'une accalmie, ou à la cessation du feu.

D'ailleurs, comme un gibier traqué, les blessés vont, d'instinct, se réfugier derrière tous les obstacles du champ de bataille (murs, haies, fourrés, bois, etc.). C'est là surtout que les brancardiers doivent fouiller consciencieusement. Aussi, avec Matignon, nous souhaitons que les soldats soient dotés d'une *plaque d'identité-sifflet*, dont le bruit sera mieux perçu que la vue d'un mouchoir agité au bout d'un canon de fusil.

Durant l'action, il faut éviter, sur le front, de transporter les blessés, car dans cette zone absolue de la mort, tout homme vu est

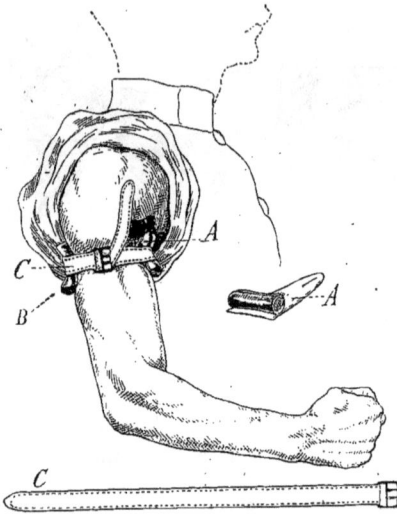

Fig. 37. — Garrot improvisé (Bonnette). A, bourrelet de patte d'épaule; C, lac en treillis; B, compresse ou plaque de ceinturon.

un homme perdu. Il serait inhumain de sacrifier ainsi, en pure perte, les porteurs et les blessés.

En résumé, il faut de toute nécessité attendre la fin du combat ou profiter d'une accalmie, pour envoyer les brancardiers explorer le champ de bataille. *BONNETTE.*

**BRANCHIOMES.** — On connaît sous ce nom les tumeurs développées aux dépens des débris restés inclus lors de la régression des arcs branchiaux.

On peut donc les observer à la face et au cou, régions constituées par les arcs branchiaux. *A la face* elles sont plus fréquentes, elles constituent les tumeurs mixtes (Cunéo et V. Veau). Elles se rencontrent dans la parotide, la région sous-maxillaire, les lèvres, le voile du palais, la glande lacrymale (v. c. m.). *Au cou*, elles forment des tumeurs très spéciales qui furent longtemps ignorées, car on ne pouvait leur assigner un point de départ. Elles étaient décrites sous le nom : cancer primitif des ganglions du cou (Verneuil); tumeur de la veine jugulaire (Langenbeck). Gussenbaur et Bruns reconnurent leur point de départ en les appelant carcinome branchiogène. Pour elles j'ai créé le nom de *branchiome* (Th. 1901) en raison de leur structure complexe.

Le *branchiome bénin* du cou est très rare; il s'observe aussi bien chez la femme que chez l'homme. Il se présente sous l'aspect d'une tumeur latérale du cou, occupant le siège du branchiome malin, mais généralement plus dur que ce dernier. La tumeur évolue lentement, en 10 ou 20 ans, elle peut acquérir de grandes proportions; généralement elle se transforme en tumeur maligne.

Histologiquement, le branchiome bénin renferme presque toujours du cartilage. Le tissu conjonctif domine sur le tissu épithélial.

Le *branchiome malin* est beaucoup plus fréquent; j'en ai réuni 50 observations en 1901.

Il s'observe presque exclusivement chez l'homme et à l'âge adulte.

Le malade atteint de branchiome malin se présente avec une tuméfaction de la région carotidienne, il raconte que cette tumeur existe depuis quelques mois; d'abord mobile et roulant sous le doigt, elle a peu à peu perdu sa mobilité et augmenté de volume. Les douleurs ont apparu plus ou moins vives, l'état général s'est peu à peu altéré.

La tumeur occupe la région carotidienne soit en haut au voisinage de l'angle de la mâchoire, soit derrière la corne thyroïdienne, soit plus bas sur le côté du cartilage thyroïde. Il est rare qu'elle siège dans la région sus-claviculaire, mais, en augmentant de volume, elle peut s'étendre vers la parotide, sous le trapèze vers la ligne médiane, ou même elle peut pénétrer dans le médiastin.

La peau qui la recouvre est d'abord normale, mais à la fin elle est envahie. L'ulcération a tous les caractères de l'ulcération cancéreuse.

La tumeur est dure au début et nettement limitée; le sterno-cléido-mastoïdien la recouvre et roule sur elle. Son volume est celui d'un œuf ou du poing. Relativement mobile sur les plans sous-jacents, bientôt elle se ramollit et adhère à tous les plans voisins.

Alors la douleur est très vive, elle irradie vers la tempe, le front, le bras, jamais l'oreille. Les troubles de la respiration, de la déglutition, de la phonation sont des symptômes tardifs.

La mort est fatale à moins d'intervention heureuse. Elle est généralement le fait des progrès de la cachexie. L'ulcération des vaisseaux, l'œdème de la glotte peuvent précipiter la terminaison. La durée totale est de 6 mois à 2 ans.

Le pronostic est donc des plus graves. Une opération définitivement curatrice ne saurait être que précoce et très étendue.

Le diagnostic du branchiome malin du cou est possible, mais difficile, car la tumeur ressemble absolument au cancer des ganglions, secondaire à un épithélioma de la bouche, du pharynx, de l'œsophage, de l'abdomen [V. Cou (Tumeurs)].

L'extirpation est le seul traitement, elle ne sera tentée que pour une tumeur mobile. Elle doit être très large, il est toujours nécessaire de sacrifier la veine jugulaire. La ligature de la carotide primitive est dangereuse ainsi que la section du pneumo-gastrique. La récidive est presque la règle.

*VICTOR VEAU.*

**BRAS (AMPUTATION).** — L'amputation du bras peut être nécessitée par certains traumatismes de l'avant-bras et du coude qui ont produit de telles lésions que tout espoir de conservation doit être écarté; elle trouve également son indication dans les sarcomes de l'avant-bras et dans les tumeurs blanches

## Bras (Amputation).

du coude lorsque, soit l'étendue des lésions, soit l'état général ou l'âge du sujet, ne permettent pas de faire une résection.

Lorsqu'il s'agit d'une amputation traumatique, le chirurgien n'a pas le choix du procédé, il faut prendre le lambeau là où il y a de la peau en s'efforçant de conserver un moignon aussi long que possible. Si, au contraire, il s'agit d'une amputation pathologique où toutes les méthodes peuvent être faites, nous conseillons la méthode circulaire, qui est la plus facile et qui donne de très bons résultats.

*Instruments nécessaires.* — Ce sont : un couteau long de 10 à 12 centimètres, des ciseaux, une pince à disséquer, une paire d'écarteurs, vingt pinces hémostatiques, une sonde cannelée, un davier, une scie, une pince coupante, une rugine, une aiguille de

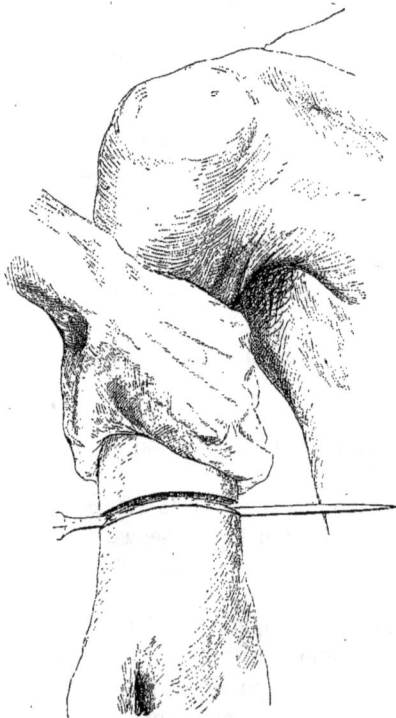

Fig. 58. — Section de la peau.  Fig. 59. — Mobilisation des téguments.
(Victor Veau, in *Précis de technique opératoire.*)

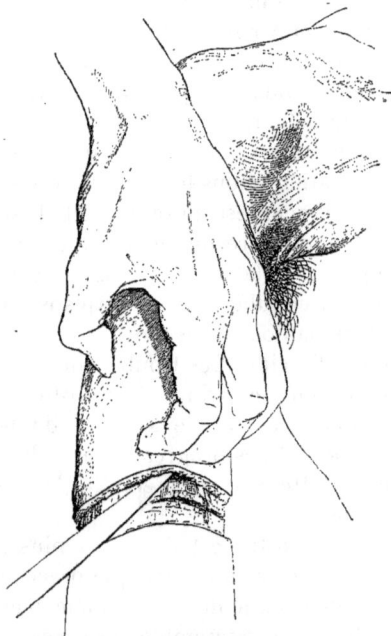

Reverdin. Il faudra également avoir deux ou trois flacons de catgut n° 2, des crins de Florence, un gros drain et une grande compresse à deux chefs et une boîte de compresses aseptiques; pour le pansement des compresses aseptiques, de l'ouate hydrophile et ordinaire, des bandes de tarlatane ou du crêpe Velpeau. L'anesthésie générale est nécessaire ; afin de ne pas être gêné, il est bon d'appliquer la bande d'Esmark (V. Hémostase).

Avant de commencer l'opération, il faut marquer au nitrate d'argent ou au permanganate de potasse l'endroit où l'on veut faire la section de l'os et celui où se fera la section des parties molles; la section de l'os doit être faite aussi bas que possible : quant aux parties molles, elles doivent être coupées assez bas pour que le lambeau ait comme longueur les trois quarts du diamètre antéro-postérieur du membre.

**Opération.** — L'opération peut se diviser en six temps :

1° *Incision des téguments* (fig. 58).— Au point marqué faites une incision circulaire comprenant la peau, la cou- che graisseuse sous-cutanée et l'apo- névrose. Il est bon de faire passer le trait de section un peu plus bas en dedans à cause de la rétractilité plus grande des téguments à ce niveau.

2° *Section des muscles*. — Faites ré- tracter régulièrement les téguments par votre aide jusqu'à ce que les deux lèvres de l'incision cutanée présentent un écart de 3 à 4 centimètres ; à ce moment, sectionnez tous les muscles jusqu'à l'os au ras de la peau rétractée (fig. 39 et 40).

3° *Deuxième section des muscles après rétraction*. — L'aide rétractant plus fortement, il se forme un cône musculaire dont la base supérieure

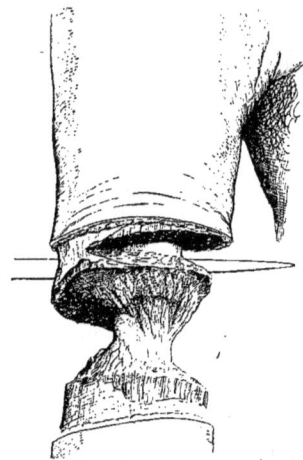

Fig. 40. — Première coupe des muscles.
(Victor Veau, in *Précis de technique opératoire*.)

est au niveau de la peau rétractée, et le sommet au contact de l'os au niveau du point où les muscles ont été coupés ; lorsque ce cône muscu- laire est bien régulier, appliquez de nouveau votre couteau au ras de la peau rétractée et recoupez les muscles jusqu'à l'os (fig. 41).

4° *Section de l'os*. — Avec la rugine, dénu- dez l'os en remontant sous les muscles sur une longueur de 2 à 5 centimètres (fig. 42), puis placez une compresse à deux chefs avec laquelle l'aide recouvre et rétracte le lam- beau, celui-ci étant bien rétracté et bien protégé ; sciez l'os aussi haut que possible en tenant la scie perpendiculaire à la surface de section.

5° *Hémostase*. — Appliquez des pinces sur les vaisseaux les plus volumineux, en par- ticulier sur l'artère et sur les veines humé- rales ainsi que sur les vaisseaux qui accom- pagnent les nerfs radial et cubital, puis faites enlever le lien hémostatique placé à la racine du membre et pincez tous les petits vaisseaux qui se mettent à saigner. L'hémostase étant complète, liez au catgut

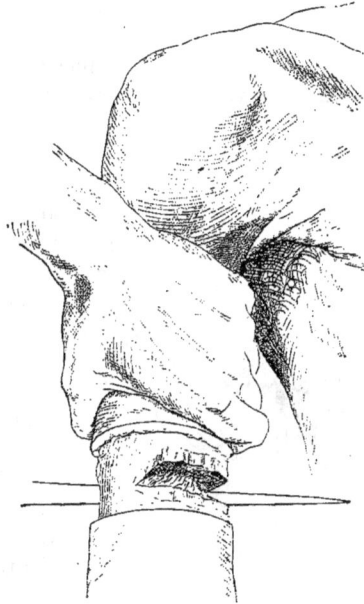

Fig. 41. — Deuxième section des mus- cles. (Victor Veau, in *Précis de techni- que opératoire*.)

tous les vaisseaux qui ont été pincés, puis réséquez sur une longueur de 2 à 3 centimètres les trois nerfs, médian, cubital et radial.

6° *Sutures.* — Suturez les muscles au catgut de façon à bien matelasser es surfaces osseuses, puis placez un drain et suturez la peau.

**Pansement.** — Il doit être fait avec le plus grand soin, assez fortement compressif pour éviter tout épanchement sanguin et bien ramener les muscles sous les os sectionnés. Au bout de 48 heures, s'il n'y a aucun écoulement, on peut enlever le drain. Si on a passé des fils profonds, on les enlèvera au bout de 4 à 5 jours, les fils cutanés superficiels seront enlevés le 9e ou le 10e jour.

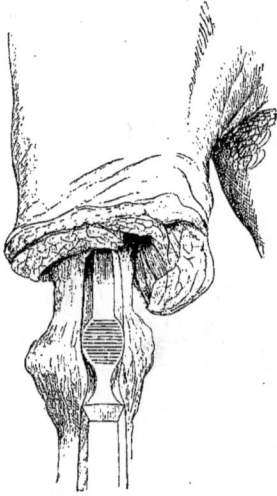

**Appareils.** — Lorsque la guérison est complète, il est bon d'appliquer sur le moignon un appareil prothétique destiné à suppléer autant que possible le membre enlevé. Les plus simples et les plus robustes de ces appareils se composent d'un bras artificiel non articulé, mais fléchi à sa partie moyenne suivant un angle déterminé; à sa partie supérieure ce bras se termine par un embauchoir en cuir moulé qui se lace sur le moignon et sur l'épaule et qui est fixé au thorax par une sorte de ceinture; l'extrémité inférieure du membre se termine par une capsule métallique sur laquelle on peut visser un crochet, un anneau, un outil ou même une main artificielle. Ces appareils non articulés, très robustes et d'un prix relativement peu élevé, sont à conseiller surtout chez les ouvriers; chez les malades qui préfèrent un appareil plus élégant mais moins solide, on conseillera un bras artificiel muni d'articulation au niveau du coude, du poignet et même des doigts : le plus souvent ces articulations sont munies de crans d'arrêt disposés de façon que le membre reste dans la position où on le place avec la main du côté opposé; dans les appareils les plus perfectionnés les mouvements sont obtenus directement au moyen de lacs, qui se fixent sur la ceinture thoracique et qui sont disposés de façon à produire la flexion ou l'extension des articulations suivant le mouvement imprimé au moignon. Ces appareils extrêmement ingénieux peuvent permettre au malade de dissimuler en partie son infirmité, mais, outre leur prix très élevé, ils ont l'inconvénient d'être extrêmement fragiles; de plus, leur maniement prolongé entraîne rapidement une grande fatigue et les mouvements produits n'ont aucune force, si bien qu'en réalité ils rendent le plus souvent moins de service qu'un membre sans articulation muni d'un simple crochet. *PIQUAND.*

Fig. 42. — Dénudation de l'os avec la rugine avant la section. (Victor Veau, in *Précis de technique opératoire.*)

**BRAS** (FRACTURES). — V. Humérus.

**BROMIDIA.** — Le Bromidia, préparation bromurée, hypnotique, sédative, calmante, spécialisée par les Américains, renferme par cuiller à café :

Extrait de jusquiame. . . . . . . . . . . . . . . . . . } ā͞a Un centigr.
Extrait de chanvre indien. . . . . . . . . . . . . . . }
Hydrate de chloral . . . . . . . . . . . . . . . . . . } ā͞a Un gramme.
Bromure de potassium. . . . . . . . . . . . . . . . . }

C'est un des meilleurs sédatifs hypnotiques connus. Il est particulièrement recommandable dans le délire alcoolique. On pourra en faire une préparation magistrale en choisissant comme véhicule soit le julep simple, soit
le sirop d'écorces d'oranges amères.

Extrait de jusquiame. . . . . . . . . . . . . . . . . } ā͞a Dix centigr.
Extrait de chanvre indien . . . . . . . . . . . . . . }
Hydrate de chloral. . . . . . . . . . . . . . . . . . } ā͞a 10 grammes.
Bromure de potassium. . . . . . . . . . . . . . . . . }
Sirop d'écorces d'oranges amères . . . . . . . . . . } ā͞a Q. S. p. 200 c. c.
Julep simple . . . . . . . . . . . . . . . . . . . . . }

Cette préparation est moins concentrée que le bromidia; une cuiller à
soupe de cette préparation, formulée par Martinet, équivaut à une cuiller à
café de bromidia.                                                    *E. F.*

**BROMIDROSE**. — V. Sudoraux (Troubles).

**BROMIPINE**. — Combinaison du brome à l'huile de sésame ou d'œillette, contenant soit 10, soit 33,33 pour 100 de brome. C'est un liquide brun plus ou
moins foncé.

L'huile bromée forte correspond, par gramme, à 50 centigr. de bromure
de potassium et par centimètre cube à 63 centigr.

Les indications de la bromipine sont celles des bromures (épilepsie surtout): elle est mieux tolérée par l'estomac, qu'elle traverserait sans être
modifiée.

La dose est de 10 gr., 15 gr. et davantage, en potion; la bromipine peut
être introduite aussi par voie hypodermique ou rectale.          *E. F.*

**BROMOFORME**. — Le bromoforme (*tribromométhane, formène tribromé*) est
un liquide incolore, très dense (2,90 à 15°, 58 gouttes au gramme), peu
soluble dans l'eau froide (4 p. 1000) aisément soluble dans l'alcool et
l'éther.

Antispasmodique puissant, le bromoforme est surtout employé contre la
toux quinteuse des enfants et contre la coqueluche (v. c. m.). Il doit être
administré avec quelque précaution. On donne aux adultes de XX à
XXX gouttes; aux enfants, avant 6 mois, I goutte, 5 fois par jour; de
6 mois à un an, III à IV gouttes par jour; après un an, IV à V gouttes;
de 1 à 5 ans, IV gouttes par année d'âge; de 5 à 10 ans, XX gouttes par
jour. Il est essentiel, pour éviter toute action irritante, que le bromoforme
soit à l'état de dissolution parfaite; cela s'obtient aisément par addition
d'une petite proportion d'alcool et de chloroforme.

*Soluté officinal de bromoforme (Codex).*

Bromoforme . . . . . . . . . . . . . . . . . . . . . . . 5 grammes.
Glycérine officinale. . . . . . . . . . . . . . . . . . 15   —
Alcool à 90° . . . . . . . . . . . . . . . . . . . . . . 50   —

Ce soluté a la densité de l'eau. Un gramme, ou un centimètre cube, ou soixante gouttes, contiennent 10 centigr. de bromoforme. .

*Élixir.*

| | |
|---|---|
| Bromoforme . . . . . | 2 grammes. |
| Chloroforme . . . . . | 1 gr. 50 |
| Teinture de racine d'aconit . . . . . . | 4 grammes. |
| Teinture de belladone. | 8 — |
| Alcool à 60°. Q. S. p. | 250 c. c. |

Cuillerée à café ou à soupe, suivant l'âge et le cas, dans un demi-verre ou un verre d'eau ou d'infusion de violettes.

*Potion émulsive* (MARFAN).

| | |
|---|---|
| Bromoforme. . . | XLVIII gouttes. |
| Huile d'amandes douces. . . . . | } |
| Gomme arabique. | } ãa 15 grammes. |
| Eau de laurier-cerise . . . . . | 4 — |
| Eau distillée. Q. S. p. | 120 |

Chaque cuillerée à café de cette potion émulsive renferme II gouttes de bromoforme; il est donc facile de calculer le nombre de cuillerées que l'on devra faire prendre dans la journée à un enfant d'un âge déterminé.

Le bromoforme est toxique. Le plus souvent les accidents se sont produits à la suite de l'absorption en une seule fois de la quantité de bromoforme qui avait été prescrite pour être prise en plusieurs fois.

Les symptômes consistent principalement dans un état de stupeur plus ou moins profond; l'enfant est pâle, ses téguments sont froids, ses muscles en état de résolution, la respiration est faible, le pouls à peine perceptible. On observe toujours un rétrécissement très marqué des pupilles.

*E. FEINDEL.*

**BROMURES.** — L'*action physiologique* des bromures semble pouvoir être dissociée dans une certaine mesure. Les bromures ont une propriété caractéristique, générique et fondamentale qu'ils partagent avec le brome : ils sont *dépresseurs du système neuro-musculaire*. Mais, en outre, chaque bromure est susceptible, par son métal ou son radical basique, d'exercer une sous-action : dépression de la circulation (potassium), stimulation faible de la circulation (ammonium). Ce sont ces propriétés secondaires qui feront, suivant les cas, préférer tel ou tel bromure pour réaliser l'effet sédatif.

L'action du *bromure de potassium* sur le système nerveux se manifeste par des phénomènes encéphaliques (diminution de l'activité cérébrale), par des phénomènes bulbo-médullaires (diminution de l'activité réflexe), par une diminution de la sensibilité périphérique et de l'activité des terminaisons motrices. En somme, toutes les parties du système nerveux subissent l'influence du bromure de potassium et semblent la ressentir à un égal degré. L'innervation cardiaque n'échappe pas à cette action : le bromure de potassium est un excellent sédatif du cœur qui trouvera son emploi dans les cas d'éréthisme cardiaque et d'arythmie nerveuse.

Le *bromure de sodium* a les mêmes effets sur le système nerveux général, mais il n'agit pas sur la circulation. Il doit donc être préféré au bromure de potassium lorsqu'il est nécessaire de ménager le système cardio-pulmonaire.

Le *bromure d'ammonium*, dépresseur du système nerveux notablement plus actif que les deux bromures précédents, se distingue par son action secondaire sur la circulation et la respiration. A cet égard, il possède le pouvoir stimulant des composés ammoniacaux.

Le *bromure de camphre*, en dehors de son action sédative générale, diminue le nombre des battements du cœur, celui des respirations, et abaisse la température d'une façon régulière.

Le *bromure de strontium*, enfin, est un sédatif du système nerveux et un anaphrodisiaque puissant.

**Indications.** — Les bromures sont donc indiqués dans tous les cas où il y a lieu de modérer une excitabilité anormale du système nerveux. Ils rendront service dans les cas d'excitation mentale, de délire toxique ou infectieux, dans l'insomnie nerveuse, dans la migraine (v. c. m.). La plupart des affections spasmodiques appellent les bromures (tic douloureux de la face, convulsions, coqueluche, érections post-blennorragiques, vaginisme, cardiopathies nerveuses, etc.), mais c'est avant tout l'épilepsie (v. c. m.) qui pose l'indication formelle de leur emploi. Les bromures utilisés en thérapeutique sont les suivants :

**Bromure de potassium.** — Le bromure de potassium pur contient pour 100 parties 67,23 de brome et 52,77 de potassium.

Le sel officinal, qui doit renfermer au moins 98 pour 100 de bromure de potassium pur, se présente en cristaux incolores, cubiques, anhydres, solubles dans 1,6 partie d'eau à 15°, solubles dans 4 parties de glycérine, très peu solubles dans l'alcool. Le bromure de potassium est d'autant plus irritant pour les muqueuses qu'il est moins pur; de plus, l'administration prolongée de hautes doses détermine chez certains sujets des phénomènes d'intolérance désignés sous le nom de bromisme (hébétude, anorexie, troubles gastro-intestinaux, éruptions, faiblesse et tremblements, etc. (V. Épilepsie).

L'absorption du bromure est très rapide : il apparaît dans la salive quelques minutes après avoir été introduit dans l'estomac.

Son élimination s'opère par les reins, les glandes mammaires, salivaires, lacrymales, sudoripares, par la bile et par les fèces. Cette élimination est rapide et complète; le médicament ne s'accumule pas dans l'organisme et ceci explique pourquoi l'interruption du traitement bromuré a pour conséquence, chez les épileptiques, la réapparition ou un redoublement de fréquence des crises convulsives.

Les épileptiques doivent toujours être sous l'influence du médicament comme si l'élément nerveux lui-même avait un besoin constant d'une petite quantité de bromure pour assurer la régularité de sa fonction. De nombreux auteurs sont d'avis que le bromure de potassium et le chlorure de sodium peuvent se substituer l'un à l'autre, au moins partiellement dans les tissus. D'où l'indication de soumettre les épileptiques à un régime pauvre en chlorure, afin que le bromure de potassium puisse, sans empêchement chimique, se combiner en forte proportion avec le protoplasma nerveux (V. Déchloruration). En fait, le régime déchloruré permet d'abaisser, dans d'assez larges limites, la *dose nécessaire* à tel et tel épileptique.

Bien que le bromure de potassium soit utilisable dans presque toutes les affections spasmodiques, c'est surtout contre l'épilepsie essentielle, dont il est le médicament en quelque sorte spécifique, qu'il mérite d'être employé.

Les formes pharmaceutiques de choix sont la solution et le sirop; pour plus de commodité, on prescrit volontiers des solutions titrées à un gramme de sel par cuiller à soupe, soit 20 gr. pour 500 gr. d'eau. On donne à l'épileptique de 2 à 6 gr. par jour de bromure, ou même davantage, si cela est nécessaire, pour que les crises soient supprimées ou du moins largement espacées.

<table>
<tr><td colspan="2">Solution.</td><td colspan="2">Sirop de Bromure de Potassium (Codex).</td></tr>
</table>

*Solution.*

Bromure de potassium.   20 grammes.
Eau distillée . . . . .   300    —

Une cuiller à soupe représente 1 gramme de bromure.

*Sirop de Bromure de Potassium* (Codex).

Bromure de potassium
  pulvérisé . . . . . .   50 grammes.
Sirop d'écorces d'o-
  ranges amères . . .   950    —
20 grammes de ce sirop (ou 1 cuiller à soupe) contiennent 1 gramme de bromure.

L'usage externe du bromure de potassium est très limité. Quelquefois cependant on le donne en collutoire, en gargarisme, en pommade.

*Collutoire.*

Bromure de potassium . . . . . . . . . . . . . . . .   1 gr. 50
Miel rosat . . . . . . . . . . . . . . . . . . . .   10 grammes.

**Bromure de sodium.** — Le bromure de sodium se présente sous forme de cristaux cubiques, incolores et hygroscopiques, solubles à 15° dans 1,15 partie d'eau et dans 16 parties d'alcool à 90°.

Le bromure de sodium est de saveur plus supportable que le bromure de potassium. Notablement moins toxique, il est mieux supporté par les débiles et les vieillards, notamment lorsqu'il existe chez les malades une tare rénale ou cardio-vasculaire.

**Bromure d'ammonium.** — Il se présente aussi en cristaux cubiques très solubles dans l'eau. Stimulant du cœur, il paraît être un sédatif du système nerveux plus énergique que les bromures précédents. On en donne aux enfants 10 à 50 centigr. en solution ou en sirop, aux adultes de 2 à 5 gr. par doses fractionnées.

Il a été préconisé contre la coqueluche, la chorée, l'insomnie congestive, contre l'épilepsie; il est ordinairement donné en association avec les bromures de potassium et de sodium.

**Bromure de lithium.** — Peu usité.

**Bromure de calcium.** — A la suite des bromures alcalins, se place le bromure de calcium; c'est un sel blanc, déliquescent, utilisable dans l'épilepsie, l'insomnie par éréthisme cérébral, le delirium tremens, la gastralgie.

Il serait bien toléré par les enfants (10 à 25 centigr. par année d'âge); on donne aux adultes 2 à 4 gr. de ce bromure en solution ou en sirop.

*Sirop (enfants).*

Bromure de calcium .   10 grammes.
Eau distillée . . . . .   40    —
Sirop d'écorces d'oran-
  ges amères . . . . .   150    —
1 gramme par cuiller à soupe.

*Potion (gastralgie).*

Bromure de calcium . .   5 grammes.
Extrait de belladone . .   15 centigr.
Eau chloroformée . . .   90 grammes.
Sirop d'orgeat . . . . .   80    —
1 cuillerée à soupe 1 heure avant et 1 heure après les repas.

**Bromure de strontium.** — Se présente en cristaux prismatiques solubles dans leur poids d'eau et dans moins de deux parties d'alcool.

Il est moins toxique que le bromure de potassium, mieux toléré par le rein et provoque moins facilement des accidents cutanés. Ses indications sont celles des bromures alcalins.

**Bromure de camphre.** — Utilisé surtout contre l'éréthisme génital. V. Camphre.

**Bromure d'or.** — Masse déliquescente brunâtre très soluble dans l'eau et dans l'alcool.

Le bromure d'or a été préconisé dans le cancer gastrique, l'épilepsie, la syphilis (v. c. m.). Dose : 1 ou 2 centigr. par jour, en solution.

**Associations bromurées.** — Les bromures peuvent être associés entre eux; ils peuvent être associés à d'autres médicaments. Les bromures de sodium et d'ammonium sont associés au bromure de potassium dans le but d'obtenir un effet sédatif plus complet et d'éviter les accidents du bromisme.

|  | *Sirop.* |  | *Solution.* |  |
|---|---|---|---|---|
| Bromure de potassium ...... | } āā 1 gramme. | Bromure de potassium. | 10 grammes. |
| Bromure de sodium. | | — de sodium .. | 5 — |
| Eau distillée .... | | — d'ammonium. | 5 — |
| Sirop de fleurs d'oranger ...... | } āā 50 grammes. | Eau distillée ..... | 300 — |

Chaque cuiller à café renferme cinq centigrammes de chacun des bromures, soit dix centigrammes de bromures associés. (Les enfants acceptent bien cette préparation.)

Cette préparation contient 1 gramme de bromure par cuiller à soupe.

Les *associations bromuro-arsenicales* sont préconisées par Grasset et Vedel dans l'épilepsie essentielle et dans l'épilepsie jacksonienne :

*Névrose comitiale.*

| Arséniate de soude . . | 15 centigr. |
| Bromure de potassium. | 100 grammes. |
| Eau. . . . . Q. S. p. | 1 litre. |

A prendre par doses oscillantes de 2 à 5 cuillers à soupe, en augmentant ou en diminuant de une cuiller à soupe tous les cinq jours.

*Épilepsie jacksonienne.*

| Arséniate de soude . . | 15 centigr. |
| Iodure de potassium . | 30 grammes. |
| Bromure de potassium. | 100 — |
| Eau. . . . . Q. S. p. | 1 litre. |

A prendre par doses oscillantes de 2 à 4 cuillers à soupe.

Afin de prévenir les accidents d'intoxication ioduro-bromurée, le malade prendra en même temps que la solution bromurée une quantité égale du sirop suivant :

| Borate de soude. . . . . . . . . . . . . . . | | 10 grammes. |
| Glycérine . . . . . . . . . . . . . . . . . | Q. S. p. solubiliser. |
| Sirop d'écorce d'oranges amères . . . . . . . . . . | 300 c. c. |

Dans le but d'éviter les troubles gastro-intestinaux et de prévenir les éruptions bromiques, Gilles de la Tourette associait le benzoate de soude aux bromures :

| Bromure de potassium. . . . . . . . . . . . . . | | 10 grammes. |
| — de sodium . . . . . . . . . . . . . . . . | } āā 12 — |
| — d'ammonium . . . . . . . . . . . . . . | | |
| Benzoate de soude . . . . . . . . . . . . Q. S. p. | 1 litre. |
| Eau bouillie . . . . . . . . . . . . . . . | | |

Une cuiller à soupe contient 1 gramme de polybromure.

On donne de 4 à 12 gr. par jour, suivant un rythme oscillant tel que 4, 5,

6, 5, 4, l'augmentation ou la diminution d'une cuillerée se faisant de semaine en semaine.

La *méthode de Flechsig* comporte deux parties : une cure opiacée, une cure bromurée. Pendant la première partie de cette cure bromuro-opiacée alternante, on donne de l'opium à dose progressivement croissante en partant de 1 ou 2 centigr.; lorsque la haute dose de 1 gr. est atteinte, on cesse l'opium *brusquement* et on le remplace par 5 à 8 gr. de bromure de potassium qui sont pris régulièrement tous les jours, pendant 2 mois.

On a aussi préconisé (Voisin) l'association du bromure de potassium à la *pilocarpine*.

Bromure de potassium . . . . . . . . . . . . . . . . 70 grammes.
Nitrate de pilocarpine. . . . . . . . . . . . . . . . 55 milligr.
Sirop d'écorces d'oranges amères. . . . . . . . . . . 400 grammes.
Eau. . . . . . . . . . . . . . . . Q. S. p.   1 litre.
4 à 6 cuillerées à soupe par jour.

Le bromure peut encore être associé à *l'hydrate de chloral* comme dans le Bromidia (v. c. m.) et à la *belladone*.

| *Potion bromurée mixte.* | | *Potion bromurée mixte.* | |
|---|---|---|---|
| Bromure de potassium. | 10 grammes. | Bromure de potassium. | 10 grammes. |
| Hydrate de chloral. . . | 5   — | Extrait de valériane . . | 15   — |
| Bicarbonate de soude . | 2   — | Extrait de belladone. . | 50 centigr. |
| Sirop d'écorces d'oran- | | Sirop de valériane. . . | 80 grammes. |
| ges amères . . . . . | 80   — | Eau distillée de fleurs | |
| Eau distillée de tilleul. | 90   — | d'oranger . . . . . | 90   — |
| Un gramme de bromure et 50 centigr. de chloral par cuiller à soupe. | | Par cuillerées à soupe. | |

Citons pour finir la formule suivante recommandée par Robin dans le traitement de l'accès de *migraine* (v. c. m.).

Chlorhydrate de cocaïne. . . . . . . . . . . . . . . . 0 gr. 01
Caféine . . . . . . . . . . . . . . . . . . . . . . . 0 gr. 02
Antipyrine. . . . . . . . . . . . . . . . . . . . . . {
Bromure de potassium . . . . . . . . . . . . . . . .    āā 0 gr. 50
Poudre de paullinia sorbilis. . . . . . . . . . . . . 0 gr. 30
Mêler pour un cachet.
A prendre dès les premières manifestations de l'accès de migraine.

E. FEINDEL.

**BROMURE (INTOXICATION).** — V. Poisons médicamenteux.

**BRONCHES (CORPS ÉTRANGERS).** — Les corps étrangers des bronches ne sont pas très fréquemment observés; ils offrent cependant au médecin un grand intérêt en raison des complications trop souvent mortelles provoquées par leur présence, et des difficultés et des dangers liés à leur extraction. Les corps étrangers solides, les seuls importants, viennent presque toujours de l'extérieur et pénètrent dans les bronches soit par l'orifice du larynx, soit par une perforation du canal trachéo-bronchique. Le premier cas est le plus fréquent, l'accident se produit à l'occasion d'un mouvement d'inspiration ou de déglutition : le plus souvent c'est un enfant qui en jouant aspire un objet placé dans sa bouche, un sifflet, un clou, une épingle, etc. D'autres fois, un aliment mal mâché, un os, un noyau de fruit pénètre dans les voies aériennes à l'occasion d'une fausse déglutition, quand le sujet rit ou parle en mangeant. L'introduction d'un corps étranger par une plaie du conduit trachéo-bronchique est plus rare, on a cependant observé, dans un certain nombre de cas, la chute dans les bronches d'une canule mal soudée; exceptionnellement le projectile d'une arme à feu peut perforer la trachée ou une bronche et s'y arrêter. En raison de la façon dont pénètrent les corps étrangers, on comprend facilement qu'ils s'observent plus souvent chez l'enfant que chez l'adulte. La nature de ces corps est extrêmement variable, et il serait fastidieux d'en faire l'énumération ou la classification; on peut cependant établir entre eux une distinction importante suivant qu'ils sont ou ne sont pas susceptibles d'être altérés par les sécrétions de la muqueuse respiratoire; tandis que les fragments d'os, les noyaux de fruit, les objets en métal sont à peine modifiés par leur séjour dans les voies aériennes, d'autres corps étrangers (morceaux de sucre, pilules, fragments d'un sel, etc.), peuvent être ramollis, déformés, dissous par l'imbibition; d'autres, au contraire, en s'imbibant de liquide, augmentent de volume et déterminent des phénomènes d'obstruction de plus en plus intenses, tels sont les légumes secs (haricots, pois, fèves, etc.). La forme des corps étrangers a une grande importance : les uns lisses, réguliers, plus ou moins arrondis, tels que les billes ou les noyaux de fruit, pénètrent profondément dans l'arbre aérien et restent longtemps mobiles, d'autres irréguliers, garnis d'aspérités ou terminés par une extrémité pointue, peuvent pénétrer dans les parois de la trachée ou des bronches et s'y fixer solidement. Certains corps, notamment les pièces de monnaie, sont aplatis, peu épais et présentent, au contraire, une grande largeur, en sorte que, placés de champ, ils n'interceptent que légèrement la lumière du conduit, tandis qu'ils peuvent l'obstruer complètement en changeant de position; pour terminer, mentionnons la possibilité d'introduction dans les bronches de corps étrangers vivants, tels que des sangsues, des mouches, des lombrics, etc.

Les corps étrangers introduits dans les voies aériennes s'arrêtent plus rarement dans les bronches que dans la trachée; d'après la statistique classique de Bourdillot, sur 166 corps étrangers des voies aériennes, il y en avait 80 arrêtés dans la trachée, 41 dans les bronches et 55 dans le larynx. Les corps étrangers s'engagent beaucoup plus souvent dans la bronche droite que dans la gauche, ce qui s'explique facilement, car la bronche droite est plus large, plus courte, et continue naturellement la direction de la trachée; les corps volumineux s'arrêtent dans la grosse bronche, les petits corps peuvent pénétrer plus loin jusque dans les deuxièmes et même troisièmes ramifications bronchiques; tantôt les corps étrangers restent mobiles, tantôt ils sont fixés, soit primitivement par enclavement dans la paroi, soit secondairement par suite de leur pénétration plus profonde, ou par suite de leur changement de volume.

**Symptômes.** — Les corps étrangers comprimant la paroi de la bronche et obstruant plus ou moins complètement le canal bronchique déterminent des lésions importantes dues aux troubles apportés à la circulation et à l'infection des cavités bronchiques : au début, les accidents consistent seulement en congestion et inflammation, ensuite on peut observer l'ulcération de la paroi bronchique et toute une série d'accidents infectieux :

broncho-pneumonie, abcès du poumon, gangrène, etc. [V. Trachée (Corps étrangers des voies aériennes)].

**Pronostic.** — Le pronostic des corps étrangers des bronches abandonnés à eux-mêmes est extrêmement grave, la mort survient dans plus des deux tiers des cas. Quelquefois le corps étranger peut être expulsé spontanément, avant d'avoir déterminé des accidents graves à l'occasion d'un effort de toux; cette heureuse évolution est beaucoup plus rare dans les corps étrangers des bronches que dans ceux du larynx ou de la trachée; d'ordinaire, le corps reste dans les bronches et détermine des accidents graves de suppuration et de gangrène pulmonaire; le malade s'affaiblit rapidement et perd l'appétit, la respiration est pénible, la toux devient fréquente et accompagnée d'expectoration muco-purulente, la fièvre apparaît et présente de grandes oscillations. Dans quelques cas, la suppuration reste limitée et le pus est expulsé sous formes de vomiques, au milieu desquelles le corps étranger peut être rejeté; c'est là une évolution rare et qui n'amène pas toujours la disparition des accidents; dans quelques cas exceptionnels le pus peut également se frayer un chemin à travers la paroi thoracique après formation d'adhérences pleurales. Dans l'immense majorité des cas, le corps étranger reste dans les voies respiratoires, et le malade succombe à des complications pulmonaires soit très rapidement, à la suite de broncho-pneumonie et de gangrène, soit lentement avec des phénomènes de pneumonie et de pleurésie chronique.

**Diagnostic.** — Les commémoratifs font d'ordinaire penser à l'introduction d'un corps étranger, mais les renseignements sont souvent incertains, et parfois, par exemple chez un jeune enfant, ils peuvent manquer complètement, de plus ils ne donnent généralement aucune indication permettant de reconnaître le siège (œsophage, larynx, trachée ou bronche). L'examen radiographique extrêmement important permet un diagnostic complet dans la plupart des cas; la radioscopie est habituellement préférable à la radiographie : en effet, elle montre plus nettement les contours des corps étrangers qui sont souvent flous sur les radiographies, à cause des mouvements respiratoires; de plus, la radioscopie permet de déterminer plus exactement le siège précis du corps étranger, il suffit pour cela d'examiner le sujet placé successivement de face et de profil au-devant de l'écran radioscopique; dans ces deux positions on marque sur le thorax, avec un crayon dermographique à gaine métallique, dont l'ombre apparaît sur l'écran, le point d'entrée et de sortie du rayon perpendiculaire à l'écran et passant par le corps étranger; on détermine ainsi exactement la hauteur du corps étranger dans le thorax, sa situation dans le plan antéro-postérieur, et son éloignement du plan médian; on peut facilement en déduire le point de l'arbre bronchique où il est arrêté. La radioscopie permet encore de savoir si le corps étranger est libre ou enclavé dans la bronche qui le contient; il suffit, tandis que le sujet est soumis à l'examen radioscopique, de le faire tousser : si le corps étranger est libre, on voit sur l'écran son ombre monter brusquement jusque dans la région cervicale au moment de la brusque expiration, puis redescendre avec la même rapidité pour reprendre sa position primitive. Au contraire, si le corps étranger est enclavé, son ombre s'élève à peine d'un ou deux centimètres en même temps que la bronche à laquelle il est fixé.

**Traitement**. — Le seul traitement rationnel consiste à enlever le corps étranger aussitôt que possible avant qu'il ait pu déterminer des complications broncho-pulmonaires. Il faut proscrire l'emploi des moyens destinés à provoquer le rejet du corps étranger par la toux et l'éternuement, tels que les vomitifs, la position verticale, la tête en bas, aidée de la percussion sur le thorax : on n'obtient presque jamais de succès et on peut provoquer des accidents de suffocation spasmodique. Lorsque le corps étranger a pénétré peu profondément dans la bronche, on peut parfois l'enlever par simple trachéotomie (V. Trachée, Trachéotomie).

Le plus souvent la trachéotomie ne permet pas d'enlever les corps étrangers qui ont pénétré jusque dans les bronches et il faut tenter de faire l'extraction avec l'aide du bronchoscope de Killian : l'instrumentation se compose essentiellement d'une lampe électrique assez forte, adaptée à un miroir à manche sur lequel s'ajustent une série de tubes en cuivre nickelés intérieurement ; ces tubes ont un calibre qui varie de 9 à 14 millimètres chez l'homme, de 8 à 10 millimètres chez la femme et l'enfant, et une longueur qui va de 20 à 45 centimètres, suivant qu'il s'agit d'explorer l'extrémité supérieure de la trachée ou les bronches. L'examen de la trachée et des bronches peut se faire directement par le larynx, les tubes étant introduits par la bouche : c'est la trachéo-bronchoscopie supérieure qui est délicate, et assez difficile à pratiquer ; aussi, dans la plupart des cas, il est préférable de faire d'abord la trachéotomie, puis d'introduire les tubes par l'ouverture trachéale : c'est la trachéo-bronchoscopie inférieure qui, beaucoup plus facile que la précédente, convient tout particulièrement aux corps étrangers enclavés dans les petites bronches ; la pénétration dans la trachée se fait presque toujours très facilement, la pénétration dans la bronche est plus délicate, cependant dans la plupart des cas on y arrive assez aisément, surtout pour la bronche droite, en inclinant l'extrémité supérieure de l'appareil du côté opposé à celui qu'on veut explorer. Dès que l'on aperçoit le corps étranger, le tube est approché le plus près possible, puis on introduit soit un crochet émoussé, soit une pince à mors à inclinaison variable, on saisit le corps étranger et on l'extrait avant de retirer le bronchoscope ; pour l'extraction des corps métalliques on se sert souvent avec avantage d'un aimant assez puissant. L'extraction bronchoscopique des corps étrangers constitue une méthode assez délicate, mais fort peu dangereuse, puisque Killian a pu enlever 15 corps étrangers de la trachée ou des bronches sans un seul accident ; la bronchoscopie permet presque toujours l'extraction, sauf dans les cas où le corps étranger a pénétré très avant dans les ramifications bronchiques. Dans ces cas où la bronchoscopie aurait échoué, on serait autorisé, en raison du mauvais pronostic des corps étrangers abandonnés à eux-mêmes, à tenter l'extraction par bronchotomie transmédiastinale postérieure, malgré l'extrême gravité de l'opération.      *PIQUAND*.

**BRONCHES** (DILATATION). — (**Bronchectasie**). — La dilatation des bronches peut être aiguë et passagère, ou chronique. Dans le premier cas, la dilatation ne constitue qu'une des lésions des broncho-pneumonies. Seule la dilatation *chronique* mérite une description spéciale.

Elle peut revêtir trois types principaux (fig. 43) :

1° Dilatation *cylindrique, générale*, atteignant une ramification bronchique dans toute sa longueur (forme rare), ou *partielle*, ne frappant qu'un segment d'une grosse bronche ou d'une terminaison bronchique (bronchectasie capillaire) : c'est lorsque la dilatation siège sur les extrémités bronchiques que l'on peut observer le type clinique désigné sous le nom de gangrène des extrémités bronchiques dilatées, ou gangrène curable du poumon (V. Bronchites fétides) ;

2° Dilatation *ampullaire* (type le plus fréquent). On en décrit deux variétés : tantôt les lésions atteignent surtout une partie de la circonférence de la bronche, qui, à ce niveau, se laisse distendre en un *sac*, analogue de tous points à un sac anévrismal, et communiquant avec le reste de la bronche par un orifice susceptible de s'obstruer (dilatation *sacciforme*) ; tantôt l'ampoule est formée aux dépens de toute la circonférence, et se développe dans la continuité de la bronche, qui est souvent rétrécie au-dessus et au-dessous du segment dilaté (dilatation *circonférentielle*) ;

3° Dilatation *moniliforme* (la plus rare), constituée par une série de renflements se succédant à la manière des grains d'un chapelet.

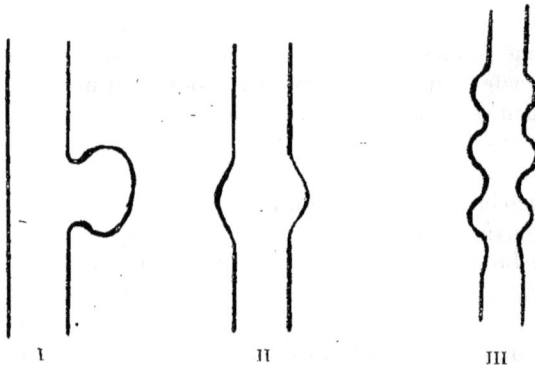

Fig. 43. — Les principaux types de dilatation des bronches (schéma imité de Collet). I, dilatation sacciforme ; II, dilatation circonférentielle ; III, dilatation moniliforme.

Toutes les variétés de dilatation peuvent être combinées dans le même poumon, et frapper toutes les régions du poumon, mais elles siègent surtout au sommet et à la partie moyenne.

Pour bien voir les lésions, il faut sectionner, aux ciseaux, les bronches selon leur longueur, en les suivant à partir du hile. Si l'on fait la coupe habituelle du poumon, celui-ci, qui est dur et crie sous le scalpel (lésions concomitantes de *sclérose pulmonaire*), apparaît percé de trous (aspect d'une éponge, d'un fromage de gruyère) ; ces trous qui représentent les cavités bronchiques dilatées, et ont une paroi d'ordinaire assez lisse, parfois ulcérée, peuvent être attribués par erreur à une caverne par abcès ou gangrène du poumon (mais la paroi de la bronchectasie est nettement organisée), ou à une caverne tuberculeuse (en ce cas, la paroi serait plus anfractueuse, et caséeuse par places), ou à un pneumothorax interlobaire (faire l'examen attentif de la plèvre).

Outre les lésions de dilatation bronchique et de sclérose pulmonaire, existent très souvent des altérations pleurales (adhérences, épaississements, parfois épanchement séreux ou purulent).

Suivant l'importance attribuée aux lésions pulmonaires, bronchiques et pleurales, *trois théories* principales ont été invoquées pour expliquer la bronchectasie. Certains auteurs admettent que le tissu de sclérose pulmonaire (théorie pulmonaire de Corrigan) ou les adhérences pleurales (théorie pleurale de Barth) attirent en divers sens les parois bronchiques. On adopte plutôt aujourd'hui la théorie bronchique, déjà indiquée par Laënnec : les lésions pulmonaires et pleurales sont secondaires aux lésions bronchiques ; les altérations de la couche musculo-élastique et des cartilages, altérations consécutives à une atteinte profonde et durable de la muqueuse, privent la bronche de son élasticité normale, et en permettent la dilatation dès que la pression de l'air dans le poumon devient supérieure à la pression atmosphérique ; cette circonstance se réalise à tout instant, et surtout au moment des efforts de toux, efforts qui favorisent la production de la bronchectasie, mais ne lui sont pas indispensables. En déterminant une bronchite chronique par fixation d'un corps étranger dans une bronche, Claisse a reproduit expérimentalement la bronchectasie. Peut-être la lésion bronchique nécessaire n'est-elle pas suffisante, et il faut sans doute attribuer un certain rôle à la sclérose pulmonaire : tant qu'elle reste normale, l'élasticité pulmonaire exercerait sur la bronche malade une pression concentrique suffisante pour en maintenir le calibre (R. Marie et Bourée). Pour qu'il y ait bronchectasie, il faut donc que l'inflammation atteigne les fibres musculaires et élastiques et les cartilages des bronches : ce fait peut être réalisé par les *bronchites chroniques*, les *broncho-pneumonies* (primitives ou secondaires à une maladie infectieuse), la *tuberculose* ; celle-ci affecte, d'après Grancher, trois ordres de rapports avec la bronchectasie : 1° la bronchectasie apparaît au cours d'une tuberculose en évolution, phtisie fibreuse (et alors la bronchectasie évolue pour son propre compte) ou phtisie ulcéreuse (et la bronchectasie n'est qu'un stade dans la formation de la caverne) ; 2° elle est le reliquat d'une tuberculose éteinte ; 3° elle est primitive, la tuberculose se greffant sur la paroi bronchique malade. Dans quelques cas, la *syphilis* se retrouve à l'origine de la dilatation des bronches.

Suivant Thiroloix et Debré, qui s'appuient sur l'anatomie pathologique et sur l'expérimentation, la dilatation des bronches serait consécutive à une *infection sanguine* par des microbes capables de créer des *inflammations chroniques* (comme les agents de la tuberculose, de la syphilis, du paludisme) : l'infection sanguine explique, mieux que l'infection bronchique primitive, les dilatations parcellaires. Les microbes détermineraient une *péribronchite chronique* ; celle-ci amènerait d'une part une destruction de l'armature bronchique, et d'autre part une hypergenèse épithéliale, s'épanouissant après la destruction de l'armature bronchique et aboutissant à la formation de cavités kystiques. L'ectasie résulterait donc d'un processus essentiellement actif, les causes mécaniques (efforts de toux, etc.) ne jouant qu'un rôle secondaire.

La bronchectasie frappe surtout les *adultes* et les *vieillards*. Elle est pourtant plus fréquente *chez l'enfant* qu'on ne l'admet en général (Hutinel) :

c'est alors de trois à cinq ans qu'on l'observe d'ordinaire ; elle apparaît après des accidents bronchitiques prolongés : c'est pourquoi la dilatation des bronches survient assez souvent à la suite de la coqueluche, de la rougeole, de la grippe, etc., lorsque ces maladies ont été compliquées de broncho-pneumonie. Quelquefois elle est *congénitale*, liée à l'hérédo-syphilis (Balzer et Grandhomme) ou représentant une malformation glandulaire par ano-malie de développement, de même ordre que les kystes congénitaux du rein, du foie, etc. (Grawitz, Couvelaire) ; mais la bronchectasie congénitale n'a qu'un intérêt purement anatomique.

**Symptômes.** — Les symptômes caractéristiques sont l'expectoration et les signes stéthoscopiques ; ils ne se manifestent qu'en cas de dilatation assez considérable, les petites bronchectasies se confondant avec toutes les bronchites chroniques.

**Signes fonctionnels.** — *Expectoration.* — Elle est très abondante, véri-table *bronchorrhée*, pouvant atteindre 100 gr. d'un seul coup, 500 gr. en 24 heures. Elle se produit surtout le matin au réveil, et est précédée sou-vent, mais non toujours, d'une quinte de toux, à la manière d'une vomique.

Tantôt muqueuse et transparente, tantôt opaque et puriforme, l'expecto-ration possède une certaine fétidité, bien moins marquée que celle de la gangrène pulmonaire ; c'est une odeur fade, comparée à l'odeur du plâtre frais. Laissée au repos, elle se divise en *trois couches* (épreuve de Traube) : une couche supérieure muqueuse et aérée ; une couche moyenne constituée par des mucosités filantes ; une couche inférieure puriforme dans laquelle se trouvent les *bouchons de Dittrich*, blanchâtres ou d'un gris brun, gros comme une tête d'épingle ou comme un pois, de consistance molle, et com-posés de leucocytes, de débris d'hématies, de cristaux d'acide gras, et de filaments et de spores décrits par Leyden et Jaffé sous le nom de *leptothrix pulmonalis*. L'expectoration contient les divers microbes de la putréfaction, et souvent le bacille de Koch, la tuberculose pouvant être une cause ou une conséquence de dilatation des bronches.

L'*haleine* a la même odeur que les crachats.

La *toux* est quinteuse, fréquente surtout le matin où elle provoque l'expec-toration. Pour éviter la toux et l'expectoration, les malades se couchent instinctivement sur le côté le moins atteint, afin d'empêcher le contact du liquide avec la muqueuse bronchique.

La *dyspnée*, modérée au début, s'accentue en même temps que les lésions s'étendent et que la cachexie s'établit.

L'*état général* reste longtemps satisfaisant ; il n'y a pas de fièvre en dehors des complications.

**Signes physiques.** — Ce sont, lorsque la dilatation est assez considérable, des *signes cavitaires* : rétraction totale ou partielle du thorax du côté ma-lade ; vibrations thoraciques augmentées (cavité vide) ou diminuées (cavité remplie de liquide) au niveau de la dilatation ; à ce même niveau, matité (cavité pleine, ou cavité vide mais entourée d'une zone épaisse de tissu pulmonaire sclérosé) ou sonorité (cavité vide et superficielle) ; et, à l'auscul-tation, souffle caverneux, gargouillement, etc. (V. PHTISIE).

Ce qu'il importe de bien connaître, c'est la *localisation habituelle* des symptômes cavitaires, qui siègent surtout à la *partie moyenne* du poumon, et sont d'ordinaire *unilatéraux* (la bronchectasie étant marquée surtout d'un côté et au voisinage du hile).

Du fait de la sclérose pulmonaire et des adhérences pleurales, le cœur peut être dévié du côté malade (d'où extrocardie acquise en cas de bronchectasie droite).

**Formes cliniques.** — Chez *l'adulte*, la dilatation bronchique a presque toujours une évolution chronique et régulièrement progressive. Lorsque l'ectasie se limite aux *extrémités bronchiques*, l'expectoration prend souvent, par intermittence, une fétidité horrible, comparable à celle de la gangrène pulmonaire, et résultant soit de la transformation putride de la sécrétion, soit du sphacèle des parois bronchiques (ces deux causes étant souvent réunies) : c'est la *gangrène des extrémités bronchiques dilatées*, la *gangrène curable du poumon*, de Lasègue (V. Bronchites fétides).

Chez les *enfants* au-dessous de 10 ans, l'expectoration manque souvent ; lorsqu'elle existe, elle dégage d'ordinaire une odeur moins marquée que celle de la bronchectasie de l'adulte. Il n'est pas rare de voir, chez l'enfant, se produire des poussées catarrhales passagères et sans gravité ; mais alors l'existence de la fièvre et d'une dyspnée ordinairement modérée, et la constatation simultanée de la matité et du souffle que détermine la dilatation bronchique, peuvent faire croire à une broncho-pneumonie aiguë.

**Complications.** — La maladie peut être aggravée par des complications mécaniques ou infectieuses.

Les *complications mécaniques* sont : l'*hémoptysie*, parfois *foudroyante*, due à une lésion tuberculeuse, ou à la transformation angiomateuse de la muqueuse (Hanot et Gilbert) ; — l'*asystolie* par dilatation du cœur droit.

Les *complications infectieuses* sont très fréquentes :

*Gangrène bronchique*, annoncée par l'élévation de la température et par l'accentuation de la fétidité de l'haleine et des crachats ; elle est susceptible de rémissions prolongées (V. Bronchites fétides).

*Gangrène pulmonaire*, déterminant une aggravation rapide et profonde de l'état général ; l'haleine et les crachats prennent une odeur horrible ; la mort est fatale en quelques jours.

La *pleurésie purulente* et les *broncho-pneumonies aiguës* ne sont pas rares au cours des bronchectasies, et se reconnaissent à leurs signes particuliers.

Lorsque l'expectoration diminue, et que l'évacuation des crachats est incomplète, il faut craindre des accidents *septicémiques* aigus, prenant souvent la forme articulaire, et pouvant s'accompagner de suppurations lointaines (*abcès du cerveau*) ; plus souvent l'infection générale est *lente*, et la règle est que le bronchectasique meurt dans l'hecticité, comme un tuberculeux ; il n'est pas rare d'ailleurs qu'il succombe à la *tuberculose* elle-même, affection qui se greffe également sur la dilatation des bronches.

**Évolution. Pronostic.** — En dehors des complications, les lésions sont bien tolérées pendant des mois et même des années ; et les malades gardent une apparence de santé contrastant souvent avec l'abondance de l'expectoration et l'étendue des signes cavitaires.

D'ailleurs la *guérison* peut se produire, l'orifice de communication des dilatations sacciformes s'oblitérant et la cavité se comblant.

Mais, d'ordinaire, la maladie continue à évoluer ; la suppuration bronchique ne tarit pas, entraînant à la longue la dégénérescence amyloïde des viscères (gros foie, grosse rate, albuminurie). La dyspnée, modérée au début, augmente du fait de l'extension de la sclérose pulmonaire, etc., de la dilatation mécanique du cœur droit. Les doigts prennent l'aspect hippocratique. La fièvre s'allume, à grandes oscillations ; et le malade meurt dans l'hecticité. Mais, lorsqu'elle n'est pas hâtée par une complication, la mort ne survient que plusieurs années après le début apparent de la bronchectasie.

Le pronostic, sérieux en raison de la rareté d'une guérison complète, est donc relativement favorable en raison de la très lente évolution de la maladie.

**Diagnostic.** — La bronchorrée, les signes cavitaires constatés surtout vers la région moyenne du poumon et, d'ordinaire, prédominant nettement d'un côté, la conservation d'un bon état général, tels sont les principaux éléments du diagnostic.

Il faut songer à quelques causes d'erreur, telles que l'abcès du poumon (succédant souvent à une pneumonie, évolution rapide), le kyste kydatique du poumon, suppuré et ouvert dans les bronches (hémoptysies, recherche des crochets d'échinocoques dans l'expectoration), le pneumothorax partiel, interlobaire. Mais surtout, on doit éviter de confondre la bronchectasie avec la *pleurésie purulente* ouverte dans les bronches (pleurésie interlobaire) et avec la *tuberculose*. En cas de *pleurésie*, l'évolution plus rapide, la vomique nettement purulente (le pus ne se décompose pas en trois couches comme l'expectoration de la bronchectasie, et, dans les cas douteux, les résultats de la ponction exploratrice et de l'examen radioscopique, permettront le diagnostic. Dans la *tuberculose* pulmonaire, l'état général est plus vite altéré, les signes cavitaires sont bilatéraux et siègent aux sommets ; mais la difficulté peut être grande si la bronchectasie est bilatérale et prédomine aux sommets (ce qui, sans être la règle, n'est pas exceptionnel) et surtout si elle s'accompagne de lésions tuberculeuses, que celles-ci soit la cause ou la conséquence de la dilatation bronchique. Dans aucun cas, la recherche du bacille de Koch ne doit être négligée.

Quand l'expectoration devient franchement *fétide*, le diagnostic se pose avec les divers processus gangreneux (V. BRONCHITES FÉTIDES).

**Traitement.** — Il faut *soutenir l'état général* par un régime substantiel (viandes grillés ou rôties, œufs, viande crue), et par l'emploi de l'huile de foie de morue et des préparations d'arsenic ou de lécithine.

*Contre la bronchorrée*, on agit en donnant les médicaments en ingestion et par la voie respiratoire.

L'administration par la voie respiratoire est réalisée par deux méthodes, qui peuvent être employées simultanément :

1° Les *inhalations* de vapeurs aromatiques : teinture de benjoin ou d'eucalyptus, essence de térébenthine (20 gr. pour un litre d'eau bouillante) ;

2° Les *injections intra-trachéales* : huile eucalyptolée à 5 pour 100 (Mendel).

En ingestion, on prescrira des *expectorants* (racine de polygala concassée en infusion à 8 pour 1000, deux à trois tasses par jour ; — kermès, 10 centigr. par jour en suspension dans un looch ou un julep gommeux) et des *modificateurs de la sécrétion bronchique*. Parmi ceux-ci, les plus employés sont : la *terpine*, à la dose de 30 à 60 centigr.) ; le *sirop de térébenthine*, associé en général aux sirops de goudron et de baume de Tolu (à parties égales, trois à quatre cuillerées à soupe par jour, — et surtout l'*eucalyptus* (Bucquoy) et l'*hyposulfite de soude* (Lancereaux) :

Hyposulfite de soude. . . . . . . . . . . . . . . . . . . 4 grammes.
Sirop d'eucalyptus . . . . . . . . . . . . . . . . . . . 50    —
Eau distillée . . . . . . . . . . . . . . . . . . . . . . 100    —
A prendre dans la journée par cuillerées à soupe.

Chacune des *complications* (hémoptysies, asystolie, gangrène pulmonaire, etc.), nécessite la thérapeutique qui lui est propre. On doit interrompre l'usage de l'hyposulfite de soude en cas d'hémoptysie.

                                             *H. GRENET.*

BRONCHES (DILATATION). — **Traitement chirurgical**. — La chirurgie ne peut s'adresser à la dilatation bronchique qu'autant que celle-ci est bien limitée ; dans les cas de dilatations multiples les interventions ne donnent que des insuccès ; aussi des trois formes anatomiques de dilatation bronchique (cylindrique, ampullaire et moniliforme), seule la dilatation ampullaire est-elle justiciable du traitement chirurgical, et encore seulement lorsqu'elle est unilatérale et formée d'une cavité unique (dilatation sacciforme), ou de plusieurs cavités assez volumineuses communiquant les unes avec les autres. Dans ce cas l'intervention chirurgicale est indiquée par l'abondance des sécrétions bronchiques et surtout par des accidents septiques aigus ou chroniques résultant de la rétention et de la stase de ces sécrétions purulentes dans la cavité bronchique.

La pneumotomie constitue la seule méthode opératoire applicable, la technique ne présente aucune particularité (V. Pneumotomie) ; toutefois, étant donnée la grande difficulté que l'on éprouve d'ordinaire à déterminer le siège exact de la lésion, il faut toujours faire une large ouverture de la paroi thoracique en réséquant plusieurs côtes ; la traversée de la plèvre est presque toujours facilitée par l'existence d'adhérences qui empêchent la production d'un pneumothorax, la découverte de la cavité bronchique est presque toujours difficile ; il faut, le plus souvent, faire plusieurs ponctions exploratrices dans le tissu pulmonaire ; une fois dans la cavité trouvée, on l'ouvre largement soit au thermo-cautère, soit au bistouri, soit même avec un instrument mousse ; on fixe à la paroi par quelques points de suture et on draine largement ; les lavages de la cavité sont inutiles et même très dangereux, en raison des accidents de suffocation qui peuvent résulter du reflux du liquide dans les bronches.

Le pronostic opératoire varie beaucoup suivant la localisation des lésions, la présence ou l'absence d'adhérences pleurales et l'état général du malade. Dans les cas de dilatation sacciforme bien localisée chez un malade qui n'est pas trop affaibli, la mortalité opératoire est peu élevée, et, presque dans tous les cas l'intervention est suivie d'une amélioration notable, due à la suppression de la rétention des sécrétions bronchiques, qui se traduit par l'abaissement de la température, la diminution de l'expectoration, la suppression des vomiques et de la fétidité de l'haleine. Par contre, la guérison complète est exceptionnelle, et, dans presque tous les cas, on voit persister une fistule thoracique par laquelle s'écoule un liquide muco-purulent plus ou moins abondant; cette fistule assure ainsi le drainage de la cavité bronchique, et il n'est pas prudent de chercher à la supprimer, car dans plusieurs cas la fermeture de la fistule a été suivie de réapparition de l'expectoration purulente et de tous les accidents septiques qui avaient nécessité l'intervention.

Pour éviter ces fistules persistantes, on a conseillé dans quelques cas de faire, au lieu d'une simple incision, la résection du lobe pulmonaire renfermant les cavités bronchiques dilatées, la pneumectomie ainsi pratiquée trois fois aurait donné deux guérisons (Krause et Heidenhain) et une mort (Riondi), mais elle paraît applicable à un bien petit nombre de cas.

Il semble plus pratique, pour éviter la formation de fistules, de faire une thoracoplastie par résection costale, dans le but d'amener l'affaissement du poumon et l'effacement de la cavité bronchique : cette thoracoplastie peut être faite en même temps que la pneumotomie, le plus souvent on drainera d'abord la cavité bronchique pour parer aux accidents de rétention, puis ultérieurement lorsqu'une fistule sera établie, on fera la thoracoplastie pour tâcher d'obtenir l'effacement de la cavité bronchique et la guérison de la fistule (V. Fistules thoraciques). *PIQUAND.*

BRONCHES (LITHIASE BRONCHO-PULMONAIRE). — La lithiase broncho-pulmonaire est constituée par la présence de calculs dans le poumon ou les bronches. Les calculs du poumon passent d'ordinaire dans les bronches, de telle sorte que la lithiase broncho-pulmonaire est surtout bronchique.

Les calculs peuvent provenir du poumon (pneumolithes), ou bien se former sur place dans les bronches (broncholithes) : tantôt, comme l'a montré Poulalion, ils résultent de la transformation des tissus broncho-pulmonaires (pierres parenchymateuses), tantôt ils se développent à l'intérieur des cavités préexistantes où ils restent libres (productions intra-cavitaires).

Ils sont de nature cartilagineuse, osseuse ou calcaire.

Les *calculs cartilagineux* sont des fragments de cartilages trachéaux ou bronchiques, mis en liberté par un processus ulcéreux, ou bien proviennent soit d'enchondroses inflammatoires des cartilages de la trachée ou des bronches, soit de chondromes du poumon.

Les *calculs osseux* ont une origine inflammatoire et naissent soit des cartilages bronchiques (dilatation des bronches, phtisie), soit de la coque fibreuse des vieilles pleurésies, ou bien des parois d'abcès du poumon ou des tissus de sclérose pulmonaire. Ils ont exactement la structure du tissu osseux, avec ostéoplastes et canaux de Havers.

Les *pierres calcaires* (fig. 44) sont les plus importantes et résultent de l'infiltration des tissus par des granulations de phosphate tribasique et de carbonate de chaux, sans disposition régulière et sans formation d'ostéoplastes. Un processus inflammatoire, au contraire des cas précédents, n'est nullement nécessaire au développement de la calcification, qui se produit tantôt en tissu sain, tantôt à la suite de diverses lésions, et en particulier de lésions de tuberculose à évolution fibreuse.

Dans l'énumération précédente nous avons eu surtout en vue les pierres parenchymateuses. Quant aux productions intra-cavitaires, concrétions ou calculs, elles sont libres dans une cavité naturelle ou pathologique, ont une forme souvent ramifiée,

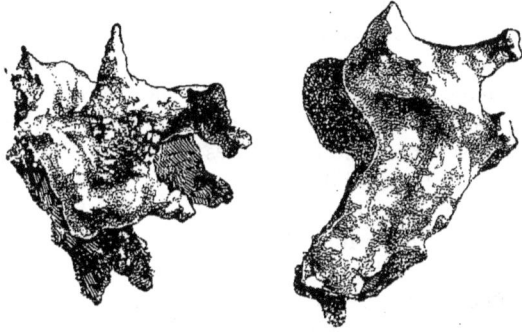

Fig. 44. — Concrétions calcaires expectorées par un malade atteint de lithiase broncho-pulmonaire. Grossissement de 4 diamètres (d'après Poulalion).

moulée sur la forme de leur contenant, une surface lisse et une couleur grisâtre ; elles sont constituées par du phosphate et du carbonate de chaux, et se développent à la suite d'une infection (bronchite, tuberculose, etc.), ainsi que l'a montré Poulalion.

**Symptômes.** — Les *pneumolithes* sont d'ordinaire une trouvaille d'autopsie et ne se manifestent pendant la vie par aucun signe clinique. C'est des *broncholithes* surtout que dépendent les accidents qui peuvent survenir.

Les accidents aigus sont constitués par la *colique pulmonaire*, résultant de l'expulsion des calculs ; cette expulsion, d'ailleurs, n'est pas toujours pénible et se fait parfois sans aucun effort : mais souvent, des douleurs rétrosternales, des quintes de toux, précèdent le rejet de la pierre ; puis le malade est immédiatement soulagé. Parfois la crise avorte, le calcul n'est pas complètement expulsé et redescend dans les bronches ; ces mouvements d'ascension et de descente peuvent se répéter plusieurs fois et provoquer des hémoptysies, d'ordinaire peu abondantes, quelquefois mortelles. La bronche irritée par le calcul, peut s'infecter, et une broncho-pneumonie se développer. L'expulsion des broncholithes par la colique pulmonaire est un des modes de guérison de la lithiase bronchique.

Les accidents chroniques sont connus sous le nom de *phtisie calculeuse*. L'amaigrissement, la toux, la cachexie progressive, voire même l'aspect de l'expectoration muco-purulente, donnent un tableau identique à celui de la tuberculose pulmonaire ; des hémoptysies peuvent se produire et augmenter encore la confusion. Quant aux signes physiques, ils n'ont pas d'importance ; on peut seulement trouver en un point limité une zone congestive et des râles sous-crépitants ; seul, le rejet d'un ou plusieurs calculs démontre qu'il s'agit de lithiase, et est souvent suivi d'une guérison rapide.

En lui-même le pronostic de la lithiase bronchique est bénin ; mais on ne doit pas oublier que, d'une part, elle peut se produire chez les tuberculeux, et que, d'autre part, elle peut être suivie de tuberculose.

**Diagnostic**. — Le seul élément de diagnostic, aussi bien dans les accidents aigus que dans les accidents chroniques, est le rejet d'une pierre : qu'il se produise, et toute hésitation devient impossible du moment qu'on s'est assuré de l'origine broncho-pulmonaire du corps étranger. Par contre, tant que l'expulsion d'un calcul n'est pas survenue, on ne saurait affirmer, ni même soupçonner la véritable nature de la maladie. Toutefois l'absence de lésions des sommets et de bacilles de Koch dans les crachats, chez un sujet présentant nettement des signes fonctionnels de phtisie, pourrait faire entrevoir la possibilité d'une lithiase. Le diagnostic de lithiase bronchique une fois posé, il importe d'étudier la nature du calcul, de rechercher les conditions de sa formation, et de s'assurer que le malade n'est pas en même temps tuberculeux.

**Traitement** — Il n'existe pas de traitement de la lithiase broncho-pulmonaire; tout au plus devra-t-on modérer, par des préparations opiacées, les quintes de toux très pénibles qui accompagnent l'expulsion des calculs, traiter les hémoptysies qui peuvent se produire; mais en somme la thérapeutique s'adressera seulement à la maladie causale, tuberculose en particulier.                                        *H. GRENET.*

BRONCHES (SYPHILIS). — V. POUMON (SYPHILIS BRONCHO-PULMONAIRE).

BRONCHITES. — **Généralités**. — Les bronchites sont les inflammations des bronches; elles sont toujours d'ordre infectieux. Les unes sont spécifiques ; la plupart sont dues aux microbes banals de la suppuration, et la bronchite survient alors soit comme une première manifestation morbide, soit à titre d'infection secondaire, au cours d'une maladie quelconque. On peut, sur ces bases, établir une classification des bronchites, classification résumée très complètement dans le tableau ci-contre (page 87), que nous empruntons à Marfan.

Ce tableau résume bien les principaux modes suivant lesquels peut se faire l'infection bronchique, et les causes qui la favorisent. Nous ne nous arrêterons pas aux bronchites spécifiques, pour l'étude desquelles nous renvoyons aux articles traitant des maladies causales. Il est inutile d'insister sur le mécanisme évident des bronchites par auto-infection descendante ou métastatique; dans le dernier cas, les microbes arrivent par la voie sanguine. Mais, pour comprendre comment l'auto-infection peut se faire sur place, à la faveur des altérations de la muqueuse, il faut connaître le *parasitisme normal des bronches* : sans cesse, avec l'air inspiré, des bactéries pénètrent dans le système bronchique ; mais elles vivent en saprophytes, ne dépassent pas les grosses bronches et demeurent peu nombreuses ; à la faveur de toute cause diminuant la résistance de la muqueuse, elles peuvent pulluler, devenir pathogènes, et envahir les petites bronches ; dès qu'elle est arrivée à ce niveau, l'infection est redoutable, car les petites bronches sont mal organisées pour la lutte contre les microbes. Claisse a bien montré en effet que la pathologie générale des bronchites est dominée par la notion du territoire enflammé plus que par la nature des germes infectants. L'appareil bronchique supérieur, dit-il, est destiné à la filtration de l'air : il a des parois épaisses, un épithélium composé de cellules à cils vibratiles et de cellules à mucus, et reposant sur une couche épaisse de cellules de remplacement ; les glandes à mucus y sont abondantes ; les capillaires sanguins et le système lymphatique bien développés ; grâce à son innervation, il peut se débarrasser par expectoration réflexe ou volontaire des corps étrangers exogènes ou endogènes ; d'une part il arrête à son niveau les microbes envahisseurs et s'en débarrasse ; d'autre part il préserve, par l'épaisseur et la vitalité de ses parois, les tissus voisins contre les bactéries arrêtées sur la muqueuse.

Bronchites.

Par infection spécifique : *Br. spécifiques* (sont toujours le résultat prochain ou éloigné de la contagion).

- Bronchite de la grippe.
- — de la coqueluche.
- — de la rougeole.
- — de la dipthérie.
- — du charbon.
- — de la peste.
- — de la tuberculose.
- — de la variole.
- — de l'impaludisme.
- — de la morve.
- — de la syphilis.

Par infection non spécifique : *Br. communes* (dues principalement aux pneumocoques et aux streptocoques).

Par infection endogène (auto-infection).

Auto-infection sur place : muqueuse préalablement altérée par :
- Refroidissement.
- Bronchites spécifiques antérieures.
- Affections chroniques du poumon, de la plèvre, du médiastin.
- Inhalations de substances irritantes (poussières ou gaz délétères).
- Intoxications (iode, brome, cantharide).
- Cardiopathies.
- Albuminurie.
- Affections gastro-intestinales.
- Dyscrasies (asthme, fièvre des foins, urticaire, goutte, arthritisme, lymphatisme).
- États adynamiques (fièvre typhoïde, maladies aiguës de longue durée, cachexies).

Auto-infection à distance.
- Auto-infection descendante. — Affections des premières voies. Pyodermites.
- Auto-infection métastatique. — Bronchites d'origine gastro-intestinale; D'origine septicémique.

Par infection ectogène. — Contagion par inhalation.

Au contraire, dans les petites bronches, qui normalement ne sont en rapport qu'avec de l'air déjà filtré, l'épithélium n'est plus cilié, les glandes font défaut, le système lymphatique est réduit ; la sensibilité ayant disparu, aucun réflexe ne détermine plus le rejet des corps étrangers, et les parois amincies protègent mal les alvéoles pulmonaires voisins : « Au point de vue des intérêts généraux, dit Claisse, la bronchite inférieure peut être comparée à un abcès fermé dont les produits microbiens se répandent dans l'organisme ; la bronchite supérieure est un abcès ouvert. »

Les microbes les plus divers peuvent être les agents pathogènes des bronchites. Parmi ceux que l'on a mis le plus souvent en évidence, il faut citer surtout le streptocoque, le pneumocoque et le bacille de Pfeiffer, et aussi le staphylocoque, le coli-bacille (qui s'observe surtout dans les bronchites fétides), quelquefois le proteus vulgaris et le tétragène ; les microbes anaérobies jouent sans doute un rôle dans la gangrène des bronches (V. BRONCHITES FÉTIDES). Les bronchites des grosses bronches sont le plus souvent polymicrobiennes, et il est probable que, dans certains cas au moins, la virulence des germes pathogènes est accrue du fait de leur association.

La contagion joue un rôle capital dans la transmission de l'injection bronchique.

Les **symptômes fonctionnels** sont : — 1° la *toux*, précédée ordinairement d'une sensation de chatouillement laryngé ; elle est plus ou moins fréquente selon les cas, parfois sèche et quinteuse, parfois grasse ou sifflante ; — 2° l'*expectoration*, qui peut être muqueuse (crachats visqueux ou transparents), muco-purulente (crachats plus ou moins opaques ou verdâtres), ou franchement purulente ; certaines formes de bronchites sont caractérisées par l'odeur des crachats (bronchites fétides) ou par le rejet de fausses membranes (bronchites pseudo-membraneuses) ; — 3° la *dyspnée*, rare dans les bronchites des grosses bronches, très intense dans les bronchites des petites bronches (bronchite capillaire). Lorsqu'il n'existe pas de complications, les bronchites ne déterminent aucune douleur en dehors de la sensation de fatigue provoquée par la répétition des efforts de toux.

Les **signes généraux** sont des plus variables ; la fièvre est intense surtout dans les bronchites capillaires.

Les **signes physiques** sont les plus importants : ils sont presque toujours *bilatéraux* dans les bronchites vulgaires ; les bronchites unilatérales sont ordinairement *spécifiques*, et souvent liées à la *tuberculose*. Lorsque les bronches seules sont atteintes et qu'il n'existe aucune lésion de pneumonie, la sonorité reste normale ; mais, à l'auscultation, on perçoit des *râles* variables selon l'abondance des sécrétions et le calibre des bronches atteintes : ce sont des râles secs ou sonores, et des râles humides ou bulleux.

Les râles sonores se distinguent en râles ronflants, qui sont graves, et en râles sibilants, qui sont aigus ; ils sont peu modifiés par les efforts de toux, s'entendent aux deux temps de la respiration, parfois à distance, et peuvent, lorsqu'ils sont très intenses, déterminer des vibrations thoraciques perceptibles à la palpation. Les râles sonores ne se produisent que dans les bronchites des grosses bronches, et lorsque les sécrétions sont peu abondantes ou très visqueuses ou adhérentes.

Les râles humides indiquent un exsudat fluide : râles muqueux (à grosses bulles) dans les bronchites des grosses bronches ; râles sous-crépitants (à moyennes bulles) dans les bronchites des moyennes bronches ; râles sous-crépitants fins dans les bronchites capillaires. Ces râles humides s'entendent aux deux temps de la respiration (et par là se distinguent du râle crépitant vrai de la pneumonie, lequel est inspiratoire), et diminuent dans leur abondance et leur intensité après la toux et l'expectoration.

L'*évolution* et les *complications* des bronchites varient dans chaque forme, et seront étudiées dans les articles suivants.

**Indications thérapeutiques générales.** — D'une façon générale il faut : — 1° désinfecter les bronches, soit en introduisant directement les médicaments dans les voies respiratoires (par inhalation ou par injection trachéale), soit en faisant ingérer des médicaments qui s'éliminent par la muqueuse respiratoire (balsamiques, sulfureux); — 2° faciliter l'expectoration, indication qui se pose surtout lorsque les efforts de toux ne suffisent pas à évacuer les bronches ; les balsamiques remplissent ce but en fluidifiant les secrétions et en accélérant les mouvements des cils vibratiles. Quant aux vomitifs, souvent utiles, ils doivent être prescrits avec beaucoup de prudence et de réserve lorsque le malade est déprimé ; — 3° calmer la toux : ce sont les préparations d'opium et de belladone qui remplissent le mieux ce but.

Les révulsifs sont utiles dans tous les cas : cataplasmes ou bains sinapisés dans les formes aiguës, pointes de feu dans les formes chroniques.

La *prophylaxie* des bronchites est réalisée par l'hygiène des premières voies (bouche, nez, pharynx), et par les précautions prises contre le froid et l'humidité. Les bronchites pouvant être contagieuses, l'isolement des malades s'impose dans les formes graves. *H. GRENET.*

**BRONCHITES AIGUËS.** — Les bronchites aiguës peuvent frapper les grosses, les moyennes, ou les petites bronches : dans ce dernier cas, il s'agit de la *bronchite capillaire*, forme qui, en raison de son importance et de sa gravité, mérite d'être décrite dans un article spécial. Nous n'étudions donc ici que les inflammations aiguës des grosses et des moyennes bronches. La bronchite des grosses bronches s'associe toujours à la trachéite (*trachéo-bronchite*).

Les bronchites aiguës sont fréquentes à tous les âges; leur principale cause occasionnelle est le refroidissement; elles sont toujours de nature infectieuse. Pour les autres détails concernant l'étiologie, nous renvoyons à l'article précédent, consacré aux bronchites en général.

Dans les inflammations des grosses et des moyennes bronches, la muqueuse est fortement congestionnée, et présente par places un aspect inégal et dépoli; quelquefois il existe des érosions, et même de véritables ulcérations. Dans les cas les plus simples, l'examen histologique ne révèle que le gonflement des cellules caliciformes et la dilatation des capillaires. S'il se produit des érosions, l'épithélium desquame; les cellules de remplacement prolifèrent, et la couche profonde de la muqueuse est infiltrée de leucocytes. En cas d'ulcérations véritables, les cellules de remplacement tombent; la surface interne de la bronche est constituée par une couche de leucocytes venus par diapédèse; les leucocytes infiltrent les faisceaux musculaires et peuvent former des abcès sous-muqueux. Des lésions aussi intenses sont exceptionnelles dans les inflammations aiguës des grosses bronches; il n'en est pas de même dans les bronchites capillaires.

Des altérations du parenchyme pulmonaire (emphysème, foyers de broncho-pneumonie) accompagnent souvent les lésions bronchiques, mais ne sont pas directement sous leur dépendance.

Les ganglions du hile pulmonaire sont congestionnés et augmentés de volume.

**Symptômes.** — La *trachéo-bronchite* est précédée par du coryza, de l'enchifrènement; puis le malade éprouve une sensation de sécheresse dans la gorge, est enroué, et commence à tousser. A partir de ce moment, l'évolution de la bronchite se fait en deux périodes : période de *crudité*, période de *coction*.

Dans la phase de crudité, les sécrétions bronchiques ne sont pas encore abondantes : la toux est sèche, pénible, rauque, fréquente surtout la nuit, et n'aboutit que difficilement à une expectoration muqueuse peu abondante. A cette période, l'auscultation fait entendre des râles ronflants et sibilants des deux côtés de la poitrine.

Au bout de 3 à 4 jours, la toux devient grasse, moins pénible et plus rare; les crachats sont rendus facilement, nombreux et muco-purulents. A l'auscultation, on entend, des deux côtés de la poitrine, des râles humides plus ou moins fins, selon que l'inflammation est restée localisée aux grosses bronches ou a atteint les bronches de moyen calibre.

Dans les cas les plus fréquents, l'état général est à peine touché, et la fièvre est nulle ou très modérée. La guérison complète se fait rapidement, en 8 ou 10 jours. Mais il existe des formes plus intenses, avec fièvre élevée, état saburral des voies digestives : les signes physiques ne diffèrent pas alors de ceux que nous avons signalés plus haut; mais le malade peut être assez profondément déprimé : la guérison est encore la règle, mais ne survient qu'en 2 à 3 semaines.

**Complications.** — La complication la plus fréquente est l'extension de la bronchite aux petites bronches, la *bronchite capillaire*; cet accident s'observe surtout chez l'enfant et le vieillard, quelquefois chez l'adulte au cours des épidémies de grippe. Chez tous les individus présentant une tare organique (diabétiques, brightiques, etc.), la *broncho-pneumonie* est à craindre; et même, chez les sujets présentant des antécédents tuberculeux, la phtisie peut être occasionnée par une bronchite simple. Enfin, quelques malades semblent présenter une prédisposition particulière aux bronchites, et celles-ci, en se répétant, finissent par aboutir à la chronicité (V. BRONCHITES CHRONIQUES).

**Pronostic.** — Il est toujours favorable chez l'adulte sain; et doit être réservé surtout chez l'enfant et chez le vieillard, à cause du développement possible de la bronchite capillaire. Il faut tenir compte, dans l'appréciation du pronostic, de l'intensité des symptômes généraux et de la finesse des râles, finesse indiquant l'extension du processus vers les petites bronches.

**Diagnostic.** — Le diagnostic de la bronchite est facile; il importe surtout de s'assurer qu'elle n'est pas spécifique : chez l'enfant, il faut toujours songer à la *rougeole*, pour peu qu'il existe du coryza et du larmoiement, à la coqueluche si la toux est quinteuse (encore se souvient-on que le caractère quinteux de la toux n'apparaît pas dès le début de la coqueluche). Chez l'adulte, on se méfiera de la tuberculose si les signes physiques sont *unilatéraux*.

**Traitement.** — La *révulsion* s'impose surtout chez les enfants : *cata-*

*plasmes sinapisés* dans les cas légers, *bains sinapisés* tièdes, ou *bains chauds* (à 38°), d'une durée de 10 minutes et répétés toutes les 3 heures, dans les formes intenses et fébriles; la balnéation chaude (Renaut) est le meilleur moyen de prévenir la bronchite capillaire et la broncho-pneumonie.

Les *inhalations de vapeur d'eau* facilitent l'expulsion des crachats; il sera bon d'ajouter à l'eau que l'on fait évaporer de la teinture d'eucalyptus ou de l'essence de térébenthine, agents contribuant à aseptiser les bronches.

Les *balsamiques* sont prescrits surtout à la période de coction; la terpine, à la dose de 50 à 60 *centigrammes* par jour, en cachets ou en potion (ajouter de l'alcool à la potion pour dissoudre la terpine) donne de bons résultats; on peut l'associer au benzoate de soude (1 gr. 50 par jour).

Quand la toux est pénible et fréquente, on doit prescrire l'*opium* (sirop de codéine, sirop diacode), la *belladone*.

Les *vomitifs* peuvent être employés dans les bronchites intenses et peu fébriles. Chez l'adulte, le *kermès* se prescrit à la dose de 10 centigr. par jour, en suspension dans un julep gommeux ou dans un looch blanc du Codex; s'en abstenir si le malade est déprimé ou si son cœur se contracte mal. On ordonne souvent la *poudre de Dover*, dans laquelle l'*ipéca* est associé à l'opium : 1 gr. de poudre de Dover contient 10 centigr. d'ipéca et d'opium; on fera prendre, en potion, 50 *centigrammes* de poudre de Dover par jour aux adultes, et aux enfants, 5 *centigrammes* par année d'âge (s'en abstenir au-dessous de 3 ans). Chez les enfants, il faut d'ailleurs être très prudent dans l'administration des vomitifs : on donne alors en général l'*ipéca* (10 à 30 centigr. de poudre dans 20 gr. de sirop; une cuillerée à café toutes les 10 minutes, jusqu'au vomissement); on le réservera aux sujets robustes et âgés de plus de 2 ans. Le *tartre stibié* et l'*apomorphine* ne doivent jamais être employés chez l'enfant. Le *polygala* est un bon expectorant, qui ne fatigue pas les malades; on peut l'associer à une petite dose de sirop d'ipéca :

| | |
|---|---:|
| Sirop d'ipéca. . . . . . . . . . . . . . . . . . | 10 grammes. |
| Benzoate de soude . . . . . . . . . . . . . . . . | 1 gramme. |
| Bicarbonate de soude. . . . . . . . . . . . . . . | 0 gr. 50 |
| Sirop de polygala. . . . . . . . . . . . . . . . | 20 grammes. |
| Décoction de polygala . . . . . . . . . . . . . . | 130. — |

Une cuillerée à soupe toutes les 2 heures, chez l'enfant.        (MÉRY.)

L'*acétate d'ammoniaque*, l'*alcool* sous la forme de potion de Todd, trouvent leur indication lorsque le malade est déprimé.

La *quinine* est utile dans les formes fébriles, surtout en temps d'épidémie grippale.                                         *H. GRENET.*

**BRONCHITE CAPILLAIRE.** — (**Catarrhe suffocant**). — La bronchite capillaire est la bronchite des dernières ramifications bronchiques; elle est presque toujours la conséquence d'une bronchite des grosses et des moyennes bronches; quelquefois elle se produit d'emblée, toutes les parties de l'arbre bronchique étant frappées en même temps.

Elle est presque spéciale à l'*enfant* et au *vieillard* : chez eux, l'expectoration se fait mal (chez l'enfant, parce que le réflexe expulsif n'est pas bien développé avant 5 ans; chez le vieillard, parce que la sensibilité est émoussée et que la présence des sécrétions dans les bronches ne provoque que tardivement la toux); les sécrétions bronchiques stagnent dans les conduits aériens, stagnation qui favorise la propagation de l'infection aux derniers rameaux.

Chez l'enfant, la bronchite capillaire est tantôt primitive, tantôt secondaire, et est surtout à craindre dans la *rougeole* et la *coqueluche*.

Chez l'*adulte*, elle se produit surtout au cours des épidémies de *grippe*. Dans certains cas, la bronchite capillaire a sévi sous forme *épidémique*, frappant les enfants ou les jeunes soldats, et se localisant d'emblée aux petites bronches.

Les petites bronches sont obstruées de mucus ou de muco-pus; de petits foyers de suppuration peuvent se produire (grains jaunes de Fauvel); l'obstruction des bronches est tantôt généralisée à tout un poumon (et l'on conçoit qu'alors la mort survienne rapidement du fait de l'asphyxie mécanique), et tantôt la bronchite capillaire n'est que partielle, la mort résultant alors de l'intoxication microbienne (Hutinel et Claisse).

Les cellules épithéliales desquament et tombent dans la cavité bronchique, où l'on voit, en outre, des leucocytes et les microbes pathogènes.

La bronchite capillaire s'accompagne presque toujours d'hépatisation pulmonaire et elle n'est alors qu'une des lésions de la broncho-pneumonie (v. c. m.). L'hépatisation ne dépend pas directement de la bronchite; il n'en est pas de même de l'*atélectasie* et de l'*emphysème*. Dans l'atélectasie ou état fœtal, collapsus du poumon, le poumon est privé d'air, et est affaissé (comme le poumon de l'enfant qui n'a pas encore respiré), mais il reprend son aspect normal par l'insufflation : il est probable que, comme l'admettent Charcot et Joffroy, l'atélectasie n'a pas une origine purement mécanique, mais est d'ordre inflammatoire. Sous l'influence des efforts de toux, aboutissant à la rupture des fibres élastiques, se développe l'emphysème vésiculaire, et quelquefois l'emphysème interlobulaire et l'emphysème sous-pleural.

Pour la bactériologie, nous renvoyons à l'article BRONCHO-PNEUMONIE.

**Symptômes.** — Pendant les premiers jours il n'existe d'ordinaire que des signes de bronchite des grosses bronches; puis, en même temps que la fièvre s'élève (39°-40°) et que la dyspnée devient vive, on perçoit à l'auscultation des râles sous-crépitants fins, éclatant par bouffées aux deux temps de la respiration, et indiquant l'envahissement des dernières ramifications bronchiques.

C'est chez l'enfant surtout que la dyspnée acquiert une intensité excessive; le nombre des respirations peut atteindre 80 par minute. Alors on voit le malade assis sur son lit, le visage cyanosé et couvert de sueurs froides, avec du battement des ailes du nez, et faisant de violents efforts inspiratoires. La respiration prend un type inverse : à un mouvement actif et brusque d'expiration succède immédiatement, sans période de repos, une inspiration passive, longue et pénible, qui paraît séparée par un intervalle du mouvement expiratoire suivant; ainsi l'expiration semble être le premier temps de la respiration, au contraire de ce qui se passe normalement; c'est la *respi-*

*ration expiratrice* de Bouchut. A chaque effort d'expiration, se produit un resserrement latéral de la base du thorax et une projection du ventre en avant; l'enfant *pousse du ventre* (Bouchut). On note souvent aussi du tirage sous-sternal (se rappeler que, seul, le tirage sus-sternal est pathognomonique d'une sténose laryngée). La toux est fréquente, brève, pénible et quinteuse.

L'expectoration, nulle chez l'enfant, est muco-purulente chez le vieillard.

A l'auscultation on entend un mélange de gros râles et de râles fins (bruit de tempête de Récamier). Ces signes sont bilatéraux et se perçoivent surtout à la partie postéro-inférieure de la poitrine. Le pouls est petit et incomptable; les bruits du cœur sont sourds.

La *mort* survient rapidement, en cinq à six jours, par asphyxie. La guérison est rare, et tout à fait exceptionnelle chez le vieillard.

Hutinel et Claisse décrivent chez les enfants une forme toxique, dans laquelle les lésions sont moins étendues; alors la dyspnée est, au début, moins intense; mais la respiration est irrégulière et reproduit parfois le rythme de Cheyne-Stokes. La toux n'est pas très fréquente; les signes d'auscultation ne se perçoivent que par places; mais, du fait de l'intoxication microbienne, l'état général devient rapidement mauvais : le teint est plombé, les yeux excavés, les pupilles en myosis; des érythèmes infectieux ou une éruption purpurique se développent; le cœur prend le rythme fœtal; le malade délire ou présente des accidents méningitiques. La température est élevée et peut atteindre 41° ou 42°, et subit des rémissions matinales marquées. Aux approches de la mort, les mouvements respiratoires se ralentissent et deviennent plus irréguliers; les battements du cœur s'assourdissent. Cette forme se termine presque toujours par la mort, qui survient en deux à cinq jours.

**Diagnostic.** — L'intensité de la dyspnée, l'asphyxie rapide, le mélange de gros râles et de râles fins, tels sont les principaux éléments de diagnostic.

Comme l'a remarqué Graves, il faut tenir compte, non seulement du caractère, mais encore du nombre des râles; lorsqu'on entend en un même point un très grand nombre de râles, c'est que les bronches capillaires sont atteintes, les grosses bronches ne pouvant être assez nombreuses en un même point pour produire autant de bruits : ainsi se distingue la bronchite capillaire de la bronchite des grosses ou moyennes bronches.

Chez l'enfant, il faut éviter de confondre la bronchite capillaire avec l'*asthme bronchitique*, fébrile, s'accompagnant de fièvre et provoquant l'apparition de râles nombreux dans la poitrine, mais évoluant en quelques jours vers une guérison rapide.

Les *broncho-pneumonies* entraînent des modifications de la sonorité et s'accompagnent de souffle, symptômes qui n'existent pas dans la bronchite capillaire. Mais, en réalité, la bronchite capillaire s'accompagne presque toujours de lésions de pneumonie lobulaire, en sorte qu'il est bien difficile de la distinguer de la broncho-pneumonie à noyaux disséminés.

Où le diagnostic présente surtout des difficultés, tant chez l'enfant que chez l'adulte, pendant les épidémies grippales, c'est lorsqu'il s'agit de distinguer la bronchite capillaire de la *granulie* : dans la forme suffocante de la granulie (asphyxie tuberculeuse aiguë de Gravès), la dyspnée est excessive, mais souvent on ne perçoit, à l'examen de la poitrine, aucun signe physique net; l'absence même de signes stéthoscopiques coïncidant avec une asphyxie aussi intense est un des meilleurs éléments de diagnostic de la granulie, et permet de la distinguer de la bronchite capillaire.

Mais, dans certains cas, la granulie détermine, en même temps que de la dyspnée, des râles fins disséminés dans la poitrine, et d'autre part, la bronchite capillaire peut se produire chez des tuberculeux; le seul moyen de diagnostic est alors l'examen bactériologique des crachats, si toutefois le malade est en âge de cracher.

Chez l'adulte et le vieillard les *bronchites albuminuriques* peuvent se manifester par des bouffées de râles fins et nombreux; il suffit de songer à cette cause d'erreur. Il en est de même parfois des *bronchites des cardiaques*.

**Traitement.** — Les mesures nécessaires de prophylaxie sont exposées à l'article BRONCHO-PNEUMONIE.

Au point de vue thérapeutique, deux indications se posent surtout: calmer la dyspnée, et soutenir le cœur et relever l'état général. Pour calmer la dyspnée, il faut couvrir le malade de *ventouses*, et lui faire des inhalations d'*oxygène*. Chez l'enfant, on recourra aux *bains chauds* (38° à 40°) pris toutes les deux heures, pendant dix minutes; entre les bains, on appliquera des *cataplasmes sinapisés* dans le dos.

On recommande parfois de donner des vomitifs dans les bronchites capillaires afin de désobstruer les bronches : c'est *une pratique dangereuse* à laquelle on n'a le droit de recourir qu'au début des accidents, si le malade est résistant et si son cœur se contracte bien; en tout cas, on ne donnera jamais de tartre stibié, on se méfiera du kermès, et l'on s'en tiendra à l'ipéca à petites doses, ou à l'oxyde blanc d'antimoine.

Pour soutenir le cœur, on fera des injections sous-cutanées de *caféine* ou de *spartéine*, des injections d'*huile camphrée*. On relèvera l'état général en donnant de l'*alcool*, sous la forme d'une potion de Todd, à laquelle on ajoutera 2 à 4 gr. d'*acétate d'ammoniaque*. Aux adultes et aux vieillards, on fera boire du *champagne*. Enfin l'emploi du *collargol* (frictions avec la pommade au collargol, ou injections intra-veineuses ou intra-musculaires d'une solution isotonique de collargol obtenu par la méthode électrolytique) permettra de lutter, parfois avec succès, contre l'élément infectieux.

L'alimentation doit être légère et se composer surtout de lait et de bouillon. *H. GRENET.*

**BRONCHITES CHRONIQUES.** — Les bronchites chroniques sont d'ordinaire la conséquence soit d'une bronchite aiguë grave, soit plutôt d'une série de bronchites aiguës qui peuvent être légères, mais dont la répétition finit par diminuer la vitalité de la muqueuse et son pouvoir défensif contre les infections. Elle relèvent parfois d'une cause spécifique : tuberculose, syphilis, aspergillose, etc. ; nous ne nous occupons pas de ces faits, étudiés dans des articles spéciaux. Mais les microbes les plus banals et les plus divers peuvent déterminer des infections chroniques des bronches; le streptocoque, en particulier, est presque constant dans la flore des bronchites

chroniques. Celles-ci, fréquentes chez les vieillards, sont favorisées et
entretenues par les irritations chroniques des voies respiratoires, inhalation de gaz irritants, de poussières (V. Pneumokonioses), des produits volatils des liqueurs chez les alcooliques, par les affections chroniques de
l'appareil respiratoire (phtisie, emphysème); par les crises d'asthme. Un
terrain propice leur est créé par les dyspepsies et la dilatation de l'estomac
(agissant sans doute par auto-intoxication), par l'alcoolisme, la goutte, le
brightisme; par les cardiopathies. Dans l'enfance, la bronchite chronique
est fréquente chez les sujets atteints d'adénopathie trachéo-bronchique,
chez les adénoïdiens où elle est entretenue par la chute des sécrétions
naso-pharyngiennes dans les voies respiratoires et par l'obstacle apporté au
passage normal de l'air et des sécrétions bronchiques dans les conduits
aériens. Selon le terrain où elles évoluent, les bronchites chroniques peuvent prendre des formes spéciales : ici, d'ailleurs, il faut sans doute distinguer, avec Claisse, « certains flux bronchiques qui ne sont pas de nature
inflammatoire, et doivent être séparés des bronchites, aussi bien que
l'hydrothorax est séparé des pleurésies ; il existe chez les arthritiques, les
brightiques, des bronchorrhées qui ne sont pas des bronchites ».

L'épaississement des parois bronchiques, l'infiltration embryonnaire ou la
transformation fibreuse du derme muqueux, sont les lésions les plus caractéristiques des bronchites chroniques; les altérations épithéliales sont
analogues à celles que l'on rencontre dans les bronchites aiguës. Souvent
on note en outre la dissociation des faisceaux musculaires par des cellules
rondes ou leur remplacement par du tissu conjonctif adulte, l'ossification
ou la calcification des cartilages. Il s'agit surtout, en somme, d'un processus
de sclérose. Toujours les bronches sont légèrement dilatées dans leur
ensemble ; mais si, par places, les lésions sont plus intenses, la dilatation
s'accentue aussi, et un type anatomique et clinique particulier se trouve
constitué (V. Bronches, Dilatation) ; c'est aussi aux bronchites chroniques
qu'appartiennent les bronchites pseudo-membraneuses (v. c. m.), et la lithiase
broncho-pulmonaire [V. Bronches (Lithiase broncho-pulmonaire)], formes
bien individualisées et décrites dans des articles spéciaux.

Aux lésions bronchiques s'associent toujours des lésions d'emphysème et
de congestion du poumon.

**Symptômes**. — Les bronchites chroniques s'établissent lentement,
succédant à une série de bronchites aiguës. Elles se caractérisent surtout
par l'absence habituelle de fièvre et par leur durée indéfinie ; mais elles
subissent de temps à autre des recrudescences et des rémissions : pendant
l'été, les malades paraissent presque guéris; pendant les saisons froides et
pluvieuses, les accidents reprennent une nouvelle intensité et peuvent alors
procéder par poussées aiguës.

Les symptômes sont presque les mêmes que dans les bronchites aiguës :
les signes physiques sont des signes d'auscultation (râles humides, sous-crépitants, si la sécrétion bronchique reste abondante, râles ronflants et sibilants
si la sécrétion est rare), la sonorité est normale. Les symptômes fonctionnels sont la toux et l'expectoration : la toux est fréquente, surtout la nuit;
l'expectoration consiste en rejet de gros crachats muco-purulents ; elle est

d'ordinaire abondante. surtout le matin au réveil. Chez les vieillards, qui vident mal leurs bronches, l'expectoration peut être insuffisante, et la résorption des exsudats est susceptible de déterminer des accidents généraux sérieux.

On a distingué, d'après les caractères des crachats, plusieurs formes de bronchites chroniques : la forme la plus commune est celle que nous venons de décrire et qui s'accompagne d'une expectoration muco-purulente. Dans des cas plus rares et qui s'observent surtout, mais non exclusivement, chez les asthmatiques, la toux, très pénible, aboutit à l'expulsion de crachats petits, compacts (crachats perlés) : c'est le *catarrhe sec* de Laënnec. Souvent, chez les mêmes malades, l'auscultation révèle des signes de congestion pulmonaire, survenant rapidement pour disparaître de même (*bronchite chronique congestive* de Ferrand). Il faut signaler encore la *bronchite séreuse, catarrhe pituiteux* ou *asthme humide*, caractérisée par le rejet abondant de crachats filants et incolores à la suite de quintes de toux très pénibles; cette forme est rare. Une expectoration d'une extrême abondance et nettement purulente et presque toujours symptomatique de la *dilatation des bronches* (v. c. m.); la fétidité des crachats caractérise les *bronchites fétides* (v. c. m.)

**Formes**. — Les allures de la bronchite chronique peuvent être modifiées par le terrain sur lequel elle évolue. Il convient de signaler surtout :

La *bronchite des asthmatiques*, avec ses crachats perlés contenant des spirales, des cristaux de Charcot-Leyden, des cellules éosinophiles, des cellules pigmentées (V. Asthme). Chez les enfants, la bronchite asthmatique prend d'ordinaire une forme aiguë.

La *bronchite des goutteux*. Chez ces malades, on observe, d'après Lécorché, soit du catarrhe sec, soit du catarrhe aigu suffocant (dans ces deux cas, il s'agit de poussées aiguës, d'autant plus comparables, dit Claisse, aux déterminations articulaires, qu'elles peuvent être en rapport avec les concrétions uratiques des bronches), soit du catarrhe chronique.

La *bronchite des diabétiques*. Elle est fréquente, peut être confondue avec la tuberculose qui est commune aussi chez ces malades; et, d'autre part, elle est souvent la cause d'une broncho-pneumonie ou d'accidents de gangrène pulmonaire.

Les *bronchites des brightiques* (bronchites albuminuriques de Lasègue). Elles se présentent sous trois formes : dans un premier type (pseudo-asthme albuminurique), il s'agit de poussées d'œdème pulmonaire, souvent localisées aux sommets (d'où confusion possible avec la tuberculose) ; c'est d'une dyspnée intense, paroxystique, et surtout nocturne, que se plaint le malade. Dans un deuxième type, une dyspnée vive survient brusquement ; la toux, fréquente, aboutit au rejet de crachats muqueux abondants : ces accidents sont dus à des foyers d'œdème pulmonaire, comme le montre l'auscultation qui ne révèle d'abord que des râles crépitants, les râles humides n'apparaissant que par la suite. On peut se demander, avec Claisse, si ces deux types morbides, qualifiés bronchites albuminuriques, méritent bien le nom de bronchites; il ne s'agit pas ici d'accidents de nature inflammatoire, mais « d'une simple transsudation séreuse, d'allures vagabondes,

paraissant et disparaissant sans lois systématiques ». Par contre, la troisième des formes décrites par Lasègue est manifestement d'ordre inflammatoire : elle se caractérise par des accidents aigus avec dyspnée vive,
toux fréquente, expectoration abondante, et, à l'auscultation, signes de
bronchite généralisée avec foyers de râles crépitants; c'est là sans doute
une véritable broncho-pneumonie ; la guérison est la règle.

Les *bronchites des cardiaques*. Il s'agit de phénomènes de congestion
pulmonaire plus que de bronchites véritables; on peut, avec Lasègue, distinguer la bronchite des affections mitrales (congestion pulmonaire passive
par stase veineuse), et la bronchite des aortiques et des artério-scléreux
(congestion pulmonaire active par hyperémie). La bronchite des myocardites participe de l'un et de l'autre des types précédents.

**Complications**. — Les bronchites chroniques sont longtemps compatibles avec un bon état général ; mais, au cours de leur évolution, se produisent souvent des *poussées aiguës*, et des infections pulmonaires graves
peuvent se développer (broncho-pneumonies) ; ces accidents sont à redouter
surtout chez les vieillards, et pendant les épidémies de grippe. Presque
toujours les bronchites chroniques finissent par aboutir à la *dilatation des
bronches*, et se compliquent d'*emphysème pulmonaire* : on doit alors craindre
surtout l'*asystolie* par dilatation mécanique du cœur droit. Enfin,
il n'est pas rare de voir la *tuberculose* se développer sur une vieille bronchite chronique.

**Pronostic**. — Le pronostic dépend surtout de l'âge et de l'état de
résistance du malade. La bronchite chronique n'est pas grave en elle-même,
mais elle peut être le point de départ de complications mortelles (dilatation
des bronches, broncho-pneumonie, dilatation du cœur, etc.); un examen
attentif du malade permet de reconnaître ces accidents.

**Diagnostic**. — Les râles humides et l'expectoration muco-purulente
indiquent la bronchite, la longue durée des accidents montre qu'il s'agit
d'une bronchite chronique. Ce qui importe surtout, c'est de ramener celle-ci
à sa véritable cause : si les lésions paraissent nettement unilatérales, il faut
toujours se rappeler que la bronchite est souvent alors symptomatique
d'une maladie spécifique (tuberculose, syphilis, etc.); ces causes écartées,
l'examen complet du malade fait seul reconnaître si les accidents sont imputables à la goutte, au brightisme, etc.

Chez les enfants, la bronchite chronique, rare, est liée d'ordinaire à une
infection du naso-pharynx (végétations adénoïdes).

Les bronchorrhées non inflammatoires, qui se produisent parfois chez
les goutteux et les albuminuriques, peuvent se distinguer des véritables
bronchites par le caractère ordinairement séreux de l'expectoration, et par
l'absence de fièvre lorsque des râles fins indiquent l'envahissement des
petites bronches.

**Traitement**. — 1° *Traitement hygiénique*. — Le froid, l'humidité, les
changements brusques de température sont surtout néfastes aux bronchitiques; on peut tâcher d'aguerrir les malades contre les influences extérieures par des frictions sèches, par la pratique de l'hydrothérapie. Sinon,
on leur recommandera de ne sortir que par un temps chaud et sec, et on

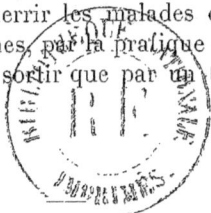

les enverra, l'hiver, dans une station telle que Pau, Dax, Cannes, Hyères.

2° *Agents physiques.* — Nous venons d'indiquer l'utilité de l'hydrothérapie. Il faut signaler l'*aérothérapie*, méthode qui consiste à inspirer dans l'air comprimé et à expirer dans l'air raréfié (appareils de Waldenbourg ou de Dupont); on espère, par ce procédé, employé surtout dans le traitement de l'emphysème, faciliter l'expectoration et rendre aux bronches leur élasticité.

Les *stations hydro-minérales* les plus recommandables dans les formes communes sont les stations sulfureuses (Cauterets, Uriage, Barèges, Eaux-Bonnes, Challes, Amélie-les-Bains, etc.); en cas de catarrhe sec, les sources arsenicales (Bourboule, Mont-Dore) sont plus indiquées.

3° *Traitement médicamenteux.* — On doit s'efforcer de modifier la sécrétion, de faciliter l'expectoration, de calmer la toux.

Pour modifier les sécrétions, on peut porter directement le médicament au contact des voies respiratoires, soit qu'on prescrive les inhalations de vapeur d'eau chargée de substances aromatiques (teinture d'eucalyptus, de benjoin); soit qu'on pratique des injections intra-trachéales d'huile eucalyptolée à 5 pour 100.

Par la voie gastrique, on prescrit les balsamiques, et surtout la *terpine* à la dose de 30 à 60 *centigr.* par jour, en cachets ou en potion. Le *copahu*, peu employé, est très recommandé par Dujardin-Beaumetz, qui l'associe au goudron (prendre chaque jour 4 à 8 capsules, contenant chacune 50 *centigr.* d'un mélange à parties égales de copahu et de goudron).

Les *sulfureux*, qui s'éliminent par les bronches, ont une action antiseptique : l'*hyposulfite de soude* en particulier a été recommandé par Lancereaux, qui le prescrit dans toutes les bronchites chroniques, à la dose de 2 à 5 gr. par jour, en potion.

Les *iodures* sont indiqués surtout dans le catarrhe sec.

Pour faciliter l'expectoration, on peut recourir aux *vomitifs*; mais on ne les administrera qu'avec prudence aux vieillards déprimés, ou dont le cœur est défaillant. Le mode d'emploi de l'*ipéca*, du *kermès*, du *polygala*, est indiqué à l'article BRONCHITES AIGUËS.

Pour calmer la toux, on a recours surtout aux préparations *opiacées* et à la *belladone*. Mais, dans le catarrhe sec, on leur préférera les bromures et le chloral.

Enfin, chez les goutteux, les asthmatiques, les albuminuriques, les cardiaques, etc., le traitement de la maladie causale s'impose avant toute autre médication.                                                   H. GRENET

BRONCHITES FÉTIDES. — (Gangrènes curables du poumon ; — Gangrène des extrémités bronchiques dilatées). — Sous ce nom, on désigne les bronchites au cours desquelles l'expectoration prend une odeur fétide, *en dehors de tout phénomène de gangrène pulmonaire*, et du seul fait des lésions bronchiques. Les bronchites fétides constituent, non une maladie spéciale, mais une modalité particulière des bronchites en général.

C'est au cours des bronchites *chroniques*, et spécialement de la dilatation des bronches, que se produit la fétidité.

Les bronchites fétides peuvent se répartir *en deux groupes*. Dans le premier groupe, qui correspond aux faits étudiés par Lasègue sous le nom de *gangrènes curables du poumon*, on n'observe que les lésions ordinaires de la bronchite chronique ou de la bronchectasie, sans sphacèle de la muqueuse; la fétidité ne dépend que de la décomposition putride des sécrétions. Dans le second groupe, qui correspond à la description que Briquet a donnée de la *gangrène des extrémités bronchiques dilatées*, il existe véritablement de la gangrène de la muqueuse et des parois des bronches. Alors les lésions frappent, surtout dans les régions postéro-inférieures du poumon, les moyennes et les petites bronches (Briquet), qui sont dilatées en ampoule et remplies d'un liquide putride; la bronche présente des lésions de gangrène qui peuvent aboutir à la destruction presque complète de la paroi et s'étendre au parenchyme pulmonaire, déterminant *secondairement* une gangrène pulmonaire.

Comme le propose Rabé, on pourrait distinguer ces deux types en appelant le premier *bronchite fétide simple*, et en réservant au second la désignation de *bronchite gangréneuse*. Cette division est sans doute quelque peu schématique, car la bronchite gangréneuse est l'aboutissant habituel de la bronchite fétide simple : il est pourtant utile de la conserver pour donner une description claire de deux formes cliniques qui, malgré leurs points de contact, présentent entre elles de notables différences.

Qu'il frappe d'abord le contenu ou la paroi des bronches, le processus de putréfaction dépend d'une infection. Les recherches bactériologiques ont donné des résultats différents. Le *leptothrix pulmonalis* de Leyden et Jaffé n'a plus qu'un intérêt historique. Pour Noïca, c'est toujours au *coli-bacille* qu'est due la fétidité; Luminger invoque l'action d'un bacille spécial, dont il donne la description, que l'on trouve constamment dans les crachats tant que ceux-ci sont odorants, et qui disparaît dès qu'ils perdent ce caractère. Il est vraisemblable que, tout au moins lorsqu'il existe de la gangrène bronchique (type Briquet), il faut attribuer un rôle important aux *anaérobies*, agents habituels des processus gazeux.

L'étiologie des bronchites fétides ne diffère pas de l'étiologie des bronchites chroniques et de la dilatation des bronches.

**Symptômes**. — Les symptômes diffèrent quelque peu suivant que l'on a affaire à une *bronchite fétide simple* (*type Lasègue*) ou à une *bronchite putride* (*type Briquet*).

Voici comment Lasègue décrit les cas du *premier groupe* : « Un individu d'un âge variable, d'une constitution plus ou moins robuste, le plus souvent éprouvé par des fatigues ou des maladies antérieures multiples, est pris d'une bronchite qui, d'abord, n'a pas de caractères particuliers; l'oppression est médiocre, la toux intense, l'expectoration assez abondante et telle qu'on la rencontre ordinairement à une période assez avancée des affections; les crachats deviennent plus copieux et plus abondants; quelques-uns sont d'une fétidité qui appelle l'attention du malade ou de ceux qui l'approchent. Cette première crise passe plus ou moins inaperçue; cette fétidité de l'expectoration s'atténue ou disparaît; la bronchite persiste; il y a peu ou pas de fièvre. Après un intervalle variable, la bronchite semble subir une certaine recrudescence. L'expectoration devient d'un jaune verdâtre, parfois brune, d'autres fois grise ; elle est de nouveau d'une fétidité singulière et gangréneuse. »

La fétidité a une intensité variable : quelquefois elle peut empester toute une salle d'hôpital ; mais elle n'est pourtant pas aussi intolérable que celle de la gangrène pulmonaire. D'ordinaire, elle est plus atténuée, et souvent on doit même la rechercher en s'approchant de la bouche et du crachoir du malade. Les caractères en diffèrent aussi selon les cas (odeur de matières organiques en décomposition, d'hydrogène sulfureux, de dent cariée, odeur âcre, etc.). L'odeur de l'haleine s'accentue au moment des efforts de toux.

L'expectoration est aussi abondante, mais d'ordinaire moins liquide et plus visqueuse que dans le cas de bronchectasie simple ; elle est d'un brun verdâtre ou striée de sang. Laissée au repos elle se divise en trois couches, comme dans la dilatation des bronches (v. c. m.) ; c'est surtout la couche inférieure, renfermant les bouchons de Dittrich, qui dégage une odeur infecte.

Au début des accidents, la température s'élève ; mais d'ordinaire, elle revient à la normale ; le malade s'amaigrit et l'état général s'altère pendant les périodes de fétidité, pour se relever à chaque rémission des accidents.

En général, la bronchite fétide dure de deux à cinq mois, avec des alternatives de recrudescence et de rémission. « La phase de déclin est annoncée par la diminution de l'expectoration, puis de la fétidité. Parallèlement, l'état général s'améliore, et après quelques semaines de convalescence, le malade peut reprendre son travail. Toutefois les lésions primitives de dilatation bronchique persistent intégralement ; et le sujet, même en dehors des périodes de fétidité respiratoire, présente de la toux et de la bronchorrée matutinale. Cette guérison, plus exactement cette phase d'accalmie, comporte une fragilité de tous les instants ; elle peut se prolonger pendant des mois, quelquefois des années, mais la santé instable du sujet reste à la merci d'un refroidissement, d'une fatigue, d'un écart de régime ; et dans certains cas, sans cause appréciable, une nouvelle crise de bronchite fétide éclate, annoncée par des frissonnements, de la fièvre, une exacerbation de la toux, et de la bronchorrée » (Rabé).

La *bronchite putride* (*type Briquet*) ne s'établit jamais ou presque jamais d'emblée chez un malade atteint de bronchectasie simple : elle succède à une ou plusieurs crises de bronchite fétide du type Lasègue. L'expectoration devient grisâtre ou noirâtre, dégage une odeur horrible tout à fait semblable à celle de la gangrène du poumon. Le malade s'amaigrit et se cachectise rapidement ; il souffre d'une dyspnée continue, de points de côté ; il perd l'appétit. La température oscille entre 38° et 39°. La maladie dure en moyenne un à deux mois : au bout de ce temps, le sphacèle, d'abord limité aux bronches, finit par envahir le parenchyme pulmonaire : et c'est en somme à la gangrène du poumon que succombe le malade.

**Évolution. Complications. Pronostic.** — Nous avons signalé, dans la bronchite fétide du type Lasègue, les alternatives de rémission et d'aggravation : *l'intermittence* de la fétidité, qui disparaît et reparaît sans cause appréciable, en est un signe très important. La disparition de la fétidité peut

être définitive, et la *curabilité* des bronchites fétides est assez fréquente
pour en constituer un bon symptôme (d'où le nom, proposé par Lasègue,
de gangrène *curable* du poumon). Mais les améliorations obtenues (qui
d'ailleurs ne sont pas constantes) sont souvent temporaires ; et, la fétidité
reparaissant, la mort survient au bout de plusieurs mois ou de plusieurs
années, dans l'hecticité, par résorption de produits putrides ; ou surtout, on
peut assister au développement d'une bronchite putride (type Briquet) et à
l'extension du processus gangréneux des bronches au poumon. Le pronostic
doit donc toujours être réservé : dans la bronchite fétide simple, une longue
survie est la règle ; la mort est inévitable lorsque survient la gangrène des
extrémités bronchiques.

**Diagnostic.** — Reconnaître la fétidité est chose aisée, puisqu'il suffit
d'apprécier l'odeur de l'haleine et des crachats. Par contre, savoir si cette
fétidité est due aux seules lésions bronchiques ou à la gangrène pulmonaire
est souvent difficile, d'autant plus que la gangrène pulmonaire peut succéder à une bronchite fétide.

Le principal élément de diagnostic est la marche de la maladie : elle est
chronique et respecte longtemps l'état général dans la bronchite fétide ; la
gangrène pulmonaire a une évolution rapide et détermine une altération
profonde de l'état général, même lorsque les lésions sont peu étendues.

Quant aux caractères de l'expectoration, ils n'ont qu'une valeur secondaire : les crachats, souvent moins fétides dans la bronchite, renferment, en
cas de gangrène, des fibres élastiques qui peuvent exister aussi dans le premier cas.

Les signes d'auscultation et de percussion, signes cavitaires dans la
bronchectasie comme dans la gangrène, n'ont guère d'importance.

L'exagération de la fétidité, et l'aggravation de l'état général, révèlent le
développement de la gangrène bronchique et peuvent faire prévoir l'envahissement prochain du parenchyme pulmonaire.

**Traitement.** — Il faut : 1° traiter la maladie causale, bronchite chronique ou dilatation des bronches : 2° lutter contre la fétidité ; ce point seul
nous importe ici. Le moyen le plus sûr pour atteindre ce but consiste à
administrer les médicaments par la voie respiratoire, les portant ainsi directement au contact des parties malades. On recommandera donc les *inhalations* de vapeur d'eau phéniquée ou thérébentinée, d'eucalyptus, d'oxygène, etc., les *injections intra-trachéales* d'huile eucalyptolée.

Les *médicaments internes* les plus efficaces sont la *teinture d'eucalyptus* et
l'*hyposulfite de soude* [(V. Bronches (Dilatation)].

Les *pointes de feu*, appliquées *larga manu*, réussissent souvent, d'après
Dieulafoy, à faire disparaître la fétidité dans les cas rebelles.    *H. GRENET.*

BRONCHITES PSEUDO-MEMBRANEUSES. — **Bronchites fibrineuses.** — Les
bronchites pseudo-membraneuses sont caractérisées par le développement
de fausses membranes dans les bronches, fausses membranes qui peuvent
être rejetées par expectoration. Elles ne constituent pas une maladie autonome, mais sont un groupe de bronchites de natures diverses, réunies par
un symptôme commun.

Dans tous les cas, les fausses membranes traduisent leur origine par leur aspect : elles se présentent sous la forme de cylindres se ramifiant en bran ·ches de plus en plus petites, et correspondant aux divisions bronchiques (fig. 45). Mais leur constitution chimique et histologique varie selon leur origine.

Les bronchites pseudo-membraneuses apparaissent tantôt à titre épisodique, au cours d'une affection aiguë bien caractérisée à laquelle elles sont

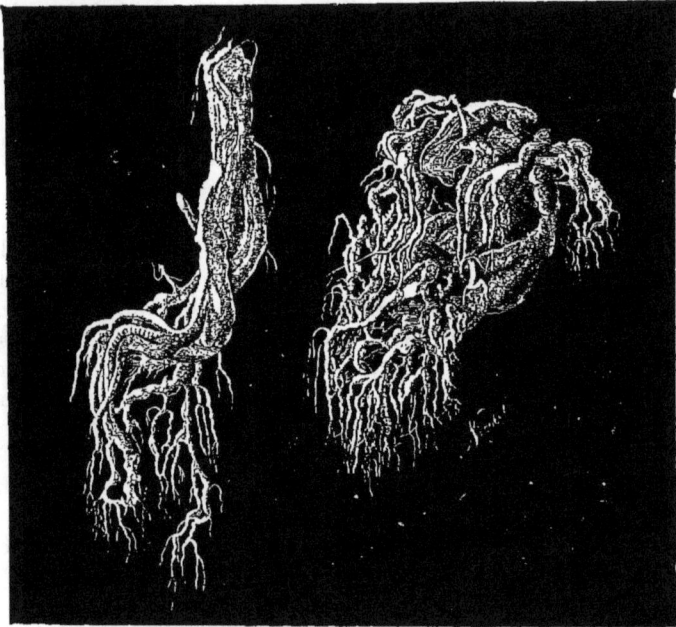

Fig. 45. — Bronchite pseudo-membraneuse ; fausses membranes expectorées.
(D'après P. Lucas-Championnière.)

secondaires ; tantôt elles semblent primitives, alors il s'agit d'ordinaire de cas chroniques.

1° *Secondaire*, la bronchite pseudo-membraneuse survient soit au cours de la diphtérie, soit au cours d'une bronchite vulgaire.

Dans la diphtérie, elle est presque toujours consécutive au croup, quelquefois à l'angine ; il existe pourtant des cas, rares mais indiscutables, où elle fut primitive. Les fausses membranes ont alors la même structure histochimique (fibrine et cellules épithéliales) et la même flore bactérienne que les autres productions diphtériques.

Les bronchites aiguës au cours desquelles se produisent des fausses membranes sont surtout les bronchites *pneumococciques*. Elles peuvent être primitives, ou survenir au cours d'une pneumonie (la pneumonie massive, caractérisée par le développement excessif de la fibrine dans les alvéoles, s'accompagne parfois du rejet de fausses membranes) ; dans d'autres cas, une bronchite à pneumocoque se développe chez un sujet atteint d'une

autre affection, chez un tuberculeux, un cardiaque, etc.; la bronchite
pseudo-membraneuse a été signalée aussi dans la fièvre typhoïde, dans la
variole, etc. Bien qu'elle soit plus souvent pneumococcique, elle peut
relever d'autres microbes, tels que le streptocoque et le pneumobacille de
Friedländer. Dans ces divers cas, les moules bronchiques ont en général
une couleur ambrée ou grisâtre, et sont souvent rouges par places; ils présentent des bosselures déterminées par des bulles d'air qui, emprisonnées
dans la fausse membrane, peuvent donner à celle-ci une structure spongieuse. Histologiquement, on constate souvent, d'après Frentzel, Dalché et
Hallion, que les moules bronchiques sont constitués essentiellement par les
éléments du sang : fibrine, globules rouges et globules blancs. S'ils gardent
leur forme et ne se dissocient pas au moment des efforts de toux, c'est
grâce à leur grande richesse en fibrine, richesse due à l'existence d'un processus inflammatoire : ce sont des moules bronchiques *hématiques*; pour
qu'ils se produisent, la coïncidence d'une inflammation catarrhale et d'une
hémorragie broncho-pulmonaire est nécessaire (Dalché et Hallion). En
d'autres cas d'ailleurs, les moules bronchiques peuvent être purement
pseudo-membraneux, constitués uniquement par de la fibrine.

2° Les bronchites pseudo-membraneuses *primitives* ne s'observent que
chez l'adulte et le vieillard; leur étiologie est inconnue. Les moules bronchiques sont constitués par un stroma de tissu amorphe englobant de nombreuses cellules : ce sont des cellules épithéliales provenant de la muqueuse
bronchique, reconnaissables à la périphérie, mais profondément altérées
vers le centre du cylindre. La constitution chimique des moules est mal
connue, elle varie peut-être suivant les cas; il semble qu'ils soient surtout
fibrineux. Ils contiennent peu de microbes; on y décèle parfois le streptocoque; l'aspergillose a pu être incriminée dans un cas (Devillers et Rénon).

**Symptômes.** — 1° *Bronchites pseudo-membraneuses secondaires.* — La
bronchite diphtérique est presque toujours consécutive au croup; elle ne se
caractérise guère que par le rejet d'une fausse membrane ramifiée et
tubulée, mais cette expulsion est inconstante. Si, après la trachéotomie, la
respiration reste obscure et difficile, sans qu'il existe de foyer de broncho-
pneumonie, on peut soupçonner la diphtérie trachéo-bronchique, même en
l'absence d'expectoration membraneuse.

La bronchite diphtérique *primitive*, exceptionnelle. ne peut être reconnue
que si le malade rejette des fausses membranes dont on pratique alors l'examen bactériologique. Presque toujours la mort est rapide, les signes d'intoxication étant très marqués et la température très élevée; dans quelques
cas rares (Goodall, Wavelet) l'état général n'est pas très atteint et la guérison succède rapidement à l'injection de sérum antidiphtérique.

Les bronchites pseudo-membraneuses secondaires à une bronchite vulgaire
n'ont pas grand intérêt clinique; elles se reconnaissent à l'expulsion de
moules bronchiques, mais leur évolution n'est nullement influencée par le
processus pseudo-membraneux, et le pronostic est celui de la maladie
causale.

2° *Bronchites pseudo-membraneuses primitives.* — Ces bronchites ont une
évolution chronique; elles déterminent de la dyspnée variable en intensité,

souvent légère; les signes physiques se réduisent à du silence respiratoire au niveau des régions obstruées par le moule bronchique; la toux est modérée; l'état général reste bon. Ces symptômes n'ont en somme rien de particulier; mais de temps à autre, *par accès*, au milieu de quintes de toux, de douleurs thoraciques et rétro-sternales, sont expulsées des fausses membranes; et cette expulsion rappelle la colique pulmonaire de la lithiase bronchique (v. c. m.). Parfois, au moment de l'accès, qui est suivi d'un soulagement immédiat, la température s'élève, et une hémoptysie se produit. La maladie peut durer plusieurs années et finit souvent par déterminer de l'emphysème pulmonaire.

**Diagnostic.** — Seul, le rejet d'une fausse membrane impose le diagnostic de la bronchite pseudo-membraneuse; en cas d'accidents aigus, il faut songer à la possibilité d'une diphtérie et pratiquer l'examen bactériologique. La diphtérie peut être considérée comme certaine, même sans cet examen, s'il s'agit d'un enfant qui a présenté, les jours précédents, des signes d'angine pseudo-membraneuse ou de croup. En cas de bronchite chronique, on pourrait, à un examen très superficiel, prendre les fausses membranes pour des débris de kyste hydatique; il suffit d'être prévenu de cette cause d'erreur pour l'éviter. L'examen bactériologique doit être fait, car il peut imposer en quelques cas un traitement spécial.

**Traitement.** — Il est inutile de rappeler que la bronchite membraneuse diphtérique est justiciable avant tout de la sérothérapie. La bronchite chronique résiste en général à toutes les médications : toutefois on a tiré quelques bons effets de l'iodure de potassium; Claisse a obtenu une amélioration par le sérum de Marmorek, dans un cas où le streptocoque était en cause; dans leur observation de bronchite aspergillaire, Devillers et Rénon ont eu recours, avec un succès médiocre, à l'iode en inhalations et à l'hyposulfite de soude en potion. Les précautions hygiéniques et le traitement symptomatique sont les mêmes que dans toutes les bronchites chroniques (v. c. m.). *H. GRENET.*

**BRONCHO-PNEUMONIE.** — La broncho-pneumonie est une inflammation broncho-pulmonaire, caractérisée par son évolution descendante des bronches aux poumons, la distribution lobulaire des lésions — due précisément à cette évolution, — sa marche irrégulière et envahissante, et dont la cause banale ou spécifique est toujours infectieuse. Cet article a particulièrement pour objet l'étude des *broncho-pneumonies aiguës*, non spécifiques, dues aux microbes commensaux des voies respiratoires et digestives supérieures. Cette broncho-pneumonie banale, ou broncho-pneumonie tout court, a, malgré l'absence de spécificité étiologique, une individualité clinique indiscutable; c'est à ce point de vue seulement qu'on peut l'opposer à la pneumonie, dont elle n'a nullement la marche cyclique.

Pour les *broncho-pneumonies chroniques* (V. PNEUMONIES CHRONIQUES).

**Lésions.** — L'inflammation des bronchioles sublobulaires et intralobulaires est la condition *sine qua non* de la broncho-pneumonie, puisqu'elle est le lien entre la bronchite et l'atteinte du parenchyme. Si cette inflammation est d'emblée diffuse et généralisée, la broncho-pneumonie n'aura pour ainsi dire pas le temps d'évoluer : il y a *bronchite capillaire* (v. c. m.), et la bronchite capillaire pure, généralisée, est presque toujours mortelle. Plus souvent, la bronchiolite n'est que disséminée; alors l'infection se propage par continuité aux alvéoles correspondants, et par contiguïté au pourtour de chaque bronchiole. Il en résulte, d'une part, une alvéolite catarrhale ou pneumonie catarrhale qui s'étend à tout le lobule (c'est la splénisation, desquamation épithéliale avec congestion); et, d'autre part, — au pourtour même de la bronchiole enflammée, où le processus inflammatoire est plus actif, — une zone d'hépatisation avec exsudat fibrineux, analogue à celle de la pneumonie, appelée nodule péribronchique. Cette hépatisation, d'abord rouge, puis jaune, peut aboutir même à la suppuration et donner lieu à l'abcès péribronchique (grains jaunes) dans la *forme subaiguë.*

La *forme aiguë* comprend les variétés topographiques suivantes : broncho-pneumonie unilatérale, ou bilatérale, à noyaux disséminés (mamelonnée), ou à noyaux confluents (pseudo-lobaire). D'une façon générale, chaque noyau est résistant, sans crépitation sous le doigt qui le presse, plus lourd que l'eau; la coupe est lisse, non granuleuse et marbrée de points jaunes sur fond brun (aspect granité); par pression on fait sourdre du pus de la bronchiole centrale.

Dans la *forme suraiguë* on trouve une congestion généralisée avec quelques noyaux plus durs, ne crépitant plus, mais à peine ébauchés. La splénisation domine (spléno-pneumonie aiguë).

A ces lésions primordiales s'ajoutent : 1° des lésions accessoires des vaisseaux (lymphangite et adénite) et de la plèvre (pleurite); 2° des lésions pulmonaires mécaniques secondaires à l'obstruction des bronchioles : l'emphysème vésiculaire aigu compensateur des parties restées saines, et l'atélectasie ou carnification de certains territoires malades, où l'air ne pénétrait plus. L'atélectasie ou état fœtal est remarquable par la teinte violacée et l'affaissement du parenchyme vide d'air.

Le retour à l'intégrité anatomique est possible, même après des lésions aussi accentuées. Mais les broncho-pneumonies successives ou traînantes aboutissent, par suite de l'infiltration embryonnaire, à la sclérose broncho-pulmonaire et à la dilatation bronchique, sans parler de l'adénopathie trachéo-bronchique aiguë qui peut en être la conséquence. L'infection broncho-pulmonaire ne crée pas en général, par elle-même, des foyers d'infection multiples. Mais les effets de la toxi-infection se font sentir sur le sang, la rate, le foie, les reins, les méninges.

**Étiologie.** — La broncho-pneumonie est le lot des *enfants* et des *vieillards.* Quoique toujours secondaire à la bronchite, surtout la bronchite aiguë chez l'enfant et la bronchite chronique chez le vieillard, elle peut être en apparence primitive aux deux âges extrêmes de la vie. Chez l'adulte, au contraire, elle est très rare, et presque toujours secondaire à une maladie infectieuse, telle que la fièvre typhoïde, l'érysipèle. La *rougeole* et la *coqueluche,* la *diphtérie,* surtout après la trachéotomie, sont, parmi les maladies de l'enfance, celles qui la prédisposent le plus à cette affection. Dans la vieillesse, c'est la *grippe* qu'il faut surtout incriminer.

L'histoire expérimentale et clinique de ce qu'on est convenu d'appeler la pneumonie du vague, qui n'est qu'une broncho-pneumonie, montre l'importance du système nerveux dans l'état de réceptivité aux microbes pathogènes. Les *gastro-entérites aiguës* et *chroniques* favorisent cet état de réceptivité, ainsi que la dentition sans doute, en exerçant une action déprimante sur la nutrition. Les nourrissons suralimentés, ou victimes d'une alimentation prématurée, y sont particulièrement exposés. L'infection des voies respiratoires fait parmi eux, l'hiver, les mêmes ravages que l'infection des voies digestives, l'été. Ainsi comprise, la broncho-pneumonie d'origine intestinale n'est qu'une variété clinique et nullement une forme étiologique. Ce qu'il faut retenir c'est que le *facteur digestif* est à l'origine de toutes les broncho-pneumonies. Une bronchite qui n'est pas traitée par le régime restreint un temps suffisamment long, c'est-à-dire jusqu'à guérison complète, se prolonge, récidive ou s'aggrave en broncho-pneumonie, ou bien se transforme en entérite. L'infection broncho-intestinale chez l'enfant est l'équivalent de la maladie (gastro-bronchite) des jeunes chiens, essentiellement d'origine alimentaire. N'est-ce pas évident que l'infection des voies respiratoires est bien plus fréquente chez les nourrissons au biberon que chez les nourrissons élevés au sein?

Le *pneumocoque* et le *streptocoque* sont les espèces microbiennes le plus souvent trouvées; puis viennent le pneumo-bacille de Friedländer, le staphylocoque, le bacterium coli, le proteus vulgaris, le bacille de Pfeiffer, etc.

Les microbes sont très fréquemment associés, et, il est impossible, vu la divergence des auteurs, d'établir un rapport précis entre tel ou tel microbe et telle ou telle forme clinique. Il est beaucoup plus important d'envisager la symbiose des microbes précédents avec les agents de la tuberculose, de la diphtérie. Il y a une broncho-pneumonie à bacille de Koch, une autre à bacille de Lœffler; il y a aussi des broncho-pneumonies banales, parfaitement curables, au cours de ces infections spécifiques.

Nous ne ferons que signaler la broncho-pneumonie spécifique du charbon, de la peste; elle peut être, dans l'un et l'autre cas, manifestation initiale de la maladie.

Enfin, on voit chez le nouveau-né, atteint de *syphilis héréditaire précoce*, des broncho-pneumonies aiguës qui ne guérissent que par le traitement mercuriel. Pareille chose serait possible, même dans la syphilis acquise tertiaire de l'adulte.

Il faut tenir grand compte dans l'étiologie de la *contagion*, qui se voit dans les agglomérations d'enfants, surtout d'enfants malades, rougeoleux, diphtériques ou coquelucheux. L'évolution est différente chez l'enfant et chez le vieillard ou chez l'adulte.

A. — BRONCHO-PNEUMONIE DES ENFANTS. — **Symptômes**. — Il n'y a pas de broncho-pneumonie sans dyspnée, il n'y en a pas non plus sans fièvre, exception faite des cachectiques ou des débiles.

La *dyspnée* est presque un signe nécessaire; mais c'est la *fièvre* qui est le meilleur signe indicateur.

*Début.* — Quand, au cours d'une bronchite latente ou soignée, la température monte de 57°, ou 58°, à 39° ou 40° dans la même journée, on peut

presque à coup sûr diagnostiquer broncho-pneumonie, et on doit aussitôt
en instituer le traitement. En dehors des indications thermométriques, la
fièvre se révèle le plus souvent dans ce cas par l'assoupissement, qui donne
une sécurité trompeuse.

La *toux* grasse de la bronchite devient sèche, fréquente et pénible; mais
ce n'est pas un symptôme bruyant; il y a souvent atténuation de la toux au
moment de l'invasion (cette atténuation, jointe à l'assoupissement fébrile,
fait souvent croire à l'entourage que l'enfant va mieux). Elle se produit
ordinairement au moment où on déplace le bébé pour l'examiner. Il n'y a
ni vomissement, ni frisson.

Il est exceptionnel que le début soit indiqué par des phénomènes bruyants,
tels que des convulsions. Il est insidieux; mais il est assez rapide, le passage de la bronchite à la broncho-pneumonie pouvant se faire en quelques
heures ou en un jour ou deux.

*Fièvre.* — C'est en général entre 11 heures du matin et 1 heure de l'après-
midi que la température monte, ou bien vers le soir, ou au milieu de la
nuit. Il faut donc s'astreindre, dès le début, à prendre la température rectale
(4 minutes) plusieurs fois par jour, par exemple, le matin, vers 1 heure et
vers 5 heures après midi, et vers 11 heures du soir ou minuit; sinon les
exacerbations fébriles risquent de passer inaperçues. Les courbes thermiques ci-jointes ne sont basées que sur les températures matinale minima
et vespérale maxima. Elles ne sont qu'un résumé de l'évolution thermique.
Le tracé n° 2 ne représente qu'une congestion pulmonaire éphémère qui eût
bien pu tourner vers la broncho-pneumonie, si elle n'eût été traitée. Il n'y a

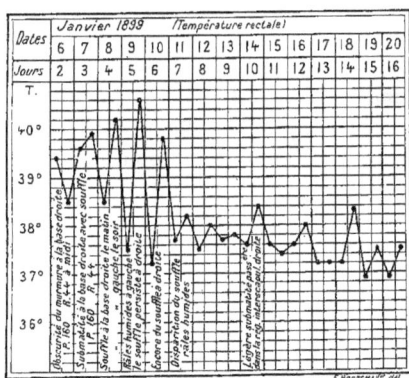

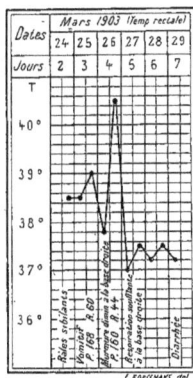

Fig. 46.                                             Fig. 47.

Fig. 46. — Broncho-pneumonie, chez une enfant (S. E.) de 3 ans, traitée par le drap mouillé.
Fig. 47. — Congestion pulmonaire au cours d'une bronchite chez une enfant de 18 mois.

entre cette courte maladie, la congestion pulmonaire, qui peut avorter
spontanément, et les tracés 185 et 187 qu'une différence de degré. Ce qui
caractérise ceux-ci c'est l'instabilité et l'irrégularité de la température.

Parfois la fièvre est subcontinue, notamment au moment de la formation
des foyers d'hépatisation; ailleurs on voit du matin au soir des oscillations
de plus de 4 degrés; enfin il y a certains jours d'apyrexie relative, suivis

d'un retour offensif de l'infection, qui se propage, s'éteint et se ranime comme un incendie (fig. 46 et 47).

*Dyspnée.* — La *polypnée* donne la mesure de l'étendue plutôt que de l'intensité des phénomènes locaux. Elle suit en général, mais non pas nécessairement, même pour un cas donné, les variations thermiques. Presque toujours vive, elle s'accompagne ordinairement, d'une part, de *tirage* (V, Dyspnée), et, d'autre part, du *renversement du rythme respiratoire* : l'enfant pousse, c'est-à-dire que son inspiration est précédée immédiatement d'une expiration brève; c'est ce qu'on a appelé la respiration expiratrice; la pause se fait après l'inspiration. A mesure que la dyspnée augmente, la respiration devient de plus en plus superficielle. Enfin elle s'accompagne d'angoisse quand elle est excessive : l'enfant, s'il n'est pas trop jeune, se redresse alors, ne pouvant rester sur le dos, se plie en deux ou bien s'agrippe aux barreaux de son lit. Il s'agite et parfois délire.

*Signes physiques.* — Il n'y a aucun parallélisme entre la dyspnée et la netteté des *signes physiques.* Ceux-ci se dessinent à peine au début et consistent surtout alors dans l'*obscurité du murmure vésiculaire* sans submatité, avec ou sans râles fins sous-crépitants, d'ailleurs très discrets et surtout inspiratoires. C'est aux bases ou à l'une des bases en arrière, plus rarement aux sommets, que ces signes se manifestent. Les râles muqueux, sibilants et ronflants de la bronchite s'entendent encore, plus ou moins marqués, parfois affaiblis.

Dans un second stade apparaissent la *submatité*, qu'il faut chercher par une percussion douce, superficielle, à la base, au sommet ou au hile, et le *souffle bronchique.* On peut entendre, suivant les cas, des souffles d'aspects variables, depuis le souffle tubaire inspiratoire typique en A, jusqu'à la simple respiration soufflante. De même les râles d'abord fins et relativement secs deviennent plus gros, plus humides, éclatants comme le bruit de friture, puis caverneux. Plus le souffle s'accuse, meilleure est la réaction locale. La disparition du souffle n'est pas toujours de bon augure : elle peut n'être que momentanée; elle peut aussi annoncer la formation d'un nouveau foyer à distance, ou coïncider avec une aggravation de l'état général. Enfin, pour peu que le foyer d'hépatisation dure ou se prolonge, le souffle, superposé à des râles humides inégaux, donne lieu au gargouillement et prend un timbre *pseudo-cavitaire* : c'est là un troisième stade. On n'assiste pas toujours, il s'en faut, à l'évolution de ces trois périodes.

C'est à l'aide de l'auscultation, et le thermomètre en main, que le médecin doit chercher à suivre de près les *poussées congestives mobiles, multiples et successives,* qui rendent cette affection si dramatique. Sans doute *les cas sont nombreux où les signes physiques restent presque négatifs* pendant toute la durée de la maladie. Toujours, néanmoins, l'examen sera répété chaque jour, et même deux fois par jour. Il n'y a pas de cas où l'observation clinique rigoureuse soit plus utile qu'ici. Mais, s'il est important de tenir compte du moindre symptôme, tel que la diminution du murmure vésiculaire, il est aussi important de se rappeler que le résultat presque négatif de l'auscultation, surtout chez le nouveau-né, ne doit point faire éliminer le diagnostic de broncho-pneumonie.

*Pouls.* — L'accélération du *pouls* n'est qu'un symptôme accessoire, du moins au début; il faut la rechercher dès l'approche du petit malade, avant qu'il se réveille. On trouve couramment 140 à 160 pulsations, au lieu de 130 environ dans les premières semaines, 120 dans les derniers mois de la première année, 110 dans la seconde année. Jusqu'à 2 ans le pouls peut rester normalement au-dessus de 100.

*Facies.* — *État général.* — Le diagnostic se lit parfois sur le visage qui est pâle, avec une teinte cyanotique des lèvres dans les cas typiques; les narines se dilatent à chaque inspiration; le regard est éteint ou inquiet. L'enfant refuse toute nourriture.

Le nourrisson au sein ne peut ou ne veut téter. La langue est souvent saburrale. La régularité des fonctions intestinales est toujours une bonne chose. Dans les cas graves on peut voir aussi bien la constipation que la diarrhée glaireuse.

Les *urines* sont rares, chargées en urates et, quelquefois, légèrement albumineuses. La *rate* devient grosse très souvent, pour peu que la maladie dure. Si la maladie se prolonge, l'amaigrissement apparaît et s'accuse rapidement.

**Évolution. Formes.** — Une maladie qui dure 1, 2 et même 3 semaines rentre dans la forme *aiguë*; au delà d'un mois, l'allure est *subaiguë*. Les rémissions et les retours offensifs de la maladie sont chose habituelle.

Les variétés de la broncho-pneumonie sont presque infinies. Tantôt il y a des phénomènes généraux proportionnels aux phénomènes locaux, c'est la *forme commune*; tantôt la réaction locale domine (*forme pseudo-lobaire*); tantôt la toxi-infection est profonde avec des signes physiques peu appréciables (*forme hyperthermique, forme toxique*); tantôt enfin c'est la violence de la dyspnée qui, d'emblée, met la vie en danger, à cause de la généralisation rapide du processus morbide aux bronchioles (*bronchite capillaire*) (v. c. m.), et aussi de la virulence des microbes.

A vrai dire, les éléments morbides, qui caractérisent chacune de ces formes schématiques, s'associent de diverses manières pour constituer l'individualité du cas clinique. Il y a foyer pseudo-lobaire, quand on perçoit un souffle tubaire net et fixe pendant plusieurs jours au niveau d'une zone de submatité, à la base, avec tympanisme sous-claviculaire ; il y a hyperthermie quand la température se maintient sans oscillations importantes entre 40 et 41° ou davantage ; l'intoxication peut être profonde même avec une température non excessive et une dyspnée d'abord modérée ; le teint est plombé, l'abattement progressif; c'est une septicémie d'origine bronchique, avec cardioplégie terminale.

En réalité, il n'y a qu'une forme vraiment distincte, celle des nourrissons atteints d'athrepsie, d'hérédo-syphilis ou de débilité congénitale; il n'y a ni fièvre, ni dyspnée apparente : elle est *latente*.

On a cherché à établir une relation entre la forme clinique et la forme microbienne. On attribue les foyers larges d'hépatisation au pneumocoque, les grandes oscillations de la fièvre hectique au streptocoque, ainsi que les ulcérations de la bouche, du nez et des lèvres et des *érythèmes infectieux*. Au staphylocoque appartiendraient les *abcès cutanés*.

. **Complications**. — En dehors des précédentes complications, les petits broncho-pneumoniques sont exposés, mais rarement, aux complications méningées avec ou sans convulsions, à la thrombose des sinus ; la leucocytose du liquide céphalo-rachidien, fréquente, est sans rapport avec l'expression clinique. Les complications thoraciques sont la pleurésie, la gangrène pulmonaire, le pneumothorax, l'emphysème pulmonaire et sous-cutané, et surtout *l'adénopathie trachéo-bronchique*.

**Terminaisons**. — La broncho-pneumonie se termine par l'asphyxie rapide avec infection suraiguë en 2 ou 3 jours, par l'asphyxie lente avec

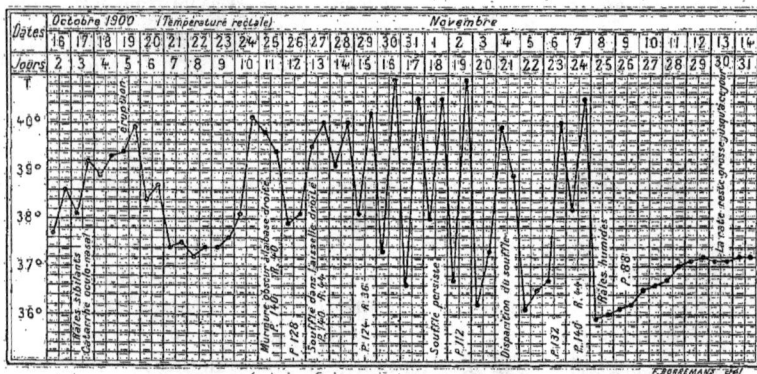

Fig. 48. — Broncho-pneumonie au décours de la rougeole chez une enfant (S. E.) de 4 ans 1/2 traitée par le drap mouillé. Cette enfant avait déjà eu une broncho-pneumonie (Voy. fig. 46).

défaillance cardiaque terminale et septicémie, ou par la guérison avec ou sans rechutes. Bien que la défervescence soit graduelle en général, il y a parfois une ébauche de crise : les râles deviennent plus nombreux et plus humides en restant égaux, la peau est moite, les urines sont plus abondantes ou il survient de la diarrhée (voir les tracés 47 et 48), tout cela en l'espace de quelques heures. Il ne faut pas se hâter de croire à la guérison dès que l'on voit se produire une détente ; celle-ci peut n'être qu'une rémission entre deux poussées. Le médecin doit savoir prévoir au moindre indice (trouble digestif, fièvre, anxiété, dyspnée, etc.) la recrudescence ou la rechute qu'il peut éviter dans une grande mesure. La guérison ne sera considérée comme définitive que lorsqu'il n'y aura plus rien d'anormal à l'auscultation.

La convalescence est longue, et doit être surveillée ; longtemps le malade reste sujet à la fièvre sous l'influence de la fatigue ou d'un repas trop copieux. Quand la lésion passe à l'état chronique, à mesure que la maladie se prolonge pendant 2 et 3 mois, l'enfant se cachectise, s'amaigrit sous l'influence de la fièvre, de l'infection, de l'inanition, semblable à un phtisique ; pourtant il se rétablit peu à peu en restant catarrheux et emphysémateux ou avec un foyer de dilatation bronchique.

**Pronostic**. — Il est de bon augure de voir le petit malade garder sa bonne humeur, conserver un bon teint, boire volontiers, demander à jouer sans s'agiter, dormir tranquille, offrir une détente thermique matinale ou à la suite de l'application du drap mouillé. Au contraire, l'hyperthermie continue, les chutes énormes et brusques de température sans modification parallèle du pouls et de la respiration, le rythme de Cheyne-Stokes (V. Dyspnée) ou les irrégularités respiratoires, l'irrégularité du pouls ou sa fréquence excessive, la suppression de la toux, la cyanose accentuée, la faiblesse du cri, le teint plombé sont des signes fâcheux.

La broncho-pneumonie est, d'une façon générale, plus grave au-dessous de deux ans, et plus encore avant 6 mois; elle est particulièrement grave quand elle est *secondaire* à la diphtérie, à la rougeole, à la coqueluche, ou quand elle survient chez un rachitique avéré avec déformation thoracique, ou un cachectique, ou un sujet affecté simplement de gastro-entérite aiguë ou chronique (v. c. m.). Il y a à tenir compte aussi des tares familiales, de la résistance vitale des parents. Une broncho-pneumonie double, ou atteignant les deux poumons, implique une certaine intensité de la maladie, mais non pas un pronostic nécessairement très grave.

Il faut, dans tous les cas, considérer la maladie comme sérieuse, dès que le diagnostic est établi, pour être en droit, vis-à-vis de l'entourage, de la traiter énergiquement; la sollicitude des mères est souvent surprise ici comme pour l'appendicite. Mais il faut se garder des mauvais pronostics qui portent au découragement, et ne pas oublier que l'enfance est capable de réactions inattendues, heureuses et subites que ne connaît pas l'adulte.

**Diagnostic.** — Il ne faut pas s'attarder au diagnostic de la broncho-pneumonie et de la *bronchite avec congestion pulmonaire*; celle-ci peut verser dans celle-là. Dans la *pneumonie*, il y a une ascension thermique plus brusque avec frisson, vomissement, point de côté, la fièvre est continue ou rémittente le plus souvent, la dyspnée est moindre avec défaut d'expansion de la région sous-claviculaire du côté malade. L'apparition des signes physiques est parfois plus tardive encore que dans la broncho-pneumonie. La défervescence est brusque, la guérison rapide sauf complications.

La broncho-pneumonie est-elle ou non tuberculeuse? Telle est la question vraiment importante. On ne posera cette question que dans les circonstances suivantes : dans le milieu hospitalier ou dans une famille entachée de tuberculose, ou chez un enfant présentant des stigmates ganglionnaires, osseux ou testiculaires.

La question posée, comment la résoudre? La précocité de la cyanose, l'intensité de la dyspnée sans signes physiques importants sont les premiers symptômes indicateurs de la *tuberculose aiguë à forme broncho-pneumonique* des nourrissons.

Plus tard l'aggravation progressive avec fixation des signes physiques en foyers de râles humides, éclatants, accompagnés de souffle, rendent le diagnostic de broncho-pneumonie tuberculeuse aiguë de plus en plus probable. C'est encore la cyanose et la discordance entre la dyspnée et les signes physiques, également fixes, qui permettront de dépister la *broncho-pneumonie tuberculeuse subaiguë ou caséeuse* des enfants de 2 à 6 ans, convalescents de rougeole ou de coqueluche. C'est avec la forme subaiguë de la broncho-pneumonie banale qu'il faudra la distinguer; on se rappellera que la broncho-pneumonie non tuberculeuse amène elle-même une véritable consomption. Peut-être dans certains cas sera-t-on autorisé a utiliser la cuti-réaction ou l'ophtalmo-réaction à la tuberculine?

En somme, le diagnostic de la broncho-pneumonie est facile pourvu que l'on y pense ; chez l'enfant il faut y penser toujours et d'abord, jusqu'à l'âge de 6 ans, avant d'émettre l'hypothèse de pneumonie ou de congestion pulmonaire. Au décours de la rougeole une recrudescence de la fièvre, au cours de la coqueluche l'atténuation brusque des quintes, avec poussée fébrile, sont des signes indicateurs précieux. Le diagnostic de la nature de l'affection est beaucoup plus difficile. La rougeole peut débuter par une bronchite capillaire. On doit penser à l'existence possible de la syphilis chez un nouveau-né atteint de broncho-pneumonie.

La radiographie est peu utilisable, étant donné que le traitement est un traitement d'urgence.

**Traitement.** — 1° *Prophylaxie.* — Elle consiste d'abord à éviter la contagion hospitalière. Les enfants atteints ou convalescents de diphtérie, de coqueluche, de rougeole ou de simple bronchite doivent être isolés des broncho-pneumoniques. A défaut d'isolement, l'antisepsie bucco-pharyngée sera toujours pratiquée dans les familles où ces maladies sévissent ; les soins de propreté seront minutieux. On évitera le balayage, etc., etc.

C'est là, si l'on peut ainsi parler, de la prophylaxie externe ; il y a aussi une prophylaxie interne qui consiste à mettre au repos absolu et à la demi-diète les sujets menacés. L'intestin est producteur de poisons qui, sinon causent, du moins favorisent l'éclosion de la broncho-pneumonie ; il faut, par le régime, la demi-diète, ou même la diète, diminuer les fermentations intestinales, et au besoin aider à l'expulsion des substances nuisibles par les purgatifs doux, salins ou par le calomel. Celui-ci doit toujours être administré avec ménagement. Une dose de deux à cinq milligrammes, prise à jeun, suffit chez un enfant de 1 à 2 ans, parfois même de 2 à 4 ans, âge auquel un centigramme ou deux est une dose en tout cas suffisante pour le résultat à obtenir. Il faut en effet éviter les doses soi-disant moyennes, qui provoquent souvent de l'entérite glaireuse. Les petites doses ne fatiguent pas et ont l'avantage de pouvoir être répétées ; on peut aider leur effet par un lavement vers le soir.

Si la langue est sale, il y a avantage à donner avant le laxatif un vomitif (0,10 à 0,60 centigr. de poudre d'ipéca dans 30 gr. de sirop d'ipéca à prendre en deux fois à 5 minutes d'intervalle). La diète hydrique sera maintenue un ou deux jours. L'alimentation ne sera reprise que peu à peu, avec la même prudence que dans l'entérite. A notre avis cette diète rigoureuse s'impose, même lorsque la langue n'est pas saburrale.

Enfin un enfant ayant une bronchite doit être maintenu à la chambre et au lit, même en l'absence de fièvre.

2° *Drap mouillé.* — Dès que la bronchite est tant soit peu intense ou fébrile, on appliquera les compresses humides échauffantes, enveloppant la poitrine jusqu'à mi-ventre et le dos depuis les épaules, et recouvertes de taffetas chiffon après expression forte. Le taffetas doit recouvrir largement ; le linge sera fin et d'autant plus mince que l'enfant sera plus jeune : il sera trempé soit dans l'eau bouillie, à la température de la chambre, soit dans l'eau légèrement alcoolisée (de 1/4 d'alcool camphré). Pour l'application, l'enfant est complètement déshabillé et couché sur la compresse étalée d'avance avec le taffetas, soit sur un lit, soit sur une table.

Le principe du drap mouillé est le même. Il sera appliqué, sauf contre-indication, dès que la température au cours d'une bronchite se sera élevée au-dessus de 39°. Il n'y a aucun avantage à attendre que le diagnostic de broncho-pneumonie soit confirmé. Traitée 24 heures plus tard, la maladie peut durer beaucoup plus longtemps ou être plus grave.

Le drap mouillé sera préparé avec de l'eau, bouillie de préférence, et un vieux drap dont deux épaisseurs suffisent. Il faut que l'enfant puisse en être enveloppé depuis le cou jusqu'au delà des pieds. On couche donc le petit malade, tout nu, sur le linge mouillé, préalablement exprimé et tordu avec une grande force, et étendu sur une couverture de laine, — d'abord placée sur une table, pas trop large, — de façon que le cou dépasse le bord du drap. Puis, le médecin et l'aide, chacun de leur côté, rabattent le drap sur les bras, la poitrine, le ventre et les jambes, en ayant soin d'appliquer le linge mouillé exactement dans le sillon qui sépare les membres supérieurs et le tronc, et entre les membres inférieurs. La partie du drap qui dépasse ceux-ci est rabattue sur eux. La couverture est ensuite fermée à l'aide d'épingles à nourrice. Au niveau du cou, la couverture dépassera largement le drap mouillé et sera complètement close.

Pour aider à la réaction, on donnera à boire un peu de tisane chaude ou de l'eau très légèrement alcoolisée; il est bon de placer une boule aux pieds. Il est habituel que la toux devienne moins sèche, active et plus utile, et que le sommeil survienne, après l'agitation des premiers instants. L'enfant endormi présente généralement dans le drap une respiration moins fréquente. On peut l'y laisser de 20 à 30 minutes, après quoi, avec des linges chauds, préparés d'avance, on l'essuie très rapidement pour le remettre au lit dans une chemise de flanelle également chaude; on assurera surtout la chaleur des pieds grâce à une boule ou à des bottes d'ouate.

Cette opération est opérée toutes les 3 heures le jour et la nuit, après température prise, tant que celle-ci reste au-dessus de 39°. Une fois la maladie enrayée, on espacera un peu plus les draps mouillés.

En même temps que ce traitement est institué et étroitement surveillé par le médecin lui-même, au moins les premiers jours, on donnera à la garde-malade qui restera seule avec l'enfant les instructions nécessaires pour assurer à celui-ci le calme, pour le renouvellement d'air de la chambre plusieurs fois par jour, pour l'installation des objets nécessaires au traitement avec suppression de tout ce qui est inutile. La température sera de 16° à 18° aussi constante que possible. Il y aura une chambre de jour et une pour la nuit, si cette température constante peut être réalisée dans les deux pièces.

On fera boire le malade souvent, par gorgées, tout en respectant le sommeil. Les premiers jours, on ne donnera guère que des tisanes variées : tilleul, hysope, capillaire, polygala, ou du lait coupé d'eau de Vichy et tiède. Puis on essayera du lait pur ou coupé. L'enfant, par instinct, refuse la nourriture avec raison; il faut exiger seulement qu'il boive, et qu'il boive une petite quantité de lait. On assurera les garde-robes à l'aide de lavements et on prescrira au besoin cinq milligrammes à deux centigrammes de calomel de temps en temps.

A cela peut se borner le traitement ; et à ce traitement il n'y a que deux *contre-indications* : 1° le tout jeune âge de l'enfant, auquel cas il faut sé méfier d'une réfrigération excessive, diminuer le temps d'application du drap mouillé ou son épaisseur, ou au besoin le remplacer par la simple compresse thoracique ; 2° l'absence de fièvre chez les cachectiques.

Le drap mouillé agit surtout comme tonique et sédatif du système nerveux, en même temps que comme révulsif ; la peau est rouge au sortir du drap.

On pourra utiliser dans certains cas les ventouses sèches, les cataplasmes sinapisés, les bains sinapisés, les bains tièdes à 34°, les bains froids à 28°. Mais nous croyons le drap mouillé plus efficace, plus commode et moins dangereux que les bains, fussent-ils chauds. Le drap mouillé, une fois réglé par le médecin, est inoffensif. Il y a beaucoup plus d'imprévu et de risque dans les bains.

3° *Médication*. — Nous avons omis de parler des médications. C'est qu'elles ne sont pas de première nécessité. Il faut surtout s'abstenir d'opium, de belladone, d'aconit, de tartre stibié, de vomitifs, de purgatifs violents, de tout médicament irritant et perturbateur. On se contentera de prescrire la potion suivante :

Benzoate de soude (par année d'âge) . . . . . . . . . . 0 gr. 20
Infusion d'ipéca à 5 centigrammes (par année d'âge) . . 60 grammes.
Sirop de menthe. . . . . . . . . . . . . . . . . . . . 20 —
Potion dont on donnera 4 à 8 cuillerées à café par jour, la potion servant deux jours.

Le benzoate de soude a l'avantage d'être à la fois expectorant et laxatif, et l'ipéca, qui ne devra pas être donné même jusqu'à dose nauséeuse, excite un peu toutes les sécrétions.

Si l'on veut ajouter quelque chose à l'action stimulante du drap mouillé, on emploiera le sirop d'éther, une cuillerée à café par année et par jour ; ou bien la potion suivante :

Acétate d'ammoniaque. . . . . . . . . . . . . . . . . 0 gr. 50
Teinture de cannelle. . . . . . . . . . . . . . . . . . 0 gr. 50
Sirop de quinquina . . . . . . . . . . . . . . . . . . 20 grammes.
Eau distillée. . . . . . . . . . . . . . . . . . . . . 60 —
Une cuillerée à café toutes les deux heures.

Ou bien encore, plus simplement, on donnera une demi-cuillerée à café de vieux cognac par jour et par année, dans de l'eau légèrement sucrée, après les draps mouillés.

Il n'est pas mauvais de faire évaporer dans la chambre du malade une décoction de feuilles d'eucalyptus. Il est bon d'introduire dans chaque narine, une ou deux fois par jour, un peu de vaseline boriquée, en tubes, et stérilisée de préférence, afin de faciliter l'expulsion des mucosités.

L'hyperthermie engage à employer la quinine soit par la bouche, soit en suppositoire ou en injection sous-cutanée. On prescrira, à un an, 5 centigr.

à 10 centigr. de chlorhydro-sulfate de quinine dans un mélange de café et de bon sirop d'écorces d'oranges amères; en suppositoire d'un gramme on mettra dose double; et en injection sous-cutanée (5 gr. pour 10) on donnera une dose moitié moindre. Cette médication est généralement inutile.

Enfin on usera des injections d'huile camphrée stérilisée à 1/10 (1/2 c. c. par jour en deux fois à 2 ans) plutôt que des injections d'éther; nous les préférons, pour relever le cœur défaillant, aux injections de sulfate de strychnine (1/4 de milligramme au plus par jour à deux ans) et à la teinture de digitale (quatre gouttes par jour et par année de la teinture du Codex de 1908, qui est moitié moins active que l'ancienne). Il faut, en dehors des draps mouillés, respecter la tranquillité du bébé, éviter ce qui l'irrite tout en exigeant le nécessaire.

Dans la broncho-pneumonie subaiguë, on utilisera les injections de sérum.

B. — BRONCHO-PNEUMONIE DES VIEILLARDS ET DES ADULTES. — Chez l'*adulte*, la broncho-pneumonie ne sera admise que par élimination; elle est à distinguer de la pneumonie double. Elle peut s'accompagner de frissons, de points de côté et d'une expectoration striée de sang; la réaction thermique est beaucoup moins vive, les signes physiques plus nets : signes de foyers et bruit de tempête dû au mélange de râles secs et humides. Autant cette maladie est fréquente chez l'enfant, autant elle est rare chez l'adulte, abstraction faite de la broncho-peumonie tuberculeuse. On peut assister chez un tuberculeux à une broncho-pneumonie non tuberculeuse parfaitement curable. Le diagnostic est épineux, le pronostic plus encore.

La broncho-pneumonie du *vieillard* présente avec celle de l'enfant des ressemblances : c'est aussi à la dyspnée (parfois à l'orthopnée) ou à la fièvre qu'on en reconnaît le début; car il ne faut pas compter sur le souffle pour établir un diagnostic précoce (il peut n'apparaître que le 4e ou 5e jour), et encore moins sur le râle crépitant. « Le souffle, dit avec raison Durand-Fardel, ne répond presque jamais à l'étendue des portions hépatisées. » Il se montre et disparaît alternativement dans les mêmes points, absolument comme chez l'enfant, pour se retrouver ailleurs. L'atténuation du souffle, quand elle ne correspond pas à une amélioration de l'état général, n'est pas un bon signe. Cette tendance qu'a la broncho-pneumonie à progresser, à se diffuser, à se rallumer, à se prolonger, entraîne chez le vieillard une complication redoutable, plus, certes, que chez l'enfant : c'est la défaillance du cœur. Ainsi, dans le cas du tracé ci-joint (fig. 49), on sentait pendant la seconde poussée la pointe du cœur dilaté battre dans l'aisselle; cette seconde poussée fut annoncée par une crise de tachycardie. C'est avec l'expectoration et le frisson la principale différence qui sépare la broncho-pneumonie du vieillard de celle de l'enfant. Le pronostic est naturellement plus grave.

Chez le *vieillard*, la broncho-pneumonie se retrouve avec les mêmes caractères que chez l'adulte, mais avec une plus grande fréquence, soit sous la forme aiguë ou suraiguë à la suite de la grippe, soit sous la forme subaiguë à la suite de la bronchite chronique. Dans tous les cas, l'abondance de la sécrétion bronchique, qui ne peut être rejetée, favorise l'encombrement des bronches ; on dit alors qu'il y a bronchoplégie. Chez le vieillard non cardiaque, le vomitif est aussi bien indiqué que chez l'enfant, comme médication préventive en quelque sorte, dans la période prodromique.

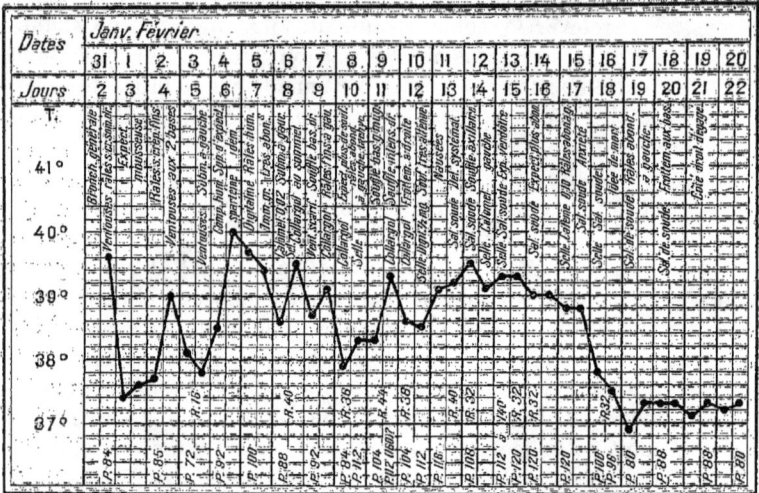

Fig. 49. — Broncho-pneumonie double chez une femme de 66 ans, guérison.
Le début fut annoncé non seulement par l'évolution thermique, mais aussi par l'*orthopnée*.

A la période d'état, le traitement diffère de celui qu'on emploie chez l'enfant. Les vésicatoires seront proscrits ici comme dans l'enfance. On fera un large usage des ventouses sèches, on usera chez certains des ventouses scarifiées, et, au bout de peu de jours, on fera intervenir les toniques cardiaques : strophantus, digitale, caféine suivant les cas. Le drap mouillé et surtout la compresse thoracique pourront être essayés, à la condition qu'il n'y ait pas à craindre une trop grande réfrigération, absolument comme dans la toute première enfance.

P. LONDE

**BRONCHORRÉE.** — V. Bronchite chronique.

**BROWN-SÉQUARD (SYNDROME).** — V. Moelle (Compression).

**BRULURES.** — Les brûlures sont des lésions produites sur nos tissus par la chaleur, les substances caustiques et l'électricité.

**Étiologie.** — La chaleur peut agir à distance, ou par contact d'un corps à une haute température. Le *calorique rayonnant* provoque des lésions aiguës ou chroniques. Le « coup de soleil » est le type des premières ; son action est prépondérante quand la lumière solaire est réfléchie par la mer, ou par un glacier ; il peut être produit par le rayonnement de l'arc électrique. Les secondes sont souvent professionnelles ; tels, les érythèmes de la face des ouvriers qui soufflent le verre, des chauffeurs dans les « chambres de chauffe » étroites des navires. — Le corps qui par contact détermine une brûlure peut

être à l'état de *gaz* ; ainsi, la vapeur surchauffée dans les accidents de chaudière, à laquelle s'ajoute l'eau en suspension ; ainsi les flammes produites par
une explosion ; la flamme roussit et carbonise les poils, et respecte ordinairement les endroits serrés dans les pièces d'habillement, comme les jarretières.
Les *liquides* créent des lésions variables suivant la température qu'ils atteignent ; l'eau bouillante est moins redoutable que l'huile, dont le point d'ébullition est supérieur à 100 degrés ; leurs brûlures sont souvent étendues, et les
vêtements qui en sont imbibés prolongent leurs effets. Les *solides* déterminent des lésions profondes, en particulier les métaux portés au rouge et
les métaux en fusion qui ont une grande puissance de destruction. Les fils
incandescents employés dans les usines électriques font des brûlures
nettes, profondes, comme par un instrument tranchant ; les désordres fonctionnels sont souvent considérables ; elles guérissent très lentement. Quelques substances sont adhérentes, comme le soufre, le phosphore, le goudron,
et continuent à brûler dans la plaie, comme les vêtements, car ils ne peuvent
être rapidement enlevés ; l'accident est fréquent, chez les enfants dont les
robes prennent feu auprès d'un foyer, chez les femmes atteintes par l'explosion d'une lampe à essence. Certaines *substances caustiques* sont usitées
dans un but thérapeutique, tel le nitrate d'argent. Mais les brûlures peuvent
résulter d'une erreur d'application : ainsi les pansements faits avec une
solution phéniquée trop concentrée. D'autres sont dues à des accidents,
comme les brûlures de la face par le « vitriol » ; les plaies sont alors en
forme de sillons, de rigoles, creusées par l'écoulement du liquide, ou bien,
multiples et petites, elles sont produites par des éclaboussures. L'acide sulfurique, très caustique, donne des escarres noires ; l'acide nitrique et l'acide
chlorhydrique colorent la peau en jaune.— Enfin l'*électricité* à haute tension,
au-dessus de 500 volts, provoque des brûlures à tous les degrés, lorsqu'elle
atteint les tissus soit sous forme de courant, soit par action directe de l'arc
voltaïque.

**Symptômes**. — La symptomatologie des brûlures et leur pronostic
dépendent de trois éléments différents : la profondeur des lésions, la région
atteinte, l'étendue de la plaie.

I. C'est d'après la **profondeur** que Dupuytren, dans une division restée
classique, a décrit les brûlures (fig. 50). — Le 1$^{er}$ *degré* se traduit par une
vive rougeur, momentanément effacée sous la pression du doigt ; par une
douleur cuisante, mordicante ; par une tuméfaction légère. Cette inflammation disparaît vite, en donnant lieu à une desquamation superficielle. Le coup
de soleil en est le type. Si la cause se reproduit, les téguments peuvent
rester pigmentés et vergetés comme les cuisses des vieilles femmes qui
abusent de la chaufferette. — Le 2$^e$ *degré* est caractérisé par les phlyctènes ;
le corps muqueux de Malpighi est atteint par le contact d'une flamme, de
l'eau bouillante ; quelques heures après l'accident, la sérosité s'accumule
sous l'épiderme, formant « cloche ». La douleur, très vive au début, s'atténue
quand elle apparaît ; mais si un frottement intempestif vient arracher l'épiderme protecteur, les papilles du derme sont mises à nu, et les extrémités
nerveuses sont douloureusement impressionnées. Autour de la phlyctène, la
peau est rouge, douloureuse comme au premier degré, et bien au delà du

point brûlé ; quelquefois des traînées lymphangitiques témoignent d'une infection dont la phlyctène ouverte a été la porte d'entrée. La guérison se fait sans cicatrice visible ; l'épiderme nouveau garde pendant quelque temps une coloration rosée et une délicatesse qui s'efface à la longue. — Le 3e *degré* est réalisé par le contact d'un corps métallique porté à une haute température, ou par l'action d'un acide violent qui désorganise le corps muqueux et les papilles. Il se forme des taches grises, dures, parcheminées, véritables escarres qui se détachent et laissent les couches profondes du derme à nu ; autour de la plaie on voit un cercle de peau rouge vif, qui ne s'efface plus sous le doigt ; parfois des phlyctènes sanguinolentes précèdent la formation des escarres. La douleur à la pression est vive, car les filets nerveux sensitifs sont intacts. La réparation est lente, et la cicatrice reste indélébile, distinction fondamentale entre les deux premiers degrés et les suivants : dans le 2e degré en effet, la couche basilaire ou génératrice est conservée, l'épidermisation se fait de la profondeur à la superficie, simulta-

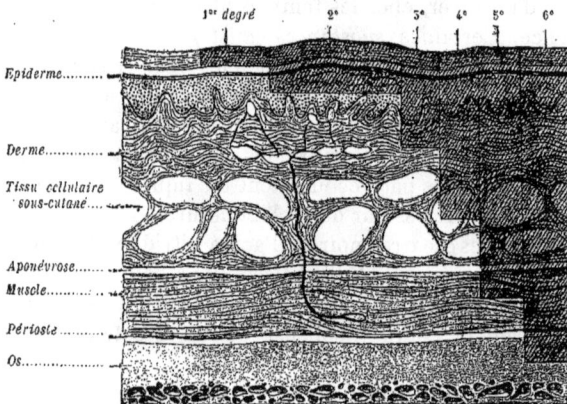

némement dans toute l'étendue de la plaie, tandis qu'à partir du 3e degré cette couche est détruite, et la cicatrisation ne peut se faire que des bords de la plaie vers le centre, en sorte que le tissu de cicatrice sera blanc, luisant, dur et rétractile.

Au 4e *degré* correspond la destruction de la totalité de la peau. Le corps

Fig. 50. — Différents degrés des brûlures (d'après Forgue).

en ignition est resté longtemps appliqué, et l'escarre qui en résulte est profonde, jaunâtre, insensible ; la douleur, vive au moment de la brûlure, disparaît ensuite, car les filets nerveux sont détruits avec le derme. Au bout de quelques jours la région s'enflamme, les bords de la plaie sont rouges, douloureux, l'escarre est tombée laissant à nu le tissu cellulaire où vont apparaître d'abondants bourgeons charnus. La réparation marche lentement, le tissu rétractile fronce la peau, dont les plis rayonnent à la périphérie ; la difformité est plus accentuée que dans le degré précédent. — Dans le 5e *degré*, les tissus sous-aponévrotiques sont atteints, les muscles et les tendons sont mis à nu par la chute de la partie brûlée ; l'infection y trouve une porte d'entrée facile, et avant l'antisepsie, le phlegmon diffus était à craindre (v. c. m.). La cicatrice, quand elle se fait, unit les différents organes ; des blocs de tissu inodulaire gênent les mouvements, et rendent précaire la fonction du membre atteint. — Avec le 6e *degré* la carbonisation a envahi la totalité du membre jusqu'à l'os, qui peut être incinéré. Pour que de telles lésions soient réalisables, il faut certaines circonstances favorisant le contact prolongé du corps en ignition : c'est le cas du brûlé qui, par mégarde, ayant plongé le pied dans la fonte en fusion, n'en retira qu'un informe moignon ; le cas d'un épileptique, d'un ivrogne, dont la sensibilité est momentanément abolie, et qui tombe près d'un foyer. Quant aux cadavres retirés des incendies, c'est après la mort par asphyxie que le corps exposé au feu a été carbonisé ; le sang contient, en effet, presque toujours une grande quantité d'oxyde de carbone : la peau se rétracte, les dents sont découvertes, les membres fléchis prennent l'attitude de « boxe et de combat », les cavités abdominale et thoracique s'ouvrent, les os se fracturent et le corps se réduit de volume.

II. Avec la **région** atteinte, le pronostic varie : les brûlures des *muqueuses* seront étudiées ailleurs, à propos de chaque viscère ; elles sont graves au pharynx, où l'œdème de la glotte peut les compliquer ; à l'œsophage, à l'estomac, car elles entraînent des perforations mortelles ou des sténoses cicatricielles à brève échéance. En certains endroits la chute de l'escarre ouvre une *cavité séreuse ou viscérale* : ainsi les articulations superficiellement placées comme le genou ; on cite le cas d'un blessé chez lequel la calotte crânienne s'était détachée et avait mis le cerveau à nu ; nous avons pu constater sur les victimes de l'incendie du Bazar de la Charité, la paroi abdominale détruite, fissurée, éclatée sous la pression de l'intestin gonflé par les gaz. Enfin, en quelques régions, les *cicatrices vicieuses* créent des difformités que la thérapeutique aura à réparer : l'ectropion de la paupière inférieure dans les brûlures de la joue, l'atrésie des orifices nasal, buccal, etc.... Les brûlures de deux doigts contigus peuvent amener la syndactilie ; celles de l'aisselle, un accolement de la face interne du bras au thorax. Au niveau des jointures la limitation des mouvements par brides cicatricielles n'est pas rare (V. Cicatrices).

III. L'**étendue** de la brûlure est un élément capital de pronostic ; quelle que soit la profondeur, même avec des brûlures du second degré, de graves phénomènes généraux apparaissent si une grande surface des téguments est lésée. La mort en est le résultat si la moitié du corps est atteinte, et chez les enfants elle peut survenir même avec des brûlures assez limitées.

**Symptômes généraux.** — Les phénomènes généraux apparaissent à trois périodes de l'évolution. Les *symptômes primitifs* se traduisent par une accélération du pouls, une chaleur de la peau, une sécheresse de la bouche ; la langue est rouge, comme rôtie, la soif est vive ; les individus nerveux, les enfants peuvent être pris d'agitation, de délire, de convulsions, de vomissements, mais à ces troubles succède vite un état de stupeur et d'affaissement ; le pouls est faible, il y a hypotension et hypothermie, les mouvements respiratoires sont faibles ; la peau est froide, cadavérique, insensible. Le blessé tombe dans le coma et meurt. C'est « l'épuisement nerveux », l'état de shock à son plus haut degré. — Si la mort n'est point survenue, des *symptômes secondaires* peuvent apparaître, sous forme de congestions viscérales : congestions pulmonaires, broncho-pneumonies avec épanchement pleural, fréquentes chez les enfants ; congestion du rein avec oligurie et albuminurie; congestion hépatique et ictère. Elles sont peut-être dues aux altérations sanguines, produites au niveau de la brûlure, aux thromboses qui s'y forment, d'où embolies dont les ulcérations duodénales, retrouvées aux autopsies de brûlés, sont le témoin. — Enfin, quand le blessé a échappé à ces troubles organiques, des *symptômes tardifs* peuvent se montrer, causés par l'infection presque inévitable de la vaste plaie. L'asepsie absolue est en effet difficile à obtenir; les lambeaux de peau s'éliminent, les escarres se détachent; en certains points des îlots d'épiderme essayent de s'étendre, en d'autres les bourgeons charnus sont exubérants; un suintement puru-lent, fétide, s'écoule des parties anfractueuses profondément atteintes. Le pus est en partie résorbé, des substances toxiques naissent des tissus morts, et des fermentations se produisent aux dépens des éléments anato-miques détruits. Les symptômes revêtent ceux d'une septicémie chronique, avec dégénérescence amyloïde des viscères; ou d'une véritable intoxication, avec dyspepsie progressive et collapsus final.

L'étendue de la brûlure amène encore des complications locales de *répa-ration* : la peau intacte ne peut faire les frais d'épidermisation de la sur-face entière; la cicatrice est précaire, mal nourrie, sujette aux ulcérations continuelles, aux éruptions; elle prédispose enfin à la dégénérescence épi-théliomateuse.

**Traitement.** — A partir du second degré, une brûlure doit être consi-dérée comme une plaie, qu'il faut aseptiser et dont la cicatrisation doit être surveillée.

L'*asepsie* doit être recherchée avec d'autant plus de soin que la sur-face d'absorption y est plus étendue; il faut nettoyer la peau saine qui entoure la région brûlée, ainsi que la brûlure elle-même. La *peau* sera asep-tisée comme s'il s'agissait d'une opération : brossage au savon et à l'eau chaude, lavage à l'alcool et à l'éther; il est parfois difficile d'obtenir une propreté absolue chez les ouvriers brûlés aux membres supérieurs pendant leur travail; on pourra au préalable donner un bain prolongé, qui macère l'épiderme de la paume de la main et en facilite le brossage. L'asepsie de la *brûlure* doit se faire doucement afin de ne point arracher les lambeaux d'é-piderme restés intacts, et qui seront le point de départ de la cicatrisation; on promènera doucement un tampon d'ouate hydrophile imbibée d'eau bouillie à la surface de la plaie; on enlèvera les corps étrangers, les débris de vêtements carbonisés; on détachera aux ciseaux les parties sphacélées. La douleur est assez vive pour que l'*anesthésie générale* puisse être indiquée; dans ce cas on n'interviendra qu'après que le *choc traumatique* aura disparu [V. TRAUMATISMES (COMPLICATIONS)]. On applique ensuite le *pansement*. De nombreuses substances peuvent y être incorporées, soit en vue de calmer les douleurs qui sont parfois très vives, soit dans un but antiseptique, soit enfin pour favoriser l'épidermisation. La *douleur* est momentanément cal-mée par la balnéation tiède dans l'eau stérilisée; elle est aisée à pratiquer, quand la blessure siège à l'extrémité d'un membre; les grands bains préco-nisés pour les brûlures étendues du tronc nécessitent une installation spé-ciale. Les substances grasses diminuent la douleur, et c'est à tort qu'on les a accusées de retarder la cicatrisation; Reclus recommande une pommade antiseptique, analgésique et hémostatique qui donne d'excellents résultats :

| | |
|---|---|
| Vaseline | 200 grammes. |
| Antipyrine | 5 — |
| Acide borique | 5 — |
| Salol | 5 — |
| Iodoforme | 1 — |
| Acide phénique neigeux | 1 — |
| Sublimé corrosif | 0 gr. 10 centigr. |

Quand la plaie est étendue, il est bon de diminuer les doses, afin d'éviter une trop grande absorption ; on mettra 500 grammes de vaseline, et on supprimera l'iodoforme, l'acide phénique et le sublimé, en raison de leur action toxique sur la vitalité des éléments anatomiques déjà ébranlés par l'accident. On a cru pendant longtemps que l'*épidermisation* était favorisée par l'application d'une solution aqueuse de thiol à 40 pour 100, ou par l'acide picrique en solution saturée, dont on imbibe des compresses de gaze stérilisée. Cette thérapeutique est très incertaine, et d'ailleurs il est à craindre qu'une cicatrisation trop vite obtenue ne soit précaire ; souvent en effet on voit après une première période d'épidermisation active, sous l'influence des pansements picriqués, l'épiderme nouveau s'amincir et tomber, et la plaie reprendre son premier aspect. Nous préférons le *pansement simplement antiseptique* avec des compresses de gaze trempées dans l'eau bouillie tiède, fortement exprimées, et recouvertes d'ouate hydrophile, sans taffetas imperméable. On n'utilisera la pommade de Reclus que si les douleurs sont violentes, et l'asepsie difficile à réaliser. — Le pansement, quel qu'il soit, doit être *laissé en place le plus longtemps possible* ; on ne l'enlève qu'au bout de 8 à 10 jours, à moins que l'odeur qui s'en dégage n'indique la suppuration ou le sphacèle. Les compresses sont enlevées avec précaution, afin de ne point arracher les îlots nouveaux d'épidermisation ; le bain aseptique préalable y aide. On détachera les placards de suppuration, les lambeaux sphacélés, on appliquera le crayon de nitrate d'argent sur les bourgeons exubérants et on recommencera le pansement aseptique.

Il faut éviter en certaines régions l'accolement de deux plaies, comme aux doigts, à l'aisselle, en interposant des compresses de gaze. Au bout de quelques pansements, quand la plaie est nette, bourgeonnante et ne suppure plus, on pourra enfin essayer les *greffes* de Thiersch, pour recouvrir les surfaces cruentées. Après cicatrisation, quand il y a cicatrice vicieuse, il peut être nécessaire de l'exciser et de recourir à une méthode autoplastique (V. Cicatrices).

Le traitement varie suivant le degré, l'étendue et la cause. La *sensation de cuisson* du premier degré est bien calmée par l'application d'un corps gras. Les *phlyctènes* du deuxième degré doivent être ouvertes, mais l'épiderme conservé. Pour les brûlures des cinquième et sixième degrés, l'*amputation* peut être nécessaire si l'infection les complique ; elle ne doit être faite que secondairement, à la limite même du mal ; elle est précédée de l'ablation des parties sphacélées, et d'un nettoyage antiseptique. Les brûlures par *fils incandescents*, aseptiques, nettes et profondes, doivent être régularisées et suturées immédiatement ; on raccourcira ainsi la longue durée de leur cicatrisation. Dans les cas de brûlures par les *acides*, on neutralisera immédiatement par des lavages à l'eau de chaux et on pansera comme pour toute autre brûlure, Enfin l'*état général* doit être relevé par l'alcool, le café, les inhalations d'oxygène et les injections de sérum artificiel ; on surveillera le foie, les reins et les poumons, pour éviter les congestions, infections secondaires, et troubles tardifs.                    *AMÉDÉE BAUMGARTNER.*

**BUBONS.** — On décrit sous ce nom les adénites qu'on observe au cours des maladies vénériennes ; blennorragie, chancre mou, syphilis.

I. — **BUBON BLENNORRAGIQUE.** — On observe assez fréquemment, à la période d'acuité de la blennorragie, un engorgement des ganglions de l'aine, des deux côtés, qui dure peu et qui se termine par résolution. Mais le bubon vrai, l'adénite suppurée, est très rare et sa nature exacte n'est pas encore bien établie ; s'agit-il d'un bubon inflammatoire simple dû aux microbes pyogènes banaux, ou est-ce au contraire une adénite suppurée à gonocoques? La question est encore à l'étude.

II. — **BUBON CHANCRELLEUX.** — C'est à l'adénite chancrelleuse que s'applique surtout le terme de *bubon* ; ce mot signifie *aine* ; car c'est à l'aine qu'on l'observe le plus souvent, le chancre des parties génitales étant le plus fréquent ; mais cette localisation de l'adénite n'est pas exclusive et, comme le chancre mou peut se montrer sur les doigts, les joues, les lèvres, etc., on a observé des bubons chancrelleux à l'aisselle, à la région sous-maxillaire, etc.

*Tout bubon chancrelleux est accompagné ou précédé d'un chancre mou* ; les cas de bubon *dits d'emblée*, sans *chancre*, sont tout à fait exceptionnels et doivent être interprétés comme des adénites dans lesquelles le chancre initial, petit, caché, vite guéri, a passé inaperçu. Mais tous les chancres mous ne se compliquent pas *de bubons* dans la région ganglionnaire correspondante. *Les fatigues, la marche,* le défaut de soins, toute irritation locale qui déchire, qui fait saigner la surface chancrelleuse, prédisposent au bubon ; cela explique la plus grande fréquence du bubon dans la clientèle hospitalière, la fréquence du bubon dans les chancres mous du prépuce et du filet, chancres exposés aux tiraillements ; de là aussi découle sa rareté chez la femme, chez laquelle les chancres sont généralement abrités.

Le chancre mou peut donner naissance à deux variétés de bubon : une variété, dite *bubon inflammatoire simple*, est due aux microbes pyogènes banaux qui ont secondairement infecté le chancre ; une deuxième variété, *bubon chancrelleux proprement dit, bubon virulent,* due à la résorption par les lymphatiques et la fixation dans les ganglions du bacille du chancre mou : le *strepto-bacille de Ducrey* ; le pus de ce bubon, inoculé, donne le chancre mou : *c'est un chancre mou des ganglions.*

La première variété est de beaucoup la plus fréquente ; le bubon chancrelleux vrai, virulent, spécifique est rare ; mais le *bubon simple,* une fois abcédé, *s'infecte fréquemment* par le chancre mou du voisinage et il devient *virulent secondairement* ; d'où découle une indication thérapeutique capitale, à savoir : *tout bubon incisé doit être protégé par un pansement hermétiquement fermé afin d'éviter la chancrellisation secondaire.*

**Symptômes.** — C'est au cours de la deuxième semaine qu'apparaît le bubon. Le malade porteur d'un chancre mou des organes génitaux éprouve une douleur à l'aine, surtout pendant la flexion de la cuisse, en même temps qu'apparaît une tumeur *ovoïde*, douloureuse à la pression. La tumeur est *en général unilatérale* et *directe*; mais les chancres du frein, les chancres mul tiples se compliquent souvent de *bubons doubles*.

Dans l'immense majorité des cas le bubon chancrelleux *suppure* et cette suppuration est rapide; il est rare que depuis « qu'on s'est senti une glande jusqu'à ce que le *poulain soit mûr*, il se soit écoulé beaucoup plus de quinze jours ».

Il en sort un pus clair, mal lié, sanieux avec souvent des stries d'un brun chocolat, mêlé de petits flocons, de détritus organiques et de caillots; il est rarement phlegmoneux.

Une fois ouvert, le bubon se conduit à la façon d'un *adénophlegmon simple, si on le soustrait à toute contagion*; il se cicatrise vite et laisse à peine des traces. Mais si le bubon a été virulent d'emblée ou s'il a été contaminé après l'ulcération, l'ouverture s'agrandit par érosion des bords, elle gagne de proche en proche et peut créer de grands décollements; il guérit très lentement, laisse à sa place une cicatrice large, blanche, déprimée. C'est dans cette dernière forme qu'on voyait jadis fréquemment le bubon devenir *phagédénique*, ulcérer tout le pli de l'aine, le périnée, les flancs, disséquer les muscles, dénuder et ulcérer les vaisseaux et les nerfs.

Le **diagnostic** est facile : son origine se révèle presque toujours par la chancrelle concomitante.

**Traitement.** — Avant tout, il faut soigner tout *chancre mou* avec *douceur et antisepsie*; c'est le traitement prophylactique par excellence. Une fois le bubon déclaré, ne pas s'attarder à un traitement abortif : bains locaux à 39° (Aubert), injections intra-ganglionnaires, etc. Toutes ces tentatives échouent, le bubon *suppure presque toujours* et la guérison ne s'obtiendra que par l'*ouverture* au bistouri, l'*évacuation* du pus, le lavage de la cavité avec une solution antiseptique et l'*occlusion hermétique* de l'incision sous un pansement antiseptique afin d'éviter la contamination secondaire.

Si le bubon est virulent d'emblée, ou s'il l'est devenu secondairement, et surtout s'il y a une tendance au phagédénisme, il faut intervenir activement, abraser la surface chancreuse à la curette, et souvent il est utile d'achever sa destruction par le thermocautère.

III. — BUBON SYPHILITIQUE. — On observe l'adénite syphilitique aux trois périodes de la maladie.

A) **Bubon syphilitique primaire.** — C'est l'adénite qui accompagne le chancre induré. Cette adénite est *constante*, « le bubon suit le chancre, comme l'ombre suit le corps » (Ricord).

L'adénite est *précoce* et son siège d'élection est l'*aine* parce que le chancre des parties génitales est le plus fréquent, mais on le trouve aussi à la région sous-maxillaire (chancre des lèvres, de la langue), à l'aisselle (chancres digitaux, mammaires), etc.

L'adénite est en règle *polyganglionnaire*, adénite en *pléiade*, mais le ganglion *anatomique*, qui reçoit directement les lymphatiques, est toujours plus gros que les autres. Les ganglions engorgés sont *indolores*, très *durs* au palper : « c'est l'induration chancreuse transportée dans le ganglion » (Ricord).

Enfin, dernier caractère : l'adénite syphilitique primaire se termine presque toujours par la *résolution*; cette résolution est *très lente* et demande quatre, six, huit mois et plus, et cette persistance a une grande valeur pour le diagnostic rétrospectif du chancre induré.

Telle est l'adénite syphilitique primitive; son *diagnostic* est facile et ne réclame *aucun traitement* local, direct, tant que l'adénite reste simplement spécifique. Mais il arrive qu'à l'élément spécifique s'ajoutent d'autres éléments morbides; de ces associations naissent les bubons mixtes qui, eux, réclament des traitements spéciaux.

Tel est le cas des adénites spécifiques infectées secondairement; au niveau de la surface ulcéreuse du chancre, des microbes pyogènes pénètrent dans les lymphatiques, arrivent aux ganglions, l'infectent et provoquent leur *suppuration*; c'est le bubon *syphilo-inflammatoire*, qu'il faut traiter comme un adénophlegmon vulgaire.

L'adénite syphilitique peut se compliquer d'un *bubon chancrelleux* soit parce que le chancre originel est *mixte d'emblée*, soit parce que le chancre mou *s'est greffé* sur un chancre syphilitique. Dans les deux cas le bubon suppure et son traitement est celui du bubon chancrelleux. Enfin l'adénite syphilitique crée chez les prédisposés un terrain propice à l'infection tuberculeuse; « elle fait le lit » à la tuberculose, d'où des bubons *syphilo-strumeux*, le scrofulate de vérole de Ricord; c'est une adénite mixte réclamant le même traitement que l'adénite tuberculeuse (V. ADÉNITE TUBERCULEUSE).

B) **Bubon syphilitique secondaire.** — Au cours de la période secondaire de la syphilis on observe en général une poussée nouvelle du côté de la pléiade inguinale, en même temps que d'autres lésions se prennent. Les ganglions de la nuque, de l'épitrochlée, de l'aisselle augmentent de volume, deviennent durs mais restent *indolents* et *mobiles*. Ces adénites régressent lentement et on les retrouve encore vers la deuxième et même la troisième année de la maladie.

C) **Bubon syphilitique tertiaire.** — Il y a deux formes d'adénite tertiaire : la *forme scléreuse* très disséminée et n'ayant d'intérêt que par l'appoint qu'elle apporte au diagnostic de la syphilis, et la *forme gommeuse*.

L'aine, les régions sterno-mastoïdiennes et sous-maxillaires sont les sièges de prédilection des gommes ganglionnaires. Le ou les ganglions pris se tuméfient d'abord, puis le centre se ramollit, la peau devient adhérente, s'amincit, s'ulcère, laisse écouler un liquide filant gommeux et ainsi est constitué l'ulcération gommeuse, sorte de cratère arrondi, à bords décollés et dont le fond est comblé en partie par le bourbillon « chair de morue » qui caractérise le contenu des gommes.

D'habitude la cavité se déterge et, sous l'influence du traitement spécifique, elle bourgeonne, se comble et se cicatrise en quelques semaines. Mais quelquefois l'ulcération s'étend en nappe, creuse les tissus, ulcère les nerfs, les vaisseaux : c'est la *forme grave, phagédénique*, compliquée souvent de lésions viscérales qui assombrissent encore le pronostic.

La gomme ganglionnaire peut prêter à quelques erreurs de diagnostic : le *bubon chancrelleux* ne repose pas sur une base aussi dure que la gomme; de plus il est auto-inoculable. Chez les *scrofuleux*, la gomme perd ses caractères classiques et on peut alors la confondre avec l'*adénite tuberculeuse*; mais l'influence curative du traitement spécifique tranchera la question.

Le traitement des adénites tertiaires sera le traitement spécifique classique qui donne des résultats des plus brillants, et un traitement antiseptique local qui mettra les gommes ouvertes à l'abri des infections secondaires.

*A. SCHWARTZ.*

**BULBAIRES (SYNDROMES).** — Les symptômes qui traduisent la souffrance du bulbe sont déterminés par la topographie plus que par la nature des altérations : qu'il s'agisse de troubles fonctionnels et passagers ou de lésions organiques et indélébiles, les accidents peuvent être de même ordre, différant plus par leur durée et leur caractère de gravité que par leur expression clinique : ce sont surtout des symptômes de localisation. La connaissance succincte de l'anatomie et de la physiologie du bulbe peut donc expliquer comment ils se manifestent et comment ils se groupent pour constituer des syndromes, dont quelques-uns sont assez bien définis.

**Notions anatomiques.** — Dans le bulbe existent des centres moteurs et sensitifs, des fibres motrices et sensitives, des fibres cérébelleuses.

Les *centres bulbaires* affectent des rapports importants, surtout avec le plancher du 4ᵉ ventricule. Les figures 51 et 52 empruntées à Charpy (*Traité d'Anatomie* de Poirier) suffiront à rappeler les principaux détails anatomiques relatifs à la ·topographie du 4ᵉ ventricule, dont la moitié inférieure appartient au bulbe, et la moitié supérieure à la protubérance.

Les noyaux des nerfs affectent, dans leur ensemble, la disposition suivante : ils se groupent en deux colonnes, une médiane pour les nerfs moteurs, une latérale pour les nerfs sensitifs; la même disposition se poursuit dans la protubérance.

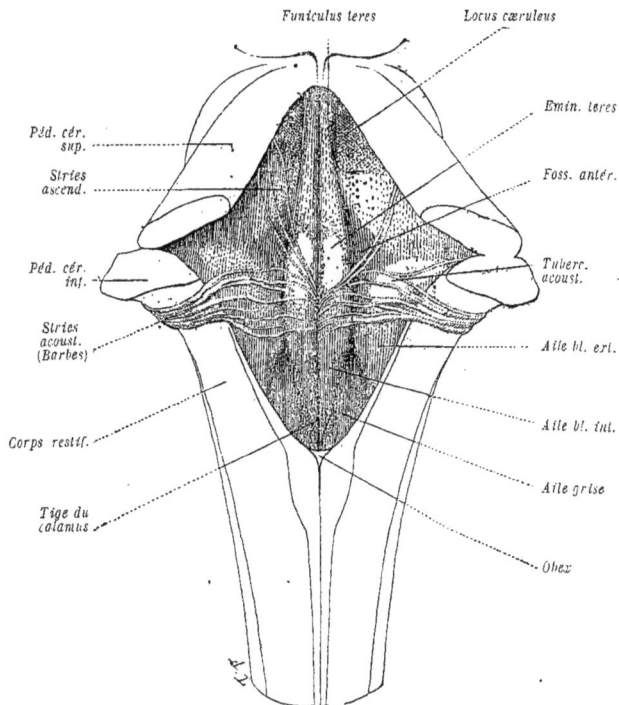

Fig. 51. — Plancher du 4ᵉ ventricule. — Topographie d'après nature (D'après Charpy.)

Le noyau de l'hypoglosse, situé très près de la ligne médiane, et s'ados-

sant en certains points au noyau du côté opposé, correspond à l'*aile blanche
interne*; les fibres sensitives du pneumogastrique et du glosso-pharyngien
aboutissent au noyau de l'*aile grise* et au *faisceau solitaire*, celui-ci occupant la partie postéro-latérale du bulbe sur toute sa hauteur; les fibres motrices du spinal bulbaire, du pneumogas-
trique et du glosso-pharyngien, viennent du
noyau *ambigu*, situé profondément, en arrière de l'olive, en avant du noyau de l'aile
grise.

Au-dessus du noyau ambigu, affleurant
en bas le bord supérieur de l'olive bulbaire,
se trouve le *noyau du facial* : il est situé
presque tout entier dans la protubérance;
mais, par son extrémité inférieure, il correspond au sillon bulbo-protubérantiel, et
même pénètre légèrement dans la partie la
plus élevée du bulbe.

A la branche vestibulaire du nerf acoustique, appartiennent deux noyaux; l'un,
principal ou *triangulaire*, longe dans le
bulbe la face externe du noyau de l'hypoglosse, passe par-dessus le sommet de l'aile
grise, et se prolonge dans la protubérance;
et l'autre, *noyau de Deiters*, dont peut-être
dépend en partie le nerf cochléaire, et qui
semble surtout être en rapport avec les
canaux semi-circulaires et constituer un
centre labyrinthique, est situé en dehors du
précédent, sous le plancher du 4ᵉ ventricule; il présente des connexions importantes

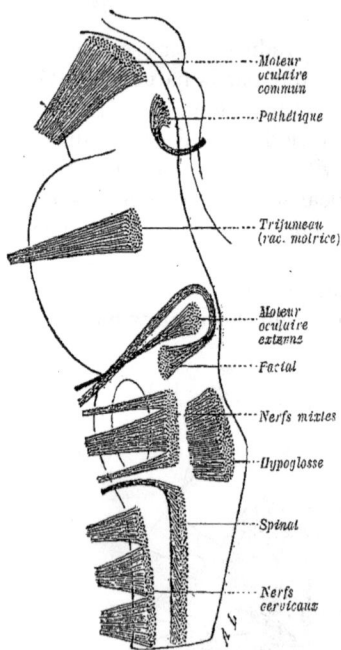

Fig. 52. — Noyaux d'origine des nerfs
craniens moteurs. Schéma (d'après
Charpy).

avec le cervelet. Le nerf intermédiaire de Wrisberg, dont la corde du tympan est, au point de vue physiologique, le prolongement, aboutit au *faisceau solitaire*. Quant au noyau moteur du trijumeau, aux noyaux des nerfs
moteurs de l'œil, ils sont situés dans la protubérance.

De ces noyaux, les uns (hypoglosse, noyaux sensitifs des nerfs mixtes)
sont superficiels; les autres (noyaux moteurs des nerfs mixtes) sont profonds,
situés à plusieurs millimètres du plancher du 4ᵉ ventricule, et ne peuvent
être atteints par une lésion superficielle.

Les figures 53 et 54 montrent les rapports que ces noyaux affectent les uns
avec les autres, et avec les diverses formations bulbaires.

Il est évident dès maintenant qu'une lésion touchant l'un de ces noyaux
doit déterminer des troubles moteurs, sensitifs ou sensoriels, et en particulier entraîner, si elle porte sur l'origine du pneumogastrique et du spinal
bulbaire, des symptômes cardiaques, respiratoires et gastriques, qui comptent parmi les phénomènes les plus importants des syndromes bulbaires.

Les divers noyaux bulbaires et protubérantiels, moteurs et sensitifs, sont
unis, transversalement et longitudinalement, par des *fibres d'association*,

dont les principales sont représentées par le faisceau longitudinal postérieur. Ces connexions ont leur importance : elles expliquent que les lésions stric-

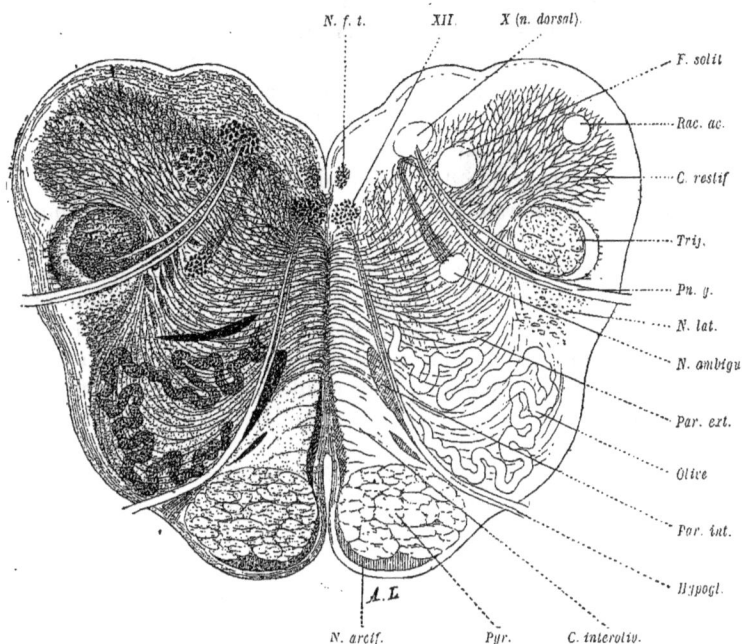

Fig. 53. — Topographie du bulbe. Région de l'olive. (D'après Charpy.)
(Coupe transversale par le milieu de l'olive. Grossie environ quatre fois.)

tement localisées au bulbe puissent s'accompagner de troubles dans le domaine de nerfs à origine protubérantielle (par exemple les nerfs moteurs du globe oculaire).

On doit se rappeler d'ailleurs que les altérations s'étendent très souvent à la fois au bulbe et à la protubérance, et que les syndromes bulbo-protubérantiels sont pour le moins aussi fréquents que les syndromes bulbaires purs.

Mais les lésions des *conducteurs* (fibres motrices émanant des noyaux, fibres

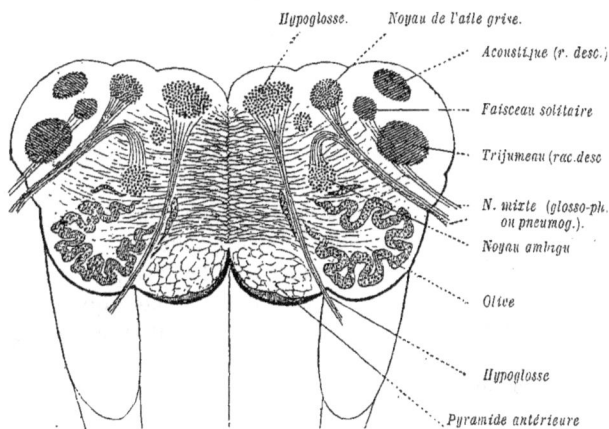

Fig. 54. — Coupe transversale du bulbe par la partie supérieure de l'olive. Grossie trois fois (d'après Charpy).

sensitives ou sensorielles y aboutissant) provoquent les mêmes troubles que les lésions nucléaires. Ce n'est pas le lieu de décrire le trajet intra-bulbaire des racines nerveuses. Nous rappellerons seulement que l'une des racines de l'acoustique descend jusqu'à la partie inférieure du bulbe, répondant, au niveau du plancher du 4ᵉ ventricule, à la région de l'aile blanche externe. De plus, le bulbe est traversé dans toute sa hauteur par une racine descendante du trijumeau sensitif, et cette racine chemine en arrière de la racine acoustique que nous venons de signaler. Enfin le facial, dont le noyau, quoique protubérantiel, affleure le bulbe, émerge des centres nerveux au niveau du sillon de séparation du bulbe et de la protubérance, de sorte que ses fibres, comme son noyau, peuvent être atteintes par une lésion bulbaire haut située.

Il importe de remarquer ici que c'est au-dessus du bulbe que les fibres destinées aux nerfs crâniens s'entre-croisent avec celles du côté opposé (faisceau géniculé) : l'entre-croisement porte, non pas sur le neurone périphérique qui s'étend des noyaux à la périphérie, mais bien sur le neurone central unissant l'écorce aux noyaux : il en résulte que les troubles provoqués dans le domaine de ces nerfs par une lésion unilatérale siégent *du côté de la lésion*.

D'autre part, le faisceau pyramidal (fig. 55) et le faisceau sensitif (ruban de Reil) traversent le bulbe dans toute sa hauteur. Tandis que le faisceau pyramidal direct s'entre-croise fibre à fibre, tout le long de la moelle, le faisceau pyramidal croisé s'entre-croise tout entier, d'un bloc, à la limite inférieure du bulbe (décussation des pyramides). Le faisceau pyramidal occupe la partie antérieure du bulbe (pyramides bulbaires). Le faisceau sensitif, qui chemine en arrière de lui, est constitué par les prolongements cylindraxiles des cellules des noyaux de Goll et de Burdach ; ces noyaux, situés à la partie inférieure du bulbe, sont en connexion avec les cordons postérieurs de la moelle, arborisations terminales des racines postérieures. Le faisceau sensitif, lui aussi, s'entre-croise très bas, quoique un peu au-dessus des fibres pyramidales motrices. De cette disposition, il résulte qu'une lésion bulbaire, supérieure à cet entre-croisement moteur et sensitif qui se fait non loin des limites du bulbe et de la moelle, détermine dans le tronc et les membres des troubles moteurs et sensitifs *du côté opposé à la lésion* : donc, pour les nerfs crâniens, troubles du côté de la lésion ; pour les membres, troubles du côté opposé à la lésion ; et l'on comprend ainsi la possibilité des syndromes bulbaires *alternes*.

De plus, il existe dans le bulbe des fibres *sympathiques*, qui paraissent situées dans la formation réticulaire ; elles se sont entre-croisées au-dessus du bulbe, dans la protubérance ; et les symptômes sympathiques résultant d'une lésion bulbaire siègent du même côté que la lésion.

Enfin les *fibres cérébelleuses* traversant le bulbe ont un trajet direct ; une lésion de ces fibres détermine donc des troubles *homolatéraux*. Elles sont descendantes et ascendantes : les fibres *descendantes* sont mal connues ; elles viennent du pédoncule cérébelleux moyen, et peut être aussi du pédoncule cérébelleux inférieur ; elles cheminent dans le bulbe, soit mélangées aux fibres ascendantes, soit en passant par le ruban de Reil et par le faisceau longitudinal postérieur, ou encore par le cordon latéral. Quant aux fibres ascendantes, elles constituent le faisceau cérébelleux direct, qui se divise, à la partie inférieure du bulbe, en deux portions : l'une, principale (faisceau dorsal ou restiforme) passe par le corps restiforme, se dirigeant en haut et en arrière, pour pénétrer dans le pédoncule cérébelleux inférieur; l'autre portion, accessoire (faisceau ventral), se dirige en haut et en avant, et finit par aborder le pédoncule cérébelleux supérieur, après avoir traversé la protubérance d'avant en arrière : peut-être représente-t-elle la continuation du faisceau de Gowers dans le bulbe.

L'*olive bulbaire* est en connexion avec le cervelet, le cerveau et la moelle; le *noyau arciforme* semble représenter une commissure intercérébelleuse, recevant la terminaison de fibres restiformes homolatérales, et envoyant ses propres fibres dans le corps restiforme opposé (Kölliker).

Les quelques détails anatomiques que nous avons signalés sont, à dessein, très incomplets. Nous n'avons eu d'autre but que de montrer combien de troubles variés peuvent entraîner les lésions du bulbe, et de permettre de mieux comprendre la physiologie pathologique des syndromes que nous allons résumer.

Ajoutons qu'il existe dans le bulbe plusieurs *centres fonctionnels*.

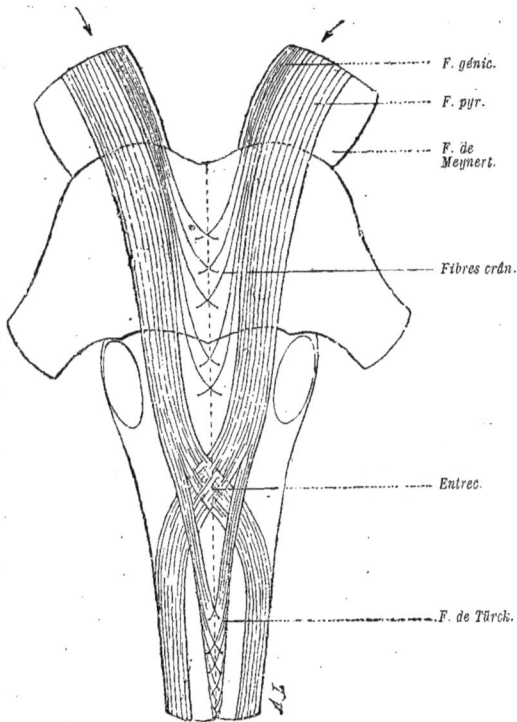

Fig. 55. — Entre-croisement des pyramides (schéma). Le faisceau géniculé ou crânien et le faisceau pyramidal direct (faisceau de Türck) sont entrecroisés fibres à fibres; le faisceau pyramidal croisé s'entre-croise en masse (d'après Charpy). Figure schématique.

*F. génic.*

*F. pyr.*

*F. de Meynert.*

*Fibres crân.*

*Entrec.*

*F. de Türck.*

Le mieux connu est le centre respiratoire de Legallois, nœud vital de Flourens, situé de chaque côté, près du bec (extrémité inférieure) du calamus scriptorius, et correspondant au noyau du pneumogastrique; la piqûre du bulbe à son niveau provoque la mort subite par arrêt de la respiration. A son voisinage, se trouvent un centre laryngé, et surtout un centre d'arrêt du cœur et un centre du vomissement (il est inutile de rappeler l'importance du pneumogastrique dans les modifications du rythme cardiaque et dans le vomissement). Un centre de déglutition correspond peut-être au noyau ambigu. Claude Bernard a montré que la piqûre du plancher du 4e ventricule, près de la ligne médiane, entre les origines du pneumogastrique et de l'acoustique, détermine la glycosurie simple; on a la glycosurie avec polyurie en faisant la piqûre un peu au-dessus de ce point; plus haut encore, on provoque l'albuminurie avec ou sans polyurie. Enfin, il est certain qu'il existe dans le bulbe un centre salivaire, un centre sudoripare, un centre vaso-moteur, un centre du sommeil, un centre de la faim, un centre de la soif.

Cette seule énumération indique la nature de quelques-uns des principaux troubles constituant les syndromes bulbaires.

**Étude clinique.** — Que, par la pensée, on combine de diverses manières les lésions des différents centres et conducteurs bulbaires, et l'on pourra imaginer ainsi de nombreux groupements symptomatiques. En clinique, la diversité des syndromes bulbaires est grande : les lésions portent tantôt sur plusieurs appareils nerveux, et tantôt sur un seul ; tantôt elles sont bila-térales, symétriques ou non, et tantôt unilatérales; tantôt elles sont systé-matisées (paralysie labio-glosso-laryngée); tantôt, consécutives à une oblité-ration artérielle, elles sont régies par la distribution des vaisseaux, et tan-tôt, résultant d'un traumatisme, elles frappent le bulbe presque au hasard. Nous ne pouvons, ni ne voulons, décrire ici en détail tous les syndromes bulbaires qui peuvent se présenter ; nous indiquerons seulement quelques-unes des associations symptomatiques les plus fréquentes et les plus impor-tantes. On remarquera, d'ailleurs, que cet article doit être complété par la lecture des différents chapitres traitant des affections bulbaires en particu-lier (V. PARALYSIE BULBAIRE ASTHÉNIQUE, PARALYSIE LABIO-GLOSSO-LARYNGÉE), — que les formes bulbaires du tabes et de la syringomyélie sont décrites avec ces deux maladies, — et que, à l'article VERTIGE, on trouvera une étude, faite par Bonnier lui-même, du syndrome que cet auteur a décrit sous le nom de *syndrome du noyau de Deiters*, et que l'on appelle souvent *syndrome de Bonnier*.

Les symptômes bulbaires peuvent déterminer des *symptômes généraux, cardiaques, respiratoires, gastriques, vaso-moteurs*, etc., atteignant en un mot les *fonctions organiques*, ou bien ils se *localisent à des territoires nerveux plus circonscrits*. Nous devons étudier successivement ces deux ordres de phénomènes, tout en faisant remarquer qu'ils sont susceptibles de se com-biner : ainsi, les accidents cardio-pulmonaires ou la mort subite apparaissent parfois comme complication terminale chez un sujet atteint jusque-là d'une paralysie limitée à certains groupes musculaires (paralysie labio-glosso-laryngée, par exemple).

I. **Symptômes généraux: troubles des fonctions organiques.** — De tous les accidents bulbaires, le plus terrible assurément est la *mort subite*, par arrêt du cœur ou de la respiration : elle peut n'être précédée d'aucun pro-drome, ainsi qu'il arrive en cas de traumatisme, ou de luxation de l'atlas dans le mal de Pott sous-occipital. Plus souvent, au cours de certaines mala-dies infectieuses, fièvre typhoïde et diphtérie en particulier, elle est précé-dée par un ensemble de symptômes cardiaques, gastriques et respiratoires.

Ces accidents, syndromes *cardio-gastrique* et *cardio-pulmonaire*, simulent la myocardite, très fréquente elle aussi dans les mêmes maladies : l'*assour-dissement des bruits du cœur*, le *rythme fœtal*, la *petitesse et l'extrême fré-quence du pouls*, le refroidissement périphérique et la tendance à la syncope, l'abaissement de la pression artérielle, les *vomissements*, la *dyspnée* qui peut se présenter sous forme de dyspnée paroxystique : tels sont les traits les plus frappants du tableau clinique. Lorsqu'un pareil syndrome est constitué, le pronostic est presque fatal, aussi bien dans la diphtérie que dans la fièvre typhoïde, et la mort survient en quelques jours, par syncope ou par collapsus cardiaque. Il faut insister en particulier sur les vomissements coïncidant avec une grande accélération du pouls (syndrome cardio-gastrique) : ce sont là des signes de très mauvaise augure dans la convalescence de la diphtérie. Parfois les vomissements manquent, et l'on constate surtout des troubles cardiaques et une dyspnée intense (syndrome cardio-pulmonaire) : là encore, le pronostic est presque fatal. Dans tous ces cas, il est impossible de décider par l'examen clinique s'il s'agit de myocardite ou d'intoxication du bulbe, les symptômes étant les mêmes dans ces deux éventualités.

Les troubles cardiaques et les troubles respiratoires peuvent d'ailleurs se trouver dissociés en clinique. On sait que, dans l'urémie, le *type respiratoire de Cheyne-Stokes* a été longtemps attribué à une altération bulbaire ; l'excitation du bulbe par un sang trop chargé en acide carbonique provoquerait des mouvements respiratoires de plus en plus amples et de plus en plus rapides ; mais, du fait même de ces mouvements respiratoires, le sang se chargerait d'oxygène, cesserait d'exciter le bulbe, et ainsi se produirait la phase d'apnée. Quoiqu'on tende aujourd'hui à rejeter cette conception et à la remplacer par une théorie cérébrale, il n'en reste pas moins vrai que le rythme de Cheyne-Stokes peut se produire au cours des affections bulbaires (V. Dyspnée).

Les troubles cardiaques sont caractérisés soit par la lenteur, soit par l'accélération des pulsations. L'accélération extrême est intéressante surtout dans la *tachycardie essentielle paroxystique*, névrose bulbaire ou bulbo-spinale, selon Debove et Boulay, et pouvant relever soit d'une parésie du pneumogastrique, soit d'une excitation du sympathique ; les cas où les crises de tachycardie s'accompagnent d'albuminurie ou de glycosurie plaident en faveur de l'origine bulbaire de l'affection. Quant aux *tachycardies symptomatiques*, si elles sont d'ordinaire imputables à des lésions cardiaques, elles semblent assez souvent, chez les tuberculeux en particulier, relever d'une intoxication bulbaire (V. Tachycardie).

Le pouls lent, et surtout le *pouls lent permanent* ou maladie de Stokes-Adam, était généralement attribué, jusqu'à ces dernières années, à l'*ischémie bulbaire*, par athérome de l'artère basilaire, ischémie grâce à laquelle pourrait s'exalter le pouvoir frénateur du pneumogastrique. De nombreux auteurs admettent aujourd'hui que le pouls lent permanent est très souvent lié à une lésion intra-cardiaque, lésion du faisceau de His, capable d'expliquer à elle seule le *blocage du cœur* (Herzblock) : il n'en demeure pas moins vrai que, dans certains cas tout au moins, la bradycardie permanente dépend d'une lésion bulbaire, comme le prouve l'épreuve de l'atropine : une injection d'atropine, en paralysant le pneumogastrique, fait disparaître d'une manière temporaire le ralentissement du pouls ; ce n'est que lorsque l'épreuve de l'atropine est négative que l'on peut conclure à l'origine intra-cardiaque de la bradycardie. D'ailleurs, le bulbe est toujours touché au cours de la maladie de Stokes-Adams, comme le prouvent certains symptômes (vertiges, crises apoplectiformes ou épileptiformes), qui s'expliquent, soit par une lésion primitive du bulbe, cause de tous les accidents, soit par l'anémie bulbaire consécutive au trouble cardiaque, si celui-ci est engendré par l'altération du faisceau de His. Le pouls lent permanent de cause bulbaire peut relever de lésions diverses; ce qui importe, c'est le siège et non pas la nature de ces lésions (V. Pouls lent).

Il faut signaler encore les troubles *vaso-moteurs*, pouvant aller jusqu'à l'asphyxie locale des extrémités, — les crises de *sudation* et de *salivation* — la *faim* ou au contraire l'*anorexie* (v. c. m.), — la *somnolence*, — et surtout les *troubles urinaires, polyurie, glycosurie* (diabète bulbaire), *albuminurie*, dont l'importance séméiologique est souvent considérable.

Enfin, d'un trouble passager de l'irrigation bulbaire peut résulter une perturbation générale, mais transitoire, de toutes les fonctions auxquelles préside le bulbe : « Anxiété de la respiration, anxiété de la circulation, anxiété de l'équilibration, anxiété générale sans qualification plus précise » (Brissaud). Ainsi s'expliquent les crises d'*anxiété paroxystique* : « Rien, dit Brissaud, n'est plus soudain, plus poignant, et j'ajouterai même plus effrayant que ces accès, le plus souvent nocturnes, accompagnés de tremblement, de sueurs froides, de pâleur livide. Ce n'est à proprement parler, ni de l'angine de poitrine, ni de l'asthme; mais c'est la terreur de ces deux névroses à la fois. » Ces phénomènes peuvent être le fait d'une simple névrose; ils peuvent aussi être provoqués par des lésions grossières du plancher ventriculaire ou des parties avoisinantes (V. Anxiété).

Par opposition à ces crises d'angoisse (le mot angoisse est préférable à anxiété, l'anxiété étant, comme l'a remarqué Brissaud, un phénomène cérébral, psychique et non physique), Bonnier décrit des crises d'*euphorie* bulbaire (v. c. m.).

II. — **Symptômes localisés**. — La *paralysie du voile du palais* est fréquente dans les affections bulbaires; elle appartient à la symptomatologie habituelle de la paralysie labio-glosso-laryngée. Nous n'avons pas à insister ici sur les troubles de la phonation et de la déglutition qui en résultent; et nous rappellerons seulement que la voix nasonnée, la difficulté de l'alimentation (rejet des liquides par le nez, passage des aliments dans les voies aériennes), et, à l'examen, l'aspect du voile abaissé et pendant, en sont les traits essentiels. Il semble que l'on doive admettre, avec Lermoyez, que le voile reçoit son innervation du pneumogastrique et de la branche interne du spinal (spinal bulbaire), ces deux nerfs constituant le vago-spinal (pour les classiques, c'est surtout par le facial que le voile est innervé). Cette théorie explique la possibilité du *syndrome d'Avellis*, qui survient parfois dans les affections bulbaires ou au cours de la syringomyélie, et qui résulte sans doute de la lésion du noyau commun au pneumogastrique et au spinal bulbaire; le syndrome d'Avellis est constitué par la paralysie unilatérale du voile du palais et du larynx (corde vocale du côté malade en position cadavérique) : il en résulte des troubles de la déglutition et des troubles de la voix; la respiration n'est pas très modifiée.

La lésion du noyau de l'hypoglosse entraîne la *paralysie de la langue*; cette paralysie, souvent suivie d'atrophie, est l'un des principaux symptômes de la paralysie labio-glosso-laryngée. Elle est habituellement bilatérale; mais il n'est pas exceptionnel de la voir ne frapper qu'un côté. Elle détermine des

troubles de la voix (dysarthrie), de la succion et de la mastication. Une
lésion bulbaire unilatérale frappant les noyaux de l'hypoglosse et du vago-
spinal a pour conséquence une paralysie unilatérale du voile du palais, de la
langue et du larynx (*syndrome de Jackson*); ce syndrome, qui peut être
causé par une lésion périphérique frappant à la fois les troncs des onzième
et douzième paires, s'observe surtout en cas de lésion des noyaux bulbaires.

Les *troubles de la déglutition* coïncident en général avec la paralysie vélo-
palatine et la paralysie linguale; le passage des aliments dans les voies
aériennes et la broncho-pneumonie de déglutition en sont souvent les conséquences.

La *paralysie faciale* appartient plus aux syndromes bulbo-protubérantiels
qu'aux syndromes bulbaires purs; nous avons vu pourtant qu'une lésion bulbaire haut située peut atteindre la partie inférieure du noyau de la septième
paire, ou ses fibres au niveau de leur émergence : la paralysie revêt d'ordinaire le type de la paralysie périphérique, frappe à la fois le facial supérieur
et le facial inférieur, et s'accompagne, par suite de la paralysie du muscle
du marteau et du muscle de l'étrier, de sensations auditives douloureuses,
coïncidant avec une exagération (hyperacousie) ou avec une diminution de
l'ouïe (*hypoacousie hyperacousique*, selon l'expression de Brissaud). Le goût
est aboli du côté de la paralysie si la lésion atteint en même temps le noyau
ou les fibres du nerf intermédiaire de Wrisberg.

Quant aux *troubles sensitifs* dans le domaine du *trijumeau* (anesthésie ou
névralgies), ils sont fréquents, et s'expliquent bien par le trajet intra-bulbaire d'une des racines de ce nerf. La névralgie du trijumeau peut porter
sur ses branches méningées (céphalée diffuse) ou sur ses branches superficielles (névralgie faciale).

Les *paralysies des membres* présentent un certain intérêt, car elles affectent divers types. Par la lésion unilatérale du faisceau pyramidal, est réalisée une hémiplégie, siégeant du côté opposé à la lésion. Les pyramides de
chaque côté étant très rapprochées l'une de l'autre, il n'est pas fort exceptionnel d'observer une paralysie des quatre membres. Plus difficile à comprendre est l'hémiplégie croisée par lésion bulbaire, le membre supérieur
d'un côté et le membre inférieur de l'autre côté étant pris. Wallenberg
explique ce fait en admettant que les fibres pyramidales destinées au membre
supérieur s'entre-croisent plus haut que celles qui vont au membre inférieur;
mais cette disposition anatomique est niée par P. Marie et Guillain.

Comme les troubles moteurs, les *troubles sensitifs* (anesthésie ou hyperesthésie) siègent, sur les membres et le tronc, du côté opposé à la lésion, ce
qui s'explique par l'entre-croisement des faisceaux sensitifs. En cas de lésion
unilatérale du bulbe, on note quelquefois la dissosiation syringomyélique
de la sensibilité, l'anesthésie ne portant que sur les sensations thermique
et douloureuse, et non sur la sensibilité tactile (Babinski et Nageotte).

Si les troubles moteurs ou sensitifs se produisent à la fois dans le domaine
des nerfs crâniens et dans le domaine du faisceau pyramidal ou du faisceau
sensitif, on observe des *syndromes alternes*, la face, la langue ou le voile du
palais (territoire du facial, du vago-spinal, de l'hypoglosse, et du trijumeau)
étant atteints du côté de la lésion, et les membres du côté opposé.

Des troubles *oculo-pupillaires sympathiques* (myosis, diminution de la fente palpébrale, rétropulsion du globe oculaire) semblables à ceux que produit la section des deux premières racines dorsales et que l'on observe surtout dans les paralysies radiculaires inférieures du plexus brachial, sont quelquefois signalés : ils siègent du même côté que la lésion et s'associent d'ordinaire à d'autres symptômes.

Des troubles *cérébelleux* peuvent résulter des lésions de l'olive ou des fibres cérébelleuses qui traversent le bulbe. Les syndromes olivaires sont mal connus : ils se manifestent, d'après Leclerc, par du vertige, de la titubation, de la latéropulsion du côté de la lésion. En cas d'altération des fibres cérébelleuses, on observe (Babinski et Nageotte) l'*hémiasynergie* (l'asynergie cérébelleuse est la perte de la faculté d'association des mouvements), la *latéropulsion*, et le *nystagmus*, celui-ci étant lié au trouble de l'équilibration (V. ASYNERGIE, CERVELET). L'ataxie, caractérisée par l'irrégularité des mouvements, est produite soit par une lésion des fibres cérébelleuses (alors elle est homolatérale et ne s'accentue que lorsque le malade ferme les yeux), soit par une lésion des fibres qui, dans le ruban de Reil, conduisent la sensibilité musculaire (alors elle se produit du côté opposé à la lésion et s'accentue quand le malade ferme les yeux).

Les *irritations du noyau de Deiters*, centre labyrinthique, en connexion avec les canaux semi-circulaires, déterminent le *vertige*, auquel s'associent des troubles auriculaires, des troubles oculaires (nystagmus), et un état nauséeux (V. VERTIGE).

**Associations symptomatiques.** — Les différents troubles que nous avons énumérés peuvent se combiner et constituer des syndromes plus ou moins complexes. C'est ainsi que, dans un cas de Brissaud, on notait les phénomènes suivants : paralysie faciale, céphalée et névralgie partielle du trijumeau du côté droit, pouls lent, vertiges, crises épileptiformes, agoraphobie.

Babinski et Nageotte ont décrit un syndrome spécial ainsi caractérisé : *hémiasynergie, latéropulsion et myosis bulbaires, avec hémianesthésie et hémiplégie croisées.* Nous avons déjà, dans l'étude analytique qui précède, signalé les divers éléments constituant cet ensemble symptomatique. Il s'agissait, dans le cas de Babinski et Nageotte, de lésions de la moitié gauche du bulbe : l'hémiasynergie, la latéropulsion, le myosis existaient à gauche ; l'hémiplégie et l'hémianesthésie (avec dissociation syringomyélique de la sensibilité) occupaient la moitié droite du corps : outre ces phénomènes, on notait des vertiges, des troubles de la déglutition, du nystagmus à gauche.

Bonnier, sous le nom de *syndrome du noyau de Deiters*, a réuni les phénomènes suivants : vertiges, dérobement des jambes, troubles oculo-moteurs (paralysie du droit externe, nystagmus, inégalité pupillaire, etc.) pouvant n'exister qu'au moment du vertige, état nauséeux, bourdonnements d'oreilles, douleur temporale. Ces symptômes dépendent, non d'une lésion destructive, mais d'une *irritation* du noyau. (Pour une plus complète description de ce syndrome, V. VERTIGE.)

Il semble en outre que certains symptômes soient plus fréquents lorsque c'est la moitié gauche du bulbe qui est atteinte : comme le remarque Bonnier, l'angoisse, les troubles sécrétoires, les phénomènes vaso-moteurs, les altérations de la respiration, de la circulation et de la phonation, la soif, la faim, ou l'anorexie, manquent chez les bulbaires droits, et sont fréquents chez les *bulbaires gauches*.

Nous devons faire remarquer encore que les troubles bulbaires existent aussi bien dans les névroses fonctionnelles que dans les affections organiques, et qu'ils peuvent être consécutifs à une lésion périphérique déterminant des irradiations bulbaires (ainsi que le syndrome du noyau de Deiters survient souvent au cours d'une maladie de l'oreille).

Enfin, la description des syndromes bulbaires purs est forcément très schématique : en clinique, les symptômes se produisent souvent en même temps dans le domaine de la protubérance ou dans celui de la moelle ; pour prendre deux exemples, la paralysie bulbaire asthénique, ou syndrome d'Erb, paraît être une affection bulbo-spinale, et la thrombose de l'artère basilaire entraîne des troubles bulbo-protubérantiels.                              *H. GRENET.*

**BULBE** (**ABCÈS**). — Les abcès du bulbe sont très rares. Ils surviennent au cours d'une maladie infectieuse ou chez un sujet présentant déjà un autre foyer de suppuration. Ils déterminent des symptômes de localisation qui sont variables suivant le siège des lésions, mais qui décèlent une altération bulbaire [V. BULBAIRES (SYNDROMES)] : ce qui permet de rattacher le syndrome observé à un abcès, c'est son évolution rapide et fébrile, et aussi la notion d'une infection antérieure chez le malade.

La mort est fatale, la thérapeutique nulle.                    *H. GRENET.*

**BULBE** (**COMPRESSIONS; TRAUMATISMES**). — Les *blessures du bulbe* par instruments piquants ou tranchants traversant la membrane occipito-altoïdienne, par balles d'armes à feu, les *compressions brusques* du bulbe par l'atlas ou l'axis fracturés, par l'atlas luxé sur l'axis dans le mal de Pott sous-occipital, déterminent presque toujours la mort subite.

Il n'en est pas de même en cas de *compression lente*. La compression lente peut être réalisée par les *tumeurs du bulbe* (v. c. m.), par les processus méningés chroniques (pachyméningite cervicale hypertrophique, méningite syphilitique), par les ostéites tuberculeuses de l'occipital, de l'atlas, ou de l'axis, et par les abcès ossifluents (mal de Pott sous-occipital), par les exostoses syphilitiques, par les anévrismes du tronc basilaire. La compression bulbaire peut encore être le fait d'une tumeur du cervelet ou de la protubérance ; une hémorragie cérébrale abondante, occupant le thalamus ou le lobe occipital, est susceptible, comme l'a montré P. Marie, d'abaisser en bloc le cervelet, dont le lobe amygdalien s'engage en coin dans le trou occipital, et comprime le bulbe et ses vaisseaux nourriciers ; les phénomènes d'anémie bulbaire ne sont pas alors sans jouer un rôle dans la production de l'apoplexie.

Lorsque la compression s'établit lentement, on observe de la raideur de la nuque, de la douleur dans la sphère d'innervation du trijumeau ; puis, peu à peu, apparaissent des signes plus précis de localisation : irrégularités du pouls et de la respiration, vomissements, paralysies diverses en rapport avec le siège de la compression (paralysie de la langue, du voile du palais, du larynx, paralysie faciale, paralysie des membres, troubles auriculaires, vertiges, etc.). La polyurie, la glycosurie sont fréquentes [(V. BULBAIRES (SYNDROMES)]. En cas d'anévrisme de la vertébrale ou du tronc basilaire, on perçoit quelquefois un souffle à l'auscultation de la nuque et de la partie postérieure du crâne (Gerhardt); c'est là un signe très inconstant.

Si la compression est le fait d'une tumeur (du bulbe, de la protubérance, du cervelet), peuvent exister en outre des signes généraux d'hypertension crânienne (œdème papillaire en particulier).

Le **pronostic** est toujours très grave : parfois on observe des rémissions; mais, au bout d'un temps variable, le malade finit par succomber, soit subitement, soit au milieu d'accidents cardio-respiratoires, soit (en cas d'anévrisme) par ramollissement du bulbe ou rupture de l'anévrisme.

Le **diagnostic** de la compression et de sa cause peut être fait lorsque le malade présente des lésions manifestes de tuberculose vertébrale, ou lorsqu'il est syphilitique; le signe de Gerhardt, bien qu'inconstant et comportant des causes d'erreur, permet de soupçonner, lorsqu'il est positif, l'existence d'un anévrisme. La compression est souvent unilatérale, et l'unilatéralité des symptômes est un élément éloignant l'idée d'une affection telle que la paralysie labio-glosso-laryngée. L'examen du liquide céphalo-rachidien, qui présente une réaction lymphocytaire en cas d'irritation méningée, et surtout dans la syphilis, peut apporter une aide légère au diagnostic : mais la ponction lombaire doit être faite prudemment, une décompression trop brusque, obtenue par une évacuation trop abondante de liquide céphalo-rachidien, pouvant amener la mort subite.

Lorsqu'il n'existe pas d'altération osseuse manifeste, ni de signes d'hypertension crânienne, il est à peu près impossible de dire si la compression est, ou non, le fait d'une tumeur bulbaire (v. c. m.).

**Traitement.** — Seules, les lésions syphilitiques sont susceptibles de guérir complètement par un *traitement mercuriel* intensif. Dans tous les cas, très nombreux, où la cause de la compression ne peut être reconnue, on est en droit de faire quelques injections mercurielles, qui sont à la fois un moyen de diagnostic et de traitement de la syphilis. *H. GRENET.*

**BULBE (HÉMORRAGIES).** — Les hémorragies limitées au bulbe sont exceptionnelles; presque toujours, il s'agit d'hémorragies protubérantielles s'étendant jusque dans le bulbe.

Les causes des hémorragies bulbaires sont : les traumatismes (chocs sur la tête), les maladies infectieuses, le brightisme, l'éclampsie puerpérale. Les hémorragies peuvent survenir au cours d'affections nerveuses telles que la syringomyélie.

Les *symptômes* sont variables suivant le siège et l'importance de l'hémorragie. La *mort subite* est loin d'être rare. Dans certains cas, après une période apoplectique plus ou moins longue, le malade reprend sa connaissance, mais présente des signes de paralysie bulbaire : quadriplégie ou hémiplégie, avec ou sans troubles sensitifs, paralysie de la langue, du larynx, du voile du palais, paralysie faciale. En cas de foyer unilatéral, la paralysie est alterne, siégeant du côté de la lésion pour les nerfs crâniens, du côté opposé pour les membres [V. Bulbaires (Syndromes)]. Les troubles respiratoires (irrégularités, rythme de Cheyne-Stokes), circulatoires (irrégularités, ralentissement du pouls), gastriques (vomissements) sont presque constants; on peut observer aussi la polyurie, avec ou sans glycosurie. La mort survient, en hyperthermie ou en hypothermie, du fait des troubles cardiaques ou respiratoires, ou déterminée par une broncho-pneumonie de déglutition.

Si le malade survit, il présente des symptômes diversement associés suivant la localisation du foyer hémorragique, mais permettant de reconnaître une localisation bulbaire [V. Bulbaires (Syndromes)].

*H. GRENET.*

**BULBE** (PARALYSIE BULBAIRE ASTHÉNIQUE). — V. Myasthénie.

**BULBE** (PARALYSIE BULBAIRE PROGRESSIVE). — V. Paralysie labio-glosso-laryngée.

**BULBE** (RAMOLLISSEMENT). — Le ramollissement du bulbe est consécutif à l'oblitération de l'artère vertébrale ou de ses branches, des artères spinales antérieures, de la cérébelleuse inférieure ou du tronc basilaire. L'oblitération résulte soit d'une artérite syphilitique, soit de l'athérome, ou bien encore elle est le fait d'une embolie, chez les cardiaques.

Les symptômes sont en rapport avec le siège du foyer de ramollissement, ou avec la soudaineté de l'oblitération artérielle. Quelquefois le début est brusque, la mort survient rapidement au milieu de troubles cardio-pulmonaires : ces faits s'observent surtout en cas d'embolie de la vertébrale.

D'ordinaire il existe des prodromes : pâleur, nausées, vertiges, somnolence, tendance à la syncope; l'ictus avec perte de connaissance n'est pas très fréquent ici. Puis s'établissent des signes de paralysie bulbaire, et l'on observe des syndromes variables suivant les régions atteintes : les troubles de la déglutition, le syndrome labio-glosso-laryngé sont habituels. Très souvent le foyer de ramollissement est unilatéral, aussi notera-t-on des hémiplégies, des hémianesthésies siégeant du côté opposé à la lésion, tandis que les symptômes se produisant dans le domaine des nerfs crâniens siègent du côté de la lésion. Les phénomènes cérébelleux (asynergie, latéropulsion, vertige, etc.) ne sont pas rares; le syndrome oculaire sympathique (myosis, rétraction du globe oculaire, diminution de la fente palpébrale) est plus exceptionnel. Pour l'étude détaillée des différents troubles ressortissant aux lésions bulbaires, nous renvoyons à l'article Bulbaires (Syndromes).

Le principal élément du diagnostic est l'évolution relativement lente des accidents : c'est par là que le ramollissement se distingue de l'hémorragie. La connaissance d'une syphilis antérieure, l'athérome, sont aussi des éléments plaidant en faveur du ramollissement.

Chez les syphilitiques, le traitement mercuriel intensif peut donner des résultats satisfaisants. Chez les artério-scléreux, la médication iodurée, jointe à une bonne hygiène générale et alimentaire, amène quelquefois une légère amélioration. Dans tous les cas, en raison de la fréquence des troubles de la déglutition, il faut avoir soin de recommander au malade de manger lentement; il faut le nourrir au besoin avec la sonde œsophagienne afin d'éviter le passage des aliments dans les voies aériennes, et, par suite, les broncho-pneumonies de déglutition. *H. GRENET.*

BULBE (TUMEURS). — Les tumeurs du bulbe sont rares : le plus souvent il s'agit de tumeurs bulbo-protubérantielles. On a signalé surtout : les gliomes et les glio-sarcomes, les tubercules, les gommes syphilitiques, les cysti-cerques du 4ᵉ ventricule, les tumeurs des plexus choroïdes.

Les **symptômes** sont d'une part des signes généraux de compression encéphalique, et d'autre part des signes de localisation bulbaire.

*Les signes de compression encéphalique,* d'hypertension crânienne, céphalée, vomissements, œdème de la papille, hypertension du liquide céphalo-rachidien, sont fréquents, mais non constants. Lorsqu'ils existent, ils permettent de soupçonner l'existence d'une tumeur intra-crânienne, dont le siège bulbaire est indiqué par les *signes de localisation.*

Ceux-ci sont des plus variables selon la région atteinte [V. Bulbaires (Syndromes)]; il faut signaler surtout : la polyurie avec ou sans glycosurie, les troubles cardiaques et respiratoires, le syndrome labio-glosso-laryngé, les paralysies des membres, les vertiges, l'angoisse. Ces différents troubles peuvent exister isolément; le plus souvent ils s'associent d'une manière plus ou moins complexe.

Le **pronostic** est toujours très grave : la mort par arrêt du cœur ou de la respiration est la règle, parfois au bout d'un temps très long. Des tumeurs du plancher du 4ᵉ ventricule ont pu rester latentes pendant plusieurs années.

Le **diagnostic** est relativement facile si, aux signes bulbaires, s'associent des signes de compression encéphalique : ceux-ci révèlent la tumeur; ceux-là permettent de la localiser. Mais l'hypertension crânienne n'est pas constante. L'unilatéralité fréquente des troubles paralytiques, l'existence habituelle des troubles sensitifs, distinguent les tumeurs du bulbe de la paralysie labio-glosso-laryngée, de la paralysie bulbaire asthénique. La paralysie pseudo-bulbaire procède par ictus successifs, s'accompagne de rire ou de pleurer spasmodique, et d'une déchéance intellectuelle toujours manifeste. Certains cas de sclérose en plaques à localisation bulbaire soulèvent de grandes difficultés : l'étude attentive de tous les symptômes, la recherche du tremblement, du nystagmus, l'évolution de la maladie, finissent, en général, par faire poser le diagnostic. Quant à l'hémorragie et au ramollissement du bulbe, ils ont d'ordinaire une marche plus rapide que les tumeurs bulbaires. Les compressions du bulbe ne sont reconnues que s'il existe des signes de mal de Pott sous-occipital, leur symptomatologie étant semblable à celles des tumeurs.

Quant à la nature de la tumeur, on ne peut que la soupçonner si le malade est syphilitique ou tuberculeux.

Les gommes syphilitiques sont seules accessibles à la thérapeutique, les injections mercurielles (calomel) pouvant amener alors une guérison rapide.

*H. GRENET.*

BUPHTALMIE. — V. Glaucome.

# C

**CACAO.** — V. Beurre de Cacao, Café et Caféine, Théobromine.

**CACHEXIE**. — Il en est de la cachexie comme de tant d'autres termes, tout le monde les comprend, mais la définition n'en reste pas moins difficile et vague. Il s'agit ici d'un mauvais état (κακὴ ἕξις) de l'organisme; mais, de plus, l'expression de *cachectique* implique une idée de chronicité et de pronostic à peu près fatal. La cause peut en être une infection ou une intoxication continues, la convalescence pénible d'une longue maladie, la misère simple, etc.

**Symptômes**. — Il est évidemment impossible de dire à quel degré de faiblesse et d'épuisement, de dénutrition ou d'anémie commence l'état de cachexie. Quoi qu'il en soit, ces différents points : asthénie, amaigrissement, appauvrissement du sang, se rangent parmi les principaux caractères qui nous frapperont spécialement.

Le malade est souvent couché, ou se traîne avec peine. La face est pâle, émaciée, de couleur terreuse ou jaunâtre, blafarde parfois, d'apparence cireuse en d'autres cas. Les narines sont amincies, les dents fuligineuses, les cheveux cassants; la maigreur peut être effrayante, et souvent le décharnement du thorax contraste avec le développement d'un abdomen que distend l'ascite, ou l'épaississement de membres inférieurs œdématiés. Les muscles sont flottants, et au niveau des apophyses osseuses saillantes se creusent facilement des ulcérations de profondeur variable. La peau est fréquemment sèche, et la persistance du pli que l'on pince révèle une déshydratation profonde. Sur les parois du thorax et de l'abdomen se détachent souvent, nettement saillantes, les veines superficielles.

Tels sont en somme les grands signes de la cachexie : ce ne sont pas les symptômes uniques rencontrés chez les débilités, loin de là, mais ceux dont nous allons parler maintenant dépendent plutôt de la maladie causale. De cet ordre sont les gangrènes, les œdèmes, le purpura, bien que l'on ait décrit, peut-être à tort, un œdème cachectique, un purpura cachectique. Il n'est pas rare de voir s'installer de la diarrhée, voire de la lienterie ou des vomissements incoercibles, à moins que ces troubles ne soient déjà la cause de la cachexie. Les altérations des urines, l'affaiblissement de l'intelligence sont fonction à la fois du ralentissement général des systèmes et de l'influence spéciale de la tuberculose ou de l'intoxication. Enfin, le cachectique est proie facile aux infections de toutes sortes; le muguet est presque constant; de l'ecthyma ulcère la peau; des phlébites se déclarent; le streptocoque, le coli-bacille provoquent aisément des accidents localisés ou septi-cémiques. Aussi n'y a-t-il point de courbe thermique spéciale aux cachec-tiques; la température est variable, parfois normale, d'autres fois continue ou rémittente à grandes oscillations. Mais il est assez fréquent de voir l'organisme présenter des réactions affaiblies; et la mort survient dans une asthénie et une torpeur progressives, souvent dans le coma, ou bien au milieu d'accidents méningés, de convulsions et de délire, généralement imputables à l'urémie.

**Types cliniques.** — Il y a des états cachectiques, et non pas *une* cachexie; mais les caractères différentiels sont empruntés aux maladies causales, en sorte que s'étendre sur la description de types divers serait répéter ce qui trouvera mieux, sa place ailleurs, à l'infection ou à l'intoxi-cation incriminées.

L'*enfant* peut présenter diverses cachexies; il est indiqué de songer surtout à la scrofule, au rachitisme, et tout spécialement à la syphilis héré-ditaire. On connaît dans ce dernier cas l'aspect précocement sénile, ridé, rabougri pour ainsi dire du facies, les pleurs faciles et les cris répétés du nourrisson, le dépérissement progressif et rapide qui l'atteint parfois dès les premiers jours de son existence.

Chez le *vieillard*, le brightisme et les affections cardiaques, l'artério-sclérose sont la cause efficiente de nombre d'états cachectiques; mais il faut insister spécialement ici sur l'évolution chez les cancéreux du syndrome étudié. La cachexie jaune paille, trop souvent rencontrée d'ailleurs chez de nombreux adultes, présente en effet un intérêt diagnostique de premier ordre : rappelons que les infections veineuses (phlegmatia) l'accompagnent avec une prédilection particulière.

Chez l'*adulte* enfin, la tuberculose, les affections rénales et surrénales, le saturnisme, le paludisme, les maladies de foie au cours desquelles les ponc-tions répétées peuvent déterminer une cachexie séreuse, le cancer encore, sont parmi les causes ordinaires de la déchéance organique.

**Diagnostic.** — On reconnaît facilement qu'un individu est cachec-tique; en trouver la raison peut être plus délicat. On se souviendra que la misère à elle seule peut provoquer une dénutrition profonde, et que tout obstacle à l'alimentation normale, lienterie, vomissements par sténose pylo-rique, anorexie d'origine mentale, donnera sans infection tuberculeuse, sans intoxication saturnine ou cancéreuse le syndrome le plus effrayant qui se puisse réaliser.

On se gardera seulement de confondre la cachexie avec l'*anémie* simple. C'est une distinction parfois artificielle; les cachectiques sont anémiques, et toute anémie prolongée se traduit par l'habitus de la cachexie. Il est possible de séparer avec plus de précision celle-ci de la *sénilité*. Tous les vieillards ne sont pas des cachectiques; mais l'affaiblissement des facultés, le ralentissement des échanges, l'émaciation peuvent n'être qu'un simple effet de l'involution sénile.

Il sera utile enfin de ne point se laisser abuser par certaines particularités mentales; des individus bien qu'épuisés ont encore une gaieté factice, une énergie et une volonté marquées, une idéation active et même entreprenante; cette *euphorie* (v. c. m.) ne doit point nous induire en erreur et nous porter à lénifier notre pronostic. Ce dernier est en effet à peu près fatal, bien que variable encore avec l'étiologie invoquée. La thérapeutique est simple : les cachexies étant ce que l'agent causal et le terrain les font, n'ont point de spécifique. Il n'est de traitement que contre les symptômes, faiblesse, anémie, intoxication générale, et dans les cas trop nombreux où aucune opération ne peut modifier définitivement l'état de l'organisme, ce sont les injections de sérum, les toniques, les méthodes d'alimentation ou de suralimentation, parfois quelque ponction ou quelque intervention palliative qui seront nos seules ressources.                *FRANÇOIS MOUTIER.*

**CACHOU.** — Extrait préparé avec le bois de l'*Acacia Catechu* (Légumineuses, Mimosées), le cachou se présente en masses compactes, brunes, à cassure brillante. Le cachou n'a presque pas d'odeur, sa saveur est d'abord astringente, puis sucrée.

C'est un astringent préconisé contre la diarrhée, la blennorragie (à l'intérieur et en injections), la stomatite, et comme désodorisant (pastilles, grains argentés pour fumeurs).

La poudre de cachou se prescrit aux enfants à la dose de 10 centigr. par année d'âge; à l'adulte on donne de 1 à 4 gr. de poudre ou 20 à 30 gr. de teinture.

*Potion* (Diarrhée infantile).

| | |
|---|---|
| Teinture de cachou. | } |
| Teinture de colombo | } āā 5 grammes. |
| Sous-nitrate de bismuth | 2 — |
| Benzonaphtol pulvérisé | 1 gramme. |
| Julep gommeux | 80 grammes. |

5 à 6 cuillerées par jour, avant les tétées.

*Cachets contre la diarrhée.*

| | |
|---|---|
| Poudre de cachou | 40 centigr. |
| — de cannelle. | } āā 10 — |
| — de muscade | } |

Pour un cachet, 5 à 10 par jour.

*Bols* (Blennorragie).

| | |
|---|---|
| Poudre de cachou | 6 grammes. |
| Térébenthine de Chio. | 4 — |

Diviser en 10 bols à prendre dans la journée.

*Gargarisme* (Salivation mercurielle, stomatite aphteuse).

| | |
|---|---|
| Teinture de cachou | 10 grammes. |
| Miel clarifié | 20 — |
| Infusion de sauge | Q. S. p. 200 — |

*E F.*

**CACODYLATES.** — V. Arsenic, Fer.

**CADE** (HUILE DE). — Huile pyrogénée provenant des vieux troncs du cade (*Jurisperus oxycedrus*) qui croît dans le midi de la France, en Espagne et dans le Levant. C'est un topique employé dans un certain nombre d'affections cutanées.

*Glycérolé cadique faible.*

| | |
|---|---|
| Huile de cade | 14 grammes. |
| Extrait fluide de Panama | 5 — |
| Essence de girofle | 1 gramme. |
| Glycérolé d'amidon | 86 grammes. |

*Glycérolé cadique fort.*

| | |
|---|---|
| Huile de cade | 46 grammes. |
| Extrait fluide de Panama | 5 — |
| Essence de girofle | 1 gramme. |
| Glycérolé d'amidon | 50 grammes. |

*Pommade contre le psoriasis* (SABOURAUD).

| | | |
|---|---|---|
| Huile de cade . . . . . . . . . . . . . . . . . . . . . . . | 13 grammes. | |
| Huile de bouleau. . . . . . . . . . . . . . . . . . . . . . | 2 — | |
| Ichtyol . . . . . . . . . . . . . . . . . . . . . . . } | āā 1 gramme. | |
| Résorcine . . . . . . . . . . . . . . . . . . . . . . } | | |
| Lanoline . . . . . . . . . . . . . . . . . . . . . . . } | āā 15 grammes. | |
| Vaseline . . . . . . . . . . . . . . . . . . . . . . . } | | |

*E. FEINDEL.*

**CAFÉ, CAFÉINE.** — Sous le nom générique de **Caféiques**, on désigne une série de produits d'origine végétale dont la caractéristique est de contenir, soit de la *caféine* ou de la *théobromine* (v. c. m.), soit à la fois ces deux alcaloïdes qui font partie du groupe de la *purine*. Les principaux caféiques sont le café, le thé, le maté, le guarana, la noix de cola et le cacao.

Le **Café** est la graine du *Coffea arabica*, arbrisseau de la famille des Rubiacées. Non torréfié (café vert), il renferme 1 à 1,25 pour 100 de caféine, et une certaine proportion d'acide café-tannique; la torréfaction transforme ce dernier en une huile aromatique, le *caféone*.

En infusion chaude, le café favorise la digestion, accélère le pouls, augmente la diurèse, stimule l'idéation et les fonctions motrices, mais détermine l'insomnie, à moins d'accoutumance. Le café est donc surtout un excitant nervin; dénué de valeur alimentaire, il décide l'organisme à utiliser ses réserves.

On s'en servira dans les asthénies de toute nature, digestives, cardiaques, psychiques. A haute dose, il constitue un bon antidote de l'opium, par son tanin qui neutralise les alcaloïdes, et par la caféine qui combat la torpeur.

Le café est contre-indiqué chez les jeunes enfants, chez les nerveux, chez les porteurs de lésions valvulaires.

Les hautes doses de café peuvent provoquer le *caféisme aigu*, et l'abus prolongé de cette infusion le *caféisme chronique*.

Le **Thé** est fourni par le *Thea chinensis* (Ternstrémiacées). Les feuilles de cet arbrisseau, rapidement desséchées (thé vert), ou grillées après fermentation (thé noir), contiennent une huile parfumée, 2 à 2,50 pour 100 de caféine, de la théopylline (alcaloïde isomère de la théobromine), etc.

Le **Maté**, ou thé de Paraguay, provient de l'*Ilex paraguaiensis* (Ilicinées). Les feuilles et les sommités de cet arbuste, torréfiées et grossièrement pulvérisées, contiennent une essence et environ 1 pour 100 de caféine.

**Guarana.** — C'est une pâte desséchée préparée avec les graines de *Paullinia sorbilis* (Sapindacées), liane grimpante du bassin de l'Amazone.

Les **Noix de Cola** sont les graines du *Sterculia acuminata* (Sterculiacées) grand arbre de la côte occidentale d'Afrique.

Les noix de cola fraîches sont de la grosseur d'un marron et leur couleur varie du jaune clair au rouge; desséchées elles contiennent environ 2,35 pour 100 de caféine et un peu de théobromine. La cola jouit d'une faveur d'ailleurs justifiée; les préparations les plus employées sont la poudre, les extraits et le vin de cola.

*Cachets.*

Poudre de cola . . . . . . 0 gr. 50
Poudre de noix vomique . . 0 gr. 05
Pour un cachet. Un cachet à chaque repas.

*Pilules.*

Poudre de noix de cola . . . . . . . .  ⎫
Extrait alcoolique de noix de cola. . . .  ⎬ āā 5 grammes.
                                           ⎭

Diviser en 50 pilules; 6 à 12 par jour.

*Vin de cola* (Codex).

Noix de cola en pou-
dre demi-fine tamis
n° 26 . . . . . . . . 60 grammes.
Vin de Malaga. . . . 1000    —

Faites macérer dix jours en vase clos.
Passez avec expression, filtrez.

*Saccharure granulé de cola*
*(granulés de cola)* (Codex).

Extrait de cola . . . . 120 grammes.
Sucre glacé. . . . . . 760    —
Sirop simple . . . . . 190    —

*Elixir de cola* (Codex).

Extrait fluide de cola . 50 grammes.
Alcool à 60°. . . . . . 100    —
Sirop simple . . . . . 100    —
Vin de Lunel . . . . . 750    —

Mêlez et filtrez.

*Sirop* (Enfants).

Extrait fluide de cola . . . . . . . 5 grammes.
Sirop d'écorces d'oranges amères. ⎱ āā 50   —
Sirop amygdalin . . ⎰

Par cuillerées à café (correspondant chacune à XV gouttes d'extrait).

**Cacao.** — La graine de cacaoyer (*Theobroma cacao*, Malvacées), renferme une matière grasse, une petite quantité de caféine, et 1 à 3 pour 100 de théobromine (v. c. m.).

**Caféine.** — La caféine, le principe actif du café et du thé, est produite industriellement en partant de l'acide urique du guano. La caféine est également connue sous les noms suivants : triméthylxanthine, méthylthéobromine, théine, guaranine, triméthyl-dioxy-purine.

La caféine officinale forme des cristaux effilés, d'un éclat soyeux, solubles dans 75 parties d'eau à 10° et dans 15 parties d'eau bouillante. Elle n'est pas davantage soluble dans l'alcool, mais elle se dissout facilement dans les liquides alcalins et acides, et abondamment dans les solutions aqueuses de benzoates ou de salicylates alcalins.

L'action pharmacodynamique de la caféine est neuromyocardiaque et diurétique. L'action neuro-myocardiaque est rapide et puissante, l'action diurétique régulière. Ces deux actions commandent les indications de la caféine.

Son indication dominante sera l'asthénie neuro-myo-cardiaque, quelle qu'en soit la cause : asthénie infectieuse ou post-infectieuse (grippe, fièvre typhoïde, érysipèle, maladies éruptives, etc.), asthénie neuropathique, neurasthénique, asthénie consécutive au surmenage; utile en cas de défaillance organique, la caféine se trouve également indiquée lorsque le muscle cardiaque est tombé au-dessous de sa tâche (asystolie, myocardite).

Diurétique régulier et progressif, la caféine a été longtemps employée chez les malades atteints d'hydropisie cardiaque; mais dans ces cas elle a été supplantée par son homologue la théobromine, beaucoup plus efficace.

L'excitation neuro-cardiaque, les palpitations, l'éréthisme nerveux, constituent, comme il a été dit plus haut à propos du café, des contre-indications à son usage. (V. Poisons médicamenteux.)

La caféine s'emploie aux doses moyennes de 10 centigr. par année d'âge chez les enfants; chez les adultes, par prises fractionnées, on va jusqu'à 2 gr. par jour.

Associée à des substances analgésiques et antipyrétiques, elle constitue la base de beaucoup de cachets antinévralgiques, antimigraineux.

Dans les grippes algiques, Martinet recommande les cachets suivants :

| | |
|---|---|
| Caféine . . . . . . . . . . . . . . . . . . . . . | } āā 0 gr. 10 |
| Exalgine. . . . . . . . . . . . . . . . . . . . . | |
| Phénacétine. . . . . . . . . . . . . . . . . . . | 0 gr. 20 |
| Bichlorhydrate de quinine. . . . . . . . . . . . | 0 gr. 30 |
| Antipyrine. . . . . . . . . . . . . . . . . . . . | 0 gr. 40 |

Pour un cachet. 1 ou 2 dans les 24 heures.

Lorsqu'on veut prescrire la caféine en potion, il faut se rappeler que, très peu soluble dans l'eau, elle le devient suffisamment pour les besoins de la pratique par addition de *benzoate* ou de *salicylate de soude*.

*Potion* (pour enfants).

| | |
|---|---|
| Caféine . . . . . . . . . . . . . . . . . . . . . | } āā 1 gr. 50 |
| Benzoate de soude. . . . . . . . . . . . . . . . | |
| Vanilline . . . . . . . . . . . . . . . . . . . . | 0 gr. 05 |
| Rhum . . . . . . . . . . . . . . . . . . . . . . | 20 grammes. |
| Sirop de tolu . . . . . . . . . . . . . . . . . . | 50 — |
| Eau . . . . . . . . . . . . . . . . . . . . . . . | 100 — |

0 gr. 15 de caféine par cuiller à soupe. Une à deux par jour suivant l'âge.

*Potion* (pour adultes).

| | |
|---|---|
| Sulfate de strychnine . . . . . . . . . . . . . . | 2 centigr. |
| Caféine . . . . . . . . . . . . . . . . . . . . . | } āā 2 grammes. |
| Benzoate de soude. . . . . . . . . . . . . . . . | |
| Iodure de potassium . . . . . . . . . . . . . . | |
| Sirop de polygala. . . . . . . . . . . . . . . . | 60 — |
| Eau distillée. . . . . . . . . . . . . . . . . . . Q. S. p. | 150 c. c. |

Deux milligrammes de strychnine, 0 gr. 20 de caféine, de benzoate de soude et d'iodure de potassium par cuiller à soupe, 2 à 3 cuillers à soupe dans les 24 heures (bronchitiques, emphysémateux présentant des phénomènes de défaillance cardiaque).

Les solutés de caféine du Codex suffisent aux indications dans l'administration de la caféine par voie hypodermique.

| *Soluté n° 1* (Codex). | *Soluté n° 2* (Codex). |
|---|---|
| Caféine . . . . . . . . . . 2 gr. 50 | Caféine . . . . . . . . . 4 grammes. |
| Benzoate de sodium. . . . . 3 gr. 50 | Salicylate de sodium . . 3 — |
| Eau distillée bouillie et refroidie, Q. S. pour obtenir 10 centimètres cubes de soluté. | Eau distillée bouillie et refroidie, Q. S. pour obtenir 10 centimètres cubes de soluté. |
| Un centimètre cube de ce soluté renferme 25 centigr. de caféine. | Un centimètre cube de ce soluté renferme 40 centigr. de caféine. |

*E. FEINDEL.*

**CAILLOT.** — V. Sang.

**CAL.** — Nous aurons en vue, dans cet article, les cals exubérants, les cals douloureux et les cals vicieux.

I. **Cals exubérants.** — Nommés aussi cals *hypertrophiques, luxuriants, végétants*, ce sont les cals qui, une fois la consolidation terminée, offrent un volume exagéré. Le vrai cal exubérant a la structure de l'os définitif : compact à sa périphérie, il présente, à sa partie centrale, du tissu spongieux.

La forme du cal hypertrophique est très variable : tantôt ce sont des coques inégales, plus ou moins adhérentes aux parties voisines; tantôt ce sont des aiguilles, des stalactites dirigées dans le sens des muscles et des tendons. Lorsque la consolidation s'est faite en bonne position, il s'agit d'un cal exubérant pur; mais si, comme il arrive plus souvent, la fracture a guéri avec un certain déplacement, c'est à la fois un cal exubérant et un cal vicieux.

Le cal exubérant, qu'on observe aussi bien sur les os courts que sur les os longs, est dû à une irritation prolongée du foyer de la fracture. C'est ainsi qu'on le rencontre surtout après les fractures ouvertes, infectées ou guéries avec nécrose, dans les fractures par armes à feu ou compliquées de la présence de corps étrangers.

La *symptomatologie* est très variable. Il est des cals exubérants qui ne donnent lieu à aucun accident; d'autres refoulent et compriment les parties molles voisines dont ils compromettent la nutrition, provoquant des fourmillements ou de l'œdème par gêne circulatoire; d'autres, enfin, compriment les troncs nerveux et sont la cause de troubles moteurs et sensitifs. Les cals luxuriants des fractures articulaires peuvent gêner considérablement le fonctionnement de la jointure et sont souvent une cause d'ankylose.

Il y a des cals provisoires qui, momentanément exubérants, se résorbent graduellement; mais le vrai cal hypertrophique, de par sa structure osseuse définitive, n'a aucune tendance à diminuer spontanément de volume.

Le *traitement* ne peut être que chirurgical. Nous en parlerons plus loin à propos des cals vicieux.

II. **Cals douloureux.** — Ils se présentent sous trois aspects différents :

1° Les cals qui sont douloureux parce qu'ils sont exubérants ou vicieux. Ils rentrent alors dans l'une de ces deux catégories.

2° Les cals qui sont douloureux par compression nerveuse, sans être ni vicieux ni exubérants. Ordinairement, c'est un nerf, le radial, par exemple, à l'humérus, qui est inclus dans le cal où il s'est creusé un canal osseux ou ostéo-fibreux. Dans ce tunnel, il peut être coudé, étranglé ou comprimé en tout ou en partie; dans d'autres cas, il est enserré dans des masses cicatricielles, fibreuses et rétractiles; mais l'inclusion n'amène pas fatalement la compression du nerf.

Les *symptômes*, qui n'apparaissent en général que lors de l'ablation de l'appareil contentif, consistent en paralysies, douleurs névralgiques avec irradiations dans une direction déterminée, atrophie musculaire, etc. La cause de ces accidents n'est pas toujours facile à connaître, et l'on peut hésiter entre un enclavement et un soulèvement du tronc nerveux.

Mais le *traitement* reste le même : il faut intervenir et, suivant les cas, réséquer une aspérité de l'os, niveler le cal, ouvrir le tunnel et dégager le nerf, etc. L'amélioration est loin d'être toujours immédiate : la régénération nerveuse et le rétablissement fonctionnel ne sont complets qu'au bout de plusieurs mois. Mais, même lorsque les accidents sont déjà anciens et qu'on a perdu tout espoir de voir revenir la contractilité musculaire, il faut intervenir, car les observations montrent que la libération du nerf peut au moins diminuer ou même faire disparaître les troubles trophiques dans le territoire du nerf comprimé (Lejars, *Société de Chirurgie*, 1905).

3° Les cals qui, sans compression nerveuse et sans être ni exubérants ni vicieux, sont cependant douloureux. Tantôt, et le plus souvent, les douleurs éclatent dès le début et persistent pendant toute la durée de la réparation osseuse pour s'exagérer encore après la formation du cal; tantôt elles apparaissent tardivement. Elles peuvent naître sans cause appréciable ou bien être provoquées par les mouvements, l'état hygrométrique de l'air, les changements de température. En général, elles sont intermittentes et affectent le type névralgique avec exagération nocturne.

La *pathogénie* de cette variété de cals douloureux est très obscure. Dans quelques cas, il s'agit de l'inclusion, non d'un tronc, mais d'un filet nerveux. On a incriminé diverses infections ou intoxications chroniques : syphilis, rhumatisme, goutte, paludisme, etc. On a parlé d'un véritable travail inflammatoire siégeant dans l'ancien foyer traumatique. Toutes ces explications sont hypothétiques.

Aussi a-t-on essayé de nombreux *traitements* sans grand succès : révulsion, massage, eaux thermales, cautérisation, élongation et résection nerveuse, etc. Le mieux, en cas de douleurs rebelles, est d'intervenir pour mettre le cal à nu, voir s'il n'existe pas un filet nerveux enclavé et trépaner en cas d'examen extérieur négatif.

III. **Cals vicieux.** — Ce sont les cals des fractures qui se réparent avec un déplacement persistant ou une position défectueuse des fragments, tels qu'il en résulte une gêne plus ou moins accusée des fonctions.

Les *causes* du cal vicieux sont imputables :

1° *Au chirurgien.* — Dans bien des cas, on peut dire que ce n'est pas le cal qui est vicieux, mais le chirurgien (Reclus). Celui-ci a péché par ignorance ou par négligence. Les appareils de contention doivent être surveillés de très près, car tel déplacement qui, au début, était insignifiant, peut, pendant la réparation, s'accuser davantage et donner lieu à une consolidation vicieuse. Aujourd'hui, nous possédons dans la radioscopie et la radiographie un moyen infaillible pour nous renseigner sur l'état de réduction et de contention des fractures.

2° *Au malade.* — Lorsqu'il est indocile, ou insouciant, ou qu'il présente des accès de manie ou de délire.

3° *A la fracture.* — Certaines fractures sont primitivement irréductibles, ou ne peuvent être réduites qu'imparfaitement, telles les fractures par armes à feu, les fractures avec engrènement ou avec pénétration, les fractures compliquées de luxation, les fractures multifragmentaires, etc. Dans certaines fractures, celles de la tête humérale et du col du fémur en particulier, l'un des fragments est si petit qu'on n'a aucune prise sur lui; en pareil cas, un cal vicieux est impossible à éviter.

Les cals vicieux *siègent* principalement aux membres, plus souvent au fémur (tiers supérieur) et au tibia (tiers inférieur) qu'au bras et à l'avant-bras. Leur *aspect* est variable à l'infini : cals anguleux, en N, en Z, etc. Il peut en résulter plusieurs déplacements à la fois, et c'est ainsi que, dans une consolidation vicieuse du tiers supérieur du fémur, la cuisse peut être raccourcie et en rotation externe.

Les *symptômes* se traduisent par des altérations portant sur la longueur, la direction et la forme du membre sur lequel siège le cal vicieux. Les *changements de longueur* équivalent en général au raccourcissement, beaucoup plus important au membre inférieur où il entraîne de la claudication. La mensuration permet d'évaluer la différence de longueur des deux membres.

Les *modifications de direction* ont un effet déplorable sur les muscles, les tendons et les articulations. Une coudure angulaire, déviant les muscles de leur direction normale, compromet leur action, tandis que les muscles placés dans le sinus de l'angle se rétractent et mettent plus tard obstacle à la reprise des fonctions. D'autres troubles graves proviennent de l'englobement des tendons par les cals des fractures para-articulaires. Le jeu des jointures est entravé, la direction de l'interligne modifiée; les surfaces articulaires subissent, en certains points, des pressions exagérées pendant que, sur d'autres points, elles s'écartent, d'où distensions ligamenteuses, subluxations, déformations multiples : genu valgum, genu varum, cubitus varus et valgus, etc.

Les *altérations de forme* n'entraînent en général qu'une difformité choquante; mais un cal vicieux et difforme a des chances d'être exubérant, et alors il comprime les parties voisines, d'où ulcération possible des téguments, œdème par gêne circulatoire, paralysies et névralgies par compression nerveuse, etc.

**Traitement.** — Le *traitement* doit d'abord être *préventif* et viser une réduction et une contention exactes. Le chirurgien ne reculera pas, au besoin, devant l'intervention sanglante pour corriger un déplacement qui, devenu définitif, pourrait donner lieu à des troubles fonctionnels importants.

Le traitement *curatif* s'adresse au cal vicieux, exubérant ou non, et définitivement constitué. Il consiste dans l'intervention sanglante, l'*ostéotomie* ou la *résection* véritable, supérieure à l'*ostéoclasie* manuelle ou instrumentale, qui, avec les pratiques actuelles de l'asepsie, n'a plus sa raison d'être. L'ostéotomie peut être : a) *linéaire et transversale*, dans les cas de déplacement par rotation; b) *linéaire et oblique*, principalement au membre inférieur où le chevauchement est l'élément essentiel de la déformation. La section oblique, qui assure une surface de contact très étendue, doit être un peu plus longue que le raccourcissement à corriger; c) *cunéiforme*, et c'est alors une véritable *excision*, consistant à enlever un coin osseux dont la base regarde la convexité de l'angle.

Dans certaines consolidations à la fois vicieuses, douloureuses et exubérantes, comme à la clavicule, on peut être amené à pratiquer une vraie *résection* de l'os. KENDIRDJY.

CALABAR (FÈVE DE). — V. Ésérine.

CALCANÉUM (EXOSTOSES). — Elles ne sont connues que depuis l'emploi systématique de la radiographie. En 1892, Jacquet le premier parla d'*hyperostose* de calcanéum. Mais ce fut Rossler qui en 1895 décrivit les *exostoses rétrocalcanéennes* développées dans la bourse séreuse située en avant du tendon d'Achille, bourse séreuse qui s'enflamme et donne naissance à l'achillodynie ou à l'achillobursite. Puis, en 1900, Plettner étudie une seconde variété, l'*exostose sous-calcanéenne*, de beaucoup la plus fréquente. Exostoses rétro et sous-calcanéenne d'ailleurs ne méritent notre attention que parce qu'elles peuvent provoquer la *talalgie*, affection assez douloureuse pour réduire à l'impotence le membre inférieur.

Anselme Schwartz et moi avons démontré, dans un mémoire récent, la fréquence extrême de la *variété sous-calcanéenne*, qui, si nous en croyons l'examen de soixante radiographies et de cent calcanéums pris au hasard, existerait une fois sur cinq, six ou sept individus et comme, entre l'exostose la mieux caractérisée et la ligne tubérositaire calcanéenne la plus classique, on trouve tous les intermédiaires, nous avons pu en conclure que

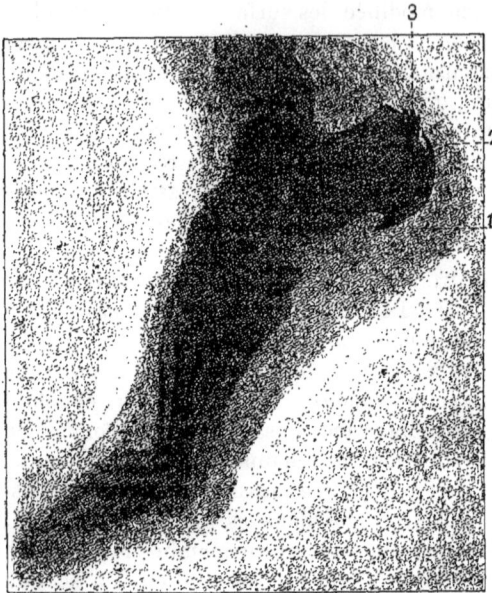

Fig. 56. — Exostoses du calcanéum : 1, Exostose sous-calcanéenne ; 2, 3, exostose rétro-calcanéenne.

l'exostose sous-calcanéenne n'est que l'exagération d'une disposition anatomique normale : lorsque les tissus osseux sont encore mous chez les jeunes, la traction exagérée des tendons, des muscles et des aponévroses de la plante du pied sur leur insertion tubérositaire, amène peu à peu la formation de l'exostose qui prend d'ordinaire la forme d'une épine de rose de Bengale ou d'une crête saillante (fig. 56).

La présence d'une exostose sous ou rétro-calcanéenne, l'éperon calcanéen, comme disent les Allemands, ne suffit pas à créer la talalgie ; elle ne sert que d'amorce à l'affection douloureuse et la preuve en est que l'exostose est souvent double, existant à la fois à droite et à gauche et, cependant, l'impotence n'est parfois qu'unilatérale. Pour que les souffrances apparaissent, il faut qu'une inflammation survienne, et des causes déterminantes sont indispensables : contusion chronique du talon par des marches forcées ou par une station debout trop prolongée, traumatisme tels que chutes sur le pied, choc violent sur la plante et l'on comprend que la question des accidents de travail puisse alors être invoquée, enfin et surtout certaines infections parmi lesquelles la gonococcie joue le rôle prépondérant. L'exostose et la talalgie blennorragiques fournissent le plus grand nombre d'observations. Ajoutons qu'elle est dix fois plus fréquente chez l'homme que chez la femme, qu'elle accompagne souvent le pied plat et qu'elle apparaît surtout à l'âge adulte.

**Symptômes.** — Les tableaux cliniques des talalgies dues aux deux variétés d'exostoses se ressemblent beaucoup ; d'abord il existe une douleur qui, dans la rétro-calcanéenne, est vive surtout en avant du tendon d'Achille : elle se manifeste spontanément après la marche et particulièrement dans les montées et dans les descentes ; la pression, au-dessus du point d'insertion tendineux, réveille la souffrance, et une tuméfaction parfois très notable déborde en dedans et en dehors et comble les gouttières rétro-malléolaires. Dans l'exostose sous-calcanéenne la douleur est sous le talon, à trois centimètres en avant de son bord postérieur, le plus souvent un peu en dedans de la ligne médiane, car l'épine de la tubérosité interne est plus saillante que l'épine de la tubérosité externe. Le gonflement est moins apparent que sur la première variété, mais il peut se révéler par une forme plus globuleuse et par une sorte d'épaississement du coussinet plantaire ; les douleurs sont particulièrement vives ; le malade marche sur la pointe du pied, ou sur son bord externe, pour ne pas exagérer la souffrance. Dans les deux variétés qui, nous l'avons vu, peuvent coexister, la radiographie seule permettra d'affirmer la réalité de l'exostose.

**Traitement.** — Dans les cas exceptionnels où des contre-indications formelles s'opposent à l'opération, on pourra amortir la douleur en logeant la partie du talon où s'est développé l'exostose dans une sorte d'anneau de celluloïde inséré dans la chaussure. Dans tous les autres cas on interviendra chirurgicalement. Pour la sous-calcanéenne, incision en fer à cheval, en arrière du talon et sur ses côtés, incision profonde, allant jusqu'à l'os et détachant le coussinet talonnien en bas et en avant ; on découvre ainsi l'exostose que l'on enlève par un coup de ciseau à froid, rasant la ligne tubérositaire et excisant, si besoin est, la bourse séreuse ou les tissus graisseux enflammés ; puis on rabat le lambeau que l'on suture par quelques points de crin de Florence. Pour la rétro-calcanéenne, incision verticale de la peau, puis du tendon d'Achille dont on écarte les deux moitiés, ce qui donne jour sur l'exostose et la bourse séreuse enflammée et fongueuse ; on fait sauter l'exostose d'un coup de gouge, on curette les parois de la séreuse, puis on laisse reprendre le contact aux deux moitiés du tendon et l'on suture la peau avec ou sans drainage.        *PAUL RECLUS.*

**CALCANÉUM** (FRACTURES). — Les fractures du calcanéum sont rares, si on les compare aux autres fractures du membre inférieur ; elles peuvent se faire par le mécanisme de l'*écrasement* dans une chute violente sur le talon, soit que l'astragale s'enfonce en coin entre les deux facettes articulaires supérieures de l'os, et le fasse éclater, soit que la voûte du pied redresse sa courbure, et écrase l'extrémité antérieure du calcanéum. Le trait de fracture est presque toujours vertical, antéro-postérieur, mais souvent de multiples fissures divisent l'os en plusieurs fragments. Le *sustentaculum tali* peut être séparé du corps de l'os. D'autres fois, la fracture se fait par *arrachement* ; elle est limitée à l'extrémité postérieure de l'os, qu'arrache le tendon d'Achille dans une chute sur la pointe des pieds ; le trait qui divise ce fragment est net. Chez les sujets jeunes, il peut y avoir décollement épiphysaire.

**Symptômes et Diagnostic.** — Il y a : douleur vive localisée au point fracturé, impossibilité d'appuyer le talon sur le sol, ecchymoses remontant en arrière des deux malléoles. L'épanchement sanguin efface les méplats du tendon d'Achille ; celui-ci est relâché et les masses musculaires sont molles ; leur contraction, ou la flexion du pied augmente la douleur. Le talon est élargi, alors que l'espace intermalléolaire est intact, signe distinctif avec les fractures de l'astragale. La concavité de la plante est effacée; le talon paraît remonté, les malléoles sont rapprochées du sol. En saisissant entre deux doigts l'extrémité postérieure du calcanéum on la sent plus volumineuse que normalement; en lui imprimant des mouvements de latéralité, on perçoit parfois une légère crépitation. Quand il y a arrachement simple du tubercule d'insertion du tendon d'Achille, on saisit le fragment entre les doigts, et on le mobilise; il y a presque toujours ascension de ce fragment, surtout dans la flexion du pied et l'extension de la jambe; l'ecchymose est plus limitée au talon, il n'y a pas de douleur à l'extrémité antérieure de l'os.

Le *pronostic* de la fracture par arrachement est favorable, et au bout de 40 jours la consolidation commence à être bonne. Par contre, le pronostic de la fracture par écrasement est plus sérieux; il y a souvent des fractures concomitantes des os du tarse antérieur; le pied peut rester raide et douloureux; enfin un fragment du calcanéum peut se déplacer en dedans, combler la gouttière calcanéenne et comprimer les vaisseaux. La consolidation est lente.

**Traitement**. — Dans les fractures par écrasement, l'*immobilisation* dans une gouttière plâtrée et le massage sont indiqués; si un fragment était déplacé au dedans on essaierait de le réduire, sinon il faudrait l'*extirper*. Le malade ne peut appuyer le talon sur le sol avant le deuxième mois; aussi les appareils de marche rendront de grands services.

Dans les fractures par arrachement, on réduit le fragment en fléchissant la jambe et étendant le pied. Un appareil maintient cette position, tandis que des bandes en 8, enroulées sur le cou-de-pied, appliquent le fragment. Dans certains cas, la *réduction sanglante* avec *enchevillement* ou *suture* sont encore les meilleurs et plus rapides moyens de guérison.

*AMÉDÉE BAUMGARTNER.*

**CALCANÉUM (LUXATIONS)**. — V. Pied (Luxations).

**CALCULS**. — V. Les différents organes.

**CALOMEL**. — V. Mercure, Purgatifs, Syphilis (Traitement).

**CALVITIE**. — V. Alopécie.

**CAMOMILLE ROMAINE.** — Les fleurs d'*Anthemis nobilis* (Synanthérées) sont disposées en capitules hémisphériques de 1 à 2 cent. de largeur. La camomille offre une odeur toute particulière, une saveur amère et aromatique.

Elle est surtout utilisée comme stimulant stomachique (infusions), et quelquefois comme fébrifuge (poudre et extrait de camomille du Codex de 1884); les doses élevées sont vomitives. L'huile de camomille, l'huile de camomille camphrée du Codex de 1908 sont employées en frictions (coliques venteuses, météorisme abdominal).

| *Tisane de camomille.* | *Paquets.* |
|---|---|
| Fleurs de camomille . . 5 grammes. | Poudre de fleurs. . . . . 50 centigr. |
| Pour 1 litre, infusion d'une 1/2 heure. | Pour un paquet (dose stomachique); la dose fébrifuge est de 4 à 8 grammes. |

*Huile de camomille* (Codex).

Fleurs sèches de ca-
  momille romaine. .   100 grammes.
Huile d'œillette. . . . 1000   —
Faites digérer 3 heures au bain-marie,
filtrez.

*Potion* (Coliques hépatiques).

Extrait aqueux de ca-
  momille. . . . . .   1 gramme.
Hydrate de chloral . .   2 grammes.
Sirop de morphine . .   20   —
Eau. . . . . Q. S. p.  150   —
Une cuillerée à soupe tous les quarts
d'heure jusqu'à effet.

*Huile de camomille camphrée* (Codex).

Camphre râpé. . . . . . . . . . . . . . . . . . . . . 100 grammes.
Huile de camomille. . . . . . . . . . . . . . . . . . 900   —

*E. FEINDEL.*

**CAMPHRE.** — Le camphre des officines est la partie cristallisable de l'essence retirée du bois de Camphrier du Japon (*Camphora officinarum*).

Il se présente en masses incolores, translucides, à structure grenue; il est onctueux au toucher et offre une certaine élasticité; on ne peut le pulvériser qu'après l'avoir humecté avec un peu d'alcool ou d'éther.

Le camphre a une odeur forte et pénétrante, une saveur fraîche et un peu âcre; il fond à 175°, mais il se volatilise déjà à la température ordinaire. Il est très peu soluble dans l'eau, très soluble dans l'alcool et l'éther.

Le camphre est avant tout un excitant du système nerveux, d'où son utilisation dans les états adynamiques. Sur la peau et les muqueuses, il exerce d'abord une action excitatrice, puis dépressive. Il agirait aussi sur les sécrétions. Il s'élimine par les poumons, par la peau, par le rein.

Le camphre est une des substances auxquelles la pharmacopée accorde le plus de faveur, et ses usages sont multiples, tant à l'intérieur (de 50 centigr. à 2 gr.) qu'à l'extérieur comme topique antiseptique et surtout comme topique stimulant.

Le camphre entre dans la composition des nombreuses préparations officinales : *Baume opodeldoch, Élixir parégorique, Huile de camomille camphrée, Huile camphrée, Pierre divine, Pommade dite Baume nerval, Pommade camphrée, Teinture de camphre concentrée, Teinture de camphre faible, Lotion ammoniacale camphrée, Liniment ammoniacal camphré,* etc.

*Éther camphré.*

Camphre. . . . . . .   1 gramme.
Éther. . . . . . . . .  10 grammes.
Injection hypodermique de 1 ou 2 c. c.

*Huile éthéro-camphrée.*

Camphre. . . . . . .   1 gramme.
Huile d'olives stérilisée.  10 grammes.
Éther . . . . . . . . .   1 gramme.
Injection hypodermique de 1 ou 2 c. c.

*Solution.*

Camphre. . . . . . .   4 grammes.
Acide acétique. . . .  65   —
Une cuillerée à café dans un verre d'infusion de menthe, 2 à 6 fois par jour.

*Poudre à priser.*

Camphre porphyrisé. .  99 grammes.
Menthol. . . . . . . . .   1 gramme.

*Teinture de camphre concentrée*
(*Alcool camphré*) (Codex).

Camphre . . . . . . .  100 grammes.
Alcool à 90°. . . . . .  900   —

*Teinture de camphre faible*
(*Eau-de-vie camphrée*) (Codex).

Camphre. . . . . . . .  100 grammes.
Alcool à 60° . . . . .  3900   —

*Lotion ammoniacale camphrée*
(*Eau sédative*) (Codex).

Ammoniaque liquide.  60 grammes.
Chlorure de sodium
  ordinaire. . . . .   60   —
Alcool camphré . . .   10   —
Eau distillée. . . . .  1000   —

*Huile camphrée* (Codex).

Camphre râpé. . . .  100 grammes.
Huile d'olives. . . . .  900   —

*Pilules.*

Camphre pulvérisé. . . .    1 gr. 50
Musc pulvérisé. . . . . . . 50 centigr.
Extrait thébaïque . . . . .  15  —
Sirop simple. . . . . . . .  Q. S.
Diviser en 6 pilules à prendre dans la journée.

*Liniment ammoniacal camphré* (Codex).

Huile camphrée . . . .  90 grammes.
Ammoniaque liquide. .  10    —

*Pommade camphrée* (Codex).

Camphre râpé . . . .-.  20 grammes.
Axonge benzoïnée . . .  70    —
Cire blanche . . . . . . 10    —

**Camphre monobromé.** — Le camphre monobromé officinal, improprement appelé **Bromure de camphre**, se présente sous forme de magnifiques aiguilles incolores, insolubles dans l'eau, très solubles dans l'alcool, l'éther et les huiles grasses.

C'est un sédatif nervin, utilisé contre l'excitation nerveuse (délire alcoolique, hystérie) ou motrice (épilepsie, paralysie agitante), et surtout contre l'éréthisme génital, à la dose de 10 centigr. à 1 gr. 50 par jour.

*Pilules.*

Bromure de camphre . .  2 gr. 50
Oxyde de zinc . . . . .  1 gr. 50
Extrait de valériane. . .  5 grammes.
Pour 50 pilules, 10 à 20 par jour.

*Solution hypodermique.*

Bromure de camphre .  5 grammes.
Alcool à 90° . . . . . .  35   —
Glycérine . . . . . . .  22   —
1 centimètre cube par jour.

**Acide camphorique.** — Produit d'oxydation du camphre par l'acide nitrique. Il se présente en petits cristaux solubles dans cinq parties d'eau environ, plus solubles dans l'alcool et l'éther.

Il est à peu près uniquement utilisé pour combattre les sueurs profuses des tuberculeux, et il s'administre à la dose de 1 à 3 gr. par jour, par prises de 50 centigr. en cachets, pilules ou potion (dans l'eau alcoolisée).

*E. FEINDEL.*

**CANCER.** — V. Tumeurs en général et les différents organes.

**CANITIE.** — On désigne sous ce nom la décoloration rapide et prématurée des cheveux et des poils; ce trouble dystrophique peut être général ou partiel. Dans ce dernier cas, il survient à la suite d'une irritation nerveuse périphérique (carie dentaire, névralgie). La canitie totale est généralement considérée comme la conséquence d'une émotion violente : on a vu des têtes blanchir en une nuit, et même, dit-on, en une demi-heure [V. Pigmentation (Troubles), Vitiligo, Poils].

L'*hémicanitie* est une forme de canitie nettement dimidiée, signalée par Brissaud chez les hémiplégiques, survenant dès le lendemain de l'ictus, ou quelques mois plus tard. La moitié des cheveux est complètement blanchie du côté paralysé, alors que la moitié du côté sain demeure ce qu'elle était avant l'ictus, en général, simplement grisonnante. La dimidiation est parfaite, indiquée par une raie rigoureusement méridienne.

*HENRY MEIGE et E. FEINDEL.*

**CANNELLE DE CEYLAN** — C'est une écorce fournie par le *Cinnamomum zeylanicum* (Lauracées). Elle renferme une essence composée en majeure partie d'aldéhyde cinnamique qui lui communique ses propriétés de stimulant des centres nerveux et de tonique digestif.

La cannelle de Ceylan se prescrit sous forme de poudre (50 centigr. à

2 gr.), d'eau distillée (10 à 60 gr. en potion), en teinture (10 gr. en potion);
elle trouve dans la pharmacopée des utilisations multiples (Alcoolat de Fioravanti, Alcoolat de Garus, Électuaire diascordium, Potion cordiale, etc.).

| *Cachets.* | *Potion cordiale* (Codex). |
|---|---|
| Poudre de cannelle. . . . 40 centigr. | Teinture de cannelle . 10 grammes. |
| — de girofle. . . . . 20 — | Sirop d'écorces d'oran- |
| — de muscade . . . 10 . — | ges amères. . . . . 40 — |
| Pour un cachet, à prendre une heure après | Vin de Banyuls. . . . 110 — |
| le repas (atonie intestinale). | |

E. F.

**CANTHARIDE ET CANTHARIDINE.** — V. Vésicatoire, Poisons médicamenteux.

**CARATÉS.** — Les caratés sont des épidermites mycosiques, endémiques dans
les pays de l'Amérique centrale avoisinant les Cordillères (« tache endémique des Cordillères »). Ils sont dus à des *Aspergillus*. Ces aspergillus,
découverts par Montoya y Florès, sont différents suivant la coloration du
caraté, ils semblent être en certaines régions des saprophytes fréquents

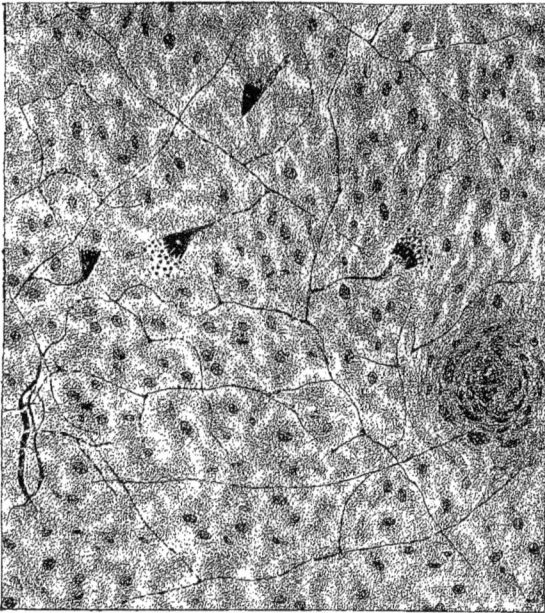

Fig. 57. — Caratés. Aspects des parasites dans les squames. Entre les cellules épidermiques, on
aperçoit un réseau de longs filaments presque toujours très fins, rarement gros et trapus, ramifiés
dichotomiquement. Çà et là, ces filaments émettent un court rameau plus épais que termine
l'appareil sporifère caractéristique des aspergillus (d'après Jeanselme et Rist).

dans le monde extérieur, dans les eaux, sur les végétaux et les insectes
piqueurs. La fréquence de ce saprophytisme dans la nature, le genre de vie
des habitants, presque tous paysans, prêtent à de multiples occasions d'inoculation cutanée et expliquent l'endémicité de ces mycoses.

*Cliniquement*, les caratés forment des taches de plusieurs centimètres de diamètre et de formes variables; d'abord localisées à la région inoculée, elles se disséminent ensuite sur tout le corps et peuvent envahir les muqueuses (fig. 58). Elles passent par deux phases. La première ou d'activité est dite hyperchromique : d'abord érythémateuses, les taches prennent au bout de deux ans environ leur teinte propre qui, suivant les variétés et par ordre de fréquence décroissante, est violette, noir violacé, rouge, bleue, jaune, noire, blanche; un même malade peut être marbré de taches de couleurs différentes. Elles desquament et sont prurigineuses, s'hyperkératinisent et peuvent s'ulcérer sous l'influence du grattage et des heurts. Les poils follets tombent sur les taches mais les cheveux et les ongles restent intacts.

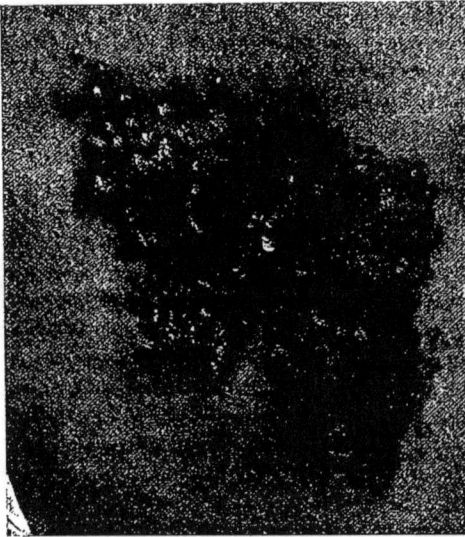

Fig. 58. — Caratés (Musée de l'Hôpital Saint-Louis, n° 2001).

L'affection non traitée a une durée indéfinie. La deuxième phase ou de régression est dite pseudo - vitiligineuse. Sauf quelques cas exceptionnels de guérison spontanée, cette régression est due à l'influence heureuse du traitement : chaque tache perd sa couleur du centre à la périphérie, laissant une aire, d'abord pigmentée, puis qui se dépigmente et devient achromique.

Le *diagnostic* facile cliniquement avec le pityriasis versicolor, la lèpre, le vitiligo, peut être confirmé par l'examen microscopique des squames suivant la technique des teignes de Sabouraud; après traitement des squames par la potasse, on aperçoit entre les cellules épidermiques de longs filaments très fins présentant çà et là une branche courte épaisse terminée par un renflement piriforme que couronne une rangée de 5 à 6 stérigmates munis chacun d'un chapelet de 3 à 5 spores, c'est là l'aspect caractéristique des fructifications du genre *Aspergillus* (fig. 58). Les cultures s'obtiennent à 30° sur gélose peptonée-glycérinée à 4 pour 100, elles donnent des champignons ou violets, ou bleus, ou noirs, etc..., suivant la variété de caraté.

Le traitement est local. Au début, la guérison est facile : sur les plaques localisées on fera deux applications, à quelques jours d'intervalle, de pommade mercurielle nitreuse (onguent citrin). Dans les caratés étendus, mais récents, l'application quotidienne de teinture d'iode pure ou diluée est toute puissante. Dans les caratés anciens la guérison est difficile : applications au pinceau de traumaticine contenant 10 pour 100 de chrysarobine tous les 4 jours pendant 16 à 20 jours, puis tous les 8 jours pendant 5 mois.

Les diverses régions seront traitées une à une et non toutes à la fois en raison de l'action irritante de cet antiseptique. Il sera utile de donner de l'iodure de potassium et de l'acide arsénieux à l'intérieur.

*H. GOUGEROT.*

**CARBONE** (INTOXICATION PAR L'OXYDE DE). — C'est une des intoxications les plus fréquentes, tant volontaire qu'accidentelle ou professionnelle. Le classique réchaud, le poêle chauffé au rouge dégagent CO, de même que les chaufferettes des voitures de place, les poutres en combustion lente et ignorée, les cheminées aux tuyaux fissurés, les conduites de gaz d'éclairage mal jointes ou les appareils à robinet ouvert par inadvertance. Le *gaz d'éclairage* doit en effet sa toxicité à l'oxyde de carbone qu'il renferme.

Les *incendies* font périr au moins autant de gens par l'oxyde de carbone que par la flamme; enfin, les ouvriers fondeurs, les plâtriers, les pâtissiers, tailleurs et cuisiniers, sont encore de fréquentes victimes de l'intoxication aiguë comme de l'intoxication chronique. Il n'est point jusqu'aux *fours à chaux* qui n'aient été la cause d'accidents graves, voire mortels, soit par infiltration des gaz toxiques au travers de murs d'habitations voisines (cf. une affaire médico-légale retentissante), soit par absorption massive chez les individus travaillant aux fours.

I. — INTOXICATION AIGUË. — On peut succomber d'emblée, survivre plusieurs heures, ou présenter une longue théorie d'accidents consécutifs.

**Symptômes**. — Le premier des symptômes est la céphalée, surtout temporale, elle est atroce, martelante, *inoubliable*, bientôt accompagnée de sifflements d'oreille, de bourdonnements, de sensations lumineuses diverses, et d'une insupportable déchirure rétro-sternale. A ce moment, l'intoxiqué cherche à fuir; mais il n'y peut parvenir et tombe mort, ou bien gagne l'air libre pour expirer bientôt. S'il a été surpris pendant le sommeil, le coma terminal peut survenir sans avertissement préalable, ou parfois le malheureux se lève précipitamment pour gagner la fenêtre, et tombe avant de l'atteindre. Si, au contraire, l'issue fatale ne survient point dans cette première période, une nouvelle phase se caractérise par des vertiges, des bâillements, des vomissements et des sputations, très fréquemment de l'hyperesthésie. Enfin, dans les derniers moments, la sensibilité s'émousse et disparaît; le corps, d'abord secoué de convulsions cloniques (avec claquements des dents et spasmes de déglutition), se raidit en un opisthotonos bizarre. La peau se marbre de plaques roses ou cyanotiques; puis la respiration s'accélère, accélération coupée de pauses; quelques inspirations plus rapides se précipitent encore avant l'apnée définitive, et le cœur s'arrête le dernier après un ralentissement suivi de quelques battements hâtifs. Le corps est flasque ou parfois tétanisé dans cette troisième et dernière phase.

Dans les cas où le malade sort du coma, il peut être atteint, au cours d'une convalescence toujours fort longue et pénible, de nombreux accidents. Les *troubles moteurs* sont les plus fréquents; une parésie passagère est presque de règle, même aux cas les plus bénins; à côté de cet accident peu redoutable, se classent des hémiplégies par ramollissement cérébral, des paralysies ascendantes type Landry, des myélites et paralysies aiguës de Duchenne, enfin et surtout des polynévrites. La *polynévrite oxy-carbonée* est une névrite classique à début par les membres inférieurs; il faut signaler simplement la fréquence particulière des *troubles trophiques* : œdèmes durs, sanguinolents, zona, ecchymoses, bulles, escarres, les uns dépendant de la névrite, les autres de myélites. On peut rencontrer encore de l'albuminurie et de la glycosurie.

Il peut y avoir des hémorragies rétiniennes liées directement à l'intoxication, ainsi que des troubles sensitifs, des névralgies, etc. On peut noter encore des attaques convulsives, du tremblement, des convulsions. Dans ces différents accidents, il y a lieu de tenir compte de la disposition névropathique des sujets.

Les *troubles psychiques* sont fréquents et graves : confusion mentale simulant l'ivresse, accès maniaques, amnésies pouvant aboutir à une démence de longue durée, voire définitive. Ordinairement, ces modifications mentales se terminent avec soudaineté.

Enfin, il se manifestera des *troubles cardio-pulmonaires* divers : congestions, œdèmes, hémoptysies; et ce seront pendant longtemps encore, liés à l'anémie intense avec urobilinurie et quelquefois ictère, des troubles digestifs, des essoufflements, une nutrition mauvaise, des œdèmes dyscrasiques, une asthénie générale.

**Diagnostic.** — Ce sont les accidents consécutifs et spécialement les phénomènes démentiels dont le diagnostic est délicat. La période aiguë peut rappeler le coma de l'épileptique ou de l'alcoolique, et, d'une façon générale, tout état de résolution survenant après des convulsions. Les plaques bleuâtres ou rosées, la rutilance du sang, contribueraient au diagnostic, ainsi que, si cela était praticable, la spectroscopie : deux bandes d'absorption, très voisines des bandes de l'oxyhémoglobine, ne sont pas confondues en une seule par action du sulfhydrate d'ammoniaque.

**Traitement.** — Pour les complications diverses, traitement symptomatique. — Dans l'intoxication aiguë, la première indication est de ramener le malade à l'air pur. On l'assoira pour diminuer la congestion cérébrale; on lui fera respirer de l'oxygène en quantité, on injectera du sérum. Les piqûres d'éther, de caféine, d'huile camphrée, la faradisation des phréniques, les tractions de la langue, et surtout une saignée abondante de 4 à 600 grammes d'emblée seront d'utiles adjuvants. Malheureusement, la mort peut terrasser subitement, et cela plusieurs heures après leur retour à la vie, les individus atteints. On en a vu guérir en revanche après un coma datant de plus de 24 heures (V. ASPHYXIE).

II. — INTOXICATION CHRONIQUE. — Elle atteint des ouvriers spéciaux, et, en général, tous ceux qui travaillent dans un air confiné. La céphalalgie (migraine des écoliers), l'anémie, la pesanteur des digestions, l'essoufflement, les nausées, le vertige, en sont les manifestations ordinaires, souvent effacées. L'avortement est de règle chez beaucoup de sujets : on sait la fréquence des fausses couches chez les cuisinières. Des troubles légers, mais non indifférents, surviennent quand l'atmosphère ne renferme cependant que des traces du toxique (moins de 1 deux-cent-millième). On décèle facilement ces traces en utilisant la réaction de l'oxyde de carbone sur l'acide iodique anhydre. Il y a dégagement d'iode qui va colorer en rose un réservoir de chloroforme (appareil de Pécoul et Albert Lévy). Ces notions sont importantes à connaître pour juger sainement des questions d'hygiène concernant la ventilation des locaux de travail ou d'habitation.

*FRANÇOIS MOUTIER.*

**CARBONE** (INTOXICATION PAR LE SULFURE DE). — Les *intoxications aiguës* sont exceptionnelles. On a constaté une vive brûlure succédant à l'ingestion, puis surviennent des nausées, des vomissements d'odeur *sui generis* et des selles noirâtres; l'urine est rare, sanguinolente. Une période d'excitation avec volubilité très remarquable est suivie enfin de somnolence avec sueurs et collapsus. L'haleine exhale une odeur alliacée, spécifique. S'il y a survie, la guérison se fait attendre au milieu de symptômes relevant de gastro-entérite et de néphrite.

Les *intoxications chroniques* sont professionnelles et se voient surtout chez les ouvriers du caoutchouc. Une céphalalgie à prédominance frontale en marque le début avec quelques nausées et de la faiblesse musculaire. Il y a dès ce moment quelques troubles digestifs, et un liséré gingival noirâtre; puis peuvent se rencontrer une toux opiniâtre, des épistaxis, de la dermite des extrémités, des troubles génito-urinaires qui semblent surtout relever de l'hystérie ou de la neurasthénie si fréquemment surajoutées. En tout cas, dépendent réellement de l'intoxication spécifique des polynévrites en général fugaces et sans grande atrophie, des crampes, une amblyopie névritique, et peut-être un tremblement vibratoire très rapide. On peut rencontrer enfin toute une série de troubles mentaux depuis la simple ivresse sulfo-carbonée et l'excitation maniaque, jusqu'à la mélancolie et la démence irrémédiable.

**Traitement**. — On doit avoir principalement en vue les mesures d'hygiène et de prophylaxie. La plupart des accidents rétrocèdent rapidement par la suppression du toxique, le repos, le grand air de la campagne et le lait.                             *FRANÇOIS MOUTIER.*

**CARBONIQUE** (ACIDE). — Gaz incolore, de saveur piquante et aigrelette, soluble dans son volume d'eau.

L'acide carbonique est doué d'un certain pouvoir anesthésique local; de là l'emploi de ce gaz pour combattre les vomissements (boissons gazeuses, eau de Seltz, champagne frappé, potion de Rivière).

Cette dernière, *potion gazeuse du Codex*, est une préparation qui permet de réaliser au niveau même de l'estomac la production du gaz carbonique. Elle se compose d'une potion alcaline et d'une potion acide.

| N° 1. *Potion alcaline.* | | N° 2. *Potion acide.* | |
|---|---|---|---|
| Bicarbonate de soude. | 3 gr. 50 | Acide citrique. . . . . | 4 grammes. |
| Eau distillée . . . . . | 100 grammes. | Eau distillée . . . . . | 100 — |
| Sirop simple . . . . . | 30 — | Sirop d'acide citrique. | 30 — |

Prendre successivement une cuillerée de chacune des 2 potions, en commençant par le n° 1.

Non seulement l'acide carbonique calme les douleurs gastriques et arrête les vomissements, mais encore il augmente la sécrétion salivaire, la sécrétion gastrique et le péristaltisme intestinal. De là l'emploi de plus en plus fréquent des eaux gazeuses naturelles et artificielles pour stimuler les fonctions digestives (V. Eaux minérales). Le bicarbonate de soude lui-même, introduit dans l'estomac, est redevable d'une partie de son action à l'acide carbonique dégagé par sa décomposition.

En *inhalations*, l'acide carbonique est un sédatif très efficace (coqueluche toux des tuberculeux).

L'action analgésique de l'acide carbonique est aussi susceptible de généralisation et justifie son emploi dans certaines maladies, telles que le tabes où l'élément douleur est de première importance (V. Bains).

Enfin le gaz acide carbonique est susceptible d'être liquéfié et converti en neige par la détente du liquide. Cette neige carbonique trouve son emploi dans les médications où le froid est utilisé (*cryothérapie*), pour combattre l'hyperthermie ou une inflammation locale.

La neige carbonique est aussi employée pour le traitement de certaines affections du tégument, telles que les nævi.                    *E. FEINDEL.*

**CARBONIQUE (ASPHYXIE PAR L'ACIDE).** — Il s'agit non d'une intoxication, mais d'une *asphyxie*, puisque dans toute atmosphère l'augmentation de l'acide carbonique est en général parallèle à la diminution de l'oxygène. Les accidents surviennent dans les lieux confinés ou mal ventilés, dans certaines régions volcaniques (grotte du chien), etc.

*Symptômes.* — Ce sont ceux de l'asphyxie : angoisse et céphalalgie, vertiges, dyspnée violente, palpitations, cyanose. Puis survient une perte de connaissance souvent suivie de convulsions avant la mort.

*Traitement.* — Le même que pour l'intoxication oxy-carbonée, mais il est beaucoup plus efficace.                    *FRANÇOIS MOUTIER.*

**CARDIAQUE (EXAMEN D'UN).** — V. Cœur.

**CARDIAQUE (SYMPHYSE).** — V. Péricardites.

**CARDIOSPASME.** — V. OEsophage (Dilatation).

**CARDIO-VASCULAIRE (MÉDICATION).** — La médication cardio-vasculaire est tantôt excitante, tantôt calmante et sédative. Les agents modificateurs des maladies visées sont *physiques* ou *médicamenteux*. On se reportera pour plus de détails aux différentes affections étudiées, aux médicaments et à certains titres, tels que Syncope ou Diurétique (Médication).

I. — DIÉTÉTIQUE ET AGENTS PHYSIQUES. — Le repos physique et moral, la sobriété sont de première nécessité chez le cardiaque. Sans entrer dans le détail des *régimes* (v. c. m.) imposés, signalons combien doivent être évités les excès de table, l'ingestion d'alcool, l'usage du tabac. Le malade doit prévenir les digestions laborieuses et fuir toute alimentation provoquant la surcharge vasculaire, prédisposant à la stase veineuse, conduisant à l'obésité. Les liquides seront restreints d'une façon très générale, ainsi que le pain, les farineux, les graisses et les sucres. Une alimentation particulière sera fréquemment indiquée, régime lacté exclusif ou mitigé, régime déchloruré (œdèmes), régime décalcifiant (athérome). Ces repas seront fréquents, mais peu abondants. On veillera tout particulièrement au jeu normal des fonctions intestinales; la constipation sera soigneusement évitée.

Nous avons dit que l'on devait recommander au cardiaque un repos physique et moral. Au point de vue physique, *repos* ne saurait dire inaction cependant, et le malade, à moins d'être un asystolique confirmé, un angineux vrai, peut et doit prendre un certain degré d'*exercice*. Cet exercice sera modéré, le malade étant généralement prévenu contre les dangers des basses températures, du vent, des altitudes élevées (au-dessus de 5 à 600 m.). Chez les cardiaques à lésion bien compensée pourra être prescrite la cure de terrain (marche ascensionnelle de faible dénivellation avec haltes fréquentes). Associée à la réduction des liquides, à l'interdiction des graisses et des hydrates de carbone, à l'augmentation de la ration albuminoïde, cette cure de terrain fait la base de la méthode d'OErtel et s'applique aux cas de faiblesse du cœur avec pléthore vasculaire, stase circulatoire et infiltration œdémateuse généralisée (M. Labbé). En réalité, cette méthode, trop brutale pour les cardiaques proprement dits, semble devoir être réservée pour le traitement des troubles cardiaques chez les obèses.

En effet, et ceci sera dit une fois pour toutes, l'usage des agents physiques doit être limité chez les cardiaques, à peu près exclusivement aux malades à lésions bien compensées et aux névropathes à troubles purement fonctionnels; il demeure tout particulièrement dangereux chez les aortiques. La *gymnastique suédoise* facilite en certains cas le jeu de la circulation périphérique. Un *massage* prudent peut être utile dans l'hyposystolie, les névroses cardiaques, chez les cardiaques obèses. On massera les membres pour réduire la stase périphérique, l'abdomen pour dégager le territoire porte, et même la région cardiaque (effleurage et tapotement rythmés) : cette dernière manœuvre est surtout recommandable dans les névroses cardiaques.

Préciser les cas où l'*hydrothérapie* sera franchement utile est délicat. Nous ne pouvons entrer ici dans le détail d'argumentations encore sans conclusions : notons seulement que les grands bains chauds (baignoire ou piscine) conviennent aux troubles cardiaques purement nerveux. Les indications des douches sont restreintes : l'eau provoque en général une pléthore viscérale fort nuisible au jeu d'un cœur affaibli. Cependant, en ayant soin, pour remédier à cette congestion, de commencer par les membres inférieurs, on pourra donner des douches tièdes progressives chez les hypertendus. Certains auteurs ont préconisé les douches locales chez les obèses avec congestion hépatique.

Les *applications locales, chaudes ou froides*, sont en revanche fréquemment utiles, soit dans l'angine de poitrine (révulsion par la chaleur), soit dans les aortites et les péricardites aiguës (sac de glace).

Les *bains carbo-gazeux*, artificiels ou naturels [Royat, Néris, Plombières, Bourbon-Lancy, Bagnols (Lozère)], ont une action très spéciale, stimulante.

Ils seront indiqués surtout chez les hyposystoliques et les hypotendus, plus rarement chez les hypertendus, mais devront être interdits aux asystoliques confirmés et aux pléthoriques.

L'*électricité* prétend modifier les symptômes d'hyper ou d'hypotension : son efficacité, c'est-à-dire surtout la persistance de l'hypotension provoquée, est du reste loin d'être démontrée aux yeux de tous. Les courants de haute fréquence seraient indiqués chez les hypertendus, le bain statique ou bien les applications locales de haute fréquence chez les hypotendus.

II. — AGENTS MÉDICAMENTEUX. — Les cardiaques soumis au repos et à un régime approprié bénéficient en général, dans une très large mesure, de la thérapeutique en usage. Les médicaments employés sont à vrai dire très actifs, toxiques même, et leur action doit être surveillée de près, si l'on ne veut s'exposer à de très graves mécomptes. Ces médicaments peuvent être divisés en toniques, stimulants, modérateurs du cœur, en diurétiques, en hypotenseurs.

**Toniques du cœur.** — De façon générale, les médicaments rangés sous ce titre régularisent le cœur, ralentissent le pouls, élèvent la tension, activent la diurèse. Les uns s'accumulent, comme la digitale ; les autres, comme le strophantus, le muguet, le laurier-rose, l'adonis, s'éliminent au contraire rapidement. L'action diurétique est inégale selon la substance considérée : forte pour la digitale, notable pour l'adonis et le laurier-rose, modérée pour le strophantus, nulle pour le muguet, la spartéine, ainsi que pour l'aubépine et le cactus grandiflora, médicaments très accessoires. De toutes ces drogues, de beaucoup la plus importante est la digitale.

**Digitale.** — La digitale n'est pas à proprement parler un spécifique de l'asystolie. « Elle est seulement la médication symptomatique des troubles de l'adaptation, au cours des lésions organiques du cœur quelles qu'elles soient et à n'importe quel moment de leur évolution » (Vaquez). Elle sera donc particulièrement indiquée dans la maladie mitrale à la période d'hyposystolie accompagnée de rétention chlorurée, signe toujours présent de l'insuffisance cardiaque (Vaquez et Digne). Elle est également utile à la période terminale, arythmique, du rétrécissement mitral. On peut également l'administrer chez les hypertendus, chez les brightiques, notamment lorsqu'il y a diminution des urines et dilatation cardiaque. L'existence d'une myocardite, primitive ou secondaire, en commande l'emploi : la digitale remédie ainsi au collapsus cardiaque des maladies aiguës, pneumonie et même fièvre typhoïde (Vaquez), des affections pleuro-pulmonaires (pleurésie, granulie), congestions, des bronchites chroniques, de l'emphysème.

La digitale est contre-indiquée dans toute affection cardiaque bien compensée, — dans les maladies de l'aorte (athérome, anévrisme, angine de poitrine) et des vaisseaux (artério-sclérose), à moins qu'il n'y ait défaillance du myocarde, — chez les hypertendus, les brightiques avec polyurie, dans le rétrécissement mitral, avec les mêmes réserves que pour les maladies des vaisseaux. Son emploi devra être particulièrement surveillé chez le vieillard ; il sera formellement proscrit dans l'asystolie à la dernière période, dans la bradycardie et dans les arythmies à rythme couplé.

Pour obtenir de la digitale son maximum de rendement thérapeutique, il convient de maintenir le malade au lit, de le soumettre au régime lacté, de désencombrer, s'il y a lieu, la circulation périphérique (œdèmes, ascite) par des purgatifs et des saignées. « Faut-il donner une forte dose d'emblée ou des doses faibles répétées? D'une façon générale, en présence d'un sujet franchement asystolique, avec un gros foie, mais sans ictère, sans encombrement bronchique, il vaut mieux donner une forte dose d'emblée et attendre. On ne doit pas oublier que l'effet n'est pas immédiat et que la diurèse exige au moins 48 heures pour s'établir. Au contraire, lorsqu'il y a de l'ictère, une stase pulmonaire importante, des troubles digestifs, il semble préférable de donner des petites doses pendant 4 ou 5 jours » (Vaquez). Rappelons que les signes d'intolérance consistent en troubles intestinaux, excitation cérébrale, tachycardie, puis bradycardie exagérée (40 pulsations et moins par minute), algidité, lipothymies. On saura également que si l'absorption de la digitale est rapide, son élimination est lente : les doses répétées s'accumulent, d'où la nécessité d'espacer les prises médicamenteuses.

On emploie surtout la *digitaline cristallisée*, principalement sous forme de soluté alcoolique au millième (Codex 1908). Il y a trois manières de prescrire ce médicament, pour trois indications spéciales (Huchard) : 1° *dose massive*, anti-asystolique et diurétique. On donne en 24 heures L (cinquante) gouttes de la solution au millième, c'est-à-dire 1 milligr. de digitaline cristallisée ; on peut également répartir cette même dose sur trois jours, en ordonnant XXV gouttes le premier jour, XV le second, X le troisième (Brissaud). La diurèse s'établit au bout de 36 ou 48 heures, et, si l'on juge l'effet incomplet, on administre XXX à XL gouttes du soluté de digitaline huit à dix jours après la première prise. — 2° *Dose sédative*, « combat les palpitations, l'éréthisme cardiaque et la dyspnée du rétrécissement mitral, même à sa période de parfaite compensation. On donne V à X gouttes de la solution au millième pendant cinq jours de suite, ou encore un granule d'un quart de milligr. pendant trois ou quatre jours et on recommence toutes les trois ou quatre semaines. » — 3° *Dose très faible* ou *d'entretien cardiotonique*, « celle qui n'exerce qu'une action cardiaque et non diurétique, que l'on peut continuer pendant des semaines et des mois, en cessant tous les quinze ou vingt jours pendant une ou deux semaines ». La dose quotidienne est alors de III à IV gouttes de la solution au millième, ou d'un granule de un dixième de milligr. La digitaline ne sera point prescrite au-dessous de l'âge de 12 ans; son emploi chez la femme et surtout chez le vieillard et l'alcoolique sera surveillé de très près. La digitaline paraît être moins diurétique que les autres préparations de digitale.

On a vanté récemment la *digitaline de Cloëtta* ou *digitalène*, qui ne s'accumulerait pas dans l'organisme (solution titrée à trois dixièmes de milligr. de substance active par c. c.; 1 c. c. équivaut à 0 gr. 15 de poudre de feuilles de digitale).

La *poudre de feuilles de digitale* est une excellente préparation. Elle se prend surtout en macération :

# Cardio-vasculaire (Médication).

> Poudre de feuilles de digitale fraîchement préparée.  0 gr. 20 à 0 gr. 80
> Eau froide, pour faire macérer 12 heures . . . . . .  300 grammes.

Édulcorer avec un sirop quelconque.

A prendre en 4 prises réparties dans les 24 heures. — 0 gr. 40 de poudre (dose habituelle) correspond à 1 milligr. de digitaline.

ou en infusion (formule analogue). On administre le médicament pendant plusieurs jours de suite, à doses décroissantes (0 gr. 40, 0 gr. 30, 0 gr. 20), ou bien l'on donne d'emblée une dose forte, pour reprendre le traitement 8 à 10 jours plus tard, comme pour la digitaline. On ne donnera jamais la poudre de feuilles de digitale (du moins à ces doses) en pilules ou en cachets, sous peine de s'exposer à voir les malades présenter de petits signes d'intolérance, des vomissements en général.

*Autres préparations de digitale :*

*Extrait fluide.* — XX à L gouttes pendant 3 jours.

*Teinture au 1/10e* (Codex 1908). — L à CC gouttes et plus. Préparation recommandable chez l'enfant (IV gouttes par année), et chez l'adulte dans les maladies infectieuses.

*Sirop.* — 10 à 50 gr., pour l'enfant (2 gr. par année). On peut formuler, pour un enfant 10 ans :

> Poudre de digitale . . . . . . . . . . . . . . . . .  0 gr. 20
> Infusion eau bouillante . . . . . . . . . . . . . . .  100 grammes.
> Ajouter sirop de digitale . . . . . . . . . . . . . .  20   —

prendre en 24 heures (COMBY).

*Associations de digitale.* — La digitale doit être administrée seule. On prescrit de moins en moins le *vin de Trousseau* ou *de l'Hôtel-Dieu* (1 à 3 cuillerées à soupe par jour), où s'associent digitale, scille, genièvre, acétate de potasse. Les associations avec les bromures (névroses cardiaques), le calomel (congestion hépatique), la scammonée (pléthore abdominale), l'ergotine (hémoptysies), peuvent être utilisées cependant.

> 1° Poudre de scille . . . . . . . . . . . . . . . . . )
> Poudre de scammonée . . . . . . . . . . . . . . . . . }  āā 0 gr. 05
> Poudre de digitale . . . . . . . . . . . . . . . . . )
> Excipient . . . . . . . . . . . . . . . . . . . . . .  Q. S.

Pour une pilule : 3 à 7 par jour (LANCEREAUX). Médication à faire suivre dans les intervalles du traitement intense (digitale, strophantus) de l'asystolie.

> 2° Poudre de digitale . . . . . . . . . . . . . . . . )
> Poudre de scille . . . . . . . . . . . . . . . . . . }  āā 0 gr. 05
> Calomel . . . . . . . . . . . . . . . . . . . . . . . )
> Excipient . . . . . . . . . . . . . . . . . . . . . .  Q. S.

Pour une pilule , 5 par jour. Songer à prévenir la stomatite mercurielle.

V. aussi l'article DIGITALE.

**Strophantus.** — C'est le médicament cardio-tonique le plus proche de la digitale, dont il ne présente pas les effets cumulatifs. C'est un agent thérapeutique surtout cardiaque et très peu cardio-vasculaire : il abaisse cependant la pression dans le poumon. Il est diurétique, mais plus faiblement que la digitale. Il est plus toxique et moins maniable que la digitale.

Le strophantus est de la plus grande utilité chez les cardiaques. On le prescrira en cas d'échec de la digitale, ou bien comme médicament d'entretien entre les prises de digitale. Il est recommandé chez tous les asystoliques, les myocardiques notamment. Il convient aux mitraux avec congestion pulmonaire ou poussée d'œdème du poumon plutôt qu'aux malades à grands œdèmes périphériques. On peut même le prescrire chez les cardio-aortiques hypertendus. — Le strophantus, irritant le rein, est formellement contre-indiqué chez les brightiques; il faut également s'abstenir dans l'aortite et les crises angineuses. Des symptômes d'intoxication peuvent survenir chez les prédisposés pour les plus faibles doses : ce sont de la céphalée, de la douleur et de la gêne précordiales, puis des vertiges et de la diarrhée. On a rapporté plusieurs cas de mort subite, mais il semble que l'on doive incriminer l'emploi de doses trop élevées ou l'existence de lésions rénales avancées.

*Posologie.* — On commence par des doses modérées, progressivement accrues.

a) *Teinture au dixième.* — III à X gouttes par dose, jusqu'à XXX par 24 heures.

b) *Extrait de strophantus.* — Granules dosés à 1 milligr. Commencer par un granule le premier jour, puis 2 le second jour, etc., jusqu'à concurrence de 4 à 6 par jour. Cette médication peut être poursuivie pendant une dizaine de jour sans inconvénient.

c) *Strophantine cristallisée ingérée per os.* — Granules titrés au dixième de milligr.. 1 à 3 par jour, pendant 10 à 15 jours.

d) *Strophantine cristallisée en injections intra-veineuses* (FRANKEL, 1906). — C'est la médication héroïque des asystolies désespérées. On injecte 1 demi-milligr. à 1 milligr. en une seule fois, dans une veine du pli du coude. L'injection n'est douloureuse que si une goutte du soluté pénètre dans le tissu cellulaire sous-cutané. On peut pratiquer une nouvelle injection de 1 milligr. plusieurs jours de suite, mais à condition de mettre toujours au moins 24 heures entre deux injections consécutives. L'effet thérapeutique est extraordinairement rapide, et ne peut être comparé à celui d'aucun autre cardiotonique. Le jour même, ou le lendemain de l'injection, le cœur et le pouls sont ralentis et régularisés, la tension artérielle s'élève, une diurèse considérable et prolongée s'établit, avec décharge chlorurée énorme; les œdèmes disparaissent et le poids diminue rapidement (VAQUEZ). Les cas les plus favorables sont les myocardites sans lésions orificielles. On a pu déplorer plusieurs cas de mort subite, mais les doses étaient trop fortes (plus de 1 milligr.), le malade était encore sous l'influence de la digitale (ne pas injecter de strophantine moins de 5 jours après la dernière prise de digitale), les reins étaient extrêmement atteints (l'albuminurie du rein cardiaque n'est pas une contre-indication, l'albuminurie du brightique en est une).

V. aussi l'article STROPHANTUS.

**Caféine.** — Il est difficile de préciser les circonstances où se doit prescrire la caféine. Ce médicament a été employé un peu au hasard par beaucoup, et ses indications positives, quand on les serre de près, sont singulièrement restreintes. La caféine provoque les mêmes effets que la digitale, mais d'une façon plus rapide, plus brutale, moins intense et moins prolongée aussi. Elle donne un coup de fouet au cœur, sans le soutenir de manière durable. Elle est indiquée dans les défaillances du cœur *sans stase* (Vaquez), dans l'asystolie avec hypotension lorsque la digitale a échoué, ou dans les intervalles du traitement digitalique, pour prolonger l'action tonique et diurétique de celle-ci. On ne devra jamais prescrire en tout cas la digitale et la caféine simultanément. La caféine est supérieure à la digitale dans la myocardite des maladies infectieuses accompagnées d'embryocardie. Les contre-indications de la caféine sont l'hypertension, l'éréthisme cardiaque et les palpitations, les maladies rénales. Son emploi doit être tout particulièrement surveillé chez les nerveux, les fébricitants, les gens âgés : facilement apparaissent chez eux les palpitations, le tremblement, l'insomnie, le délire traduisant l'intoxication caféinique. Ajoutons que l'on doit à l'heure actuelle préférer à la caféine comme tonique simple l'huile camphrée, notamment dans les maladies fébriles, et, comme diurétique simple, la théobromine (v. c. m.).

*Posologie :*

| | |
|---|---|
| Caféine. . . . . . . . . . . . . . . . . . . . . . . | 2 gr. 50 |
| Benzoate de soude. . . . . . . . . . . . . . . . | 3 grammes. |
| Eau distillée. . . . . . . . . . . . . . . . . . Q. S. p. 10 c. c. | (CODEX). |

Stériliser pour injections hypodermiques : 0 gr. 25 par c. c.; 3 à 6 c. c. par jour. Ne jamais dépasser 2 gr. par 24 heures sous peine de tétaniser le muscle cardiaque (Huchard). Ces injections sont légèrement douloureuses.

1° Caféine. . . . . . . . . . . . . . . . . . . . . . . . 4 grammes.
   Salicylate de soude . . . . . . . . . . . . . . . . 3   —
   Eau distillée. . . . . . . . . . . . . . . . Q. S. p. 10 c. c.     (Codex).

Stériliser (0 gr. 40 par c. c.). Une excellente pratique, conseillée par Pouchet, est de diluer la caféine dans une certaine quantité, 20 à 100 c. c. par exemple, de sérum artificiel. On peut aussi faire prendre à certains malades 1 ou 2 gr. de bromure pour éviter l'excitation nocturne.

2° Caféine . . . . . . . . . . . . . . . . . . . . . . } ãa 1 gramme.
   Benzoate de soude . . . . . . . . . . . . . . . . }
   Eau distillée. . . . . . . . . . . . . . . Q. S. p.     10 c. c.

0 gr. 10 par c. c. — 1 c. c. par année d'âge, chez l'enfant.
V. aussi l'article Caféine.

**Adonis. Laurier-rose.** — Ces médicaments ont une importance pratique secondaire. Nous les plaçons cependant à la suite des précédents parce que, comme eux, ils ont un effet diurétique que ne possèdent pas les suivants. Contrairement à la digitale, ils ne s'accumulent pas et sont parfaitement tolérés aux doses thérapeutiques. La *coronille* est tombée en désuétude.

L'*Adonis vernalis* est, par son action, tout proche de la digitale : les indications et les contre-indications sont les mêmes. Il serait un excellent cardio-tonique chez les typhiques.

*Posologie* :
   Extrait fluide d'adonis vernalis. . . . . . . . . . . 1 à 3 gr. par jour.
   Extrait aqueux ou alcoolique. . . . . . . . . . . 0 gr. 50 à 1 gr. 50
   Teinture . . . . . . . . . . . . . . . . . . . . . 2 à 6 grammes.

On prescrira de préférence l'*adonidine* à la dose de 6 à 20 milligr. par jour en granules de 0 gr. 002 et chez l'adulte, de 2 à 10 milligr. chez l'enfant.

Le *Nerium oleander* (laurier-rose) se rapproche plutôt du strophantus par ses effets.

   Extrait hydro-alcoolique . . . . . . . . . . . . . 0 gr. 10 à 0 gr. 20
En pilules de 5 centigr.

Nous venons d'étudier une série de médicaments toni-cardiaques jouissant tous d'une semblable propriété, celle de provoquer la diurèse. Les médicaments qu'il nous reste à distinguer rapidement sont peu ou point diurétiques, n'ont pas l'action énergique de la digitale, de la strophantine ou de la caféine, mais peuvent utilement tonifier le cœur dans les périodes où ces substances cessent d'être employées ou cessent d'agir.

**Muguet.** — Le muguet (*Convallaria maialis*), pour certains auteurs médicament trop peu employé, préparation d'effet incertain et infidèle pour d'autres, diurétique pour les uns (*convallamarine*, Pouchet); sans action sur le rein pour les autres, est à prescrire dans les périodes intercalaires de la médication digitalique pour en continuer et prolonger les effets. Il est en même temps tonique et sédatif du système nerveux, mais son action est toujours lente (parfois une semaine et plus). Les indications sont l'hyposystolie en général, surtout lorsque le myocarde est atteint sans lésions valvulaires, les palpitations nerveuses et même les palpitations de l'insuffisance aortique, la dyspnée des cardiaques, l'hypertrophie de croissance, les troubles du cœur dans le goître exophtalmique.

*Posologie .*

1° Extrait aqueux de la plante entière. . . . . . .   0 gr. 50 à 3 grammes.
En pilules ou en potion.

2° Extrait aqueux de muguet. . . . . . . . . . . . .        10 grammes.
Sirop des cinq racines. . . . . . . . . . . . . . . .   〉 āā  100 .   —
Sirop d'écorces d'oranges amères . . . . . . . . .   〉
Eau distillée . . . . . . . . . . . . . .   Q. S. p.      300 c. c.
0 gr. 50 par cuillerée; 2 à 6 par jour.

3° Teinture au dixième. 1 à 4 gr. chez l'adulte. — V gouttes par année d'âge chez l'enfant.

4° Teinture de grindelia robusta . . . . . . . . . . . . . .   20 grammes.
Teinture de convallaria maiolis . . . . . . . . . . . .   10    —
Teinture de scille . . . . . . . . . . . . . . . . . .   5    —.
                                                              (HUCHARD).

XV gouttes 3 fois par jour, contre la dyspnée des artério-scléreux.

*Convallamarine.* — 0 gr. 02 à 0 gr. 05 par jour en pilules.

**Spartéine.** — Il n'est point de cas où la spartéine ne puisse être avantageusement remplacée par quelque autre cardio-tonique, digitale, caféine, muguet. Ses indications sont donc assez flottantes. On la prescrit dans les myocardites, *surtout dans l'adynamie cardiaque des maladies infectieuses*; elle est utile dans les arythmies, elle est bien tolérée dans les cardiopathies artérielles avec hypertension, elle n'augmente pas en effet la pression des artério-scléreux. On emploie uniquement le *sulfate de spartéine* (0 gr. 05 à 0 gr. 10 par jour, en pilules, potion, injections hypodermiques surtout) (V. SPARTÉINE).

**Aubépine. Cactus.** — Médicaments accessoires.

a) *Aubépine,* contre les troubles fonctionnels du cœur.
Teinture de fleurs . . . . . . . . . . . .   X gouttes, 3 à 5 fois par jour.
                                                              (HUCHARD).
L'usage de cette préparation est à continuer pendant plusieurs mois.

b) *Cactus (cereus) grandiflora,* contre les palpitations d'origine nerveuse et les palpitations de l'insuffisance aortique.
Teinture alcoolique . . . . . . . . . . . .   XXX à L gouttes par jour.
                                                              (HUCHARD).
Ce médicament doit être pris à jeun, dans un peu d'eau.

**Ergot.** — [V. ERGOT, ERGOTISME, HÉMOSTATIQUE (MÉDICATION)]. L'ergotine ralentit le pouls, augmente la tension par vaso-constriction d'abord veineuse, puis artérielle. Inutile dans les affections valvulaires, elle est indiquée dans les myocardites infectieuses avec abaissement énorme de la pression (Barié), et tout particulièrement dans les hémoptysies consécutives aux congestions passives des cardiopathes. On peut l'associer à la digitale.

**Stimulants du cœur.** — [V. STIMULANTE (MÉDICATION)]. Ces médicaments sont à employer dans le collapsus et l'adynamie cardiaques. Les plus usités sont l'acétate d'ammoniaque, la caféine, l'éther et surtout l'huile camphrée. On n'abusera jamais de ces médicaments; il est inutile et même dangereux de dépasser les doses thérapeutiques, notamment pour la caféine (1 gr. 25 au maximum par 24 heures) et l'huile camphrée (de 4 à 6 c. c. au maximum par jour, soit de 0 gr. 40 à 0 gr. 60 gr. de camphre). Les doses d'huile camphrée seront beaucoup plus faibles chez l'enfant (0 gr. 02 à 0 gr. 05 par jour). Les *injections de sérum* tonifient également le muscle cardiaque chez les cachectiques, les anémiés. — On a récemment encore insisté sur les vertus toniques d'un *cautère* entretenu pendant 4 à 6 semaines, comme adjuvant du régime et de la digitale dans le traitement des cardiopathies chroniques (Dieulafoy, Rénou).

**Modérateurs du cœur.** — [V. Antispasmodique (Médication)]. Les médicaments les plus employés sont les préparations bromurées ou à base de valériane et de ses sels. Les *bromures de potassium* ou *de sodium* sont formellement contre-indiqués dans l'asystolie ; ils sont utiles en revanche dans les troubles fonctionnels des névropathes (palpitations, fausse angine), et des adolescents (V. Bromures).

La *valériane* « possède une action modératrice évidente dans les cas d'éréthisme et de névrose cardiaques ; elle est indiquée particulièrement lorsqu'il n'y a point de lésion organique, mais peut être utile également dans les cardiopathies organiques, contre les phénomènes d'excitation et de suractivité de la période de compensation avec hypertrophie cardiaque » (Barié) (V. Valériane).

**Diurétiques cardio-vasculaires.** — [V. Diurétique (Médication) pour les diurétiques rénaux]. Le diurétique le plus simple est à coup sûr le *lait*. On obtient également d'heureux résultats avec la *lactose*, à la dose de 100 gr. par jour dans l'eau ou une infusion aromatique légèrement édulcorée pour en cacher la saveur fade. La lactose est également faiblement laxative. Le *régime déchloruré* se trouve encore être chez les cardiaques œdémateux un excellent facteur de la diurèse.

Les *médicaments cardio-toniques* proprement dits, la *digitale*, la *caféine*, la *strophantine*, pour ne citer que les principaux, sont de remarquables agents diurétiques : nous venons de les étudier. A côté de ces substances, il en est comme la *scille*, la *théobromine*, le *calomel* et quelques autres de moindre importance, qui sont diurétiques avant tout : la scille agit par ralentissement du pouls et augmentation de la tension glomérulaire, la théobromine et le calomel par excitation ou plus exactement sans doute par irritation directe de l'épithélium rénal. Tous cependant sont des diurétiques favorables dans les hydropisies cardiaques. Ils sont au contraire inutiles, sinon contre-indiqués, dans les anasarques brightiques et surtout les œdèmes des néphrites aiguës.

**Scille.** — La scille est le diurétique cardiaque par excellence ; elle est indiquée dans tous les œdèmes d'origine cardio-vasculaire, et l'albuminurie liée à la stase rénale ne la contre-indique point. Elle est à laisser de côté en revanche lorsqu'il existe un éréthisme manifeste, chez les hypertendus, les artério-scléreux, dans la néphrite interstitielle et surtout dans les épanchements péricardiques. L'albuminurie (sauf l'unique exception précitée) la contre-indique encore. Son emploi doit être circonspect s'il existe une affection gastro-intestinale. La scille est en général bien tolérée ; un peu de diarrhée n'est pas à redouter, et l'on ne doit suspendre la médication qu'en présence d'une diarrhée trop franchement intense. Plus inquiétantes, si elles se manifestaient, seraient la dureté du pouls, l'angoisse précordiale, les palpitations ou quelque épistaxis.

On associe volontiers la scille à la poudre de digitale, au muguet, à la scammonée, à la poudre de Dower, à la grindelia (voir plus haut). Les vins médicamenteux composés (vin de Trousseau, vin de la Charité), irritants par l'acétate de potasse et les baies de genièvre qui entrent dans leur composition, méritent de tomber en désuétude.

*Posologie.*

1° Oxymel scillitique. . . . . . { 1 à 2 gr. par année chez l'enfant.
{ 15 à 50 gr. chez l'adulte (tisane ou potion).

2° Poudre de scille . . . . . . } āā 0 gr. 05
Extrait de scille. . . . . . . }

Pour une pilule; 3 à 5 par jour.

3° Poudre de scille. . . . . . . . . . . . . . . . . . . . . . . . . . . . 0 gr. 10
Poudre de Dower. . . . . . . . . . . . . . . . . . . . . . . . . . . 0 gr. 25
Benzoate de soude . . . . . . . . . . . . . . . . . . . . . . . . . 0 gr. 50

Pour un cachet; 4 par jour. Congestion pulmonaire des cardiaques.

(POUCHET).

**Polygala.** — Il est expectorant, purgatif et diurétique. On peut employer l'infusion à 10 pour 100 (500 gr. à 1 litre par jour) ou le sirop (40 gr. dans les 24 heures par prises de 5 gr.).

**Genêt.** — La tisane de fleurs de genêt est recommandable chez le cardiaque (10 gr. pour 1000, édulcorer avec sirop des cinq racines 40 à 60 gr. par litre).

**Théobromine.** — Ce médicament donne d'excellents résultats dans l'asystolie subaiguë, dans l'asystolie à prédominance rénale, dans toute hydropisie et toute oligurie cardiaques; il prolonge excellemment les effets de la digitale. Il rend également de grands services « dans la sclérose artérielle généralisée, à la phase de débilité cardiaque, quand l'œdème malléolaire commence à apparaître » (Vaquez). — La théobromine (v. c. m.) est assez irritante pour l'estomac, l'intestin et le rein; elle n'est pas toujours bien tolérée (excitation, insomnie).

*Posologie* :

2 gr. par jour, par prises de 0 gr. 40 à 0 gr. 50; continuer l'emploi pendant 3 jours, puis période de repos de durée variable (2 à 4 jours) et reprise. Il est avantageux d'ajouter à la théobromine — insoluble — un peu de phosphate, benzoate ou salicylate de soude.

L'emploi de la diurétine et de l'agurine, sels infidèles et dangereux, est à rejeter.

**Calomel.** — L'action diurétique du calomel se manifeste parfois heureusement dans certains cas d'asystolie grave où échouent les autres médicaments. L'effet attendu est en général tardif (3° à 4° jour). On donne pendant 3 jours 2 à 3 cachets de 0 gr. 20 : songer à l'intoxication mercurielle toujours possible.

**Médicaments dépresseurs de la tension artérielle.** — Nous rangeons sous ce titre un certain nombre de médicaments vaso-dilatateurs et dépresseurs, les iodures, les nitrites, le gui, l'opium, la quinine. Les plus importants et de beaucoup sont les iodures et les nitrites.

**Iodures et préparations iodées.** — Les iodures sont indiqués dans l'athérome, l'artério-sclérose (v. c. m.), les myocardites, l'angine de poitrine, les anévrismes, les aortites, les dyspnées cardio-aortiques (Barié). Leur action thérapeutique serait due moins à leur effet dépresseur incertain qu'à leur pouvoir résolutif direct : c'est à cette propriété fondante qu'ils doivent encore d'être recommandés dans les endocardites aiguës, c'est-à-dire dans les affections valvulaires en voie d'organisation (Vaquez).

Ils sont contre-indiqués chez les malades présentant des congestions viscérales, surtout pulmonaires, de la tendance aux œdèmes du poumon, de l'imperméabilité rénale, de l'insuffisance hépatique; ces idiosyncrasies accentuées peuvent suffire à commander l'abstention (V. IODE, IODURES).

L'*iodure de potassium* est le sel le plus actif, c'est malheureusement aussi le plus toxique. On administrera aux cardiaques l'*iodure de sodium* de préférence : 0 gr. 50 à 2 gr. et plus par jour, en solution aqueuse dosée à 50 centigr. par cuillerée à café (10 gr. pour 100) ou un gramme par cuillerée à soupe (10 pour 150). Le mieux est de faire prendre l'iodure soit au milieu du repas, dans de l'eau sucrée ou une tasse d'infusion amère, soit en dehors des repas, dans du lait. S'il existe de l'intolérance, on pourra s'efforcer d'y remédier en associant à l'iodure de faibles quantités de teinture de belladone, d'extrait thébaïque ou d'arséniate de soude.

| | |
|---|---|
| Iodure de potassium. . . . . . . . . . . . . . . . . | 20 grammes. |
| Eau. . . . . . . . . . . . . . . . . . . . . . . . . . | 300  — |
| Sulfate neutre d'atropine . . . . . . . . . . . . . | Cinq milligrammes. |
| ou Extrait thébaïque . . . . . . . . . . . . . . . . | Dix centigrammes. |
| ou Arséniate de soude . . . . . . . . . . . . . . . | Cinq centigrammes. |

2 cuillerées à soupe par jour.

Le malade sera soumis au régime lacté, s'il est possible. Son alimentation sera en tout cas pauvre en éléments toxiques; la déchloruration contribue puissamment à parfaire le succès du traitement ioduré. Celui-ci sera prolongé pendant plusieurs mois avec des périodes de repos intercalaire conformes aux indications éventuelles de l'évolution morbide (3 semaines de traitement par mois en moyenne).

Les faibles doses indiquées plus haut conviennent parfaitement à la majorité des cas : les doses de 4 à 6 gr. et plus seraient indiquées seulement aux cas d'aortite grave ou d'anévrisme à évolution rapide (syphilis ?).

On peut également employer l'*iodure de calcium* ou l'*iodure de strontium*, préconisés par Germain Sée, aux doses quotidiennes de 1 à 2 gr. L'iodure de strontium serait par surcroît faiblement diurétique.

La *teinture d'iode* ordinaire, au dixième, peut être prescrite à condition d'être fraîchement préparée, à la dose de IV à X gouttes avant les deux repas principaux, dans un peu de lait. Elle est en général plus mal supportée que les iodures.

Les *Combinaisons iodo-tanniques* sont au contraire bien tolérées, mais un traitement extrêmement prolongé est nécessaire pour réaliser quelque progrès par leur emploi.

Le *sirop iodo-tannique* ordinaire

| | |
|---|---|
| Iode. . . . . . . . . . . . . . . . . . . . . . . . . . | 2 grammes. |
| Tanin à l'alcool. . . . . . . . . . . . . . . . . . . | 4  — |
| Eau et sucre . . . . . . . . . . . . . . . . Q. S. p. | 1000 gr. de sirop. |
| | (POUCHET). |

renferme 0 gr. 04 d'iode par cuillerée à soupe.

Le *sirop de raifort iodé* renferme 0 gr. 02 d'iode seulement par cuillerée.

On peut également encore remplacer les iodures par les *préparations
iodées organiques* récemment introduites dans la thérapeutique. Les unes se
donnent indifféremment par la voie gastrique ou la voie sous-cutanée :

*Iodipine :*
Combinaison d'iode et d'huile de sésame : 1 ou 2 c. c. en injection sous-cutanée, ou
bien en potion.

Iodipine à 25 pour 100. . . . . . . . . . . . . . . . . . . . .    15 grammes.
Gomme adragante . . . . . . . . . . . . . . . . . . . . . . . .    0. gr. 50
    —    arabique. . . . . . . . . . . . . . . . . . . . . .    10 grammes.
Eau de menthe. . . . . . . . . . . . . . . . . . . . . . .    150    —
Faire une potion par émulsion ; 3 cuillerées à café par jour (Vaquez).

*Lipiodol :*
Combinaison d'iode et d'huile d'œillette : 1 à 2 c. c. par voie hypodermique, 1 à 2 gr.
en émulsion ou en capsules à l'intérieur.

Les autres *iodalbuminoïdes artificiels* se prennent à l'intérieur en gouttes ou
en pilules (*protiode, iodalose, iodomaïsine, peptoniode, iodalbumine, benzo-
iodhydrine, iodoglycose, iodalbine, tiodine, saïodine*, etc.). Ces préparations
sont en général admirablement tolérées ; leur puissance thérapeutique ne
semble malheureusement pas toujours considérable. Il est bon de les connaître cependant. On peut également administrer l'iode par la voie cutanée
(friction à l'iothion).

**Préparations thyroïdiennes.** — Ces préparations renferment des iodalbuminoïdes naturels. On les a préconisées dans le traitement de l'artério-sclérose simple (Lancereaux et Paulesco) ou compliquée d'obésité (Gouget). On
administrait l'*iodothyrine* à doses croissantes de 0 gr. à 2 et 3 gr. Cette
médication semble peu recommandable « chez des malades dont les fonctions rénales sont toujours menacées et dont le cœur devient facilement
insuffisant » (Josué).

**Nitrites.** — Ces médicaments ont pour effet essentiel de provoquer une
dépression rapide, parfois instantanée, de la pression artérielle, mais cet
effet est transitoire et l'accoutumance s'établit rapidement. Par suite, « les
nitrites doivent constituer une médication symptomatique, une médication
occasionnelle destinée à combattre les accidents multiples que provoquent
les écarts anormaux de la pression artérielle, mais incapable de faire rétrocéder l'hypertension habituelle ».

Le *nitrite d'amyle* (v. c. m.) est par excellence le médicament héroïque
de l'accès d'angine de poitrine. Quelques gouttes — quatre à cinq — res-
pirées sur le mouchoir où elles tombent au sortir de l'ampoule brisée,
suffisent à provoquer au bout de cinq secondes un abaissement de pression
artérielle égal à 5 et même 7 cent. de mercure. Le visage est vultueux, la
face est chaude et congestionnée. Cet effet se dissipe au bout de 90 à 100 secondes : le soulagement a été immédiat.

La *trinitrine* (v. c. m.) agit au bout de quelques minutes seulement ; son
action se prolonge en revanche pendant plusieurs heures. Elle est indiquée
non seulement contre les accès angineux, mais également dans les dyspnées cardiaques, chez les aortiques et même chez les cardio-rénaux. On
fait prendre à l'intérieur de VI à XII gouttes par jour de la solution alcoolique au centième. On peut également formuler ·

> Solution alcoolique de trinitrine au centième. . . . . . XXX gouttes.
> Eau distillée . . . . . . . . . . . . . . . . . . . . . . 300 grammes.
>
> 2 à 3 cuillerées à soupe par jour (HUCHARD).

La trinitrine sera prise à distance des repas. Il est recommandable d'alterner chez un même malade les périodes de traitement par les iodures et par la trinitrine.

La trinitrine est souvent mal tolérée; de la congestion du visage, une céphalée violente sont les signes dont il convient de tenir compte.

Le *nitrite de soude* est un bon dépresseur; malheureusement, il existe un écart très faible entre la dose thérapeutique et la dose toxique (Vaquez). L'action du médicament se fait sentir au bout de 15 à 20 minutes et persiste deux heures environ.

> Nitrite de soude . . . : . . . . . . . . . . . . . . . . 1 gramme.
> Eau distillée . . . . . . . . . . . . . . . . . . . . . . 2 grammes.
> Alcoolature de citron. . . . . . . . . . . . . . . . . . 3    —
> Sirop simple . . . . . . . . . . . . . . . . . . . . . . 100    —
>
> 1 à 4 cuillerées à café par jour (HUCHARD). — Chaque cuillerée contient 0 gr. 05 de nitrite.

D'autres médicaments ont été recommandés (tétranitrol, etc.), les précédents suffisent largement à la pratique courante : ce sont d'ailleurs les moins toxiques.

**Extrait de gui.** — Remis récemment en honneur (R. Gaultier), l'extrait de gui se prescrit chez les hypertendus avec vertiges, céphalée, oppression, à la dose de 20 centigr. par jour (pilules de 0 gr. 02 toutes les deux heures).

On peut également injecter tous les jours, en 2 piqûres, 1 c. c. de la préparation suivante :

> Feuilles sèches de viscum album. . . . . . . . . . . . . 10 grammes.
> Eau distillée bouillante. . . . . . . . . . . . . . . . . 200    —
> Chlorure de sodium pur . . . . . . . . . . . . . . . . . 0 gr. 30

Les feuilles sont coupées dans un mortier et pulvérisées grossièrement. Faire infuser 12 heures dans le tiers de l'eau, puis répéter trois fois l'opération. Réunir les trois liqueurs; filtrer et évaporer au bain-marie jusqu'à obtenir 50 c. c., faire dissoudre Na Cl, filtrer de nouveau et stériliser pendant 20 minutes à l'autoclave à 120. (D'après Castaigne.)

*Opium.* — Hypotenseur toni-cardiaque, analgésique, eupnéique, l'opium (sous forme d'injection de morphine) est indiqué chez les aortiques dont il combat les névralgies angineuses et la dyspnée d'effort. Il est formellement contre-indiqué chez les mitraux dont il favoriserait les stases viscérales.

*Quinine.* — Barié reconnaît quelque utilité aux sels de quinine dans certaines arythmies nerveuses.

*Veratrum viride.* — Prescrit contre l'hypertension artérielle, contre les troubles cardio-vasculaires du goitre exophtalmique, ce médicament (V à XX gouttes de teinture par jour) a vu se restreindre son emploi en raison de sa toxicité.

*Saignée.* — V. c. m.

*Modificateurs des circulations locales.* — V. HYDROTHÉRAPIE, HÉMOSTATIQUE (MÉDICATION), RÉVULSION, ERGOT, HAMAMÉLIS, etc.

                                                            *FRANÇOIS MOUTIER.*

CARIE. — V. Ostéites. Pour **Carie de l'oreille**, V. Otorrhée.

**CARIE DENTAIRE ET COMPLICATIONS.** — La carie dentaire est une affection des tissus de la dent, définie par sa nature infectieuse, sa tendance à l'envahissement de l'organe dentaire, sa marche progressive de la périphérie vers le centre, du revêtement d'émail de la dent vers la chambre pulpaire. Elle atteint d'autant plus facilement les dents que leur coefficient de résistance est moins élevé, autrement dit que leur richesse en matériaux calcaires est moins grande; cette richesse variant d'un individu à l'autre, on conçoit facilement qu'un grand nombre de facteurs peuvent intervenir, qui favoriseront ou non son développement. Nous ne pouvons entrer dans des considérations étiologiques étendues : outre l'influence de l'hérédité qui n'est pas contestable, on doit envisager toutes les causes susceptibles de modifier, en l'affaiblissant, le terrain sur lequel se développe l'affection. Les périodes critiques de la vie favorisent l'éclosion et la propagation de la carie : la puberté notamment, et surtout la grossesse et l'allaitement. Le praticien doit surveiller la denture de la femme enceinte avec un soin particulier, combattre la déminéralisation qu'il peut constater par un régime approprié, et adresser la malade à un spécialiste, dès qu'il a remarqué une perte de substance. Toute atteinte pathologique est également de nature à favoriser le développement de la carie en affaiblissant l'organisme. Localement, parmi les causes immédiates de la maladie, on devra invoquer l'acidité du milieu buccal, quelle que soit son origine, les fermentations favorisées par l'absence d'hygiène et l'existence d'anomalies dentaires, et surtout et avant tout le polymicrobisme buccal. La bactériologie de la carie est très riche; il semble d'ailleurs que l'association microbienne soit nécessaire, car on ne peut encore incriminer plus particulièrement une seule variété de bacilles : autrement dit, il n'y a pas de microbe spécifique de la carie dentaire : on trouve, au niveau des cavités, de grandes variétés de bacilles sur la nature desquels nous ne pouvons nous arrêter. La conclusion en est que la carie dentaire, affection microbienne, est contagieuse, non seulement de dent à dent dans la même bouche, mais de bouche à bouche, et on comprend toute l'importance de cette déduction étiologique au double point de vue hygiénique de l'individu et de la société.

**Symptômes.** — La carie dentaire se révèle par des troubles fonctionnels, subjectifs, et par des signes physiques, objectifs; les uns et les autres varient considérablement suivant la période à laquelle est arrivée l'affection. Il importe donc de rappeler les divers degrés de la maladie. Dans un *premier stade*, la carie a atteint l'émail de la dent, s'y étant installée à la faveur d'un défaut de structure ou plus rarement d'un traumatisme, mais elle n'a pas dépassé cette couche protectrice; un peu plus tard, le revêtement d'émail est traversé; l'infection gagne l'ivoire, tissu beaucoup moins résistant, où elle se développe rapidement; la carie est arrivée à son 2ᵉ *degré*; elle tend toujours à gagner la chambre pulpaire; quand elle y arrive, le 3ᵉ *degré* est constitué. Enfin, le processus nécrotique continuant son cours, la partie vivante de la dent est détruite; l'organe est mort; la carie s'attaque à ses racines; dès le moment où l'affection a détruit complètement la pulpe, on a le 4e *degré*. Cette division anatomique, un peu schématique, admettra toutes les subdivisions que l'on voudra créer suivant que l'émail, l'ivoire ou la pulpe seront plus ou moins profondément atteints; mais elle répond à un tableau clinique véritable, et c'est sur elle que l'on doit se baser pour exposer la symptomatologie et la séméiologie de la carie. D'une façon générale, on peut établir que, tandis que les symptômes physiques s'accroissent d'une façon constante pendant toute l'évolution de la maladie, les symptômes fonctionnels vont en augmentant jusqu'au moment où la pulpe est atteinte; ils atteignent alors leur maximum; puis le facteur douleur disparaît, pour ne faire de nouvelle apparition que s'il surgit des complications précoces ou tardives du 4e degré. Cette règle générale peut souffrir quelques exceptions qui n'ont qu'un intérêt secondaire en pratique courante.

A l'examen de la bouche, on peut constater sur une dent, en un point quelconque de la couronne, mieux dans un sillon, au niveau d'une anfractuosité, une petite tache noirâtre : c'est une carie en voie de développement. La malade n'en soupçonne pas l'existence; elle est absolument indolore, tant spontanément qu'à l'examen à la sonde. La coloration de cette tache est plus ou moins foncée; elle est quelquefois à peine marquée, si l'affection se développe sur un organe de calcification défectueuse. Dans la carie du 2e degré, il n'existe pas de douleurs spontanées; mais le malade se plaint de douleurs aux températures extrêmes, froid et chaud; l'examen à la sonde réveille des sensations douloureuses plus ou moins vives, ayant la durée de l'action mécanique qui les provoque; la mastication a les mêmes effets; on constate l'existence d'une cavité de forme variable, de situation quelconque, d'où on peut retirer à la curette des fragments d'ivoire nécrosés, des détritus alimentaires. On peut faire toutes les comparaisons sur la forme de cette cavité : nous ne pouvons y insister; elle est irrégulière; mais il faut savoir qu'il peut exister une cavité de dimensions considérables, alors que la dent ne présente à sa surface qu'un pertuis très étroit.

En effet, la carie pénètre par un point de l'émail; elle attaque cet émail très résistant, le plus dur de tous les tissus; arrivée à la dentine, elle se développe dans ce nouveau tissu, et il se forme ainsi une cavité protégée par une coque d'émail relativement saine : c'est le cas de beaucoup de dents apparaissant grisâtres dans la bouche, sans manifestation extérieure de lésion très appréciable. Ce qui caractérise la carie du second degré, c'est donc l'absence de douleur spontanée, l'existence de douleurs provoquées : celles-ci seront d'autant plus vives que la carie sera plus profonde, et que le corps étranger ou irritant agira plus près de la pulpe. Enfin, quand la dentine est en grande partie détruite, il peut arriver que l'infection ait envahi la mince couche qui recouvre encore la chambre pulpaire et atteint la pulpe. Dans ce cas, la carie sera spontanément douloureuse, parce qu'il y aura réaction pulpaire. Ce stade est une transition vers le 3e degré, dont il relève d'ailleurs au point de vue thérapeutique.

Ce 3e degré est constitué anatomiquement quand la chambre pulpaire est ouverte; les symptômes fonctionnels sont à leur maximum; la pulpe infectée réagit; il y a congestion de l'organe, d'où existence de douleurs spontanées d'une intensité variable : ou bien la dent est simplement hyper-

esthésiée, et les souffrances sont intolérables; ou bien la pulpe, en augmentant de volume, se trouve comprimée, et alors les douleurs sont excessivement vives, surtout lorsqu'une partie de la pulpe s'engage dans l'étroit
pertuis par lequel la chambre pulpaire communique avec la cavité cariée;
il se produit alors un véritable étranglement qui amène des douleurs insupportables. Ces douleurs surviennent par crises; les crises ont une fréquence
variable; elles sont réveillées au moindre contact; quelquefois, un mouvement du malade suffit à les provoquer. C'est alors la *rage de dents*, douleur
intense localisée au niveau de l'organe malade, avec irridiations sur les
trajets nerveux. L'examen est très difficile, et tout praticien reconnaît à
l'expression du malade le moment où sa sonde a touché une pulpe à nu au
cours de l'exploration de la cavité. Toute action mécanique, tout changement de température, toute action chimique est douloureuse. On constate
l'existence d'une cavité profonde, remplie de détritus que l'on retire à la
curette. Le grattage de la dentine est plus ou moins douloureux; si la sonde
vient à toucher la pulpe, la douleur particulière provoquée en avertit le clinicien; cette pulpe peut être vue dans le miroir dans les cas favorables sur
une petite étendue de sa surface; le contact de l'instrument provoque une
hémorragie absolument caractéristique et pathognomonique. L'orifice
de la chambre pulpaire n'est pas toujours au fond de la cavité; celle-ci peut
s'être développée en un point central, et la chambre pulpaire se trouve
ouverte au niveau d'une corne : par suite, l'orifice siégera sur une paroi de
la cavité : d'où l'importance de connaissances anatomiques exactes, si l'on
ne veut pas provoquer de douleurs inutiles dans l'exploration d'une carie
soupçonnée pénétrante. Au fur et à mesure que l'infection envahit la pulpe
davantage, celle-ci se mortifie et se nécrose progressivement; mais alors la
symptomatologie diffère notablement de celle de la période de début que
nous venons d'exposer. Les douleurs spontanées n'ont plus ce caractère de
crises que nous avons signalé, et leur localisation est moins précise; ce sont
des névralgies intéressant une branche quelconque du trijumeau du même
côté, variable suivant la dent, cause de l'affection. Ces névralgies ont des
points douloureux spéciaux et presque constants. Les dents du haut donnent
des douleurs irradiées du côté de l'œil ou du sinus, s'il s'agit de dents antérieures et du côté de la tempe, s'il s'agit de dents du fond; les dents du bas
donnent des douleurs irradiées du côté du trou mentonnier, s'il s'agit de
dents antérieures, et du côté de l'oreille, s'il s'agit de dents du fond, à tel
point que certains patients vont trouver des auristes et n'incriminent pas
leurs dents. Enfin, on note parfois des irradiations dans le plexus cervical. On
conçoit que la forme et l'intensité de ces névralgies varient suivant le degré
et le mode d'infection de la dent malade. Au fur et à mesure que la pulpe
s'enflamme, les douleurs provoquées par la chaleur sont plus manifestes que
celles causées par le froid; tandis que le froid amène immédiatement une
douleur intense, localisée et disparaissant rapidement, la chaleur amène plutôt
un soulagement; la douleur causée par l'absorption d'une boisson chaude
n'est pas immédiate, elle n'arrive qu'au bout d'une minute environ, est mal
localisée, s'irradie fort loin et ne disparaît que lentement; enfin il commence à survenir un peu de périostite, et la douleur à la pression ou à la

percussion se fait déjà sentir. Toutes les causes que nous avons indiquées agissent encore sur la pulpe en partie nécrosée, mais d'une façon moins vive : les changements de température sont souvent moins douloureux; de même le contact, les agents chimiques, la mastication. La sensibilité recule avec la vitalité de l'organe, mais on peut toujours la retrouver; quand elle a disparu de la chambre pulpaire, elle existe dans les canaux radiculaires. Toute dent cariée où l'on trouve encore des parties sensibles est atteinte de carie au 5e degré. Les caractères physiques sont les mêmes que ceux que nous avons indiqués; toutefois, l'hémorragie est rare; la pulpe n'a plus cet aspect rose vif qu'elle présente avant d'être infectée : elle est grisâtre, plus ou moins suppurante. La couronne de la dent prend parfois une coloration foncée spéciale, anormale.

Cette coloration spéciale existe d'une façon presque constante pour les dents complètement dévitalisées; ici les symptômes fonctionnels sont négatifs : il n'y a pas de douleurs, s'il n'y a pas de complications; à l'examen, on constate la perte de substance qui est considérable; la couronne est souvent réduite à une coque, dont les parois sont plus ou moins complètes; parfois elle est détruite entièrement ; la carie continue à s'attaquer aux racines encore existantes.

**Diagnostic.** — Il dérive directement de la symptomatologie que nous venons d'exposer ; il n'est pas toujours aussi facile que permettraient de le supposer les caractères objectifs de l'affection. Sans doute, une carie, arrivée à un certain degré de développement, se constate *de visu*. Mais il importe de déceler l'affection le plus tôt possible et de déterminer exactement son degré. D'autre part, en présence de douleurs rapportées à une dent cariée, il faut s'assurer que ces douleurs ont bien pour cause la dent incriminée et non une affection étrangère à cet organe. Voyons successivement ces trois points.

Plus tôt on aura reconnu l'existence d'une carie, plus les chances de guérison seront grandes, plus le traitement sera simple. L'examen des dents doit donc être fait d'une façon très précise et très complète, suivant une méthode sûre. Toutes les surfaces doivent être visitées. Souvent on découvrira une tache, carie au début dont la dent pourra être débarrassée séance tenante. Il faut explorer particulièrement les sillons, les dépressions, les anfractuosités de tout ordre et de toute nature, avec une sonde fine, et notamment les interstices dentaires. La sonde ira sous la gencive, décèlera les caries du collet. Cet examen, qui semble devoir être théoriquement très facile, est très délicat, et quelquefois même des spécialistes expérimentés passent, sans les voir, à côté de caries du collet ou interstitielles; le médecin devra donc y apporter toute son attention et avoir un miroir à bouche et une sonde fine et recourbée. Une coloration anormale de la dent attirera particulièrement l'attention sur cet organe; chercher le pertuis par lequel a pu pénétrer la carie pour envahir la dentine; cette coloration anormale ne sera pas d'ailleurs nécessairement une preuve que la dent est cariée. La carie étant constatée, quel est son degré? Ce que nous avons dit doit suffire, suivant nous, à établir ce diagnostic, en se basant sur : a) les caractères extérieurs de la lésion; b) les douleurs spontanées; c) les douleurs provo-

quées ; d) l'état de la pulpe (Redier). Si l'on est en présence d'une simple
tache sans cavité ou d'une cavité superficielle, on a affaire à une carie
simple ; si l'on a une cavité considérable, si la dent est détruite partiellement ou totalement dans sa portion coronaire, la carie est toujours pénétrante. La difficulté commence en face d'une cavité moyenne, sans caractères extérieurs précis. Existe-t-il des douleurs spontanées, la carie est
sûrement pénétrante. Nous connaissons les caractères des douleurs que
provoque une action mécanique ou chimique sur une carie du deuxième ou
du troisième degré. Enfin, l'état de la pulpe permettra d'apprécier le degré
de pénétration de la carie. D'ailleurs, ce qui importe le plus au praticien
non spécialiste, c'est de savoir si la pulpe est à nu ou non, car le traitement
qu'il instituera, qui ne peut être qu'une thérapeutique d'attente, s'adressera
à l'un ou l'autre de ces cas.

D'autre part, voici un malade qui se plaint de souffrir des dents ; et effec-
tivement la dent qu'il rend responsable de ses douleurs est cariée ; il s'agit
de savoir si les phénomènes douloureux doivent être attribués à la carie.
Un certain nombre d'affections peuvent en effet être cause de douleurs, dont
le malade rend une ou plusieurs dents responsables. La plus fréquente de
ces affections est l'*arthrite alvéolo-dentaire* [V. DENTS (MALADIES)]. La confusion est d'autant plus facile que cette arthrite est souvent une complication
de la carie à sa dernière période, mais on ne s'y trompera pas ; dans l'arthrite
commune aiguë, le malade a la sensation que la dent fait saillie hors de son
alvéole, elle présente de la mobilité anormale, et la douleur a des caractères
spéciaux ; elle est continue, exagérée par la pression, par la chaleur, diminuée par le froid, la gencive est rouge ; dans l'arthrite commune chronique,
la douleur n'existe pas. Dans le cas de polyarthrite alvéolo-dentaire : « Un
groupe de dents déviées, ébranlées, déchaussées, douloureuses à la pression ;
les gencives rouges, tuméfiées, le suintement purulent, voilà des caractères
qui n'appartiennent qu'à la polyarthrite.... Un seul point peut être intéressant, c'est de déterminer, au milieu de ce groupe d'organes atteints de la
même maladie, celui qui est actuellement la cause des algies, parce que les
accidents pulpaires se produisent ordinairement par poussées, dont la durée
n'a rien de fixe et qui ne sont pas nécessairement en rapport avec les lésions
apparentes... » (Redier). On arrive à déterminer l'organe malade en envoyant
un jet d'eau froide ou chaude sur chacune des dents soupçonnées. Joignons
à l'arthrite commune ou symptomatique : 1° la *sinusite*, qui donne lieu souvent à des névralgies localisées aux trous sus- et sous-orbitaires, sinusite
maxillaire ou frontale, facilement éliminée par des symptômes caractéristiques ; 2° certaines maladies des yeux, la kératite, le glaucome notamment,
qui peuvent occasionner les mêmes névralgies ; 5° des douleurs d'oreille que
l'on peut rapporter à une carie pénétrante, etc.

**Complications.** — La carie dentaire peut ne pas borner son action
dommageable à la dent qu'elle a choisie comme lieu d'élection. Comme tout
processus infectieux, elle est susceptible de provoquer des accidents locaux
de voisinage, des accidents à distance, voire des accidents généraux s'il
existe un grand nombre de dents malades dans la bouche.

**Accidents locaux.** — Ces accidents sont moins des complications que des troubles inhérents à l'existence de la carie. Au point de vue de la dent, ils se réduisent à des *fractures*. Lentement la couronne s'effrite, parfois un fragment d'une certaine importance se détache sous un effort insignifiant; quelquefois, ce fragment est constitué par une grande partie de la couronne, la moitié ou les trois quarts. Cette fracture, qui survient surtout lorsque la couronne est réduite à une coupe d'émail, permet souvent de se rendre compte de l'étendue d'une carie à peine soupçonnée.

Le plus fréquent des accidents de voisinage est l'ulcération des parties molles; ces ulcérations sont produites par l'action mécanique de l'organe malade qui attaque les tissus à la faveur d'un tranchant ou d'une pointe créée par une fracture antérieure; l'ulcération est entretenue par la persistance même de la cause et aussi par l'infection qui s'y localise; la langue est de beaucoup l'organe le plus fréquemment atteint; il importe dans ce cas de bien déterminer la cause de l'ulcération; il suffira de penser à la dent malade pour établir tout de suite cette relation si importante de cause à effet, et pour éviter toute erreur. Les lésions ulcéreuses des gencives sont également assez fréquentes; celles-ci, irritées par une carie du collet, ont une carie interstitielle bourgeonnant localement; le bourgeon gingival envahit plus ou moins la cavité cariée; à la joue, les ulcérations d'origine dentaire ne se présentent guère qu'au niveau de la dent de sagesse. Les complications plus graves tiennent à l'infection du milieu buccal, susceptible de provoquer des gingivo-stomatites variées. L'arthrite alvéolo-dentaire est excessivement fréquente, l'infection gagnant l'articulation par la voie radiculaire ou par la voie extra-dentaire, gingivo-alvéolo-dentaire. Enfin, notons l'abcès si fréquent [V. DENTAIRE (ABCÈS)] et la fistule d'origine dentaire.

On voit souvent sur la gencive, au niveau de l'extrémité de la racine d'une dent malade, un petit orifice garni de bourgeons charnus, par lequel s'écoule constamment un liquide séro-purulent, c'est l'orifice externe, gingival, d'un trajet fistuleux qui va aboutir d'autre part à l'alvéole de la dent malade; c'est une complication très fréquente de la carie du quatrième degré non soignée. Ces fistules sont excessivement étroites et l'exploration du trajet est impossible au moyen d'un stylet. Le trajet est d'ailleurs sinueux la plupart du temps. Parfois l'orifice externe est dédoublé, on a constaté des orifices multiples, correspondant à plusieurs trajets, aboutissant à la même dent. Quand ces fistules s'ouvrent au milieu de la gencive, elles sont plus gênantes que dangereuses, mais elles vont parfois déboucher loin de la dent malade, et dans ce cas on sent un cordon dur sous le doigt représentant le trajet fistuleux. Assez souvent, ces fistules vont s'ouvrir à la peau; les plus fréquentes sont celles qui sont causées par les dents de la mâchoire inférieure et qui viennent s'ouvrir soit sur la face externe de la joue, soit en avant ou au-dessous du menton; on en a même vu venir s'ouvrir plus bas que la clavicule. Les dents du maxillaire supérieur donnent parfois des fistules venant s'ouvrir du côté de l'œil. Ces fistules cutanées d'origine dentaire sont intarissables, et nous en avons vu datant de 2 à 20 ans. Tous les curettages du maxillaire avaient été inutiles, tandis que l'extraction de la dent causale, suivie, quant il est nécessaire, d'un curettage de l'alvéole, amène toujours la guérison. Le médecin qui trouve, dans les environs immédiats ou même assez éloignés des maxillaires, une fistule amenant une suppuration constante, doit toujours penser à une fistule d'origine dentaire. Quand on veut conserver la dent, il faut s'adresser soit par l'orifice externe, soit par les canaux de la dent malade, en même temps à l'organe et à la fistule : on fera dans le trajet de celle-ci des injections de solutions étendues de phénol, chlorure de zinc, etc. La créosote a une action particulièrement efficace. Si la fistule résiste à cette thérapeutique, cureter son trajet, gratter la paroi alvéolaire, etc. Traitement d'ordre général.

**Accidents à distance.** — Ils se réduisent dans la pratique aux névralgies que nous avons signalées, névralgies unilatérales, « s'étendant parfois jusqu'au membre supérieur, à la rougeur de la peau ou de la conjonctive, à de l'hypersécrétion lacrymale ou salivaire »…. On a rapporté un certain nombre d'observations d'accidents plus sérieux, heureusement rares. Redier a dressé le tableau suivant de l'ensemble de ces accidents à distance.

| | |
|---|---|
| Troubles de la sensibilité générale. . . | Névralgies. |
| | Paralysies de la sensibilité. |
| Troubles de la motilité. . . . . . . . | Spasmes et contractures. |
| | Paralysies de la motilité. |
| Troubles dans la sécrétion glandulaire. | Hypercrinie ou acrinie des glandes lacrymales et salivaires. |
| Troubles vaso-moteurs. . . . . . . . | Injection et rougeur de la conjonctivite ou de la face. |
| | Anémies localisées. |
| Troubles de la sensibilité spéciale. . . | De la vue. |
| | De l'odorat. |
| | De l'ouïe. |

Tous ces accidents, sur lesquels nous ne pouvons insister plus longuement, nécessitent une carie pénétrante avancée, puisqu'elles présupposent une atteinte du territoire nerveux, dont la dent malade est tributaire.

**Accidents généraux.** — Ils sont dus uniquement aux troubles apportés à la nutrition. Lorsqu'il existe un grand nombre de dents cariées, la fonction mastication ne s'exerce plus suffisamment d'une part, et, d'autre part, les aliments mis en contact sans cesse avec des foyers d'infection multiples s'infectent eux-mêmes.

Il n'est pas douteux qu'un grand nombre de dyspepsies relèvent des mauvaises conditions dans lesquelles se trouve la denture des malades, et que, par suite, les soins dentaires pourront contribuer largement à la disparition de certains troubles digestifs, et, en tout cas, en éviter le retour.

Le pronostic de la carie est grave, quant à l'organe atteint. Qu'il s'agisse de carie à marche rapide ou à marche lente, la terminaison fatale est la destruction complète de l'organe atteint, sauf intervention thérapeutique.

**Traitement.** — Il y a deux phases bien distinctes dans le traitement de la carie dentaire : celle qui intéresse tout praticien, c'est le traitement symptomatique de l'affection ; celle qui ne concerne que le spécialiste, le dentiste, la réfection partielle ou totale de la dent ou des dents malades. Nous n'insisterons que sur le premier point ; ce n'est pas ici le lieu d'aborder le second, qui ne peut relever que de la pratique spéciale. [V. Dents (Prothèse).]

Comme pour toute affection d'ordre général, il existe ici un traitement préventif. Nous avons vu que, parmi les causes immédiates de la carie, se trouve l'infection du milieu buccal. C'est, par suite, dans une hygiène scrupuleuse de la bouche et des dents que réside la première indication thérapeutique; nous ne reviendrons pas sur les règles que nous avons établies à ce sujet. [V. Bouche et dents (Hygiène).] Une fois la carie installée au niveau d'une dent, il importe de la soigner, pour conserver la dent d'abord, pour éviter la propagation de l'affection ensuite. Le traitement symptomatique comprend deux indications : traitement de l'infection, traitement de la douleur. Contre l'infection, le praticien ne peut tenter autre chose que de débarrasser la cavité des détritus organiques qui s'y trouvent et cureter prudemment la cavité avant d'y placer un pansement d'attente antiseptique. Mais, généralement, le malade vient parce qu'il souffre, et c'est à la douleur qu'il faut s'adresser; alors, deux cas peuvent se présenter :

1° *Ou bien la pulpe n'est pas à découvert;* alors la douleur est simplement due à des actions mécaniques, par exemple est réveillée par la mastication : l'indication est d'empêcher les phénomènes mécaniques de se produire au niveau de la dentine, donc empêcher les aliments de pénétrer dans la cavité; on y arrive en obstruant la cavité, soit au moyen d'un tampon d'ouate hydrophile, soit avec de la gutta-percha, après désinfection de la cavité.

2° *Ou bien la pulpe est à découvert,* et alors il faut lutter contre l'inflammation de la pulpe et les douleurs provoquées par son état congestif. Débarrasser soigneusement la cavité de tous les détritus qu'elle peut contenir en évitant de heurter la partie de la pulpe mise à découvert. Pratiquer des lavages antiseptiques *tièdes* de la cavité, puis faire saigner légèrement la pulpe, ce qui provoquera, dans le cas de pulpite aiguë, un soulagement presque immédiat. Ensuite, on fait dissoudre quelques cristaux de chlorhydrate de morphine dans une goutte d'acide phénique; imbiber de cette solution un petit tampon d'ouate hydrophile. Celui-ci est porté dans la cavité, contre la pulpe, et recouvert d'un tampon, qui achève de remplir la cavité, et qui a été imprégné de teinture de benjoin préalablement. Ce pansement occlusif ne doit pas être serré; il faut éviter de comprimer la pulpe. Ce traitement constitue un traitement d'urgence. Le malade sera envoyé ensuite chez un spécialiste.

Lorsque la pulpe est infectée profondément, qu'il existe de la pulpite chronique, il n'y pas d'autre moyen à la disposition du praticien que l'envoi du malade au dentiste; il devra simplement essayer de calmer la douleur. (V. Odontalgie.) Mais la disparition des phénomènes dépend du traitement de la dent et de la destruction de la pulpe. Si les douleurs sont très intenses, et surtout s'il y a impossibilité de faire donner des soins dentaires, l'extraction est indiquée. Il en est de même dans les cas de carie compliquée du 4e degré (abcès, fistule, etc.). [V. Dents (Extraction).] Il faut se montrer économe de ces extractions, car il est peu de cas où l'on ne puisse restaurer une dent; le traitement spécial consiste dans la désinfection de toute cavité et la destruction de la pulpe et des filets radiculaires dans des cas de carie au 3e degré; dans le traitement des accidents, la désinfection de la dent, dans la carie du 1er et du 2e degré, suivie, dans les deux cas, de la reconstitution partielle ou totale de l'organe atteint. [V. Dents (Prothèse).]

E. SAUVEZ.

**CAROTIDE PRIMITIVE (DANGERS DE SA LIGATURE).** — La ligature de la carotide primitive peut se trouver indiquée au cours d'un certain nombre d'affections, plaies, anévrismes, exophtalmie pulsatile, tumeurs malignes qu'on veut extirper ou dont on recherche l'atrophie. Or, elle est susceptible de provoquer, dans tous les cas, des accidents variables par l'époque de leur apparition, leur nature et leur gravité.

Il est classique de les diviser en cérébraux, oculaires et laryngo-pulmonaires.

*a)* Les *troubles laryngo-pulmonaires*, qui consistent en aphasie, dyspnée, toux quinteuse, sécrétions bronchiques exagérées, crises de suffocation et même d'asphyxie mortelle, ne relèvent en rien de la ligature du tronc carotidien, mais bien d'une lésion opératoire du pneumogastrique. Ils ne sauraient exister après une opération correctement faite.

*b)* Les *troubles oculaires*, altérations de la vue pouvant aller jusqu'à la cécité, contraction de la pupille, convulsions des muscles de l'orbite, suppuration consécutive du globe oculaire, n'ont pas tous pour cause la ligature artérielle, et il semble raisonnable d'attribuer à une lésion du tronc du sympathique ou de quelques-uns de ses filets les modifications de la pupille.

*c)* Les *accidents cérébraux* sont immédiats ou secondaires.

Les accidents *immédiats* comprennent, d'une part, des troubles passagers comme la syncope, la céphalée, le spasme des muscles de la face, l'albuminurie (Larrieu); de l'autre, le coma, terminé à brève échéance par la mort. L'*hémiplégie* est le seul *accident secondaire*.

A vrai dire, cette division n'est pas tout à fait exacte, puisque, dans certains cas, exceptionnels il est vrai, l'hémiplégie s'est produite immédiatement; mais elle répond à la grande majorité des faits et mérite d'être conservée, en raison de sa commodité (Lestelle).

L'époque d'apparition de l'hémiplégie est assez variable; le plus souvent elle se produit de la fin du premier jour à la fin du troisième. Elle se constitue d'ordinaire d'une façon assez lente; la monoplégie du membre supérieur précède la plupart du temps l'hémiplégie complète; l'aphasie apparaît en même temps ou quelques heures après.

Les caractères cliniques sont ceux d'une hémiplégie organique totale avec aphasie; la mort en est la terminaison la plus habituelle; très exceptionnellement elle guérit sans laisser de trace; enfin les lésions peuvent persister à l'état chronique et les opérés présenter, plusieurs années après l'intervention le syndrome de l'hémiplégie avec contracture (Touche).

La *pathogénie des accidents cérébraux* est le point le plus intéressant et aussi le plus controversé de leur histoire.

*a)* Ceux qui sont *immédiats* ont évidemment pour cause l'arrêt brusque de la circulation et l'ischémie cérébrale qui en résulte. Or, lorsqu'on connaît la richesse des anastomoses artérielles entre le territoire de la carotide interne et ceux de la carotide externe et de la vertébrale, on reste étonné que cette ischémie soit assez prononcée et surtout assez durable pour entraîner un coma mortel. La fréquence relativement considérable des anomalies de l'hexagone rendant les anastomoses insuffisantes à son niveau (24 pour 100, Ehrmann), et, plus encore, l'existence de certaines conditions pathologiques défavorables font comprendre qu'il puisse en être ainsi. Ces conditions défavorables, Guinard les a groupées sous trois chefs : 1° les tumeurs de la face ou du cou pour lesquelles on a dû lier la faciale, la linguale et les principales anastomoses d'un système carotidien à l'autre ; 2° les grandes hémorragies, parce qu'il n'y a peut-être plus dans le système artériel une tension suffisante pour forcer le sang à prendre les voies collatérales habituelles ; 3° les maladies artérielles, l'athérome cérébral surtout, et aussi certaines affections du cœur.

b) L'*hémiplégie, accident secondaire*, a pour lésion déterminante un ramollissement cérébral, comme l'ont montré les autopsies. Or, ce ramollissement est la conséquence, soit d'une thrombose, soit d'une embolie.

La *thrombose* a pour point de départ la ligature carotidienne. Le Fort avait déjà indiqué le mécanisme de sa formation : « Le sang, arrêté dans la carotide primitive, s'y coagule jusqu'à la première collatérale. Si la circulation collatérale s'établit tout de suite par les branches secondaires des carotides externes gauche et droite, le caillot ne monte que jusqu'à la bifurcation de la carotide primitive ; l'artère carotide interne reçoit du sang qui lui vient de la carotide externe du côté opposé par l'intermédiaire de celle de son côté ; ce sang est envoyé vers le cerveau ; aucun caillot ne se forme, excepté dans le tronc commun carotidien et aucun accident cérébral n'arrive.

« Mais si la circulation collatérale ne s'établit pas immédiatement, la coagulation se fait à la fois dans la carotide primitive et dans l'interne.

« Or, la première collatérale de cette artère étant l'ophtalmique, le caillot montera jusqu'à ce vaisseau, et pourra même s'y prolonger, grâce à la difficulté de l'établissement rapide d'une circulation rétrograde de l'ophtalmique avec les branches de la carotide externe. Il en résultera donc une cécité complète ou plus souvent une faiblesse de la vue due à l'anémie de la rétine. L'ophtalmique oblitérée, le caillot se prolonge alors jusqu'aux cérébrales moyenne et antérieure, arrête au passage le sang qui, de la carotide du côté opposé, revient à ces artères, et détermine ainsi, quelques heures après l'opération, une anémie brusque, qui, si elle est complète, se traduit brusquement par une hémiplégie du côté opposé. » (Le Fort.)

L'opinion de Le Fort a été confirmée par certains faits (Verneuil, Guinard). Mais on a le droit de se demander pourquoi cette thrombose ne se produit pas dans tous les cas et quelle est la cause qui parfois la détermine. C'est, au dire de Guinard, l'absence du courant rétrograde dans la carotide externe du côté opéré, absence qui provient elle-même de l'insuffisance ou de l'oblitération du système carotidien du côté opposé.

Bonne pour quelques cas, cette explication ne saurait s'appliquer à tous. Il serait impossible en effet, dans ces conditions, de lier avec succès les deux carotides, or, il y a nombre de cas où elles l'ont été successivement sans que le malade en éprouvât le moindre trouble. D'autre part, la thrombose de la carotide interne a été constatée malgré l'intégrité de l'artère opposée ; et inversement, alors même que le rétrécissement ou l'oblitération existait au niveau de celle-ci, la ligature ne fut pas nécessairement suivie d'hémiplégie.

L'*embolie* peut aussi jouer un rôle dans la pathogénie des accidents paralytiques. Entrevue par Barvell, soutenue par Pierre Delbet, la chose semble démontrée aujourd'hui (Lestelle). Anatomiquement, l'embolie a été constatée à l'autopsie d'un malade de Bryant. Cliniquement elle rend bien compte des différentes formes d'hémiplégies, les grosses embolies produisant des lésions étendues et définitives, les petites des altérations limitées susceptibles de réparation. La thrombose et l'embolie ont d'ailleurs une même cause déterminante : l'infection même légère ; les caillots étendus comme les coagulations faibles sont fonction de septicémie. Avec des ligatures septiques, les accidents ne peuvent qu'être fréquents : l'asepsie, au contraire, doit les rendre beaucoup plus rares.

Ces notions sur la pathogénie des accidents cérébraux consécutifs à la ligature de la carotide primitive font comprendre qu'elle soit restée une intervention grave, puisque, lorsqu'elle est indiquée, quelqu'une des conditions favorables à sa nocivité existe presque toujours. C'est ainsi qu'une statistique de Siegrist, portant sur des cas récents, indique une mortalité de 20 pour 100, imputable le plus souvent à l'hémiplégie et aux accidents précoces. Elle montre aussi, ce qui vient corroborer les notions exposées plus haut, que la mortalité s'abaisse singulièrement dans les cas où, d'ordinaire, le système cardio-vasculaire est tout à fait sain : sur 41 ligatures pratiquées pour des affections nerveuses ou pour l'éléphantiasis de la face, l'auteur relève 40 guérisons et une seule mort (Lejars).

En pratique, on devra donc se souvenir, avant de faire cette ligature, que les dangers qu'elle présente dépendent de l'état physiologique actuel du sujet, de son âge, de l'état de son cœur, mais surtout de la perméabilité de ses anastomoses artérielles intra et extra-cérébrales. L'asepsie parfaite de l'intervention est aussi un facteur important de son innocuité.

*PIERRE WIART.*

**CARPE (LUXATIONS DES OS).** — La rareté de ces luxations, celles du semi-lunaire mises à part, leur enlève tout intérêt pratique ; aussi n'insisterons-nous pas sur elles. Les os du carpe peuvent se luxer isolément ; mais, d'autre part, les os de la deuxième rangée peuvent se luxer en bloc sur ceux de la première (luxations médio-carpiennes). Ces luxations succèdent à des violences considérables et s'accompagnent de plaies dans bon nombre des cas relatés.

On a observé des *luxations isolées* du scaphoïde en avant et en arrière, du semi-lunaire en avant et en arrière, du grand os en arrière. Une saillie osseuse anormale sur l'une des faces du poignet indique le déplacement ; aujourd'hui la radiographie donne des notions précises sur la lésion. Elle a même permis de reconnaitre la fréquence assez grande de la luxation du semi-lunaire en avant : cette lésion a acquis de ce chef une importance suffisante pour mériter d'être l'objet d'un article spécial [V. Semi-lunaire (Luxation)].

Si la réduction n'est pas possible par la pression, seule ou combinée à des tractions sur les doigts, l'extirpation de l'os luxé nous paraît indiquée.

Quant aux *luxations médio-carpiennes*, exceptionnelles elles aussi, on en a vu en arrière et en avant. Dans le premier cas on constatait sur la face dorsale, un peu au-dessous des apophyses styloïdes, une saillie osseuse transversale, haute de plus de 1 centimètre; en avant était une saillie plus marquée avec une dépression au-devant et au-dessous d'elle. Les doigts étaient en flexion. Dans la luxation en avant, la déformation est analogue à celle de la luxation des quatre derniers métacarpiens, dont il est difficile de la différencier.

On la réduit facilement par la flexion forcée du poignet.  *G. LABEY.*

**CARPHOLOGIE.** — Cette expression vient de κάρφος, flocon, et λέγω, je ramasse. On l'applique aux gestes de ces malades dont les mains mi-fermées tiraillen perpétuellement les draps, cherchent en l'air quelque objet illusoire, ou sur la laine des couvertures découvrent et épluchent méticuleusement d'invisibles insectes. On donne plus spécialement le nom de *crocidisme* à ce dernier ensemble symptomatique.

Les gestes sont inconscients, automatiques, stéréotypés; une forte excitation peut les suspendre cependant. On les rencontre au cours des toxi-infections graves chez des malades qui marmottent généralement sans cesse entre leurs dents; il n'est personne qui ne les ait maintes fois observés chez quelque typhique profondément atteint. C'est dire que la carphologie a une certaine valeur pronostique, surtout lorsqu'elle s'observe avec du délire prononcé, des soubresauts tendineux, de l'albuminurie, une langue profondément desséchée.

Les processus fébriles ne sont pas seuls à déterminer cette stéréotypie. On voit souvent les cérébromalaciques, hémiplégiques ou non, rouler leurs draps sans cesse, et se découvrir complètement sitôt qu'on les couche correctement. Ces gestes automatiques sont du reste habituels dans tous les états de confusion et de déchéance mentales, témoin le barbouillage des gâteux, des paralytiques généraux, des idiots.  *F. MOUTIER.*

**CARPUS CURVUS.** — V. Radius curvus.

**CARRAGAHEEN.** — Le carragaheen, mousse perlée, mousse d'Irlande (thalle du *Fucus* ou *Chondrus crispus*, Algues) est quelquefois employé comme pectoral à cause de son principe mucilagineux; il sert aussi à faire des gelées analeptiques de faible valeur nutritive. Il est utilisé en pharmacie pour préparer l'émulsion d'huile de foie de morue (v. c. m.).

*Tisane de Carragaheen* (Codex).

| | |
|---|---|
| Carragaheen mondé. . . . . . . . . . . . . . . . . . . | 5 grammes. |
| Eau. . . . . . . . . . . . . . . . . . . . . . . . . | Q. S. |

Lavez le carragaheen à l'eau froide; faites-le bouillir pendant dix minutes dans la quantité d'eau nécessaire pour obtenir environ un litre de tisane. Passez.

*E. F.*

**CARREAU.** — Le carreau est la tuberculose des ganglions mésentériques : telle est la définition médicale de ce mot, qui n'est, dit Grisolle, « qu'une expression métaphorique employée pour exprimer la dureté, la résistance, le grand nombre des tumeurs mésentériques. Il ne doit pas s'appliquer à la tuberculose peu étendue des ganglions mésentériques, mais aux cas seulement où cette altération, étant considérable, devient prédominante sur toutes les autres. »

Le plus souvent, la tuberculose des ganglions mésentériques est liée à la tuberculose de l'intestin ou du péritoine, et ne possède pas alors de signes qui lui soient propres. Nous n'avons à envisager que les cas où elle est primitive, ou, du moins, dépend de lésions intestinales minimes. C'est une maladie de l'enfance; elle est rare, et frappe surtout les sujets âgés de cinq à dix ans, d'après Rilliet et Barthez.

On a donné, comme symptômes de cette affection : l'augmentation de volume du ventre (mais Guersant a montré que le ventre n'est ordinairement pas tuméfié dans la tuberculose des ganglions mésentériques, et l'est souvent dans nombre d'autres affections infantiles); — l'existence de tumeurs accessibles à la palpation (mais Marfan a insisté sur ce fait, que les ganglions ne sont pour ainsi dire jamais accessibles à la palpation, et que, alors qu'on croit les sentir, il s'agit le plus souvent de scybales ou de gâteaux de péritonite tuberculeuse); — la tuméfaction des veines sous-cutanées de l'abdomen et des ganglions inguinaux (mais ce sont là des symptômes communs à trop de maladies pour que, considérés isolément, ils aient quelque valeur); — la tuméfaction des ganglions sous-cutanés de l'abdomen (mais, suivant la remarque de Marfan, l'existence de ganglions lymphatiques sous la peau de l'abdomen est encore à démontrer). Restent les signes fonctionnels et généraux : l'augmentation de l'appétit, les alternatives de constipation et de diarrhée, la sécheresse de la peau, la fièvre hectique : si de tels symptômes peuvent faire soupçonner la tuberculose, on admettra aisément qu'ils ne permettent guère d'en reconnaître la localisation mésentérique. De telle sorte que, d'une part, la tuberculose primitive des ganglions mésentériques est une maladie rare, et que, d'autre part, le diagnostic en est si difficile qu'on peut le considérer comme ordinairement impossible. Si par hasard on a quelque raison de soupçonner cette affection, on lui appliquera le traitement ordinaire des adénites tuberculeuses : sirop iodo-tannique, huile de foie de morue, préparations arsénicales, séjour au bord de la mer ou à la campagne, bonne alimentation.

Tel est le carreau, *au sens médical* du mot : mais il faut savoir que ce terme est surtout une *expression populaire*, servant à désigner indistinctement tous les gros ventres des enfants, qu'il s'agisse de rachitisme, de gastro-entérite chronique, de péritonite tuberculeuse; et, ainsi compris, le carreau devient aussi fréquent que la tuberculose primitive des ganglions mésentériques est rare (V. Péritonite tuberculeuse de l'enfance).

*H. GRENET.*

CASCARA SAGRADA. — L'écorce sacrée, écorce de la tige du *Rhamnus Purshiana* (Rhamnacées), se présente en morceaux cintrés, épais de 2 millim., de saveur amère et nauséeuse.

La pharmacie en tire une poudre, un extrait, un extrait fluide et une teinture.

La cascara est utilisée pour ses propriétés purgatives (V. Purgatifs). La poudre se donne à la dose de 25 centigr. (dose laxative), à 1 gr. ou 1 gr. 50

à des adultes; pour les enfants, 2 à 3 centigr. par année d'âge. L'extrait s'administre à la dose de 10 à 20 centigr. en pilules; l'extrait fluide représente son poids d'écorce; la teinture se prescrit à la dose de XXX à LX gouttes.

*Cachets.*

Poudre de cascara. . . . 25 centigr.
Poudre de rhubarbe . . . 15 —
Magnésie calcinée . . . . 10 —
Pour 1 cachet le soir au coucher.

*Pilules.*

Poudre de cascara. . . . 1 gr. 50
Conserves de roses . . . 80 centigr.
Diviser en 10 pilules, 1 à 3, le soir, au coucher.

*Elixir.*

Extrait fluide de cas-
cara. . . . . . . . . . 10 grammes.
Sirop de nerprun. . . 50 —
Vin de Lunel . . . . . 100 —
Par cuillerées à soupe.

*Sirop* (Enfants).

Extrait fluide de cas-
cara. . . . . . . . 10 grammes.
Sirop d'écorces d'oran-
ges amères . . . . . 200 —
Par cuillerées à soupe.

**Cascarine.** — Ce corps, cristallisé en aiguilles prismatiques de couleur jaune orangé, est considéré comme le principe actif de la cascara sagrada; c'est vraisemblablement un mélange de divers glucosides.

La cascarine est un laxatif opposé à la constipation habituelle à la dose de 10 à 30 centigr. par jour, en pilules ou en élixir. *E. F.*

**CASCARILLE**. — L'écorce de *Croton Elutheria* (Euphorbiacées) est employée à la dose de 1 à 4 gr. par jour contre la dyspepsie, la dysenterie, l'atonie digestive avec diarrhée.

*Potion.*

Teinture de cascarille. . . . . . . . . . . . . . . { āā 7 grammes.
Teinture de rhubarbe . . . . . . . . . . . . . . {
Sirop d'écorces d'oranges amères. . . . . . . . . 30 —
Eau distillée. . . . . . . . . . . . . . . Q. S. p. 150 —
Une cuillerée immédiatement après le repas.

*Pilules.*

Extrait de cascarille . . . . . . . . . . . . . . . { āā 15 centigr.
Extrait de quassia. . . . . . . . . . . . . . . {
Une pilule avant chaque repas *E. F.*

**CASSE.** — C'est le fruit du canéficier (*Cassia fistula*, Légumineuses), plante cultivée dans les régions tropicales des deux mondes.

Ce fruit est une longue gousse noire, de la forme et de la dimension d'une petite flûte, dont les nombreuses loges, contenant chacune une graine, sont remplies d'une pulpe noirâtre.

Cette pulpe a des propriétés laxatives. Dose : 50 à 40 gr. chez l'adulte, 8 à 10 gr. chez l'enfant. On l'employait beaucoup autrefois sous forme de conserve. *E. F.*

**CASTORÉUM**. — Produit sécrété par des glandes annexes de l'appareil génital mâle ou femelle du *Castor Fiber* (Rongeurs).

Se présente sous l'aspect de deux poches piriformes, noirâtres et ridées, longues de 8 cent., unies ensemble par leur petite extrémité. Leur contenu brun fauve est d'odeur fétide, de saveur âcre et amère.

Le castoréum est un stimulant et un antispasmodique, utilisé sous forme de poudre et de teinture. La poudre se donne à la dose de 5 centigr. à 0 gr. 50, en pilules; la teinture s'administre aux doses de 2 à 5 gr., en potion.                                                                                        *E. F.*

**CASTRATION ET ÉPIDIDYMECTOMIE.** — La castration consiste chez l'homme dans la suppression totale d'une ou des deux glandes génitales. Les indications de cette intervention sont assez rares; en raison des troubles qu'elle détermine fréquemment, la castration doit être réservée exclusivement aux cas où un testicule gênant ou dangereux ne peut être traité par aucune autre méthode.

C'est la seule opération satisfaisante dans les tumeurs du testicule, mais à condition que les lésions soient bien limitées à la glande génitale, sans quoi une récidive rapide est de règle. Dans la tuberculose du testicule, la castration est indiquée seulement dans les cas où les lésions sont si considérables et si avancées que le malade est exposé à une suppuration interminable devant finir par détruire complètement l'organe. Enfin, la castration est la seule ressource en cas d'ectopie d'un testicule non abaissable et douloureux et dans l'hématocèle, lorsque le testicule perdu et atrophié au milieu des fausses membranes ne peut être dégagé par décortication.

Les *instruments nécessaires* à l'opération sont : un bistouri, deux paires de ciseaux, une pince à disséquer, vingt pinces hémostatiques, une aiguille de Reverdin, des catguts n° 1 et 2, un drain, des crins de Florence. Pour le pansement, des compresses aseptiques, de l'ouate ordinaire et hydrophile, deux bandes de tarlatane et un suspensoir en cas de castration unilatérale.

L'anesthésie générale est habituellement employée, cependant on peut aisément se contenter de l'anesthésie locale à la stovaïne ou à la novocaïne : dans ce cas l'anesthésie devra être faite en deux temps, dans un premier temps on procède à l'anesthésie de la peau par une traînée verticale dont la partie supérieure dépassant le testicule répond au cordon spermatique; dans un deuxième temps on réalise l'anesthésie du cordon par quelques injections intrafuniculaires faites au-dessous du point ou portera la ligature.

**Opération.** — Elle se divise en quatre temps :

1° *Incision*. — Sur la face antérieure du scrotum on fait une incision verticale qui commence en haut à 2 centimètres au-dessus de l'orifice inguinal externe, et qui se termine en bas à la partie moyenne des bourses (fig. 59) :

Fig. 59. — Incision pour une castration. (Victor Veau, in *Précis de technique opératoire.*)

si le scrotum est envahi en un point, l'incision devra se terminer par une raquette circonscrivant largement le placard adhérent qui sera enlevé avec la glande. Une fois la peau sectionnée, il faut couper le tissu cellulaire sous-cutané et

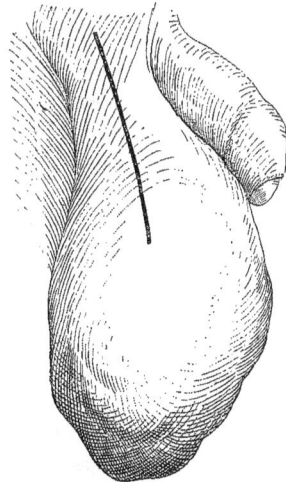

## Castration et épididymectomie.

l'aponévrose du grand oblique, de façon à ouvrir largement le canal inguinal comme dans une cure de hernie ;

2° *Libération du testicule et du cordon*. — La paroi antérieure du canal inguinal étant incisée, avec le doigt ou avec une sonde on décolle le cordon en masse ; en cas de tuberculose ou de cancer ce décollement devra être poussé le plus loin possible et même, lorsqu'on sera arrivé à l'orifice profond du canal inguinal, on s'efforcera d'attirer une partie de la portion pelvienne du canal déférent. Une fois le cordon libéré, on poursuivra le décollement de haut en bas jusque dans la

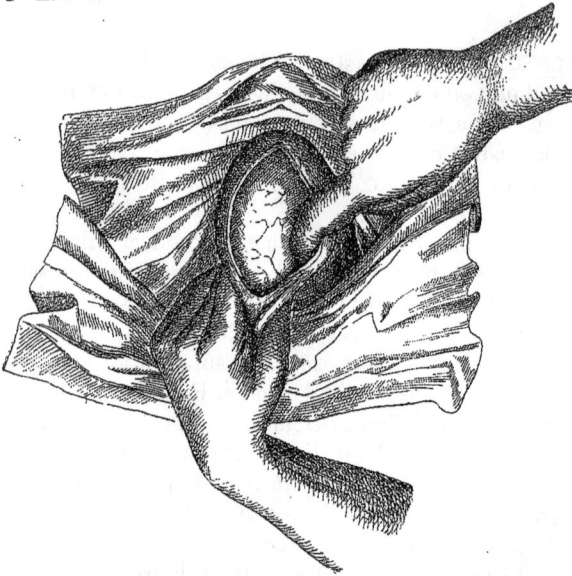

Fig. 60. — La main gauche énuclée le testicule qui commence à faire hernie entre les lèvres de l'incision des bourses ; l'index droit, introduit entre le testicule et la peau, dissocie la couche celluleuse (Monod et Vanverts, *Traité de technique opératoire*).

bourse, de façon à énucléer complètement le testicule (fig. 60) ;

3° *Ligature et section du cordon*. — Le testicule étant dégagé, on lie le cordon aussi haut que possible et on le sectionne à 1 ou 2 centimètres au-dessous de la ligature : la ligature peut être faite en masse, et alors, pour qu'elle ne risque pas de glisser, elle sera faite au moyen d'un fil passé à travers le cordon et noué successivement de chaque côté (fig. 61). Si on préfère lier isolément chacun des éléments, on place un clan sur le cordon et on le sectionne au-dessous, puis au niveau de la surface de section chaque vaisseau est isolé, pincé et lié ; il n'est pas nécessaire de lier spécialement le canal, il est presque toujours compris dans la ligature de l'artère déférentielle ;

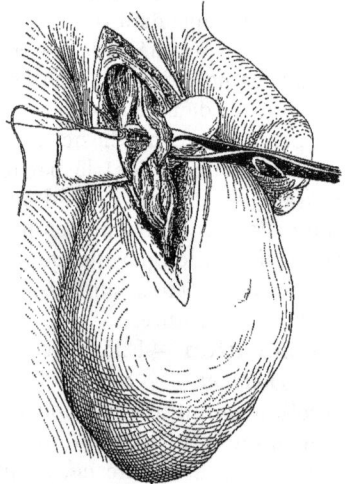

Fig. 61. — Ligature du cordon spermatique. (Victor Veau, in *Précis de technique opératoire*.)

4° *Suture*. — Le testicule étant ainsi enlevé et l'hémostase du cordon assurée, on réunit l'incision scrotale à l'aide d'une série de points profonds passés de façon à diminuer autant que possible la cavité des bourses, puis on réunit la peau au moyen de points superficiels suffisamment rapprochés pour s'opposer à la tendance au recroquevillement que présente la peau du scrotum. Il est toujours prudent de laisser un drain qui plonge dans la partie la plus déclive de la cavité vaginale et qui sort par l'extrémité inférieure de la plaie, où il est maintenu par un crin passé dans la peau. Un pansement aseptique et assez fortement compressif, maintenu par un spica double, recouvre les bourses et les maintient élevées. Pour protéger la plaie contre la pénétration de l'urine, on intercale dans le pansement une large pièce de toile imperméable percée d'un orifice pour la verge. Au bout de 48 heures on supprime le drain, les fils sont enlevés le 7e ou le 8e jour : à ce moment le malade peut se lever.

*Prothèse testiculaire.* — Au lieu de refermer simplement le scrotum après l'enlèvement du testicule, on peut placer dans les bourses un testicule artificiel qui donne à l'opéré l'illusion d'être un homme comme les autres.

L'opération doit être conduite avec une asepsie absolue et l'hémostase parfaite pour que le corps étranger introduit dans les tissus soit bien supporté : dans la cavité occupée primitivement par la glande, on place le faux testicule (boule en verre, en ivoire, en marbre, en argent, en aluminium, en celluloïd, en caoutchouc, en soie, etc.), et on le fixe par un surjet au catgut fin assez serré pour appliquer étroitement sur lui les parois de la loge ; ensuite on suture le scrotum sans drainer, en ayant soin de ne laisser aucun espace mort et de faire un affrontement exact des bords de la plaie.

**Épididymectomie.** — La suppression de l'épididyme avec conservation du testicule constitue le traitement de choix dans les tuberculoses suppurées localisées à l'épididyme ; elle peut également être conseillée dans certaines épididymites blennorragiques à répétitions s'accompagnant de douleurs presque continuelles et ayant déterminé une oblitération des voies spermatiques.

Le matériel nécessaire est le même que pour une castration.

L'épididymectomie peut facilement se faire avec anesthésie locale.

L'opération peut se diviser en quatre temps :

1° *Incision.* — Faisant saillir la glande génitale avec la main gauche, on fera, sur la face antérieure du scrotum, une incision longue de 5 à 6 centimètres qui intéressera toute l'épaisseur des enveloppes des bourses jusqu'à la vaginale ;

2° *Dissection de l'épididyme.* — On saisit le testicule et on l'attire au dehors à travers les lèvres de l'incision, puis on incise la vaginale en dedans et en dehors au niveau du sillon épididymo-testiculaire : la queue de l'épididyme se laisse alors très facilement détacher du testicule et on la décolle doucement d'arrière en avant à petits coups de bistouri ; arrivé au niveau de la tête il faudra avoir grand soin de ne pas blesser l'artère spermatique qui descend vers le testicule en croisant la face interne de l'épididyme, pour cela on sectionnera en dehors les canaux efférents, et on attirera en haut l'épididyme de façon à le séparer des vaisseaux par simple décollement sans employer le bistouri ;

3° *Section du canal déférent.* — L'épididyme ne tient plus qu'en arrière par du tissu celluleux, quelques vaisseaux et le canal déférent, une ligature sera placée sur le tout et un coup de ciseau donné au-dessous libérera complètement l'épididyme (fig. 62). Le plus souvent on pratiquera cette ligature du canal déférent interrompant de la sorte le cours du sperme ; cependant, si le testicule et le canal déférent paraissent absolument indemnes on peut inciser le testicule au niveau des canaux efférents et fixer dans la plaie l'extrémité libre du canal déférent dans l'espérance de rétablir ainsi le cours du sperme ;

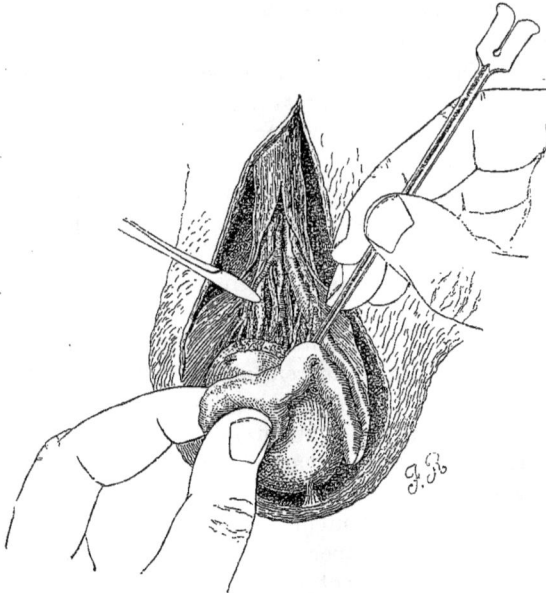

Fig. 62. — Résection de l'épididyme.
(Monod et Vanverts, *Traité de technique opératoire*.)

4° *Fermeture de la plaie*. — Que l'anastomose testiculo-différentielle ait été faite ou non, on assurera l'hémostase en liant les veines qui saignent, en réunissant par un surjet au catgut les deux lèvres de l'albuginée ouverte le long du bord postérieur du testicule. On placera un petit drain au contact du testicule, puis la plaie scrotale sera suturée aux crins de Florence dans toute son étendue, sauf à la partie supérieure par laquelle sortira le drain.

On fera un pansement aseptique légèrement compressif que l'on maintiendra au moyen d'un suspensoir. Le drain sera retiré au bout de 48 heures ; les crins enlevés au bout de 8 jours.                                          *PIQUAND.*

CATALEPSIE. — La catalepsie est un syndrome caractérisé essentiellement par « l'aptitude qu'a le malade à conserver passivement les attitudes, quelles qu'elles soient, qu'on impose à ses membres ». Elle comporte et exige « un état psychique spécial sans lequel les attitudes cataleptiques deviendraient presque irréalisables ». (Brissaud.)

Le cataleptique reste figé dans la position où on le met, les yeux ouverts et immobiles, la physionomie atone ou en rapport avec des hallucinations. Il conserve, sans fatigue apparente, les attitudes les plus incommodes et ne les abandonne que lentement et progressivement. Les membres sont souples, non contracturés (flexibilité cireuse).

Souvent, quand on imprime de petites secousses à un membre, les oscillations se continuent automatiquement pendant un certain temps (*automatisme rotatoire*). « Cet automatisme représente pour ainsi dire l'*activité posi-*

*tive* de la catalepsie, tandis que les attitudes immobiles en représentent *l'activité passive*. Le malade a perdu toute spontanéité, mais il consent encore à exécuter l'action matérielle que lui impose matériellement une impulsion étrangère. Il subit cette impulsion et s'y conforme lorsqu'elle est assez puissante pour qu'il éprouve moins de peine à s'y soumettre qu'à s'y dérober. Ainsi, la caractéristique de la catalepsie n'est pas l'inactivité; c'est la passivité ou, mieux encore, l'inertie au sens propre de ce terme. » (Brissaud.)

Généralisée ou partielle, de durée variable, la catalepsie s'accompagne fréquemment de troubles variés de l'intelligence, d'écholalie notamment. A côté des états cataleptiques francs, existent les *états cataleptoïdes* où le syndrome est moins net, le sujet pouvant spontanément ou sur un ordre modifier l'attitude donnée.

La catalepsie se trouve dans l'hystérie comme phénomène épisodique de la grande attaque ou plus rarement comme phénomène isolé; elle caractérisait une des formes du grand hypnotisme de Charcot.

Dans la *catalepsie hystérique*, la sensibilité générale est complètement abolie; les sens spéciaux paraissent conservés dans une certaine mesure. En plaçant les membres dans une position répondant à une attitude passionnelle, on suggère souvent une expression de la physionomie qui correspond au même sentiment ou à la même passion.

Le syndrome peut se produire en dehors de toute condition morbide imputable à la névrose. C'est ce qu'on appelle la *catalepsie symptomatique* (Brissaud), intimement liée à l'état mental du sujet et qui se rencontre dans les maladies les plus diverses. Elle coexiste avec un affaiblissement de l'activité psychomotrice volontaire, avec des phénomènes de dépression et de stupeur : c'est une manifestation d'insuffisance corticale.

La catalepsie symptomatique paraît surtout fréquente dans l'urémie; on l'a signalée dans l'alcoolisme, le saturnisme, l'intoxication oxy-carbonée, l'intoxication par le haschisch, la goutte, l'ictère, la pneumonie, la fièvre typhoïde, la grippe, le rhumatisme aigu, la tuberculose généralisée, la fièvre intermittente, le rachitisme, le méningisme, la méningite tuberculeuse, la méningite cérébro-spinale, l'hémorragie méningée, l'hémorragie cérébrale, l'abcès du cervelet, le cancer de l'œsophage, etc. Sa coexistence avec une respiration à rythme de Cheyne-Stokes a été notée dans différentes affections (Bauer).

On peut la rencontrer également dans la mélancolie avec stupeur, la confusion mentale, l'épilepsie, la paralysie générale. Elle est un des éléments, d'ailleurs inconstant, du syndrome catatonique (V. Démence précoce) qui, en plus du négativisme et des stéréotypies, comprend des phénomènes de suggestibilité : le malade exécute ce qu'on lui ordonne, continue automatiquement les gestes commencés, imite les gestes exécutés devant lui, répète les mots entendus, conserve les positions imprimées à ses membres (Deny). Ces phénomènes de suggestibilité sont à rapprocher de l'activité positive et de l'activité passive de la catalepsie; ils caractérisent un état analogue de passivité ou d'inertie.

Le diagnostic est généralement facile. On ne confondra pas les attitudes

cataleptiques avec les attitudes ayant pour origine une contracture musculaire ou une paralysie, avec les spasmes musculaires de la maladie de
Thomsen qui se produisent à l'occasion des mouvements volontaires. Enfin,
on devra toujours penser à la possibilité fréquente d'une simulation.

*BRÉCY.*

**CATAPLASMES**. — Les cataplasmes sont des médicaments destinés à l'usage
externe, leur consistance est celle d'une pâte molle. Ils résultent d'un
mélange de farines ou d'autres poudres avec un liquide : l'eau, un infusé ou
un décocté de plantes.

On ajoute souvent aux cataplasmes des poudres, des huiles, des pommades, des extraits, etc., tantôt en incorporant ces substances dans la
masse, tantôt en les étendant seulement à la surface.

*Cataplasme de farine de lin* (Codex).

Farine de lin . . . . . . . . . Q. V.
Eau. . . . . . . . . . . . . Q. S.
Délayez la farine dans l'eau froide, de
façon à faire une bouillie très claire et
faites chauffer en remuant continuellement, jusqu'à ce que la masse ait pris
une consistance convenable.

Quand ce cataplasme est destiné à servir
d'excipient à un médicament actif, il faut
ajouter celui-ci à la surface du cataplasme et au moment de l'appliquer.

*Cataplasme de fécule* (Codex).

Fécule de pomme de
terre. . . . . . . 100 grammes.
Eau . . . . . . . . 1000 —

Délayez la fécule dans le double de son
poids d'eau froide; ajoutez peu à peu, en
remuant, le reste de l'eau portée à l'ébullition, puis faites bouillir pendant quelques
instants en agitant la masse.

*E. F.*

**CATARACTE**. — On désigne sous le nom de cataracte l'opacification partielle
ou totale du cristallin à la suite de troubles nutritifs de cette lentille. C'est
la cataracte vraie, alors que la fausse cataracte résulte de l'obstruction du
champ pupillaire par des exsudats.

**Étiologie**. — Certaines cataractes sont congénitales.

L'hérédité a une influence non douteuse, aussi bien dans les cataractes
congénitales que dans la cataracte sénile. Cette dernière cataracte est de
beaucoup la plus fréquente, et bien que la pathogénie en soit encore mal
connue, on doit la considérer moins comme un attribut de la vieillesse au
même titre que la presbytie par faiblesse physiologique du muscle ciliaire,
que comme un phénomène pathologique. Elle débute généralement vers la
cinquantaine, rarement avant. Elle est bilatérale. Elle est une complication
fréquente du diabète (V. Diabète), des affections hépatiques, du rachitisme
et de l'albuminurie. On l'a constatée dans le myxœdème et la tétanie. L'opacification du cristallin survient aussi à la suite d'affections oculaires : kératite
suppurée, irido-cyclite, choroïdite, rétinite pigmentaire, décollement de la
rétine, myopie forte, glaucome, altérations du vitré, tumeurs, traumatismes
oculaires (contusion du globe, corps étrangers du cristallin). [V. Cristallin
(Lésions traumatiques).] On a noté bien exceptionnellement la cataracte
due à la présence d'entozoaires dans le cristallin et à la chaleur (ouvriers
forgerons, verriers).

La cataracte liée à des lésions oculaires (*cataracte compliquée*) revêt habituellement la forme de cataracte corticale postérieure, moins souvent de la
cataracte corticale antérieure, en étoile, en rosette ou à simples lignes à

directions variables; exceptionnellement elle est totale et, dans ce cas, elle est liquéfiée, la capsule épaissie; sa caractéristique est en outre de rester longtemps, sinon définitivement stationnaire. Le pronostic est grave, non pas seulement parce que l'opération devient d'une exécution difficile et périlleuse, mais parce que l'acuité visuelle est compromise à un degré tel, par les lésions oculaires concomitantes, qu'il est ordinairement inutile d'opérer. L'absence de perception lumineuse, ou bien une orientation lumineuse très défectueuse indiquent assez que l'extraction ne rendrait aucun service.

**Description**. — Suivant que la dégénérescence atteint les fibres cristalliniennes ou la cristalloïde, ou comprend à la fois le cristallin et la capsule, la cataracte est dite *lenticulaire, capsulaire* ou *capsulo-lenticulaire*. Elle est *partielle* ou *totale, partielle et stationnaire* dans certaines cataractes telles que la cataracte polaire antérieure, la cataracte polaire postérieure, la cataracte zonulaire et d'autres cataractes liées à un état pathologique oculaire. Et suivant sa consistance on distingue encore la *cataracte dure* et la *cataracte molle*, selon qu'elle renferme ou non un noyau dur. Toute la substance peut être sclérosée, les couches corticales s'identifiant avec le noyau, toute la masse est translucide, brun foncé, noirâtre; c'est la *cataracte noire*. Cette apparence de transparence est avec la coloration brun jaunâtre ou noirâtre du cristallin la caractéristique de cette cataracte. Le cristallin est gros et dur, la zonule friable. La vision est très abaissée en raison de la cataracte elle-même, en raison aussi des lésions des membranes profondes qui coexistent habituellement. L'examen ophtalmoscopique laisse l'observateur perplexe. Ce n'est nullement l'aspect ordinaire de la cataracte; ici on peut apercevoir une certaine lueur et même quelques détails. Aussi devra-t-on s'entourer de précautions, dilater la pupille et éviter de croire à une hémorragie ou à un trouble du vitré. Le traitement consiste dans l'extraction, mais cette extraction peut être difficultueuse car il s'agit d'un gros cristallin mal retenu par une zonule friable. On devra s'attendre à une sortie du cristallin avec sa capsule ou à une subluxation.

A l'œil nu, la pupille ne paraît pas aussi noire qu'à l'ordinaire, elle a un reflet blanchâtre, grisâtre; à l'éclairage latéral on aperçoit des opacités avec la forme de taches, de stries grises ou blanches, et si l'on éclaire l'œil avec le miroir plan ou concave, on constate que la pupille a perdu l'aspect d'un disque rouge; ce disque est rouge dans les régions indemnes, le reste est noir. Au début, les opacités, les taches, les stries sont discrètes, souvent elles ne sont visibles qu'à la périphérie et cachées derrière l'iris, la chambre antérieure est normale, mais au fur et à mesure que la cataracte va s'acheminer vers la maturité, l'aspect variera; le cristallin se gonfle (myopie), proémine dans la chambre antérieure qu'il diminue, prend une teinte blanc bleuâtre, un reflet soyeux, chatoyant et tant que les fibres contiguës à la cristalloïde ne seront pas atteintes, on pourra observer l'ombre projetée par l'iris, mais, dès que la cataracte sera mûre, cette ombre cessera d'exister, en même temps que le cristallin devenant moins aqueux reviendra sur lui-même, rendant à la chambre antérieure ses dimensions premières. C'est le moment opportun pour opérer, parce que les fibres cristalliniennes sortiront complètement sans laisser de masses corticales capables de former une cataracte secondaire, et si la capsule n'est pas elle-même altérée, le résultat opératoire sera parfait. Si l'on diffère d'opérer, l'évolution de la cataracte va continuer, la dégénérescence s'accentuera, soit que les fibres renferment de la cholestérine ou des sels calcaires (*cataracte calcaire ou crayeuse, ou osseuse*), soit que les cellules de la cristalloïde antérieure prolifèrent (cataracte capsulo-lenticulaire), soit encore que, se ratatinant, le cristallin étire et rompe la zone de Zinn (*cataracte trémulante ou tremblotante, luxation du cristallin*). Et si la déshydratation s'arrête, les masses cristalliniennes deviendront liquides sans noyau (*cataracte fluide ou laiteuse*), ou avec un noyau qui pourra descendre dans les parties déclives (*cataracte de Morgagni*). Cette évolution dégénérative peut se terminer par la résorption de la cataracte; la cataracte morgagnienne est le premier stade de cette résorption qui permet parfois, sans opération, le retour à la vision : c'est la guérison spontanée, d'ailleurs exceptionnelle.

Les malades se plaignent de troubles visuels, de mouches volantes, de polyopie monoculaire et de diminution de l'acuité visuelle. Certains accusent seulement une myopie récente.

**Diagnostic.** — Le diagnostic ne présente en général aucune difficulté; les erreurs de diagnostic ne peuvent provenir que d'un manque d'observation. L'amblyopie seule dont se plaignent les malades jointe à un aspect *à peu près* normal de la pupille est la cause fréquente de cette erreur, parce qu'on néglige de faire l'examen au miroir. Le diagnostic peut être délicat lorsque la pupille apparaît presque normale ; il n'y a, à vrai dire, que la diminution de l'acuité visuelle et un aspect flou du fond de l'œil; on ne constate ni taches, ni stries; mais seulement une diminution de transparence. Dans ce cas, on instillera de l'atropine qui permettra l'inspection du cristallin jusqu'à ses limites.

La nature de la cataracte devra nous préoccuper; l'examen de l'état général, l'examen de l'urine, l'examen oculaire, la recherche de l'orientation lumineuse nous renseigneront à ce sujet.

**Traitement.** — Lorsque la cataracte est mûre, on devra l'opérer (extraction), à moins qu'il ne s'agisse de cataractes compliquées de lésions qui entraînent la perte définitive de la vision, ou qui nécessitent une autre opération (tumeurs) [V. CRISTALLIN (OPÉRATIONS)].

Il n'y a aucun traitement médical, ni général ni local de la cataracte. L'évolution très variable de la cataracte a pu faire croire à une amélioration ou à un arrêt sous l'influence de certaines médications. Aucune d'elles ne mérite d'être retenue. Au début, on améliore un peu la vision par le port de verres bleutés ou fumés ou par l'instillation d'un collyre faible à l'atropine. L'opération sera indiquée dès que les occupations habituelles, la lecture, seront impossibles.

**Variétés. — Cataracte polaire antérieure.** — Elle apparaît sous la forme d'une petite opacité blanchâtre située au niveau du pôle antérieur du cristallin. La lésion est sous-capsulaire.

On réserve le nom de *cataracte végétante, cataracte pyramidale* à des dépôts sus-capsulaires qui proéminent sur la capsule antérieure.

Les auteurs sont loin d'être unanimes pour la considérer comme congénitale, et due à un trouble ou à un arrêt de développement, dont la cause d'ailleurs nous échappe, ou à un processus pathologique intra-utérin. Nuel surtout la rattache à l'ophtalmie des nouveau-nés et admet cette origine même dans les cas où il n'y a pas perforation de la cornée. Lorsque cette membrane est perforée, son contact avec la capsule explique la lésion, et même en l'absence de contact, la diffusion des substances phlogogènes suffirait non seulement à produire cette lésion du cristallin, mais encore un astigmatisme cristallinien irrégulier.

Cette cataracte reconnaît pour cause exceptionnelle le traumatisme, des piqûres d'insectes, d'abeilles.

On a observé la coexistence d'une plaque précapsulaire due à la persistance de la membrane pupillaire et d'une cataracte congénitale souscapsulaire.

La vision n'est pas notablement abaissée, excepté dans les cas où la cataracte dépasse ses dimensions habituelles ou lorsqu'il y a en outre de l'astigmatisme cristallinien. Rarement progressive la cataracte polaire antérieure s'accompagne parfois d'autres lésions oculaires (restes de membrane pupillaire, irido-cyclite, colobome, strabisme, etc.).

Lorsque la vision est passable, on n'interviendra pas. Dans les cas de larges plaques sus-capsulaires, l'extraction de la plaque peut être suivie d'un bon résultat. Une iridectomie optique améliorera la vision lorsque la cataracte sous-capsulaire est un peu large.

**Cataracte périnucléaire, zonulaire stratifiée.** — C'est la plus fréquente des cataractes de l'enfance. Exceptionnellement congénitale, elle apparaît dans les premières années. Le rachitisme a une influence étiologique plus certaine que la syphilis héréditaire.

Presque toujours bilatérale, elle apparaît sous la forme d'un disque foncé, plus foncé vers le bord, moins foncé au centre, par lequel le fond de l'œil est parfois visible et entouré d'une zone périphérique translucide. Cet aspect s'explique par le siège des fibres cataractées; celles-ci sont, en effet, placées entre le noyau et la couche corticale périphérique plus ou moins entamée.

Lorsque le degré de saturation, d'opacité est assez léger pour permettre une vision suffisante, on fera comme pour la cataracte précédente, on s'abstiendra. Dans le cas contraire, on pratiquera une iridectomie optique. L'extraction sera réservée à des cas spéciaux où l'iridectomie optique serait insuffisante.

**Cataractes congénitales.** — Pour certains, le terme de *cataractes de l'enfance* serait mieux approprié, parce que la congénitalité n'est pas prouvée toujours. L'étiologie est partagée entre l'arrêt de développement et l'inflammation de l'œil pendant la vie intra-utérine. L'influence de l'hérédité et de la consanguinité a été constatée souvent. Elles sont habituellement partielles et stationnaires, rarement totales et complètes (molles, dures, arides-siliqueuses). Les formes partielles revêtent des types divers : tantôt l'opacité est centrale (*cataracte nucléaire, centrale, punctiforme centrale*), tantôt elle est *étoilée, ramifiée, dendritique, fusiforme, axiale, vésiculeuse, ponctuée, polaire postérieure*, autant de qualificatifs qui indiquent assez combien ces formes sont nombreuses, tant au point de vue de l'aspect que du siège.

Sous le nom de *cataracte pigmentaire congénitale*, on décrit les lésions qui résultent d'une adhérence inflammatoire qui s'est formée pendant la vie fœtale entre la capsule et la membrane pupillaire.

Toutes les cataractes congénitales qui s'accompagnent de vices de conformation graves du globe oculaire ne sont pas opérables. L'iridectomie suffit lorsque la cataracte partielle permet la vision par les parties périphériques. Dans les autres cas on fera la discision ou l'extraction. L'intervention ne doit pas être faite hâtivement, on doit attendre que l'enfant soit assez âgé (plusieurs mois), afin que le globe oculaire ait acquis des dimensions qui rendent les manœuvres possibles. On ne tardera pas non plus d'opérer afin de faciliter l'éducation de la rétine.

**Cataracte diabétique.** — V. Diabète (Troubles oculaires).

**Cataracte secondaire.** — On désigne sous le nom de cataracte secondaire tout produit d'origine capsulaire ou cristallinienne ou capsulo-cristallinienne qui persiste après la disparition du cristallin, que celui-ci ait été résorbé par discision ou opéré par extraction. Ces opacités d'origine cristallinienne peuvent résulter de la résorption ou de l'extraction incomplète des fibres cataractées, ou d'une capsule opacifiée qui est restée dans le champ pupillaire, ou bien encore d'opacités capsulaires ou intracapsulaires qui se sont produites tardivement, laissant entre l'opération et leur apparition un intervalle plus ou moins long pendant lequel le champ pupillaire était libre et la vision bonne. Tant que l'humeur aqueuse peut pénétrer entre la cristalloïde antérieure ouverte et la cristalloïde postérieure, les débris cristalliniens qui n'ont pas été extraits pourront subir l'action de cette humeur et se résorber. Mais que les cristalloïdes viennent à s'accoler étroitement, comme cela a lieu souvent vers la région équatoriale où la cristalloïde antérieure n'a pas été atteinte dans l'extraction simple, la résorption ne se fera plus. Cette persistance de capsule ou de fibres opaques au moment de l'intervention ou encore les modifications ultérieures d'une capsule transparente, soit par plissement, soit par prolifération de l'épithélium, ne sont pas les seuls éléments de la cataracte secondaire; il faut y ajouter les produits exsudatifs dus aux phénomènes inflammatoires d'origine infectieuse ou simplement traumatique qui compliquent malheureusement trop souvent l'opération de la cataracte, et aussi les altérations de la partie antérieure du vitré, partie qui loge le cristallin. C'est à cette cataracte secondaire toujours passible, quoi qu'on fasse, d'un traitement toujours périlleux et difficile, excepté bien entendu les cas dans lesquels il suffit d'un simple coup de ciseaux dans une membranule légère pour restituer au champ pupillaire toute sa pureté, que l'opération de la cataracte doit son pronostic réservé. Et les médecins ont tort de parler trop souvent de la bénignité de l'opération de la cataracte et de son succès presque obligatoire. Il en serait ainsi, c'est vrai, s'il suffisait d'une grande habileté opératoire, mais nous sommes à la merci du moindre incident, de la moindre infection, de la façon dont réagira un œil dans telle ou telle diathèse, avec tel ou tel terrain, toutes conditions qui échappent souvent, soit à nos moyens d'action, soit même à notre prévoyance la plus attentive et la plus éveillée. Si tel est le pronostic réservé de l'opération de la cataracte, il est encore plus réservé pour la cataracte secondaire. Suivant l'épaisseur de cette dernière, ses dimensions, la présence ou l'absence d'adhérences, on aura recours à la discision, à la capsulectomie, ou à l'extraction.

**Traitement de la Cataracte.** — V. Cristallin (Opérations).

*PÉCHIN.*

**CATARRHE SUFFOCANT.** — V. Bronchite capillaire.

**CATATONIE.** — La catatonie est une myotonie propre à certaines psychoses, à la démence précoce en particulier. Elle a été inventée par Kahlbaum qui la considérait comme une maladie particulière à évolution cyclique. On la regarde aujourd'hui, à juste titre, comme un syndrome commun à diverses affections. Le terme qui pour nous ne désigne qu'un symptôme musculaire, se traduisant par des attitudes figées, a reçu une plus grande extension dans le langage psychiatrique allemand, et s'applique pour certains auteurs à toutes les *stéréotypies* (v. c. m.).

Nous ne prendrons ici le mot que dans son sens le plus restreint, et nous ne nous occuperons que des phénomènes purement musculaires, *cataleptoïdes*. On peut distinguer deux formes de catatonisme, une *forme active*, une *forme passive*. Dans la première, le malade prend spontanément des attitudes figées, dans l'autre, ces attitudes sont provocables passivement, le malade étant d'habitude immobile, sinon inerte. Les deux formes peuvent coexister ou se succéder (fig. 63).

Dans la catatonie active (on serait tenté de dire volontaire, tant les attitudes paraissent voulues), le malade, tantôt agité, tantôt allant et venant d'une façon plus ou moins régulière, plus ou moins automa-

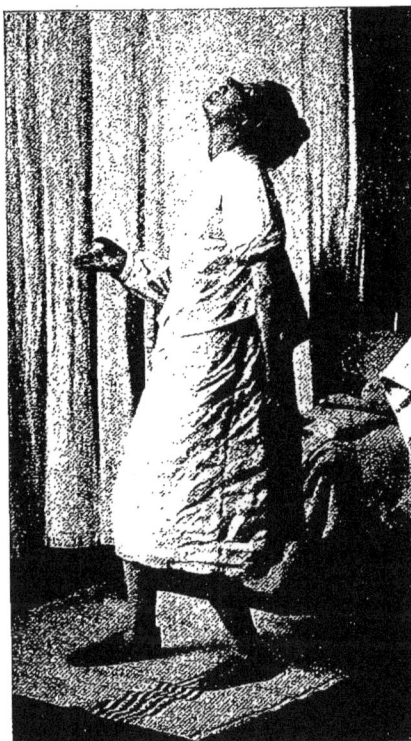

Fig. 63. — Catatonie dans un cas de démence précoce. La malade maintient pendant 50 minutes les attitudes imposées les plus singulières, dans un équilibre instable. Grimace catatonique (Trénel).

tique, s'arrête brusquement dans une posture singulière, incommode, compliquée ; les premiers auteurs donnaient comme typique l'attitude du duelliste ; souvent le malade a l'air, en effet, de tomber en garde ; ailleurs c'est une attitude de prédicateur, de crucifié, de boxeur ou toute autre posture souvent très compliquée.

Dans la catatonie passive, le malade présente en général un facies, un maintien analogues en apparence à la stupeur, au *négativisme* (v. c. m.). Quand on saisit un membre et qu'on tente de lui imprimer une nouvelle position, on sent une résistance des plus variables allant d'un faible degré de *flexibilitas cerea* à une raideur presque invincible. Dans les cas typiques, les membres se laissent, avec plus ou moins de flexibilité, imprimer tous les mouvements passifs que l'on veut, et restent dans les positions les plus vicieuses que l'on puisse imaginer, les plus gênantes, les plus contraires même à l'équilibre. Dans le cas le plus caractéristique que nous ayons jamais rencontré, l'attitude imposée, quelque invraisemblable qu'elle fût, était maintenue 28 minutes, après quoi la malade se laissait écrouler ; cette malade conservait, indéfiniment peut-on dire, des attitudes plus simples, compatibles avec le maintien de l'équilibre. Certains malades, manifestement catatoniques et absolument malléables d'ailleurs, ne se laissent cependant pas imposer des postures ridicules, comme de faire un pied de nez, ou malséantes, comme de se laisser découvrir les organes génitaux. Il est donc utile de rechercher le degré de conscience que conservent parfois les malades sous le masque de la stupeur la plus complète. Cette résistance (non négativiste) peut cesser par des essais répétés.

Est intermédiaire aux stéréotypies et à la catatonie la démarche qu'affectent certains malades : tel a l'air de marcher sur des œufs ; tel autre fait l'exercice à la prussienne ; un troisième fait plusieurs pas en avant, puis plusieurs en arrière avec la plus grande régularité, ou tourne sans cesse autour du même arbre, ou danse, sautille successivement de la même façon. Ces allures singulières se combinent fréquemment avec la catatonie vraie. Les catatoniques de cette catégorie ont une tendance à imiter d'une façon automatique les gestes qu'ils voient faire devant eux (*échopraxie*) (v. c. m.).

Si la catatonie est plus évidente au niveau des membres, elle se manifeste aussi à la face. La figure reste sans expression : la myotonie s'y montre dans des grimaces, on ne peut dire des expressions du visage, car ces jeux de physionomie sont incohérents, contradictoires, ne répondent à aucun sentiment ; ce sont des moues singulières, des froncements des lèvres, le geste du baiser, des clignements, des froncements de sourcils. Habituellement, chaque malade a son facies propre, stéréotypé.

La catatonie s'accompagne souvent de symptômes satellites, secondaires. Le *dermographisme* (Séglas) (v. c. m.) y est fréquent, presque constant, dans tous ses modes. L'état des réflexes est variable, et le résultat de l'examen diffère suivant les jours chez le même malade, la raideur étant plus ou moins variable elle-même. On peut admettre que les réflexes tendineux sont plutôt un peu exagérés.

La sensibilité est obtuse sans être abolie ; mais souvent la réaction aux impressions douloureuses n'est pas manifestée, quoique la douleur soit ressentie. Les troubles pupillaires ne consistent guère qu'en paresse pupillaire ; la pupille est souvent dilatée, les malades regardant dans le vague, sans fixer. Je n'insisterai pas ici sur les troubles très caractéristiques du langage et de l'écriture, qu'on retrouvera à l'article Démence précoce (v. c. m.).

On ne peut dire actuellement qu'il y ait des réactions électriques propres à la catatonie. Leur étude est encore trop incomplète, et n'a pas donné de résultats utiles à retenir ici.

Nous avons pris pour type la catatonie de la démence précoce. Des symptômes analogues se rencontrent, exceptionnellement d'ailleurs, dans la paralysie générale et plutôt chez la femme ; parfois aussi, dans certains cas de mélancolie : nous l'avons vue très nette dans quelques mélancolies séniles. Elle n'y offre pas de caractère bien spécial, si ce n'est qu'elle est, en général, seulement ébauchée. Dans les délires consécutifs aux intoxications, elle se rencontre avec une certaine fréquence, en particulier dans l'urémie ; elle y est habituellement transitoire, affecte la forme purement passive, et ne

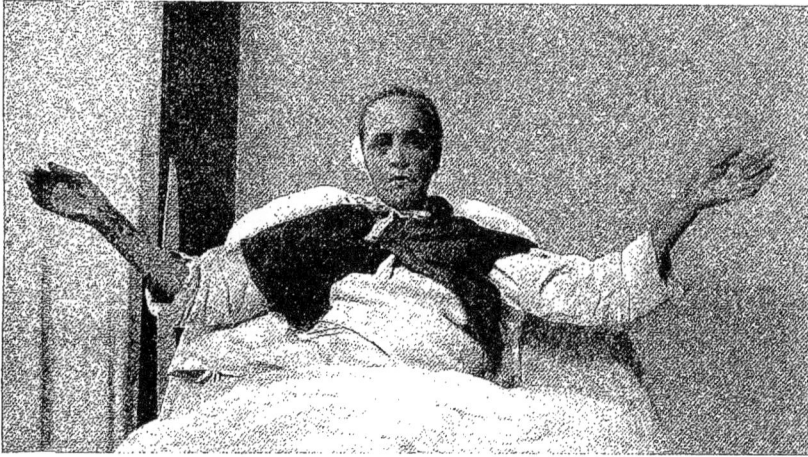

Fig. 64. — Catatonie sénile, transitoire. Attitude extatique (Trénel).

comporte pas d'attitudes compliquées. Elle est certes alors à rapprocher de la tétanie, il n'y a pour ainsi dire entre les deux symptômes que la différence du tonisme au tétanisme.

Il est d'ailleurs à remarquer que comme la tétanie, la catatonie est peut-être due à des troubles du fonctionnement des glandes à sécrétion interne.

L'évolution de la catatonie est liée à la maladie dont elle est symptôme : elle figure une des phases de la *démence précoce* (v. c. m.) ; dans la paralysie générale, où nous l'avons vue succéder à des attaques, elle est transitoire (fig. 64) ; dans la mélancolie, dans les intoxications, elle n'est qu'un épisode, parfois terminal dans celles-ci.

Le diagnostic de la catatonie est facile en général, il se fait par la constatation même du symptôme. On ne la confondra guère qu'avec la *catalepsie* (v. c. m.). Elle n'a de commun avec celle-ci que la flexibilité cireuse ; elle se rencontre dans de toutes autres circonstances, et ne s'accompagne pas de la série des symptômes d'hystérie que l'on provoque facilement dans la catalepsie hystérique.

Elle peut être confondue avec les attitudes voulues se produisant sous l'influence d'idées délirantes ou d'idées fixes ; dans ces cas, on rencontre une opposition, un négativisme qui n'est pas celui de la catatonie et qui est parfois insurmontable. J'ai observé une fillette qui se tenait constamment sur une jambe, l'autre jambe étant tenue fléchie, et cela soit debout, soit au lit; cette attitude d'apparence catatonique était invincible. Dans la suite, on reconnut, par une phrase de la malade, qu'elle se tenait ainsi pour que ses vêtements ne touchent pas ses organes génitaux.

Il existe aussi une stupeur à forme catatonique curable.

Le pronostic de la catatonie a été très discuté. En définitive, si dans la majeure partie des faits, elle est fonction de la démence précoce, parfois elle accompagne des psychoses d'intoxication, des confusions mentales curables, auxquelles elle n'imprimerait pas un pronostic particulièrement grave. En tous cas, le symptôme n'autorise pas par lui seul le diagnostic de démence précoce. Dans les auto-intoxications, il n'a pas de signification pronostique propre, et il y est en général transitoire. M. TRÉNEL.

**CATHÉTÉRISME.** — V. Urètre, Oreille, Œsophage, etc.

**CAVALIERS (OSTÉOSES DES).** — V. Myosites.

**CÉCITÉ.** — La cécité est l'absence ou la perte de la vision. Peu importe que subsiste ou non la perception lumineuse. La conservation de celle-ci signifie que les éléments rétiniens reçoivent encore l'impression de la lumière; c'est un élément de diagnostic et de pronostic de l'affection qui a déterminé la cécité; elle est une indication opératoire; tout au plus capable de donner quelqu'espoir à l'aveugle, elle ne peut fournir la moindre vision utilisable.

L'abaissement de la vision peut être plus ou moins grand, il peut être considérable et confiner à la cécité; mais même dans ce dernier cas il ne s'agira pas de cécité proprement dite. Tant qu'il subsiste une parcelle de vision, qui peut dire que cette vision, si minime soit-elle, n'est pas utilisable. L'application de la loi sur les accidents du travail a exigé qu'on apportât quelque précision sur l'incapacité due à l'affaiblissement de la vision, et tel sujet qui par cet affaiblissement est incapable d'apprendre un métier nécessitant l'application de la vision, ou qui cesse de pouvoir l'exercer, peut être considéré comme aveugle. Au point de vue de l'assistance, ce sujet est un aveugle, puisqu'il ne peut vivre du fruit de son travail. C'est la cécité professionnelle.

**Étiologie.** — La cécité est monoculaire ou binoculaire. Monoculaire, elle est souvent la conséquence du traumatisme (accidentel ou obstétrical) de l'œil, de l'orbite, du crâne; la cécité binoculaire survient généralement à la suite de maladies générales.

L'hérédité individuelle, l'hérédité de famille ou la consanguinité expliquent par une tare physique quelconque la tératologie oculaire, les malformations entraînant la cécité, certaines atrophies optiques avec ou sans déformation cranio-cérébrale, l'idiotie amaurotique, certaines chorio-rétinites pigmentaires, évoluant dès la naissance, ou tardives; la rétinite ponctuée albescente, la dégénérescence familiale et progressive de la région maculaire.

Les causes héréditaires des affections oculaires qui se terminent souvent par la cécité sont les mêmes processus morbides, les mêmes tares que nous trouvons en pathologie générale et qui modifient ou troublent l'évolution de l'être dans ces phases embryonnaire et fœtale. L'être naissant peut n'être qu'en puissance de ses tares qui ne manifesteront leur effet que tardivement; et c'est ainsi que nous voyons des affections du nerf optique et de la choriorétine, des atrophies optiques, chorio-rétinites pigmentaires, apparaître seulement vers l'âge de 20 à 30 ans, avec un caractère familial ou héréditaire qui ne laisse aucun doute sur leur origine. On note fréquemment chez les parents la syphilis, l'alcoolisme et la tuberculose.

La cécité est la terminaison de nombre d'affections oculaires de nature infectieuse. Parmi celles-ci figurent en bonne place l'ophtalmie des nouveau-nés, et surtout la conjonctivite gonococcique et la conjonctivite granuleuse. Nombreux sont les enfants qui perdent totalement ou partiellement la vision d'un œil, à la suite de manifestations oculaires rubéoliques ou post-rubéoliques, ou impétigineuses.

Toutes les infections peuvent donner lieu à la cécité; elles se propagent par voie exogène ou endogène (ophtalmie métastatique).

Fréquentes sont les cécités par intoxication; on connaît notamment les méfaits de l'alcool, du tabac, du plomb, du sulfure de carbone, de l'arsenic, de l'iodoforme, etc...

La cécité par suite d'hémorragie chorio-rétinienne arrive parfois dans l'anémie pernicieuse, dans la leucémie, l'arthritisme, la goutte et aussi dans certaines affections vasculaires chorio-rétiniennes encore mal déterminées. Elle est assez fréquente dans le diabète, l'albuminurie, l'urémie. On l'a observée dans la coqueluche, à la suite d'hémorragie chorio-rétinienne et de décollement rétinien consécutif, dans les rhumatismes infectieux avec métastases oculaires. Elle est la terminaison, constante des néoplasmes oculaires, fréquente des néoplasmes cérébraux, des tumeurs de l'épiphyse et de l'hypophyse; elle peut survenir dans le goitre exophtalmique et la lagophtalmie à la suite de lésions cornéennes, dans le myxœdème par lésions neuro-rétiniennes, dans la neurofibromatose, la maladie de Recklinghausen par lésion du nerf optique. Elle est fréquente aussi dans le tabes, la paralysie générale, la sclérose en plaques et les processus cérébraux compliqués d'hydrocéphalie. On l'a observée dans la maladie de Parkinson, dans la paralysie ascendante aiguë, la syringomyélie. Elle est la terminaison habituelle de l'ophtalmie sympathique et du glaucome. La myopie, par ses complications choroïdienne et le décollement rétinien la provoquent souvent.

La cécité est la conséquence des graves lésions cornéennes, telles que: opacités congénitales et totales, larges leucomes, staphylomes opaques, kératomalacie, pemphigus, kératite trachomateuse, des lésions du tractus uvéal et notamment des irido-cyclites avec séclusion pupillaire, des chorio-rétinites avec lésion maculaire, des tumeurs du tractus uvéal de la panophtalmie, des infections du vitré, des entozoaires sous-rétiniens du vitré; des lésions graves de la rétine (hémorragie, décollement, gliome, certaines rétinites et chorio-rétinites) et notamment les chorio-rétinites diabétiques, albuminuriques et syphilitiques, la rétinite maculaire atrophique, les dégénérescences graisseuse et kystique de la rétine, les névrites et atrophies optiques, et enfin les lésions cérébrales qui atteignent les voies optiques (cuneus, radiations optiques de Gratiolet, bandelettes et chiasma).

A ces lésions oculaires proprement dites et aux lésions des voies optiques capables de se terminer par la cécité, il faut ajouter certaines affections orbitaires telles que phlegmon, thrombophlébite dans les cas exceptionnels où des complications craniennes n'entraînent pas la mort, kystes, certaines affections des fosses nasales et de l'ethmoïde, du sphénoïde, du sinus frontal, du sinus maxillaire, toutes les affections enfin qui se terminent par atrophie ou phtisie du globe.

La cataracte est une cause de cécité, mais cécité temporaire, car l'extraction de la cataracte réussit généralement à rendre au moins une vision très utilisable.

**Attitude des aveugles.** — Les aveugles qui ont perdu la vision lentement, progressivement, qui ont utilisé, usé jusqu'au bout le moindre vestige de vision avant d'entrer définitivement dans les ténèbres, gardent en général l'attitude de fureteurs qu'ils avaient contractée lorsqu'ils étaient plus ou moins privés de lumière. Au contraire, les aveugles-nés ou ceux qui ont subitement perdu la vue, et qui n'ont pu utiliser les restes d'une vision qui va en s'éteignant sans cesse, tiennent la tête droite, et même renversée en arrière comme s'il recherchaient la lumière dans les cieux.

**Suppléance de la vue par les autres sens.** — Nos sens se prêtent un appui mutuel, et dans ce concours harmonieux il est difficile de préciser la part apportée par chacun d'eux. Et le but étant facilement atteint, chaque sens ne s'efforce pas de donner tout ce qu'il peut, puisque ce qu'il donne est largement suffisant. Mais qu'un sens vienne à manquer, les autres devront pour le remplacer fournir une plus large contribution. Et voilà pourquoi l'aveugle a le sens tactile, l'ouïe, l'odorat, le goût très développés, non pas que ce développement soit fait par surcroît, mais parce qu'une certaine puissance virtuelle de ces sens est devenue apparente, s'est utilisée, s'est développée en raison de la fonction et a pu atteindre ainsi à une grande délicatesse et une finesse parfaite. L'ouïe surtout rend grand service aux aveugles; ils *entendent le vide et le plein.* On peut voir dans les cours de l'Institution nationale les aveugles courir sans se heurter aux arbres.

**Constitution physique; psychologie de l'aveugle.** — S'il n'est entouré de personnes qui veillent à son éducation physique, l'aveugle, souvent de constitution délicate, prend peu d'exercice; il aime le repos et la tranquillité. Sa vie est généralement calme et ordonnée. Il est probe, honnête, tenace, méthodique, appliqué. Il réfléchit beaucoup, et s'il a du jugement, ses conseils seront très appréciés. Son égoïsme n'est qu'apparent; mais comment ne se préoccuperait-il pas de lui, puisqu'il se sent constamment sous la dépendance d'autrui? Il est capable des plus nobles sentiments, des pensées les plus élevées et du plus grand dévouement.

On parle beaucoup de la tristesse des aveugles ou de la tristesse encore plus grande ou moins grande des sourds. L'appréciation d'Alfred de Vigny, dans Stello, nous paraît la vraie : « Si le sourd nous semble toujours sombre, c'est qu'on ne le voit que dans le moment de la privation de la parole des hommes; et si l'aveugle nous paraît toujours heureux et souriant, c'est que nous ne le voyons que dans le moment où la voix humaine le console. » Les aveugles instruits, érudits, qui peuvent s'adonner à des travaux intellectuels et se rendre utiles savent trouver des satisfactions qui font défaut aux aveugles moins privilégiés. Et parmi ces derniers, il en est beaucoup qui s'adonnent à des travaux manuels, s'intéressent à leurs métiers et se font une vie acceptable. Il en est même dont le « saut dans la nuit » n'a pu altérer la sérénité de l'âme. Mme Galeron de Calonne, aveugle et presque complètement sourde depuis l'âge de 5 ans, auteur de jolies poésies, a écrit :

> . . . . . . . . . . . . . . . . . .
> Je ne la vois plus la splendeur des roses,
> Mais le ciel a fait la part à chacun.
> Qu'importe l'éclat? J'ai l'âme des choses ;
> Je ne la vois plus la splendeur des roses,
> Mais j'ai leur parfum.
>
> Je ne le vois pas ton regard qui m'aime,
> Lorsque je le sens sur moi se poser.
> Qu'importe ! un regret serait un blasphème.
> Je ne le vois pas ton regard qui m'aime,
> Mais j'ai ton baiser.

A côté de ces âmes bien trempées, il en est d'autres privées de ressort qui se désolent et se lamentent. Les aveugles tristes se rencontrent de préférence chez ceux qui sont devenus aveugles, mais beaucoup, parmi ces derniers, s'adonnent à la science ou à la musique ou à un métier et vivent heureux. Quant aux aveugles-nés, on peut dire qu'ils sont gais. Outre qu'ils n'ont pas à déplorer la perte d'un bonheur qu'ils n'ont pas connu, ils ont une certaine insouciance, et se rendent moins compte que les voyants des difficultés de la vie que chacun s'efforce de leur rendre agréable.

**Éducation, Régime et Assistance des Aveugles.** — Lorsque la cécité est imminente et qu'aucun traitement ne saurait la conjurer, rien ne sert à leurrer le malade ; et on doit l'avertir de son sort. C'est un service à lui rendre que de le mettre aussitôt que possible à même de se préparer à la nouvelle vie qui l'attend, et cet apprentissage gagnera à être fait pendant qu'il subsiste encore quelque vision. Au seuil de la cécité, il y a mieux à faire que d'entretenir par des traitements, quelqu'anodins soient-ils, une illusion qui va être perdue.

L'aveugle doit s'efforcer d'échapper à la dépendance et à la servitude qui pèsent sur lui ; et les personnes qui l'entourent doivent l'aider à atteindre ce but. L'éducation morale, jointe autant que possible à l'éducation intellectuelle, lui donnera des satisfactions de cœur et d'esprit; heureux s'il peut y ajouter quelque philosophie.

On développera tous les moyens pour mettre l'aveugle en correspondance avec les voyants. On lui apprendra la lecture et l'écriture Braille. Souhaitons que ce système s'étende bientôt à une langue universelle comme l'Espéranto, qui serait de la plus grande utilité pour les aveugles. M. Ernest Vaughan a imaginé un système d'imprimerie portative bien fait pour faciliter les rapports entre aveugles et clairvoyants. Ces caractères portent à une extrémité une lettre en Braille et à l'autre la lettre latine correspondante. L'aveugle écrit au clairvoyant en caractères usuels et le clairvoyant écrit à l'aveugle en caractères de l'alphabet Braille. Grâce à ce système, il n'est nul besoin de secrétaire, d'intermédiaire ; la correspondance entre clairvoyant et aveugle est directe.

La dactylographie est aussi un excellent moyen pour répondre aux clairvoyants.

La lecture Braille est lente ; aussi devra-t-on, autant que possible, faire à l'aveugle la lecture à haute voix.

Suivant son intelligence ou son milieu social, l'aveugle sera dirigé vers les études scientifiques, musicales, ou l'apprentissage du métier qui lui est accessible, ou laissé aux occupations domestiques dont il s'acquitte en général fort bien.

L'aveugle intelligent peut acquérir une grande instruction. Sans remonter à Homère dont la cécité, comme l'existence d'ailleurs, est contestée, on peut citer quelques illustrations. Dans les temps anciens, quelques aveugles se sont tellement distingués que leurs noms doivent passer à la postérité. Ce sont, pour les lettres : en Italie, Landini ; dans les Pays-Bas, Nicaise, Fernandus, Correntier ; en Allemagne, Schoenberg, Weissembourg ; en Écosse, Blacklock ; en Autriche, Mlle Paradis ; en Angleterre, Milton ; en France, Malaval, Mlle de Salignac et Augustin Thierry. Ce dernier, frappé de cécité au milieu de sa carrière d'historien, n'arrêta pas ses travaux pour cela, et put même composer plusieurs ouvrages nouveaux : « Récits mérovingiens, Monuments de l'Histoire du Tiers-État, Histoire de la formation et des progrès du Tiers-État. » Dans les mathématiques, Saunderson s'est fait un grand nom en Angleterre ; en France, nous avons Commiers et Penjon. Penjon, aveugle dès l'âge de 18 mois, mérite une notice spéciale. Après avoir obtenu le premier prix de mathématiques spéciales au lycée Charlemagne et le second au concours général des lycées de Paris, il fut professeur successivement à l'Institution nationale des aveugles, puis à l'École des Mines, enfin chargé de la classe de mathématiques au lycée d'Angers pendant 16 ans. La France a eu un entomologiste célèbre, François Huber. Devenu aveugle à 17 ans, il a pu étudier les mœurs des abeilles avec le secours de sa femme Aimée Lullin et de François Burnens, son domestique et publier ses travaux sous le titre de « Nouvelles observations sur les abeilles ». L'Italie a eu pour musicien Frizzeri ; l'Espagne, Salinas Cabezon et Fuellana ; l'Angleterre, Stanley ; l'Allemagne, Paumann ; les Pays-Bas, Brooman. Rodenback a été un parlementaire très distingué en Belgique et Fawcett en Angleterre. Le musée d'Insbrück possède des œuvres du sculpteur tyrolien Kleinhans. Kennedy était un habile fabricant de cornemuses en Irlande ; Kœferli avait une réputation comme fabricant d'instruments de musique en Wurtemberg. Actuellement Auguste Romagnoli, docteur ès lettres de l'Université, est professeur à Bologne. En France, Albert Léon, agrégé, docteur ès lettres de l'Université de Paris, professe avec distinction la philosophie au lycée de Bayonne, après avoir laissé le souvenir d'un excellent professeur aux lycées de Périgueux et de La Roche-sur-Yon. Villey, docteur ès lettres, est professeur à la Faculté de Clermont-Ferrand. Est-il besoin de faire suivre cette tête de liste des nombreux élèves de l'Institution nationale qui arrivent au baccalauréat, aux brevets supérieurs et élémentaires et qui ont obtenu des récompenses au Conservatoire? Ces résultats sont dus à la science et au dévouement admirable des professeurs de l'Institution. Quels beaux exemples que ceux de ces hommes qui montrent une énergie inlassable, n'ont pas la moindre défaillance, et arrivent à leurs fins malgré des difficultés sans nombre et sans cesse renaissantes !

On veillera aux soins de propreté de l'aveugle, principalement de ses mains qu'il pose partout et qu'avec raison il n'enveloppe pas de gants, de ses vêtements et en général à son hygiène. La gymnastique de chambre est très indiquée.

L'aveugle gagnera en facilité, en commodité, de rester toujours dans le même appartement ; le moindre changement bouleverse ses habitudes. Il faut que tout soit disposé de telle sorte qu'il trouve chaque chose toujours à la même place. Une fine baguette l'avertira des obstacles.

On ne doit rien négliger pour donner du plaisir à l'aveugle ; aussi soignera-t-on ses repas, et l'on s'ingéniera à trouver mille moyens pour arriver à le faire manger seul et proprement, à savoir profiter du secours que peuvent lui donner ses voisins de table et à mettre ces derniers à une contribution habituelle. L'aveugle pourra ainsi accepter des invitations en ville et en retirera un grand plaisir.

Avec un *conducteur* les promenades seront faciles. Il y a bien des recommandations à faire à un conducteur pour qu'il devienne habile ; il sera parfait si à l'habileté il joint le tact. Sans conducteur la promenade est possible pour un aveugle qui en a pris l'habitude. Nous avons tous vu des aveugles qui suivent tranquillement le trottoir à l'aide d'une canne qui les renseigne ; leur attitude les désigne aux passants qui leur laissent la route libre, et au besoin facilitent leur trajet lorsqu'ils demandent à être « traversés ». Cet aide du passant est indispensable dans les endroits très fréquentés et où la circulation des automobiles est active. Avec un conducteur, le tricycle tandem permet des promenades longues, fréquentes, agréables, et assure un exercice salutaire, meilleur que la promenade à pied.

Si l'aveugle en a les moyens, il peut entreprendre des voyages seul ; il trouvera des aides complaisants dans le personnel des chemins de fer et des bateaux ; dans certaines grandes villes, il y a des hôtels pour aveugles. Ces voyages fortifient la confiance de l'aveugle en soi.

La question de *mariage* peut se poser pour l'aveugle. A notre avis, l'aveugle fera bien de ne pas se marier ; si la cécité est due à la conjonctivite purulente ou à un traumatisme, il n'y a nul danger d'hérédité ; mais même dans les autres cas, il vaut mieux s'abstenir. Et puis, si certains mariages se présentent dans des circonstances très favorables, ils seront exceptionnels, alors que dans la majorité des cas l'aveugle, homme ou femme, et surtout la femme, aura toujours les ennuis, les soucis et les tracas du ménage. L'aveugle pourra, il est vrai, escompter les joies de la famille, mais il peut aussi avoir de graves mécomptes ; ces joies, s'il est assez privilégié pour les posséder quelque temps, ont mille occasions de disparaître, elles peuvent même faire place au chagrin en cas d'accident, de maladie ou de mort de l'un des siens. Mieux vaut pour l'aveugle vivre libre; il trouvera, dans certaines communautés, pensions ou associations, tous les éléments de tranquillité qu'assure le célibat.

Pour les aveugles pauvres on a créé l'assistance par les écoles, les ateliers, les hospices, les pensions viagères ; des bourses communales, départementales ou nationales, qui permettent aux aveugles de payer les allocations réclamées dans les établissements qui les reçoivent, et depuis 1884 fonctionne à Paris l'association Valentin Haüy dont le but est de seconder et d'unir les personnes et les œuvres qui s'occupent des aveugles, d'étudier, de propager et d'appliquer tout ce qui peut concourir à leur instruction, à leur éducation, à leur patronage, et de vulgariser la prophylaxie de la cécité. Des groupes régionaux sont en voie d'organisation en province.     *PÉCHIN.*

**CÉCITÉ VERBALE (ALEXIE).** — Cette cécité consiste dans un trouble de la lecture, rarement isolé, monosymptomatique (alexie pure). La lecture mentale et à haute voix sont plus ou moins difficiles, pénibles ou même impossibles. Les malades ne peuvent plus lire du tout ou lisent avec des pauses, en se lamentant ou en demandant aux personnes présentes leur avis sur ce qu'ils lisent avec hésitation et difficulté. L'écriture spontanée est correcte, mais le malade ne peut se relire; correcte aussi l'écriture sous dictée, mais il n'en est pas de même, bien entendu, de la copie.

Le plus souvent, elle est accompagnée d'autres symptômes d'aphasie, d'une légère paraphasie, de difficulté à comprendre ce que l'on dit, d'un amoindrissement intellectuel, non global, mais spécialisé et portant sur les choses apprises de façon didactique. L'alexie est due à une lésion dans le territoire de l'artère cérébrale postérieure, au niveau des lobules lingual et fusiforme, alors que dans les autres aphasies dites de Broca et de Wernicke, c'est l'artère sylvienne qui est en cause. Cette lésion peut, à la rigueur, se limiter assez pour ne donner lieu qu'à l'alexie dite pure, mais ce type théorique possible est bien rare; le plus souvent la lésion a intéressé suffisamment la zone du langage (zone de Wernicke, zone intellectuelle), pour donner lieu à d'autres symptômes, qui formeront des types très variables d'aphasie, et de déficit de la compréhension du langage parlé, aussi variables que le seront eux-mêmes l'étendue des lésions et la distribution des artères.

Le siège primitif des lésions occupe les fibres de la zone visuelle, aussi l'hémianopsie latérale homonyme droite est-elle, sinon constante, du moins très fréquente (V. APHASIE).

Le *traitement* local est nul, puisque l'œil lui-même est hors de cause. On fera le traitement indiqué par l'affection générale.

**Cécité verbale congénitale. — Typhlolexie congénitale.** (Τυφλός, aveugle; λέξις, mot). — Des enfants doués de facultés intellectuelles normales, bien développés physiquement, sans lésions oculaires, se font remarquer par leur extrême difficulté à lire; et s'ils sont déjà un peu grands, ils épellent et ânonnent en lisant comme s'ils avaient cinq à six ans. Capables d'articuler les mots, ils ne peuvent apprendre leurs leçons qu'autant qu'on les leur a répétées. Ils sont plutôt des auditifs que des visuels. Certains lisent aisément les chiffres, calculent bien, font des opérations arithmétiques. Ils ne sont pas dégénérés, arriérés, ils ont le développement psychique de leur âge. La mémoire visuelle pour les autres objets que pour les mots imprimés est bien développée. Aussi les médecins anglais qui ont décrit cette affection emploient-ils pour la désigner l'expression de « congenital blindness for words » (cécité congénitale pour les mots imprimés). Ces enfants peuvent dessiner de mémoire. On a noté plusieurs cas dans la même famille. L'intégrité des facultés mentales n'est peut-être pas absolue, car cette même infirmité a été constatée chez des enfants atteints de débilité mentale, achondroplasiques.

On suppose, en l'absence d'examens anatomiques, qu'ils s'agit d'un trouble cérébral par insuffisance de développement ou de fonctionnement d'un centre nerveux correspondant à celui qui est lésé dans la cécité verbale (centre visuel, au niveau des lobules lingual et fusiforme et s'étendant plus ou moins dans la substance blanche avoisinante et atteignant la zone du langage).

Cet état est susceptible de s'améliorer par une éducation persévérante commencée aussitôt que possible. Hinshelwood conseille l'emploi de lettres en relief pour que le sens du toucher puisse venir en aide à la mémoire visuelle des mots. On stimulera aussi l'attention de ces enfants par des livres imprimés en gros caractères, illustrés.                                  *PÉCHIN.*

**CEINTURE ABDOMINALE.** — La ceinture abdominale doit avoir pour rôle essentiel de suppléer la paroi de l'abdomen dont l'action physiologique a été affaiblie ou est rendue insuffisante par le fait d'une distension ou d'un traumatisme.

**Qualités que doit présenter toute ceinture abdominale.** — Le but à atteindre étant ainsi défini, il est facile de comprendre que toute ceinture abdominale, pour être véritablement utile et non nuisible, doit être *élastique*. Ainsi que l'a justement dit Tillaux : avec ces fibres musculaires, verticales, transversales et obliques en sens divers, le tout compris entre des lames fibreuses résistantes, la paroi de l'abdomen n'est autre chose, en effet, qu'une ceinture élastique, contractile. Toute ceinture devra donc être constituée en totalité ou partiellement par du tissu élastique. Quand le tissu élastique est partiel, il doit être réparti sur les parties latérales de la ceinture. Sauf exception, la ceinture abdominale qui donne les meilleurs résultats, est celle qui contient et du tissu élastique et du tissu inextensible.

**Indications.** — Dans certains cas de ventre plat ou excavé, et où cependant une pression ou une contention est nécessaire particulièrement au niveau de la ligne médiane, un capiton médian doublant la face interne peut rendre grand service.

La ceinture dite *ceinture-maillot*, ne renfermant que du tissu élastique renforcé à sa partie inférieure, ne doit être conseillée que dans des cas bien déterminés et particulièrement dans les cas où l'utérus hypertrophié est en antéversion très prononcée.

On peut dire, d'une façon générale, que *toute laparotomie commande l'usage de la ceinture abdominale.*

Il est une autre indication extrêmement fréquente : c'est l'insuffisance de la paroi abdominale après l'accouchement. Chez nombre de femmes, deux ou trois mois après l'accouchement, alors que l'utérus ayant accompli son involution, est redevenu organe pelvien, la paroi abdominale distendue par la gestation, ne revient pas sur elle-même. Elle reste plus ou moins flasque, et en particulier, les *muscles droits* restent distants l'un de l'autre dans la région ombilicale. C'est ce qui constitue *l'écartement de la ligne blanche*.

Dans ces conditions, pour peu que dure cet état, les ptoses des viscères abdominaux ne tardent pas à se produire : rein mobile, entéroptose, etc. Il en résulte alors des troubles fonctionnels parmi lesquels prédominent surtout les *dyspepsies gastro-intestinales*, les vertiges et tout le cortège symptomatique aboutissant à la déchéance nutritive, à la misère physiologique. Dans ces cas, une ceinture abdominale bien conditionnée, bien appliquée et dont l'action est judicieusement surveillée, donne presque toujours un résultat excellent.

La ceinture doit être portée aussi longtemps que l'insuffisance de la paroi est constatée. Recherche facile en interrogeant avec la pulpe des doigts la ligne blanche, au moment où la femme passe du décubitus dorsal et horizontal à la station assise.

La ceinture abdominale peut encore être utile chez tous ceux qui demandent à leur paroi une activité fonctionnelle intense et répétée : les lutteurs, certains ouvriers et les individus qui se livrent à l'exercice de l'équitation.

*Ceinture eutocique.* — V. Version par manoeuvres externes.

A. PINARD.

## CELLULE GEANTE. CELLULE ÉPITHÉLIOÏDE. FOLLICULES TUBERCULOÏDES.

1° **Cellule géante.** — Les cellules géantes sont des cellules multinucléées, souvent énormes atteignant et pouvant dépasser 300 μ (fig. 65); leur contour est arrondi ou irrégulièrement ramifié, et leur bord est souvent hérissé de fins prolongements rameux qui anastomosent la cellule géante aux cellules qui l'environnent. Les noyaux de la cellule géante sont multiples, rares ou nombreux; ils peuvent être disposés irrégulièrement, mais dans la cellule géante classique ils forment une couronne régulière située près du bord de la cellule et laissant au centre une large aire protoplasmique dépourvue de noyau. Le protoplasma autour des noyaux est encore souvent légèrement basophile; au centre de la cellule il est toujours dégénéré, acidophile, granuleux ou transparent, et souvent cette dégénérescence envahit toute la cellule. Il n'est pas rare de trouver au centre de la cellule géante des inclusions microbiennes ou cellulaires.

Longtemps on a cru que la cellule géante était l'élément caractéristique du follicule tuberculeux. Il est démontré qu'elle peut exister dans des infiltrats inflammatoires, tuberculeux ou non tuberculeux, en dehors de tout follicule. Elle est encore moins spécifique de la tuberculose que le follicule. (fig. 66).

(Pour éviter toute confusion il faut distinguer la « cellule géante » classique — telle que nous venons de la décrire avec son centre dégénéré — de toutes les cellules de taille géante et multinucléées comme elle, qui ne possèdent pas les attributs de la cellule géante tuberculoïde. Ces cellules, d'origine très variée, lymphoconjonctive ou épithéliale, peuvent être appelées *cellules gigantesques* ou *cellules multinucléées*. Entre elles et la cellule tuberculoïde, il est, bien entendu, toutes les transitions, puisqu'il suffit que le centre des cellules gigantesques subissent la dégénérescence acidophile pour mériter d'être appelées cellules géantes.)

2° **Cellule épithélioïde.** — Cette appellation a été appliquée à de nombreux éléments pathologiques; il faut, pour lui conserver un sens précis, la réserver aux cellules dégénérées acidophiles identiques aux cellules de la zone

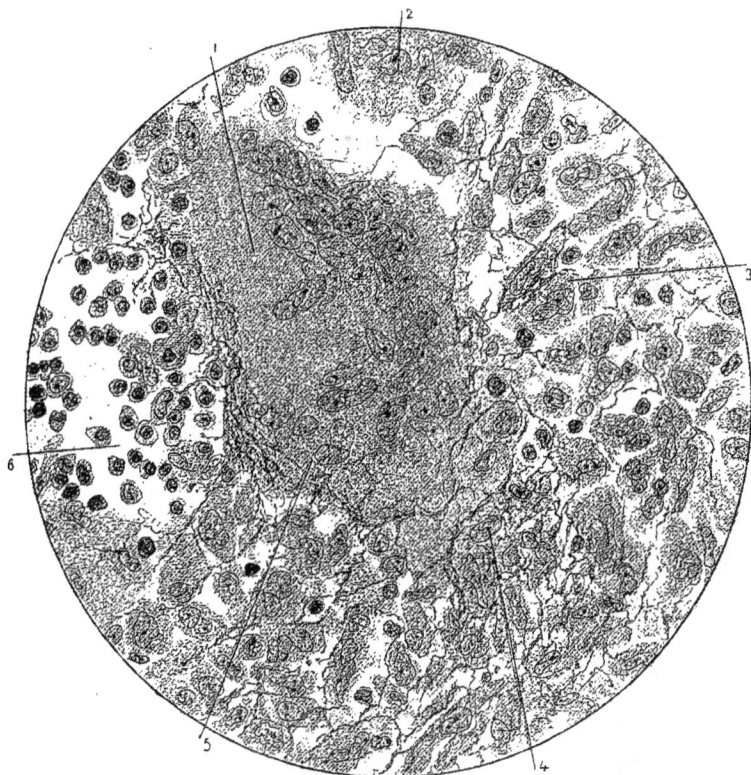

Fig. 65. — Cellule géante entourée de cellules épithélioïdes au centre d'un follicule tuberculeux (d'après Dominici) : 1, grande cellule géante à noyaux clairs ovalaires ou incurvés (5) très nombreux disposés en couronne incomplète; 2, petite cellule géante à noyaux centraux; 3, cellule épithélioïde; 4, cellules épithélioïdes anastomosées se fusionnant entre elles pour former bientôt une cellule géante; 6, lymphocytes et mononucléaires basophiles de la zone externe du tubercule immigrées à l'intérieur du follicule tuberculeux.

moyenne du follicule tuberculeux (fig. 65). Les cellules épithélioïdes sont assez volumineuses, irrégulièrement polyédriques, souvent fusiformes, rarement arrondies. Leur protoplasma est *tuméfié*, donc large; il est dégénéré, donc *acidophile*, grenu ou transparent. Le noyau unique (souvent double) est lui aussi tuméfié et dégénéré; il est arrondi ou fusiforme, plus ou moins lobé, finement granuleux, clair et pâle, *vésiculeux*. La cellule épithélioïde est parfois libre, le plus souvent elle est anastomosée aux cellules voisines dégénérées où intactes; plus la dégénérescence cellulaire

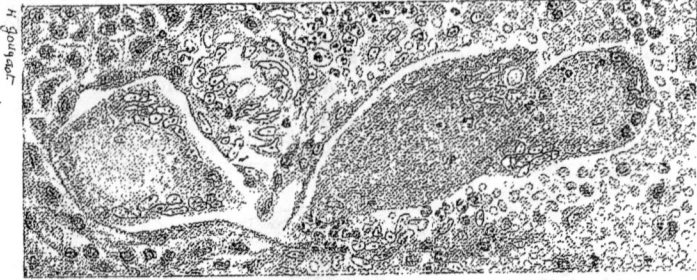

Fig. 66. — *Cellule géante et follicules porotrichosiques* : à droite, infiltration progressive de polynucléaires et de quelques macrophages mêlés à des globules rouges ; à la partie moyenne, deux cellules géantes sans doute d'origine intra-capillaire ; entre ces deux cellules géantes, un petit follicule épithélioïde à ordination concentrique ; à gauche, réaction lymphoconjonctive basophile. — La réunion de ces trois sortes de réactions est assez spéciale à la sporotrichose et à la plupart des mycomes nodulaires.

s'accentue et plus le contour de la cellule épithélioïde devient flou ; un degré de plus, et peu après les cellules voisines se confondent.

La cellule épithélioïde n'est pas toujours groupée sous forme de follicule, elle peut être disposée irrégulièrement (inflammation épithélioïde non folliculaire de Dominici).

La cellule épithélioïde n'est pas une entité cellulaire, c'est un état de dégénérescence. Toute cellule enflammée, quelle que soit son origine, conjonctive, lymphatique ou même épithéliale, frappée de cette dégénérescence spéciale dite épithélioïde, devient une cellule épithélioïde.

5° **Follicules tuberculoïdes.** — Le follicule tuberculeux ou tuberculoïde est un nodule inflammatoire de réaction cellulaire dont le centre a subi la dégénérescence épithélioïde.

Le follicule a une structure variable.

Le follicule *complet* (fig. 67) est formé : 1° au centre, d'une ou de plusieurs cellules géantes ; 2° à la partie moyenne, d'une couronne de cellules épithélioïdes ; 3° à la périphérie, d'une zone lymphoïde (lymphocy-

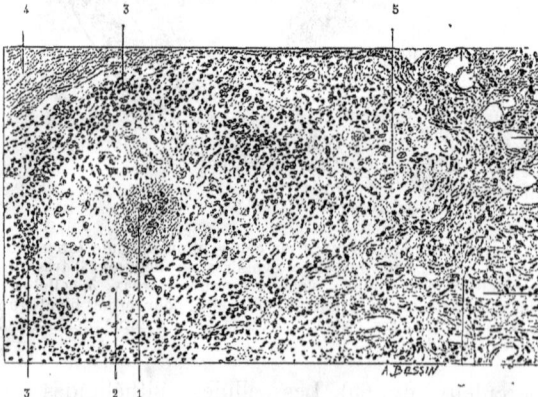

Fig. 67. — *Follicule tuberculoïde* avec ses trois zones (d'après Darier-Roussy) : 1, cellule géante centrale ; 2, couronne de cellules épithélioïdes ; 3, zone lymphocytique périphérique ; 4, tissu fibreux à limite du follicule ; 5, follicule épithélioïde sans cellule géante.

tique) ou d'une zone lympho-conjonctive de cellules conjonctives enflammées basophiles mêlées de lymphocytes.

Le follicule *incomplet* est formé : 1° au centre, d'un amas de cellules épithélioïdes, irrégulièrement entrecroisées ou ordonnées concentriquement ; 2° à la périphérie, d'une zone lymphoïde ou conjonctive basophile.

Le follicule incomplet ne diffère du follicule complet que par l'absence de cellule géante. C'est donc la cellule épithélioïde qui caractérise le follicule, tout le reste peut manquer : cellules géantes et zone périphérique ; le follicule sans zone périphérique est souvent appelé un « *follicule nu* ».

(Sous le nom de follicule tuberculeux lymphoïde, on décrit parfois un simple amas de mononucléaires basophiles, parce que souvent de tels amas se transformeront en follicule épithélioïde. Mais à ce stade, il n'y a pas dégénérescence épithélioïde ; ces amas n'étant formés que de cellules basophiles et lymphocytes, ne se distinguent en rien des nodules d'inflammation « banale » ; ils ne peuvent être appelés follicules tuberculeux puisque la définition du follicule est la dégénérescence épithélioïde.)

On a longuement discuté sur l'histogenèse du follicule tuberculoïde. Il s'agit d'expliquer la dégénérescence nodulaire épithélioïde et gigantocellulaire. L'amas microbien provoque autour de lui la diapédèse, une réaction de tous les tissus fixes lymphoconjonctifs, vaisseaux, épithéliums, d'où la forme nodulaire que prend la réaction défensive. Puis le centre de cet amas sous l'influence des sécrétions toxiques de l'amas microbien central, dégénère, d'où l'apparition de cellules épithélioïdes et la transformation en cellules géantes tuberculoïdes des cellules multinucléées. Ainsi est constitué le follicule nodule à centre épithélioïdisé. La zone externe du follicule complet est le reste de la zone inflammatoire basophile non frappée de dégénérescence ; la zone moyenne comprend toutes les cellules lymphatiques, conjonctives, épithéliales, frappées de dégénérescence épithélioïde ; les cellules géantes au centre ont une origine variée : cellules conjonctives ou lymphatiques dont les noyaux se sont multipliés, cellules enflammées confluentes (surtout les cellules endothéliales des vaisseaux) et même cellules épithéliales proliférées et dégénérées. Le follicule peut naître en plein tissu, mais il dérive souvent d'une panvascularite, ainsi que nous l'avons démontré dans la sporotrichose de De Beurmann, processus à évolution lente permettant de suivre tous les stades de transition.

Le follicule a été considéré pendant longtemps comme la lésion spécifique de la tuberculose, il est certain que la tuberculose est l'infection qui fait le plus souvent des follicules. Mais le follicule n'est pas spécifique de tuberculose. En effet : 1° il existe des lésions dues au bacille de Koch qui n'ont pas la structure du follicule (Landouzy, V. Gougerot, BACILLOTUBERCULOSE NON FOLLICULAIRE, *Thèse de Paris*, 1908) ; 2° d'autres germes que le bacille de Koch peuvent donner des follicules tuberculoïdes. Le fait est surtout net pour la syphilis et pour la sporotrichose ainsi que nous l'avons démontré. La méconnaissance de ces deux données a entraîné maintes erreurs de diagnostic, partant des erreurs de traitement souvent très préjudiciables aux malades.                                   *H. GOUGEROT.*

**CÉNESTHÉSIE. CÉNESTHOPATHIE**. — On donne ce nom au sentiment général que nous avons de notre propre corps ; c'est « la somme, le chaos non débrouillé des sensations qui, de tous les points du corps est sans cesse transmise au sensorium » (Henle). Ces sensations dérivent de nos organes et de nos tissus, à l'exclusion des organes des sens spéciaux ; d'où les noms de *sensibilité générale, sensations organiques, sensations internes*, etc.

En général, il s'agit d'impressions qui ne laissent dans le souvenir que des images assez confuses. Tout au moins ne cherchons-nous guère à les préciser, à les faire revivre. Mais leur existence est incontestable ; elle se manifeste surtout sous la forme psychopathique, par les troubles que l'on désigne communément sous les noms d'*illusions* ou d'*hallucinations de la sensibilité générale*, ou mieux sous le vocable de *cénesthopathies* (Dupré).

Tout organe, tout viscère peut ainsi devenir le siège de sensations, désagréables ou douloureuses, de déplacement, de changement de forme, de volume, de consistance, etc. Les exemples abondent : celui-ci croit avoir le ventre rempli d'animaux, de démons ; cet autre a des trous, des pierres, des bêtes dans le cerveau, des « vers dans le poumon », du « pus dans les veines » ou encore « l'estomac bouché », l'utérus plein de fœtus imaginaires, etc.

Ces différentes sensations peuvent être fixes ou mobiles, partielles ou généralisées. C'est ainsi que certains aliénés ont l'impression d'être changés en totalité, d'être en verre, en carton, en bois, en pierre, d'être creux, d'être morts, etc.

Les hallucinations cénesthésiques ont une portée toute spéciale. En effet, si les sens spéciaux sont l'origine principale de la connaissance, ils n'interviennent que d'une façon secondaire dans la conception de la personnalité : celle-ci au contraire a sa base première dans la cénesthésie. Les hallucinations sensorielles ne modifient guère la notion de la personnalité, tandis que les hallucinations cénesthésiques déterminent souvent des perturbations graves de cette dernière (dédoublement, transformation).

Les psycho-syndromes décrits sous le nom d'*afonction de la somatopsyche* ou *perte de conscience du corps, délire cénesthésique, délire de zoopathie interne* (Dupré), *obsession de cécité et de mort, sentiment de dépersonnalisation, illusion de dépersonnalisation*, ne sont que des variétés de *cénesthiopathies* (V. HALLUCINATIONS, ILLUSIONS, HYPOCONDRIE, ASCHÉMATIE, ZOOPATHIE, etc.).

A un moindre degré, on retrouve les troubles cénesthésiques les plus variés dans les récits des mythomanes, dans les doléances des neurasthéniques et chez une foule de déséquilibrés (V. HYSTÉRIE, NEURASTHÉNIE, ALGIES). *HENRY MEIGE et E. FEINDEL.*

CÉPHALALGIE. CÉPHALÉE. — On a coutume de reconnaître au mal de tête deux variétés, l'une paroxystique, gravative, répondant au nom de *céphalalgie*, l'autre sourde, continue, qui est la *céphalée*. Ces distinctions n'ont ni grand intérêt, ni grande valeur.

**Symptômes.** — De loin déjà, l'on pressent ce dont va se plaindre le patient ou ce que révèlera l'analyse des symptômes. La tête est appuyée au creux de la main, le masque est fréquemment immobile, le facies exprime la crainte de tout dérangement. Si le malade, méningitique ou autre, est comateux ou inconscient, l'on voit parfois les mains, ou la main non

paralysée, se porter sans cesse au front, d'un geste automatique et stéréotypé.

Les douleurs sont variables en intensité : des gémissements, des cris
parfois, la traduisent chez l'individu conscient. La douleur en elle-même
est une sensation constrictive ou pulsatile; on la compare à une brûlure, à
un cercle étroit, à un poids insupportable, à des coups violents; elle étreint
tout le crâne ou n'en martelle qu'un endroit. Elle peut être occipitale ou
frontale, sus- ou rétro-orbitaire. Il semble à certains migraineux, notamment, que l'œil est violemment et douloureusement forcé hors de la cavité
osseuse qui l'abrite. En même temps se manifestent divers symptômes, indépendants de la céphalée en elle-même, mais relevant d'une même cause,
nausées, vomissements, vertiges, convulsions, ou plus simplement abattement, paresse intellectuelle, anorexie, asthénie.

La diffusion ou l'étroitesse de l'aire douloureuse permettent de songer à
certaines causes et d'en écarter d'autres; c'est ainsi que totale dans les
méningites, les pyrexies, la céphalée se localise sans rien d'absolu du reste
au vertex dans l'hystérie, au front parfois dans la neurasthénie, au niveau
du gliome ou du tubercule méningé dans les tumeurs. Il faut faire état
encore des troubles concomitants, cérébraux (syphilis, P. G.), vaso-moteurs
(migraine), pupillaires (syphilis, tumeurs).

L'heure à laquelle survient l'accès est de première importance; la syphilis
fait souffrir le soir et la nuit, la neurasthénie au réveil et va plutôt en
s'atténuant vers la fin du jour, les dyspepsies aggravent leurs malaises
après le repas, certaines font souffrir immédiatement avant; les intoxiqués
et les névropathes peuvent subir leur tourment à journée entière. Enfin,
l'examen se complétera par la recherche de la maladie causale, si celle-ci
ne domine pas tout le tableau clinique, cas fréquent d'ailleurs. La recherche
systématique des stigmates syphilitiques, l'examen des urines et de la pression sanguine, l'étude attentive de la profession du malade (exposant
éventuellement au saturnisme ou à l'intoxication par l'oxyde de carbone) et
de son âge (troubles inhérents à la ménopause, aux scléroses rénales si fréquentes après la cinquantaine) termineront notre protocole (V. MIGRAINE,
INTOXICATION, NEURASTHÉNIE, etc.).

**Diagnostic étiologique.** — Nous ne chercherons pas à mentionner
toutes les causes de céphalée; cet exposé deviendrait une fastidieuse énumération de toutes les maladies connues ou à peu près. Nous dirons simplement ce à quoi il convient de songer davantage.

Certaines céphalées sont vite diagnostiquées; un *traumatisme* par
exemple laisse des traces apparentes que décèle la vue et au besoin un
palper rapide du crâne. Dans les *maladies infectieuses*, la céphalalgie se
rencontre toujours; elle est précoce dans la fièvre typhoïde et la variole,
coïncide avec la rachialgie dans celle-ci, avec l'insomnie dans celle-là.
L'angine la plus banale peut se compliquer de céphalée atroce et la grippe
se comporte de même.

On connaît le mal de tête spécial de l'érysipèle propagé au cuir chevelu ;
mais il est un mal de tête particulier, toujours inquiétant, qui se rencontre
à la période d'état d'une infection, rhumatisme, grippe ou pneumonie,

n'étant souvent d'ailleurs qu'une exacerbation de la céphalée préexistante. Ce qui fait l'intérêt de cette douleur, c'est qu'elle peut être le premier symptôme d'une inflammation méningée, dont le diagnostic précoce est toujours délicat. Si ce paroxysme coïncide avec de la leucocytose du liquide céphalo-rachidien, le signe de Kernig, avec une ascension parallèle de la température, on pourra tenir pour certaine l'atteinte de la méninge. L'étude du mal de tête est donc importante au point de vue du pronostic.

Les *intoxications* peuvent toutes s'accompagner de céphalée; les unes sont faciles à reconnaître, comme l'alcoolisme, d'autres le sont moins, comme le saturnisme, les empoisonnements alimentaires, la goutte, qui peut déterminer des céphalalgies périodiques parfois attribuées à du paludisme. Mais, avant toute chose, *il faudra toujours se rappeler qu'une céphalée d'origine cryptogénique survenant chez l'adulte traduit presque toujours une insuffisance rénale.* Les analyses d'urine, complètes, devront être systématiquement pratiquées pour reconnaître ou écarter l'urémie et accessoirement le diabète. De plus, tout artério-scléreux, albuminurique ou non, qui viendra se plaindre de céphalée, devra être soigné, mis au régime en toute hâte, car la valeur du mal de tête est aussi grande ici qu'au cours d'une pneumonie : ici elle annonce la méningite; elle avertit dans l'autre cas de l'imminence de l'urémie.

Avant de parler des *maladies nerveuses*, il convient d'insister encore sur l'opportunité éventuelle du diagnostic de la syphilis. Avec les tumeurs et les méningites, la syphilis est en effet une des grandes causes des céphalées violentes d'origine encéphalique. La céphalée de la syphilis est nocturne, vespérale même. La douleur liée à l'évolution d'une tumeur est également à maximum nocturne, parfois très localisée au début, plus ou moins diffuse ensuite; mais d'un centre particulier irradient presque toujours des élancements plus vifs ou s'étendent des pesanteurs plus lourdes. Il s'agit d'une douleur d'une violence inouïe, profonde, intra-cranienne : le mal est bien *dans* la tête. Parfois la percussion peut déceler un maximum douloureux très net, ce point correspondant en certains cas au siège de la tumeur.

Nous avons insisté à deux reprises différentes sur les *céphalées d'origine méningée*; nous n'y reviendrons point. Dans la *neurasthénie* s'observe un mal de tête particulier, superficiel, étreignant le crâne dans un « casque » étroit ou le ceinturant d'une bandelette. Cette neurasthénie est loin du reste d'être univoque, et derrière elle il faut chercher et soigner la tuberculose, le brightisme, les troubles liés à notre hygiène déplorable, à notre surmenage intellectuel, aux veilles dans les atmosphères confinées, riches en oxyde de carbone, trop chaudes souvent. Rappelons enfin le *clou hystérique* et la céphalée paroxystique, aura ou équivalent d'une *crise épileptique*.

Ici se posent, à propos de l'étiologie nerveuse de la céphalée, quelques questions de diagnostic; il ne faut pas méconnaître en effet une *névralgie* aux points spéciaux, douloureux à la pression, à l'hyperesthésie superficielle toute autre, ou le *rhumatisme épicranien*. Ce dernier présente également de l'hyperesthésie; la contraction des petits muscles du front est douloureuse.

Il faut examiner l'*appareil digestif* et le *cœur*. L'asystolie, l'ectasie aortique, par intoxication, par insuffisance rénale ou directement par troubles de la circulation intra-cranienne, peuvent déterminer de violentes céphalées. Il est enfin une série de maladies ou de troubles auxquels on ne songe souvent qu'en dernier lieu; ils donneront cependant l'occasion de guérir facilement bien des céphalalgies rebelles aux efforts thérapeutiques, ce sont les altérations des *organes des sens*. On devra donc, s'il y a lieu, retirer du nez un corps étranger, faire trépaner une mastoïde et guérir une otite, soigner un coryza chronique, et surtout par des verres appropriés remédier à la myopie, à l'astigmatisme, aux divers troubles de l'accommodation.

Chez la *femme* et selon l'âge, la chlorose ou la ménopause pourront être incriminées. On aura soin de se rappeler la fréquence des insuffisances glandulaires au moment où s'établit la menstruation, et l'on saura, s'il y a lieu, attribuer la céphalée pubérale de la jeune fille à l'insuffisance ovarienne ou à l'insuffisance thyroïdienne. Chez l'*enfant*, nous ne nous laisserons pas abuser par la vieille rubrique des céphalées *dites* de croissance, et nous songerons plutôt au surmenage, à l'intoxication par l'oxyde de carbone (migraine des écoliers), à la mauvaise alimentation, à l'asthénopie accommodative, à l'insuffisance rénale.

**Traitement.** — Il faut avant tout soigner la maladie causale. Dans une pyrexie, par exemple, les bains agiront mieux que tout médicament. On ne devra donc utiliser la phénacétine, le pyramidon, l'antipyrine, la quinine, etc., que passagèrement; leur emploi continu est à combattre. C'est ainsi que dans la neurasthénie, le régime, les douches, le grand air, l'hygiène seront de première efficacité.

Le diabète, l'urémie, l'asystolie verront encore leurs céphalées si douloureuses s'amender par un régime convenable et une médication appropriée. Chez l'urémique, notamment, la saignée fait radicalement disparaître en certains cas la céphalée; il en est de même pour la ponction lombaire chez les syphilitiques ainsi que, dans certaines formes de tumeur cérébrale et de méningite chronique, chez les saturnins, par exemple.

On luttera contre la constipation des dyspeptiques; on écartera les causes d'intoxication dans les céphalées toxiques. Enfin, l'opothérapie serait toute indiquée dans les dystrophies glandulaires. Quant aux petits moyens parfois assez efficaces, tels que les compresses froides, le silence et l'obscurité, le malade les aura depuis longtemps épuisés avant de nous consulter.

*FRANÇOIS MOUTIER.*

**CÉPHALÉMATOME.** — V. Nouveau-né.

**CÉPHALHYDROCÈLE TRAUMATIQUE.** — La céphalhydrocèle est une complication rare des *fractures du crâne chez l'enfant* (deux premières années). Elle est constituée par l'issue du liquide céphalo-rachidien à travers une fissure cranienne ayant déchiré la dure-mère. Ce liquide sorti du crâne vient former une collection enkystée sous les parties molles péri-craniennes.

L'issue du liquide céphalo-rachidien peut être *précoce*, se produisant en même temps que la fracture; ou *tardive* si la fissure osseuse persistante s'agrandit sous l'influence du développement normal du crâne.

La communication existe, soit seulement avec l'espace sous-arachnoïdien, soit avec la cavité ventriculaire.

La tumeur ainsi formée siège sur la voûte cranienne latérale ; elle est arrondie, à large base, fluctuante, pulsatile, incomplètement réductible avec, parfois, des troubles cérébraux.

Le pronostic n'est grave que parce que cet accident se produit chez des enfants déjà atteints le plus souvent d'hydrocéphalie congénitale. La même raison doit faire repousser l'idée d'un traitement opératoire par ouverture de la poche, oblitération de l'orifice méningé, et ostéoplastie destinée à fermer la fissure osseuse. Le seul traitement possible est la compression modérée avec appareil protecteur contre les chocs, et on y ajoutera une ponction rigoureusement aseptique si la tumeur devient plus grosse et plus tendue.

*PAUL LAUNAY.*

**CÉPHALORACHIDIEN (LIQUIDE).** — V. Ponction lombaire, Syphilis.

**CÉPHALOTRIBE.** — Le *céphalotribe* a été imaginé, en 1829, par Baudelocque neveu. Cet instrument constitua pour l'époque un grand progrès, car dans

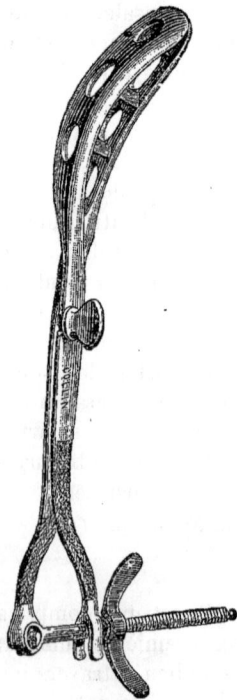

les cas de dystocie, on en était réduit à extraire la tête avec les crochets aigus très dangereux pour les organes maternels, avec la pince à os, ou encore avec le forceps qui dérapait souvent. Grâce au céphalotribe, on fut, au contraire, en mesure de réduire la tête à l'état d'une galette aplatie suffisamment pour passer, sans difficulté, à travers des rétrécissements considérables du bassin. Le céphalotribe fut perfectionné à plusieurs reprises, mais en 1883 apparut le basiotribe qui le remplaça dans la faveur des accoucheurs, si bien qu'à partir de ce moment il a été tout à fait abandonné.

Le céphalotribe est une sorte de forceps puissant, capable de broyer la tête entre ses deux cuillers, qui sont épaisses et très peu incurvées, en sorte qu'elles sont au contact quand l'instrument est fermé. Les cuillers sont rapprochées à l'aide d'une manivelle solide, adaptée à l'extrémité des manches (fig. 68).

En théorie, le céphalotribe est un instrument parfait, car il écrase bien la tête lorsqu'elle est solidement saisie. En pratique, il est mauvais, parce qu'il est infidèle.

On voit, en effet, ses cuillers glisser sur la tête quand on les rapproche, et celle-ci s'échapper d'entre les mors, comme le noyau de cerise pressé entre les doigts. Aussi était-on souvent obligé de

Fig. 68.
Céphalotribe de Tarnier.

recommencer plusieurs fois de suite l'opération avant de pouvoir extraire le fœtus. La plupart des perfectionnements apportés au céphalotribe n'avaient pour ainsi dire d'autre objet que d'obvier à ce glissement. Au point de vue de la solidité de la prise, le cranioclaste avait réalisé un progrès incontestable ; malheureusement il ne permet guère de broyer la tête.

Il était réservé à Tarnier de réunir dans le *basiotribe* les avantages du céphalotribe et du cranioclaste, et de doter l'obstétrique d'un instrument définitif.                                                        *POTOCKI.*

**CÉRATS.** — Les cérats ont pour base un mélange de cire et d'huile ; ce mélange peut servir d'excipient à diverses matières médicamenteuses.

*Cérat de Gallien*
(Codex).

| | |
|---|---|
| Cire blanche . . . . . | 100 grammes. |
| Huile d'amandes . . . | 400 — |
| Eau distillée de roses. | 250 — |

Faites liquéfier la cire dans l'huile à la chaleur du bain-marie. Coulez dans un mortier de marbre chauffé et remuez continuellement le mélange afin d'éviter la formation de grumeaux. Quand il sera presque entièrement refroidi, incorporez l'eau de rose que vous introduirez par petites quantités en agitant continuellement.

*Cérat à la rose (Pommade pour les lèvres)*
(Codex).

| | |
|---|---|
| Cire blanche   . . . . | 100 grammes. |
| Vaseline officinale . . | 100 — |
| Carmin . . . . . . . . | 1 gramme. |
| Huile de vaseline. . . | 4 grammes. |
| Essence de rose . . . | XX gouttes. |

Faites fondre la cire et la vaseline au bain-marie. Quand le mélange sera presque refroidi, ajoutez le carmin délayé dans l'huile de vaseline, puis l'essence de rose ; coulez dans des moules cylindriques en métal ou en papier, susceptibles de former des bâtons de 5 centimètres de long sur 1 centimètre de diamètre.

*E. F.*

**CÉRÉBELLEUX** (**TROUBLES**). — V. Asynergie, Cervelet.

**CÉRÉBRALE** (**ANÉMIE**). — V. Anémie cérébrale.

**CÉRÉBRALE** (**CONGESTION**). — Imbus d'idées spéciales sur les fluxions et les inflammations, les anciens médecins considéraient la congestion cérébrale comme une maladie autonome. Trousseau, en 1861, réagissant contre cette théorie, fit voir que certains faits attribués à la congestion relevaient en réalité soit de l'épilepsie, soit du vertige auriculaire. Récemment, Pierre Marie affirmait qu'il n'a jamais fait ni vu faire, de source autorisée, le diagnostic de congestion cérébrale. Non pas qu'il nie l'afflux sanguin excessif vers le cerveau sous des causes diverses, mais cet afflux sanguin, dit-il, « ne détermine pas, tant s'en faut, le cortège de symptômes si complaisamment décrit par les auteurs, et, d'autre part, la constatation objective de la congestion du cerveau, soit pendant la vie, soit après la mort, nous échappe entièrement. Il semble donc que la tendance actuelle doive être de n'accepter qu'avec une extrême circonspection tout ce qui a trait à la congestion cérébrale. Il y a lieu d'établir une distinction formelle entre l'état de congestion du cerveau, considéré au point de vue de la physiologie, et la congestion cérébrale, affection morbide qui semble relever davantage de l'imagination des médecins que de l'observation impartiale des faits ».

Assurément on a abusé, au siècle dernier, de la congestion cérébrale et on en a multiplié démesurément les formes cliniques ; assurément il est des cas, étiquetés congestion cérébrale, où l'autopsie ne révèle aucune hyperémie du cerveau, et des cas d'hyperémie nécropsique sans tableau clinique du vivant du malade. Mais faut-il rayer la congestion cérébrale du cadre noso-

graphique? Et, tout en admettant la justesse des réserves faites par
P. Marie, faut-il les accepter toutes sans restriction?..... Quoi qu'il en soit,
voici le tableau classique de ce syndrome.

**Étiologie.** — La congestion cérébrale est toujours secondaire et survient
dans des conditions généralement contraires à celles qui provoquent l'anémie
du cerveau.

Elle serait surtout fréquente à l'âge adulte, c'est-à-dire à l'âge où le travail cérébral est le plus intense. Elle peut être active ou passive, mais la
distinction absolue est difficile à établir.

Elle est parfois presque physiologique : les poussées hyperémiques vers
l'encéphale sont fréquentes à l'époque de la ménopause. Les perturbations
morales, les excès de travail intellectuel, la goutte, le nitrite d'amyle,
l'opium à haute dose, la morphine, le chloral, l'injection intraveineuse de
liquide surrénal peuvent provoquer l'hyperémie du cerveau. L'alcool sous
toutes ses formes est un facteur puissant de congestion cérébrale. Comme
les intoxications, les infections peuvent la provoquer : la fièvre typhoïde, le
tétanos, la rage, le paludisme, etc. Ici comme là il faut faire la part de ce qui
revient au poison et de ce qui relève de l'élément congestif, et c'est fort difficile.

L'insolation, le froid, la maladie de Basedow, le mal de Bright, l'exercice
musculaire immodéré, les efforts, la suppression des flux menstruels ou
hémorroïdaires, la constipation, etc., peuvent être cause de la congestion
encéphalique.

D'autre part, les maladies du cœur, les affections mitrales et tricuspides,
toutes celles qui aboutissent à l'asystolie amènent une congestion veineuse
du cerveau. Par ce même mécanisme agissent les affections pulmonaires :
emphysème, bronchite chronique. On peut y joindre l'asphyxie par sub-
mersion, les compressions veineuses cervico-thoraciques causées par des
adénopathies, des tumeurs médiastines, les anévrismes de l'aorte, etc.

Enfin il faut signaler les fluxions collatérales dans les affections de la
tête : érysipèle, parotidite, otite, etc.; et les causes locales telles que la
paralysie générale, l'épilepsie, les tumeurs cérébrales, les ictus de la sclérose en plaques, du tabes, de la maladie de Parkinson. Il est possible que
les troubles de la circulation encéphalique jouent quelque rôle dans l'aliénation mentale.

Le mécanisme de la congestion du cerveau n'est pas univoque ; il relève
souvent d'un phénomène vaso-moteur : soit du relâchement des vaisseaux
cérébraux, soit de la contraction des vaisseaux de toute la périphérie du
corps. La médecine expérimentale a fourni la preuve de ce double mécanisme (et de l'augmentation de la pression intra-cranienne). D'autres fois,
il s'agit d'excès de tension vasculaire, comme dans le mal de Bright, certaines affections pulmonaires et cardiaques.

A l'autopsie, quand les traces de la congestion n'ont pas disparu, on voit
les sinus de la dure-mère gorgés de sang, les vaisseaux pie-mériens gonflés
et sinueux; la substance grise est rouge sombre, la substance blanche est
rose hortensia, parsemée d'un piqueté hémorragique.

**Symptomatologie.** — La congestion cérébrale se présente sous les
formes aiguë, subaiguë et chronique.

La forme *aiguë* est légère, moyenne ou grave. La goutte réalise nettement ces divers types. Dans les cas légers, il s'agit brusquement de céphalée vive avec troubles de la vue, obnubilation intellectuelle, tendance au vertige, somnolence, tristesse, etc. « A ces signes, dit Rendu, il est facile de reconnaître la congestion cérébrale. Le facies congestif avec injection des yeux et rétrécissement des pupilles aide quelquefois au diagnostic. Cette forme légère est comme le prodrome éloigné de la forme grave. » Dans celle-ci le malade tombe comme une masse avec perte de connaissance, stertor, coma, incontinence des urines. Puis le coma cesse, la conscience reparaît quelques minutes ou quelques heures après, et il subsiste une hémiplégie qui ne tarde pas à guérir.

Dans la forme *subaiguë* ou sub-apoplectique, le début est graduel, contrairement aux exemples précédents. Céphalalgie, obnubilation intellectuelle, surdité, somnolence, s'établissent peu à peu, et aboutissent soit à la guérison progressive ou à la paralysie et à la mort. C'est fréquent chez le vieillard.

A côté de ces types dépressifs se voient des variétés accompagnées de phénomènes d'excitation : de convulsions, de délire de parole et d'action. Chez les asystoliques le type délirant (*folie cardiaque*) voisine avec le type dépressif.

La forme *chronique* de congestion cérébrale se confond avec l'histoire des maladies du cerveau qui l'entretiennent. Il importe cependant de mentionner spécialement les congestions cérébrales à répétition de certaines paralysies générales.

**Diagnostic.** — Il est difficile de distinguer l'*anémie* de la congestion cérébrale, attendu que ces deux états présentent de nombreux points de ressemblance au point de vue symptomatique. Il ne faut pas tenir grand compte du facies et de l'habitus extérieur.

Le diagnostic avec l'*hémorrhagie cérébrale*, avec le *ramollissement*, est aussi difficile. En présence d'une attaque d'apoplexie suivie d'hémiplégie, il faut se garder de porter trop vite le diagnostic d'hémorrhagie ou de ramollissement et de formuler un pronostic trop sombre [V. CÉRÉBRAL (HÉMORRAGIE, RAMOLLISSEMENT)].

En présence d'un malade délirant qu'on pourrait supposer atteint de congestion cérébrale, il faut examiner les urines : on pourrait y trouver la preuve qu'il s'agit d'un *délire urémique*.

Quand le diagnostic de congestion cérébrale est posé, et c'est *très malaisé*, il faut en rechercher la cause. Un symptôme concomitant peut mettre sur la voie d'une paralysie générale, d'une tumeur encéphalique, etc. Du reste, dans bien des cas, le diagnostic étiologique est déjà fait depuis longtemps quand surviennent les accidents congestifs. Ceux-ci constituent alors un élément de pronostic d'autant plus grave qu'ils se répètent plus souvent (forme congestive de la paralysie générale).

**Traitement.** — Le traitement de la cause vient en première ligne ; c'est une loi générale en médecine. S'agit-il de la suppression d'un flux sanguin physiologique, ou quasi-physiologique, il faut le rappeler par des sinapismes sur les cuisses, des bains de pied sinapisés (flux menstruel) ou des sangsues à l'anus (hémorroïdes). Il en est de même de la fluxion goutteuse que l'on « fait descendre aux jointures » par des révulsifs, des fomentations, des vésicatoires.

Chez un paludéen, la quinine à hautes doses est de rigueur.

Il faudrait entreprendre en même temps le traitement de la congestion elle-même. Les émissions sanguines ont été pratiquées de toute antiquité; elles semblent encore s'imposer. Les dérivatifs intestinaux (drastiques et autres) sont aussi naturellement indiqués.

Chez les enfants on emploie couramment comme révulsif léger, mais suffisant sur les membres inférieurs, la botte d'ouate et de taffetas gommé.

Enfin, il est un médicament qui agit directement sur la circulation encéphalique : c'est le bromure de potassium seul ou associé aux bromures de sodium ou d'ammonium. Hammond recommande le bromure de lithium. L'opium est proscrit.

On peut faire usage aussi de l'application de glace sur la tête; on aura soin en tous cas que celle-ci soit suffisamment élevée sur les oreillers.

Certains auteurs (Hammond) ont préconisé la galvanisation du sympathique cervical.

Chez les sujets prédisposés il faut instituer le traitement préventif : léger exercice, nourriture légère, eaux de Carlsbad, Châtelguyon, pilules d'aloès, etc. Chez les femmes arrivées à l'âge de la ménopause, la teinture de digitale à la dose de XX gouttes au moment des périodes critiques rend, dit-on, moins fréquentes les poussées congestives.          *A. SOUQUES.*

**CÉRÉBRALE (HÉMORRAGIE).** — On désigne sous ce nom, à peu près exclusivement, l'épanchement de sang de provenance *artérielle* qui se fait dans l'hémisphère proprement dit.

L'hémorragie cérébrale est la conséquence de la rupture vasculaire *spontanée* d'une branche profonde des artères *perforantes*, issue de l'hexagone de Willis. On réserve le nom d'*hémorragies méningées* aux épanchements qui se forment dans le territoire des artères superficielles ou corticales; leur histoire sera étudiée à la pathologie des méninges.

En général, l'irruption du sang dans le parenchyme cérébral se traduit immédiatement par une perte de connaissance, avec ou sans convulsions. C'est à cet état qu'on attribue plus spécialement, en clinique, le nom d'*apoplexie*. Il a été décrit déjà ailleurs. Sa durée varie de quelques instants à plusieurs heures et même à plusieurs jours. Mais lorsque l'apoplexie est le fait d'une hémorragie hémisphérique, on voit le plus souvent s'amender les phénomènes graves qui la caractérisent; et alors apparaît nettement une paralysie occupant toute la moitié du corps, du côté opposé à l'hémisphère lésé : l'*hémiplégie*.

L'hémiplégie est donc le grand symptôme durable de l'hémorragie cérébrale; à l'impuissance motrice s'allie quelquefois une hémianesthésie.

Lorsque le raptus hémorragique entraîne l'inondation des cavités ventriculaires, et en particulier du ventricule moyen, les symptômes apoplectiques ne s'atténuent pas; presque toujours la mort survient dans le coma, avec ou sans convulsions, au bout de quelques heures.

**Lésions.** — Comme la plupart des hémorragies spontanées, l'hémorragie cérébrale est la conséquence d'une lésion primitive des parois artérielles. La rupture du vaisseau est favorisée par un surcroît de la pression sanguine d'origine cardiaque ou rénale, disent les classiques. Mais les recherches de Froin et Rivet ayant montré la fréquence des lésions des capsules surrénales chez le malade mourant d'hémorragie cérébrale, il semble qu'il faille faire jouer un rôle hypertensif important à l'hyperépinéphrie, et que l'influence de celle-ci l'emporte sur le rôle des facteurs d'hypertension passagère incriminés jusqu'ici. Dans un seul cas, où les capsules surrénales furent trouvées normales, il n'y avait pas d'hypertension. Celle-ci peut persister jusqu'au moment de la mort. Dans ces conditions, il est logique de supposer qu'elle peut accroître l'épanchement, après la rupture vasculaire.

La *quantité* de l'épanchement sanguin est fort variable et peut aller de quelques grammes à 500 gr. et même davantage. Le *siège* de prédilection est la région de la capsule externe, puis viennent la capsule interne, la couche optique, le centre ovale, etc. L'hémorragie se fait le plus souvent aux dépens de l'*artère lenticulo-striée (artère de l'hémorragie cérébrale)*. La *forme* du foyer est infiniment variable. Ordinairement, il n'existe qu'un foyer; parfois les foyers sont doubles et, dans ce cas, souvent symétriques. Au début, le caillot est pris en gelée, puis le sang se résorbe, ne laissant qu'un détritus ocreux, et la lacune aboutit à un *kyste* ou à une *cicatrice apoplectique*.

Charcot et Bouchard ont montré le rôle pathogénique des *anévrismes miliaires* dans l'hémorragie cérébrale. P. Marie a exposé récemment le rôle des *foyers lacunaires de désintégration* sur la production de cette hémorragie; il est vraisemblable que ces lacunes exercent une grande influence sur la genèse des hémorragies, puisque c'est à leur niveau, dans cet espace où ils sont dépourvus de soutien, que les vaisseaux se déchirent.

Les facteurs de l'hémorragie cérébrale sont donc :

1° Le défaut de résistance des artères (artérite);

2° Le défaut de consistance du parenchyme cérébral (foyers lacunaires);

3° L'hypertension vasculaire.

**Étiologie.** — *Causes prédisposantes.* — L'hérédité, selon Charcot, Guéneau de Mussy, Dieulafoy, serait incontestable.

Il y a longtemps qu'on a décrit l'*habitus apoplectique* : tête volumineuse, cou gros et court, visage « congestionné », regard brillant, physionomie animée, reflétant un caractère mobile et aux emportements faciles. S'il y a quelquefois du vrai dans cette esquisse tracée depuis des siècles, on aurait tort de la considérer comme fréquemment conforme à la réalité. En prenant l'inverse de ce portrait d'apoplectique, on imaginerait, sans risquer de se tromper, un personnage parfaitement capable de faire des hémorragies. Gowers affirme catégoriquement que la plupart des hémorragies cérébrales se produisent chez des individus ayant un habitus diamétralement opposé à celui qu'avaient décrit les anciens.

Les hommes sont plus exposés que les femmes à l'hémorragie cérébrale; la plus grande fréquence des cas oscille entre la cinquantième et la soixante-dixième année, d'après une statistique de Gintrac, basée sur 600 cas décomposés ainsi :

| | |
|---|---|
| De 1 à 30 ans . . . . . . . . . . . . . . . | 66 cas. |
| De 31 à 40 ans . . . . . . . . . . . . . . . | 67 — |
| De 41 à 50 ans . . . . . . . . . . . . . . . | 90 — |
| De 51 à 60 ans . . . . . . . . . . . . . . . | 123 — |
| De 61 à 70 ans . . . . . . . . . . . . . . . | 143 — |
| De 71 à 80 ans . . . . . . . . . . . . . . . | 101 — |

Les enfants ne sont guère atteints d'hémorragie cérébrale. Il faut pourtant mentionner les hémorragies qui surviennent éventuellement au cours des maladies infectieuses de l'enfance (coqueluche, diphtérie, rougeole, scarlatine).

*Causes occasionnelles.* — Toute cause, physique ou morale, dont l'effet immédiat est d'augmenter la tension cardiaque ou vasculaire, est de nature à provoquer l'hémorragie chez les sujets porteurs de lésions artérielles du cerveau. C'est-à-dire que toutes les émotions, joie ou colère, tous les efforts, quintes de toux, vomissements, etc., sont signalés parmi les causes occasionnelles de l'ictus.

A propos de l'influence de l'effort, il est nécessaire de faire quelques réserves. Hallion et Comte ont démontré que la pression artérielle s'abaisse pendant l'effort, contrairement à la croyance adoptée jusqu'ici. Ce n'est qu'après l'effort que la pression augmenterait en réalité. Du reste, il est avéré que l'hémorragie survient souvent pendant le sommeil, ce qui exclut l'influence de l'effort.

Si la surtension cardiaque fait défaut, du moins la surtension artérielle peut être le plus souvent invoquée : le bain à la suite d'un repas copieux, le bain froid surtout, le froid atmosphérique même, ont été de tout temps incriminés. Il est, du reste, un fait notoire, c'est que, dans les asiles de vieillards, l'hiver est la saison des apoplexies sanguines. L'influence des dépressions barométriques n'est guère, elle non plus, récusable ; mais on ne saurait s'attarder à des coïncidences, où l'on a cru voir des relations de cause à effet : les quartiers de la lune, le coucher du soleil, etc.

Enfin, parmi les causes réellement efficaces, il en est une qu'on ne peut méconnaître : l'*ivresse*. Il est vrai que l'hémorragie cérébrale n'en résulte pas plus fréquemment que l'hémorragie méningée. L'ivresse est donc d'une manière générale une occasion d'hémorragies *intra-encéphaliques*.

Quant à l'artérite qui détruit la résistance du vaisseau, et qui est la *cause efficiente*, elle reconnaît des origines diverses qu'il est impossible d'examiner ici : saturnisme, goutte, syphilis, infections, intoxications, etc.

**Symptomatologie.** — Il s'en faut que l'hémorragie cérébrale s'annonce toujours par des prodromes. Le plus souvent elle frappe à l'improviste ; et, seulement dans un nombre de cas assez restreint, elle est précédée par des phénomènes dits « congestifs », tels que : bourdonnements d'oreilles, éblouissements, vertige, engourdissement persistant dans un membre, etc.

La durée de ces signes précurseurs est elle-même indéterminée ; pas plus que leur intensité elle ne peut servir à prévoir l'accident.

Les symptômes de l'hémorragie cérébrale ne sont pas très variables.

Dans l'immense majorité des cas, cette affection se traduit par une *apoplexie suivie d'hémiplégie motrice.* Tel est le type clinique qui sert de base à toutes les descriptions classiques de l'hémorragie cérébrale de forme commune. Tout ce qui concerne l'ictus, la déviation conjuguée de la tête et des yeux, les troubles de la motilité, de la sensibilité, de la vaso-motricité, de la trophicité a été signalé en détail aux articles APOPLEXIE et HÉMIPLÉGIE.

Quand la mort n'a pas lieu dans les vingt premiers jours, on voit succéder à la période de réparation progressive la période dite d'*hémiplégie confirmée.* L'infirmité est définitive, mais elle a, dans tous les cas d'*hémorragie,* une tendance marquée et constante à l'amélioration. Cette hémiplégie [est toujours spasmodique et s'annonce par le signe de Babinski, l'exagération des réflexes tendineux, très souvent aussi par la trépidation spinale provoquée. A la même période, dont le début coïncide nettement vers le vingtième jour avec ces phénomènes, on constate parfois l'apparition de mouvements choréiformes ou athétosiques. Mais dès lors l'aspect et l'évolution de l'hémiplégie sont identiques à ceux de toute hémiplégie cérébrale; c'est-à-dire que l'hémorragie ne leur imprime pas un caractère qui permette de les différencier de l'hémiplégie par thrombose. On peut cependant affirmer que les fonctions psychiques, la mémoire en particulier, et la disposition générale du caractère subissent une altération moins durable que chez les sujets frappés de ramollissement cortical.

**Évolution.** — Beaucoup d'éventualités sont à envisager :

1º La mort peut être subite, absolument foudroyante; mais c'est un fait exceptionnel. La mort foudroyante relève bien plus souvent de l'hémorragie méningée avec inondation ventriculaire, que de l'hémorragie intra-hémisphérique.

2º La mort survient fréquemment dans le coma. Tel est le cas des grandes hémorragies sans inondation ventriculaire; le moment de la mort varie selon la résistance du sujet, chose impossible à préciser.

3º La mort a lieu après la période de coma, avant la période de contracture secondaire. Elle est la conséquence d'une encéphalite diffuse aiguë qui se révèle cliniquement par l'élévation durable de la température, l'agitation, l'état spasmodique; la pneumonie lobulaire est une complication très commune et particulièrement favorable au développement de l'encéphalite.

4º La pneumonie, sans encéphalite, est une cause de mort rapide, dans les huit ou dix premiers jours qui suivent l'attaque.

5º La mort est la règle presque absolument générale à la suite du décubitus aigu.

6º Les hémorragies viscérales sont rarement l'occasion d'accidents graves; on a cependant signalé des cas où elles ont entraîné l'issue fatale.

7º Des apoplexies successives et en quelque sorte subintrantes, surtout lorsqu'elles ont lieu à court intervalle, sont presque toujours mortelles.

8º Les guérisons partielles ne sont pas rares. Il faut entendre par là les améliorations de l'état paralytique qui laissent au malade la possibilité de récupérer certains mouvements d'ensemble des membres paralysés. Les mouvements des petites extrémités sont toujours les premiers à revenir.

9° Les guérisons presque totales, déjà exceptionnelles, sont celles qui consistent dans la disparition à peu près complète de l'hémiplégie. Il s'agit, en pareil cas, d'hémorragies de la capsule externe n'ayant exercé d'autre influence fâcheuse qu'une compression des fibres pyramidales, et ne laissant après elles qu'un caillot résiduel insignifiant.

10° Les guérisons totales, vraiment très rares mais réelles, font suite à la résorption intégrale du caillot. Le diagnostic rétrospectif pourrait rester hésitant si l'anatomie pathologique ne venait pas, de temps à autre, démontrer la présence d'une infiltration ocreuse lamellaire dans la région de la capsule externe, au lieu d'élection de l'hémorragie cérébrale.

**Formes cliniques**. — Le cas le plus ordinaire est celui d'apoplexie avec hémiplégie qui vient d'être envisagé. Mais dans la pratique, il ne se réalise pas toujours; des variétés de localisation et d'étendue de l'hémorragie dépendent les formes cliniques les plus disparates. En voici quelques exemples :

1° *Apoplexie avec hémiplégie partielle*. — Cette forme est tout à fait rare. A l'inverse du ramollissement cortical, qui donne lieu souvent à des monoplégies, l'hémorragie cérébrale produit des hémiplégies légères, mais totales.

2° *Apoplexie avec hémichorée ou hémiathétose*. — A la suite de l'ictus, on voit se produire, surtout chez les enfants, en même temps que le retour de la conscience, un retour progressif, rapide et régulier, des fonctions motrices. Il n'y a donc pas d'hémiplégie à proprement parler; au lieu de cela, les membres du côté opposé à l'hémisphère lésé présentent une série de troubles spasmodiques, consistant en des contractions incoordonnées, d'intensité variable, s'exagérant à l'occasion des mouvements volontaires, mais persistant même en dehors de ceux-ci. Cette forme clinique de l'hémorragie est exceptionnelle, en ce sens qu'elle n'est jamais pure, c'est-à-dire qu'il est presque toujours possible de constater une certaine incapacité motrice.

Il est encore assez fréquent d'assister au développement de ces troubles, six semaines environ après l'attaque, par conséquent vers l'époque où la paralysie devrait devenir évidente, s'il s'agissait d'une hémorragie *intra-capsulaire*. L'hémorragie extra-capsulaire de l'hémichorée et de l'hémiathétose évolue d'ailleurs, au point de vue clinique, comme l'hémorragie classique. Avec la régression du caillot, l'hémichorée ou l'hémiathétose s'amende. Lorsque le foyer est tellement voisin du faisceau capsulaire que l'irritation de celui-ci devient permanente, l'hémichorée ou l'hémiathétose persiste, l'hémichorée surtout.

3° *Apoplexie avec hémiplégie et hémianesthésie*. — Cette variété clinique n'est pas très commune. Complète ou incomplète, totale ou partielle, l'hémiplégie motrice peut se compliquer d'hémianesthésie. L'insensibilité est répartie très exactement sur la moitié du corps paralysée; elle est un phénomène de même date et de même provenance que la paralysie elle-même [V. Thalamique (Syndrome)].

A ces variétés cliniques de l'hémorragie cérébrale on en pourrait ajouter plusieurs autres encore, si l'on voulait passer en revue toutes les combinaisons de symptômes auxquelles peut donner lieu la situation du foyer.

**Diagnostic.** — Très souvent, le diagnostic de l'hémorragie cérébrale se présente comme un des problèmes les plus difficiles à résoudre. Il est même, dans certains cas, insoluble. Ce problème est facilité, dans certains cas, par l'examen du liquide céphalo-rachidien qui peut prendre un aspect rouge ou ambré (*chromo-diagnostic*). Mais cette coloration peut se rencontrer dans toute hémorragie encéphalique, quelle que soit sa cause. On s'est demandé, lorsque le liquide est franchement rouge, s'il ne vient pas d'une blessure faite par l'aiguille. Tuffier et Milian déclarent que, si le liquide vient d'une hémorragie spontanée du névraxe, il a une teinte uniforme, recueilli dans trois tubes successifs au cours de la même ponction; de plus, ajoutent-ils, le sang ne se coagule pas. Le premier de ces caractères ne serait pas constant (Widal).

L'aspect rouge ou ambré du liquide céphalo-rachidien peut donc se rencontrer dans toute hémorragie cérébrale ou méningée (sous-dure-mérienne). Il signifie simplement hémorragie du névraxe. Il permet peut-être de rejeter l'hémorragie sus-dure-mérienne. Tout au moins, dans les cas publiés jusqu'ici d'hématome sus-dure-méridien (Sicard et Monod), de pachyméningite hémorragique (Chauffard et Froin), le liquide céphalo-rachidien examiné ne contenait pas d'éléments figurés du sang (V. CYTO-DIAGNOSTIC).

Bref, l'existence d'un chromo-diagnostic positif signifie hémorragie sous-dure-mérienne (cérébrale ou méningée). Son absence ne veut pas dire qu'il n'existe pas d'hémorragie, car le chromodiagnostic n'a de valeur que s'il est positif.

1° *Au moment de l'attaque*, ou peu d'instants après l'ictus, alors que le sujet est encore en état d'apoplexie, la première question qui se pose est de savoir s'il s'agit d'une lésion cérébrale ou d'un trouble fonctionnel simple. La *syncope* a des symptômes trop précis pour être confondue avec l'apoplexie hémorragique. En revanche, les modifications produites dans les fonctions hémisphériques par des *poisons tels que l'opium, la belladone, le chloral, l'alcool*, peuvent donner le change. Le *diabète, l'urémie* sont capables d'effets identiques. L'erreur est d'autant plus difficile à éviter que l'évolution de l'urémie réalise quelquefois au grand complet le tableau de l'apoplexie organique, jusques et y compris la déviation conjuguée de la tête et des yeux (Nothnagel). On se souviendra cependant que, dans l'apoplexie organique, la déviation faciale unilatérale, la perte absolue de la tonicité musculaire d'une moitié du corps ou l'exagération de cette tonicité, l'inversion du phénomène des orteils, sont presque toujours appréciables. Les poisons ne localisent pas leur action, en général, sur un seul hémisphère et ne produisent pas le signe de Babinski. Dans les *traumatismes craniens* la question suivante peut se poser : y a-t-il eu un traumatisme, cause de commotion cérébrale et d'apoplexie, ou bien y a-t-il eu ictus apoplectique et chute consécutive sur la région cranienne? Il est souvent difficile de répondre de façon satisfaisante à cette question.

*L'hémorragie méningée*, pendant le temps que le sujet reste en état d'apoplexie, ne peut être différenciée de l'hémorragie intra-cérébrale qu'à la condition que certains phénomènes spéciaux témoignent de l'irritation ou de la paralysie des nerfs craniens (strabisme, asymétrie faciale, etc.). Mais tant que dure le coma profond avec résolution des quatre membres, le diagnostic est impossible. Les convulsions précoces et bilatérales ne peuvent être que des signes de présomption en faveur de l'hémorragie méningée.

Les *congestions simples*, sans foyer circonscrit, mais limitées à l'un des deux hémisphères, sont, dans une certaine mesure, assimilables aux perturbations fonctionnelles d'origine toxique. On les observe dans des maladies déjà reconnues et qu'on sait de nature à reproduire ces troubles : l'artériosclérose, l'hypertrophie cardiaque, la paralysie générale sont de celles au cours desquelles la congestion cérébrale est à redouter. Il est vrai qu'elles sont, elles aussi, susceptibles de favoriser les ruptures vasculaires. Tout ce qu'on peut dire, c'est que dans la congestion simple, la perte de connaissance est moins complète, le stertor moins profond, le coma moins durable. La notion d'attaques antérieures identiques à l'attaque actuelle, et n'ayant laissé après elles aucune trace, ne suffit pas pour éliminer l'hypothèse de l'hémorragie.

Dans l'*hystérie*, on voit exceptionnellement se produire des ictus qui simulent l'apoplexie organique. Ici, les anamnestiques, les conditions spéciales, physiques ou psychiques, dans lesquelles se trouve le sujet au moment de l'attaque, l'absence du phénomène des orteils, permettent de trancher la difficulté. Plus tard, pendant la période paralytique, la difficulté est moins grande (V. HÉMIPLÉGIE).

Dans l'*épilepsie*, si on n'a pas de renseignements sur les antécédents, l'erreur est possible, car les convulsions et le coma font parfois partie du tableau de l'hémorragie cérébrale.

2° *Après l'attaque*, c'est-à-dire quelques heures et, à plus forte raison, quelques jours après l'apoplexie, si les phénomènes initiaux persistent, il est bien rare qu'on ne soit pas édifié sur l'existence d'une lésion organique. Alors il s'agit de décider si la lésion supposée est une *hémorragie* ou un *ramollissement*.

Chez un sujet âgé de plus de 40 ans et n'ayant eu ni la syphilis ni un rhumatisme cardiaque, il y a beaucoup plus de probabilités en faveur de l'hémorragie qu'en faveur du ramollissement. D'une façon générale, et toutes choses égales d'ailleurs, les probabilités en faveur du ramollissement sont d'autant plus grandes que le sujet est plus jeune; cela n'implique pas qu'elles soient d'autant plus grandes, en faveur de l'hémorragie, que le sujet est plus âgé. Pour ces raisons, lorsqu'elle survient chez un homme entre deux âges ou chez le vieillard, jusqu'à 80 ans, l'apoplexie ne peut être rapportée sûrement à l'hémorragie que dans un *tiers* des cas environ (Gowers). Par contre, à partir de 80 ans, l'hémorragie devient beaucoup plus rare que la thrombose. Ces données n'aboutissent, somme toute, qu'à des vraisemblances. Il faut serrer la question de plus près.

Un élément de diagnostic fondamental est fourni par l'*état de l'appareil circulatoire*. Les contractions cardiaques fortes, plutôt rapides, surtout lorsqu'on entend un bruit de galop, l'ampleur et la force du pouls plaident en faveur de l'hémorragie. Les contractions faibles, sourdes, en l'absence des bruits morbides orificiels, la mollesse du pouls, la dureté athéromateuse de l'artère font plutôt supposer la thrombose. Il ne faut pas oublier toutefois que l'apoplexie peut, par elle-même, expliquer un certain ralentissement cardiaque, qu'on observe aussi fréquemment dans l'hémorragie que dans la thrombose.

La *température*, nous l'avons déjà dit, s'abaisse dans le cas d'hémorragie, et s'élève dans le cas de ramollissement, au moment même de l'attaque et dans les premières heures; les renseignements qu'on en voudrait tirer ultérieurement sont non avenus.

En ce qui concerne les *phénomènes moteurs*, on se souviendra que les convulsions unilatérales généralisées d'emblée appartiennent le plus souvent à l'hémorragie, et les convulsions unilatérales partielles au ramollissement.

Dans certaines conditions relativement fréquentes, le diagnostic est facilité par la distribution des phénomènes paralytiques. On conçoit qu'une hémorragie capsulaire peu étendue produise une hémiplégie totale; la convergence des fibres du faisceau pyramidal dans le segment postérieur de la capsule interne explique par elle-même ce résultat. Or, s'il s'agit d'une collection sanguine de faible importance, la résorption est prompte, et, quelle que soit l'hémiplégie en soi, la règle générale veut quelle s'amende assez promptement. D'ailleurs, en pareil cas, l'hémiplégie est totale, mais non complète : c'est-à-dire que si les deux membres et la moitié de la face sont paralysés, ils ne le sont pas d'une façon absolue; il reste encore une certaine faculté de mouvements volontaires dans le côté du corps privé de l'innervation corticale. On peut admettre que le faisceau capsulaire est comprimé plutôt que dilacéré. Dans le ramollissement au contraire, dès que les phénomènes post-apoplectiques ont disparu, si l'hémiplégie est *totale*, il faut bien se résoudre à supposer une lésion de la *totalité* de la sphère motrice. Or, quand la sphère motrice est annihilée en masse, il est fort rare que les phénomènes post-apoplectiques se dissipent promptement. Presque toujours ils persistent pendant plusieurs jours et même pendant plusieurs semaines. Et lorsque la période de contracture secondaire est commencée, on constate non seulement la parfaite incapacité motrice du côté paralysé, mais encore une forme assez bien caractérisée de débilité intellectuelle qui ne peut pas ne pas se manifester à la suite d'un large délabrement cortical.

En revanche, quand, à la suite d'un ictus d'hémiplégie, on voit la paralysie disparaître dans le membre supérieur, par exemple, et persister dans le membre inférieur, il est infiniment probable qu'on a affaire à une lésion de l'écorce limitée au centre moteur du membre inférieur, et n'ayant produit momentanément une paralysie du membre supérieur et de la face qu'en vertu des phénomènes de compensation circulatoire survenus brusquement au moment même de l'attaque.

Les indications diagnostiques qu'on peut tirer de l'*état de la sensibilité* ne sont pas nettement tranchées.

Si l'hémiplégie motrice rétrocède peu après l'attaque, ne laissant subsister qu'une hémianopie homologue, c'est au *ramollissement* [V. CÉRÉBRAL (RAMOLLISSEMENT)] qu'il faut songer de préférence, quoique l'hémorragie, dans certains cas, soit capable de diviser isolément les fibres visuelles des radiations optiques.

Nous avons dit que l'*épilepsie symptomatique* appartenait aux hémiplégies dont les lésions — hémorragie ou ramollissement — intéressaient la couche corticale superficielle ou la paroi ventriculaire. Si les convulsions affectent le type jacksonien, toutes les probabilités sont pour le ramollissement avec inflammation périphérique; si elles sont générales d'emblée, éclamptiques, et si les troubles moteurs ne sont pas exactement dimidiés, tout plaide en faveur de l'inondation hémorragique des ventricules (V. ÉPILEPSIE JACKSONIENNE).

Les *tumeurs cérébrales* (latentes parfois jusqu'au jour où leur première manifestation est une attaque apoplectique) peuvent être confondues avec l'hémorragie; mais, outre que ce mode de début est exceptionnel, on saura presque toujours trouver dans les antécédents du sujet les symptômes atténués des tumeurs en général : céphalée, troubles de la vision, atrophie papillaire, etc. [V. CÉRÉBRALES (TUMEURS)].

Les *lésions de la protubérance* (hémorragies ou tumeurs) ont parfois une évolution très analogue à celle de l'hémorragie cérébrale : ictus initial, hémiplégie consécutive. Mais, dans ces cas encore, le myosis qui est fréquent, la participation des nerfs bulbo-protubérantiels à la constitution du syndrome permettent de localiser le foyer.

**Pronostic.** — L'hémorragie cérébrale même légère est toujours grave. Dans les cas où la résorption du caillot permet la restitution *ad integrum* des fonctions motrices ou sensitives, une nouvelle attaque est toujours imminente, puisque les lésions artérielles, toujours généralisées, subsistent. D'après les statistiques de Durand-Fardel, la seconde hémorragie cérébrale se produit entre 2 et 5 ans après la première, et entraîne souvent la mort.

Le pronostic est d'autant plus grave que l'ictus initial est plus violent et la période comateuse plus longue. Les convulsions de cette période sont toujours du plus fâcheux augure puisqu'elles marquent presque nécessairement l'envahissement des ventricules ou de l'écorce. L'absence de toute modification des phénomènes paralytiques à la fin du premier septénaire doit faire craindre leur persistance. L'apparition de la contracture du 20e au 35e jour confirme leur incurabilité. Il y a toutefois sous ce rapport des différences notables : l'incurabilité n'exclut pas la récupération d'un grand nombre de mouvements utiles.

**Traitement.** — A l'époque où l'on croyait que toute apoplexie dépendait d'une congestion sanguine, on saignait pendant la phase apoplectique, de préférence au pied, pour dériver le sang le plus loin possible du cerveau. Il n'est guère de médecin, même aujourd'hui, qui ne cède à cette pratique traditionnelle en appliquant des sangsues « en fontaine » aux apophyses mastoïdes. Potain recommande la saignée qui diminue, dit-il, la tension veineuse et par là la pression sanguine intra-cérébrale.

Pour dire vrai, on ignore absolument quelle méthode thérapeutique générale il convient d'appliquer. Les théoriciens qui, à l'exemple de Niemeyer, admettent que l'hémorragie cérébrale, préparée par la fragilité et la sur-

tension des parois vasculaires, résulte immédiatement d'une anémie cérébrale passagère, protestent contre l'émission sanguine. Beaucoup de
travaux, animés des meilleures intentions, ont été consacrés à ce grave sujet
depuis quelques années. Aucun ne repose sur une base pathogénique suffisamment solide pour que les conclusions en soient considérées comme légitimement applicables. La sagesse est de s'abstenir dans tous les cas où une
intervention énergique pourrait produire des effets inverses de ceux que la
théorie prophétise.

Les exemples ne manquent pas où la saignée, loin de décongestionner
l'encéphale, a été suivie d'une aggravation des symptômes.

Coïncidence ou conséquence, on ne saurait dire. Donc, si l'émission sanguine semble indiquée chez les apoplectiques pléthoriques, à la face
vultueuse, au cœur vibrant et impulsif, aux artères hypertendues, on ne
doit jamais y recourir systématiquement sous prétexte qu'on croit avoir
affaire à une hémorragie cérébrale.

« L'expectation armée » est la seule attitude qui convienne. « La principale chose, dit Huglings Jackson, est de laisser le malade tranquille. »
Favoriser les fonctions viscérales, éviter la constipation et la rétention
d'urine, activer même le jeu du myocarde si l'on constate sa défaillance,
entretenir la nutrition, éviter les accidents locaux du décubitus, voilà le
programme, déjà bien chargé, qu'il faut se résigner à remplir. La lésion est
un fait acquis contre lequel toute action médicale est impuissante. L'application permanente de la vessie de glace sur la tête, du côté où l'on suppose
que l'hémorragie a eu lieu, paraît agir utilement dans les cas où les gémissements du patient expriment une douleur qu'il ne sait pas dire. C'est en
tout cas un moyen inoffensif et qui, peut-être, prévient dans une certaine
mesure la congestion inflammatoire au pourtour du foyer.

Une seule ressource, et celle-là bien discutable jusqu'à plus ample
informé, consisterait à évacuer la collection hémorragique par la trépanation et la ponction. Mais cette ressource n'a pas pris place dans la thérapeutique.

Si le traitement électro-thérapique, appliqué avec les plus grands ménagements, immédiatement après l'attaque, produit parfois des résultats
assez heureux (de Renzi), il faut se garder d'en généraliser l'emploi :
lorsqu'on soupçonne la moindre tendance à l'état spasmodique, il peut
avoir des effets désastreux, en provoquant des contractures toniques généralisées.

Dans la période de l'hémiplégie acquise, l'intervention médicale n'a pas
d'autres indications que celles de l'hémiplégie cérébrale en général
(V. HÉMIPLÉGIE).                                         *A. SOUQUES.*

**CÉRÉBRALES** (**LOCALISATIONS**). — « L'encéphale ne représente pas un organe
homogène, unitaire, mais bien une association... une fédération constituée
par un certain nombre d'organes divers. A chacun de ces organes se ratta-
cheraient physiologiquement des propriétés, des fonctions, des facultés
distinctes. » Telle est la proposition sur laquelle est fondé le principe des
localisations cérébrales (Charcot). Dès 1825, Bouillaud localisait dans les

lobes frontaux le centre de la parole, définitivement fixé plus tard par Broca (1861).

Ce n'est qu'à partir de 1870, sous l'influence des expériences de Fritsch et Hitzig, puis de Ferrier, qu'on admit définitivement l'existence de centres « psychomoteurs » chez le chien et le singe. Jusqu'à cette époque les physiologistes pensaient, d'après Flourens, que « le cerveau était un organe fonctionnellement homogène dont chaque partie était susceptible de remplir les fonctions de toutes les autres ». Hitzig poursuivit ses recherches en cherchant à appliquer à l'homme les résultats obtenus chez les chiens et les singes. Lépine réunit les faits acquis en faveur de la doctrine à laquelle Charcot donna la même année l'appui de son autorité. Le mémoire de Charcot et Pitres assoit définitivement sur la base la plus solide la doctrine encore hésitante. Nothnagel a vulgarisé les applications de l'étude des localisations au diagnostic des maladies de l'encéphale. La chirurgie a bénéficié de l'exactitude du diagnostic régional, et c'est surtout Horsley et Beévor qui ont le plus contribué à lui donner cette impulsion. La méthode expérimentale a confirmé les acquisitions de la clinique, soit par les excitations électriques de l'écorce, soit par les destructions partielles. Les excitations électriques ont montré que les seules régions excitables chez les vertébrés supérieurs (chien, singe) correspondent exactement à la zone motrice de l'homme. Les destructions partielles ont donné des paralysies et des dégénérations descendantes comparables à celles de l'homme, avec des différences résultant de l'anatomie.

LOCALISATIONS CORTICALES. — **Localisations motrices déterminées par les lésions destructives.** — D'après les classiques, la zone motrice comprend les circonvolutions frontale et pariétale ascendantes et le lobule paracentral.

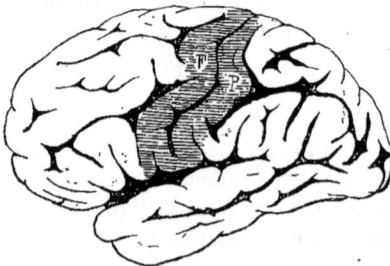

Fig. 69. — Localisation des hémiplégies totales d'origine corticale sur les circonvolutions frontale et pariétale ascendantes. (*Traité de Médecine*, Brissaud et Souques.)

*Membres.* — Les paralysies provoquées par des lésions destructives de l'écorce affectent des formes cliniques différentes selon le siège et l'étendue des lésions provocatrices. Les hémiplégies totales d'origine corticale sont produites par des lésions étendues des circonvolutions ascendantes (fig. 69). Les paralysies partielles sont produites par des lésions limitées des mêmes circonvolutions. Parmi ces paralysies partielles ou monoplégies, on peut distinguer :

a) Les monoplégies brachio-faciales, qui coïncident avec des lésions de la moitié inférieure des circonvolutions ascendantes (fig. 70);

b) Les monoplégies brachio-crurales, qui coïncident avec des lésions de la moitié supérieure des circonvolutions ascendantes (fig. 71);

c) Les monoplégies faciales et linguales, qui dépendent de lésions très limitées de l'extrémité inférieure de la zone motrice, et particulièrement de la frontale ascendante (fig. 72);

d) Les monoplégies brachiales, qui dépendent de lésions très limitées de la partie moyenne de la zone motrice et particulièrement du tiers moyen de la frontale ascendante (fig. 73);

e) Les monoplégies crurales, qui dépendent de lésions très limitées du lobule paracentral (Charcot et Pitres) (fig. 74).

La doctrine classique, qui attribuait à la pariétale ascendante une fonc-

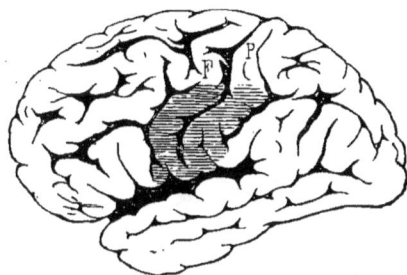

Fig. 70. — Localisation des monoplégies
brachio-faciales.

Fig. 71. — Localisation des monoplégies
brachio-crurales.

(*Traité de Médecine*, Brissaud et Souques.)

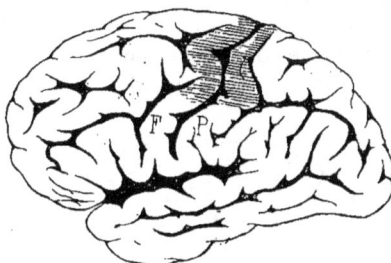

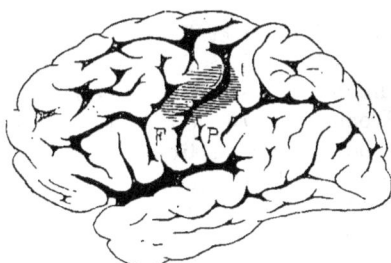

tion motrice aussi importante qu'à la frontale ascendante, a été récemment infirmée par les recherches de Grünbaum et de Sherrington (1901). Ces deux expérimentateurs ont opéré chez des anthropoïdes avec la faradisation

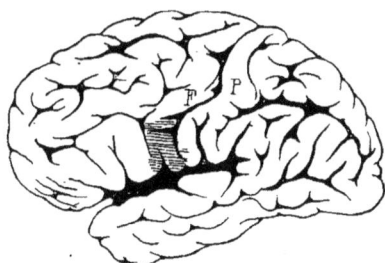

Fig. 72. — Localisation des monoplégies
faciales et linguales.

Fig. 73. — Localisation des monoplégies
brachiales.

(*Traité de Médecine*, Brissaud et Souques.)

unipolaire et montré que l'écorce de la frontale ascendante, une partie du lobule paracentral, le sillon précentral sont seuls excitables. L'écorce de la pariétale ascendante n'est pas excitable. La preuve qu'il en est ainsi, c'est que l'ablation de cette pariétale n'amène aucune paralysie, tandis que l'ablation des régions précédentes en détermine.

Ces expériences ont été reprises et confirmées par Krause, Mills, Frazier, Lloyd, Cushing, C. et O. Vogt, Brodman. Jusqu'ici la méthode anatomo-clinique n'a pu apporter de fait démonstratif de cette manière de voir, parce que les foyers intéressent plus ou moins les deux circonvolutions frontale et pariétale ascendantes. Par contre, l'histologie a fourni une série d'arguments en faveur de la localisation exclusive du mouvement au niveau de la frontale. Kolmer, Brodman, Campbell ont signalé des différences notables de structure cellulaire normale entre la frontale et la pariétale ascendantes : les cellules de Betz, motrices ou géantes, existeraient dans la frontale, la partie antérieure du lobule paracentral et feraient défaut dans la pariétale. D'autre part, Flechsig, se basant sur l'étude de la myélinisation, reconnaît le type moteur en Fa (frontale ascendante) et le type sensitif en Pa (pariétale ascendante). Ce sont là des caractères différentiels d'anatomie qui, ajoutés aux résultats de la méthode expérimentale, permettent de conclure à une différence de physiologie. De son côté, l'histologie pathologique plaide en faveur de cette manière de voir. Probst,

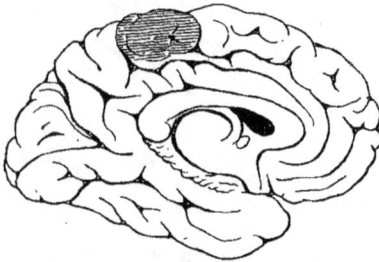

Fig. 74. — Localisation des monoplégies crurales     Fig. 75. — Localisation des mouvements de la face
       dans le lobule paracentral.                          (région de l'opercule rolandique gauche).
                          (*Traité de Médecine*, Brissaud et Souques.)

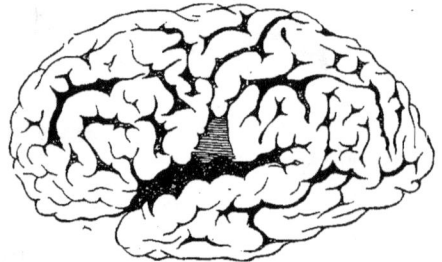

Campbell, Rossi et Roussy ont montré que la dégénérescence pyramidale de la sclérose latérale amyotrophique, poursuivie dans l'écorce cérébrale, se limite à la frontale ascendante.

L'opinion classique doit donc être revisée, au détriment de la pariétale ascendante qui se trouve ainsi dépossédée de toute fonction motrice. Cependant, dans la sclérose latérale on a pu voir quelques fibres dégénérées dans Pa, mais d'une façon inconstante et minime. Bref, *la zone motrice corticale est presque exclusivement limitée à Fa* (frontale ascendante).

Quelques localisations motrices corticales ont été essayées en dehors de la zone motrice limitée par Charcot et Pitres.

**Langue.** — Raymond et Artaud pensent que c'est dans le pied de la circonvolution frontale ascendante que se trouve « le centre des mouvements des *muscles de la langue*, et par suite l'origine corticale de l'hypoglosse. Ce centre est bilatéral et différent en cela de celui de l'aphasie, qui, comme on le sait, est unilatéral et localisé à l'hémisphère gauche ».

**Face.** — La localisation corticale des *mouvements de la face* a été déterminée tout récemment d'une façon très précise dans une observation de Brissaud où le cerveau présentait « une lésion corticale unique, un ramollissement jaune, situé dans la région de l'opercule rolandique gauche, juste en arrière de l'opercule frontal (fig. 75). La malade avait une paralysie faciale droite totale, intéressant à la fois le facial supérieur et inférieur.

Si cette observation devait, « en raison de l'exiguïté de la localisation, servir de document unique pour la détermination du centre des mouvements de la face chez l'homme, il faudrait conclure que ce centre occupe exactement, sur l'opercule, la portion de l'écorce située juste en arrière de l'extrémité inférieure de la scissure de Rolando ».

On a soutenu pendant longtemps que, dans les hémiplégies cérébrales (centrales ou corticales), le facial inférieur était seul touché. Il est aujourd'hui admis universellement que le facial supérieur participe à la paralysie. Chez l'homme, en outre des observations anatomo-cliniques de Pugliese et Milla, il existe des expériences (Bartholow, Sciamanna) qui établissent le

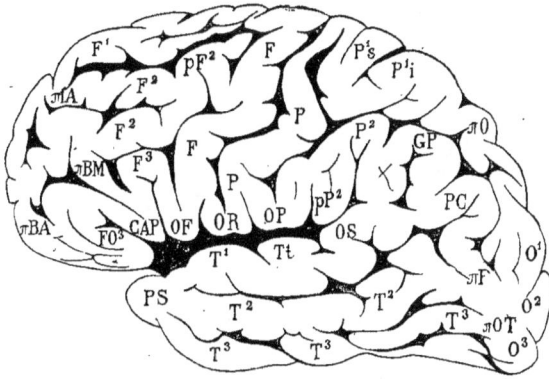

Fig. 76 — Face externe de l'hémisphère gauche (type schématique de l'état adulte).
Indication des plis de l'écorce.

F, circonvolution frontale ascendante; P, pariétale ascendante; F¹, F², F³, première, deuxième, troisième frontales; pF², pied de la deuxième frontale; πfA, pli d'anastomose antérieur de la première frontale (F¹) à la deuxième (F²); πBM, pli d'anastomose moyen de la deuxième frontale (F²) à la troisième (F³); πBA, pli d'anastomose antérieur de la deuxième frontale (F²) à la troisième (F³); CAP, cap de la troisième circonvolution frontale; FO³, troisième circonvolution fronto-orbitaire; OF, opercule frontal; OR, opercule rolandique; OP, opercule pariétal; P¹s, pli supérieur du lobule pariétal supérieur; P¹i, pli inférieur du lobule pariétal supérieur; P¹, lobule pariétal inférieur, ou deuxième circonvolution pariétale; pP², pied du lobule pariétal inférieur; GP, lobule du pli courbe; PC, pli courbe; O¹, O², O³, première, deuxième, troisième circonvolutions occipitales; πO, premier pli de passage externe; πP, deuxième pli de passage externe; πOT, troisième pli de passage externe; T¹ T² T³, première, deuxième, troisième circonvolutions temporales; Tt circonvolution temporale transverse, ou pli de passage temporo-pariétal profond; OS, opercule du fond de Sylvius; PS, pôle sphénoïdal. (*Traité de Médecine*, Brissaud et Souques.)

centre cortical des mouvements de l'*orbiculaire des paupières*. Ce centre de l'orbiculaire palpébral serait situé dans le tiers inférieur des circonvolutions centrales, et d'une façon plus précise dans la partie supérieure de la zone de la face, au-dessus des centres de la langue et de la bouche, probablement en avant du sillon de Rolando, c'est-à-dire près du pied de la deuxième frontale. Près du centre de l'orbiculaire des paupières se trouverait, d'après les observations de Sciamanna et Marfan, le centre du *muscle frontal*.

Ces centres de l'orbiculaire palpébral et du muscle frontal ont une action bilatérale, c'est-à-dire que chaque centre cortical envoie des fibres aux noyaux bulbaires droit et gauche du facial, les fibres croisées étant cependant plus nombreuses que les fibres directes, pour l'orbiculaire tout au moins.

Les fibres du *facial inférieur* passent dans le génou de la capsule, en avant des fibres cortico-brachiales; immédiatement en avant des fibres du facial inférieur doivent passer les fibres cortico-bulbaires du facial supérieur; enfin, en avant de celles-ci cheminent les fibres de l'hypoglosse.

**Yeux.** — Ferrier localisa, chez l'animal, les centres corticaux des *mouvements de la tête et des yeux* dans la région *post-frontale*, c'est-à-dire au niveau de la moitié postérieure ou des deux tiers postérieurs des première et deuxième circonvolutions frontales.

Dans des recherches ultérieures, Ferrier étendit le domaine cortical des mouvements de la tête et des yeux des régions post-frontales aux régions préfrontales.

Schæfer a confirmé l'existence post-frontale du centre des mouvements latéraux de la tête, et étudié dans ce centre des points pour l'excitation des mouvements des yeux, des paupières et des pupilles, constituant le *centre du regard* « Blicksgebiet ». Beevor et Horsley distinguent nettement le centre des mouvements de la tête du centre de la déviation simultanée des yeux et de la tête. Ce dernier a été à son tour dissocié par Mott et Schæfer en trois territoires : l'un moyen pour la déviation conjuguée ordinaire des yeux, l'autre supérieur pour la déviation avec abaissement des globes oculaires et le troisième inférieur pour la déviation avec élévation des globes.

En outre, Schæfer a découvert un nouveau centre cortical *occipital* des mouvements des yeux. Pour Ferrier, ce centre occipital n'agit sur les muscles des yeux que d'une façon indirecte en évoquant des images visuelles, tout comme le fait l'impression d'un son qui détermine des mouvements de la tête, des yeux et des oreilles. Et il oppose ce centre « sensoriel » au centre frontal « moteur ». Mais Schæfer a montré par des expériences précises que l'action des centres dits sensoriels « occipital et temporal » est directe, et peut être indépendante du centre frontal, encore que le temps de réaction qui suit l'excitation du centre « sensoriel » soit plus long que celui qui suit l'excitation du centre frontal. Quoi qu'il en soit, il existe dans l'écorce des centres multiples des mouvements des yeux, et ceci explique la rareté des ophtalmoplégies corticales comparativement à la fréquence des paralysies corticales de la face.

Y a-t-il des centres corticaux pour d'autres mouvements des yeux? Risien Russell a décrit dans l'écorce des centres pour les mouvements des yeux en haut, en bas, en haut et en dehors, en bas et en dedans, et un centre pour la convergence. Tous les mouvements oculaires ont leur représentation dans le cortex. Cet auteur a, en outre, décrit des centres pour les mouvements des yeux dans le cervelet et constaté que les lobes latéraux du cervelet et les centres cérébraux des muscles oculaires exercent une influence antagoniste sur les muscles des yeux.

La clinique montre la fréquence de la *déviation conjuguée des yeux et de la tête* au cours de l'hémiplégie et de l'épilepsie jacksonienne. Le centre cortical de cette déviation siégerait pour Landouzy « sur le lobule pariétal inférieur, et d'une façon plus précise, sur le pied du lobule pariétal inférieur »; pour Grasset « dans les circonvolutions qui coiffent le fond de la scissure de Sylvius et le pli courbe ». Wernicke et Henschen placent également ce centre dans le lobule pariétal inférieur. Flechsig nie pareille localisation. Cette région n'a pas, dit-il, de faisceau de projection. Si ses lésions *profondes* ont pu s'accompagner de déviation conjuguée des yeux et de la tête, c'est que dans cette région passent, d'une part les radiations optiques, et d'autre part le faisceau temporal cortico-protubérantiel de la sphère auditive. Or, l'excitation de ces faisceaux de la vision et de l'audition peut, comme celle des centres sensoriels auditif et visuel, déterminer des mouvements des yeux. Quant à la déviation conjuguée des yeux, notée dans les lésions du pli courbe, il faut l'attribuer au même mécanisme général.

Dans les cas, soit d'hémiplégie, soit d'épilepsie partielle débutant par la déviation conjuguée de la tête et des yeux, on a plusieurs fois relevé l'existence d'une lésion corticale au niveau du lobe frontal, particulièrement des première et deuxième circonvolutions frontales. Bechterew, qui rapporte quelques observations cliniques de ce genre, a pu, au cours de trépanations chez l'homme, constater trois fois que le centre de cette déviation siégeait à la partie postérieure de la deuxième frontale. La clinique et l'expérimentation s'accordent donc pour démontrer l'existence du centre frontal « moteur » des mouvements des yeux. En est-il de même pour leurs centres sensoriels? Une observation de Heitz et Bender plaide dans ce sens : il s'agit d'un malade ayant des crises d'épilepsie jacksonienne débutant par la déviation conjuguée de la tête et des yeux, du côté gauche. A l'autopsie on trouva une lésion unique, à cheval sur la substance grise et la substance blanche, à la partie postérieure du lobe temporal.

**Nuque et Tronc.** — Où se trouve l'aire corticale des *mouvements* de la *nuque* et du *tronc*? Les auteurs sont en désaccord sur ce chapitre.

Déjà, en 1870, Fritsch et Hitzig plaçaient le centre des mouvements de la nuque, chez le chien, sur la convexité du *gyrus préfrontal*. Munk localise, chez le singe, le centre des mouvements de la nuque et du tronc sur le lobe frontal et admet deux centres distincts, celui de la nuque étant situé plus en arrière que celui du tronc. Grosglick est venu récemment confirmer les recherches de Munk dans leurs points essentiels.

Quelques observations cliniques semblent plaider en faveur de cette théorie. Chez un malade dont la tête était inclinée fortement en avant, Hitzig put, en 1892, diagnostiquer une lésion du lobe frontal et l'intervention vint lui donner raison. Chez un malade de Fraenkel, qui présentait comme signe prédominant une raideur extrême de la nuque et une déviation à droite de la tête et des yeux, l'autopsie révéla une hémorragie corticale de l'hémisphère gauche, au niveau de la partie postérieure des deuxième et troisième circonvolutions frontales.

Mais le siège préfrontal du centre des mouvements de la nuque et du tronc n'est accepté ni par Ferrier, ni par Horsley, Schæfer, Unverricht, Kusick, etc.

La plupart des auteurs pensent que la représentation corticale des muscles du tronc et de la nuque est bilatérale.

*Larynx.* — Le *centre cortical* des mouvements volontaires du *larynx* (ou de la *phonation*), soupçonné par Munk avec « une sûreté presque mathématique », comme dit Krause, son élève, a été déterminé par ce dernier. Il siège dans une aire corticale qui lui est commune avec les centres des *muscles antérieurs du cou* et *du pharynx* et occupe exactement, chez le chien, l'*isthme ou pied du gyrus précrucial.*

Les recherches de Krause ont été répétées et confirmées par Semon et Horsley.

F. Klemperer a constaté, comme Krause, Semon et Horsley, que l'excitation unilatérale du centre cortical laryngé amenait toujours l'adduction bilatérale des cordes vocales, mais que, par contre, son extirpation, même bilatérale, n'avait aucun effet sur les mouvements des adducteurs et sur la phonation. Iwanow est arrivé de son côté aux conclusions suivantes : l'excitation unilatérale de l'*aire de Krause* amène l'adduction des deux cordes vocales (fermeture de la glotte) avec une émission de voix et accélération de la respiration. La destruction unilatérale de ce centre phonateur cortical n'a, chez le chien, aucune influence appréciable sur les mouvements des cordes vocales et sur la phonation; sa destruction bilatérale entraîne la suppression de la phonation consciente; la phonation réflexe persiste seule. Il y a, en effet, des centres réflexes de la phonation dans le thalamus et dans les tubercules quadrijumeaux postérieurs. Et Iwanow ajoute que la destruction du centre phonateur cortical amène une dégénération descendante des fibres situées à proximité du genou de la capsule interne, en avant du faisceau pyramidal, qui se continuent dans le ruban interne et dans les pyramides et se dirigent vers les noyaux du bulbe des deux côtés.

Dans l'aire de Krause la partie antérieure, d'après Beevor et Horsley, appartiendrait à l'adduction des cordes vocales; l'excitation de la partie postérieure de cette aire amènerait en même temps des mouvements du pharynx; l'excitation des points voisins produirait l'élévation ou l'abaissement du larynx, ou bien des mouvements de déglutition et de mastication.

En somme, les physiologistes ne sont pas absolument d'accord sur les fonctions du centre phonateur cortical. D'autre part, les observations anatomo-cliniques n'ont pas fait une lumière complète sur le rôle de ce centre chez l'homme, — on sait que, chez l'homme, le centre absolu occupe la moitié antérieure de l'extrémité inférieure de la frontale ascendante — et, d'autre part, elles ne sont pas toujours conformes aux données de la physiologie.

De rares observations cliniques, entre autres celles de Garel, de Münzer, de Rossbach et d'Eisenlohr, établissent la réalité de cette localisation corticale chez l'homme et du trajet des fibres cortico-pédonculaires qu'elle projette vers le bulbe. Deux autopsies de Dejerine renseignent encore plus exactement : le centre cortical laryngé occupe la partie inférieure de la frontale ascendante, c'est-à-dire, d'une façon précise, la portion de cette circonvolution qui est située en arrière du sillon prérolandique inférieur et qui s'appelle *opercule frontal.*

D'après l'opinion de Semon et Horsley, les centres laryngés des deux hémisphères se partageraient *également* la fonction motrice des deux moitiés ou de la totalité de la glotte. L'hypothèse de Masini paraît cependant plus conforme aux faits humains : chaque hémisphère exercerait une action prédominante sur la moitié opposée de la glotte, non sans être capable d'actionner plus faiblement l'autre moitié. Du reste, jusqu'à présent, aucune preuve sérieuse n'a pu être invoquée en faveur d'une localisation asymétrique de la fonction vocale, comparable à la localisation de Broca.

Le larynx, organe de la phonation, est encore l'organe de la *respiration laryngée*, dévolue aux abducteurs de la glotte. Le centre cortical de l'abduction des cordes vocales est très étendu et siège au-dessus du centre phonateur ou de l'adduction. Son excitation produit chez l'animal l'accélération des mouvements respiratoires. Il existe en outre sur le lobe frontal des centres de ralentissement de la respiration.

*Mastication, Déglutition.* — Entre le centre de la face et celui du larynx s'en trouverait un troisième, toujours au pied de la frontale ascendante : c'est le *centre masticateur*. D'ailleurs, ce centre n'a guère été déterminé qu'expérimentalement.

Enfin, une région de l'écorce, dont l'excitation produit *l'acte entier de la déglutition*, a été trouvée par V.-M. Bechterew et P.-A. Ostankoff; elle est située chez le chien à l'extrémité antérieure du deuxième sillon; une ligne fictive qui continuerait en avant et en bas le sillon crucial tomberait au niveau de ce centre. Il se trouve au voisinage du centre buccal (centre des mouvements des angles de la bouche) de Ferrier. Un peu au-dessus de lui se trouverait un autre centre en rapport avec la respiration.

Réthi a déterminé les centres corticaux des *mouvements coordonnés de la mastication et de la déglutition*.

Il faut signaler en passant que les centres corticaux de *la faim et de la soif*, trouvés par St. Paget, seraient placés à l'extrémité antérieure du lobe temporo-sphénoïdal, non loin du *gyrus uncinatus*.

**Localisations sensitives.** — A l'heure actuelle, il est possible de localiser dans l'écorce cérébrale un ou plusieurs centres de la sensibilité. Mais l'histoire des localisations sensitives n'est pas encore définitivement écrite.

Les localisations sensitives dans l'écorce cérébrale sont basées sur les résultats fournis par la méthode expérimentale et par la méthode anatomo-clinique.

Un certain nombre de physiologistes, en détruisant la zone dite motrice, ne constatèrent aucun trouble sensitif et furent amenés conséquemment à rechercher la localisation de la sensibilité dans une autre zone. Ferrier d'abord, soit seul, soit en collaboration avec Yeo, se fit le défenseur de cette doctrine et localisa la sensibilité dans la circonvolution de l'hippocampe. Puis Horsley et Schæffer, dans un premier travail, partagèrent d'abord cette opinion. Plus tard, il est vrai, revenant sur leurs idées, ils admirent que la sensibilité est localisée à la fois dans les circonvolutions centrales (zone motrice) et dans le corps calleux. De même, Bechterew place les centres sensitifs corticaux en dehors et en arrière de la zone rolandique, et Nothnagel dans le lobe pariétal.

Cependant la majorité des expérimentateurs obtenait, en détruisant la zone dite motrice, la coexistence de troubles moteurs et de troubles sensitifs, et en concluait que les centres sensitifs occupent la même topographie que les centres moteurs. Il suffit de citer ici les noms de Hitzig, Schiff, Munk, Bastian, Tripier. Munk admet trois espèces de zones dans l'écorce cérébrale, à savoir la sphère visuelle dans le lobe occipital, la sphère auditive dans le lobe temporal et la *sphère sensible* (*Fuhlsphaere*) qui occupe les mêmes limites que la zone motrice de Ferrier.

Il divise, d'autre part, cette sphère sensible en six segments destinés au membre postérieur, au membre antérieur, à la tête, aux yeux, aux oreilles, au cou, au tronc.

Pour lui, toute lésion de la sphère ou zone sensible amène des troubles sensitifs dans la région du corps qui lui correspond. La lésion est-elle légère, il y a des troubles sensitifs ; est-elle plus étendue, il y a des troubles sensitifs et des troubles moteurs consécutifs. Est-elle totale, c'est la perte des sensations et des mouvements corticaux (paralysie corticale).

Comme Munk, Bastian affirme l'action primordiale du sens musculaire sur les mouvements : les centres moteurs sont des centres du sens musculaire, des centres de perception sensible où se localisent les sensations et où naissent les idées de mouvement.

Il était donc admis par la grande majorité des auteurs que des lésions, localisées à la zone dite motrice, produisent des troubles sensitifs. Mais la zone sensitive ne dépasse-t-elle pas les limites de la zone motrice et n'empiète-t-elle pas sur le lobe pariétal, et spécialement sur le lobule pariétal inférieur, comme le pensent Sacks, Redlich, V. Monakow, Bruns? C'est là une question à laquelle répondent par l'affirmative un certain nombre d'observateurs. Redlich publie une vingtaine de cas favorables : hémiplégie légère avec troubles très marqués des sens musculaire et stéréognostique par suite d'une lésion du lobe pariétal (surtout du gyrus supramarginalis). Il est vrai que, dans la plupart de ces cas, la pariétale ascendante était touchée. Dans une observation de Bruns, il s'agit d'une tumeur comprenant le lobe pariétal et provoquant des troubles du sens musculaire et de la sensibilité cutanée. Bruns pense que l'anesthésie et l'ataxie dépendaient de la lésion de cette région pariétale; il croirait volontiers que, si la frontale ascendante est motrice, la pariétale ascendante est mixte et la pariétale inférieure exclusivement sensitive. Dans un travail récent, Verger s'exprime en ces termes : « La zone psycho-motrice, dont on peut délimiter les limites et qu'on peut diviser en régions par l'étude des excitations électriques, ne peut être considérée absolument comme la zone sensitive de la moitié opposée du corps. En réalité, elle paraît être le lieu où sont perçues et conservées dans la mémoire les sensations qui concourent à former les représentations motrices, dont les représentations tactiles constituent un cas particulier. C'est le centre des images motrices et tactiles. Mais les sensations moins différenciées de douleur, de température et, dans une certaine mesure, les sensations tactiles non différenciées des régions autres que les extrémités ultimes, paraissent devoir être perçues confusément, indépendamment de ces zones corticales et probablement dans les centres sous-corticaux qui restent à déterminer. »

De son côté, la chirurgie crânienne, grâce à la trépanation et aux recherches qu'elle permet chez l'homme lui-même, a apporté une contribution extrêmement précieuse à la solution de cette question. On a pu électriser la zone psycho-motrice en ces différents centres, en exciser une portion et observer les résultats produits (Bartholow, Dana, Ranson), à savoir des troubles moteurs et sensitifs superposés dans un même côté du corps ou dans un même segment de ce côté. Dana, Henschen ont cité des faits dans lesquels on voit une lésion traumatique crânienne, limitée à un département du territoire moteur, amener des troubles moteurs et sensitifs prédominants, sinon localisés, dans la région du corps qui correspond à la localisation corticale.

Il n'est pas jusqu'à l'anatomie normale qui n'ait contribué à élucider le problème en question, en précisant la terminaison corticale des fibres sensitives. « En somme, dit Brécy, les anatomistes semblent s'accorder pour identifier les zones motrice et sensitive. La sensibilité occupe les circonvolutions rolandiques et peut-être d'autres encore, si certains centres moteurs, comme ceux de l'œil, sont en dehors des circonvolutions centrales. Toutes les espèces de sensibilité (tactile, thermique, douloureuse, musculaire) pour le tronc, les membres, la tête (certainement dans le domaine des trijumeaux, probablement pour la langue, le pharynx, le larynx) sont réparties en centres secondaires identiques à la motricité. »

Les centres de la sensibilité corticale auraient les mêmes localisations anatomiques que les centres de la motilité, topographiquement parlant, c'est-à-dire que la sensibilité pour un membre ou pour un segment de membre aurait la même représentation corticale que la motilité pour ce membre ou pour ce segment de membre. La seule différence consisterait en ce que celle-ci et celle-là ne correspondent pas probablement à la même couche.

« Il n'y a point à spécifier encore laquelle des cinq couches de Meynert joue un rôle prépondérant dans les actes moteurs ou dans les phénomènes sensibles. Notre devoir, en l'absence de preuves matérielles, est de réserver la question pour l'avenir. » (Brissaud.)

Il a été question, tout à l'heure, de la doctrine nouvelle qui limite à Fa la zone motrice corticale et fait de Pa une zone exclusivement ou presque exclusivement sensitive. Mais s'ensuit-il que Fa n'ait aucun rôle dans la fonction sensitive? Le fait n'est pas établi.

Quelle opinion convient-il de se faire de la notion des centres sensitivo-moteurs et de leurs rapports? « Peut-être l'avenir, dit J. Soury, appartient-il à la doctrine qui considère la zone motrice comme une manière de surface sensible dont les réactions provoquées seraient identiques à des réflexes. F.-Franck incline décidément vers la théorie de l'influence réflexe et ne voit dans la zone motrice assimilée à une surface sensible périphérique que le point de départ des incitations motrices volontaires, l'appareil incitateur des réactions motrices volontaires, dont les véritables appareils moteurs ou d'exécution sont les cellules nerveuses motrices du bulbe et de la moelle. Physiologiquement, a écrit Gley, ces organes de l'écorce apparaissent comme des centres de représentation des divers mouvements qui déterminent la véritable action motrice par un mode assimilable au mécanisme purement réflexe. Ces organes de l'écorce sont, pour F.-Franck, des centres d'association volontaire plutôt que des centres moteurs proprement dits. »

**Sensibilités spéciales**. — On peut commencer d'abord par les sens dont les centres sont les moins connus.

**Olfaction et goût.** — « On ne connaît actuellement, disent François-Franck et Pitres, aucune observation précise, suivie d'autopsie régulière, dans laquelle des troubles du goût ou de l'olfaction aient pu légitimement être rapportés à des lésions limitées de l'écorce cérébrale.... » D'après Ferrier, — et ses assertions ont été confirmées par d'autres auteurs, — « la destruction bilatérale des extrémités antéro-internes des deux lobes temporaux détermine une perte totale de la perception des sensations olfactive et gustative dans les deux narines et dans les deux côtés de la langue, en même temps que les muqueuses nasale et linguale deviennent insensibles aux excitations tactiles ». Pour le centre de l'olfaction surtout, il semble démontré qu'il siège dans le *subiculum cornu Ammonis* et dans la région de l'hippocampe. D'après Flechsig, c'est la *corne d'Ammon* qui est le centre des sensations olfactives. Gorschkoff a fait des expériences sur les chiens et est arrivé à cette conclusion que les centres proprement dits de l'olfaction sont les *circonvolutions de l'hippocampe et du crochet*. En détruisant chez le chien le lobe piriforme des deux côtés, il a obtenu la destruction complète de l'odorat; la destruction unilatérale abolit l'odorat du côté correspondant et l'affaiblit du côté opposé. Il n'a pu déterminer chez les animaux les centres des sensations olfactives particulières. Les fibres des nerfs olfactifs subiraient, elles aussi, une décussation partielle, comme les nerfs optiques et acoustiques; mais, suivant Luciani, les faisceaux directs seraient plus gros que les faisceaux croisés : et cela expliquerait pourquoi l'olfaction a pu paraître parfois abolie du côté de la lésion (Ferrier).

On connaît par exemple des cas, dit Seppilli, d'embolie de l'artère sylvienne gauche dans lesquels, en même temps que de l'hémiplégie *droite* et de l'aphasie, figurait l'anosmie de la narine *gauche*. (Ogle, Notta.)

Frigerio a rapporté une observation d'atrophie de la corne d'Ammon gauche dans un cas d'hallucination de l'odorat. (Soury.) Dans une observation de H. Jackson et de Beevor, une tumeur occupant l'extrémité antérieure du lobe temporal, les convulsions étaient précédées d'une aura olfactive : odeur abominable. Dans un cas d'Oppenheim, les hallucinations de l'odorat et du goût étaient en rapport avec une tumeur du lobe pariétal, ayant envahi le lobe temporal. La plupart des autres observations, celles en faveur du centre cortical de l'odorat pèchent par la base : elles intéressaient les nerfs olfactifs eux-mêmes. De l'examen des faits classiques,

Oppenheim infère que le siège cortical de l'olfaction n'est pas encore sûrement démontrée.

Il faut ajouter que, chez les animaux qui ont l'odorat très développé (animaux osmatiques de Broca), le grand lobe limbique, représenté chez l'homme par les circonvolutions du corps calleux et de l'hippocampe, prend un développement considérable et qu'il est atrophié chez les animaux anosmatiques comme le dauphin, ainsi que l'a montré Zuckerkandl.

Pour ce qui est du centre du goût, les expériences de A. E. Stscherbach, faites dans le laboratoire du professeur Flechsig, ont prouvé que la corne d'Ammon était sans rapport avec lui. D'autre part, le même auteur a produit la perte du goût « par l'annihilation des fibres les plus postérieures de la couronne rayonnante ».

Parmi les centres corticaux dévolus aux différents sens, les mieux étudiés et les plus connus sont certainement ceux de la vision. Leur étude sera faite aux articles *hémianopie*, pour le centre visuel commun, et *aphasie* (*cécité verbale*), pour le centre visuel verbal.

**Audition.** — Ferrier, Wernicke, Munk s'accordent à localiser le centre de l'audition dans le lobe temporal. Leur opinion a été confirmée par Onufrowicz, inspiré par Forel et Baginsky. Il a été prouvé par Flechsig et Bechterew que le *nerf cochléaire* est en rapport avec le *tubercule quadrijumeau postérieur*, et par von Monakow (méthode des dégénérescences) que le *corps genouillé interne*, qui est en relation avec le tubercule quadrijumeau postérieur, est également en rapport avec l'écorce du *lobe temporal*. Luciani, qui d'ailleurs étend au delà du lobe temporal le centre cortical de l'audition, pense, contrairement à Munk, que les sensations simples de l'ouïe s'arrêtent dans des centres infra-corticaux.

L'anatomie pathologique ne possède guère que de rares observations discutables de surdité proprement dite par lésion corticale. Shaw a relaté un cas de surdité et de cécité complètes, dans lequel on a trouvé à l'autopsie une atrophie également complète des plis courbes et des circonvolutions temporo-sphénoïdales supérieures des deux côtés. « Après examen d'un cas analogue, Wernicke et Friedländer sont arrivés à la même conclusion que les lobes temporaux sont le centre de l'audition. » (Ferrier, *Sem. méd.*, 1890.)

Seppilli a trouvé, sur deux cerveaux de sourds-muets de naissance, un arrêt de développement des lobes temporaux. Sur l'un d'eux l'atrophie de la première circonvolution temporale était particulièrement marquée. Il faudrait en conclure que l'audition est particulièrement en rapport avec la circonvolution temporale supérieure, ce qui est conforme à l'opinion déjà émise par Ferrier.

Ferrier pensait que l'action de ce centre était unilatérale et croisée. Luciani, s'appuyant sur les effets transitoires de la destruction d'un seul lobe temporal et sur la diminution de l'acuité auditive de l'oreille du côté de la lésion, croit, au contraire, que chacun des centres de l'audition possède une action bilatérale. « Les recherches de Baginsky, Flechsig, Bechterew et von Monakow paraissent indiquer que les fibres nerveuses du nerf acoustique qui se rendent au limaçon proviennent des lobes temporaux, tandis que celles des canaux semi-circulaires ont leur origine dans le cervelet. »

Il importe donc de distinguer dans le nerf acoustique deux nerfs différents : le *nerf cochléaire* et le *nerf vestibulaire*. Le premier seul est en rapport avec l'audition.

Jusqu'à présent on n'a pas distingué le centre auditif commun du centre de la perception acoustique des mots dont la lésion donnerait lieu, pour certains auteurs, à la *surdité verbale*.

Décrite pour la première fois par Wernicke, cette affection a été étudiée ensuite par Charcot, Kussmaul, Kahler et Pick, Nothnagel. Naunyn place le centre en question dans le lobe *temporal gauche*, particulièrement dans la T¹ (surtout dans ses trois quarts postérieurs). Brissaud pense que la surdité verbale a pour localisation le pied de la *temporale transverse*, ou pied du *pli de passage pariéto-temporal profond*. Cette partie du manteau cortical représente le quart postérieur de la première circonvolution temporale.

Cette localisation étroite correspondrait approximativement à l'*aire corticale du nerf cochléaire*.

Il n'y a que les lésions de l'hémisphère gauche qui puissent produire la surdité verbale. Il est intéressant de remarquer que les malades atteints de surdité verbale n'ont pas de surdité proprement dite, ce qui serait en faveur de l'action bilatérale des centres auditifs, opinion soutenue par Luciani.

Faut-il distinguer du centre de la perception acoustique des mots le centre chargé de conserver les images acoustiques verbales? Soury cite le cas d'un malade de Cattani, atteint d'amnésie verbale sans surdité verbale. La lésion siégeait dans la moitié antérieure du lobe temporal gauche, mais respectait la T¹. Enfin, à côté de la surdité verbale, il faut réserver une place à la surdité psychique.

D'après Munk, cité par Ferrier, « la destruction chez le chien d'une zone, située à l'extrémité inférieure de la circonvolution supra-sylvienne, produit la surdité psychique; l'animal paraît tout à fait sourd pendant quelques semaines, puis il apprend de nouveau peu à peu à reconnaître les sons; les images auditives, effacées pour un temps, se reforment dans d'autres portions de l'écorce cérébrale ».

**Centres corticaux du langage.** — Voir APHASIE.

On peut résumer ainsi qu'il suit la localisation de chacun des centres du langage, supposée par les classiques.

Le *centre visuel verbal*, dont la cécité donne lieu à la cécité verbale, siégerait à la partie postéro-inférieure de la deuxième circonvolution pariétale gauche, ou pli courbe (fig. 77). Il est rare que la cécité verbale ne s'accompagne pas d'une hémianopie, due à la lésion des fibres visuelles situées dans le voisinage. Dejerine pense que la lésion de ce centre entraîne toujours avec elle l'agraphie (alexie corticale de Wernicke), l'écriture n'étant pour lui que la copie des images verbales visuelles, évoquées mentalement; selon cet auteur, la cécité verbale *pure* (alexie sous-corticale de Wernicke), sans agraphie, serait le résultat d'une lésion située en dehors du pli courbe et intéressant les fibres commissurales reliant le centre visuel commun au centre visuel verbal.

Le *centre auditif verbal*, dont la destruction donnerait la surdité verbale, pourrait être considéré comme siégeant au quart postérieur de la première circonvolution temporale gauche.

Le *centre moteur d'articulation* en rapport avec l'aphémie de Broca serait au pied de la troisième circonvolution frontale gauche.

Le *centre de la mémoire des mouvements destinés à tracer les mots écrits* dont la lésion donne lieu à l'*agraphie* serait au pied de la deuxième circonvolution frontale.

Récemment, Pierre Marie a émis des idées nouvelles sur la question de l'aphasie (v. c. m.) et de ces centres. Pour lui, on n'observe jamais cliniquement à l'état isolé les symptômes dits cardinaux de l'aphasie : surdité verbale, cécité verbale, agraphie; toujours ces symptômes se trouvent réunis chez un aphasique. C'est donc du pur schéma que de décrire des localisations spéciales pour la surdité verbale et la cécité verbale : toute lésion de la zone du langage donne lieu à une aphasie prenant, à des degrés divers d'ailleurs, tous les modes du langage. Si cette lésion est peu étendue, l'aphasie sera peu intense; au contraire, si la lésion est plus étendue. Il y a là un fait

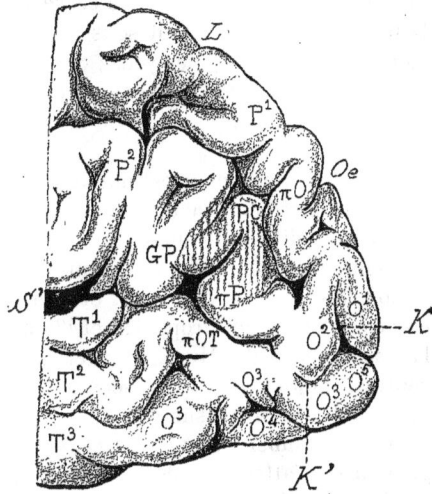

Fig. 77. — Face externe du lobe occipital gauche : *K* et *K'*, branches supérieure et inférieure de la scis sure calcarine; *L*, scissure limbique; *Oe*, scissure occipitale externe; *S'*, branche postérieure du Sylvius; O¹, O², O³, O', les quatre premières circonvolutions occipitales; P¹, P², les deux circonvolutions pariétales; PC, pli courbe, siège de la mémoire graphique visuelle; GP, lobule du pli courbe; T¹, T², T³, les trois circonvolutions temporales externes : πO, premier pli de passage externe; πP, deuxième pli de passage; πOT, troisième pli de passage; la troisième circonvolution occipitale (O³) se confond avec la cinquième ou gyrus lingual (O³) au niveau du pôle occi pital. (D'après Brissaud.)

analogue à ce qui se passe pour l'hémiplégie par lésion limitée de la capsule interne : il ne se produit pas, en effet, alors, de monoplégie, mais une hémiplégie qui est directement proportionnelle à l'étendue de la lésion dans la capsule interne. La zone du langage, d'après Pierre Marie, est surtout constituée par la région de Wernicke (du pli courbe, du gyrus supramarginalis, région temporale postérieure). Quant à la 3ᵉ circonvolution frontale, il refuse de la comprendre dans la zone du langage; pour lui l'aphasie motrice ou aphasie de Broca n'est qu'une aphasie vulgaire ou aphasie de Wernicke; mais ce qui lui donne des caractères spéciaux, c'est qu'il y a complication de dysarthrie ou d'anarthrie surajoutée par lésion de la région du noyau lenticulaire ou de son voisinage immédiat.

**Intelligence.** — Le jour est-il déjà venu où l'on peut se demander s'il y a une *localisation* de l'intelligence?

« L'intelligence, dit excellemment Munk, a son siège partout dans l'écorce cérébrale et nulle part en particulier.... » Hitzig fait front contre l'opinion de Munk. « Je crois avec lui, dit-il, que l'intelligence, disons mieux, le trésor des idées, doit être cherché dans toutes les parties de l'écorce, ou plutôt dans toutes les parties du cerveau. Mais je soutiens que la pensée abstraite exige nécessairement des organes particuliers, et ces organes je les cherche dans le cerveau frontal. » Ferrier fait remarquer que la faculté d'attention tient sous sa dépendance directe les mouvements de rotation de la tête et des yeux; or, dit-il, « les mouvements latéraux de la tête et des yeux ne peuvent être paralysés d'une façon permanente, à moins que toutes les parties de la région frontale ne soient complètement détruites ».

En fait, l'intelligence est une fonction des centres et faisceaux d'association qui unissent, chacun à chacun, les nombreux centres où sont gravées les images dites « mentales ». Mais on peut ajouter, avec Jules Soury : « Quoique les lobes frontaux et préfrontaux renferment des centres d'innervation des muscles du tronc, et que le développement de cette partie du cerveau chez les anthropoïdes et l'homme soit sans doute en rapport avec la station verticale (Munk, Meynert), il est possible qu'il s'y trouve d'autres centres, toujours de nature sensitive ou sensitivo-motrice, en rapport avec l'ensemble du processus de l'écorce cérébrale, centres d'arrêt, de tension cérébrale, d'innervation des muscles qui se contractent dans le phénomène général de l'attention, de la réflexion, de la concentration de la pensée, condition de la synergie fonctionnelle des appareils et des organes de la machine animale. »

LOCALISATIONS DANS LE CENTRE OVALE. — On conçoit que les lésions sous-corticales des faisceaux de projection donnent lieu à des troubles très analogues à ceux des lésions corticales elles-mêmes. Les lésions sous-corticales intéressent-elles les fibres commissurales qui réunissent les centres corticaux entre eux? Alors on aura des symptômes un peu différents « des symptômes corticaux », et dans certains cas on pourra chercher à distinguer la lésion corticale de la lésion sous-corticale.

LOCALISATIONS DANS LA CAPSULE INTERNE. — Au centre ovale font suite la capsule interne, la capsule externe avec le corps calleux, et les noyaux gris centraux. La capsule interne se divise en une partie antérieure et une partie postérieure irriguées, l'une par l'artère lenticulo-striée, l'autre par l'artère lenticulo-optique : ces deux artères sont les plus fréquents points de départ de l'hémorragie cérébrale. A ce niveau, les faisceaux moteurs sont réunis sur un petit espace, de telle sorte qu'une hémorragie de cette région a les plus grandes chances de donner lieu à une hémiplégie totale. Et c'est ce qui arrive en effet. La disposition des faisceaux moteurs et sensitifs dans la capsule interne est connue d'une façon assez précise. Les résultats fournis sur ce point par l'anatomie pathologique ont même été confirmés par la méthode expérimentale. Le schéma des fibres motrices dans la capsule interne, d'après Beevor et Horsley, est conforme au schéma classique.

1° **Faisceaux moteurs**. — La partie postérieure de la capsule interne est occupée par les faisceaux moteurs des membres, ceux du membre inférieur se trouvant en arrière des fibres correspondant au membre supérieur. C'est le faisceau pyramidal qui correspond aux faisceaux frontaux et pariétaux moyens et supérieurs.

Immédiatement en avant se trouve le faisceau géniculé qui correspond à la langue (10° paire) et à la face (7° paire). Ce faisceau, comme son nom l'indique, occupe le *genou* de la capsule interne. On a encore distingué dans ce faisceau les fibres destinées au noyau moteur du trijumeau (Lépine), et celles du noyau spinal (Garel et Dor). Au-dessus de la capsule il se divise pour donner le faisceau frontal inférieur (hypoglosse) et le faisceau pariétal inférieur (facial).

En avant du faisceau géniculé se trouverait, dans l'hémisphère gauche, le faisceau de l'aphasie (faisceau très contesté), ainsi nommé parce qu'il aboutit (faisceau pédiculo-frontal inférieur de Pitres) au pied de la troisième circonvolution frontale.

Pierre Marie et Guillain croient pouvoir affirmer, d'après de très nombreux cas observés par eux cliniquement et anatomiquement, qu'une lésion quelconque, si petite soit-elle, intéressant le segment postérieur de la capsule interne, amène toujours en clinique le syndrome hémiplégie, et que jamais à une lésion capsulaire limitée ne correspond une paralysie limitée à un membre. Quant aux lésions de genou de la capsule interne, il ne leur a pas semblé qu'elles amenassent du côté des nerfs crâniens une symptomatologie de déficit beaucoup plus accentuée que les lésions du segment postérieur de la capsule interne.

Ce sont là des conclusions concernant exclusivement les lésions observées chez l'homme. Il faut évidemment, disent-ils, tenir compte des localisations obtenues par l'expérimentation; mais, en étudiant les phénomènes chez l'homme, avec la méthode anatomo-clinique, on est obligé de conclure à un désaccord entre ces phénomènes et les résultats enregistrés par les anatomistes et les physiologistes. Bref, en clinique, *on ne pourrait constater dans la capsule interne aucune localisation segmentaire persistante.*

2° **Faisceau psychique** (Brissaud). — Les localisations en rapport avec le faisceau appelé à tort ou à raison *psychique*, c'est-à-dire avec la région la plus antérieure de la capsule interne, sont peu connues. La destruction des fibres du segment antérieur de la capsule donnerait une paralysie de la mimique spontanée *unilatérale*, si la lésion est elle-même unilatérale, et *bilatérale* si la lésion est bilatérale ou médiane. Si cette lésion bilatérale ou médiane intéresse le faisceau moteur volontaire de la face (faisceau géniculé) en respectant les conducteurs psycho-réflexes, on se trouverait en présence du syndrome pseudo-bulbaire, dans lequel le masque immobile peut encore être provoqué *par stimulation psychique* au spasme irrésistible du rire ou du pleurer. Le rire ou le pleurer spasmodiques s'expliquent par l'interruption des conducteurs qui relient les centres corticaux moteurs volontaires aux noyaux bulbaires de la face; la physionomie n'est plus soumise à la volonté et pourtant elle reste en rapport avec les centres de coordination de la couche optique, mis en action par un réflexe cortical. Ce sont les fibres inférieures du faisceau d'Arnold, ou racine antérieure de la couche optique, qui conduisent « les incitations de l'écorce frontale aux centres de coordination de la couche optique ».

3º **Faisceaux sensitifs.** — Les recherches expérimentales et anatomocliniques, poursuivies depuis vingt ans, ont montré que l'ancienne conception du carrefour sensitif était erronée. Les fibres motrices s'étendent jusqu'à l'extrémité postérieure du segment postérieur de la capsule interne. Une lésion de cette extrémité peut entraîner une hémiplégie motrice avec hémianesthésie. Mais cette hémianesthésie ne porte que sur la sensibilité générale : les sens ne sont pas touchés, par suite elle ne ressemble pas à celle des hystériques. Lorsque le sens de la vue est intéressé, ce n'est pas sous la forme de rétrécissement du champ visuel ou d'amblyopie croisée, mais bien d'hémianopie. Encore pour cela faut-il que la lésion, qui atteint le segment *rétro-lenticulaire* de la capsule interne, occupe la région thalamique inférieure et intéresse en ce point le faisceau visuel (Dejerine). Les autres sens (ouïe, olfaction, gustation) peuvent être également intéressés par la même lésion, mais ils ne le sont que passagèrement, en raison de leur représentation bilatérale dans l'écorce.

Pierre Marie et Guillain ont, dans dix cas, observé des lésions de la zone dite sensitive de la capsule interne sans avoir constaté d'hémianesthésie persistante durant la vie. L'hémianesthésie pourrait exister avec des lésions très différentes du cerveau.

Entre la partie sensitive de la capsule interne et les faisceaux moteurs les plus antérieurs se trouveraient des faisceaux de fibres « doués de propriétés motrices particulières, et dont l'altération déterminerait l'hémichorée », ou encore l'hémiathétose. Ces fibres sont très problématiques, pour ne pas dire inexistantes. On peut voir des lésions combinées du tiers antérieur de la capsule interne et des portions voisines du corps strié ne donner lieu pendant la vie à aucun trouble moteur ou sensitif.

Par contre, des lésions limitées à une région de la couche optique déterminent un syndrome sensitivo-moteur spécial [V. Thalamique (Syndrome)].

LOCALISATIONS PÉDONCULAIRES ET PROTUBÉRANTIELLES. — Il ne peut être question ici de passer en revue l'anatomie et la pathologie des pédoncules cérébraux. Mais il est indispensable d'indiquer, dès à présent, quelques points de repère.

On voit une lésion localisée de l'écorce donner lieu à un symptôme isolé, plus souvent peut-être à un syndrome, l'hémiplégie par exemple. Les lésions pédonculaires (hémorragie, ramollissement, tumeurs) ne peuvent pour ainsi dire jamais produire un symptôme isolé, tant est complexe la région qu'elles occupent.

**Syndrome de Weber.** — Le seul groupement de symptômes qui éveille immédiatement l'idée d'une lésion pédonculaire est le *syndrome dit de Weber*, ou *paralysie alterne supérieure*. Il consiste dans la combinaison d'une paralysie du moteur oculaire commun du côté de la lésion avec une hémiplégie croisée, totale ou non, motrice et quelquefois sensitive. On comprend qu'il soit réalisé par une tumeur comprimant à la fois le moteur

oculaire commun à son émergence et le bord interne du pédoncule du
même côté; il s'agit là d'une paralysie *alterne* (V. OPHTALMOPLÉGIES).

**Syndrome de Benedikt.** — Le syndrome appelé par Charcot *syndrome
de Benedikt* est absolument analogue, avec cette différence que l'hémiplégie y est remplacée par un tremblement. C'est le fait d'une localisation
pédonculaire où le faisceau pyramidal subit, sans être détruit, une influenc
irritative.

**Syndromes ophtalmoplégiques.** — Les syndromes précédents sont *fonction* de l'étage inférieur du pédoncule. L'artère de la 3ᵉ paire peut donner
lieu à une hémorragie dans l'étage supérieur, et alors « la paralysie de la
3ᵉ paire du côté de la lésion est une paralysie partielle ». C'est une ophthalmoplégie *interne*, parce que les noyaux du nerf qui animent la musculature
*interne* de l'œil sont seuls lésés (centres photomoteur et accommodateur).
L'hémiplégie du côté opposé à la lésion n'est pas un symptôme nécessaire
des hémorragies de l'étage supérieur. Cela se conçoit facilement, puisque
le faisceau pyramidal fait partie de l'étage inférieur.

La distribution des noyaux de la 3ᵉ paire sur une longue étendue, depuis
la protubérance jusqu'au pédoncule, permet parfois de fixer le niveau exact
d'une lésion. De même que l'ophtalmoplégie *interne* indique une lésion
pédonculaire supérieure, l'ophtalmoplégie *externe* est le fait d'une lésion
pédonculaire inférieure et protubérantielle (polio-encéphalite supérieure de
Wernicke). Cette ophthalmoplégie externe, d'origine nucléaire, présente
habituellement une particularité singulière : elle laisse intact le releveur de
la paupière. La paralysie du releveur de la paupière accompagne souvent,
au contraire, la paralysie du facial supérieur. C'est là un véritable syndrome, indice d'une lésion nucléaire occupant une situation intermédiaire
entre la polio-encéphalite supérieure et la polio-encéphalite inférieure
(paralysie labio-glosso-laryngée), c'est-à-dire d'une polio-encéphalite
moyenne. « Audry localise la lésion capable d'entraîner la blépharoptose
protubérantielle au voisinage de l'*eminentia teres*, vers le genou du facial. »
(L. d'Astros.)

On voit aussi s'associer assez souvent le ptosis et la paralysie de la 6ᵉ paire.

Ces diverses combinaisons sont, en somme, du ressort de la même région
(V. OPHTALMOPLÉGIES).

**Syndrome de Millard–Gubler.** — Le syndrome protubérantiel par excellence est la paralysie alterne du *type Millard-Gubler* : paralysie faciale
totale du côté de la lésion avec hémiplégie croisée. Mais cela ne peut être
réalisé que par une lésion inférieure à l'entre-croisement des fibres du
facial, c'est-à-dire par une lésion de la moitié *inférieure* de la protubérance.

*A. SOUQUES.*

**CÉRÉBRAL** (RAMOLLISSEMENT). — On désigne communément sous le nom de
*ramollissement cérébral* une lésion très fréquente de l'encéphale, consistant
essentiellement en un *infarctus par oblitération artérielle*.

Une oblitération artérielle — qu'il s'agisse d'une thrombose ou d'une
embolie — produit toujours le même résultat : un infarctus; et dans l'immense majorité des cas la caractéristique de l'infarctus est la mortification

avec *ramollissement* du tissu cérébral, dans le département d'irrigation, cortical ou profond, de l'artère oblitérée,

La nature du ramollissement cérébral resta longtemps ignorée.

Virchow fournit la preuve péremptoire des lésions organiques produites par l'embolie. Qu'il s'agisse d'une plaque d'athérome, d'une embolie, d'une thrombose, oblitérant en tout ou en partie la lumière d'une artère, il s'ensuit un retard dans les actes nutritifs du territoire irrigué, et ce retard, qui n'a rien à voir avec un processus inflammatoire, se résume finalement en une transformation régressive de la substance nerveuse. Le travail de régression dont il s'agit et qui produit l'infarctus est ce qu'on a appelé la *nécrobiose*.

La démonstration expérimentale vint ensuite; elle fut pleinement démonstrative. Prévost et Cotard, en faisant pénétrer des poudres inertes dans les artères cérébrales, conformément à la méthode inaugurée par Panum, produisirent des infarctus cérébraux identiques à ceux dont la pathologie humaine fournit de si nombreux exemples.

Aujourd'hui la question est jugée sans ressort : l'oblitération artérielle préalable est le phénomène fondamental d'où procède tout le reste.

**Lésions.** — Il est d'usage de distinguer trois variétés de ramollissement, suivant que le tissu est *blanc, rouge* ou *jaune.*

Cette division ne s'applique pas en réalité à des variétés anatomo-pathologiques différentes, mais simplement à des aspects extérieurs correspondant à autant de phases. Il est certain que le premier effet d'une oblitération artérielle est d'anémier le territoire situé en aval de l'obstacle. De là le *ramollissement blanc*. Puis lorsque la circulation en retour s'établit et que le sang pénètre par effraction dans le tissu, la lésion revêt l'apparence du *ramollissement rouge*. Enfin, lorsque le département nécrosé est réduit à un séquestre de constitution graisseuse, l'aspect est celui du *ramollissement jaune*.

La limitation des territoires vasculaires n'est pas aussi tranchée qu'on le supposait autrefois. Sur les intervalles qui forment en quelque sorte la ligne de partage des eaux, la direction du courant sanguin est relativement indifférente; grâce à quelques anastomoses reliant entre elles les vallées contiguës, la circulation peut se rétablir après l'obstruction du vaisseau nourricier principal, mais dans une mesure, il est vrai, si faible que le ramollissement est encore presque fatal.

1º **Ramollissement blanc.** — Peu de jours après l'obstruction, le tissu cérébral présente déjà les caractères d'une dégénération très évidente. Il s'infiltre d'un liquide séreux au milieu duquel tous les éléments cellulaires ou névrogliques semblent se dissocier : la substance myélinique se désagrège; les leucocytes, sortis en grand nombre des capillaires où le sang s'est arrêté, s'insinuent entre les cylindres nerveux et s'emparent de la myéline. Chargés de granulations graisseuses au point d'atteindre des proportions énormes, ces éléments deviennent méconnaissables : on les appelle communément *corps granuleux*. Longtemps on a hésité sur leur nature; il est aujourd'hui de toute évidence qu'ils représentent les organismes chargés de la résorption des parties nécrosées. Ils jouent le rôle de *phagocytes* à l'égard de la matière grasse des gaines nerveuses. La dissociation et l'éparpillement de la myéline qui en résultent donnent à l'ensemble de la lésion un aspect très spécial.

Plus tard, le tissu cortical est pâle, affaissé, mollasse, parcouru à sa surface par de gros troncs veineux qui sous-tendent une méninge arachnoïdienne abondamment infiltrée de liquide. Ce liquide, d'apparence laiteuse, n'empêche pas la pie-mère d'adhérer à l'écorce : aussi la *décortication* est-elle impossible ; du moins elle rend inévitables des arrachements de la substance grise déjà dégénérée.

Sur les coupes faites à l'état frais on peut déjà constater que l'écorce est beaucoup plus pâle et friable qu'au niveau des parties saines. Il en est de même de la substance blanche. Enfin au milieu de l'une ou de l'autre on distingue çà et là de petites taches ecchymotiques.

2º **Ramollissement rouge** (fig. 78 et 79). — Cette variété correspond

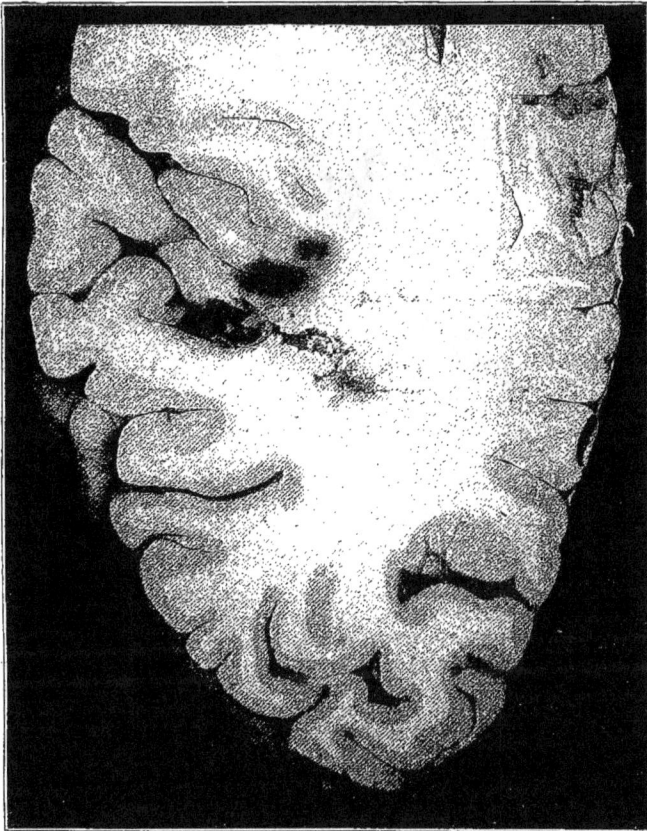

Fig. 78. — Petit foyer de ramollissement cortical avec suffusion hémorragique de l'écorce
(ramollissement rouge). (D'après Brissaud.)

le plus souvent à une phase plus avancée de la dégénération. Ce qui la distingue, c'est presque exclusivement la suffusion hémorragique du tissu ramolli. Les parties privées de sang n'opposent plus aucune résistance à la pression sanguine qui s'exerce encore par les anastomoses; les parois vasculaires, d'ailleurs, dans le système capillaire, ont déjà subi elles-mêmes la dégénérescence ischémique; de là les multiples, les innombrables hémorragies punctiformes qui donnent à la lésion sa coloration rouge. Le ramollissement devient donc réellement *hémorragipare* (Rochoux); mais il ne l'est pas toujours et l'on ignore, ou peu s'en faut, les conditions particulières qui déterminent le ramollissement rouge.

L'*état ponctué* du ramollissement rouge présente presque toujours son maximum d'intensité au centre du foyer. On a beaucoup hésité sur les causes possibles de la congestion vasculaire, qui, selon toute vraisemblance, précède les suffusions hémorragiques. Il suffira de signaler l'identité de l'état

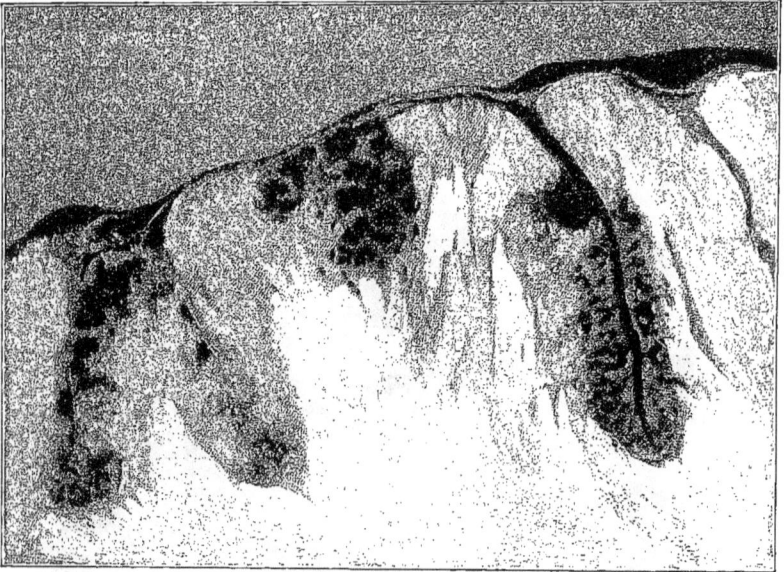

Fig. 79. — Autre cas semblable ou analogue au précédent. Foyer de ramollissement avec hémorragie corticale punctiforme. — Le foyer occupe exclusivement la substance grise des circonvolutions. Il est constitué par une sorte de purpura confluent et réparti sur un territoire déterminé d'une branche corticale sylvienne. (Collection Brissaud.)

ponctué avec toutes les hémorragies punctiformes dont un infarctus quelconque peut devenir le siège. A la suite de l'oblitération artérielle, les parois des branches vasculaires terminales situées en aval de l'obstacle perdent instantanément leur contractilité. Les tuniques musculaires se laissent distendre par la pression veineuse d'aval et, comme les troubles de nutrition, dans les capillaires où stagne un sang exclusivement veineux, ne sauraient non plus se faire attendre, on conçoit sans peine que les hémorragies multiples résultent, à bref délai, de cette *congestion paralytique*.

3° **Ramollissement jaune** (fig. 80). — La coloration jaune tient d'une part à l'état scléreux des tissus, d'autre part aux modifications subies par la matière colorante du sang, enfin à la transformation du foyer en matière grasse. C'est au niveau de l'écorce que cette coloration est le plus accentuée : on la désigne sous le nom de *plaque jaune*. Les plaques, d'étendue en surfaces très différentes, atteignent généralement un diamètre de 1 à 3 centimètres. A côté de cet aspect en plaques, qui est le plus commun, le ramollissement de l'écorce peut présenter soit la forme d'ulcération, soit la forme d'*atrophie considérable* de la substance grise et blanche des circonvolutions.

Le ramollissement jaune appartient aux cas anciens.

4° **Cicatrisation**. — Enfin, dans un petit nombre de cas, l'*infiltration celluleuse*, qui répond en général au stade ultime du processus de nécrobiose, se transforme en une infiltration cicatricielle : c'est-à-dire que le tissu granulo-graisseux de l'infarctus primitif devient un véritable tissu inodulaire.

**Histologie**. — Le microscope confirme les données de la pathogénie. C'est-à-dire que les foyers de ramollissement ne relèvent pas d'une encéphalite, mais d'une mortification pure et simple.

*Encéphalomalacie.*— L'*encéphalomalacie* est le fait d'une infiltration du tissu cérébral par des corps granuleux. Les *corps granuleux*, d'autre part, ne sont autre chose que des globules blancs du sang, éléments migrateurs chargés de l'absorption des parties mortes.

La présence des corps granuleux dans les foyers de ramollissement est le fait capital. Leur grand nombre indique un travail de résorption active.

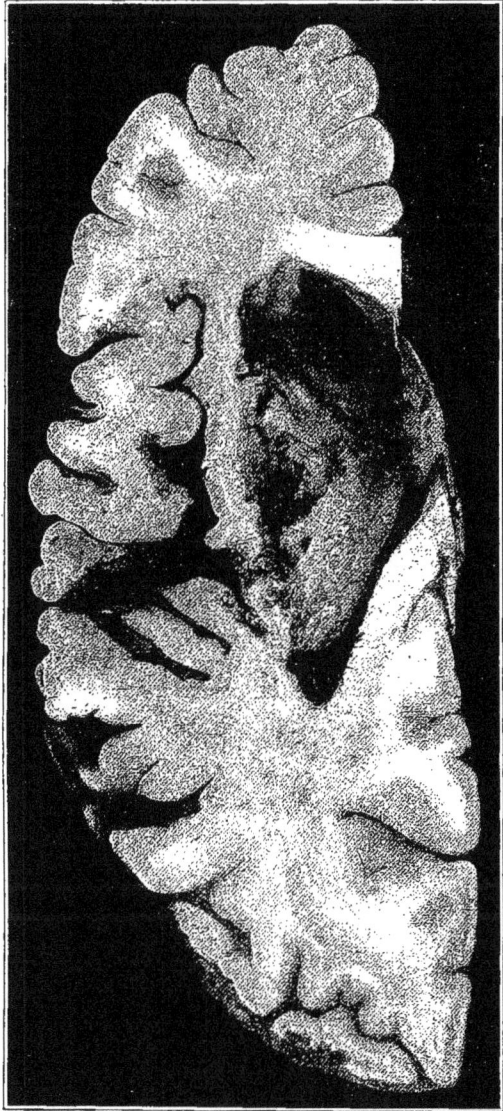

Fig. 80. — Vaste foyer de ramollissement central. Tout le noyau lenticulaire est remplacé par une cavité. Le noyau lenticulaire nécrosé s'est totalement résorbé. (Coll. Brissaud.)

Les altérations du tissu encéphalique (écorce grise ou fibres du centre ovale) sont en quelque sorte la conséquence directe de l'invasion et de la pullulation des corps granuleux. Bientôt, en effet, disparaissent à leur tour la névroglie, les capillaires, les artérioles; et ainsi s'explique la diminution de volume en masse du foyer.

Mêlées au corps granuleux, apparaissent des gouttes de graisse, des granulations protéiques ou des tablettes de cholestérine.

Somme toute, l'encéphalomalacie intéresse toute la substance nerveuse nécrosée : cellules, fibres, tissu de soutènement. Peu de temps après le début, la région est irriguée par des vaisseaux néoformés qui viennent de la zone qui entoure le foyer, et les macrophages entraînent peu à peu le tissu mortifié. A la place de ce tissu va s'ériger un tissu de réparation sur la constitution histologique et la nature duquel les auteurs ne sont pas d'accord. Les uns y voient une cicatrice de nature conjonctive, les autres de nature névroglique. Pour Marinesco, les éléments mésodermiques jouent le rôle principal dans la cicatrice; la névroglie, dont les cellules s'hypertrophient et s'hyperplasient, n'y jouent qu'un rôle accessoire et tardif. Il a étudié les vieux foyers de ramollissement au moyen de la méthode de Cajal. Dans un cas, la pie-mère était épaisse et vascularisée au niveau du foyer, la substance nécrosée, tombée en partie en déliquescence et parcourue de vaisseaux de nouvelle formation. En s'écartant de cette région centrale les vaisseaux sont plus nombreux, et à la place de la substance ramollie se trouve un grand nombre de macrophages. Puis on voit des fibres nerveuses de plus en plus nombreuses à mesure qu'on se rapproche de la limite du foyer. La zone limitante du foyer est accidentée et irrégulière; les fibres nerveuses situées à la périphérie sont variables d'aspect, et irrégulières de trajet; elles cheminent sans ordre entre les éléments de la cicatrice. On y rencontre beaucoup de fibres finissant par une massue terminale. Dans un autre cas, l'auteur a vu également des phénomènes de *neurotisation* des foyers de ramollissement, des fibres de nouvelle formation pénétrant de la périphérie dans le foyer à la faveur des vaisseaux qu'elles accompagnent dans leur direction et dans leur division. Ces fibres s'entre-croisent, s'enroulent en plexus et quelques-uns finissent par des massues.

Les cellules avoisinant le foyer sont dégénérées, atrophiées ou disparues.

Malgré la quantité de fibres néoformées dans la cicatrice consécutive à la perte des foyers nécrotiques, la zone de réparation n'aboutit pas à reconstituer un tissu identique à celui qui a été altéré, et cela parce que tout d'abord les cellules détruites ne se régénèrent pas. D'autre part, les fibres nerveuses néoformées ne se mettent pas en contact avec des cellules nerveuses pour établir des connexions utiles. Toutes ces fibres ou presque toutes représentent, en réalité, une régénérescence anatomique sans restauration fonctionnelle.

*Foyers lacunaires.* — Les ramollissements de l'écorce empruntent leurs caractères extérieurs si spéciaux à la présence des méninges. Il n'en est pas ainsi des ramollissements des *parties profondes*.

Qu'il s'agisse des noyaux gris ou de la substance blanche du centre ovale, l'absence de la méninge modifie absolument l'aspect de la lésion. Les foyers de ramollissement profonds sont, par ce fait, des foyers de *nécrose* proprement dite et non plus des foyers de *nécrobiose*. Le foyer de nécrose est absorbé peu à peu par les leucocytes. Il ne reste plus à sa place qu'une cavité, un vide, rempli par du liquide séreux. C'est aux foyers de ce genre qu'on donne le nom de *foyers lacunaires*. On les rencontre surtout dans le centre ovale, dans la capsule interne, dans la couche optique, le corps strié, le noyau lenticulaire.

*Lacunes de désintégration cérébrale.* — Sous ce nom, Pierre Marie désigne une altération destructive de la substance grise des noyaux — parfois même de la capsule interne — qui résulterait d'un processus absolument spécial.

Les lacunes de désintégration cérébrale sont caractérisées, à leur premier degré, par une simple raréfaction du tissu nerveux autour d'une artériole déjà malade.

Au deuxième degré, ce sont des cavités petites, irrégulières, ne dépassant pas la dimension d'un pois et contenant un vaisseau central souvent visible à l'œil nu. Les parois de ce vaisseau présentent les lésions banales de l'artério-sclérose; sa gaine lymphatique est décollée et remplie de leuco-cytes. Les parois de la lacune formées par le tissu cérébral en voie de désintégration combinent les lésions classiques de la nécrose et de l'encéphalite chronique : les corps granuleux y sont très abondants. La cavité est remplie par tous les débris du tissu nerveux désintégré, par des leucocytes, des hématies, des granulations pigmentaires. A son troisième degré la lacune est comblée ou cloisonnée par un tissu de sclérose cicatricielle.

Cette lésion, qui ne se produit guère avant soixante ans, serait sous la dépendance des lésions artérielles du cerveau. La sclérose des petites artères entraîne secondairement une encéphalite chronique qui guérit elle-même par sclérose.

*Ramollissement par compression.* — Il ne faut pas considérer comme exclusive la pathogénie embolique ou thrombosique du ramollissement. L'oblitération vasculaire peut être le fait non pas d'un obstacle siégeant dans l'intérieur des artères, mais à l'extérieur de celles-ci. De cette façon l'on conçoit que toutes les lésions (tumeurs, hémorragies, processus inflammatoire), qui rétrécissent ou ferment totalement la lumière des vaisseaux, sont capables de donner lieu à l'évolution nécrobiotique du tissu cérébral. Chose très remarquable, les compressions lentes, alors même qu'elles sont assez actives pour déformer notablement la convexité de l'hémisphère, n'ont pas pour conséquence fatale un ramollissement cortical.

*Ramollissement cérébral du nouveau-né.* — Parrot a décrit parmi les complications multiples de l'athrepsie deux variétés de ramollissement qui ne relèvent pas directement du processus ordinaire : une *variété blanche* et une *variété rouge*.

La pathogénie de ces cas, relativement rares, est assez obscure. Parrot attribue le ramollissement blanc à la migration des leucocytes, à leur agglomération en foyers et à la dégénérescence graisseuse secondaire de la pulpe encéphalique ; le ramollissement rouge résulterait d'hémorragies capillaires, consécutives à la déshydratation du sang. Il est certain, en tout cas, que le ramollissement rouge est fréquemment associé à la thrombose des sinus. Il faut faire une place, en effet, au ramollissement d'origine veineuse à côté de l'encéphalomalacie d'origine artérielle.

La conséquence du ramollissement des nouveau-nés est la disparition ou le défaut de développement des régions qui sont occupées par les foyers. La porencéphalie, l'hydrocéphalie externe ou interne lui succèdent souvent.

**Siège.** — Le ramollissement cérébral serait plus fréquent à gauche qu'à droite. Il est vrai de dire que cette affirmation classique est démentie par les statistiques récentes de Thévenet. Son siège de prédilection est le territoire de l'hémisphère irrigué par la sylvienne ou par les branches de la sylvienne. Les branches profondes sont plus souvent oblitérées que les branches corticales.

Le ramollissement est rare dans le cervelet, plus rare encore dans la protubérance (sauf chez les sujets syphilitiques). Certaines parties semblent toujours y échapper, par exemple le *septum lucidum.*

Les *dimensions* varient selon le calibre ou plutôt l'étendue des ramifications du vaisseau.

Le *nombre* des ramollissements varie également. Si, le plus ordinairement, le ramollissement est unilatéral et unique, il est, dans quelques cas, bilatéral et parfois symétrique. Assez fréquemment on trouve une oblitération thrombosique dans chacune des deux cérébrales antérieures ou dans chacune des deux cérébrales postérieures. Les ramollissements symétriques de la cérébrale moyenne sont moins communs. Quelquefois même on constate jusqu'à trois et quatre foyers corticaux. Ce chiffre est rarement dépassé pour la substance grise des circonvolutions. Il n'en est pas de même des parties profondes. Surtout chez les vieillards, on voit des ramollissements lacunaires multiples, éparpillés dans la substance grise des corps opto-striés ou dans les capsules blanches et dans le centre ovale. C'est à ces cas de ramollissements nucléaires, journellement observés dans les asiles de la vieillesse, qu'on a plus spécialement réservé le nom de *ramollissement chronique.*

**Étiologie.** — La question se trouve ramenée à l'étude des causes de la thrombose artérielle cérébrale et de l'embolie cérébrale. On peut encore dire que la thrombose — dont l'origine la plus banale est l'athérome — appartient surtout aux vieillards et aux syphilitiques; et que l'embolie — qui résulte neuf fois sur dix, sinon davantage, d'une lésion cardiaque inflammatoire — est un accident précoce ou tardif des endocardites toxi-infectieuses du cœur gauche et spécialement du rétrécissement mitral. Celles-ci se produisent au cours du rhumatisme articulaire aigu, de l'infection puerpérale, de la pneumonie, de la diphtérie, etc.

L'anatomie pathologique permet d'envisager l'étiologie à un autre point de vue : en général, les ramollissements *corticaux* résultent de l'embolie ; les ramollissements *centraux* sont le fait de la thrombose. Encore une fois, il ne s'agit ici que d'une formule générale et nullement exclusive.

1º *Conditions étiologiques de la thrombose.* — La faiblesse du myocarde, l'asthénie vasculaire, le ralentissement circulatoire qui en résulte, sont les causes occasionnelles de la thrombose. C'est toujours la lésion artérielle primitive, l'artérite infectieuse, qui joue le rôle le plus important dans les phénomènes locaux de la coagulation. La syphilis est la cause la plus fréquente de la thrombose artérielle.

2° *Conditions étiologiques de l'embolie.* — Chez un sujet, vieux ou jeune, dont l'endocarde ou l'endartère présente des productions végétantes friables ou mobiles — et cela est ordinairement la conséquence d'un processus aigu, actuel ou ancien — tout mouvement brusque, toute secousse, le simple passage de la position couchée à la position verticale, sont les occasions les plus ordinaires de la migration de l'embolie. On en peut dire autant de la toux, de l'éternuement, des palpitations émotives elles-mêmes.

**Symptômes.** — Deux modes de début sont possibles : le *début brusque* et le *début progressif.*

*a) Début brusque.* — L'affection peut avoir pour premier symptôme un ictus, une attaque, c'est-à-dire une perte de connaissance subite avec coma consécutif, hémiplégie et retour progressif à l'état de conscience, la paralysie persistant. Ou bien, tout d'un coup, sans perte de connaissance, le sujet tombe en paralysie : il est hémiplégique. Tout au plus a-t-il éprouvé un vertige de quelques secondes. Ces deux éventualités sont également fréquentes. La deuxième n'est pas toujours facile à déterminer, vu le nombre de faits relativement élevé où l'hémiplégie se déclare pendant le sommeil. Mais tout permet de supposer que, même dans ce cas, il n'y a pas de véritable ictus, puisque le sommeil reste calme et que le malade peut se réveiller à son heure habituelle sans hébétude et sans malaise.

L'apoplexie n'est généralement ni si violente, ni si durable que dans les hémorragies cérébrales. Ce qui la distingue parfois de celle de l'hémorragie — l'hémorragie méningée mise à part — c'est qu'elle est accompagnée souvent, comme la plupart des ictus corticaux, d'attaques d'épilepsie jacksonienne. Celles-ci sont limitées ou généralisées, et, sauf les cas tout à fait exceptionnels, où elles constituent un état de mal permanent, on observe un retour relatif de la conscience dans les intervalles. L'ictus, somme toute, ne diffère guère de celui de l'hémorragie cérébrale que par ces deux caractères : intensité moindre, et tendance aux spasmes convulsifs. En ce qui concerne l'intensité moindre il faut signaler en première ligne l'absence du ralentissement du pouls, sa faiblesse relative, la pâleur du visage, l'élévation immédiate et transitoire de la température centrale (Bourneville), tous symptômes ou signes inverses de ce qu'on constate dans l'apoplexie hémorragique.

Enfin, il n'est pas rare qu'à la suite d'un ictus ayant produit une hémiplégie limitée ou une monoplégie, les manifestations paralytiques s'exagèrent et s'étendent. Cela est presque exclusivement le fait des ramollissements corticaux, et s'explique par l'envahissement des branches artérielles par le caillot primitif.

*b) Début progressif.* — Lorsque l'oblitération se fait peu à peu, il est assez fréquent qu'elle s'annonce par des prodromes. Ceux-ci consistent en fourmillements avec engourdissement pénible et quelquefois douloureux dans les membres qui seront le siège de l'hémiplégie, et, le plus souvent, dans le membre supérieur. Ces sensations précèdent l'apparition de la paralysie d'environ vingt-quatre à quarante-huit heures, exceptionnellement davantage. Elles sont suivies d'un alourdissement du bras et de la jambe avec difficulté de plus en plus prononcée d'exécuter des mouvements même

simples, comme les mouvements de flexion et d'extension des doigts. L'élévation du moignon de l'épaule devient presque impossible. La marche est
hésitante; le pied traîne sur le sol. Déjà l'hémiplégie s'annonce. En moins
de deux jours elle est confirmée. Si elle occupe le côté droit, elle se complique parfois d'aphasie.

Ces symptômes ne sont pas définitifs. On peut les voir s'amender dans
un délai de deux ou trois jours, au point de disparaître complètement. Passé
ce temps, s'ils subsistent, c'est un fait acquis; ils durent, et la paralysie,
quoique susceptible encore d'amélioration, reste à l'état d'infirmité. Il est
donc important de réserver le pronostic, en toute circonstance, jusqu'au
deuxième ou au troisième jour, c'est-à-dire jusqu'au moment où l'on peut
encore compter sur un retour de la fonction grâce à la circulation collatérale. Si cette éventualité ne se réalise pas, le territoire nerveux perd irrémédiablement sa neurilité; il dégénère. Or, l'expérience et l'observation
démontrent que la dégénération est déjà commencée après un délai qui
n'est jamais supérieur à 48 heures, 72 au maximum.

C'est surtout dans le ramollissement sénile qu'on voit se produire les
hémiplégies à début progressif. L'artérite noueuse de l'hexagone et de ses
branches en est la cause : le caillot se forme peu à peu et la coagulation a
d'autant plus de chances de s'étendre que le cœur des vieillards est plus
flasque et plus paresseux. L'oblitération n'intéresse pas forcément les gros
troncs; au contraire, elle siège le plus souvent sur les plus petites artères,
soit de l'écorce, soit de la profondeur : aussi le ramollissement sénile con-
siste-t-il ordinairement en hémiplégies partielles et successives, sans grands
ictus. Les foyers se multipliant, il en résulte un état spécial de l'hémisphère
qui appartient à la vieillesse avancée, qui donne lieu à ce qu'on appelle la
*démence sénile* et dont la caractéristique, à l'autopsie, est la multiplicité des
*foyers lacunaires.*

**Troubles moteurs.** — C'est l'*hémiplégie* commune qui constitue toute
la symptomatologie du ramollissement cérébral : hémiplégie droite, le plus
souvent, lorsqu'il s'agit d'un sujet jeune atteint d'embolie. La paralysie qui
succède à un ictus et celle qui s'installe progressivement peuvent être, à un
moment donné, complètement identiques. Toutefois, les hémiplégies à
début progressif n'atteignent pas en général l'intensité de celles qui ont un
début brusque. Les ramollissements qui commencent par un ictus avec
perte de connaissance donnent lieu habituellement à des hémiplégies
totales, du moins pendant les premières heures. Les ramollissements circonscrits, avec monoplégies consécutives, ne provoquent pas d'ictus; ou
bien, s'il y a ictus, la paralysie qui succède à celui-ci est d'abord une hémiplégie totale; puis les phénomènes paralytiques s'atténuent rapidement,
sauf dans le membre dont la localisation corticale est intéressée.

1° L'*hémiplégie*, dans les cas-types, est *totale* et *complète* et s'accompagne
du signe de Babinski. Au bout de quinze à vingt jours, généralement, les réflexes tendineux commencent à s'exagérer d'une façon manifeste. Ce signe,
qu'il faut rechercher de jour en jour, est l'avant-coureur de la contracture permanente. A partir du jour où on l'a constaté, l'état spasmodique est irrémédiablement acquis. Il se traduit par les attitudes vicieuses, le clonus du pied.

La *contracture* précoce, dans le ramollissement cérébral, est relativement rare. Néanmoins elle peut se déclarer dès le premier ictus et se transformer insensiblement en contracture permanente. Cela s'observe dans les cas où le foyer arrive jusqu'à la membrane épendymaire (Durand-Fardel), ou bien lorsque la nécrobiose corticale est l'occasion immédiate d'une réaction inflammatoire ou simplement irritative de la méninge. Dans les mêmes cas, les *crises jacksoniennes* du début peuvent persister, revenant à intervalles peu éloignés; elles semblent plus communes lorsque le ramollissement n'atteint que la couche superficielle de l'écorce grise, ainsi que cela existe pour les *plaques jaunes*, dont il a été déjà question.

2° L'*hémiplégie totale* peut être *passagère*. Ainsi, à la suite d'un ictus, avec ou sans perte de connaissance, ayant produit la paralysie de toute la moitié droite du corps, il n'est pas rare que l'impotence fonctionnelle du membre inférieur et de la face disparaisse pour ne laisser qu'une monoplégie du membre supérieur. Celle-ci évolue comme une hémiplégie totale; à la période de flaccidité succède la période de contracture.

3° La *paralysie* peut être d'emblée *partielle* : monoplégie du membre supérieur avant tout, monoplégie du membre inférieur, voire même monoplégie faciale.

4° La *paralysie peut faire défaut*. Si l'aphasie associée à l'hémiplégie à la suite d'un ictus est fréquemment phénomène passager, elle peut, d'autre part, constituer à elle seule toute l'attaque ou tout le reliquat de l'attaque.

Ce que nous savons des localisations cérébrales nous permet de comprendre la multiplicité des combinaisons symptomatiques qui résultent des ramollissements corticaux. A l'hémiopie, à l'aphasie sont associés, généralement, au moins pendant un certain temps, les troubles paralytiques de tout ictus. Il est bien rare, en effet, que ces grands syndromes s'établissent de prime abord sans les troubles hémiplégiques fugaces qu'une oblitération vasculaire entraîne après elle. On doit cependant faire exception pour l'*hémiopie*, qui parfois se manifeste à l'état isolé, soit brusquement, soit progressivement, et en dehors de toute participation de la zone motrice. Cela tient à ce que le centre cortical de l'hémiopie est subordonné à la circulation de l'artère cérébrale postérieure et non pas à celle de la cérébrale moyenne. Une embolie ou une thrombose dans la cérébrale postérieure peuvent se faire sans que rien ou presque rien ne soit changé au régime circulatoire de la zone motrice.

**Troubles de la sensibilité.** — On a décrit, pendant de longues années, l'hémiplégie du ramollissement cérébral comme un syndrome exclusivement moteur. Il est cependant bien certain que la sensibilité n'est pas toujours respectée. Le fait a une importance considérable si l'on tient compte de ce qu'il est possible de lui attribuer en vue de préciser le diagnostic topographique de la lésion [V. Cérébrales (Localisations)].

Les lésions circonscrites de l'écorce produisent des effets tout différents. Jusqu'à ce jour on n'a pas déterminé exactement les localisations corticales des sensibilités gustative et olfactive. Mais ce que nous savons des localisations de la sensibilité générale, de la sensibilité tactile, de la sensibilité musculaire, enfin des sensibilités auditive et visuelle, permet d'étendre au delà de la zone dite psycho-motrice le territoire où des lésions destructives peuvent être diagnostiquées. Il existe vraisemblablement pour chaque mode de la sensibilité une localisation assez précise ; la sensibilité générale et la sensibilité tactile ont leurs centres dans les zones « psycho-motrices » où elles se superposent vraisemblablement aux centres moteurs eux-mêmes, pour chacun de ceux-ci isolément. De ce fait, le ramollissement cortical, qui produit une monoplégie brachiale, produit aussi une anesthésie tactile du membre supérieur. Le ramollissement cortical de toute la sphère motrice de l'hémisphère gauche produit une hémianesthésie tactile totale.

L'*hémianesthésie*, pour la douleur et les impressions thermiques, est peut-être plus franche ; mais aucun de ces troubles de la sensibilité ne montre, en général, la ténacité des troubles moteurs. Il vient souvent un moment où ils disparaissent ou s'effacent en grande partie. Les hémianesthésies durables sont très rares. Dejerine en a observé un cas, dont la persistance, pendant cinq mois et demi, jusqu'à la mort, est tout à fait exceptionnelle.

En ce qui concerne le *sens musculaire*, il est permis d'être plus affirmatif. Dans les ramollissements corticaux, la perte de ce sens est la règle ; la notion de position des membres ne disparaît toutefois qu'autant que ces membres sont paralysés. Ainsi les faits cliniques confirment l'opinion de Munk : la sensibilité générale et la sensibilité musculaire ont les mêmes localisations corticales que la motilité.

**Évolution clinique.** — Le ramollissement embolique ou thrombosique est un accident qui entraîne après lui des troubles fonctionnels durables. La marche des phénomènes morbides après l'oblitération vasculaire dépend de la localisation du foyer, de son étendue, de sa profondeur. Mais, à partir du moment même où la circulation s'arrête dans un territoire cérébral, des éventualités diverses peuvent se réaliser :

1° **La mort.** — Elle est infiniment plus rare qu'à la suite de l'hémorragie. Presque jamais elle n'est foudroyante. Presque toujours elle survient dans le coma de l'ictus initial, par exemple, à la suite de l'oblitération du tronc basilaire avec coagulation secondaire dans une carotide. Le patient survit en général vingt-quatre ou quarante-huit heures. La mort est encore plus exceptionnelle à la suite d'une attaque d'hémiplégie sans perte de connaissance. Elle est alors le fait de l'envahissement progressif du coagulum dans les segments de l'hexagone.

Un hémiplégique qui a survécu à un ictus embolique ou thrombosique n'est pas, quel que soit son âge, à l'abri du danger. Dans les douze premiers jours, la fragilité du tissu ramolli, l'infiltration sanguine des hémorragies punctiformes, semblent l'exposer à une infection locale qui se manifeste cliniquement par les symptômes de l'encéphalite. Parfois, l'hémiplégie semblait déjà en voie d'amélioration lorsque tout à coup la température s'élève ; les membres paralysés et encore flasques tendent à se contracturer : des crises épileptiformes se produisent et la conscience s'obnubile. Cette *encéphalite* est généralement de courte durée ; elle ne dépasse pas un septénaire. Elle s'annonce quelquefois par des douleurs, des crampes dans le côté paralysé, et coïncide surtout avec l'apparition des signes physiques d'une pneumonie hypostatique. Elle est plus fréquente chez les sujets qui déjà présentent l'érythème initial du décubitus aigu.

Enfin la mort est causée quelquefois par un affaiblissement progressif dont la raison anatomo-pathologique nous échappe (Vulpian).

2° L'**hémiplégie**, les **monoplégies**, l'aphasie (une fois passée la période dangereuse post-apoplectique) tendent toujours à se modifier. En général, elles s'atténuent lorsqu'il n'y a eu qu'un ictus ; mais cette amélioration est assez différente de celle qu'on voit se produire après l'hémorragie. Nous avons dit qu'à une hémiplégie totale pouvait succéder une simple monoplégie ; alors celle-ci est définitive. Presque toujours il s'agit d'une monoplégie brachiale. Si le membre inférieur récupère assez vite ses fonctions, ce n'est pas seulement, ainsi qu'on l'a supposé, parce que les fibres du faisceau pyramidal subissent une décussation incomplète ou parce que les centres spinaux de ce membre sont reliés, à tous leurs étages, par des fibres commissurales ; c'est surtout parce que le ramollissement le plus commun, celui de la sylvienne, laisse relativement intacts les centres corticaux de la jambe et de la cuisse, situés à l'extrémité supérieure de la région rolandique. On sait, en effet, que le lobule paracentral est irrigué par la cérébrale antérieure et non par la sylvienne. L'amélioration de la paralysie du membre inférieur semble donc résulter en grande partie du rétablissement progressif de la circulation normale dans cette région de l'écorce. Dans le cas d'hémorragie, au contraire, l'hémiplégie s'amende uniformément et simultanément aux membres et à la face ;

3° **Attaques successives.** — Une attaque de ramollissement chez le vieillard n'est guère isolée. Chez les sujets jeunes, où l'embolie est la règle, les attaques successives sont relativement rares. La conséquence des attaques successives est, en dehors de l'aggravation des phénomènes paralytiques, cette déchéance intellectuelle qui de degré en degré aboutit à la démence. Les premiers signes de l'affaiblissement psychique sont : une inactivité réelle, se traduisant par un air d'hébétude ou une physionomie pleurarde, des rires sans motif et un singulier enfantillage se manifestant en toutes choses. Certains malades n'agissent plus en quelque sorte que par obéissance. Ils exécutent passivement tout ce qu'on leur commande. Encore faut-il que les ordres soient donnés dans les termes les plus familiers, et avec l'intonation qu'on prend en parlant à de tout jeunes enfants. La marche est hésitante, craintive, « à petits pas ». La mémoire s'émousse, surtout pour les faits récents ; le mutisme, le refus des aliments, le gâtisme complètent ce triste tableau. Il est des cas où le gâtisme et l'affaiblissement intellectuel sont les deux seuls symptômes qui traduisent un ramollissement cérébral. D'autres malades, moins apathiques, moins dociles, mais également « tombés en enfance », sont acariâtres, sournois, vindicatifs ; d'autres enfin se butent, se révoltent, grands enfants insoumis, dont on n'obtient rien que par des privations ou des menaces. Le ramollissement à foyers multiples peut aboutir à de pareils résultats sans que l'hémiplégie s'aggrave. Les régions frontales et occipitales — dites *silencieuses* — sont assez indépendantes des sphères motrices pour qu'il en soit ainsi. L'extension des phénomènes paralytiques est plus sérieuse au point de vue de la nutrition en général, probablement parce que les centres moteurs des membres sont aussi des centres d'innervation vaso-motrice. Tantôt l'hémiplégie envahit de jour en jour, presque d'heure en heure (Vulpian) ; tantôt ce sont des ictus qui se suivent, à intervalles variables et toujours de plus en plus graves, attendu que l'arrêt circulatoire préexistant rend chaque fois plus difficiles les conditions de la circulation en retour.

Parmi les formes cliniques du ramollissement chronique, il en est une qui présente un tableau tout à fait original de phénomènes paralytiques, de troubles fonctionnels de la mastication, de la déglutition et parfois même de la phonation qui simulent à s'y méprendre le syndrome décrit depuis Duchenne sous le nom de *paralysie labio-glosso-laryngée* (v. c. m.).

En ce qui touche aux troubles trophiques et aux phénomènes thermiques périphériques, l'hémiplégie du ramollissement ne présente rien de spécial.

**Diagnostic**. — Les moyens de diagnostic, en ce qui concerne le ramollissement cérébral, tendent à établir en premier lieu le siège du foyer et ensuite sa nature. C'est, en effet, d'après la localisation qu'on arrive le plus sûrement et le plus souvent à distinguer le ramollissement de tous les autres processus destructifs.

Pour ce qui est de la *localisation*, l'analyse des symptômes moteurs, sensitifs, sensoriels ou psychiques est la base du diagnostic topographique. Ne sait-on pas, par exemple, que la monoplégie brachiale gauche motrice pure est la conséquence d'une lésion de la région rolandique moyenne droite ? que l'aphasie traduit une lésion de la zone de Vernicke ? que l'hémiopie gauche fait suite à une lésion de la pointe occipitale droite ? Dans tous ces cas, comme il s'agit de lésions corticales, toutes les probabilités sont en faveur d'un ramollissement : et lorsqu'il s'y joint quelque phénomène paralytique à détermination périphérique limitée, la probabilité se change en certitude. Il existe, à la vérité, d'autres altérations de l'écorce qui sont susceptibles de réaliser les mêmes syndromes. Mais presque toujours on voit s'y ajouter des troubles étrangers à l'histoire clinique du ramollissement : un tubercule, par exemple, dans la région rolandique moyenne droite peut produire une monoplégie brachiale gauche ; toutefois, ce tubercule a une évolution lente : la paralysie se développe progressivement, elle est précédée de céphalée, elle est accompagnée de spasmes cloniques, elle se complique d'épilepsie jacksonienne, tantôt limitée, tantôt généralisée. On en peut dire autant de toutes les tumeurs, comme aussi des foyers d'hémorragie méningée corticale, lesquels sont, en général, la conséquence d'un processus local sur lequel l'attention était déjà éveillée.

Parfois les *tumeurs*, restées quelque temps silencieuses, donnent lieu à des accidents soudains, à un ictus apoplectique, suivi d'une monoplégie, ou d'une aphasie, ou de tout autre phénomène cortical. Ces cas-là, il faut le reconnaître, sont de ceux qui ne permettent guère d'établir un diagnostic formel. Du moins est-on logiquement enclin à se prononcer pour un ramollissement ; et c'est seulement à l'autopsie qu'on s'aperçoit de l'erreur commise.

La même remarque s'applique aux *abcès cérébraux* qui se développent sournoisement sans accidents prémonitoires, sans otite, sans traumatisme.

Mais ce sont là encore des éventualités tellement exceptionnelles, qu'on peut théoriquement ne pas compter avec elles.

Ainsi, d'une manière générale, ce n'est pas dans les cas de lésions corticales limitées que le diagnostic du ramollissement présente les difficultés les plus grandes. Au contraire, dans les faits infiniment plus communs de lésions étendues et se traduisant par un ictus hémiplégique vulgaire, il est souvent presque impossible de se prononcer ; et la question reste en suspens jusqu'au jour où la rétrocession des phénomènes morbides ou leur aggravation permet de conclure dans un sens ou dans l'autre.

Dans un certain nombre de cas, l'*examen cytologique* du liquide céphalorachidien donnera des indications intéressantes, et permettra de lever les difficultés. La lymphocytose fait défaut, en effet, dans le ramollissement cérébral et peut exister dans une série d'affections méningo-corticales.

L'*hémorragie cérébrale* est, cela va sans dire, la lésion que l'on confond le plus aisément avec le ramollissement.

L'apoplexie, dans les deux cas, est identiquement la même ; et, à part l'hypothermie qui semble appartenir exclusivement à l'hémorragie pendant les premières heures, rien ne différencie les deux ictus. Il faut donc rechercher les éléments du diagnostic en dehors du syndrome lui-même.

Le ramollissement est le plus fréquent dans la période moyenne de la vie et dans l'extrême vieillesse. Le ramollissement embolique, surtout lorsqu'il survient chez un sujet jeune, récemment atteint d'endocardite, peut être diagnostiqué à coup sûr. Il en est de même pour tout ictus survenant au cours ou au déclin d'une maladie infectieuse, susceptible de créer des foyers d'endartérite disséminée. Cela implique que la recherche des causes de l'embolie et de la thrombose domine toute la question. La constatation de troubles viscéraux imputables à des migrations emboliques multiples dans la rate, dans le foie, dans les reins, dans les membres, résout immédiatement le problème. On dit que l'embolie cérébrale se complique assez communément d'embolie de la papille. Si ce dernier fait pouvait être définitivement confirmé, l'hésitation ne serait plus permise.

En dehors des états morbides qui prédisposent à l'embolie, on doit s'appliquer en même temps à rechercher tous ceux qui prédisposent à la thrombose. Parmi ceux-là, la *syphilis* occupe le premier rang. Sans doute, ces prédispositions ont aussi leur valeur dans la pathogénie de l'hémorragie, mais à un degré infiniment moindre. D'ailleurs, l'hémorragie ne va guère, même dans ces cas, sans une impétuosité cardiaque qui manque le plus ordinairement chez les sujets atteints de thrombose. Malgré les soins qu'on apporte à cette enquête, il peut arriver que le diagnostic reste encore en suspens. Le plus sage est alors d'attendre que l'évolution de la maladie laisse entrevoir son origine ; le fait est que l'hémorragie et le ramollissement n'ont pas toujours les mêmes conséquences. Cette partie du diagnostic étant plus spécialement étudiée dans le chapitre consacré à l'hémorragie cérébrale, il est inutile d'y insister ici davantage.

Les ramollissements qui siègent en dehors de la zone motrice sont difficiles à diagnostiquer ; et cela, d'autant plus que les ictus s'accompagnent de phénomènes immédiats plus légers et plus fugaces. L'hémiopie, confondue avec l'amblyopie, toujours par le malade, quelquefois par le médecin, se produit souvent à la suite d'un ramollissement occipital qui ne donne lieu qu'à un vertige, à un malaise transitoire.... En pareille circonstance, la lésion n'est seulement pas soupçonnée. D'autre part, il est bien certain que chaque jour nous voyons diminuer l'étendue de la zone corticale dite silencieuse. A cet égard, la détermination des centres corticaux est des plus encourageantes pour les acquisitions de l'avenir. Comme on prévoit le moment où il n'existera plus de régions silencieuses, il est à supposer que tout ramollissement cortical sera diagnostiquable et localisable. Aujourd'hui, la région frontale antéro-supérieure est celle qui nous cache le mieux ses secrets. A-t-on le droit de suspecter un ramollissement de la région frontale, lorsque, à la suite d'un ictus apoplectique, on voit se manifester des troubles psychiques non systématisés, avec obnubilation subite et définitive de la mémoire? On se rappellera donc que, chez les vieillards, la répétition des ictus accompagnés chaque fois d'une aggravation de la faiblesse générale est toute en faveur du ramollissement. Chez ceux qui ne sont que faiblement frappés et qui, cependant, présentent des signes de déchéance intellectuelle progressive, il y a tout lieu d'admettre la formation de foyers lacunaires. Encore faudra-t-il interroger soigneusement l'entourage de ces malades tombés dans la démence, avant de se prononcer sur l'existence de lésions encéphaliques qu'aucun trouble somatique ne révèle.

**Pronostic.** — Le ramollissement cérébral se produit dans des conditions tellement variables, et il modifie le fonctionnement de l'hémisphère dans des limites si étendues, que le pronostic ne peut en être formulé que d'une façon absolument générale. Tout d'abord, on peut dire que les grands ramollissements sont les plus graves ; que les ramollissements doubles, surtout s'ils occupent la région opto-striée, sont, malgré leurs faibles proportions, particulièrement dangereux lorsqu'ils donnent lieu au syndrome glosso-labié ; que les troubles paralytiques ont plus de chances de s'atténuer chez les sujets jeunes que chez les sujets vieux ; que les lésions de la zone motrice entraînent des troubles dystrophiques plus sérieux que les lésions des régions silencieuses, etc., etc., toutes données dont on ne peut tirer, dans la pratique, qu'un parti relativement restreint.

C'est dans la première période, à la suite des accidents apoplectiques initiaux, que le pronostic présente les difficultés les plus grandes. Il faut toujours, avant de compter sur une amélioration même vraisemblable, attendre un délai de quelques jours, pour la simple raison que des ramollissements consécutifs à un ictus léger sont cependant capables de se compliquer d'encéphalite. La température fournit à cet égard des renseignements assez précis ; mais le temps que dure l'élévation thermique est quelquefois de plusieurs jours, quelquefois de plusieurs semaines. Si la température n'est pas très élevée, le pronostic n'est pas nécessairement fatal, car elle n'accuse qu'une réaction locale de moyenne intensité. Au contraire, l'hyperthermie est toujours un très fâcheux symptôme : alors on doit observer attentivement les voies respiratoires et ne pas attribuer d'emblée à une encéphalite la fièvre qui n'est que trop souvent l'indice d'une pneumonie secondaire et ultime.

. De tous les phénomènes qui appartiennent à la période apoplectique, le plus grave est l'apparition de l'escarre fessière. L'érythème qui précède l'escarre n'entraîne pas nécessairement la formation de celle-ci, mais l'escarre elle-même est un présage de mort qui ne trompe guère. .

Le pronostic est toujours assombri par les manifestations spasmodiques précoces, telles que la contracture ou les convulsions jacksoniennes. La contracture, durant les premiers jours, voire même dès le début apoplectique, est symptomatique d'une lésion qui touche l'épendyme ou qui s'est fait jour dans la cavité ventriculaire : ce cas est plus que sévère. Les convulsions jacksoniennes se produisant surtout lorsque la méninge est irritée, leur apparition doit toujours faire craindre une complication méningitique. Il est vrai que la méningite des ramollissements corticaux n'a pas de tendance spontanée à la généralisation.

Une fois passée la période apoplectique, la période paralytique évolue sans manifestations spéciales capables de modifier le pronostic. Tout dépend de la cause du premier ictus. S'il s'agit d'une embolie d'origine cardiaque, les apoplexies consécutives sont beaucoup moins à craindre que s'il s'agit d'une thrombose par artérite de l'hexagone. Si l'embolie est infectieuse, la suppuration du foyer est toujours possible ; le pronostic, en pareille éventualité, emprunte à la maladie générale bien plus qu'à l'accident local son caractère de gravité.

On sait enfin que le ramollissement cérébral, pour rare qu'il soit chez l'enfant, peut être observé quelquefois à la suite de l'endocardite rhumatismale, de la diphtérie, etc.

**Traitement**. — Il ne peut être ici question que du traitement des accidents initiaux, c'est-à-dire de la conduite à tenir au moment où vient de se produire l'oblitération d'un tronc artériel.

Or, après ce que nous avons dit des difficultés du diagnostic différentiel, il faut se résoudre à n'agir que si l'on a une conviction formellement motivée sur la nature de la lésion. Il est de toute évidence qu'un traitement actif employé contre une ischémie cérébrale peut être dangereux s'il est employé contre une hémorragie. En présence d'un fait aussi redoutable que l'apoplexie, on a une tendance toute naturelle à user des grands moyens : la saignée, les révulsifs violents, les dérivatifs énergiques, etc. Souvent on a la main forcée par les parents ou l'entourage du malade, qui n'admettent pas que l'expectative soit le parti le plus sage. De là résulte que, dans l'immense majorité des cas, tous les apoplectiques sont traités de la même façon : la saignée, les sangsues aux apophyses mastoïdes, la glace sur la tête, le vésicatoire à la nuque, les sinapismes sur les membres, le purgatif drastique, sont des procédés ou agents uniformément mis en œuvre. On ne saurait trop insister sur les dangers d'une intervention si aveugle. Dans le doute, l'abstention s'impose.

Si toutes les probabilités sont en faveur du ramollissement, il faut encore s'efforcer d'établir la cause immédiate de l'oblitération artérielle : thrombose ou embolie ? S'il s'agit d'une thrombose, on doit, autant que faire se peut, raviver la circulation artérielle, de façon à prévenir la stagnation dans les voies ·collatérales et l'extension du caillot. On prescrira les stimulants cardiaques, en tête desquels figure la caféine, et l'on évitera surtout l'emploi des dérivatifs. Le malade sera maintenu horizontalement la tête basse, de façon à n'entraver en rien le cours de la circulation encéphalique.

Lorsqu'on suppose une embolie, surtout chez un sujet jeune, au cours de la maladie infectieuse qui a provoqué la formation des végétations ou des coagulations embolisées, il faut, au contraire, tempérer et régulariser les contractions du myocarde, de manière à empêcher, s'il est possible, toute migration nouvelle. Dans ces cas, la digitale est souvent indiquée ; mais on ne doit pas considérer cette indication comme invariable, la digitale étant un médicament dont l'emploi exige une grande circonspection. Si l'on redoute les effets d'une activité cardiaque excessive, la position assise, ou du moins demi couchée, est préférable.

Lorsque la cause du ramollissement est douteuse, l'immobilité et les révulsifs cutanés constituent tout le traitement permis.

Pour ce qui est du traitement électrique, tel qu'il est préconisé par de Renzi, ses indications et son application sont identiques à celles de l'apoplexie hémorragique.                    *A. SOUQUES.*

**CÉRÉBRALE (SYPHILIS).** — V. SYPHILIS CÉRÉBRALE.

**CÉRÉBRALES (TUMEURS).** — L'étude des tumeurs cérébrales comporte non seulement l'histoire anatomique et clinique des néoplasmes du cerveau proprement dit, mais aussi celle des productions osseuses, cartilagineuses, fibreuses, vasculaires de ses enveloppes. La clinique l'exige, et cela, pour la raison que toute tumeur intra-cranienne, vu l'inextensibilité du crâne, agit forcément de la même façon sur toutes les parties de l'encéphale, quels que soient la nature et le point de départ de la lésion.

La compression est le fait essentiel. L'augmentation de volume de la masse cérébrale, c'est-à-dire l'accroissement du contenu pour un contenant invariable, engendre forcément des troubles circulatoires dont le retentissement sur l'ensemble de l'encéphale est général : les circonvolutions s'aplatissent, le liquide sous-arachnoïdien reflue dans le rachis, la circulation en retour est ralentie ou arrêtée : de là une congestion passive, des œdèmes, de l'hydropisie ventriculaire, des ischémies partielles avec le ramollissement qui leur fait suite, des hémorragies passives, tous phénomènes qui dépendent exclusivement et fatalement d'une expansion excessive de la masse intra-cranienne, qu'elle qu'en soit la cause.

Les troubles d'ordre mécanique, dans l'histoire des tumeurs cérébrales, sont donc d'une importance primordiale. Ils sont tellement subordonnés à un surcroît de pression, qu'aucune partie du cerveau *a priori* n'y est soustraite, en vertu du principe de Pascal. Il en résulte une difficulté d'appréciation des symptômes qu'on ne rencontre guère dans les autres maladies de l'encéphale.

Il ne sera point question, dans ce chapitre, des tumeurs extra-cérébrales, c'est-à-dire de celles qui ne prennent pas naissance dans le cerveau lui-même (V. CRANE, ENCÉPHALE).

**Étiologie.** — Les causes des tumeurs cérébrales en général sont aussi incertaines que celles des tumeurs dans tous les autres organes.

Il semble démontré aujourd'hui que certaines tumeurs cérébrales, les *céré-bromes et les gliomes*, sont d'origine fœtale. Il y a un rapport évident entre les cérébromes et les malformations congénitales. La constatation de cette origine fœtale permet de soupçonner la cause de ces tumeurs. On est auto-risé à incriminer l'alcoolisme avant tout, la syphilis des générateurs, les maladies survenues au cours de la grossesse chez la mère, etc.

L'origine fœtale des gliomes n'est peut-être pas aussi constante que celle des cérébromes et des cérébro-gliomes. Il semble, en effet, que la névroglie ait une activité prolifératrice plus étendue dans le temps, qu'elle puisse se multiplier après la naissance et engendrer des tumeurs, à une période tar-dive de la vie, sous l'influence de causes occasionnelles. A cet égard, le rôle du traumatisme cranien est démontré. S'ensuit-il que le gliome puisse se développer dans la vieillesse? Il est certain qu'il existe quelques exemples de gliome chez le vieillard, mais il est vraisemblable que le gliome existait déjà depuis longtemps à l'état latent. Somme toute, le gliome est avant tout une tumeur d'origine fœtale. Il se montre surtout dans l'enfance et dans la jeunesse. Il n'est en réalité qu'une localisation d'un processus général, la gliose. Et cette gliose peut se limiter à l'encéphale, sous forme soit de foyer unique, soit de foyers multiples. Il est commun de la rencon-trer dans l'idiotie, dans l'hydrocéphalie congénitale. Elle peut se diffuser, atteindre la moelle, sous forme de syringomyélie, par exemple.

Cette manière d'envisager la gliose en élargit singulièrement le cadre, et fait de ce processus anatomique une espèce morbide. La tumeur cérébrale, désignée sous le nom de gliome, n'en est qu'une localisation circonscrite.

Quant aux *sarcomes, fibromes*, etc..., nous ne connaissons aucune notion précise sur leur étiologie véritable.

Le traumatisme semble avoir été dans quelques cas leur point de départ.

L'état de santé antérieur est indifférent. Les hommes paient un tribut plus élevé que les femmes; l'âge moyen de la vie est celui où la maladie, sous quelque forme que ce soit, est le plus souvent observée.

Les *tubercules* isolés, qui se comportent comme des tumeurs, au double point de vue de l'anatomie et de la clinique, sont exceptionnels chez les vieillards. C'est de vingt à trente ans qu'ils ont leur maximum de fréquence. Ils sont primitifs — le fait paraît assez rare — ou secondaires à une tuber-culose pulmonaire, ganglionnaire, etc.

La *syphilis*, en tant qu'elle peut donner lieu à des formations gom-meuses isolées, doit figurer dans l'étiologie des tumeurs du cerveau. Mais le propre de cette affection est d'éparpiller ses lésions et de faire, concomi-tamment, des scléroses diffuses. Elle mérite donc d'être étudiée surtout au chapitre du diagnostic (V. SYPHILIS CÉRÉBRALE).

Les *anévrismes* sont plus fréquents chez l'homme que chez la femme. D'après la statistique de Lorber, les deux tiers des cas environ se déve-loppent entre quarante et soixante ans. On a incriminé, comme cause, l'athéromasie, sans en donner la preuve. Dans un cas publié par Klippel et Boeteau, l'examen du système artériel (aorte, artères cérébrales et périphé-riques) montra l'absence d'athérome. Il est fort vraisemblable qu'ici comme en d'autres organes la syphilis est la cause réelle de l'anévrisme.

Les *tumeurs parasitaires* (cysticerques, échinocoques, actinomyces, distomes) relèvent des mêmes causes qui président à la fixation et qui favorisent l'évolution des parasites de tout genre. Cependant, le traumatisme, même dans les cas de tumeurs parasitaires, semble n'être pas absolument sans influence : les ruptures vasculaires, les déchirures de tissus qu'il produit, expliquent jusqu'à un certain point cette singulière pathogénie.

**Lésions.** — Les seules tumeurs du cerveau proprement dit feront l'objet d'un exposé anatomo-pathologique. Il y a des tumeurs d'origine *ectodermique* qui sont de provenance exclusivement nerveuse, par exemple le gliome, le cérébrome, le neuro-gliome ganglionnaire, l'épithéliome ventriculaire et glandulaire. Il en est d'autres qui ont pour lieu d'origine la substance cérébrale, mais qui n'empruntent à cette substance rien de sa constitution essentielle. Ce sont les tumeurs d'origine conjonctivo-vasculaire ou *mésodermique* parmi lesquelles figurent les variétés du sarcome et du fibrome. Enfin quelques lignes seront consacrées aux tumeurs secondaires, aux kystes parasitaires, aux tubercules circonscrits. Quant aux tumeurs de a.syphilis, les syphilomes gommeux, ils ont été étudiés ailleurs [V. CÉRÉBRALE (SYPHILIS)].

*Gliome.* — Ainsi que son nom l'indique, le gliome est par excellence une production névroglique. On peut admettre trois variétés de gliome : le *neurogliome* ou *cérébrome*, le *gliome pur* et le *glio-sarcome*.

Le *gliome pur* se développe dans toutes les parties de l'encéphale, mais plus fréquemment dans la substance blanche, au voisinage de la substance grise des hémisphères, ou immédiatement au-dessous de la pie-mère. D'après Devic et Paviot il formerait la grande majorité des tumeurs du corps calleux. On le trouve aussi assez souvent dans le cervelet et dans les noyaux gris centraux. On a noté sa coexistence avec les gliomes de la rétine et de la moelle (Schultze et Hoffmann).

Tumeur molle, rosée, très vasculaire, le gliome est rarement multiple. Il fait corps intimement avec la substance cérébrale et n'a pas, à sa périphérie, de ligne de démarcation nette. Il est en continuité avec la névroglie des régions adjacentes restées saines. Son volume varie dans de grandes proportions, mais il n'est jamais tel que la conformation du cerveau soit notablement modifiée.

L'histologie du gliome est encore litigieuse. Virchow sut le premier reconnaître que le tissu des gliomes est essentiellement névroglique. Il est formé de cellules ramifiées, ne dépassant guère 12 µ, remplies presque complètement par leur noyau arrondi, tantôt isolées, tantôt groupées en petites masses. Plus elles sont nombreuses, plus la tumeur ressemble au sarcome. Lorsqu'elles sont en même temps plus volumineuses, la différenciation est si difficile qu'on a recours à un subterfuge de nomenclature pour désigner le néoplasme : on dit *glio-sarcome*. Il est des gliomes dans lesquels le réseau fibrillaire est net et très développé. Il en est d'autres, au contraire, où le réseau fibrillaire fait pour ainsi dire défaut.

Dans ces différents cas le terme de *glio-sarcome* est défectueux; il consacre une prétendue apparence et méconnaît l'origine de la tumeur. Il existe bien en réalité des tumeurs qui sont gliomateuses et sarcomateuses à la fois, mais il faut admettre que la tumeur, immédiatement sarcomateuse, par exemple, a entraîné la réaction du tissu névroglique secondairement. Dans ces cas, le terme de sarcome suffirait.

Cette distinction, quelles que soient les ressemblances histologiques, doit être maintenue, et le terme de glio-sarcome disparaître de la nomenclature. L'abondance du liquide interstitiel suffit pour définir la variété dite *glyomyxome*, sans que rien de précis établisse la démarcation entre celle-ci et la variété commune.

Les vaisseaux sont en général très nombreux, si nombreux que certains gliomes sont qualifiés de *télangiectasiques*.

**Cérébromes.** — Le volume de ces tumeurs est très variable ; les unes sont grosses comme un grain de chènevis ou un pois (Rokitansky) ; les autres atteignent les dimensions d'une orange (cas de Hayem). Leur consistance est plus ferme que celle du tissu encéphalique, leur couleur plus rosée ; elles sont en effet assez vasculaires. Mais leur nature nerveuse, déjà au premier aspect, n'est pas douteuse : elles semblent formées d'un tissu *cérébroïde* (Lesage et Legrand).

Leur structure microscopique confirme cette apparence : le tissu, soit embryonnaire, soit adulte, renferme, au milieu de la gangue névroglique, des neuroblastes en voie de transformation. Tel neuroblaste aboutit à la formation d'une cellule nerveuse, tel autre est en voie de devenir une cellule araignée. La prédominance de la névroglie embryonnaire dans leur constitution et les variations qu'on observe dans l'évolution des neuroblastes leur ont valu le nom de *gliomes neuroformatifs* (Renaut).

**Neurogliome ganglionnaire.** — A côté des tumeurs précédentes doit figurer une variété de tumeur assez commune qui consiste dans une hyperplasie des éléments fondamentaux de la substance corticale ou ganglionnaire, et qui, présentant une prépondérance marquée des parties névrogliques, a été justement appelée *neurogliome ganglionnaire*. Il s'agit de masses plus ou moins régulières, sphériques ou ovoïdes, situées soit sous la pie-mère, soit sous l'épendyme ventriculaire, multiples, bilatérales, n'altérant point la forme générale des hémisphères, blanchâtres, assez résistantes et d'aspect gélatineux sur les coupes. Ces tumeurs, probablement toujours congénitales, indépendantes de toute inflammation des membranes adjacentes, ont tant d'analogie avec des foyers d'encéphalite circonscrite que Bourneville les a décrites, d'ailleurs avec une parfaite exactitude, sous le nom d'*encéphalite tubéreuse*.

**Épithéliomes.** — A côté des cérébromes et des gliomes, il faut placer les épithéliomes, qui sont également d'origine ectodermique et qui se développent, soit aux dépens du revêtement de l'épendyme ou des plexus choroïdes, soit aux dépens des cellules des glandes pinéale et pituitaire.

C'est dans ce groupe des épithéliomes qu'il faut placer un grand nombre de *cancers primitifs* du cerveau, décrits par les anciens auteurs.

**Sarcome.** — Presque toujours propagé de la dure-mère, du crâne ou du périoste crânien à la masse cérébrale, le sarcome est une tumeur à localisation souvent basilaire et dont le développement n'est jamais très considérable en raison de la gravité qui résulte de sa localisation même.

Outre les cas où le sarcome semble originaire des méninges ou de la boîte osseuse, des plexus choroïdes ou des glandes pinéale et pituitaire, il en est d'autres où il prend naissance au sein même de la pulpe cérébrale. Alors il est probable que c'est la paroi des vaisseaux qui en est le véritable point de départ. Mais comme, d'autre part, le tissu nerveux est presque toujours altéré aux environs de la lésion vasculaire, on pourrait admettre qu'une gliomatose primitive a été l'occasion de celle-ci. Bref, il n'y a guère de sarcome encéphalique sans un certain degré de gliomatose; et, de ce fait, il est parfois impossible de savoir lequel des deux processus est le premier en date.

Le sarcome est généralement sphérique, de coloration rougeâtre, de consistance molle. Le nombre, la grosseur, le siège varient à l'infini. La ligne de démarcation entre le tissu normal et le tissu de la tumeur est nettement tranchée, et cela est peut-être le meilleur caractère différentiel du sarcome. Pour ce qui est de sa structure, il n'y a rien de spécial à en dire. Suivant la forme de ses éléments, on l'appelle *sarcome embryonnaire* ou *sarcome fusiforme*, ou *fibro-sarcome*. Dans la classe des sarcomes, il convient de réserver une place particulière à une variété de *fibro-sarcomatose*, caractérisée par sa prédilection pour la région ponto-cérébelleuse, spécialement pour les nerfs auditifs, et à la fois par la multiplicité de ses localisations sur le système nerveux central et périphérique.

*Endothéliome.* — Étudié par Lebert sous le nom de *tumeur fibro-plastique*, par Cruveilhier sous le nom de *tumeur fongueuse*, et par Robin sous celui d'*épithéliome des séreuses*, il a été définitivement classé par Lancereaux dans la classe des tumeurs mésodermiques sous l'appellation générique d'*endothéliome*, les cellules plates qu'il renferme venant de l'endothélium des vaisseaux des méninges. En réalité, on peut le placer entre l'épithéliome et le sarcome.

Il suffira d'ajouter que l'endothéliome a souvent été décrit sous le nom de *psammome* et de *sarcome angiolithique*.

Les *fibromes* d'origine *encéphalique* vraie n'existent pas; mais on en rencontre parfois qui, en raison de leur enclavement dans l'hémisphère, paraissent s'y être développés, alors que leur véritable lieu d'origine est l'adventice vasculaire. En réunissant les statistiques de H. White, de Bernhardt et d'Allen Starr, Peitavy n'a compté que 5 fibromes sur 800 cas de tumeurs. Leur siège de prédilection est la gouttière basilaire.

Les *angiomes* ne sont pas rares. Ils ont aussi pour lieu d'origine les tissus vasculaires du mésoderme invaginés dans la pulpe cérébrale.

Les *psammomes* sont des tumeurs décrites par Virchow, dans lesquelles on rencontre du sable accumulé (πσάμμος, sable). Quelquefois on trouve, à l'autopsie, des nodules circonscrits d'un tissu gras, adhérant à la dure-mère cranienne et infiltré de sels calcaires. On les confond souvent avec les sarcomes angiolithiques.

Tumeur très curieuse et absolument spéciale aux méninges, le *sarcome angiolithique* a pour « organe premier » le plexus choroïde; mais il se développe aussi sur les deux feuillets de l'arachnoïde, principalement au niveau des corpuscules de Pacchioni, par conséquent à la face interne de la dure-mère.

L'*angiosarcome* est, en effet, caractérisé par le développement extraordinaire des vaisseaux et par la possibilité d'hémorragies plus ou moins abondantes. Les *myxo-sarcomes*, les *sarcomes kystiques*, les *mélano-sarcomes* méritent d'être simplement signalés.

Nous mentionnerons encore la *tumeur perlée* ou *cholestéatome*, atteignant le volume d'une noix ou d'un œuf, mamelonnée, brillante comme de la nacre, composée chimiquement de cholestérine, de carbonate et de phosphates calcaires. Ces tumeurs sont composées de cellules endothéliales. Comme l'endothéliome, le psammome et le sarcome angiolithique, elles ont une origine endothéliale.

Il faut signaler simplement les *lipomes*, les *myômes*, les *enchondromes* et les *ostéomes*, tumeurs relativement rares et bénignes.

**Cancer.** — Parmi les *tumeurs secondaires*, il convient de citer le cancer et le sarcome. Le cancer cérébral est toujours secondaire en ce qui concerne l'encéphale. Il fait souvent suite au cancer primitif du sein, propagé à la plèvre et aux poumons. Mais l'origine du cancer peut venir de plus loin : des organes de l'abdomen, du testicule, de l'utérus, etc.

Le carcinome se développe aux dépens de la dure-mère, du crâne, ou de la cavité orbitaire, mais le plus souvent aux dépens de la toile choroïdienne ou des plexus choroïdes. Il se compose d'une masse unique ou de nodules multiples (encéphaloïde). La forme squirrheuse est à peu près inconnue. La présence de kystes s'explique par le fait que dans le carcinome cérébral la production épithéliale l'emporte toujours beaucoup sur le stroma. C'est dire que le carcinome, ici comme ailleurs, a tellement d'affinités avec l'épithéliome, que la distinction générique manque ; on pourrait discuter à ce propos sur l'origine épithéliale du carcinome. Les mêmes arguments qu'on fait valoir pour le carcinome de tel ou de tel autre organe sont donc valables pour le carcinome cérébral. D'ailleurs, la localisation première du carcinome sur les régions tapissées par l'épendyme est un fait suffisamment probant. C'est là que l'épithélium peut subir les transformations métatypiques qui caractérisent l'épithéliome.

Les tumeurs mélaniques sont exceptionnelles (Pilliet).

A côté du cancer secondaire du cerveau, il faut faire une place au *sarcome secondaire* qui peut venir de la peau, des os, etc.

**Tumeurs parasitaires.** — La littérature anatomo-pathologique est prodigieusement riche en ce qui concerne les parasites de l'encéphale. Mais si les faits se ressemblent tous, les conséquences diagnostiques ou thérapeutiques qu'on peut tirer de leur lecture se réduisent presque à néant.

L'encéphale est un milieu propice au développement des cysticerques et des échinocoques. Ces deux formes parasitaires donnent lieu à des tumeurs kystiques qui ne réagissent guère sur les parties environnantes. De là l'absence relative de symptômes, *a fortiori* de symptômes pathognomoniques. Clémenceau a constaté que le tiers des faits seulement de parasitisme cérébral provoquait des symptômes.

Les *cysticerques cérébraux*, connus depuis longtemps, n'ont été attribués à leur cause véritable que par Leuckart, qui montra que le *cysticercus cellulosæ* n'était autre chose que l'embryon enkysté du *tænia solium*. La cysticercose frappe l'encéphale beaucoup plus souvent que les autres organes. Il résulte de diverses statistiques que dans les deux tiers des cas le cerveau seul est intéressé. Le nombre de ces tumeurs est généralement restreint, mais on a pu en compter sur un même cerveau plusieurs centaines.

Comment s'infecte l'encéphale? Évidemment par embolie d'embryons hexacanthes venus du tube digestif. Dans le cerveau, comme dans tout autre organe, l'embryon perd ses crochets et ne tarde pas à se transformer en vésicule, pleine de liquide. Mais le tissu cérébral réagit contre le parasite, l'entoure d'une coque fibreuse, l'étouffe et le tue en lui faisant subir la dégénérescence granulo-graisseuse.

Les *échinocoques cérébraux* sont fréquents, surtout dans certains pays (Islande, Australie). Dus à l'absorption des œufs du tænia échiconoque, ils viennent se fixer et se développer dans l'encéphale, favorisés parfois par un traumatisme cranien. Ils coexistent rarement avec les hydatides des autres régions (11 fois sur 80 cas d'après Kuchenmeister). Ils ont une évolution progressive et rapide, et leur durée ne dépasserait guère deux ans, dit Guérineau. Ils entraînent généralement la mort. Parmi les cas d'hydatides du cerveau rapportés par Clémenceau dans sa thèse, la mort a été due 36 fois au kyste hydatique, et il est possible que, dans la plupart des autres cas, la mort fût survenue de ce fait si les malades n'avaient pas été préalablement emportés par une maladie intercurrente. Les hydatides du cerveau constituent des tumeurs bien limitées et aisément extirpables. Si l'on pouvait les diagnostiquer, la trépanation serait indiquée. Dans la thèse d'Auvray, on trouve 16 trépanations qui ont donné pour kyste hydatique : 7 guérisons ou améliorations et 9 morts.

Les échinocoques se présentent sous la forme de vésicules isolées, parfois assez volumineuses, à contenu muqueux et pourvues d'une double enveloppe : la capsule propre du parasite et la paroi fibreuse ou cellulo-fibreuse résultant de la réaction du parenchyme environnant (réaction du reste absolument minime). Grâce à cette seconde enveloppe, le kyste de l'échinocoque peut contracter des adhérences avec les méninges, et dans certains cas favorables s'ouvrir au niveau d'un orifice du squelette après usure plus ou moins large du tissu osseux. On a vu ainsi des échinocoques se vider par l'orbite et par les fosses nasales. Inutile d'ajouter que ce procédé de guérison spontanée est tout à fait exceptionnel.

*Tumeurs kystiques.* — Le parasitisme n'est pas seul capable d'engendrer des tumeurs kystiques. On trouve dans l'encéphale des kystes dont le mode d'origine est variable et sujet à diverses interprétations. Abstraction faite de ceux qui marquent la place d'anciennes hémorragies ou de vieux ramollissements, et qui sont exceptionnellement capables de produire des symptômes, il en est qui constituent des tumeurs exclusivement kystiques.

Mais la plupart d'entre eux ayant pour point de départ un sarcome développé aux dépens de la toile choroïdienne, on les voit occuper en général la cavité ventriculaire.

Il en est d'autres cependant qui semblent résulter d'une véritable inclusion de la membrane épendymaire centrale, se produisant pendant la vie embryonnaire, et ne trouvant que dans la période adulte de l'existence l'occasion de se développer. Telles sont les tumeurs kystiques de la paroi postérieure de l'hypophyse, nées aux dépens de l'épendyme de l'infundibulum.

Enfin certains kystes dermoïdes, intra- ou extra-duremériens, identiques par leur structure à tous les kystes dermoïdes, se développent quelquefois dans la région cérébelleuse, où ils semblent résulter d'une inclusion de l'ectoderme.

**Tumeurs vasculaires.** — L'anévrisme cérébral peut être *vrai, mixte externe,* ou *artério-veineux.* Nous ne nous occuperons que du premier qui est le plus commun et le plus intéressant. Il siège ordinairement au niveau des éperons et des courbures des artères. Voici, d'après une statistique de Lorber portant sur 93 cas, l'ordre dans lequel les artères sont frappées :

        Basilaire. . . . . . . . . . . . . . . . . . . . . . . . . . . .   32 fois.
        Cérébrale moyenne . . . . . . . . . . . . . . . . . . . . . .   21  —
        Carotide interne. . . . . . . . . . . . . . . . . . . . . . .   13  —
        Cérébrale antérieure. . . . . . . . . . . . . . . . . . . . .    9  —
        Communicante postérieure. . . . . . . . . . . . . . . . . .    7  —
        Cérébrale postérieure . . . . . . . . . . . . . . . . . . . .    3  —
        Cérébelleuse. . . . . . . . . . . . . . . . . . . . . . . . .    3  —
        Communicante antérieure. . . . . . . . . . . . . . . . . .    2  —
        Vertébrale. . . . . . . . . . . . . . . . . . . . . . . . . .    2  —
        Méningée moyenne. . . . . . . . . . . . . . . . . . . . . .    1  —

C'est donc le tronc basilaire qui en est le siège le plus fréquent.

L'anévrisme cérébral est d'ordinaire unique, allant du volume d'un haricot à celui d'un œuf de poule. Les artères cérébrales, celles des autres régions en dehors de l'anévrisme, sont souvent indemnes. Il s'ensuit, ainsi qu'il a été remarqué plus haut, que l'athérome ne joue pas dans l'anévrisme cérébral le rôle étiologique qu'on lui avait attribué jusqu'ici, et que la syphilis doit en être le facteur primordial.

**Tubercule cérébral.** — Le siège des tubercules cérébraux n'a rien de fixe ; on les rencontre partout, aussi bien dans le cervelet et dans la protubérance que dans les hémisphères. Ils se développent, en général, comme tous les tubercules, au niveau des régions les plus vasculaires, c'est-à-dire à la partie antérieure de la protubérance (Charcot), vers l'espace interpédonculaire, dans la fosse de Sylvius et aux alentours des corpuscules de Pacchioni. Cette dernière localisation est une des plus communes ; elle semble favorisée par la lenteur de la circulation à ce niveau (Souques et J.-B. Charcot). Exceptionnellement, les tubercules prennent naissance en plein centre ovale et même au milieu du corps calleux.

Leur volume moyen est celui d'une cerise, mais ils peuvent le dépasser : on en a vu de la grosseur du poing (Cornil). Leur forme est assez régulièrement sphérique. Leur nombre varie de 1 à 15 et, parfois, on en trouve encore davantage. Ils siègent plus souvent, dans ces cas, au niveau des méninges que dans la profondeur ; il n'est pourtant pas exceptionnel de les voir occuper symétriquement les ganglions gris centraux. Ils ont une tendance remarquable à s'encapsuler, quoiqu'ils soient très difficilement énucléables. Lorsqu'ils sont voisins de la couche corticale, c'est la pie-mère qui fait les frais de l'encapsulement. Mac-Even a démontré que, même à l'état de granulations, le tubercule cérébral est capable de guérison spontanée par ce procédé. D'autre part, c'est aussi la pie-mère qui, par ses réactions toujours vives, devient le point de départ des symptômes aigus qui précipitent le dénouement.

Quel que soit leur siège et quelle que soit leur nature, les tumeurs cérébrales exercent sur le tissu cérébral une double action : une action prochaine, disparition lente des cellules, et une action indirecte, à distance, étendue à la totalité de la surface du cerveau et qui se traduit par des altérations de la plupart des cellules nerveuses. Ces cellules étudiées par la méthode de Nissl apparaissent déformées, augmentées de volume, avec noyau altéré et rejeté à la périphérie, atteintes d'une chromatolyse périphérique qui peut aller jusqu'à l'achromatose (Marinesco), et même jusqu'à la disparition du corps cellulaire.

Il importe de faire observer que ces altérations siègent même en des régions éloignées de la tumeur, et qu'elles ne peuvent alors tenir à l'irritation invoquée jusqu'ici; qu'elles sont analogues à celles que déterminent sur les cellules nerveuses les auto-intoxications et les infections cliniques et expérimentales (urémie, diabète, etc.). De telles constatations limiteraient pour certains auteurs le rôle de l'irritation et de la compression (par les tumeurs) dans la pathogénie des symptômes; elles permettraient de supposer un second élément qui ne serait autre que l'intoxication de l'encéphale par les toxines sécrétées par les néoplasmes cérébraux.

**Symptomatologie.** — Le tableau symptomatique des tumeurs cérébrales est absolument variable, et il est difficile d'en présenter un, si schématique qu'on l'imagine, conforme à l'universalité des cas. D'abord, il va de soi que les manifestations cliniques diffèrent suivant la localisation; puis il est évident que l'évolution est commandée par la nature de la tumeur : le gliome, par exemple, n'est qu'une modalité de structure du tissu encéphalique qui n'apporte pas forcément de changements appréciables dans le fonctionnement de l'hémisphère; le sarcome télangiectasique, au contraire, avec les fluxions, les hémorragies dont il est le point de départ et le siège, provoque de grands phénomènes subits.... Il ressort de là que, pour un volume égal, pour une compression égale, deux néoplasmes ont des effets absolument distincts. Il y a des tumeurs, — même parmi celles qui se développent aux dépens des méninges, — qui, en raison de leurs grandes dimensions, déforment prodigieusement la surface et le profil du cerveau sans donner lieu à aucun symptôme. Il en est d'autres qui, malgré leur très petit volume, ont un retentissement d'une soudaineté inouïe, à tel point que leur première manifestation est un ictus apoplectique. Les premières sont celles qui grossissent lentement, en laissant aux centres le temps de l'accoutumance; les secondes ont un accroissement rapide et les compensations circulatoires ne peuvent s'établir. Enfin, à côté des tumeurs qui ne font que comprimer le tissu nerveux, il en est d'autres qui le détruisent.... Tout cela est donc éminemment aléatoire et subordonné à trop de circonstances complexes, pour qu'il soit possible d'en dégager même une esquisse, comme dans toute autre maladie cérébrale.

Cela dit, il faut admettre qu'une tumeur, quels que soient son siège et son volume, se traduit généralement par deux ordres de phénomènes : les

uns, à peu près constants, sont communs à la plupart des tumeurs, quels
que soient leur siège et leur nature; les autres, variables à l'infini, résultent
surtout de la localisation initiale ou prépondérante du néoplasme.

A) **Symptômes communs à la plupart des tumeurs.** — Ces symptômes
sont la céphalée, les convulsions, la torpeur intellectuelle, les vomissements, la stase papillaire, etc....

Dans la plupart des cas, la *céphalée*, qui est à peu près constante, est le
premier en date de tous les symptômes. Elle est frontale ou occipitale,
quelquefois pariétale; elle ne correspond pas habituellement au siège de la
tumeur et n'a pas un lieu absolument fixe; elle occupe tout le front, tout
l'occiput, quelquefois toute la tête. D'abord sourde, profonde, tenace, elle
devient peu à peu gravative, sujette à des exacerbations. Elle est souvent
atroce, intolérable : le malade gémit jusque dans son sommeil, pousse des
cris plaintifs, aigus et prolongés; il a pu même recourir au suicide pour
échapper à la douleur. Cette céphalée constitue, si l'on peut dire, le symptôme de la première période. Elle est en quelque sorte progressive, en ce
sens qu'elle s'accroît pendant toute une longue durée de la maladie; elle
peut disparaître à la dernière phase. Parfois continue, elle éclate plus souvent sous forme d'accès violents, apparaissant tantôt sans raison, tantôt à
la suite d'un mouvement de tête, d'un effort.

Sa localisation est quelquefois en rapport avec le siège occipital, frontal,
pariétal de la tumeur, mais ce rapport n'est pas constant. La douleur peut
être alors réveillée par la palpation et la percussion du crâne, en un point
qui correspond au siège du néoplasme, surtout quand la tumeur est superficielle. Il n'est pas très rare même qu'elle ait spontanément un foyer initial
unilatéral, d'où elle rayonne plus ou moins loin.

Les *convulsions* ne surviennent donc pas d'emblée, du moins presque
jamais. Elles font suite à la période de céphalée, et alors elles éclatent inopinément, sans cause appréciable, affectant les caractères les plus tranchés
et les plus complets de l'épilepsie vraie. C'est dire qu'elles sont générales et
qu'elles présentent les trois stades du grand mal. On peut évaluer à 50 pour 100
(Hirt) la proportion des tumeurs cérébrales où figure l'épilepsie. La fréquence des crises est d'ailleurs indéterminée. Il existe même des faits dans
lesquels l'épilepsie a été le seul symptôme d'une tumeur cérébrale. L'erreur
n'a été reconnue qu'à l'autopsie.

La *torpeur intellectuelle* est le phénomène qu'on rencontre habituellement.
C'est un état de torpeur et d'abrutissement de toutes les facultés (attention,
mémoire, volonté, imagination). L'intellect est lent à saisir et à réagir, les
processus psychiques lents et paresseux. Si on y joint une certaine puérilité
du caractère on aura le tableau usuel des troubles de l'intelligence. Parfois
cependant cette dépression mentale peut aller jusqu'à l'abolition des
facultés. Il est de règle que cette obnubilation évolue sans hallucinations
et sans délire.

A cette torpeur intellectuelle s'ajoute souvent une certaine torpeur physique qui ne va jamais sans une tendance marquée au sommeil. Habituellement ces sommeils sont passagers et courts, mais ils peuvent durer des
semaines et des mois.

Les *vomissements* n'ont de particulier que la facilité avec laquelle ils se produisent, le plus souvent après les repas, même pendant les repas, sans nausées préalables et en quelque sorte par régurgitation, à l'occasion d'un changement de position. Telle est du reste la caractéristique de ce qu'on appelle communément le *vomissement cérébral*. De longues périodes s'écoulent durant lesquelles ils disparaissent, on ne sait pourquoi. Puis ils réapparaissent, pour disparaître encore. Chaque période de vomissement correspond toutefois, autant qu'on en peut juger, à une exagération concomitante des autres phénomènes et particulièrement de la céphalée. Il n'est pas rare que les vomissements coïncident avec une constipation opiniâtre, comme dans les méningites aiguës infantiles.

Les *vertiges* sont très fréquents, mais il est rare qu'ils affectent la forme gyratoire. On observe plutôt cette variété que les anciens appelaient *vertige ténébreux* et qui consiste simplement en obnubilations passagères avec vague intellectuel et engourdissement des membres.

La *stase papillaire* ou *papille étranglée*, qui aboutit à la *névrite optique*, est un trouble de la circulation rétinienne, un signe visible à l'ophtalmoscope et qu'il faut rechercher toujours, alors même que le patient n'accuse aucun trouble visuel. C'est un phénomène mécanique qui est quelquefois associé à des symptômes rétiniens subjectifs lorsque le nerf optique est lésé; mais il s'en faut que cette concordance soit la règle. Il s'agit, en résumé, d'un état d'infiltration œdémateuse avec stase veineuse.

« L'image fournie par l'examen ophtalmoscopique de la papillite des tumeurs est la suivante : au début, on rencontre un rétrécissement des artères émergeant de la papille, en même temps qu'un état tortueux spécial des veines; les inflexions décrites par celles-ci sont aussi bien dans le plan même de la rétine que dans le plan qui lui est perpendiculaire. Bientôt, les limites de la papille disparaissent, en même temps que la papille devient saillante, comme on peut s'en assurer soit à l'image droite (par l'emploi des verres convexes permettant d'examiner tour à tour la partie saillante centrale et la partie périphérique non saillante de la papille), soit à l'image renversée (par le déplacement parallactique du sommet de la papille). En même temps, on constate une striation particulière de la rétine au pourtour de la papille.

« La papille perd aussi sa transparence et prend une teinte grisâtre uniforme; cette teinte grisâtre se confondra plus tard à la périphérie avec la teinte semblable de l'œdème péripapillaire; à ce moment, la striation que nous venons de signaler disparaît.

« Souvent apparaissent des hémorragies en flammèches autour de la papille et quelquefois sur elle-même. » (Peitavy).

De Græfe admettait que la stase veineuse était le point de départ de cet *étranglement*. Depuis lors, cette opinion a été acceptée, mais le mécanisme de cette stase est encore discuté.

Si l'étranglement papillaire existe parfois à un degré très prononcé sans entraîner de troubles visuels, il n'en est pas moins vrai que sa conséquence normale et ultime est l'atrophie blanche papillaire, et par conséquent l'*amaurose*. Elle est précédée longtemps à l'avance par un rétrécissement du champ visuel, surtout du côté nasal (H.. Jackson), parfois d'un scotome central.

La névrite optique, symptôme de premier ordre pour le diagnostic, n'est cependant pas constante. D'après une statistique de Paton, portant sur 202 cas, elle manquerait dans 18 pour 100 des cas, particulièrement dans les tumeurs corticales ou pontiques.

B) **Symptômes topographiques.** — Parmi ces symptômes, il en est qui ne diffèrent des précédents que par leur localisation même. Ainsi nous avons signalé la céphalée, les convulsions, les vertiges. Chacun de ces symptômes a une signification différente lorsqu'il témoigne, non plus de la compression totale de l'encéphale, mais de la compression locale ou de l'irritation d'une partie limitée de l'hémisphère.

La *céphalée* est *circonscrite* à une région précise de la paroi crânienne : elle est d'une autre qualité que la céphalée initiale. Elle est lancinante, aiguë. C'est là qu'est la tumeur. La percussion à ce niveau est douloureuse. Elle fournit un repère pour la trépanation.

Les *convulsions*, au lieu de se présenter sous la forme de l'épilepsie vraie générale, sont des *convulsions partielles* : c'est, au premier chef, de l'épilepsie jacksonienne, avec sa localisation périphérique, son aura très précise, son spasme très limité soit à la face, soit au bras, soit à la jambe. C'est au niveau du centre hémisphérique correspondant *à la première secousse* de la crise partielle que siège la tumeur. Cela doit être établi comme une règle générale, encore qu'il y ait quelques exceptions. C'est à peu près la seule donnée positive qui justifie l'intervention opératoire et, qui plus est, le lieu d'élection de l'opération, mais cette donnée n'est pas absolue.

Le *vertige*, lorsque la tumeur siège au voisinage du rocher, n'est plus le vertige ténébreux qui vient d'être signalé. C'est un vertige gyratoire, avec bourdonnements d'oreilles unilatéral, en un mot un véritable *vertige auriculaire*. Le même vertige, surtout lorsque la tendance gyratoire est très accusée, survient aussi dans le cas où la tumeur exerce encore son action compressive ou irritante en arrière et en dessous de la région temporo-occipitale, sur les pédoncules du cervelet.

Restent à signaler tous les *symptômes de localisation motrice, sensitive, aphasique*, etc., que le hasard des cas peut fournir : hémiplégies, monoplégies, hémianesthésies, hémiopies, etc. Il est impossible d'insister sur ces localisations en particulier. Qu'il suffise de dire combien leur apparition est importante lorsqu'elles se combinent avec les symptômes constants précédemment énumérés. Nous les retrouverons plus loin, d'ailleurs.

Il reste cependant encore une remarque essentielle à retenir.

Les *symptômes de localisation*, en ce qui concerne les paralysies, n'ont jamais qu'une valeur relative : par exemple, une hémiplégie gauche totale progressive, associée à une épilepsie jacksonienne du côté gauche, appartient nécessairement à une tumeur de l'hémisphère droit, et il faut ajouter : à une tumeur qui intéresse *directement* la région rolandique droite. Mais si l'hémiplégie est toute seule, si elle ne se complique à aucun moment d'épilepsie partielle, elle n'est plus un symptôme de localisation certaine. Elle peut survenir aussi bien à l'occasion d'une tumeur du lobe frontal ou du lobe occipital, qu'à l'occasion d'une tumeur de la zone motrice des membres gauches. On voit de quelle gravité est ce fait au point de vue de l'intervention opératoire. En d'autres termes, *dans les cas de tumeurs cérébrales*, l'épilepsie symptomatique a une valeur diagnostique de localisation infiniment supérieure à celle des paralysies simples, principalement des paralysies flaccides. Lorsque la contracture existe, les présomptions en faveur d'une altération directe de l'aire motrice sont déjà beaucoup plus fortes. Enfin Hirt a très justement observé que si les hémiplégies ou les monoplégies ne pouvaient, à elles seules, donner une indication formelle sur le siège de la lésion, il n'existe pour ainsi dire pas de cas où ces paralysies ne soient pas croisées. Les cas d'hémiplégie homologue, paradoxale existent pourtant. L'hémiplégie y est due à la compression de l'hémisphère sain par l'hémisphère lésé. Mais, dans la pratique, on peut en faire abstraction, et en présence d'une paralysie gauche survenue chez un sujet atteint notoirement de tumeur cérébrale, tout ce qu'on a le droit d'affirmer se borne à ceci, que la tumeur occupe l'hémisphère droit.

Les *paralysies oculaires*, les *paralysies bulbaires*, ont une signification beaucoup plus nette. C'est à elles qu'on doit de pouvoir diagnostiquer la localisation exacte des petites tumeurs de la base, surtout celles qui ont pour point de départ les méninges ou le périoste de l'apophyse basilaire. Mais ici encore — et nous y reviendrons — il faut faire cette réserve expresse que les symptômes de localisation n'ont rien d'absolu. Ils peuvent résulter d'une compression exercée à distance.

Les *troubles de la sensibilité* sont en général peu prononcés. Ils sont souvent passagers, paroxystiques, associés aux troubles du mouvement. Ils consistent essentiellement en anesthésie, paresthésie, hyperesthésie de la peau, d'un côté du corps, et qu'on a décrites sous le nom d'*épilepsie sensitive* jacksonienne. Les névralgies du trijumeau sont relativement communes.

Du côté des sens, les modifications des *sensibilités spéciales* (olfactive, gustative, auditive) ne répondent jamais à des conditions anatomiques nécessairement identiques. Le sens du goût est peu altéré ou du moins ses altérations sont exceptionnellement signalées. Calmeil affirmait que le goût et l'odorat ne sont jamais troublés dans les cancers de l'encéphale. Il est probable que si on les recherchait attentivement on rencontrerait souvent des troubles du goût. L'odorat peut être affaibli ou aboli (anosmie), ou exalté. Du côté de l'ouïe nous avons déjà signalé les bourdonnements d'oreille et le vertige ; il nous suffira d'ajouter que parfois l'ouïe peut être abolie. Nous ne reviendrons pas ici sur les troubles de la vue ; nous avons mentionné ailleurs le scotome, l'amblyopie passagère, l'amaurose, et insisté sur l'état de la papille.

Les phénomènes vaso-moteurs sont fréquents : la tache dite méningitique, les érythèmes diffus des membres paralysés (Ball) sont souvent observés.

**Formes cliniques.** — Il est impossible de rappeler ici tous les aspects cliniques des tumeurs cérébrales. Nous signalerons simplement ceux qui s'écartent de la symptomatologie classique. Et tout d'abord, les *formes latentes* que rien ne peut faire soupçonner, du vivant du malade, et qui constituent des surprises d'autopsie. D'autre part, certaines *formes frustes* méritent une mention spéciale : la forme *psycho-paralytique* (Brault et Lœper), dans laquelle la paralysie s'associe avec des troubles psychiques plus ou moins accusés, et *la forme hémiplégique* (Souques), dans laquelle l'hémiplégie constitue tout le tableau morbide. Tantôt cette paralysie unila- térale ne se distingue en rien de l'hémiplégie vulgaire, tantôt elle s'est dis- tinguée en ceci qu'elle n'est accompagnée ni de contracture, ni d'exagéra- tion des réflexes, ni des phénomènes des orteils (Babinski, Cl. Vincent). Dans ce dernier cas, on peut expliquer ces phénomènes négatifs, en admet- tant une pure compression du faisceau pyramidal qui n'a pas dégénéré secondairement.

Il nous reste maintenant à énumérer rapidement, vu la multiplicité des formes cliniques, les principaux groupements symptomatiques qu'on observe habituellement, *suivant la localisation* initiale ou prépondérante des tumeurs.

**Tumeurs de la région frontale inférieure.** — En dehors des troubles généraux de compression, sur lesquels il n'y a plus lieu de revenir et qui ont été signalés une fois pour toutes, on constate une précocité remarqua- ble des phénomènes visuels, souvent limités à un seul globe et associés quelquefois à des manifestations olfactives, parmi lesquelles les sensations de mauvaises odeurs rappellent les hallucinations de l'odorat auxquelles sont sujets certains mélancoliques. Dans une observation de Siéber, où existaient des hallucinations de l'odorat, on put diagnostiquer durant la vie le siège de la tumeur dans la circonvolution du crochet. Mais le plus souvent il s'agit de compression directe des nerfs optiques et olfactifs. Lorsqu'elles sont petites et limitées, les tumeurs frontales inférieures donnent rarement lieu aux paralysies des membres. Les paralysies oculaires ne sont pas exceptionnelles.

**Tumeurs de la région basilaire et de l'angle ponto-cérébelleux.** — Ici tous les symptômes oculaires (sensoriels et moteurs) apparaissent les premiers. C'est dans ces cas que se développe le plus rapidement la névrite optique. Lorsqu'une hémiplégie survient, on est tenté d'admettre que le pédoncule cérébral est intéressé ; mais il ne faut l'admettre, encore une fois, que sous réserves. Lorsque cette hémiplégie se complique d'une paralysie du moteur commun du côté opposé, on peut supposer que la lésion pédonculaire empiète sur le tronc de la IIIᵉ paire (paralysie alterne de Weber). S'il s'y ajoute à un degré quelconque un trouble sensitif dans le domaine du triju- meau, c'est que la protubérance est atteinte. On a cité des exemples d'anes- thésie croisée (Raymond). Enfin, dans les cas où la VIIᵉ paire (syndrome de Millard-Gubler) ou la VIᵉ paire du côté opposé à l'hémiplégie seraient elles- mêmes paralysées, on pourrait en inférer que le néoplasme s'étend jusqu'au sillon bulbo-protubérantiel. En pareille circonstance, la névralgie du triju- meau est la règle, les troubles de la déglutition et de l'articulation des mots sont constants (glosso-pharyngien, facial, hypoglosse). On peut même ajouter que tous les cas de paralysie alterne, compliquée de névralgie faciale avec ou sans zona et de gêne de la déglutition, sont le fait de lésions localisées à la région antérieure de la protubérance. Quand cette lésion est un ané- vrisme de l'artère basilaire, la paralysie ou la parésie des quatre membres fait rarement défaut. Dans ces diverses conditions on peut observer une série de troubles bulbaires : polyurie, glycosurie, albuminurie, désordres de la respiration, de la déglutition et du cœur, soit que ces troubles relèvent d'une compression à distance, soit qu'ils tiennent à l'existence d'une tumeur du bulbe proprement dit.

Les tumeurs de la base du cerveau qui occupent, en dehors de la ligne médiane, le voisinage du rocher, donnent lieu à des bourdonnements d'oreilles, à de la surdité, à du ralentissement du pouls, à des vomissements (pneumogastrique), à du torticolis (spinal).

Il est une catégorie de tumeurs basilaires qui méritent une brève description à cause de leur nature sarcomateuse, de leur localisation sur les nerfs de l'angle ponto-cérébelleux, avant tout sur les nerfs auditifs, de leur multiplicité et de leur généralisation sur le système nerveux central et périphérique. Il s'agit de cette fibro-sarcomatose particulière, que l'on désigne en Allemagne sous le non de *tumeurs de l'angle ponto-cérébelleux* ou de *tumeurs des nerfs auditifs*. Ces tumeurs se traduisent (en outre des signes communs aux tumeurs cérébrales) essentiellement par de la *surdité uni ou bilatérale*, par de la *titubation*, par de l'*asynergie*, par une *paralysie des nerfs basilaires* : facial, trijumeau, etc.

Les troubles qui indiquent l'atteinte de la moelle, des racines et des nerfs périphériques font défaut ou sont peu accusés. Ce sont quelques douleurs fulgurantes, rarement des troubles paraplégiques et sphinctériens. Il y a là un réel contraste entre la parcimonie des phénomènes cliniques et l'étendue des lésions nerveuses médullaires ou périphériques, trouvées à l'autopsie.

On a signalé dans quelques cas la coexistence de la maladie de Recklinghausen, normale ou fruste, et cherché à établir des liens étroits de parenté entre cette maladie et la neuro-fibro-sarcomatose. Quoi qu'il en soit, celle-ci est redoutable et se termine par la mort après une durée généralement courte, c'est-à-dire qu'elle comporte le pronostic général des tumeurs cérébrales.

**Tumeurs de la région frontale antéro-supérieure.** — Il peut arriver que des tumeurs de pareil siège ne se traduisent pas par des signes positifs. La zone frontale est, en effet, une zone silencieuse. Mais c'est cette localisation qui présente, à son maximum, l'altération de la fonction intellectuelle associée ou non à des troubles paralytiques et aux modifications du langage articulé. On a, depuis quelques années, signalé des cas assez nombreux de tumeurs frontales antéro-supérieures dont la constatation à l'autopsie aurait été une trouvaille fortuite, si l'on n'avait pris soin de relever, du vivant des malades, des altérations plus ou moins prononcées de l'intelligence ou du caractère.

Cette question des troubles psychiques dans les tumeurs du lobe *préfrontal* a beaucoup préoccupé les médecins depuis quelques années. Nous avons rappelé plus haut les troubles qui sont communs à toutes les tumeurs cérébrales, à celles du lobe frontal comme à celles de tout autre siège, à savoir : la torpeur des facultés intellectuelles (mémoire, volonté, attention, idéation spontanée), la lenteur des processus psychiques, la torpeur physique, la puérilité du caractère, autrement dit la dépression mentale, qui peut aller parfois jusqu'à l'abolition des facultés. Généralement cette obnubilation évolue sans délire et sans hallucinations.

Y a-t-il des troubles psychiques propres aux tumeurs du lobe préfrontal?

Malgré le nombre et l'intérêt des travaux sur cette matière, le sujet n'est pas épuisé, et il est encore impossible de tirer des conclusions fermes. On peut admettre jusqu'ici que les tumeurs du lobe préfontal s'accompagnent souvent de troubles psychiques importants et, dans quelques cas, peut-être de troubles spéciaux (*Moria* ou *Witzelsucht*).

La fréquence et l'importance des troubles intellectuels dans les tumeurs du lobe frontal semblent venir à l'appui de la doctrine qui place le siège de la pensée dans le lobe frontal. Il est indispensable d'apporter un correctif à cette doctrine. La pensée siège, en effet, dans toute l'écorce, et l'ensemble des circonvolutions est nécessaire à l'intégrité de l'intelligence, mais quelques observations tendent à faire croire que le lobe frontal joue un rôle prédominant dans l'élaboration des processus psychiques supérieurs.

Il faut enfin observer que la même localisation frontale semble produire, d'une façon plus évidente que toute autre, de l'ataxie dans la moitié des cas (Bruns) et des troubles paralytiques ou spasmodiques de la nuque et du tronc.

**Tumeurs de la région rolandique.** — Selon qu'elles siègent à la région inférieure, à la région moyenne, à la région supérieure des circonvolutions rolandiques, les tumeurs cérébrales provoquent des spasmes convulsifs et des paralysies de la tête, du membre supérieur ou du membre inférieur. Seguin s'est efforcé de localiser, avec une précision qu'on voudrait croire absolue, les foyers dont l'irritation donne lieu à tel ou tel symptôme paralytique ou convulsif. Des observations en nombre respectable ne justifient pas pleinement ses conclusions. Une série de faits, où rien ne peut expliquer qu'elles se soient trouvées en défaut, absolvent d'avance le médecin qui commet une erreur de diagnostic en dépit des notions de physiologie cérébrale les plus exactes que nous possédions. L'évolution en deux phases, spasmes, paralysies, est un bon signe de tumeur progressive de la région rolandique, auquel il faut ajouter la perturbation du sens stéréognostique et de la sensibilité objective.

**Tumeurs de la région temporale.** — L'aphasie de Wernicke est le grand symptôme des tumeurs limitées à la première circonvolution temporale gauche.

**Tumeurs de la région pariéto-occipitale.** — Du côté gauche, les lésions ne sont pas muettes : aphasie, hémiopie, voilà les symptômes des tumeurs de cette région. Du côté droit, les tumeurs peuvent aussi provoquer l'hémiopie. C'est dans les cas de double lésion de la pointe occipitale, et surtout du lobule lingual, qu'on observe le plus souvent la cécité complète d'origine corticale par double hémianopsie, avec ou sans scotome et phénomènes lumineux. Les tumeurs de la face supérieure du cervelet ou de la partie postérieure de la faux du cerveau réalisent aussi le syndrome de la double hémianopie.

**Tumeurs du centre ovale, du corps calleux et des noyaux gris centraux.** — Les *tumeurs des noyaux gris centraux* et du *centre ovale* ont une symptomatologie assez confuse encore. Non seulement elles n'ont rien de pathognomonique, mais elles peuvent évoluer sans symptômes. Leurs symptômes, lorsqu'elles en ont, échappent à toute combinaison nosographique.

Il semble que certaines lésions de la *couche optique* détruisent la voie faciale psycho-réflexe de Bechterew. Cette voie a été prouvée par les observations cliniques de Nothnagel, Rosenbach, Gowers et V. Monakow qui ont constaté que, dans certaines lésions des couches optiques, le malade remue volontairement la moitié malade de la face, alors que les émotions ne peuvent provoquer de ce côté aucun mouvement. Max Borst, se basant sur une observation suivie d'autopsie, localise cette voie dans la partie postérieure de la couche optique et latérale de la calotte. L'existence d'un syndrome Thalamique (v. c. m.) localiserait les tumeurs dans la couche optique.

Les *tumeurs du corps calleux*, surtout celles qui occupent la partie antérieure de cette grande commissure, entraînent invariablement une perturbation presque constante, précoce et plus ou moins complète des phénomènes psychiques. La coordination des idées, c'est-à-dire des images corticales, est devenue impossible, sans que les idées ou images soient elles-mêmes effacées.

Devic et Paviot ont repris l'étude des tumeurs du corps calleux en la basant sur 18 observations (17 gliomes et 1 lipome) publiées. Certains cas restent latents comme ceux de Leichtenstein et de Berkley, qui n'avaient donné lieu à aucun symptôme. Il est des cas qui donnent lieu à des symptômes ne pouvant faire songer à une lésion du corps calleux. Il est enfin des cas qu'on a pu diagnostiquer pendant la vie. Pour soupçonner une tumeur du corps calleux il faudrait constater : d'une part, l'apparition précoce des troubles mentaux et intellectuels, et, d'autre part, des parésies, des contractures ou des convulsions intéressant les deux côtés du corps, mais prédominant d'un côté. Il faut cependant avouer qu'une pareille constatation ne permet pas de localiser avec certitude la lésion dans le corps calleux, car rien ne prouve que les phénomènes en question tiennent à la seule lésion calleuse et ne relèvent pas de la compression des régions voisines ou de l'auto-intoxication. Ces restrictions sont d'autant plus légitimes que Bruce a pu réunir 15 observations d'absence congénitale du corps calleux, qui n'avaient donné lieu à aucun signe cérébral.

Dans un cas de Zingerle, il existait des troubles généralement observés dans ces tumeurs, à savoir : une apathie et une démence progressives, et un manque de coordination des mouvements dans les deux côtés du corps que l'auteur propose d'appeler *ataxie calleuse*, pour la distinguer de l'ataxie cérébelleuse.

**Tumeurs des tubercules quadrijumeaux.** — Deux ordres de symptômes les caractérisent et permettent de les reconnaître, quand ils sont associés. Ce sont la titubation ou démarche ébrieuse et l'opthalmoplégie externe totale et bilatérale. L'existence de ce complexus morbide tient aux rapports étroits des tubercules quadrijumeaux avec les fibres cérébelleuses et les nerfs moteurs de l'œil.

**Tumeurs de l'hypophyse.** — Ces tumeurs entraînent quelques symptômes de voisinage parmi lesquels il faut citer l'hémianopsie bitemporale et l'amaurose (compression du chiasma). Mais ont-elles des signes qui leur soient propres ? Pechkranz leur attribue l'hypoplasie des organes génitaux, le féminisme du squelette et l'œdème de la face et des extrémités. D'après Agnostini, les tumeurs de la pituitaire évoluent lentement et causent l'acromégalie, chez les jeunes sujets; chez les adultes et chez les vieillards, elles ont une évolution rapide et conduisent non à l'acromégalie, mais à la cachexie.

Les rapports de l'acromégalie avec les tumeurs de la pituitaire ne sont pas constants. On trouve des cas d'acromégalie sans lésion de l'hypophyse, et on a pu enlever à des animaux la glande pituitaire sans déterminer aucun symptôme d'acromégalie. (V. Acromégalie, Gigantisme.)

Strümpell a récemment souligné les contrastes et les analogies que présentent l'acromégalie et la sclérodermie et, soupçonnant une lésion de l'hypophyse, demandé qu'on examinât le corps pituitaire dans les autopsies de sclérodermie. J. Roux croirait volontiers que, dans le groupe des sclérodermies, il y aurait un type particulier, caractérisé, en dehors des altérations cutanées, par un travail de résorption des tissus profonds, spécialement aux extrémités, avec quelquefois disparition complète d'une ou de plusieurs phalanges, type qui reconnaîtrait une lésion spéciale de l'hypophyse. Dans l'observation de sclérodermie qu'il rapporte, l'examen histologique de la pituitaire, pratiqué par Paviot, montra une régression particulière des grosses cellules de la glande, sans aucune trace d'inflammation.

Il existe donc un certain nombre de signes (propres et de compression) qui peuvent faire songer au corps pituitaire. Mais ce diagnostic peut être fort délicat, et l'examen radiographique ne doit pas être négligé. Oppenheim a constaté dans un cas de ce genre que la selle turcique paraissait plus large et plus profonde. La radiographie a permis à Béclère de constater, sur le crâne de sujets acromégaliques, l'épaississement irrégulier de la paroi crânienne, le développement exagéré des sinus frontaux et l'élargissement de la selle turcique.

**Tumeurs du cervelet.** — La localisation cérébelleuse, dont il sera question ailleurs, détermine, plus que n'importe quelle autre, les symptômes à la fois les plus nets et les mieux groupés (symptômes généraux et symptômes locaux). La symptomatologie des tumeurs cérébelleuses présente comme caractéristique une perturbation de l'équilibre qu'aucune autre lésion localisée ne réalise : l'asynergie cérébelleuse (Babinski), la démarche ébrieuse ou titubation cérébelleuse, la latéropulsion, les mouvements en cercle, si bien décrits par Duchenne (de Boulogne), Charcot, Hillairet, ont ici leur expression la plus typique.

On peut même dire, d'une manière générale, que ces perturbations de l'équilibre n'appartiennent guère qu'aux tumeurs. S'il s'y joint la céphalée de la nuque, le nystagmus, le vertige ou quelque altération visuelle, et plus spécialement l'amaurose double, c'en est assez pour que le diagnostic soit indiscutable ( V. Asynergie cérébelleuse, Cervelet). La seule difficulté est de savoir si la tumeur occupe le cervelet proprement dit ou la voie cérébelleuse.

**Marche. Durée. Terminaison. Pronostic.** — L'évolution des tumeurs cérébrales n'est pas, autant qu'on pourrait se le figurer, sous la dépendance de leur variété anatomique, non plus que de leur localisation. Il faut faire exception pour les tumeurs malignes *secondaires* (carcinome, sarcome, etc.); celles-ci ne changent rien à la destinée du patient : la mort viendra toujours à bref délai. Mais, tandis que certaines tumeurs bénignes par nature, le fibrome ou le lipome, par exemple, peuvent provoquer des accidents à échéance promptement fatale, d'autres, éminemment malignes, comme le tubercule, permettent une survie relativement longue. Cette réserve anticipée n'infirme pas au fond la loi de la malignité. Le mode de début varie lui-même dans des limites absolument indéterminées. Nous ne reviendrons pas sur les tumeurs d'origine intra-utérine qui peuvent rester latentes pendant un temps illimité. Tantôt très lentement progressifs, tantôt soudains et imprévus, tantôt même foudroyants, les symptômes se succèdent ou s'accumulent en dehors de toute prévision. Les formes lentes sont les plus communes : leur durée est de huit mois, quinze mois, deux ans, quelquefois davantage. On peut appeler formes rapides celles dans lesquelles la mort survient au bout de quelques semaines. Les formes foudroyantes n'ont quelquefois pas d'autre symptomatologie qu'un état comateux, dont le malade ne se réveillera pas. Les anamnestiques seuls, les renseignements fournis par les parents, laissent deviner quelques symptômes antérieurs : la céphalée, les vertiges, les vomissements, parfois une ou deux attaques convulsives, tous symptômes appartenant, ainsi que l'a démontré H. Jackson, non pas à la période de formation de la tumeur, mais bien à la période d'état. Ce n'est donc pas, à vrai dire, l'évolution de la tumeur qui est foudroyante, mais l'accident ultime qu'elle a provoqué : une hémorragie parfois, peut-être aussi quelquefois une ischémie par oblitération d'un gros tronc artériel. Les cas foudroyants nous apprennent ainsi à concevoir la lente et silencieuse évolution de ces tumeurs qu'on ne découvre qu'à l'amphithéâtre. Le cerveau les tolère, les compensations circulatoires leur permettent de s'accroître sans bruit : rien ne les fait soupçonner. Et si quelque complication fortuite ne vient pas rompre cette compatibilité que la lenteur même du mal favorise, tout se borne à un processus anatomique sans manifestations appréciables. Un jour, le malade meurt, et l'on se demande combien de temps peut avoir duré cet état de choses. L'autopsie même ne nous le dit pas.

Le pronostic découle de ce qui précède. Toutes les variétés de tumeurs cérébrales sont suprêmement graves, non seulement celles qui sont malignes par essence, mais celles aussi qui appartiennent aux espèces anatomiques bénignes. Seules les gommes syphilitiques, dont il est question dans un autre article, sont exceptionnellement justiciables d'un traitement vraiment efficace.

**Diagnostic.** — Le diagnostic comporte trois problèmes à résoudre : l'existence de la tumeur, son siège et sa nature.

A) Pour ce qui est de l'**Existence d'une Tumeur**, les symptômes suffisent généralement à justifier la présomption. Il est possible que, dans un avenir prochain, la *radiographie* permette de changer les présomptions en certitude. Certains faits sont, sous ce rapport, de bon augure. On a pu non seulement reconnaître, mais encore localiser la tumeur, ainsi que cela résulte des observations de Ch. R. Mills et de G. E. Pfahler, de Cassirer, de Béclère. Si cette constatation devenait la règle, le chapitre du diagnostic différentiel demeurerait superflu. Nous n'en sommes pas encore là. En attendant, l'*examen cytologique du liquide céphalo-rachidien* donnera des indications intéressantes. Les tumeurs cérébrales, en effet, ne s'accompagnent pas de lymphocytose. Si celle-ci est présente, il faudra donc songer à l'existence d'une méningite ou d'une paralysie générale. Il est important de ne pas confondre la lymphocytose avec la sarcomatose du liquide céphalorachidien. L'erreur, qui a été signalée dans quelques faits de sarcome cérébral, a été commise. Il suffit d'en être prévenu pour l'éviter et pour trouver même là, le cas échéant, un élément permettant de fixer la nature de la tumeur.

Ceci dit, il faut passer en revue les affections qui réalisent approximativement le tableau des tumeurs cérébrales.

Les *abcès du cerveau.* — Il en est qui évoluent à la façon des véritables abcès froids — se comportent souvent comme les tumeurs. L'erreur est inévitable quand les circonstances étiologiques déjà énumérées font défaut ; tout ce qu'on peut dire, c'est que l'étranglement papillaire ne figure guère parmi les symptômes.

Les *méningites aiguës*, principalement celles de l'adulte, donnent lieu aux mêmes phénomènes de compression générale et d'irritation locale. Là encore l'étiologie est un bon guide. D'autre part, l'examen cytologique du liquide céphalo-rachidien, obtenu par la fonction lombaire, donnera de précieux renseignements ici comme dans les cas de méningite chronique ou de paralysie générale.

Les *méningites chroniques* non traumatiques, les *hémorragies méningées* ont des effets analogues. L'alcoolisme, la tuberculose et la syphilis sont leurs facteurs principaux.

Une mention spéciale doit être accordée aux « pseudo-tumeurs » de Nonne, qui simulent de tous points les tumeurs cérébrales, en en reproduisant la céphalée, les convulsions, l'amaurose, etc. L'évolution ou l'autopsie permettent seules de trancher la difficulté. La rapidité de l'évolution et de l'amaurose est plus grande dans les « pseudo-tumeurs » que dans les tumeurs vraies. Ces pseudo-tumeurs ne correspondent pas à une catégorie unique de faits. Parfois, on n'a retrouvé aucune lésion à l'autopsie et toute interprétation reste impossible. Mais, le plus souvent, il s'agit de *méningite ventriculaire* de Quincke : lésion inflammatoire de l'épendyme, généralisée ou localisée à l'aqueduc de Sylvius, d'où il résulte une hydrocéphalie (hydrocéphalie acquise des adultes) et une hypertension intraventriculaire qui réalise la symptomatologie des tumeurs. Enfin, d'autres affections peuvent déterminer le syndrome en question, telles que certaines formes de méningite séreuse, de syphilis cérébrale, de thrombose des sinus, d'hydrocéphalie, de ramollissement aigu.

La *sclérose cérébrale*, maladie du premier âge, donne lieu à des troubles intellectuels, à de l'épilepsie, à des paralysies. Mais on n'y observe ni la stase papillaire, ni les vomissements, ni la céphalée des tumeurs.

La *paralysie générale* a été diagnostiquée dans des cas de tumeurs parasitaires multiples. Elle a cependant ses signes à elle, dont l'ensemble est assez caractéristique pour que l'erreur soit relativement facile à éviter.

L'*hémorragie cérébrale et le ramollissement* peuvent, ainsi qu'on l'a vu au chapitre de l'anatomie pathologique, se transformer en foyers kystiques dont la traduction clinique ne diffère pas de celle des tumeurs. On devra compter encore sur les anamnestiques, sur l'analyse des circonstances étiologiques, sur les antécédents morbides, sur l'absence d'étranglement papillaire, pour reconnaître rétrospectivement la véritable nature de l'ictus apoplectique.

L'*hydrocéphalie* peut présenter des difficultés insurmontables. Généralement, son origine congénitale, l'obnubilation intellectuelle, l'aspect du crâne permettent le diagnostic. Mais, lorsqu'une tumeur se développe chez un enfant, elle s'accompagne d'hydrocéphalie secondaire, et, dans ce cas, l'erreur est difficile à éviter.

Les névroses les plus classiques, telles que la *neurasthénie*, l'*hystérie*, l'*épilepsie*, la *migraine* peuvent parfois donner le change. Mais l'erreur ne peut pas être de longue durée, dans l'immense majorité de ces faits.

Il est plus facile de se tromper à propos de certaines dyscrasies, telles que l'*urémie*, la *chlorose*, l'*encéphalopathie saturnine*, le *diabète*, le *cancer*. Il y a des lésions de la papille et des troubles nerveux variés dans l'urémie : ces troubles nerveux se montrent aussi fréquemment dans le diabète, le saturnisme, le cancer (Klippel) et peuvent rappeler ceux des tumeurs cérébrales. L'erreur est possible, soit qu'on mette sur le compte d'une tumeur existante des phénomènes qui relèvent d'une autre maladie, soit qu'une tumeur existante soit méconnue et que les signes constatés soient attribués à une affection déterminée, telle que l'épilepsie, la neurasthénie. Il suffit souvent d'être prévenu de ces erreurs d'interprétation pour les éviter, mais encore faut-il y songer.

B) Le **Siège de la Tumeur** est très difficile à préciser, lorsque rien, à la surface du crâne, ne le laisse entrevoir, lorsque les phénomènes de compression existent seuls. D'autre part, s'il existe des phénomènes de localisation, l'expérience nous apprend à n'en pas exagérer la valeur. Les tumeurs de la base ont leurs signes particuliers; celles de la convexité ont leurs symptômes de déficit ou d'irritation; celles du cervelet sont accompagnées des désordres spéciaux de l'équilibre qui ont été signalés, et elles seraient du diagnostic le plus sûr, si un ou deux cas (Bernheim) n'avaient prouvé la possibilité des mêmes désordres dans des tumeurs de la région pariétale.

Il est un procédé, rarement mis en œuvre, qui, pour quelques auteurs, aurait une certaine importance localisatrice : c'est la percussion crânienne qui donnerait un bruit de pot fêlé, limité au niveau de la tumeur.

Il serait d'un intérêt capital pour l'intervention chirurgicale de savoir si une tumeur dont on a déterminé le siège est au-dessous de l'écorce ou dans l'écorce elle-même. Malgré nos incertitudes à cet égard, on peut rappeler certains signes énumérés par Seguin :

*Lésions corticales* : spasme clonique localisé, attaques épileptiformes débutant par des convulsions localisées et suivies de paralysies; douleur locale; température plus élevée.

*Lésions subcorticales* : paralysie locale ou de la moitié du corps, suivie
de convulsions ; prédominance de convulsions toniques. Peu de céphalalgie,
pas de sensibilité spéciale à la pression. Température locale normale.

C) La **Nature de la Tumeur** ne peut être établie que sur certaines présomptions tirées des conditions les plus diverses : la cytologie du liquide
céphalo-rachidien, l'âge, les maladies antérieures, les affections concomitantes. Il n'est pas impossible d'affirmer à coup sûr un tubercule, un
syphilome, un kyste parasitaire, voire même un cancer, selon ce que l'histoire et l'examen détaillé du patient nous enseignent.

Les anévrismes sont peut-être les seules tumeurs qui offrent quelques
traits significatifs, à savoir une sorte de bourdonnement intra-cérébral perçu
par le malade et des bruits de souffle.

**Traitement.** — Les tumeurs syphilitiques sont justiciables d'un traitement médical, dont le succès d'ailleurs n'est jamais assuré d'avance. Toutes
les autres tumeurs sont réfractaires à la thérapeutique médicale : les palliatifs sont les seules ressources qui nous restent. Même dans les tumeurs
de nature non syphilitique, le traitement spécifique peut être essayé. Certains auteurs (Allen Starr) ont vu des tumeurs de ce genre améliorées et
même guéries par ce traitement.

Le *traitement palliatif* des tumeurs cérébrales, en diminuant ou supprimant l'hypertension du liquide céphalo-rachidien, a produit de bons résultats contre la céphalée, l'étranglement papillaire, les convulsions, etc...,
dans un grand nombre d'observations. On le met en œuvre soit par la *ponction lombaire répétée*, soit par la *trépanation décompressive*.

La ponction lombaire sera répétée fréquemment, suivant les besoins. Il
faut savoir qu'elle n'est pas sans inconvénients et même sans danger, c'est-
à-dire qu'elle a été plusieurs fois suivie de mort subite ou rapide. Pour
l'éviter, dans la mesure du possible, il convient de pratiquer la ponction,
non dans la position assise, mais dans le décubitus latéral ; de ne pas soustraire plus de 10 centimètres cubes par jour et d'exiger le séjour absolu au lit,
la tête basse, pendant 48 heures après l'opération.

Quant à la trépanation décompressive, si on veut en retirer de bons résultats, il faut qu'elle soit large et précoce, c'est-à-dire suffisante et antérieure
à l'établissement d'une cécité irréparable. Dans quelques cas la simple
trépanation suffit, sans ouverture de la dure-mère. Si elle ne suffit pas, il
faut intervenir une seconde fois, au bout de quelque temps, et inciser la
dure-mère ; la dure-mère incisée, il est clair que si l'opérateur aperçoit ou
sent une tumeur extirpable, celle-ci sera enlevée. Dans le cas contraire, il
faut s'en tenir à un examen prudent de l'encéphale ; le fragment osseux
réséqué dans la première intervention suffira pour perpétuer la décompression, dont les effets sur la céphalée et les troubles visuels en particulier sont
aujourd'hui incontestés et restent souvent durables.

On peut espérer *du traitement chirurgical curatif* la guérison dans certains cas où l'extirpation est possible. Malheureusement, si l'on considère
le grand nombre des opérations déjà faites, le chiffre des succès est singulièrement restreint. Auvray, sur 75 trépanations dites curatives, a relevé
22 morts rapides, 27 guérisons et 26 améliorations. Encore l'amélioration

est-elle passagère dans beaucoup de cas. D'après Audineau, la proportion de guérisons serait de 7 à 8 pour 100 malades opérés. Mais peu importent les insuccès si la démonstration de l'utilité opératoire pour quelques cas reste éclatante et pleine d'encouragements (V. TRÉPANATION).

L'extirpation exige que la tumeur soit accessible, par conséquent superficielle; qu'elle soit limitée et non infiltrée; sinon, l'ablation du néoplasme n'est complète qu'à la condition d'empiéter sur les tissus sains, d'où les complications les plus graves : l'incision des tissus sains, lorsqu'elle n'entraîne pas la mort, amoindrit le patient; l'extrémité frontale du cerveau est la seule bien tolérante.

Quoi qu'il en soit, lorsque l'existence d'une tumeur est incontestable et si l'on suppose même approximativement que celle-ci soit accessible, il n'y a pas à hésiter. Même pour les tumeurs syphilitiques, après six semaines d'un traitement inefficace, la chirurgie seule nous reste et elle s'impose (Horsley).

Plusieurs cas peuvent se présenter. Si la tumeur est encapsulée, l'ablation même d'une tumeur volumineuse est facile. Mac Burney, Keen, Bramann ont enlevé des tumeurs du volume d'une orange. Ces cas sont le triomphe de la chirurgie encéphalique. Si la tumeur est diffuse, il est souvent difficile de l'enlever entièrement, à moins qu'elle ne soit peu volumineuse. Il faut dans ces conditions se limiter à l'ablation partielle qui a parfois donné des résultats satisfaisants.

Si la tumeur *n'est pas opérable*, qu'il s'agisse de néoplasmes multiples, de tumeurs inaccessibles, on ne peut ici que soulager les malades, en décomprimant le cerveau.

Dans quelques cas exceptionnels l'évolution naturelle de la tumeur a du reste déterminé l'écoulement transitoire du liquide céphalo-rachidien par le nez, par exemple, comme dans les observations de Leber, de Wollenberg. Dans ce dernier cas, où il s'agissait d'un gliosarcome du lobe occipital droit, chaque écoulement nasal s'accompagnait d'un soulagement manifeste.

A. SOUQUES.

**CERTIFICATS MÉDICAUX.** — Le certificat est la simple attestation d'un fait. C'est une pièce que l'on réclame chaque jour au médecin. Il ne doit pas oublier qu'il engage sa responsabilité chaque fois qu'il délivre un certificat. Il ne doit le rédiger qu'à bon escient et dans les formes fixées par la loi.

Le faux certificat ou le certificat de complaisance rend son auteur passible de dommages-intérêts envers ceux qui en ont supporté les conséquences (par exemple, la compagnie d'assurance qui a indûment payé à un ouvrier une indemnité à laquelle il n'avait pas droit), ou d'une amende et de la prison, si le médecin a certifié faussement des maladies ou infirmités propres à dispenser d'un service public (service militaire, fonctions de juré, de témoin) art. 160 C. P.

**Tout certificat doit être rédigé sur papier timbré**, sous peine d'une amende qui avec les frais s'élève à 62 fr. 50.

Les exceptions à cette règle générale sont indiquées par la loi du 13 brumaire an VII, par une décision du ministre des finances du 10 mars 1874.

Une série de lois nouvelles accorde également l'exemption du timbre dans des cas spéciaux.

Sont exemptés du timbre les certificats suivants :

1° Certificats aux nourrices pour obtenir un nourrisson ;

2° Certificats de vaccine, de naissance, de décès ;

3° Certificats délivrés sur la réquisition des agents de l'autorité judiciaire ;

4° Certificats délivrés par les médecins des hôpitaux ou des asiles d'aliénés aux malades qu'ils ont soignés ;

5° Certificats de maladie délivrés par les médecins non assermentés, quand ces documents concernent des agents accomplissant un service actif de l'État, et ceux délivrés par des médecins assermentés, quelle que soit la catégorie à laquelle appartiennent les fonctionnaires et agents de l'État ;

6° Certificats de maladie pour justifier l'absence d'un enfant à l'école ;

7° Certificats délivrés en vertu de la loi sur l'assistance médicale gratuite ;

8° Certificats constatant la maladie de réservistes appelés pour une période d'exercice ;

9° Certificats pour les accidents du travail ;

10° Certificats nécessaires à la marche de la procédure dans les instances où a été accordée l'assistance judiciaire.

*Un médecin n'est pas passible d'amende quand un certificat non timbré délivré administrativement et avec mention de la destination est plus tard produit en justice.*

**Rédaction du certificat.** — Le certificat doit comprendre trois parties :

1° Préambule : noms et prénoms, qualités du médecin et du demandeur, date et but de l'opération ;

2° Constatations du fait et ses preuves ;

3° Conclusions brèves et nettement formulées.

Ne pas omettre de dater un certificat.               *ÉTIENNE MARTIN.*

**CERTIFICATS D'ACCIDENTS DU TRAVAIL.** — Pour assurer à un blessé couvert par la loi de 1898 son indemnité temporaire, la gratuité des soins médicaux et des frais pharmaceutiques jusqu'à sa guérison, et une rente s'il est mutilé, le médecin doit établir plusieurs certificats. Il y en a trois, que tout médecin doit savoir faire :

1° Le certificat de constatation de la blessure (ou certificat du quatrième jour) ;

2° Le certificat de guérison ;

3° Le certificat de consolidation.

**Règles à suivre dans la délivrance des certificats pour accidents.** — En principe, un certificat ne devrait jamais être délivré à un tiers. Exemple : une automobile renverse un passant. Un médecin appelé examine celui-ci et reconnaît quelques contusions sans gravité. Le chauffeur, pour se mettre à couvert, dans le cas où sa victime lui réclamerait des dommages et intérêts, prie le médecin de lui délivrer une attestation constatant la bénignité des contusions de sa victime. Le médecin doit refuser. De même, il refusera au camarade d'un blessé qui, étant responsable de l'accident, lui demanderait de certifier que la blessure ne peut avoir telle ou telle conséquence.

Mais l'assurance contre les accidents n'est possible que si on délivre à l'assureur la copie du certificat déposé à la mairie. La loi de 1898 impose donc une exception à la règle de ne jamais délivrer de certificat médical à un tiers.

De même l'observation du secret professionnel n'est pas compatible avec l'assurance sur la vie et sur les accidents : si le médecin ne peut indiquer l'état du blessé, celui-ci perd tout droit à l'indemnité. Toutefois, lorsqu'on est le *médecin habituel* d'un ouvrier qu'on sait diabétique, albuminurique ou tuberculeux, il est préférable de ne pas lui fournir son certificat de blessure. On s'expose, en effet, soit à donner un diagnostic et un pronostic sciemment incomplets, soit à dévoiler un secret dont on a eu connaissance en soignant le blessé à titre de médecin particulier.

Il est utile de garder une copie de tous les certificats. Il suffit pour cela d'avoir un copie-lettres, et d'écrire exclusivement avec de l'encre communicative. Non seulement on évite ainsi de se contredire en cas de perte du premier certificat, mais on peut ainsi retrouver les premiers diagnostic et pronostic posés lors de l'accident. De plus, comme le copie-lettres fait foi en justice, en cas de litige avec les plaideurs, on se disculpera aisément de l'accusation de négligence ou d'erreur.

**Règles à suivre dans la rédaction des certificats.** — On ne les rédigera jamais à la hâte, mais après un temps de réflexion, parce qu'ils guident la procédure et sont versés au dossier.

Tous les certificats et rapports d'expertise rédigés pour des accidents assujettis à la loi de 1898 sont dispensés du timbre et doivent être établis sur papier libre. Mais ils doivent porter la mention : « *Certificat rédigé sur papier non timbré en vertu et pour l'application de la loi de 1898 sur les accidents.* » Il est plus simple encore de mettre, en titre : « Accident du travail. Loi de 1898. »

Tous les certificats délivrés pour des accidents non assujettis à la loi de 1898 doivent être rédigés sur une feuille de papier timbré de soixante centimes. (V. Professions assujetties.)

Tout certificat, sous peine de nullité, doit porter le nom, le prénom et l'adresse du blessé, la date et la signature *lisible* du médecin. Le diagnostic de la blessure doit être indiqué en termes compréhensibles pour les profanes, mais rigoureusement exacts et avec tous les détails qui ont une signification pronostique. N'oubliez pas surtout le côté blessé.

N'écrivez donc pas « fracture du bras », alors qu'il s'agit d'une fracture comminutive ouverte de l'humérus droit à la partie moyenne, ce qu'il faut exprimer en toutes lettres. S'il survient une pseudarthrose ou des accidents septiques nécessitant l'amputation, votre diagnostic aura implicitement indiqué la possibilité de l'une ou l'autre de ces terminaisons. N'écrivez pas « plaie du poignet », ce qui veut dire aussi bien une éraflure qu'une grave ouverture de l'articulation radio-carpienne, mais précisez : « plaie de la région antérieure du poignet droit avec section complète des tendons fléchisseurs, du nerf médian et de l'artère radiale ». Dites « contusion de la région dorso-lombaire gauche avec fracture de la quatrième apophyse épineuse lombaire, sans plaie » et non pas « froissement musculaire de la région rénale ».

Ne précisez que ce que vous voyez. Ne dites pas « brûlure par fer rouge », mais brûlure du deuxième degré, de deux centimètres de longueur sur un centimètre de largeur, dans telle direction au niveau de telle région. Si l'enquête démontrait que le sujet s'est brûlé avec sa cigarette, votre « brûlure par fer rouge » ne manquerait pas de vous attirer de cruelles railleries.

P. Brouardel nous engage à ne jamais dire « *petite plaie* et *grande plaie* », mais plaie de tant de centimètres de longueur, de profondeur et de largeur. N'oubliez pas ce précepte très important.

Enfin, écrivez vos certificats très lisiblement et donnez les nombres en toutes lettres. Réduisez au minimum les termes scientifiques de façon que les juges, les avocats et les agents d'assurances comprennent ce dont il s'agit. Ne craignez pas d'être élémentaires et de dire douleur au lieu de algie, absence de consolidation pour pseudarthrose. La science n'est pas dans les mots, mais dans les actes.

**Exemple de certificat de constatation d'accident.** — Ce certificat est la pièce officielle qui constitue l' « acte de naissance » légal de la blessure. Il doit être déposé à la mairie dans les quatre premiers jours.

D'après la loi, il doit contenir : 1º l'état de la victime; 2º les suites probables de la blessure; 3º l'époque à laquelle il sera possible d'en connaître le résultat définitif.

Vous serez appelé à rédiger un certificat d'origine dans deux circonstances différentes : ou bien on vous présente la déclaration d'accident que le patron va faire à la mairie et qui vous donne le droit de considérer la blessure et sa date de production comme authentiques. Ou bien, une personne vient vous prier de l'examiner et de rédiger un certificat d'accident, sans que vous ayez d'autres renseignements que ceux qu'elle vous fournira.

Dans le premier cas, pour être couverts par la déclaration d'accident : vous pouvez écrire dans votre certificat que vous avez examiné l'ouvrier X... blessé dans telle usine, à tel moment. Dans le second cas, vous ne devrez pas oublier que de nombreux médecins ont été victimes de leur bonne foi en rédigeant des certificats pour des simulateurs ou des « escrocs à l'accident du travail ». Vous serez donc d'une prudence extrême dans votre rédaction, et vous indiquerez simplement ce que vous constatez, *sans en dire ni la cause ni la date de production*, que vous ignorez.

Le pronostic étant très difficile à prévoir, il est bon de toujours émettre des réserves en ajoutant systématiquement dans tous les certificats « *sauf complications* ».

*Accident cause d'incapacité temporaire.*

Je soussigné, X..., docteur en médecine, domicilié à Y..., certifie avoir examiné aujourd'hui le nommé Louis Pert, mécanicien à l'usine Z..., âgé de 20 ans, blessé il y a quelques heures. Pert est atteint de *fracture simple de l'extrémité inférieure du radius droit, sans déplacement*. Cette blessure entraînera une incapacité temporaire qu'on peut évaluer à six semaines, sauf complications.

Certificat délivré sur papier non timbré, en vertu et pour l'application de la loi de 1898 sur les accidents du travail.

Paris, le ...                                        Docteur X.

# Certificats d'accidents du travail.

*Accident suivi d'incapacité permanente partielle.*

Je soussigné, docteur X..., domicilié à Y..., certifie avoir examiné le nommé Louis Pert, mécanicien à l'usine Z..., âgé de 20 ans, blessé il y a quelques heures. Pert a reçu dans l'œil droit un éclat de fer qui a perforé la cornée et fait éclater le globe oculaire dont nous avons dû faire l'ablation. Cette blessure entraînera une incapacité permanente partielle. Il sera possible d'en connaître le résultat définitif dans un mois environ.

Certificat, etc....
                                                    Date et signature.

*Accident suivi d'incapacité permanente totale.*

Je soussigné, X..., docteur en médecine, domicilié à Y..., certifie avoir examiné aujourd'hui le nommé Louis Pert, âgé de 20 ans, mécanicien à l'usine Z..., une demi-heure après l'accident. Ce blessé a eu les deux membres inférieurs écrasés par les roues d'un wagon en marche et nous avons dû faire aussitôt la régularisation des moignons. Si le blessé survit, il sera atteint d'incapacité permanente totale.

Certificat, etc....
                                                    Date et signature.

**Exemple de certificat de guérison.** — Ce certificat indique que le blessé est guéri complètement et qu'il peut reprendre son travail comme avant l'accident. La date qu'il porte est donc celle de la reprise du travail. N'oubliez pas qu'à partir du jour où vous déclarerez le blessé guéri, il n'aura plus droit à son demi-salaire.

Je soussigné, docteur X..., domicilié à Y..., certifie avoir examiné aujourd'hui M. Louis Pert, âgé de 20 ans, ouvrier mécanicien à l'usine Z..., victime le ... d'une fracture simple du radius droit. Cet ouvrier est à l'heure actuelle complètement guéri et peut reprendre son travail.

Certificat délivré sur papier non timbré, etc.
                                                    Date et signature.

**Exemple de certificat de consolidation.** — La consolidation marque le moment où la lésion est devenue impossible à améliorer, et par conséquent, le moment où le blessé peut reprendre son travail dans les conditions nouvelles où le place son infirmité.

Ce certificat est très important; il servira au blessé pour demander la rente viagère à laquelle la loi lui donne droit; il guidera le juge dans la fixation du chiffre de cette rente.

Ce certificat doit donc préciser très exactement : 1° la nature de la blessure consolidée; 2° la date de la consolidation; 3° si l'incapacité permanente qui en résulte est totale ou partielle; en cas d'incapacité permanente partielle, quelle réduction de capacité ouvrière en est la conséquence.

Pour cette dernière question, V. INCAPACITÉS DE TRAVAIL (ÉVALUATIONS).

*Exemple de certificat de consolidation.*

Je soussigné, X..., docteur en médecine, domicilié à Y..., certifie avoir examiné aujourd'hui M. Louis Pert, âgé de 20 ans, mécanicien à l'usine Z..., blessé à l'œil droit il y a un mois. La blessure ayant entraîné la perte de cet œil, Pert est atteint d'incapacité permanente partielle de travail. La blessure nous paraît aujourd'hui consolidée. Nous évaluons la réduction de capacité ouvrière entraînée chez cet ouvrier par la perte de son œil droit à 33 pour 100.

Certificat rédigé, etc...
                                                    Date et signature.

Il ne faut pas oublier ici non plus que la date de consolidation de la blessure marque la fin du paiement de l'indemnité temporaire.

**Certificats officieux sollicités par des blessés en instance d'indemnité**

**ou de revision d'indemnité.** — Le médecin est souvent sollicité par des sinistrés de fournir des certificats pour infirmer les conclusions du médecin de l'entreprise ou de l'assurance ou des médecins-experts, qu'ils trouvent désavantageuses. Méfiez-vous des faux dossiers, des clichés radiographiques « truqués », des substitutions de blessé, et gardez-vous de délivrer, dans un but charitable, un certificat qui servira à des agents d'affaires marrons pour influencer un tribunal et extorquer une indemnité dont la plus grosse part n'ira pas au blessé. Sauf le cas où vous découvrez une lésion qui a passé inaperçue de vos confrères et des médecins-experts, — éventualité où votre conscience vous permet d'intervenir dans l'intérêt du blessé, — bornez-vous à dire à celui-ci que l'incapacité s'atténuera par l'habitude, et déconseillez-lui de prolonger un procès qui l'oblige à chômer.

*FORGUE et JEANBRAU.*

**CERTIFICATS POUR LES ALIÉNÉS.** — V. Aliénés.

**CÉRUMEN.** — L'excès de sécrétion des parois du conduit externe de l'oreille peut être produit par une affection propre de l'oreille, et aussi par le contact de corps étrangers, de poussières, de parasites. La présence de cérumen en excès provoque les attouchements fréquents, les nettoyages avec l'ongle, avec des objets, tels que coton, serviettes, éponges, qui refoulent vers le tympan plus de cérumen qu'ils n'en extraient; ce cérumen refoulé devient à son tour cause d'irritation de la région sécrétante où il s'accumule bientôt au point d'obturer le conduit.

Tant que le tympan n'est pas gêné par la masse cérumineuse, il n'y a aucun symptôme labyrinthique, tel que vertige, bourdonnement, surdité, opacité, oppression auditive, sensation de plénitude; néanmoins, la présence du cérumen sur la paroi innervée par le pneumogastrique auriculaire provoque fréquemment de la toux, une sensation d'irritation pharyngée, et d'autres phénomènes allochiriques (V. Allochirie auriculaire). Ce cérumen, parfois en masses considérables, peut obturer le conduit dans sa totalité sans que le malade en soupçonne rien. Ce n'est qu'au moment où, par suite d'une imbibition d'eau qui gonfle la masse cérumineuse, par suite d'un choc, ou d'une fluxion auriculaire de quelque origine que ce soit, le tympan prend contact avec la masse de cire, qu'immédiatement apparaissent surdité et opacité auriculaires, souvent bourdonnements et vertiges et tous les autres phénomènes auriculaires décrits d'autre part.

Quand la masse cérumineuse est compacte, l'ablation peut se faire en une séance, soit par la grande irrigation d'eau tiède, soit par le curettage pratiqué prudemment. Souvent la masse est un peu dure et le nettoyage est incomplet; il doit alors se faire à la curette, avec un fort éclairage. Quand l'irrigation ne chasse pas facilement le cérumen, il est bon de faire préalablement des bains d'oreille avec de la glycérine coupée d'eau chaude. Il arrive aussi, dans le cas où, malgré la présence de cérumen, le malade ne souffrait nullement de surdité, qu'un lavage gonfle et projette le cérumen au contact du tympan. La surdité et l'oppression apparaissent alors subitement; et c'est un incident dont il faut prévenir le malade avant toute intervention. Il est d'ailleurs sans gravité.

La toux, le hoquet et d'autres phénomènes d'ordre réflexe, tels que palpitation, syncope, troubles oculo-moteurs, peuvent apparaître au cours de toute intervention au niveau du conduit. Il est bon de ne la pratiquer qu'avec une extrême prudence.

L'accumulation cérumineuse récidive ordinairement avec rapidité, quand elle est due à une affection propre de l'oreille, à un trouble sécrétoire d'origine centrale.

Le diagnostic de la présence de bouchon de cérumen n'est possible sans spéculum que quand le bouchon est proche du méat; avec le spéculum, il est toujours facile, bien que dans certains cas la masse que l'on voit obstruant le conduit puisse n'être pas de cérumen simple, mais un corps étranger : ouate, pois, etc., enveloppé de cérumen.

Le bouchon enlevé, on trouve parfois le fond du conduit déformé et irrité, le tympan perforé ou défoncé, et il faut alors s'occuper de l'oreille moyenne tant au point de vue organique qu'au point de vue fonctionnel, car la surdité, le vertige peuvent persister. De plus, il faut momentanément fermer l'oreille avec du coton pour protéger le tympan contre l'action trop vive de l'air froid.

Le cérumen étant un milieu favorable à un grand nombre d'espèces microbiennes, le grattage avec l'ongle, causé par le prurit dont le conduit est le siège, provoque assez facilement la furonculose, la dermatite superficielle, ou bien de véritables otites externes purulentes. Le mélange du sang au cérumen le rend dur et cassant comme du jais.         *P. BONNIER.*

CERVEAU (ABCÈS). — Les encéphalites traumatiques et chirurgicales sont les plus communes et les mieux étudiées. Elles ressortissent à la chirurgie cranienne [V. ENCÉPHALES (ABCÈS)]. Mais c'est grâce à elles que nous connaissons la pathologie des formes médicales. Celles-ci, d'ailleurs, sont toujours secondaires, soit à un état infectieux aigu, soit à une affection chronique ignorée ou négligée du crâne et des méninges.

Les *états infectieux* ne méritent qu'une énumération : la septicémie, la pyohémie, l'ostéomyélite, le phlegmon diffus, la tuberculose aiguë, les pneumonies suppuratives, les endocardites végétantes, la bronchectasie fétide, telles sont les principales maladies chirurgicales ou médicales au cours ou au déclin desquelles les symptômes d'encéphalite se déclarent le plus souvent. Il ne manque pas d'observations où un abcès du cerveau s'est développé avec une rapidité telle que les symptômes d'infection initiale ont pu être méconnus. Lorsqu'on se trouve en présence de cas semblables, il n'est pas d'organe dont on ne doive faire minutieusement l'inventaire. Les autopsies complètes démontrent alors que le point de départ de la suppuration cérébrale est tantôt une adénite chronique, un abcès vertébral, une métrite, une appendicite, toutes causes plus ou moins capables d'engendrer la pyohémie.

De tous les états morbides qui peuvent être l'occasion de l'encéphalite suppurative, les plus constants sont ceux qui consistent en une *lésion* aiguë ou chronique de la *boîte crânienne*. La carie du rocher ou des sinus frontaux, les lésions de la voûte ou du plancher de l'orbite occupent le premier rang.

Avec ou sans méningite, l'abcès cérébral est donc presque toujours un épiphénomène et son développement est lié à une infection préalable. Celle-ci peut être circonscrite et suffire cependant pour provoquer l'abcédation. Tel est le cas de l'encéphalite aiguë suppurative ou septique qui survient à la suite des bronchectasies fétides.

La coïncidence des abcès du cerveau avec la *bronchite chronique* est loin d'être rare.

C'est à Biermer qu'appartient le mérite d'avoir reconnu le rôle important que jouent les affections chroniques du poumon dans l'étiologie des abcès cérébraux, surtout lorsque l'expectoration est fétide. Il est certain que la collection cérébrale se forme à la suite de la pénétration des micro-organismes dans les voies sanguines au niveau des foyers pulmonaires.

Entre toutes les causes de l'encéphalite suppurée, on peut dire que la plus importante, — et de beaucoup, — est la *suppuration otique.* Celle-ci, quelle que soit sa cause, tiendrait sous sa dépendance le quart des cas des abcès cérébraux selon Lebert, le tiers selon Reynold, Ball et Krishaber, la moitié selon Thomas Barr. Il est, en outre, bien certain que l'origine otique des abcès cérébraux existe fort souvent sans qu'on s'en doute ; on ne la constate qu'à l'autopsie. Lucien Picqué et Ch. Février vont même jusqu'à admettre que *plus de la moitié* des abcès intra-crâniens relèvent de cette origine.

Les affections *chroniques* de l'oreille sont le point de départ de l'abcès cérébral, bien plus souvent que les affections aiguës (dans la proportion de 6 à 1, Jansen). Dans la majorité des cas, la lésion auriculaire remonte à plusieurs années.

Picqué et Février divisent les abcès cérébraux consécutifs aux otites suppurées en deux catégories : les *extra-dure-mériens*, et les *cérébraux proprement dits.*

La production du pus, en toute circonstance, est presque simultanée dans la caisse et dans l'encéphale.

Il resterait à mentionner une circonstance étiologique sur laquelle Ballet a appelé l'attention, mais dont le rôle est singulièrement obscur. Les abcès du cerveau dits « spontanés » présenteraient une fréquence relative chez les sujets porteurs d'une malformation cardiaque congénitale, avec ou sans cyanose.

Les suppurations cérébrales sont dues au streptocoque, au staphylocoque, au pneumocoque, au bacille de Friedländer, au bacille pyocyanique, etc. Kanthack cite également l'influence des bacilles saprogènes. Mais c'est le streptocoque qui joue le principal rôle ; il exercerait une action destructive sur le système osseux et, charrié par les leucocytes, serait l'agent direct de la thrombophlébite. On a dans quelques cas noté l'absence de germes pathogènes, non que la suppuration ne fût d'origine microbienne, mais parce que les microbes avaient disparu au moment de l'examen.

Une variété rare de l'abcès cérébral est celle où la suppuration semble avoir pour unique agent le bacille de Koch. Dans ces cas, le pus franchement phlegmoneux se collecte au centre de l'hémisphère, soit en pleine substance blanche, soit en pleine substance grise, mais sans qu'il existe nécessairement une méningite suppurée préalable ou concomitante. Ces faits, qui appartiennent à l'histoire de la granulie, dont ils ne sont que le dernier épisode, ont d'abord paru si extraordinaires qu'on s'est demandé si le liquide épais, crémeux, verdâtre de l'abcès était bien réellement du pus. Le doute n'est pas possible. C'est une suppuration franche que le bacille tuberculeux détermine, et, chose remarquable, on ne trouve à l'examen microscopique que le seul bacille tuberculeux; aucun autre n'intervient pour la mise en train du processus suppuratif. Les observations de Frænkel, de Rendu et Boulloche ont été des premières à établir « que, sans intervention d'aucun autre microbe, le bacille de Koch est susceptible de déterminer une suppuration franchement phlegmoneuse, au lieu des exsudats caséeux qui se rencontrent dans la plupart des cas de tuberculose cérébrale ».

La porte d'entrée des agents microbiens est variable. Tantôt le foyer initial siège au niveau des os du crâne : fractures de la base ou de la voûte, traumatismes, plaies par armes à feu, etc., otites chroniques, mastoïdites, affections naso-ethmoïdales, suppuration des sinus, furoncles, anthrax, érysipèle de la face. Le plus commun de ces foyers initiaux est sans contredit l'otite, complication fréquente de la tuberculose et des maladies infectieuses (grippe, pneumonie). Tantôt le foyer initial est situé loin du cerveau et n'est autre chose qu'une bronchite purulente, une caverne tuberculeuse, une dilatation bronchique, une pleurésie purulente, une endocardite infectieuse, une cystite, une ostéomyélite, une phlébite des membres, etc. Tandis que dans le premier cas il s'agissait le plus souvent de propagation par phlébite des sinus, il s'agit ici exclusivement de migration microbienne par la voie artérielle.

Il convient enfin de faire une place aux abcès cérébraux, qui suivent une infection générale comme la fièvre typhoïde, la variole, la scarlatine, la tuberculose aiguë, l'actinomycose, etc., sans parler de la pyohémie à suppurations multiples.

__Lésions__. — Dans les deux tiers des cas l'abcès occupe l'hémisphère cérébral, et dans l'autre tiers le cervelet ou le mésocéphale. Lorsque l'inflammation de l'oreille moyenne et de l'oreille interne est la cause de l'abcès cérébral, celui-ci occupe le plus souvent le lobe temporo-sphénoïdal. Puis, viennent par ordre de fréquence décroissante les régions suivantes : le centre ovale, le pont de Varole, les lobes occipitaux, les lobes pariétaux, les lobes frontaux. Quelquefois il n'existe qu'un gros abcès. Mais il peut y en avoir plusieurs, et cela explique le grand nombre des insuccès opératoires, à la suite d'une trépanation unique. Lorsqu'il est le fait d'une suppuration pétreuse, l'abcès cérébral est très souvent associé à un abcès pachyméningitique (Wernicke), avec ou sans communication fistuleuse.

Le _volume_ est très variable : la collection, parfois miliaire, souvent dépasse les dimensions d'un œuf de poule.

__Symptômes__. — La localisation ici ne domine pas la scène. Outre les variations cliniques qui résultent de l'irritation plus ou moins diffuse des centres, il faut signaler encore celles qui dépendent du volume de l'abcès, de sa tension, de sa forme, de l'action qu'il exerce sur le liquide céphalo-rachidien. Tout cela fait qu'il est impossible d'attribuer aux abcès céré-braux une symptomatologie définie.

Si l'on tient surtout compte de ce qui s'observe dans un certain nombre de cas, où la maladie semble obéir à une règle d'évolution, il est vrai peu commune, on peut diviser en trois phases l'histoire symptomatique des abcès cérébraux : une phase d'excitation, une phase de rémission, une phase paralytique qui correspondent aux trois stades anatomiques d'encéphalite aiguë, de ramollissement purulent et d'abcès proprement dit.

1° *Phase d'excitation.* — Le début est marqué par une fièvre de moyenne intensité, insidieuse, affectant parfois le rythme de l'intermittence vraie sans fréquence très exagérée du pouls (le pouls pouvant même être ralenti et en désaccord avec la température); et avec cette fièvre coïncident une céphalée *circonscrite* mais inconstante, du délire et des convulsions. Ces premiers accidents chez les sujets atteints d'otorrhée surviennent souvent avec la disparition du catarrhe de l'oreille. La céphalée intense et durable chez un fébricitant, non atteint de dothiénentérie, doit toujours faire songer à une phlegmasie encéphalique, soit méningitique,- soit cérébrale; et la *localisation* précise de la douleur devient ainsi un symptôme important et un élément de diagnostic très utile dans l'histoire de l'encéphalite. Cette douleur dure plusieurs jours, et manifeste des recrudescences en relation avec les poussées fébriles. Les mouvements et peut-être plus encore le bruit l'exaspèrent; nombre de malades accusent du vertige et la sensation d'un corps étranger dans la tête avec une singulière hyperesthésie faciale, de la photophobie, du myosis, des paralysies oculaires, du strabisme intermittent, du trismus, de la rigidité de la nuque et du tronc. Le signe de Kernig peut exister ainsi que la raie méningitique. Le délire et les cris dits hydrencé-phaliques ne sont pas rares; en tout cas, l'insomnie avec agitation ou anxiété est la règle. Les vomissements et la constipation ne sont pas aussi constants que dans la méningite aiguë franche.

La durée de cette première période varie de trois ou quatre jours à huit ou dix.

2° *Phase de rémission.* — Brusquement quelquefois, peu à peu le plus souvent, la période d'excitation, qu'on pourrait appeler période de céphalée circonscrite avec fièvre, fait place à une phase de calme relatif. La fièvre s'apaise, la céphalée s'atténue ou disparaît totalement. Il peut ne subsister qu'une sorte de torpeur, de fatigue générale, d'indifférence. Il semble que tout danger soit écarté. Cette amélioration n'est que passagère. C'est une fausse convalescence, d'autant plus trompeuse qu'elle persiste, souvent pendant plusieurs semaines, voire même pendant plusieurs mois, auquel cas l'amaigrissement et un véritable état cachectique doivent toujours laisser soupçonner que le danger reste imminent. Subitement les accidents de la troisième phase éclatent et se déroulent avec une extrême rapidité.

3° *Phase paralytique.* — La troisième phase débute presque toujours par un ictus apoplectique, avec ou sans convulsions, avec ou sans contracture. A la suite de cet ictus, deux éventualités se présentent. Ou bien le coma prolonge l'état apoplectique, entrecoupé de crises jacksoniennes, et accompagné de déviation conjuguée de la face et des yeux; alors le malade succombe, sans presque avoir repris connaissance, dans un délai qui ne dépasse guère soixante heures; ou bien, à l'ictus succède une paralysie en général spasmodique, limitée le plus ordinairement à un côté du corps; cette hémiplégie s'installe d'une façon qui est souvent bien caractéristique, pièce à pièce. En même temps réapparaît la céphalée initiale. Il est rare que l'hémiplégie ainsi survenue se limite à un membre ou à la face. Si elle est incomplète, elle se traduit en tout cas par un état spasmodique toujours très prononcé et beaucoup plus général, auquel participent non seulement les muscles innervés par le facial inférieur, mais aussi les muscles extrinsèques du globe oculaire. Le nystagmus, le myosis, l'inégalité pupillaire, les anesthésies disséminées et circonscrites sont des phénomènes à peu près constants. L'hémiopie appartient exclusivement aux abcès de la pointe occipitale. La mort a lieu dans le délire ou dans le coma.

Il est vraiment exceptionnel que cette troisième phase ait un début lent et progressif.

**Formes.** — *Forme latente*. — Ce que nous venons de dire permet d'ouvrir un paragraphe spécial à une forme clinique où les deux premières phases font complètement défaut. La maladie commence par la paralysie terminale, ou, à quelques heures près, par le coma mortel.

Si l'on ignore les circonstances étiologiques, telles qu'une ancienne otite moyenne ou une carie spécifique des sinus frontaux qui ont pu donner lieu, chez un sujet jeune, à un ensemble symptomatique si imprévu et presque toujours fatal, on ne sait à quelle lésion le faire remonter et l'autopsie seule procure la satisfaction tardive du *diagnostic ferme*.

Enfin, il est même des cas où la mort survient sans symptômes. On constate alors que l'abcès occupait soit le centre du lobe frontal, soit la partie postéro-externe du lobe occipital. A ces localisations profondes ne correspondent pas de symptômes appréciables lorsque les conducteurs du centre ovale ne sont pas absolument interceptés; c'est là précisément ce qui a lieu dans l'encéphalite suppurée. Pour cette raison, l'abcès cérébral occupe une place importante dans l'étiologie de la *mort subite*.

*Forme rémittente*. — Il s'agit ici d'abcès qui évoluent en deux actes séparés par un entr'acte plus ou moins long. Le premier acte est marqué parfois par de la céphalée et de la fièvre, parfois par un accès de manie, d'autres fois par un délire aigu. Puis tout se calme et le malade semble guéri. Mais au bout de quelques semaines, de quelques mois, d'un an même, survient le second acte, suivi habituellement de mort rapide.

*Forme de tumeur cérébrale*. — Il est des abcès cérébraux qui se comportent comme de véritables tumeurs cérébrales dont il présentent la symptomatologie classique, sur laquelle il est inutile d'insister ici.

*Forme d'infection générale aiguë*. — Les signes cérébraux de l'abcès sont absents pour ainsi dire; ils sont remplacés ou dominés par des symptômes d'infection générale aiguë. On conçoit que l'erreur de diagnostic soit difficile à éviter, d'autant que l'évolution est dans ces cas extrêmement rapide.

**Diagnostic.** — En dehors du traumatisme ou de toute autre influence notoirement connue, le début de l'encéphalite est toujours difficile à apprécier. Les anamnestiques ont par conséquent une valeur de premier ordre dans le diagnostic des abcès cérébraux. Il est bien certain que l'apparition de l'aphasie ou d'une monoplégie chez un sujet atteint d'une otite moyenne entraîne presque nécessairement le diagnostic d'abcès cérébral.

Donc, si l'on est assuré qu'il n'existe aucune trace de traumatisme crânien, aucun signe de catarrhe chronique de l'oreille, aucune lésion spécifique de l'orbite ou des cavités profondes des fosses nasales, etc., la question se posera de la façon suivante : Étant donné un ensemble symptomatique caractérisé par des phénomènes douloureux, convulsifs, ou paralytiques, avec fièvre, ictus jacksoniens, coma apoplectique, etc., quelles sont les affections cérébrales qui peuvent lui donner naissance?

La *méningite tuberculeuse infantile* est presque toujours facile à reconnaître. Au contraire, la forme larvée des adultes peut aisément donner le change. « La localisation régionale des accidents, la succession des phases dynamogéniques et paralysantes des réactions cérébrales peuvent être identiques; quand le processus atteint plus tard la méninge, la céphalée circonscrite, l'apparition de la raie méningée, du ventre en bateau, des vomissements, des irrégularités même du pouls, complètent une similitude trompeuse. » (Chauffard.)

*L'hémorragie cérébrale et le ramollissement par thrombose ou embolie* se manifestent dans l'immense majorité des cas par un ictus apoplectique initial. Si ce mode de début appartient aussi à l'abcès du cerveau, on peut considérer comme vraisemblable qu'un sujet jeune, non syphilitique, non rhumatisant, non tuberculeux, brusquement surpris par une apoplexie accompagnée de fièvre avec des phénomènes convulsifs, est plutôt sous le coup d'une hémorragie capsulaire ou d'un ramollissement cortical.

Le problème est rigoureusement le même pour ce qui a trait au diagnostic des *tumeurs* et en particulier des *tumeurs parasitaires*. Ici encore le début peut être d'une instantanéité absolue. On tiendra compte toutefois de ce que les ictus cérébraux par tumeurs s'accompagnent rarement de fièvre. Si, d'autre part, dans les cas à évolution lente, les tumeurs donnent lieu à une céphalalgie circonscrite, celle-ci s'installe en général beaucoup plus progressivement et dure beaucoup plus longtemps. En outre, les convulsions épileptiformes, chez les sujets atteints de tumeurs, sont beaucoup plus fréquentes ; elles surviennent à intervalles plus ou moins régulièrement espacés comme chez les épileptiques; et elles l'emportent de beaucoup, comme importance, sur les phénomènes paralytiques. Parmi ces derniers, le strabisme est chose vulgaire ; il est tout à fait exceptionnel dans l'encéphalite suppurée. Il en est de même de l'atrophie papillaire, très commune dans les tumeurs et tout à fait rare dans les abcès.

La *pachyméningite hémorragique* est d'un diagnostic plus malaisé ; elle aussi fait suite au traumatisme, est capable de produire une douleur unilatérale, d'allumer la fièvre, de provoquer des paralysies spasmodiques ou des convulsions épileptiformes. Mais on se rappellera que la douleur de la pachyméningite est toute *superficielle*, qu'elle est bien moins circonscrite, qu'elle s'étend sur le territoire des branches de la cinquième paire affectées aux méninges, enfin qu'elle n'est pas exaspérée par les mouvements ; que la fièvre est tout à fait passagère ; que les ictus convulsifs succèdent immédiatement à une période de dépression, sans l'accalmie intercalaire qui s'observe dans l'abcès cérébral.

La *pachyméningite des alcooliques et des vieillards*, vu sa bilatéralité, vu surtout les conditions étiologiques qui la gouvernent, ne peut prêter à aucune confusion.

Lorsqu'on a, par élimination, conclu à l'existence d'un abcès cérébral, le problème n'est encore qu'à demi résolu. Il faut localiser le foyer. C'est de cette localisation dans chaque cas particulier que dépend l'intervention chirurgicale. Il ne faut pas oublier surtout que si les phénomènes *localisés* sont complexes et ne semblent pas se rapporter à une lésion *localisable*, cela tient à ce que les abcès du cerveau sont très fréquemment multiples, et que dans nombre d'observations un foyer cérébelleux coexiste avec un foyer cérébral.

Le siège du mal initial ne donne pas des renseignements bien intéressants au point de vue de la localisation de l'abcès. On sait que les abcès cérébraux consécutifs à une lésion des fosses nasales occupent habituellement les lobes frontaux et restent souvent latents. On sait aussi que les abcès consécutifs à une fracture du crâne présentent généralement une symptomatologie en rapport avec le siège de la fracture.

**Pronostic.** — Il est inutile d'insister sur la gravité du pronostic. D'abord parce que les cas frustes à évolution foudroyante défient non seulement tout traitement, mais bien souvent tout diagnostic ; ensuite parce que la multiplicité et le volume des abcès ne sont guère compatibles, même dans les formes lentes, avec une réparation *ad integrum* ; puis parce que l'intervention chirurgicale n'est presque jamais suffisamment complète ; enfin parce que, dans les observations les plus favorables, le délabrement spontané ou opératoire de l'hémisphère a nécessairement des conséquences désastreuses sur le mécanisme de l'encéphale.

**Traitement.** — La thérapeutique peut être efficace avant la formation de l'abcès proprement dit, lorsqu'il est possible de diagnostiquer une encéphalite. Toutes les révulsions et toutes les dérivations doivent être, en pareil cas, pratiquées avec la plus grande promptitude et la plus grande énergie : les émissions sanguines locales et, immédiatement après, les applications de glace *loco dolenti*, sont les moyens qu'on a employés de tout temps. La dérivation intestinale par les purgatifs drastiques, la médication hyposthénique contre les accidents spasmodiques et l'excitation, la médication stimulante contre les phénomènes de dépression ou de torpeur, sont, d'une manière générale, des ressources médicales proprement dites. L'iodure de potassium, en dehors de l'infection syphilitique, ne semble exercer aucune influence sur la collection une fois formée. Mais il est de toute prudence d'y recourir quand même, la syphilis étant, par excellence, la cause méconnue.

Lorsque les symptômes de la suppuration locale sont tellement évidents que le doute n'est plus possible, on doit tenter l'évacuation du pus. Il est fâcheux d'avoir à reconnaître que cette intervention est presque toujours trop tardive pour être couronnée de succès. C'est qu'en effet l'évidence n'apparaît qu'après la période de rémission. Pour agir utilement, il faudrait ouvrir la collection pendant cette période, c'est-à-dire avant les accidents ultimes qui lèvent tous les doutes. On n'est pas toujours suffisamment édifié sur l'existence et sur le siège de l'abcès pour oser recourir prématurément au moyen suprême, à la trépanation, le seul traitement cependant qui laisse quelque espérance. La prudence, même excessive, ne saurait être blâmée. Mais il faut se souvenir des quelques succès obtenus, les considérer comme le but à atteindre, tenir compte de l'innocuité relative de la trépanation, et envisager finalement l'issue fatale, si l'on s'abstient [V. ENCÉPHALE (ABCÈS)].

*SOUQUES.*

**CERVEAU** (CHIRURGIE). — V. ENCÉPHALE.

**CERVELET** (ABCÈS). — C'est une lésion peu fréquente : sur 100 abcès de l'encéphale, il y a 32 abcès cérébelleux. L'abcès du cervelet peut exister seul ou coexister avec un abcès cérébral situé par exemple, ce qui est le cas le plus fréquent, dans le lobe temporo-sphénoïdal; cette coexistence s'observe en dehors même des abcès qui ont leur origine dans une pyogénie générale.

L'*étiologie* est la même que celle des abcès du cerveau; ils peuvent être dus à l'infection purulente, mais le plus souvent leur origine est dans une suppuration voisine du cervelet, carie du rocher, lésions chroniques de l'oreille, quelquefois une simple otite aiguë. C'est la carie du rocher, consécutive ou non à une otite, qui joue le plus grand rôle dans leur production. Or, les lésions de l'oreille moyenne donnent aussi lieu à l'abcès du cerveau : cette localisation, soit au cerveau, soit au cervelet, a sa cause dans la situation de la lésion osseuse : si celle-ci siège sur la face supérieure de l'os, la collection purulente se formera dans le cerveau; si c'est la face postérieure de l'os qui est atteinte, l'abcès siégera dans la partie du cervelet voisine. L'abcès d'origine otique est plus fréquent dans le cervelet que dans le lobe temporo-sphénoïdal : cela tient à ce que dans la fosse moyenne du crâne, le point par où l'infection est possible est limité au toit de la caisse du tympan et de l'antre, alors que dans la fosse postérieure, ou cérébelleuse, l'infection peut se faire tout le long de la face postérieure du rocher et dans le sillon du sinus. De plus, l'aire superficielle des circonvolutions du cervelet qui sont en rapport avec la surface postérieure du rocher est plus grande que celle des circonvolutions temporo-sphénoïdales en rapport avec le toit. Enfin la première s'enfonce profondément entre les circonvolutions et les lobes du cervelet, et, si elle s'infecte, elle transporte facilement l'infection dans la profondeur de l'organe. C'est donc, en général, dans un hémisphère cérébelleux, et du côté de l'oreille malade, que l'on trouvera l'abcès : cependant, dans des cas exceptionnels, la collection purulente se formera dans l'hémisphère opposé. Les abcès du cervelet dus aux otites pourront être divisés en : 1° antéro-externes ou externes, les plus fréquents, correspondant au sinus latéral et à la face postérieure de l'antre mastoïdien, et 2° en antérieurs ou antéro-internes, correspondant au méat auditif interne et à la face postérieure du rocher.

Quel est le chemin suivi par l'infection pour, de l'oreille moyenne, gagner le cervelet? Dans certains cas, il n'y a pas continuité entre la lésion otique et la collection purulente cérébelleuse : il faut bien alors admettre que l'agent infectieux a suivi les voies lymphatiques, jusqu'à la dure-mère et à l'espace sous-arachnoïdien, et qu'il a gagné la substance cérébelleuse par les gaines lymphatiques des vaisseaux. Mais le plus souvent, il y a trois phases : 1° l'inflammation de l'oreille gagne la face externe de la dure-mère ; 2° elle franchit cette barrière et envahit les méninges jusqu'à la surface du cervelet ; 5° elle pénètre dans la profondeur de cet organe. *Dans la première phase* la propagation peut être *osseuse*, la carie gagnant peu à peu, pour atteindre la dure-mère, soit par l'oreille interne et la face postérieure du rocher, soit par la face postérieure de l'antre mastoïdien ; *veineuse* en suivant les veines osseuses qui se rendent aux sinus voisins ; *nerveuse* en suivant le conduit auditif interne et l'aqueduc du vestibule. *Dans la deuxième phase* la dure-mère s'enflamme et se perfore, et *dans la troisième*, l'infection, ainsi mise en contact avec la surface du cervelet, le pénètre en suivant les lymphatiques et les vaisseaux.

Ces trois phases peuvent expliquer que l'on trouve souvent le chemin de l'infection jalonné par un abcès extra-dural, et un abcès intra-dural, ce dernier étant péri-cérébelleux ou intra-cérébelleux. L'abcès cérébelleux présente ainsi une sorte de tige qui le relie à la lésion osseuse, s'attachant soit sur le sillon du sinus, soit sur l'aqueduc du vestibule ou sur le méat auditif interne.

L'abcès peut être unique, ou multiple, enkysté ou diffus dans la substance cérébelleuse. Il s'accompagne, comme nous venons de le voir, souvent d'un autre abcès situé entre le rocher et la dure-mère et d'une pachyméningite purulente externe qui sert d'intermédiaire entre la lésion de l'oreille et l'abcès cérébelleux ; il peut même communiquer par une perforation avec le foyer de la carie ; la phlébite des sinus n'est pas rare. Mais les méninges peuvent être saines, et dans les deux tiers des cas l'abcès est entouré de tous côtés par la substance cérébelleuse. Le pus est épais, jaunâtre ou verdâtre, souvent fétide : il renferme les microbes des otites, staphylocoque, streptocoque, pneumocoque, etc.

**Symptômes**. — Ce sont ceux d'une lésion cérébelleuse en foyer, et tout ce que nous avons dit pour les tumeurs cérébelleuses s'applique à l'abcès.

Il peut présenter deux *marches*, l'une *aiguë*, l'autre *chronique*, qui se succèdent souvent. Dans la forme aiguë, l'otorrhée ancienne est souvent devenue intermittente et parfois semble tarie : les accidents apparaissent tout à coup, sans cause apparente ou bien à l'occasion d'une angine ou d'une inflammation des fosses nasales qui réveille la lésion de l'oreille moyenne. Ils ont d'emblée un caractère grave : ce sont des troubles encéphaliques, un coma plus ou moins profond, avec parfois des symptômes généraux d'infection. Tout cela masque la lésion du cervelet. Mais si l'on examine l'oreille, on trouve la région mastoïdienne rouge, empâtée, et l'écoulement par le conduit auditif peut avoir recommencé : quelquefois pourtant l'apophyse est normale ou à peu près. En somme, il y a des signes de carie osseuse et d'inflammation méningée : les phénomènes cérébelleux font défaut, si le vermis n'est pas touché.

Ils apparaissent si, les symptômes s'amendant, la maladie passe à l'état chronique : ils peuvent aussi ouvrir la scène si la période aiguë fait défaut. Dans ce dernier cas les signes de l'abcès cérébelleux sont ceux d'une lésion cérébelleuse, et la présence de la collection purulente sera reconnue grâce à l'otite. Le diagnostic sera basé sur ce que nous venons de dire.

Le **traitement** est chirurgical : la trépanation doit être largement faite. Il ne suffit pas de mettre le cervelet à nu, il faut le ponctionner, au besoin l'inciser, sous peine de faire une intervention incomplète. (V. TRÉ-PANATION.)                                        *LOUIS TOLLEMER.*

**CERVELET** (**HÉMORRAGIE ET RAMOLLISSEMENT**). — La symptomatologie de ces lésions se confond au début avec celle des lésions similaires du cervelet. Ce n'est en général que plus tard, quand la lésion est stationnaire ou en voie de régression, que *le syndrome cérébelleux* peut faire son apparition [V. CERVELET (TUMEURS)].

Pour le diagnostic nous devrons considérer deux cas : il y a, ou il n'y a pas paralysie d'emblée.

*S'il n'y a pas paralysie d'emblée,* les commémoratifs de l'attaque, les vomissements avec leur caractère de violence spéciale, l'affaiblissement général et surtout l'incertitude de la démarche, enfin l'absence de paralysie, permettront de supposer la lésion cérébelleuse. *Si la paralysie,* dont l'absence étonnait en présence d'autres symptômes, *survient petit à petit,* si les symptômes paralytiques sont vagues et peu accusés, l'hypothèse deviendra encore plus vraisemblable, car elle indique une compression des organes voisins par l'hémorragie.

*S'il y a ictus et paralysie d'emblée,* le diagnostic avec l'hémorragie cérébrale est impossible. Tout au plus, dans certains cas, le caractère des vomissements, les phénomènes paralytiques anormaux, pourront-ils faire soupçonner le siège de la lésion. *Si l'hémiplégie est directe,* la persistance des vomissements, les vertiges, la céphalalgie occipitale alors que l'hémorragie cérébrale ne cause guère de douleur de tête, l'asthénie musculaire du côté opposé à l'hémiplégie, seront en faveur de l'atteinte du cervelet. On se rappellera que les troubles de la vue sont exceptionnels dans l'hémorragie de cet organe. *Si l'hémiplégie est croisée,* il faudra faire le diagnostic avec l'hémorragie de la protubérance; s'il n'y a pas de paralysie faciale, le diagnostic sera peut-être possible, mais, si elle existe, il devient impossible, la physionomie de ce symptôme étant la même dans les affections des deux organes.

Là ne se bornera pas le diagnostic : il faut encore éliminer l'hémorragie méningée, et la tâche est malaisée. Toutefois, dans celle-ci, le début est plus brusque : il y a toujours attaque d'apoplexie, et les convulsions tétani-formes sont la règle; mais il peut en être de même dans l'hémorragie cérébelleuse, et si l'on songe que céphalalgie, étourdissements, vertiges et vomissements se retrouvent dans les deux affections, qui toutes deux sont mortelles, on verra toute la difficulté d'affirmer l'une ou l'autre. Tout au plus le début graduel, l'absence de convulsions et d'ictus pourront-ils faire songer au cervelet.

Les hémorragies cérébelleuses se distingueront difficilement des ramollissements de cet organe. En effet, le tableau clinique, les symptômes sont les mêmes, et le diagnostic entre les deux lésions est encore plus difficile que pour le cerveau. Si l'état du cœur du malade peut faire penser à une embolie, si son âge, l'état de ses artères permettent de croire à une thrombose, on pourra soupçonner le ramollissement, mais non l'affirmer. L'évolution de la lésion surtout pourra aider à faire la distinction étiologique du trouble cérébelleux. *LOUIS TOLLEMER.*

**CERVELET (HÉRÉDO-ATAXIE CÉRÉBELLEUSE).** — **(Maladie de Pierre Marie.)** — Le nom d'*hérédo-ataxie cérébelleuse* a été donné par M. Pierre Marie, en 1893, à une maladie héréditaire et surtout familiale, maladie de développement qui se manifeste cliniquement par de l'incoordination cérébelleuse et anatomiquement par une lésion atrophique du cervelet.

**Étiologie.** — L'*âge du début* est tardif, ce qui est remarquable pour une maladie à caractère héréditaire et familial, et ce qui la différencie d'autres maladies analogues, comme la maladie de Friedreich; ce début a lieu dans la 2e enfance, l'adolescence ou l'âge adulte, en général de 20 à 30 ans; 3 fois il a eu lieu au-dessus de 55 ans. Les membres d'une même famille sont souvent atteints au même âge, ou encore le début a lieu, dans la même famille, à un âge de plus en plus précoce. Il résulte de tout cela que le caractère familial de la maladie est très accentué, les enfants et leurs parents pouvant être malades en même temps. La maladie peut sauter une ou plusieurs générations. Le sexe féminin est le plus souvent atteint. Dans les antécédents personnels on note les traumatismes, la syphilis, le rhumatisme articulaire aigu, la fièvre typhoïde. Les tares nerveuses, l'alcoolisme ou la tuberculose des parents sont souvent signalés.

**Lésions.** — Les autopsies, peu nombreuses, révèlent toutes le même fait fondamental, l'*atrophie du cervelet;* à cette lésion cérébelleuse se joignent d'autres lésions atrophiques concomitantes, du côté des centres nerveux et de la moelle dans certains cas. L'atrophie cérébelleuse peut être considérable; le poids du cervelet, qui à l'état normal est de 160 à 170 grammes, peut être réduit à 120 et même 80 grammes; l'atrophie est symétrique et générale ou bien partielle. Les enveloppes du cervelet sont normales en général; dans un cas elles présentaient de petits kystes remplissant des lacunes profondes dans les sillons.

**Symptômes.** — Nous retrouvons ici, avec ses caractères étudiés plus loin [V. CERVELET (TUMEURS)], le syndrome cérébelleux et les troubles des réflexes qui indiquent, avec les troubles oculaires, la lésion du cervelet.

Les *troubles de la motilité* consistent dans des troubles de l'équilibre, avec incoordination des mouvements, surtout aux membres inférieurs; on les constate surtout pendant la marche et la station debout. L'*asthénie* cérébelleuse est fréquente; il y a une sensation de fatigue continuelle, de faiblesse ou de raideur des jambes. La *démarche* est variable, suivant la période de l'affection; elle acquiert vite le type de la *démarche ébrieuse.* Au début, les malades avancent avec incertitude, lentement, en déviant de la ligne droite pour y revenir, comme s'ils étaient ivres. Ils écartent les jambes pour élargir leur base de sustentation afin de garder ou de reprendre un équilibre qu'ils semblent toujours sur le point de perdre, ainsi que l'indiquent les oscillations du tronc; il y a tendance à tomber indifféremment d'un côté ou de l'autre. L'*attitude* pendant la marche est telle que le tronc est porté en arrière; les reins sont cambrés.

Dans la *station debout* l'occlusion des yeux n'augmente pas, ou à peine (Brissaud) l'instabilité; le signe de Romberg est donc absent. Le trouble de l'équilibre cesse quand le malade est couché et l'incoordination est moindre dans cette position. Le *sens musculaire* et la *force musculaire* sont normaux. Le *vertige* peut se produire, surtout dans certaines positions, mais il n'existe pas toujours.

L'*incoordination des membres supérieurs*, rare au début, apparaît à peu près constamment au cours de la maladie : elle se manifeste par de l'incertitude, de l'hésitation des mouvements, mais parfois il existe un tremblement intentionnel à la fin de l'acte volontaire. Les actions délicates, boutonner, écrire, ramasser une épingle, sont altérées; l'écriture est tremblée, parfois impossible. L'occlusion des yeux n'a pas d'action sur ce tremblement qui est identique à celui de la sclérose en plaques. La *tête* est souvent agitée par un tremblement qui s'exagère dans la station debout et pendant l'émotion, et qui disparaît quand elle est soutenue; elle peut être déviée d'un côté.

*Du côté de la face* on observe des troubles de la mimique, par suite de contractions qui se produisent à titre de mouvements associés à un mouvement quelconque; au repos, cette contraction donne au malade un facies étonné qui s'exagère pendant l'action. Les *troubles de la parole* et *de la voix* sont fréquents : la parole est irrégulière comme la respiration même, elle se précipite tout à coup, fait explosion; il y a une sorte d'ataxie de la parole. La voix est sourde, gutturale, monotone. Il existe du tremblement de la langue.

Les *réflexes* sont souvent altérés; le réflexe rotulien est exagéré 16 fois sur 19 cas; il peut aussi être normal, et son exagération peut disparaître à la période terminale. Les réflexes cutanés sont parfois diminués.

Les *troubles oculaires* existent dans 88 pour 100 des cas; ils peuvent se borner à de la diminution bilatérale et progressive de l'acuité visuelle; le champ visuel est rétréci. La lésion peut aboutir à une atrophie papillaire de degré variable, souvent légère, et en général bilatérale. On peut encore observer des troubles de la musculature extrinsèque des yeux, des secousses nystagmiformes des globes oculaires, etc.

L'ouïe, le goût, l'odorat sont intacts; il n'y a ni troubles sphinctériens, ni troubles génito-urinaires; la déglutition est parfois gênée.

L'*intelligence* et le *caractère* sont modifiés, car les troubles psychiques sont fréquents dans toutes les affections du cervelet; il y a de la tristesse, du découragement, de la niaiserie, de l'insouciance; l'attention se fatigue vite. Les troubles mentaux proprement dits sont rares.

La *marche de la maladie* est fatalement progressive; elle peut rester stationnaire, mais ne rétrocède jamais. La durée peut en être si longue, que l'on s'est demandé si l'on peut en mourir.

On peut distinguer (Londe) *quatre périodes* à l'hérédo-ataxie cérébelleuse.

La *première, période prodromique* ou neurasthénique, manque souvent. La *deuxième, période d'ataxie cérébelleuse*, est celle des troubles simples de l'équilibration : la station debout et la locomotion sont encore possibles sans aide; cette période peut durer plusieurs années, souvent 8 ou 10, 27 années dans un cas. Dans la *troisième* phase, *période d'astasie*, le malade présente une incoordination incompatible, à un degré plus ou moins accentué, avec la station debout et la locomotion sans aide, Le tremblement apparaît ou s'accentue. Elle dure plusieurs années. La *quatrième période* est dite d'*impotence absolue*; le malade est confiné au lit et peut rester long-temps dans cet état si quelque infection intercurrente, la tuberculose pul-monaire, par exemple, n'intervient.

Le tableau clinique de l'hérédo-ataxie cérébelleuse peut varier dans ses détails, si l'on compare ce qu'il est dans une famille à ce qu'il est dans une autre; c'est la *marque familiale* de l'affection. On peut distinguer deux formes suivant qu'il y a ou qu'il n'y a pas de troubles visuels. Une troisième forme est celle de combinaison avec la maladie de Friedreich : un malade qui présentait le syndrome cérébelleux avec conservation et exagération des réflexes peut passer du type de Marie dans celui de Friedreich, mais la réciproque n'a pas été observée, ce qui suffirait à maintenir l'indépendance clinique de ces deux types morbides, au lieu de les réunir en un seul, l'ataxie héréditaire : les deux maladies portent sur le système cérébelleux, l'une, celle de Friedreich, l'atteignant dans la moelle; l'autre, celle de Marie, se portant sur le cervelet.

**Diagnostic**. — Il se fera avec les *lésions cérébelleuses en foyer*, les abcès, les tumeurs, le ramollissement, les hémorragies, grâce aux commémoratifs, à l'évolution et aux caractères particuliers des divers symptômes. Le *vertige auriculaire*, le *tabes dorsal*, la *chorée* chronique, les *diplégies cérébrales*, s'en distingueront facilement.

L'*atrophie cérébelleuse* simple, non familiale, ne présente pas le caractère héréditaire; mais, faute de commémoratifs, elle sera parfois difficile à reconnaître; ses lésions ont une répartition inégale et asymétrique.

La *maladie de Friedreich* est parfois fort difficile à distinguer de l'hérédo-ataxie cérébelleuse. En faveur de l'hérédo-ataxie, on note le caractère fami-lial, le fait que la maladie ne remonte pas à la première enfance, l'évolution lentement progressive et fort longue, l'attitude debout les jambes écartées, la démarche cérébelleuse, la lassitude des jambes, la gêne des mouvements des mains, l'écriture ataxique, les secousses nystagmiformes des muscles oculaires, l'exagération de la mimique faciale, le tremblement intentionnel, l'exagération des réflexes rotuliens et le clonus du pied. Ce diagnostic sera facile dans les cas nets de l'une ou de l'autre maladie. Il ne faudra néan-moins pas perdre de vue que le réflexe rotulien peut persister au début de la maladie de Friedreich. Dans les cas où, par les progrès de l'hérédo-ataxie cérébelleuse, les réflexes deviennent normaux, affaiblis ou abolis, et où les lésions gagnent la moelle, le caractère familial et les commémoratifs seront à peu près seuls à considérer; l'évolution sera alors d'un grand secours.

Avec la *sclérose en plaques*, le diagnostic sera difficile si la sclérose lèse le cervelet seul.

**Traitement**. — Le traitement antisyphilitique sera mis en œuvre si l'on soupçonne que la syphilis a pu jouer un rôle étiologique.

*LOUIS TOLLEMER.*

CERVELET (TUMEURS). — En tant qu'organe autonome, le cervelet peut présenter des lésions similaires à celles du cerveau, tumeurs, abcès, hémorragie, ramollissement, état d'atrophie ou d'hypertrophie. Il participe aussi aux troubles généraux de l'organisme, par exemple dans les intoxications (alcoolisme aigu, urémie), dans les infections aiguës (malaria, maladie du sommeil) où l'on peut rencontrer des phénomènes dus à des troubles de la fonction du cervelet. Cet organe est souvent lésé dans le tabes, la paralysie générale.

Le cervelet est le centre réflexe de l'équilibration; il règle l'association des actions musculaires nécessaires au maintien de l'équilibre, il coordonne et régularise les mouvements. On retrouvera donc dans ses lésions des symptômes spéciaux, portant surtout sur des troubles de l'équilibre et des actions musculaires : l'ensemble des phénomènes dus à la lésion cérébelleuse et dépendant uniquement d'elle porte le nom de *syndrome cérébelleux*, qu'on retrouve dans toutes les maladies du cervelet, et que nous étudierons à propos des tumeurs.

**Lésions**. — Les *tumeurs* forment la moitié environ des lésions du cervelet. Leur *anatomie pathologique* est comparable à celle des tumeurs du cerveau; ce sont : 1° les néoplasies infectieuses, tubercule et syphilome; 2° le cancer, dont on trouve toutes les formes primitives ou secondaires, encéphaloïde, squirrhe, cancer mélanique, sarcome; 5° les tumeurs dites bénignes, gliome, psammome, lipome, myxome, cholestéatome, ostéome; 4° les tumeurs vasculaires, rares, angiomes, anévrismes; 5° les tumeurs parasitaires, cysticerques, kyste hydatique; 6° des kystes résultant: a) de la transformation kystique d'une hémorragie ou d'un ramollissement, b) de la dégénération kystique d'un néoplasme (sarcome ou gliome), c) kystes de nature inconnue, congénitaux ou non. La plus fréquente des tumeurs cérébelleuses (moitié des cas environ) est le tubercule : vient ensuite le gliome qui constitue 70 pour 100 des tumeurs non tuberculeuses. Le *tubercule* est rarement unique, il y en a souvent 2, 5, 4 et même davange, et l'on peut en rencontrer en même temps dans le cerveau : il est en général secondaire à une autre tuberculose, surtout à celle des poumons. Il peut guérir spontanément, chose très rare, en subissant une transformation fibro-caséeuse, à centre plus ou moins calcaire.

Le point de départ des tumeurs cérébelleuses peut se trouver, soit dans les diverses parties de l'organe, soit dans les pédoncules cérébelleux, soit dans la pie-mère et la dure-mère. Dans ce dernier cas, la tumeur peut envahir la substance du cervelet ou se borner à la comprimer, et alors, quoique non cérébelleuse, la tumeur donne lieu aux symptômes des lésions du petit cerveau. Quand la tumeur est unique, elle siège, soit dans un hémisphère, soit dans le vermis, ou encore elle empiète de l'un sur l'autre.

Les tumeurs du cervelet produisent les *lésions de voisinage*, soit par compression, soit par irritation; si elles siègent dans la profondeur, elles peuvent, par suite de leur volume, comprimer plus ou moins les organes voisins (bulbe, protubérance, tubercules quadrijumeaux); si elles sont super- ficielles, aux phénomènes de compression, qui peuvent manquer, se joignent des phénomènes d'irritation, d'où adhérence de la tumeur aux méninges, inflammation de celles-ci et par suite adhérence des méninges aux os voisins. Enfin il est rare que, quel que soit leur siège, les tumeurs, quand elles atteignent un certain volume, ne causent pas un trouble dans la pres- sion et la circulation intra-crânienne : il en résulte une hydropisie ventricu- laire qui peut être considérable s'il y a hydrocéphalie, et qui suffirait à expliquer certaines altérations produites à une distance plus ou moins grande du cervelet. En général le liquide céphalo-rachidien n'est altéré qu'en ce qui concerne sa quantité; il ne renferme pas d'éléments figurés anormaux, s'il n'y a pas de complications purulentes ou autres, en particu- lier d'extension aux méninges : lors de la ponction lombaire, il s'écoule avec force et en grande quantité, si la tension intra-cérébrale est exagérée et s'il y a hydrocéphalie.

**Symptômes**. — La symptomatologie des tumeurs cérébelleuses est des plus complexes, par suite de la distribution irrégulière des lésions et des variations des actions qu'elles peuvent exercer à distance. Dans la descrip- tion clinique, nous considérons comme accessoires ces phénomènes d'action à distance, véritables complications de la lésion primitive, qui peuvent la masquer. Assez fréquemment, à l'autopsie, on trouve une tumeur du cervelet alors que le sujet n'a présenté aucun trouble encéphalique : il s'agit alors presque toujours d'un tubercule. Mais la nature de la tumeur n'inter- vient pas seule dans cette absence de symptômes : son siège et son volume ont une grande importance. Quand elle intéresse le vermis, elle cause le syndrome cérébelleux caractéristique, la titubation en particulier : aussi n'est-elle silencieuse que si elle siège dans un hémisphère et si elle ne com- prime pas le vermis. Les tumeurs situées dans les lobes latéraux peuvent ne produire aucun trouble de l'équilibre, si elles sont situées entièrement en dehors des faisceaux intra-cérébelleux des pédoncules inférieur et supérieur et du noyau dentelé. Mais si ces parties sont comprimées ou détruites, le syndrome cérébelleux se produira, et son intensité dépendra de la nature et de l'étendue de leur lésion. Si le tractus cérébello-vestibulaire, ou le noyau de Deiters, est lésé, l'excitation ne passera plus aux cornes antérieures de la moelle ou aux noyaux de la sixième et de la troisième paire. D'où faiblesse du même côté, tendance à tomber de ce côté, tendance à diriger les deux yeux du côté opposé, et nystagmus latéral, surtout lorsqu'on fait regarder du côté de la lésion (Bruce). Dans les cas typiques, on constate comme symptômes fondamentaux la céphalalgie, les vomissements, les vertiges, la titubation cérébelleuse; à ces troubles se joint une amaurose si fréquente qu'il faut en tenir grand compte, quoiqu'elle ne soit qu'un phéno- mène accessoire. Dans une troisième catégorie de faits, intermédiaires entre ceux où il n'y a aucun symptôme encéphalique et ceux où le syndrome cérébelleux est au complet, il existe des troubles qui attirent l'attention du côté de l'encéphale, sans permettre de localiser la lésion dans le cervelet.

**Évolution. Terminaison.** — Le *début* peut être brusque, surtout dans les néoplasies non infectieuses, et se faire par un ictus avec ou sans perte de connaissance et parfois avec projection dans un sens déterminé ; il peut y avoir des prodromes, faiblesse des jambes, vertiges, titubation. Le malade revenu à lui présente un peu de fièvre, du délire, des convulsions, de la céphalée ou de la titubation. Dans d'autres cas, la titubation et la céphalée, ou bien des symptômes bulbaires, ouvrent la marche.

En général, la céphalalgie ou les vertiges paraissent d'abord, et ils peuvent être pendant plusieurs mois le seul symptôme morbide, puis survient la titubation cérébelleuse. D'abord intermittents, ces troubles deviennent permanents et, avec une asthénie spéciale, ils peuvent être les seuls symptômes jusqu'à la mort. Mais, en général, des phénomènes de compression, amaurose, paralysies variées, viennent s'adjoindre aux troubles cérébelleux proprement dits.

La *durée* de la maladie varie de quelques semaines à plusieurs années : les tumeurs à marche rapide sont en général des sarcomes. La mort arrive par cachexie progressive, ou par une maladie intercurrente, qui est souvent la tuberculose pulmonaire. Des accidents bulbaires peuvent enlever en quelques jours le malade. La mort subite est fréquente par syncope ou attaque apoplectiforme.

**Syndrome cérébelleux.** — Le *syndrome cérébelleux* est constitué par l'ensemble des symptômes dus à la lésion du cervelet et la caractérisant, *céphalalgie, vertiges, vomissements, amaurose, titubation, asynergie, mouvements démesurés, adiadococinésie, catalepsie cérébelleuse.* Les quatre premiers symptômes appartiennent au syndrome commun des lésions encéphaliques, mais certaines de leurs particularités relèvent de la situation cérébelleuse de la lésion qui les provoque. La titubation, l'asynergie, les mouvements démesurés, adiadococinésie, catalepsie cérébelleuse, sont caractéristiques de l'atteinte du cervelet ; seuls ils sont dus aux lésions de déficit de cet organe et sont comparables aux troubles observés dans les lésions expérimentales du cervelet.

La *céphalalgie* est un des signes les plus précoces et les plus constants : elle est tenace et siège le plus souvent dans la région occipitale, quelquefois bilatérale, parfois unilatérale et limitée exactement au côté de la tumeur ; mais sa localisation n'est pas toujours aussi nette. Intolérable parfois, continue avec exacerbations, ou revenant par accès, elle arrache des cris au malade et provoque l'insomnie. Les mouvements la réveillent ou l'exagèrent. Les accès s'accompagnent de vomissements et de vertiges. La céphalalgie diminue et même disparaît par les progrès de la maladie : la ponction lombaire l'atténue momentanément. La *douleur provoquée par la percussion* du crâne est très importante lorsqu'on la constate : la percussion peut être douloureuse sur tout le crâne ou seulement au niveau de l'occiput, parfois même d'un seul côté en arrière de l'apophyse mastoïde : ainsi localisée, la douleur à la percussion indique le côté et parfois le point exact où siège la lésion cérébelleuse.

Les *vomissements* se rencontrent surtout dans les cas à marche rapide et apparaissent souvent en même temps que la douleur occipitale et les vertiges; ils sont réveillés par les mêmes causes, par exemple un brusque changement de position. En général précoces, ils peuvent se produire à n'importe quel moment de la maladie. Ils sont alimentaires, muqueux ou bilieux. Parfois réduit à l'état de nausée, le vomissement cérébelleux peut être incoercible : il n'est pas douloureux; son principal caractère est son instantanéité, les matières vomies étant rejetées à la manière d'un projectile : il est l'analogue du vomissement dit cérébral.

Le *vertige* existe dans la majorité des tumeurs cérébelleuses et coexiste en général avec la titubation, mais il peut exister seul, de même que la titubation, et les troubles moteurs peuvent exister sans lui. C'est un signe précoce et il persiste en général jusqu'à la mort. Parfois, surtout au début, il ne se produit que dans la station debout et il suffit d'un point d'appui pour le faire diminuer, mais le plus souvent il est fort et continu, même quand le malade est assis; il persiste, dans certains cas, dans le décubitus dorsal. Quelquefois, de même que les vomissements, il s'accentue, ou se produit dans certaines positions, le malade étant au lit : le plus souvent, c'est lorsque le patient se couche sur un certain côté, toujours le même, que l'on voit le vertige apparaître ou s'exagérer, tandis qu'il diminue ou cesse lorsque le malade se couche sur l'autre côté. Ces variations importantes pour le diagnostic sont dues à la compression du vermis par la tumeur dans une certaine position, compression qui cesse lorsque le malade se couche sur le côté correspondant à l'hémisphère du cervelet où la lésion s'est développée. La sensation accusée par le malade varie : tantôt ce sont les objets qui tournent autour de lui, tantôt c'est son corps lui-même qui lui paraît se déplacer. Le plus souvent l'occlusion des yeux exagère le vertige.

La *titubation cérébelleuse*, dite aussi *titubation ébrieuse, démarche titubante, chancellement cérébelleux*, accompagne le vertige, mais peut exister sans lui. Il faut la distinguer également des troubles variés dus à des paralysies bulbo-protubérantielles. La titubation est due au défaut d'association des actions musculaires nécessaires au maintien de l'équilibre. Elle se produit surtout dans la station debout ou pendant la marche; mais, comme le vertige, elle peut exister, le malade étant assis ou même couché. La *démarche du cérébelleux* n'est pas celle de l'ataxique : elle est analogue à celle d'un homme ivre et rappelle aussi celle de l'enfant qui apprend à marcher. Le malade marche les jambes écartées, et toute la plante des pieds ne porte pas en même temps sur le sol; le pied appuie tantôt à plat, tantôt sur le talon ou la base des orteils; ceux-ci exécutent un mouvement continu d'extension et de flexion. Le pied est peu soulevé. Le malade balance le corps tantôt d'un côté, tantôt de l'autre; il s'avance en festonnant, suivant une ligne brisée. Dans la station *debout*, il se cale, écarte les jambes, mais le corps oscille plus ou moins et les orteils sont constamment en mouvement. Il ne peut tourner sur lui-même facilement. Dans les cas avancés, même un point d'appui ne suffit pas à rétablir l'équilibre : le malade tombe par perte de l'équilibre. La chute n'a lieu dans un sens déterminé, toujours le même, que si un pédoncule cérébelleux moyen est lésé directement ou indirectement.

La *fermeture des yeux* ou l'*obscurité* peuvent exagérer la titubation : mais cet analogue du signe de Romberg (V. Tabes) est un effet à distance et non un symptôme cérébelleux par lui-même : il ne se produit que dans les tumeurs de grand volume, provoquant des compressions étendues et des dégénérations importantes des organes voisins.

Les *membres supérieurs* peuvent également présenter des troubles de l'association des mouvements dans toutes les positions du corps. Une *attitude forcée* de la tête et du cou, analogue à celle que prennent les animaux à qui l'on a enlevé un lobe latéral du cervelet, s'observe parfois, soit d'une façon permanente, soit au moment des crises : elle est due à la contracture des muscles du cou et du dos.

Cette attitude de la tête est, dans certains cas, caractéristique : dans la station debout ou assise, la tête est placée de façon que la face est tournée vers le côté de la lésion, le menton levé, l'oreille du côté opposé à la lésion étant plus rapprochée de l'épaule que l'autre.

L'*asynergie cérébelleuse* (Babinski) comprend des troubles de la motilité dus à une perturbation de la faculté d'association des mouvements, c'est-à-dire à un défaut de la *synergie* musculaire (V. Asynergie); elle indique une lésion du cervelet ou des fibres cérébelleuses de la protubérance. Considérée chez un malade que l'évolution du mal a rendu incapable de se tenir debout, elle se présente de la façon suivante. On met le malade dans la position debout, on fait soutenir le tronc par deux aides : si on lui ordonne de marcher, il porte le pied en avant; mais le tronc reste immobile, comme inerte, tandis que les membres inférieurs fonctionnent. La partie supérieure du corps ne suit pas le mouvement du membre inférieur et reste en arrière, car, par suite de la perturbation de la faculté d'association, le malade ne peut associer la translation du corps à la propulsion du pied. *Dans la station debout*, si le malade cherche à incliner le tronc et la tête en arrière, le tronc seul s'incurve, les membres inférieurs restent droits, alors que les genoux devraient se fléchir; aussi le patient tombe-t-il très vite dans cette tentative. *Dans le décubitus dorsal*, le cérébelleux ne peut s'asseoir les bras croisés, il lève les jambes sans parvenir à soulever le tronc. *Lorsqu'il est assis* et qu'il remue les jambes, les mouvements sont brusques, comme décomposés en leurs éléments : tous les segments du membre inférieur n'associent pas leurs mouvements d'une façon coordonnée. Ces troubles asynergétiques peuvent être localisés à un seul côté du corps : ils portent alors le nom d'*hémiasynergie* (membre inférieur) et d'*hémitremblement* (membre supérieur) *d'origine bulbo-protubérantielle*, et sont dus à une lésion unilatérale des fibres des pédoncules cérébelleux du même côté que les membres atteints.

*Les mouvements démesurés* (Babinski) sont, dans les affections cérébelleuses, des mouvements qui dépassent le but d'une façon exagérée. Si le malade cherche à tracer une ligne jusqu'en un certain point, il ne pourra s'arrêter et dépassera la limite fixée. S'il veut toucher le nez avec l'index, le doigt dépassera le bout du nez et viendra heurter la joue. Dans la marche, le pied se soulèvera d'une façon exagérée, la flexion de la cuisse, dans le premier temps de la marche, étant bien plus accentuée qu'à l'état normal; il retombera avec bruit sur le sol, par suite de l'extension exagérée de la cuisse, dans le deuxième temps. Le malade se rend compte que ses mouvements manquent de mesure, et l'occlusion des yeux n'exagère pas ce trouble. Le cervelet ne règle plus l'intensité de l'impulsion et n'exerce plus son action frénatrice.

L'*adiadococinésie* résulte de l'affaiblissement ou de l'abolition de la faculté d'exécuter rapidement des mouvements volitionnels successifs (faculté qui a reçu le nom de diadococinésie (Babinski). Par exemple, le malade ne pourra faire passer la main de la position de supination à celle de pronation, et *vice versa*, à plusieurs reprises, avec la rapidité ordinaire. Bien entendu, la vigueur musculaire doit être à peu près intacte pour qu'on puisse faire état de ce signe, car il n'aurait aucune valeur chez un individu assez affaibli musculairement pour ne pouvoir exécuter rapidement au moins un de ces mouvements.

La *catalepsie cérébelleuse* est la fixité anormale de certaines attitudes. On la décèle surtout de la façon suivante : le sujet est couché sur le dos et soulève à la fois le tronc et les jambes, les cuisses et les jambes légèrement fléchies, les pieds un peu écartés. Le tronc et les membres exécutent des oscillations, puis deviennent fixes, d'une fixité de mannequin qu'un homme normal ne saurait réaliser; il n'y a pas de secousses musculaires, et cette attitude cataleptique ne fatigue pas le malade, même au bout de plusieurs minutes, comme elle fatiguerait un sujet sain. Elle ne se produit avec cette intensité caractéristique que si la force musculaire est suffisante. Mais même chez les sujets à muscles très affaiblis, on observe dans cette attitude dorsale une fixité au moins égale à celle qui existerait chez un sujet sain. Cette stabilité est remarquable comparée par exemple à l'instabilité de l'ataxique.

Les *réflexes* sont plus ou moins altérés chez les cérébelleux, du côté de la lésion, si elle est unilatérale, ou tout au moins *surtout* de ce côté. Les réflexes *rotuliens*, normaux dans 10 pour 100 des cas, sont *exagérés* dans 60 pour 100, affaiblis dans 15 pour 100, abolis dans 15 pour 100 des observations. Il peut y avoir de la trépidation épileptoïde, souvent plus marquée du côté de la tumeur.

On observe encore, du côté du système moteur, des troubles divers. Des mouvements involontaires, choréiformes ou athétosiques, des tremblements, des crises épileptiformes peuvent se produire. L'*asthénie musculaire* et la diminution du tonus peuvent aller depuis un simple affaiblissement jusqu'à une impotence motrice extrême, bien distincte de la paralysie en ce que tous les mouvements sont possibles.

**Symptômes de compression.** — Les troubles qu'il nous reste à étudier ne sont plus causés directement par la lésion du cervelet : ils sont présents dans beaucoup d'affections cérébrales. Cependant les *troubles oculaires* sont si fréquents dans les tumeurs du cervelet qu'on doit les mettre aussitôt après les grands signes de localisation cérébelleuse. L'amblyopie, l'amaurose, existent dans 50 pour 100 des cas : elles présentent tous les degrés jusqu'à la cécité complète survenue plus ou moins rapidement. En général les pupilles sont inégales, les troubles pupillaires étant très variables.

Les lésions sont unilatérales ou bilatérales. A l'ophtalmoscope on constate de l'hyperémie, de l'œdème, de l'étranglement de la papille, plus tard de la névrorétinite et de l'atrophie du nerf optique. Le *nystagmus* est fréquent. La cécité paraît surtout causée par la tension cérébrale exagérée résultant de l'hydrocéphalie, mais quelquefois elle est due à la compression ou à la destruction des tubercules quadrijumeaux.

L'*hydrocéphalie* existe, en général, dans les tumeurs du cervelet ; elle est plus ou moins considérable, suivant les réactions méningées que cause la tumeur et suivant la gêne de la circulation veineuse : elle peut manquer dans les tumeurs localisées à un hémisphère. Elle joue un grand rôle dans la production de la névrite optique, de l'asthénie, des troubles mentaux, etc.

Les *troubles de voisinage* dus aux tumeurs cérébelleuses sont des plus variables : ils sont de deux ordres, soit paralytique, soit d'excitation. La tumeur peut comprimer les parties intactes du cervelet : le cerveau, le bulbe, la protubérance, les tubercules quadrijumeaux et de nombreux nerfs craniens. L'hémiplégie, croisée ou homonyme, est rare : les paralysies des nerfs sont peu fréquentes, et les plus souvent atteints sont ceux des troisième et sixième paires. Les phénomènes d'excitation sont des accès épilepiformes, des tremblements, des contractures variées.

L'*intelligence* reste, en général, intacte; mais le cérébelleux est triste, morose, et parfois il présente une hébétude due à la tension intra-cranienne exagérée. Il a quelquefois des idées fixes, des hallucinations auditives et visuelles causées par les lésions des nerfs optiques et acoustiques.

**Diagnostic.** — Pour le diagnostic, les tumeurs du cervelet doivent être divisées en quatre groupes : 1° les cas latents, trouvailles d'autopsie ; 2° ceux où l'on observe une céphalalgie tenace avec ou sans vertiges et vomissements ; 3° ceux où, à la céphalalgie, aux vomissements et aux vertiges se joignent la titubation cérébelleuse et le premier des symptômes de compression, les troubles de la vue ; 4° les cas dans lesquels, aux troubles précédents, s'adjoint un complexus de compressions diverses : convulsions, contractures, paralysies, coma, etc.

Il faut : 1° localiser la tumeur dans le cervelet : *diagnostic régional* ; 2° reconnaître le point où elle siège dans le cervelet : *diagnostic cantonal* ; 3° reconnaître la nature du néoplasme : *diagnostic étiologique*. Pour le *diagnostic régional*, on se basera d'abord sur les symptômes dus essentiellement à la lésion cérébelleuse, démarche titubante, asynergie cérébelleuse, troubles de coordination des membres supérieurs, altération des réflexes, puis sur la céphalée occipitale, les vertiges, les vomissements, les troubles visuels, la tendance à tomber dans un sens déterminé, la contracture douloureuse de la nuque ; enfin, sur les phénomènes de compression d'organes voisins, paralysie bulbaire, etc. Pour le *diagnostic cantonal*, on se rappellera que, contrairement à ce qui a lieu pour le cerveau, les symptômes cérébelleux sont du même côté que la lésion si elle est unilatérale, et prédominent du côté de la tumeur si elle envahit le lobe moyen. Le siège de la céphalée, la percussion douloureuse de l'occipital, l'altération des réflexes du côté de la lésion, la production des troubles dans certains décubitus, l'hémi-asynergie, etc., seront utilisés.

Le diagnostic doit être fait entre les tumeurs du cervelet et la névralgie occipitale, la céphalée syphilitique, le vertige stomacal, le vertige de Ménière, la neurasthénie, les méningites, l'ataxie locomotrice, les tumeurs de l'encéphale.

Le *diagnostic étiologique* est difficile. Il s'agira de tubercule si la tuberculose existe dans d'autres organes, et la ponction lombaire pourra aider au diagnostic dans ce cas. Les abcès du cervelet se reconnaîtront grâce à une otite ancienne ou récente; les antécédents syphilitiques feront penser à une gomme. Des localisations dans d'autres organes feront penser au cancer, au kyste hydatique, suivant les cas.

**Traitement**. — Il est purement chirurgical, en dehors du traitement antisyphilitique qui sera toujours essayé en cas de doute. La *ponction* lombaire peut être utile pour diminuer les phénomènes de compression (céphalée, etc.). Le traitement chirurgical sera : 1° *palliatif*, opération incomplète, trépanation décompressive; 2° *curatif*, enlèvement de la tumeur lorsqu'il est possible. Malgré la gravité de l'opération, elle donne 32 pour 100 environ de guérisons. La trépanation doit être faite très largement (v. c. m.).

*LOUIS TOLLEMER.*

**CERVELET** (**CHIRURGIE**) — V. Encéphale, Trépanation.

**CERVICALES** (**NÉVRALGIES**). — A) **Névralgie cervico-brachiale**. — Cette névralgie, plutôt rare, occupe le domaine des quatre derniers nerfs cervicaux et en partie du premier nerf dorsal. Les traumatismes paraissent jouer un rôle important dans son étiologie.

La *douleur* varie comme localisation suivant le tronc nerveux atteint, la névralgie pouvant intéresser presque toutes les branches du plexus brachial simultanément, surtout lorsque la cause siège dans l'aisselle et dans la région inférieure du cou ou une branche isolée du plexus quand la cause siège plus bas au membre supérieur.

Les principaux *points douloureux* sont : pour le nerf *circonflexe*, au passage du nerf entre les muscles grand et petit rond; pour le *radial*, à la partie postérieure de l'aisselle; dans la gouttière de torsion; à la face postérieure de l'avant-bras, à 5 ou 6 cent. au-dessous du coude; exceptionnellement, dans la tabatière anatomique; pour le *cubital*, dans la gouttière épitrochléenne (*point épitrochléen*); en dehors du pisiforme (*point cubito-carpien*); pour le *médian*, sur le bord interne du biceps; devant l'articulation du coude; devant le poignet. La névralgie peut se limiter aux nerfs cutanés et à des rameaux d'ordre secondaire.

Les troubles de la sensibilité cutanée, les troubles vaso-moteurs, les secousses musculaires au moment des paroxysmes douloureux, la parésie de certains muscles, peuvent exister comme dans toutes les Névralgies (v. c. m.). Les troubles trophiques, l'atrophie musculaire, appartiennent surtout aux névralgies symptomatiques de lésions nerveuses. La parésie et l'atrophie du deltoïde seraient particulièrement fréquentes dans la névralgie du nerf circonflexe.

Le *diagnostic* se posera avec les affections douloureuses du membre supérieur, rhumatisme et lésions osseuses. Comme dans toutes les névralgies, la recherche de la cause et de sa localisation (périphérie, plexus brachial, racines du plexus, centres), permet seule de fixer le pronostic.

B) **Névralgie cervico-occipitale**. — Cette névralgie rare aussi, a pour siège les branches antérieures et postérieures des quatre premiers nerfs cervicaux, et principalement la branche postérieure du deuxième nerf cervical ou grand nerf occipital (névralgie occipitale). Les affections de la colonne vertébrale, le mal de Pott notamment, la pachyméningite cervicale hypertrophique, les adénopathies comptent parmi ses causes les plus fréquentes.

La *douleur* occupe surtout la région occipitale et cervicale postérieure. Pendant les accès, souvent très violents, le malade tient la tête immobile et raide, inclinée sur le côté. Les principaux points douloureux sont : le *point occipital* à égale distance de l'apophyse mastoïde et des premières vertèbres cervicales, le *point mastoïdien* sur l'apophyse mastoïde, le *point pariétal* sur la bosse pariétale, le *point apophysaire* au niveau des deux premières vertèbres.

Le *diagnostic* est facile avec les douleurs musculaires, avec le torticolis. Le diagnostic étiologique sera surtout important : de lui dépendront le pronostic et le traitement.

*Traitement.* — V. Névralgies.                                            BRÉCY.

**CERVICALE** (**ADÉNITE**). — V. Adénite tuberculeuse.

**CÉSARIENNE** (**OPÉRATION**). — Opération ayant pour but l'extraction du fœtus par incision de la paroi utérine (hystérotomie).

L'hystérotomie classique se pratique par la voie abdominale, après laparotomie, et porte sur le corps même de l'utérus gravide.

Dans ces dernières années, la voie vaginale a été préconisée, pour certains cas exceptionnels, par Dürrhsen. Cette opération dénommée *césarienne vaginale* consiste dans la section médiane antérieure et postérieure du col, après incision du cul-de-sac antérieur et décollement de la vessie. Elle permet en quelques minutes d'ouvrir une large voie d'accès dans l'utérus et d'extraire le fœtus par version. La délivrance effectuée, il suffit de suturer les incisions.

Cette opération n'a guère été pratiquée en France. Elle ne paraît pas devoir tenir une grande place dans la chirurgie obstétricale. Car dans les cas où elle pourrait être indiquée : urgence telle d'évacuer l'utérus que la vie de la mère dépend de la rapidité de cette évacuation, la section césarienne abdominale, suivie ou non de l'hystérotomie, remplit très simplement et très rapidement l'indication.

En Allemagne encore, à la suite de Sellheim, la césarienne abdominale par section du corps utérin tend à être remplacée par une section sous-péritonéale du segment inférieur au-dessus de la symphyse. Cette *césarienne supra-symphysaire* infiniment plus compliquée que la césarienne pratiquée à l'ancienne mode, n'est d'ailleurs pas toujours, en dépit des efforts de l'opérateur, extra-péritonéale. Elle serait destinée à permettre la conservation de l'utérus dans le cas où son contenu n'est pas d'une pureté absolue. On comprend mal le bénéfice qu'il y a à risquer d'infecter le tissu cellulaire pelvien plutôt que le péritoine.

Très rapidement d'ailleurs, les accoucheurs allemands en sont venus à n'escompter le succès que dans les cas purs. Alors pourquoi abandonner la vieille technique qui a l'avantage d'être claire, simple, et de ne pas créer de difficultés pour extraire l'enfant!

Nous ne décrirons donc que la section césarienne pratiquée à l'ancienne mode suivant ses deux modalités : *opération césarienne conservatrice* (section césarienne suivie de la suture de la plaie utérine); *opération césarienne mutilatrice ou radicale* (section césarienne suivie de l'hystérectomie).

Deux noms restent attachés à l'histoire de ces deux opérations : celui de Porro (1876) pour la césarienne radicale, celui de Saenger (1882) pour la césarienne conservatrice.

## I. — OPÉRATION CÉSARIENNE CONSERVATRICE. — **L'opération.** —

L'opération césarienne conservatrice est une opération bien réglée dont la technique est simple. Un bistouri, une paire de ciseaux, une aiguille courbe et du fil de soie (n° 3 et n° 2), une pince de Kocher pour le cordon ombilical, suffiraient si la prudence n'exigeait de toujours préparer le nécessaire pour pratiquer une hystérectomie, au moins suivant le manuel opératoire de Porro (broches, lien élastique et serre-nœud).

L'opération césarienne est une opération sanglante, mais la tonicité musculaire est, après évacuation rapide de l'utérus, l'agent essentiel de l'hémostase. Cette tonicité est habituellement suffisante, mais il est prudent de préparer une solution d'ergotine Yvon pour renforcer la contraction utérine en cas de besoin, ou mieux préventivement (1/2 centimètre cube en injection hypodermique, immédiatement après l'extériorisation de l'utérus et avant l'incision de la paroi utérine).

L'opérée sera placée dans la position déclive à 45°. Cette pratique diminue les risques de sortie des intestins au dehors après l'extériorisation et l'évacuation de l'utérus.

La peau du ventre sera préparée, et le vagin nettoyé suivant l'un ou l'autre des procédés actuellement en usage. Pour le ventre : savonnage, éther, alcool; pour le vagin : savonnage et injection à l'eau bouillie additionnée d'un antiseptique, bi-iodure de mercure, aniodol. Le badigeonnage à la teinture d'iode de la paroi abdominale et du vagin sont actuellement à la mode.

1. **Laparotomie et extériorisation de l'utérus.** — L'incision médiane doit être assez longue pour permettre non seulement le passage de la tête fœtale, mais l'extériorisation de l'utérus qui sera ouvert, vidé et suturé hors du ventre.

La longueur de l'incision abdominale sera proportionnée au volume de la partie de l'utérus utile à extérioriser (fond et face antérieure du corps). Elle mesurera 25 centimètres en moyenne. Elle commencera dans le 1/3 supérieur de la saillie sus-pubienne que fait au-dessus du pubis le pôle fœtal inférieur. Elle finira à quelques centimètres au-dessous du fond de l'utérus. Cette longue incision ne crée aucun danger pour l'avenir. Suturée avec soin, elle ne prédispose pas plus qu'une petite, aux éventrations consécutives. La rétraction rapide de la paroi abdominale post partum lui donnera

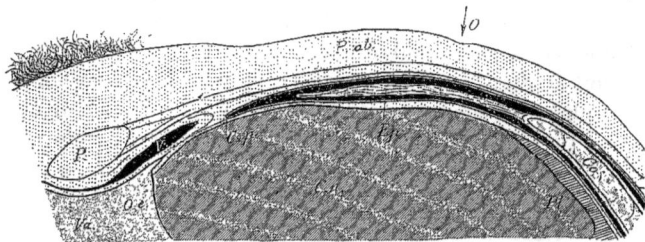

Fig. 81. — Les différents plans qu'il faut traverser et les organes qu'il faut éviter (schéma d'après nature). — *P.ab*, paroi abdominale; *O*, ombilic; *Cp*, cul-de-sac péritonéal vésico-utérin au-dessus du fond de la vessie débordant largement le pubis, *P*; *Co*, côlon transverse et *Ep*, épiploon recouvrant le fond et la face antérieure de l'utérus; *Cu*, cavité utérine; *Pl*, placenta inséré sur le fond; *Oe*, orifice externe du col complètement dilaté.

d'ailleurs, au bout de quelques semaines, une longueur définitive très réduite (13 à 16 cent.).

L'incision qui, au niveau de l'ombilic, contournera la cicatrice ombilicale, sera faite avec prudence. L'élargissement de la « ligne blanche » est en effet habituel. D'ordinaire, il n'y a pas d'organe interposé entre l'utérus et la paroi. Cependant il faut se méfier des vessies, qui, même vidées, remontent plus ou moins haut dans le ventre lorsque la présentation appuie sur l'aire du détroit supérieur. Il faut se méfier de l'épiploon et de l'intestin qui peut recouvrir le fond et la partie gauche de la face antérieure de l'utérus jusqu'au voisinage de la ligne médiane (fig. 80). On redoublera de précautions chez les femmes qui, au cours du travail, présentent du météorisme.

Le mieux est, après avoir incisé les plans cutané et sous-cutané dans toute l'étendue nécessaire, de pénétrer dans le ventre par la région sous-ombilicale. Deux doigts envoyés en éclaireur soulèvent la paroi, et sur eux sont glissés les ciseaux qui complètent

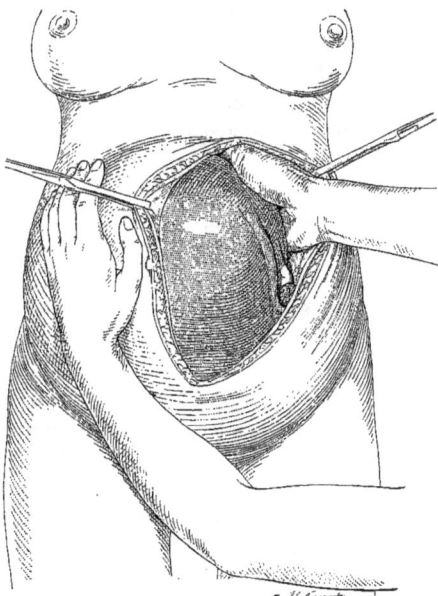

Fig. 82. — L'incision longue de 25 centimètres découvre la partie supérieure du segment inférieur, la face antérieure du corps, la corne gauche et les annexes. Une pince de Muzeux a été placée dans la partie sus-ombilicale de l'incision sur chacune des lèvres de l'incision. Elles seront entrecroisées tout à l'heure derrière l'utérus extériorisé. La main droite glissée derrière la corne gauche la fait émerger au travers de la plaie abdominale, pendant que la main gauche refoule doucement au dehors la corne droite.

l'incision vers la vessie et vers l'épigastre. L'incision achevée, deux pinces à traction seront placées sur le 1/3 supérieur des deux lèvres de l'incision (fig. 82). Elles seront tout à l'heure entre croisées derrière l'utérus extériorisé.

L'utérus doit maintenant être attiré hors du ventre. L'incision dont les limites ont été fixées plus haut est suffisante si l'on veut bien attendre que l'utérus soit en état de relâchement. On dégage alors aisément le fond de l'utérus ou plus exactement le pôle fœtal supérieur lâchement habillé par l'utérus. Les difficultés seraient plus grandes si l'on cherchait à extérioriser l'utérus durci par la contraction, et à fortiori par une injection d'ergotine. Aussi vaut-il mieux ne pratiquer cette injection prophylactique qu'après l'extériorisation de la matrice.

Habituellement, en raison de l'inclinaison et de la torsion de l'utérus vers la droite, la corne gauche apparaît dans le haut de la plaie. La main droite s'insinue derrière elle et la fait émerger en déprimant doucement par sa face dorsale, la lèvre gauche de l'incision abdominale, cependant que la main gauche refoulant la corne droite à travers la paroi, complète l'extériorisation de la totalité du fond de l'utérus. Dans d'autres cas, il suffit simplement d'empaumer le fond de l'utérus par l'arrière pour lui faire franchir la brèche abdominale.

Ces manœuvres très simples doivent être exécutées sans brusquerie, pour éviter les tiraillements et éraillures du segment inférieur et des ligaments larges. L'extériorisation est limitée par la tension des pédicules vasculaires tubo-ovariens qui amarrent l'utérus aux régions lombo-iliaques. Leur élongation pendant la grossesse est variable, mais le plus souvent suffisante pour permettre l'extériorisation facile de l'utérus.

Dès que l'utérus est, par son fond et la plus grande partie de sa face antérieure, hors du ventre, il sera entouré de champs protecteurs. Un premier champ couvrira, derrière l'utérus, la masse intestinale. Au-dessus de ce champ les deux pinces à traction placées tout à l'heure sur les lèvres de l'incision abdominale seront entrecroisées et réaliseront la fermeture temporaire de la cavité abdominale. Par dessus, un second champ sera placé qui servira de lit à la face postérieure du fond de l'utérus.

Deux autres champs seront interposés latéralement entre l'utérus et la partie inférieure des lèvres de l'incision abdominale.

2. **Incision de l'utérus.** — L'utérus s'offre par son fond et sa face antérieure. Du fait de son extériorisation il est détordu. C'est à peine si à gauche plus qu'à droite les annexes tendent à effleurer la lèvre gauche de l'incision. Son fond est tantôt régulièrement ovoïde, tantôt légèrement bicorne avec proéminence de la corne droite. Dans l'angle inférieur de l'incision, le segment inférieur, ou plus exactement la partie de l'utérus revêtue de péritoine décollable, se distingue du corps contractile revêtu d'un péritoine intimement adhérent, par la blancheur de la séreuse doublée du tissu cellulaire lâche qui recouvre d'un voile demi transparent, parfois infiltré d'œdème, la partie basse de l'utérus occupée par le pôle fœtal inférieur.

L'incision de l'utérus portera sur le milieu de la face antérieure. L'incision sagittale et médiane du corps utérin gravide n'intéresse pas de rameaux artériels importants, mais seulement quelques anastomoses de calibre réduit. Par contre, elle intéresse l'énorme réseau des sinus veineux aussi important sur la ligne médiane que partout ailleurs. Ce réseau est inclus dans le muscle. La rétraction musculaire réalisera automatiquement la « ligature vivante des vaisseaux » (fig. 83, 84).

L'hémisection de l'utérus gravide s'accompagne d'une effusion de sang dont l'abondance est en rapport inverse avec l'intensité du tonus musculaire hémostatique. L'hémorragie peut être nulle. Elle est habituellement modérée. Elle est exceptionnellement importante. L'injection prophylactique d'une petite dose d'ergotine (1/2 c. c.) accroit la sécurité de l'opérateur. L'action

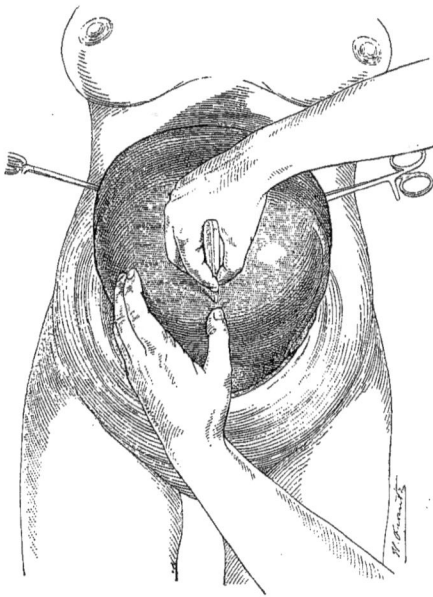 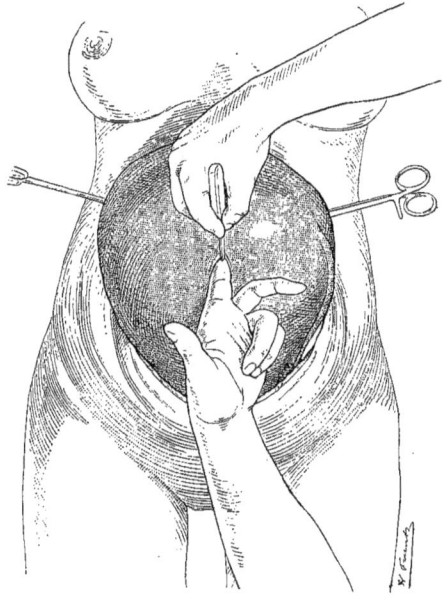

Fig. 83.                                      Fig. 84.

Fig. 83. — L'utérus extériorisé présente sa face antérieure et son fond. Il est presque complètement détordu. La trompe gauche est encore plus antérieure que la droite. Le pouce de la main gauche marque la limite inférieure de l'ouverture utérine à quatre travers de doigt au-dessus du segment inférieur. Le bistouri tenu de la main droite ponctionne la paroi utérine.

Fig. 84. — L'index de la main gauche a pénétré dans la boutonnière de ponction et va servir de conducteur au bistouri boutonné qui poursuit l'incision médiane vers le fond. Le doigt décolle l'œuf par clivage au fur et à mesure de la progression du bistouri.

de l'ergotine étant extrêmement rapide, l'injection hypodermique sera faite au moment où l'utérus extériorisé va être incisé.

La crainte de l'hémorragie avait jadis fait pratiquer, dans un but prophylactique, la constriction du segment inférieur de l'utérus par un lien élastique. Cette pratique est actuellement abandonnée, en raison de son inutilité et de l'atonie secondaire qu'elle peut provoquer (Bar).

L'incision de l'utérus commencera à distance du segment inférieur (quatre travers de doigts environ) et remontera vers le fond. Le mieux est de ponctionner l'utérus au point choisi comme limite inférieure de l'incision : une incision longue de 4 centimètres, profonde de 1/2 centimètre à 1 centimètre permettra d'introduire l'index dans la boutonnière utérine. Sur cet index guide, un bistouri boutonné sectionne franchement d'un seul coup toute l'épaisseur de la mince paroi dans la direction du fond.

Cette incision doit être assez longue pour que, au moment de son passage, la tête fœtale ne soit pas arrêtée par les lèvres rétractiles de la section utérine, et ne complète pas par déchirure une incision trop courte. Elle aura de 20 à 25 centimètres suivant le volume de l'enfant.

L'incision peut correspondre soit à la surface membraneuse de l'œuf, soit au placenta. Lorsque la boutonnière de ponction n'a pas intéressé le chorion

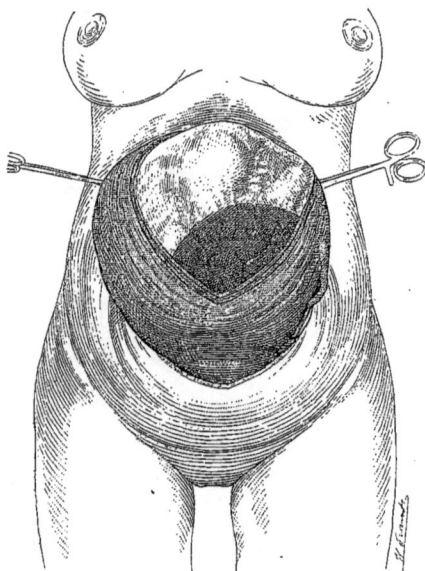

Fig. 85.                                        Fig. 86.

Fig. 85. — L'incision utérine longue de 20 centimètres découvre l'œuf (placenta et membranes) qui tend à faire hernie au dehors. Au travers des membranes qui n'ont pas été intéressées par l'incision on aperçoit le siège et un pied du fœtus.

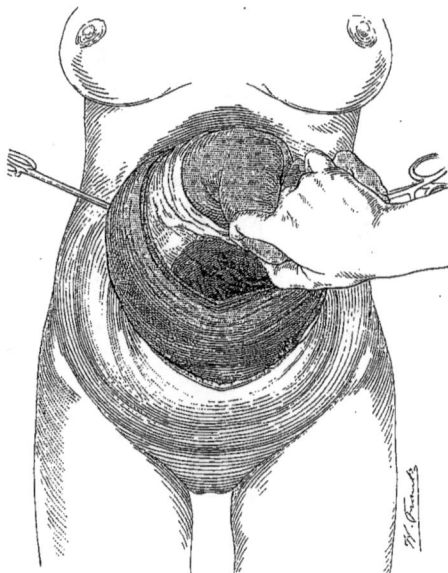

Fig. 86. — La main a effondré les membranes et saisit le membre inférieur du fœtus pour en pratiquer la facile extraction.

membraneux, il peut arriver que le doigt, guide du bistouri, décolle ou effondre les membranes, peu importe !

Lorsque le placenta est au niveau de l'incision, il est inutile de chercher à effondrer le chorion placentaire qui peut offrir une certaine résistance; le mieux est de poursuivre l'incision de la paroi utérine, le doigt guide décollant par clivage la masse placentaire que tend à découvrir la rétraction automatique de la paroi.

Il n'y a pas lieu de redouter spécialement l'incision de la zone d'insertion placentaire. Cette incision n'accroît pas sensiblement l'abondance de l'hémorragie globale au cours de l'opération. A vrai dire, lorsque l'incision porte sur la région placentaire, l'hémorragie de section et l'hémorragie de décollement placentaire s'additionnent dans le même temps, et leur brusque association peut surprendre. Mais leur somme globale ne sera pas accrue, à moins d'atonie, si l'opérateur, mû par *l'idée fixe de ne pas retarder l'éva-cuation de la matrice*, poursuit franchement son incision sur la longueur nécessaire pour vider rapidement l'utérus.

L'essentiel, que le placenta soit intéressé ou non par l'incision, c'est que la rétractilité de la paroi utérine ne soit pas en défaut.

On peut inciser à blanc la zone d'insertion placentaire, on peut être sur-pris par une violente hémorragie en incisant la zone d'insertion membra-neuse, suivant que le tonus musculaire hémostatique de la paroi est puissant ou insuffisant.

3. **Extraction du fœtus.** — Quoi qu'il en soit, l'incision est terminée, l'œuf fait hernie dans la brèche utérine. S'il n'a pas été ouvert pendant l'incision, le moment est venu de déchirer les membranes, de péné-trer dans l'œuf, de saisir un pied et d'extraire l'enfant. Ce temps de l'opération est habituellement très simple. Le fœtus extrait est déposé sur un grand champ stérilisé tenu par un aide. Le cordon est sec-tionné au-dessus d'une pince hé-mostasiant son bout ombilical. L'aide l'entoure immédiatement de linges chauds (fig. 85 et 86).

Pendant ce temps, l'opérateur pratique la délivrance.

4. **Délivrance manuelle.** — Si la caduque n'est pas altérée, rien n'est plus facile que de décoller à ciel ouvert, le placenta, puis les membranes. Le gâteau placentaire tend d'ailleurs, du fait de la rétrac-tilité utérine, à faire hernie et à s'offrir entre les lèvres de la brè-che utérine. Le décollement des membranes sera effectué avec len-teur, surtout dans la région des

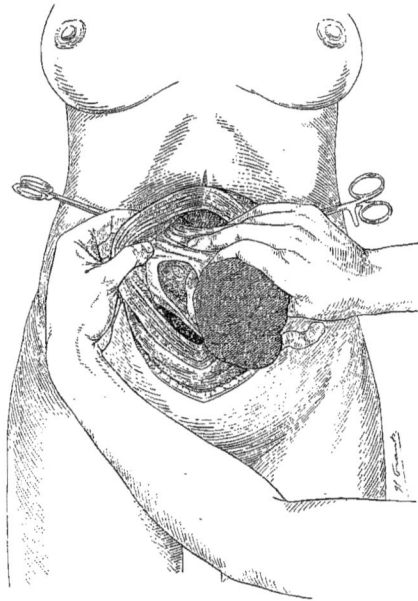

Fig. 87. — Délivrance. Les membranes adhèrent encore dans la corne droite. La main droite sou-tient le placenta, tend légèrement les membranes pour les décoller de la paroi utérine dont la tranche de section est éversée par la main gauche.

cornes et du segment inférieur, car il importe que la délivrance soit bien complète. Si les membranes se déchirent, on détachera les lambeaux restés adhérents avec les doigts coiffés d'une compresse de gaze (fig. 87).

Une toilette générale de la cavité utérine avec une compresse entraînera les caillots qui ont pu s'accumuler dans la matrice. Une longue mèche de gaze est poussée de la cavité utérine vers le vagin. Le chef inférieur sera tout à l'heure attiré dans le vagin. Le chef supérieur reste dans la cavité utérine et la remplit lâchement.

Si pendant ces manœuvres l'écoulement sanguin était impressionnant par son excessive abondance, il faudrait, en même temps qu'un aide pratique une injection hypodermique d'ergotine, se hâter de suturer la plaie utérine.

En cas d'atonie, cette suture est en effet le plus sûr moyen de réaliser l'hémostase, car, dans le même temps, il s'écoule plus de sang par les lumières béantes des vaisseaux sectionnés qu'il n'en ruisselle par la surface d'insertion placentaire.

A pleines mains, l'aide saisit l'utérus (fig. 88). Les pouces d'une part, les quatre doigts accolés de chaque main d'autre part, encerclent la brèche utérine et en présentent les lèvres éversées à l'aiguille de l'opérateur.

Dès que les fils sont placés et noués, l'utérus qui a repris sa tonicité, devient rose et même, si une forte contraction survient, il blanchit dans la région étreinte par les sutures.

L'atonie persiste-t-elle en dépit de l'ergotine et des sutures, l'utérus reste-t-il violacé et mou, se gonfle-t-il du sang qui s'accumule dans la cavité, il y a mieux à faire qu'à jouer de la compression intermittente des pédicules vasculaires de l'utérus, il faut sans désemparer réaliser l'hémostase en pratiquant rapidement l'hystérectomie. Cette éventualité est tout à fait exceptionnelle.

5. **Suture de la section utérine.** — La suture doit coapter toute l'épaisseur de la tranche de section. En raison de l'adhérence intime du péritoine et de la friabilité de la mince couche de muqueuse restée adhérente après la délivrance, la tranche de section

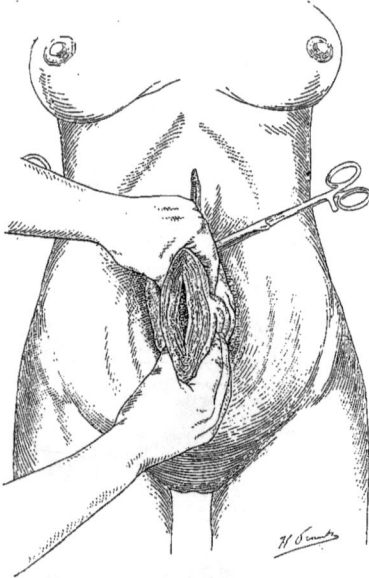

Fig. 88. — L'utérus reste mou. Pendant qu'on pratique une injection hypodermique d'ergotine (1 cent. cube), l'aide saisit l'utérus, encerclant de ses deux mains la brèche utérine et présentant à l'aiguille de l'opérateur ses lèvres éversées.

est en fait constituée par un ensemble homogène de lames musculaires en serrant les vaisseaux.

Cette paroi musculo-vasculaire se présente au moment de la suture sous des aspects variables. Elle peut être mince ou épaisse. En moyenne, 2 à 3 centimètres, parfois 1 centimètre, parfois 4 centimètres. Elle peut être en état de relâchement (mince et molle), en état de rétraction physiologique, en état de contraction physiologique, en état de contraction ergotinique. Dans ce dernier état, l'utérus est transformé en un tissu épais, dur, privé d'élasticité. L'aiguille aura peine à traverser cette paroi dont la consistance ne saurait être mieux comparée qu'à celle d'un tissu en voie de congélation.

Quoi qu'il en soit, la suture musculaire porte sur un tissu friable : il faudra serrer le fil doucement et progressivement; il ne faudra pas le serrer trop pour ne pas déchirer le tissu utérin.

La suture aura, pendant les heures et les jours qui suivront, à soutenir l'effort intermittent et répété des contractions utérines parfaitement capables, même si elles n'ont pas été exaspérées par l'emploi de l'ergotine, de relâcher, de desserrer les nœuds des fils de suture. Il suintera une plus ou moins grande quantité de sang le long de la ligne d'affrontement. Ces suintements sanguins constituent un facteur non négligeable d'adhérences dans des secondaires. D'autre part, le flottement des tranches de section sutures imparfaites, relâchées ou dénouées, ne peut qu'empêcher leur réunion immédiate et créer une mauvaise cicatrice. Bien plus, la désunion totale peut se produire par ce mécanisme et déterminer le syndrome grave sinon mortel d'une hémorragie intrapéritonéale.

Il faudra donc employer des fils solides, de calibre suffisant, et surtout non glissants. Les nœuds devront être correctement exécutés.

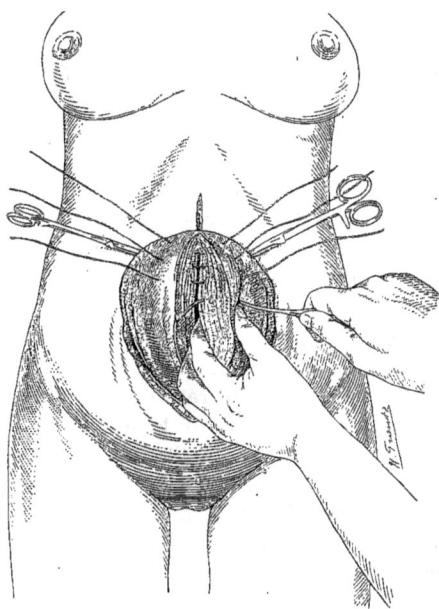

Fig. 89.                              Fig. 90.

Fig. 89. — Suture de l'utérus. Trois fils sont déjà passés chargeant toute la paroi sauf la muqueuse L'aiguille courbe traverse la paroi utérine, chargeant une bonne épaisseur de muscle, pendant que la main gauche éverse la tranche de section.

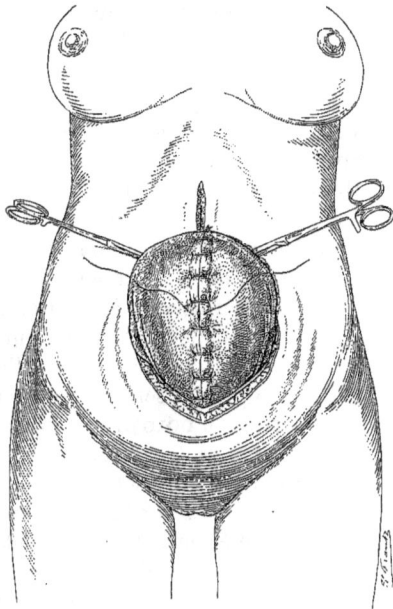

Fig. 90. — Les sutures profondes sont faites. Tous les fils ont été noués correctement et coupés au ras du nœud. Un fil intercalaire séro-musculaire est placé pour parfaire l'affrontement.

A cet égard, la soie n° 3, avec nœud de chirurgien et fils coupés au ras du nœud, donne une sécurité infiniment plus grande que le catgut. Elle exige une asepsie absolue, asepsie du matériel opératoire et de l'organe à suturer (fig. 89, 90).

L'idéal serait de prendre dans les fils passés à points séparés, toute l'épaisseur de la paroi; mais avec la soie il n'est pas prudent de faire des points perforants. A la condition de prendre une grande épaisseur de tissu et d'affleurer dans la profondeur la couche de muqueuse restée adhérente au muscle, on obtiendra un affrontement suffisant.

L'aiguille courbe qui pénétrera à 2 centimètres du bord péritonéal plongera presque verticalement dans le muscle, chargeant le plus possible de la tranche musculaire avant de ressortir au ras du bord muqueux, et suivra le même trajet dans l'autre tranche musculaire.

Les fils seront passés tous les 15 millimètres. Les nœuds ne seront faits qu'après la mise en place de tous les fils. L'aide exprimant et coaptant les deux tranches de section, l'opérateur donne par une douce traction des deux chefs, une égale tension à la totalité du fil, fait le nœud de chirurgien en serrant doucement et progressivement. Des fils intercalaires comprenant une bonne partie de la tranche musculaire, sont passés avec de la soie n° 2 en nombre suffisant pour assurer l'exact affrontement des bords péritonéaux de la ligne de suture qui est et demeure parfaitement étanche.

6. **Suture de la paroi abdominale.** — L'utérus est doucement essuyé à l'aide d'une compresse stérilisée. Il est, après enlèvement des champs protecteurs, replacé dans le ventre, cependant que la compresse à la main, l'opérateur inspecte les culs-de-sac péri-utérins et les débarrassera, s'il est besoin, des caillots qui pourraient s'y trouver.

Il n'y a plus qu'à fermer le ventre sans drainer. La suture de la paroi sera faite avec soin, en un seul plan ou en deux plans. Il faut repérer avec soin, charger et au besoin faire chevaucher les plans musculo-aponévrotiques.

7. **Pansement.** — Comme à l'ordinaire, pansement légèrement compressif à la gaze stérilisée et à l'ouate. Le pansement terminé, il faut attirer la mèche utérine dans le vagin, en guidant sur le doigt introduit dans l'orifice cervical, une pince à pansement. Sauf cas particuliers (qui seront indiqués plus loin), la mèche sera immédiatement et définitivement retirée.

**Incidents et complications opératoires.** — 1° **Pour la mère.**

a) *Au cours de l'extériorisation de l'utérus* on peut, si l'on agit avec brusquerie, tirailler le segment inférieur et les pédicules tubo-ovariens.

On peut observer la déchirure du péritoine dans la partie antéro-latérale du segment inférieur. Il suffit, avant de réintégrer dans le ventre la matrice suturée, de réparer la déchirure péritonéale par un surjet de catgut n° 1. On peut observer la déchirure d'une des veines du pédicule utéro-ovarien. Il faut alors pincer le vaisseau déchiré et en pratiquer la ligature en passant le fil avec une aiguille mousse, au travers des éléments du pédicule qu'on pourrait être amené à lier en totalité.

b) *Au cours de l'extraction du fœtus*, on peut avoir quelques difficultés tenant à l'insuffisance de l'incision utérine, à l'excessive rétraction de ses lèvres ou à l'étroite rétraction du segment inférieur sur la tête fœtale.

L'incision est-elle trop courte, il suffit de la prolonger d'un coup de ciseaux vers le fond, puis d'introduire un doigt dans la bouche du fœtus et de l'extraire doucement en imitant la manœuvre dite de Mauriceau.

Dans d'autres cas, l'utérus soumis à l'action de l'ergotine peut se rétracter avec tant d'intensité que les lèvres de l'incision épaisses et dures, d'une consistance comparable à celle d'un tissu congelé, brident le fœtus, avant qu'il ne soit extrait en totalité. Il faut prolonger la section de l'utérus vers le haut pour éviter d'irrégulières déchirures du muscle.

Dans certains cas, la difficulté tient à ce que la tête fœtale enclavée au dehors supérieur est étroitement gantée par le segment inférieur. Cette éventualité se rencontre surtout lorsque la poche des eaux est rompue depuis longtemps. Il ne faut pas hésiter en pareil cas à prolonger l'incision vers le segment inférieur peu vasculaire, en restant sur la ligne médiane et en veillant bien entendu à ne pas atteindre la vessie.

c) *Au cours de la délivrance* on peut avoir quelques difficultés à obtenir le décollement des membranes dans leur totalité.

Tantôt, c'est un lambeau membraneux que la contraction a retenu dans une corne et qu'une traction trop brusque a séparé de la partie déjà décollée. Il faut la compresse à la main, attaquer le bord du lambeau adhérent, s'insinuer entre lui et la paroi utérine et le décoller lentement.

Tantôt, ce sont des altérations de la muqueuse qui quoi qu'on fasse ont pour résultat la rétention totale de la caduque épaisse, terrain favorable au développement des germes et à la production d'une endométrite post partum. Le mieux en pareil cas est d'essuyer avec une compresse de gaze toute la surface de l'utérus pour la débarrasser dans une certaine mesure de son revêtement pathologique et de laisser à demeure la mèche de gaze qui tamponne lâchement la cavité utérine au lieu de la retirer immédiatement après la fin de l'opération. Au bout de 48 heures, le tamponnement utérin sera retiré, entraînant les lambeaux de caduque qui se sont accolés à la gaze.

d) La seule *complication* sérieuse en cours de l'intervention est *l'hémorragie par atonie de l'utérus*. Elle est très rare. Même amoindrie par les inhalations de chloroforme, la tonicité musculaire reste le plus souvent suffisante : Les hémorragies importantes mettant en danger la vie de l'opérée sont tout à fait exceptionnelles, on ne saurait trop le répéter. L'absence de constriction préventive par un lien élastique placé sur le segment inférieur, la pratique de l'injection sous-cutanée d'ergotine avant l'incision de l'utérus et sa répétition au cours de l'intervention en cas de besoin, la rapidité de l'évacuation de l'utérus (fœtus, placenta et membranes), l'application des sutures, restreignent au minimum les risques d'hémorragie grave même si l'on opère avant le début du travail (Bar).

Si en dépit des moyens qui viennent d'être énumérés, l'hémorragie persistait, menaçante, il ne faudrait pas perdre son temps à jouer de la compression intermittente des pédicules vasculaires. Il faudrait sans tergiverser pratiquer l'hystérectomie soit après avoir serré autour du segment inférieur un tube de caoutchouc (technique de Porro), soit après avoir pincé les pédicules vasculaires (hystérectomie supravaginale moderne).

e) *Conditions qui nécessitent le drainage abdominal.* — Lorsque l'on opère alors que les membranes sont rompues, il vaut mieux laisser un drain dans le cul-de-sac vésico-utérin. Il faut en effet, même en l'absence de toute réaction clinique, soupçonner la possibilité d'une infection ascendante du contenu de l'œuf à la faveur de la rupture de l'œuf. C'est là une précaution peut-être inutile, mais la sagesse est de la prendre systématiquement.

Une autre indication du drainage abdominal réside dans le matériel de suture. Les sutures au catgut ne déterminent pas une coaptation aussi parfaite que les sutures à la soie. Elles peuvent se desserrer, sinon se dénouer dans les heures qui suivent l'accouchement. Les suintements sanguins sont la règle lorsqu'on emploie le catgut. Mieux vaut alors laisser un drain pendant 48 heures qui assurera l'écoulement du sang, permettra son aspiration. Dans les cas rares de désunion, l'abondance de l'écoulement sanguin par le drain serait un signe diagnostique d'importance majeure.

f) *Conditions qui nécessitent le drainage utéro-vaginal.* — Lorsque l'on opère avant le début du travail, ou tout au moins avant le début de la dilatation de l'orifice utérin, il est nécessaire d'assurer la voie de drainage utéro-vaginal. Un drain flanqué de mèches sera conduit de l'utérus dans le vagin et laissé en place au moins pendant 48 heures. L'imperfection de la délivrance, dans les cas d'altérations de la caduque, conduira à placer et à laisser en place pendant 48 heures une mèche de gaze utéro-vaginale.

2° **Pour l'enfant.** — Assez souvent l'enfant extrait est en état d'apnée. Il ne respirera régulièrement qu'au bout de quelques minutes. Il faut traiter cet enfant avec le maximum de calme et de douceur (linges chauds, légères excitations cutanées dans la région thoracique, frictions alcooliques). Si les voies aériennes étaient encombrées de mucosités mélangées de sang ou de méconium, il faudrait en pratiquer l'aspiration avec le tube de Ribemont Dessaignes.

**Suites opératoires.** — 1° **Suites ordinaires.** — Les soins consécutifs sont ceux qui suivent toute laparotomie.

Il est fréquent d'observer des contractions utérines douloureuses, pendant les heures qui suivent l'opération et même pendant plusieurs jours. Les « tranchées » sont parfois si violentes qu'elles arrachent des cris à l'opérée. Il faut les atténuer par des injections sous-cutanées de morphine.

Il n'est pas nécessaire de donner des injections vaginales.

L'alimentation d'abord aqueuse sera progressivement reprise à partir du 3ᵉ jour.

L'intestin devra fonctionner dès le 3ᵉ jour (lavement purgatif, purgatifs).

L'enfant sera mis au sein dès le 3ᵉ ou 4ᵉ jour.

Les fils de suture seront enlevés au bout de 8 jours.

Le lever sera permis vers le 21ᵉ jour. Le port d'une ceinture abdominale est de rigueur au moins pendant plusieurs mois.

2° **Complications post-opératoires.** Ce sont les hémorragies secondaires et l'infection.

a) *Les hémorragies secondaires* peuvent consister en hémorragies par les voies naturelles ou en hémorragies intra-péritonéales.

Les hémorragies par les voies naturelles sont rarement importantes. La perfection de la délivrance, l'emploi systématique de l'ergotine doivent donner une sécurité complète.

Si malgré tout elle se produisait, il faudrait vider le vagin des caillots qu'il renferme, donner une injection vaginale à 50°, défaire le pansement, s'assurer par le palper que l'utérus est bien rétracté, et pratiquer une nouvelle injection hypodermique de 1 cent. cube d'ergotine.

Si une mèche avait été laissée dans l'utérus il faudrait la retirer.

Si l'utérus mou était rempli de caillots, il faudrait après désinfection du vagin introduire la main dans le vagin, pénétrer dans l'utérus avec précaution, le vider de ses caillots, et pratiquer ensuite une injection hypodermique d'ergotine.

De toute façon, une injection sous-cutanée d'eau salée tiède (500 à 1000 grammes) serait immédiatement faite.

En cas de péril, il faudrait sans attendre réouvrir le ventre et pratiquer l'opération de Porro. Cette éventualité est tout à fait exceptionnelle.

Les hémorragies intra-péritonéales par désunion partielle ou totale sont plus graves. Elles sont rares, mais peuvent s'observer quand on a employé comme matériel de suture un catgut glissant ou quand on n'a pas exécuté correctement les nœuds.

Ces désunions peuvent se manifester bruyamment par un état de shok hémorragique accompagné de réaction péritonéale. Le drainage abdominal met en évidence l'hémorragie intra-péritonéale. Le pronostic de ces cas est très grave. Les opérées meurent rapidement, soit d'hémorragie, soit d'infection péritonéale secondaire. Le seul traitement est de réouvrir le ventre et de pratiquer l'hystérectomie. La technique de Porro doit en raison de sa rapidité être préférée. Lepage a obtenu dans ces conditions la guérison d'une de ses opérées.

Les désunions ne sont pas toujours aussi dramatiques. Leur existence peut se trouver masquée par des syndromes guérissables déterminés par elle ou surajoutés (shok, réaction péritonéale temporaire, infection non menaçante). Elles ne se révèleront que plus tard lors d'une gestation ultérieure par des amincissements de la cicatrice, amorces de rupture.

b) *L'infection.* — Les complications infectieuses particulièrement graves ont pour origine soit l'opérateur et son matériel, soit l'infection utéro-vaginale existant au moment de l'opération.

Ces complications, de gravité variable, n'ont rien de spécial à l'opération césarienne : Phlébites, suppuration de la plaie utérine et de la plaie abdominale, septicémies, péritonite généralisée, ileus.

En cas de péritonite généralisée la seule chance de guérison est dans l'ouverture du ventre et dans un large drainage (Potocki).

En cas d'ileus on pourrait essayer du lavement électrique avant de recourir à la laparotomie.

Il ne faut pas d'ailleurs s'alarmer lorsque pendant les premiers jours l'opérée reste en état de shok et a de la fièvre. Quand l'élévation de la température est en rapport avec l'accélération du pouls, que le pouls est régulier et bien frappé, que le ventre reste souple et que l'intestin fonctionne bien (gaz, garde-robe provoquée), il faut avoir confiance et aider l'organisme à triompher par l'emploi des injections sous-cutanées d'eau salée, d'huile camphrée, etc.

La fétidité de lochies réclamerait l'usage des injections vaginales antiseptiques à basse pression. Les injections intra-utérines doivent être en principe déconseillées et, a fortiori, le curettage.

**Suites éloignées.** — Il faut mettre à part les accidents douloureux tenant aux tiraillements des adhérences utéro-pariétales possibles ; — les éventrations post-opératoires; — les fistules abdominales. Ces accidents sont ceux que l'on peut observer après toute laparotomie. Ils sont d'autant moins à redouter que l'opération a été pratiquée dans de meilleures conditions d'asepsie. Plus importantes à connaître sont les suites obstétricales.

1° **Évolution des grossesses ultérieures**. — La valeur fonctionnelle de l'utérus après l'opération césarienne paraissait devoir être sauvegardée par la technique moderne qui, grâce à l'asepsie opératoire et à la pratique systématique de la suture utérine devait assurer une cicatrisation régulière de la section utérine.

Cet optimisme est certainement exagéré.

Assurément, Fruhinsholz a montré qu'*en général* « la césarienne répétée chez la même femme donne des produits fœtaux dont la qualité légitime absolument la récidive opératoire », mais du côté maternel les résultats ne sont pas toujours aussi satisfaisants.

Les *amincissements de la cicatrice* (fig. 91) sont loin d'être exceptionnels, les risques de *rupture* à la fin de la grossesse ou au cours du travail ne sont pas négligeables : Actuellement, 27 cas de rupture sont publiés. Ces cas seraient peut-être plus nombreux encore, si un certain nombre de césariennes itératives n'étaient pratiquées avant tout début de travail.

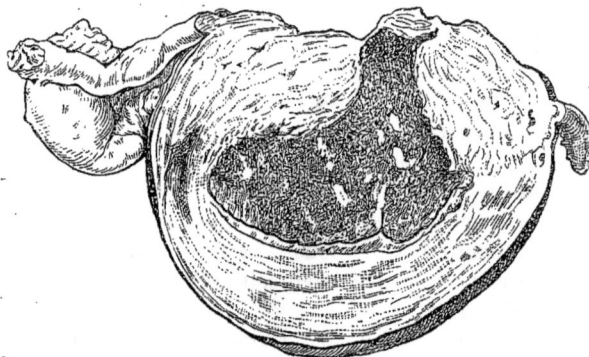

Fig. 91. — Coupe horizontale d'un utérus au niveau des cicatrices de 2 césariennes antérieures. Le placenta s'insérait sur la région des cicatrices extraordinairement amincie.

Les *adhérences utéro-pariétales* et *épiploïques* sont assez fréquentes. Les adhérences utéro-pariétales qui établissent une véritable « hystéropexie accidentelle » n'entravent généralement pas l'évolution de la grossesse; elles ne créent pas de grosses difficultés opératoires.

Par contre, les *adhérences intestinales* à l'utérus ou à la paroi abdominale, heureusement plus rares, compliquent singulièrement le pronostic des opérations itératives.

*Il n'y a là, d'ailleurs, rien de spécial à l'opération césarienne : Toutes les opérations itératives exposent à ces complications.*

2° **Accouchements ultérieurs**. — Le plus souvent, la cause qui a nécessité l'opération césarienne est un obstacle permanent à l'accouchement par les voies naturelles (viciation pelvienne). De toute nécessité, il faudra à nouveau recourir à la section césarienne.

a) *Technique des opérations itératives*. — La laparotomie doit être prudente, car il est plus facile d'ouvrir l'intestin que de l'éviter. Il faut être prêt à réparer une déchirure intestinale. Les adhérences seront lentement et doucement détachées. Les adhérences épiploïques et pariétales seront dissociées, détachées au doigt ou sectionnées entre deux pinces.

. Les adhérences utéro-pariétales peuvent, dans certains cas, lorsqu'elles n'ont pas été libérées et que l'utérus a été incisé *in situ*, apporter une gêne à la rétraction hémostatique de l'utérus.

*La constatation d'adhérences solides, étendues, multiples, doit faire renoncer à la césarienne conservatrice.* Deux méthodes s'offrent à l'opérateur : 1° suture de l'utérus et stérilisation par résection tubaire; 2° hystérectomie.

La première méthode a l'avantage de conserver l'intégrité de la fonction ovarienne; la seconde a l'avantage de faire place nette, de supprimer les surfaces d'adhérences qui peuvent être causes de complications post-opératoires.

Le souci de ne pas laisser dans le ventre de larges surfaces non péritonisées doit faire préférer l'hystérectomie.

*L'amincissement de la cicatrice, à moins qu'il ne soit extrême, ne saurait être reconnu avec certitude avant l'évacuation de l'utérus.* Il se reconnaît, par le dedans, par la constatation d'une gouttière plus ou moins profonde.

Si donc on croit devoir répéter la césarienne conservatrice, il faut, de propos délibéré, inciser en dehors de la zone cicatricielle que de légers tractus blanchâtres permettront de repérer. L'incision sagittale du fond de l'utérus réalise parfaitement cette indication.

Lorsque l'exploration de la cavité utérine aura fait reconnaître un *amincissement* de la cicatrice, *mieux vaudra stériliser l'opérée.*

En cas de *rupture de la cicatrice,* l'hystérectomie est l'opération de choix.

Il est irrationnel de suturer les lèvres de la déchirure : on risque de juxtaposer deux surfaces constituées par quelques millimètres de paroi musculo-fibreuse rupturée et par 2 à 3 centimètres de caduque. On aggrave les risques d'imperfection de la cicatrice future, et partant, de rupture itérative. L'excision des deux lèvres déchiquetées de la déchirure dans le but de régulariser les surfaces à coapter complique l'opération sans gros bénéfice d'avenir.

*Les complications opératoires d'une césarienne itérative ne sauraient être prévues dans tous les cas.*

La sagesse est peut-être de les *redouter systématiquement* et d'opérer ces anciennes césarotomisées dans les conditions chirurgicales les meilleures.

Une surveillance obstétricale attentive est nécessaire dans tous les cas. Les dernières semaines de la grossesse doivent être surveillées dans une clinique, où une intervention abdominale d'urgence peut être pratiquée. L'opération itérative sera pratiquée — surtout s'il y a surdistension utérine — vers la fin présumée de la grossesse, avant le début du travail. Même dans ces conditions, on pourra être surpris par la rupture qui, à partir du septième mois, est possible, sinon fréquente.

Ainsi la section césarienne itérative sera tantôt conservatrice, tantôt mutilatrice.

L'opération césarienne conservatrice a pu être pratiquée 2, 3 et 4 fois chez la même femme, mais de toutes façons, *à plus ou moins brève échéance la section césarienne a pour corollaire obligé la stérilisation.*

b) Exceptionnellement, l'obstacle à l'accouchement par les voies naturelles a pu être supprimé lors de la laparotomie (ablation de tumeurs obstruant le petit bassin par exemple), ou a pu être levé sans section césarienne lors d'un accouchement ultérieur (accouchement prématuré spontané, etc.). Lorsque la cicatrice utérine est suffisante, ces accouchements peuvent se passer sans incidents. L'adhérence anormale du placenta dans la région cicatricielle pourrait faire naître l'indication de la délivrance artificielle, particulièrement délicate en pareil cas.

II. — OPÉRATION CÉSARIENNE RADICALE. — C'est l'*opération de Porro*, opération césarienne suivie de l'hystérectomie.

Les quatre premiers temps de l'opération césarienne seront pratiqués suivant la technique exposée plus haut : le fœtus extrait, le placenta et les membranes décollés, au lieu de suturer l'utérus, on l'enlève.

La seule préoccupation, lorsqu'il y a doute ou certitude sur l'infection de l'œuf, doit être d'extérioriser soigneusement l'utérus gravide et de l'isoler complètement de la cavité péritonéale pour éviter, au moment de son incision, la pénétration de liquides septiques au milieu des anses intestinales. Il est important de désinfecter ses mains après l'extraction du fœtus. Le mieux est d'opérer avec des gants et d'en changer pendant la seconde partie de l'opération. .

Tous les procédés d'hystérectomie peuvent être employés (V. HYSTÉRECTOMIE). Le procédé primitif employé par Porro (*amputation utéro-ovarique .avec pédicule externe*), présente une simplicité qui le met à la portée des praticiens. A ce titre, il mérite d'être conseillé et décrit.

A) **Technique de Porro. Amputation utéro-ovarique avec extériorisation du pédicule.** — a) *Amputation de l'utérus.* — La délivrance faite, l'aide soulevant l'utérus hors du ventre, un tube de caoutchouc plein, du calibre du petit doigt est passé derrière l'utérus; les deux chefs sont rabattus en avant et croisés à la hauteur du segment inférieur, en veillant à ce que la vessie soit à distance du lieu de striction, et à ce qu'une anse intestinale ne vienne s'interposer entre la paroi utérine et le lien élastique.

Les annexes seront au-dessus du lien. L'ovaire sera souvent au ras du lien élastique.

. Par traction soutenue sur les deux chefs croisés le segment inférieur est enserré. L'aide placera au point de croisement soit une ligature de soie, soit mieux un serre-nœud, pour maintenir serré le lien élastique. Une forte broche d'acier transfixe l'utérus au-dessus de l'étranglement produit par le lien. Cette broche a pour but de maintenir le moignon au niveau de la paroi abdominale, en dehors du ventre, et d'empêcher le glissement du lien de caoutchouc (fig. 92).

L'utérus est alors amputé par section transversale à 2 centimètres au moins au-dessus de la broche. Cette section peut être pratiquée avec un simple bistouri.

Cette technique très simple donnerait une sécurité absolue si l'on n'était à la merci du desserrement du lien ou du glissement des pédicules utéro-ovariens. Aussi ai-je pris l'habitude, une fois le lien mis en place et serré, de passer avec une aiguille courbe un fil de soie n° 2, immédiatement au-dessous du lien, au travers du ligament large de chaque côté en prenant point d'appui sur le ligament rond. Ce fil, une fois noué, enserre l'artère

utéro-ovarienne. Cette ligature de sûreté met sûrement à l'abri des hémorragies secondaires par glissement des pédicules urétéro-ovariens. De même
au-dessus du lien le bord utérin est transfixé par une aiguille conduisant un
fil de soie n° 2 qui serré éteindra l'artère utérine et empêcherait toute

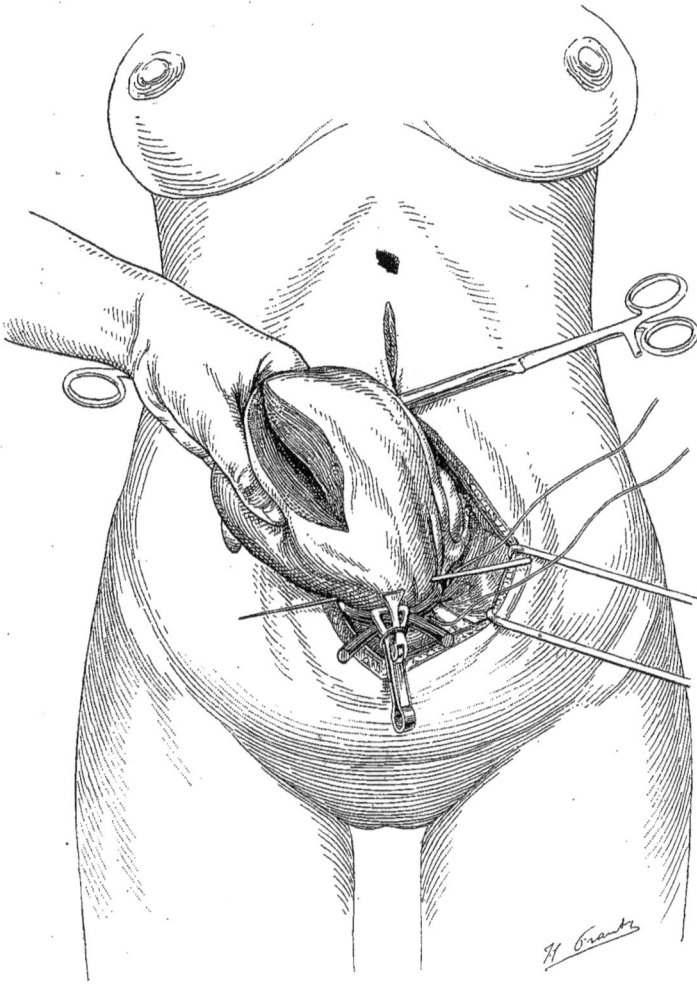

Fig. 92. — Technique de l'opération de Porro. Le lien élastique et le serre-nœud sont placés. Une
broche transfixe l'utérus au-dessus du lien élastique. Avec une aiguille courbe, un fil de soie a été
passé au-dessous du lien au travers du ligament large. Une fois serré il servira de ligature de
sûreté pour l'utéro-ovarienne.

hémorragie au cas où le lien serait desserré. La surface de section du moignon utérin est alors toute blanche. Aucun écoulement sanguin ne se produit; l'hémostase est parfaite. L'élimination des deux fils de soie se fera en
même temps que l'élimination du moignon.

　b) **Suture de la paroi abdominale.** — Le moignon est à l'angle inférieur de la plaie abdominale. Il est absolument inutile de le fixer par des sutures spéciales au péritoine pariétal.

Une suture soigneuse, de la paroi abdominale, est pratiquée en faisant passer au-dessus et au-dessous du moignon un fil de soie ou d'argent comprenant toute l'épaisseur de la paroi abdominale. Ces deux fils serrés assureront la coaptation parfaite du péritoine pariétal et du moignon autour de la partie de l'utérus sous-jacente au lien élastique.

Le pansement du moignon sera fait avec des compresses de gaze aseptique. Une lanière de gaze enroulée au-dessous de la broche, des carrés de gaze roulés placés sous les extrémités libres de la broche protégeront la peau du contact de ces broches.

Le pansement général ne présente rien de particulier.

*Suites opératoires*. — A moins de complication, si le pansement n'est pas traversé par des liquides d'exsudation, mieux vaut laisser le pansement en place jusqu'au 8e jour.

Le 8e jour, on enlèvera les fils de la suture abdominale, après avoir renouvelé le pansement du moignon qu'on laissera en place.

Le moignon se gangrène, et cette gangrène peut être sèche ou humide. Dans le premier cas, le moignon se ratatine en séchant comme le cordon ombilical d'un nouveau-né. Il n'y a pas d'odeur, ni d'exsudation de liquide. Dans le dernier cas, le suintement des liquides à la surface du moignon peut être abondant et putride et nécessiter un pansement journalier; il sera bon de saupoudrer le moignon d'une poudre constituée par un mélange à parties égales de tannin et d'iodoforme.

D'ailleurs, dès le 15e jour, on pourra, d'un coup de ciseaux, sectionner le moignon en totalité ou en partie. Si le lien élastique ne tombe pas en même temps que le moignon, on le laissera en place; il se libérera de lui-même à bref délai.

Si on laisse les choses en état et si on attend la chute spontanée du moignon, celui-ci tombera en général dans la 4e semaine qui suit l'opération.

Après la chute, il reste un entonnoir au fond duquel persiste une surface bourgeonnante qu'il faut panser jusqu'à cicatrisation complète (6 semaines à 2 mois).

B) **Hystérectomie supra-vaginale.** — Les pédicules utéro-ovariens seront sectionnés, puis les ligaments ronds au-dessous du point où ils s'individualisent franchement. Le péritoine du segment inférieur sera incisé transversalement à 2 centimètres environ au-dessus de la vessie. L'utérus est facilement amené au dehors grâce à l'étirement facile du segment inférieur. De chaque côté, deux pinces-clamps embrassent le bord de l'utérus et les pédicules utérins à mi-hauteur du segment inférieur. L'utérus est amputé au-dessus de ces pinces. La large cavité béante à parois molles et saignante sera fermée par 5 points en U au catgut n° 2 qui assurent l'hémostase de la tranche-section et isolent du péritoine la cavité cervico-vaginale. Les ligatures seront alors mises en place. Les fils seront passés dans les tissus avec une aiguille courbe. Il est prudent de les passer en deux endroits de part et d'autre du vaisseau à lier, pour empêcher le glissement des fils.

La péritonisation est facile et ne présente rien de particulier.

C) **Hystérectomie totale**. — Elle ne présente dans les cas habituels aucun avantage. Les difficultés fréquentes de l'hémostase de la tranche vaginale doivent la faire considérer, en ce qui concerne l'utérus puerpéral, comme une opération d'exception dont les indications pourraient naître de la nécessité d'enlever un néoplasme cervical.

INDICATIONS. — Il faut étudier :

1° Les indications de la section césarienne ;

2° Les indications et contre-indications de la conservation de l'utérus ;

3° Les indications de la section césarienne *post mortem*.

1° **Indications de la section césarienne**. — Ces indications peuvent être absolues ou relatives :

a) *Absolues*, lorsqu'aucune autre intervention ne permet l'extraction de l'enfant, même morcelé, par les voies naturelles. Les viciations extrêmes du bassin, l'obstruction complète du petit bassin par une tumeur, réalisent ces indications absolues. Elles sont, en somme, rares.

b) *Relatives*, lorsqu'une autre opération permet de délivrer la femme par les voies naturelles. Le champ de ces indications relatives ne saurait avoir de limites bien précises. Ces limites dépendent, en effet, du pronostic de l'opération césarienne, qui varie suivant les milieux et suivant les opérateurs. A l'heure actuelle, étant données la simplicité de la technique et la facilité, pour les nouvelles générations médicales, d'obéir aux règles de l'asepsie et de l'antisepsie, le champ de l'opération césarienne à indication relative s'est singulièrement élargi.

Les rétrécissements moyens du bassin, les obstructions partielles du pelvis par des tumeurs, etc., etc., réalisent les deux types les plus fréquents de ces indications relatives. En pareil cas, l'opération césarienne n'est plus une opération de nécessité, mais de choix.

Il est impossible de dresser la liste de toutes les indications possibles de section césarienne. Nous renvoyons aux articles spéciaux concernant chacune des causes de dystocie.

2° **Indications et contre-indications de la conservation de l'utérus**. — Les résultats de l'opération césarienne, pratiquée jadis sans suture de la plaie utérine et sans antisepsie, étaient déplorables. L'amputation utéro-ovarique consécutive à la section césarienne, imaginée par Porro en 1875, améliora d'emblée le pronostic de l'opération et se substitua avec succès, comme opération de choix, à la césarienne conservatrice. Depuis la vulgarisation de l'antisepsie et de l'asepsie, depuis les perfectionnements de la technique de la suture de l'utérus, la césarienne conservatrice est redevenue l'opération de choix, l'opération de Porro restant une opération de nécessité.

*Toutes les fois que, l'opérateur et l'opérée réalisant les conditions requises, la femme est jugée capable de mener à bien une grossesse ultérieure, on est en droit de lui conserver son utérus.*

Dans les cliniques où l'opération césarienne conservatrice est pratiquée par des accoucheurs expérimentés et où les cas sont sélectionnés avec soin, la mortalité actuelle oscille entre 4 et 5 pour 100.

En somme, les indications et contre-indications de la conservation de l'utérus peuvent être tirées :

a) *De l'opérateur.* — La pratique des accouchements n'est pas limitée aux cliniques, où les conditions de milieu, d'assistance, d'expérience opératoire sont aussi favorables que possible. Or, en principe, il est certain que l'opération de Porro, pratiquée à l'ancienne mode (pédicule externe), est une opération plus facile et moins dangereuse au double point de vue de la prophylaxie des hémorragies et de l'infection secondaire. C'est elle que le praticien devra choisir toutes les fois qu'il ne se jugera pas en mesure de réaliser les conditions assurant le succès de la césarienne conservatrice.

b) *De l'opérée.* — L'état de l'opérée avant et pendant l'opération a une importance de premier plan.

La conservation de l'utérus n'est permise que si l'on se trouve en présence d'une *femme dont le canal génital n'est pas infecté.*

Pour mieux réaliser ces conditions idéales, un certain nombre d'accoucheurs préfèrent opérer, avant le début du travail, à une date fixée par eux d'avance. La femme est préparée comme pour une laparotomie ordinaire. L'opération perd ainsi son caractère d'urgence, ce qui est incontestablement un avantage. Le seul argument de poids qui doive lui faire préférer l'opération au début du travail, c'est l'impossibilité où nous sommes toujours de fixer le terme de la grossesse. On ne peut guère s'appuyer que sur la date des dernières règles et adopter un chiffre moyen, 275 jours après la fin des dernières règles, par exemple. Mais la femme ayant pu être fécondée pendant tout le mois post-menstruel, on peut, dans tel cas particulier, extraire un fœtus de 8 mois au lieu d'un enfant à terme. Cette considération fait rejeter par Pinard toute intervention avant le début des douleurs. Et en fait, sur une femme saine, préservée des infections exogènes, extemporanément préparée, l'opération césarienne pratiquée précocement, peu de temps après le début du travail et surtout peu de temps après la rupture de l'œuf, peut être aussi légitimement conservatrice que pratiquée avant tout début du travail.

Il faut également tenir compte de ce fait que, dans les cas de bassins modérément rétrécis, l'épreuve du travail peut déjouer les prévisions les plus vraisemblables. Il n'est pas d'accoucheur qui n'ait vu accoucher spontanément des femmes qui paraissaient justiciables de la section césarienne. Mieux vaut donc attendre, en pareil cas, que les contractions douloureuses aient permis à la tête fœtale de se mesurer avec le bassin. Il ne faudra pas cependant reculer, outre mesure, les limites de l'expectation et laisser passer l'heure où la césarienne peut, sans grands risques, être conservatrice.

Assurément lorsque la parturiante est depuis le début du travail placée dans des conditions favorables, lorsque les explorations vaginales ont été aussi rares qu'aseptiques, lorsque la désinfection vulvo-vaginale a été assurée, lorsque les membranes ne sont pas rompues depuis trop longtemps, lorsque la courbe de la *température rectale* méthodiquement prise pendant le travail est restée normale, on peut, semble-t-il, risquer la conservation de l'utérus avec grandes chances de succès. Mais on ne saurait apporter trop de soin à rechercher les contre-indications cliniques de la conservation de l'utérus dans ces opérations césariennes que Lepage a dénommées « *tardives* ». Mieux vaut en pareille occurrence pécher par prudence que par témérité.

Par contre les césariennes entreprises *d'urgence* (Boquel) sur des femmes dont on n'a pas suivi le travail, qui n'ont pas reçu dès le début du travail les soins nécessaires, qui ont subi des explorations multiples et suspectes, qui ont été l'objet de tentatives d'extraction, sont des opérations dont les résultats sont trop aléatoires et trop risqués pour pouvoir être raisonnablement conseillées.

α) Toutes les fois qu'au moment d'être opérée, la femme présente de l'infection des voies génitales, la conservation de l'utérus est dangereuse. Par infection génitale, il ne faut pas seulement comprendre les faits d'infection à grand fracas, mais les infections locales relevant soit d'une gonorrhée cervico-vaginale, soit d'une infection de l'œuf (travail laborieux avec rupture prématurée des membranes, liquide amniotique fétide), soit de l'infection secondaire d'un col néoplasique, etc. En cas de doute, mieux vaut d'ailleurs amputer l'utérus.

β) Au cours d'une opération césarienne, qui devait être conservatrice, une hémorragie grave, compromettant la vie de la femme, peut se produire. Sans hésiter, il faut alors pratiquer l'amputation de l'utérus, qui seule permet de réaliser instantanément et sûrement l'hémostase.

c) *De l'avenir obstétrical de la femme.* — Lorsque l'obstacle à l'accouchement par les voies naturelles est une tumeur maligne, lorsque l'utérus est le siège de tumeurs commandant par elles-mêmes l'hystérectomie, l'option en faveur de l'opération radicale est peu discutable.

Par contre, dans les rétrécissements du bassin, s'il a été légitime de préconiser l'opération de Porro à l'époque où le pronostic de la césarienne conservatrice était encore généralement mauvais, il ne paraît pas qu'on soit actuellement autorisé à mutiler systématiquement l'opérée. Les succès de la césarienne conservatrice permettent de préférer, à moins d'accidents au cours de l'intervention, la conservation de l'utérus.

Il n'y a d'exception à cette règle générale que pour les bassins viciés par ostéomalacie. Les heureux effets de la castration sur l'évolution de la maladie (Saenger, Fehling) justifient la pratique de l'amputation utéro-ovarique systématique, dans ces circonstances d'ailleurs exceptionnelles.

3° **Indications de la section césarienne post-mortem**. — Lorsqu'un médecin se trouve en présence d'une femme dont la grossesse est *certainement* âgée de *plus de sept mois* et que cette femme vient de mourir *subitement*, il a le devoir de pratiquer *immédiatement* l'opération césarienne.

Cette intervention qui doit être faite aussi rapidement que possible, comporte le même manuel opératoire que l'opération césarienne pratiquée sur la femme vivante. A moins de circonstances exceptionnelles, la césarienne est préférable à l'extraction par les voies naturelles.

S'il est bien entendu qu'on ne doit intervenir que quand l'enfant est vivant, il est souvent difficile de savoir si, au moment de la mort de la mère ou immédiatement après, l'enfant est encore vivant ou simplement en état de mort apparente, par suite de l'absence des bruits du cœur.

Plus la mort de la mère a été brusque, plus l'enfant a chance de lui survivre. Une intervention faite plus de vingt minutes après la mort de la mère donnera très exceptionnellement un résultat favorable.

A. COUVELAIRE.

CHALAZION. — V. Paupières (Tumeurs).

CHALICOSE. — V. Pneumonie chronique.

CHAMPIGNONS (INTOXICATIONS). — Si certains champignons constituent un mets agréable et sans danger, encore que peu nourrissant, un trop grand nombre d'autres espèces déterminent une série de troubles fort graves, quand elles sont ingérées, même en petites quantités; et cette intoxication accidentelle est d'autant plus regrettable qu'elle est en général due à l'imprudence ou à l'ignorance, et, par suite, pourrait être évitée.

**Étiologie.** — Sans vouloir ici passer en revue tous les champignons vénéneux, nous citerons en première ligne, les *ammanites*, de la famille des agaricinés; car si l'*ammanita coesarea* ou *oronge vraie* représente une des espèces les plus estimées au point de vue comestible, l'*ammanita phalloides* est responsable de la plupart des cas mortels observés. Deux grammes de ce champignon tuent un moineau en vingt-trois minutes par ingestion; chez l'homme, les doses sont mal connues. L'*ammanita citrina*, l'*A. mappa*, sont également des plus dangereuses; il en est de même des *volvaria speciosa* et *gloiocephala* qui sont heureusement plus rares. L'*ammanita muscaria*, ou fausse oronge, et l'*A. pantherina* peuvent également déterminer une intoxication très grave, mais susceptible de guérison; certains *lactaires*, certaines *russules* doivent également être redoutés. Les *bolets* de la famille des polypores fournissent les *cèpes*, renommés en art culinaire et dont les deux principaux représentants, sont le *œoletus Boreus* et le *B.Edulis*; en revanche le *B. satanas* et le *B. luridus* doivent être considérés comme suspects; les *Morilles* (*morchela esculenta*) et les *Helvelles* (*helvella crispa*) peuvent déterminer des accidents graves, si elles sont employées à l'état frais; aussi faudra-t-il les dessécher ou bien les soumettre à une longue ébullition.

**Pathogénie.** — Un fait curieux à signaler est la variabilité du pouvoir toxique des champignons suivant les pays; ainsi l'*Ammanita muscaria* deviendrait inoffensive en certaines contrées, la Russie, par exemple. Il n'en est pas moins vrai que l'étude chimique des champignons a permis de séparer une série de substances éminemment toxiques, dont quelques-unes sont encore mal connues, mais qui peuvent être classées en plusieurs groupes. Une première catégorie comprend une série de corps alcaloïdiques, choline, névrine, bétaïnes diverses, et surtout la *muscarine*, retirée de la fausse oronge par Schmiedeberg, qui tue le chat à la dose de 2 à 4 milligrammes, provoque le myosis, l'exagération des sécrétions glandulaires, les contractions tétaniques des muscles lisses et l'anurie. La mort survient par arrêt du cœur et de la respiration.

D'autres poisons appartiennent au groupe des albuminoïdes. Pouchet en a signalé la présence dans le suc de la fausse oronge. La *phalline* isolée de l'*Ammanita Phalloïdes*, jouit de propriétés hémolytiques accentuées, et détermine l'hémoglobinurie, puis l'anurie avec ictère et thrombose, multiples; ce poison, soluble dans l'eau, n'est pas détruit par l'ébullition, bien qu'il semble se rapprocher des toxines microbiennes; un seul exemplaire d'Ammanita phalloïdes en contiendrait assez pour tuer un homme.

. Certaines *substances résinoïdes*, tels que l'acide cambogique, contenues dans les russules, sont des drastiques énergiques. Il faut en rapprocher l'acide agaricique, principe actif du polypore du mélèze, employé en thérapeutique sous le nom impropre d'agaric blanc.

. **Symptômes.** — La multiplicité des substances énumérées ci-dessus, la possibilité de leur réunion dans un même champignon, la variabilité du pouvoir toxique suivant les espèces, impriment à l'empoisonnement un caractère de polymorphisme indéniable. Rappelons aussi que certains champignons, parfaitement comestibles, peuvent devenir extrêmement vénéneux après avoir subi la putréfaction qui détermine en eux la production d'alcaloïdes dangereux.

1° L'empoisonnement par les *ammanites* se traduit par des symptômes qu'on peut, artificiellement, il est vrai, classer en deux catégories, suivant l'action prédominante de la phalline ou de la muscarine.

Le *syndrome muscarinique* présente un début brusque, relativement précoce, survenant de deux à quatre heures environ après l'ingestion des champignons; les phénomènes sont bruyants et consistent en douleurs épigastriques intenses, en vomissements abondants, et répétés, en évacuations alvines fréquentes. La sécrétion salivaire peut être exagérée, mais l'anurie est souvent absolue, en même temps, fait caractéristique, se manifestent des crampes très douloureuses et une agitation spéciale, sorte d'ivresse accompagnée de délire, et connue sous le nom de folie muscarinique. Ensuite la peau se couvre de sueurs visqueuses, et la mort survient au bout de deux ou trois jours, dans le collapsus. Il s'en faut de beaucoup, cependant, que les accidents soient toujours mortels, car d'une part le poison ne semble pas très abondant; dans les champignons, d'autre part, il tend à s'éliminer plus ou moins rapidement, aussi peut-on voir les malades tomber dans une sorte de torpeur d'où ils sortent au bout de plusieurs heures très améliorés, la guérison survenant en deux ou trois jours.

Le *syndrome phallinique* est caractérisé par son incubation plus longue, pouvant atteindre dix à trente heures. Le début est insidieux et les troubles gastro-intestinaux tardifs; on note de la dépression nerveuse avec stupeur, mais sans délire; l'ictère, l'hémoglobinurie, suivie d'anurie sont la règle, attestant des lésions cellulaires profondes, aussi la mort est-elle à peu près constamment observée : elle est due à la paralysie du cœur et survient au bout de quelques heures, parfois de plusieurs jours, avec des alternatives d'amélioration et d'aggravation.

Les deux syndromes peuvent se combiner et amener des troubles complexes, mais d'une extrême gravité. Les enfants sont plus sensibles que les grandes personnes et succombent rapidement dans le collapsus. Pourtant le pronostic n'est pas toujours aussi sombre, bien que celui de l'intoxication phallinique soit à peu près fatal. Nous avons vu plus haut que l'intoxication muscarinique n'était pas nécessairement mortelle; d'ailleurs les troubles gastro-intestinaux et les manifestations nerveuses peuvent n'être qu'ébauchées et alors susceptibles d'une guérison rapide.

2° L'*empoisonnement par les russules et les lactaires* se manifeste sous la forme d'une violente indigestion avec diarrhée profuse, parfois cholériforme.

Bien que la convalescence soit assez souvent difficile à s'établir, la vie du malade n'est presque jamais en danger.

3° Les *bolets* ont une action voisine de celle des ammanites, mais les vomissements sont plus précoces et permettent à l'organisme de se débarrasser plus rapidement du poison, aussi le pronostic est-il moins sombre.

4° Les *morilles* et les *helvelles* ne déterminent d'accidents que si on les absorbe à l'état frais, car l'acide helvellique, qui représente ici le principe toxique, est très volatil et disparaît par la dessiccation prolongée ou bien se dissout dans l'eau bouillante; tantôt il s'agit d'une gastro-entérite parfois mortelle, tantôt on observe une hémoglobinurie accompagnée d'une albuminurie plus ou moins intense et qui peut se prolonger pendant la convalescence.

**Diagnostic.** — Le diagnostic, facile quand la notion étiologique demeure bien établie, devient presque impossible dans le cas contraire. On s'efforcera, autant que possible, de déterminer l'espèce du champignon, cause des accidents, le pronostic pouvant en dépendre.

Il n'est pas rare qu'une expertise médico-légale soit demandée, en cas d'empoisonnement suspect d'avoir été provoqué par les champignons : or, les lésions post-mortem n'ont rien de caractéristique. Le ramollissement hépatique, la teinte violacée de la muqueuse intestinale, la congestion des reins, les hémorragies disséminées s'observent en bien d'autres cas. L'examen microscopique des matières alimentaires, confié à un spécialiste, rendra les plus grands services, en révélant la présence de débris et surtout de spores qui permettront de déterminer l'espèce incriminée.

**Traitement.** — On ne saurait trop insister sur la prudence avec laquelle les champignons non cultivés doivent être admis à servir de comestibles. Une fois les accidents déclarés on s'efforcera d'évacuer le plus rapidement possible l'estomac à l'aide d'un tube de Faucher plutôt qu'au moyen des vomitifs, susceptibles de fatiguer le malade; malheureusement, vu l'époque tardive à laquelle les accidents d'intoxication phallinique font leur apparition, les tentatives d'évacuation restent souvent illusoires; les vomissements spontanés se présentent comme un moyen de défense, à la condition d'être précoces.

L'emploi des purgatifs est au contraire toujours indiqué, soit sous forme de purgatifs salins (sulfate de soude, à la dose de 40 grammes), soit sous forme d'huile de ricin (à la dose de 50 grammes). Les cataplasmes laudanisés calmeront les douleurs abdominales; on essaiera de faire boire le malade le plus possible : le lait, les tisanes faciliteront la diurèse. Certains auteurs ont conseillé, en cas d'intoxication phallinique, l'injection intra-veineuse d'une solution stérilisée de chlorure de sodium à raison de 8 grammes par litre. Le délire muscarinique est justiciable des bromures. On combattra le collapsus par les toniques généraux, les injections d'éther, les frictions,

les applications chaudes ; d'une manière générale, le traitement aura d'autant
plus de chance d'être efficace qu'il aura été autorisé plus tôt après le début
des accidents.

L'antagonisme de la muscarine et de l'atropine a justifié l'emploi de ce
dernier alcaloïde sous forme d'injections sous-cutanées d'un demi-milligramme chacune, et qu'on pourra répéter ; mais il ne faut pas s'exagérer la
valeur d'un tel médicament dont l'action, réelle quand on l'expérimente chez
les grenouilles, semble plus problématique chez les animaux à sang chaud
et nécessiterait, en tout cas, l'emploi de doses relativement énormes et par
conséquent toxiques.                                                *A. CLERC.*

**CHAMBRE** (DE MALADE). — V. Isolement.

**CHANCRES MOUS**. — Le mot de *chancre*, qui éveille l'idée d'un ulcère rongeur,
n'est plus guère appliqué qu'à deux ordres d'accidents vénériens : la lésion
initiale de la syphilis (*chancre syphilitique*, v. Syphilis), — et une affection particulière, sans aucun rapport avec la précédente, — bien qu'on
les ait longtemps confondues, — et qui est le *chancre simple* (*chancrelle,
chancre mou, ulcus molle* des Allemands); c'est cette dernière seule qui va
nous occuper ici. On sait aujourd'hui que c'est une maladie locale, spécifique, dont la cause est un agent microbien spécial découvert par Ducrey.

**Étiologie**. — Le chancre mou est d'une fréquence variable suivant les
pays, moindre à Paris que dans certaines autres villes, mais capable d'augmenter passagèrement, à la suite souvent de mouvements de population
(expositions). Elle est toujours beaucoup plus grande dans la classe pauvre,
chez les individus peu soigneux, les prostituées de bas étage.

Si la transmission du mal peut être accidentelle, elle est, dans l'immense
majorité des cas, le fait de rapports vénériens. Tout chancre simple naît par
contagion d'un chancre simple. Le pus qu'il sécrète est indéfiniment inoculable et auto-inoculable, aucune immunité ne résultant d'une première
atteinte. Bien qu'il s'agisse d'une maladie purement humaine, l'inoculation
a été pratiquée avec des succès divers sur différents animaux, certainement
positif sur le singe (Nicolle).

**Symptomatologie**. — La durée d'incubation du chancre mou est
pour ainsi dire nulle, mais les malades ne le remarquent d'ordinaire que
quelques jours après le coït infectant. Le *début* réel a été suivi surtout sur
des chancres d'inoculation expérimentale : dès la fin du premier jour, la
piqûre s'entoure d'une auréole érythémateuse dont le centre se soulève
ensuite ; le 3e jour, est constituée une pustule ; elle ne tarde pas à se rompre,
découvrant une perte de substance petite, mais qui entame franchement le
derme : c'est ainsi, dès la fin du 4e jour, un chancre en miniature, lequel va
continuer à s'étendre. Voyons donc ses caractères à la *période d'état.*

L'ulcération est de forme ronde ou ovalaire, se modifiant suivant la configuration des parties atteintes, polycyclique lorsqu'elle résulte de la con-
fluence de plusieurs chancres. Son bord, taillé à pic, entame les tissus
comme à l'emporte-pièce ; il surplombe même, sa partie profonde est comme
minée, décollée, et l'on peut glisser sous elle l'extrémité d'une spatule ; à la

loupe, ce bord apparaît comme dentelé. La peau, autour de lui, est rouge et enflammée; souvent le liseré rouge est bordé en dedans d'un fin liseré jaune. Le fond de l'ulcère est gris jaunâtre, irrégulier, sa surface rappelle celle du bois mangé aux vers. La base est souple, tout au plus présente-t-elle un léger empâtement inflammatoire, à moins que des applications intempestives n'y aient déterminé une induration trompeuse. Peu doulou-reuse spontanément, hormis le cas de conditions locales particulières (tiraille-ments, contact de l'urine), la lésion est très sensible au toucher. Sa sup-puration, assez abondante, se concrète, pour peu que le siège en rende la dessiccation possible, en croûtes noirâtres qui masquent les ulcérations. Celles-ci sont le plus souvent multiples, voire nombreuses, d'autant qu'elles se réinoculent autour d'elles. « Le chancre mou vit en famille, entouré de ses enfants » (Ricord). Les ganglions correspondants sont indemnes, ou bien l'un d'eux s'enflamme, comme on le verra à propos des complications.

Après s'être étendu pendant trois ou quatre semaines, le chancre se déterge, son fond bourgeonne, ses bords s'émoussent, il prend l'aspect d'une plaie simple. Enfin, au bout d'un temps variable, qui ne dépasse guère 20 à 30 jours pour les chancres soignés régulièrement, 50 à 60 pour les autres (rarement jusqu'à trois mois), la guérison est complète; elle laisse presque toujours une cicatrice indélébile déprimée, dont le bord à l'empor te-pièce reproduit la forme de l'ulcère.

Les signes objectifs sont sujets à quelques *variantes*. Nous avons fait allusion déjà aux chancres *fissuraires* des plis, aux chancres croûteux ou *ecthymateux* de la peau découverte. Ajoutons-y les chancres *érosifs* des muqueuses, superficiels, entamant à peine; puis les chancres *folliculaires* de certaines régions, petites élevures portant une ulcération cratériforme et pouvant en imposer pour des folliculites banales. Si le chancre *papuleux*, tardivement ulcéré (Lavergne et Baude) est une rareté, il n'en est pas de même du *chancre à fond surélevé*, qui prête à l'erreur si l'on n'est averti : son fond hypertrophié dépasse ses bords et s'applique si bien contre eux, qu'on dirait d'une papule presque lisse, développée sur la muqueuse; mais un stylet, passé entre celle-ci et la fausse papule, permet de reconnaître l'existence du bord entaillé.

Les variétés d'aspect du chancre dépendent, pour une large part, de son *siège*.

*Chez l'homme*, il a une prédilection marquée pour la rainure balano-prépu-tiale et les surfaces adjacentes, où les ulcérations confluent en nappes polycycliques, voire en anneau complet autour du gland; puis pour les côtés du frein, lequel est perforé, rompu; enfin, pour le limbe du prépuce. Dans tous ces cas, il peut déterminer un phimosis avec ses conséquences. Il atteint parfois une des lèvres du méat et s'étend à quelques millimètres de la fosse naviculaire; d'où des atrésies consécutives. Sur le fourreau, il prend l'aspect ecthymateux. A la racine de la verge et plus haut, il est bien plus rare que le chancre syphilitique.

*Chez la femme*, toutes les parties de la vulve peuvent être atteintes : à la fourchette, puis sur les petites lèvres, s'observent des chancres simplement exulcéreux, mais nombreux et confluents. A la face externe des grandes lèvres appartient la forme folliculaire; d'autres fois, une grande lèvre se tuméfie en masse. Le vagin est une localisation rare. Au col de l'utérus, les chancres passent souvent inaperçus, d'autant qu'ils guérissent en peu de temps; ils forment souvent une ulcération unique, occupant une grande partie du museau de tanche, d'aspect parfois diphtéroïde, ou surélevée en large papule.

Les chancres de l'*anus* sont fissuraires, situés dans les plis radiés, douloureux. Leur fréquence est plus grande chez la femme, dont les sécrétions vulvaires souillent et inoculent le périnée et l'anus.

Les chancres simples *extra-génitaux* sont très rares; on les a observés pourtant un peu partout : abdomen, cuisse, pied, mamelle, bouche, menton, doigts surtout. Sauf peut-être à l'abdomen, ils guérissent d'ordinaire rapidement.

**Complications**. — Lésion peu sérieuse en elle-même, le chancre présente néanmoins un certain danger, en raison de certaines complications graves, toujours possibles.

Nous avons signalé déjà le *phimosis* qui complique la balanite chancreuse; les lésions sont dissimulées sous un prépuce tuméfié en battant de cloche, rouge vif, chaud et douloureux, d'où coule un pus mal lié et sanguinolent.

C'est surtout dans ces cas que se produit la *gangrène*, fréquemment accompagnée de fièvre et de phénomènes généraux. Les plaques de sphacèle se développent sur le prépuce, y déterminent une perforation qui laisse passer le gland, ou bien le détruisent partiellement ou totalement. Moins souvent, c'est le gland qui subit des délabrements plus ou moins graves. Les accidents sont foudroyants, mais cessent comme par enchantement dès que le prépuce est divisé par le mal ou par une intervention : le chancre a dès lors perdu sa virulence. Les chancres découverts se compliquent aussi, mais beaucoup plus rarement, de gangrènes capables de s'étendre en surface et en profondeur, de détruire le pénis, d'envahir le scrotum et même les parties voisines (abdomen et cuisses). C'est dans ces cas que la fièvre monte à 40° et plus, que l'état général devient grave et comporte des phénomènes ataxo-adynamiques inquiétants.

Le *phagédénisme* est la complication la plus redoutable du chancre simple; elle n'est heureusement pas fréquente. Nous verrons qu'elle peut suivre aussi le bubon chancreux. Elle consiste en une tendance extensive anormale de l'ulcère, lequel garde sa virulence pendant un temps pour ainsi dire indéfini. La cause vraie en est inconnue : on ne trouve d'autre microbe constant que le bacille de Ducrey, et le chancre phagédénique, qui pendant toute sa durée est inoculable, donne en règle un chancre ordinaire. C'est donc surtout le terrain qui est à incriminer; il existe de ce côté des raisons locales (saleté, traitements intempestifs) ou générales (privations, débilitation, alcoolisme) qui manquent d'ailleurs quelquefois. L'ulcère phagédénique a un fond inégal, diphtéroïde, à surface pulpeuse et grisâtre, des bords déchiquetés, tuméfiés, couleur lie de vin, largement décollés, recouvrant des clapiers, des fusées séro-purulentes. Le plus souvent il s'étend *en surface*, s'étale sur des régions étendues, gagne les cuisses, le périnée, l'abdomen jusqu'aux lombes et aux fesses; parfois il se répare d'un côté, continuant de l'autre sa marche serpigineuse; il laisse après lui des cicatrices irrégulières. Quand il est *térébrant*, il détruit en profondeur des parties plus ou moins importantes des organes génitaux.

Sa *marche* est quelquefois aiguë; d'autres fois, elle se prolonge pendant des mois et des années. Elle peut affaiblir le malade assez pour causer sa mort.

Les complications les plus fréquentes portent sur les voies lymphatiques. La *lymphangite* réticulaire ne présente rien de particulier; mais on voit parfois les troncs lymphatiques s'indurer, se tuméfier et donner lieu à des abcès chancreux ou simplement inflammatoires. Bien plus fréquent est le *bubon*, au point qu'on pourrait presque le considérer comme un symptôme du chancre.

**Bubon.** — Il apparaît d'ordinaire dans les premières semaines, mais peut se montrer jusqu'à la cicatrisation et même un peu après; les fatigues, les

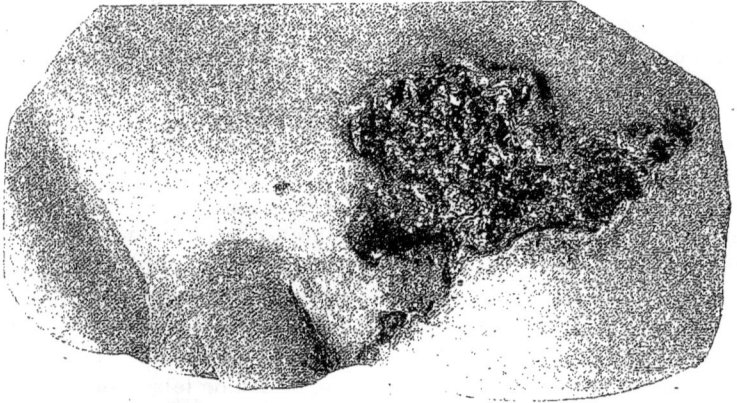

Fig. 93. — Bubon chancreux phagédénique.
(Musée de l'hôpital Saint-Louis, n° 250. Malade de Du Castel.)

soins nuls ou mal compris le favorisent. Un des ganglions correspondants à la région malade se tuméfie, devient douloureux, s'entoure d'empâtement. Les choses peuvent en rester là; mais, plus souvent que dans toute autre affection, l'adénite suppure (dans un quart des cas, a-t-on dit, proportion que Brocq croit un peu exagérée). Elle s'ouvre au bout de dix à douze jours, laissant échapper un pus mal lié. Ou bien le bubon évolue alors comme un abcès simple et guérit rapidement; ou bien la plaie d'ouverture prend les caractères du chancre, avec des bords décollés et livides, des fusées et des inoculations périphériques. La cavité chancreuse est parfois extrêmement longue à guérir. Enfin le chancre ganglionnaire peut, comme celui d'où il procède, se compliquer de phagédénisme. Strauss avait affirmé que le pus du bubon, avant l'ouverture, n'est pas inoculable : le bubon chancreux aurait été presque toujours *consécutif* à une inoculation externe de la plaie, contrairement au bubon chancreux *d'emblée* très rare. Cette opinion n'a plus cours : Krefting et Audry ont montré que le bubon est primitivement virulent et contient le bacille, quelquefois même avant toute trace d'abcès.

**Diagnostic.** — En présence d'un chancre, la première préoccupation que l'on éprouve est généralement de savoir s'il est ou non syphilitique. Les caractères principaux du *chancre syphilitique* sont les suivants, faciles à opposer à ceux décrits plus haut dans le même ordre : inoculation d'environ quatre semaines, bord non taillé à pic, érosion plutôt qu'ulcération (sauf dans des cas exceptionnels); fond rouge, sombre, lisse, luisant, souvent recouvert d'une fausse membrane détachable par les bords, qui saignent; induration spéciale; indolence; nombre discret; pléiade ganglionnaire indurée. Il faut savoir que le chancre simple, en voie de réparation, s'indure quelque peu et prend un aspect assez syphiloïde.

Mais l'inoculation de la chancrelle et de la syphilis peut avoir lieu au même point; d'où l'existence de *chancres mixtes*, unissant à certains caractères du chancre syphilitique, à son incubation, à son adénopathie, le bord décollé et l'ulcère profond du chancre simple, avec ses complications locales et lymphatiques possibles. Si l'inoculation est simultanée, c'est un chancre simple qui naît d'abord; au bout des trois ou quatre semaines de l'incubation fracastorienne, il s'indure, devient moins anfractueux, d'un rouge plus foncé, s'accompagne de la pléiade ganglionnaire : le chancre mixte est constitué; puis la virulence chancrelleuse s'épuise, et les caractères deviennent ceux du chancre syphilitique pur. D'où les réserves à faire même en présence d'un chancre simple typique. D'autres fois, c'est un chancre syphilitique sur lequel s'est inoculée la chancrelle qui y ajoute son caractère ulcéreux.

Certaines *syphilides secondaires* ecthymatoïdes ou ulcéreuses, surtout chez la femme, peuvent simuler le chancre mou. Mais ce sont surtout les *ulcérations tertiaires* qui causent des erreurs : elles sont moins inflammatoires et moins douloureuses, plus lentes d'évolution (sauf des cas exceptionnels), plus profondes, plus infiltrées à leur base; les autres signes, l'effet du traitement, viendront en aide au diagnostic.

Parmi les lésions non syphilitiques, nous ne ferons que signaler les *ulcérations tuberculeuses*, à bords livides, déchiquetés et décollés, quelquefois semés de granulations jaunes. L'*épithélioma* de la verge peut à première vue ressembler beaucoup à un chancre; la marche ultérieure suffirait, à défaut d'autres différences, pour dissiper l'erreur. Autrement banale est celle que peut causer l'*herpès*, surtout dans sa variété dite « chancriforme »; mais les érosions y sont très superficielles, micropolycycliques, peu suppurantes, peu douloureuses, peu enflammées; leur évolution est rapide. Les *érosions traumatiques* ne prêtent guère à confusion. L'*ecthyma* simple a sous ses croûtes des ulcérations moins profondes, succédant à des pustules plus persistantes. Il a souvent pour cause la *gale*, dont on recherchera les autres signes. La *balano-posthite érosive circinée* (Berdal et Bataille) crée de larges exulcérations extrêmement superficielles, polycycliques, à grands arceaux limités par un liséré blanchâtre; la *balanite pustulo-ulcéreuse* (Du Castel) est caractérisée par une foule de petites vésico-pustules, plus nombreuses que les chancres, plus superficielles, à bords non décollés.

On peut se trouver en présence de difficultés spéciales quand le chancre se cache soit dans l'urètre, soit sous un phimosis : dans le premier cas, on arrive généralement à le voir en écartant les lèvres du méat. Nous avons décrit plus haut les caractères du phimosis chancreux. Son écoulement sanieux, mal lié, strié de sang, diffère de celui d'une *blennorragie*, où la palpation n'éveille pas la même douleur circonscrite. La recherche du gonocoque est indiquée. Quant aux chancres syphilitiques invisibles, leur induration les trahit au toucher.

Dans nombre de cas, les caractères extérieurs ne suffisent pas pour porter à coup sûr un diagnostic précis. On dispose alors de deux ressources :

1° L'*inoculation* du chancre à son porteur : on la pratique au bras, à la façon d'une vaccination. Elle reproduit un chancre simple (qui doit être détruit aussitôt).

2° L'*examen bactériologique*, qui montre le bacille de Ducrey. Dans le pus, qu'il suffit de colorer sur lamelles (après fixation par la chaleur) avec une couleur d'aniline quelconque, c'est un petit bacille de 2 μ, trapu, à extrémités arrondies, un peu aminci au milieu « en biscuit », et dont les extrémités seules sont colorées; il est intra ou extra-cellulaire. Dans les produits de râclage des bords, mais surtout sur les coupes de tissus excisés, on trouve la forme décrite par Unna : les bacilles, plus petits et entièrement colorés, ont leurs extrémités coupées carrément, et se groupent par ces extrémités en très longues chaînettes accolées par 3 ou 4 (strepto-bacille d'Unna). Le bacille ne prend pas le Gram. Lenglet l'a cultivé le premier, sur un milieu complexe; on le cultive plus facilement sur le sang gélosé (Bezançon, Griffon et Le Sourd). Il est inoculable, comme nous l'avons vu plus haut, au singe, au chat, au lapin, etc. Lorsque les infections secondaires empêchent de reconnaître, sur un chancre trop ancien, le microbe spécifique, il faut chercher celui-ci sur un chancre d'inoculation.

**Traitement.** — Si les chancres ne sont pas trop étendus et que la région s'y prête, on peut détruire d'un seul coup leur virulence au moyen des caustiques énergiques. Ricord les remplissait de sa pâte sulfo-carbonée (charbon et acide sulfurique). Le plus souvent, des moyens moins brutaux sont de mise. Balzer, après Socin, a employé un mélange de chlorure (1 partie) et d'oxyde (10 parties) de zinc, additionné d'eau pour faire une pâte. Il suffit en général de badigeonner les lésions avec une solution de chlorure de zinc à 1/10 (Berdal) ou d'acide phénique à 1/10 (Du Castel), badigeonnage qu'on répétera tous les deux jours jusqu'à extinction de la virulence. Dans l'intervalle, on panse avec soin : le meilleur topique de beaucoup est l'iodoforme; son odeur, que peuvent dissimuler en partie certaines substances (camphre, café, etc.), lui fait parfois préférer certains succédanés (diiodoforme, iodol, aristol, europhène, etc.), qui ne le valent pas. Kropitowsky a préconisé le zinc métallique finement pulvérisé. Gruet et Bressot préconisent les pulvérisations de chlorure d'éthyle, suivies d'application de poudre de calomel. La chaleur détruit facilement la virulence du pus chancreux; aussi a-t-on recommandé les bains, irrigations et compresses d'eau très chaude (42 à 45°). Audry recommande de faire agir sur l'ulcération, jusqu'à dessiccation de sa surface, la chaleur rayonnante du thermo-cautère approchée à quelques millimètres. Actuellement, on peut agir plus efficacement encore avec les appareils à air chaud.

Les chancres sous-préputiaux doivent être découverts le plus tôt possible : en cas de menace de gangrène, on peut être amené à pratiquer l'incision dorsale du prépuce, mais elle laisse à sa suite un « jabot » déplaisant, qu'il faut opérer secondairement. On peut l'éviter par des bains et des lavages sous-préputiaux fréquents, ceux-ci faits à la seringue, avec une solution antiseptique faible; on injecte ensuite un peu d'huile de vaseline saturée d'iodoforme.

Lorsque le bubon se déclare, on essaye d'empêcher sa suppuration par le repos, les applications d'onguent napolitain et la compression; si l'on échoue, on peut pratiquer la ponction du bubon avec une seringue et y injecter du benzoate de mercure à 1/100 (Welander), de l'éther iodoformé, du nitrate d'argent à 1/100. Gruet et Bressot prétendent obtenir la guérison en 10 à 20 jours, sans cicatrice, par la stase veineuse combinée à des injections d'alcool absolu et des applications de compresses d'eau chaude : la région empâtée est couverte de ventouses, pendant 5 minutes, trois fois de suite et à 5 minutes d'intervalle; puis de même une seconde fois dans la journée; dans l'intervalle, pendant une heure ou deux, compresses d'eau brûlante. Lorsque se forme la suppuration, très limitée, on l'asperge avec une seringue, puis on injecte 2 ou 3 gouttes d'alcool absolu; collodion et pansement sec. Puis on reprend les ventouses. Une seconde ponction est parfois nécessaire.

Quand l'abcès est « mûr », il faut l'inciser largement pour le vider, le nettoyer dans tous ses recoins et faire agir sur la surface suppurante les antiseptiques et modificateurs nécessaires; après quoi on panse avec soin. Le bubon chancreux, le cas échéant, se traite comme le chancre; le curettage, les caustiques forts, le thermo cautère ou les appareils à air surchauffé peuvent être utiles. Dans un cas de fistule persistante consécutive à un bubon, Balzer a obtenu la guérison en appliquant sur l'ouverture, une heure par jour et pendant 20 jours consécutifs, une ventouse de Bier.

Le phagédénisme réclame des cautérisations énergiques : après anesthésie locale ou générale, on détruira minutieusement, au thermo-cautère, toute la zone malade; après quoi on fait des pansements humides d'abord (eau phéniquée à 1/100), puis secs (iodoforme), en surveillant avec soin toute menace de reprise. Le nitrate d'argent, le tartrate ferrico-potassique, les applications très chaudes (bains prolongés à 40-45°) rendent des services. Enfin il ne faut pas, en pareil cas, négliger l'état général.      *M. SÉE.*

**CHANVRE INDIEN.** — Les sommités fleuries et fruitées du *Cannabis indica* (Ulmacées-Cannabinées), plus ou moins agglomérées par une exsudation résineuse, constituent le *haschich* des Arabes, le *bhang* et le *gunjah* des Hindous.

A petites doses le haschich est anesthésique et il détermine des hallucinations oniriques et l'extase; à dose plus élevée, il provoque le ralentissement de la respiration, la tachycardie et le sommeil comateux.

## Charbon.

Ce sont les propriétés sédatives du chanvre indien qu'on s'est proposé d'utiliser en thérapeutique. On en tire un extrait (20 à 80 centigr.) et une teinture (2 à 3 gr. par fractions).

*Pilules* (Migraine).

Extrait de chanvre indien.   5 centigr.
Caféine. . . . . . . . . . 10   —
Pour une pilule; à prendre d'heure en heure jusqu'à 10, chiffre maximum.

*Potion* (Insomnie nerveuse).

Extrait de chanvre in-
dien . . . . . . . .   1 gr. 25
Extrait de jusquiame .   50 centigr.
Lupulin. . . . . . . .   5 grammes.
Julep gommeux. . . .   100   —
Une à deux cuillerées à soupe, le soir.

*Mixture antigastralgique.*

Teinture de chanvre indien. . . . . . . . . . . . . . .   10 grammes.
— de coca. . . . . . . . . . . . . . . .   5   —
— de belladone . . . . . . . . . . . . . . .   2   —
XXX à L gouttes dans une demi-tasse d'infusion de camomille.

E. F.

**CHARBON.** — **Étiologie.** — Le charbon est une maladie infectieuse due à la présence d'un parasite spécifique, *le bacillus anthracis, la bactéridie charbonneuse.* Il se présente dans le sang, la salive, le pus, la rate des individus atteints, sous la forme de bâtonnets immobiles, cylindriques, transparents, quelquefois segmentés en plusieurs articles, au sein desquels se voient des corpuscules réfringents; ce sont les spores qui, pendant les phases de reproduction, seront mises en liberté. Dans certains milieux de culture, on obtient de longs filaments enchevêtrés et touffus. C'est une bactéridie aérobie, que tuent la lumière solaire, la dessiccation. Les températures comprises entre 16 et 42 degrés lui sont favorables, mais les spores vivent jusqu'au delà de 120 degrés.

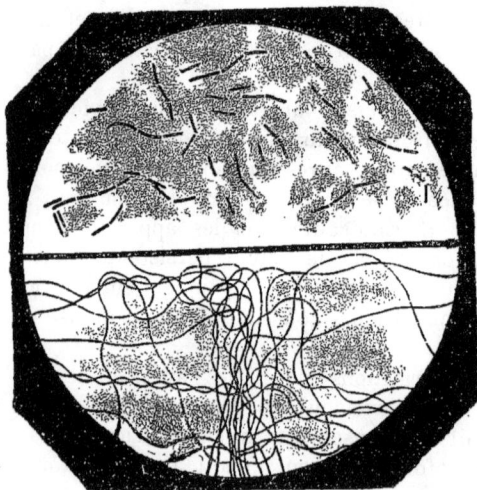

Fig. 94. — Culture de la bactéridie charbonneuse.
Bactéridies dans la pulpe de la rate (Thoinot et Masselin).

Le charbon est commun aux *animaux* et à l'homme. La contagion se fait de l'un à l'autre, souvent indirecte et à longue échéance, car les spores, résistantes, persistent bien après la mort de la bête. Le mouton et le bœuf en sont atteints, plus rarement le cheval, l'âne, le mulet. Les oiseaux ne le contractent pas à cause de leur température élevée, défavorable à la bactéridie; mais si, expérimentalement, on refroidit l'animal, le charbon se développe. Certaines races de bestiaux paraissent réfractaires; on a même signalé des individus chez lesquels l'inoculation avait été négative; peut-être ne s'agit-il que d'une question de virulence, ou de quantité de virus;

on vaccine, en effet, les animaux avec des cultures atténuées *in vitro*, et l'on peut, avec des doses massives de charbon, infecter le chien, habituellement indemne. La résistance individuelle entre aussi en jeu, et la maladie subit une recrudescence à l'époque des foires, où les animaux sont surmenés et agglomérés. — L'animal malade est pris d'une fièvre soudaine, à marche rapide, avec hémorragies par les narines et hématurie, œdème diffus, mou, non crépitant, signe qui le distingue de l'emphysème du « charbon symptomatique » auquel l'homme est réfractaire. La mort survient à brève échéance, par asphyxie, due soit à la grande affinité de la bactéridie pour l'oxygène, soit à des embolies pulmonaires microbiennes, soit plutôt, comme toute infection, à la toxémie. A l'autopsie, le sang est noir, poisseux, la rate sombre, ecchymosée, les viscères congestionnés, les ganglions tuméfiés et sanguinolents; c'est le « sang de rate » des vétérinaires. Sur les muqueuses, on voit comme une éruption furonculeuse. La chair prend, à l'air, une teinte brun foncé qui appelle l'attention,

Les *cadavres* infectent le sol sur lequel ils pourrissent, les étangs et les cours d'eau auprès desquels on les a abandonnés; les mouches qui s'y posent transportent au loin le virus et vont inoculer, par leurs piqûres, d'autres animaux et l'homme. L'enfouissement n'empêche pas la dissémination des spores; les vers les ramènent à la surface, les pâturages sont souillés, les bêtes s'inoculent à la bouche en broutant, et le charbon animal devient endémique dans ces « champs maudits ».

Les *débris* d'animaux utilisés pour l'industrie conservent longtemps la propriété de transmettre le charbon; les peaux surtout, les crins et les cornes demeurent infectés, même après le tannage et les diverses préparations qu'on leur fait subir; les souliers, les gants, les harnais, le suif et jusqu'à la colle-forte, ont été des objets de contagion.

L'*inoculation* se fait au niveau d'une éraillure, d'une plaie des téguments. Le siège habituel de la pustule maligne sera les parties découvertes du corps : visage, cou, épaules, mains, etc.... Certaines professions y prédisposent, bouviers, éleveurs de bétail, équarrisseurs, forts de la halle, tanneurs, selliers, etc., et la maladie est fréquente en Russie, en Allemagne, en Beauce, en Provence. Quant à la contagion d'homme à homme, elle est exceptionnelle, et on n'a signalé que de rares cas de piqûres anatomiques dans les amphithéâtres d'autopsie. — Quelquefois la porte d'entrée est interne, voie pulmonaire quand les spores sont véhiculées dans les poussières que produisent le triage de la laine, la manipulation des vieux chiffons, et l'absorption se produit chez les individus qui respirent dans ces lieux infectés; voie digestive, à la suite de consommation de la viande malade, et on signale, aux abattoirs de la Villette de Paris, presque 1 pour 100 d'animaux atteints de charbon.

**Symptômes et Diagnostic.** — On décrit trois formes de cette affection : la pustule maligne, l'œdème malin, le charbon interne; les deux premières étant de beaucoup les plus fréquentes, dues à l'inoculation cutanée de la bactéridie.

1° **Pustule maligne.** — La période d'inoculation dure 2 à 3 jours, jusqu'à 10 à 15 dans quelques observations, et, inversement, quelques heures

paraissent suffire. Sur la peau, on voit une petite tache rouge, comme produite par une *piqûre de puce*; elle est le siège d'un prurit désagréable. On
sent à la palpation une nodosité, qui grossit, surplombe légèrement les
téguments, mobile avec eux, dure et aplatie. Puis apparaît une *vésicule*,
distendue par une sérosité limpide
ou rougeâtre, et que le malade
gratte et arrache. La vésicule peut
être volumineuse, ombiliquée au
centre, entourée d'une zone d'œ-
dème; bientôt elle se dessèche,
s'affaisse et se recouvre de croû-
telles jaunâtres. — Au bout de
36 heures se montre, au milieu de
l'élevure, une *eschare* grise, livide,
puis noire comme du charbon;
légèrement déprimée, sèche et
dure; elle s'entoure d'une couronne de *phlyctènes* arrondies,
transparentes, disposées comme

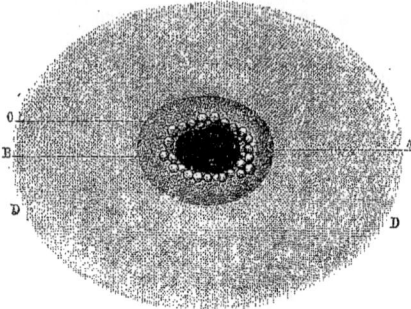

Fig. 95. — Pustule maligne. — A, eschare centrale;
B, anneau vésiculaire; C, noyau d'induration de la
pustule; D, aréole érythémateuse. (*Traité de Chirurgie*, Reclus.)

un collier de perles fines à un ou deux rangs. Plus en dehors est l'*auréole*,
bourrelet d'œdème dur, rouge, surplombant la peau saine. L'aspect est
caractéristique.

Jusqu'ici, le mal est limité; un rempart de cellules lymphatiques et d'éléments embryonnaires, infiltrés de bacilles, circonscrivent et isolent
l'eschare, formée par le corps papillaire et la partie supérieure mortifiée du
derme. Mais bientôt, vers le 4e ou 5e jour, l'infection progresse et s'étend,
surtout par voie lymphatique. C'est la troisième période. L'eschare grandit,
la peau, alentour, s'œdématie, rougit; la tuméfaction augmente, tend à
gagner les parties riches en tissu cellulaire lâche, comme le cou, la face,
les paupières. En quelques régions, des troubles mécaniques résultent de
cet œdème, compression vasculaire, asphyxie....

2º **L'œdème malin** peut être la première manifestation de l'affection. Il
n'y a, dans ce cas, aucune réaction de défense de l'organisme; au lieu d'une
première période de limitation, les bactéridies sont disséminées et diffusent
dès le début, et l'œdème malin est à la pustule maligne ce que le phegmon
diffus est à l'abcès circonscrit (v. c...m.). L'allure est rapide et maligne;
d'abord mou et tremblotant, l'œdème distend la peau; des gaz infiltrent les
tissus; de place en place apparaissent des phlyctènes sanguinolentes, sur
lesquelles les téguments présentent les plaques livides, puis noires du
sphacèle.

C'est à ce degré que finit par arriver la pustule maligne, et l'*évolution* est
alors la même pour les deux variétés de mal. Les liquides putrides infiltrent
les tissus, des traînées lymphangiques partent de la plaie initiale, les ganglions sont indurés, et de graves phénomènes généraux éclatent : température élevée; pouls petit, rapide, irrégulier; langue sèche; bouche pâteuse;
céphalée; frissons; des vomissements, de la diarrhée, de la dyspnée témoignent de l'empoisonnement, tandis que de nouveaux foyers bactéridiens se

forment dans les viscères. En même temps, les eschares se multiplient, et on a vu quelquefois le corps recouvert de phlyctènes et de plaques gangréneuses. La *mort* survient au milieu de symptômes cholériques; l'intelligence reste intacte jusqu'à la fin.

La *guérison* peut survenir spontanément. On voit alors, à la suite d'une réaction intense des téguments, la gangrène se limiter, se séparer des tissus sains, et tomber, laissant à nu le tissu cellulaire, quelquefois les nerfs et les vaisseaux. Il n'y a pas d'abcès, pas de pus; en effet, les associations microbiennes nuisent au développement de la bactéridie charbonneuse. La cicatrice est enfin constituée et reste difforme, indélébile.

La pustule maligne est facile à reconnaître; l'eschare, avec sa couronne de vésicules et son bourrelet auréolaire, est typique; l'absence de suppuration et l'évolution en quelques jours complèteront les éléments d'un diagnostic qui doit être posé immédiatement, si l'on veut, par une thérapeutique énergique, prévenir la période de généralisation. — Autrefois, on le confondait avec l'*anthrax*; puis, on décrivit l'anthrax bénin, vrai, et l'anthrax malin, futur charbon, tandis que le bacillus anthracis devenait la bactéridie charbonneuse. Le *furoncle* sera facilement distingué de la pustule maligne, grâce à sa pointe surélevée, son sommet blanc, son bourbillon. — Les *piqûres d'insecte*, de guêpe, lui ressemblent d'autant plus qu'elles peuvent inoculer le virus; mais elles forment une petite tumeur dure, blanche, saillante, avec une peau enflammée à la périphérie; il n'y a ni eschare, ni vésicules. — La *pustule d'ecthyma* se rapproche beaucoup du charbon au début, mais elle est rarement isolée, s'accompagne d'une vive réaction et suppure rapidement. — L'œdème malin ne pourrait être confondu qu'avec un *érysipèle gangréneux*; si le diagnostic ne pouvait être établi par l'étude minutieuse des symptômes, la profession du malade, les conditions de l'inoculation, un examen bactériologique de la sérosité sous-cutanée le trancheraient rapidement.

3° **Charbon interne.** — La mycose *intestinale* en est la variété la plus fréquente : on a signalé des épidémies de cette forme, consécutives à la consommation de viandes provenant d'un animal mort du charbon. Le début se fait par des phénomènes généraux graves, qui apparaissent brusquement, frissons, céphalalgie, tendance à la syncope, prostration. Bientôt se montrent des troubles digestifs à forme typhique, diarrhée sanguinolente, douleurs à la fosse iliaque; ou cholériformes, avec crampes, algidité, refroidissement; les vomissements sont fréquents, la respiration difficile, le pouls faible et intermittent. Si la mort ne survient pas à ce moment, on voit, vers le 6e ou le 8e jour, apparaître des nodosités sous-cutanées, à tendance gangréneuse, des phlyctènes, des pétéchies, avec quelquefois de véritables pustules malignes. La rate, les glandes salivaires, les ganglions sont tuméfiés. L'infection progresse et la terminaison fatale est la règle. — Avant ces manifestations extérieures, le diagnostic est fort difficile, et on pense à un *empoisonnement*, ou même à une *occlusion intestinale*.

Le charbon *pulmonaire* est plus rare, survenant à la suite d'inhalation de poussières contaminées. Le début est le même que dans la mycose intesti-

nale, bien que moins marqué; puis apparaissent des symptômes fonctionnels : coryza, sécrétion lacrymale, expectoration pulmonaire, avec crachats
gris et noirs, à odeur de sphacèle; à l'auscultation, on perçoit des foyers
de broncho-pneumonie. La dyspnée est vive, l'haleine et la sueur fétides,
les urines rares; le malade souffre d'une constriction thoracique angoissante. La mort survient à la fin de la première semaine par asphyxie ou
dans le coma; ici encore la guérison spontanée est l'exception. Le diagnostic est à peu près impossible au début : la douleur thoracique, la
fétidité de la sueur et l'absence de fièvre sont les signes les plus caractéristiques.

**Traitement**. — 1° **Prophylactique**. — Tout animal charbonneux doit
être isolé et traité; les individus qui le soignent prendront les plus grandes
précautions antiseptiques pour éviter la contagion; encore le danger reste-
t-il grand à cause des mouches et des insectes qui peuvent servir de véhicule au bacille. Si l'animal meurt, on n'utilisera en aucune façon sa peau,
ses cornes...; il doit être aussitôt incinéré, pratique meilleure et aussi
simple que l'enfouissement à plus de 3 mètres de profondeur, avec une
couche de chaux vive le recouvrant. Au cas d'une épizootie, on vaccinera
préventivement tout le bétail des régions limitrophes; on se sert de cultures
atténuées par la chaleur; l'inoculation est répétée, à quelques jours d'intervalle, avec des vaccins de plus en plus virulents. — Dans les ateliers où on
travaille les peaux, les laines de provenance étrangère, surtout celles venant
d'Asie, où le charbon est endémique, il est bon de désinfecter les matériaux suspects; la ventilation avec destruction des poussières par le feu,
employée dans certains centres industriels, a fait diminuer les cas de charbon interne.

2° **Curatif**. — C'est un traitement d'urgence. Aussitôt la pustule maligne
diagnostiquée, il faut intervenir. Si on extirpe, quand elle est localisée,
une pustule maligne produite expérimentalement chez le cobaye, on arrête
l'infection, et la plaie guérit *per primam*; si on attend l'engorgement lymphatique, le traitement doit être plus énergique et plus étendu, car les
ganglions sont un nouveau centre de dissémination; mais une fois que la
bactéridie charbonneuse a passé dans le sang, seule la défense naturelle
de l'organisme peut, dans certaines conditions restées l'exception, triompher de l'infection. — Chez l'homme, nous avons vu que le mal s'étendait
dès le 3e ou le 4e jour; il est de toute nécessité d'intervenir avant.

Trois procédés thérapeutiques sont à retenir : l'extirpation, la chaleur,
les injections antiseptiques. — L'*extirpation* est une excellente méthode
quand le mal est au début, bien limité, qu'il n'y a ni infiltration, ni rougeur
au delà de l'auréole, ni engorgement ganglionnaire. On peut alors, en incisant en tissus sains, et sans toucher à la partie malade, circonscrire le
foyer et prévenir, par son ablation, toute récidive. La peau est suturée, et
la réunion se fait par première intention. On évitera, pendant la désinfection des téguments, de crever la vésicule et d'inoculer, avec son contenu,
les téguments sur lesquels portera le bistouri; on plongera, au préalable, la
pointe du thermocautère au centre de la pustule. — Le *thermocautère*
agit localement en détruisant les tissus au point où on l'applique, et, à

distance, par la chaleur qu'il développe. On pratique de larges incisions, circonscrivant le mal, et on complète en débridant et ponctionnant les tissus œdématiés. De la sérosité s'écoule par ces orifices. La guérison est lente, les tissus brûlés se sphacèlent, tombent; la cicatrice est large, difforme, indélébile. — Les injections modificatrices, *loco dolenti*, ont été faites avec diverses substances, dont trois méritent d'être conservées. Le *sublimé*, déposé en nature sur la plaie, est un puissant antiseptique, mais il est caustique et douloureux; le traitement doit être plusieurs fois répété, et on a signalé des cas d'intoxication hydrargyrique. L'*acide phénique*, en injections sous-cutanées à 1 pour 20, a donné de bons résultats, et trouvé de fervents défenseurs; la technique de ce procédé ne diffère pas de celle que nous allons donner pour la teinture d'iode. L'*iode* est, en effet, un spécifique de l'infection charbonneuse; il est très maniable, et compte à son actif le plus grand nombre de succès; on peut l'employer seul ou associé au fer rouge; c'est alors le traitement mixte, que nous allons décrire.

Sous *anesthésie générale*, on détruit complètement au thermocautère, au rouge sombre, l'eschare et la couronne de vésicules; puis on fait une série de pointes de feu, profondes jusqu'au tissu cellulaire, sur l'auréole, distantes d'un peu plus de 2 centimètres les unes des autres et de la plaie centrale; enfin, on injecte dans la zone œdématiée périphérique, jusqu'à la limite des tissus sains, 2 à 4 centimètres cubes de teinture d'iode pure, répartis en 8 à 10 injections, espacées de 5 centimètres les unes des autres. S'il y a une traînée lymphatique et des ganglions, la chaleur et la teinture d'iode y seront portés. Si l'infiltration augmentait les jours suivants, on pratiquerait au delà et entre les points déjà traités de nouvelles injections. Dans l'intervalle, on pulvérisera la plaie à l'eau phéniquée ou avec une solution de sublimé, et on pansera à sec.

L'*état général* doit être relevé par l'alcool à haute dose, le café, le quinquina; on prescrira X gouttes de solution iodo-iodurée de Gramm, toutes les deux heures, cinq fois par jour. Dans le cas de charbon interne, le traitement médical est le seul possible; les toniques, l'iode à l'intérieur sont encore de mise, avec, comme adjuvants, les inhalations d'oxygène, la saignée.... On a conseillé récemment l'injection intra-musculaire de 5 centimètres cubes de lipiodol, sorte d'huile iodée, peu toxique, et contenant une grande quantité d'iode sous un petit volume; le traitement sera répété à quelques jours d'intervalle, jusqu'à guérison. Mais celle-ci reste exceptionnelle, et il faut attendre que de nouvelles recherches bactériologiques aient rendu applicable à l'homme une méthode *sérothérapique* qui, jusqu'à présent, n'a donné que quelques rares succès.

*AMÉDÉE BAUMGARTNER.*

**CHAUFFAGE DE L'HABITATION.** — L'organisme humain produit chaque jour une quantité de chaleur énorme, capable d'élever de 10° la température de 300 litres d'eau. Une faible partie de cette chaleur est transformée en travail mécanique, tout le reste est utilisé à maintenir le corps humain à une température constante voisine de 37°. C'est assez dire combien l'homme a intérêt à lutter contre toute déperdition de chaleur; aussi, physiquement moins bien protégé que les animaux, a-t-il dû faire appel à son industrie et recourir à des moyens artificiels, le vêtement, l'habitation, pour s'abriter des intempéries de l'atmosphère.

Pour augmenter l'efficacité de la protection que lui offrait l'habitation, il a peu à peu appris à lui choisir un emplacement abrité de la pluie et des vents froids, longtemps exposé aux rayons solaires; il a su reconnaître les qualités isolantes de certains matériaux, avec lesquels il a construit les parois extérieures de son abri; il a donné à celles-ci l'épaisseur nécessaire pour diminuer encore l'influence réfrigérante du milieu extérieur. Obligé de ménager des orifices, pour permettre à l'air et à la lumière de pénétrer dans sa demeure, il les a fermés de châssis mobiles garnis de verre, pour laisser entrer le jour en restant maître de la quantité d'air extérieur à introduire dans l'habitation. Dans certains pays il a dû même renforcer cette barrière contre les attaques de l'air glacé du dehors et établir des fenêtres doubles, au détriment, il est vrai, du renouvellement spontané du milieu atmosphérique intérieur.

Mais ces moyens de défense, tout précieux qu'ils soient, restent insuffisants pour assurer une température convenable et égale dans l'habitation, lorsque la température extérieure s'abaisse au-dessous d'une certaine limite. Il a fallu, pour ces cas, recourir à l'élévation de la température intérieure par le chauffage artificiel.

Le problème ainsi posé, on ne doit pas croire que sa solution soit simple et facile, à en juger par le temps qu'il a fallu à l'homme pour trouver des procédés de chauffage pratiques et efficaces et par les difficultés qu'on rencontre encore actuellement à établir des appareils répondant à la fois aux besoins de ceux qui les utilisent, aux moyens dont ils disposent et aux exigences de l'hygiène.

**Conditions hygiéniques du chauffage.** — Pour faire face à toutes les nécessités, le chauffage de l'habitation doit fonctionner sous un certain nombre de *conditions hygiéniques* de première importance.

La température doit être maintenue dans des limites favorables à la santé humaine. L'adulte robuste et bien portant n'a pas besoin d'une température très élevée; 12 à 14° lui suffisent. Les enfants, les vieillards, les malades réclament une moyenne plus élevée (16 à 18°). D'une façon générale les températures extrêmes de l'habitation ne devraient pas monter au-dessus de 20°, ni s'abaisser au-dessous de 10°.

La température doit être uniforme dans toutes les parties de la pièce chauffée. Cette condition est particulièrement difficile à remplir et on peut dire qu'on ne pourra jamais y satisfaire d'une façon absolue, si l'on songe que la température variera forcément : suivant le voisinage des parois échauffées par la contiguïté d'un local où brûle déjà du feu, ou au contraire refroidies par le contact de l'air extérieur; suivant l'élévation au-dessus du plancher (l'air chaud ayant toujours tendance à monter, l'atmosphère du bas de la pièce sera toujours plus froide que celle qui se trouve au-dessous du plafond); enfin suivant la distance du point où se trouve le générateur ou le distributeur de chaleur dans la pièce elle-même.

Il importe aussi que la température reste uniforme à toute heure du jour et de la nuit. Ce problème serait réellement insoluble, étant donnés les écarts considérables que subit la température extérieure dans les vingt-quatre heures, si les réserves de chaleur qu'accumulent les murailles épaisses, construites de matériaux bien isolants, ne contribuaient pas pour une bonne part à régulariser la température intérieure.

Il faut encore que les appareils de chauffage donnent la meilleure utilisation possible du combustible, c'est-à-dire qu'ils fournissent le maximum de chaleur avec le minimum de dépense. Nous verrons plus loin que la réalisation de cette condition ne se trouve pas aisément en accord avec les exigences de l'hygiène.

Enfin il est de toute importance que le chauffage n'altère pas les qualités de l'air contenu dans la pièce, qu'à aucun moment les gaz dégagés par la combustion (acide carbonique et oxyde de carbone), ainsi que la fumée ou les poussières du foyer, ne puissent se répandre dans le local.

**Combustibles.** — Ce sont les *combustibles* solides : le bois, la houille, le coke, la tourbe (dans certaines contrées du Nord), qui sont le plus couramment employés dans notre pays. Le *bois* est assurément le plus hygiénique des combustibles. Il brûle en donnant de belles flammes dont la chaleur rayonnante exerce sur l'organisme une action stimulante et agréable. Malheureusement à poids égal il dégage près de trois fois moins de chaleur que le coke et surtout que la houille. S'il n'est pas parfaitement sec, un quart de la chaleur qu'il dégage est utilisée à la vaporisation de l'eau qu'il renferme. On voit donc que son rendement est extrêmement minime et qu'à cause de son prix élevé il reste un combustible de luxe (sauf dans les pays de forêts).

Les *houilles grasses*, qui sont celles qui fournissent le plus de chaleur, dégagent trop de fumée pour l'utilisation domestique. Les *houilles maigres* et le coke (qui donne un peu moins de chaleur que la houille) sont les combustibles les plus pratiques pour le chauffage de l'habitation.

La *tourbe* ne donne guère plus de chaleur que le bois à poids égal et dégage en brûlant une odeur assez désagréable. Ce ne sont donc que des raisons économiques qui l'ont fait adopter comme combustible dans certains pays.

Le *charbon de bois*, qui dégage beaucoup d'oxyde de carbone, ne doit être employé qu'à la cuisine.

Dans les grandes villes, où le *gaz d'éclairage* est distribué par des services publics, on l'utilise de plus en plus comme combustible, malgré son prix élevé. Certains avantages qu'il présente expliquent cette vogue. Si sa combustion est bien assurée, il brûle sans produire ni cendres, ni suie, ni fumée. La mise en train des appareils de chauffage par le gaz est immédiate et n'exige aucune manipulation préalable; leur fonctionnement ne réclame aucune surveillance, tant que le gaz reste allumé; la combustion est instantanément portée à son maximum; l'extinction des feux ne demande que le temps de fermer un robinet. Mais le gaz présente de graves inconvénients : il forme avec l'air un mélange explosible des plus redoutables; il est toxique par suite de la faible proportion d'oxyde de carbone qu'il renferme; en brûlant il dégage des gaz dangereux. Il faut à notre avis le proscrire impitoyablement des chambres à coucher et de toutes les pièces dans lesquelles le séjour est prolongé. En revanche on l'emploiera utilement comme combustible dans les locaux où il est nécessaire d'élever la température rapidement et pour peu de temps (cabinets de toilette, chambres à bains). Son emploi est également très pratique dans les cuisines où il permet d'obtenir de l'eau bouillante en quelques minutes, de faire cuire, sans allumer le fourneau, des aliments de préparation rapide et d'éviter, dans bien des cas, des pertes inutiles de combustible et de temps.

Les *combustibles liquides* sont employés quelquefois au chauffage des locaux de faible étendue. Le *pétrole* a l'inconvénient de dégager trop souvent une odeur désagréable. Quant à l'*alcool*, il donne un rendement de chaleur trop faible. Les appareils dans lesquels on utilise les combustibles liquides ont été généralement mal compris au point de vue hygiénique; nous en reparlerons plus loin.

**Appareils de chauffage.** — Passons maintenant en revue les divers appareils utilisés pour le chauffage de l'habitation.

A) **Cheminées.** — Le plus répandu, sans conteste, est la *cheminée* ordinaire, dont le foyer ouvert est formé par une cavité adossée au mur ou creusée dans son épaisseur, au-dessus de laquelle s'élève le tuyau de fumée qui débouche à l'extérieur. Le combustible est placé dans le foyer, le bois élevé sur des chenets, le charbon dans une grille métallique, de façon à ce que l'air arrive au-dessous et traverse aisément le combustible pour le bien faire brûler; la fumée et les gaz de combustion sont entraînés au dehors par le tuyau qui surmonte le foyer. La chaleur émise est surtout rayonnante et par suite très agréable et très saine. De plus nous avons déjà vu que la cheminée constituait un appareil très actif de ventilation de la pièce (V. Aération). Mais la perte de chaleur avec ce mode de chauffage est énorme. Le foyer ouvert ne renvoie dans le local à chauffer que le quart environ de la chaleur rayonnée fournie par le combustible; le reste est entraîné par le tuyau de fumée et demeure inutilisé. De plus, le rendement en chaleur rayonnée ne représente lui-même que la moitié de la chaleur totale dégagée par la houille ou le coke et le quart seulement de celle donnée par le bois. En résumé, la cheminée ordinaire n'utilise qu'un huitième de la chaleur produite par la houille ou le coke et un seizième de celle que donne le bois. Encore ces chiffres ne sont-ils exacts que pour les cheminées du type courant qu'on construit actuellement. Les vastes cheminées des anciennes demeures ne permettaient guère à la chaleur de rayonner dans la pièce; elle était presque entièrement entraînée au dehors et il fallait s'installer sur des sièges placés dans l'intérieur même de la cheminée pour bénéficier réellement du feu.

Pour augmenter le très faible rendement des cheminées on a été conduit à en améliorer les dispositions. On place autour du foyer, pour accroître le rayonnement, des pans inclinés de faïence blanche qui renvoient à l'intérieur de la pièce la chaleur qui les frappe. En établissant les faces latérales du foyer de façon à ce qu'elles fassent un angle de 45° avec le tablier de la cheminée et en limitant la profondeur du foyer au tiers de la largeur de l'ouverture du chambranle, on renvoie dans le local une plus grande quantité de chaleur. Enfin en rétrécissant l'orifice par lequel le tuyau de fumée s'abouche dans le foyer, on diminue la vitesse du courant d'air provoqué par le tirage et on l'utilise mieux pour la combustion.

Mais les *cheminées dites « à la prussienne »* ou « cheminées-poêles » fournissent une utilisation sensiblement plus complète et plus économique du combustible. La caisse en tôle, qui contient le foyer, est indépendante de la muraille et fait entièrement saillie dans la pièce. Le tuyau de fumée, qui surmonte cette cheminée, peut être raccordé au conduit d'évacuation placé dans le mur, à la hauteur qu'on veut. La chaleur est donc fournie non seulement par le rayonnement du foyer, mais encore par les parois de la caisse et du tuyau de tôle, sur toute sa hauteur. Ce mode de chauffage peut rendre de grands services dans les habitations modestes, où l'on ne se laissera pas arrêter par le défaut d'esthétique du tuyau apparent. Mais il faut avoir bien soin d'isoler convenablement la caisse du plancher et ne pas se contenter de l'interposition d'une simple plaque de tôle, très insuffisante pour écarter tout danger d'incendie. De plus on fera placer à l'intérieur de la caisse un foyer en terre réfractaire, qui continuera à donner de la chaleur encore quelque temps après que le feu sera éteint et empêchera l'enveloppe métallique extérieure, en s'échauffant trop fortement, de brûler les poussières de l'atmosphère qui viennent en contact avec elle et de répandre cette odeur âcre et désagréable qui est la conséquence de cette combustion. On a pu déterminer en effet que les poussières de l'air commençaient à se décomposer au contact de surfaces de chauffe dont la température n'atteignait que 70°.

Entre 76° et 80° cette décomposition devient très marquée et s'accompagne d'un fort dégagement d'ammoniaque ; elle semble plus active quand l'atmosphère de la pièce est chargée d'humidité.

On construit des *cheminées ventilatrices* établies d'après les principes que nous avons indiqués à l'article AÉRATION et donnant beaucoup plus de chaleur que les cheminées ordinaires, parce qu'elles utilisent à la fois la chaleur du foyer

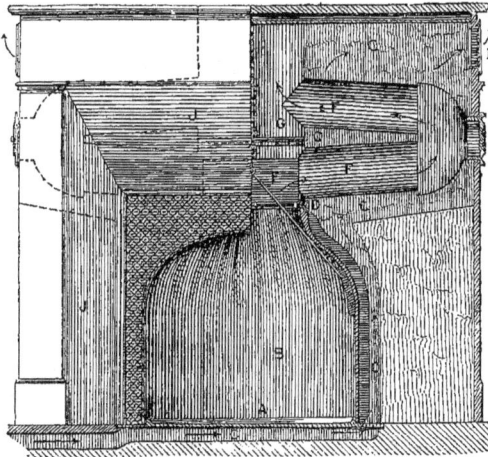

Fig. 96. — Appareil Joly.

et celle qui est fournie par les parois de l'âtre et par une étendue plus ou moins grande du tuyau de fumée. L'air extérieur est amené par une conduite dans une gaine qui forme manchon autour du foyer et du départ du tuyau de fumée et où il s'échauffe, pour passer ensuite dans la pièce à travers des bouches de chaleur ouvertes sous la tablette de la cheminée (appareil Joly, fig. 96), soit des deux côtés de la cheminée (appareil Fondet). Nous avons indiqué déjà les inconvénients de ce dispositif pour la ventilation de la pièce ;

on peut les atténuer en pratiquant au haut de la pièce une ouverture pour la sortie de l'air vicié. A cette condition, les cheminées ventilatrices sont avantageuses, surtout dans les pièces vastes, où un chauffage plus intensif s'impose, tandis que les défectuosités de l'aération restent plus atténuées du fait même de l'étendue du cube d'air de ces pièces.

En terminant ce que nous nous proposions de dire sur les cheminées, nous devons ajouter quelques mots à propos d'un grave inconvénient, qu'elles présentent plus souvent que les autres appareils de chauffage : *celui de fumer*. Ce n'est pas d'ailleurs la pénétration de la fumée dans un local et la petite incommodité qui en résulte pour les habitants qui constituent le danger, mais bien la présence des gaz toxiques de la combustion qui sont refoulés en même temps que la fumée et mettent en danger la santé et parfois la vie des occupants.

Pour pouvoir remédier au mauvais fonctionnement de ces appareils, il faut en déterminer les causes. Nous n'indiquerons que les plus fréquentes.

Dans le plus grand nombre des cas, les cheminées fument parce que la quantité d'air neuf introduite dans la pièce est notablement inférieure à celle qui serait nécessaire pour que le courant d'air, passant par le foyer et y établissant le tirage, conserve une intensité suffisante et une régularité constante. Pour rétablir un fonctionnement normal de la cheminée, il suffira d'introduire dans le local un supplément d'air neuf au moyen de conduites venant de la façade extérieure.

Il faudra exhausser la partie supérieure du tuyau de la cheminée, si celle-ci fume pour l'une ou l'autre raison suivante : soit que le tuyau de fumée soit trop court (une longueur totale de 8 à 10 mètres est considérée comme nécessaire à un bon tirage), inconvénient que présentent souvent les cheminées de l'étage le plus élevé de l'habitation ; soit que l'extrémité du tuyau, étant dominée par une muraille plus élevée, le vent se réfléchisse en frappant celle-ci et s'engouffre dans la cheminée, en y exerçant un refoulement. Dans ce dernier cas il faut élever le tuyau de fumée jusqu'au-dessus du faîte de la muraille voisine.

Les vents violents, en frappant l'extrémité de la cheminée de haut en bas, peuvent également faire refluer la fumée dans la pièce chauffée. Les capes à vent sont ici le remède indiqué.

Enfin, les gaz de combustion et la fumée peuvent pénétrer dans une pièce par sa cheminée, sans qu'il y ait de feu. C'est qu'alors il existe une communication, accidentelle ou non, entre la cheminée de la pièce et le tuyau d'une cheminée voisine, où on fait du feu à ce moment. Il s'est ainsi produit assez fréquemment des accidents mortels d'asphyxie. Aussi les règlements de police interdisent-ils qu'un tuyau de fumée desserve plus d'un foyer.

Faisons remarquer à ce propos que la construction des conduits de fumée demande beaucoup de soin et qu'il est regrettable de constater combien souvent (¹) cette partie cachée de la construction est négligée, alors qu'elle devrait être établie de façon à assurer rigoureusement le bon fonctionnement des appareils de chauffage et à se prêter à un ramonage facile. Du

1. A Paris, d'après les constatations du Laboratoire municipal, un très grand nombre de tuyaux de fumée sont plus ou moins fissurés et par conséquent dangereux.

foyer au faîte le conduit de fumée doit monter le plus droit possible en évitant les coudes ou déviations. La brique bien cuite, les poteries dures, épaisses, lisses, s'emboîtant bien l'une dans l'autre, la pierre bien posée ou régulièrement forée sont les meilleurs matériaux à employer au point de vue de la durée. De plus, bien jointoyés, ils assurent l'étanchéité indispensable à des conduits que traversent incessamment des gaz toxiques.

B) **Poêles.** — Les *poêles* sont des appareils bien plus économiques que les cheminées ordinaires, puisqu'ils utilisent jusqu'à 70 et même 90 pour 100 de la chaleur dégagée, tandis que celles-ci ne donnent qu'un rendement de 6 à 12 pour 100. L'orifice du foyer étant très réduit, l'air qui pénètre dans un poêle représente à peu près la quantité nécessaire à la combustion et non plus cet énorme courant d'air qui s'engouffre dans une cheminée et emporte la plus grande partie de la chaleur dégagée. De plus, l'appareil étant généralement placé tout entier dans la pièce à une certaine distance de toute paroi, dégage de la chaleur par toutes ses faces et même par le tuyau de fumée, qui traverse souvent une partie du local. Mais lorsque les poêles brûlent on ne voit pas la flamme dont le rayonnement lumineux procure une chaleur si saine et si agréable. De plus, ils ne produisent pas un appel d'air comparable à celui des cheminées! et par suite constituent des agents beaucoup moins actifs de ventilation. Leur disposition intérieure et leur valeur hygiénique varient beaucoup suivant que les poêles fonctionnent à combustion vive ou à combustion lente.

*a)* **Poêles à combustion vive.** — Ils utilisent jusqu'à 75 pour 100 de la chaleur dégagée. L'air nécessaire à la combustion pénètre par une porte à coulisse, qui permet de régler le tirage. Le combustible est maintenu par une grille, au-dessus d'un tiroir métallique, où tombent les cendres. Les constructeurs placent généralement, sur le parcours du tuyau, une clef destinée à modérer le tirage en cas de besoin. Cette disposition est défectueuse, car il peut y avoir refoulement d'oxyde de carbone dans la pièce chauffée, lorsque le tuyau de fumée est plus ou moins complètement obturé par cette clef. Mieux vaut régler le tirage uniquement par la porte à coulisse.

Les *poêles à parois métalliques* s'échauffent très vite; ce sont ceux qui fournissent le plus de chaleur; mais dès qu'ils sont éteints ils se refroidissent rapidement. De plus si on pousse trop le feu, les parois sont portées au rouge et les habitants ressentent une sensation de malaise que l'on attribue soit au passage d'oxyde de carbone à travers la fonte rougie, soit à la calcination des poussières, soit à la dessiccation de l'air.

Les *poêles en faïence*, à cause des qualités isolantes de leurs parois, conservent de la chaleur et en dégagent longtemps encore après qu'ils ont été éteints. Ils n'altèrent pas l'atmosphère de la pièce, comme peuvent le faire les poêles métalliques trop chauffés. En revanche ils dégagent près de moitié moins de chaleur, ils sont longs à s'échauffer et parfois se fissurent sous l'action du feu, ce qui laisserait passer dans le local des gaz de combustion.

En construisant des *poêles à double enveloppe*, l'intérieure métallique, l'extérieure en faïence, on combine les avantages de l'un et l'autre revêtements, tout en diminuant leurs inconvénients respectifs. Il est bon de laisser une mince couche d'air entre les deux enveloppes. De plus il vaut mieux disposer dans la partie métallique un foyer en terre réfractaire, ce qui empêchera la fonte d'être portée à une température trop élevée. Le double revêtement met complètement à l'abri du passage de gaz toxiques.

Les *poêles ventilateurs* comportent deux enveloppes entre lesquelles passent de l'air venu du dehors, qui s'échauffe au contact des parois du foyer, puis se répand dans l'atmosphère de la pièce par des ouvertures pratiquées à la partie supérieure de l'appareil. Le rendement est très élevé et va jusqu'à 80 pour 100 de la chaleur produite; mais les objections au point de vue de la ventilation sont les mêmes que celles que nous avions déjà développées à propos des cheminées ventilatrices. Quelques-uns de ces poêles sont construits de façon à emprunter l'air destiné à être chauffé, non plus à l'extérieur, mais à l'atmosphère même de la pièce; leur fonctionnement augmente donc encore l'impureté de l'air déjà vicié du local.

Les *cheminées* et les *poêles à gaz* sont à circulation d'air; ils sont établis suivant les mêmes principes que les appareils ventilateurs et sont passibles des mêmes critiques. Ils utilisent de 60 à 80 pour 100 de la chaleur dégagée. Nous avons indiqué plus haut qu'il nous paraissait préférable de ne pas placer ces appareils dans des pièces dans lesquelles le séjour est prolongé à cause de la toxicité du gaz et de ses produits de combustion.

On construit aussi de petits *poêles à gaz mobiles*, qui fonctionnent sans tuyau de fumée. Ces appareils sont absolument insalubres, car ils produisent dans le local où ils brûlent une accumulation d'acide carbonique et probablement aussi d'oxyde de carbone, qui peut provoquer des accidents aigus ou chroniques d'asphyxie. Il en est de même de quelques appareils de *chauffage au pétrole* ou *à l'alcool* (poêles ou tables chauffantes), que l'on construit sans conduite de dégagement pour les gaz de combustion.

Ces appareils n'offrent guère moins de dangers que les antiques braseros, encore employés en Espagne et en Italie, ou que les chaufferettes, encore utilisées couramment dans le midi de la France. Les dangers de ces moyens de chauffage ont été récemment bien mis en lumière par une série de cas d'asphyxie produits par des *chaufferettes de voiture*, dans lesquelles brûlaient des briquettes de charbon de Paris (à combustion lente, mais à dégagement d'oxyde de carbone intense), sans qu'on ait prévu aucun conduit de dégagement des produits de combustion.

On n'en est cependant pas réduit uniquement aux *bouillottes à eau chaude*, qui se refroidissent trop vite, car on trouve actuellement dans le commerce des bouillottes, qui sont très recommandables au point de vue de l'hygiène, mais sont malheureusement d'un prix élevé. Ces appareils consistent en un récipient métallique, rempli d'*acétate de soude* contenant 40 pour 100 d'eau de cristallisation et préalablement chauffé à 120° pour obtenir une fusion complète. Chaque fois qu'on veut se servir d'un de ces appareils, il suffit de le laisser immergé dans l'eau bouillante pendant un temps qui varie suivant les dimensions de la bouillotte (de 1/2 heure à 1 heure 1/2). Le sel qui y est enfermé a la propriété d'emmagasiner une grande quantité de chaleur, qu'il dégage ensuite en ne la perdant que peu à peu. L'appareil, en sortant de l'eau bouillante, conserve une température très élevée pendant plusieurs heures (de 6 à 8 heures et plus). Une fois qu'il est refroidi, il suffit de le replacer le temps voulu dans l'eau bouillante, pour qu'il puisse servir à nouveau.

*b)* **Poêles à combustion lente** (*poêles mobiles, poêles américains*). — Ces appareils sont établis de façon à donner le maximum de chaleur avec le minimum de dépenses de combustible. La plupart des modèles peuvent être déplacés d'une cheminée à l'autre, pour chauffer successivement plusieurs pièces du même appartement.

Ils sont constitués par une double enveloppe métallique. La partie inférieure, qui reçoit le combustible, se charge par une trémie. Le brasier est au-dessous de la colonne de chargement qui descend progressivement et se consume de bas en haut. L'orifice supérieur du poêle, par lequel se fait le chargement, est fermé par un couvercle très lourd, dont on s'efforce dans certains systèmes de réaliser l'obturation hermétique, soit en l'enfonçant dans du sable, soit au moyen de bourrelets d'amiante, ou d'une occlusion hydraulique. On réduit la circulation d'air au minimum, pour obtenir une combustion très lente, en rétrécissant l'orifice d'admission de l'air et le diamètre du tuyau de fumée.

On arrive ainsi à obtenir un résultat remarquablement économique, puisque ces appareils utilisent jusqu'à 90 pour 100 de la chaleur dégagée. De plus ils fonctionnent automatiquement, sans exiger de surveillance; il suffit de renouveler le combustible toutes les douze, ou même toutes les vingt-quatre heures seulement.

De pareils avantages expliquent suffisamment la vogue toujours croissante des poêles à combustion lente, malgré les dangers certains qu'ils font courir à ceux qui les emploient. Passons donc en revue les tares hygiéniques qu'ils présentent.

Leur tirage réduit n'assure qu'un apport d'air de 4 m³ par kilogramme de combustible, alors que 9 m³ suffiraient à peine à transformer tout le carbone en acide carbonique. Il en résulte une surproduction d'oxyde de carbone d'autant plus dangereuse que, le tirage étant réduit, les refoulements des gaz de combustion à l'intérieur de l'habitation se produisent aisément. C'est le cas notamment lorsqu'on déplace ces poêles et qu'on les adapte à une cheminée qui n'est pas encore échauffée : la température de celle-ci étant inférieure à celle de la pièce, il s'établit un tirage renversé, jusqu'au moment où la température du contenu du tuyau de fumée s'est élevée suffisamment. Plus rarement, il est vrai, par suite de fissures de la maçonnerie de la cheminée, les gaz toxiques provenant des poêles à combustion lente peuvent pénétrer dans des tuyaux de fumée voisins et se répandre à d'autres étages et dans des pièces éloignées, où ils déterminent des asphyxies à distance, dont l'origine est parfois impossible à établir.

Malgré tout, les poêles à combustion lente sont aujourd'hui si répandus, qu'on ne parviendrait pas à décider le public à y renoncer. Mieux vaut lui indiquer les précautions à prendre pour en réduire les dangers au minimum.

A notre avis, il faut complètement renoncer à déplacer ces appareils d'une cheminée à l'autre et ne les fixer qu'à une cheminée dont le tirage se sera toujours montré énergique et régulier. Les poêles à combustion lente ne doivent être installés ni dans les chambres à coucher, ni dans les cabinets de toilette adjacents. On aura toujours soin de fermer pour la nuit les portes des chambres à coucher communiquant avec une pièce où fonctionne un appareil de ce genre. Ce mode de chauffage n'est applicable aux pièces où on séjourne une bonne partie de la journée qu'à la condition que la ventilation y soit assurée par des orifices constamment et directement ouverts à l'air libre. Dans les maisons de proportions suffisamment restreintes on peut placer à poste fixe dans le vestibule un poêle à combustion lente, dont le tuyau de fumée traversera de bas en haut toute la cage de l'escalier. Celle-ci se trouvera ainsi économiquement chauffée, sans grand inconvénient pour les habitants, car c'est en général la partie la mieux ventilée de ce genre d'habitations.

Au moment d'allumer un poêle à combustion lente, on s'assure que la cheminée attenante a un tirage suffisant en y brûlant du papier, jusqu'à ce que la flamme et la fumée montent bien vers le tuyau. Si cela ne suffit pas, on fait une flambée dans la cheminée. Quand le poêle vient d'être allumé, on laisse l'orifice de réglage largement ouvert pendant un certain temps, pour bien assurer le tirage. Ce n'est qu'après avoir pris cette précaution qu'on peut diminuer convenablement l'entrée de l'air. La cheminée ou le tuyau desservant le poêle doivent être munis d'appareils indiquant constamment le sens dans lequel s'effectue le tirage. Il ne doit pas y avoir de clef sur le tuyau de fumée, car il est dangereux de régler le tirage autrement qu'au moyen de l'orifice d'admission de l'air. Après chaque renouvellement du combustible il faut s'assurer que l'orifice de chargement est hermétiquement fermé et ventiler largement le local, pour en chasser les gaz de combustion qui auront pu s'y répandre pendant cette opération.

Lorsque, malgré toutes ces précautions, il se fait des refoulements persistants, par les grands vents par exemple, il ne faut pas hésiter à éteindre le poêle.

C) **Chauffage électrique.** — Nous en aurons terminé avec tous les modes de chauffage local, c'est-à-dire où le foyer est dans la pièce même qu'il s'agit de chauffer, lorsque nous aurons dit quelques mots du *chauffage électrique*, encore peu répandu chez nous, mais qui a des applications assez nombreuses en Angleterre, en Amérique et en Allemagne.

Dans un circuit électrique il se fait un dégagement de chaleur proportionnel à la diminution de tension que subit le courant à travers le circuit. Si donc on diminue dans un circuit métallique le diamètre du fil sur une certaine longueur, cette portion amincie s'échauffe. On empêche ce fil de brûler en le mettant à l'abri de l'air par un enrobage dans un émail de composition spéciale. Tel est le principe suivant lequel sont construites les surfaces de chauffe électriques. Les fils sont en ferro-nickel et on les applique sur des plaques en fonte de forme très variée. Si l'on fait passer le courant, le fil s'échauffe et transmet sa chaleur à la plaque de fonte. On construit ainsi des *plaques murales* (fig. 97), accolées aux parois de la pièce ou des *poêles électriques* (fig. 98) qu'on place au milieu du local qu'il s'agit de chauffer. On construit également des *tabourets chauffants*, servant de chaufferettes, et des fourneaux pouvant être utilisés pour la cuisine.

**Chauffage central**. — Lorsqu'il n'y a qu'un foyer de chaleur destiné au chauffage de toute l'habitation et qu'il est placé en dehors des locaux dont on se propose d'élever la température, on dit que le chauffage est central. Pour le réaliser on emploie des appareils qui distribuent la chaleur au moyen de l'air, de l'eau ou de la vapeur d'eau élevés à une haute température. La source de chaleur est placée dans le bas de la maison, généralement dans les caves; des conduites en partent pour répartir dans toute l'habitation le gaz ou l'eau destinée à transporter le calorique. Lorsqu'on emploie l'air chaud, il est déversé par des bouches de chaleur dans l'atmosphère des pièces auquel il se mélange; tandis que l'eau et la vapeur d'eau restent enfermés dans les conduites et n'agissent sur l'air des locaux que par l'intermédiaire de surfaces de chauffe rayonnantes, disposées dans chaque pièce.

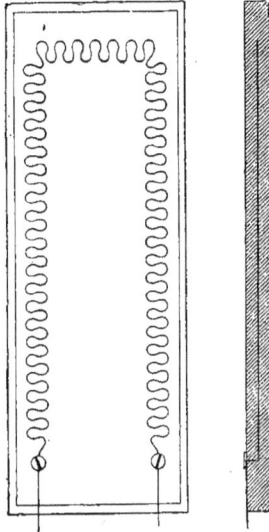

Fig. 97.
Plaque murale électrique.

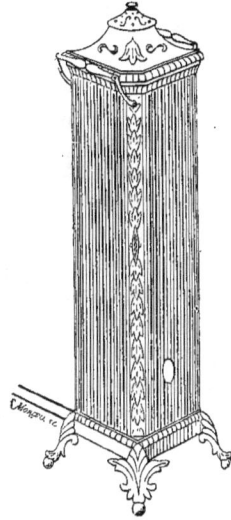

Fig. 98.
Poêle électrique.

Le chauffage central présente des avantages nombreux : il réalise une notable économie de combustible, utilise bien la chaleur produite, la répartit assez également dans toutes les parties de l'habitation et ne salit plus les pièces de poussières de combustible, de cendres ou de fumée comme le font tous les appareils à chauffage local. Mais les trois modes de chauffage central ont une valeur hygiénique bien différente.

*a*) **Calorifères à air chaud**. — Bien que ce mode de chauffage central soit encore le plus répandu, il n'en est pas moins insalubre. Il modifie d'abord fâcheusement les conditions de ventilation de l'habitation. Dans une pièce, si l'air chaud pénètre par une bouche placée au niveau du plancher, il monte immédiatement au plafond à cause de sa faible densité et les couches inférieures restent occupées par l'air vicié, moins chaud; par contre, s'il pénètre au haut de la pièce, on est obligé, pour le diffuser dans le local, de placer les orifices d'évacuation dans le bas et il se fait une ventilation renversée, qui prolonge aussi le séjour d'une partie de l'air vicié à hauteur d'homme, comme nous l'avons déjà indiqué.

L'air chauffé a l'inconvénient de fournir très peu de chaleur, si on n'a soin de le porter à une température très élevée. On est donc amené à distribuer de l'air qui a été surchauffé au niveau du foyer, où par conséquent il s'est desséché et surtout a pris cette odeur âcre et désagréable que lui communique la combustion des poussières au contact des surfaces de chauffe.

A cette première cause d'altération de l'atmosphère de l'habitation vient quelquefois s'en ajouter une seconde, beaucoup plus dangereuse.

Les calorifères à air chaud sont en effet établis de façon qu'une colonne d'air venant de l'extérieur et montant ensuite aux appartements s'échauffe au contact du foyer. Il y a donc deux circulations de gaz voisines et indépendantes, celle de la fumée et des gaz de combustion d'une part et celle de l'air de l'autre. Mais s'il se fait des fissures dans le tuyau de fumée ou dans l'appareil de chauffe même, les gaz de combustion peuvent pénétrer dans la conduite d'air et être entraînés dans les locaux à chauffer, au plus grand dommage de leurs habitants.

De plus, pour éviter que l'air chaud ne produise des courants d'air violents à la sortie des bouches, il faut le faire circuler à travers des conduites de distribution très larges, qui tiennent beaucoup de place et où se perd une partie de la chaleur.

Enfin l'air chaud ne s'étend pas dans les conduites à une distance horizontale de plus de 15 mètres, à moins qu'il ne soit propulsé par une force mécanique.

Une partie de ces inconvénients, notamment le danger du mélange des gaz de combustion à l'atmosphère de l'habitation, disparaît si le calorifère est établi de façon à ce que l'air s'échauffe au contact non plus d'un foyer, mais de surfaces de chauffe à circulation d'eau ou de vapeur d'eau. Mais l'air n'en arrive pas moins surchauffé dans les pièces, et s'élève immédiatement au plafond, au lieu de monter peu à peu en diffusant; enfin l'air vicié est retenu dans la partie inférieure du local.

*b)* **Le chauffage par circulation d'eau chaude** est bien plus hygiénique. Le principe utilisé pour faire monter l'eau chaude aux différentes hauteurs de l'habitation est celui du thermosiphon (fig. 99). Un récipient A plein

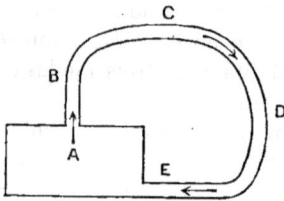

Fig. 99. — Thermosiphon.

d'eau est surmonté d'un tuyau B, C, D. qui s'incurve de façon à s'aboucher en E à la partie inférieure du récipient. Si l'on chauffe celui-ci, l'eau chaude qu'il contient monte dans le tuyau B, refoule l'eau plus froide contenue en C, D, E, et il s'établit un courant dans le sens des flèches de la figure. C'est ainsi qu'on fait monter de l'eau chaude dans les différentes pièces d'une habitation. Ce principe est également appliqué pour le chauffage des wagons, des baignoires, etc. On ne peut guère appliquer au chauffage de l'habitation la circulation d'eau chaude sans une certaine pression, sinon, l'écart de température entre la colonne montante et la colonne descendante étant très faible et, par suite, l'ascension de l'eau chaude étant très lente, il faudrait employer de grandes quantités de liquide et des conduites de très fort diamètre pour obtenir un rendement de chaleur satisfaisant. Si l'on établit une pression très forte, on est exposé à des explosions. Les appareils à pression moyenne sont plus pratiques, mais sont dispendieux et réclament une installation très soignée. En revanche ils permettent de mieux régler la chaleur que ne le font les appareils de chauffage par la vapeur.

Le chauffage de l'habitation par l'eau chaude est surtout avantageux dans les endroits où on peut disposer de sources dont l'eau est naturellement à une température élevée.

c) **Le chauffage central à la vapeur d'eau**, comme celui par circulation d'eau chaude, favorise la ventilation ascendante rationnelle. En installant les surfaces de chauffe au-dessous des fenêtres et au niveau des orifices de pénétration de l'air extérieur, on élève doucement la température de l'air neuf sans le surchauffer. On évite ainsi les courants froids dans la pièce; l'air neuf diffuse bien et s'élève peu à peu pour remplacer l'air vicié, à mesure que celui-ci s'écoule par les orifices de sortie ouverts rationnellement sous le plafond.

Au point de vue du chauffage proprement dit, les avantages ne sont pas moindres. A poids égal, la vapeur d'eau, lorsqu'elle se condense, donne 20 fois plus de chaleur que l'air à 100°, et 5 fois plus que l'eau à 100°. La vapeur d'eau circule beaucoup plus rapidement à faible pression que l'eau chaude, de sorte qu'on peut se contenter d'une canalisation de petit calibre. Enfin c'est un chauffage très économique, puisqu'avec 1 kg de houille on obtient 7 à 8 kg de vapeur d'eau. Malheureusement les frais de première installation sont élevés et ne permettent ce mode de chauffage qu'aux gens riches.

Dans les habitations privées on n'emploie que la vapeur à basse pression, qui n'expose à aucune explosion et ne réclame ni surveillance, ni manipulation compliquée, tout en pouvant porter la chaleur jusqu'à 100 mètres du générateur.

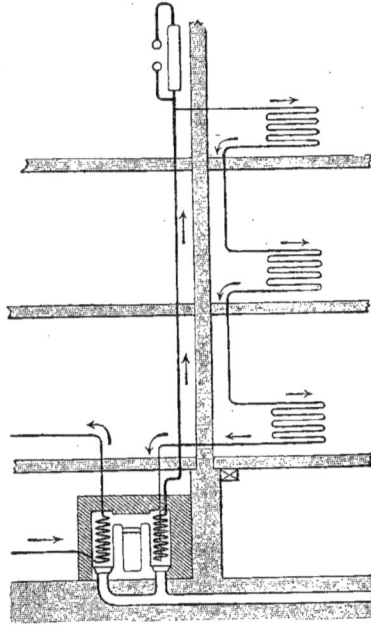

Fig. 100. — Chauffage central à vapeur à double canalisation.

L'appareil comprend toujours une chaudière (générateur de vapeur); mais la canalisation peut s'établir suivant deux types : ou bien la canalisation est double, les tuyaux étant d'un diamètre très faible, et alors on a un tuyau pour amener la vapeur aux surfaces de chauffe et un second tuyau pour ramener l'eau condensée à la chaudière (fig. 100).

Ou bien la canalisation est unique, et alors d'un diamètre de 5 à 7 centimètres, permettant à la vapeur de monter et à l'eau de condensation de descendre par le même tuyau.

Les surfaces de chauffe placées dans les appartements peuvent être simplement des *tuyaux munis d'ailettes* ou de disques excentrés (fig. 101), afin d'obtenir un rayonnement convenable de la chaleur.

On emploie plus souvent des *radiateurs* formés par le groupement d'une série de tubes en U renversés, dans lesquels circule la vapeur (fig. 102). Les tubes s'ouvrent à leur partie inférieure dans un collecteur horizontal et sont recouverts à leur partie supérieure d'une corniche.

**Répartition hygiénique du chauffage.** — Nous terminerons ce chapitre par quelques conseils sur la répartition hygiénique du chauffage dans l'habitation.

Il est sain de coucher dans une pièce où la température ne soit pas trop élevée. Il faut donc aussi rarement que possible faire du feu dans les chambres à coucher ou les chauffer directement. Au contraire, il importe de chauffer fortement le vestibule et la cage de l'escalier, qui constituent la grande cheminée d'aération de l'habitation et, par

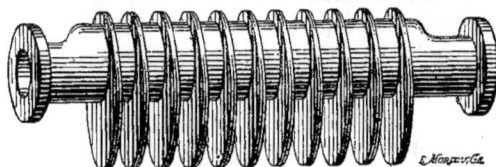
Fig. 101. — Tuyaux à ailettes.

suite, contribuent le plus à la refroidir. Les autres pièces ne doivent être chauffées que modérément. Il ne faut pas toutefois tomber dans l'excès contraire. Certaines personnes croient qu'en se couvrant outre mesure, elles peuvent vivre sans inconvénient dans des pièces glaciales. Cette pratique expose aux rhumes et aux bronchites par inhalation d'air trop froid.

Chaque fois que ce sera possible on n'hésitera pas à faire les frais d'une installation de chauffage par circulation d'eau chaude ou par la vapeur à basse pression. Mais même dans ce cas nous préférerions qu'on conservât uniquement des cheminées dans les chambres à coucher; pour y maintenir de 12 à 16°, il ne serait pas nécessaire d'y allumer très souvent du feu, mais, quand on le ferait, on procurerait aux occupants à la fois l'agrément d'une douce élévation de température, les bienfaits d'une aération active, et le plaisir de la vue des flammes, satisfaction que ne peut donner aucun autre moyen de chauffage.

Lorsqu'on ne pourra chauffer l'habitation par la vapeur ou l'eau chaude, on installera dans le ves-

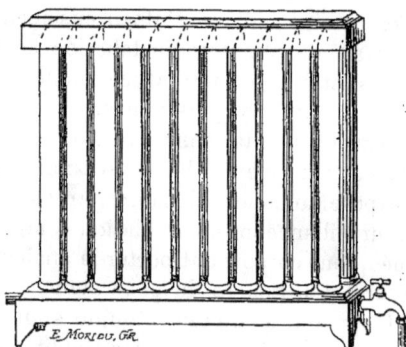
Fig. 102. — Radiateurs.

tibule un poêle à combustion vive de dimensions suffisantes pour bien chauffer toute la cage de l'escalier; s'il y a nécessité économique, on le remplacera par un poêle à combustion lente, laissé à demeure, en observant rigoureusement les précautions que nous avons indiquées à ce sujet. Dans les chambres il y aura des cheminées (à la prussienne, dans un but d'économie pour les installations les plus modestes), où on fera du feu très rarement; car le chauffage de l'escalier, dans les maisons qui ne sont pas très vastes, assure le plus souvent une température suffisante dans les chambres à coucher.

Les pièces de réunion seront chauffées par des cheminées ou, si l'on désire brûler moins de combustible, par un poêle à double enveloppe (faïence et métal) et à combustion vive.                    *WURTZ et BOURGES.*

**CHAULMOOGRA** (**HUILE DE**). — C'est une huile brune, épaisse, d'odeur nauséeuse, extraite des semences du *Gynocardia odorata* (Bixacées), grand arbre de l'Inde et de la Malaisie.

Remède populaire chez les Indiens (syphilis, dermatoses), cette huile, à hautes doses longtemps administrées, a fourni des succès remarquables dans la lèpre (v. c. m.). Malheureusement, le remède est mal toléré par le tube digestif (troubles gastriques, vomissements, diarrhée), par l'hypoderme (injections douloureuses), par la peau (érythèmes).

On commence par la dose de V gouttes matin et soir dans du lait chaud ou dans une infusion de menthe pour aller progressivement jusqu'à C ou CC gouttes; ces hautes doses se prennent en capsules; on essaie aussi d'introduire une partie du médicament en injection hypodermique. Sur les tubercules non ulcérés, il peut s'étendre en pommade ou en emplâtre.

Pommade (V<small>IDAL</small>).

Huile de Chaulmoogra . . . . . . . . . . . . . . . . . 2 à 4 parties.
Vaseline. . . . . . . . . . . . . . . . . . . . . . . . .   5   —
Paraffine . . . . . . . . . . . . . . . . . . . . . . . .   1 partie.
*E. F.*

**CHAUX ET CALCIUM**. — Nous réunissons sous ce titre la chaux, la craie préparée, le chlorure de calcium et le plâtre.

**Chaux**. — On obtient l'oxyde de calcium par la calcination du carbonate de calcium. C'est la chaux vive, caustique énergique en raison de sa grande affinité pour l'eau.

| *Caustique de Vienne* (Codex de 1908). | *Caustique de Filhos* (Codex de 1884). |
|---|---|
| Potasse caustique.. . . 50 grammes. | Potasse caustique . . . 50 grammes. |
| Chaux vive. . . . . . . 60   — | Chaux vive . . . . . . 10   — |
| (A séparer). | (A séparer). |

L'hydrate d'oxyde de calcium, ou chaux éteinte, peu soluble dans l'eau (1 partie pour 800) sert à préparer le lait de chaux; l'eau de chaux est un soluté de chaux qui renferme 1 gr. 69 d'hydroxyde de calcium par litre.

Mélangée à son poids d'huile d'olive, l'eau de chaux constitue le *liniment calcaire* du Codex, utilisé contre les brûlures (v. c. m.).

A l'intérieur, l'*eau de chaux* est quelquefois employée comme antiacide dans les gastropathies hyperchlorhydriques à la dose de 50 à 150 gr. par jour. Son principal emploi se trouve comme antidiarrhéique dans la médecine infantile (50 à 60 gr. dans du lait ou dans une infusion).

*Potion antidiarrhéique* (Enfants).

Eau de chaux. . . . . . . . . . . . . . . . . . . . . . 100 grammes.
Sirop de coings. . . . . . . . . . . . . . . . . . . . .  50   —
Cuillerée à café d'heure en heure dans un demi-verre d'infusion de violettes.

**Carbonate de chaux** (carbonate de chaux précipité, carbonate de chaux préparé). — Le carbonate de calcium officinal est le produit de la double décomposition effectuée entre des solutions de chlorure de calcium cristallisé et de carbonate neutre de sodium officinal. Il constitue une poudre blanche, présentant au microscope un aspect cristallin.

Le carbonate de calcium précipité de la nouvelle Pharmacopée française remplace la craie lavée du Codex de 1884.

Le carbonate de chaux, comme le bicarbonate de soude, est employé comme antiacide. Toutefois, comme c'est un sel neutre et insoluble dans l'eau, il ne peut, comme le bicarbonate de soude, produire l'alcalinité du milieu stomacal. D'autre part, comme il renferme, toutes choses égales d'ailleurs, moins d'acide carbonique que le bicarbonate de soude, il paraît agir moins efficacement que ce dernier sur l'élément douleur. Par contre, son insolubilité dans les milieux alcalins en fait un absorbant et un anti-diarrhéique souvent précieux, mais il convient alors de le donner à hautes doses (5 à 10 gr.).

*Potion saturante.*

| | | |
|---|---|---|
| Craie préparée . . . . . . . . . . . . . . . . . . . . | 50 grammes. | |
| Sirop de fleurs d'oranger . . . . . . . . . . . . . . | 100 | — |
| Eau distillée . . . . . . . . . . . . . . . . . . . . . | 800 | — |

Un verre à madère toutes les heures (Gastrosuccorrhée).

*Paquets antigastralgiques.*

| | |
|---|---|
| Poudre de racine de belladone . . . . . | 1 centigr. |
| Craie préparée . . . ⎱ āā 1 gramme. | |
| Phosphate de soude. ⎰ | |
| Magnésie calcinée. . | 25 centigr. |

Pour un paquet n° 20. 1 paquet, 1 heure et 2 heures après les repas dans un peu d'eau (gastralgie des hyperchlorhydriques.

*Poudre saturante analgésique.*

| | |
|---|---|
| Chlorhydrate de cocaïne. . . . . . | 10 centigr. |
| Bicarbonate de soude . . . . . . . | 20 grammes. |
| Craie préparée . . . ⎱ | |
| Magnésie calcinée . ⎬ āā 10 — | |
| Sous-nitrate de bismuth. . . . . . ⎰ | |

Une cuillerée à café dans un demi-verre d'eau, une heure et deux heures après le repas (hyperacidité gastrique).

**Chlorure de calcium.** — Le chlorure de calcium favorise la coagulation du sang.

Cette propriété des sels de calcium a été le point de départ de l'emploi du chlorure de calcium en thérapeutique. On l'a utilisé pour combattre les hémorragies de toute nature (hémoptysies, hémorragies gastriques et intestinales, hémorragies de la fièvre typhoïde, de la fièvre bilieuse hématurique, etc.). On l'administre à la dose de 2 à 4 gr. par jour, en solution ou en potion.

*Solution.*

| | |
|---|---|
| Chlorure de calcium cristallisé. . . . . . | 2 grammes. |
| Eau distillée . . . . . | 120 — |

A prendre par cuillerée à soupe toutes les heures.

*Potion* (Enfants).

| | |
|---|---|
| Chlorure de calcium 50 centigr. à . . . . . | 1 gramme. |
| Sirop de fleurs d'oranger. . . . . . . . . | 30 grammes. |
| Eau . . . . . . . . . . | 60 — |

*Potion.*

| | |
|---|---|
| Chlorure de calcium . | 5 grammes. |
| Potion de Tood. . . . | 180 — |

A prendre par cuillerée à bouche.

*Lavement* (Hémorragies intestinales).

| | |
|---|---|
| Chlorure de calcium . | 5 grammes. |
| Antipyrine . . . . . | 1 gramme. |
| Mucilage de pépins de coings . . . . . . | 120 grammes. |

**Sulfate de chaux.** — Ce corps n'offre plus aucun intérêt médical. En revanche son utilisation chirurgicale est considérable (V. Appareils platrés).                                                                   *E. FEINDEL.*

**CHÉILOPHAGIE.** — C'est l'habitude vicieuse de mordiller ses lèvres. Elle est fréquente chez les jeunes dégénérés, en particulier chez les tiqueurs. Les mangeurs de lèvres sont aussi nombreux que les rongeurs d'ongles (V. Onychophagie).

L'abondance et la délicatesse des terminaisons sensitives dans la muqueuse labiale explique la multiplicité et l'acuité des incitations qui en partent, et dont chacune peut être l'occasion d'une réaction motrice. Ces réactions motrices sont tantôt des mouvements intempestifs des lèvres, rictus, moues, succions, etc., tantôt de véritables tics des lèvres, tantôt enfin des mouvements de morsure ou simplement de pincement des lèvres. Tous ces mouvements entretiennent les excoriations et les gerçures labiales qui, à leur tour, par la douleur qu'elles provoquent, sollicitent de nouveaux mouvements. Il se crée ainsi une habitude fonctionnelle vicieuse souvent difficile à déraciner.

Les gerçures des lèvres pendant l'hiver sont presque toujours le point de départ des habitudes chéilophagiques. Certains sujets entretiennent en permanence des excoriations, des fissures labiales, souvent assez profondes pour produire des cicatrices disgracieuses, et qui peuvent servir de porte d'entrée à toutes sortes d'infections.

Il importe de réagir énergiquement et le plus tôt possible contre cette habitude vicieuse. Comme elle est surtout fréquente chez les enfants, c'est aux parents qu'il faut s'adresser pour leur demander d'exercer une surveillance indispensable. S'ils ont l'autorité et la persévérance nécessaires, leurs avertissements, leurs réprimandes, et au besoin quelques punitions, pourront suffire.

On peut également conseiller d'appliquer plusieurs fois par jour sur les bords libres des lèvres un topique amer : la vaseline quininée remplit très bien cet office. Enfin, il peut être utile également, surtout lorsqu'à la chéilophagie s'ajoutent des mouvements intempestifs des lèvres, de soumettre le malade à la *discipline psycho-motrice* (v. c. m.), telle qu'elle est appliquée aux *tiqueurs* (V. Tics).

A côté des chéilophages prennent place les *trichophages*, mangeurs de poils, en particulier des poils de la moustache ou de la barbe.

La trichophagie reconnaît les mêmes causes que la chéilophagie ; elle est justiciable du même traitement. Comme il s'agit alors de sujets plus âgés, les interventions psycho-thérapiques peuvent être plus efficaces.

Dans le même ordre d'habitudes vicieuses figurent la *trichoplastie* et la *trichoclastie*, habitudes vicieuses de tortiller les poils (cheveux ou barbe, etc.), ou même de les briser entre les doigts. Ici encore les interventions psycho-thérapiques suffisent généralement pour corriger ces mauvaises habitudes.

*HENRY MEIGE.*

**CHÉLIDOINE** (**GRANDE**). — Son latex jaune et caustique est d'un emploi populaire contre les verrues.                                            *E. F.*

**CHÉLOÏDE.** — On nomme *chéloïde* une affection de la peau caractérisée par la production de tumeurs dures et saillantes, à surface lisse et irrégulière, qui comprennent toute l'épaisseur du derme et récidivent d'ordinaire après ablation. Ces formations sont souvent pourvues de digitations radiculaires qui leur donnent l'aspect d'une pince d'écrevisse : d'où leur nom (χηλή, pince d'écrevisse, εἶδος, ressemblance), composé par Alibert.

Rares chez les enfants et les vieillards, plus fréquentes chez les adultes, les chéloïdes atteignent indifféremment l'un et l'autre sexe. On les rencontre plus souvent chez les hommes de couleur, et surtout chez les nègres, que chez les blancs.

**Symptômes. — Variétés.** — Les auteurs distinguent d'habitude les chéloïdes en deux variétés, *primitives*, et *secondaires* ou *cicatricielles*, selon qu'elles surviennent spontanément ou qu'elles se greffent sur une cicatrice. Mais tandis que les uns, avec Bazin, appellent *vraies* les chéloïdes spontanées et *fausses* les chéloïdes cicatricielles, les autres considèrent comme vraie cette dernière forme de chéloïdes, et comme fausse la forme primitive. Ce n'est là qu'une question d'épithètes. Il n'en est pas moins certain que ces deux sortes de chéloïdes diffèrent l'une de l'autre, sinon par leur aspect, au moins par leur mode d'apparition et leur constitution anatomique.

Quant à la *true kéloïd*, d'Addison, ou *chéloïde blanche*, de Bazin, elle est, non pas une chéloïde, mais une manifestation de la morphée, forme de la sclérodermie (v. c. m.).

Les *chéloïdes secondaires ou cicatricielles*, de beaucoup les plus fréquentes, apparaissent sur des cicatrices cutanées non seulement récentes, mais encore anciennes et datant même de plusieurs années.

Tous les traumatismes peuvent en être le point de départ : plaies par instruments tranchants ou contondants; brûlures par le pétrole, l'acide sulfurique, le chlorure de zinc; lésions irritatives produites par un vésicatoire, l'huile de croton, la teinture d'iode; perforation du lobe de l'oreille, piqûre de saignée, points de suture chirurgicaux.

Certains vestiges de dermatoses peuvent se compliquer de chéloïdes : cicatrices de vaccin, de variole, de syphilis ulcéreuse, de sycosis chronique; l'on connaît la chéloïde consécutive aux pustules acnéiques. Il n'est pas, en un mot, de cicatrice, si minime soit-elle, qui ne puisse, chez un *sujet prédisposé*, être l'occasion d'une chéloïde. Aussi certains auteurs, niant toute spontanéité, rapportent-ils les chéloïdes dites primitives à des lésions cutanées très légères et passées inaperçues.

**Signes physiques.** — Quand la chéloïde est *secondaire*, qu'elle se forme sur une cicatrice préexistante, celle-ci se tuméfie, augmente de volume, soit dans son épaisseur, soit vers un de ses bords. Parfois, il s'y forme comme de petits tubercules indurés, qui peuvent rester longtemps stationnaires, mais qui se développent enfin et fusionnent en une seule tumeur. La chéloïde, en s'accroissant, masque entièrement la cicatrice.

Les chéloïdes *primitives* qui naissent sur un tégument d'apparence saine ne sont, tout d'abord, que de petites indurations minuscules, qui augmentent lentement de volume et mettent plusieurs mois ou même plusieurs années à atteindre leur complet développement. La chéloïde constituée est une tumeur surélevée de 2 à 4 millimètres, lisse, plane ou légèrement convexe ou concave, de couleur rosée, ferme et mobile sur le tissu cellulaire sous-cutané.

Sa forme est extrèmement variable : souvent c'est une bande allongée et prolongée dans le tissu sain par des digitations rayonnées; parfois, c'est

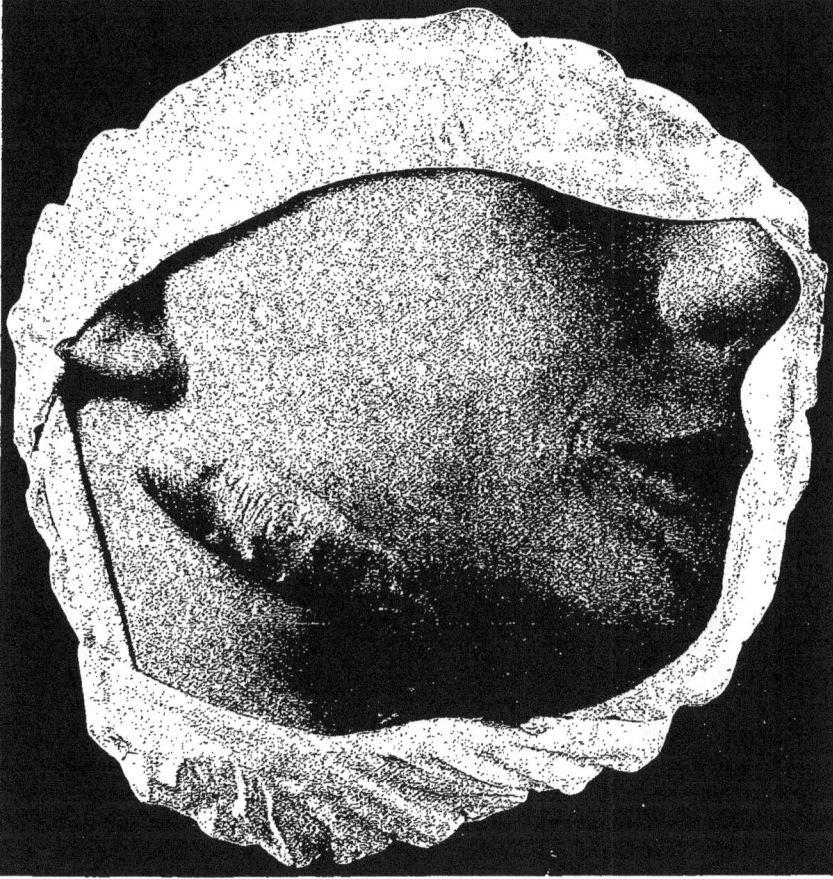

Fig. 103. — Cicatrice chéloïdienne du cou chez un scrofuleux. (Musée de l'hôpital Saint-Louis. n° 700.)

une tumeur arrondie ou ovalaire, assez régulière; dans quelques cas, elle revèt l'aspect d'un bourrelet, d'une bride proéminente, ou bien elle est franchement irrégulière, polygonale, avec des angles rentrants et saillants; sa surface peut présenter de nombreux accidents, des crêtes fibreuses, des élevures.

Elle est longue de plusieurs centimètres quand elle est étalée; arrondie, elle peut atteindre le volume d'une grosse orange.

Sa couleur, enfin, est tantôt bleue ou violacée, tantôt rosée ou même rougeâtre par la présence d'arborisations vasculaires. La tumeur est recouverte d'un épiderme intact, muni de ses glandes et de poils réduits à l'état de follets.

Uniques d'habitude quand elles sont cicatricielles, souvent multiples quand elles semblent primitives, et, dans ce dernier cas, parfaitement symétriques, les chéloïdes naissent en tous les points du corps : au cou, à la face, sur les épaules, les membres, le tronc, les lobules auriculaires et même sur les muqueuses. Elles présentent cependant une certaine prédilection pour la région sternale, où elles dessinent des bandes allongées ou des crêtes parallèles, et pour la nuque où elles affectent un aspect particulier.

Cette chéloïde de la nuque est fort mal appelée *acné chéloïdienne*, car elle n'a rien d'acnéique : elle n'est qu'une chéloïde développée secondairement sur des pustules d'acné ou des cicatrices furonculeuses.

Elle revêt l'aspect d'une plaque rouge et saillante, allongée transversalement, parsemée de bourgeons croûteux durs aux follicules et traversée par des bouquets de poils raidis et parallèles comme les dents d'un peigne.

Les dermatologistes américains et anglais décrivent une variété de chéloïde qui se développerait dans les parties profondes du derme et dans le tissu cellulaire sous-cutané ; elle ne donnerait jamais naissance à des tumeurs surélevées, comme les chéloïdes ordinaires, mais plutôt à des indurations profondes des téguments ressemblant au sarcome.

**Signes fonctionnels.** — Quelques chéloïdes sont tout à fait indolentes. Mais le plus souvent le malade éprouve de vives démangeaisons, des élancements douloureux ou spontanés provoqués par la chaleur du lit et des vêtements, et ces sensations peuvent devenir intolérables.

En même temps, la sensibilité objective est émoussée au niveau des tumeurs ; les contacts, les piqûres sont mal perçus.

**Évolution.** — Après avoir acquis un certain volume, les chéloïdes cessent de s'accroître.

Elles sont en général indélébiles. Quelquefois, cependant, elles subissent une régression spontanée ; une cicatrice blanche, souple et déprimée, marque leur place.

Il est douteux qu'elles puissent s'ulcérer.

Leur transformation en tumeurs malignes n'est pas mieux prouvée.

Leur récidive après l'ablation chirurgicale, même très étendue, est une notion classique.

**Lésions.** — L'exérèse des chéloïdes a permis d'en étudier la structure. La coupe d'une chéloïde montre un tissu blanchâtre formé de fibres épaisses presque toutes parallèles au grand axe de la tumeur. Au microscope, les altérations diffèrent selon que celle-ci est primitive ou cicatricielle.

Dans les chéloïdes primitives, l'épiderme apparaît normal, ainsi que la région papillaire du derme. Au-dessous siège la tumeur, constituée par des faisceaux fibreux, épais et dirigés selon son grand axe ; entre ces faisceaux, on voit des lacunes lymphatiques, de nombreux vaisseaux sanguins et des cellules conjonctives. Les glandes sudoripares et pilo-sébacées, déformées par le tissu chéloïdien, ne présentent leur aspect normal qu'au sortir de la tumeur. Dans les chéloïdes cicatricielles, le derme et les prolongements épidermiques interpapillaires ont disparu ; à leur place, existe un feutrage de faisceaux fibreux recouvert par l'épiderme aminci. Au-dessous de ce tissu de cicatrice s'étale la chéloïde, avec ses faisceaux fibreux, ses lacunes lymphatiques, ses vaisseaux et ses glandes.

Les chéloïdes acnéiformes présentent un mélange de lésions inflammatoires et hyperplasiques; le derme est infiltré, surtout au voisinage des follicules, par des éléments cellulaires divers, plasmazellen, mastzellen, cellules géantes, fibroblastes, qui se transforment graduellement en faisceaux fibreux. On y voit aussi des corpuscules ronds, homogènes, libres ou réunis en groupes dans le protoplasma des cellules, et considérés par Secchi comme blastomycètes, par Mantegazza comme des produits de dégénérescence cellulaire.

**Diagnostic.** — L'histologie, qui différencie les deux variétés de chéloïdes, permet surtout de distinguer celles-ci de la *cicatrice hypertrophique*, avec laquelle on les a si souvent confondues. Cette dernière est une simple cicatrice sans nulle trace de chéloïde; l'épiderme aminci est soutenu par d'épais faisceaux fibreux; le derme a perdu ses papilles, mais il n'existe aucune tumeur conjonctive. Cliniquement, la cicatrice hypertrophique possède aussi ses caractères propres : elle ne dépasse jamais les bords de la cicatrice, elle s'affaisse avec le temps, et ne récidive pas après l'ablation.

Il est rare que d'autres diagnostics se posent à propos d'une chéloïde. L'*acné*, le *molluscum*, s'en distinguent sans peine.

La *morphée*, blanche, sans relief, est entourée du lilac-ring caractéristique. L'*épithélioma bourgeonnant des cicatrices* se reconnaît à ses bourgeons irréguliers, durs, saignant facilement; des adénopathies l'accompagnent.

Des chéloïdes spontanées multiples ont été prises pour des *syphilides papuleuses*; mais ces dernières sont très nombreuses, de forme nummulaire et sans digitations, de couleur cuivrée; leur surface est exfoliée; elles disparaissent sous l'action du traitement spécifique.

Certains *fibro-sarcomes*, à croissance très lente, ne diffèrent en rien, par leur aspect, des chéloïdes; leur structure histologique est identique, d'ailleurs, à celle de ces tumeurs; aussi Baillon fait-il de la chéloïde cicatricielle un véritable fibro-sarcome; quant aux chéloïdes spontanées, elles comprendraient un certain nombre d'affections très diverses.

**Pathogénie.** — Cette multiplicité des chéloïdes explique sans doute l'obscurité de la question, en particulier au point de vue pathogénique : Alibert plaçait les chéloïdes parmi les dermatoses cancéreuses; Bazin les rapportait à la diathèse fibro-plastique, Kohler en fait des manifestations syringomyéliques. La première hypothèse est erronée, la deuxième bien vague, la troisième reste invérifiée.

On a attribué aux chéloïdes une origine microbienne. Pour Darier, elles résulteraient d'une infection locale particulière des plaies, érosions ou lésions quelconques de la peau; la transformation chéloïdienne de certaines pustules d'acné, à l'exclusion des pustules environnantes, la récidive après ablation en certains points de suture seulement de la cicatrice, prouveraient que la condition qui préside à la production des chéloïdes existe localement dans la plaie. La généralisation de petites tumeurs après scarification d'une chéloïde plaiderait, selon Marie, en faveur de l'hypothèse microbienne.

Mais Leloir, Dénériaz, Gaucher et Sergent, Darier, ont cherché vainement quelque parasite dans les chéloïdes. Quant aux blastomycètes décrits par Secchi, ils ne seraient pour Mantegazza que des produits de la dégénérescence cellulaire.

La clinique et l'expérimentation montrent cependant des rapports évidents entre les chéloïdes et la tuberculose. Les sujets atteints de chéloïdes seraient fréquemment tuberculeux. En inoculant à divers animaux un certain nombre de chéloïdes, Darier a obtenu une fois chez un cobaye une tuberculose virulente généralisée ; Nevins Hyde aurait à plusieurs reprises obtenu le même résultat ; il aurait même reconnu des bacilles tuberculeux dans les cellules conjonctives de petites chéloïdes. Sans savoir comment il agit, ni comment il produit des tumeurs fibreuses, il paraît assez vraisemblable que le bacille tuberculeux joue un rôle important dans le développement des chéloïdes.

**Pronostic.** — La chéloïde n'est pas une affection grave. Elle s'arrête de croître avant d'avoir atteint un volume gênant, et peut même régresser spontanément. Cependant, les malades, se plaignant de la difformité qu'ils portent ou des douleurs qu'ils ressentent, désirent souvent en être débarrassés.

**Traitement.** — Le *traitement interne* est peu efficace ; on a tour à tour préconisé, sans grand succès, l'iode, l'iodure de potassium, le mercure, l'arsenic, et contre la douleur, un grand nombre d'analgésiques.

Les *moyens externes* sont nombreux, et d'action différente.

Hébra recommande l'*emplâtre* suivant contre l'élément douloureux :

Emplâtre de Vigo. . . . . . . . . . . . . . . . . . . } āā 15 grammes.
    —    de mélilot . . . . . . . . . . . . . . . . . }
Étendez sur un linge et saupoudrez avec 1 gr. 50 de poudre d'opium.

La destruction de la tumeur à l'aide de *caustiques* chimiques donne de mauvais résultats, car la récidive est fatale. Elle n'est pas moins certaine après l'*ablation* au bistouri et au thermocautère ; la tumeur peut même atteindre, après l'intervention, des dimensions plus considérables qu'auparavant. Aussi ne recourt-on à l'exérèse qu'après avoir épuisé tous les autres modes de traitement.

On a pratiqué des *injections* dans la tumeur. L'huile d'olive créosotée à 20 pour 100 employée par P. Marie, puis par Balzer et Monsseaux, a semblé exercer une action d'arrêt sur la marche de la chéloïde ; mais tandis que P. Marie a obtenu un embaumement sans inflammation de la peau ambiante, les autres auteurs ont vu une portion du tissu chéloïdien s'éliminer et se former à sa place une ulcération assez profonde.

En Amérique, Tousey et Newton ont traité des chéloïdes par des injections sous-cutanées de thiosinamine en solution alcoolique à 10 pour 100 ; ces injections, très douloureuses, ont vite amené un assouplissement considérable des tumeurs, mais n'en ont pas diminué le volume. On a obtenu aussi, en France, quelques succès des injections de thiosinamine et de fibrolysine.

Les *douches sulfureuses chaudes* ont été employées avec succès contre les chéloïdes multiples. Une fois Quinquaud a pu, par ce moyen, produire en quinze jours l'affaissement des tumeurs, et Brocq a vu un malade guéri, à Luchon, par les douches sulfureuses et le massage. Avec Raoul Leroy, nous avons vu des chéloïdes multiples consécutives à des syphilides ulcéreuses, très améliorées, mais non complètement guéries par le massage.

Mais les médications qui ont paru jusqu'ici donner les résultats les moins inconstants sont : les applications d'emplâtre de Vigo, les scarifications, l'électrolyse et la radiumthérapie.

Les *applications d'emplâtre de Vigo*, surtout quand on y peut joindre la compression méthodique de la tumeur, sont assez efficaces; mais il faut continuer le traitement avec la plus grande persévérance pendant des mois et des années.

L'*électrolyse*, employée par Hardaway, puis par Brocq, produit de bons effets; on pratique, avec une aiguille iridiée, des piqûres qui pénètrent dans toute l'épaisseur de la tumeur et sont distantes l'une de l'autre de 7 à 10 millimètres; on fait passer le courant dès que la pointe de l'aiguille est en contact avec les téguments; pour éviter au malade les secousses et les douleurs trop vives, on tourne assez lentement le collecteur de la pile jusqu'à ce que l'aiguille du galvanomètre marque 5 milliampères environ. La douleur produite par le passage du courant est des plus vives. Au bout de quelques séances, espacées de 8 à 15 jours, il est bon d'interrompre le traitement pendant plusieurs semaines (Brocq).

On peut employer avec succès les *scarifications linéaires*, que Vidal a fait connaître. Ces scarifications doivent être faites à une distance de 2 millimètres l'une de l'autre, quadrillées à angle droit ou obliquement, et empiétant un peu sur le tissu sain. Il faut qu'elles intéressent toute l'épaisseur de la chéloïde, laquelle s'enfonce au-dessous de la peau trois fois autant qu'elle s'élève au-dessus d'elle. On peut au préalable anesthésier la peau à l'aide du chlorure de méthyle. La chéloïde scarifiée est d'abord pansée avec de l'ouate imbibée d'eau boriquée; le lendemain, on y applique de l'emplâtre de Vigo, renouvelé matin ou soir (Laffite).

On peut combiner les trois méthodes précédentes, pratiquant tour à tour l'électrolyse et les scarifications, tout en ne cessant pas d'appliquer l'emplâtre de Vigo. Sous l'influence de ce traitement mixte, longtemps continué, nombre de chéloïdes finissent par disparaître.

La *radiothérapie* a procuré dans la cure des chéloïdes quelques résultats satisfaisants. Herschell Harris, Barney, etc., ont guéri complètement des chéloïdes en les soumettant à l'action des rayons X; mais on n'en a, dans d'autres cas, obtenu qu'une amélioration. La radiothérapie peut être employée, surtout contre les chéloïdes volumineuses ou rebelles.

Wickham et Degrais ont obtenu d'excellents résultats de la *radiumthérapie* en faisant agir, dans un premier temps, le rayonnement global, et dans un second temps le rayonnement ultra-pénétrant. D'après eux, les chéloïdes, dans la plupart de leurs formes, sont tout particulièrement justiciables du radium. La radiumthérapie peut encore être avantageusement employée pour le nivellement et l'amélioration de certaines cicatrices vicieuses, qui se compliquent de chéloïdes et de saillies fibro-scléreuses, comme des cicatrices de brûlures ou de lésions tuberculeuses.

Ce n'est qu'après avoir épuisé vainement toutes les méthodes de traitement qu'on pourra tenter l'*extirpation* d'une chéloïde, en prenant soin d'avertir le malade de la récidive possible et probable. L'incision devra circonscrire la tumeur aussi largement que possible et empiéter sur le tissu sain; elle sera profonde et l'on aura soin qu'aucun fragment de tumeur ne demeure dans la plaie; les sutures seront faites avec le plus grand soin, nombreuses et serrées, de façon à produire un affrontement aussi parfait que possible des surfaces cruentées (Tillaux). En prenant toutes ces précautions, peut-être pourra-t-on éviter la récidive, et, partant, guérir le sujet.

*FERDINAND TRÉMOLIÈRES.*

**CHÉTIVISME.** — Sous le nom de *chétivisme*, A. Bauer a proposé de désigner le syndrome morphologique décrit communément sous la dénomination d'*infantilisme de Lorain*. Le terme de chétivisme signifie donc les « *états dystrophiques produits et entretenus pendant la période de croissance par une maladie chronique, congénitale ou accidentelle* » (Brissaud) et dont les principaux traits, selon Lorrain, sont « la débilité, la gracilité, la petitesse du corps ».

Le *chétif* est « un être mal venu, retardataire à tous égards, de petit esprit, de petite taille et le plus souvent de petite santé » (Brissaud).

L'*aspect du chétif n'est pas celui de l'enfant*, mais, suivant l'âge, tantôt celui d'un adolescent à la période pubérale, petit et délicat, tantôt celui d'un adulte grêle et maladif, tantôt enfin celui d'un petit vieillard sec et rabougri. En règle générale, le *chétif* ressemble à un « homme en miniature », à un homme « vu par le gros bout de la lorgnette », son type extrême est constitué par le *nanisme total* (V. NANISME).

En raison de la multiplicité et de la complexité de ses causes, l'hypotrophie générale, qui caractérise le chétivisme, est rarement un syndrome isolé. Le plus souvent, en effet, on observe chez les chétifs des manifestations morbides, plus ou moins graves, dont il est difficile de préciser les relations avec le chétivisme; tantôt elles semblent tributaires de la cause dont résulte le chétivisme lui-même, tantôt elles paraissent être elles-mêmes la cause directe ou indirecte du syndrome morphologique. Ainsi s'expliquent les aspects si divers sous lesquels se présentent les chétifs. Tels d'entre eux sont atteints de lésions viscérales syphilitiques, tels autres de lésions tuberculeuses ou impaludiques, tels autres encore de lésions d'origine toxique (lésions cardio-vasculaires, gastro-intestinales, hépatiques, thyroïdiennes ou autres). L'enchaînement vrai des lésions et des troubles, le plus souvent, ne peut pas être précisé.

Reconnaître le chétivisme est habituellement chose facile. Toutefois, le rapprochement et parfois même la confusion qui ont été faits entre l'*infantilisme vrai, infantilisme myxœdémateux de Brissaud*, et le syndrome de Lorain, prouvent qu'en certaines circonstances le diagnostic du chétivisme peut prêter à discussion. D'ailleurs, il n'est pas étonnant que certains chétifs dysthyroïdiens aient pu passer pour des infantiles vrais aux yeux d'observateurs non prévenus, car on peut rencontrer toutes les formes de transition entre l'infantilisme le plus pur et le chétivisme le plus franc (V. INFANTILISME).

Le chétivisme doit être connu du médecin pour être traité comme il convient : Traitement de la cause, lorsque cette cause est connue et peut être directement traitée. — Traitement général (fer, arsenic, glycéro-phosphate de chaux, etc.). — Traitement opothérapique associé.

*HENRY MEIGE.*

**CHEVEUX (MÉDECINE LÉGALE).** — V. POILS.

**CHEYNE STOKES.** — V. DYSPNÉE, URÉMIE.

**CHIQUE.** — V. DERMATOZOAIRES.

**CHLORAL, CHLORALIDES, CHLORALOSE.** — Le corps utilisé en thérapeutique sous le nom de chloral n'est pas l'aldéhyde trichloré (trichloraldéhyde), mais l'hydrate de ce composé.

**Hydrate de Chloral.** — L'hydrate de chloral se présente sous la forme de masses saccharoïdes incolores, résultant de l'accolement de prismes rhomboïdaux, et doué d'une odeur et d'une saveur piquantes caractéristiques.

Il fond à 57°, mais il se volatise déjà sensiblement à la température ordinaire; il est très soluble dans l'eau et dans l'alcool. Soumis à l'action des alcalis, le chloral se transforme intégralement en chloroforme et formiate alcalin.

Trituré avec le camphre, il devient liquide; il donne avec l'ammoniaque, les amides, l'antipyrine, des combinaisons définies dont quelques-unes sont utilisées en thérapeutique et sont désignées sous le nom générique de *chloralides*.

Le chloral, suivant la dose administrée, se comporte comme un hypnotique simple, comme un anesthésique ou comme un poison. Aux doses de 1 à 3 gr., il provoque au bout de 5 à 20 minutes un engourdissement cérébral progressif, un besoin de dormir irrésistible, et le sommeil s'établit, de tous points comparable au sommeil naturel, sans analgésie, ni anesthésie vraies : les douleurs empêchent le sommeil, les bruits violents réveillent le malade.

A doses plus élevées, il y a diminution de la sensibilité et de l'excitabilité réflexes; les battements du cœur et les mouvements respiratoires sont ralentis, la tension artérielle est diminuée, les pupilles sont contractées, il y a hypothermie plus ou moins marquée (V. POISONS MÉDICAMENTEUX).

Ainsi la conscience est la première engourdie, l'excitabilité réflexe l'est ensuite; la circulation et la respiration sont les dernières atteintes. C'est ce qu'on exprime en disant que le chloral a une action prédominante sur le cerveau, moins marquée sur la moelle épinière, moins marquée encore sur le bulbe. Le sommeil chloralique dure 3 à 8 heures, suivant la dose et suivant les individus. Ordinairement le réveil ne s'accompagne d'aucun phénomène désagréable.

L'*accoutumance* n'existe guère, en sorte que l'usage même prolongé n'oblige pas.habituellement à augmenter les doses, contrairement à ce qui se produit pour la morphine par exemple. Il ne faut donc pas s'exagérer les méfaits du *chloralisme chronique*.

A doses élevées (5 à 10 gr.), on peut constater des symptômes d'intoxication aiguë : sommeil profond, abolition de la sensibilité et des réflexes, petitesse du pouls, diminution des mouvements respiratoires, érythèmes, etc.

**Indications.** — Le chloral est surtout utilisé comme hypnotique et comme modérateur du pouvoir réflexe de la moelle. Comme *hypnotique* on le prescrira associé ou non suivant les cas aux bromures ou à la morphine dans la plupart des insomnies et des délires. Comme *modérateur du pouvoir réflexe* on pourra l'employer dans les maladies convulsives et spasmodiques : éclampsie puerpérale, tétanos, rage, chorée, intoxication par la strychnine (v. c. m.), etc.

Il est classique d'indiquer deux contre-indications à l'emploi du chloral : 1° l'altération du myocarde; 2° l'irritation du tube digestif.

Les doses hypnotiques du chloral varient, non seulement suivant l'âge, mais encore suivant l'état du sujet; chez les alcooliques il faut employer des doses élevées de chloral pour provoquer le sommeil. Voici d'ailleurs, d'après Nothnagel et Rossbach, les doses hypnotiques et les doses toxiques de chloral aux différents âges et chez les alcooliques.

| | Doses hypnotiques. | Doses toxiques. |
|---|---|---|
| Enfants. . . . . . . . . . | 0 gr. 10 à 1 gr. | 2 à 3 gr. |
| Adultes. . . . . . . . . . | 2 gr. à 3 gr. | 5 à 10 gr. |
| Alcooliques . . . . . . . | 5 gr. à 8 gr. | 10 gr. |

**Administration.** — L'hydrate de chloral s'emploiera aux doses moyennes de 1 à 4 gr. en potion, en lavement; il est des cas (tétanos, delirium tremens) où cette dose doit être portée à 10 ou 12 gr.; chez les enfants, on pourra accepter comme unité posologique 10 centigr. à 20 centigr. par année d'âge.

Le *sirop de chloral* du Codex est titré à 1 gr. par cuiller à soupe. On le prescrira, de préférence, dilué dans une infusion chaude (tilleul, feuilles d'oranger) de façon à atténuer autant que possible l'action irritante du chloral sur la muqueuse stomacale. Cette précaution est applicable d'une façon générale à toutes les potions renfermant du chloral.

*Sirop de chloral* (Codex).

| | |
|---|---|
| Hydrate de chloral cristallisé. . . . . | 50 grammes. |
| Eau distillée . . . . | 45 — |
| Sirop simple préparé à froid . . . . . . | 900 — |
| Teinture d'essence de menthe . . . . . . . | 5 — |

20 grammes de ce sirop contiennent 1 gramme d'hydrate de chloral.

*Potion.*

| | |
|---|---|
| Hydrate de chloral. 2 à | 4 grammes. |
| Sirop de menthe. . . . | 40 — |
| Eau . . . . . Q. S. p. | 90 c. c. |

A prendre en une ou deux fois.

*Potion.*

| | |
|---|---|
| Hydrate de chloral . . | 5 grammes. |
| Sirop d'écorces d'oranges amères . . . . . | 200 — |

Chaque cuiller à soupe renferme 50 centigr. de chloral (1 à 4 ou plus suivant indication).

*Lavement.*

| | |
|---|---|
| Hydrate de chloral. 1 à | 3 grammes. |
| Jaune d'œuf. . . . . . | N° 1 |
| Eau . . . . . Q. s. p. | 100 c. c. |

F. S. A. Pour un lavement à garder.

**Associations médicamenteuses.** — Le chloral s'associe très rationnellement aux bromures (V. Bromidia) et à la morphine.

|              *Sirop.*                                    |              *Potion.*                                   |
|----------------------------------------------------------|----------------------------------------------------------|
| Hydrate de chloral. ⎫ āā 5 grammes.<br>Bromure de sodium ⎭<br>Sirop d'écorces d'oranges amères . 100 —<br>1 gramme de chacune des substances par cuiller à soupe. | Sirop de chloral . . ⎫<br>Sirop de morphine. ⎬ āā 30 grammes.<br>Eau de tilleul . . . ⎭<br>Eau de feuilles d'oranger . . . . . 10 —<br>M. Une cuiller à soupe toutes les trois heures (Dieulafoy). |

**Incompatibilités.** — On n'associera pas le chloral avec les alcalins, à cause du dédoublement possible du chloral en chloroforme et en formiate; il ne se mélange pas avec les bromures en solution alcoolique. On ne pourra le formuler en cachets avec aucune des substances suivantes : antipyrine, menthol, salol, thymol, phénacétine, camphre, avec lesquelles il forme des mélanges déliquescents. Avec l'antipyrine en solution, il donne un précipité d'hypnal (v. c. m.).

**Le chloral comme antiseptique et comme topique.** — Le pouvoir antiseptique du chloral n'est pas très élevé; on emploie cependant quelquefois la solution à 1 pour 100 en injections vaginales (leucorrhée des femmes enceintes, vaginite granuleuse ou blennorragique) (v. c. m.).

Comme topique, dans les affections du cuir chevelu (V. Pelade, Alopécies) le chloral est utilisé sous forme de mixtures plus ou moins complexes :

| Sublimé. . . . . . . . 0 gr. 20<br>Alcool à 90°. . . . . 200 grammes.<br>Hydrate de chloral . . 4 —<br>Résorcine. . . . . . 2 —<br>En lotions contre la séborrhée du cuir chevelu. | Hydrate de chloral. . . 5 grammes.<br>Acide acétique cristallisable. . . . . . . . 5 —<br>Ether. . . . . . . . . 25 —<br>En frictions tous les soirs sur les plaques de pelade. |
|---|---|

**Chloralides.** — En sa qualité de corps à fonction aldéhydique, le chloral peut entrer en combinaison avec de multiples groupements moléculaires et engendrer toute une série de dérivés qui sont les chloralides : chloralammoniaque, chloralimide, chloraluréthane ou ural, éthylchloraluréthane ou somnal, chloralose, chloralantipyrine, etc.

**Chloralamide.** — Obtenu par action du chloral anhydre sur la formiamide, c'est un hypnotique inférieur au chloral, aussi irritant que lui pour l'estomac et aussi déprimant pour le cœur. Il convient surtout à l'insomnie sans douleur des neurasthéniques et des vieillards (contre-indiqué chez les cardiaques et les néphrétiques). On le prescrit à la dose de 1 gr. 50 à 3 gr. par jour, par cachets de 25 centigr. ou en solution acidulée.

*Potion.*

Chloralamide. . . . . . . . . . . . . . . . . . . 2 à 3 grammes.
Alcoolat de menthe . . . . . . . . . . . . . . . . 15 —
Sirop simple. . . . . . . . . . . . . . . . . . . 60 —
A prendre en une seule fois.

**Chloralimide.** — Résulte de la déshydratation du chloralammoniaque par la chaleur; aucun avantage sur le chloral.

**Chloralose.** — Combinaison du chloral et du glucose, le chloralose se pré sente en petites aiguilles fines, de saveur amère, nauséeuse, peu solubles dans l'eau froide, bien plus dans l'eau chaude, l'alcool et l'éther, rapidement altérables par les alcalis.

Dépourvu d'action irritante, il agit électivement sur l'écorce grise cérébrale, mais respecte la réflectivité spinale qui se trouve exaltée, quoique les excitations douloureuses ne soient pas perçues.

La dose est de 40 à 50 centigr. à donner par cachets de 10 centigr. (pas davantage) de demi-heure en demi-heure, avec une infusion chaude.

Chez les névropathes et dans les affections convulsives, le chloralose peut déterminer des accidents impressionnants; il faut donc l'employer avec précaution comme médicament; par contre, c'est un hypnotique extrêmement précieux au point de vue expérimental, et il est journellement utilisé dans les laboratoires de physiologie.

**Monochloral-antipyrine.** —.V. Hypnal.  *E. FEINDEL.*

**CHLORATE DE POTASSE.** — Le chlorate de potasse ou sel de Berthollet se présente sous la forme de cristaux incolores, aplatis, de forme plus ou moins régulièrement hexagonale. Le chlorate de potasse est soluble dans l'eau; il faut 20 gr. d'eau pour dissoudre 1 gr. de chlorate de potasse; il est moins soluble dans la glycérine que dans l'eau (5 pour 100 au lieu de 5 pour 100); il est insoluble dans l'alcool.

Le chlorate de potasse est absorbé par les muqueuses avec une grande facilité et éliminé rapidement par divers émonctoires, surtout par le rein. Il est considéré comme un excitant des sécrétions en général, spécialement comme un excitant des sécrétions salivaire et urinaire.

Il exerce aussi, et c'est là son principal intérêt thérapeutique, une action locale en quelque sorte élective sur la muqueuse de la bouche et des organes annexes; le chlorate de potasse devient ainsi en quelque sorte le médicament spécifique de certaines stomatites, ulcéro-membraneuse et mercurielle principalement. (V. Stomatites).

Le chlorate de potasse s'emploie le plus souvent sous forme de gargarisme; vu sa diffusibilité, il exerce facilement son action topique sur toutes les parois de la bouche. Si cependant on veut assurer le drainage médicamenteux des voies salivaires, on fait prendre le médicament à l'intérieur, à la dose moyenne de 3 à 4 gr. par jour. — Des quantités beaucoup plus élevées de chlorate de potasse ont pu être administrées, mais, pour qu'elles soient pas toxiques, il faut qu'elles soient fractionnées.

A signaler que le chlorate de potasse ne peut être associé aux iodures alcalins; en présence de l'acide chlorhydrique de l'estomac, il y a une mise en liberté d'iode qui pourrait exercer sur la muqueuse stomacale son action irritante; il est donc bon de s'abstenir de prescrire en même temps, pour l'usage interne, du chlorate de potasse et de l'iodure de potassium.

| *Gargarisme au chlorate de potassium* (Codex). | | | *Gargarisme.* | |
|---|---|---|---|---|
| Chlorate de potassium | 10 grammes. | | Chlorate de potasse. . | 10 grammes. |
| Eau distillée | 250 — | | Alcoolat de cochlearia. | 50 — |
| Sirop de mûres. . . . | 50 — | | Sirop de quinquina . . | 60 — |
| | | | Décoction de quinquina. . . . . . . . | 250 — |

*Potion.*

Chlorate de potasse . . . . . . . . . . . . . . . . .     2 grammes.
Eau distillée . . . . . . . . . . . . . . . . . . . .   120   —
Sirop de framboises . . . . . . . . . . . . . . . .    40   —
Une cuillerée à bouche toutes les heures (stomatite mercurielle).

*Tablettes de chlorate de potassium* (Codex).

Chlorate de potasse
   porphyrisé . . . . . 100 grammes.
Sucre blanc pulvérisé.  900   —
Gomme adragante . .    10   —
Eau aromatisée au
   baume de Tolu . . .   90   —
Faites des tablettes du poids de 1 gramme.
Chaque tablette contiendra environ 10 cen-
tigr. de chlorate de potassium.

*Collutoire.*

Chlorate de potasse
   pulvérisé. . . . . . .   5 grammes.
Sirop de mûres . . . .  50   —

*Solution.*

Chlorate de potasse. .    3 grammes.
Eau. . . . . . . . . .  150   —
Une cuillerée à potage toutes les heures.

*E. FEINDEL.*

**CHLORATE DE SOUDE.** — Ce sel a été préconisé par Brissaud pour le traitement du cancer de l'estomac, à la dose de 8 à 16 gr. par jour. Le chlorate
de soude est moins toxique que le chlorate de potasse, cependant la dose de
16 gr. par jour est assez difficilement tolérée; on s'en tient ordinairement à
8 ou 10 gr. par jour, sous forme de solution et par prises très fractionnées.

*Solution.*

Chlorate de soude. . . . . . . . . . . . . . . . . . .   10 grammes.
Eau distillée . . . . . . . . . . . . . . . . . . . . .  100   —
A prendre par cuillerées à café dans les 24 heures.          *E. FEINDEL.*

**CHLORÉTONE** (*Acétone-chloroforme*). — Ce corps, obtenu par distillation d'un
mélange de chloroforme, d'acétone et de potasse caustique, se présente
comme une poudre blanche, cristalline, d'odeur et de saveur camphrées,
très peu soluble dans l'eau, soluble dans l'alcool, l'éther et la glycérine.

C'est un anesthésique et antiseptique local, usité en laryngologie et en
art dentaire. A l'intérieur, on l'a préconisé comme hypnotique dans les psychoses des vieillards; on l'a opposé aussi aux vomissements incoercibles.

Pour l'usage externe, on l'emploie en poudre, pommades, suppositoires.
A l'intérieur on prescrit 50 centigr. à 1 gramme par jour en solution alcoolique, en capsules ou en suspension dans un sirop.        *E. FEINDEL.*

**CHLORHYDRIQUE** (**ACIDE**). — La solution aqueuse d'acide chlorhydrique, dite
*acide chlorhydrique officinal* renferme, pour 100 gr., 35,65 gr. d'acide chlorhydrique CIH; 1 litre, à la température de 15°, en contient 594 gr.

C'est un liquide incolore, fumant abondamment à l'air, doué d'une odeur
forte et irritante, ainsi que d'une saveur très acide. Sa densité est 1,171 à
15°. La solution d'acide chlorhydrique est complètement volatilisable. Elle
est caustique.

Cette première solution sert à faire l'*acide chlorhydrique dilué* du Codex,
solution aqueuse, au dixième, d'acide chlorhydrique.

Acide chlorhydrique officinal. . . . . . . . . . . . .   297 grammes.
Eau distillée . . . . . . . . . . . . . . . . . . . . .  703   —
Cette solution renferme le dixième de son poids environ d'acide chlorhydrique,
ClH. Sa densité est voisine de 1,049 à 15°.

On utilise cet acide dans le traitement des dyspepsies hypoacides et de la diarrhée chronique liée à l'hypochlorhydrie; il aurait pour effet de favoriser la peptonisation des aliments dans l'estomac, d'empêcher les fermentations gastriques et d'exciter la sécrétion pancréatique.

On administre l'acide chlorhydrique sous forme de solution de mixture, de limonade; cette dernière préparation est fort commode.

La dose journalière chez l'adulte est de 0 gr. 40 à 0 gr. 50. On pourrait au besoin aller jusqu'à 1 gr. et même 2 gr. Chez l'enfant on donne 4 à 5 gouttes par année d'âge.

Il est bon de recommander aux malades de se rincer la bouche après avoir pris une préparation à base d'acide chlorhydrique, de manière à enlever les traces d'acide dont les parois de la bouche demeurent humectées et qui pourraient attaquer les dents.

*Solution.*

Acide chlorhydrique
officinal. . . . . . 2 grammes.
Eau distillée . . . . 200
Une cuiller à bouche dans un peu d'eau sucrée, une demi-heure après les repas.

*Mixture dite* Chloridia.

Pepsine extractive
(titre 50). . . . . . 10 grammes.
Acide chlorhydrique
officinal. . . . . . 2 —
Chlorhydrate de co-
caïne . . . . . . . 20 centigr.
Eau chloroformée sa-
turée . . . . . . . 160 grammes.
Une à deux cuillerées à café par jour, à la fin du repas, dans de l'eau sucrée.

*Limonade* (Codex 1884).

Acide chlorhydrique
dilué au 1/10°. . . . 20 grammes.
Sirop de sucre . . . . 125 —
Eau. . . . . . . . . 875 —
F. S. A. Un demi-verre après chaque repas.

*Potion* (Hypopepsie et atonie gastrique).

Acide chlorhydrique
officinal. . . . . . 1 gr. 50
Teinture de noix vo-
mique. . . . . . . 2 gr. 50
Teinture de colombo . 8 grammes.
Julep gommeux. . . . 150 —
Essence de menthe. . V gouttes.
Cuillerée à soupe à la fin du repas.

*E. FEINDEL.*

**CHLORHYDROSE**. — V. Pigmentation (Troubles).

**CHLOROFORME**. — V. Anesthésie et anesthésiques, Poisons médicamenteux.

**CHLOROFORME** (*En dehors de l'anesthésie*). — A l'intérieur, le chloroforme est assez fréquemment employé à titre d'analgésique, sous forme d'*eau chloroformée*, pour combattre les coliques hépatiques ou néphrétiques et surtout les douleurs gastralgiques.

100 gr. d'eau chloroformée renferment 50 centigr. de chloroforme.

On associe fréquemment l'eau chloroformée à des médicaments antispasmodiques.

*Eau chloroformée* (Codex).

Chloroforme officinal. 5 grammes.
Eau distillée. . . . . 1000 —

*Potion.*

Bromure de potas-
sium . . . . . . . 2 grammes.
Eau chloroformée sa-
turée . . . . . . . 100 —
Sirop de fleurs d'oran-
ger . . . . . . . . 30 —
A prendre par cuillerées à dessert dans la journée.

*Potion antigastralgique.*

Chlorhydrate de co-
caïne . . . . . . . 10 centigr.
Teinture de belladone. 1 gramme.
Elixir parégorique . . 10 grammes.
Sirop d'écorces d'oran-
ges amères . . . . 80 —
Eau chloroformée sa-
turée . . . . . . . 100 —
Par cuillerées à soupe.

- A l'extérieur le chloroforme est utilisé comme topique révulsif et analgésique pour le traitement des douleurs névralgiques. On l'utilise sous forme
de liniments ou de pommades.

| Pommade de chloroforme (Codex). | Liniment au chloroforme (Codex). |
|---|---|
| Chloroforme rectifié . . 10 grammes. | Huile d'œillette . . . . 90 grammes. |
| Cire blanche. . . . . . 5 — | Chloroforme rectifié du |
| Axonge . . . . . . . 85 — | commerce . . . . . . 10 — |

                                                              E. F.

**CHLOROSE. — Symptômes.** — Il s'agit en général d'une jeune fille chez
laquelle, vers l'époque de la puberté, surtout au moment des premières
règles, rarement avant l'âge de 12 ans ou après celui de 22 ans, se développent les signes d'une anémie particulière.

Le facies, légèrement bouffi, prend une teinte de cire à reflets légèrement
verdâtres (χλωρός), tandis que les yeux se cernent, et que les conjonctives,
les lèvres et les gencives subissent une décoloration plus ou moins accentuée ; on retrouve sur tout le tégument cette même pâleur, l'embonpoint
général restant conservé ; même, la bouffissure de la face peut donner une
impression d'œdème, et il n'est, du reste pas rare, de constater, vers le soir,
un léger empâtement péri-malléolaire. D'autres fois les pommettes restent
colorées ou rougissent, il en résulte un aspect faussement floride, c'est la
*chlorosis fortiorium*.

Les chlorotiques, suivant les classiques, donnent une impression « de lan-
gueur et de tristesse particulières ». Leur développement général, leur
développement sexuel apparent, peuvent ne présenter aucune anomalie,
mais l'infantilisme, la débilité mentale, des dystrophies diverses ont été
signalés.

Toutes les chlorotiques se plaignent d'essoufflement et de palpitations cardiaques, légèrement douloureuses, survenant surtout à la suite des efforts
et des émotions. Il semble, chez elles, que l'équilibre circulatoire périphérique soit très instable, comme en témoignent la rougeur et la pâleur qui
se succèdent avec la plus grande facilité.

Le *cœur* paraît battre avec force, mais en réalité, il n'existe pas d'hypertrophie ; tout au plus, le cœur droit peut-il subir une dilatation passagère,
se révélant alors par un léger déplacement de la pointe vers l'aisselle
gauche. A l'auscultation, on entend, au foyer d'auscultation de l'artère pulmonaire, un bruit de souffle (souffle anémospasmodique de Constantin Paul)
systolique, doux, mais fugace, variant avec les attitudes et les mouvements
respiratoires. D'autres fois le souffle mésosystolique siège dans la région
parapexienne et beaucoup plus rarement à la pointe même, mais il conserve partout son timbre doux et filé. On a signalé à la pointe de
l'appendice xiphoïde un souffle d'insuffisance tricuspidienne. Les signes
d'un véritable rétrécissement mitral peuvent également se manifester. Si
ces divers bruits surajoutés reconnaissent, d'une façon générale, une origine
cardio-pulmonaire, leur interprétation, en d'autres circonstances, ne laisse
pas que d'être délicate.

Les artères du cou sont fréquemment animées de battements exagérés ;
le pouls s'accélère facilement, la pression est en général diminuée ; parfois

il existe une véritable tachycardie. Le corps thyroïde est fréquemment augmenté de volume ; mais l'association avec une véritable maladie de Basedow est exceptionnelle.

La *palpation de la veine jugulaire interne*, entre les deux chefs du sterno-cléido-mastoïdien, permet de percevoir un frémissement cataire. L'auscultation, pratiquée avec le stéthoscope dans la même région, permet d'entendre un bruit doux et continu avec renforcement périodique dû à l'expansion de l'artère sous-jacente (*bruit de rouet ou de diable*). Si l'on diminue la pression, le murmure devient doux et continu : si au contraire on appuie plus fort sur le stéthoscope, on n'entend qu'un souffle râpeux et systolique d'origine artérielle. L'examen d'autres veines [veine jugulaire externe, veine cave supérieure, troncs brachiocéphaliques (Gilbert et Garnier), veines des membres] donne des renseignements analogues ; en comprimant la jugulaire interne entre les deux chefs du sterno-mastoïdien, on peut, en distendant la veine jugulaire externe, provoquer la production du souffle. C'est toutefois au niveau de la jugulaire interne que les bruits sont le plus constamment et le plus facilement perçus. Bien que leur valeur diagnostique soit réelle, ces signes ne sont pas pathognomoniques et peuvent s'observer au cours d'autres anémies.

Les *troubles digestifs* sont habituels : l'appétit est capricieux, les digestions pénibles, douloureuses ; les vomissements ne sont pas rares ; d'ailleurs l'épigastre est tendu et douloureux à la pression. La constipation est si opiniâtre qu'elle a servi de base à la théorie intestinale de l'affection.

La nutrition est peu active comme en témoigne l'examen des *urines* qui sont pâles, peu abondantes, pauvres en urée ; elles contiennent de l'urobiline, l'acide nitrique nitreux y fait apparaître un disque rouge d'uro-hématine, parfois aussi un mince anneau d'albumine.

Les *troubles menstruels* sont en rapport avec la gravité de la maladie mais ne manquent presque jamais : les règles, peu abondantes ou bien irrégulières dans les cas moyens, se suppriment complètement dans les cas graves. La leucorrhée en revanche est persistante.

L'examen du thorax révèle une diminution d'amplitude des mouvements respiratoires, et, souvent, un affaiblissement du murmure vésiculaire aux sommets pulmonaires ; il s'y joint parfois une petite toux quinteuse sans expectoration : nous reviendrons plus loin sur ces faits.

En tout cas les signes physiques ne peuvent suffire à expliquer la *dyspnée* d'effort, la sensation d'oppression dont se plaignent continuellement les malades.

Chez les chlorotiques, les *troubles nerveux* sont variés. Leur caractère est capricieux, triste ou irritable ; elles se plaignent de céphalée, de vertiges, d'éblouissements qui peuvent aller jusqu'à la syncope ; d'autres fois l'anesthésie pharyngée ou cutanée révèle l'hystérie concomitante.

Le *sang* est pâle, fluide ; le chiffre de globules rouges tombe à 5 000 000 et au-dessous ; mais la diminution de l'hémoglobine est plus marquée que l'hypoglobulie, autrement dit la valeur globulaire $\left(G = \dfrac{R}{N}\right)$ reste très inférieure à l'unité et descend à 0,50 et plus bas encore. [V. SANG (EXAMEN CLI-

NIQUE)]. Les globules rouges sont souvent déformés, de diamètre inégal.
Dans les cas graves, la polychromatophilie apparaît et l'on observe de très
rares hématies nucléées.

Les leucocytes varient peu de nombre; en revanche la proportion des
hématoblastes s'accroîtrait d'une façon constante.

**Évolution.** — Le début de la chlorose est insidieux et sa progression
lente; il se passe souvent plusieurs mois avant que le tableau clinique soit
achevé; on a vu pourtant les accidents survenir assez brusquement à la
suite d'une émotion ou d'un excès de fatigue.

Un traitement approprié permet une amélioration rapide au bout de quelques semaines, mais les rechutes et les récidives se produisent avec une
assez grande facilité : cependant il est rare que la chlorose ne tende pas à
guérir spontanément sous l'influence de l'âge; les auteurs ont insisté sur
l'heureuse influence du mariage ou même de la grossesse, car la conception
n'est nullement entravée, d'où l'aphorisme classique « *Nubat illa, et malum
effugiet* ». D'autres fois, les symptômes persistent presque indéfiniment et
se manifestent par crises, entremêlées de rémissions trompeuses; c'est à
ces formes rebelles qu'Hayem réserve le nom de *chlorose constitutionnelle*;
il s'agit surtout de malades présentant une dystrophie plus ou moins
générale.

**Formes cliniques.** — La chlorose frappe les jeunes filles adoles-
centes : elle se développe rarement après la trentaine (*chlorose tardive*)
ou même vers la ménopause, qu'il s'agisse d'une première attaque ou d'un
réveil de la maladie : elle peut enfin frapper les jeunes garçons, au moment
de la puberté (*chlorose masculine*). Nous nous sommes expliqués ailleurs
sur la valeur du terme « *chlorose infantile* » (V. ANÉMIE DE L'ENFANCE).

La prédominance des troubles gastriques est l'apanage de la *chlorose dyspeptique.*

La *chlorose fébrile*, variété très rare, se caractérise par une fièvre subcontinue ou survenant par poussées, trop souvent révélatrices de la bacillose.

Les urines peuvent contenir de l'albumine, il en résulte un syndrome
hybride, individualisé par Dieulafoy sous le nom de *chloro-brightisme*. Aux
signes habituels viennent s'adjoindre la pollakiurie, la céphalée, les crampes
dans les mollets, le phénomène du doigt mort, etc., qui traduisent une
insuffisance rénale d'autant plus latente que l'albuminurie peut manquer.

Rappelons enfin qu'on a décrit une *chlorose ménorragique* discutée par
les auteurs.

**Pronostic.** — La chlorose légère ou moyenne guérit le plus souvent;
le relèvement du taux de l'hémoglobine est un des meilleurs symptômes
d'amélioration. Mais la thérapeutique peut devenir impuissante à enrayer
les progrès de la déglobulisation; et la malade succombe alors au milieu
de phénomènes rappelant singulièrement ceux de l'anémie pernicieuse.
D'autres fois la mort est due à une des complications qui seront signalées
plus loin. D'une façon générale, une ancienne chlorotique reste trop souvent
une méïopragique chez laquelle les accidents anémiques se réveilleront
sous diverses influences morbides.

Toutes ces considérations devront déterminer le médecin, en présence de formes rebelles, à réserver son pronostic en ce qui concerne, sinon l'état présent de la malade, du moins son avenir physiologique.

**Complications.** — Parmi les complications les plus graves, nous citerons les *thromboses vasculaires* qui peuvent siéger au niveau de l'artère pulmonaire ou des sinus, mais qui ont une prédilection pour les veines des membres inférieurs. En pareil cas se développent tous les signes de la phlegmatia alba dolens, trop souvent compliquée d'embolies pulmonaires mortelles; il s'agit vraisemblablement de phlébites infectieuses analogues à celles qui surviennent chez les cachectiques. Les *hémorragies* ne sont pas exceptionnelles et l'on a signalé les hémoptysies, les hématémèses; en général, ces complications sont dues à des lésions surajoutées.

La *néphrite* n'est pas exceptionnelle; elle suit une marche chronique et se termine par urémie.

Les rapports de la *tuberculose* et de la chlorose ont fait l'objet de nombreuses discussions. Sans admettre l'antagonisme absolu des deux affections, on doit avouer que souvent la tuberculose pulmonaire suit, en pareil cas, une marche torpide, et que la granulie ou les autres formes à évolution subaiguë n'accompagnent pas souvent les manifestations chlorotiques, mais elles peuvent leur succéder dans un avenir plus ou moins lointain. Ceci expliquerait l'obscurité du murmure vésiculaire aux sommets pulmonaires, signe dont nous avons indiqué plus haut la fréquence, et qui viendrait témoigner en faveur d'une bacillose latente et par suite méconnue. Aussi Landouzy a-t-il établi pour la chlorose, vis-à-vis de la tuberculose, une relation de dépendance, en faveur de laquelle plaideront souvent et les antécédents héréditaires de la malade et même ses antécédents personnels.

**Pathogénie.** — On a, pour expliquer la chlorose, émis bien des hypothèses dont aucune ne semble exclusive.

L'anémie caractéristique a été tour à tour considérée comme une *hypoplasie hématique* primitive ou comme une hypoglobulie secondaire au fonctionnement défectueux des glandes à sécrétion interne génitales (ovaires) ou para-génitales (thyroïde); l'auto-intoxication digestive ou l'hétéro-intoxication sont également incriminées.

Si l'on envisage la question à un point de vue plus général, il semble bien qu'il s'agisse d'une « maladie de déchéance » (Gilbert), souvent héréditaire, au cours de laquelle pourront coexister et des lésions sanguines spéciales, et des hypoplasies organiques diverses (angustie de l'aorte et du système artériel, rétrécissement mitral, infantilisme total ou partiel), sans décider toutefois si les hypoplasies régissent l'anémie ou bien si elles sont régies par elle. La pathogénie des accidents peut rester obscure; mais trop souvent la tuberculose exercera son influence dystrophiante, soit par hérédité, soit par infection larvée, passant inaperçue, et prenant le masque de la chlorose. Le surmenage des organes hématopoïétiques, au moment de la puberté, jouerait ici le rôle d'une cause adjuvante.

**Diagnostic.** — La chlorose est assez facile à isoler, en temps que syndrome. La facies et l'âge de la malade, le début insidieux des accidents au moment de la puberté, l'absence de toute lésion organique et d'hémorragie sérieuse, la pauvreté, pour ainsi dire élective, du sang en hémoglobine, constituent autant de signes précieux qui permettent d'éliminer les diverses anémies dites symptomatiques : encore dans certaines circonstances, toute cette symptomatologie tend-elle à s'effacer, et à rentrer dans celle des anémies banales. L'anémie saturnine, l'anémie oxy-carbonée des cuisinières seront séparées, grâce aux symptômes spéciaux qui révèlent leur véritable étiologie. L'anémie qui accompagne l'ulcère gastrique simule d'autant mieux la chlorose que celle-ci se complique fréquemment de troubles gastriques, voire d'ulcère véritable; ce dernier sera reconnu à l'intensité des douleurs, à l'apparition de gastrorragies, à la présence du sang dans les selles.

Les difficultés redoublent quand il s'agit de chloroses graves, évoluant à la manière de l'anémie pernicieuse et qui tendent à se confondre avec cette dernière au point de vue hématologique et symptomatologique.

Même en présence d'une chlorose nettement caractérisée, le diagnostic peut devenir délicat. Il existe une série d'états désignés sous le nom de *fausses chloroses*, chloroses symptomatiques, chloro-anémies, très voisines de la chlorose à quelques détails près, mais qui s'en distingueraient par l'atténuation des souffles cardio-vasculaires, par un amaigrissement et une dénutrition rapides, et par la présence de signes propres à la maladie causale.

La *chloro-anémie syphilitique*, la *chloro-anémie basedowienne*, la *chloro-anémie saturnine*, la *chloro-anémie tuberculeuse*, etc., seraient par ce moyen différenciées.

Resteraient considérés, comme relevant de la chlorose vraie, les cas où parmi les antécédents on ne relève que des causes banales : fatigue, surmenage, mauvaise alimentation, etc.

Or, la tuberculose ne détermine pas seulement une anémie symptomatique; c'est sous son influence, spécifique ou dystrophiante, héréditaire ou acquise, que se développera, la plupart du temps, la chlorose vraie, dont l'existence pourra même permettre de soupçonner, parfois, une infection bacillaire latente. C'est par ce processus que peut s'expliquer la coexistence possible du rétrécissement mitral.

On voit en résumé que, si la chlorose doit conserver son individualité clinique ou bien hématologique, au point de vue nosographique elle ne représente qu'un syndrome; aussi rangerons-nous sous cette dénomination, suivant l'exemple de Bezançon et Labbé, les anémies dues à des causes variées, agissant sur un terrain prédisposé, d'une manière passagère, par le surmenage hématopoiétique lié à l'évolution sexuelle.

**Traitement**. — Hormis les cas rebelles ou graves qui sont exceptionnels, la chlorose peut et doit guérir sous l'influence d'un traitement approprié; c'est là un caractère presque pathognomonique.

1° Le *repos complet au lit*, au besoin pendant plusieurs semaines, donne d'excellents résultats; si l'on ne veut y recourir, l'absence de toute fatigue intellectuelle et physique est de rigueur; le changement d'air, l'hydrothérapie froide, au besoin l'isolement contribuent à parfaire l'amélioration. Suivant Hayem, la chlorose guérit mieux à domicile que dans les stations climatériques ou hydrominérales. Mais il faut remarquer que l'affection s'observe bien souvent chez les jeunes filles de la classe pauvre, surmenées, mal nourries, confinées dans une chambre étroite ou dans un atelier encombré; de telles malades tirent d'une simple cure de repos à l'hôpital des bénéfices remarquables.

2° L'*hygiène alimentaire* peut seule atténuer les troubles digestifs et stimuler l'appétit; on devra donc se garder de l'abus du vin, du café et des autres stimulants du système nerveux, abus qui crée trop souvent à lui seul la dyspepsie.

On prescrira les viandes grillées ou crues, les légumes verts, les fruits cuits, les purées, le laitage; le képhir est généralement bien supporté : en cas d'albuminurie, le régime lacté absolu ou mitigé trouvera son indication.

3° Le *fer* représente le médicament presque spécifique de la chlorose : nous ne pouvons passer en revue les innombrables préparations organiques ou minérales, inscrites ou non au Codex. A l'exemple d'Hayem et de Gilbert, nous conseillerons l'emploi du protoxalate de fer, sous la forme suivante :

> Protoxalate de fer . . . . . . . . . . . . . . . . . } āā 15 centigr.
> Poudre de rhubarbe . . . . . . . . . . . . . . . . . }
>
> Prendre un cachet au milieu du déjeuner pendant 20 jours consécutifs par mois.

Le fer, dont le mode d'action et d'absorption reste obscur, peut provoquer la constipation ou l'intolérance gastrique.

La rhubarbe répond à la première indication; pour éviter le deuxième inconvénient, on donnera vers la fin du repas, dans un peu d'eau, une cuillerée à soupe de la solution :

> H Cl pur . . . . . . : . . . . . . . . . . . . . . . . 2 gr. 5
> Eau distillée . . . . . . . . . . . . . . . . . . . . 250 grammes.

D'autres préparations ferrugineuses (tartrate ferro-potassique, lactate de fer, protochlorure, etc.), ont été vantées par divers auteurs.

Le fer a été accusé par Trousseau de provoquer les hémoptysies; pourtant son usage ne semblerait pas contre-indiqué, même en cas de chlorose nettement tuberculeuse, ainsi qu'il ressort d'une récente discussion à la Société médicale des Hôpitaux de Paris.

L'*arsenic* a rendu quelques services; suivant l'exemple de Gilbert et Lereboullet, on peut également prescrire le cacodylate de fer en injection sous-cutanée; chaque injection contenant deux à trois c. c. d'une solution titrée 3 centigr. par centimètre cube d'eau.

L'opothérapie splénique, ovarique ou médullaire a donné des résultats variables. *A. CLERC.*

**CHLORURE DE SODIUM.** — Les attributs osmotiques et chimiques du chlorure de sodium confèrent à ce sel des propriétés thérapeutiques importantes.

C'est un *stimulant de la nutrition*, très efficace dans le traitement de la scrofulo-tuberculose (v. c. m.), habituellement utilisé sous forme de cure hydrominérale ou marine, ou même simplement de bains (1 à 8 kg pour un bain de sel) (V. Eaux minérales, Bains). Certaines solutions salines hâtent particulièrement la reconstitution du sang et des éléments des tissus dans les états d'anémie ou d'épuisement de l'organisme (V. Sérums, Sérothérapie artificielle).

Par contre, le rôle du chlorure de sodium dans la pathogénie de certaines affections prouve son pouvoir nocif dans des circonstances déterminées; il devient alors nécessaire d'en réduire la dose dans le régime alimentaire des malades (V. Bromures, Déchloruration, Épilepsie).

C'est aux dépens du sel que l'acide chlorhydrique du suc gastrique est dégagé; le chlorure de sodium devra en conséquence être administré quelquefois comme *eupeptique* (25 centigr. à 1 gr. en potion).

Le sel coagule l'albumine : il pourra être employé comme *hémostatique* (solutions fortes à 10 ou 15 pour 100) contre les hémorragies superficielles.

Appliqué sur une muqueuse à l'état pulvérulent ou en solution hypertonique, le sel détermine une irritation locale; il peut donc être utilisé comme *vomitif* (8 à 15 gr. dans 200 gr. d'eau tiède) ou comme *purgatif* ou *anthelminthique* (20 à 30 gr. en lavement).

Enfin le sel doit être signalé comme *antidote et comme neutralisant chimique*; mis en présence d'une solution de nitrate d'argent, il donne par double décomposition du chlorure d'argent insoluble. Le chlorure de sodium est donc le contre-poison de l'intoxication par ingestion de nitrate d'argent; il permet aussi de limiter la durée de l'action cautérisante des solutions ou des crayons de nitrate d'argent.                                                    *E. F.*

**CHOC (TRAUMATIQUE).** — V. Traumatismes (Complications).

**CHOLÉCYSTECTOMIE. CHOLÉCYSTOTOMIE** et les autres opérations sur les voies biliaires. — V. Biliaire (Chirurgie).

**CHOLÉCYSTITES.** — L'inflammation de la vésicule biliaire aiguë, subaiguë, ou chronique, est toujours associée à celle des voies biliaires proprement dites; mais celle-ci peut rester anatomiquement et cliniquement très atténuée, alors que l'inflammation vésiculaire est évidente; ce sont ces cas qui méritent d'être étudiés à part, d'autant plus qu'un traitement bien dirigé peut avoir sur eux une action très efficace; de même nous avons, sous le nom d'angiocholite, étudié les cas dans lesquels le rôle de l'inflammation vésiculaire restait cliniquement effacé (V. Angiocholites). Mais les développements que nous avons donnés à ce dernier chapitre nous permettront d'être ici relativement bref.

**Étiologie.** — Les causes des cholécystites sont les mêmes que celles des angiocholites. On retrouve avec la même fréquence une prédisposition héréditaire ou personnelle à l'infection biliaire; et, dans l'un et l'autre cas, les mêmes germes aérobies ou anaérobies peuvent être en cause; parmi eux, une place à part doit être faite au bacille d'Eberth, assez souvent à l'origine des cholécystites (Dupré). Si l'infection ascendante est souvent en cause, une place importante doit être faite à l'infection descendante par voie sanguine, notamment lorsque le bacille d'Eberth est en cause. Ici, comme dans les angiocholites, en peut saisir l'influence des états morbides locaux (obstruction calculeuse et cancéreuse) ou des maladies générales provoquant le plus souvent l'inflammation vésiculaire par voie sanguine. La fièvre typhoïde surtout est une cause importante amenant la production de cholécystites

catarrhales, ulcéreuses ou perforantes; elle est avec la lithiase biliaire la
cause la plus fréquente et la lithiase elle-même n'en est souvent qu'une
conséquence plus ou moins éloignée.

Les réactions anatomiques de la vésicule devant l'infection sont d'ailleurs
les mêmes que celles des voies biliaires. Comme l'angiocholite, la cholécystite peut être simplement catarrhale, ou devenir cirrhogène, lithogène ou
pyogène. Mais, pour la vésicule comme pour l'appendice, la contiguïté avec
le péritoine crée un danger; car la lésion vésiculaire, qu'elle s'accompagne
ou non de perforation, peut entraîner des accidents péritonéaux graves.

**Symptomatologie.** — La cholécystite, même suppurée, peut rester
latente, mais, dans bon nombre de cas, elle a des signes qui rendent son
diagnostic possible, et son tableau clinique varie suivant qu'elle reste catarrhale, qu'elle s'accompagne de lithiase, réalisant les divers types de la cholécystite calculeuse, qu'elle est enfin suppurée, avec ou sans perforation
secondaire.

Lorsque la cholécystite reste *catarrhale*, ses symptômes peuvent être très
atténués. Toutefois on doit y penser lorsque, dans le cours d'une maladie
générale (et surtout de la fièvre typhoïde) ou pendant la convalescence, on
constate, outre des symptômes généraux, souvent peu marqués et superposables à ceux décrits dans l'article Angiocholites, des symptômes locaux
caractérisés par une douleur accusée par le malade dans la région vésiculaire, dont la palpation, parfois pénible, peut faire préciser le siège au niveau
du bord externe du muscle droit, et qui s'accompagne parfois de tuméfaction vésiculaire; il en est ainsi parfois dans la fièvre typhoïde détaillée. La
cholécystite catarrhale peut disparaître spontanément; elle peut évoluer vers
la suppuration et nécessiter une intervention chirurgicale.

La cholécystite *calculeuse* a une histoire plus riche et plus variée; multiples sont les types qu'elle peut revêtir suivant l'intensité de l'infection
biliaire causale et les réactions anatomiques qu'elle provoque. Sans y insister
ici, nous devons rappeler qu'à côté de la cholécystite lithogène souvent
latente, à côté de celle accompagnant la présence de calculs dans la vésicule
et se traduisant par un syndrome douloureux analogue à celui de la colique
vésiculaire (V. Colique hépatique, Lithiase biliaire), il est d'autres cas, où,
du fait de l'obstruction biliaire et suivant le degré de l'infection, il peut y
avoir *hydrocholécystite* avec grosse tumeur remplie de bile incolore, ou cholécystite suppurée. Dans les faits les plus fréquents, enfin, il y a *cholécystite
atrophique*, la vésicule épaissie se rétractant sur les calculs, et l'*atrophie
vésiculaire* est un signe sur lequel avec raison, depuis Courvoisier et Terrier,
on insiste dans le diagnostic de la lithiase biliaire. Il est certains cas dans
lesquels les douleurs vives de la région vésiculaire doivent être mises, non
sur le compte de la cholécystite elle-même, mais des adhérences péri-vési-
culaires, de la péritonite sous-hépatique (Tripier et Paviot). Les douleurs
d'origine vésiculaire s'associent alors souvent à des douleurs d'origine appendiculaire, l'association de la cholécystite et de l'appendicite étant relativement fréquente. Enfin la perforation de la vésicule calculeuse peut venir
parfois compliquer le tableau clinique en entraînant la production d'une
péritonite localisée ou généralisée.

Mais, précédée ou non de cholécystite catarrhale ou calculeuse, la variété de cholécystite la plus importante est la cholécystite *suppurée*. A côté des symptômes digestifs, de l'ictère dû le plus souvent à l'obstruction causale, et qui peut manquer lorsque celle-ci fait défaut, des symptômes généraux superposables à ceux des angiocholites (fièvre intermittente hépatique, fièvre rémittente, altération de l'état général, etc.), les symptômes locaux ont une grande importance. La *douleur* est souvent très vive, ayant un maximum dans la région vésiculaire : mais, pouvant s'irradier à l'épigastre, elle est exagérée par la pression et les mouvements. La *tumeur* vésiculaire peut être perçue à la palpation, parfois régulièrement arrondie ou pyriforme, ne dépassant pas d'ordinaire le volume du poing, de consistance ferme ou rénitente, mate à la percussion. Mais le plus souvent ces caractères sont plus ceux de l'hydrocholécyste que de la cholécystite suppurée, et d'ailleurs la douleur peut rendre la palpation très difficile. Fréquemment l'existence de péricholécystite avec adhérences secondaires ajoute à cette difficulté, et on constate seulement un *empâtement* diffus qui peut atteindre d'énormes dimensions, alors que pourtant la collection suppurée reste modérée. Dans un certain nombre de cas, il y a plus, et douleur et empâtement sont symptomatiques non plus seulement de cholécystite, mais de *péritonite localisée* parfois très grave, due à la perforation vésiculaire. Celle-ci peut se limiter autour de la vésicule ou fuser dans diverses directions en formant une *collection sous-hépatique*, ou parfois un *abcès sous-phrénique*, ordinairement non gazeux contrairement à ceux qui surviennent à la suite d'ulcères gastriques. Plus graves encore sont les cas de cholécystite perforante entraînant secondairement une *péritonite généralisée aiguë au suraiguë* à pronostic rapidement mortel.

**Diagnostic.** — Difficile lors de cholécystite catarrhale, il devient plus facile dans la cholécystite calculeuse, encore qu'il faille éviter de la confondre avec la tuméfaction vésiculaire, avec certaines collections d'origine rénale ou pancréatique (notamment un kyste de la tête du pancréas) ou encore un kyste hydatique pédiculé sous-hépatique. Les caractères de la tumeur, la douleur dont elle s'accompagne, son siège très antérieur, les symptômes associés aident à ce diagnostic, et permettent également de la distinguer de certaines déformations du foie (lobe aberrant, lobe vésiculaire).

Lors de cholécystite suppurée, les mêmes difficultés de diagnostic se posent : en outre, s'il y a empâtement diffus, ou péritonite évidente, le diagnostic de la cholécystite causale avec l'appendicite perforante, ou avec l'ulcère stomacal peut être très difficile; les commémoratifs, le siège exact de la douleur, les symptômes associés permettent parfois une certaine précision, mais c'est souvent l'opération seule qui peut faire reconnaître l'origine de l'inflammation péritonéale. Et l'évolution rapide des accidents commande en général une intervention immédiate. Il faut d'ailleurs actuellement se rappeler l'association possible de la cholécystite et de l'appendicite tant dans leurs formes catarrhales que dans leurs formes suppurées.

**Pronostic.** — La cholécystite suppurée a une marche ordinairement rapide et la mort en est la conséquence; toutefois l'intervention chirurgicale précoce peut souvent amener la guérison et atténue par suite le pronostic.

Moins graves, la cholécystite catarrhale et la cholécystite calculeuse non suppurée nécessitent néanmoins des réserves à ce point de vue, en raison de l'infection qu'elles traduisent, infection susceptible d'aggravation, et à cause de la possibilité de perforation vésiculaire secondaire.

**Traitement.** — Le traitement médical est basé sur les mêmes principes que celui des angiocholites : repos, régime lacté, agents médicamenteux, antiseptiques ou cholagogues, ou encore l'opothérapie biliaire, tels que le salicylate de soude, le calomel (V. Angiocholites). Mais il doit souvent faire place au traitement chirurgical, qui est nettement indiqué lors de cholécystite suppurée, pour peu que l'état général soit encore satisfaisant, et qu'il n'y ait pas à craindre d'insuffisance hépatique grave. De même lors de cholécystite calculeuse, si surtout il y a adhérences périvésiculaires douloureuses, ce traitement peut souvent donner de remarquables résultats [V. Biliaire (Chirurgie)].                              *P. LEREBOULLET.*

**CHOLÉDOQUE.** V. Foie, Biliaires.

**CHOLÉMIE.** — La présence de la bile dans le sang, ou du moins celle de ses principaux éléments (pigments et sels biliaires), constitue la cholémie. Les sels étant moins faciles à reconnaître dans le sérum sanguin que les pigments, c'est la *cholémie pigmentaire* qui, seule, est appréciée d'ordinaire, et l'on ignore dans quelle mesure on peut déduire, de la présence des pigments dans le sang, celle des sels biliaires; l'étude des cholémies dissociées reste encore à faire. Seule la cholémie pigmentaire sera donc envisagée ici.

Normalement, il existe dans le sang de l'homme une faible quantité de bilirubine (*cholémie physiologique*), expliquant la teinte jaune de la peau et l'existence dans l'urine du chromogène de l'urobiline (*ictère acholurique physiologique* de Gilbert et Herscher). Mais on réserve ordinairement le mot de cholémie pour les cas où celle-ci est suffisamment intense pour entraîner des troubles morbides, où il y a *cholémie pathologique.* Elle est alors le fait d'une résorption de la bile au niveau du foie, qui résulte soit d'une viciation dans sa sécrétion (hypercholie), soit surtout d'un trouble dans son excrétion, que la cause en soit extra ou intra-hépatique. Lorsqu'il y a hypercholie, celle-ci peut être la conséquence d'une hémolyse exagérée et des relations entre l'hémolyse et la cholémie ont été l'objet de discussions récentes à l'occasion des ictères dits hémolytiques étudiés par MM. Chauffard et Widal.

Nous n'insisterons ici ni sur les conditions étiologiques de la cholémie pathologique, ni sur ses conséquences cliniques, les unes et les autres étant ailleurs discutées [V. Ictères, Cholémie familiale et Foie (Sémiologie)]. La cholémie, suivant son intensité, entraîne des modifications du côté de la peau et des urines qui justifient la classification des ictères et *ictères choluriques* et *ictères acholuriques,* ceux-ci avec ou sans urobilinurie. A ces symptômes, peuvent s'en joindre d'autres dont le plus caractéristique est la bradycardie, d'ailleurs inconstante, et parmi lesquels il faut ranger les troubles cutanés (prurit, urticaire, chair de poule, etc.), les troubles de l'excitabilité neuro-musculaire, certains troubles mentaux, etc. Le rôle de la cholémie est au surplus assez complexe, et nous avons mis en évidence avec M. Gilbert son influence excitatrice et hypertrophiante. Elle n'est d'ailleurs qu'un des éléments à faire intervenir dans la physiologie pathologique des symptômes observés dans les affections hépatiques. Mais cet élément est assez important et fréquent pour qu'il soit utile d'en constater la présence et d'en apprécier l'intensité.

A cet effet, il convient de rechercher la cholémie non par le simple examen objectif du sérum, ou par l'examen spectroscopique, mais par une réaction chimique. La *réaction de Gmelin* bien appliquée est le procédé de choix (fig. 104).

Deux à trois centimètres cubes de sang ayant été recueillis par piqûre à la pulpe digitale ou autrement, on laisse le caillot se rétracter et le sérum transsuder; après quelques heures, celui-ci est prélevé avec une pipette et, comme le montre la figure ci-contre, un demi-centimètre cube environ de ce sérum (S) est déposé dans un tube de verre à fond plat d'un centimètre de diamètre environ. Puis, avec une autre pipette introduite directement jusqu'au fond du tube, on fait avec soin arriver, au-dessous du sérum, un quart de centimètre cube environ d'acide nitrique très faiblement nitreux (A). On peut également procéder inversement et verser d'abord l'acide nitrique. L'albumine du sérum se coagule au contact de l'acide, et la coagulation progresse de bas en haut (C); d'abord blanc, le caillot jaunit à sa partie inférieure par oxydation due à l'acide nitrique, puis apparaît, immédiatement au-dessus du jaune, un petit anneau fin de coloration bleuâtre avec reflet verdâtre. Au fur et à mesure que l'anneau monte, la coloration jaune du caillot augmente en hauteur, toujours surmontée par le liséré bleu (L) qui finit par disparaître quand le coagulum est entièrement jaune. Ce *liséré bleu*, décrit par Hayem, fait place, lorsque la cholémie est relativement intense,

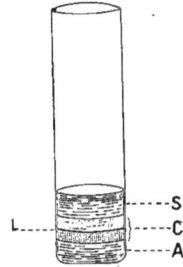

Fig. 104. — Réaction de Gmelin dans le sérum. — Cette figure schématique montre que, au contact de l'acide (A) et du sérum (S), se forme un coagulum albumineux (C) qui s'étend progressivement en hauteur. Sa partie inférieure, en contact avec l'acide, jaunit rapidement, et c'est entre celle-ci et la portion restée blanche qu'apparaît un fin liséré bleu (L), à peine accentué lors de la cholémie physiologique, devenant plus intense à mesure que la cholémie progresse, et faisant place aux anneaux lorsqu'elle devient suffisamment marquée.

mais seulement alors, à la série des teintes observées par Gmelin. Il est caractéristique de la bilirubine, qui, seule, lui donne naissance (Gilbert, Herscher et Posternak), et il apparaît (dans le tube de un centimètre de diamètre où on fait ordinairement la réaction) dès que la concentration de la bilirubine dans le sérum atteint 1/40 000; ce chiffre est voisin du taux de la cholémie physiologique qui oscille en moyenne autour de 1/36 500. Aussi est-il utile, non seulement de constater la réaction de Gmelin, mais d'apprécier son intensité et de mesurer la cholémie; c'est ce que la *cholémimétrie* permet actuellement de faire assez simplement, en diluant progressivement, dans une série de tubes, un sérum bilieux avec une quantité donnée de sérum artificiel, de façon à n'obtenir plus que la réaction limite, c'est-à-dire à abaisser à 1/40 000 le degré de concentration de la bilirubine; connaissant la quantité de sérum artificiel ainsi ajoutée, il est facile de déduire la quantité de bilirubine primitivement contenue dans le sérum examiné (Gilbert, Herscher et Posternak); un appareil spécial (cholémimètre) permet de faire assez rapidement ces constatations, qui nécessitent toutefois une certaine habitude. A défaut de cholémimétrie, on peut, par les caractères de la réaction, par sa rapidité d'apparition, son intensité, la présence ou non des anneaux conclure à une cholémie légère, moyenne ou intense.

Certaines cholémies sont remarquablement intenses, telle celle qui accompagne l'obstruction aiguë ou chronique du cholédoque et qui atteint 1 pour 900. Moins marquée celle des cirrhoses biliaires oscille autour de 1 pour 3000. Il est toute une série d'affections dans lesquelles l'examen des urines reste négatif, et dans lesquelles l'examen du sérum en établissant l'existence d'une cholémie moyenne (de 1 pour 15000 à 1 pour 17000) montre la réalité de l'ictère (cholémie familiale, néphrite interstitielle, pneumonie, etc.) Il en est d'autres où la cholémie, quoique moindre, est encore franchement pathologique.

L'appréciation de la cholémie peut ainsi apporter un appoint utile au diagnostic, et, plus que la cholurie souvent absente, que l'ictère souvent minime, permettre de reconnaître nombre d'affections biliaires. Toutefois, on doit se rappeler que la cholémie elle-même peut faire défaut dans des affections hépatiques ou biliaires avérées, et que le parallélisme entre l'angiocholite et la cholémie n'est pas absolu; l'insuffisance hépatique notamment semble intervenir parfois pour diminuer l'intensité de la cholémie, ou la faire disparaître. Inversement il est une série d'hypercholémies qui ne reconnaissent nullement l'angiocholite ou la rétention intra-hépatique pour cause; de ce nombre sont celles associées à la fragilité globulaire et à l'hémolyse secondaire. Il convient donc de savoir tenir compte, dans l'examen des hépatiques, à côté de la cholémie et des symptômes qu'elle commande, des signes dus à d'autres causes, trouble fonctionnel du foie, hypertension portale, etc., que nous avons ailleurs énumérées [V. Foie (Sémiologie), Hépatique (Insuffisance, Hyperfonctionnement)]. La recherche de la cholémie garde toutefois une importance clinique primordiale.

P. LEREBOULLET.

CHOLÉMIE SIMPLE FAMILIALE. — Caractérisée essentiellement par la présence d'une cholémie variable, mais modérée, ne s'accompagnant pas de passage des pigments biliaires dans l'urine, mais entraînant dans la majorité des cas un teint bilieux plus ou moins accusé (ictère acholurique simple), la cholémie simple familiale se manifeste en outre par de multiples symptômes souvent dus, non à la cholémie seule, mais à d'autres causes associées. Elle constitue à peine une maladie ; mais qu'il s'agisse d'un simple tempérament prédisposant à l'infection, ou qu'elle réponde à des lésions anatomiques constituées, elle est cliniquement indiscutable et se relie à d'autres affections plus marquées des voies biliaires. C'est sa connaissance qui permet de grouper toute ces affections en une famille naturelle, la famille biliaire, la cholémie familiale représentant le terrain sur lequel se développent ces diverses affections (Gilbert et Lereboullet).

**Étiologie.** — Plus commune dans la clientèle urbaine qu'à l'hôpital,

plus répandue dans certaines races, et notamment chez les Israélites, elle
est une maladie familiale, héréditaire, et l'interrogatoire en révèle ordinairement les divers signes chez les ascendants, les collatéraux ou les descendants. Elle remonte en général à la naissance ou du moins à de longues
années en arrière, ayant débuté sans cause occasionnelle évidente, ou parfois à l'occasion d'une maladie aiguë.

L'enquête étiologique montre en outre ses connexions étroites avec les
autres affections biliaires; on retrouve celles-ci dans les antécédents familiaux (lithiase biliaire, ictères chroniques simples, cirrhoses biliaires, etc.)
et l'on apprend souvent que le malade ou ses parents ont présenté déjà
divers accidents passagers du côté des voies biliaires (ictère émotif, ictère
catarrhal, ictère lithiasique, etc.).

**Symptomatologie.** — Compatible avec un état de santé apparente, la
cholémie familiale est souvent plus un tempérament qu'une maladie et est
communément méconnue; pourtant ses symptômes sont nets et faciles à
retrouver; quiconque, les connaissant, examinera un sujet atteint de dyspepsie hyperpeptique, d'entérite membraneuse, de neurasthénie, etc., ne
peut manquer de rencontrer souvent la cholémie familiale avec ses caractères propres; il la reconnaîtra surtout s'il examine un sujet atteint de
lithiase biliaire, cette dernière affection s'observant communément chez des
malades atteints simultanément de cholémie familiale.

Deux ordres de symptômes caractérisent cette affection. Les uns sont liés
directement à elle (*symptômes fondamentaux*): les autres, souvent à tort
regardés comme primitifs, sont en réalité liés également à la cholémie familiale, mais plus indirectement; ce sont les *symptômes secondaires* qui achèvent
de donner à l'affection sa physionomie clinique.

I. **Symptômes fondamentaux.** — Ils sont fournis par l'état de la
peau, l'examen des urines, l'état du foie et de la rate, enfin l'état du sérum.

Si, exceptionnellement, le teint peut rester normal, le plus souvent il est
jaune, jaunâtre, olivâtre, ou simplement mat; les conjonctives demeurent
indemnes. Les malades ne sont communément pas considérés comme icté-
riques, mais on dit d'eux qu'ils ont le *teint bilieux*; il s'agit là en réalité d'un
ictère léger et fruste, sans coloration des conjonctives: celui-ci peut être
partiel, et se localiser à la paume des mains et à la plante des pieds (*ictère
palmo-plantaire*).

A la xanthodermie se surajoutent souvent des *mélanodermies*, qui parfois
existent seules; elles sont également révélatrices de la cholémie, et il faut
à ce point de vue retenir la signification des nævi pigmentaires, et notamment des grains de beauté, des taches de rousseur, des taches biliaires disséminées, de la pigmentation péri-oculaire formant lunette pigmentaire, du
teint gris ou terreux du visage, de certaines pigmentations généralisées.

Quelquefois, la présence du *xanthélasma* des paupières ajoute un caractère
de plus au *facies cholémique*.

Souvent enfin, l'examen de la peau montre la présence de nombreux *nævi
capillaires et artériels*, dont les rapports avec des troubles hépatiques ont
été maintes fois signalés (Bouchard, Gilbert et Herscher, Claude).

L'*examen des urines* ne révèle communément pas de pigments biliaires vrais; en revanche, l'*urobilinurie*, légère ou marquée, est fréquente, et à -défaut d'examen du sérum, elle peut souvent permettre d'affirmer la -cholémie. Cet examen montre, en outre, suivant les cas, un *chimisme hépatique* normal, exagéré ou diminué. Il peut révéler l'existence d'un *diabète* -léger ou prononcé, commandé par le trouble fonctionnel du foie, lui-même fréquemment influencé par une lésion pancréatique simultanée.

Souvent le *foie* et la *rate* restent normaux, mais, dans bon nombre d'autres -cas, on note l'hypertrophie tantôt isolée, tantôt simultanée de ces organes, troubles objectifs qui soulignent le rôle du foie dans la production des symptômes constatés.

Enfin l'examen du sérum permet de constater une *cholémie* plus ou moins intense. Naturellement bien moindre que lors d'ictère cholurique, elle est le plus souvent suffisante pour donner une réaction de Gmelin très apparente, et on peut, en pratiquant la cholémimétrie, constater que la proportion de bilirubine contenue dans le sérum oscille en moyenne autour -de 1/17000. Toutefois la cholémie pathologique peut exceptionnellement manquer ou rester minime du fait de certaines conditions, telle que la -tuberculose surajoutée, l'action du traitement, et enfin l'insuffisance hépatique entraînant un degré plus ou moins marqué d'acholie pigmentaire; elle peut parfois également être intermittente. Au surplus, l'examen du sérum, si utile qu'il soit, n'est pas indispensable, et le diagnostic peut souvent sans lui être posé avec certitude, grâce aux symptômes tirés de l'examen de la peau et des urines, grâce à tout ou partie des symptômes -secondaires, grâce enfin aux notions tirées de l'interrogatoire.

II. **Symptômes secondaires.** — Ces symptômes, qui dominent fréquemment le tableau clinique, sont très nombreux et de signification pathogénique variable; mais leur présence achève de donner à l'affection une physionomie distincte.

Les sujets atteints de cholémie familiale sont souvent des dyspeptiques, présentant d'ordinaire les signes de la *dyspepsie hyperpeptique*; à ces symptômes se surajoutent quelquefois des flux bilieux accompagnés de crises hépatalgiques ou splénalgiques et qui peuvent réaliser le tableau clinique des vomissements périodiques de l'enfant; parfois également surviennent des hématémèses assez abondantes qui peuvent faire croire à un ulcère stomacal (pseudo-ulcère stomacal d'origine biliaire).

Les troubles intestinaux ne sont pas moins fréquents. L'*entérite membraneuse* s'observe communément chez les cholémiques, pour la plupart atteints de constipation habituelle; les *hémorroïdes*, dont l'origine hépatique est particulièrement fréquente (Gilbert et Lereboullet), se rencontrent très souvent chez eux. Récemment enfin nous avons précisé les relations fréquentes de la cholémie familiale avec l'*appendicite*, non qu'il s'agisse là de relation de cause à effet, mais ce sont deux affections dues l'une et l'autre à l'auto-infection digestive et survenant sous l'influence des mêmes conditions de terrain (diathèse d'auto-infection).

Les cholémiques présentent des *troubles nerveux* variables: tantôt ils n'accusent qu'une simple modification de caractère avec tendance aux idées noires et à l'hypocondrie: tantôt ce sont des neurasthéniques avérés; tantôt enfin on les considère comme atteints de mélancolie, ce trouble vésanique paraissant avoir souvent une origine biliaire (Gilbert, Lereboullet et Colo-lian). Fréquemment ces malades souffrent de migraines avec ou sans flux bilieux: ils peuvent accuser des somnolences digestives.

Ils ont une sensibilité particulière au froid, présentent avec une grande facilité le phénomène de la *chair de poule*, sont sujets au *prurit*, à l'*urticaire*, aux troubles cutanés divers, notamment à ceux survenant par une influence médicamenteuse.

Souvent ce sont des albuminuriques, et cette albuminurie revêt d'ordi-naire plus les caractères d'une *albuminurie intermittente* que d'une *albu-minurie continue*; souvent aussi ils accusent des douleurs rhumatismales, et les sujets atteints de *rhumatisme articulaire aigu ou chronique* présentent fréquemment de longue date les signes de la cholémie familiale.

L'interrogatoire et l'examen révèlent encore une tendance spéciale aux *hémorragies*, notamment aux épistaxis de croissance et aux gingivorragies ou encore au *purpura*; parfois on observe le tableau classique de l'*hémo-philie*; enfin les maladies intercurrentes peuvent revêtir une forme hémorragique (tuberculose, pneumonie).

Si nous ajoutons que la *bradycardie* est parfois notée, comme dans l'ictère avéré, qu'il y a quelquefois des symptômes typiques d'*angine de poitrine*, que la *température* peut présenter divers troubles, l'inversion thermique avec ou sans fièvre étant un phénomène fréquent, nous aurons énuméré la plupart des symptômes que l'on peut constater; sans doute on les trouve rarement au complet chez un même sujet; mais l'association de plusieurs d'entre eux suffit, jointe aux symptômes fondamentaux, à constituer un tableau clinique caractéristique.

**Évolution.** — C'est pour l'un ou l'autre des nombreux symptômes que nous venons d'énumérer que le malade vient d'ordinaire consulter, et c'est en l'examinant à ce moment que l'on relève chez lui les signes caractéris-tiques de la cholémie familiale. Celle-ci peut évoluer indéfiniment si on ne la modifie pas par un traitement, et, surtout, un régime appropriés. Ce qui frappe alors, c'est soit l'apparition de la prédominance de certains accidents secondaires, soit les caractères imprimés à certaines *maladies intercurrentes*, soit encore l'allure spéciale de la *grossesse*, au cours de laquelle vomisse-ments bilieux, albuminurie, mélanodermies sont particulièment fréquents. La cholémie familiale entraîne aussi parfois l'apparition secondaire de symptômes d'*insuffisance hépatique* reconnaissable en clinique (asthénie marquée, hypo-azoturie, léger diabète et souvent anémie secondaire). Elle peut enfin évoluer vers une forme plus grave de l'infection biliaire ou être compliquée d'affections hépatiques diverses, les cirrhoses alcooliques, le cancer primitif du foie, les hystes hydatiques de cet organe se développant ordinairement sur le terrain offert par cette affection (Gilbert et Lere-boullet).

**Diagnostic.** — Fréquemment méconnue, les multiples accidents que nous avons décrits comme secondaires étant regardés comme primitifs, la cholémie familiale est pourtant facile à reconnaître si l'on sait rechercher la présence des symptômes fondamentaux, et tenir simultanément compte de l'existence de quelques-uns des symptômes secondaires et de la présence d'antécédents familiaux. Le diagnostic peut aussi être fait dans la règle avant même tout examen de sérum, celui-ci apportant toutefois un complément fort utile, réserve faite des causes d'erreurs plus haut signalées.

**Pathogénie.** — Si la cholémie familiale est cliniquement indiscutable, son anatomie pathologique est encore mal fixée et sa pathogénie pourra, du fait de recherches ultérieures, être modifiée. Les connexions entre la cholémie physiologique et la cholémie familiale sont telles que l'on peut se demander si celle-ci n'est pas seulement l'exagération de celle-là ; inversement, en se basant sur quelques constatations anatomiques, sur certains symptômes nettement infectieux, sur les liens étiologiques avec les infections biliaires avérées, on peut soutenir l'existence d'une lésion infectieuse, d'une angiocholite minima. On peut encore invoquer un simple trouble fonctionnel de la cellule, rechercher le rôle de l'hémolyse, etc. Ce sont là des questions encore à l'étude. Ce qui est établi, c'est que ce type clinique est à l'origine de la plupart des maladies des voies biliaires ou hépatiques, et notamment de celles dues à l'infection, que la cholémie familiale est donc tout au moins un état préparant l'infection et réalisant le terrain biliaire auquel il a été ailleurs fait allusion.

Parmi les symptômes qui traduisent cet état, les uns relèvent de la toxi-infection causale (fièvre, albuminurie, rhumatisme, etc,), d'autres de la cholémie (xanthodermie, symptômes cutanés, troubles nerveux, etc.), d'autres encore du trouble fonctionnel du foie (diabète, signes d'insuffisance hépatique ou d'hyperfonctionnement) ou de l'hypertension portale (hémorroïdes, hémorragies gastro-intestinales). Il en est enfin qui doivent être considérés non comme symptomatiques de la cholémie familiale, mais comme associés à celle-ci et survenant dans les mêmes conditions de terrain ; de ce nombre est l'appendicite.

Si importante que soit la cholémie, elle n'est donc qu'un des éléments à faire intervenir et le diagnostic peut parfois non seulement reconnaître la cholémie familiale mais préciser la cause exacte des symptômes observés.

**Traitement.** — Il vise les diverses causes que nous venons d'énumérer.

Le régime en est la base principale, et comporte souvent au début l'emploi exclusif de lait écrémé ou du kéfir maigre ; ultérieurement on peut l'élargir progressivement en préconisant toujours surtout une alimentation lacto-végétarienne à laquelle les viandes blanches, les poissons légers, les œufs peuvent être adjoints.

En outre, on peut, contre l'infection, employer le calomel, les salicylates et la quinine ; contre la cholémie, les cures d'eau d'Évian à domicile ou à la station ; contre les troubles fonctionnels du foie, l'opothérapie hépatique biliaire et pancréatique, le bicarbonate de soude, l'arsenic, les eaux de Vichy, Vals, La Bourboule, etc. ; contre l'hypertension portale enfin, les lavements chauds, les purgatifs, certaines cures thermales, le massage abdominal, et notamment le massage direct du foie.

Sous l'influence de ces moyens thérapeutiques, on peut obtenir des améliorations équivalant à de véritables guérisons et voir disparaître ou s'améliorer bon nombre de symptômes secondaires. Il y a donc une véritable

utilité pratique à savoir reconnaître la cholémie familiale, en raison de
l'amélioration que peut amener un traitement bien conduit.

*P. LEREBOULLET.*

**CHOLÉRA ASIATIQUE.** — Maladie infectieuse éminemment contagieuse et des
plus meurtrières, le choléra asiatique est produit par l'action pathogène
spécifique d'un vibrion décrit par Koch, et décelé par lui dans les matières
fécales des malades.

L'Inde est son berceau. De ce pays, elle a fait, sur toute l'étendue du
globe, des incursions nombreuses qui sont restées historiques. Cette région
en est encore un foyer redoutable, et chaque année, par terre, par mer,
elle déverse le vibrion cholérique dans les pays voisins et éloignés.

Nos possessions indo-chinoises l'entretiennent encore en permanence, et
son éclosion fréquente est pour nous une menace constante entretenue par
les transports commerciaux.

Il en est encore de même dans les Indes néerlandaises. Enfin, l'Europe
doit craindre tout particulièrement son invasion quand il sévit dans
l'Hedjaz où le pèlerinage de la Mecque amène des multitudes d'individus,
qui une fois rentrés dans leurs foyers peuvent facilement, si les mesures
prophylactiques sont négligées, disséminer le contage et infecter les pays
qu'ils traversent et celui où ils vont se fixer.

Dans nos ports, les importations du choléra ne sont pas rares, mais
l'extension du fléau ne résiste habituellement pas aux mesures qu'on lui
oppose. Cependant, il y a peu d'années encore, il a pu faire des incursions
sur le continent, dans l'intérieur des terres. C'est dire tout l'intérêt qui se
présente pour le praticien de savoir reconnaître cette infection dès le début;
c'est à cette condition primordiale qu'il pourra contribuer à en enrayer
l'extension.

**Symptômes cliniques.** — Dans nos pays le syndrome cholérique
n'éclate habituellement pas d'emblée chez l'individu qui subit l'action pathogène du bacille virgule; la période où il se montre au grand complet est le
plus souvent précédée par une période prémonitoire, pendant laquelle rien
ne saurait faire prévoir l'évolution ultérieure.

*Période prémonitoire.* — Elle existe dans les régions tempérées dans les
deux tiers des cas (J. Guérin); elle est exceptionnelle dans les zones tropicales. Il s'agit d'une diarrhée constituée par des selles plus ou moins fréquentes, d'aspect fécaloïde, puis séreuses; c'est en somme une diarrhée
simple, sans ténesme, accompagnée seulement de lassitude, commune à
toute débâcle intestinale un peu violente. Pendant ce temps, le malade ne
change pas ses habitudes; il continue à vaquer à ses occupations; mais les
matières fécales charrient et émettent au dehors l'agent spécifique, et déjà
à cette période le malade dissémine largement le contage dans les milieux
extérieurs. Cette notion présente la plus grande importance au point de
vue prophylactique.

La période prémonitoire dure rarement plus de 5 jours.

*Période dite cholérique.* — Brusquement, et le plus souvent pendant la
nuit, la scène change : la diarrhée, légère jusqu'alors, devient intense et

profuse, le malade se présente toutes les 10 à 15 minutes à la garde-robe ; souvent même il ne peut en prendre le temps, et souille son linge et sa literie.

Ces déjections prennent bientôt un aspect caractéristique : elles sont extrêmement liquides, et leur abondance est telle qu'en 24 heures elles acquièrent facilement la quantité de 6 à 7 litres (Lorain). Dans ce liquide, incolore, ou teinté par la bile, flottent des flocons blanchâtres, qu'on a comparés à des grains de riz. Aussi ces selles sont-elles dites « *riziformes* ».

En même temps que ces évacuations profuses s'installent, le malade est pris de vomissements bilieux, ou porracés, renfermant eux aussi des grains riziformes. Se produisant habituellement sans effort, ils sont quelquefois accompagnés de vives douleurs, de crampes gastriques, voire même de hoquet. La langue est blanche, sèche, l'abdomen est rétracté : le cholérique se plaint d'une soif ardente, que rien ne peut apaiser ; les urines sont rares.

Dès le premier jour enfin, le facies est pâle, très émacié, les yeux sont caves, le nez s'effile, la peau se sèche, les extrémités se refroidissent, la voix devient grêle, « cassée ». Le malade éprouve, du côté des membres et des mollets notamment, des crampes très douloureuses.

Tout ce complexus morbide s'effectue sans grande élévation de température, parfois même sans fièvre aucune. Rappelons que tous ces symptômes peuvent survenir brusquement d'emblée sans être précédés de la diarrhée prémonitoire.

*Période d'algidité.* — Au bout d'un jour ou deux de la période précédente, parfois au bout de quelques heures, les évacuations diminuent de nombre et d'intensité, elles peuvent être complètement supprimées. Mais en même temps les phénomènes précédents s'accusent ; le facies s'altère de plus en plus, l'œil enfoncé dans l'orbite, et cerné d'un cercle noir, est à peine recouvert par les paupières, les pupilles sont dilatées, les lèvres s'amincissent, se cyanosent, la pâleur est livide ou bien le visage prend une teinte qui varie avec l'âge des sujets : blême chez les vieillards (choléra blême), cyanique chez les enfants (choléra bleu), bistrée noirâtre chez les adultes.

Le malade est couché sur son lit, épuisé, anéanti, incapable d'aucun mouvement ; sa voix se casse et finit par s'éteindre. Les vomissements sont continuels et pénibles ; les crampes augmentent d'intensité, occasionnant des souffrances indicibles.

Le refroidissement s'accuse, il se perçoit aisément à la main ; la température des membres devient de 10 à 12 degrés inférieure à la normale, et cependant la température centrale se maintient à la normale, quelquefois plus haut que la normale ; cette dissociation est caractéristique ; la peau se flétrit, se ride et se recouvre d'une sueur froide : les plis qu'on lui imprime persistent. Le pouls est extrêmement rapide, filiforme, souvent imperceptible, disparaissant quelquefois totalement ; les bruits du cœur s'affaiblissent en raison de la déplétion du système artériel dû à la stase veineuse, consécutive elle-même à un épaississement marqué du sang. La dyspnée est intense et angoissante (40 à 45 respirations par minute). Une sensation de barre épigastrique est éprouvée. L'urine diminue de plus en plus et bientôt l'anurie est complète.

Puis le collapsus s'installe, la cyanose s'accuse et se généralise, et les malades ainsi atteints succombent au bout de quelques heures à 2 ou 3 jours après le début de cette période algide.

A noter que pendant toute cette période l'absorption alimentaire est nulle; de même les médicaments ingérés restent sans action.

*Période dite « de réaction ».* — La terminaison fatale ne survient pendant la période d'algidité que dans les cas presque foudroyants. Quand les atteintes sont légères, ou même quand il s'agit d'un état grave, au stade d'algidité succède un stade de réaction. Mais ce dernier n'annonce pas fatalement la guérison, car bien des sujets succombent au milieu des phénomènes qui la caractérisent, surtout quand elle s'effectue d'une façon irrégulière, à plus forte raison quand elle est abortive.

Quand cette période de *réaction est régulière*, on constate que les contractions cardiaques reprennent de l'énergie, le pouls devient plus ample et reparaît au niveau des artères périphériques; la stase veineuse diminue, et avec elle la cyanose. La peau n'est plus sèche, elle devient moite et reprend sa teinte normale. La respiration se régularise. L'algidité diminue progressivement, et la température périphérique s'élève. Enfin, fait important, la sécrétion urinaire se rétablit, et l'on assiste petit à petit à une véritable crise urinaire, portant sur la quantité de liquide et la quantité de ses sels et notamment de l'urée. C'est l'annonce de la convalescence.

Mais parfois, surtout quand le stade d'algidité a été particulièrement marqué, la réaction se fait mal, incomplètement : c'est une *réaction abortive*.

Le pouls est plus perceptible sans atteindre toutefois toute l'ampleur désirable; les membres restent algides, alors que la température revient partiellement au niveau du thorax : l'urine augmente de quantité, mais insuffisamment, et la crise urinaire ne se produit pas. Le malade ne tarde pas à succomber dans le collapsus.

Avec la *réaction congestive*, on se trouve encore en présence d'une réaction irrégulière; elle se fait partiellement, mais appesantit tout son effort au niveau d'un viscère; elle se manifeste sous forme d'une congestion intense. Portant sur le parenchyme pulmonaire elle engendre une bronchopneumonie ou une pneumonie le plus souvent mortelles. Portant sur le système nerveux central, elle donne lieu cliniquement à des convulsions, du trismus, de la raideur de la nuque et des membres, du délire et enfin le coma s'installe, mortel habituellement, à moins que des phénomènes comme une diarrhée abondante, des épistaxis, etc., ne viennent contribuer à donner une amélioration pouvant faire espérer et obtenir la guérison.

Enfin, parfois on assiste à une *réaction à forme typhoïde* dont le pronostic est particulièrement grave : ataxo-adynamie profonde, état typhoïde marqué (vomissements, flux diarrhéique intense, prostration, pouls petit, filiforme, en sont les caractères essentiels).

Ces réactions sont accompagnées fréquemment d'exanthèmes polymorphes rappelant les éruptions connues (scarlatine, rougeole, urticaire, purpura, etc.). Elles siègent plus particulièrement aux extrémités, mais elles peuvent se généraliser.

*Période de convalescence.* — Dans les cas bénins ou de moyenne intensité qui se sont terminés par une réaction régulière, la convalescence s'établit et le malade guérit rapidement. Mais si l'atteinte a été grave, et que malgré une réaction irrégulière, le malade entre en convalescence, celle-ci est lente et le sujet peut conserver longtemps des séquelles de l'infection. L'intestin en souffre le plus souvent, une diarrhée chronique peut s'installer, et l'absorption devient insuffisante. Des myocardites, des œdèmes, des thromboses artérielles, se montrent aussi fréquemment, avec toutes leurs conséquences (gangrènes périphériques notamment).

En ce qui concerne le système nerveux, les crampes peuvent subsister longtemps, et des accès de tétanie se déclarer ; on observe des névrites et des polynévrites, des contractures, aboutissant à des déformations permanentes (flexion des doigts sur la main, de la main sur l'avant-bras, pied bot, équin, etc.).

D'autres complications multiples (infections secondaires, ictère bénin, ictère grave, etc.) troublent souvent la convalescence, emportant parfois le sujet dont la guérison semblait souvent s'annoncer.

Une mention spéciale doit être faite, au point de vue pratique de la susceptibilité particulière des téguments du cholérique pendant les phases de l'infection : le moindre traumatisme (décubitus dorsal, vésicatoires, sangsues, ventouses scarifiées) amène des escarres cutanées lentes à guérir et laissant le champ libre aux infections secondaires; il en est de même des injections hypodermiques qui, faites avec peu de précautions antiseptiques provoquent la formation d'abcès, de phlegmons, etc., dont la gravité se comprend en raison du peu de résistance de l'organisme.

**Pronostic.** — Il n'est pas de signe bien net pouvant faire supposer à chacune des périodes du choléra que le malade guérira ou succombera fatalement. Habituellement cependant l'anurie prolongée, l'algidité intense, le collapsus, sont des symptômes de mauvais augure; dans les cas qui paraissent les plus graves on assiste parfois à de véritables résurrections ; dans les cas bénins en apparence, au contraire, le dénouement fatal se produit parfois avec une rapidité qui déroute le praticien le plus avisé en matière de choléra. Aussi peut-on dire qu'on sait comment le choléra commence, mais qu'il est difficile de savoir à l'avance comment il se terminera.

La mortalité varie suivant les épidémies. Dans nos pays cependant elle paraît moins marquée que dans les pays chauds.

**Diagnostic.** — Le syndrome cholérique peut se rencontrer dans une foule d'états morbides, surtout d'ordre intestinal. Le diagnostic se fera par les moyens cliniques et bactériologiques.

*Diagnostic clinique.* — Le diagnostic doit être fait d'abord avec le choléra nostras, appelé vulgairement cholérine. Les selles y sont diarrhéiques, liquides, mais non riziformes ; l'algidité peut être assez prononcée. Cliniquement, il paraît difficile de poser une affirmation, car on peut se trouver en présence d'un cas bénin de choléra vrai, ou bien de la diarrhée prémonitoire, et le confondre avec la cholérine, qui relève, dit-on, de l'exaltation virulente du colibacille. C'est à la bactériologie que le praticien devra donc s'adresser.

De même certains empoisonnements alimentaires et médicamenteux peuvent prêter à erreur : champignons, conserves de viande, de légumes, viandes avariées, mollusques donnent parfois lieu au syndrome cholérique ; de même le sublimé, le tartre stibié, l'arsenic. Dans tous ces cas, les vomissements précèdent les déjections liquides, abondantes et multiples : dans le choléra vrai, c'est l'inverse ; l'étiologie est d'ailleurs présente pour guider le praticien : en cas de doute, il aura recours aux procédés bactériologiques.

L'accès pernicieux algide à forme cholérique peut encore en imposer pour du choléra. La recherche de l'hématozoaire fera le diagnostic.

Certains cas de dysenterie prennent le masque cholériforme ; les caractères des selles des premiers jours sont assez caractéristiques pour faire éviter l'erreur ; mais il est des dysenteries bacillaires qui ne se manifestent que par de la diarrhée avec algidité ; les coliques et le ténesme appartiennent au syndrome dysentérique et non au syndrome cholérique. S'il y a la moindre hésitation, recourir aux moyens de laboratoire pour dépister la dysenterie (v. c. m.) et le choléra.

*Diagnostic bactériologique.* — Le diagnostic bactériologique se fera surtout par la recherche du vibrion cholérique dans les déjections alvines.

*Recherche du vibrion cholérique dans les selles.*

1° Prélever un grain riziforme, l'écraser et l'étaler sur une lame de verre ; laisser sécher. fixer à la chaleur et colorer. Il faut une double coloration, car le vibrion de Koch ne prend pas le Gram : donc employer la méthode de Gram avec la surcoloration par la fuchsine de Ziehl diluée. Les bacilles virgules seront colorés en rose ; de même les colibacilles ; les autres seront teintés en violet. Ils pourront être reconnus à leur forme vibrionienne. De plus ils seront orientés dans le même sens, comme dans un banc de poissons (fig. 105).

Cette technique n'est pas toujours suffisante, car les germes étrangers au bacille spécifique peuvent être très nombreux ; beaucoup peuvent lui ressembler. S'adresser donc aux cultures.

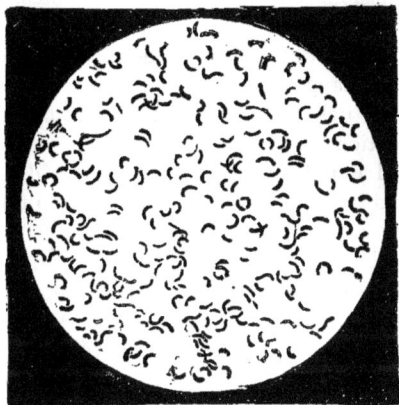

Fig. 105.—Vibrion cholérique, culture de 24 heures.
(D'après Wurtz et Thiroux.)

2° Employer le procédé de culture de Metchnikoff, assurément le plus rapide.

*a)* Ensemencer avec un grain riziforme un tube de solution pepto-gélosée :

| | | |
|---|---|---|
| Peptone . . . . . . . . . . . . . . . . . . . . . . . . | 10 | grammes. |
| Gélatine . . . . . . . . . . . . . . . . . . . . . . . . | 20 | — |
| Sel marin . . . . . . . . . . . . . . . . . . . . . . | 5 | — |
| Eau . . . . . . . . . . . . . . . . . . . . . . . . . . . | 1000 | — |

Alcaliniser à la soude caustique à 10 pour 100 et stériliser à l'autoclave après ensemencement, mettre à l'étuve à 37°.

*b*) Examiner au bout de 4 heures de séjour à l'étuve ; dans le cas de choléra, un trouble s'est formé avec un voile superficiel. Examiner une trace de ce voile au microscope. A côté des vibrions on remarquera d'autres germes qui auront poussé.

*c*) Pour obtenir une culture pure, prélever une parcelle du voile et ensemencer en strie sur gélose pour avoir des colonies séparées. En quelques heures (6 à 8 heures) des colonies de vibrions cholériques seront perceptibles, minces, transparentes, opalescentes.

Prélever une de ces colonies, et la repiquer dans les milieux usuels. On sait que dans l'eau peptonée, la coloration rouge (*choléra-roth*) obtenue par addition d'acide sulfurique pur, est caractéristique de la présence du bacille virgule.

*Séro-diagnostic.* — Le séro-diagnostic en matière de choléra ne possède pas la valeur de cette épreuve appliquée à la fièvre typhoïde et à la dysenterie, car les divers échantillons de vibrions cholériques ne sont pas agglutinables au même taux par un même sérum.

**Notions étiologiques.** — *Le facteur étiologique essentiel* du choléra sans lequel l'infection cholérique n'existe pas, est le vibrion cholérique. Le vibrion cholérique persiste dans les matières fécales des sujets guéris, pendant 10 à 48 jours (Wills, Kolle). Par conséquent les déjections sont le véhicule de l'agent pathogène dont elles assurent la propagation et la transmission. Certaines personnes saines, vivant dans un milieu où sévit le choléra, peuvent en présenter dans leur selles, sans en éprouver le moindre trouble. Ces « porteurs de germes » sont aussi dangereux que les malades, plus dangereux même, car ils vont, viennent, vaquent à leurs occupations habituelles et disséminent mieux que les cholériques le germe de l'infection.

La contagion peut être directe, d'homme à homme (épidémies de famille, cas intérieurs dans les hôpitaux, importation dans les régions indemnes, atteintes du personnel médical).

Elle peut être aussi indirecte, grâce à la persistance du vibrion dans les matières fécales desséchées, dans le sol humide, dans l'eau (épidémies hydriques nombreuses, rapportées par Snow, Budd, Marey, Brouardel, etc.). Koch a insisté sur le rôle important joué dans l'Inde par les tanks, sortes de mares où les indigènes déversent leurs eaux ménagères, et dont l'eau sert en retour aux ablutions quotidiennes et aux usages culinaires.

L'ingestion d'eau souillée par le contage est le mode le plus habituel de l'infection. Celle-ci peut survenir aussi par l'absorption de légumes ou d'aliments lavés avec ce liquide, de même à la suite de l'ingestion du lait additionné d'eau infectée.

Les linges, les vêtements, les locaux souillés par les déjections cholériques jouent à cet égard le rôle d'intermédiaire.

Les insectes, surtout les mouches ayant butiné sur les déjections spécifiques, peuvent véhiculer le vibrion de Koch et souiller tout objet, et tout aliment qui deviendra le véhicule du germe.

*Les causes favorisantes* ont leur importance, car en matière de choléra, si le vibrion cholérique est l'agent essentiel des processus infectieux, il doit.

être aidé, pour provoquer le choléra, par des conditions individuelles et liées aussi au milieu extérieur (Metchnikoff).

A cet égard, l'encombrement, l'agglomération, le surmenage, les fatigues excessives, autant de causes détériorantes de l'organisme, entrent en ligne de compte. Mais elles cèdent le pas devant les conditions d'ordre alimentaire; les indigestions, l'absorption de fruits pas mûrs, ou au contraire trop mûrs et gâtés, créent des conditions spéciales conférant au tube digestif une réceptivité spéciale, soit en troublant le chimisme intestinal, soit en apportant à la flore intestinale des germes saprophytes, capables de favoriser la végétabilité et la virulence du vibrion cholérique. L'absorption immodérée d'eau intervient encore, surtout en modifiant les sécrétions digestives et en atténuant leur pouvoir bactéricide.

C'est par les temps de chaleur, dans les régions humides que les épidémies se développent de préférence ; c'est dans les populations malpropres et misérables qu'elles trouvent le terrain plus favorable à leurs méfaits.

**Traitement.** — Le traitement peut être préventif ou curatif.

**Vaccination anticholérique.** — Plusieurs auteurs ont préparé un vaccin anticholérique en partant de cultures du germe spécifique. Mais deux méthodes seulement ont été utilisées jusqu'alors, celles de Ferran et d'Haffkine.

Le *vaccin de Ferran* n'est autre qu'une culture en bouillon de vibrion cholérique; l'auteur ensemence un ballon de bouillon alcalinisé qu'il laisse séjourner à l'étuve pendant 48 heures. On injecte 1 centimètre cube sous la peau à la première vaccination; 5 ou 6 jours après, on injecte 1 c. c. 5.

Cette vaccination s'accompagne d'un œdème assez marqué au point d'inoculation, d'une légère élévation de température, de céphalée, de malaise, et parfois d'un peu de diarrhée. Appliqué à 20 000 sujets, les résultats de cette vaccination ne furent pas très favorables.

Le *vaccin d'Haffkine* consiste en un virus *fixe* aussi virulent que possible, obtenu par plusieurs passages dans le péritoine du cobaye. Haffkine injecte sous la peau une première dose, soit 1/10 à 1/20 de culture sur gélose de virus atténué, suivie, 5 à 8 jours plus tard, d'une injection du même virus *exalté*. Les symptômes consécutifs sont analogues à ceux que provoque le vaccin de Ferran. De nouvelles recherches sont nécessaires pour qu'on puisse apprécier la méthode à sa juste valeur.

**Traitement curatif.** — Le *traitement usuel* est purement symptomatique.

Contre la diarrhée on a préconisé l'opium, le salol, tombés actuellement dans l'oubli.

L'*acide lactique* rend des services appréciables dans les cas où l'algidité n'est pas trop prononcée; le malade doit, d'après Hayem, ingérer quotidiennement 1 litre 1/2 à 2 litres de la préparation suivante :

| | |
|---|---|
| Eau . . . . . . . . . . . . . . . . . . . . . . . | 1000 grammes. |
| Acide lactique. . . . . . . . . . . . . . . . . . | 15 — |
| Sucre . . . . . . . . . . . . . . . . . . . . . . | Q. S. |

A la dose de 0 gr. 05 à 0 gr. 20 toutes les 2 heures. Le *calomel* donnerait, d'après les auteurs anglais et américains, des résultats satisfaisants.

Cautain a beaucoup préconisé l'*entéroclyse*, en introduisant 2 litres d'eau tiède dans le gros intestin, à l'aide d'une sonde; on y ajoute actuellement 10 pour 100 de tanin. Ces lavages intestinaux amènent un soulagement notable dans l'état du malade, surtout dans les cas de moyenne intensité.

Les *vomissements* sont habituellement combattus par l'ingestion répétée de glace ou d'eau chloroformée.

Pour lutter contre l'*algidité* plusieurs moyens sont employés : injections d'éther, de caféine, enveloppements chauds. D'après Hayem, les *bains chauds* à 39° et 40° pendant 20 minutes, répétés toutes les 3 heures, relèvent la température et le pouls, atténuent les crampes, favorisent la sécrétion urinaire. Le procédé le plus énergique est assurément l'*injection intraveineuse de sérum artificiel*. Hayem a proposé l'emploi d'une solution stérilisée avec 5 grammes pour 1000 de chlorure de sodium et 10 de sulfate de soude. On en injecte 1 litre 1/2 à 2 litres dans les veines de l'avant-bras ou de la saphène. Les effets sont remarquables : le sujet commence par devenir moins apathique, son œil s'anime, la connaissance revient; la cyanose disparaît, le pouls devient plus perceptible; la voix devient plus forte; les forces reviennent. Malheureusement, cette amélioration n'est souvent que passagère.

L'injection *sous-cutanée* peut être tentée dans les cas moyens; mais dans les atteintes graves, la résorption du liquide ne s'effectuant pas, les malades n'en tirent aucun bénéfice.

Des essais de *sérothérapie*, récemment tentés, seuls doivent être retenus ceux que Salincheni a entrepris à Saint-Pétersbourg dans la dernière épidémie de 1908.

42 malades furent traités : 10 ont succombé, soit une mortalité de 23,80 pour 100, alors qu'à la même époque, cette dernière, relevée chez les cholériques, traités par les moyens usuels, atteignait 45,6 pour 100.

Il est de toute nécessité d'employer la *voie veineuse* pour les injections de sérum. Dans les cas graves, la quantité à injecter doit être de 50 à 100 centimètres cubes en 24 heures, dose qu'on peut et doit répéter le lendemain.

Sous l'influence du sérum, dans les cas favorables, le pouls devient plus ample, les vomissements s'espacent, puis s'arrêtent, l'angoisse diminue, les crampes s'atténuent, puis disparaissent; le malade accuse une sensation de calme et de bien-être. La diarrhée ne se modifie qu'après 24 heures; elle diminue ensuite rapidement : les selles se colorent; la cyanose disparaît, la peau se réchauffe, et se couvre d'une sueur abondante; les urines ne reprennent leur volume habituel qu'après 36 et 48 heures. La réaction est apyrétique et évolue sous la forme régulière. Jamais elle n'est troublée par les accidents locaux et généraux habituels.

**Prophylaxie**. — La prophylaxie aura pour but de s'opposer à toutes ces conditions étiologiques ; elle s'adressera à la cause spécifique, déterminante, comme aussi aux causes favorisantes.

La *prophylaxie, internationale* assurera la défense des diverses nations contre l'invasion du choléra parti d'un pays contaminé (V. Prophylaxie).

La prophylaxie, devant être appliquée *dans une localité* dès l'éclosion d'une épidémie, devra être *individuelle* et viser avant tout le cholérique, qui constitue à lui seul le foyer d'où sera émis le contage. Par conséquent, c'est là un diagnostic exact et rigoureux que les pouvoirs publics sont en droit d'attendre de la part du praticien pour entreprendre cette prophylaxie, dont le diagnostic sera la base primordiale et essentielle :

1° Déclaration obligatoire à l'autorité compétente.

2° Isoler immédiatement et rigoureusement le malade; s'il y a moyen, l'évacuer sur un hôpital de cholériques, sinon sur un hôpital général, dans un pavillon spécial. Interdire toute visite inutile. Ne tolérer autour du malade que le personnel employé à lui donner des soins.

3° Recueillir les selles, l'urine, les vomissements dans des récipients contenant des antiseptiques forts (eau phéniquée, crésyl, etc.). Désinfecter ces récipients. Le malade devra être tenu dans un état de propreté parfaite.

4° Désinfection soignée : les linges souillés seront immédiatement enlevés dans des sacs spéciaux, imperméables et trempés dans une lessive bouillante pendant une demi-heure. Couvertures, matelas, literie seront passés à l'étuve. Il en sera de même pour les vêtements, souillés ou non, des malades et des gardes-malades.

Le local occupé par le malade avant son entrée à l'hôpital, et celui qu'il occupe au cours de sa maladie, devront être l'objet de tous les soins de désinfection : les murs, planchers, plafonds, etc., seront largement lavés antiseptiquement (formol, acide phénique, potasse, etc.). Les tapis, les meubles seront aspergés ou lavés à l'aide d'une solution antiseptique forte. En un mot, le local habité par un cholérique ne pourra être de nouveau occupé qu'après désinfection totale et complète.

Les voitures, brancards, ayant servi au transport du malade devront être soumis aux mêmes mesures.

5° Les personnes qui soignent le malade devront revêtir en entrant dans la chambre un vêtement spécial (blouse, sarreau) qu'elles ne quitteront qu'en franchissant le seuil de ce local. Elles devront se faire des lavages antiseptiques très fréquents des mains et du visage, surtout avant le repas, qu'elles ne prendront jamais dans la chambre abritant les cholériques.

6° Les cadavres des cholériques devront être incinérés.

Ces mesures d'isolement et de désinfection devront être prises aussi bien pour les cholériques avérés que pour les cas frustes, et que pour les suspects. Elles cesseront pour ces derniers, dès que l'examen aura révélé l'absence de choléra. Elles devraient être prises vis-à-vis des sujets sains, *porteurs du bacille virgule*. Elles ne prendront fin pour les uns ou les autres que quand l'examen bactériologique aura démontré la disparition totale du vibrion spécifique dans les produits excrémentitiels.

La prophylaxie des causes favorisantes, surtout dans les agglomérations, s'impose encore; il conviendra de surveiller l'hygiène générale (surmenage, encombrement, propreté des locaux), l'hygiène particulière et notamment l'alimentation, surtout en ce qui concerne les troubles digestifs, l'ingestion trop abondante de fruits, et l'usage immodéré de boissons, surtout par les fortes chaleurs.

Enfin la prophylaxie sera *locale*; l'épuration des eaux d'alimentation devra être l'objet de tous les soins ; l'humidité du sol sera combattue par tous les procédés usités : égouts, drainage du sol, etc.

Dans les campagnes où l'infection du sol est permanente, il faudra éviter la pratique de l'épandage, éviter de répandre les excréments sur les fumiers au seuil des portes, contre les habitations, comme le fait se produit constamment ; ces excréments sont en effet le plus souvent ramenés dans l'intérieur de la maison par les chaussures qu'ils ont souillées. Les latrines, les fumiers seront désinfectés par le chlorure de chaux, ou le sulfate de cuivre. Enfin, il faudra éviter les infiltrations du contenu des latrines dans les puits et citernes fournissant l'eau d'alimentation.

Les mêmes mesures seront de mise en ce qui concerne les troupes casernées sur le territoire, ou en cours de navigation. *CH. DOPTER.*

CHOLÉRA ET GROSSESSE. — Les femmes enceintes ne sont ni plus ni moins que les autres femmes aptes à contracter le choléra, mais il semble que lorsqu'elles en sont atteintes, le mal soit plus grave que chez les autres ; une statistique de Gaillard montre que, sur 9 femmes enceintes frappées de choléra, 7 ont succombé.

L'expulsion du fœtus aurait pour causes l'existence de crampes utérines, une endométrite hémorragique aiguë, la présence en excès de l'acide carbonique dans le sang, les troubles de la circulation inter-utéro-placentaire résultant de l'état poisseux du sang.

Le fœtus est le plus souvent expulsé mort ; quand il résiste, il succombe dans les jours qui suivent la naissance.

L'accouchement présente quelques particularités : le liquide amniotique est peu abondant, l'accouchement est rapide par suite de la flaccidité des tissus du vagin et du périnée.

La délivrance se fait normalement sans hémorragies.

Le choléra a, sur la grossesse, une influence funeste ; il entraîne dans la majorité des cas l'avortement ou l'accouchement prématuré. La mortalité est moins grande chez les femmes qui expulsent prématurément leur fœtus ; cela tient à ce fait que dans les cas mortels la maladie entraîne la mort trop tôt pour que l'avortement ait le temps de se produire ; il faut pour cela que la maladie dure au moins quatre jours ; un choléra qui dure ce laps de temps est déjà atténué.

*Conduite à tenir.* — Il ne faut pas provoquer l'avortement ou l'accouchement, ce serait pour le moins inutile ; il n'y a qu'à essayer de lutter contre la maladie (V. CHOLÉRA).

Lorsque la femme qui allaite est atteinte de choléra, celui-ci paraît en général moins grave. Il déterminerait parfois un engorgement douloureux des mamelles. *G. LEPAGE.*

CHOLÉRA INFANTILE. — V. GASTRO-ENTÉRITE DES NOURRISSONS.

CHOLÉRINE. — V. DIARRHÉE,

CHOLESTÉATOME. — V. les différents organes et en particulier OREILLE.

CHONDROME. — V. OS, TUMEURS EN GÉNÉRAL.

**CHORÉES**. — Le terme de *chorée* a été appliqué jadis à une foule de désordres moteurs qui n'avaient entre eux qu'un caractère commun, celui de rappeler, souvent de fort loin, les gestes de la danse. Comme il est une infinité de façons de danser, la désignation de chorée fut appliquée aux manifestations motrices les plus disparates.

Il est indispensable de limiter aujourd'hui la signification du mot *chorée* dans le langage médical. Plus son emploi sera restreint, plus il aura de précision. Éliminons donc tous les désordres moteurs qui doivent être désormais distraits des chorées proprement dites.

C'est d'abord tout un groupe de gestes désordonnés, qui appartient aujourd'hui presque exclusivement à l'histoire et dont l'intérêt pratique est certainement secondaire, comme les grandes manifestations chorégraphiques de l'antiquité et du moyen âge. Celles-ci, au temps des Grecs et des Romains, impressionnaient déjà vivement le populaire. Elles étaient fréquentes pendant les fêtes annuelles de Bacchus et d'Apollon. Puis ce furent les grandes épidémies sallatoires de choréomanie, au moyen âge, en l'honneur de saint Guy et de saint Jean; il n'en reste guère aujourd'hui que de rares vestiges, comme la procession dansante d'Echternacht, en Luxembourg. Cette chorégraphie psycho-névropathique, que l'on avait rattachée à l'hystérie, appartient à la pathologie des foules, au même titre que les paniques et les manifestations enthousiastiques. Ce n'est qu'un mode d'exagération morbide de ces réflexes collectifs qui font partie de la physiologie des masses. Ils n'ont rien à voir avec la chorée.

D'autres troubles choréiformes ont été attribués à l'*hystérie*. On peut se demander s'il existe vraiment une chorée hystérique, les accidents décrits sous ce nom revêtant les formes les plus diverses (V. HYSTÉRIE). Dans ce groupe rentrent les *chorées rythmiques*, la *chorée saltatoire*, *natatoire*, et d'autres accidents choréiformes qui se rapprochent plutôt de l'astasie-abasie (v. c. m.).

Quant aux mouvements choréiformes que l'on observe à la suite d'affections organiques de l'encéphale (*hémichorée pré* ou *post-hémiplégique*), ce ne sont que des symptômes dont la description ne saurait être séparée de celle de l'*hémiplégie* [v. c. m. et les articles CÉRÉBRAL (HÉMORRAGIE, RAMOLLISSEMENT)].

On doit aussi écarter de l'étude des chorées proprement dites plusieurs affections auxquelles ce nom a été attribué autrefois :

La *chorée électrique de Hénoch-Bergeron*, la *chorée fibrillaire de Morvan*, sont des formes morbides mal limitées, dont les observations déjà anciennes ne reparaissent plus aujourd'hui sous ces noms, mais sont réparties, soit parmi les *tics*, soit parmi les *myotonies* (v. c. m.).

La soi-disant *chorée de Dubini* n'est aussi qu'une curiosité historique ; on en trouvera la description sommaire à l'article DUBINI (MALADIE DE).

Enfin, il est indispensable d'éliminer de l'étude des chorées toutes les observations erratiques dans lesquelles ce mot figure comme simple synonyme de désordre moteur, ou d'agitation nerveuse (chorée des écrivains, etc.).

On a décrit des chorées *gesticulatoires*, c'est-à-dire dans lesquelles les mouvements convulsifs rappellent plus ou moins des gestes connus ; mais ce qualificatif est mauvais, car il s'agit de gestes déformés, souvent méconnaissables, toujours exagérés et intempestifs.

On a voulu en distinguer les soi-disant *chorées électriques*, où les secousses musculaires ont une brusquerie, une instantanéité, qui rappelle les tics. Ces éléments de différenciation ne sont pas utilisables pratiquement, les variantes étant innombrables en clinique.

La plupart des désordres moteurs auxquels on a donné les noms de chorées différentes, présentent entre eux des points de contact et des analogies qui rendent souvent le diagnostic hésitant. En analysant avec soin les phénomènes objectifs, on arrive à faire quelques distinctions. Mais nombreux sont les cas où, les troubles convulsifs étant mal caractérisés, il sera sage de ne point leur appliquer d'étiquettes diagnostiques. On évitera ainsi d'augmenter les causes de confusion dans un chapitre de la neuropathologie encore mal délimité.

Il est depuis longtemps classique de ranger les chorées parmi les névroses. L'absence ou la variabilité des lésions anatomiques constatées dans les autopsies de choréiques justifiait cette répartition nosographique. Mais, dans ces derniers temps, une étude clinique plus approfondie des troubles de la motilité et de la réflectivité a mis en valeur un certain nombre de signes, qui permettent d'affirmer l'existence de perturbations qu'on observe que dans les affections organiques du système nerveux (Babinski, André Thomas.) Il est possible que les différentes espèces de chorées ne soient que des variantes cliniques d'un même désordre organique, tantôt passager ou intermittent, tantôt définitif.

A ne considérer que le côté pratique, l'expectative nosographique ne aurait avoir d'inconvénients. Il s'agit d'affections justiciables de traitements similaires dont l'application est toujours exempte de danger.

Nous n'étudierons que les formes cliniques les mieux caractérisées auxquelles on peut appliquer actuellement le nom de *chorées*.

En premier lieu, la *chorée de Sydenham*, le prototype de la chorée. Sa description donnera à ce mot une signification nosographique précise ; on l'appelle aussi *chorée des enfants*, ou *chorée mineure, vulgaire*.

Ensuite, la *chorée molle*, type morbide assez rare et dont l'autonomie est discutable.

La *chorée chronique, de Huntington*, affection progressive, héréditaire, qui s'accompagne de troubles mentaux accentués.

Enfin, la *chorée variable des dégénérés* (Brissaud).

CHORÉE DE SYDENHAM. — Voici comment Sydenham décrivit l'affection qui porte aujourd'hui son nom :

« La danse de Saint-Guy, en latin *chorea Sancti Viti*, est une sorte de convulsion qui arrive principalement aux enfants de l'un et de l'autre sexe, depuis l'âge de dix ans jusqu'à l'âge de la puberté. Elle commence d'abord par une espèce de boitement ou plutôt de faiblesse d'une jambe, que le malade traîne comme font les insensés. Ensuite, elle attaque le bras du même côté. Ce bras étant appliqué sur la poitrine ou ailleurs, le malade ne saurait le retenir un moment dans la même situation; et, quelque effort qu'il fasse pour en venir à bout, la distorsion convulsive de cette partie la fait continuellement changer de place.

« Avant que le malade puisse porter à sa bouche un verre plein de liquide, il fait mille gestes et mille contours, ne pouvant l'y porter en droite ligne parce que sa main est écartée par la convulsion qui la tourne de côté et d'autre, jusqu'à ce que ses lèvres se trouvent à la portée du verre; il sable promptement sa boisson et l'avale tout d'un trait. On dirait qu'il ne cherche qu'à faire rire les assistants. »

Ce passage synthétise les principaux caractères cliniques de la *chorée mineure, chorée des enfants*. Le terme populaire de *danse de Saint-Guy*, employé aujourd'hui encore, consacre une confusion entre les phénomènes convulsifs de la chorée proprement dite et les manifestations chrorégraphiques du moyen âge qui relevaient de psychonévroses épidémiques.

**Étiologie.** — La chorée de Sydenham frappe surtout les enfants depuis l'époque de la deuxième dentition jusqu'à la puberté. Elle offre son maximum de fréquence (dans la moitié des cas environ) entre six et douze ans, à l'âge où le développement de l'enfant présente sa plus grande activité. Les enfants du sexe féminin sont plus souvent atteints; on compte dans les statistiques environ 2 filles pour 1 garçon.

L'hérédité névropathique est la règle (parents épileptiques, ataxiques, neurasthéniques, etc.). L'hérédité directe similaire est également signalée.

La fréquence du *rhumatisme* dans l'étiologie de la chorée est un fait incontestable, malgré les divergences des statistiques à cet égard. « La nature rhumatismale de la chorée, prouvée par les faits de coïncidence avec le rhumatisme, l'est encore par les faits de coïncidence avec des maladies du cœur. » (Roger). On a même décrit une *chorée cardiaque*. Il n'en existe pas moins un nombre relativement considérable de cas où la névrose évolue sans aucune attache rhumatismale.

Parmi les autres affections chroniques, on a incriminé, sans raisons décisives, l'*anémie*, la *chlorose*, le *rachitisme*, la *scrofule*.

Plus importante semble l'action des *maladies infectieuses* (Strümpell, Triboulet) indiquée déjà par Rilliet et Barthez, par d'Espine et Picot.

La *scarlatine*, la *rougeole*, l'*érysipèle*, la *coqueluche*, la *varicelle*, la *variole*, la *pneumonie*, la *fièvre intermittente*, sont, par ordre de fréquence, les infections qu'on a rencontrées le plus souvent. Pour mémoire seulement, on peut citer les intoxications et les traumatismes.

Les *émotions* vives, la *peur* en particulier, ont été mentionnées de tous temps, et se retrouvent assez fréquemment dans les statistiques modernes. Mais n'oublions pas la tendance générale qu'ont les parents à faire intervenir cette cause, faute de mieux, et bien souvent à la légère.

Les grandes émotions, les émotions-chocs, peuvent avoir une influence déterminante sur l'apparition de la chorée de Sydenham ; le fait est cependant assez rare (10 fois sur 150 cas. Oddo). Il est plus fréquent que les émotions soient des causes d'aggravation, de rechutes ou de récidives, et cela d'une façon souvent immédiate, mais à condition que le sujet présente une émotivité anormale. En somme, « si l'émotion ne crée pas la chorée vulgaire, il est d'observation courante qu'elle l'exagère et ainsi la fait voir à des yeux qui ne la voyaient pas jusque-là, soit parce qu'ils ne savaient pas regarder, soit parce qu'elle n'était pas apparente. Un choréique plus ou moins latent, qui vient d'être victime d'une émotion, est mieux observé par les siens et offre, en outre, des mouvements plus étendus. Cette émotion n'a pas causé les mouvements, elle les a seulement augmentés et rendus visibles. » (Souques.)

L'*imitation* ne suffit pas à créer la chorée de Sydenham vraie.

**Nature**. — Nombre d'auteurs considèrent que la chorée est fonction de *rhumatisme* (Sée, Rilliet et Barthez, Sanné, Cadet de Gassicourt, J. Simon, Descroizilles), capable de frapper le système cérébro-spinal ou ses enveloppes comme il atteint les séreuses, cette localisation étant déterminée par la prédisposition névropathique,

Charcot s'est élevé contre cette manière de voir :

« De ce que l'on voit souvent la chorée se développer à la suite d'un rhumatisme articulaire aigu, on en conclut que cette chorée mérite le nom de rhumatismale. La chorée et le rhumatisme articulaire coexistent souvent, soit chez un même sujet, soit dans la famille, cela n'est nullement douteux ; mais la coïncidence fréquente, l'alternance même des deux affections, ne suffit nullement à démontrer qu'elles sont identiques et de même nature ; tout au plus, cela peut-il faire penser qu'il y a entre elles une certaine affinité dont il reste à rechercher la raison d'être. Or, la coïncidence dont il s'agit, bien que réellement très vulgaire dans le cas de chorée, ne lui appartient certes pas en propre. La coexistence très fréquente, mais nullement nécessaire, tant s'en faut, de la chorée et du rhumatisme, est un exemple très frappant de l'association des deux diathèses nerveuse et arthritique. »

Pour Joffroy, la chorée est une maladie d'évolution atteignant l'axe cérébro-spinal et liée à la croissance ; elle est au système nerveux ce que la chlorose est au système circulatoire, et on peut l'appeler : une *névrose cérébro-spinale d'évolution*. Les manifestations articulaires de la chorée sont des arthropathies choréiques assimilables aux arthropathies des myélites, et comme elles, sans doute, d'origine spinale. La chorée, maladie essentiellement caractérisée par des troubles moteurs, serait le résultat d'un trouble fonctionnel des différents systèmes de l'appareil moteur anormalement développé. Les choréiques sont des dégénérés. Bref, la chorée est la manifestation (à l'occasion du rhumatisme, d'une pneumonie, d'une émotion, etc.) de la dégénérescence de l'appareil nerveux moteur. C'est une *myopsychie*.

Quant à Comby, il considère la chorée de Sydenham comme une névrose de croissance ayant des relations étroites avec l'hystérie. Il n'y a que des inconvénients à mettre l'hystérie en cause quand il s'agit d'une maladie s'accompagnant souvent de troubles de la réflectivité, et qu'on ne peut guérir par suggestion.

La chorée, survenant fréquemment à la suite des maladies infectieuses, s'accompagnant souvent d'arthropathies, parfois de fièvre, d'endocardites, de suppurations, étant sujette aux récidives, offre par là des analogies avec les maladies infectieuses. Aussi, pour certains auteurs, la chorée est-elle une infection spécifique reconnaissant pour cause un microbe *spécial*. Pour d'autres, elle tire son origine d'agents infectieux *divers*, qui la réalisent en vertu d'une prédisposition individuelle.

Les partisans de la spécificité microbienne dans la chorée s'appuient sur les observations suivantes : Pianese a isolé dans la moelle un bacille. Leyden a signalé sur l'endocarde des choréiques, des diplocoques, retrouvés par Triboulet, Coyon et Zadok, dans le sang, diplocoques dont ils avaient signalé la présence au cours du rhumatisme articulaire aigu. Apert a observé le même microbe.

A la vérité, on a trouvé le plus souvent des microbes banals. Ces résultats bactériologiques sont, pour la plupart, peu probants, les observateurs s'étant contentés, en général, de recueillir le sang de la piqûre du doigt, ou n'ayant employé que des milieux de culture liquides (bouillon, lait), milieux qui augmentent les causes d'erreur, et ne permettent pas, par numération des colonies, de se rendre compte du nombre de germes ensemencés. En somme, la théorie infectieuse, quoique très probablement exacte, n'est pas encore absolument démontrée.

Il est vraisemblable que la chorée peut se produire lorsqu'une infection, évoluant chez un individu prédisposé, détermine certaines lésions cérébrales. On tend justement à abandonner la théorie de la névrose et à considérer la chorée comme une maladie organique (Babinski, Thomas). Mais en quoi consistent les lésions? On ne le sait pas encore exactement. Les altérations constatées aux autopsies sont nombreuses, mais variées, et de plus, banales : pachyméningite vasculaire et hémorragique ; hyperémie méningo-encéphalique le plus souvent généralisée, parfois localisée sur la protubérance et le bulbe, sur le corps strié ; foyers de ramollissement disséminés ; lésions dégénératives des cellules de l'écorce, méningites membraneuses, petits foyers hémorragiques, épanchement ventriculaire ; et dans la moelle, hyperémie, ramollissement cervico-dorsal, dégénérescence des cellules ganglionnaires. Ces lésions n'ont rien de spécifique.

Quelques auteurs étrangers ont décrit des corpuscules spéciaux (*Chorea-Körperchen*) qui se rencontreraient seulement dans la chorée, en de certaines parties des centres nerveux. De nouvelles recherches ont montré que ces corpuscules se retrouvent souvent dans les centres nerveux chez les sujets morts à la suite d'une maladie infectieuse. Ils n'ont rien de caractéristique. Nous sommes donc encore dans l'ignorance des lésions organiques de la chorée.

Par contre, — et A. Thomas a récemment insisté sur ce point, — *l'étude clinique* de la chorée semble bien prouver à elle seule que cette affection n'est pas une simple névrose, mais vraiment une maladie organique. Déjà, Babinski avait signalé la fréquence relative du réflexe du gros orteil en extension chez les choréiques. Voici, d'après André Thomas, d'autres signes que l'on constate souvent et qui, certainement, plaident en faveur d'une altération organique du système nerveux. D'abord, la *diminution de la force musculaire du côté où prédomine la chorée*; puis, *l'hypotonie*, surtout aux membres supérieurs; les *syncinésies* (mouvement associé de la main malade pendant l'occlusion énergique de la main saine) ; des *troubles de la synergie et de la coordination*; des *troubles de la marche* (le bras malade ne se projette pas en avant en même temps que la jambe saine; l'inverse a lieu); l'*adiadococinésie* est très fréquente (signalée déjà par Babinski); *flexion combinée de la cuisse et du tronc* (Babinski); on constate presque toujours des *modifications des réflexes tendineux* (tantôt abolis, tantôt exagérés); des *modifications des réflexes cutanés* (signe de Babinski, signe d'Oppenheim (Charpentier, Hutinel et Babonneix); et la *lymphocytose arachnoïdienne* a été constatée dans quelques cas (Sicard et Babonneix, Claude). Enfin, il faut retenir les *caractères mêmes des mouvements*, consistant d'une part en mouvements désordonnés, sans but, involontaires, pouvant s'amender par le repos et la volonté, et d'autre part en secousses clonico-toniques, prédominant d'un côté, surtout au membre supérieur, particulièrement dans certains groupes musculaires (muscles de l'épaule). Tous ces signes sont en faveur de l'existence d'une lésion organique. Ils peuvent n'être qu'ébauchés. Ils doivent pourtant faire prévoir une lésion de la zone corticale motrice. En somme, la chorée serait un syndrome relevant d'une encéphalite ou d'une méningo-encéphalite légère. Les mouvements choréiques dépendraient de l'irritation corticale.

Telle est, grâce aux progrès de l'analyse clinique, la conception qui tend à prévaloir aujourd'hui. Elle s'accorde aisément avec l'hypothèse d'une origine infectieuse et n'exclue nullement celle de la prédisposition.

En résumé, la chorée de Sydenham serait l'expression clinique d'altérations de l'écorce ou des voies cortico-spinales survenant à la suite d'infections diverses chez des sujets présentant une vulnérabilité congénitale du systè e nerveux.

**Symptômes**. — La chorée de Sydenham débute de deux façons. Tantôt les mouvements anormaux apparaissent tout à coup. C'est là le cas le plus rare. Tantôt ils sont précédés d'une période prodromique que caractérisent surtout les désordres psychiques. C'est l'éventualité la plus ordinaire.

Le *début brusque* s'observe habituellement quand la chorée succède à une émotion vive, comme la peur, ou à une chute; quelques heures, un ou deux jours après, se montrent les convulsions.

Dans le cas de *début lent*, les premiers troubles qu'on observe sont ceux de l'*intelligence* et de l'*affectivité*. L'enfant, à l'école, est moins attentif. Il devient capricieux, inquiet, pleurard; il reste à l'écart de ses petits camarades, dont il ne cherche plus à partager les jeux. Peu après, surviennent quelques « mouvements nerveux », isolés et rares, des grimaces, des gestes brusques, qui ont pour conséquence des maladresses dans les actes habituels. L'enfant renverse son verre, laisse échapper les objets de ses mains. Les admonestations, les corrections même, ne servent à rien.

En même temps, il se plaint de *fatigue*, de *douleurs vagues*, d'*inquiétudes* dans les membres; parfois aussi on observe quelques irrégularités des fonctions digestives, diminution de l'appétit, constipation.

Aux grimaces de la face ne tardent pas à s'ajouter des contorsions des mains, des bras, de la tête, de tout le corps. Plus de doute alors : c'est bien de chorée qu'il s'agit.

**Troubles moteurs**. — Analysons plus en détail les *mouvements du cho-réique*.

Ce sont des contractions musculaires, involontaires, incessantes, mais s'exagérant par accès, s'interrompant pendant le sommeil ; ce sont des gestes désordonnés, irréguliers, d'assez grande amplitude, moins brusques que les tics, plus rapides que ceux de l'athétose. Ils s'exagèrent sous l'influence des émotions, et cessent en général à l'occasion des mouvements volontaires. Ils ne s'accompagnent pas de raideur ; les malades prennent d'eux-mêmes certaines positions dans lesquelles ils trouvent pour leurs membres des points d'appui capables de diminuer l'amplitude des convulsions.

Il est exceptionnel que ces mouvements soient généralisés d'emblée. Le plus souvent, ils commencent par les doigts et gagnent le membre supérieur, quelquefois aussi par un côté de la face, s'étendant ensuite au membre supérieur, puis au membre inférieur du même côté ; enfin ils gagnent progressivement le tronc, les membres et le visage de l'autre côté. Ils peuvent demeurer localisés à un seul côté du corps, simulant l'*hémichorée*. D'ailleurs, il est habituel, dans les cas de chorée généralisée, qu'il y ait prédominance des mouvements, le plus souvent du côté gauche. Il arrive aussi que les convulsions cessent d'un côté pour apparaître plus intenses ensuite de l'autre côté. Exceptionnellement, elles peuvent être plus limitées encore, n'occuper qu'un membre : le bras, la jambe, l'avant-bras, la main.

A la *face*, se produisent des grimaces bizarres : la contraction des zygomatiques accuse brusquement les plis naso-labiaux. Les lèvres se projettent en avant, renversant leur bord libre en dehors, comme si le malade *faisait la moue*, ou bien elles s'entr'ouvrent, laissant passer l'extrémité de la langue, qui exécute quelques mouvements de va-et-vient et rentre rapidement dans la bouche. Tantôt les commissures sont tirées en dehors, tantôt en bas, donnant à la physionomie une expression de tristesse à laquelle ne tarde pas à succéder l'aspect du sourire. Le front se ride, les paupières clignent, le nez se plisse. D'une seconde à l'autre la mimique change.

La *langue* remue constamment, se projette de côté et d'autre, se relève, se retourne, avec des sifflements, des claquements. De là des *troubles de la déglutition* qu'accentuent encore des mouvements involontaires du voile du palais et du pharynx. Dit-on au malade d'ouvrir la bouche, il ne peut y parvenir sans efforts, ou s'il l'entr'ouvre, elle se referme brusquement. Si on le prie de tirer la langue, celle-ci sort et rentre presque immédiatement, quand elle n'est pas emprisonnée par une contraction des mâchoires.

La *parole* est aussi défectueuse, coupée par des bruits variés, résultant de convulsions des muscles respirateurs, du diaphragme en particulier. Lorsque, plus rarement, les muscles du larynx participent au trouble moteur, la parole est interrompue par une toux sèche ; les contractions du voile du palais produisent du nasonnement. Dans presque tous les cas, le débit de la parole est irrégulier, haché ; les malades prononcent rapidement quelques mots en profitant d'une période d'accalmie, puis s'arrêtent brusquement quelques secondes et recommencent de même.

Les muscles des *globes oculaires* participent aux désordres moteurs. Le globe peut être convulsé en diverses positions. On voit même des mouvements de l'*iris*, dilatation et resserrement alternatifs de la pupille, indépendants de l'action de la lumière, décrits sous le nom d'*hippus*.

Aux *membres supérieurs*, les doigts s'écartent et se rapprochent, se fléchissent et s'étendent; l'avant-bras et le bras exécutent des mouvements de pronation et de supination, de flexion et d'extension, d'abduction et d'adduction; enfin les épaules se soulèvent, ensemble ou séparément, s'associant ou non aux convulsions de la tête et du cou.

A l'occasion de tous les actes volontaires, le choréique se livre à une foule de gesticulations incohérentes. S'agit-il de porter à sa bouche un verre rempli d'eau? La main plane et s'approche du verre, se refermant avant de l'avoir touché, ou le lâchant presque aussitôt après, puis se porte de côté et d'autre; finalement, le verre est saisi brusquement et non moins brusquement porté à la bouche, tandis qu'une partie de son contenu est souvent renversée.

Les *membres inférieurs* sont ordinairement moins agités que les supérieurs. Les orteils s'étendent et se fléchissent, le pied se tord, les jambes se ploient; il en résulte une sorte de piétinement, dans la station debout. Les cuisses se croisent et se décroisent, se rapprochent et s'écartent continuellement.

La *station* et la *marche* peuvent même devenir impossibles, et le malade est condamné au lit. Mais il est rare que les contorsions des membres inférieurs parviennent à un tel degré d'intensité; en général, la marche ressemble, comme l'a dit Trousseau, à un sautillement perpétuel; les choréiques sont comme des pantins (Rüfz). Ils marchent, tantôt à petits pas, tantôt à grands pas.

Le tronc aussi est agité continuellement : il prend des attitudes contradictoires qui compromettent à chaque instant l'équilibre. Les contractions des muscles thoraciques peuvent modifier le rythme respiratoire; d'ailleurs le *diaphragme* prend quelquefois part aux mouvements involontaires. Mais il est exceptionnel que l'on observe des troubles des *sphincters*, sinon dans les formes très graves.

En général, quelque désordonnées que soient les convulsions, elles cessent pendant le sommeil. Dans les cas graves, l'insomnie indique l'imminence de l'état de mal choréique.

Les gesticulations choréiques, par des chocs ou des frottements répétés, provoquent souvent des excoriations, des contusions, principalement au niveau des talons, des malléoles, des coudes. Et ces traumatismes peuvent être l'origine de phlegmons ou d'infections secondaires avec toutes leurs conséquences.

La *force dynamométrique* est rarement indemne; le plus souvent on constate un affaiblissement des contractions volontaires, qui a pu être considéré comme un phénomène paralytique. Et d'ailleurs, en dehors des cas de chorée molle (v. c. m.), on a signalé des *paralysies* préchoréiques, interchoréiques, postchoréiques (Ollive, Périsson), monoplégies, hémiplégies ou paraplégies toujours flasques, sans troubles sensitifs. Leur guérison est la règle.

**Réflexes.** — Nous avons déjà mentionné là *flexion combinée de la cuisse et du tronc* et l'*hypotonicité musculaire*, que l'on peut considérer comme des signes de lésion organique.

L'*excitabilité mécanique* et *électrique* des nerfs et des muscles reste normale dans la plupart des cas.

Quant aux *réflexes tendineux*, leurs modifications sont très inconstantes ; leur recherche est d'ailleurs souvent difficile.

Plus intéressantes sont les modifications des réflexes cutanés : tout spécialement le *signe de Babinski* a été constaté chez un certain nombre de choréiques.

**Troubles sensitifs.** — Les troubles de la *sensibilité* subjective sont fréquents ; ceux de la sensibilité objective très inconstants. Ce sont d'abord des douleurs au niveau des *articulations*, s'accompagnant ou non de gonflement et de rougeur, ou bien au niveau de l'*émergence des nerfs* rachidiens, *névrodynies*, qu'on provoque par des pressions modérés avec l'index sur le trajet des nerfs, ou au niveau des racines rachidiennes (Triboulet). Oddo distingue des *troubles sensitifs parachoréiques* (sans rapport avec les troubles moteurs), et des *troubles sensitifs juxtachoréiques* produits mécaniquement par l'agitation musculaire.

Une *ovarie*, semblable à celle des hystériques, a été également signalée par Pierre Marie. Séglas l'a notée dans les 2/3 des cas.

Mais, d'une façon générale, il faut être très circonspect dans l'appréciation des troubles sensitifs, subjectifs ou objectifs, des choréiques. Ces phénomènes sont d'une variabilité extrême d'un sujet à l'autre, et chez le même sujet d'un instant à l'autre. Et ces variations semblent bien devoir être reliées à celles de l'état mental, plutôt qu'à des altérations des voies ou des terminaisons sensitives.

**Troubles mentaux.** — Il est constant que les choréiques présentent des troubles mentaux. Le premier travail d'ensemble qui leur a été consacré est le mémoire de Marcé basé sur 57 observations. Depuis, des altérations de l'état mental ont été signalées par la plupart des auteurs.

On a même décrit une *folie choréique* (Ball, Mairet). Mais Séglas a démontré que, d'une part, les légers troubles mentaux prétendus choréiques n'offrent pas de caractères spécifiques, et que, d'autre part, on ne saurait, à son avis, affirmer l'existence d'une folie choréique.

Pour Joffroy, Breton, la chorée ne comporte que des désordres moteurs ; les phénomènes psychiques observés au cours de son évolution ne sont nullement engendrés par elle, ils viennent seulement la compliquer. Il n'y a donc pas, à proprement parler, d'état mental choréique ; il n'y a que des troubles mentaux se manifestant sur des dégénérés atteints de chorée.

Les légers troubles mentaux qui figurent très souvent parmi les premières manifestations de la chorée ne doivent pas être ignorés du praticien. Ce sont surtout des modifications de la sensibilité morale et du caractère — émotivité, irritabilité, indocilité, tristesse, mobilité — que les parents caractérisent le plus souvent en disant que leur enfant, docile auparavant, est devenu insupportable. Il s'y joint aussi des troubles de l'intelligence : difficulté de fixer l'attention, affaiblissement de la mémoire.

Les phénomènes hallucinatoires affectent rarement d'autres sens que la vue. Ils se produisent en général le soir avant le sommeil et se prolongent jusqu'au milieu de la nuit. Dès que le malade ferme les yeux, il voit des êtres terrifiants, fantômes, figures fantastiques, des animaux.

Dans les cas graves, les hallucinations sont plus caractérisées. Elles s'associent à des troubles de l'intelligence, confusion et incohérence des idées, et réalisent le tableau du délire aigu : les malades laissent échapper des paroles sans suite, poussent des cris rauques, sont en proie à une agitation d'une violence extrême.

Quant aux délires qu'on a décrits sous le nom de *folie choréique*, ils revêtent des formes très différentes, mélancolie anxieuse avec sitiophobie, idées de suicide, de persécution, etc.; ils n'ont rien de spécifique.

**Troubles cardiaques.** — La fréquence des lésions cardiaques qui accompagnent la chorée est un fait établi depuis longtemps.

Mais tous les troubles cardiaques observés dépendent-ils du rhumatisme, et représentent-ils organiquement l'endocardite rhumatismale? Dans un assez grand nombre de cas, les caractères mêmes des souffles qu'on constate montrent qu'il s'agit de souffles cardio-pulmonaires (Comby, Leroux). En d'autres circonstances, il s'agit, non pas d'endocardite rhumatismale, mais d'endocardite infectieuse (rougeole, scarlatine).

Enfin, le muscle cardiaque peut aussi participer au désordre moteur. Aussi distingue-t-on :

1° La *chorée du cœur* (Roger, J. Simon), qu'on reconnaît en se basant surtout sur la constance de l'arythmie, sur la soudaineté d'apparition du souffle, sur son évolution capricieuse, enfin sur la disparition, en général rapide, des accidents. F. Franck explique ce trouble par l'action du nerf pneumogastrique. Sous l'influence supposée d'une excitation directe, ce nerf entraînerait un relâchement du myocarde, par diminution ou par perte du tonus des muscles papillaires, d'où dilatation du cœur (souffle), d'où aussi l'arythmie, le cœur répondant, suivant les instants, trop ou trop peu, trop lentement ou trop vite, à l'excitation. D'après Ollivier, certains cas de mort subite peuvent être attribués à la chorée cardiaque.

2° Les *endocardites*. — L'endocardite *rhumatismale* est invoquée dans le plus grand nombre des cas de lésions cardiaques. Le maximum de fréquence de ces lésions s'observerait vers l'âge de sept à huit ans, et parmi les conséquences de l'endocardite, c'est surtout à l'insuffisance mitrale qu'on a affaire. Il est en tout cas très difficile de savoir si les lésions se sont développées avant ou pendant l'attaque de chorée. Cette question aurait cependant une grande importance pronostique, car, d'après M. J. Simon, si la cardiopathie a précédé la chorée, elle reste dans l'état où elle était, tandis que si elle s'est développée au cours de la névrose elle s'améliore et guérit autant que faire se peut.

Le plus ordinairement, l'évolution de la cardiopathie se fait de la façon suivante : peu après le début de la chorée, le malade accuse des douleurs dans une ou plusieurs jointures, et à l'auscultation on constate un souffle systolique. Ultérieurement on peut observer les signes des diverses altérations orificielles. Lorsqu'il n'existe pas de symptômes fonctionnels ou généraux de l'endocardite, on se fondera, pour admettre l'existence d'une lésion, sur les caractères du souffle, sa constance, sa localisation, sa propagation. La valvule mitrale est presque constamment atteinte, au contraire de l'orifice aortique.

Mais il y aurait aussi des endocardites *infectieuses*, non rhumatismales, au cours de la chorée (Leredde, Triboulet).

3° Les *troubles anémiques*. — On conçoit aisément, étant donnée la fréquence de la *chlorose* chez les choréiques, qu'on puisse constater chez eux des souffles extra-cardiaques.

**Troubles généraux.** — Les autres *appareils* sont rarement atteints dans la chorée.

Des troubles des *fonctions digestives*, diminution de l'appétit, embarras gastrique, sont signalés par Trousseau, qui insiste sur la constance de la constipation. Les sécrétions, celle de l'urine en particulier, restent dans leurs limites normales.

L'*examen du sang* révèle une anémie plus ou moins prononcée suivant l'ancienneté de la maladie, et une mononucléose neutrophile (Carrière) ou de l'éosinophilie (Cabot, Zappert).

La *ponction lombaire*, fait très important, a révélé dans quelques cas une lymphocytose discrète.

La *fièvre* peut apparaître en diverses circonstances au cours de la chorée. Tout d'abord elle fait partie du tableau de l'*état de mal choréique*, de plus elle résulte parfois de l'immixtion d'une *complication* — fièvre éruptive, manifestation cardiaque, — enfin elle peut s'observer en dehors de toute infection ou complication.

On s'est demandé si les maladies fébriles intercurrentes faisaient disparaître les convulsions. A cet égard, les observations sont des plus contradictoires. Une observation de Lannois permet d'interpréter jusqu'à un certain point ces contradictions. Cet auteur, ayant observé chez une *épileptique* une disparition temporaire des crises convulsives pendant la durée d'un érysipèle et une augmentation considérable des mêmes accès au cours d'une fièvre typhoïde, pense que ce n'est pas par l'élévation de température qu'agissent sur les convulsions les maladies intercurrentes, mais plutôt par les toxines de leurs microbes propres. Il se pourrait qu'il en fût de même en ce qui concerne les convulsions de la chorée.

**Formes.** — La chorée de Sydenham présente deux formes selon l'intensité et la gravité de l'affection : la chorée *vulgaire* de moyenne intensité, et la chorée *grave*, aiguë, qui aboutit au syndrome que Charcot a appelé l'*état de mal choréique*, par comparaison avec ce que l'on observe dans l'épilepsie. Entre ces deux extrêmes on peut observer tous les intermédiaires.

La chorée grave est de beaucoup la plus rare ; on observe dès le début une agitation extrême, obligeant les malades à garder le lit, où l'on ne peut les maintenir qu'avec de grandes difficultés. Le sommeil est agité, souvent complètement perdu.

**Complications.** — Outre les *troubles mentaux* et les *cardiopathies*, nous avons déjà signalé les *traumatismes* capables d'entraîner des contusions, des plaies, des phlegmons avec toutes leurs conséquences fâcheuses.

Pour les complications articulaires il est presque impossible de décider si on a affaire aux arthropathies nerveuses, au véritable rhumatisme articulaire, ou enfin au pseudo-rhumatisme infectieux.

Toutefois le *rhumatisme polyarticulaire aigu* vrai, avec localisation endo- ou péricardique, est une éventualité certaine, et relativement fréquente au cours de la chorée.

Des *complications nerveuses* peuvent entraîner la mort : hémorragie cérébrale, méningite.

Les *complications respiratoires* (apoplexie pulmonaire, pleurésies) et *digestives* (coma apparu à la faveur d'ulcérations de la langue et des lèvres, dilatation aiguë de l'estomac) sont beaucoup moins fréquentes.

Enfin la chorée s'associe dans un grand nombre de cas à l'*hystérie*, parfois à l'*épilepsie*.

**Évolution.** — La *marche* de la chorée de Sydenham est irrégulière et capricieuse. Après un début brusque ou progressif, les mouvements incoordonnés, parvenus à leur période d'état, sont loin de persister avec la même fréquence et la même intensité pendant toute la durée de l'affection; ils passent, au contraire, presque constamment par des alternatives d'amélioration ou d'aggravation. Le retour à la santé, quand il a lieu, comme c'est le cas le plus ordinaire, se fait peu à peu. Les mouvements commencent à disparaître dans les membres inférieurs, puis s'atténuent dans les membres supérieurs, s'attardant à la face, où en dernier lieu ils ne se montrent plus spontanément, mais seulement à l'occasion d'un effort.

La *durée* moyenne de l'affection varie entre 6 semaines et 4 mois. La *terminaison* habituelle est la *guérison* complète. Parfois une certaine susceptibilité nerveuse, un léger degré d'apathie intellectuelle survivent quelque temps, mais ne tardent pas à disparaître. Dans des cas très rares, la chorée de Sydenham passe à la *chronicité*. La chorée de Sydenham, devenue chronique, doit d'ailleurs être distinguée de la chorée de Huntington (Sainton).

La *mort* est exceptionnelle; elle ne surviendrait que dans 2 à 3 pour 100 des cas, rarement dans l'enfance, mais chez des sujets ayant dépassé la puberté, et presque toujours du fait de complications cardiaques, ou de septicémies ayant leur porte d'entrée dans une plaie cutanée.

On a signalé la mort subite, même dans des cas d'intensité moyenne, probablement à la suite d'arrêt du cœur.

Les *récidives* constituent un caractère important de la chorée. Celles-ci peuvent survenir une ou plusieurs fois (1 à 7 fois), et s'observent dans 1/3 à peu près des cas. L'intervalle qui les sépare varie de quelques jours à 2, 3, 10 ans. Souvent elles se reproduisent annuellement.

**Pronostic.** — Le pronostic de la chorée de Sydenham est bénin dans la grande majorité des cas, et il est permis de dire que, du moins chez les enfants au-dessous de dix ans, la guérison est de règle. A mesure que l'on dépasse la puberté, la gravité de la chorée augmente.

L'intensité de l'agitation, la généralisation des mouvements, la gravité des tares nerveuses héréditaires et personnelles, sont des éléments dont on tiendra compte dans l'appréciation du pronostic.

Celui-ci enfin est commandé par les complications cardiaques à qui revient surtout la responsabilité des terminaisons fâcheuses.

**Diagnostic.** — C'est d'abord avec les *tics* qu'il importe de faire le diagnostic de la chorée. Une des principales difficultés provient de ce fait que les deux affections débutent au même âge, entre 6 et 12 ans, et qu'elles s'observent l'une et l'autre chez de jeunes névropathes. Des différences objectives incontestables les séparent cependant. Dans les mouvements choréiques, on ne reconnaît aucune espèce de coordination, ils sont inexplicables, indéfinissables.

« Le tic est un mouvement *figuré*; la chorée est constituée par un mouvement *amorphe* : l'extension du bras dans l'espace, loin de représenter un geste, suit une marche serpigineuse, interrompue par les écarts les plus imprévus » (Oddo).

Dans la chorée, les mouvements se succèdent sans se répéter de façon identique. Le tic est beaucoup plus semblable à lui-même; ses variantes n'empêchent pas de le reconnaître. La localisation unilatérale est plus fréquente dans la chorée; les muscles qui entrent en jeu ne semblent pas correspondre à un groupement physiologique. Le mouvement choréique est essentiellement irrégulier, il est relativement lent, ondoyeux; les temps de repos sont rares; il n'y a guère de solution de continuité entre les gesticulations. Les tics au contraire sont saccadés, espacés les uns des autres (H. Meige). L'influence des interventions volontaires ou d'un commandement est moins efficace dans la chorée; l'inhibition n'est pas impossible, mais plus difficile à obtenir et de moins longue durée. Le choréique ne cesse pas de gesticuler devant le public; le tiqueur sait se contenir; il préfère « tiquer dans la coulisse » (Oddo). Les accès choréiques sont moins nettement séparés les uns des autres que les accès de tics. Mais mouvements choréiques et mouvements tiqueurs cessent également pendant le sommeil.

L'état mental des choréiques se rapproche par bien des côtés de celui des tiqueurs; les uns et les autres présentent de l'instabilité mentale; mais les phénomènes obsédants, si fréquents dans le tic, sont rares dans la chorée. Enfin, dans cette dernière on peut constater des troubles de la réflectivité, et notamment le signe de Babinski, de l'hypotonie, des syncinésies, un certain degré d'impotence musculaire.

La chorée de Sydenham est exceptionnelle à l'âge adulte, tandis que les tics, plus fréquents sans doute dans l'enfance, s'observent à tout âge (V. Tics).

Les *tremblements* (toxiques, hystériques, de la sclérose en plaques) sont bien caractérisés par la régularité et le rythme, le peu d'étendue enfin de leurs oscillations, qui ne ressemblent en rien aux mouvements irréguliers, non rythmée, plus amples, de la chorée.

Dans la *maladie de Friedreich* on observe des secousses, irrégulières, il est vrai; mais le nystagmus, l'embarras de la parole, la perte des réflexes rotuliens, et l'évolution de cette affection ne sauraient laisser le diagnostic hésiter longtemps.

Dans *l'astasie-abasie* (v. c. m.), un examen même rapide suffira pour faire reconnaître que les troubles moteurs se manifestent exclusivement pendant les actes relatifs à la station et à la marche, et disparaissent complètement au repos.

Quant à l'*athétose double*, elle est ordinairement congénitale, et son évolution chronique ne permet l'erreur qu'avec la chorée chronique.

Les *myoclonies*, le *paramyoclonus* en particulier (v. c. m.), dont les mouvements participent à la brusquerie de ceux du tic, et à l'incoordination de ceux de la chorée, se reconnaîtront par l'instantanéité et le peu d'intensité de leurs secousses, qui, portant sur peu de muscles, n'aboutissent qu'à de faibles mouvements, par leur répartition qui affecte rarement les muscles de la face et du cou, par l'influence inhibitrice de la volonté.

Parmi les *chorées symptomatiques*, l'*hémichorée* post-hémiplégique ne saurait prêter à l'erreur qu'à un examen superficiel, même dans les cas de chorée de Sydenham à forme hémiplégique. Elle succède en effet à une hémiplégie, ordinairement infantile, s'accompagnant fréquemment d'atrophie musculaire et de troubles mentaux, parfois d'accès épileptiformes, toujours d'exagération marquée des réflexes tendineux.

Parmi les chorées qui ont été rattachées à l'*hystérie*, les unes, dites *chorées rythmiques*, procèdent par accès; les mouvements sont semblables entre eux et relativement coordonnés. Quant aux autres, dites *chorées arythmiques*, on admettait que, pour les réaliser, l'hystérie prenait le masque de la chorée et les simulait de toutes pièces. La revision récente qu'a subie l'hystérie ne permet plus d'envisager le diagnostic sous cette forme, jadis classique. L'essentiel est de s'assurer que les troubles moteurs quels qu'ils soient, ne sont point simulés, et de savoir s'il est possible de les provoquer par la suggestion et de les faire disparaître par la persuasion; dans ce dernier cas seulement, on est autorisé à conclure qu'il s'agit bien d'accidents hystériques.

**Traitement.** — Les traitements préconisés contre la chorée sont extrêmement nombreux.

A) **Traitements médicamenteux.** — Les partisans de la nature rhumatismale de la chorée ont naturellement fait usage du *salicylate de soude*, mais avec des résultats inconstants; de même pour l'*aspirine* (Williamson), qui a été très utilisée à la dose de 0 gr. 60 à 0 gr. 90.

L'*arsenic*, très employé autrefois, fut ensuite abandonné, puis réhabilité par Séguin et par Comby. Ce dernier le donne sous forme d'acide arsénieux : 10 gr. de liqueur de Boudin (acide arsénieux au 1000e) le premier jour; augmenter la dose de 5 gr. par jour jusqu'à 55 gr., puis diminuer en suivant la progression inverse jusqu'à 10 gr. L'arsenic préviendrait les endocardites et diminuerait les réactions motrices. On associe souvent l'antipyrine à l'arsenic, en recommandant, pendant la durée du traitement, le *régime lacté* absolu.

La médication arsenicale a donné de bons résultats; elle demande à être surveillée de près. Dans les formes graves de chorée, on a signalé, sous l'influence de ce traitement, une aggravation de l'état général et de celui du cœur, la réapparition des douleurs, et quelquefois des accidents typhoïdes, à issue fatale (Pope, Tschernow); Rœder a remarqué une amélioration sensible quand il supprimait ou diminuait fortement la dose d'arsenic.

La *médication cacodylique* a donné à Lannois quelques améliorations rapides, là où d'autres traitements étaient restés sans résultats. Mais Hebar cite de nombreux insuccès.

Actuellement, on a tendance à préconiser surtout la *liqueur de Fowler* : 4 gouttes le premier jour; augmenter d'une goutte par jour jusqu'à 12, puis redescendre de même à 4 gouttes, pour un enfant de 10 ans.

En somme, la médication arsenicale peut être utilisée dans la chorée, exception faite pour les cas très graves, et quand il existe de la fièvre et des phénomènes infectieux. Il importe toujours de ne point trop élever les doses et de ne pas prolonger l'emploi de l'arsenic chez les enfants.

L'*antipyrine* est aujourd'hui encore le médicament le plus souvent préconisé. Leroux commence par 5 gr. et augmente jusqu'à 6, 8 gr. suivant l'âge, pour obtenir des résultats favorables. Si l'amélioration ne se fait pas sentir au bout de 3 semaines, on abandonne l'antipyrine. Carrière et Leclercq l'associent à l'arséniate de soude.

On a préconisé également l'*exalgine*, l'*analgésine*, l'*asaprol*.

Mais l'antipyrine a le défaut de diminuer la sécrétion urinaire, de provoquer l'hémoglobinurie, des érythèmes. On peut, comme pour l'arsenic, recommander la diète lactée absolue pendant les quinze premiers jours du traitement (Comby).

Il est permis d'essayer les effets de l'antipyrine chez les jeunes choréiques; mais ici encore il faut se garder d'élever trop les doses, car les susceptibilités individuelles à ce médicament sont extrêmement variables, et l'on doit toujours se méfier de l'intolérance, chez les enfants surtout.

On a encore essayé une foule de médicaments :

La *quinine* (Dorland), associée ou non à l'antipyrine, le *salophène* (P. Marie), l'*ergotine* en extrait fluide (Smith), le *tartre stibié* (Gillette, Roger), le *bromure de camphre* (Bossard, Bourneville).

On a aussi recommandé les antispasmodiques : *valériane*, 0 gr. 30 à 1 gr., *oxyde de zinc, assa fœtida, pilules de Méglin, phosphure de zinc, bromure de potassium* (Bouchut), *sulfate de strychnine* (Trousseau), *hyosciamine* (Oulmont).

Aucun de ces médicaments n'exerce un effet sédateur constant.

Enfin, dans les cas graves, on a encore quelquefois recours au traitement de Trousseau : l'*opium* à doses assez élevées : 1 pilule d'opium de 1 centigr. toutes les deux heures, ou même les injections de *morphine*, ou aussi le *chloral*. On ne saurait trop recommander la prudence dans l'emploi de ces médicaments chez les jeunes enfants. Il ne faut y recourir que dans des cas absolument exceptionnels.

En définitive, parmi tous ces médicaments, aucun ne semble avoir une action spécifique sur les mouvements choréiques. Ce ne sont que des sédatifs généraux. Les bromures, exception faite pour le cas où la chorée coïncide avec des accidents comitiaux, ne paraissent pas devoir être recommandés. A l'opium, si dangereux à manier chez les jeunes sujets, on devra préférer le chloral, et, mieux encore, la *valériane*, sous forme de teinture, qui peut être employée sans inconvénient pour calmer le nervosisme général à la dose de X gouttes à chaque repas, en augmentant progressivement jusqu'à XX gouttes (Brissaud).

**Agents physiques**. — Les *agents physiques* occupent également une grande place dans la thérapeutique de la chorée.

De l'*hydrothérapie* on a certainement abusé, en particulier de l'hydrothérapie froide, qui est plus nuisible qu'utile.

Le *drap mouillé froid* est encore souvent prescrit, ainsi que les *lotions froides*. Il est préférable de s'en abstenir.

L'*hydrothérapie tiède*, et en particulier les bains, ont un effet sédatif supérieur à celui de l'hydrothérapie froide.

Quant à l'*électricité*, on doit savoir que, d'une façon générale, ses applications ont des résultats défavorables dans toutes les affections convulsives ou spasmodiques. Il faut catégoriquement prohiber les traitements électriques chez les choréiques (Brissaud).

Dans ces dernières années, on a pratiqué la *ponction lombaire* dans un but de recherches, mais aussi dans un but thérapeutique. Bozzolo, ayant ponctionné quatre choréiques, a vu survenir trois améliorations sensibles. Temma aurait obtenu d'excellents résultats dans deux cas de chorée grave. Ces faits sont encore trop isolés pour qu'on puisse recommander une intervention qui exige une habileté technique toute particulière (A. Bruel).

**Alitement. Isolement. Discipline psycho-motrice.** — C'est à cette méthode de traitement qu'on tend à donner désormais la préférence (Brissaud, Blacke, Baginsky, Huyghe, Marfan).

Elle comporte le *repos au lit* et l'*isolement*; on peut y adjoindre la *discipline psycho-motrice* (Brissaud et Meige).

L'*alitement* et l'*isolement* sont les deux bases fondamentales de ce mode de traitement. On ne saurait exclure systématiquement les prescriptions médicamenteuses qui paraissent avoir donné de bons résultats. Mais elles ne doivent être utilisées que secondairement.

On ne peut songer à appliquer l'alitement et l'isolement d'une façon identique chez tous les choréiques; on devra être guidé par les différences dans la gravité des symptômes. Pour les enfants, on pourra considérer quatre étapes progressives.

a) *Augmentation du séjour nocturne au lit.* — L'enfant devra se coucher tôt, très tôt (à 8 h. au plus tard), se lever tard, de manière à séjourner au lit environ 14 heures.

b) *Augmentation du séjour nocturne au lit avec alitement diurne gradué.* — Pour la nuit, comme précédemment. Mais, en outre, l'enfant sera mis au lit après son déjeuner de midi, pendant deux heures au moins. On augmentera, s'il est besoin, tous les jours d'une heure cet alitement diurne jusqu'à un séjour au lit de 4 heures l'après-midi. L'enfant sera déshabillé; on ne lui permettra aucun jouet, aucune lecture; il devra rester seul dans une pièce tranquille et dans la demi-obscurité.

c) *Alitement absolu avec isolement.* — L'enfant gardera le lit une quinzaine de jours; il y prendra ses repas, et il ne sera autorisé à se lever que pour ses besoins naturels. Une seule et même personne devra s'occuper de lui, les autres membres de sa famille n'auront le droit de le voir qu'une fois par jour et pour très peu de temps.

d) *Alitement absolu avec isolement dans l'obscurité.* — Au traitement précédent on ajoutera l'obscurité complète, sauf au moment des repas qui se feront dans la demi-obscurité. On pourrait aussi envisager, si la chose est possible, une cure photothérapique en utilisant la lumière bleue, tamisée.

Ces différentes étapes correspondent aux différents degrés d'intensité de la chorée chez les jeunes enfants. Il n'est pas inutile de les envisager en présence des difficultés que l'on rencontre dans la pratique. Mais il va sans dire que, d'une façon générale, toutes les fois que l'on pourra recourir d'emblée à l'alitement absolu, il ne faudra pas hésiter à le prescrire, quel que soit le degré de gravité des cas. Ce qui variera alors, c'est la durée de cet alitement. A cet égard, il est impossible de fixer d'avance un nombre de jours déterminé. Les progrès de l'amélioration peuvent seuls servir de guide.

Il ne faut pas se hâter de faire lever l'enfant sous prétexte que ses mouvements nerveux ont beaucoup diminué. Il faut attendre qu'ils aient complètement disparu et cela pendant plusieurs jours (8 jours environ).

Si donc l'enfant, mis au lit pendant un temps variable suivant les cas, est resté très calme durant une huitaine, on commence à le lever. Mais les « temps de lever » doivent être, eux aussi, progressifs.

On commence par le lever une heure dans la journée; on augmentera d'une heure tous les jours; et alors qu'il restera levé toute la journée, on veillera encore pendant quinze jours à ce qu'il fasse un séjour nocturne au lit d'environ 14 heures.

Si, au cours de ces levers, les mouvements nerveux ont tendance à reparaître, il ne faut pas hésiter à remettre l'enfant au lit absolu pendant 8 jours encore; on reprendra ensuite les « temps de lever » progressifs comme précédemment (H. Meige, A. Bruel).

Quelquefois, le seul fait d'informer l'enfant de cette décision suffit à arrêter les mouvements qui commencent à reparaître.

A l'alitement avec isolement, on adjoindra, s'il y a lieu, la *discipline psycho-motrice* (v. c. m.), d'après la méthode générale préconisée par Brissaud et H. Meige. Ses applications ne s'adressent pas seulement aux mouvements nerveux; elles permettent de corriger les défauts de langage, les habitudes vicieuses d'alimentation, de régulariser les fonctions viscérales, troubles fréquents chez les choréiques.

En pratique, seront applicables à tous les cas les prescriptions générales suivantes :

Faire prendre à l'enfant deux fois par jour un *bain tiède*, à 35°, de 10 à 15 minutes, ou un *tub tiède*, matin et soir. Ces bains ou ces tubs seront suivis de *frictions générales* de la peau avec une flanelle, que l'on pourra humecter d'eau de Cologne, mais en petite quantité. On a en effet constaté chez de jeunes enfants, après frictions avec de l'eau de Cologne employée en trop grande abondance, une véritable intoxication alcoolique.

Surveiller l'alimentation avec soin. Elle se composera principalement de lait, d'œufs, de farineux, d'un peu de viande. Le vin, le café, le thé, les alcools seront sévèrement proscrits.

La cure d'alitement et d'isolement ayant été instituée, comme il est dit plus haut, si, au bout de deux mois de ce traitement, l'intensité des mouvements n'a pas diminué sensiblement, on aura recours aux médicaments.

On fera prendre la potion suivante indiquée par Marfan :

    Eau distillée. . . . . . . . . . . . . . . . . . . . . .   100 c. c.
    Sirop d'écorces d'oranges amères . . . . . . . . . . .    50 —
    Antipyrine. . . . . . . . . . . . . . . . . . . . . . .     5 grammes.
    Arséniate de soude. . . . . . . . . . . . . . . . .     1 centigr.
    Prendre 3 fois par jour une cuiller à café de cette potion.

Ou bien, on conseillera le traitement de Comby, par la liqueur de Boudin :
au début 10 gr. par jour, en augmentant de 5 gr. les jours suivants, jusqu'à
concurrence de 35 gr. et redescendre à 10 gr. en suivant la progression
inverse. Pendant ces 11 jours, il sera veillé très attentivement à ce que
l'enfant ne prenne que du lait.

Que les mouvements aient disparu ou qu'ils persistent encore, il ne
faudra pas négliger l'état général du choréique. S'il est anémique, utiliser
la *liqueur de Fowler*, ou mieux, le *fer*, en ordonnant 1 à 2 pilules par jour
de :

    Protoxalate de fer . . . . . . . . . . . . . . . . . . .   5 centigr.
    Extrait de gentiane. . . . . . . . . . . . . . . . . .    10 —
    Poudre de gentiane. . . . . . . . . . . . . . . .    Q. S. p.   1 pilule.
ou :
    IV gouttes de *teinture de mars tartarisée*.

Enfin on complètera la cure par une saison dans une station estivale,
Néris, la Bourboule par exemple, où les enfants, ceux des grandes villes
surtout, trouvent un air pur et frais, et une médication arsenicale naturelle
appropriée. En tout cas, recommander un séjour à la campagne et éviter
aux jeunes choréiques toutes les causes d'excitation, le surmenage physique
ou intellectuel.

CHORÉE MOLLE. — Dans la chorée de Sydenham, on observe assez
souvent des phénomènes parétiques, transitoires, plus ou moins accentués ;
mais ils occupent toujours le second plan, les accidents convulsifs dominant le tableau morbide. On a décrit sous le nom de *chorée paralytique* ou
*chorée molle*, une affection dans laquelle la paralysie est prédominante du
début à la fin de la maladie (Trousseau, West, Ollive). Cette affection est
mal délimitée ; son nom même peut prêter à la confusion. Elle semble bien
apparentée à la chorée de Sydenham. Celle-ci comme celle-là ne sont peut-
être que deux modalités cliniques d'un même désordre organique des
centres nerveux ; mais on ne sait rien des causes pour lesquelles la chorée
revêt la forme paralytique.

**Symptômes**. — De même que la chorée vulgaire, la *chorée molle*
débute le plus ordinairement par des altérations des facultés *intellectuelles*
et *affectives*.

Les *troubles moteurs* apparaissent ensuite. La marche devient inhabile,
les chutes sont fréquentes, les malades laissent aisément échapper les objets
qu'ils tiennent en main, la tête elle-même vacille, le tronc ne peut garder
l'immobilité.

D'autres fois, la paralysie acquiert son maximum en 24 ou 48 heures. Si
elle survient, comme il est fréquent, dans la convalescence d'une pyrexie,
on est exposé à méconnaître la chorée molle et à la confondre avec les paralysies consécutives aux maladies infectieuses.

A la période d'état, les membres sont absolument flasques, plus peut-être que dans toute autre paralysie; leur force dynanométrique est nulle; soulevés, ils retombent inertes. Les mouvements *volontaires* sont totalement impossibles; mais dans la plupart des cas, on peut, en observant avec attention, distinguer de très petits mouvements incoordonnés, choréiformes, survenant spontanément à intervalles éloignés, soit sur les membres indemnes, soit sur les membres paralysés. Les *réflexes* sont abolis.

La distribution de la paralysie est des plus variables. Elle peut être *généralisée* aux quatre membres, au tronc et à la tête. L'enfant est « comme un chiffon ». Toutefois, la face reste le plus souvent indemne, bien que la langue ne puisse être projetée hors de la bouche et que du fait de sa paralysie la parole soit très altérée, sinon empêchée.

D'autres fois, il s'agit d'une véritable *hémiplégie*, qui — dans des cas rares — envahit la face; les muscles du cou sont paralysés, tandis qu'ils ne le sont pas dans l'hémiplégie d'origine organique. La forme *paraplégique* est bien plus rare; elle ne s'accompagne pas de troubles des sphincters. Le mode le plus commun de répartition qu'affecte la paralysie est la *monoplégie* brachiale, ou plutôt la diffusion de la paralysie avec prédominance très marquée de l'impuissance motrice sur l'un des membres supérieurs.

Il n'existe pas de *troubles de la sensibilité* ni de *troubles trophiques*; les amyotrophies sont rares. Les réactions électriques paraissent normales.

L'*état général* est remarquablement conservé; l'appétit est bon et le sommeil normal.

La *durée* de ces accidents, ordinairement courte, varie de trois semaines à deux mois. La *terminaison* favorable est de règle, les forces reviennent progressivement et le malade guérit. Il arrive aussi que la chorée vulgaire succède à la chorée molle.

**Diagnostic.** — On est exposé à confondre la chorée molle, affection bénigne, avec diverses affections paralytiques de l'enfance. D'abord la *paralysie infantile*: ici, l'invasion est plus soudaine et s'accompagne ordinairement d'un accès de fièvre; l'impotence motrice, généralisée d'emblée, ne tarde pas à se localiser à des territoires musculaires qui sont bientôt frappés de troubles vaso-moteurs et trophiques en même temps qu'ils présentent des modifications de leurs réactions électriques; la langue est toujours indemne.

Dans les *paralysies infectieuses* ou dans les *paralysies toxiques*, l'asthénie prédomine le plus souvent sur les muscles extenseurs, qui s'atrophient rapidement et présentent la réaction de dégénérescence; enfin les phénomènes douloureux sont habituels.

Il n'y a que peu de ressemblance entre les troubles psychiques prodromiques de la chorée et ceux qui précèdent la *méningite tuberculeuse*; néanmoins les troubles moteurs, en particulier l'apparition d'une monoplégie, auraient provoqué des difficultés en plusieurs cas. L'ensemble des phénomènes graves, et, dans les cas douteux, la ponction lombaire, pourront éclairer le diagnostic.

**Traitement.** — Le *lit*, le repos, sans médication spéciale, suffisent généralement. Pour le reste V. Chorée de Sydenham.

CHORÉE DE HUNTINGTON. — CHORÉE CHRONIQUE. — C'est une forme de chorée *héréditaire, progressive*, qui s'accompagne de *troubles mentaux* graves.

Certains auteurs ont prétendu que la chorée de Sydenham pourrait, dans quelques cas, tourner à la chronicité et se confondre avec la chorée de Huntington. Il existe cependant des différences étiologiques et symptomatiques assez tranchées pour qu'on puisse attribuer à la chorée de Huntington une place spéciale en nosographie.

On a décrit dans cette affection une altération anatomo-pathologique que quelques-uns considèrent comme spécifique, en particulier une infiltration de l'espace péricellulaire des grandes cellules pyramidales. L'existence de troubles mentaux constants et progressifs plaide, il est vrai, en faveur d'une altération corticale. Mais, si la plupart des autopsies ont révélé l'existence de lésions de la zone psycho-motrice (déformations cellulaires, infiltrations granuleuses périvasculaires), aucune de ces lésions ne paraît avoir un caractère spécifique; on les retrouve dans nombre d'affections encéphaliques chroniques.

**Étiologie**. — L'*hérédité* est le facteur prépondérant dans la majorité des cas : alors que, dans la chorée vulgaire, l'hérédité directe similaire est exceptionnelle, ici elle est presque de règle. On a rapporté des cas de chorée ayant frappé quatre générations successives, affectant dans chacune plusieurs enfants de la même famille. Toutefois, l'hérédité similaire ne serait pas constante dans la chorée chronique, et sur 17 cas, Huet l'a rencontrée 9 fois seulement.

Huntington a signalé ce fait : lorsqu'un enfant choréique est épargné, ses descendants restent indemnes; la chorée ne saute pas une génération. En dehors de l'hérédité similaire, il n'est pas rare d'observer l'hérédité nerveuse de transformation.

La chorée chronique est tout à fait exceptionnelle dans l'*enfance* ; elle est moins rare à partir de la puberté, et s'observe avec le plus de fréquence de 30 à 45 ans. A partir de 45 ans, et jusqu'à 55 ans, elle se voit encore assez souvent, pour redevenir rare ensuite. On ne connaît pas encore d'exemple de chorée héréditaire ayant débuté dans l'enfance.

Les hommes seraient plus atteints que les femmes; le *rhumatisme* paraît être l'exception dans les antécédents des choréiques chroniques (Charcot).

Parmi les causes occasionnelles, les *émotions morales*, la frayeur en particulier, joueraient un rôle important, ainsi que les chagrins.

**Symptômes**. — Le *début* se fait lentement, soit par des troubles moteurs, soit, ce qui est plus rare, par des troubles de l'intelligence, qui s'accroissent progressivement jusqu'à la démence.

C'est par la *face* que commencent ordinairement les *désordres moteurs* ; d'autres fois les troubles de la *démarche* attirent les premiers l'attention. Les *mouvements* sont à peu près les mêmes que dans la chorée vulgaire, avec un peu plus de lenteur et un peu moins de fréquence. Ils sont généralisés : mais on a observé aussi des formes paraplégiques et hémiplégiques. Diminués par le repos, ils disparaissent en général pendant le sommeil. Ils sont exagérés par les émotions. Ils peuvent presque toujours s'arrêter transitoirement sous l'influence de la volonté. Lannois a attribué une grande importance à cette particularité, qui différencierait, à son avis, la chorée héréditaire des autres chorées. A l'encontre de cette opinion, Huet a fait remarquer que, tout d'abord, ce caractère se retrouve dans toutes les observations de chorée chronique, avec ou sans hérédité, qu'ensuite cette influence de la volonté se rencontre également dans la chorée de Sydenham,

chaque fois que l'agitation n'est pas extrêmement intense. En dernier lieu, cet arrêt des mouvements ne se produit qu'à l'occasion des actes volontaires, et encore, non toujours : il suffit que ces actes exigent une durée un peu longue pour que les mouvements interviennent.

Les mouvements des *membres*, du *tronc*, de la *face*, de la *langue*, du *pharynx*, du *larynx*, du *diaphragme*, déterminent des désordres pareils à ceux qui ont été décrits à propos de la chorée de Sydenham. Grâce à la cinématographie (Sainton), on peut constater que, dans l'intervalle des mouvements désordonnés exécutés par les malades, les membres sont dans un état de flaccidité absolue ; le désordre moteur est donc constitué par des alternatives de relâchement musculaire absolu et de brusques contractions ; en somme, le sujet atteint de chorée chronique est, à de très brefs intervalles, tantôt un paralytique, tantôt un convulsif (H. Meige). Les muscles des *globes oculaires* sont ordinairement indemnes. En ce qui concerne les *troubles de la parole*, il y a lieu de faire intervenir dans leur pathogénie, non seulement les convulsions de l'appareil vocal, mais encore l'état de déchéance intellectuelle.

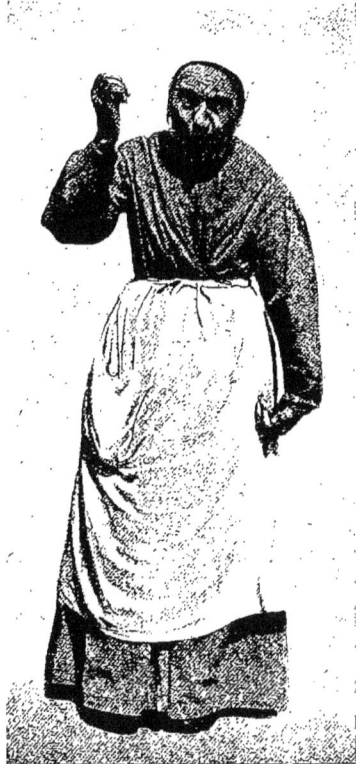

Fig. 106. — Chorée chronique.
(Cas de Trénel.)

La *marche* est plus souvent troublée suivant le type ébrieux.

La *force musculaire* est d'habitude amoindrie ; mais il est très rare que les muscles soient réellement atrophiés. Leurs *réactions électriques*, de même que l'excitabilité des nerfs, sont normales. Le plus souvent les *réflexes tendineux* sont exagérés, mais ce n'est qu'exceptionnellement qu'on a rencontré le clonus du pied. La *sensibilité* de la peau, de même que la sensibilité spéciale, ne présentent pas d'altérations.

Les troubles de l'*état mental*, qui existent dans presque tous les cas, constituent l'un des traits essentiels du tableau clinique.

Ils sont, au début, caractérisés par de la tristesse, des préoccupations hypocondriaques ; peu à peu la mémoire se perd, les conceptions sont moins nettes; puis survient une irritabilité extrême, et surtout un affaiblissement progressif des facultés intellectuelles, affaiblissement allant jusqu'à la démence.

Les fonctions des *appareils* de la nutrition s'accomplissent régulièrement et les *sphincters* restent normaux.

**Évolution. Pronostic.** — La chorée chronique dure très longtemps, de 10 à 30 ans, et laisse les malades parvenir à un âge avancé, 70 ans, 80 ans. On ne connaît pas jusqu'à présent d'exemple de guérison. Aux approches de la mort, les mouvements cessent.

Le pronostic est donc grave, non pas parce que l'affection menace directement l'existence, mais parce qu'elle compromet la vie sociale en raison de l'incapacité de travail qui en résulte. La gravité du pronostic s'étend aussi à la descendance des choréiques, puisque leurs enfants sont menacés de la même affection jusqu'à un âge relativement avancé.

**Diagnostic.** — Le diagnostic de la chorée de Huntington se fait à l'aide des constatations suivantes :

1° C'est une *chorée*, parce que les mouvements intempestifs ont le caractère gesticulatoire, ondoyant et serpigineux des mouvements choréiques;

2° Elle est *chronique*, car elle dure depuis longtemps, sans rémission;

3° Le malade présente des *troubles psychiques* évidents;

4° Enfin, l'affection est *héréditaire*.

La *chorée de Sydenham* est surtout une maladie de l'enfance, alors que la chorée chronique est une affection de l'âge adulte et de la vieillesse. Dans les cas rares où la chorée chronique débute dans l'enfance, l'évolution de la maladie permettra seule de trancher la question. A cet égard, il faut se rappeler que la chorée de Sydenham procède souvent par une série de récidives, en quelque sorte subintrantes, et qui pourraient donner le change; il faudra donc s'informer avec soin si la chorée n'a pas cessé pendant un intervalle, si court soit-il, pour reparaître ensuite. On pourra tenir compte également, pour distinguer la forme aiguë de la chorée, de ce que, plus ordinairement dans celle-ci, l'influence d'arrêt de la volonté est manifeste sur les mouvements.

Le diagnostic peut être très difficile avec la *chorée variable*; c'est parfois l'évolution seule de la maladie qui juge la question.

L'*hémichorée symptomatique*, en raison de sa longue durée, pourrait être confondue plus facilement. Toutefois, on apprendra qu'elle a débuté à la suite d'une attaque apoplectiforme, on constatera sa limitation nettement hémiplégique, son association avec une hémiplégie, soit motrice, soit sensitive.

L'*athétose double* se rapproche beaucoup de la chorée, au point que pour Brissaud les deux syndromes pourraient reconnaître une commune origine et mériter la dénomination d'*athétoso-chorée*. Toutefois, l'athétose double est ordinairement congénitale, ou à début infantile, elle s'accompagne souvent d'arrêts de développement des membres qui sont le siège des mouvements. Les mouvements involontaires sont beaucoup plus lents et moins étendus que dans la chorée, et surtout ne vont guère sans des raideurs des muscles, qui déterminent presque toujours des déformations. Les troubles intellectuels, quand ils existent, consistent en un état d'imbécillité *station-*

naire, et non en un affaiblissement *progressif* comme dans la chorée chronique.

Quant aux *tics*, ce n'est que lorsqu'ils tendent à se généraliser, comme dans la forme connue sous le nom de *maladie des tics*, qu'on peut hésiter à les différencier. Cependant, les tics se reconnaissent par leur brusquerie, leur apparence de mouvements coordonnés, leur répétition dans le même ordre, leur évolution sous forme d'accès. D'autre part, l'état mental des deux affections est différent.

**Traitement.** — La chorée chronique est incurable.

On a essayé : le bromure, les arsenicaux, l'antipyrine, les ferrugineux, à l'*intérieur*, l'hydrothérapie et l'électrisation statique comme traitement *externe*. On a préconisé l'application de pointes de feu et le stypage de la région de la colonne vertébrale, enfin la suspension par la méthode de Sayre. Aucun effet.

On est autorisé, malgré ces insuccès, à employer les antispasmodiques, comme la valériane, le bromure, le chloral, l'antipyrine. Enfin la révulsion sur la nuque, sous forme de teinture d'iode ou de pointes de feu, a été conseillée par Huet.

Au point de vue préventif, on recommandera aux enfants des choréiques d'éviter toute excitation du système nerveux, et de se conformer à des conditions hygiéniques sévères, pour lutter dans la mesure du possible contre la prédisposition menaçante. Et à la première menace, on aura recours à l'*alitement*. (V. Chorée de Sydenham).

CHORÉE VARIABLE DES DÉGÉNÉRÉS. — Cette forme de chorée a été décrite pour la première fois par Brissaud, en 1896. Elle est caractérisée par la *variabilité* des mouvements nerveux et la prépondérance des manifestations physiques et psychiques de la dégénérescence. Voici quels arguments ont permis à Brissaud de ranger cette affection dans le groupe des chorées : « Sur la signification du mot *chorée*, aucune ambiguïté : la chorée consiste en des mouvements involontaires, survenant sans but et sans cause, pendant le repos comme pendant l'action, et par conséquent illogiques et maladroits, ils suffisent pour caractériser symptomatiquement une maladie. Les mouvements dont il s'agit ne sont ni des convulsions toniques, ni des spasmes cloniques, et encore moins des *tics* d'habitude ; ce sont des convulsions complexes, en général assez vives, mais sans violence, et montrant de grandes analogies avec les actes automatiques les plus simples. Bref, les « mouvements nerveux » dont nous voulons parler ne font partie ni des myoclonies, ni des tics. C'est de chorée et non d'autre chose qu'il s'agit. » Toutefois, il est certain, comme l'avait déjà signalé Brissaud et comme le remarquent Moussous, Meige et Feindel, que tics et chorée variable sont deux affections voisines, se développant sur le même terrain mental.

Il existe toujours en effet des stigmates dits de dégénérescence et surtout d'infantilisme : malformations génitales, cryptorchidie, retard dans la menstruation, développement rudimentaire des seins, absence de poils au pubis ou aux aisselles, microcéphalie. D'autre part, les malades sont inintelligents, bizarres, d'une sensibilité excessive, ont des manies. La mémoire est d'ordinaire diminuée, les sentiments affectifs peu développés.

Les mouvements sont irréguliers dans leur forme et dans leur amplitude. Ce sont des gestes illogiques, exécutés à l'improviste, presque à l'insu du malade lui-même et dans des conditions déterminées. En dehors de ces mouvements dont la constance et la répétition rappellent les « tics d'habitude », il a de véritables secousses ou gesticulations choréiques des membres, du tronc et de la tête, avec les maladresses inévitables qui en résultent. Lorsqu'on dit à l'enfant de rester une minute tranquille, il y réussit, mais l'immobilité lui coûte trop, et finalement la danse musculaire recommence (Patry).

Ces mouvements nerveux sont *variables* dans le temps et dans l'espace; irréguliers dans leur amplitude, ils changent de fréquence d'un jour à l'autre, disparaissent brusquement pour reprendre au bout de quelques heures ou quelques jours.

La variabilité même des mouvements, qui est un des caractères essentiels de la maladie, indique que celle-ci a une marche fort irrégulière.

Elle dure toujours longtemps, plusieurs années, mais elle finit par guérir en tant que chorée. Quant à l'état mental, qui préexiste, le malade reste toujours un déséquilibré, de telle sorte que le pronostic, bénin au point de vue de l'existence, sérieux au point de vue des mouvements en raison de leur longue durée, est surtout sévère au point de vue psychique.

**Diagnostic.** — La *chorée de Sydenham* a une évolution plus régulière; elle ne présente pas d'accalmies et d'exacerbations brusques; les manifestations dégénératives sont moins accusées.

Le diagnostic avec la *chorée chronique d'Huntington* ne peut souvent être jugé que par l'évolution.

Quant aux *tics*, la brusquerie des mouvements et leur moindre diversité permettent le diagnostic. Il peut être plus ardu si on a affaire à des *tics variables* (H. Meige). « Ce sont des tics, parce qu'ils reparaissent toujours les mêmes, avec une allure systématique coordonnée; mais ils sont variables, car ils passent d'une région à une autre, sans suivre une marche déterminée. Celui qui naît aujourd'hui peut disparaître demain, soit de façon définitive, soit pour se montrer de nouveau quelques jours après. Ils n'ont entre eux aucune liaison; l'un n'entraîne pas forcément l'autre; chacun a son individualité propre. Leur nombre est limité, on peut les compter. Dans la chorée variable, au contraire, les mouvements sont moins brusques, plus onduleux, fondus les uns avec les autres, d'une diversité infinie, indescriptibles, incomptables. »

**Traitement.** — C'est celui des *tics* (v. c. m.) et de la *chorée de Sydenham* (v. c. m.) : alitement, isolement, discipline psycho-motrice, méthode de Brissaud.

Chez tous les petits dégénérés, le praticien devra rechercher soigneusement tous les désordres moteurs, alors même qu'ils se produisent de façon irrégulière et qu'ils ne méritent ni le nom de tics ni celui de mouvements choréiques. Il est indispensable de conseiller à l'entourage une surveillance attentive de toutes les mauvaises habitudes motrices de l'enfant. Elles peuvent souvent être corrigées en temps utile.

Il faut se montrer aussi sévère pour tous les caprices musculaires : grimaces, gestes violents, attitudes vicieuses, etc., que pour tous les autres caprices des enfants. Les parents qui se montrent très stricts sur le chapitre des bienséances oublient trop souvent d'agir avec la même sévérité contre les « mouvements nerveux ». Le médecin doit leur rappeler que c'est là cependant le meilleur traitement prophylactique de troubles névropathiques plus graves.                                    *H. GRENET et H. MEIGE.*

CHORÉE ET GROSSESSE. — Dans la pluralité des cas, la chorée qui survient pendant la grossesse n'est qu'une récidive d'une chorée ayant existé dans la première ou la seconde enfance; en interrogeant avec soin les femmes enceintes qui présentent des manifestations choréiques, on retrouve souvent des antécédents de chorée ; cependant la grossesse peut provoquer la chorée, c'est là un fait bien établi aujourd'hui. La chorée débute avec la grossesse ou peu après, elle augmente à mesure que la grossesse avance, diminue et cesse après l'accouchement, sa durée totale dépassant notablement celle de la chorée ordinaire.

Très exceptionnellement, la chorée ne se montre qu'à la fin de la grossesse, au cours du travail ou même pendant les suites de couches.

Au point de vue de la nature des accidents observés, on peut distinguer deux formes de chorée pendant la grossesse : 1° une chorée *vraie* du type *chorée de Sydenham*, débutant lentement, augmentant progressivement, pouvant s'accompagner de lésions cardiaques et rebelle à la thérapeutique; 2° une *chorée* dite *hystérique* à début brusque, apparaissant souvent à la suite d'une émotion violente. Elle est accompagnée des troubles sensitivo-sensoriels caractéristiques de l'hystérie, et cède en général au traitement.

La chorée est plus fréquente chez les primipares, surtout chez celles qui ont eu dans leur enfance une première atteinte de chorée, ou qui présentent des stigmates hystériques et une hérédité nerveuse chargée.

La nature *rhumatismale* de cette affection est discutée : elle le sera tant qu'on ne sera pas exactement fixé sur ce qu'est le rhumatisme.

**Symptômes.** — Les symptômes de la chorée pendant la grossesse ne diffèrent en rien de ceux de la chorée en dehors de la puerpéralité, cependant la période prodromique qui s'observe chez l'enfant manque ici, les malades présentent d'emblée des troubles moteurs.

Dans les formes graves les mouvements prennent une intensité extrême : les malades perdent le sommeil, ne s'alimentent plus, le frottement continuel des diverses parties du corps donne lieu à des excoriations qui s'infectent, à des escarres, les malades délirent, puis succombent dans le marasme.

Le pronostic de la chorée gravidique serait assez sombre s'il fallait s'en rapporter aux statistiques qui donnent un pourcentage de 22 pour 100 de mortalité; mais il ne faut pas oublier que les cas publiés sont presque toujours des cas graves et compliqués. Pinard n'a jamais vu mourir une femme enceinte présentant de la chorée simple dite *chorée de Sydenham*.

**Action sur la grossesse et le fœtus.** — La chorée donne une proportion assez élevée d'avortements et d'accouchements prématurés, surtout quand elle commence dès le début de la grossesse.

Le pronostic pour le fœtus dépend uniquement de l'époque de son expulsion.

**Conduite à tenir.** — Il faut tout d'abord placer les malades dans de bonnes conditions d'hygiène et de calme; puis mettre en œuvre le traitement médicamenteux, le chloral d'abord, qui entre les mains de Pinard a donné d'excellents résultats. Il ne faut pas craindre de l'employer à doses fortes, de façon à obtenir un sommeil continu, interrompu seulement par les repas; lorsqu'on a obtenu une amélioration, on diminue progressivement le chloral, sans en suspendre complètement l'emploi. *G. LEPAGE.*

**CHOROÏDE (MALADIE DE) ET CHOROÏDITES.** — V. Iritis.

**CHROMIDROSE.** — V. Sudoraux (Troubles).

**CHROMIQUE (ANHYDRIDE).** — Parmi les composés du chrome un seul, l'acide chromique, est utilisé en thérapeutique.

L'anhydride chromique (acide chromique cristallisé) se présente sous forme d'aiguilles de couleur rouge foncé. Il est très soluble dans l'eau et même déliquescent.

L'acide chromique est un caustique énergique. Sa solution officinale (à 50 pour 100) est utilisée comme agent de cautérisation, notamment contre les ulcérations non spécifiques de la muqueuse buccale; on s'en sert aussi pour détruire les verrues et pour obtenir la cicatrisation du chancre phagédénique (v. c. m.).

Cette solution doit être portée sur la partie malade à l'aide d'une baguette de verre ou à l'aide d'un petit tampon d'ouate fixé à l'extrémité d'une baguette de bois.

La solution à 1 pour 100 peut être employée pour combattre l'hyperhidrose plantaire. Elle peut également servir contre les morsures venimeuses.

L'acide chromique est toxique (*à séparer*). *E. F.*

**CHRYSAROBINE.** — Produit de réduction de l'acide chrysophanique, la chrysarobine se rencontre dans la poudre de Goa ou d'Araroba, substance résineuse qui se dépose dans les fentes de l'*Andira Araroba* (Légumineuses), grand arbre du Brésil).

La chrysarobine se présente sous l'aspect d'une poudre jaunâtre, insoluble dans l'eau, mais soluble dans les solutions alcalines, le chloroforme.

La chrysarobine exerce sur le tégument une vive irritation, et c'est à ce titre qu'elle est employée en thérapeutique dermatologique, notamment dans le psoriasis (v. c. m.).

*Solution.*

Chrysarobine . . 5 à 10 grammes.
Chloroforme . . . . . 100 —
On badigeonne les plaques, on laisse sécher, on recouvre de traumaticine ou de colle de zinc.

*Traumaticine à la chrysarobine.*

Chrysarobine . . . . . 10 grammes.
Gutta-percha. . . . . . 10 —
Chloroforme . . . . . . 90 —

*Pommade.*

Chrysarobine. . . . 2 grammes.
Vaseline . . . . . . } āā 15 —
Lanoline . . . . . . }

*Collodion.*

Chrysarobine. . . . } āā 1 gr. 50
Acide salicylique. . }
Collodion riciné . . 10 grammes.

*E. F.*

**CHYLURIE.** — La chylurie est un symptôme caractérisé par l'émission d'urines renfermant les principaux éléments du chyle. Les urines sont louches, de couleur laiteuse, parfois rosées par leur mélange avec du sang, de réaction neutre ou alcaline; cet aspect tient à la présence d'une multitude de gouttelettes graisseuses tellement fines qu'elles traversent un filtre ordinaire. Recueillie dans un tube à essai, l'urine se coagule : le coagulum se rétracte bientôt et l'urine se divise en 3 couches, une supérieure formée par une pellicule crémeuse, puis une couche épaisse blanche où flotte le caillot, enfin un sédiment rougeâtre. Les matières grasses sont colorées en noir par l'acide osmique et dissoutes par l'éther.

**Diagnostic.** — A) **Diagnostic différentiel.** — Il se fera facilement avec les urines purulentes, les urines opalescentes des phosphaturiques et les urines troubles uratiques [V. URINES (EXAMEN)].

La *lipurie* est caractérisée par l'existence de grosses gouttelettes graisseuses dans l'urine. Elle peut être *physiologique* (digestion, grossesse, lactation, suralimentation) ou *pathologique* : dégénérescence graisseuse des reins, suppurations prolongées des organes génito-urinaires, affections du foie et du pancréas, certaines intoxications (mercure, plomb, phosphore, térébenthine); on l'a signalée dans le diabète sucré, l'obésité, la tuberculose, enfin dans les fractures graves avec embolies graisseuses.

L'*élainurie* (urines huileuses) se reconnaît à la présence d'une couche d'huile à la surface des urines; elle est très rare.

Signalons la fréquence de la supercherie dans ces cas d'aspects anormaux de l'urine.

B) **Diagnostic étiologique.** — Il existe deux grandes variétés de chylurie :

1° *Chylurie parasitaire des pays chauds.* — On la rencontre dans la *filariose rénale* [V. REIN (PARASITES)] et dans l'hématurie (v. c. m.) d'Égypte due à la *bilharzia hæmatobia*.

2° *Chylurie intermittente de nos climats.* — Elle survient d'une façon intermittente chez des gens paraissant bien portants, elle augmente après les repas et par le mouvement. Elle s'accompagne souvent d'hématurie et toujours d'une albuminurie notable. Elle est passagère ou bien dure plusieurs années. Nos connaissances étiologiques sont nulles sur cette affection (Jeanselme). Elle semble relever plutôt d'une fistule faisant communiquer les voies lymphatiques et urinaires plutôt que de la chylémie.

*F. RATHERY.*

**CICATRICES.** — Par cicatrice on entend le processus anatomique qui résulte de la réparation des plaies; la cicatrice diffère suivant la manière dont s'est faite cette réparation, et on distingue la réunion par première et par seconde intention; enfin la cicatrice peut être vicieuse, soit qu'elle même devienne difforme, soit qu'elle entraîne des troubles dans les tissus avoisinants.

1° **Cicatrice par première intention.** — Pour qu'elle se produise, il faut une plaie *aseptique*, **condition indispensable**, *affrontée* exactement, de telle sorte que les tissus se correspondent, sans chevaucher, et *sans interposition d'aucun élément étranger*; c'est ainsi qu'un hématome, d'où nécessité de faire une *hémostase parfaite*, un lambeau sphacélé retardent la cicatrisation. Celle-ci se fait rapidement; en 10 à 15 jours elle est solide, au bout de 21 jours les tractions ne la désunissent plus. Elle évolue sans réaction générale, sans suppuration. Enfin, elle est *régulière*, *linéaire* et ne constitue plus à la longue qu'une ligne blanche à peine visible. S'il a été possible de faire l'incision au fond d'un pli naturel, ou sur une région couverte de poils, la cicatrice devient invisible, et rend de grands services en *chirurgie esthétique*.

Le premier phénomène de la réparation cicatricielle est l'exsudation fibrineuse des vaisseaux sectionnés, l'émigration leucocytaire, qui autrefois constituait la lymphe plastique. Ensuite, se multiplient les cellules conjonctives et endothéliales, qui absorbent par un processus de phagocytose les exsudats interposés entre les bords de la plaie. Elles finissent par se transformer en un tissu fibreux, bientôt pénétré par des néoformations vasculaires qui entraînent à mesure les éléments cellulaires inutiles. Ce tissu néoformé est extrêmement élastique et rétractile; il rapproche et accole les bords de la plaie. Pendant ce temps, se produit la réparation épidermique; les cellules superficielles comblent « par éboulis » le sillon que limite dans la profondeur le tissu conjonctif; d'autres viennent d'une néoformation cellulaire, et la plaie finit par être réparée. On peut retrouver ces différentes phases dans tous les tissus; ils varient comme durée et comme aspect, suivant qu'il s'agit d'un os, d'un muscle, d'un nerf, etc., etc.

2° **Cicatrice par seconde intention.** — C'est encore la cicatrisation par *granulation*. Elle survient dans les conditions inverses de la précédente; affrontement impossible, *suppuration de la plaie*, interposition d'un corps étranger, mauvais état des bords de la perte de substance (contusion, brûlure, sphacèle, troubles trophiques, etc.). La réparation est beaucoup plus lente; un tissu de granulation, des bourgeons charnus vasculaires couvrent la plaie, et l'asepsie est difficile à être maintenue; un léger suintement se produit. Peu à peu, les bords se rapprochent et s'unissent, mais la cicatrice reste *irrégulière*, *indélébile*; de plus, si elle est tant soit peu étendue, elle entraîne par sa *rétraction* les régions cutanées avoisinantes; enfin peu solide, elle prédispose aux *hernies* en se laissant distendre par l'effort, et mal nourrie elle peut être le siège d'*ulcérations* et le point de départ de *néoplasies*.

Au début, il y a, comme pour la cicatrisation par première intention, exsudation fibrineuse; bientôt la plaie commence à granuler; les néoformations riches en vaisseaux sont exubérantes, molles, blafardes, si la suppuration est abondante; au contraire, le bourgeon charnu est rouge vif, luisant, si la plaie est aseptique. Dans la profondeur, se forme le tissu conjonctif fibreux et rétractile, qui prenant point d'appui sur les bords de la plaie les rapproche l'un de l'autre; en même temps, celle-ci se rétrécit par la progression de la néoformation épidermique; un liséré bleuâtre s'avance progressivement vers le centre de la plaie, c'est l'épiderme nouveau. Quelquefois, au milieu de la plaie des îlots d'épiderme se montrent, dus à des fragments restés intacts lors du traumatisme; il suffit, en effet, que la couche basilaire ou génératrice du germe subsiste, pour être le centre d'une régénération épidermique. Au bout d'un temps variable avec l'étendue de la plaie, la cicatrice est complète.

5° **Cicatrices vicieuses**. — Elles peuvent être *exubérantes, adhérentes* aux parties profondes, *déprimées* ; quelques-unes sont *douloureuses* par inclusion de filets nerveux, d'autres s'*ulcèrent* facilement, surtout quand de grandes surfaces ont été détruites et que la peau n'a pu faire les frais d'une cicatrisation étendue ; il y a des cicatrices *colorées*, telles celles produites par l'électricité, par l'incrustation de grains de poudre, circonstance recherchée dans les tatouages.

Enfin, l'hypertrophie des cicatrices, ou *chéloïde*, apparaît dans certaines conditions encore mal déterminées, soit que la plaie ait suppuré longtemps, soit qu'elle ait été irritée, soit qu'un état général précaire, lymphatisme, scrofule, crée un trouble dans la réparation des tissus. Elle se voit à la suite des brûlures, des ulcérations par les substances caustiques. Elle se traduit par un bourrelet irrégulier, volumineux, rouge vineux, souvent très vascularisé. Les cicatrices peuvent *créer des difformités* sur les régions avoisinantes, par leurs propriétés rétractiles ; ce sont la limitation des mouvements d'une jointure, l'atrésie d'un orifice ; la rétraction d'une paupière, de la lèvre ; la soudure de deux parties voisines, doigts, bras et thorax, etc. Toutes ces cicatrices vicieuses nécessitent une thérapeutique spéciale ; elles doivent être extirpées, et la perte de substance comblée par *autoplastie* (V. plus loin). Pour ce qui est spécialement des chéloïdes (v. c. m.), l'extirpation en est malheureusement souvent suivie de *récidive* ; on a essayé un traitement général dirigé contre la cause qui a pu leur donner naissance ; on a tenté, souvent sans succès, l'application de topiques, d'emplâtres de Vigo ; par contre, la *radiothérapie* ou la *radiumthérapie* ont à leur actif des résultats durables.

**Traitement**. — Il faut, dans toute plaie, rechercher la cicatrisation par *première intention* en affrontant après régularisation les bords de la peau, en nettoyant soigneusement, enlevant les corps étrangers et pratiquant l'hémostase soignée. Le pansement doit être sec et aseptique. Si la cicatrisation se fait par *granulation*, on la surveillera de manière à éviter les difformités par cicatrice ; si les bourgeons charnus exubérants recouvrent les bords de la plaie, ils seront cautérisés au nitrate d'argent. Quand la cicatrisation tarde trop, quand la plaie est trop étendue, si la réunion des bords de la peau doit à la longue entraîner une rétraction difforme ou gênante des régions voisines, si l'épidermisation de la surface granuleuse doit produire une cicatrice précaire qui s'ulcérera au moindre traumatisme, il est préférable de traiter chirurgicalement la

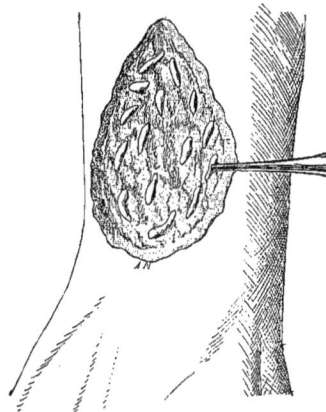

Fig. 107. — Greffe de Reverdin (Victor Veau).

cicatrisation en recourant à la *greffe cutanée*. Plusieurs procédés sont employés suivant les cas :

1° Avec la **méthode de Reverdin** on sème sur la surface granuleuse des

**Cicatrices.**

îlots d'épiderme pris sur la peau, à distance de la plaie, îlots qui deviendront le centre d'une nouvelle épidermisation, et finiront par se réunir les uns aux autres ainsi qu'aux bords de la plaie (fig. 107);

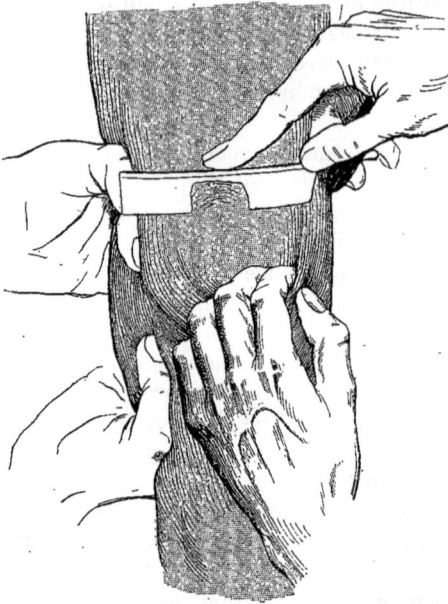

Fig. 108. — Technique de la greffe de Thiersch (V. Veau).

2° Avec la *méthode de Thiersch* on recouvre entièrement la surface granuleuse avec des bandes d'épiderme. Quelle que soit l'une de ces deux méthodes, la technique est la même : la plaie doit être aseptique, les bourgeons charnus bien vivants; on commence par les curetter légèrement, pour égaliser leur niveau à la surface de la peau environnante, et mettre à nu leurs vaisseaux nourriciers; puis, après les avoir un instant comprimés, pour arrêter le suintement, car le décollement de la greffe par le sang empêche qu'elle ne prenne, on les recouvre des lambeaux épidermiques empruntés sur une autre région du corps. On taille ces lambeaux *épidermiques*, le plus superficiellement possible, sur une peau bien tendue et aseptisée, à la cuisse en particulier, au moyen d'un rasoir (fig. 108 et 109). Le lambeau est laissé sur l'instrument; on le transporte sur la plaie, et on l'y applique, face cruentée sur les bourgeons charnus, avec un fin stylet, *en évitant le recroquevillement des bords des lambeaux*. Dans la méthode de Reverdin, on ne recouvrira donc qu'une partie de la plaie avec de petits îlots d'épiderme, tandis qu'avec le Thiersch, il ne reste plus de surface granuleuse visible. Les greffes sont recouvertes de lames imbriquées de protective, qui assurent son immobilité, en glissant sur elles. Il ne faut *point user d'antiseptiques*. Au bout de cinq à six jours, le pansement est refait; si les greffes n'ont pas pris, elles sont grises et décollées; dans le cas contraire elles sont adhérentes et vascularisées;

3° Les *méthodes indienne, italienne*, et le *procédé de Celse* sont tout différents; ce n'est plus l'épiderme qu'on greffe, c'est la *peau* qu'on transplante; il s'agit non plus de greffes, mais d'*autoplasties* (fig. 110). La première consiste dans la taille d'un lambeau voisin, qu'on amène vers la

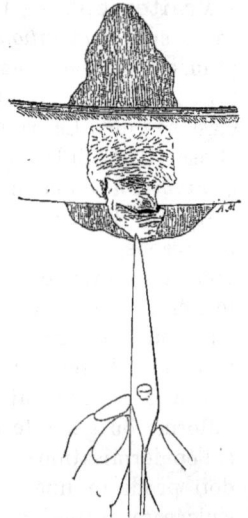

Fig. 109. — Technique de la greffe de Thiersch. (Victor Veau.)

plaie en tordant son pédicule et dont on *suture* les bords aux bords avivés
de la plaie à combler; la perte de substance due à la taille du lambeau est
réunie par glissement des portions de peau voisine, ou
traitée ultérieurement par des greffes de Thiersch. Dans la
seconde, on utilise un lambeau pris sur une région éloignée
du corps, qui puisse être mise en contact avec
la partie malade; par exemple, on taille un
lambeau sur le bras pour une plaie du front;
les bords du lambeau sont suturés aux bords
de la plaie, et le bras maintenu pendant 8 à
10 jours sur le front, au moyen de bandages
appropriés, pour que le lambeau nourri par son
pédicule ait le temps de prendre des connexions
vasculaires, avec la région où il doit s'adapter;
le pédicule du lambeau n'est sectionné qu'après
que celui-ci a pris; le bras est libéré de sa position, sa perte de substance traitée suivant les
besoins, et le lambeau du front définitivement
modelé et adapté à sa nouvelle région. Enfin
dans la méthode dite *de Celse* on utilise la

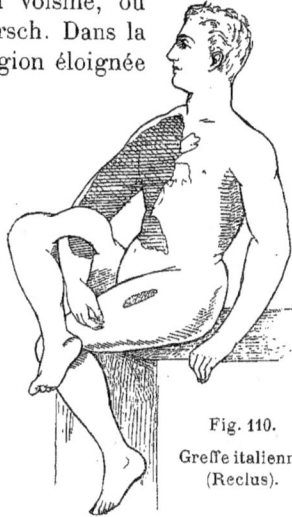

Fig. 110.

Greffe italienne
(Reclus).

peau *avoisinant* la perte de substance, en la disséquant, taillant et mobili-
sant par *glissement*.                               *AMÉDÉE BAUMGARTNER.*

**CIGARETTES MÉDICAMENTEUSES.** — Elles représentent un mode d'inhalation
très recommandé aux asthmatiques. La combustion des feuilles sèches de
datura ou de belladone, qui se fait bien, peut être rendue plus régulière par
l'adjonction d'un peu d'azotate de potasse.                    *E. F.*

**CIGUË OFFICINALE.** — Les fruits de ciguë (*Conium maculatum*, Ombellifères),
récoltés avant leur complète maturité, sont de forme ovoïde et comprimés
latéralement. Ces semences, seule partie de la plante maintenue au nouveau
Codex, renferment une proportion élevée et assez constante de *conicine* (ou
*cicutine*). Elles ont une odeur vireuse et désagréable, une saveur âcre et
nauséabonde.

L'extrait de ciguë sert à confectionner l'emplâtre de ciguë, recommandable comme analgésique local.

La ciguë et ses dérivés sont toxiques (V. POISONS MÉDICAMENTEUX).

**Conine droite (Bromhydrate de).** — Le titre de cicutine a disparu
du nouveau Codex; le bromhydrate officinal de conine (bromhydrate de
cicutine, bromhydrate de conicine), qu'il maintient, renferme, pour
100 parties, 61 de conine et 39 d'acide bromhydrique. Ce corps cristallise
anhydre en prismes vitreux, solubles dans deux parties d'eau et trois parties
d'alcool.

Le bromhydrate de conine agit surtout sur les terminaisons nerveuses,
mais sans respecter le pneumogastrique, d'où sa toxicité (dose maxima,
0 gr. 03 centigr.; pour 24 heures, 0 gr. 15 centigr.).

Ce sel toxique s'emploie comme antispasmodique contre l'asthme, la co-

queluche (1 milligr. par année d'âge chez les enfants), contre le tic douloureux de la face (v. c. m.).

*Solution hypodermique.*

Bromhydrate de conine . . . . . . . . . . . . . . . . . 50 centigr.
Alcool à 90° . . . . . . . . . . . . . . . . . . . . . . 1 gr. 50
Eau distillée. . . . . . . . . . . . . . . . . . . . . . 23 grammes.
Contient 2 centigrammes de médicament par centimètre cube.       *E. F.*

**CIRCONCISION.** — La circoncision, opération rituelle chez les juifs et les
musulmans, consiste à retrancher tout ou partie du prépuce. Les procédés
imaginés sont innombrables; nous nous bornerons à décrire celui qui nous
paraît le plus simple et le plus facile à exécuter.

Tout d'abord, la circoncision *doit* être faite sous l'anesthésie locale, sauf
chez les enfants en bas âge qui sont indociles et qu'on est obligé d'endormir. L'aide saisit le prépuce au niveau du limbe et l'attire en haut, faisant
bâiller sa cavité : l'opérateur verse alors dans celle-ci un peu de la solution
anesthésique qui ira baigner les deux muqueuses du gland et du prépuce
et les anesthésiera. Il est bon de promener le stylet ou la sonde cannelée,
d'une part pour détruire les adhérences généralement faibles; d'autre part
pour permettre au liquide d'imbiber toute la surface des muqueuses.
L'anesthésie de la peau du prépuce sera obtenue au moyen d'une injection
circulaire faite dans le tissu cellulaire sous-cutané, à la racine de la verge
ou, mieux, un peu en arrière de la couronne du gland. Le liquide, en même
temps qu'il agit sur les troncs nerveux qui cheminent dans le tissu cellulaire, imbibera facilement la peau, mince en cet endroit, de la profondeur
vers la superficie. Le prépuce se trouve ainsi complètement anesthésié. On
saisit alors, de chaque côté, le limbe au moyen de deux pinces de Kocher, on
attire le prépuce loin du gland et dans l'axe de la verge et on le tranche
immédiatement en avant du gland, en tenant les ciseaux obliquement dans
un plan parallèle à celui de la couronne. La section faite, la peau, élastique,
se rétracte. On résèque alors une partie de la muqueuse qui, elle, reste en
place, en n'en laissant qu'une collerette large d'environ 1/2 centimètre. Au
niveau du frein, il est essentiel de faire une nouvelle injection analgésique,
cette région étant d'une sensibilité toute particulière. Le frein est ensuite
sectionné et son artère liée. On réunit alors peau et muqueuse au moyen
d'un fil de catgut double zéro, en points séparés ou en surjet, et on fait le
pansement. Le bourrelet anesthésique persiste pendant plusieurs jours.

*KENDIRDJY.*

**CIRCONCISION CHEZ LE NOUVEAU-NÉ**. — En général, la circoncision sera
pratiquée sur le nouveau-né pendant les premières semaines. On sera
appelé à faire cette opération dans deux circonstances différentes : 1° chez
les Israélites; 2° à la suite d'une indication médicale.

**1° Chez les Israélites.** — Les parents posent souvent au praticien la
question suivante : « La circoncision est-elle nécessaire au point de vue
hygiénique? est-elle même seulement utile, pour le présent et pour l'avenir, à
l'âge des infections vénériennes? » — Vous répondrez que, s'il n'y a pas une
des circonstances que nous verrons tout à l'heure, cela n'est pas indispen-

sable, et que, pour plus tard, on n'a pas noté que les circoncis fussent plus que les autres à l'abri des maladies vénériennes. Les temps ont changé, du reste, où la loi commandait la circoncision à un peuple vivant dans un pays chaud, où l'eau et les ablutions à l'eau peuvent être rares ou impossibles. La circoncision n'est donc pas indispensable à des enfants surveillés et tenus très proprement.

2° **Indications médicales.** — Les vices de conformation sont fréquents, et leurs inconvénients peuvent être très importants pour la santé de l'enfant.

Si, après la naissance d'un garçon, on examine la verge, on peut constater soit une imperforation totale du prépuce ou l'étroitesse excessive de l'orifice, ou une malformation quelconque de l'orifice du méat, etc.

Il faut savoir que très fréquemment un rétrécissement du méat coïncide avec le phimosis congénital, d'où obstacles multiples à la sortie de l'urine. Quand le prépuce est *imperforé*, la rétention des urines donne immédiatement des accidents très graves. Cette rétention peut même exister avant la naissance et donner lieu à une dystocie spéciale par augmentation de volume de l'abdomen.

Si le prépuce est seulement serré et se laisse « ballonner » à chaque miction, cette distension peut arriver à former une vessie pré-urétrale (Mathieu) où on peut trouver des calculs, quelquefois énormes (226 gr.) ou très nombreux (plusieurs centaines).

Il peut s'accumuler aussi (surtout s'il existe des adhérences incomplètes qui forment des culs-de-sac) des matières grasses et sébacées, qui deviennent une cause continuelle de prurit, et, plus tard, provoqueront à la masturbation. Ces matières, délayées par l'urine plusieurs fois par jour, peuvent s'écouler sur le linge, dans l'intervalle des mictions, sous forme de matière puriforme jaunâtre, et les parents affolés croiront à un écoulement du canal. Ces balanites et balano-posthites donneront fatalement lieu à des ulcérations de la muqueuse qui, elles-mêmes, ne pourront guérir que par adhérences.

On constatera consécutivement des poussées d'eczéma du gland ou d'herpès névralgique, et c'est dans ces cas-là qu'à la suite des maladies infectieuses, comme la rougeole, on observe le *sphacèle des organes génitaux*, qui, nous le savons maintenant, est toujours consécutif à une infection locale préexistante. Quelquefois le prépuce pourra devenir *éléphantiasique ou hypertrophique*, ou, au contraire, les tissus se sclérosent et le gland, comprimé, peut s'*atrophier*. Quelle conséquence pour la vie génésique future! Berger a démontré que les *hernies* et les *hydrocèles*, les chutes du rectum sont plus fréquentes chez les enfants atteints de phimosis congénital; les unes peuvent même être souvent compliquées des autres. Les efforts nécessaires pour uriner, l'irritation permanente, cause de spasme de l'urètre, de rétention d'urine, de cystalgie, de douleurs, de cris violents, la propagation au voisinage de l'inflammation superficielle sont la cause de leur production. Les conséquences éloignées de cette conformation seront des troubles réflexes, rétention d'urine, par spasme, cystalgie, incontinence d'urine (Trousseau), éréthisme de la verge, pollutions, changements de caractère, diminution de la mémoire, caprices, etc., troubles mentaux, insomnies, convulsions, chorée et même épilepsie. On pourra constater aussi, plus tard, la paraplégie à point de départ génital, certains pieds bots paralytiques, des pseudo-coxalgies, etc., etc. On verra des troubles sensoriels.

Quand, après examen des parties génitales, on aura constaté l'un de ces états anatomiques dont nous venons de parler, que faudra-t-il faire?

**Conduite à tenir.** — Certaines malformations commandent l'opération immédiate : ce seront l'imperforation du prépuce, la longueur énorme de cet organe avec impossibilité de dilater l'orifice.

Les adhérences constatées à la naissance et l'impossibilité de faire découvrir complètement le gland par le prépuce ne seront pas une indication absolue. Du reste, cette manœuvre n'est possible que chez très peu d'enfants. Si le méat du prépuce est assez large et qu'on puisse y passer une sonde cannelée, celle-ci décollera très facilement les adhérences toujours jeunes. Cependant j'ai vu, dans beaucoup de cas de circoncisions pratiquées dans les premiers jours après la naissance, des adhérences assez difficiles à vaincre, donnant lieu à un écoulement de sang, et même déjà de petites concrétions sébacées emprisonnées par ces adhérences.

Il sera dans ce cas utile de décoller le prépuce, dès les premiers jours de la vie; et en faisant la toilette de l'enfant de tirer légèrement matin et soir sur le prépuce pour le décalotter. Celui-ci se dilatera très rapidement, l'enfant s'habituera vite à cette manœuvre et tout sera guéri en quelques jours.

Si, pour une des raisons que j'ai dites tout à l'heure, l'opération est indiquée ou demandée, quel manuel opératoire adopter?

**Opérations.** — Les opérateurs israélites utilisent le procédé simple sans sutures ni ligatures. Je l'ai vu réussir admirablement et je l'ai même pratiqué avec succès. Voici en quoi il consiste : on préparera simplement une pince de Kocher, une sonde cannelée assez fine, une paire de ciseaux droits, deux ou trois petites bandes fines d'amadou d'environ 1 cent. 1/2 de largeur, un peu de poudre de dermatol, de la gaze stérilisée simple avec laquelle on fera de petits carrés de 5 à 6 cm², de la vaseline boriquée, une petite bande de tarlatane.

L'enfant étant maintenu sur un coussin les jambes écartées, l'opérateur saisira le prépuce de la main gauche, le tirera assez fortement pour bien isoler le gland et le saisira au ras du gland, un peu obliquement, du frein à la partie antérieure, laissant un peu plus de prépuce du côté du frein. Puis il incisera avec un bistouri ou des ciseaux tout contre la pince de Kocher. On poussera alors le gland à travers l'orifice de la muqueuse. Avec une pince à dent de souris on saisira cet anneau à la partie antérieure, exactement en face du frein, et on l'incisera d'un coup de ciseaux jusqu'à la couronne. Puis, avec la sonde cannelée, ou mieux avec les ongles, on décollera soigneusement ces deux lambeaux d'avec la muqueuse du gland : ces adhérences sont quelquefois assez tenaces; avec du coton on nettoiera bien la couronne, dans le rebord de laquelle pourront être accumulés du sébum ou quelques concrétions sébacées; on comprimera légèrement le sang qui s'écoulera peut-être de la section ou des adhérences rompues. On régularisera ensuite, avec les ciseaux, les deux lambeaux muqueux précédemment formés, de façon que la peau rétractée puisse être exactement appliquée sur le lambeau muqueux correspondant sans qu'il y ait de partie nue ; puis, prenant une des petites bandes d'amadou, roulée dans la poudre de dermatol, on la disposera en couronne sur le rebord ainsi obtenu. Le pansement devra être soigneusement fait, pour qu'il ne tombe pas et pour que la plaie ne soit pas trop rapidement contaminée par l'urine. L'un des petits carrés de gaze sera percé à son centre d'un orifice qui correspondra au méat ; on l'oindra soigneusement de vaseline et on en recouvrira le gland. Puis, avec une bande de gaze mouillée et large de 2 cent., on en entourera la verge et le pansement. Puis le tout sera enduit de vaseline que l'on renouvellera plusieurs fois dans les 24 heures. La bande sera renouvelée tous les matins. La bande d'amadou pourra être laissée 4 ou 5 jours s'il ne survient aucun accident, et si toutes les parties ont été bien appliquées, la réunion par première intention sera complète le 9e jour. On pourra alors simplement protéger la verge avec un peu de coton. On ne doit jamais employer de solution phéniquée pour panser une plaie chez le nouveau-né.

**Accidents possibles.**

*Hémorragie de l'artère du frein.* — Il suffira de la lier avec un petit catgut très fin.

*Il persiste des portions non réunies.* — Cela provient de la façon défectueuse dont on aura taillé les lambeaux. Presque toujours il y a, au bout de quelques jours, une rétraction considérable qui diminue les surfaces à cicatriser. Cette plaie guérira, du reste, rapidement par seconde intention. On sera peut-être obligé de la toucher légèrement avec de la teinture d'iode ou du nitrate d'argent.

C'est pour éviter cet inconvénient que certains préfèrent l'emploi des sutures. Les serre-fines sont mauvaises chez le petit enfant : il ne peut donc être question que de sutures au catgut. On les fait à points séparés, sur toute la longueur de l'incision ou seulement au voisinage du frein, ce territoire étant toujours celui où il se produit de la désunion des tissus.

On se servira d'une aiguille de Reverdin très fine et de catgut 0. On fera ainsi une couronne de points espacés d'environ 2 ou 5 millim. ; on évitera de serrer trop les fils qui pourraient couper les tissus : on obtiendrait ainsi, tout autour du gland, une suite de créneaux d'un déplorable effet. Quelques-uns se contentent de faire deux points de chaque côté du frein : ils prennent même l'artère dans un des points, pour éviter une hémorragie secondaire. Puis le pansement et les soins consécutifs seront les mêmes que précédemment.

Ne jamais se servir comme antiseptique des solutions phéniquées qui constituent un véritable poison pour le nouveau-né (Pinard).

Après l'opération, on mettra le bébé au sein pour le consoler et calmer ses cris quelquefois convulsifs. Le procédé sans suture aura l'avantage de durer beaucoup moins longtemps et par conséquent d'exciter moins l'enfant, qu'on ne peut endormir.            *BOUFFE DE St-BLAISE.*

**CIRCONFLEXE (PARALYSIE DU NERF).** — Le nerf circonflexe tire ses origines des Ve et VIe paires cervicales. Il peut être atteint par un traumatisme éventuel ou répété (béquilles). Le traumatisme éventuel provoque une fracture ou une luxation de l'humérus; dans ce dernier cas, les désordres sont plus étendus quand la luxation se fait en bas, et la paralysie *isolée* du circonflexe est alors exceptionnelle. De même, les accidents obstétricaux déterminent plutôt des troubles du plexus que d'un nerf isolé. Enfin les accidents inflammatoires de l'articulation scapulo-humérale peuvent retentir sur le circonflexe.

**Symptômes.** — On est frappé à première vue par l'attitude du bras. Le membre pend en effet le long du corps; et si la paralysie date déjà de quelque temps, l'acromion dessine du côté atteint un relief anormal. Il y a là le coup de hache classique des luxations, et il peut induire en erreur à la simple inspection. L'atrophie du deltoïde est visible et les secousses fibrillaires, précoces du reste, s'y observent nettement. En palpant la région, on sent la tête humérale en place, et les doigts apprécient la mollesse spéciale du muscle. On constate enfin les troubles moteurs; ceux-ci sont très étendus : l'on s'en rendra compte en songeant que la plupart des mouvements du membre supérieur nécessitent son écartement léger du tronc. Le malade ne peut élever le bras, il ne peut mettre la main à la poche, il ne peut écrire sans déplacer de la main gauche le papier au fur et à mesure que les mots sont formés (Duchenne de Boulogne). Ces troubles peuvent varier un peu selon que telle ou telle des trois parties du deltoïde est atteinte plus ou moins. En tout cas, l'examen électrique révèle rapidement la réaction de dégénérescence.

Le circonflexe peut n'être pas seul atteint, soit que le plexus entier soit pris [V. Brachial (Paralysies du plexus)], soit que l'on se trouve simplement en présence d'une paralysie radiculaire supérieure. On constate en ce cas une paralysie associée du deltoïde, du biceps, du brachial antérieur, du long supinateur, accessoirement du grand rond, du grand dorsal, du sous-épineux et de certaines parties du pectoral et du grand dentelé.

On peut observer des troubles de la sensibilité; ils pourraient même précéder les désordres moteurs. On constate alors une bande d'anesthésie partant de la région scapulaire postérieure, et descendant le long du bord externe du bras, jusqu'au voisinage de l'épicondyle. Il existe parfois une étroite bande d'hypoesthésie médiane.

Le *pronostic* est fort variable et dépend de l'étiologie; il n'est pas très sombre en général, et le *traitement électrique* donne d'heureux résultats.

**Diagnostic.** — Il suffit le plus souvent de palper la région deltoïdienne pour ne pas croire à de l'*arthrite* ou à une *fracture*, à une *ankylose* ou à une *luxation*. Les paralysies *hystéro-traumatiques* affectent plus souvent l'apparence de monoplégies, et les troubles sensitifs ont une étendue remarquée. Dans les atrophies d'origine *myopathique*, d'autres muscles sont pris; il n'y a ni réaction de dégénérescence, ni secousses fibrillaires.

*FRANÇOIS MOUTIER.*

**CIRCULAIRES.** — V. Cordon.

**CIRRHOSES DU FOIE EN GÉNÉRAL.** — *La cirrhose est un état pathologique du foie caractérisé par la prolifération fibroïde ou fibreuse générale de son* *stroma conjonctif.* D'après cette définition, on ne saurait qualifier de cirrhose la réaction conjonctive locale autour d'un corps étranger, d'une tumeur, d'un kyste hydatique, d'un calcul.

Laënnec le premier (1819), dans son *Traité de l'auscultation médiate*, avait incidemment remarqué, à l'autopsie d'un malade mort « de pleurésie hémorragique du côté gauche, avec ascite et maladie organique du foie », — probablement un tuberculeux pleuro-hépatique, — que la glande hépatique était réduite au tiers de son volume et paraissait entièrement composée d'une multitude de petits grains ronds ou ovoïdes, de couleur fauve ou jaune roux (κιρρός), granulations qu'il prenait pour des productions néoplasiques, qu'il comparait au *squirre* et qu'il désigna sous le nom de *cirrhoses*. C'était pour lui quelque chose d'analogue aux tubercules. Par corruption, la maladie caractérisée par la présence de ces cirrhoses est devenue la *cirrhose du foie*; et comme Laënnec avait rapproché l'existence des cirrhoses de celles de l'atrophie du foie et de l'ascite, l'atrophie cirrhotique du foie est devenue la *cirrhose de Laënnec*. D'autre part, comme on l'observait surtout chez des buveurs, la cirrhose de Laënnec est devenue synonyme de cirrhose atrophique des buveurs, ou *cirrhose atrophique alcoolique*.

Ainsi s'établissait avec Bright (1827) et Kiernan (1833) la superposition empirique de la forme anatomique et de l'étiologie.

Mais tous les foies atteints de cirrhose ne sont pas atrophiés et, atrophiés ou hypertrophiés, ils sont loin de reconnaître tous la même cause.

Cruveilhier, Requin, Gubler, Todd constatent l'existence de foies cirrhotiques augmentés de volume. Ollivier (de Rouèn), Hayem, Cornil, en différencient certaines formes. Enfin Hanot, dans sa thèse (1876), isole et décrit comme entité morbide distincte la *cirrhose hypertrophique avec ictère chronique*, et montre que la prolifération conjonctive paraît débuter et se localiser plutôt autour des canalicules biliaires que des vaisseaux portes.

De son côté, l'expérimentation essayait de reproduire la cirrhose. Elle n'y parvenait guère en s'adressant aux vaisseaux portes, soit en injectant dans leur lumière du naphtol en suspension dans l'eau (Bouchard), soit en faisant ingérer aux animaux de l'alcool (Strauss et Blocq, Sabourin, Laffite). Elle réussissait mieux en irritant les voies biliaires par la ligature du cholédoque (Leyden, H. Mayer, Wickham Legg, Charcot et Gombault).

Ainsi donc, vers 1877, on était arrivé à distinguer des cirrhoses *atrophiques* et des cirrhoses *hypertrophiques*, les premières étant qualifiées de *veineuses*, les secondes de *biliaires*. Charcot et Gombault les opposaient ainsi l'une à l'autre par leurs caractéristiques anatomiques : « La *cirrhose atrophique* est une hépatite *interstitielle* d'origine *veineuse* par phlébite des veines portes interlobulaires et prélobulaires; elle est à la fois *annulaire*, *multilobulaire* et *extralobulaire*. La *cirrhose hypertrophique biliaire* est *insulaire*, *périlobulaire* et *intralobulaire*. »

Depuis, d'autres distinctions ont été faites, tant dans les cirrhoses atrophiques que dans les cirrhoses hypertrophiques, moins en se tenant étroitement aux constatations anatomiques qu'en invoquant les circonstances étiologiques. La cirrhose atrophique ne se rencontre pas seulement chez les buveurs, mais aussi chez les saturnins, les syphilitiques, les tuberculeux, les dyspeptiques; la cirrhose atrophique n'est pas la seule veineuse ; les cirrhoses hypertrophiques ne sont pas toutes biliaires et on en reconnaît de différentes formes anatomiques dues à l'alcoolisme, à la tuberculose, à la syphilis, au paludisme, au diabète, à la dyspepsie, aux cardiopathies. Enfin il existe des cirrhoses mixtes anatomiquement et étiologiquement.

Il était donc impossible, jusqu'à ces derniers temps, de se reconnaître dans ce chaos et d'établir des types précis où la forme clinique correspondît à la variété anatomique et à la donnée étiologique. Les travaux récents, s'ils n'ont pas réduit les types cliniques, — bien au contraire, — ont au moins schématisé les lésions communes à plusieurs d'entre eux et synthétisé en quelques groupes homogènes les facteurs étiologiques susceptibles de provoquer les différentes formes décrites par les observateurs.

Les types cliniques sont étudiés ici chacun dans un article spécial. Nous nous occuperons, sommairement, de l'anatomie pathologique à propos de chacun d'eux. Mais l'étiologie demande une vue d'ensemble qui facilitera singulièrement la compréhension générale du processus cirrhotique et la classification logique de ses différentes modalités. De même le traitement gagnera à être exposé d'une façon synthétique.

**Étiologie et Pathogénie générales.** — « Une cirrhose du foie n'est nettement définie que quand on en connaît trois termes : l'agent pathogène initial, la voie d'apport de cet agent et, par suite, la topographie des lésions conjonctives réactionnelles qu'il provoque, enfin le mode d'évolution de ces lésions » (Chauffard). Étudions d'abord le premier.

L'étiologie tout entière des maladies du foie tient en ces deux mots : *intoxication, infection*, mises à part les causes mécaniques ou traumatiques : encore ces dernières n'ont-elles le plus souvent de conséquences pathologiques durables qu'en favorisant l'intoxication et surtout l'infection. Il n'en va pas autrement pour les cirrhoses.

**Le terrain.** — Mais avant d'envisager ces deux agents de nocivité, il est indispensable de considérer le *terrain*, car ils sont loin d'avoir une prise égale sur tous les organismes et d'évoluer dans le même sens sur chacun d'eux. Ne devient pas cirrhotique qui veut, même en s'exposant à des causes identiques, et la notion de *prédisposition* prime toutes les autres. Bien des hypothèses — car on en est réduit à cela — ont été mises en avant pour expliquer cette prédisposition.

On a remarqué que, d'une façon générale, les cirrhoses du foie ne survenaient que chez les *arthritiques*. Mais si on s'entend cliniquement sur l'ensemble des manifestations pathologiques qui constituent le groupe de l'arthritisme (v. c. m.), on n'est nullement fixé sur le lien qui les unit, c'est-à-dire sur la nature même de cette « diathèse ». On peut ici la faire intervenir utilement si on admet, avec Hanot, qu'elle se caractérise par une vulnérabilité plus grande du tissu conjonctif avec tendance à l'hyperplasie, à la transformation fibreuse, vulnérabilité congénitale le plus souvent, acquise quelquefois comme l'arthritisme lui-même. Dans ces conditions, un foie conjonctivement plus fragile ou plus susceptible se cirrhosera sous l'influence des causes énumérées plus loin.

Une explication plus séduisante a été proposée par de Giovanni. Étudiant la morphologie du corps, il a établi un type normal, idéal, dans lequel les proportions des diverses régions du corps sont en harmonie parfaite; au contraire il y a bien des types anormaux dans lesquels certaines de ces régions sont plus ou moins développées par rapport aux autres. Il a nettement constaté que la *région abdominale supérieure*, limitée par deux lignes transversales passant l'une par l'appendice xiphoïde, l'autre par l'ombilic, présentait chez certains individus un *développement anormal* qu'on peut rendre évident par la mesure des deux lignes verticales xipho-ombilicale (XO) et ombilico-pubienne (OP). Dans le type idéal, ces deux lignes sont égales; dans le type anormal abdominal supérieur, XO est plus longue que OP de quelques centimètres. Ce *développement exagéré de l'abdomen supérieur* est dû, en grande partie, au volume plus considérable du foie; et cet organe, prenant dans l'économie une importance prépondérante (en même temps d'ailleurs que la partie supérieure du tube digestif : estomac, duodénum), est le siège de phénomènes congestifs plus intenses qui favorisent l'action des substances nocives qui passent par le foie. Dans le foie lui-même, il incrimine une prédominance du tissu lymphatique et une disposition biologique particulière de ce tissu (lymphatisme hépatique); et, pour lui, « *la disposition à la cirrhose hépatique en général consiste dans la prédisposition morbide prédominante des éléments lymphatiques et lymphoïdes qui entrent dans la constitution anatomique de la glande* ».

Sans adopter aveuglément les vues de Giovanni, je dois dire que, chaque fois que chez un individu porteur d'une maladie hépatique et en particulier d'une cirrhose, hypertrophique ou atrophique, avec ou sans ascite, j'ai mesuré les lignes XO et OP, j'ai trouvé, comme il l'indique, une plus grande longueur de la première, par conséquent un développement exagéré de l'abdomen supérieur.

Quoi qu'elle puisse valoir, cette notion mérite d'être prise en considération sérieuse, tant pour les cirrhoses veineuses que pour les cirrhoses biliaires. Elle me paraît à la fois plus large, plus philosophique que celle récemment introduite dans la pathogénie des cirrhoses biliaires par Gilbert et ses élèves pour lesquels il existerait une « *diathèse d'infection biliaire* » due à une faiblesse congénitale de l'épithélium des canaux excréteurs de la bile.

En réalité, *tout dépend plutôt de la cellule hépatique elle-même*. Elle peut être congénitalement robuste ou débile, comme toute cellule spéciale de l'économie. On a de bons ou de mauvais yeux, des ongles solides ou minces, des muscles excellents ou médiocres, un squelette plus ou moins fort, un système nerveux plus ou moins délicat, etc. ; on peut donc avoir un foie physiologiquement supérieur ou inférieur, plus ou moins susceptible de résister aux influences nocives; et cette débilité variable de l'organe peut être congénitale ou acquise. Congénitale, elle trouve sa raison d'être dans l'hérédité homologue (maladies hépatiques chez les ascendants), ou dans quelque toxi-infection pendant la vie intra-utérine. Acquise, elle a son origine dans un surmenage digestif, par conséquent hépatique, quel qu'il soit, dans une maladie infectieuse de l'enfance ou de l'adolescence (variole, fièvre typhoïde, entérite, etc.) qui a porté au foie une première atteinte, ou dans une affection hépatique proprement dite (ictère mécanique ou infectieux) qui laisse désormais le foie plus vulnérable.

Une substance ne sera donc réellement « cirrhogène » que pour un foie dont la *résistance cellulaire* sera diminuée, congénitalement ou par tare acquise, de même que le bacille de Koch n'est tuberculogène que pour des poumons présentant certaines conditions de vitalité diminuée, pour des organismes tuberculisables de par leur prédisposition anatomique ou chimique. Prenons une cause bien nette de cirrhose : la syphilis. Le nombre de syphilitiques est considérable ; si les déterminations hépatiques de la syphilis sont relativement si rares, c'est que le virus spécifique n'a prise que sur des foies préalablement débiles ou débilités réalisant le *locus minoris resistentiæ* indispensable au déterminisme de la syphilis hépatique.

**Comment réagit le foie.** — Mais, dira-t-on, qu'importe la cellule puisque le processus de prolifération conjonctive débute soit autour des vaisseaux, soit autour des conduits biliaires, et aux dépens des éléments périvasculaires conjonctifs ou lymphatiques?

Ce dogme de la sclérose d'origine purement vasculaire paraît définitivement controuvé aujourd'hui, et cet autre prend sa place, rigoureusement déduit de ce qu'on a vu plus haut : « *La sclérose organique ne se développe que sur un organe dont l'élément noble a déjà souffert, et aux dépens de cet élément.* » C'est la *théorie parenchymateuse* de la cirrhose qui détrône la trop exclusive *théorie vasculaire*.

Quelques anciens (Ackermann, Hanot) avaient, plus ou moins formellement, admis la transformation directe de la cellule hépatique en cellule conjonctive, la déchéance connective n'étant qu'une des formes de la dégénérescence de la cellule noble du foie. Des formes de passage, ou du moins interprétées telles, avaient été vues, qui permettaient de le croire.

Ce n'est pas ainsi qu'il faut comprendre la théorie parenchymateuse. La méthode nouvelle de prélèvements successifs sur le foie des animaux en expérience a permis d'étudier jour par jour, pour ainsi dire, le processus et d'arriver à une conception plus exacte.

Comme tout organe soumis à une substance nocive, le foie se défend, réagit. Il se défend d'abord par sa fonction même qui est de détruire les poisons. Mais soit trop grande puissance de ceux-ci, soit fatigue de la cellule hépatique par fonctionnement excessif (surmenage), vient un moment où la cellule a à se défendre elle-même et réagit automatiquement, lutte dans laquelle elle peut succomber (nécrose), et alors se développe le tissu scléreux de cicatrice, ou triomphe au moins en partie (régénération) en limitant le processus scléreux au minimum.

On sait, en effet, que le tissu hépatique est susceptible de se régénérer : les cellules des travées par division directe des noyaux plutôt que par mitose et l'épithélium des canaux biliaires par prolifération. Les *néo*-canalicules biliaires ne sont pas des *pseudo*-canalicules, car ils ne dérivent pas de modifications régressives des cellules hépatiques, mais de la tendance à la régénération des cellules épithéliales des canaux que les processus cirrhosants altèrent peu, tandis qu'ils nécrosent plus ou moins complètement les cellules hépatiques.

La cirrhose ne résulte pas d'une prolifération primitive du tissu conjonctif péri et interlobulaire, mais elle est la conséquence de la nécrose des éléments nobles. Les zones nécrosées ont définitivement perdu toute faculté de reproduction et doivent être transformées en tissu fibreux. Lorsque la nécrose se limite à la partie externe des lobules, le tissu conjonctif se développe en suivant une disposition annulaire, et ainsi est constituée la cirrhose mono et extralobulaire de Charcot.

Les cirrhoses atrophique et hypertrophique doivent donc être considérées comme les résultats d'une atteinte toxique du foie, se faisant en plusieurs temps et déterminant en premier lieu la nécrose des travées, puis la sclérose des régions mortifiées, enfin, plus tardivement, la régénération et la prolifération des canalicules biliaires. Cet épithélium des néo-canalicules peut devenir cubique et polyédrique, mais ne devient jamais cellule hépatique.

Le tissu de sclérose qui se développe dans les régions nécrosées rend moins nets les canalicules biliaires qui parfois deviennent méconnaissables.

Enfin, la charpente vasculaire participe aussi au processus scléreux; mais cette sclérose vasculaire est plus tardive.

Il y a donc, en réalité, association des processus interstitiel et parenchymateux, celui-ci étant le premier en date. Selon les types, l'un ou l'autre prédomine plus ou moins. Il n'y a pas des cirrhoses *interstitielles* et des cirrhoses *parenchymateuses*, mais des cirrhoses plus ou moins interstitielles et plus ou moins parenchymateuses, même au cours de l'évolution d'une même cirrhose chez le même individu, selon le moment. Et si la lésion cellulaire est la première, elle s'aggrave ensuite plus tard, après la formation du tissu de sclérose.

Quant à la régénération cellulaire, elle est le propre des cirrhoses longuement immobilisées, grâce à la plus grande résistance de l'élément noble. C'est ce qui se passe dans la cirrhose hypertrophique dite alcoolique (Géraudel, Fiessinger, Milne).

Expérimentalement, soit par le phosphore, soit par d'autres toxiques, on n'obtient une cirrhose qu'à la condition d'avoir préalablement malmené le foie pendant un temps assez long pour déterminer des troubles fonctionnels, c'est-à-dire la production par le foie lui-même d'urobiline et d'urobilinogène, ce qu'on peut constater en établissant une fistule biliaire complète (Fischler).

En clinique une cirrhose du foie met peu de temps à se développer. Elle est précédée, c'est certain, par une plus ou moins longue période de résistance cellulaire diminuée, se traduisant par une dyshépatie manifeste et une certaine congestion de l'organe, *période précirrhotique*, avec troubles hépatiques et digestifs. Mais il n'y a pas encore de développement conjonctif; la cellule seule fléchit et on trouve, si on les recherche, les signes de l'insuffisance hépatique, fonction non pas de la prolifération conjonctive, mais du fonctionnement défectueux de la cellule. Lorsque la cirrhose proprement dite commence, elle se développe rapidement et est constituée en quelques mois. Il est donc inexact de dire que la cirrhose date de loin quand on en constate les symptômes et que la cellule hépatique souffre parce que du tissu conjonctif s'est développé à l'intérieur du foie. C'est justement l'inverse qui est l'expression de la vérité.

**Participation de la rate au processus.** — On sait que toute cirrhose (sauf de rares exceptions) s'accompagne d'un développement plus ou moins exagéré de la rate. Le plus souvent, cette splénomégalie est consécutive à l'affection hépatique; d'autres fois, elle la précède. D'ordinaire, le foie est plus hypertrophié que la rate; mais celle-ci peut présenter un plus grand volume que le foie.

La théorie classique admet entre les deux organes une simple relation vasculaire, de sorte que le développement de la rate, presque uniquement mécanique, serait commandé par la gêne de la circulation porte et d'autant plus prononcé que cette gêne est plus grande. Ceci pour les cirrhoses dites vasculaires, plus toxiques qu'infectieuses. Quant aux cirrhoses biliaires, le plus souvent infectieuses, à cette action rétro-vasculaire s'ajouterait l'infection rétrograde, l'agent microbien passant du foie à la rate en remontant la veine splénique, branche du tronc porte, à la faveur du ralentissement du courant sanguin. La rate se comporterait comme un simple *ganglion du foie* (Gilbert et Fournier).

L'explication par simple congestion splénique vicariante, admissible dans quelques cas et jusqu'à un certain point, est tout à fait insuffisante, et la clinique dément la splénomégalie directement proportionnelle à la gêne circulatoire hépatique. L'infection rétrograde du foie à la rate est une simple hypothèse et n'a jamais été démontrée.

Il ne faut pas oublier que la rate partage avec le foie la fonction antitoxique, et que si, à ce point de vue, le foie vient à faiblir, la rate entrera en hyperfonction et augmentera de volume. Ce ne sera d'ailleurs pas sans dommage pour elle, car les substances toxiques que le foie aura laissé passer dans la circulation pourront devenir pour la rate elle-même des agents de sclérose.

Une infection sclérosante, primitivement hépatique, peut devenir souvent infection générale, et la rate qui, comme le foie, arrête et emmagasine microbes et toxines pour les détruire, les neutraliser ou les atténuer, subit comme lui leurs effets nocifs; c'est l'analogue de ce qui se passe dans les ictères infectieux (v. c. m.) où la rate, grossie et douloureuse, reste telle entre les rechutes et ne revient à la normale qu'après le foie.

Dans certains cas (paludisme, maladie de Hanot, maladie de Banti), la cirrhose hépatique peut être, à bon droit, considérée comme consécutive à l'altération de la rate. C'est le groupe des « hépatites d'origine splénique » (Chauffard). Malade, le plus souvent, par infection sanguine ou lymphatique, la rate envoie au foie par la large veine splénique, en même temps que l'agent infectieux contre lequel elle lutte, des substances capables de déterminer dans le parenchyme hépatique l'hyperplasie conjonctive (Banti). On peut aussi admettre que la fonction antitoxique de la rate étant dans ce cas diminuée la première, le foie, privé de cet auxiliaire précieux, se trouve en état de moindre résistance fonctionnelle et, faiblissant peu à peu, devient malade à son tour (Bentivegna).

En un mot, tout ce qui passe par le foie ne va à la rate que par l'intermédiaire de la circulation générale; tout ce qui, au contraire, sort de la rate, va directement au foie. Mais on peut bien admettre qu'une maladie générale, sanguine, frappe simultanément les deux organes dont les altérations individuelles peuvent, par la suite, s'influencer réciproquement (V. CIRRHOSES BILIAIRES).

**Causes déterminantes.** — 1° *Toxiques.* — C'est l'*alcool* que, depuis Bright, on a toujours considéré comme l'agent à peu près exclusif de cirrhose, en particulier de la cirrhose atrophique, et l'alcool, sous toutes ses formes, soit ingéré, soit inspiré (ouvriers des celliers, des distilleries, vernisseurs, etc.). Cet alcool, pris en excès, passerait en nature dans les vaisseaux portes et déterminerait à la longue l'irritation du tissu conjonctif; en un mot, l'alcool serait sclérosant.

C'est de la clinique, en somme, que nous vient cette notion. Mais, en clinique, « alcool » est un mot très général qui désigne toute boisson contenant un alcool quelconque et souvent bien d'autres substances. L'eau-de-vie de raisins est surtout de l'alcool éthylique avec quelques éthers qui en forment le bouquet. Mais les eaux-de-vie de grains, de mélasse et de betterave, contiennent les alcools dits supérieurs : propylique, butylique, amylique, etc. ; plus des produits accessoires tels que aldéhydes, furfurol, acétones, éthers, alcaloïdes, etc. Le vin contient du tanin, de l'acide tartrique, des sels de chaux et de potasse, de la glycérine, une matière colorante. Les apéritifs renferment en grande quantité des essences d'absinthe, de fenouil, de badiane, d'hysope, etc., de même que les liqueurs. Est-ce bien l'alcool qui agit comme substance sclérosante sur le foie chez les buveurs aboutissant à la cirrhose ?

Déjà, si on réfléchit au nombre considérable de buveurs et d'alcooliques, on est frappé du petit nombre de cirrhotiques observés. On peut dire que la proportion des cirrhoses du foie ne dépasse guère 5 ou 6 pour 100 du total des cas d'alcoolisme chronique (Baumgarten). Voici une autre statistique dans un milieu où l'on pouvait s'attendre à trouver de nombreuses cirrhoses : chez des alcooliques avérés avec troubles psychiques, le pourcentage des cirrhoses ne dépassait que de 0,72 celui des cirrhotiques parmi les malades apparemment non alcooliques (Jagic).

Si on s'adresse à l'expérimentation, on n'est pas moins édifié.

Je laisse de côté ceux qui ont confondu la toxicité avec le pouvoir sclérosant. Que les alcools, en général, soient toxiques à certaines doses, nul n'en saurait douter, comme sont toxiques les éthers, essences et autres composants des boissons alcooliques. Mais sont-ils sclérosants?

Pupier, puis Strauss et Blocq l'avaient pensé : bien à tort, selon nous, puisque s'ils ont pu *quelquefois* constater, chez les animaux auxquels ils faisaient ingérer de l'alcool pur, un *léger degré* de prolifération conjonctive dans le foie, ou une structure lobulaire plus accusée, ils n'ont jamais vu la sclérose proprement dite. Avant eux, et surtout après eux, *aucun expérimentateur* n'a pu obtenir par un alcool quelconque administré seul la moindre prolifération conjonctive (Magnan, Ruge, Sabourin, Dujardin-Beaumetz et Audigé, Mairet et Combemale, Strassmann, Laffite, Boix, Baumgarten). Ces expériences ont permis de poser cette conclusion formelle : « *L'alcool s'adresse surtout à la cellule hépatique pour laquelle il est essentiellement stéatosant.* Cette action ne se produit que lentement et à longue échéance... des doses massives d'alcool, à ne considérer que le foie, adressent leur action toxique aux cellules hépatiques, dont elles provoquent à la longue la dégénérescence graisseuse. L'*alcool est donc toxique, mais non irritant.* » (Boix.) Mertens prétend avoir obtenu la cirrhose par inhalation de l'alcool. J'ai montré combien ses conclusions étaient peu justifiées par le détail de ses expériences (Boix).

Pas plus que les alcools, les essences n'ont donné de sclérose.

On a surtout accusé le vin de produire la cirrhose (Lancereaux). Or, la cirrhose est à peu près inconnue dans les pays où on ne boit que du *vin naturel*, même en assez grande quantité. On a incriminé alors le bisulfate de potasse contenu dans les vins qui ont été plus ou moins plâtrés (Lancereaux, Viola). L'expérimentation aurait confirmé cette manière de voir (Lancereaux). Mais il en faut des doses massives qui représenteraient pour un homme adulte jusqu'à 350 grammes par jour : il faudrait boire plusieurs hectolitres par jour de vin plâtré pour arriver à cirrhoser ainsi son foie.

Le *plomb* semble être réellement un agent producteur de cirrhose. La clinique (Potain) et l'expérimentation (Laffite) sont d'accord sur ce point.

Le *charbon* serait aussi susceptible de déterminer une cirrhose anthracosique (Lancereaux).

Il est certain que le *phosphore*, absorbé lentement et à petites doses, peut donner expérimentalement des foies scléreux donnant lieu aux principaux signes cliniques de la cirrhose de Laënnec (Wegner). Mais on ne connaît pas, en pathologie humaine, de cirrhose phosphorée proprement dite.

Le *chloroforme* produit des troubles hépatiques profonds (V. FOIE CHLOROFORMIQUE), mais n'a donné de cirrhose que dans l'expérimentation.

Exceptionnellement, des *poisons d'origine alimentaire* peuvent scléroser le foie. Telle la *mylotoxine*. Les habitants de la Terre de Feu, dont l'exclusive nourriture consiste en l'ingestion de moules (5 à 10 kilogrammes par jour), sont en grand nombre atteints d'une cirrhose hépatique caractérisée par l'hypertrophie d'abord, puis l'atrophie de l'organe, enfin par des hémorragies terminales multiples (Seegers).

L'usage habituel des *viandes faisandées*, gibiers, pâtés, conserves de viande ou de poisson, mollusques et crustacés plus ou moins avariés, constitue une intoxication chronique susceptible d'aboutir à la cirrhose.

Les épices, le *poivre* en particulier pris abusivement, sont d'actifs agents de cirrhose, ainsi que l'a montré l'expérimentation (Boix, Tinozzi).

Il faut aussi compter avec les *acides* habituellement ingérés qui deviennent sclérogènes si les doses quotidiennes sont trop fortes : acide acétique (vinaigre), acide tartrique (vins, surtout vins blancs). L'action du premier a été expérimentalement démontrée (Boix) ; celle du second seulement soupçonnée (Boix, Riche).

L'intoxication par le *tabac* n'a pu être formellement accusée en clinique.

Mais, expérimentalement, elle détermine dans le foie, lorsqu'elle est aiguë, des lésions dégénératives et hémorragiques et, si elle est chronique, une véritable sclérose (Guillain).

A côté des poisons ingérés se placent les *poisons autochtones*. Ils peuvent provenir d'une déviation prolongée ou définitive soit de la nutrition cellulaire, soit des actes digestifs.

Dans la *goutte*, dans le *diabète*, le foie subit des modifications spéciales qui vont jusqu'à la cirrhose (V. CIRRHOSE GOUTTEUSE ET CIRRHOSE DIABÉTIQUE).

Dans les *dyspepsies* prennent naissance, le long du tractus digestif, des produits de fermentation anormale essentiellement sclérosants. La clinique avait depuis longtemps montré l'influence au moins congestionnante de la dyspepsie gastrique sur le foie (Bouchard). Elle a découvert la cirrhose d'origine gastro-intestinale (Hanot et Boix). L'expérimentation a dissocié les divers facteurs de cette action nocive : acides de la série grasse (acétique, butyrique, lactique, valérianique, propionique, etc.), composés aromatiques (phénol, indol, scatol), fèces, toxines colibacillaires (Boix, Rovighi, Inghilleri, Baumgarten, Joannovics, d'Amato, Guttoire, Spriggs et Kennedy). Cette étiologie a été reconnue aussi valable pour la cirrhose atrophique que pour certaines cirrhoses hypertrophiques [Laffite, Boix (thèse 1894), Deguéret, Krakow, Kutreff, Grasset].

La simple fatigue physiologique du foie, le *surmenage hépatique* par alimentation excessive, tel que le réalisent les gros mangeurs, qui sont en même temps gros buveurs, et surtout les gros mangeurs qui aiment la bonne chère (gibiers, truffes, mets épicés ou savamment préparés) arrosée de vins généreux et d'eaux-de-vie de choix, peuvent aboutir à la cirrhose. A l'*hyperhépatie* longtemps prolongée en raison du travail excessif imposé à la cellule pendant nombre d'années, succède un jour la *dyshépatie*, préface de la sclérose.

Les *cytotoxines hépatiques* déterminent aussi la cirrhose. Les cellules malades déversent dans le sang des capillaires des nucléo-protéides qui sont poison pour les autres cellules et pour elles-mêmes. On peut provoquer une cirrhose par injection d'hépatotoxines. L'absorption de sa propre substance hépatique est nuisible à tout être vivant (Fiessinger).

2" *Infectieuses.* — Si les poisons sclérosants n'arrivent guère au foie que par la veine porte, rarement par l'artère hépatique, l'infection peut arriver à lui par ces deux voies, mais surtout par les canaux biliaires et, par conséquent, est plus souvent ascendante que descendante.

Toute une série de faits se réclame cependant de l'*infection sanguine :* l'impaludisme, la syphilis, la tuberculose donnent des foies nettement scléreux [V. CIRRHOSE PALUDÉENNE, FOIE (SYPHILIS DU), FOIE (TUBERCULOSE DU)]. Bien d'autres maladies infectieuses sont à l'origine plus ou moins lointaines des cirrhoses dont l'étiologie serait autrement inexplicable : fièvre typhoïde (Bourdillon), choléra (Botkine), scarlatine, rougeole, variole, en particulier chez les enfants. L'expérimentation a produit par des infections sanguines ou des injections de toxines microbiennes (diphtérique, colibacillaire, streptococcique, staphylococcique) des lésions nettes de cirrhose (H. Claude).

L'ingestion de cultures de colibacilles ou de toxine colibacillaire donne par voie portale des cirrhoses typiques (Boix).

Mais il faut insister surtout sur le rôle du bacille de Koch et de sa toxine dans la genèse de nombreuses cirrhoses du foie, les unes nettement reconnues comme d'origine tuberculeuse, les autres qualifiées de cardiaques, d'autres enfin regardées comme purement alcooliques.

Les premières comprennent la cirrhose hypertrophique graisseuse (v. c. m.), la cirrhose tuberculeuse proprement dite (v. c. m.), ou foie ficelé tuberculeux (Hanot), reproduit d'ailleurs expérimentalement (Hanot et Gilbert, Widal et Bezançon), l'une aiguë, l'autre chronique.

Les secondes sont décrites sous le nom de foie cardio-tuberculeux [V. Foie (Tuberculose)].

Les troisièmes enfin sont ces cirrhoses hypertrophiques dites alcooliques qui semblent plutôt relever de la tuberculose que de l'alcool (Triboulet, Jousset, Blondin, Jagic) ; le liquide ascitique est bacillifère ; l'inoculation de ces foies cirrhosés au cobaye produit chez lui des lésions tuberculeuses ; bien des malades porteurs de ces cirrhoses hypertrophiques ne sauraient être soupçonnés d'alcoolisme ; enfin la curabilité connue de ces cirrhoses après un certain nombre de ponctions ou un traitement chirurgical, leur guérison spontanée même, les rapproche des lésions péritonéo-hépatiques franchement tuberculeuses (V. Cirrhose hypertrophique dite alcoolique). Ainsi l'alcool, au moins comme cause efficiente directe des cirrhoses du foie, perd chaque jour de son monopole.

L'*infection biliaire ascendante* est de beaucoup plus fréquente et pour ainsi dire banale. C'est elle qui produit les angiocholites. Mais toutes les angiocholites n'aboutissent pas à la cirrhose, et si les microbes, hôtes habituels de l'intestin (colibacille, entérocoque), ont pu facilement être décelés dans l'inflammation des gros canaux biliaires, on ne les a signalés qu'exceptionnellement dans les cirrhoses biliaires proprement dites, surtout dans celles, comme la « maladie de Hanot » (V. Cirrhoses biliaires), dont personne n'a encore démontré sans réplique l'origine infectieuse ascendante.

Quant à la cirrhose calculeuse proprement dite, fonction de l'oblitération permanente des voies biliaires par un calcul, elle paraît être plutôt le fait de l'action d'une bile modifiée par la stase sur les canaux que dilate mécaniquement sa rétention, que de l'infection ascendante, d'ailleurs toujours possible dans ces cas, et qui produit alors des abcès biliaires (V. Cirrhoses biliaires).

L'infection peut encore déterminer la sclérose du foie par la *voie périto-néale* (lymphatique) et réaliser des *cirrhoses capsulaires* qui succèdent soit à une périhépatite chronique, soit à une péritonite chronique généralisée, d'origine infectieuse quelconque, parfois tuberculeuse. Ainsi la sclérose du poumon peut se produire consécutivement à une pachypleurite. Ces faits sont d'ailleurs exceptionnels.

**Résumé pathogénique.** — Il nous faut maintenant synthétiser ces diverses causes, essayer d'attribuer à chacune sa valeur propre, et arriver à une conception aussi large que possible du mécanisme de leur action dans le processus cirrhotique.

Voyons d'abord le groupe des *cirrhoses vasculaires*, ou veineuses.

En dépit de la théorie classique et en apparence inébranlable, l'alcool, avons-nous dit, sous aucune forme, ne saurait directement produire la sclérose du foie, pas plus que celle d'autres organes. Que de cirrhoses dont le type anatomoclinique répond à celui de la cirrhose atrophique dite alcoolique s'observent chez des gens qui n'ont jamais fait le moindre abus de vin ou de spiritueux ! C'est donc ailleurs qu'il faut chercher la raison étiologique des cirrhoses veineuses.

Si l'on pose en principe que le foie n'est, embryogéniquement, qu'une dépendance du tube digestif, on en déduira logiquement que sa physiologie est liée intimement à celle du tube digestif lui-même et que toute perversion de cette physiologie doit retentir sur lui ; en un mot — abstraction faite des causes infectieuses accidentelles ou durables — la *dyspepsie*, prise dans le sens étiologique du mot, entraînera la *dyshépatie*. Ce retentissement sera d'autant plus efficace que la dyspepsie sera plus prolongée. Donc, toutes les causes susceptibles de produire la dyspepsie produiront secondairement la dyshépatie et, consécutivement, la cirrhose.

Déjà Laffite avait fait observer que les animaux auxquels il faisait ingérer de l'alcool présentaient de notables ulcérations gastriques et rappelait que Strauss et Blocq, introduisant l'alcool à l'aide de la sonde, provoquaient ainsi mécaniquement des lésions de la muqueuse œsophagienne et stomacale.

Boix fit la même remarque : « L'alcool est irritant à un haut degré pour la muqueuse stomacale. La gastrite des buveurs est chose tellement commune, quelle que soit sa forme : hyperpeptique, muqueuse, ulcéreuse ou hémorragique, que c'est peut-être à elle et non point à l'alcool qu'il conviendrait de rapporter bon nombre de cirrhoses dites alcooliques, la gastrite alcoolique aboutissant à la dilatation et à la stase alimentaire, c'est-à-dire à la fermentation anormale. »

En effet, on peut ramener à trois les causes principales qui facilitent cette production de poisons : l'atonie gastro-intestinale (insuffisance de motilité), la stase alimentaire (stagnation des ingesta) et la gastrite muqueuse (insuffisance des actes chimiques de la digestion). Et le résultat de ces fermentations anormales sont précisément les acides gras, les propeptones, les poisons d'origine albuminoïde ou microbienne (ptomaïnes et toxines) que l'expérimentation a montrés doués d'un pouvoir sclérosant sur le foie.

Uniquement appliquée d'abord à la cirrhose dyspeptique proprement dite (v. c. m.), cette pathogénie a été accueillie avec la plus grande faveur et, presque aussitôt, appliquée à la grande généralité des cirrhoses toxiques dites alcooliques. C'est que les expériences de Boix avaient réalisé la cirrhose atrophique de Laënnec et que leur auteur attirait l'attention sur la possibilité d'admettre comme raison suffisante de la cirrhose atrophique l'auto-intoxication d'origine gastro-intestinale. Il n'osa pas alors en proclamer la réalité, craignant « de heurter de front les dogmes sacrés ».

Bientôt Inghilleri confirme les expériences et les idées de Boix. « Sûrement, dans la conception de la loi de genèse, la physio pathologie s'est arrêtée au fait étiologique brut que lui fournissait la clinique, comme elle l'a fait pendant longtemps pour la pathogénie des infections *a frigore*. L'alcool, dans le cadre du processus des hépatites, occupe certainement une fonction secondaire et non nécessaire, puisqu'il peut être remplacé par divers autres facteurs. L'alcool, dans la genèse des hépatites, ne représente donc pas la cause efficiente, mais seulement celle qui, par son action sur la cellule, crée un état d'insuffisance et par conséquent une opportunité morbide et met d'autre part en action les causes cirrhogènes ; parmi celles-ci, celle qui mérite le plus de considération est le trouble bio-chimique gastro-intestinal ; en d'autres termes, le rôle de l'alcool dans la genèse de la cirrhose peut être compris seulement comme celui du froid dans les maladies *a frigore*. »

Voici donc, au total, la conception qu'on peut logiquement se faire, aujourd'hui, du processus cirrhotique dans le foie, au moins pour la cirrhose vulgaire atrophique ou hypertrophique, mises à part celles qui relèvent de la toxi-infection tuberculeuse.

La cellule hépatique est d'abord touchée soit par l'alcool, soit par d'autres ingesta, soit par une maladie infectieuse quelconque, et devient insuffisante, ce que l'on constate par les signes ordinaires et surtout par l'urobilinurie et l'augmentation de la toxicité urinaire.

Si le tube digestif est resté indemne, ou n'a été que passagèrement atteint, les choses restent en l'état ou reviennent à la normale.

Si, au contraire, les agents nocifs pour la cellule hépatique l'ont été aussi pour la muqueuse digestive ; si, en d'autres termes, des troubles gastro-intestinaux ont été constitués, les produits de ces fonctions digestives défectueuses arrivent en abondance chaque jour à la cellule qui, insuffisante, ne peut les transformer en substances indifférentes, et, restant en nature, grâce à la stase, au contact des vaisseaux portes et de leurs ramifications, achèvent la nécrose de la cellule, surtout de celles de la périphérie du lobule, et déterminent la série de processus scléreux décrite plus haut ; le processus s'étend le plus souvent aux vaisseaux sus-hépatiques et aux canaux biliaires *par voie descendante*, car il n'est pas nécessaire d'invoquer, pour expliquer la néoformation canaliculaire, la propagation aux voies biliaires, par un processus ascendant, de la duodénite concomitante. On comprend qu'une bile chargée de principes toxiques que la cellule n'a pas neutralisés soit aussi irritante pour les voies d'excrétion que peut l'être le sang porte pour les voies d'apport.

Il serait logique, par conséquent, de renoncer à l'appellation de « cirrhoses alcooliques » pour adopter celle de 'cirrhoses *toxi-alimentaires* (Grasset), le terme de « cirrhose dyspeptique » ayant été malheureusement, au cours de l'évolution de l'histoire pathogénique des cirrhoses, appliqué à la forme spéciale décrite par Hanot et Boix.

Les cirrhoses des dyscrasies peuvent, au moins pour une bonne part, reconnaître une pathogénie analogue.

Quant aux cirrhoses biliaires, l'infection ascendante est aujourd'hui admise comme cause unique.

Cependant, elle n'est peut-être pas toujours le *primum movens sine qua non* de leur réalisation. En effet, l'angiocholite *radiculaire*, qui en est le substratum anatomique, peut aussi bien être considérée comme *descendante* puisqu'elle affecte d'abord et presque uniquement les premières voies d'excrétion et qu'elle épargne les vaisseaux plus volumineux, canal hépatique et ses branches et cholédoque.

Tout en conservant jusqu'à nouvel ordre l'interprétation classique de l'angiocholite ascendante d'origine intestinale, on peut se demander si l'infection ou l'intoxication encore inconnue, cause de cette maladie, n'aurait pas une origine sanguine (V. Cirrhoses biliaires).

La pathogénie des cirrhoses biliaires se rapprocherait ainsi de celle des ictères infectieux bénins (mis à part l'ictère catarrhal proprement dit), ceux-ci représentant une phase aiguë de la toxi-infection, avec ou sans rechute, celles-là relevant d'une toxi-infection lente, chronique, avec, d'ailleurs, des poussées et des rémissions.

**Classification générale des Cirrhoses**. — Il est impossible de la baser à la fois sur l'anatomie pathologique et sur l'étiologie, une même cause pouvant donner des formes anatomiques différentes et une même forme anatomique pouvant relever simultanément de plusieurs causes difficilement séparables.

Nous choisirons le groupement étiologique, qui nous semble plus net; le tableau suivant — simple tentative d'une présentation logique — aura au moins l'avantage de montrer l'intrication inévitable des divers types et la complexité des actions causales pour nombre d'entre eux.

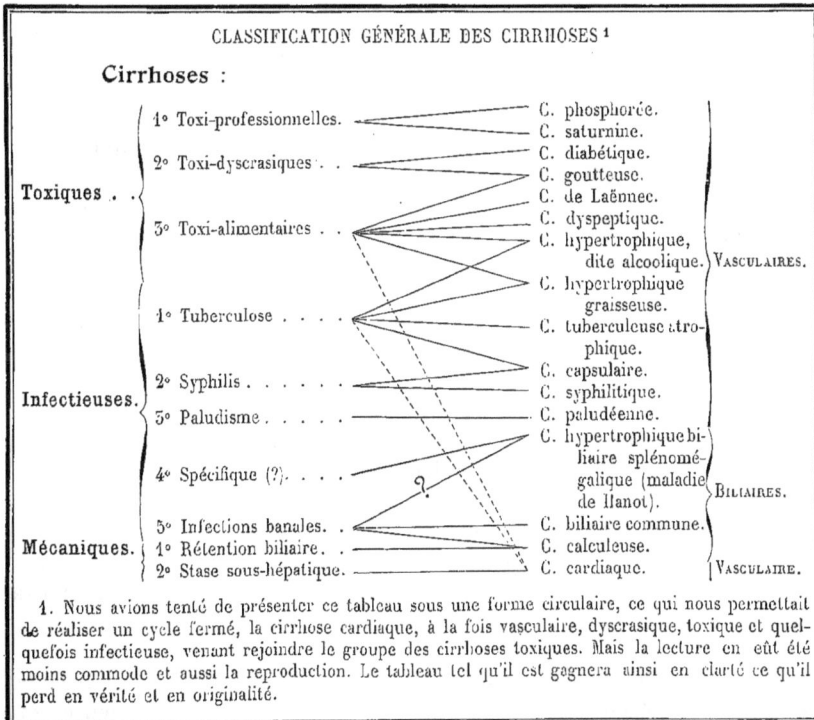

CLASSIFICATION GÉNÉRALE DES CIRRHOSES [1]

Cirrhoses :

Toxiques :
- 1° Toxi-professionnelles. — C. phosphorée. / C. saturnine.
- 2° Toxi-dyscrasiques. — C. diabétique. / C. goutteuse. / C. de Laënnec.
- 3° Toxi-alimentaires. — C. dyspeptique. / C. hypertrophique, dite alcoolique. / C. hypertrophique graisseuse.

Infectieuses :
- 1° Tuberculose. — C. tuberculeuse atrophique. / C. capsulaire.
- 2° Syphilis. — C. syphilitique.
- 3° Paludisme. — C. paludéenne.
- 4° Spécifique (?). — C. hypertrophique biliaire splénomégalique (maladie de Hanot).
- 5° Infections banales. — C. biliaire commune.

Mécaniques :
- 1° Rétention biliaire. — C. calculeuse.
- 2° Stase sous-hépatique. — C. cardiaque.

Vasculaires. / Biliaires. / Vasculaire.

1. Nous avions tenté de présenter ce tableau sous une forme circulaire, ce qui nous permettait de réaliser un cycle fermé, la cirrhose cardiaque, à la fois vasculaire, dyscrasique, toxique et quelquefois infectieuse, venant rejoindre le groupe des cirrhoses toxiques. Mais la lecture en eût été moins commode et aussi la reproduction. Le tableau tel qu'il est gagnera ainsi en clarté ce qu'il perd en vérité et en originalité.

**Traitement général**. — *Le foie, c'est la cellule hépatique.* Et son état, qui commande la lésion et le pronostic, doit dominer toute préoccupation thérapeutique.

Que ce soit directement ou par la voie détournée de la médication des symptômes, le médecin ne doit avoir qu'un but dans le traitement des cirrhoses, quelles qu'elles soient : venir au secours de la cellule compromise. Car il aura peu d'action, il faut bien le reconnaître, sur les scléroses constituées ; peut-être pourra-t-il, au moins, en enrayer le développement s'il peut rendre à l'élément noble ne fût-ce qu'une partie de sa vitalité ; car devant l'amélioration de la fonction hépatique, le processus d'envahissement conjonctif n'ira pas plus loin ; le terrain conquis lui demeurera, sans doute, mais l'hyperplasie et la régénération parenchymateuse prenant le dessus, un foie nouveau sera reconstitué qui permettra la survie de l'organisme. N'a-t-on pas constaté parfois, à l'autopsie d'individus morts d'une affection quelconque, les lésions d'une cirrhose ancienne dont le syndrome n'existait pas au moment de la mort? Ne voit-on pas guérir les foies cirrhosés dont la résistance et la prolifération cellulaire ont augmenté le volume? *Aider la cellule hépatique* doit être le mot d'ordre thérapeutique dans les cirrhoses. Le tout est de ne pas arriver trop tard.

Par quel moyen y parvenir?

1° *Supprimer ou combattre tout ce qu'on sait ou soupçonne être la cause nocive*. — La chose est relativement facile pour les *intoxications* professionnelles ou alimentaires. On éloignera à tout jamais du malade le phosphore, le plomb, l'alcool et tous les ingesta irritants pour le tube digestif et le foie lui-même. On traitera par tous les moyens diététiques et médicamenteux les dyspepsies gastriques et intestinales.

La tâche est plus difficile quand il s'agit d'enrayer les *infections*. Passe encore pour la syphilis dont peut triompher la médication spécifique. Mais que faire contre la cachexie paludéenne ou la tuberculose dont la localisation sur le foie est comme une condamnation à mort? Nous ne savons non plus comment agir sur l'agent inconnu de la maladie de Hanot. Peut-être aurons-nous plus de prise, par l'antisepsie intestinale et hépatique, sur les infections biliaires ascendantes qui aboutissent à la cirrhose.

S'agit-il d'une *obstruction* complète ou incomplète des voies biliaires par un calcul, ou la soupçonne-t-on, seulement, il ne faut pas refuser au malade le bénéfice d'une intervention chirurgicale, dût-elle se borner à une simple exploration des voies biliaires. J'ai dit ailleurs, et je n'ai pas changé d'avis, que tout ictère par rétention devrait être opéré dès la fin de la sixième semaine, même en l'absence d'accidents infectieux; on a tout à attendre, en mal, d'une rétention biliaire qui se prolonge; et si l'opération est ainsi faite de bonne heure, les suites en sont irréprochables et les résultats parfaits.

Enfin, dans le cas particulier de la cirrhose cardiaque qui relève d'abord de la *stase*, celle-ci devra être combattue par tous les moyens (V. FOIE CARDIAQUE et ASYSTOLIE).

Précisons maintenant quelques points. Le tube digestif étant, pour la plupart des cirrhoses, l'axe même de leur pathogénie, traiter ses troubles fonctionnels par un régime approprié et une médication judicieuse sera traiter aussi la maladie hépatique. On y réussira d'autant mieux qu'on sera plus près du début. Les succès à la phase précirrhotique sont faciles à obtenir; ils le sont moins à une période plus avancée.

Le *régime lacté* intégral a toujours été en grand honneur. Il ne convient pas cependant d'en prolonger indéfiniment l'emploi, car il a bien des inconvénients. D'abord les malades s'en dégoûtent bientôt, et certains ne le supportent que difficilement; il constipe, il peut provoquer de la diarrhée; enfin, dans les cirrhoses atrophiques en particulier où la cellule est en méiopragie, le lait annihile rapidement l'activité hépatique qui se trouve au contraire excitée par les aliments azotés, les graisses et les féculents. « Il faut recommander un régime mixte tant que des accidents ne viennent pas nous forcer à l'abandonner; c'est là une question de doigté. » (A. Robin.) Je crois donc qu'au début on peut, pendant une semaine ou deux au plus, prescrire le régime lacté exclusif, à condition que le malade le supporte, pour mettre d'abord au repos le tube digestif et le foie surmenés. Mais bientôt on instituera un régime lacto-végétarien (légumes et fruits cuits, féculents en purée, œufs, fromages frais, lait cru, cuit, en potages), puis on permettra progressivement les graisses, les viandes blanches, puis rouges, les poissons bien frais (sole, merlan, truite, goujon, etc.), les pâtisseries et confitures (sous réserve de glycosurie alimentaire), les huîtres, le jambon. Comme boisson, du thé léger, puis de la bière, du vin rouge naturel très étendu d'eau, ou du lait, si cela convient au malade; coupé d'eau de Seltz ou d'une eau alcaline légère gazeuse, il constitue aux repas une boisson très agréable.

Si les digestions étaient difficiles, lentes, avec fermentations anormales, on se trouverait bien de les aider par la pepsine, la pancréatine, l'eukinase, l'entérokinase, et aussi par les sucs gastriques naturels (dyspeptine).

On régularisera les selles par des *laxatifs* légers dont on variera la forme et la nature, en évitant toutefois ceux qui pourraient, par un usage prolongé, irriter l'intestin.

L'*antisepsie intestinale* sera, dans les cas d'infection biliaire en particulier, réalisée par les médicaments ordinaires. Mais je n'en connais pas de plus efficace que le tanin qui est à la fois antiseptique et antitoxique (V. ICTÈRE EN GÉNÉRAL : TRAITEMENT). Nous retrouverons tout à l'heure le calomel. Les avements froids auront aussi la plus heureuse influence.

2° **Diminuer la tâche du foie en favorisant l'élimination rénale.** — Déjà la régularisation des selles, l'antisepsie et quelque purgatif donné de temps en temps assureront une diminution des toxines digestives et une élimination intestinale qui déchargeront d'autant le foie. Mais il faudra s'appliquer à maintenir active la sécrétion urinaire par l'emploi des *diurétiques* : urée, théobromine, lactose, oxymel scillitique, nitrate et acétate de potasse, dans des infusions de queues de cerise, d'uva ursi, de stigmates de maïs, de genièvre et surtout de prêle (equisetum arvense). La crème de tartre (tartrate acide de potasse), qui est un des éléments actifs de la cure de raisins, a donné d'excellents résultats comme diurétique, particulièrement dans la cirrhose avec ascite (Eichhorst) :

*Potion.*

Racines de guimauve . . . . . . . . . . . . . . . . . . . 10 grammes.
Pour décocté . . . . . . . . . . . . . . . . . . . . . . 150    —

Ajouter :

Crème de tartre. . . . . . . . . . . . . . . . . . . . 15 grammes.
Sirop simple . . . . . . . . . . . . . . . . . . . . . 20 —
Une cuillerée à bouche toutes les deux heures. Agiter fortement.

C'est surtout à la période ascitique qu'il faudra insister sur les évacuations alvines et la diurèse.

Il est très important de s'abstenir de médicaments toxiques : iodure, digitale, etc., surtout si le rein ne fonctionne pas parfaitement.

3° *Aider la cellule en stimulant son activité.* — C'est le rôle des substances dites cholagogues. Une des meilleures est assurément l'acide salicylique (ou le salicylate de soude). Mais le médicament de choix est le *calomel*, « le quinquina, la digitale du foie » (Hanot). On en donnera 1 à 2 centigr. par jour, ou 3 à 5 centigr. tous les deux jours, et cela aussi longtemps que possible, en assurant l'antisepsie rigoureuse de la bouche et en faisant usage de chlorate de potasse pour prévenir la stomatite. Il semble que ce médicament soit moins un cholagogue qu'un tonique, un véritable régulateur de la cellule hépatique. On lui doit de nombreux succès dans toutes les formes de cirrhoses, aussi bien les veineuses avec hypohépatie que les biliaires avec hyperhépatie. Pour ma part, j'ai obtenu par son usage prolongé de tels résultats que je le considère presque comme un spécifique dans les maladies du foie en général. Il ne faut pas oublier que cette substance est en outre un antiseptique intestinal, un laxatif léger (aux doses ci-dessus), un diurétique non négligeable, et je ne suis pas éloigné, comme Chauffard, de lui attribuer une certaine action sur le tissu même de sclérose.

Il était logique de chercher à agir sur l'élément noble du foie par l'*opothérapie hépatique*. Mais celle-ci ne semble pas, jusqu'à présent, avoir donné de brillants résultats. « Elle est efficace dans le cas d'insuffisance légère, elle n'agit pas lorsque la cellule hépatique est très dégénérée. » (Mouras.) On pourra néanmoins y avoir recours, mais sans négliger l'ensemble du traitement.

Une autre tentative a été faite : l'*injection sous-cutanée du liquide ascitique* fourni par le malade lui-même (Bayo-Vilauvre). De fait, on obtiendrait ainsi une diurèse plus ou moins abondante dont le malade ne peut que bénéficier, tant au point de vue général qu'à celui de la diminution et même, paraît-il, de la disparition de l'ascite ; Audibert et Monges, sous le nom d'autosérothérapie de l'ascite, lui reconnaissant ces avantages. Mais de là à un effet curatif, il y a loin sans doute. Je n'ai pas d'expérience personnelle de cette pratique.

4° *Agir sur le tissu de sclérose.* — Peu d'auteurs conservent encore des illusions à ce sujet. Que ce tissu puisse être arrêté dans son développement, c'est possible (v. plus haut). Mais qu'il puisse subir une sorte de résorption, c'est infiniment peu probable. On a vanté dans ce but les *iodures*; mais je pense qu'ils ne peuvent, dans ce cas, agir que comme diurétiques; encore faut-il ne les employer qu'avec prudence, même dans les cirrhoses syphilitiques, car ils peuvent devenir toxiques, surtout aux périodes avancées de la maladie (Chauffard).

Cependant un médicament nouveau pourrait avoir quelque chance d'agir sur la gangue conjonctive du foie, comme il semble réellement agir sur la sclérose d'autres organes : c'est la *thiosinnamine*. On peut même employer sa combinaison avec l'iode connue sous le nom de *tiodine* (thiosinnamine-éthyliodine), soit sous forme d'injections hypodermiques (0 gr. 20 tous les deux jours), soit sous forme de pilules dosées à 0 gr. 05 (4 à 6 par jour). Les résultats que j'en ai obtenus, très encourageants dans le tabes et quelques autres scléroses, ne me paraissent pas négligeables dans les cirrhoses.

5° **Traiter les symptômes.** — Celui qui fait d'abord indication, c'est l'*ascite* (v. c. m.). La paracentèse abdominale devra être faite, en toute rigueur aseptique, dès que son abondance commencera à gêner la respiration et la circulation. Elle sera répétée aussi souvent que nécessaire, mais non pas inconsidérément : en effet, si l'évacuation du liquide abdominal, outre qu'il soulage le malade, facilite la diurèse et concourt à l'efficacité du traitement général, il peut, par sa répétition trop fréquente, surtout dans les cirrhoses atrophiques, devenir pour les sujets, à cause de la spoliation séro-albumineuse qui en résulte, un nouveau facteur d'épuisement.

Nous n'insisterons pas sur le traitement des autres symptômes et des complications : hémorragies, vomissements, diarrhée, délire, érysipèles, accidents broncho-pulmonaires, etc., qui se réclament chacun de la médication courante, non plus que sur celui de l'état général.

6° **Traitement chirurgical** (V. CIRRHOSES, TRAITEMENT CHIRURGICAL). — Il ne s'agit pas de la *laparotomie suivie de drainage* ou de la *laparotomie vaginale avec fistulisation* (F. Villar) uniquement destinées à permettre l'écoulement permanent de l'ascite.

Ce qu'on a appelé « Traitement chirurgical des cirrhoses » n'a été en réalité dirigé que contre l'ascite et dans le but d'en prévenir la reproduction et ne saurait avoir une action quelconque sur le processus cirrhotique ou sur l'état de la cellule hépatique.

Il est de plusieurs ordres :

a) *Omentopexie* ou *opération de Talma*. — Elle consiste à faire une laparotomie, puis à fixer l'épiploon (omentum) à la paroi abdominale dans le but de créer des anastomoses entre les veines épiploïques (système porte) et les veines de la paroi abdominale (système cave); en d'autres termes, elle cherche à dévier la circulation porte dans la circulation générale.

Pratiquée pour la première fois (1889) par Van Meulen à l'instigation de Talma, puis par de nombreux chirurgiens, en Allemagne et en France, elle ne semble vraiment pas devoir réaliser le moindre progrès dans la thérapeutique même symptomatique des cirrhoses, malgré les statistiques en apparence encourageantes (pas plus) des chirurgiens, en particulier celle de Montprofit (d'Angers) qui, dans son rapport au Congrès de Chirurgie en 1905, donne, pour 224 cas, 84 morts (40 pour 100) et 129 guérisons *opératoires* (60 pour 100). Il y a de nombreuses raisons de le croire.

L'ascite n'est pas toujours due, dans les cirrhoses, à la gêne de la circulation porte. La péritonite en est souvent la cause efficiente et aussi la dyscrasie sanguine. D'autre part, les anastomoses ainsi créées n'ajoutent que peu à la circulation complémentaire naturelle, car les anastomoses entre le système porte et le système cave sont nombreuses, et elles se développent toutes à un haut degré dès que la tension portale s'exagère. Ce ne serait donc que lorsque cette circulation complémentaire ne s'établit pas sponta- nément, qu'on pourrait demander à l'omentopexie de la réaliser et avoir peut-être ainsi une intervention efficace.

Cette omentopexie est quelquefois réalisée spontanément par la nature, et cependant l'ascite continue à se reproduire (Mongour). Pourtant, dans d'autres cas d'omentopexie spontanée constatée à l'autopsie de malades morts de maladies ultérieures, la cirrhose a été pour ainsi dire guérie, et les cellules hépatiques furent trouvées en hyperplasie (processus de régéné- ration). Dans ce cas, le réseau veineux abdominal avait atteint un dévelop- pement considérable (Siredey, Chauffard).

On a constaté également l'influence de l'omentopexie sur la disparition de l'opsiurie (Gilbert et Villaret).

L'omentopexie est une opération doublement grave : d'abord parce qu'elle se fait le plus souvent chez des sujets fort affaiblis, puis parce qu'elle risque d'exclure le foie de la circulation porto-biliaire, ce qui n'est pas sans dan- ger. La dyshépatie est déjà assez menaçante, pour qu'on ne la rende pas définitive par la suppression de la glande hépatique.

Quant aux résultats, « ils pourraient être à la rigueur considérés comme favorables, s'il était à peu près universellement admis, comme l'assure Mont- profit, que l'ascite, une fois constituée, indique l'incurabilité de la cirrhose atrophique par les moyens médicaux. Or, il n'en est rien; sans pouvoir fixer les proportions dans lesquelles se présente la guérison spontanée de l'as- cite, on peut dire que cette guérison se présente avec une fréquence telle qu'il est préférable de s'abstenir de toute intervention. Intervenir, comme le conseille Montprofit, dès le début de l'ascite, c'est faire courir au malade, susceptible de guérir à moins de frais, des risques que ne justifient ni les résultats immédiats, ni les résultats éloignés; intervenir à la phase asci- tique, c'est à coup sûr devancer l'heure de la mort. Quand vous aurez sup- primé l'ascite, avez-vous du même coup amélioré la fonction hépatique? Non ! vous l'aurez plutôt affaiblie; aussi bien j'estime que, dans les cas les plus favorables, l'opération abrège encore la survie. L'omentofixation n'a même pas le mérite d'une opération d'urgence; condamnée dans son prin- cipe, elle l'est également par ses résultats. Trêve d'essais infructueux et d'expériences *in anima vili*. » (Mongour).

*a'*) Modifiant l'opération de Talma, Franck *fixe la rate à la paroi* abdomi- nale au lieu de l'épiploon. Il a obtenu dans deux cas la cessation de la repro- duction de l'ascite.

*b*) On a aussi traité la cirrhose du foie par la *splénectomie* (Peugniez). Sur six cas un seul malade (à gros foie) a vu disparaître son ascite, dimi- nuer son foie et s'effacer sa teinte subictérique. Aucune nouvelle des cinq autres. Quelle que soit l'idée théorique qui a présidé à cette mutilation, on ne saurait l'ériger en système.

*c*) La *décapsulation rénale* (opération d'Edebohls) étant réputée augmen- ter la diurèse, on l'a pratiquée chez des cirrhotiques (Phocas); elle a donné, dans un cas, une diminution appréciable de l'ascite.

*d*) Les mêmes critiques doivent *a fortiori* être adressées à l'*anastomose directe porto-cave*, connue sous le nom de *fistule d'Eck* ou d'*exclusion vascu-laire du foie*. C'est une hérésie physio-pathologique et une grave faute thé-rapeutique d'avoir conçu et réalisé une pareille opération. C'est ne consi-dérer le foie que comme un paquet de vaisseaux obstrués. Elle n'a d'ailleurs été tentée qu'une fois et avec quel succès ! 5 mois après l'opération, le malade succombait à des accidents pyohémiques : apparition soudaine de grands frissons, coma et délire, mort en 24 heures.

*e)* Enfin on a tenté (Ruotte) le *drainage de l'ascite par la saphène interne abouchée au péritoine*. Cette opération étrange a été renouvelée au Japon où le hara-kiri est en honneur ; elle a avec cette pratique nationale les plus grandes analogies, tant comme procédé que comme résultat.

Je tiens à répéter encore en terminant, et comme conclusion de cet article, cet aphorisme qui peut paraître naïf, mais dont on ne saurait trop s'inspirer. A tout point de vue, physiologique, pathologique et thérapeu-tique, *le foie, c'est la cellule hépatique.*                    ÉMILE BOIX.

**CIRRHOSES BILIAIRES.** — Tandis que dans les cirrhoses dites *veineuses* le pro-cessus scléreux se fait autour des ramifications de la veine porte, dans les cirrhoses *biliaires* il prend naissance et se développe autour des canaux biliaires.

Il n'est pas rare pourtant, à ne considérer que les lésions anatomiques, de constater dans les cirrhoses veineuses des lésions des petits canaux biliaires (angiocholite descendante) et la formation de pseudo-canalicules biliaires (V. plus loin), de même que, dans les cirrhoses biliaires, le système veineux porte et sus-hépatique n'est pas toujours indemne. On a donc pu créer un groupe de *cirrhoses mixtes* (Dieulafoy et Guiter), mais basé beau-coup plus sur l'histologie que sur la clinique.

En effet, à quelque degré que soit poussée l'intrication des lésions — et elle n'est jamais bien prononcée — l'ensemble des symptômes reste, pour chacune des deux grandes formes, absolument caractéristique.

A Hanot revient le mérite d'avoir distingué, dans le groupe complexe des gros foies, un type particulier avec ictère et grosse rate, à marche lente, qu'il considéra comme une entité morbide et auquel il donna le nom de *cirrhose hypertrophique avec ictère chronique*. « Anatomiquement, disait-il, elle se caractérise, en outre d'une sclérose extra-lobulaire et souvent intra-lobulaire sans tendance à la rétraction, par une lésion spéciale des canali-cules biliaires : développement exagéré et catarrhe chronique des canali-cules biliaires. Le tableau clinique se compose des éléments suivants : ictère chronique, hypertrophie considérable du foie et de la rate, absence d'ascite et développement anormal des veines sous-cutanées, ou faible importance de ces symptômes lorsqu'ils se produisent, phénomènes de l'ictère grave comme terminaison la plus habituelle. »

L'évidence de ce premier groupement valut à la cirrhose biliaire hyper-trophique le nom de *maladie de Hanot*, et c'est sous cette étiquette que se rangèrent désormais *toutes* les cirrhoses biliaires, de quelque origine qu'elles fussent et si incomplet que fût le tableau clinique, pourvu qu'il y eût gros foie avec ictère chronique.

Mais un autre élément anatomo-clinique, négligé par Hanot, ou tout au moins considéré d'abord par lui comme secondaire : l'*état de la rate*, parut aux observateurs du lendemain mériter une place importante dans la symptomatologie, surtout après que la *maladie de Banti* (v. c. m.) eut mis en relief le rôle capital de cet organe dans certaines formes de cirrhose du foie. Cependant chacun ne l'a pas compris de la même façon.

Les uns (Gilbert et ses élèves, Lereboullet, *Thèse*, 1902) ont maintenu l'unité anatomo-clinique de la maladie de Hanot à laquelle ils donnent comme point de départ équivoque l'angiocholite ascendante d'origine intestinale et dont ils distinguent trois formes selon le volume réciproque de la rate et du foie : 1° la *forme commune*, où le foie et la rate sont tous deux augmentés de volume à peu près également; à cette forme ils attribuent plus volontiers le nom de maladie de Hanot; 2° la *forme hypersplénomégalique*, dans laquelle, tandis que le foie est peu touché, l'augmentation du volume de la rate est considérable et constitue le signe prédominant; 3° la *forme hépatomégalique*, ou *microsplénique*, ou *asplénomégalique*, dans laquelle l'hypertrophie du foie est le symptôme prédominant, tandis que manque la tuméfaction splénique; 4° la *forme atrophique*, où la splénomégalie peut être très marquée ou au contraire faire défaut.

Ces auteurs décrivent encore une série de modalités cliniques basées sur l'âge, la prédominance de certains symptômes, l'association avec la lithiase, l'évolution : *Cirrhose biliaire du nouveau-né et de la première enfance; C. b. de la seconde enfance; C. b. des adultes; C. b. des vieillards; C. b. anictérique; C. b. à forme fébrile; C. b. avec diabète; C. b. avec lithiase; C. b. avec abcès*, etc.

Ici la splénomégalie est considérée, dans toutes les formes, comme un élément secondaire, toujours consécutive à l'altération du foie (angiocholite ascendante par infection duodénale) et produite par elle. Il peut y avoir cirrhose biliaire sans grosse rate; et dans les cas où la rate est très grosse et le foie de volume normal, c'est que l'infection biliaire retentit fortement sur la rate (V. CIRRHOSES EN GÉNÉRAL), tandis que « le processus d'hypergénèse et d'hypertrophie des tissus est encore peu accentué au niveau du foie lui-même et que cet organe conserve encore un volume à peu près normal. » L'explication de ces auteurs s'arrête là et elle est loin de satisfaire l'esprit. On n'arrive pas à comprendre pourquoi une même lésion hépatique, l'angiocholite ascendante, donne tantôt un gros foie et une grosse rate, tantôt un petit foie et une grosse rate. La question reste donc entière au point de vue pathogénique; mais au moins le travail de triage clinique a été fait et les divisions serviront sans doute, en rompant l'unité artificiellement reconstituée par ces auteurs de la *maladie de Hanot* — appellation qui, dans ce cas, n'a pas plus de raison de s'appliquer à un type qu'à un autre, mais devait ou disparaître, ou commander tout le groupe des cirrhoses biliaires — à établir une différenciation foncière entre quelques formes principales dont l'étiologie et la pathogénie ne paraissent pas à ce point se fondre dans un même processus banal.

D'autres (Boix, Boinet, Chauffard), frappés comme Gilbert de la prédominance splénique dans certains cas et de quelques caractères étiologiques ou cliniques qui l'accompagnent, ont pensé, — en l'absence d'explication plausible de la subordination de la lésion splénique à la lésion hépatique, en présence au contraire de la subordination inverse évidente pour certains types comme la maladie de Banti, et contrairement à Gilbert — qu'il y avait là quelque chose de spécial, et que la grosse rate est la base, *la clef de voûte* (Boix) de la maladie de Hanot. L'altération splénique peut « prédominer ou même précéder l'apparition des manifestations morbides du foie, en dehors de toute atteinte palustre » (Boinet).

« D'autre part, n'est-il pas bien frappant de voir des sujets atteints de cirrhose hypertrophique biliaire faire souche de splénomégaliques?... N'est-ce pas une preuve indirecte du cachet primitivement splénique du processus? » (Chauffard.)

Donc l'hypertrophie splénique n'a pas toujours, au cours des cirrhoses hypertrophiques biliaires, même valeur ni même origine. C'est pourquoi Chauffard tend à séparer la maladie de Hanot — qui pour lui embrasse toutes les cirrhoses biliaires — en deux groupes de faits : *cirrhoses biliaires proprement dites*, d'origine angiocholitique, à splénomégalie secondaire et relativement modérée ; et *cirrhoses porto-biliaires d'origine splénique*, à splénomégalie initiale et prédominante.

Bien que les temps ne soient pas révolus et en faisant toutes réserves sur ce qui va suivre, il me semble logique et conforme à la vérité d'abandonner l'unité assurément commode mais par trop facile de la cirrhose biliaire telle que la comprennent Gilbert et ses élèves, avec, pour constante et génératrice, la simple angiocholite ascendante d'origine intestinale, et de tenir compte d'autres facteurs non moins importants pour aboutir à une présentation des faits très analogue à celle de Chauffard, avec quelques nuances, cependant. Les faits restent les mêmes : les interprétations seules diffèrent.

Il faut renoncer à comprendre sous le nom de *maladie de Hanot* toutes les cirrhoses biliaires, car les divers types en sont trop disparates. Déjà, d'ailleurs, ce diagnostic de *maladie de Hanot* est trop facilement porté par les cliniciens qui ne cherchent pas à approfondir : il leur suffit de constater, chez un ictérique chronique, un gros foie et une grosse rate, quel que soit leur volume réciproque, pour que, sans s'inquiéter autrement de l'étiologie, ils adoptent cette étiquette. Il convient donc de limiter ce terme à une certaine catégorie de faits.

Non sans raison, et pour conserver à la maladie de Hanot un caractère plus spécial, je désignerai sous ce nom le groupe des cirrhoses biliaires à grosse rate, ce qui correspond aux cirrhoses porto-biliaires d'origine splénique de Chauffard, et, dans la classification de Gilbert, aux cirrhoses biliaires hyper-splénomégaliques et à bon nombre de celles qu'il catalogue « forme commune » et qui présentent certains caractères que nous allons retrouver.

I. — CIRRHOSE BILIAIRE HYPERTROPHIQUE SPLÉNOMÉGALIQUE OU MALADIE DE HANOT. — La maladie de Hanot est l'apanage de la première moitié de la vie. Elle *débute fréquemment dans l'enfance*, soit aussitôt après la naissance ou dans les premières années, soit surtout pendant la seconde enfance. On en connaît plus de vingt cas. Comme il n'existe guère plus de cent observations de cirrhoses biliaires, dites « de Hanot », desquelles il faudrait faire le départ des cirrhoses biliaires communes, on voit que la proportion est considérable.

C'est surtout dans ces cas qu'elle se présente assez souvent comme *maladie familiale* (Boix, Boinet, Hasenclever, Finlayson, Parkes-Weber).

Elle se montre aussi chez l'adulte de 20 à 30 ans; elle est très rare après 40 ans. Mais chez ces sujets, on a pu établir quelquefois qu'il existait une *grosse rate dès la jeunesse* (Boix). D'une façon générale, les hommes sont plus fréquemment atteints que les femmes. Inutile d'invoquer l'alcoolisme, la syphilis, l'impaludisme. Tout au plus les retrouverait-on chez les ascendants.

Mais il faut aussi compter avec la *prédisposition* (V. Cirrhoses en général) et l'*hérédité*. Ici il ne s'agit pas, comme l'entendent étroitement certains auteurs, de limiter au seul épithélium des voies biliaires « une faiblesse héréditaire devant l'infection », et de faire de cette particularité absolument hypothétique l'α et l'ω de toute la pathologie du foie. Autrement important que les cellules pariétales de vulgaires voies d'excrétion est l'élément noble de l'organe, la cellule hépatique elle-même, dont le plus ou moins bon état physiologique congénital ou acquis commande non seulement le pronostic (Hanot), mais encore et surtout le déterminisme des affections de la glande; cet état a été caractérisé d'un mot heureux : *hépatisme* (Glénard)[1], qui est autrement large et satisfaisant pour l'esprit que ceux de « diathèse biliaire » ou de « cholémie familiale » qui font jouer à la bile (excrément) ou à ses voies d'excrétion un rôle aujourd'hui désuet. Et dans la maladie de Hanot plus que dans toute autre, on va le voir, la cellule hépatique porte en elle la raison nécessaire et suffisante de la maladie.

Les sujets chez lesquels se développe la maladie de Hanot ne sont pas seulement des *dyshépatiques*, héréditaires ou acquis, mais sans doute aussi des *dyspléniques*; c'est-à-dire que, autant que le foie, la rate chez eux peut être en infériorité congénitale ou acquise. Nous connaissons trop imparfaitement encore la physiologie et la pathologie de cet organe pour oser rien affirmer à cet égard; mais rien ne semble jusqu'à présent pouvoir s'inscrire en faux contre cette hypothèse, qui a au moins pour elle la vraisemblance et les faits de splénomégalie précoce et de longue durée observés dans l'enfance, avec ou sans maladie de Hanot ultérieure.

Ce sont encore des *dystrophiques*. On constate chez eux, avec une grande fréquence, un arrêt de développement général, un infantilisme manifeste. Cet état est-il directement lié à l'infection biliaire comme certains l'admettent sans réserve? C'est peu probable, car il peut se voir avant la maladie constituée. Tout au plus pourrait-il être sous la dépendance du dyshépatisme et aussi, sans doute, du dysplénisme constitutionnels, lesquels pourraient bien n'être, à leur tour, que partie prenante dans la dystrophie générale.

---

1. Le mot de *dyshépatisme* dirait peut-être mieux qu'il s'agit d'un état particulier, anormal, prépathologique ou pathologique même de la glande hépatique. Je le propose sans prétendre le substituer aux autres. — E. B.

La nature infectieuse de la maladie de Hanot ne fait aujourd'hui de doute pour personne; mais les interprétations diffèrent. Les uns pensent qu'il s'agit toujours d'une infection banale d'origine intestinale, arrivant au foie par les voies biliaires (Gilbert); on n'a cependant trouvé de germes (streptocoques, diplocoques, colibacille) que dans quelques rares cirrhoses biliaires communes. Les autres admettent que, dans bien des cas, il s'agit d'une *infection spécifique sanguine* (Kelsch et Kiener, Boix) sans que cependant la preuve bactériologique en ait jamais été donnée. Certaines considérations plaident en faveur de cette idée. Si le paludisme proprement dit ne peut être mis en cause, il semble bien que l'agent pathogène de la maladie de Hanot soit « quelque chose d'analogue » et paraisse avoir une *origine hydrique*, car on trouve noté dans plusieurs observations que les malades vivaient sur des terrains à fièvre, ou buvaient de l'eau de puits ou de citerne. Dans bien des cas, la maladie est survenue après une fièvre typhoïde, dont l'origine hydrique n'est pas douteuse; et on ne peut pas dire cependant que l'agent soit le bacille d'Éberth, parce qu'on ne l'a jamais retrouvé dans le foie et parce qu'on ne comprendrait pas le si petit nombre de cirrhoses de Hanot à côté de la fréquence si grande de la fièvre typhoïde; mais, en même temps que le bacille d'Éberth, les malades ont pu introduire dans leur économie le germe spécial de cette affection qui se développe soit immédiatement après la dothiénentérie, soit plus ou moins longtemps après. Et cet agent sanguicole peut agir plutôt peut-être sur la rate que sur le foie, ou simultanément, avec prédominance sur la rate.

Nous sommes donc bien près de la façon de voir de Chauffard qui admet l'origine splénique de l'affection du foie, opinion très défendable et d'ailleurs acceptable pour d'autres formes de cirrhoses, la maladie de Banti, par exemple (V. Cirrhose paludéenne).

Anatomiquement, le foie et la rate sont hypertrophiés dans des proportions variables : le foie peut peser de 1800 à 5000 gr. et plus, la rate de 500 à plus de 3000 gr. Les deux organes se rejoignent souvent.

La surface de l'organe, bien moins granuleuse que dans la cirrhose de Laënnec, présente cependant un aspect chagriné dû à de petites élévations inégales, d'un vert plus ou moins sombre, qui tranchent sur le fond gris rosé ou gris de fer du tissu fibreux; la coupe donne cette même mosaïque, marbrée de vert, jaune et gris. La consistance, sensiblement accrue, ne l'est jamais autant que dans la cirrhose atrophique. La périhépatite et la périsplénite sont fréquentes.

La vésicule biliaire, normale, dilatée ou atrophiée, contient une bile épaisse et assez colorée, sans calculs. Dans les cas terminés par acholie, elle est plus ou moins décolorée. Les voies biliaires restent perméables.

On constate fréquemment une hypertrophie des ganglions sus et sous-hépatiques, — qui cependant ne compriment jamais les voies biliaires au niveau du hile — des ganglions mésentériques, quelquefois même des ganglions médiastinaux et périphériques (cervicaux, axillaires, inguinaux) et aussi des follicules clos de l'intestin. Les plus volumineux (ganglions du hile) peuvent avoir les dimensions d'un testicule, d'un marron, d'un œuf de poule, d'un rein de mouton. Ils sont rouge foncé ou gris noirâtre, très mous, diffluents.

Le pancréas et les reins peuvent être hypertrophiés.

Le tissu hépatique est fragmenté sous forme d'îlots irréguliers, déchiquetés même, au sein du tissu scléreux (*cirrhose insulaire*, mono ou multilobulaire).

Les *cellules*, loin d'être en dégénérescence, sont au contraire hypertrophiées; leurs noyaux sont augmentés de volume et souvent en karyokinèse; il y a une multiplication cellulaire très active qui peut aller jusqu'à l'hyperplasie nodulaire. Les trabécules hépatiques sont trois à quatre fois plus larges qu'à l'état normal, et l'ordination peut en être troublée au point d'aboutir à la dislocation de la travée. Au voisinage du tissu scléreux « elles se rapetissent, s'arrondissent, perdent leur noyau, se fragmentent et finissent par disparaître » (Hanot). Dans les cas de terminaison par ictère grave (v. c. m.), les cellules sont tout à fait altérées.

Le *stroma scléreux*, développé autour de l'espace porto-biliaire et par péri-angiocholite, présente deux particularités :

1° La présence abondante de canalicules biliaires nouvellement formés, *néo-canalicules biliaires*, qualifiés à tort de pseudo-canalicules, qui se ramifient, se dichotomisent, s'anastomosent entre eux, formant des mailles plus ou moins larges. Ils sont formés d'une mince paroi tapissée par un épithélium aplati sur les plus petits capillaires, par un épithélium cubique sur les plus volumineux. Les cellules qui les composent sont tellement rapprochées qu'on a de la peine à distinguer un espace libre entre elles; mais cependant la lumière en est quelquefois visible, et on peut voir des amas pigmentés qui écartent les cellules. Parfois même les parois s'écartent assez pour donner une série de véritables cavités tapissées d'épithéliums cubiques, véritables *angiomes biliaires* (Sabourin) qui peuvent former jusqu'à des petits kystes.

On a beaucoup discuté sur leur nature. On est d'accord aujourd'hui pour admettre qu'ils ne sont que la continuation d'une travée cellulaire ou d'un espace intertrabéculaire et que les cellules qui les constituent ne sont que des cellules hépatiques modifiées qui s'atrophient progressivement jusqu'à prendre l'aspect d'une cellule épithéliale biliaire, cubique ou aplatie. Cette transformation de l'élément sécréteur du foie en canalicule excréteur rapproche le canalicule hépatique de la forme qu'il revêt chez certains vertébrés inférieurs. Il montre aussi la part considérable qui revient à la cellule hépatique dans la genèse de la maladie de Hanot.

2° La dilatation possible des ramifications veineuses et l'ectasie des capillaires au niveau de l'espace porte, ce qui constitue de petits *angiomes vasculaires*, d'où le nom de *cirrhose télangiectasique* (Kiener).

La *rate* présente, en même temps qu'un certain degré de congestion, une hyperplasie parenchymateuse portant surtout sur le tissu lymphoïde, avec hypertrophie notable des corpuscules de Malpighi. C'est une splénite diffuse.

En définitive, on peut concevoir de la façon suivante le processus de la maladie de Hanot : étant donnée la prédisposition de l'organisme en général et du foie et de la rate en particulier (dystrophie, dyshépatisme, dysplénisme), une infection sanguine survient qui se localise plus particulièrement, comme l'hématozoaire dans le paludisme (V. Cirrhose paludéenne), dans la rate et dans le foie. Elle peut plus ou moins longtemps rester cantonnée ou prédominer surtout dans la rate (cas de splénomégalie pré-hépatomégalique), mais le foie finit par être infecté à son tour. Bien plus, comme le sang de la veine splénique se rend directement au foie, tous les produits nocifs résultant de l'infection de la rate et de sa déchéance cellulaire vont augmenter le malaise du foie et déterminer de sa part une réaction plus vive encore qui se traduira par l'hyperhépatie tant anatomique que fonctionnelle. Les cellules hépatiques réagissent en s'hypertrophiant, entrent en mitose, font même de l'hyperplasie nodulaire et sécrètent une bile plus abondante et plus riche en pigments. Cette hyperfonction biliaire prolongée a pour conséquences l'angiocholite descendante et la résorption biliaire. Chaque reviviscence de l'agent infectieux donne une poussée fébrile et une recrudescence de la polycholie et de l'ictère. A la longue, la cellule cède devant l'infection causale ou une infection secondaire, et l'ictère grave vient terminer la maladie que peuvent d'ailleurs abréger des complications.

Comme la cirrhose paludéenne, comme la maladie de Banti, la maladie de Hanot est une *cirrhose à la fois d'origine infectieuse sanguine et d'origine splénique.* L'infection seule ne suffirait peut-être pas pour aboutir à la maladie hépatique telle que nous la constatons; mais l'apport splénique, tant infectieux qu'auto-toxique, renforce l'élément nocif, et la cirrhose parvient à son entier développement. Les variations de ce facteur splénique expliquent les variations mêmes du volume du foie, chaque augmentation de ce dernier organe correspondant à une décharge dans la veine splénique de substances pathogènes élaborées dans la rate.

L'expérimentation prête un singulier appui à cette manière de voir. Par des altérations primitives de la rate, même d'ordre mécanique, on obtient des altérations hépatiques qui peuvent être considérées comme dégénératives et affectant la cellule, avec participation du tissu conjonctif, avec formations interstitielles jeunes ou avec amas leucocytaires en foyer, avec scléroses plus ou moins intenses, mais cependant avec forme cirrhotique typique. Il est probable que ces lésions sont dues aux produits de destruction du tissu splénique (Breccia).

**Symptômes.** — Peu de maladies présentent un *début* aussi insidieux, à ce point que, dans la plupart des cas, il est impossible de préciser, même à six mois ou un an près, où a commencé la *phase préictérique.* Certains malades même « se sont toujours connus ainsi ». Les symptômes que l'on peut relever sont plus ou moins vagues. Les mieux constatés sont : quelques troubles gastro-intestinaux, une augmentation lente et progressive du volume du ventre avec douleurs abdominales frustes, pesanteur et gêne le plus souvent, douleur vraie d'autres fois, localisée surtout dans les hypocondres, tant à droite qu'à gauche. Cette douleur est en grande partie attribuable à l'hépatite et à la splénite qui lentement évoluent et, dans quelques cas aussi, à la périhépatite et à la périsplénite concomitantes. Ce processus inflammatoire peut, s'étendant ou non à tout le péritoine, donner lieu à une *ascite précoce et transitoire,* dont l'abondance nécessite quelquefois la ponction; mais cette ascite n'est nullement cirrhotique et disparaît bientôt. Elle est d'ailleurs exceptionnelle.

Ce qui est plus fréquent, ce sont des *poussées fébriles* que rien n'explique, à allures intermittentes, qui ressemblent beaucoup à la fièvre intermittente. Si le malade est examiné à ce moment, on peut constater chez lui une hypertrophie hépatique et splénique plus ou moins prononcée.

Un certain amaigrissement accompagne presque toujours ces prodromes dont la durée est éminemment variable, mais toujours assez longue.

La *période d'état* commence réellement avec l'apparition de l'*ictère* qui peut être brusque, mais est ordinairement progressif. C'est un ictère franc, orthopigmentaire, mais dont l'intensité n'est pas constante et progressive. « Tantôt il est à peine marqué tout d'abord, puis augmente insensiblement; d'autres fois il est intense dès son apparition. Une fois produit, il persiste jusqu'à la fin. Néanmoins, pendant la longue durée qu'il peut avoir, il présente de nombreuses variations : tantôt véritable ictère vert, tantôt beaucoup moins accusé. Mais, alors même qu'il est en quelque sorte à son minimum, il est encore très appréciable, généralisé; c'est toujours beaucoup plus que la teinte subictérique qu'on rencontre dans bon nombre d'autres circonstances. Au moment des attaques, caractérisées par l'exagération des douleurs hépatiques et l'élévation de la température, l'ictère augmente notablement pour diminuer plus ou moins dans l'intervalle des crises. » (Hanot). Il faut dire cependant que, sous l'influence d'un traitement rigoureux, l'ictère peut diminuer au point d'être à peine la teinte subictérique; mais c'est toujours l'ictère orthopigmentaire et les urines contiennent toujours, avec ou sans urobiline, une notable quantité de pigments biliaires normaux.

Nous n'avons pas à insister sur les caractères généraux de l'ictère (v. c. m.). A noter cependant, outre la sécheresse de la peau, la présence quelquefois d'une sorte d'*éruption lichénoïde*, consistant en papules très prononcées, comme verruqueuses, sans prurit actuel. Cette éruption, qu'on trouve disséminée en plusieurs endroits du tronc, est surtout marquée au front, au menton, à la face dorsale des mains, et, en abaissant les paupières, on aperçoit sur leur face muqueuse des élevures analogues aux élevures cutanées (P. Ollivier).

On observe aussi de petites taches brunâtres, arrondies ou légèrement ovoïdes, ne disparaissant pas par la pression du doigt et dont l'aspect est assez analogue à celui de taches purpuriques en voie d'effacement. Ces *taches bronzées*, qui rappellent les taches de rousseur, dites aussi *taches hépatiques*, *éphélides hépatiques*, *chloasma hépatique*, constituent un véritable *masque biliaire*, auquel s'ajoute fréquemment le *xanthélasma* palpébral.

Les *urines* présentent quelques particularités signalées ces derniers temps. Leur quantité est très variable, mais en général assez élevée, sauf dans les périodes de crises. Elles sont plus ou moins foncées selon la quantité de bile qu'elles contiennent. L'urobiline y est plus souvent absente. Le taux de l'urée n'est que peu ou pas diminué; parfois même il est notablement augmenté. L'indicanurie est rare, la glycosurie alimentaire exceptionnelle; il est même des cas où le foie a un pouvoir fixateur du sucre nettement augmenté. La toxicité urinaire est diminuée. L'élimination du bleu de méthylène n'est qu'exceptionnellement intermittente. L'albuminurie ne se montre guère qu'à la phase terminale.

Gilbert et Lereboullet ont signalé des troubles dans les variations horaires de l'élimination urinaire, et portant sur les divers éléments.

On sait que chez l'homme sain : 1° la quantité d'urine émise dans la journée est plus abondante que celle émise la nuit, et cette abondance plus grande est surtout manifeste dans la période digestive ; 2° l'élimination azoturique est également surtout abondante dans la journée et après les repas, mais son maximum est un peu plus tardif que celui de l'élimination aqueuse. Dans la maladie de Hanot, ce type est renversé : rares sont les urines qui suivent les repas, abondantes au contraire celles de la nuit, de minuit à 5 heures par exemple ; souvent, alors que les urines digestives sont rares et foncées, les urines du jeûne sont claires et abondantes. Le premier phénomène a été dénommé par les auteurs : *opsiurie* (urines retardées), le second : *inversion du rythme colorant*. Celui-ci serait dû au passage plus marqué de la bile dans le sang et dans l'urine au moment de la période digestive, celui-là à un retard dans l'absorption aqueuse de l'intestin, à cause de la pléthore portale.

Ils ne sont pas, d'ailleurs, absolument spéciaux aux cirrhoses biliaires, le dernier surtout se retrouvant dans bon nombre d'affections hépatiques. De même pour le retard de l'élimination azoturique, superposable à l'opsiurie, et inconstant d'ailleurs.

Au contraire de ce qui se passe dans les ictères par rétention, les *fèces* ne sont pas décolorées. « C'est là un phénomène étrange, tellement insolite dans une jaunisse si persistante et parfois si intense, qu'il acquiert immédiatement la plus haute importance au point de vue du diagnostic et de la pathogénie. » (Hanot.) Bien plus, on constate souvent une énorme quantité de matière biliaire dans l'intestin. Les selles conservent donc leur coloration habituelle qui même s'accentue à certains moments ; il y a *polycholie* ; ce n'est que passagèrement qu'elles prennent l'aspect grisâtre, sous l'influence du régime lacté ou après une poussée polycholique, et à la phase terminale, quand vient l'acholie.

Si on envisage ce double caractère des urines et des fèces, on a la démonstration de l'hyperhépatie réelle dans la maladie de Hanot, ce qui est l'inverse de l'hypohépatie des cirrhoses veineuses. Cette cellule hépatique en hyperfonction, en même temps qu'elle explique la longue durée de la maladie, montre aussi son rôle primordial dans le processus.

Elle peut également expliquer jusqu'à un certain point la conservation de l'appétit, la *boulimie* même que présentent les malades ; il en est quelques-uns chez qui elle prend la proportion de la polyphagie diabétique. « Ce syndrome paradoxal dans une affection où l'ictère est installé en permanence, où les lésions du foie et de la rate semblent si profondes, n'est-il pas un des plus étranges phénomènes qu'on puisse voir en clinique? » (Hanot.)

A la simple inspection de l'abdomen, on peut le plus souvent se rendre compte du développement pris par la moitié sus-ombilicale qui bombe plus ou moins en avant.

Les fausses côtes inférieures sont évasées plus ou moins des deux côtés, selon l'hypertrophie respective de la rate et du foie, mais surtout à droite.

Le *foie* est hypertrophié dans des proportions notables; il peut descendre jusqu'au-dessous de l'ombilic ou rester à 2 ou 4 travers de doigt des fausses côtes. Dans quelques rares observations, il semble presque normal. Son volume est susceptible de varier dans de sérieuses proportions pendant l'intervalle des crises et sous l'influence du traitement. La forme générale est conservée, mais le lobe gauche est souvent plus hypertrophié que le droit. La surface est unie, lisse, rarement granuleuse comme dans la cirrhose de Laënnec. La consistance est accrue, ferme ou dure; quelquefois cependant il peut y avoir une fausse fluctuation profonde qui a pu faire penser à un kyste hydatique, et des ponctions ont été faites. L'organe, douloureux assez souvent spontanément, l'est peu à la pression, davantage par ébranlement. La palpation est facile, car le foie est projeté en avant, comme basculé, et vient s'offrir de lui-même à la main.

La *rate* présente toujours une hypertrophie proportionnellement aussi considérable que le foie, bien souvent davantage. Elle dépasse largement les fausses côtes, qu'elle évase parfois, descend fréquemment jusqu'à l'ombilic et la crête iliaque. On peut en prendre entre les doigts le bord inférieur. Son bord interne, qui se confond avec celui du foie à ce point que la délimination des deux organes n'est pas toujours facile, est souvent échancré. La surface est lisse et ferme. L'exploration peut être douloureuse quand il y a de la périsplénite. L'auscultation au stéthoscope permet quelquefois d'y entendre un *souffle splénique*, doux, profond, systolique, analogue au souffle placentaire.

Les variations de volume de la rate, même sous l'influence du traitement, sont bien moins fréquentes et bien moins marquées que celles du foie. La rate, « clef de voûte » de la maladie, reste à peu près toujours la même pendant son cours. Seule une hémorragie intestinale abondante peut momentanément la faire diminuer d'une façon notable.

Un symptôme capital, quoique négatif, est *l'absence d'ascite* à la période d'état. Au début seulement (v. plus haut) un certain épanchement passager peut se produire et aussi à la période terminale, dus tous deux à la périviscérite, rarement, à la fin, à une réelle gêne portale.

*L'absence de dilatation des veines sous-cutanées abdominales* va de pair avec l'absence d'ascite. A peine est-elle ébauchée dans quelque cas, et vers la fin de la maladie.

De même pour l'œdème des membres inférieurs.

Le rein, le poumon, le cœur, ne présentent rien de spécial et sont, en tous cas, moins intéressés encore que dans les cirrhoses veineuses. Le pouls n'est guère ralenti comme dans l'ictère chronique.

Comme dans les maladies du foie en général, les *hémorragies* sont fréquentes sous toutes les formes (V. CIRRHOSE DE LAENNEC). Leur explication n'est pas plus facile ici qu'ailleurs.

L'examen du *sang* montre une diminution habituelle de globules rouges dont le nombre reste le plus souvent aux environs de 3 millions. Cette hypoglobulie peut résulter d'une destruction exagérée des hématies dans le foie. « On sait que cet organe est le point de l'économie où se fait la plus grande consommation de globules rouges, et par suite on comprend qu'un certain genre d'excitation fonctionnelle du foie puisse entraîner une usure globulaire anormale.... Les destructions exagérées des globules rouges provoquent la formation d'une bile épaisse et riche en pigments...; dans la cirrhose biliaire, il est possible qu'à un certain moment de la maladie, sinon dans tout son cours, il y ait une grande consommation de globules rouges dans le foie. » (Hayem.) L'hémoglobine et la valeur globulaire marchent parallèlement.

La *leucocytose* est souvent notée (Hanot et Meunier, Kirikow), mais elle ne semble pas être constante. Aussi quelques auteurs ne lui accordent-ils pas la valeur diagnostique que lui attribuait Hanot, qui la considérait comme une preuve infectieuse de la maladie.

Nous avons déjà signalé les *accès fébriles* accompagnant les poussées qui surviennent au cours de la maladie : ils sont moins fréquents à la période d'état que dans les premiers temps. Pendant quelques jours, la température monte le soir à 39° et au-dessus pour descendre le matin à la normale. Quelquefois une élévation vespérale légère peut persister après une crise ou se montrer dans l'intervalle de deux poussées. Enfin on a observé exceptionnellement des formes fébriles plus ou moins continues et irrégulières.

Notons encore la somnolence, l'apathie, les modifications du caractère, l'hypocondrie.

Enfin un dernier symptôme a souvent été signalé : la déformation de la dernière phalange des doigts qui est volumineuse, renflée en baguettes de tambour; les ongles sont épais, élargis, carrés, striés longitudinalement, convexes parfois. C'est tantôt le *doigt hippocratique*, tantôt l'*ostéo-arthropathie hypertrophiante* de P. Marie, tantôt l'*ongle en verre de montre*.

Les ongles peuvent se recourber à leur extrémité en *bec de perroquet* ou en *ongles d'oiseau*.

Ces déformations, qui, on le sait, ne sont pas spéciales à la maladie de Hanot, ne paraissent survenir qu'après une certaine durée de l'affection.

**Évolution.** — C'est par poussées que procède la maladie de Hanot.

« Chaque fois, pendant 8 à 15 jours ou même plus, on voit se produire une recrudescence de l'ictère, de la tuméfaction douloureuse du foie (et aussi de la rate), des troubles digestifs avec vomissements bilieux, en même temps que les urines deviennent rares, plus foncées, chargées de pigments et pauvres en urée, qu'il se fait de petites hémorragies muqueuses et cutanées, que la fièvre s'allume accompagnée de sueurs et pouvant même revêtir le type de la fièvre intermittente hépatique.... Au bout de 2 à 6 semaines, en moyenne, les accidents s'amendent, il se fait une détente brusque, souvent accompagnée de crise polyurique et azoturique.... Il est probable que les crises urinaires sont en même temps hypertoxiques et qu'elles sont pour beaucoup dans l'amélioration qu'éprouve le malade, où elles interviennent à la fois comme effet et comme cause.

« Mais, à mesure que les paroxysmes morbides se répètent, les rémissions intercalaires sont moins complètes, et le malade ne sort de chaque crise que diminué, amoindri dans sa résistance organique. Les paroxysmes vont en devenant de plus en plus intenses et rapprochés et sont chaque fois

l'ébauche plus complète de la crise terminale. Les hémorragies se multiplient et deviennent plus abondantes ; la peau est sèche, terreuse, rude au
toucher, la face se creuse, prend un aspect variqueux, à la fois violacé et
ictérique ; l'émaciation est extrême et l'asthénie physique et psychique va
croissant. Le cœur faiblit à son tour, se dilate surtout dans les cavités
droites, devient le point de départ de congestions pulmonaires bâtardes, à
répétition, puis définitivement installées. Enfin un véritable ictère grave
secondaire vient hâter le dénouement, avec son cortège habituel d'hémorragies, de fièvre rémittente ou paroxystique, d'état typhoïde avec sécheresse de la langue, subdelirium, oligurie et coma terminal....

« Ainsi finit la cirrhose hypertrophique biliaire, après une durée très
longue qui peut varier, d'après Schachmann, entre un minimum de 2 ans et
un maximum de 10 à 12 ans, peut-être même de 30 ans dans un cas (?). Un
délai de survie de 4 à 5 ans peut être considéré comme répondant à la
moyenne clinique. » (Chauffard.)

Les *complications* sont le fait d'infections secondaires : pneumonies,
broncho-pneumonies, congestions pulmonaires, érysipèle, endopéricardite,
péritonite.

II. — CIRRHOSE BILIAIRE COMMUNE OU INFECTIEUSE SIMPLE. — Pour
donner à ce groupe sa vraie physionomie, nous nous contenterons de faire
avec la maladie de Hanot une sorte de diagnostic différentiel.

1° Au point de vue *étiologique*, la maladie de Hanot est beaucoup plus
fréquente dans l'enfance, souvent familiale, survient chez les sujets frappés
d'infantilisme et d'infériorité hépatique et splénique et semble reconnaître
pour cause une infection sanguine spéciale, quoique inconnue, plus ou
moins comparable à l'impaludisme ; on n'a jamais retrouvé dans les voies
biliaires de germes banals ; — la cirrhose biliaire commune survient presque
uniquement chez les adultes, n'est jamais familiale, se développe sans
aucune « préparation » de terrain, et on retrouve toujours plus ou moins
longtemps avant le début, ordinairement assez près de celui-ci, une infection nette du tube digestif ou la cholélithiase. Des germes banals ont parfois pu être retrouvés dans les voies biliaires. Il s'agit bien d'une angiocholite ascendante.

2° Au point de vue *clinique*, dans la maladie de Hanot le début se perd,
pour ainsi dire, dans les antécédents, l'hypertrophie splénique est la première en date et semble commander le processus hépatique, ou se montre,
dès l'abord, aussi ancienne que celle du foie ; la rate est toujours au moins
aussi volumineuse que le foie, habituellement plus ; tandis que le foie varie
de volume sous diverses influences, la rate reste toujours à peu près la
même, sauf les cas de grosses hémorragies intestinales ; le foie peut être
plus petit et même atrophié ; l'hypercholie est manifeste, l'insuffisance
hépatique est exceptionnelle et passagère, sauf à la fin ; l'acholie ne survient
guère qu'à la période terminale ; la marche est toujours très lente et la
durée fort longue ; — dans la cirrhose biliaire commune, le début est plus
saisissable, plus franc, en relation constatable avec la cause étiologique ; la
rate passe au second plan : son hypertrophie ne précède jamais celle du

foie, mais la suit au contraire à plus ou moins longue distance; elle reste modérée, quelquefois insignifiante, et peut rétrocéder spontanément avec celle du foie; il y a plutôt hypocholie et acholie pigmentaire qu'hypercholie; la durée est en général moins longue.

3° Au point de vue *anatomique*, dans la maladie de Hanot la cellule est toujours jusqu'à la phase terminale en hyperplasie et en hyperhépatie et joue le rôle principal dans le déterminisme du processus; les néo-canalicules biliaires sont constants et abondants; il n'y a jamais d'abcès; — dans la cirrhose biliaire commune, la cellule reste longtemps tout à fait indemne et ne subit que vers la fin les altérations qui résultent de l'infection biliaire ascendante; celle-ci peut aboutir à la formation d'abcès; les néo-canalicules biliaires sont moins abondants et peuvent manquer.

Les autres symptômes sont communs aux deux affections.

Existe-t-il des formes de passage? On a ainsi étiqueté quelques observations; mais il est possible de rattacher les unes à la maladie de Hanot, les autres à la cirrhose biliaire commune.

III. — CIRRHOSE CALCULEUSE. — C'est la cirrhose consécutive à l'oblitération calculeuse permanente des voies biliaires.

Les lésions sont différentes selon que l'infection est ou non intervenue. Si l'obstruction est restée aseptique, il se produit, tout comme dans la ligature expérimentale aseptique du cholédoque, une dilatation, parfois énorme, des canaux biliaires, une angiocholite chronique hypertrophique, une atrophie par refoulement du parenchyme hépatique, une transformation élastique des systèmes veineux du foie; le tout, sans réaction inflammatoire aiguë ou subaiguë, sans infiltration embryonnaire du tissu scléreux ni formation de néo-canalicules biliaires. Il en résulte une atrophie hépatique, le plus souvent partielle, car l'oblitération porte rarement sur le cholédoque, ce qui équivaudrait à la suppression pure et simple du foie qui entraînerait rapidement la mort. Dans les cas observés, en effet, le canal hépatique ou une de ses branches était obstrué. Dans la portion du foie ainsi atrophiée les acini glandulaires ont disparu; seuls persistent la capsule de Glisson, les espaces et canaux portes et un tissu cellulo-élastique intermédiaire (Brissaud et Sabourin).

Un pareil processus résulte de plusieurs facteurs : rôle mécanique de la bile accumulée sous pression qui dilate les canaux; transformation de cette bile stagnante soit en liquide visqueux à peine teinté, soit en boue biliaire qui se concrète bientôt, réalisant une lithiase secondaire intra-hépatique, soit sous forme de calculs ramifiés, soit sous forme de simple gravelle biliaire; action phlogogène pour les canaux, nécrosante pour les cellules hépatiques, de cette bile modifiée ou normale; enfin troubles circulatoires secondaires par compression des vaisseaux sanguins.

Si l'oblitération calculeuse, complète (fort rare) ou incomplète (cas ordinaire), a favorisé l'infection ascendante, on retrouve à un moindre degré les lésions ci-dessus, mais il s'y ajoute celles que nous avons étudiées dans les cirrhoses biliaires : infiltration embryonnaire du tissu de sclérose, envahissement des lobules, formation de néo-canalicules biliaires.

La *symptomatologie* de ces cirrhoses calculeuses n'existe pour ainsi dire pas. Tout se borne à la constatation d'un ictère chronique sans hypertrophie du foie, survenu après une colique hépatique; encore cette dernière notion n'est-elle pas constante. La cirrhose ne peut cliniquement être diagnostiquée, d'autant que l'ascite est exceptionnelle en raison de la suppléance circulatoire qui s'établit par les veines sus-hépato-glissonniennes.

**Traitement.** — V. CIRRHOSES EN GÉNÉRAL.                *ÉMILE BOIX.*

CIRRHOSE DE LAËNNEC. — **Cirrhose atrophique dite alcoolique.** — *Cirrhose atrophique toxi-alimentaire.* — La cirrhose de Laënnec est le type clinique de beaucoup le plus fréquent des cirrhoses toxi-alimentaires, et aussi le plus grave.

Elle est constituée par le développement pathologique du tissu de soutènement du foie autour des vaisseaux portes, quelquefois aussi autour des veines sus-hépatiques (cirrhose veineuse, cirrhose bi-veineuse), parfois même par angiocholite descendante autour des premiers canaux biliaires (cirrhose mixte). Le tissu fibreux néoformé constitue des bandes plus ou moins larges qui, parties de l'espace porte, tendent à circonscrire chaque lobule ou un groupe de lobules; il est donc *annulaire* et *extra-lobulaire* et peut être *monolobulaire* ou *multilobulaire*. Cette sclérose gêne à la fois le fonctionnement des cellules, déjà en *dyshépatie* préalable, et la circulation du sang porte, ce qui se traduit en clinique par l'hypertension portale et l'insuffisance hépatique progressive avec toutes leurs conséquences.

A la période d'état, le foie cirrhosé est sensiblement diminué de volume (jusqu'au tiers) et de poids (jusqu'à 800 grammes et même moins). Le poids spécifique est augmenté.

La forme générale est altérée, l'atrophie pouvant prédominer sur le lobe gauche, qui n'est plus qu'une simple languette fibroïde. Le bord est mousse.

De nombreuses adhérences (périhépatite) peuvent l'unir au diaphragme et à la paroi abdominale.

De couleur brune, fauve, grisâtre ou ardoisée, la surface de l'organe est granuleuse, mamelonnée. Ces granulations, dont le volume varie de celui d'un grain de mil à celui d'une noisette, sont, sur un même foie, rarement égales. Leur ensemble donne à la surface un aspect le plus souvent irrégulièrement chagriné.

Le foie est ferme, dur, élastique, et souvent crie sous le couteau. La surface de section, granuleuse et mamelonnée comme la surface extérieure, montre le réseau inégal du stroma fibreux, d'un gris rosé, contrastant avec les îlots mono- ou multilobulaires du parenchyme, qui constituent les granulations d'un jaune roux que Laënnec avait prises pour des néoformations analogues aux tubercules (V. CIRRHOSES EN GÉNÉRAL).

La rate est, sauf de rares exceptions, augmentée de volume et de poids (500 à 1200 grammes), durcie et atteinte de périsplénite.

Le péritoine est le siège d'une inflammation chronique diffuse, dont les effets sont les suivants : rétraction du mésentère et, par conséquent, de l'intestin grêle, qui est refoulé contre le rachis; épaississement des parois intestinales; raccourcissement de la longueur totale de l'intestin grêle (qui peut ne mesurer que 3 m. 50 au lieu de 8 mètres) et du gros intestin (dont la longueur peut se réduire à 1 mètre).

La veine porte est dilatée; ses parois, atteintes d'endophlébite, sont épaissies; ces lésions peuvent aboutir à l'oblitération par thrombose.

La cirrhose de Laënnec reconnaît pour cause les troubles gastro-intestinaux consécutifs à la suralimentation, à l'abus de certains aliments et des boissons excitantes, alcooliques ou autres, en un mot, le *surmenage digestif* et, par conséquent, *hépatique* (V. Cirrhoses en général : Étiologie).

On comprend qu'elle soit plus fréquente chez l'homme que chez la femme (75 à 25 pour 100) et qu'elle se rencontre surtout dans l'âge adulte. On a cité des cas chez les enfants.

Les individus sédentaires ou séjournant dans les villes ou les milieux confinés y sont plus exposés, à étiologie égale, que ceux qui vivent au plein air et font régulièrement de l'exercice.

Au demeurant, la cirrhose de Laënnec, malgré la quantité de gens qui sembleraient devoir en réaliser les conditions étiologiques, n'est pas une maladie aussi commune qu'on pourrait le croire ([1]). La prédisposition paraît indispensable (V. Cirrhoses en général).

**Symptômes**. — Deux phases se succèdent dans l'évolution clinique : la première, caractérisée par des troubles digestifs; la seconde, par l'ascite.

I. — **Période pré-ascitique ou pré-cirrhotique**. — Elle est constituée par les *petits signes de la cirrhose* (Hanot) : troubles dyspeptiques, météorisme, constipation, teinte urobilinique du tégument et des conjonctives, acholie pigmentaire, prurit, épistaxis, hémorragies gingivales, hémorroïdes, œdèmes localisés, crises de diarrhée.

Les troubles gastro-intestinaux sont les premiers en date, car, en réalité, ils commandent le processus. Ils ne sont autres que ceux des gastrites hypopeptiques et de la gastrite alcoolique : pituites matinales, muqueuses ou bilieuses; pyrosis et fausse faim à jeun, langue saburrale, bouche amère, anorexie surtout pour la viande. Le ventre est ballonné par les gaz qui distendent l'intestin. « Les vents précèdent la pluie », disait Portal. La constipation est la règle, mais elle est souvent interrompue par des crises de diarrhée abondante. Il n'y a pas d'ascite.

La palpation du foie est difficile en raison du tympanisme. Cependant une percussion profonde permet souvent de constater que cet organe est légèrement hypertrophié et déborde sensiblement les fausses côtes. Palpation et percussion peuvent déterminer sinon de la douleur, au moins une sensibilité sous le rebord costal droit.

La rate, déjà tuméfiée, est en général perceptible à la percussion.

La douleur spontanée dans l'épaule droite, propre aux affections hépatiques, se montre assez fréquemment.

Le malade se plaint aussi d'un prurit plus ou moins constant et que nous savons être une manifestation de la dyshépatie plus que de l'ictère (V. Ictère en général), d'ailleurs absent ou à peine marqué à cette époque (ictère méta-pigmentaire).

1. Voir le Referendum de Boix et Létienne; in *Archives générales de Médecine*, 1905.

Les selles sont claires, quelquefois décolorées (acholie pigmentaire) et grasses.

Les urines, diminuées de quantité, contiennent constamment de l'uro-biline, rarement des pigments biliaires normaux (V. ICTÈRE EN GÉNÉRAL : I. MÉTAPIGMENTAIRE). On constate aussi leur hypertoxicité et la glycosurie alimentaire. Quant à l'urée, elle subit des variations au-dessus et au-dessous de la normale. Enfin, les intermittences d'élimination du bleu de méthylène injecté sous la peau (Chauffard) complètent l'ensemble des signes d'insuffi-sance hépatique.

A ceux-ci s'ajoutent les diverses hémorragies : épistaxis, saignement des gencives, purpura, hémorroïdes.

Sans albuminurie, on observe quelquefois des œdèmes localisés, soit à la face, soit autour des malléoles (Mac Swiney, de Giovanni, Gilbert et Presle). L'œdème peut occuper les deux membres inférieurs en totalité, plus ou moins longtemps avant que ne se montre l'ascite. Mais il n'en est, en réa-lité, que le prélude, et forme ainsi la transition entre cette première période et la suivante.

L'état général du malade subit un commencement d'altération. L'amai-grissement se dessine; le facies est blême, terreux, tiré; quelques varico-sités rougissent les pommettes; les forces diminuent; la fatigue vient vite; le goût se perd pour le travail.

Cette première période ne correspond nullement à un processus cirrho-tique dans le foie; le tissu scléreux n'est pas encore né : tout au plus y a-t-il peut-être, un certain temps après le début, une prolifération conjonctive embryonnaire. Rien, en effet, dans les symptômes précités, ne trahit la gêne de la circulation porte. Tout, au contraire, démontre exclusivement la souffrance de la cellule hépatique, la *dyshépatie*. C'est ce qu'avait bien compris Hanot, qui qualifiait cette phase de « précirrhose ». La lésion sclé-reuse n'existe pas depuis des mois et des années quand se montrent les premiers signes, comme le prétend Chauffard. Elle ne se constitue qu'après les premiers troubles digestifs et avec une rapidité variable.

La cellule hépatique souffre, dit-on classiquement, de la présence du tissu conjonctif qui l'enserre et l'étouffe. Rien n'est moins exact. La cellule hépatique souffre du surmenage que lui a imposé le gros mangeur ou le buveur invétéré et des troubles digestifs enfin survenus; ceux-ci d'ailleurs s'aggravent de la dyshépatie, et de ce cercle vicieux naît la cirrhose (V. CIRRHOSES EN GÉNÉRAL).

La théorie classique avait conduit à cette conception erronée que le foie cirrhotique, avant d'être atrophique, passait d'abord par une phase d'hyper-trophie correspondant précisément à la période préascitique. En réalité, l'augmentation de volume du foie, d'ailleurs modérée, est due non pas à la cirrhose, mais à cet état mal défini des cellules hépatiques en souffrance qu'on retrouve au début de toute dyshépatie, dans les ictères infectieux, par exemple, et jusque dans l'ictère grave : il y a en même temps gonflement de la cellule et stase congestive.

Ainsi se trouve justifiée par la clinique la théorie nouvelle de l'origine gastro-intestinale ou toxi-alimentaire de la cirrhose de Laënnec (V. CIR-RHOSES EN GÉNÉRAL).

Une considération thérapeutique lui donne encore plus de force. A la période précirrhotique, le malade peut *guérir* complètement s'il soigne ses troubles digestifs et sa dyshépatie par un régime approprié et quelques médicaments (Boix). Le foie revient à son volume normal et tous les symptômes morbides disparaissent. Cela serait-il possible si du tissu conjonctif était déjà constitué, puisqu'on admet, avec raison, que la sclérose ne saurait régresser?

II. — **Période ascitique ou cirrhotique proprement dite.** — Elle ne succède pas brusquement à la première. Mais, à mesure que celle-ci se prolonge — et elle peut durer plusieurs mois, plus d'une année même, — la sclérose se constitue et détermine progressivement la gêne de la circulation porte et l'ensemble des symptômes qui en sont la conséquence.

C'est d'abord l'*ascite* (v. c. m.) qui, pour se montrer quelquefois avec une certaine brusquerie, se produit presque toujours peu à peu. Séméiologiquement, l'ascite de la cirrhose atrophique est le type du genre; nous n'avons pas à insister sur sa description. Sauf de rares exceptions, l'épanchement est libre, la fluctuation facile à obtenir, le *ventre de batracien* parfaitement réalisé.

Ce qui donne ici à la présence de liquide dans le péritoine une note particulière, c'est le contraste de ce ventre volumineux et rebondi parfois jusqu'à la menace d'éclatement, l'ombilic distendu et presque transparent tant il est mince, — avec la maigreur du thorax, des membres et du visage.

Cette ascite est d'abord moyennement abondante : la première ponction ne retire en général que 4 à 5 litres de liquide. A mesure qu'elle se reproduit, en raison de la sclérose hépatique plus prononcée, et du relâchement progressif de la paroi abdominale, sa quantité augmente et les ponctions de 10 à 15 litres sont courantes.

Certaines cirrhoses évoluent presque sans ascite, ou avec une ascite peu développée.

La couleur jaune citron, le reflet verdâtre, urobilinique, se maintiennent pendant toute la maladie; même vers la fin, il n'y a pas de teinte hémorragique.

La composition chimique de ce liquide diffère sensiblement de celle du sérum sanguin normal. Pour une plus forte proportion d'eau, il contient moins de matières solides et surtout beaucoup moins d'albumine (6 à 20 grammes au lieu de 92 par litre).

Cependant une certaine inflammation péritonéale, assez commune dans la cirrhose, peut élever de beaucoup sa teneur en matières albuminoïdes (de 30 à 60 grammes par litre).

A noter que le liquide ne se coagule pas spontanément à l'air, comme le sérum sanguin, ou ne le fait que très lentement, au bout de quelques jours.

Pour la plus grande part, la production de l'ascite est due à la gêne de la circulation sanguine intra-hépatique. On a voulu aussi faire jouer un rôle à l'oblitération de la veine porte; mais ces cas de thrombose sont rares. On s'est demandé si elle ne tient pas également à la périphlébite des origines mésentériques et péritonéales de la veine porte (Dieulafoy et Giraudeau); ce qui revient à invoquer la péritonite. C'est en réalité seulement l'inflammation péritonéale, fréquente chez les cirrhotiques, qu'on peut tenir comme cause secondaire et accessoire de l'épanchement; dans ce cas (v. plus haut), la teneur en albumine est augmentée, la densité s'élève (1018 au lieu de 1012) et les éléments figurés (leucocytes, cellules épithéliales du péritoine) se montrent assez abondants.

La peau de l'abdomen, très tendue, avec des vergetures d'autant plus prononcées que l'ascite est plus ancienne et que les ponctions ont été plus nombreuses, est bientôt sillonnée d'un *abondant réseau veineux superficiel*, simple exagération, par dilatation, du réseau normal des veines sous-cutanées abdominales. Cette *circulation veineuse supplémentaire* marche à peu près de pair avec l'ascite, autant dire avec le processus scléreux hépatique. Les troncs principaux qui la constituent, au nombre de cinq ou six, et dont la dimension peut acquérir celle d'une grosse plume d'oie, s'étendent en longueur du thorax au pubis, surtout à droite, et sont unis entre eux par des branches anastomotiques obliques ou transversales, plus petites, ces branches étant à leur tour reliées par des veinules moins apparentes. Ce réseau, quelquefois d'une grande richesse, au point de simuler une *tête de Méduse*, s'abouche en haut avec les veines épigastriques et mammaires internes, également dilatées, en bas avec la veine iliaque et la saphène.

On a coutume de dire que le cours du sang se fait, dans ces veines, de haut en bas. On s'apercevra bien vite qu'il n'y a rien de constant à cet égard : un segment vidé dans un sens ou dans l'autre par la pression du doigt se remplit presque aussitôt; la dérivation se fait donc aussi bien vers la veine cave inférieure que vers les azygos.

On peut percevoir dans les plus gros troncs, par le doigt légèrement appliqué, un frémissement et, par le stéthoscope, un souffle continus. Mais cette double particularité n'est pas constante.

A la profondeur même de la paroi abdominale, dans l'épaisseur de l'intestin (système de Retzius) et du mésentère, dans le ligament suspenseur et le diaphragme, toutes les anastomoses veineuses portes avec les radicules de la veine cave inférieure se dilatent et établissent un supplément de circulation vicariante; dans le foie lui-même les veines sus-hépato-glissonniennes se développent pour ramener par l'extérieur, vers les veines sus-hépatiques, le sang du système porte; mais le clinicien ne saurait s'y intéresser.

Des varices lymphatiques se dessinent aussi, à la partie inférieure de l'abdomen, comme irradiant du pubis, sous forme d'un réseau de gros cordonnets noueux, clairs et presque transparents (Hanot). Ce ne sont peut-être que des vergetures œdémaltiées (Chauffard).

Le *foie* est inabordable à l'exploration dès que l'ascite, associée au météorisme, a tendu les parois intestinales. On ne peut en rechercher l'état qu'après une ponction; il demeure d'ailleurs le plus souvent inaccessible sous les fausses côtes; la percussion seule révélera sa matité notablement diminuée.

Quelquefois cependant, à travers la paroi abdominale émaciée et en remontant la main sous les fausses côtes, on peut saisir l'organe entre les doigts, en constater la dureté, le bord mousse et irrégulier, la surface granuleuse et inégale et aussi la parfaite indolence, sauf les cas où la périhépatite aura déjà procuré au malade des douleurs spontanées avant la ponction.

Par contre, la *rate* hypertrophiée pourra fournir une certaine matité dans sa portion thoracique et être facilement explorée une fois le liquide évacué. On a pu y constater quelquefois un souffle splénique (Leudet, Bouchard).

L'*ictère vrai, orthopigmentaire*, fait ordinairement défaut dans la cirrhose atrophique. Il peut néanmoins apparaître à un moment donné, fonction, sans doute, d'une angiocholite intercurrente.

Mais il y a aussi des *cirrhoses avec ictère franc* qui constituent une particularité clinique de la maladie, relativement rare. L'ictère se montre au cours ou à la fin de l'évolution cirrhotique et n'a aucune relation avec l'ictère grave, car il a une durée relativement longue et une évolution torpide. On le voit plus particulièrement chez les femmes, entre 30 et 40 ans, et il complique de préférence les cirrhoses biveineuses chez les tuberculeux. Il est probable qu'il s'agit de cirrhoses de nature tuberculeuse (V. Cirrhoses tuberculeuses); on l'explique par l'intensité de la sclérose péricellulaire. Le pronostic est grave; la survie ne dépasse guère 4 mois (N. Fiessinger).

Quant à l'*ictère métapigmentaire*, il est constant, donnant au malade ce teint jaune terreux, à fond rougeâtre, si caractéristique.

De même les *urines* ne contiennent pas de biliverdine, mais seulement, et en abondance, de l'urobiline et du pigment rouge brun (V. Ictère en général).

Elles sont rares (moins d'un litre), denses, très acides, fortement colorées et déposent un abondant sédiment uratique imprégné d'hématoporphyrine (brique pilée).

Elles peuvent contenir du sucre (glycosurie alimentaire) et aussi de l'albumine (altération rénale concomitante ou secondaire) et des peptones. Leur toxicité est notablement augmentée.

L'urée tombe à 15, 10 et 8 gr. par vingt-quatre heures; l'ammoniaque au contraire est plus abondante, et le rapport de ces deux corps augmente en raison de la gravité du cas (Stadelmann). On peut trouver aussi dans l'urine de la leucine et de la tyrosine.

Le *taux urinaire* quotidien est très variable (anisurie). A la phase terminale, cependant, il y a, avec l'oligurie, une égalisation du débit quotidien parfois si parfaite que la courbe d'élimination évolue en ligne droite, en plateau (isurie, Gilbert et Lipmann).

Les *fèces*, d'abord solides, puis diarrhéiques d'une façon presque permanente, sont plus ou moins décolorées et deviennent même complètement blanches (hypo et acholie pigmentaire) et fétides. Vers la fin la diarrhée peut être verte, par pullulation des germes chromogènes intestinaux.

Les *troubles digestifs* n'ont fait que s'accentuer : l'anorexie est la règle; les substances grasses, la viande, le lait même quelquefois inspirent le dégoût. La langue, d'abord saburrale, se nettoie vers la fin, devient plus rouge et souvent, desséchée, prend l'aspect de la langue de perroquet.

Le *cœur* résiste longtemps, mais fléchit à la longue; le *pouls* est mou, plus ou moins ralenti; la *pression artérielle* abaissée (Gilbert et Garnier), surtout après les ponctions.

Les *bases pulmonaires* sont envahies par des râles sous-crépitants humides (œdème pulmonaire). Mais dès que le météorisme et l'ascite ont atteint un certain développement, la *dyspnée* fait son apparition et ne cède momentanément qu'à l'évacuation du liquide.

La *nutrition générale* est profondément troublée. L'émaciation se prononce surtout au tronc, aux membres supérieurs et à la face, les membres inférieurs devenant bientôt le siège d'un œdème à la fois mécanique et cachectique, qui envahit le scrotum et la verge, la paroi abdominale, la région lombaire. La lymphangite et l'érysipèle apparaissent fréquemment sur la moitié inférieure du corps.

L'*état du sang* a récemment attiré l'attention, et a donné lieu à des constatations auxquelles on pouvait bien s'attendre d'après la clinique; si peu intéressantes qu'elles soient, les voici :

C'est d'abord la *teneur du sérum en bilirubine* dont le degré moyen est de 7 centigr. par litre de sérum, soit 21 centigr. pour la masse totale sanguine. Cette teneur, absolument parallèle à l'ictère, augmente beaucoup quand celui-ci apparaît d'une façon notable alors que l'acholie pigmentaire est très accusée. Dans les cirrhoses biliaires elle est très augmentée.

C'est ensuite la *teneur en substances albumineuses* qui est diminuée, conséquence logique des déperditions que subit le sérum du fait de l'ascite.

C'est enfin l'*anémie globulaire* dont l'évolution est parallèle à celle de la dyshépatie.

Le nombre des hématies est, en moyenne, de trois millions par millimètre cube. La proportion d'hémoglobine est parallèle, ce qui montre que la valeur globulaire reste normale. La vitesse de coagulation est faible, d'où tendance aux hémorragies. Le nombre des leucocytes ne semble pas modifié, contrairement à ce qui se passe dans la maladie de Hanot, non plus que l'équilibre leucocytaire.

Cette anémie survient en dehors de toute complication déglobulisante (hémorragies, ascite, etc.). Elle est bien sous la dépendance de la lésion hépatique, car dans les cirrhoses à hyperhépatie, il y a hyperglobulie.

Elle s'explique par cette hypothèse que : parmi les substances données au sang par la cellule hépatique en fonctionnement normal, il en est qui exercent une action stimulante sur la moelle osseuse; avec l'insuffisance hépatique, ces substances diminuent, et la moelle osseuse met en liberté moins de globules rouges. Ce mécanisme n'exclut pas d'ailleurs la possibilité de destructions globulaires dues à d'autres causes (M. Perrin).

Quant à la *moindre coagulabilité*, il en sera question à propos des hémorragies (V. Complications).

**Marche. Durée. Terminaison.** — C'est une maladie à peu près fatalement progressive que la cirrhose de Laënnec parvenue au stade ascitique. Elle accomplit son évolution en un an, deux ans au plus. Encore est-elle souvent abrégée par quelque complication.

On a bien cité des cas où l'ascite a rétrocédé en même temps que s'amendaient les symptômes; mais, outre qu'ils sont rares, ils sont peut-être hors du cadre de la cirrhose de Laënnec par leur étiologie.

On n'a pas oublié la guérison possible, je dirai même facile à la période précirrhotique (V. plus haut). Mais ce n'est pas la sclérose qui guérit, car elle n'est pas encore constituée, c'est la cellule; et quand la sclérose s'installe, c'est que la cellule est vaincue et vouée à une mort prochaine.

Sauf complications, c'est en effet la mort de la cellule hépatique qui commande la mort de l'individu, ce que Hanot exprimait ainsi : « Le pronostic est intimement lié à l'état de la cellule hépatique. » Les progrès de l'ascite, des œdèmes, de l'inanition, de la diarrhée, sont autant de causes qui s'ajoutent à l'insuffisance cellulaire pour aboutir d'une part au marasme, à la cachexie, d'autre part à l'*auto-intoxication par dyshépatie* absolue.

Le rein bientôt malade donne quelquefois sa note sous forme d'*urémie hépatique*, qui ne diffère de l'urémie proprement dite (v. c. m.) que par les circonstances où elle se produit.

Mais c'est l'*infection* qui, le plus souvent, tue le malade. Sur ce terrain sans défense elle donne des érysipèles, des lymphangites, des escarres et des gangrènes, des phlébites, des pneumonies adynamiques, des pleurésies. Le foie est pour elle une proie facile, et si quelque cholécystite suppurée, quelque abcès intra-hépatique n'emportent pas rapidement le cirrhotique, c'est l'*ictère grave* (v. c. m.), l'infection suprême, qui achève la cellule agonisante sous une des formes pyrétiques ou hypothermiques que l'on connaît. On peut vraiment dire en définitive que l'ictère grave est la terminaison naturelle de la cirrhose de Laënnec, comme d'ailleurs de toute maladie du foie.

**Complications**. — Pourtant d'autres complications plus ou moins brutales peuvent intervenir prématurément.

C'est d'abord l'*hémorragie gastro-intestinale*, hématémèse ou melæna (v. c. m.), qui peut, en une fois si elle est abondante, en quelques jours si, plus discrète, elle se renouvelle, emporter le patient. Les quelques cas où cette perte sanguine a pu paraître favorable (Klemperer), au moins pour un temps, en faisant diminuer l'ascite et en soulageant le malade, sont de rares exceptions.

On a vu cet accident survenir avant même que l'ascite ne fût constituée, à la période dyspeptique de la maladie. Ordinairement il ne se produit que la cirrhose une fois confirmée.

C'est à la rupture de varices œsophagiennes qu'on attribue les hémorragies (Dussausay). Mais on n'a pas constaté l'existence de ces varices dans toutes les autopsies, ou bien elles n'étaient pas rompues. On a supposé que, dans ces cas, il se produisait brusquement une congestion exagérée, une vaso-dilatation subite et énorme dans tout le système porte. « Chez le sujet sain, cette congestion ne donnera pas lieu à une hémorragie, parce que le foie peut se tuméfier et loger des quantités de sang considérables; mais, si le foie est cirrhosé, il perd son élasticité et rétrécit les voies d'écoulement dans la veine cave. » (Debove et Courtois-Suffit.) La rupture est d'autant plus facile que les vaisseaux ou les capillaires sont déjà altérés dans leur structure par l'auto-intoxication dyshépatique, que le sang est adultéré et moins coagulable, que le frein nerveux est également intoxiqué dans les centres. Cette diminution de la coagulabilité tient à la diminution de la fonction fibrinogénique du foie, qui subit, du fait de la dyshépatie, la même méiopragie que les autres fonctions de la glande.

La rupture de veines ou de capillaires variqueux n'est pas indispensable. Des hématémèses énormes peuvent se produire sans lésion apparente de la muqueuse gastrique, les vaisseaux de la sous-muqueuse laissant passer le sang qui vient sourdre par les orifices glandulaires (Michelazzi).

Des hémorragies rapidement mortelles peuvent aussi se faire par d'autres voies : hémorragies intra-péritonéales, hémorragies méningées, hémorragies rétiniennes, hématurie. On a aussi signalé l'apoplexie laryngée, se montrant brusquement la nuit, sans prodromes et ne se traduisant que par un enrouement subit avec expectoration sanguinolente, sans douleur, ni réaction inflammatoire (Debove et Trémolières).

Toutes ces hémorragies sont quelquefois assez importantes pour constituer une *forme hémorragique* qui est ordinairement sans ascite, la tendance hémorragique se manifestant de très bonne heure.

C'est ensuite la *péritonite tuberculeuse* qui complique souvent la cirrhose de Laënnec. On comprend avec quelle facilité le bacille de Koch vient se greffer sur une séreuse déjà si éprouvée, soit que le malade fût déjà porteur d'une lésion pulmonaire plus ou moins latente, soit que l'infection se produise directement par la voie intestinale, soit enfin que la cirrhose ne fût déjà de nature tuberculeuse méconnue.

Le tableau clinique change avec ce nouveau facteur : « Le ventre devient douloureux, spontanément ou à la pression ; il est parcouru par des coliques sourdes, et les contractions intestinales peuvent même parfois devenir perceptibles à la vue et à la palpation. La paroi abdominale devient blanche, œdémateuse et miroitante ; des sueurs locales se produisent. Après ponction, on constate de l'empâtement, de la crépitation péritonique, des masses profondes et bosselées d'épiploïte tuberculeuse. En même temps surviennent des vomissements, de la diarrhée, de la fièvre hectique, des sueurs profuses ; le facies devient consomptif, et le marasme croissant entraîne bientôt la mort. » (Chauffard.)

La tuberculose peut éclore aussi dans le poumon des cirrhotiques. On a même vu des cas de granulie.

Les *névrites*, quelquefois signalées dans la cirrhose hypertrophique graisseuse (v. c. m.), sont tout à fait rares dans la cirrhose atrophique.

**Formes.** — Nous devons grouper ici quelques faits exceptionnels au point de vue de la marche et de la durée.

On a cité une durée de 25 ans (?) avec ascite intermittente. La perméabilité du foie était conservée, malgré la cirrhose atrophiante, et il existait une dilatation considérable de la veine ombilicale (Castaigne).

Il existe des *cirrhoses à marche aiguë* (Hanot, Debove) qui évoluent en 2 à 6 mois avec fièvre modérée, douleurs abdominales, ascite précoce, œdèmes plus ou moins généralisés, hémorragies et cachexie rapide. Il s'agit ici d'altérations cellulaires granulo-graisseuses peut-être liées à un processus tuberculeux.

D'autres fois une médication intempestive peut donner à une cirrhose vulgaire en évolution normale une allure aiguë. L'iodure de potassium, par exemple, a pu déterminer en six semaines une intoxication fatale (Chauffard). D'où le précepte d'être très ménager, chez les cirrhotiques, de médicaments susceptibles d'altérer la cellule hépatique ou de devenir toxiques par accumulation ou défaut d'action protectrice du foie.

**Traitement.** — V. CIRRHOSES EN GÉNÉRAL.                    *ÉMILE BOIX.*

**CIRRHOSE DIABÉTIQUE.** — L'état du foie dans le diabète (v. c. m.) est extrêmement variable, et on ne peut, malheureusement, rien en conclure qui donne un éclaircissement aux rapports réciproques de cet organe et de cette maladie. De ce que l'on constate chez les diabétiques une cirrhose spéciale, faut-il en induire qu'elle a pour cause le diabète ? Tous les auteurs ne le pensent pas, bien que la majorité accepte cette idée. Auscher, en particulier, fait remarquer que souvent le diabète n'apparaît que postérieurement au début de la cirrhose et qu'il n'en est qu'une complication. Cela permettrait de faire un groupe logique des affections pigmentaires du foie, sous le nom de *sidérose hépatique*, selon les idées de Quincke, Neumann, Letulle, Caramanos, Chauffard et Castaigne.

Néanmoins, la *cirrhose pigmentaire diabétique*, dite aussi *diabète bronzé*, présente une physionomie clinique tout à fait personnelle qui demande à être mise en relief.

Sous le nom de *cirrhose hypertrophique pigmentaire dans le diabète sucré*, Hanot et Chauffard isolaient, en 1882, une entité morbide caractérisée par trois grands syndromes cliniques : l'*hypertrophie scléreuse du foie*, la *mélanodermie*, le *diabète sucré*. Nombre d'auteurs ont depuis corroboré leur description : Letulle, Hanot et Schachmann, qui créèrent le terme de *diabète bronzé*, Brault et Galliard, Barth, Palma, Mossé, P. Marie, de Massary, Acard, Dutournier, etc.

Le *foie* est augmenté de volume ; son poids varie de 1720 à 3200 grammes ; sa consistance est ferme, nettement scléreuse ; sa couleur brun roux foncé, comparable à celle de la rouille ; sur ce fond se détachent des placards noirâtres ou gris ardoisé sous-capsulaires. La section est finement granuleuse, parfois presque lisse ; les lésions sont uniformément réparties.

Les voies biliaires sont libres et perméables. La bile, qui d'habitude ne contient pas de pigment ocre, peut présenter toute la gamme du vert foncé au jaune clair.

La *rate*, quoique hypertrophiée, n'est jamais énorme comme dans le paludisme ou la maladie de Hanot ; elle est d'une consistance un peu ferme et colorée en brun roux.

Le *pancréas*, toujours coloré, est pigmenté dans sa totalité et très dur et plutôt atrophié.

Les *ganglions lymphatiques* abdominaux sont toujours pigmentés et remarquablement durs.

Sauf le cerveau, le bulbe et la moelle, tous les autres organes présentent ce double caractère plus ou moins marqué de sclérose et de dégénérescence pigmentaire.

La muqueuse gastro-intestinale présente une coloration bleu-noir, ardoisée, due à la sulfuration du pigment (P. Marié).

C'est le *foie* qui présente le maximum de lésions. La sclérose est très marquée. Il y a autant de tissu fibreux que de tissu glandulaire. La topographie est bouleversée : il n'y a plus de lobulation; le parenchyme est disséminé en nodules çà et là dans le tissu conjonctif.

Les cellules, comme dans la cirrhose paludéenne (v. c. m.), sont infiltrées de pigment et subissent la nécrobiose; elles peuvent se disposer aussi en noyaux d'hépatite nodulaire hyperplasique, mais à un moindre degré que dans le paludisme.

La cirrhose est biveineuse, annulaire, ordinairement à fines granulations. Le tissu conjonctif, riche en pigment et en néo-canalicules biliaires, dissocie le lobule autant et plus peut-être par son centre que par sa périphérie, particularité propre à la cirrhose diabétique (Hanot). L'endartérite est très prononcée, presque oblitérante.

La rate, sclérosée, contient des masses pigmentaires dans la pulpe et surtout autour des travées fibreuses.

Dans la peau, le pigment occupe les fins ramuscules artériels du derme et les glandes cutanées et, dans l'épiderme, la face profonde du stratum de Malpighi.

Le *pigment ocre*, qui infiltre ainsi tout l'organisme, est un hydrate ferrique (Auscher et Lapicque) qui dérive de l'hémoglobine. En déposant sur un fragment de tissu une goutte de sulfhydrate d'ammoniaque, on voit apparaître peu à peu une coloration vert noirâtre qui passe au noir et se fonce bientôt de plus en plus. Si on le soumet à l'action successive du ferrocyanure de potassium et de l'acide chlorhydrique, il prend progressivement une belle coloration bleu de Prusse. La quantité de fer ainsi déposé à l'état de pigment est considérable : ainsi le foie qui, normalement, n'en contient que 1 à 4 pour 1000, en renferme 11,3; la rate 4, 2, au lieu de 1 ; les ganglions abdominaux 18,5, au lieu de simples traces.

C'est de l'hémoglobine que provient ce pigment. Mais par quel mécanisme? Hanot et Chauffard admettent une *dysgénèse pigmentaire* de la cellule hépatique sous l'influence de l'hyperglycémie ; c'est un trouble de la fonction chromatogénique du foie qui non seulement est surabondante, mais encore déviée. C'est la *théorie hépatique* difficilement admissible, acceptée cependant par quelques auteurs. La *théorie hématique* admet une destruction préalable de l'hémoglobine dans le sang par une cause encore inconnue (diabète ou sa cause elle-même); l'accumulation de pigment qui en résulte rend insuffisante la fonction des organes chargés de l'éliminer, en particulier le foie ; celui-ci cherche à s'hypertrophier pour satisfaire à cette tâche, mais succombe sous l'invasion pigmentaire, et la sclérose est la conséquence à la fois de l'irritation produite par le pigment en nature et de la nécrobiose cellulaire; le pigment envahit alors le reste de l'économie et surtout les voies lymphatiques qui s'essayent, sans plus de succès, à l'élimination vicariante. Telle est, en substance, l'idée de Letulle, de P. Marie, de Kiener, de Dutournier.

Quant à la cause de cette hématolyse excessive, elle n'a pu être encore

élucidée malgré les recherches de Auscher, Lapicque, Guillemonat, Charrin
et Léon Meunier.

La cirrhose pigmentaire diabétique paraît être, jusqu'à présent, spéciale
au sexe masculin de 50 à 60 ans.

L'influence des causes banales, alcoolisme, infections, etc., paraît nulle. Le
diabète arthritique n'y prédispose pas davantage. Le nombre des diabètes
bronzés est infime par rapport au nombre des diabétiques. « C'est qu'il ne
s'agit pas d'une affection venant, à un moment donné, compliquer le diabète
gras, mais d'un syndrome d'une durée relativement courte, évoluant tout
d'une pièce et survenant chez des gens dont les conditions d'existence ne
sont guère confortables. » (Dufournier.)

De fait, il semble bien s'agir ici d'un *diabète pancréatique* surajouté à la
maladie première et résultant de l'altération profonde du pancréas sous
l'influence de l'infiltration pigmentaire.

Il est logique d'admettre, cependant, que le fléchissement du foie sous la
surcharge hémoglobinique se fera d'autant plus facilement que la cellule
hépatique sera déjà lésée pour une cause ou une autre. Nous avons vu
récemment un exemple de diabète bronzé chez un gros mangeur et gros
buveur, dont la maladie a débuté quelque temps après une infection aiguë
des voies digestives et dont l'issue fatale est survenue à propos d'une angine
herpétique. Ce cas nous a montré clairement : 1° le facteur hépatique : surmenage digestif, préparant la faillite du foie ; 2° le facteur infectieux déterminant à la fois l'hémolyse et la plus grande dyshépatie ; 3° la cirrhose, la
pigmentation et le diabète (celui-ci dû à l'hyperhépatie ou à l'altération
pancréatique par pigmentation) évoluant parallèlement ; 4° l'infection finale
qui, bénigne d'ordinaire chez un individu sain, a tué le malade sans défense
hépatique. C'est donc une théorie mixte qui rendrait le mieux compte de la
généralité des faits en faisant intervenir à la fois l'hémolyse et la dyshépatie
préexistante.

D'autres vont plus loin encore : ils admettent que préexistent la cirrhose
et le diabète, et que, sous l'influence d'une cause hémolytique quelconque,
certaines cirrhoses peuvent devenir pigmentaires, certains diabètes devenir
bronzés. Ce ne seraient pas là des entités distinctes, mais des modalités
d'affections très communes ; ce seraient des cirrhoses et des diabètes avec
destruction exagérée d'hémoglobine (Duvernay).

**Symptômes.** — Le *début* peut se faire par les symptômes du *diabète
pancréatique* (v. c. m.), ou par ceux de la *dyshépatie* (troubles digestifs,
diarrhée), ou par un accident *broncho-pulmonaire* (bronchite intense et prolongée), à la convalescence de laquelle la maladie bronzée se déclare. La
mélanodermie n'apparaît jamais que secondairement et marque l'entrée
dans la *période d'état*.

Celle-ci est constituée par quatre grands symptômes :

1° Le *diabète*. La polyphagie est inconstante et peu accusée, et bientôt
les troubles digestifs la font disparaître. La polydipsie est toujours notable
(5 à 6 litres de liquide par 24 heures). L'urine, très abondante, contient
200 à 300 grammes de sucre ; l'azoturie peut manquer, l'albuminurie n'apparaît qu'à titre de complication ; les pigments font défaut.

Bientôt ces signes s'amendent : la faim et la soif diminuent, le sucre tombe peu à peu à 80, 50 grammes, puis disparaît souvent les derniers jours. Cette atténuation n'est pas toujours l'indice fatal d'une mort prochaine ; il y a des rémissions possibles.

2° Les *troubles abdominaux*. Le foie, hypertrophié, dépasse toujours franchement les fausses côtes et peut descendre à six travers de doigt au-dessous d'elles. Il conserve sa forme générale, est lisse, dur, sensible à la pression. On constate une teinte subictérique des conjonctives. Le météorisme d'abord, puis l'ascite et la circulation veineuse collatérale font leur apparition.

La rate, modérément hypertrophiée, est quelquefois douloureuse.

Les troubles digestifs arrivent à leur summum. La bouche et la langue sont ceux des diabétiques (gingivite, glossite sèche); il y a des vomissements et de la diarrhée par crises.

3° La *pigmentation*. La peau rugueuse, écailleuse, est d'une sécheresse remarquable. Elle a une teinte spéciale, *sui generis*, que le mot « bronzé » ne traduit qu'imparfaitement. C'est une coloration tout à fait terreuse, plombée, avec des reflets gris plutôt que bruns. On l'a comparée à celle de la fonte de fer, ou mieux de la plombagine (Barth). Elle est uniforme et, sauf aux points de lymphangite réticulaire fréquents surtout au pli de l'aine et sur la paroi abdominale, qui donnent de petites plaques d'un brun très foncé, il n'y a pas de zones hyperpigmentées à côté d'autres plus pâles (sorte de vitiligo). Cependant la teinte est toujours plus accentuée au visage, à la face dorsale des mains et des avant-bras, aux organes génitaux et aux lèvres.

La mélanodermie, d'ailleurs variable selon les périodes de la maladie, n'est pas constante ni égale chez tous les malades. Quelques-uns la présentent à peine ; chez certains même, elle peut manquer, ou ne plus réaliser qu'une sorte de peau malpropre.

La pigmentation des muqueuses est exceptionnelle.

4° La *cachexie bronzée*, qui est constante et rapide. L'amaigrissement, l'affaiblissement des forces marchent à grands pas, et c'est bientôt la cachexie profonde, de l'impaludisme et de l'anémie pernicieuse. « La face est amaigrie, osseuse, le regard vague et incertain ; l'expression de physionomie abattue, triste, exprime le découragement. Le corps est émacié de lamentable manière (un malade de M. Mossé arriva à ne peser que 39 kilogrammes). L'ascite, qui souvent distend le ventre, contraste avec cette maigreur. L'œdème des membres inférieurs qui fait son apparition de bonne heure, existe quelquefois en dehors de tout épanchement ascitique et peut s'étendre aux bourses et à l'abdomen. L'affaiblissement va croissant, et le malade en arrive à ne plus pouvoir se lever, ne plus parler et même à ne plus pouvoir se remuer dans son lit, même pour manger et boire ; les membres semblent atteints d'une véritable parésie. » (Dutournier.) [Comparer avec la maladie d'Addison (v. c. m.); dans les deux, les capsules surrénales sont malades.] Alors apparaissent des hémorragies : purpura, hématurie, épistaxis.

Cette cachexie est plus précoce, plus intense, plus rapide que la cachexie diabétique en général ; et, tandis que les diabétiques vulgaires meurent toujours de quelque complication, les diabétiques bronzés meurent des progrès de leur cachexie, dans le marasme, à moins que ne survienne une infection intercurrente qui les emporte, alors que leur cirrhose diabétique est encore à la période d'état.

A noter l'absence de fièvre, sauf complication concomitante.

La *durée* du diabète bronzé est de 8 à 14 mois, exceptionnellement de 2 ans. On n'a pas encore observé de guérison. Parfois surviennent, au cours de la maladie, des rémissions trompeuses, suivies d'aggravations. Cette marche par crise est fréquente.

Le *traitement* ne pourra être que symptomatique. *ÉMILE BOIX*.

**CIRRHOSE DYSPEPTIQUE.** — **Cirrhose de Budd.** — On sait qu'au cours des dyspepsies, le foie peut présenter une augmentation de volume, d'ailleurs variable chez un même individu selon l'état momentané du tube digestif, sorte de congestion qui peut, après une série de poussées, devenir habituelle et même permanente (V. Foie, Congestion).

Les choses peuvent aller plus loin, et une véritable cirrhose peut se constituer. Hanot et Boix en ont donné le tableau clinique.

**Symptômes.** — Chez un adulte de 35 à 45 ans, on constate, à la période d'état de la maladie, un *foie volumineux* débordant les fausses côtes de 4 à 8 travers de doigt, mesurant en hauteur de 20 à 25 centimètres, sur la ligne mamelonnaire. La surface en est lisse, égale, sans bosselures, ni saillies ; le bord reste facilement perceptible, quoique un peu épaissi. L'*organe est remarquablement dur ; on le dirait en bois ;* c'est le caractère le plus frappant. La palpation n'en est que peu ou pas douloureuse.

Il n'y a pas d'augmentation appréciable du volume de la rate ; il n'existe pendant longtemps pas d'ascite, pas de circulation veineuse abdominale, jamais d'ictère, mais une coloration urobilinique des téguments qui peut même manquer.

Les urines sont le plus souvent normales ; elles peuvent contenir cependant de l'urobiline, et parfois de l'albumine en plus ou moins grande quantité (albuminurie hépatique) ; on n'y trouve jamais de sucre.

Les malades ne présentent dans leurs antécédents ni alcoolisme, ni tuberculose, ni impaludisme, ni syphilis, ni aucune cause apparente d'infection récente ou ancienne. Mais on apprend que depuis de longues années ils sont dyspeptiques, soit d'une façon constante, soit par intermittence, avec ou sans dilatation de l'estomac.

Les troubles fonctionnels sont peu accusés. En dehors de la dyspepsie qui persiste, sauf intervention thérapeutique, on note seulement une sensation de pesanteur dans l'hypocondre droit, du tympanisme, de la constipation habituelle et une certaine lassitude qui rend le travail manuel plus pénible et plus vite fatigant.

Cependant, les malades sont sujets aussi à des accidents aigus, ordinairement passagers, et consistant en embarras gastriques pendant lesquels le foie augmente légèrement de volume, en même temps que de l'urobiline apparaît dans les urines. Ils peuvent aussi subir des poussées plus ou moins intenses de péri-hépatite qui font croire à des coliques hépatiques frustes.

**Marche. Durée. Terminaison.** — La durée en est fort longue ; des malades ont pu être suivis depuis douze ans, grandement améliorés d'ailleurs, guéris de la plupart des troubles gastro-intestinaux, mais conservant toujours un gros foie qui subit des variations minimes de volume.

La terminaison peut se faire d'ailleurs par l'exagération du processus cirrhotique et le mécanisme habituel aux cirrhoses veineuses du foie. Quelquefois, des hémorragies profuses amènent une terminaison fatale.

Le pronostic *quoad vitam* est donc bénin. Mais un tel foie demande des ménagements.

**Son rôle et sa place en pathologie hépatique.** — Cette cirrhose dyspeptique est anatomiquement caractérisée par une sclérose généralisée, diffuse, inter et intralobulaire, à tendance monocellulaire, avec intégrité relative de la cellule hépatique.

L'influence sclérosante des produits nocifs qui prennent naissance dans un tube digestif malade, soit toxiques par fermentations anormales (acides de la série grasse en particulier, indol, scatol, phénol, etc.), soit toxiniques par pullulation microbienne (colibacille), a été démontrée d'abord par Boix, puis par Rovighi, Inghilleri, Claude, etc. [V. CIRRHOSES EN GÉNÉRAL (ÉTIOLOGIE).]

Mais cette influence sclérosante ne se manifeste pas seulement sous la forme d'un gros foie du type cirrhose dyspeptique. L'idée qu'elle pouvait réaliser même la cirrhose de Laënnec, émise hypothétiquement depuis fort longtemps par Budd, Frerichs, Murchison, a été nettement présentée par Boix, puis adoptée et développée par Grasset, et pénètre peu à peu jusque dans les traités classiques.

Cette démonstration n'était possible qu'à la condition de trouver des cas de cirrhose, quels qu'ils fussent, où tout alcoolisme, toute cause toxique ou infectieuse extérieure pût être écartée, où ne restât comme seule cause efficiente admissible que des troubles dyspeptiques prolongés. Encore fallait-il que la forme de cirrhose ainsi présentée ne rentrât dans le cadre d'aucune forme connue, à étiologie déjà classée, cristallisée dans les esprits, car on n'aurait pas accepté volontiers pour valable ce facteur nouveau, surtout s'il avait eu la prétention de refouler les autres. Hanot et Boix ont pu dégager quelques observations d'un type tout à fait nouveau, relevant uniquement de l'auto-intoxication d'origine gastro-intestinale. La cirrhose dyspeptique était créée. Mais autour d'elle venaient aussitôt se ranger, sous la même bannière étiologique, les cas déjà nombreux de cirrhose atrophique type Laënnec, où l'alcool n'avait que faire (Laffitte, Létienne, Grasset), et ceux de cirrhose hypertrophique dite alcoolique qui ne justifiaient pas étiologiquement ce qualificatif. Ainsi, par cette voie détournée, la vérité put pénétrer dans les esprits.

De sorte que la cirrhose dyspeptique qui pouvait au début (1894) être considérée comme la seule due à une auto-intoxication d'origine gastro-intestinale, se trouve aujourd'hui être en réalité le premier type, la forme la plus atténuée et la plus bénigne, la plus rare d'ailleurs aussi, de la série des cirrhoses veineuses, hier encore qualifiées d'alcooliques et dont les trois termes sont par ordre ascendant de gravité : la *cirrhose dyspeptique proprement dite*, ou *pure* (toute autre étiologie que la dyspepsie devant être rejetée), la *cirrhose hypertrophique dite alcoolique* (dans l'étiologie de laquelle la tuberculose semble aussi avoir une part), enfin la *cirrhose de Laënnec*. On remarquera encore que le volume du foie cirrhosé est, dans cette série, en raison inverse de la gravité du syndrome cirrhotique.

**Traitement.** — V. CIRRHOSES EN GÉNÉRAL.                    *ÉMILE BOIX.*

**CIRRHOSE HYPERTROPHIQUE DITE ALCOOLIQUE.** — Longtemps confondue dans le groupe des cirrhoses avec ascite, elle en a été distraite par Hanot et Gilbert. Comme celle de la cirrhose de Laënnec, son étiologie s'est affranchie au moins en partie de l'alcoolisme pour reconnaître comme cause principale l'auto-intoxication gastro-intestinale (V. CIRRHOSES EN GÉNÉRAL, CIRRHOSE DE LAËNNEC, et CIRRHOSE DYSPEPTIQUE). D'après des recherches récentes, enfin, la tuberculose semble bien devoir revendiquer nombre de cas.

Soit que la cellule hépatique offre plus de résistance, soit que le malade ait moins de tendance à faire de la sclérose, l'auto-intoxication gastro-intestinale ne donne pas toujours la forme atrophique de la cirrhose de Laënnec. Sous cette influence, le foie augmente de volume et reste gros pendant tout le cours de la maladie, les symptômes étant d'ailleurs les mêmes, à l'intensité près, que dans la cirrhose de Laënnec. Mais cette forme hypertrophique est susceptible de guérison après ponctions répétées et sous condition d'un traitement rigoureux. C'est ce qu'avaient déjà remarqué Monneret, Leudet, Semmola; c'est ce que mirent définitivement en lumière Hanot et Gilbert.

Les cellules hépatiques ont, dans cette forme, une tendance à la réaction défensive : elles sont augmentées de volume, et réalisent, au moins par groupes, sous forme nodulaire, l'hyperplasie compensatrice et régénératrice signalée par Ponfick et Hanot. On en trouve également en karyokinèse.

Comme la cirrhose de Laënnec, la cirrhose hypertrophique veineuse est l'apanage des adultes.

**Symptômes.** — Le début est toujours marqué par les troubles digestifs (V. CIRRHOSE DE LAËNNEC).

Il s'y joint une pesanteur, une douleur sourde dans l'hypocondre droit, tantôt constante, tantôt avec exacerbations, s'accompagnant de douleurs de l'épaule droite. Le foie déborde les fausses côtes et la teinte urobilinique se montre sur les téguments et la conjonctive. Mais cette *période pré-cirrhotique* peut être longue, offrir des rémissions et n'aboutir à l'ascite qu'après plusieurs poussées séparées par des intervalles variables. Les épistaxis sont plus rares que dans la cirrhose atrophique; par contre, l'œdème préascitique (Gilbert et Presle) semble avoir été noté plus souvent. Les urines contiennent toujours, même au moment des rémissions, de l'urobiline en plus ou moins notable quantité.

Si le malade adopte définitivement un régime et une médication appropriés, les choses peuvent en rester là, le foie rétrocéder, les symptômes s'amender et l'ascite ne se montrer jamais. Le plus souvent, cependant, la maladie passe à la *période cirrhotique* avec ascite, celle-ci survenant progressivement ou quelques rares fois d'emblée.

L'abondance du liquide est, en général, moindre que dans la cirrhose atrophique, mais le tympanisme est aussi prononcé; de sorte que la gêne respiratoire nécessite de bonne heure une première ponction.

Le développement du réseau veineux sous-cutané abdominal reste modéré.

La palpation et la percussion constatent facilement après une ponction le volume exagéré du foie qui déborde de trois à cinq travers de doigt les fausses côtes et dont la matité remonte jusqu'au quatrième espace intercostal, au-dessus du mamelon; sur la ligne médiane, il atteint souvent l'ombilic. L'organe est dur, son bord est mousse, sa surface quelquefois lisse, souvent granuleuse ou chagrinée.

La rate, plus hypertrophiée peut-être que dans la cirrhose de Laënnec, mesure 8 à 12 centimètres.

La congestion des bases pulmonaires et la pleurésie sèche de la base droite se trouvent ici comme dans la cirrhose atrophique.

**Marche. Durée. Terminaison.** — Tout l'intérêt de cette forme de cirrhose toxique bi-veineuse est dans son évolution et sa terminaison possible par la guérison, non seulement à la phase précirrhotique, mais aussi après une période plus ou moins longue d'ascite et d'état général, sinon tout à fait mauvais, au moins très précaire. Deux, trois, six années peuvent se passer au bout desquelles, si une aggravation définitive et fatale ne se produit pas ou si quelque complication (hémorragie, infection hépatique ou pulmonaire) ne vient pas enlever le malade, l'ascite disparaît progressivement, la circulation veineuse supplémentaire s'efface, le foie diminue peu à peu de volume, la rate tend à reprendre ses dimensions normales, les fonctions digestives se rétablissent et le cirrhotique peut se considérer comme guéri. Il est rare, pourtant, que cette régression soit spontanée. Elle ne se produit d'abord que sous condition d'un régime alimentaire très surveillé et d'une médication constante. Mais il faut ajouter à cela l'évacuation plus ou moins fréquemment répétée de l'ascite qui, se reproduisant un peu moins abondante après quelques ponctions, finit par disparaître. Chez quelques-uns, trois ou quatre ponctions suffisent; chez d'autres, il en a été fait un grand nombre : 55 en deux ans (Duhamel), 34 en six ans, ayant donné ensemble 400 litres de liquide (Auscher), etc.

La conservation relative de la circulation porte, la moindre dyshépatie, la réaction plus vive de la cellule hépatique, la résistance générale plus grande du sujet, son peu de tendance à faire de la sclérose, sont autant de raisons susceptibles d'expliquer cette tendance à la guérison. Mais il faut envisager la question sous un autre point de vue.

Se basant sur des considérations étiologiques, chimiques et expérimentales, Triboulet, Jousset et Blondin ont récemment émis cette conclusion que *nombre de cirrhoses hépatiques classées dans le type hypertrophique alcoolique, sont en même temps et peut-être exclusivement des cirrhoses tuberculeuses.*

En effet, chez bon nombre de ces malades, on ne retrouve pas l'étiologie habituelle des cirrhoses veineuses, alcoolisme en particulier. D'autre part, certains auteurs ont souligné la fréquence avec laquelle ce qu'on appelle la péritonite tuberculeuse se rencontre cliniquement chez des sujets atteints de cirrhose du foie, et en particulier de cirrhose hypertrophique veineuse (Kelynack). Chez ces individus, les antécédents de tuberculose infantile, ganglionnaire ou autre, de pleurésies, de bronchites, de fluxions de poitrine, voire de tuberculose pulmonaire se retrouvent fréquemment. La cirrhose est beaucoup plus fréquente dans les agglomérations urbaines qu'à la campagne ; et si, dans les villes, l'alcoolisme est bien plus développé, la tuberculose, elle aussi, sévit dans des proportions incomparablement plus fortes. Enfin, le rôle que joue le plus souvent la tuberculose dans l'étiologie des cirrhoses infantiles justifie l'idée qu'elle peut intervenir aussi dans celle des cirrhoses de l'adulte.

« De même que le liquide pleural renseigne sur l'état de la plèvre et du poumon, comme le liquide d'une hydrocèle sur l'état du testicule, le liquide péritonéal, bien qu'en rapport avec un plus grand nombre d'organes, renseignera sur la réaction propre de la séreuse et des viscères qu'elle enveloppe. » (Blondin.) Et, de fait, le liquide ascitique de ces cirrhoses veineuses hypertrophiques est le plus souvent, et en dehors de toute tuberculose concomitante, démontré tuberculeux : 1º par abaissement très marqué du point cryoscopique ; 2º par le séro-diagnostic d'Arloing et Courmont ; 3º par le procédé inoscopique de Jousset, qui permet de constater la présence réelle de bacilles de Koch dans le caillot fibrineux représentant le contenu de plusieurs litres de liquide ; 4º par l'inoculation positive aux animaux soit du liquide, soit surtout du dépôt fibrineux spontané ou provoqué. Rien de semblable ne se produit avec le liquide ascitique de la cirrhose de Laënnec.

D'autre part, le pouvoir sclérosant de la tuberculose sur le foie est admis aujourd'hui sans conteste. Enfin, l'inoculation de foie et de rate de cette forme de cirrhose a pu donner des résultats positifs, tandis qu'on n'a rien obtenu par l'inoculation de foie cirrhotique de Laënnec.

Toutes ces données sont encore appuyées par ce qu'on sait de la marche même de la maladie. La disparition de l'ascite, spontanée ou après ponction, ne pourrait s'expliquer en admettant que l'épanchement ne soit dû qu'à l'hypertension portale occasionnée par la sclérose ; car la sclérose ne rétrocède pas. On comprend fort bien, au contraire, qu'un processus inflammatoire puisse enfin s'éteindre et l'épanchement qui en résultait se tarir. L'analogie se poursuit sur le terrain thérapeutique : l'intervention chirurgicale amène souvent, on le sait, la guérison de la péritonite tuberculeuse ; or, les tentatives d'omentopexie dans les cirrhoses [V. Cirrhoses en général (Traitement)], en permettant l'accès de l'air dans le péritoine, ont eu quelquefois pour effet la guérison de certaines cirrhoses.

Ainsi se trouve justifiée et élargie cette vue que Hanot émettait déjà en 1888 : « Il faut penser que la péritonite tuberculeuse ascitique peut s'expliquer par l'existence de la cirrhose tuberculeuse, et que parfois la prétendue péritonite tuberculeuse ascitique n'est qu'une cirrhose tuberculeuse. »

Dès lors, la curabilité de la cirrhose hypertrophique dite alcoolique, rentre dans le cadre de celle de la tuberculose pleuro-péritonéale de Fernet et Bouland, dont on connaît la relative bénignité et la guérison même spontanée après une ou plusieurs années.

Cette cirrhose peut évoluer sans ascite ou avec une ascite insignifiante, ne se manifestant que par le gros foie, les troubles digestifs et l'ictère méta-pigmentaire. Elle réalise ainsi une forme de passage vers la cirrhose dyspep-tique proprement dite (v. c. m.).

Mais la guérison n'est pas non plus une règle absolue, et la mort peut survenir après une plus ou moins longue période ascitique, soit du fait de la cachexie hépatique, soit par quelque complication.

Le *pronostic*, quoique de moindre gravité que pour la cirrhose de Laënnec, doit néanmoins être réservé. On peut dire qu'il est surtout lié à la façon dont le malade observera le traitement (V. CIRRHOSES EN GÉNÉRAL).

ÉMILE BOIX.

**CIRRHOSE HYPERTROPHIQUE GRAISSEUSE**. — (*Hépatite tuberculeuse graisseuse hypertrophique*). — C'est une des déterminations les mieux caractérisées cliniquement de la tuberculose hépatique [V. FOIE (TUBERCULOSE), CIRRHOSE TUBERCULEUSE ATROPHIQUE, CIRRHOSE HYPERTROPHIQUE ALCOOLIQUE]. C'est la *forme aiguë* des cirrhoses tuberculeuses, dont la forme subaiguë est repré-sentée par la cirrhose atrophique bi-veineuse, et la forme chronique par la cirrhose atrophique portale.

Presque en même temps décrite par Hutinel et Sabourin (1881), elle a été ensuite étudiée par Hanot, Lauth, Gilbert, Bouygues, Laure et Honorat. Elle survient toujours au cours de la phtisie pulmonaire chronique ou subaiguë, et le plus souvent chez des sujets alcooliques; mais l'alcoolisme a pu souvent être mis hors de cause : la localisation tuberculeuse hépatique peut être déterminée par une dyshépatie antérieure relevant de causes diverses.

« On peut définir en quelques mots l'aspect que présentent les foies de ce type, en disant qu'ils sont hypertrophiés, presque lisses, graisseux, et de coloration jaune d'ocre. » (Chauffard.)

L'hypertrophie, totale et régulière, est souvent considérable (2000 à 4000 gr.); la glande peut cependant ne présenter que son poids et son volume presque normaux, mais jamais elle n'est atrophiée. Sa consistance est légèrement accrue.

A la coupe, le parenchyme est ferme et gros; sur un fond de couleur jaune ou verdâtre se détachent assez nettement des îlots gris rosé corres-pondant aux espaces porto-biliaires atteints de sclérose.

Ces îlots se montrent, au microscope, assez différents de ceux d'une cirrhose portale vulgaire; en effet : 1° ils sont formés d'un tissu conjonctif jeune, riche surtout en cellules rondes, pauvres en fibres élastiques; 2° ils contiennent des follicules tuberculeux isolés ou conglomérés, ou de simples cellules géantes, et, au voisinage des lobules, souvent des néo-canalicules biliaires; 3° leurs bords ne sont pas nettement limités, mais émettent des prolongements qui, s'épanouissant en faisceaux pénicillés, dissocient les lobules, pénètrent entre les trabécules hépatiques et tendent à réaliser une *cirrhose diffuse monocellulaire*.

Les cellules hépatiques sont en dégénérescence graisseuse; de grosses granulations adipeuses ont refoulé à la périphérie le protoplasma et le

noyau. Cette stéatose, plus marquée autour des espaces portes, peut intéresser la zone moyenne du lobule et jusqu'au lobule entier. « Quand, en
même temps qu'elles sont remplies de graisse, les cellules hépatiques sont
dissociées par de nombreuses cellules rondes, la coupe présente assez bien
l'image du tissu fibro-adipeux sous-cutané enflammé. » (Chauffard.)

La rate est toujours plus ou moins tuméfiée.

**Symptômes.** — Pendant quelques mois, un an au plus, on observe
chez un adulte de 30 à 50 ans dont la tuberculose est avérée ou latente.
dont l'éthylisme est souvent manifeste, les troubles gastro-intestinaux habituels à la période précirrhotique de la cirrhose de Laënnec (v. c. m.). Le
foie est souvent peu gros et sensible à la pression, l'insuffisance hépatique
se révèle par l'urobilinurie, l'indicanurie, l'hématoporphyrinurie, la glycosurie alimentaire. L'amaigrissement s'accentue, des sueurs nocturnes apparaissent. Mais les symptômes digestifs ou les signes de tuberculose peuvent
prédominer, « si bien que tel malade s'affirmera avant tout un alcoolique et
tel autre un tuberculeux » (Chauffard).

Brusquement la scène change : à la suite d'un excès ou d'un refroidissement, ou même sans cause appréciable, le malade s'alite avec une fièvre
élevée (39° le soir), irrégulière, et un état général grave. Ses forces l'ont
subitement abandonné, et dès lors il va déclinant et s'amaigrissant tous les
jours, sans courage, presque typhique ; le facies est à la fois hébété et
douloureux, le teint terreux, les conjonctives subictériques, la langue rouge
et sèche, bientôt fuligineuse ainsi que les lèvres et les narines. OEdèmes,
purpura, hémorragies multiples, délire font rapidement leur apparition.
Pendant ce temps, les lésions pulmonaires progressent à leur tour.

L'abdomen est distendu par le météorisme, car il y a peu d'ascite et tardivement ; le réseau veineux sous-cutané se dessine à peine. Le *foie* hypertrophié est facilement perçu à la percussion et à la palpation ; il est lisse, un
peu ferme, douloureux spontanément, à la plus légère pression et surtout
dans les mouvements du malade ; il descend à 4 ou 5 travers de doigt au-
dessous du rebord costal. La *rate* peut mesurer 8 à 10 centimètres.

L'urine est rare, pauvre en urée, mais contient de l'urobiline, quelquefois
de la leucine et de la tyrosine et aussi de l'albumine en quantité modérée,
de l'indican quand il y a diarrhée. Les matières fécales sont pâteuses ou
diarrhéiques, souvent décolorées (acholie pigmentaire).

La mort survient après cinq ou six semaines seulement, soit par l'exagération des phénomènes typhiques, soit dans le coma.

On a signalé avec quelque fréquence, dans cette forme de cirrhose, l'apparition des *névrites*. Les unes sont tardives, ne survenant qu'à la période
cachectique, et ne différant en rien des névrites cachectiques proprement
dites dont elles affectent le caractère dégénératif. Les autres sont précoces,
marquant même le début apparent et sont caractérisées par :

1° L'extension que prennent rapidement les phénomènes polynévritiques ;
au lieu de se limiter aux membres inférieurs, ils atteignent rapidement les
bras, débutant par les extenseurs des doigts ; parfois même les nerfs
craniens sont intéressés, ainsi que le pneumogastrique ;

2° Les troubles sphinctériens (incontinence ou rétention) qui se montrent avec une fréquence peu habituelle dans les névrites simples;

3° L'évolution qui revêt dès le début un caractère spécial de gravité; les phénomènes paralytiques, les troubles trophiques ne subissent aucun temps d'arrêt, ne rétrocèdent pas en général, et la mort survient en quelques mois du fait de l'extension de la névrite aux nerfs de la vie organique.

Ces névrites, qui guérissent quelques rares fois, seraient dues à l'auto-intoxication anhépatique (Klippel et Lhermitte). Mais on peut se demander si elles ne sont pas le fait de la tuberculose qui a déterminé la maladie du foie elle-même.

Le **traitement** ne peut s'adresser qu'aux symptômes et complications (V. Cirrhoses en général). *ÉMILE BOIX.*

**CIRRHOSE GOUTTEUSE.** — La nature intime de la goutte nous étant absolument inconnue, nous ne saurions dire comment elle peut léser le foie. Mais la clinique nous apprend que cette glande joue un rôle important dans cette maladie.

On sait d'abord la fréquence de la *congestion* du foie comme phénomène prémonitoire de l'accès de goutte, congestion subaiguë, passagère, qui rétrocède dès que l'accès a éclaté ou peu de temps après. Si les congestions se répètent, chez les goutteux anciens, le foie reste volumineux et dur et la *cirrhose goutteuse* est constituée (Murchison, Rendu) (V. Goutte).

Ces deux étapes, congestion et cirrhose, se retrouvent sous la même forme clinique chez les dyspeptiques ; pour la cirrhose en particulier, c'est le même gros foie très dur, sans ascite, sans circulation collatérale, sans rate hypertrophiée que dans la cirrhose dyspeptique (v. c. m.) ; la durée est également fort longue.

Or, les goutteux sont presque toujours des dyspeptiques. Il se pourrait donc que la cirrhose goutteuse ne relève en réalité que de la dyspepsie des malades, et doive être confondue avec la cirrhose dyspeptique.

*ÉMILE BOIX.*

**CIRRHOSE PALUDÉENNE.** — La rate et le foie sont les deux organes sur lesquels se manifeste le plus sévèrement le paludisme. Pour le foie en particulier, les lésions peuvent aller jusqu'à la cirrhose. C'est de cette dernière seule que nous nous occuperons ici, renvoyant à d'autres articles pour l'étude détaillée du pigment et pour le foie paludéen non cirrhotique (V. Paludisme et Cirrhose diabétique).

Sans entrer dans la pathogénie du syndrome hépato-splénique qui caractérise le paludisme, nous rappellerons cependant que, la rate étant « le repaire des hématozoaires » (Laveran), « le laboratoire où les leucocytes deviennent mélanifères, par absorption macrophagique des débris pigmentaires provenant de la destruction parasitaire des hématies » (Chauffard), il est hors de doute que l'infection paludéenne générale intéressant le foie comme les autres organes, celui-ci reçoit directement de la rate, par la veine splénique, tous les déchets d'origine splénique et un surcroît d'infection. Dans ces conditions, on peut considérer toute hépatite paludéenne comme relevant en majeure partie de la splénopathie, la rate, infectée par l'hématozoaire, devenant à son tour *infectante* pour le foie. On peut donc affirmer avec Chauffard que le foie paludéen, hépatite et cirrhose, constitue un des plus beaux exemples des *hépatopathies d'origine splénique*, comme la maladie de Hanot, si voisine, en réalité, du paludisme.

On doit distinguer deux ordres de faits dans le foie scléreux des paludéens.

1° **Hépatite paludéenne avec cirrhose.** — On sait que, maladie infectieuse, le paludisme provoque dans le parenchyme hépatique une lésion réactionnelle, signature de l'infection : l'*hyperplasie nodulaire*, lésion qu'on retrouve à un moindre degré peut-être, dans la tuberculose, la syphilis, la maladie de Hanot. Les cellules sont augmentées de volume, leur noyau se multiplie; les travées que forment ces cellules hypertrophiées se groupent en boule autour d'un même centre et constituent un *nodule* qui tranche, par sa couleur claire (jaune-rouge, gris jaunâtre ou franchement rouge). Les travées normales qui se trouvent à la périphérie du nodule sont refoulées, aplaties et s'imbriquent en bulbes d'oignon. Le centre du nodule est le plus souvent un espace porte; mais, dans le paludisme, le nodule peut se développer en plein acinus, dans la zone moyenne du lobule, refoulant à la périphérie d'une part la veine centrale, d'autre part l'espace porte (Kelsch-Kiener). Cette hyperplasie nodulaire peut s'accompagner de *sclérose* péri-porto-biliaire, laquelle peut être simplement *insulaire* (par îlots) ou *annulaire* (circonscrivant les lobules), et contient des néo-canalicules biliaires.

Le volume de ces foies paludéens cirrhosés est fort variable : les uns sont atrophiés, durs, coriaces, granuleux, comme celui de la cirrhose de Laënnec; les autres plus ou moins hypertrophiés (jusqu'à 2000 gr.).

La rate est toujours très volumineuse.

Les symptômes cirrhotiques ne se montrent qu'après une ou plusieurs attaques d'hépatite subaiguë. L'ascite, constante, surtout vers la fin, est d'autant moins abondante que le foie est plus gros. L'ictère n'est jamais franc : peu prononcé, il se confond avec le teint terreux propre à la cachexie paludéenne. La fièvre manque habituellement. La terminaison est celle des cirrhoses hépatiques en général.

2° **Cirrhose paludéenne pigmentaire.** — Celle-ci est la cirrhose palustre proprement dite. Elle survient chez les vieux paludéens, et présente des lésions et des symptômes spéciaux qui en font une véritable entité morbide.

Ici les cellules hépatiques sont diminuées de volume, et leur protoplasma est infiltré abondamment de pigment ocre; le noyau, atrophié, peut même disparaître, et la cellule est remplacée par un amas de pigments; plusieurs amas contigus peuvent se grouper pour former de véritables blocs pigmentaires.

Le tissu scléreux est largement développé, surtout autour de la veine sus-hépatique (cirrhose biveineuse). Le pigment l'infiltre aussi soit en plaques, soit en granulations, soit surtout sous forme de traînées qui représentent les trabécules hépatiques dont les cellules ont été transformées en blocs pigmentaires et que la sclérose a envahies.

Le *foie* est gros (2 à 6 kilogr.), lisse, chagriné, consistant, de couleur vieux cuir ou ocre, quelquefois marbré de jaune et de vert, comme le porphyre, tant extérieurement que sur la coupe. La périhépatite est fréquente.

La *rate*, toujours volumineuse, pèse de 1 à 3 kg; elle est dure et forte-ment chargée de pigments.

Les *ganglions lymphatiques* spléno-hépatiques, volumineux, sclérosés, couleur de rouille, participent à l'infiltration pigmentaire.

Les symptômes sont, à peu de chose près, ceux de la maladie de Hanot (V. Cirrhoses biliaires). On peut distinguer trois périodes (Lancereaux) :

Une phase préictérique caractérisée par l'anémie, l'hypertrophie du foie et de la rate.

Une phase ictérique pendant laquelle on observe des accès fébriles inter-mittents plus ou moins espacés.

Une phase cirrhotique avec ascite nulle ou modérée, et faible développe-ment du réseau veineux sous-cutané.

Le foie et la rate sont douloureux spontanément et à la pression. Il se fait des poussées douloureuses de périhépatite et de périsplénite.

Le teint est bronzé et contraste avec la décoloration des muqueuses (anémie palustre). Cependant l'ictère est souvent observé, soit ictère par rétention avec selles décolorées, soit ictère polycholique avec vomissements bilieux et selles foncées.

La mort survient, au bout d'une assez longue évolution, tantôt par les progrès de la cachexie paludéenne, tantôt par ictère grave, tantôt par quelque complication : hémorragie ou infection intercurrente.

**Traitement.** — La quinine est ici impuissante. On se contentera de traiter les symptômes et de soutenir les forces du malade par les prépara-tions de quinquina et par l'arsenic. Tout au plus pourrait-on, dans certains cas peu avancés, tenter la splénectomie. *ÉMILE BOIX.*

**CIRRHOSES PIGMENTAIRES.** — V. Cirrhose diabétique et cirrhose paludéenne.

**CIRRHOSE SATURNINE.** — « La clinique et l'expérimentation semblent prouver que l'intoxication par le plomb est capable de produire une cirrhose atro-phique. » (A. Laffitte.) En effet, quelques cas légitimes en ont été publiés (Contenot, Potain, Laffitte), et, chez le lapin, l'intoxication prolongée par le blanc de céruse a donné quatre fois à Laffitte la prolifération conjonctive de l'espace porte pouvant aller jusqu'à la sclérose adulte, un épaississement des veines sus-hépatiques, enfin une atrophie cellulaire légère.

Chez les malades morts de cirrhose saturnine, le foie est diminué de volume, granuleux, et contient du plomb en quantité considérable. On sait, en effet, que, dans l'intoxication saturnine, le métal s'accumule surtout dans le foie (V. Saturnisme).

Les lésions, les symptômes et le traitement sont ceux de la cirrhose de Laënnec (v. c. m.).

En présence d'une cirrhose atrophique à symptomatologie courante chez un saturnin ou un ouvrier qui, sans avoir eu d'accidents de plomb, y est cependant exposé, il sera souvent difficile d'affirmer qu'il s'agit d'une cir-rhose saturnine, car d'autres causes étiologiques (excès de boisson, troubles digestifs, etc.) pourront être invoquées simultanément. On pourra bien soup-çonner le plomb d'y être pour quelque chose ; mais on ne qualifiera de

saturnine qu'une cirrhose où tout autre facteur que le plomb aura pu être
écarté.                                                          *ÉMILE BOIX.*

**CIRRHOSE SPLÉNOMÉGALIQUE DE BANTI. — MALADIE DE BANTI.** — Sous le
nom de *splénomégalie avec cirrhose du foie,* Banti (de Florence) a décrit une
affection spléno-hépatique spéciale dans laquelle l'hypertrophie de la rate
(V. Splénomégalie), primitive et accompagnée d'une anémie progressive,
est suivie, au bout d'un certain temps, d'une cirrhose atrophique du foie
comparable à celle de Laënnec.

**Symptômes.** — Ils se divisent en trois stades : un stade *préascitique,*
un stade *ascitique* et un stade *intermédiaire.*

1° **Stade préascitique.** — Il se caractérise par la *tuméfaction de la rate*
et l'*anémie.*

Insidieusement, la *rate* augmente de volume, et quand l'attention est
attirée sur elle par les troubles anémiques, on la trouve considérablement
hypertrophiée, dépassant de 4 ou 5 travers de doigt les fausses côtes, descendant parfois jusqu'à la crête iliaque, avançant, à droite, jusqu'à la ligne
médiane, comme dans la leucocythémie ou l'anémie splénique. La surface
est lisse, la forme générale conservée ; l'organe est indolore spontanément
et à la pression.

L'*anémie,* qui marche de pair, se traduit par une faiblesse croissante ;
avec pâleur de la peau et des muqueuses, dyspnée et palpitations à la suite
du moindre effort, etc. Il n'y a pas d'amaigrissement, pas de troubles digestifs ; l'appétit est conservé.

L'auscultation décèle toujours les souffles anémiques systoliques dont le
maximum est à l'orifice pulmonaire.

Le nombre des globules rouges tombe à 3 à 4 000 000 par millimètre cube
avec polikilocytose et microcytémie. Les globules blancs restent normaux
comme nombre et comme rapport entre différentes espèces. La quantité de
l'hémoglobine est diminuée, et la richesse globulaire peut être réduite de
moitié. D'après Senator, les leucocytes seraient aussi diminués, et le rapport
entre les diverses variétés modifié au désavantage des cellules polynucléaires neutrophiles, de sorte que la triade hématologique propre à la
maladie de Banti pourrait être ainsi formulée : *oligocytémie, oligochromémie*
et *leucopémie.*

Le *foie* ne présente aucune modification objective, et rien n'attire l'attention de son côté. Les *urines,* tout à fait normales, ne contiennent pas trace
de pigments biliaires.

Ce stade peut durer de un à cinq ans, avec des améliorations passagères
des symptômes anémiques qui, cependant, ne disparaissent jamais tout à
fait.

2° **Stade intermédiaire.** — Il est caractérisé par l'apparition de troubles
gastro-intestinaux, avec, parfois, hémorroïdes, et par la modification des
urines qui deviennent plus rares, se foncent, sont riches en urates et contiennent de l'urobiline. En somme, le foie entre en scène, et ce stade peut
être comparé à la *période précirrhotique* de la cirrhose de Laënnec (v. c. m.).
Ce stade dure quelques mois.

5º **Stade ascitique.** — C'est tout à fait le tableau classique de la cirrhose de Laënnec confirmée avec ascite, circulation veineuse collatérale, hémorragies, amaigrissement, etc. Deux symptômes y sont surajoutés : la splénomégalie qui est restée énorme et l'anémie qui n'a fait que progresser.

La *durée* de cette période, plus courte que celle de la période correspondante de la maladie de Laënnec, ne dépasse guère sept à huit mois.

La *terminaison* est fatale si l'on n'intervient pas.

**Traitement.** — Car on peut intervenir : *médicalement*, d'abord, on a obtenu par le fer et l'arsenic des améliorations durables.

La *splénectomie* a donné de véritables guérisons : 9 guérisons sur 11 cas (Maragliano), 5 guérisons sur 4 cas (Quénu et Duval). Mais Bozzolo n'a eu que 5 guérisons sur 9 cas. C'est que la splénectomie est toujours une opération grave et dangereuse. L'importance du traumatisme opératoire abdominal, la multiplicité et la fixité des adhérences spléniques, l'existence de l'hémophilie relevant de l'anémie concomitante, la moindre résistance du sexe masculin expliquent les difficultés et les dangers de cette intervention ; des complications ultérieures peuvent survenir : hémorrhagies gastro-intestinales, bronchopneumonie, fièvre, qui peuvent aboutir à la mort.

On a aussi pratiqué avec succès la *splénopexie.*

Une autre opération a été préconisée par Schiassi : la *splénocléisis* (σπλήν, rate ; κλείω, j'enferme, j'entoure, j'étreins) qui a pour objet de provoquer le développement d'une large capsule conjonctive entourant la plus grande partie de la rate par introduction, tout autour de l'organe, de gaze légèrement iodoformée qu'on laisse en place six à dix jours. Le tissu conjonctif périsplénique néoformé qui en résulte s'adosse de plus en plus intimement à l'organe et tend peu à peu à en réduire le volume et à diminuer l'hyperémie passive dont il est le siège. En même temps, dans ce tissu conjonctif de nouvelle formation, naissent d'innombrables vaisseaux veineux qui établissent des connexions vasculaires entre la rate d'une part, la paroi et les viscères voisins d'autre part, de sorte qu'une bonne partie du sang qui aurait dû suivre la voie de la veine splénique jusqu'au foie, passe rapidement dans la circulation générale.

Dans les cas avancés avec cirrhose constituée et ascite, Schiassi conseille la combinaison de l'*omentopexie avec la splénocléisis*, la première visant à supprimer l'ascite et à assurer un meilleur fonctionnement du foie, la seconde à obvier aux phénomènes métaboliques intraspléniques (¹).

Qu'on ait pratiqué la splénectomie ou la splénocléisis combinée ou non avec l'omentopexie, il sera bon de recourir à l'*opothérapie médullaire* pour venir en aide aux organes hématopoïétiques vicariants de la rate ainsi enlevée ou annihilée ; on a dû à son usage de véritables résurrections.

La *radiothérapie* appliquée directement sur la rate hypertrophiée a donné des résultats satisfaisants à Lucatello : l'organe diminuerait de volume jusqu'à retrouver ses dimensions normales, et il y aurait amélioration réelle de l'état du sang. Bozzolo estime son action variable et de peu de durée.

**Nature et pathogénie.** — D'après Banti, la *rate* est uniformément

1. Le travail de Schiassi (*Semaine médicale*, 1906, nº 7, p. 73) mérite d'être lu en entier, tant au point de vue médical et théorique qu'au point de vue pratique et chirurgical.

augmentée de volume et pèse de 1000 à 1500 gr. La capsule est épaissie, mais il n'y a pas de périsplénite. Il n'y a pas, comme dans la rate des cirrhoses, de stase sanguine avec dilatation des veines et des espaces lacunaires : les veines de la pulpe splénique sont plutôt rétrécies. Le suc splénique ne contient pas de globules nucléés. Les corpuscules de Malpighi, sclérosés, se transforment peu à peu en nodules conjonctifs. Les cloisons conjonctives du réseau splénique sont hyperplasiées, fibreuses. Ce sont, en somme, des lésions de *fibro-adénie*.

Le *foie* présente les lésions ordinaires de la cirrhose de Laënnec, mais avec cette particularité que les anneaux conjonctifs sont en général minces et présentent une notable infiltration de cellules rondes.

La moelle des os, rouge, offre l'aspect de la moelle fœtale, et on y trouve un grand nombre de cellules nucléées.

L'*étiologie* est pour ainsi dire nulle : aucun antécédent de syphilis, de malaria ou d'autres maladies infectieuses; aucune intoxication; aucun abus d'aliments ou de boissons. On n'a découvert ni dans le sang, ni dans la rate, ni dans le foie aucun agent pathogène.

Cependant, il semble qu'on n'a pas suffisamment exploré les antécédents héréditaires des malades, surtout au point de vue de la syphilis et de l'alcoolisme. On relève dans plusieurs cas « des habitudes d'intempérance chez les ascendants, des fausses couches fréquentes de la mère, la multimortalité infantile des frères et des sœurs. Il semble, en somme, que le malade provienne d'une famille d'où puissent facilement sortir des rameaux de moindre valeur. En effet, les sujets ont eu une enfance maladive ou ont grandi dans la misère; quand il s'agit de femmes, la menstruation s'est installée tard et a toujours été irrégulière, etc., si bien qu'en tenant compte de ces circonstances et de quelques autres comme les rhinorragies ou les gingivorragies fréquentes de l'enfance, ces individus, de faible constitution, paraissent offrir dans leur appareil hématopoiétique un *locus minoris resistentiæ* particulier (Schiassi).

Pour Banti, « il se peut que la maladie soit de nature infectieuse : en tous cas, les causes morbides porteraient dès le début leur action sur la rate. Dans cet organe prendraient naissance, soit en vertu d'un processus biochimique anormal, soit par suite de la présence d'un agent infectieux, des substances toxiques qui pénétreraient dans le sang et détermineraient ainsi une anémie progressive. Ces mêmes substances, traversant incessamment le foie, pourraient y causer une irritation analogue à celle de l'alcool, et la cirrhose en serait la conséquence finale. »

Il faut avouer que le fait de la guérison presque constante de la maladie de Banti par la splénectomie quand elle réussit opératoirement, ou la splénopexie, ou la splénocléisis, donne à cette manière de voir un appui solide. Une pareille conception renforce aussi singulièrement l'opinion de ceux qui admettent la réalité de l'origine splénique (Chauffard) ou spléno-sanguine (Boix) de certaines cirrhoses (V. CIRRHOSES EN GÉNÉRAL).

*ÉMILE BOIX.*

**CIRRHOSE SYPHILITIQUE.** — V. FOIE (SYPHILIS).

CIRRHOSE TUBERCULEUSE ATROPHIQUE. — On trouvera ailleurs l'histoire complète des déterminations de la tuberculose sur le foie [V. FOIE (TUBER-CULOSE)]. Nous avons aussi indiqué plus haut le rôle probable de la tuberculose dans la production de la *cirrhose hypertrophique dite alcoolique* (v. c. m.). Enfin, un article est consacré à la *cirrhose hypertrophique graisseuse* (v. c. m.), autre forme d'hépatite scléreuse du foie. Il ne sera ici question que de la forme atrophique.

L'expérimentation (Hanot et Gilbert, Pilliet, Widal et Besançon, Claude, Arloing et Thevenot) a montré le pouvoir *sclérosant* du bacille tuberculeux. Dans quelle condition s'exerce-t-il plutôt que le pouvoir stéatosant ou le processus tuberculogène?

Peut-être procède-t-il essentiellement d'une virulence insuffisante des bacilles inoculés pour l'espèce expérimentée (tuberculose aviaire pour le cobaye), ou d'un état réfractaire relatif de l'animal pour ces bacilles. De même, chez l'homme, on peut « regarder le développement de la cirrhose tuberculeuse comme la conséquence soit d'une résistance individuelle anormale vis-à-vis du bacille tuberculeux, soit d'une infection de l'organisme par des bacilles qui, dans l'échelle de virulence très étendue que doit avoir le bacille de Koch, occupent, eu égard à l'homme, une place peu élevée. » (Hanot et Gilbert).

Peut-être aussi faut-il attribuer le pouvoir sclérosant à la toxine tuberculeuse (Auclair), et en particulier à ce poison spécial qui se retrouve dans l'extrait chloroformique du bacille de Koch (Auclair).

Des recherches plus récentes (Gougerot) ont éclairci ces divers points. En associant à l'injection de cultures atténuées sous la peau ou dans le péritoine du cobaye l'injection sous-cutanée de doses faibles de tuberculine, c'est-à-dire en réalisant la tuberculisation et la tuberculinisation combinées, on peut reproduire toute une série de lésions hépatiques qui s'échelonnent depuis l'hépatite interstitielle insulaire et diffuse sans sclérose, jusqu'à la cirrhose adulte avec tendance à la formation d'adénomes.

Lorsque la cirrhose est fortement accentuée, la lésion hépatique ressemble étrangement à celle qui constitue la cirrhose la plus typique. Mais les cellules hépatiques présentent toujours des altérations plus ou moins grossières qui vont depuis la surcharge graisseuse jusqu'à la dégénérescence. La cirrhose tuberculeuse expérimentale est donc mixte, à la fois parenchymateuse et interstitielle, ce qui la rapproche encore plus de celle de l'homme. Quelquefois, l'hépatite parenchymateuse l'emporte sur la réaction interstitielle. D'autres fois enfin, à l'hépatite mixte vient s'ajouter un processus de stase sus-hépatique d'origine cardiaque qui peut même déterminer la lésion dominante centro-lobulaire.

En résumé, la tuberculose, par son bacille et surtout peut-être par ses toxines, donne expérimentalement toute la gamme des altérations hépatiques des cirrhoses dites veineuses, jusques et y compris les pseudo-canalicules biliaires; et ce n'est que question de doses, de temps, de résistance individuelle, d'associations étiologiques diverses pour voir prédominer l'altération ou la néoformation de tel ou tel élément sous telle ou telle forme.

On connaît deux types anatomiques de cirrhose tuberculeuse atrophique, à foie dur et criant sous le couteau, à surface plus ou moins chagrinée.

1° **Cirrhose tuberculeuse atrophique portale.** — C'est celle qu'ont étudiée Hutinel, Bellangé, Hanot et Lauth, Brissaud et Toupet, Dallemagne. La sclérose se fait autour de l'espace porte, les veines sus-hépatiques restant indemnes, avec stéatose des cellules hépatiques immédiatement voisines de cet espace et formation de néo-canalicules biliaires.

Le tissu fibreux peut être plus abondant, les plaques portales peuvent se réunir par des bandes scléreuses plus ou moins larges qui bouleversent et segmentent le foie et creusent à sa surface de profonds sillons : c'est le *foie ficelé tuberculeux* (Hanot), absolument comparable au foie ficelé syphilitique. Dans le parenchyme, on trouve de nombreuses granulations tuberculeuses entourées de couronnes de vésicules graisseuses.

2° **Cirrhose tuberculeuse atrophique bi-veineuse.** — C'est ce type que Hanot et Gilbert ont décrit sous le nom d'*hépatite tuberculeuse graisseuse atrophique ou sans hypertrophie*. La sclérose est annulaire, plus ou moins parfaite : elle est bi-veineuse, mais *surtout sus-hépatique* avec phlébite souvent oblitérante des veines centrales du lobule, et se montre mono- ou multilobulaire selon que toutes les veines centrales sont prises ou seulement quelques-unes. L'espace porte est moins largement sclérosé; il présente une néoformation canaliculaire discrète; enfin, comme dans la forme ci-dessus, les cellules péri-portales sont stéatosées. Les follicules tuberculeux sont peu nombreux dans le tissu conjonctif; ils peuvent même manquer. Enfin, l'hépatite parenchymateuse nodulaire s'y associe souvent. [V. Foie (Tuberculose)].

**Symptômes.** — La *cirrhose tuberculeuse atrophique portale* peut être, par son tableau clinique et son évolution, fort comparable à la cirrhose de Laënnec (v. c. m.). Mais il est loin d'en être toujours ainsi : tel ou tel symptôme peut manquer ou prédominer, on peut croire à une péritonite tuberculeuse; enfin, l'affection peut rester absolument latente, ne se traduisant que par un certain degré d'insuffisance hépatique. Elle évolue lentement et fait partie des *formes chroniques* de la tuberculose du foie.

La *cirrhose tuberculeuse atrophique bi-veineuse* se range, au contraire, dans les *formes subaiguës*. Le foie est de volume normal ou peu diminué, douloureux spontanément ou à la palpation; l'ascite est abondante et récidive rapidement; l'hypertrophie de la rate est plus marquée; l'insuffisance hépatique plus accentuée; il y a toujours un léger ictère avec décoloration plus ou moins prononcée des fèces. Rapidement l'état général s'aggrave : les œdèmes, le purpura, l'amaigrissement, la fièvre apparaissent vite, et le malade est emporté en deux ou trois mois par un ictère grave ou une cachexie précoce.

La cirrhose tuberculeuse atrophique peut se montrer sous l'un ou l'autre type, chez un tuberculeux avéré, ou d'emblée chez un individu indemne; elle est plutôt l'apanage de la jeunesse, jusqu'à 30 ans; mais on l'a signalée aussi chez l'enfant.

Le **traitement** ne saurait être que symptomatique (V. Cirrhoses en général).                                                    *ÉMILE BOIX.*

**CIRRHOSES (TRAITEMENT CHIRURGICAL).** — A l'égal du complexus symptomatique, le traitement chirurgical des cirrhoses du foie varie essentiellement dans sa conception thérapeutique et sa réalisation opératoire avec le
point de départ, vasculaire ou caniculaire, du processus de sclérose.

I. — Dans la **cirrhose vasculaire**, l'unique but qu'il vise est de remédier
à la gêne considérable de la circulation intra-hépatique et à ses conséquences,
hypertension portale et ascite, par la création opératoire de voies de dérivation porto-caves, établies sur le modèle des veines portes accessoires. C'est
afin d'y parvenir qu'a été imaginée l'*omentopexie* ou *opération de Talma*,
c'est-à-dire la fixation de l'épiploon à la paroi abdominale.

L'intervention en elle-même comprend deux temps très distincts : la
*laparotomie exploratrice*, nécessaire pour parfaire le diagnostic et permettre
un examen complet du foie, de l'épiploon et du péritoine; la *fixation de
l'épiploon* à la paroi, suivant deux modalités : fixation péritonéale, procédé
classique dit de Morison; fixation interpéritonéo-musculaire, procédé de
Schiassi.

En dehors des cas où elle est impossible, à cause du raccourcissement de
l'épiploon, l'omentopexie est loin d'être une opération exempte de *dangers*.
La mort immédiate n'y est point rare (20 pour 100) et la mort à la suite de
complications post-opératoires se retrouve avec la même fréquence dans les
faits publiés jusqu'ici. Il est vrai de dire que l'épuisement des malades au
moment où l'on intervient est la cause principale de ces nombreux
accidents.

Par contre, en cas de survie, les résultats éloignés ne laissent pas d'être
satisfaisants. C'est la guérison complète chez 35 pour 100 des opérés, une
grande amélioration ou, au contraire, la récidive en proportions égales pour
les autres. D'ailleurs l'état anatomique du foie joue un rôle capital dans le
pronostic de l'intervention; celle-ci donne de bien meilleurs résultats lorsque
la cirrhose en est encore à sa période hypertrophique; on le conçoit sans
peine puisqu'elle s'adresse alors à une maladie moins avancée et à un
malade plus résistant (Monprofit).

En présence de pareils résultats, l'*indication opératoire* semble formelle
dans certaines conditions. L'abstention est une règle absolue durant la
première période de l'affection; celle-ci, en effet, est souvent curable alors
par le régime et le traitement médical et il n'est nullement prouvé qu'une
omentopexie faite à ce moment puisse hâter la guérison. Par contre, dès
que l'ascite est constituée, et l'incurabilité de l'affection certaine, l'intervention devient indiquée, et l'on en peut espérer des résultats d'autant plus heureux que l'état général du malade est mieux conservé.

II. — Dans la **cirrhose biliaire**, qui a pour cause déterminante une
angiocholite chronique ascendante catarrhale et oblitérante, le traitement
chirurgical a l'ambition très haute d'être curatif en faisant cesser, par le
drainage de l'appareil biliaire, l'infection des caniculces.

L'opération indiquée est la *cholécystostomie*. Elle a l'immense avantage
d'être d'une bénignité absolue. Elle semble agir en amenant une sorte
d'hypotonie dans les voies biliaires (Terrier) en leur procurant un véritable
repos qui exerce une influence favorable sur le processus scléreux. Quant à

la désinfection complète de l'appareil biliaire, elle est infiniment lente à se faire si tant est qu'elle soit possible, et l'on ne doit pas se hâter de fermer la fistule [V. Biliaire (Chirurgie)].

A l'appui d'une pareille méthode, il y a des arguments très valables : ce sont, en dehors de sa parfaite innocuité, les résultats tout à fait satisfaisants qu'elle a donnés, et, par opposition, l'impuissance du traitement médical contre une maladie dont il peut retarder la marche, mais qu'il ne sait pas guérir. Toute conclusion motivée reste pourtant interdite en présence du nombre infime des cas où elle fut mise en pratique.    *PIERRE WIART.*

CITRIQUE (ACIDE). — L'acide citrique se présente en cristaux incolores volumineux, solubles dans leur poids d'eau et deux fois leur poids d'alcool.

L'acide citrique est d'une saveur agréable ; comme le jus de citron, il est surtout employé pour la préparation de boissons rafraîchissantes facilement acceptées par les fébricitants.

L'acide citrique est inférieur au jus de citron dans le traitement du scorbut (v. c. m.) ; il peut remplacer le vinaigre dans l'empoisonnement par les alcalins. Il a été vanté comme acidifiant les urines dans la gravelle ; il est utile dans l'hypopepsie et le rhumatisme articulaire aigu.

Deux citrates seulement, le citrate de magnésie et le citrate de fer ammoniacal sont utilisés en thérapeutique (V. Fer, Magnésie).

*Sirop d'acide citrique* (Codex).

Acide citrique pulvé-
risé . . . . . . . . 10 grammes.
Sirop simple . . . . 970    —
Faites dissoudre par agitation et ajoutez :
Alcoolature de citron . 20 grammes.

*Limonade citrique*
(Codex).

Sirop d'acide citrique. 100 grammes.
Eau distillée . . . . 900    —

*E. FEINDEL.*

CLAUDICATION INTERMITTENTE. — V. Athérome.

CLAUSTROPHOBIE. — C'est une des innombrables variétés de phobie, exactement l'opposé de l'agoraphobie (v. c. m.) et presque aussi fréquente que cette dernière ; elle est caractérisée par l'obsession émotive qui survient chaque fois que les malades sont seuls dans des lieux clos, dans une chambre fermée.    *H. MEIGE et FEINDEL.*

CLAVICULE (FRACTURES). — Superficielle, configurée en S allongé, maintenant comme un arc-boutant, le bras écarté du thorax, et en recevant toutes les impulsions, la clavicule est très fréquemment fracturée. Elle vient dans la statistique des fractures (10 pour 100), après les côtes, la jambe et l'avant-bras.

**Étiologie.** — On la rencontre à tout âge. Elle est très fréquente chez l'enfant de 1 à 10 ans à cause de son ossification précoce (30 pour 100 des fractures de l'enfance). Son maximum de fréquence est entre 10 et 40 ans ; elle atteint alors 9 hommes pour 1 femme ; après 40 ans, les mêmes traumatismes produisent des luxations de l'épaule. Après 65 ans, elle devient plus fréquente chez la femme que chez l'homme.

**Directe**, elle succède aux chutes graves, la clavicule portant sur un obstacle saillant; la fracture par coup de feu est souvent comminutive et ouverte.

*Indirecte*, elle se produit exceptionnellement par redressement des courbures (enfant qu'on soulève par le bras), le plus souvent par flexion ou exagération des courbures (chute sur la main, le coude, le moignon de l'épaule) : le siège de la solution de continuité, ordinairement à l'union des deux courbures, varie un peu suivant l'inclinaison de l'épaule au moment du choc.

Elle peut naître par *contraction musculaire* et son mécanisme est alors très complexe, quoi qu'on ait dit : il y a non pas contraction d'un seul muscle, mais contractions discordantes de plusieurs muscles; peut-être flexion sur point d'appui (1re côte). Elle naît dans le mouvement d'élever brusquement le bras en haut et en dehors (soulever un fardeau sur l'épaule) ou de l'abaisser en bas, en dedans et en avant (donner un coup de fouet, frapper une balle de cricket, etc.). Elle siège de préférence à la clavicule droite.

Elle peut être *pathologique* ou *spontanée*, favorisée par les causes habituelles (V. FRACTURES) : elle siège alors à la clavicule gauche et suit une contraction musculaire insignifiante.

## A) FRACTURE DU CORPS OU EN DEDANS DES LIGAMENTS CORACO-CLAVICULAIRES. — **Lésions**. — α) *Incomplètes* ou *inflexions*, avec ou sans intégrité du périoste, elles intéressent la partie antérieure et supérieure des tissus osseux vers la partie moyenne; ne s'accompagnent souvent d'aucune déformation, ou forment un angle saillant en avant.

β) *Complètes sous-périostées*. — Se voient surtout chez les enfants; trait de fracture à peu près transversal (fracture en rave) sans grandes dentelures; déplacement minime.

γ) *Complète typique*. — Le trait de fracture est ordinairement oblique en bas, en dedans et en arrière; il est quelquefois très oblique et on semble

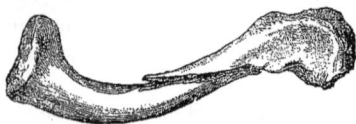

Fig. 111. — Fracture oblique de la clavicule.
(*Traité de Chirurgie.*)

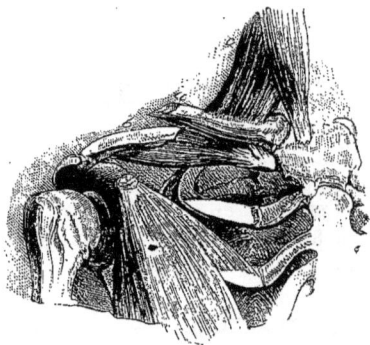

Fig. 112. — Déplacement des fragments dans la fracture oblique. (*Traité de Chirurgie.*)

avoir un dédoublement longitudinal. Le fragment externe est attiré en bas par le poids du membre et le deltoïde, en dedans par les pectoraux et le sous-clavier qui prennent insertion sur lui. Le fragment interne est porté en haut par le sterno-mastoïdien, et légèrement en avant (fig. 111, 112) (V. planche, fig. A, B; C).

δ) *Complètes atypiques*. — Dans les fractures à grandes dentelures, il peut y avoir engrènement et par conséquent absence de déplacement (fig. 113 .

L'obliquité du trait de fracture peut être inverse : les deux fragments,

# I. — FRACTURES DU CORPS DE LA CLAVICULE

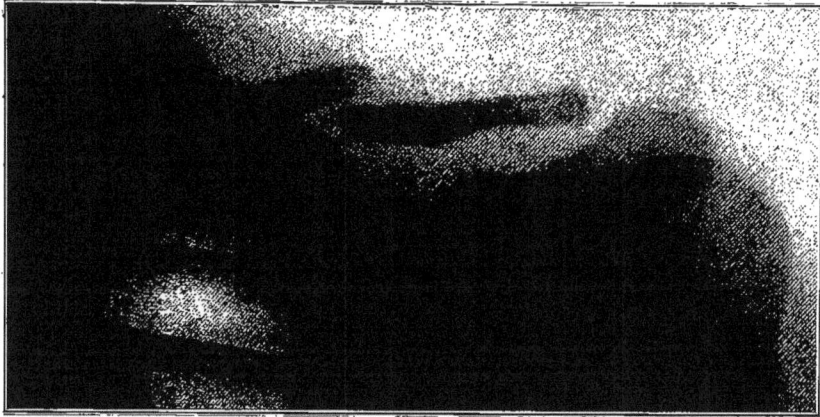

Fig. A. — Fracture du corps de la clavicule, déplacement régulier des fragments (CHEVRIER).

Cl. Infroit.

Fig. B. — Fracture du corps de la clavicule, chevauchement considérable des fragments ;
consolidation assez avancée — cal énorme (CHEVRIER).

Cl. Infroit

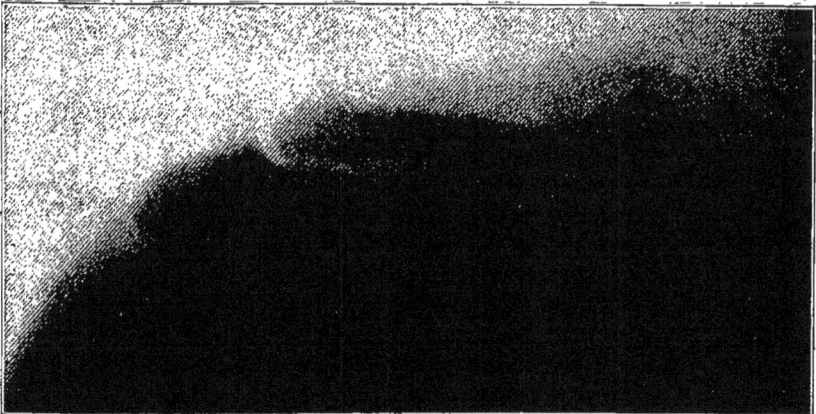

Fig. C. — Fracture du corps de la clavicule suturée ;
la suture n'a pas réduit le déplacement (CHEVRIER).

Cl. Radiguot.

tirés par les mêmes forces, s'appuient l'un sur l'autre, et il y a simplement
production d'un angle saillant en avant. Dans les fractures doubles d'une
clavicule avec fragment moyen, celui-ci peut prendre des situations variables;
il peut se redresser et se placer per-
pendiculairement au grand axe de l'os
(fig. 114).

Dans les fractures comminutives, les

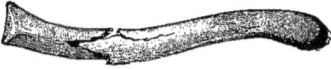

Fig. 113. — Fracture dentelée et engrenée.
(*Traité de Chirurgie.*)

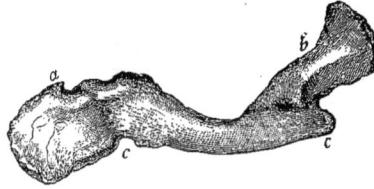

Fig. 114. — Fracture double.
(*Traité de Chirurgie.*)

traits de fracture, les fragments, le déplacement sont absolument variables.

**Symptômes et diagnostic**. — A) *Sans déplacement*. — Les symptômes se réduisent à la douleur locale, vive, très localisée, qui a une importance capitale quand on ne trouve au niveau du point douloureux aucun
signe de contusion des téguments. L'impotence fonctionnelle est ordinairement à peu près complète, surtout pour les mouvements d'élévation du bras;
elle est uniquement causée par la douleur, elle est donc variable avec les
sujets.

Localement la palpation révèle parfois un léger ressaut ou une augmentation d'épaisseur de l'os. Il s'agit dans ces cas d'une inflexion, d'une fracture
sous-périostée ou d'une fracture engrenée.

Dans la fracture sous-périostée, on peut arriver, en prenant les deux fragments avec les deux mains, à les mobiliser légèrement l'un sur l'autre et à
avoir un peu de crépitation. La radiographie sera souvent indispensable.

Dans la fracture engrenée, il y a ordinairement un léger raccourcissement (voyez plus bas la façon de le mesurer).

Le cal seul dans les fractures incomplètes fera le diagnostic.

B) *Avec déplacement*. — L'aspect est plus caractéristique. Le malade
soutient son membre malade avec le bras sain; l'épaule malade est aplatie,
abaissée et tombe en avant. Le bras est en rotation interne. Si on regarde le
malade de dos, on constate un allongement apparent du bras et une déviation de l'omoplate dont le bord spinal est plus écarté de la ligne médiane.

A la palpation on sent le fragment supérieur pointu qui menace parfois la
peau. Saisissant le fragment entre deux doigts et l'abaissant, on peut
obtenir de la mobilité anormale et de la crépitation. La distance acromio-ster-
nale est raccourcie; on marque de l'ongle l'articulation sterno-claviculaire
et le ressaut de l'articulation acromio-claviculaire, ou de l'angle de l'acromion du côté sain et du côté malade, et on mesure les deux côtés au ruban
métrique pour constater par comparaison le raccourcissement.

Le diagnostic se fait facilement avec une luxation de l'épaule (v. c. m.).

C'est la palpation qui aidera au diagnostic de la fracture oblique typique,
de la fracture oblique atypique (angle saillant en avant, pas de mobilité des
fragments, pas de crépitation), de la fracture double à fragment intermédiaire.

**Marche.** — Elle est habituellement simple, et la consolidation se fait rapidement en 15 à 20 jours chez l'enfant, en 20 à 40 jours chez l'adulte. Il persiste un raccourcissement, ordinairement sans importance. Le cal est volumineux, car la réduction est souvent mauvaise et la région s'en trouve déformée, ce qui est un gros ennui chez la femme.

**Complications.** — *Lésions de la peau.* — La blessure de la peau peut être primitive, et se faire soit de dehors en dedans (fracture par balle), soit de dedans en dehors (embrochement par la pointe du fragment interne); elle peut être secondaire, se faire par ulcération, escarrification par pression du fragment interne. Ces fractures ouvertes ont la gravité des *fractures compliquées* (V. FRACTURES).

*Lésions des nerfs.* — Il peut y avoir simple commotion du plexus, mais celui-ci peut être lésé soit par l'agent causal de la fracture (balle), soit par la pointe du fragment externe ou par une esquille. Les troubles prédominent dans la zone du musculo-cutané, du médian et du radial. Le plexus peut être comprimé par l'épanchement séro-sanguin : les désordres sont alors plus diffus, mais plus passagers.

*Lésions vasculaires.* — On n'a observé que des déchirures de la veine sous-clavière avec hémorragie considérable; s'il n'y a pas eu de plaie complète de l'artère, des anévrismes consécutifs ont été décrits.

*Pseudarthroses.* — Elles sont très rares et ne s'accompagnent que de gêne fonctionnelle très atténuée, sauf dans le cas de bilatéralité.

*Cals vicieux.* — Il ne faut pas les confondre avec les cals exubérants, qui sont la règle. Ils agissent parfois en englobant les filets nerveux, beaucoup plus souvent en comprimant les organes nobles des creux sous-claviculaires, amenant suivant les cas de l'affaiblissement du pouls radial, de l'œdème ou des varices du membre supérieur, des douleurs névralgiques.

**Traitement.** — Si la fracture est *sans déplacement*, on devra se contenter d'une immobilisation très approximative avec n'importe quelle écharpe, et commencer au bout de très peu de jours le massage des muscles voisins et du foyer de fracture.

Si la fracture est *avec déplacement*, il faut réduire. Cette réduction est assez facile : le déplacement est surtout dû à la chute du moignon de l'épaule en avant; en portant le moignon en haut et en arrière, on remet le fragment externe en place, en exagérant le mouvement on l'amène au contact du fragment interne un peu élevé. Malheureusement, maintenir cette position et par conséquent la réduction, est presque impossible, et c'est pourquoi le cal est toujours volumineux.

On pourrait cependant y arriver de la manière suivante : entourer le membre du côté sain de lint ou d'une légère couche d'ouate maintenue par une bande, de l'épaule au milieu de l'avant-bras. Recouvrir d'ouate les deux moignons de l'épaule et le dos du malade, garnir les aisselles avec un soin particulier. Maintenir le tout par des tours de bandes revêtant la forme de 8 dont les deux boucles entourent les deux moignons de l'épaule et dont le croisement est dorsal : les épaules seront ainsi rapprochées en arrière. Recouvrir le tout d'une bande plâtrée en commençant au milieu de l'avant-bras, celui-ci étant fléchi sur le bras; en étendant un peu la boucle du 8 qui cor-

respond à la clavicule malade, on pressera et on abaissera un peu le fragment interne. Le plâtre doit être employé pour que l'appareil sèche assez
vite; pendant la dessiccation, on fera coucher le malade en lui mettant un
coussin entre les deux épaules. A défaut
de plâtre, on pourra faire l'appareil en tarlatane amidonnée, trempée dans une solution d'empois d'amidon et lubréfiée d'amidon sec. On pourra se contenter du double
croisé des épaules (fig. 115) sans immobiliser tout le membre supérieur, ce qui est
cependant préférable. Cet appareil, qui
immobilise complètement le bras malade
et l'épaule du côté opposé, doit donner
d'excellents résultats, malheureusement il
est difficile à supporter. On n'y aura recours
que lorsqu'on voudra à tout prix chez une
femme du monde éviter le cal exubérant.

Pour tous les autres cas, comme il est
démontré qu'un raccourcissement d'un
centimètre n'a aucun inconvénient fonctionnel, et qu'une réduction approximative
suffit, on se contentera d'appareils plus fa-

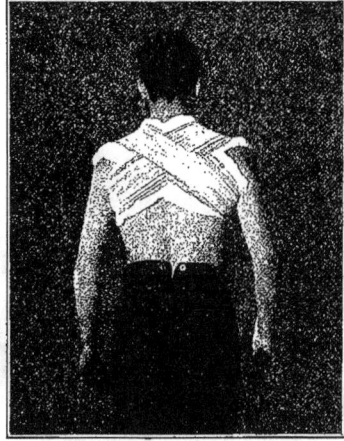

Fig. 115. — Double croisé des épaules en
bandes plâtrées ou fortement amidonnées.

cilement supportés, amovibles, qui ont l'inconvénient de toujours se relâcher.

Ces appareils cherchent toujours à élever et à effacer le moignon de l'épaule.
en abaissant parfois directement le fragment supérieur.

L'appareil en croix de Saint-André, d'Ambroise Paré, fait de bandes de
toile, est analogue en amovible à l'appareil plâtré décrit plus haut; de même
la cravate dorso-bisaxil-
laire de Mayor. On peut
réaliser le même dispo-
sitif avec des courroies
bouclées ; les bretelles
de Lannelongue s'en
rapprochent beaucoup;
les bracelets axillaires
de Guillemin et de For-
gue, rattachés en arrière
par une bande élastique,
sont analogues.

L'appareil, au lieu de
localiser son action sur
le moignon de l'épaule,
peut agir sur lui par l'in-

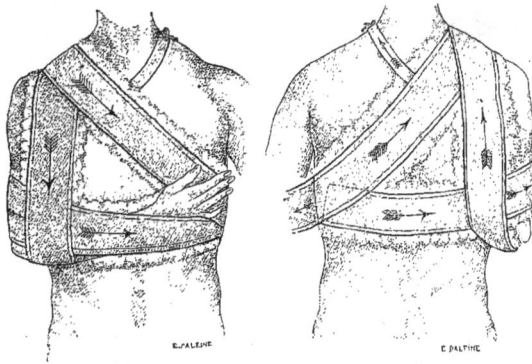

Fig. 116. — Appareils de Le Dentu.

termédiaire du bras : tels les appareils de Gerdy, d'Hamilton, de Sayre, qui
immobilisent le membre supérieur, en flexion, soulèvent le coude et par lui
le moignon de l'épaule et cherchent à abaisser le fragment supérieur en
agissant directement sur lui : de cette série c'est l'appareil de Le Dentu qui

est le plus simple (fig. 116). La bande, partie de l'aisselle saine, traverse horizontalement le dos, passe sur le bras du côté malade et suit l'avant-bras plié à angle droit en laissant la main libre ; arrivée à l'aisselle saine, elle traverse le dos en diagonale, arrive sur l'épaule malade, descend verticalement devant l'épaule et le bras, contourne le coude, remonte verticalement en arrière jusqu'à l'épaule lésée, la couvre une seconde fois et traverse la poitrine en diagonale pour se terminer dans l'aisselle saine. Cet appareil peut être fait en bandes de toile, en bandes de tarlatane amidonnées humides, empesées et agglutinées par de l'amidon sec, ou avec des bandes plâtrées. (V. planche, fig. D, E, F.)

A ces appareils on préfère parfois les écharpes, plus simples à mettre. Avant de placer soit l'écharpe de Mayor, soit celle de J.-L. Petit que les figures ci-contre représentent (V. planche, fig. G, H, I), il est bon d'insinuer dans l'aisselle malade un rouleau d'ouate qui contribue à rejeter le moignon de l'épaule en-dehors. Mais ces écharpes en toile sont facilement mal ajustées ; aussi, dans ce groupe des

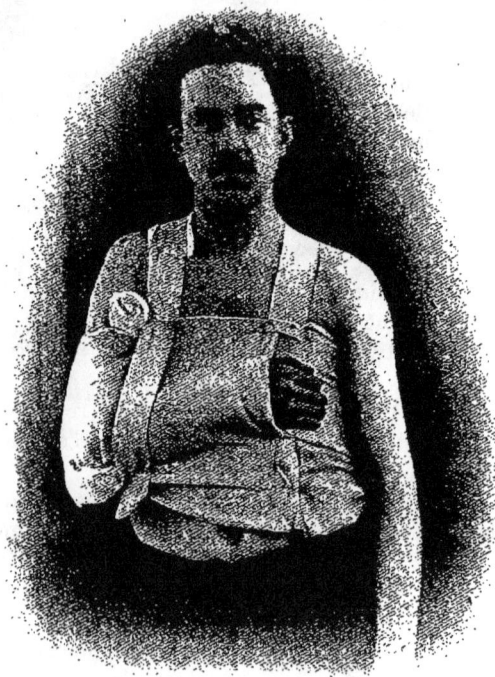

Fig. 117. — Bandage de Hennequin (Hennequin et R. Lœwy).

écharpes, donnons-nous la préférence au bandage de corps de Hennequin (fig. 117). Il est en flanelle, tissu plus élastique qui moule mieux et soutient mieux. Après la mise en place du coussin axillaire, une des extrémités du bandage de flanelle est insinuée sous le bras malade ; il entoure le corps et revient par-dessus le bras sain : on l'épingle au premier tour de flanelle au-dessus et au-dessous du poignet en laissant la main libre. Sous le coude on rapproche l'une de l'autre le plus possible, en refoulant le bras en haut, les parties antérieure et postérieure du bandage, et on fixe avec des épingles. On soutient la partie postérieure du bandage par des bretelles en V, dont la branche correspondant au bras malade, plus longue, vient se fixer à la flanelle en-dessous du coude, contribuant encore à soutenir ce dernier.

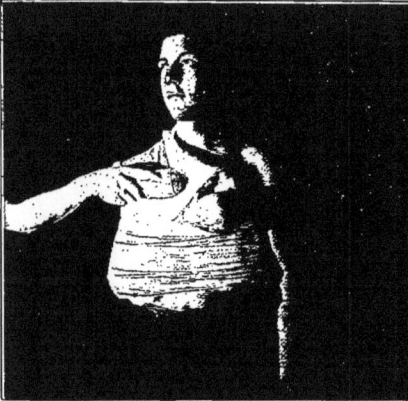

Fig. D. 2ᵉ temps d'un appareil de Le Dentu
en bandes plâtrées ou amidonnées (CHEVRIER).

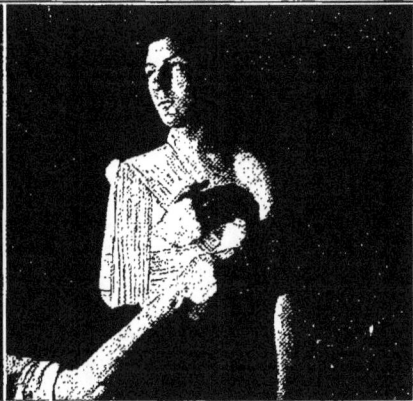

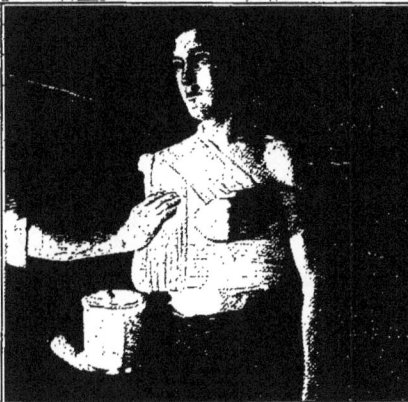

Fig. E. 3ᵉ temps d'un appareil de Le Dentu
en bandes plâtrées ou amidonnées (CHEVRIER).

Fig. F. Lubrification avec empois d'amidon
d'un appareil Le Dentu.
Sécher au fer à repasser (CHEVRIER).

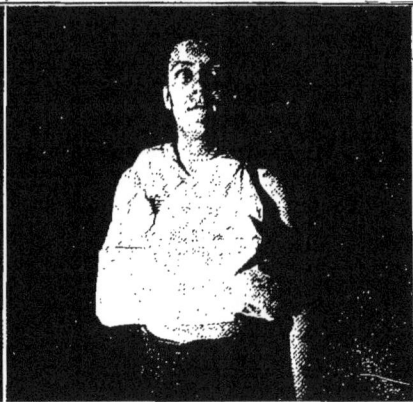

Fig. G.
Écharpe de Mayor
(CHEVRIER).

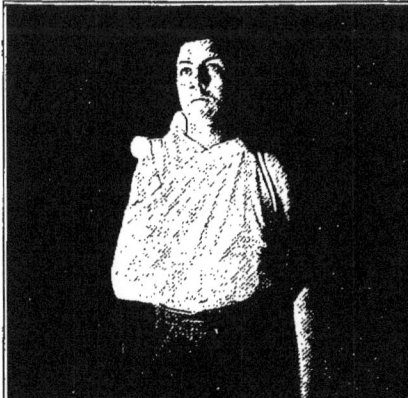

Fig. H. — Écharpe de J. L. Petit
(CHEVRIER).

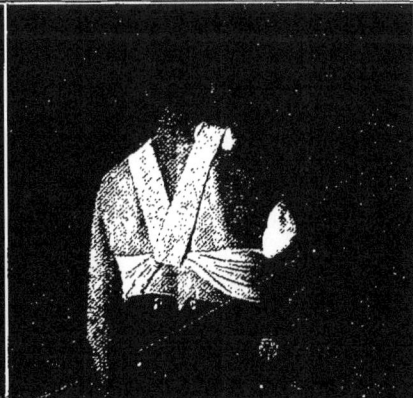

Fig. I. — Manière de fixer
les angles supérieurs (CHEVRIER).

On a même conseillé récemment de ne mettre aucun appareil et de laisser le malade couché, le bras pendant verticalement hors du lit, l'avant-bras reposant sur un coussin : la traction déterminée par le poids du membre réduirait le déplacement mieux que tout appareil, et de fait, le promoteur de la méthode, M. Couteaud a publié de très beaux résultats esthétiques avec radiographies. Le seul inconvé-nient est le séjour obligé au lit pendant 5 semaines (fig. 118).

Mais pourquoi ne pas agir direc-tement sur les fragments en les suturant? Ce serait là une opéra-tion nécessaire si une adaptation approximative ne donnait pas en pratique des résultats fonctionnel-lement très suffisants : nous reje-tons donc la suture osseuse dans les cas simples, comme inutile. Dans les cas dans lesquels on veut pour l'esthétique une adaptation aussi parfaite que possible (femme du monde), elle n'est pas non plus indiquée, car une cicatrice longue de plusieurs centimètres gênerait autant le décolletage qu'un cal volumineux. Il faut d'ailleurs avouer que la suture osseuse, si elle permet une mobilisation pré-coce, ne donne pas toujours une réduction satisfaisante, car elle a à lutter contre l'action énergique

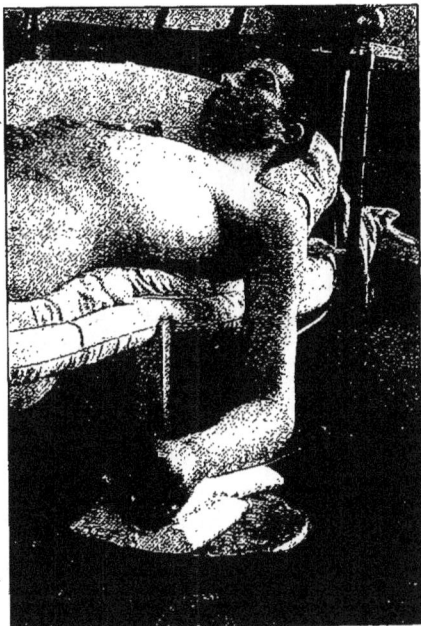

Fig. 118. — Traitement des fractures du corps de la clavicule par la position pendante (Couteaud).

des muscles qui déplacent les fragments : une des radiographies, reproduite plus haut en est un exemple. (V. planche, fig. C.)

Nous réservons donc uniquement la suture osseuse pour les cas compli-qués. Dans les fractures ouvertes, elle s'impose, et fait la désinfection du foyer en même temps que le rapprochement des fragments.

Dans les fractures avec lésions vasculaires ou nerveuses, on traitera ces dernières. Dans les fractures comminutives, qui sont souvent des fractures compliquées de lésions vasculaires ou nerveuses, on extirpera les esquilles si elles ne sont pas trop volumineuses ; s'il y a comme un dédoublement longitudinal de la clavicule, il vaudra mieux conserver les esquilles et les rapprocher par une suture circulaire (véritable cerclage) et non transosseuse.

L'intervention sanglante sera aussi indiquée dans les complications tar-dives (englobement ou compression nerveuse par le cal, pseudarthrose avec troubles fonctionnels).

B) FRACTURES DU TIERS INTERNE DE LA CLAVICULE.   Lésions. — Nous ne parlerons point des décollements épiphysaires qui sont exceptionnels. La lésion siège dans la zone d'insertion du sterno-cléido-mastoïdien. Elles sont de cause indirecte, ou très souvent reconnaissent pour cause la contraction musculaire.

Le trait, rarement transversal, est souvent très oblique et pénètre dans l'articulation sterno-claviculaire : le périoste, très épais, est souvent respecté. Cependant le déplacement des fragments n'est pas impossible ; tantôt le fragment externe semble en avant, tantôt c'est le fragment interne qu'on sent en haut et en avant.

**Signes et diagnostic.** — Ce sont ceux de la fracture du tiers moyen, mais plus voilés : la mobilité et la crépitation sont rares.

La déformation est surtout due à un gonflement considérable au niveau de l'insertion du sterno-cléido-mastoïdien.

Le diagnostic est difficile avec une luxation ou subluxation de l'extrémité interne de la clavicule (on sent l'interligne normal et la tête en place), avec une ostéite ou une arthrite sterno-claviculaire : c'est le début brusque et la marche qui aideraient au diagnostic.

Ces signes incomplets et ces difficultés diagnostiques se rencontrent surtout dans les fractures par contraction musculaire, car les fractures indirectes du tiers interne sont le plus souvent avec crépitation, mobilité anormale, déformation, et faciles à reconnaître.

**Traitement.** — Il est impossible d'avoir aucune prise sur le fragment interne, si bien que la réduction est encore plus difficile que dans la fracture du tiers moyen.

On emploiera les mêmes appareils, les mêmes écharpes, qui agiront par l'intermédiaire du bras. Il sera à peu près indispensable d'immobiliser l'épaule saine, car chacun de ses mouvements par les ligaments interclaviculaires mobilise le fragment interne.

C) FRACTURES DU TIERS EXTERNE DE LA CLAVICULE. — Il vaut mieux dire : fractures de l'extrémité externe ou acromiale, en dehors des ligaments coraco-claviculaires.

**Lésions.** — Très rarement directes, souvent liées à une chute sur le moignon de l'épaule ou le coude, son trait est transversal ou oblique. Le périoste est assez souvent respecté et le déplacement nul ; il est impossible qu'il en soit autrement quand le trait passe entre les ligaments conoïdes et trapézoïdes. Quand il y a rupture périostique et déplacement, celui-ci se fait surtout suivant l'épaisseur, et le fragment interne peut chevaucher l'externe.

Il peut se faire aussi suivant la direction, et le fragment acromial, déplacé par le poids du corps et la contraction musculaire, est angulairement dévié, parfois tout entier devant le fragment interne et perpendiculaire à lui. (V. planche, fig. J, K, L.)

**Signes et diagnostic.** — Dans les fractures *avec déplacement*, les signes sont ceux de la fracture du tiers moyen, sauf le déplacement qui est différent et qu'a suffisamment indiqué l'anatomie pathologique.

Quand le *déplacement* est *minime* ou *nul*, les signes sont la douleur très localisée, avec ecchymose parfois limitée ; la palpation attentive à l'ongle révèle en ce point un sillon étroit et dépressible. On obtient parfois la cré-

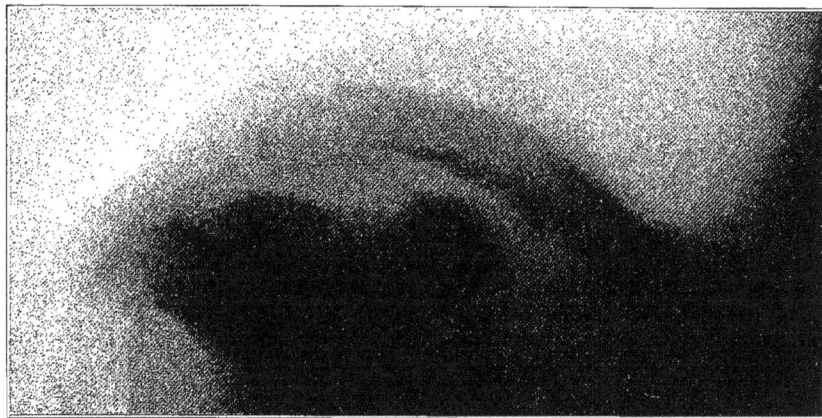

Fig. J. — *Fracture de l'extrémité externe de la clavicule oblique en bas et en dedans* (CHEVRIER).
Cl. Contremoulins.

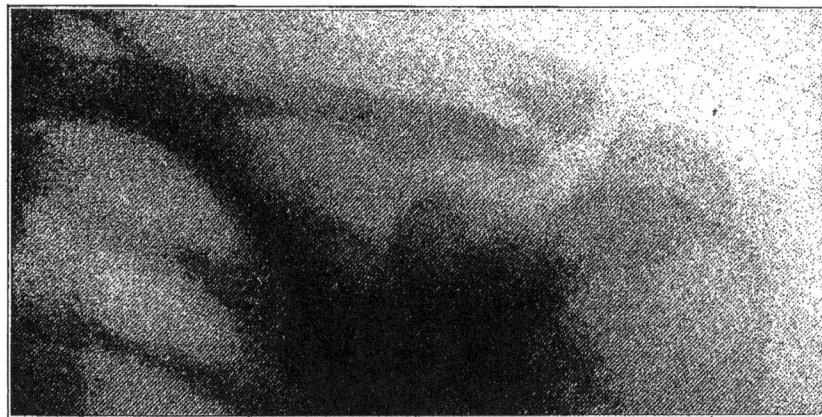

Fig. K. — *Fracture de l'extrémité externe de la clavicule oblique en bas et en dehors, déplacement des fragments* (CHEVRIER). Cl. Infroit.

Fig. L. — *La même fracture. Réduction parfaite par l'appareil de Le Dentu* (CHEVRIER). Cl. Infroit.

pitation non par la mobilisation directe du fragment externe très difficile, mais par l'élévation du coude, une main étant appliquée sur le moignon de l'épaule.

La grande difficulté de diagnostic est avec une contusion simple ou la luxation acromio-claviculaire : l'extrémité articulaire de la clavicule est plus lisse que l'extrémité externe du fragment interne de la fracture, mais ce sont détails difficiles à percevoir. Le diagnostic se fait surtout par la mensuration de l'extrémité saillante à l'articulation sterno-claviculaire, comparée à la

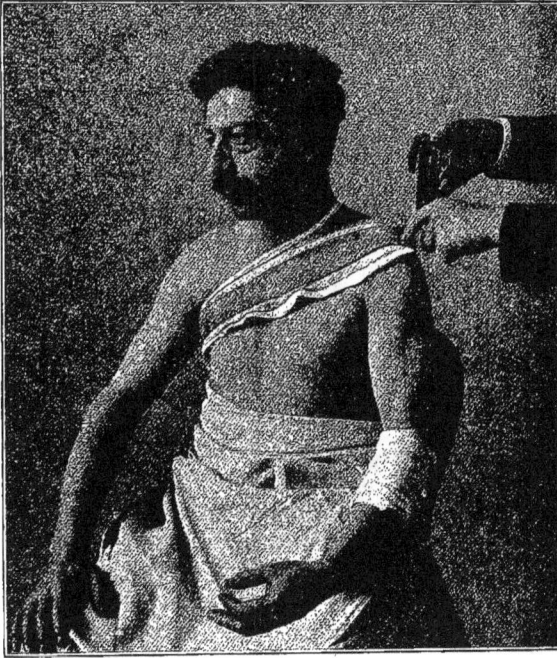

Fig. 119. — Appareil silicaté de Hennequin pour fracture du tiers externe de la clavicule. (Hennequin et R. Lœwy.)

longueur de la clavicule du côté opposé : il y a raccourcissement dans le cas de fracture.

**Traitement**. — S'il n'y a pas de déplacement, le massage avec immobilisation dans l'écharpe la plus simple suffira.

S'il y a déplacement, on pourra employer les mêmes appareils que pour les fractures du tiers moyen. L'appareil de Le Dentu donne d'excellents résultats (V. planche, fig. K, L).

Hennequin met un appareil en forme de collier qui monte le moignon et sur lequel prend appui une autre partie destinée à élever le bras. L'appareil est formé d'un collier de lint sur lequel on place deux colliers de toile et quelques tours de bande silicatée. On fait de même un bracelet silicaté autour de la partie supérieure de l'avant-bras. Quand le collier et le bracelet sont secs, on les coupe et on les adapte avec des lacets, en interposant, entre la

peau et l'appareil un peu d'ouate et 6 épaisseurs de lint au niveau de la fracture; on rattache le bracelet antibrachial au collier par deux tubes élastiques
qui soulèvent le bras en laissant au malade le libre exercice de son membre
(fig. 119 et 120). A défaut
de silicate, on emploiera
de l'eau amidonnée assez
épaisse (empois d'amidon)
dont on imbibera bien les
bandes de vieille toile.

D) FRACTURES DES
DEUX CLAVICULES. — Les
fractures ne sont pas forcément du même type de
chaque côté.

Les signes sont ceux des
fractures de la clavicule,
mais il faut noter la chute
des deux moignons de
l'épaule rétrécissant la poitrine en haut, arrondissant
le dos, écartant les omo-
plates; la pression des deux
membres supérieurs sur
la cage thoracique amène
une gêne notable de la
respiration.

Le traitement se fera
surtout par le décubitus
dorsal, avec ou sans coussin médian, et immobilisation par des écharpes des
deux membres supérieurs.

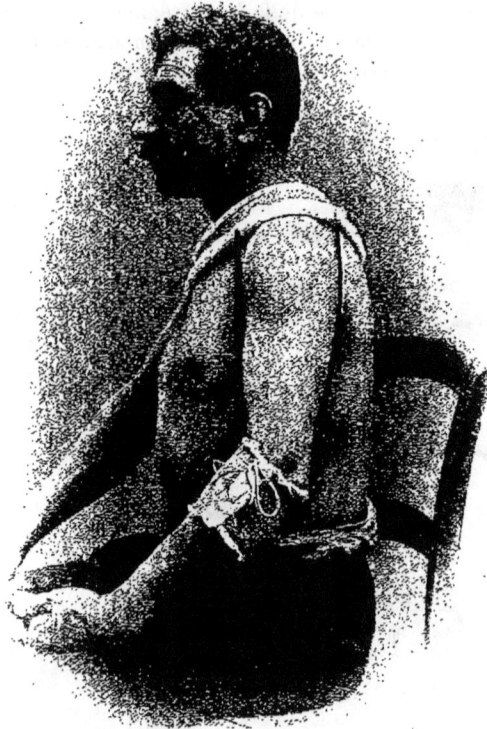

Fig. 120. — Appareil de Hennequin terminé.
(Hennequin et R. Lœwy.)

Dans ces cas, il est indi-
qué de recourir à la suture osseuse, à cause de la fréquence de la pseudarthrose.

E) FRACTURES A LA NAISSANCE. — Les unes sont *intra-utérines* et succèdent
à des traumatismes ayant atteint la mère à la fin de la grossesse. L'accouchement, dans ces cas, a été spontané et normal. Cette variété est exceptionnelle. Presque toujours la fracture est *obstétricale*, c'est-à-dire produite
par les manœuvres de l'accouchement, elle succède à une traction sur le
bras ou sur l'épaule, le doigt étant dans l'aisselle, et les clavicules étant fortement tassées. [V. Nouveau-né (Pathologie)].

On les traitera simplement par de petites bretelles, s'attachant à un bandage de corps, les bras étant immobilisés dans le maillot.    CHEVRIER.

CLAVICULE (LUXATIONS). — Beaucoup moins communes que les fractures

de la clavicule, ces luxations sont cependant loin d'être rares. On les divise
en : luxations de l'*extrémité externe* ou *acromio-claviculaires* et luxations de
l'*extrémité interne* ou *sterno-claviculaires*.

Je ne ferai que signaler la luxation simultanée des deux extrémités de la
clavicule, absolument exceptionnelle et dont l'étude n'offre, par conséquent,
qu'un très médiocre intérêt pratique.

I. — LUXATIONS ACROMIO-CLAVICULAIRES. — Elles peuvent se faire
*en haut* : luxation sus-acromiale, de beaucoup la plus fréquente; ou *en bas* :
luxation sous-acromiale.

a) **Luxation sus-acromiale.** — Elle succède ordinairement à une chute
sur le moignon de l'épaule, à un coup portant sur l'acromion en dehors de
son articulation avec la clavicule, exceptionnellement à une chute sur le
coude ou à une contraction musculaire.

Suivant que les ligaments coraco-claviculaires sont ou ne sont pas déchirés,
l'extrémité externe de la clavicule chevauche ou ne chevauche pas sur l'acromion : la luxation est *complète* dans le premier cas, *incomplète* dans le
second.

*Symptômes.* — Le blessé se présente avec l'attitude spéciale à tous les traumatismes de la région : l'épaule légèrement abaissée, l'avant-bras demi-fléchi,

soutenu par la main du
côté sain et la tête inclinée
du côté malade. La dou-
leur est plus ou moins vive
entraînant parfois une impotence fonctionnelle complète, d'autres fois assez
légère pour permettre au
malade de continuer son
travail. Le signe capital,
c'est la déformation spé-
ciale, qui d'ailleurs varie
suivant que la luxation est
complète ou incomplète
(fig. 121).

Dans la *luxation incom-
plète*, l'extrémité externe
de la clavicule ne fait, au-
dessus du plan de l'acro-
mion, qu'une légère saillie,

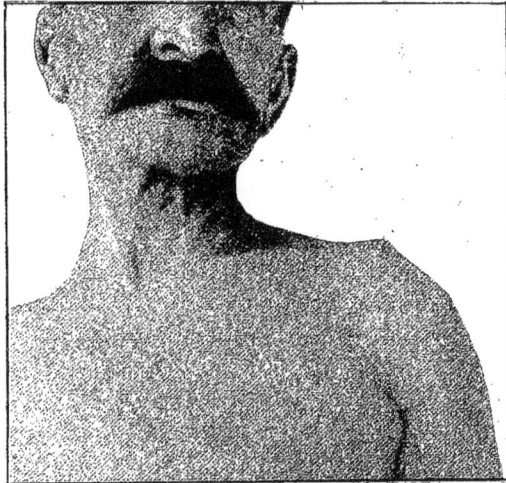

Fig. 121. — Luxation sus-acromiale.

que la pression directe du doigt réduit en général facilement avec une
crépitation sourde, cartilagineuse; dès que la pression cesse, la saillie se
reproduit (*signe de la touche de piano*).

Dans la *luxation complète* avec chevauchement, la saillie produite par
l'extrémité externe de la clavicule luxée est beaucoup plus marquée, formant
au-dessus de l'acromion une sorte de marche d'escalier; le déplacement est
direct en dehors, ou en dehors et en arrière, ou encore en dehors et en

avant. Quoi qu'il en soit, la distance comprise entre l'articulation sterno-claviculaire et l'angle de l'acromion est moindre que celle du côté sain. Enfin si l'on saisit la clavicule luxée entre deux doigts, on peut souvent la mobiliser dans le sens antéro-postérieur.

*Diagnostic.* — Ordinairement facile à reconnaître avec un peu d'attention, la luxation sus-acromiale ne sera pas confondue avec une fracture située près de l'extrémité externe de la clavicule [V. CLAVICULE (FRACTURES)] : En cas de luxation, la mensuration montrera la même longueur pour les deux clavicules ; de plus, dans la fracture, la réduction de la déformation s'accompagne de douleurs plus vives et d'une crépitation plus fine.

Il faut connaître, pour ne pas la confondre avec une luxation incomplète, la subluxation professionnelle que l'on rencontre dans certains métiers (boulangers, par ex.) et qui est toujours bilatérale et d'ailleurs progressivement acquise sans traumatisme.

*Pronostic et traitement.* — Le rétablissement des mouvements est la règle ; mais le plus souvent il persiste une déformation analogue à celle qui succède aux fractures de la clavicule (v. c. m.).

La réduction est facile ordinairement : il suffit de porter le moignon de l'épaule en haut, en dehors et en arrière, tandis qu'on exerce une pression directe sur l'extrémité luxée de la clavicule. Dans certains cas de chevauchement très prononcé, il peut être nécessaire de recourir à l'anesthésie pour replacer la clavicule, mais si la réduction est en général facile, il n'en est pas de même de la contention. On emploie, dans ce but, les mêmes appareils que pour les fractures de la clavicule (v. c. m.) ; mais la difficulté du maintien, malgré les bandages variés qui cherchent à appuyer sur l'extrémité externe de la clavicule, autorise aujourd'hui le chirurgien à intervenir d'une façon sanglante et à suturer les deux surfaces articulaires. On peut aussi, comme l'a fait Delbet, passer deux fils de soie unissant la coracoïde à la clavicule, fils remplaçant les ligaments coraco-claviculaires rompus : cette *syndesmopexie* coraco-claviculaire donnerait un résultat fonctionnel supérieur à celui donné par la suture des surfaces articulaires.

b) **Luxation sous-acromiale.** — Infiniment rare, cette luxation résulte en général d'une pression ou d'un choc direct sur l'extrémité externe de la clavicule, qui, par suite de la déchirure des ligaments acromio- et coraco-claviculaires toujours rompus, glisse entre la face inférieure de l'acromion et la capsule capsulo-humérale. On établit facilement le diagnostic par les signes physiques : la clavicule fait une forte saillie au niveau de son extrémité interne ; mais en dehors, elle s'incline en bas et disparaît sous l'acromion qui surplombe, se trouve plus rapproché du sternum, et peut être contourné entièrement avec les doigts. La clavicule est immobilisée dans sa position. Pour réduire, il faut exercer des tractions sur le bras placé en abduction pendant qu'une contre-extension est établie dans l'aisselle.

II. — LUXATIONS STERNO-CLAVICULAIRES. — Elles comprennent trois variétés suivant que l'extrémité interne de la clavicule se déplace *en avant* (luxation présternale), *en haut* (luxation sus-sternale) ou *en arrière* (luxation rétro-sternale).

a) **Luxation présternale.** — Bien que relativement rare, c'est la plus fréquente des trois variétés : elle est produite par des violences tendant à refouler fortement l'épaule en arrière (chute ou choc sur la partie antérieure du moignon de l'épaule; contractions musculaires ramenant les épaules en arrière). Elle peut être *complète* avec déchirure de tous les ligaments périphériques, désinsertion sternale du ménisque interarticulaire qui accompagne la clavicule, et déplacement de l'extrémité luxée en avant et en bas; ou *incomplète*, les surfaces articulaires ne s'abandonnant pas complètement par suite de l'arrachement incomplet de la partie antérieure de la capsule et du périoste sternal qui lui fait suite.

*Symptômes.* — Douleur vive dans les mouvements d'abduction et d'élévation du bras, attitude semblable à celle des fractures de la clavicule (v. c. m.) impotence fonctionnelle plus ou moins marquée, sont des symptômes d'ordre banal. Deux signes seuls permettent d'affirmer le diagnostic : c'est d'une part le *raccourcissement transversal* de l'épaule, la distance comprise entre la ligne médio-sternale et l'extrémité externe de la clavicule étant moindre que du côté sain; c'est d'autre part la *déformation* facile à percevoir, hors les cas de gonflement considérable, et consistant en une saillie arrondie, qui, située en avant du sternum, suit les mouvements du membre correspondant, s'élevant quand l'épaule s'abaisse, s'abaissant quand l'épaule s'élève.

Le sterno-mastoïdien, entraîné en avant avec l'extrémité déplacée, fait un relief sous la peau, et la profondeur des creux sus- et sous-claviculaires est augmentée. Au-dessus de la saillie claviculaire, le doigt peut s'enfoncer dans la cavité articulaire abandonnée.

Quand la luxation est incomplète, la saillie siège au niveau même de l'articulation sterno-claviculaire; elle est peu marquée, augmente lorsqu'on porte l'épaule en arrière et disparaît lorsque, par la pression directe, on refoule l'extrémité osseuse déplacée dans la cavité articulaire.

*Diagnostic.* — La luxation complète est d'un diagnostic facile. Il n'en est pas toujours de même pour la luxation incomplète, qu'on ne confondra pas avec une arthrite ou une ostéo-arthrite sterno-claviculaire, ni, surtout, avec une fracture de l'extrémité interne de la clavicule [V. CLAVICULE (FRACTURES)]; en cas de doute, quand le gonflement est très marqué, la radiographie tranchera la question.

*Pronostic et traitement.* — La réduction s'obtient en général facilement en combinant la pression directe sur l'extrémité interne de la clavicule au refoulement de l'épaule en arrière et en dehors. Mais le maintien de la réduction est très difficile. Les appareils les meilleurs paraissent être ceux qui agissent par pression, à la manière des bandages herniaires (appareils de Nélaton et de Demarquay). Toutefois, il semble qu'on doive souvent leur préférer aujourd'hui l'arthrotomie suivie de suture osseuse ou d'arthrodèse. D'ailleurs, il est rare que ces luxations non réduites déterminent des troubles fonctionnels marqués.

b) **Luxation sus-sternale.** — Très rare, elle est due à un choc qui abaisse violemment en le portant en arrière le moignon de l'épaule, faisant ainsi saillir l'extrémité interne de la clavicule, si bien qu'elle se luxe en haut.

L'épaule est abaissée, l'extrémité sternale de la clavicule est plus ou moins

## Climatothérapie.

élevée, formant une saillie plus ou moins marquée au-dessus de la fourchette sternale.

La réduction est facile par refoulement de l'épaule en dehors et pression de haut en bas sur l'extrémité luxée ; mais la contention est difficile et là encore l'intervention sanglante est légitime.

c) **Luxation rétro-sternale**. — Cette variété, plus rare encore que la précédente, succède soit à un choc direct d'avant en arrière, soit, plus rarement, à une cause indirecte (chute sur la partie postérieure et externe de l'épaule, pression entre deux résistances). L'extrémité luxée, se plaçant derrière le sternum, peut comprimer la trachée et déterminer ainsi des troubles respiratoires, ordinairement légers ; la compression peut porter aussi sur l'œsophage (dysphagie) et sur les gros vaisseaux du cou (turgescence des veines de la face et du cou).

L'épaule est projetée en avant ; on sent sur le sternum la cavité articulaire abandonnée, et, derrière elle, on perçoit la saillie dure et arrondie de la tête claviculaire.

Cette luxation, d'un pronostic bénin, se réduit facilement en portant l'épaule en dehors et en arrière, pendant que l'on attire en avant, avec l'index recourbé, l'extrémité interne de la clavicule. Les appareils sont souvent plus efficaces pour le maintien de la réduction que dans les autres variétés de luxations sterno-claviculaires : ils devront en tout cas maintenir l'épaule en arrière.

G. LABEY.

**CLIMATOTHÉRAPIE**. — Le climat agit sur l'organisme par une foule d'éléments divers : air, lumière, température, humidité ou sécheresse, vents, altitude qu'il importe de préciser. Tout d'abord, deux grandes divisions s'imposent entre les *climats continentaux* et les *climats marins*.

I. — CLIMATS CONTINENTAUX. — Les climats continentaux se distinguent en diverses sortes selon l'altitude, que l'on peut considérer comme haute (au-dessus de 1000 et 1200 mètres), moyenne (de 500 à 1000), faible (de 500 m.).

a) **Haute altitude**. — Le climat de haute altitude se caractérise par la faible pression barométrique et la raréfaction de l'oxygène consécutive, par la grande durée des heures de soleil, par le faible degré hygrométrique et un air très sec, par la pureté de l'air, l'absence de microorganismes et de poussières, par le degré relativement bas de la température globale, les variations brusques et étendues de la température, par la grande différence de température au soleil et à l'ombre.

Ces conditions déterminent un afflux de sang à la périphérie et une accélération de la circulation par vasodilatation sous l'effet de l'abaissement de la pression atmosphérique, en même temps qu'une exagération des mouvements respiratoires et de la ventilation pulmonaire (par la raréfaction de l'oxygène). Les fonctions de la peau sont stimulées par une évaporation plus active.

Le climat de haute altitude convient aux anémiques, aux tuberculeux chirurgicaux et prédisposés à la tuberculose pulmonaire, aux tuberculeux pulmonaires sans tendance hémoptoïque, et à certains nerveux, neurasthéniques assez résistants.

On n'y enverra pas les cardiaques aortiques et angineux, les hyposystoliques, les emphysémateux, les rachitiques ; la haute altitude exigeant une réaction assez intense de l'organisme qu'elle excite très vivement.

*Stations de haute altitude.* — En *France* : Thorenc (Alpes-Maritimes, 1200 m.), Pralognan (près de Brides, 1460), Chamonix 1050, Cauterets 950, Barèges 1250, Mont-Dore 1050, Aubrac (Aveyron 1400), Dienne (Cantal 1300).

En *Suisse* : Saint-Moritz, Leysin 1400 mètres, Davos 1600 à 1750 mètres, Arosa 1750 à 1850 mètres, les Avants 976 mètres, Montana-sur-Sierra, qui peuvent être à la fois stations d'hiver et stations d'été ; Glyon, Caux, Andermatt, Pontresina, les stations de l'Engadine et du Rigi, qui sont plutôt des stations d'été en même temps que de simples séjours de repos.

*b)* **Altitude moyenne.** — Le climat d'altitude moyenne présente des caractéristiques de même ordre, mais sensiblement moins accusées que celles du climat de haute altitude, aussi est-il moins excitant et suffisamment tonique, et convient-il mieux à la plupart des tuberculeux.

Les *stations* les plus connues sont en *France* : Allevard 620 mètres, Brides et Salins-Moutiers 480 mètres, Pugny-Corbières, près d'Aix, 620 mètres, Uriage, Le Vernet 700 mètres, Bagnères-de-Luchon 625 mètres, Bagnères-de-Bigorre 880 mètres, Saint-Sauveur 750 mètres, Eaux-Bonnes 500 mètres (Sanatorium à 800 m.), Durtol (Sanatorium 500 mètres, à 3 kilomètres de Clermont-Ferrand), Royat 450 mètres, La Bourboule 850 mètres, Hauteville (Jura 870 m., sanatorium Bellecombe), Gérardmer (Vosges 671 m.), Bussang 650 mètres.

En *Suisse* : Château-d'OEx 961 mètres, Chaumont 441 mètres, Langenbruch 713 mètres, Lauterbrunnen 800 mètres, Axenstein 750 mètres, Champéry 1052 mètres, etc.

*c)* **Faible altitude.** — Le climat de faible altitude se caractérise par une humidité plus grande, une moins grande pureté de l'air, des oscillations thermiques moins accusées. Son action est plutôt sédative. Mais ces caractéristiques générales sont modifiées par les conditions locales d'orientation. le voisinage des villes, des fleuves ou des forêts. Beaucoup de localités présentent un climat de faible altitude, mais il en est qui appellent plus particulièrement les malades ; ce sont les *stations* suivantes :

En *France* : *Pau* 207 mètres, très abrité des vents, où l'on enverra de préférence en hiver et en automne les nerveux excitables, les tuberculeux éréthiques (près de Pau, sanatorium de Trespoëy, octobre à mai), *Cambo* (Basses-Pyrénées), *Amélie-les-Bains* (Pyrénées-Orientales 276 m., eaux chaudes sulfurées sodiques), *Argelès* (Hautes-Pyrénées 450 m.), *Sanatorium de la Motte-Beuvron* (Loir-et-Cher), de *Meung-sur-Loire* (Loiret). Nombre de stations thermales du Plateau central, des Vosges, de la Savoie, présentent les conditions du climat de faible altitude. Les environs de Paris présentent sur les collines qui entourent la capitale de nombreux points de climat de faible altitude où l'on villégiature en été ; la banlieue ouest, serait à recommander particulièrement, de Sceaux à Saint-Germain-en-Laye : Clamart, Meudon, Versailles, Saint-Cloud sont « la petite Suisse de la banlieue » (Alf. Martinet).

En *Suisse*, les stations de faible altitude sont groupées autour des lacs, qui en été rafraîchissent l'air, et en hiver le réchauffent; ce sont principalement : Montreux, Clarens, Territet, autour du lac de Genève (altitude moyenne 400 m.), où la meilleure saison est l'automne pour les neurasthéniques, les surmenés, les tuberculeux pulmonaires chroniques; Interlaken (567 m.), Thoune (570 m.), Brienz (560 m.), autour des lacs de Thoune et de Brienz; Lucerne (439 m.), Gersau, Vitznau autour du lac des Quatre-Cantons; Zurich (411 m ).

En *Italie*, les stations qui avoisinent les lacs du nord de l'Italie : lac Majeur, lac de Lugano, lac de Come, lac de Garde, sont des stations de printemps et d'automne.

II. — CLIMATS MARINS. — Le climat marin se caractérise par la pureté de l'air, le degré hygrométrique élevé, l'intensité de la lumière, la faiblesse des oscillations thermométriques, la fréquence et la constance des vents.

Ces conditions produisent des effets stimulants généraux, qui peuvent aller jusqu'à l'excitation, et peuvent déterminer secondairement de la dépression. Les effets diffèrent selon que l'on envisage la zone marine proprement dite qui s'étend de 200 à 500 mètres du bord de la mer, et la zone para-marine, au delà de 500 mètres.

Le climat marin est favorable aux malades porteurs de tuberculoses locales et aux prédisposés à la tuberculose (scrofuleux, adénopathiques); il l'est moins aux tuberculeux pulmonaires, et ceux-ci le plus souvent seront placés dans la zone para-maritime, ou dans certaines stations de climat marin mitigé : Arcachon, Cannes, Menton. On écartera des stations de climat marin les tuberculeux éréthiques, à évolution rapide, les tuberculeux avancés.

Les anémiques et les chlorotiques dont les oxydations ont besoin d'être stimulées bénéficieront du séjour à la mer.

Les nerveux excitables n'ont pas grand bénéfice à en attendre.

Les cardiaques souffrent au bord de la mer de la fréquence des vents, et ne pourront être envoyés que dans les stations très abritées de la zone para-marine, à l'exception des aortiques, des angineux, des myocarditiques.

Les arthritiques sont exposés à certaines poussées rhumatismales ou goutteuses sous l'influence du climat marin, mais beaucoup y échappent et bénéficient de l'égalité de la température.

Les *stations* de climat marin diffèrent suivant leur situation géographique et les caractéristiques ne sont pas les mêmes pour la Méditerranée et pour l'Océan (V. la carte à l'article EAUX MINÉRALES).

*Méditerranée.* — La Méditerranée présente la Riviera, qui s'étend de Toulon à Menton, et se caractérise par l'intensité de l'insolation, la douceur du climat, le petit nombre des jours de pluie (malgré les pluies fréquentes à l'automne et au printemps), la sécheresse relative de l'air, la luminosité, et la fréquence des vents nord-est et nord-ouest (mistral), qui va d'ailleurs en décroissant de Marseille à Menton.

La Côte d'Azur convient aux convalescents, aux malades ayant besoin d'un stimulant; le séjour y est moins excitant que celui des bords de l'Océan, de sorte que les arthritiques, les nerveux, les neurasthéniques peuvent y bénéficier de la saison d'hiver. Quant à la tuberculose, à part les tuberculoses locales qui s'y améliorent, on ne peut préjuger en rien de l'action de la Riviera, et c'est plutôt le malade lui-même qu'il faut envisager que la forme clinique. Cependant, on peut dire que plus la tuberculose sera phlegmasique, éréthique, plus la Riviera devra être déconseillée, pour être réservée aux formes plus torpides.

Les *stations* de la Riviera sont : *Hyères*, qui, par son éloignement de la mer (5 km), est sédatif et convient aux névropathes, aux cardiaques; *Costebelle*, d'effet plus actif (à 3 km de la mer); la presqu'île de *Giens* en plein dans la zone marine; *San Salvadour* dans la zone marine également (sanatorium pour enfants), station minérale (eau froide lithinée), et, au-dessus, l'ancien sanatorium du *Mont des Oiseaux*, Valescure à 2 kilomètres du bord de la mer; *Saint-Raphaël*, dans la zone marine, le *Trayas*. Cannes (30 000 habitants) offre beaucoup de ressources thérapeutiques de climat, avec ses environs : *Vallauris*, le *Cannet*, *Juan-les-Pins* bien abrités, et ses effets toniques modérés. *Nice* (105 000 habitants), également bien abritée, mais offrant les inconvénients d'une grande ville, compensés par l'étendue de la zone propice aux malades et comprenant à la fois la zone marine et paramarine (*Cimiez*). *Beaulieu*, *Monte-Carlo*, *Menton* sont les points les plus protégés et les plus chauds du littoral, mais sont un peu limités en largeur. A signaler à 500 mètres d'altitude, la *Turbie*, le *Cap Martin* et le *sanatorium de Gorbio* (250 m).

*Océan et Manche.* — Leurs rivages présentent les caractères de climat marin complet. Les principales *stations* en sont : *Biarritz* qui doit au voisinage du Gulf-Stream une température douce et assez régulière, mais avec des pluies et des vents fréquents, et convient aux anémiques, scrofuleux, lymphatiques, aux porteurs de tuberculose locale, et nullement aux tuberculeux pulmonaires.

*Saint-Jean-de-Luz*, *Hendaye* (sanatorium pour enfants tuberculeux) présentent des caractères analogues, *Arcachon*, à 15 kilomètres de la mer, avec sa forêt de pins et sa plage résume ses indications dans la formule suivante : « forêt aux nerveux; plage aux scrofuleux » (Alf. Martinet). *Royan*, les *Sables d'Olonne*, *Pornichet*, le *Pouliguen*, la *Baule*, le *Croisic* sont à signaler.

La *Bretagne* présente une assez grande douceur de température (Gulf-Stream), avec des pluies et des vents d'ouest, mais sans effets très excitants qui la fait apprécier par les nerveux, les bacillaires éréthiques. *Paimpol*, *Roscoff*, *Dinard* sont à signaler à ce titre.

Les autres plages de la Manche ont un climat marin excitant qui les fera déconseiller aux cardiaques, aux nerveux, aux tuberculeux éréthiques ou fébriles; ce sont : *Arromanches*, *Courseulles*, *Cabourg*, *Houlgate*, *Villers-sur Mer*, *Deauville*, *Trouville*, *Etretat*, le *Tréport*, *Berck-sur-Mer* (sanatorium pour enfants : tuberculoses osseuses, ganglionnaires).

La cure marine est complétée par l'usage habituel des *bains de mer* (V. Article Bain).

Avant d'adresser un malade à une station, il est bon de réfléchir et de prévoir comment le malade réagira aux milieux nouveaux dans lesquels il va être plongé. Si son organisme possède des ressources de réaction suffisantes, on pourra l'exposer à un climat très tonique, sinon le climat sédatif lui conviendra mieux. Enfin, le voyage se fera par étapes bien étudiées, de façon à provoquer le moins de fatigue possible. *PARISET.*

**CLONUS DU PIED.** — On désigne sous ce nom des oscillations rythmées obtenues par soulèvement brusque de la pointe du pied. C'est un mouvement réflexe que détermine la tension exercée sur le triceps sural par la manœuvre décrite. On fait complètement relâcher les muscles du membre inférieur ; le mieux est, pour ce faire, de fléchir la cuisse sur le bassin et la jambe sur la cuisse. Puis, soutenant la jambe de la main gauche, de la droite appliquée sous le talon antérieur on redresse brusquement le pied. Il faut accumuler parfois les excitations pour amorcer le *clonus* ou *phénomène du pied*, appelé encore, quand la trépidation est marquée, *épilepsie spinale*. Les mouvements déterminés peuvent dans les cas intenses durer aussi longtemps que persiste la flexion forcée du pied ; le plus souvent le réflexe s'épuise peu à peu, mais il est facile de l'entretenir par de nouvelles excitations. On l'arrête quelquefois par la flexion forcée du gros orteil.

*Signification du réflexe.* — Le clonus est un phénomène de haute valeur, témoignant d'une perturbation du système pyramidal. Il ne saurait exister en dehors d'une maladie organique, et ne se rencontre jamais dans l'hystérie (Babinski). Pratiquement, on doit considérer, chaque fois que l'on constate ce phénomène, le faisceau pyramidal comme touché.

L'épilepsie spinale se rencontre là où se manifeste par ailleurs l'exagération des réflexes; elle est très prononcée dans les *myélites transverses* avec syndrome de *paraplégie spasmodique*, et dans certaines formes ou certaines phases de la *sclérose en plaques*, de la *sclérose latérale amyotrophique*, des affections médullaires avec *syndrome de Brown-Séquard*, de la *syringomyélie*, de l'*hématomyélie*, de la *syphilis de la moelle*, etc. Elle est loin d'être exceptionnelle dans les *méningites*. On l'observe encore dans les *hémiplégies anciennes* où elle succède à l'exagération du réflexe patellaire; on peut même la rencontrer du côté sain. Elle coïncide souvent avec la trépidation rotulienne.

**Clonus faux et clonus vrai.** — On observe chez les nerveux, les trembleurs, des secousses inégales, irrégulières, se répétant à intervalles variables, commençant parfois dès que l'on découvre le malade, et *ne disparaissant pas toujours* lorsque toute excitation est supprimée. C'est un *tremblement plutôt qu'un clonus*; il n'a, cela va de soi, aucune valeur diagnostique. On ne doit, d'autre part, accorder aucune valeur à des secousses rares, isolées, en nombre faible. Tout clonus faux cesse dès que l'on fléchit l'un sur l'autre les différents segments du membre inférieur : il ne peut se produire que lorsque les différents segments de ce membre sont étendus les uns sur les autres (Babinski).

**Clonus vrai physiologique.** — C'est un clonus fruste, que l'on peut obtenir chez certaines personnes en leur recommandant de raidir légèrement la jambe et d'étendre le pied. Il cède rapidement, et *ne se produit pas* *s'il y a relâchement complet des muscles de la jambe* (Babinski). Enfin, il n'a pas l'intensité du clonus vrai, et l'on ne peut le reproduire à volonté.

On a encore signalé l'existence du clonus dans le sommeil artificiel (chloroforme, éther). Ce clonus va en augmentant avec la durée de la narcose. Sa disparition aurait une valeur pronostique défavorable (Lannois et Clément). Le clonus peut se voir enfin sur des membres atteints de rhumatisme chronique.                                         *FRANÇOIS MOUTIER.*

**COALTAR.** — C'est un liquide noir, épais, qui provient de la distillation de la houille, plus toxique que le goudron végétal. Il est réservé à l'usage externe et est utilisé comme désinfectant sous forme d'émulsion ou de coaltar saponiné.

L'*émulsion*, faite de coaltar, de savon et d'alcool à 80° (āā) est mêlée à l'eau dans la proportion de 5 pour 100, pour lotions, injections, pansements.

Le *coaltar saponiné* (teinture de Quillaya coaltarée du Codex) est un liquide brun verdâtre, obtenu en mélangeant une partie de coaltar à 4 parties de teinture de bois de Panama; on l'emploie dilué dans 20 à 40 parties d'eau.                                         *E. F.*

**COCA.** — Les feuilles de coca sont fournies par la variété péruvienne et par la variété bolivienne de l'*Erythroxylon Coca* (Linacées).

La coca est utilisée comme stimulant et tonique dans les états neurasthéniques et adynamiques, et comme analgésique dans les gastralgies, les angines, les stomatites, le prurit (v. c. m.).

La poudre se prescrit à la dose de 3 à 5 gr. en cachets, l'extrait fluide à la même dose; on donne de 5 à 15 gr. de teinture. L'infusion (à 10 pour 100) est employée en gargarismes, lotions, pansements, etc.

| *Vin de coca* (Codex). | *Elixir tonique.* |
|---|---|
| Feuilles de coca. . . 60 grammes.<br>Vin de Malaga. . . . 1000 —<br>Passez avec expression et filtrez après 8 jours de macération en vase clos.<br>A prendre par verre à liqueur. | Extrait de coca . . . . 5 grammes.<br>Teinture de coca . . . 20 —<br>Alcoolat de mélisse. . 60 —<br>Sirop d'écorces d'oranges amères . . . . 100 —<br>Par cuillerée à soupe. |
| *Sirop de coca* (Codex 1884). | *Collutoire.* |
| Extrait fluide de coca. 20 grammes.<br>Sirop de sucre . . . . 980 —<br>Une cuillerée à soupe de sirop contient 40 centigr. d'extrait fluide. | Teinture de coca. . . . 15 grammes.<br>Chlorate de potasse. . 5 —<br>Miel rosat . . . . . . 30 —<br>(Gingivite). |

                                                        *E. F.*

**COCAÏNE.** — Les feuilles de coca renferment plusieurs composés alcaloïdiques dérivant tous du même noyau, l'*ecgonine*, qui a une fonction acide et une fonction alcool. En faisant varier la nature soit de l'alcool, soit de l'acide, on pourra obtenir autant de variétés de cocaïne. La cocaïne ordinaire (méthyl-benzoyl-ecgonine) est la plus active des cocaïnes naturelles.

Le chlorhydrate de cocaïne anhydre constitue, conformément à la Convention internationale, le chlorhydrate de cocaïne officinal qui contient, pour 100 parties, environ 89 parties de cocaïne et 11 d'acide chlorhydrique; il est soluble dans moins de la moitié de son poids d'eau à 15°.

C'est surtout en chirurgie que la cocaïne trouve son emploi (V. ANES-
THÉSIE ET ANESTHÉSIQUES, RACHIANESTHÉSIÉ), mais son utilisation médicale
reste importante. Comme *analgésique médical*, la cocaïne est opposée (en
potions, pulvérisations, badigeonnages, gargarismes) aux gastralgies, aux
douleurs des angines, des stomatites, des laryngites, des rhinites, des brûlures, etc. (v. c. m.). Comme *vaso-constricteur*, la cocaïne est précieuse dans
l'asthme nasal, le coryza, les épistaxis (v. c. m.).

*Potion.*

| | |
|---|---|
| Chlorhydrate de co-caïne. | 0 gr. 05 |
| Sirop de morphine. | 40 grammes. |
| Eau chloroformée . | } āā 60 — |
| Eau de menthe. . . | |

A prendre par cuillerée à soupe.

*Poudre contre le coryza.*

| | |
|---|---|
| Chlorhydrate de co-caïne | 2 grammes. |
| Menthol porphyrisé. . | 1 gramme. |
| Camphre porphyrisé . | 97 grammes. |

*Pommade.*

| | |
|---|---|
| Chlorhydrate de co-caïne. | 1 gramme. |
| Vaseline . . . . . . | } āā 10 grammes. |
| Lanoline . . . . . . | |

Prurit vulvaire ou anal.

*Tablettes de chlorhydrate de cocaïne*
*(Codex).*

| | |
|---|---|
| Chlorhydrate de co-caïne | 1 gramme. |
| Sucre blanc. | 989 grammes. |
| Mucilage de gomme adragante. | 100 — |
| Vanilline | 25 centigr. |

Pour des tablettes du poids de 1 gr.
Chaque tablette contient un milligramme
de cocaïne.

**Succédanés de la cocaïne.** — Le nombre des substances naturelles ou artificielles qui ont été présentées comme douées de propriétés
analgésiques analogues à celles de la cocaïne est considérable. Parmi les
principes naturels, il faut citer la *tropacocaïne*, et parmi les produits de
synthèse la *stovaïne*, l'*holocaïne* et les *eucaïnes A* et *B*.

**Stovaïne.** — C'est le plus intéressant de tous ces dérivés. La stovaïne
(Fourneau) est le diméthyl-aminol-pentanol, et son chlorhydrate a toutes les
propriétés analgésiantes du chlorhydrate de cocaïne; la stovaïne est cependant une fois et demie moins toxique que la cocaïne et elle n'est pas vaso-
constrictive.

Les solutions employées en chirurgie générale et en chirurgie dentaire
sont au même titre que les solutions similaires de cocaïne (soluté de cocaïne
du Codex, 1 pour 100) (V. ANESTHÉSIE). En médecine, le chlorhydrate de
stovaïne s'emploie en potion, badigeonnage, pommade, etc.

*Mixture antigastralgique.*

| | |
|---|---|
| Stovaïne. | 60 centigr. |
| Chlorhydrate de mor-phine | 15 — |
| Sulfate d'atropine. | 5 — |
| Eau chloroformée . . . | 25 grammes. |

III à V gouttes toutes les 3 ou 4 heures
dans un verre d'eau.

*Gargarisme.*

| | |
|---|---|
| Stovaïne . . . . . . . | 1 gramme. |
| Menthol. | 50 centigr. |
| Glycérine. | 25 grammes. |
| Eau chloroformée. . . | 100 — |

*Sirop de dentition.*

| | |
|---|---|
| Stovaïne | 10 centigr. |
| Teinture de belladone. | XX gouttes. |
| Teinture de safran . . | X — |
| Sirop simple . . . . . | 10 grammes. |

Pour frictionner les gencives.

*Pommade.*

| | |
|---|---|
| Stovaïne | 25 centigr. |
| Solution d'adréna-line à 1 p. 1000. . | V gouttes. |
| Vaseline . . . . . . | } āā 5 grammes. |
| Lanoline . . . . . . | |

Crevasses du mamelon.

*E. FEINDEL.*

**COCAÏNE** (INTOXICATION). — L'intoxication peut être *aiguë* ou *chronique*.

A) **Intoxication aiguë.** — L'intoxication aiguë survient exceptionnellement par ingestion, soit qu'il s'agisse de mastication des feuilles du coca,
soit qu'une solution pour usage externe ait été avalée. Les accidents sont le
plus souvent consécutifs à une intervention chirurgicale : injections tra-
çantes sous-cutanées, rachicocaïnisation, badigeonnages. On les a vus survenir encore à la suite de lavements ou consécutivement à l'emploi de suppositoires médicamenteux. La dose toxique est variable, et le terrain névropathique favorise beaucoup l'intensité des accidents. On peut dire cependant que la mort est probable, chez l'enfant au-dessus de 10 centigrammes,
chez l'adulte à partir de 30 ; mais il peut se manifester des symptômes inquiétants et même des accidents graves pour des doses infiniment moindres.

Les signes de l'intoxication surviennent d'ordinaire très vite ; un quart
d'heure après une injection le malade peut succomber. Quand la mort est
aussi rapide, on constate en général simplement du vertige, quelques convulsions cloniques, de la gêne de la respiration, polypnée simple ou rythme
de Cheyne-Stokes, et la fin survient. Dans les cas où l'issue fatale est plus
tardive, une période de coma coupée de secousses intermittentes peut
exister ; mais très souvent aussi, les symptômes sont moins alarmants. Ils
sont multiples, les principaux étant la pâleur du visage, la lipothymie et
l'excitation psychique. Le cœur est accéléré, la peau livide et froide ; il y
a une vaso-constriction générale. Souvent le malade s'évanouit ; sinon, il
est loquace et agité, tendre ou violent ; il ressent des fourmillements aux
extrémités, le moindre contact est douloureux. Parfois la vue est abolie, les
pupilles sont d'ordinaire en mydriase, mais surtout le malade éprouve
des hallucinations visuelles ; il objective ses scotomes, voit des mouches, des
souris, etc. Il est rare d'observer des convulsions ou des paralysies étendues.

Les troubles gastro-intestinaux sont exceptionnels, de même que les
troubles respiratoires ; mais dans les cas graves, ces derniers sont au contraire prédominants, et la tétanie des muscles thoraciques est pour beaucoup
dans le danger menaçant.

On a signalé encore, à titre exceptionnel, du délire violent, de l'aphasie,
et un peu moins rarement une hyperthermie marquée. Dans la rachicocaïnisation, les symptômes ordinaires de l'action toxique sont les vomissements
et la céphalée. On a constaté que le liquide céphalo-rachidien présente, à la
suite de l'injection de cocaïne, une polynucléose extrêmement abondante
qui disparaît peu à peu pour faire place à de la lymphocytose. L'état
normal du liquide ne se retrouve qu'après une quinzaine de jours.

B) **Intoxication chronique. — Cocaïnisme.** — Elle est rarement isolée
mais s'associe le plus souvent à la morphinomanie. A dose faible, la cocaïne
produit de l'exaltation des fonctions cérébrales, mais cette exubérance
s'épuise vite, et, sans cesse, le malade augmente les doses du toxique. Le
cocaïnisme ainsi développé est caractérisé principalement par les hallucinations. Le malade croit sentir sous la peau d'innombrables corps étrangers :
grains de sable, fils, insectes, cristaux ; il voit aux murs des portraits qui
n'y sont point ; il est assailli de fourmis, il distingue un fantôme semblable
à lui-même dans les propres vêtements qu'il n'a pas encore eu le temps de

revêtir, etc. Parfois, l'atteinte est plus profonde : le délire se systématise, mélange d'hypocondrie et d'idées de persécution, dont la tessiture peut se retrouver encore dans les raisonnements du malade après la guérison du cocaïnisme. Autour de ces phénomènes principaux s'en groupent de satellites; ce sont l'émaciation, malgré la conservation habituelle de l'appétit, l'insomnie, la rapidité du pouls et les défaillances cardiaques, la céphalée, des vertiges ou des crampes, un peu d'hésitation de la marche, enfin, la déchéance générale ordinaire à ces sortes de maniaques.

**Traitement.** — Dans l'intoxication aiguë, des mesures prophylactiques s'imposent tout d'abord : n'opérer que sur un sujet couché, sans liens qui le gênent, nourri et non inanitié. S'il survient une alerte, on peut employer le nitrite d'amyle et l'oxygène dans les cas légers; dans les cas graves, on soutiendra le cœur avant tout. On usera largement du café, de l'alcool, de l'huile camphrée ; on calmera les convulsions par les inhalations de chloroforme ou d'éther, au besoin par des lavements de bromure.

Aux cocaïnomanes on peut infliger un sevrage brusque aidé de la caféine ou du camphre, s'il en est besoin. L'isolement, les médications toni-cardiaques auront ici, ainsi que dans la morphinomanie, leurs indications. Comme pour l'alcaloïde de l'opium également, il faut ne jamais fournir d'ordonnance renouvelable sans contrôle, mais toujours faire précéder sa signature des indications convenables. Lorsque le cocaïnisme coexiste avec le morphinisme, on supprime d'abord la cocaïne, puis la morphine au bout de quelques jours. *FRANÇOIS MOUTIER.*

**COCAÏNISATION**. — V. Anesthésie.

**COCCYDYNIE**. — V. Algies.

**COCHLÉARIA**. — On utilise en pharmacie les tiges et les feuilles fraîches du *Cochlearia officinalis* (Crucifères). C'est un antiscorbutique qui entre dans la composition de l'alcoolat de cochléaria composé, du sirop de raifort composé (V. Raifort) et qu'on incorpore aux élixirs dentifrices.

*Alcoolat de Cochléaria composé,*
*Esprit ardent de Cochléaria (Codex).*

Feuilles fraîches de
cochléaria . . . . . 3000 grammes.
Racine fraîche de raifort. . . . . . . . 400 —
Alcool à 80° . . . . . 3500 —
Pilez feuilles et racines et faites macérer 5 jours dans l'alambic; retirez par distillation 3000 grammes d'alcoolat.

*Elixir dentifrice.*

Alcoolat de cochléaria. . . . . 150 grammes.
Teinture de benjoin. . . . . . 50 —
Essence de girofle. . . . . . ⎫
Essence de can ⎬ āā VII gouttes.
nelle . . . . . . ⎪
Essence de menthe. ⎭

*E. F.*

**CODÉINE**. — V. Opium.

**CŒUR (EXAMEN D'UN CARDIAQUE)**. — Il était classique de dire jadis que l'appareil circulatoire se compose de deux parties bien distinctes que l'on opposait l'une à l'autre : la première, centrale, purement motrice, est le *cœur*, enveloppé par sa séreuse le *péricarde*; la seconde, périphérique, formée d'un système de conduits passifs, est représentée par le *système vasculaire*, *artères* et *veines*. Cette antithèse n'est pas exacte. Tout est actif dans l'appareil circulatoire.

Depuis longtemps déjà Marey a démontré qu'on ne saurait considérer les vaisseaux comme de simples conduits passifs. Lors donc que le clinicien aura quelques raisons de suspecter un trouble de la circulation, il devra procéder minutieusement, non seulement à *l'examen du cœur*, mais encore à *l'examen du système vasculaire dans son entier*.

1° **Examen du cœur.**

**Troubles fonctionnels.** — Les troubles fonctionnels qui attirent l'attention vers le cœur sont en général trompeurs; ils existent souvent alors que le cœur est indemne, ils manquent aussi souvent quand le cœur est manifestement lésé. Telles sont surtout les *palpitations* et les *douleurs* (V. PALPITATIONS et ANGOR PECTORIS). Ces deux symptômes, qui ne sont d'ailleurs que des manifestations nerveuses, sont favorisés par l'état névropathique du sujet, et déterminés la plupart du temps par toute autre cause qu'une affection cardiaque.

Les palpitations d'origine gastro-intestinale ou hépatique sont plus fréquentes peut-être que les palpitations d'origine cardiaque; de même, les douleurs relevant d'une simple névralgie du plexus cardiaque sont heureusement beaucoup moins rares que celles qui traduisent une coronarite ou une distension aiguë du myocarde. En somme, à part les péricardites et l'aortite, les maladies du cœur ne sont pas douloureuses par elles-mêmes. L'endocardite est une affection indolore, de même que la myocardite; si quelques douleurs précordiales ou quelques palpitations pénibles sont ressenties dans le cours des cardiopathies valvulaires, elles tiennent probablement à la nervosité du sujet d'une part, aux troubles dyspeptiques d'autre part, mais non directement à la lésion cardiaque.

D'une plus importante valeur sont les troubles de la respiration et particulièrement la *dyspnée*. Elle révèle des troubles circulatoires plus ou moins permanents et plus ou moins graves; c'est le grand signe des affections chroniques du cœur, dont la première conséquence est de gêner la circulation pulmonaire.

Au début des cardiopathies, quand le myocarde encore vigoureux compense la lésion valvulaire, la dyspnée est *intermittente* et n'apparaît qu'après un effort; cette *dyspnée d'effort*, traduisant une dilatation passagère du cœur avec stase pulmonaire consécutive, s'observe dans la plupart des maladies du cœur. Elle s'accentue progressivement, apparaît bientôt au moindre mouvement, puis devient permanente quand le cœur est manifestement insuffisant. La *dyspnée continue* traduit dès lors une dilatation cardiaque avec stase pulmonaire permanente (V. DYSPNÉE).

La dyspnée d'effort, la dyspnée continue des asystoliques, relèvent d'une stase passive dans l'appareil pulmonaire, stase à des degrés divers.

D'une toute autre pathogénie dérive une forme spéciale de dyspnée par accès, la *dyspnée pseudo-asthmatique* ou *asthme cardiaque*. Cette dernière forme se caractérise cliniquement par une attaque d'asthme accompagnée d'angoisse, de pâleur de la face, de sueurs froides; souvent cet accès se termine au bout de quelques minutes sans aucun trouble; mais quelquefois cet accès ébauché se complète par une expectoration albumineuse et sanguinolente; la poitrine est alors encombrée par une pluie de râles fins occupant les deux poumons; si l'intensité de ces phénomènes est grande, si la durée se prolonge au delà de quelques minutes, la mort survient rapidement par asphyxie. Cet asthme cardiaque, qui est en somme une crise d'*œdème aigu du poumon*, survient chez les artério-scléreux. Il semble relever d'une insuffisance subite et transitoire du myocarde et plus particulièrement du ventricule gauche, avec stase également soudaine dans les veines pulmonaires. Il y a cependant en plus un élément nerveux dont le rôle est important dans la genèse de l'œdème aigu du poumon; cet élément agit par deux voies détournées, sur la circulation périphérique et sur la circulation pulmonaire; dans les deux cas il augmente subitement le travail du cœur.

Le système vasculaire périphérique subit des crises de vaso-constriction par action de toxines alimentaires; l'augmentation de tension ainsi produite rompt l'équilibre cardiaque; la dyspnée qui en résulte secondairement a donc une *origine toxi-alimentaire* (Huchard). Quant à la circulation pulmonaire, elle peut être troublée soit par réflexe parti de l'estomac ou du foie (*accidents cardio-pulmonaires consécutifs aux troubles gastro-hépatiques*) (Potain, Barié), soit *par réflexe parti de l'endocarde ou de l'aorte* (F.-Franck); dans ces deux cas se produit encore un spasme vasculaire, dans les vaisseaux pulmonaires cette fois, avec rupture consécutive de l'équilibre cardiaque.

Enfin, dans certaines périodes terminales des maladies du cœur, s'observe la *respiration de Cheyne-Stokes*, ou trouble respiratoire caractérisé par des phases alternatives d'apnée et de polypnée durant chacune quelques secondes. Cette respiration de Cheyne-Stokes tient soit à des accidents bulbaires, soit à des troubles de la circulation cérébrale (V. ASYSTOLIE, DYSPNÉE).

Les *troubles du rythme cardiaque* sont, comme les symptômes précédents, souvent révélateurs d'une affection du cœur; mais comme eux ils peuvent relever de causes extra-cardiaques, il faut donc les considérer en détail (V. ARYTHMIE, TACHYCARDIE).

**Symptômes physiques**. — Ce sont donc, en définitive, les symptômes physiques qui fournissent au diagnostic des maladies cardio-vasculaires ses plus solides éléments.

L'*inspection* renseigne par une voussure plus ou moins marquée sur la présence possible soit d'une péricardite avec épanchement, soit d'une hypertrophie ou d'une dilatation du cœur; de plus, les dépressions des espaces intercostaux sous l'influence des battements du cœur sont un des meilleurs signes d'une symphyse cardiaque.

La *palpation* permet de rechercher la pointe qui normalement bat dans le 5e espace intercostal gauche, à 8 cent. de la ligne médiane, sur la ligne mamelonnaire. La palpation fait en outre percevoir soit des frottements péricardiques, soit des frémissements cataires existant dans diverses cardiopathies valvulaires.

La *percussion* du cœur est toujours délicate; une notable partie de la face antérieure du cœur étant recouverte par les poumons, la percussion ne donne à ce niveau qu'une matité relative ; c'est la *grande matité du cœur*, la plus importante.

La matité absolue n'est obtenue que dans un espace irrégulièrement quadrangulaire de 4 à 5 cent. carrés et appartenant presque exclusivement au ventricule droit, c'est la *petite matité du cœur*.

Le procédé le plus employé pour rechercher la grande matité du cœur a été proposé par Potain. Ce procédé consiste à rechercher trois lignes : une première suit le bord gauche du ventricule gauche, elle constitue le bord gauche de la matité. La seconde, se confondant à peu près avec le bord droit sternal, correspond dans sa partie inférieure à l'oreillette droite et plus haut à celui de la crosse aortique. La troisième devrait longer le bord du ventricule droit ; on l'établit artificiellement en tirant une ligne allant de la pointe du cœur à l'intersection du bord supérieur du foie avec le bord droit de la matité (fig. 122).

En somme, ce procédé consiste à déterminer la pointe, le bord supérieur du foie et le bord supérieur du cœur par la percussion pratiquée sur des lignes qui convergent vers le centre de matité.

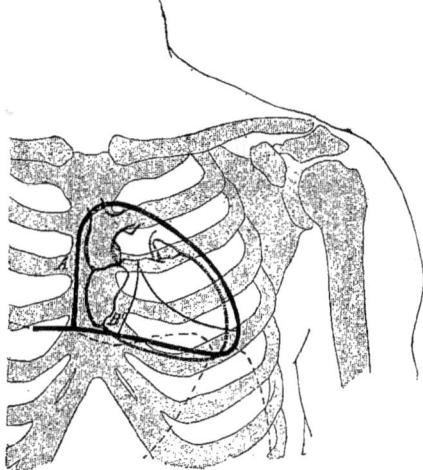

Fig. 122. — A, limites de la grande matité ou submatité ; B, limites de la petite matité ou matité absolue. En gros traits, contours du cœur et des gros vaisseaux en place dans le médiastin. (D'après Potain.)

Quant à la matité absolue, elle s'obtient par une percussion très superficielle, point par point.

La percussion indique les modifications de volume résultant soit d'une péricardite avec épanchement, soit d'une dilatation ou d'une hypertrophie du cœur [V. Péricardite ; Cœur (Dilatation, Hypertrophie)].

Au-dessus de la zone de matité ainsi délimitée, il est possible par une percussion très fine, dirigée transversalement de chaque côté de dehors en dedans, c'est-à-dire vers la ligne médiane, de déterminer le calibre des gros vaisseaux de la base du cœur.

L'*auscultation* renseigne sur les qualités des battements cardiaques et sur la présence de bruits anormaux.

A l'état normal, l'auscultation permet d'entendre deux *bruits* ; le premier, prolongé, sourd, profond, coïncide avec la systole des ventricules (*bruit systolique*) ; le second, bref, clair, superficiel, coïncide avec la diastole ventriculaire (*bruit diastolique*). Tous deux résultent de la tension brusque des valvules (auriculo-ventriculaires pour le premier bruit, sigmoïdes pour le second), sous l'influence de l'ondée sanguine qu'elles empêchent de rétrograder. Ces bruits se succèdent suivant un *rythme* régulier : premier bruit, petit silence, second bruit, grand silence. A l'état pathologique les battements cardiaques peuvent être affaiblis ou trop énergiques, irréguliers ou remplacés par des souffles.

Plusieurs causes les affaiblissent : 1° lorsque le cœur est éloigné de la paroi thoracique (pleurésie, emphysème, péricardite avec épanchement); 2° lorsque le myocarde a perdu de son énergie (myocardites, dégénérescence ou surcharge graisseuse, dilatation du cœur). Par contre, les battements cardiaques sont plus énergiques quand le myocarde est hypertrophié.

Les deux bruits du cœur peuvent être modifiés séparément : le premier bruit s'affaiblit et disparaît même dans les myocardites aiguës, le second bruit restant normal. Au contraire, dans toutes les affections caractérisées par une hypertension artérielle, le second bruit devient éclatant, clangoreux.

La *révolution cardiaque* peut être profondément modifiée : les deux bruits peuvent être d'égale intensité, les deux silences d'égale durée; le rythme rappelle alors celui du cœur fœtal (*rythme fœtal*); il s'observe surtout dans la myocardite aiguë (V. Myocardite aiguë).

Le *nombre des bruits* s'augmente quelquefois : le *second bruit se dédouble* dans le rétrécissement mitral [V. Mitral (Rétrécissement)]. Dans l'hypertrophie scléreuse du cœur accompagnant la néphrite interstitielle, au premier bruit s'adjoint un bruit surajouté correspondant au moment où l'ondée sanguine pénètre de l'oreillette dans le ventricule: la paroi ventriculaire ayant perdu sa souplesse habituelle entre en tension brusquement, et donne ainsi naissance au bruit surajouté. Le rythme pathologique rappelle ainsi un *bruit de galop*, qui s'entend dans la région de la pointe et surtout un peu au-dessus.

Les *souffles* qui remplacent les bruits normaux sont produits soit par le passage du sang sur les rugosités valvulaires, soit par les vibrations de la colonne liquide passant d'une partie étroite dans une partie plus large par un orifice rétréci.

L'*intensité* des différents souffles est variable, ainsi que leur *timbre*. Ces caractères, qui ne permettent guère d'apprécier la lésion, sont indiqués par diverses expressions courantes : bruits de râpe, souffle en jet de vapeur, bruit de piaulement, souffle aspiratif, etc. Le *moment* où ils se produisent, leur *siège* et leur *propagation* ont une importance diagnostique beaucoup plus considérable.

Ces souffles sont dits *systoliques* quand ils remplacent le premier bruit en se prolongeant dans le petit silence; ils sont dits *diastoliques* quand ils répondent au second bruit et se continuent pendant une partie du grand silence. Enfin ces souffles s'entendent soit à la base du cœur, soit à la pointe, en se propageant dans le sens du courant sanguin.

Par son moment, par son siège, chaque souffle possède une valeur diagnostique spéciale.

Le *souffle systolique de la pointe*, se propageant vers l'aisselle, révèle une *insuffisance mitrale*.

Le *souffle systolique*, non plus de la pointe, mais de la région médiane, *vers l'appendice xiphoïde*, traduit une *insuffisance tricuspide*.

Le *souffle systolique de la base*, s'étendant au *foyer aortique* (deuxième espace intercostal droit), est l'indice d'un *rétrécissement aortique* ou de simples rugosités sigmoïdiennes; tandis que le même souffle siégeant à gauche du sternum, dans le troisième intercostal gauche, au *foyer pulmonaire*, est produit par un *rétrécissement de l'artère pulmonaire*.

Le *souffle diastolique* ne s'entend qu'à la base, se propage le plus souvent le long du bord droit du sternum vers l'appendice xiphoïde; il ne se produit que lorsque les *valvules sigmoïdes aortiques sont insuffisantes*. Ce même souffle, mais à gauche du sternum, avec propagation oblique et descendante, peut traduire une *insuffisance des valvules sigmoïdes de l'artère pulmonaire*, affection très rare d'ailleurs et le plus souvent ignorée [V. Mitral, Tricuspide, Aortique, Pulmonaire (Insuffisances ou Rétrécissements)].

A ces divers souffles il est nécessaire d'ajouter deux autres variétés concernant : l'un, le souffle systolique de la région méso-cardiaque à propagation transversale ou *souffle de Roger*, produit par une *perforation de la cloison interventriculaire* [V. Cœur (Affections congénitales)]; l'autre, le *souffle présystolique*, dû au passage du sang de l'oreillette gauche dans le ventricule gauche par l'*orifice mitral rétréci* [V. Mitral (Rétrécissement)].

Telles sont les diverses variétés de souffles dus à des lésions valvulaires. Il faut se souvenir qu'ils peuvent être simulés par des *souffles inorganiques*, produits en dehors du cœur, dits par conséquent *extra-cardiaques*. A ces derniers il convient même de rattacher les *souffles anémiques*.

Les *souffles extra-cardiaques* ont des origines multiples : dans le péricarde, dans la plèvre, dans les lames pulmonaires qui recouvrent le cœur.

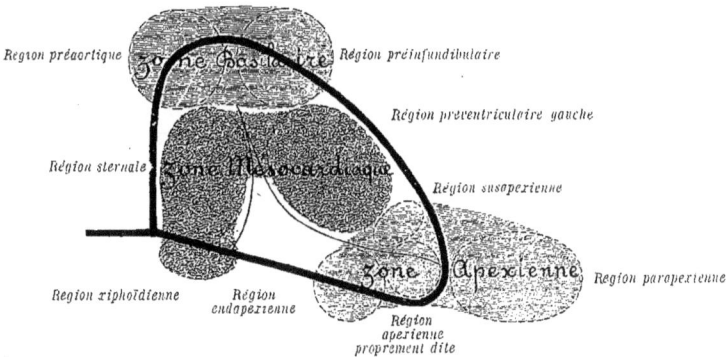

Fig. 125. — Zones et régions correspondantes aux foyers des souffles cardiaques. (D'après Potain.)

Les deux premières variétés sont, à proprement parler, des frottements. Seuls les bruits cardio-pulmonaires sont des souffles. Ils sont produits par la pénétration dans les alvéoles pulmonaires de l'air aspiré, en quelque sorte, par le retrait des parois cardiaques (fig. 125).

Ces souffles siègent tantôt au niveau de la pointe (*souffles apexiens*); tantôt au-dessus (*souffles susapexiens*). Plus rares sont les autres localisations, *basilaires* ou *mésocardiaques*.

Pour distinguer ces souffles des souffles organiques, plusieurs caractères ont été recherchés.

Le plus important est leur moment d'apparition : ils ne correspondent pas exactement à un bruit du cœur; ils ne sont pas nettement systoliques, mais apparaissent au milieu de la systole; ils sont *méso-systoliques*. A la base cependant ils se confondent quelquefois avec le second bruit et sont nettement diastoliques, mais ils sont alors exceptionnels.

Comme caractères distinctifs, ils sont en général *brusques, localisés, sans propagation, superficiels, à timbre doux, aspiratif*; ils sont *modifiés par les mouvements respiratoires, par les attitudes*; ils s'atténuent et même peuvent disparaître par le passage de la position horizontale à la position assise.

2° **Examen du sytème vasculaire.** — Lorsque l'on est renseigné sur la façon dont se comporte l'organe central de la circulation, il faut chercher dans l'examen du système vasculaire périphérique des données complémentaires, souvent fort utiles au diagnostic.

La *crosse de l'aorte* sera mensurée, auscultée (V. AORTITES).

Les *artères du cou* seront explorées et palpées; leur danse révèle souvent une insuffisance aortique.

Mais c'est surtout l'*artère radiale* dont la pulsation est importante à apprécier. L'étude du *pouls* comprendrait, pour être complète, la pathologie toute entière. En réalité, il suffit de dire que le pouls acquiert, dans les affections du cœur, des caractères spéciaux et souvent caractéristiques. Suivant l'état du myocarde ou suivant des causes exclusivement nerveuses, le pouls est tantôt *fréquent* (V. TACHYCARDIE), tantôt *irrégulier* (V. ARYTHMIE), tantôt *lent* (V. POULS LENT PERMANENT). Suivant des causes multiples aboutissant en dernier ressort soit à une modification des contractions du myocarde, soit à une contraction ou à une dilatation des vaisseaux périphériques par action vaso-motrice, le pouls est *plein, large* ou *petit, dur* ou *mou, serré, contracté, tendu* ou *misérable* et *dépressif*.

Enfin le pouls peut *retarder* sur la systole ventriculaire, quand, par exemple, une poche anévrismale est située entre l'artère explorée et le cœur.

Tous ces caractères du pouls peuvent être enregistrés par le *sphygmographe* de Marey.

Quant à la *tension artérielle*, dont la valeur diagnostique est si considérable, elle ne peut être notée d'une façon précise qu'à l'aide du *sphygmomanomètre*.

Il y a plusieurs variétés de sphygmomanomètres, ils indiquent tous, plus ou moins exactement, la force nécessaire pour arrêter le cours du sang dans les artères, en d'autres termes, pour vaincre la pression sanguine. Or, cette pression sanguine est le résultat de l'action combinée de quatre facteurs : le sang, le cœur, les artères, les résistances périphériques.

L'état du sang varie suivant que son volume total est normal, augmenté, ou diminué, ou suivant sa composition histologique, sa viscosité.

Les contractions cardiaques font varier la pression suivant le volume du sang expulsé à chaque systole, et suivant la fréquence des systoles.

L'élasticité des artères rend le travail du cœur plus facile, emmagasine une partie de la force cardiaque et tend à régulariser le débit du sang.

Quant aux résistances périphériques, elles dépendent des actions opposées des centres vaso-constricteurs ou vaso-dilatateurs, ou des lésions scléreuses des divers organes.

De l'accord de ces quatre facteurs naît la pression sanguine. Mais ces quatre facteurs ne sont pas immuables, ils subissent des variations physiologiques et pathologiques; la pression artérielle reflète ces variations. Le problème est donc extrêmement complexe et pour comprendre soit une hypotension, soit une hypertension qu'indiquera le sphygmomanomètre, il est nécessaire de rechercher lequel est troublé de ces quatre facteurs. Ce qu'il faut se rappeler, c'est que la pression artérielle ne dépend pas seulement de la force d'impulsion du cœur, mais que les résistances périphé. riques jouent un rôle important dans l'équilibre de cette pression.

Tels sont les différents moyens d'investigation à employer pour apprécier l'état de la circulation artérielle; cliniquement ils se résument tous en la palpation, directe par le doigt ou indirecte par le sphygmomanomètre, de l'artère; l'auscultation ne fournit que des renseignements restreints : elle fait percevoir les *souffles anémiques* dans les artères du cou, et le *double souffle intermittent* dans l'artère crurale en cas d'insuffisance aortique.

L'état de la circulation dans le *système capillaire* ne se révèle que par la pâleur ou la teinte violacée des différents tissus. Dans l'*insuffisance aortique*, cependant, les alternatives de pâleur et de rougeur s'observent soit sous l'ongle, soit au front, soit sur la luette, etc. (*pouls capillaire*).

Enfin les *veines* seront explorées. Les veines du cou peuvent être animées de véritables battements (*pouls veineux des jugulaires dans l'insuffisance tricuspide*). Elles sont souvent turgides quand, par affaiblissement des contractions cardiaques, la tension veineuse est augmentée, et que par contre la pression artérielle est diminuée (V. Asystolie).

5° **Examen des organes vasculaires (poumon, foie, rein).** — Enfin, en dernière analyse, il faut rechercher, chez tout cardiaque, comment se comportent les différents organes les plus vasculaires (Poumon, Foie, Rein) (v. c. m.). Tous les procédés d'investigation, applicables à ces organes, doivent être employés : inspection, palpation, percussion, auscultation.

Mais surtout il ne faut pas négliger d'apprécier l'intégrité ou le trouble des fonctions de ces organes. Plus spécialement, parmi ces organes vasculaires, sur lesquels retentissent particulièrement les affections cardiaques, un surtout doit conserver intacte sa fonction, c'est le rein. En exagérant légèrement, on pourrait dire que le pronostic des plus nombreuses affections cardiaques est lié à l'état de la fonction rénale; en tout cas, les troubles apportés à cette fonction sont les premiers qui peuvent faire prévoir l'approche des accidents terminaux asystoliques (V. Asystolie).

*E. DE MASSARY.*

**CŒUR** (ADIPOSE). — On distinguait soigneusement jadis la surcharge graisseuse du cœur de la dégénérescence graisseuse de la fibre musculaire elle-même. Certes, cette distinction est à maintenir. Mais les travaux des histologistes ont montré depuis peu que la dégénérescence graisseuse de la fibre est extrêmement rare, qu'elle ne s'observe que dans l'infarctus cardiaque, dans quelques myocardites aiguës et dans certaines intoxications (phosphore, arsenic, etc).

En réalité, la surcharge graisseuse du cœur est donc seule à étudier cliniquement.

Normalement, le cœur de l'adulte possède une couche cellulo-adipeuse, plus ou moins forte, suivant les sujets. L'état pathologique ne commence que lorsque de la couche sous-épicardique, très épaisse, partent des travées graisseuses, dissociant les faisceaux musculaires et allant rejoindre d'autres travées, parties de larges placards sous-endocardiques. Dans ces cas les fibres musculaires sont étouffées, les circulations sanguine et lymphatique entravées, les fibrilles nerveuses dissociées. Il en résulte une asthénie musculaire, souvent très marquée, permettant une dilatation des cavités cardiaques sous l'influence du moindre effort et même d'une infection ou intoxication affaiblissant encore les fibres musculaires déjà si gênées dans leur fonctionnement.

**Étiologie.** — La surcharge graisseuse du cœur est fréquente, mais non fatale, chez les obèses. Elle s'observe par contre chez des sujets n'ayant aucune autre tare polysarcique.

Chez les obèses, la surcharge graisseuse du cœur n'est qu'une localisation particulière de la polysarcie.

Chez les autres sujets, non obèses, la surcharge graisseuse du cœur est plus difficile à expliquer : certains cardiopathes ont de la surcharge graisseuse associée à la sclérose; peut-être en ce cas s'agit-il d'*adipose de substitution* après atrophie musculaire due à de l'athérome des artères coronaires. Quoi qu'il en soit, le mécanisme doit être complexe et rappeler celui qui préside à la formation de la couche cellulo-adipeuse volumineuse qui entoure et infiltre les organes atrophiés et particulièrement le rein lithiasique.

Cette complexité du mécanisme pathogénique explique pourquoi l'étiologie de la surcharge graisseuse du cœur n'est pas univoque. On la rencontre, en effet, chez l'obèse surtout, cela va sans dire, mais aussi chez le cachectique, phtisique ou cancéreux.

**Symptômes.** — Les **symptômes fonctionnels** qui peuvent permettre de soupçonner la surcharge graisseuse du cœur sont ceux qui traduisent la faiblesse du myocarde.

Dans les cas bénins, une simple *dyspnée d'effort* est le seul symptôme dont se plaignent les malades.

Dans les cas plus compliqués, la stase pulmonaire étant permanente, la *dyspnée devient continue*; des *bronchites* sont entretenues par des troubles circulatoires. La circulation périphérique elle-même est entravée : de l'*œdème* des malléoles se montre; des stases viscérales, *stase hépatique* surtout, annoncent l'hypertension veineuse. Bref, la surcharge graisseuse du cœur, affaiblissant le myocarde, le laisse se dilater sous le moindre effort, et les symptômes apparaissent.

L'*augmentation de la matité précordiale*, la *faiblesse du choc et des bruits* sont les **signes physiques** de cette surcharge graisseuse du cœur avec asthénie du myocarde. Parfois un souffle systolique de la région xiphoïdienne annonce la dilatation du ventricule droit avec insuffisance tricuspide.

**Évolution et Pronostic.** — Le sujet porteur de surcharge graisseuse du cœur est voué à l'insuffisance cardiaque, c'est-à-dire à l'asystolie, dans un avenir plus ou moins rapproché. Mais quelques **complications**, parfois terribles, peuvent brusquement surgir. L'*angine de poitrine* est possible, et là encore, sa pathogénie peut être discutée : annonce-t-elle une coronarite concomitante ? Ou traduit-elle un effort du cœur, trop faible relativement au travail à accomplir, et qui lutte contre la distension ? Quoi qu'il en soit, l'angine de poitrine s'observe quelquefois. De même a-t-on noté quelques cas de *mort subite*, sans phénomènes douloureux toutefois.

**Traitement.** — Les deux indications principales résultent des connaissances anatomo-pathologiques et peuvent être ainsi formulées : d'une part, *réduire la surcharge graisseuse* du cœur ; d'autre part, *relever l'énergie du myocarde*.

Des prescriptions hygiéniques remplissent ces deux indications.

La surcharge graisseuse du cœur sera combattue par les règles diététiques applicable à l'obèse (V. Obésité). Ces règles se résument en la diminution de la ration normale d'entretien.

Pour relever l'énergie du myocarde, on peut employer, au début tout au moins, l'exercice physique méthodiquement réglé. Œrtel a vanté ses cures de terrains, consistant en ascensions graduées en pente douce, faites par étapes, avec des repos sur des bancs espacés régulièrement. En réalité, l'exercice physique peut prendre toutes les formes, mais il doit toujours être méthodique, régulier, et de plus très surveillé, pour que l'effort à demander au myocarde soit proportionné à ses forces. Tout sport, modérément pratiqué, peut donc, suivant les cas, être autorisé.

Les indications du traitement médicamenteux n'apparaissent que tardivement. Si on soupçonne une sclérose concomitante, on peut toutefois prescrire pendant longtemps les iodures alcalins, à petites doses. Mais dès que le cœur se laisse dilater d'une façon permanente, les symptômes asystoliques se montrent avec leurs différentes indications thérapeutiques (V. Asystolie).                                              *E. DE MASSARY.*

**CŒUR (AFFECTIONS VALVULAIRES).** — La circulation intra-cardiaque est normalement réglée par le jeu de valvules qui assurent l'occlusion et l'ouverture alternatives des orifices auriculo-ventriculaires et artériels au moment des différents actes de la révolution cardiaque. Partiellement détruites ou rétractées, ces valvules ne remplissent plus qu'imparfaitement leur rôle de soupape : elles sont *insuffisantes* quand elles laissent refluer le sang dans la cavité qu'il vient de quitter, chassé par la contraction des parois musculaires ; telle est une variété d'altérations du fonctionnement normal. D'autre part, les valvules restant suffisantes peuvent être adhérentes par leurs bords, recouvertes de végétations exubérantes ou incrustées de sels calcaires, elles diminuent l'orifice par lequel doit passer l'ondée sanguine et créent ainsi une autre variété de modifications morbides : le *rétrécissement orificiel*. Enfin, dans les cas complexes, *insuffisance valvulaire* et *rétrécissement orificiel* sont combinés.

Ces altérations des valvules et des orifices produisent des troubles mécaniques en amont et en aval ; qu'il y ait insuffisance ou rétrécissement, ces troubles sont à peu près les mêmes quoique produits par des processus différents.

*En amont* il y a toujours une augmentation de tension, fait primordial qui entraîne secondairement soit une dilatation de la cavité cardiaque correspondante, soit une hypertrophie des parois musculaires de cette cavité, hypertrophie providentielle, a-t-on dit, destinée à compenser la lésion : le muscle, plus vigoureux, lutte ainsi contre l'obstacle; dans l'insuffisance valvulaire cet obstacle est le reflux anormal du sang, dans le rétrécissement c'est la difficulté éprouvée par le sang à filtrer par un orifice trop étroit.

Tant que dure l'hypertrophie musculaire la lésion reste ainsi compensée, mais, plus ou moins rapidement, l'excès de travail épuise la fibre musculaire, le tissu conjonctif qui se développe parallèlement étouffe cette fibre musculaire, la myocardite scléreuse s'installe, enlevant ainsi au cœur l'énergie nécessaire; les cavités se dilatent, cette fois d'une façon irrémédiable, et le premier barrage établi pour lutter contre l'obstacle pathologique se trouve franchi; l'augmentation de tension gagne le système voisin, système veineux, la première caractéristique de l'asystolie est installée.

*En aval*, c'est au contraire la diminution de la pression sanguine qui est le fait capital; la cavité cardiaque sous-jacente à l'obstacle se rétracte donc et ses parois s'amincissent. Ceci est marqué surtout dans le rétrécissement orificiel où la quantité de sang reçue à chaque systole de la cavité qui précède, reste inférieure à la normale; dans l'insuffisance, la quantité reçue reste normale; mais comme le sang trouve deux orifices pour s'échapper, l'un habituel, l'autre pathologique, le travail fourni par les parois musculaires de la cavité cardiaque sous-jacente à la valvule insuffisante est toujours relativement minime, ces parois se rétractent donc et s'amincissent, comme dans le rétrécissement, quoique à un plus faible degré. La diminution de la tension ne tarde pas à se faire sentir dans le système voisin, système artériel cette fois, et ainsi se trouve constituée la seconde caractéristique de l'asystolie qui se traduit dans son ensemble par : 1º l'*augmentation de la tension veineuse*; 2º la *diminution de la tension artérielle*.

**Étiologie**. — L'endocardite, quelle que soit sa forme, est, avec l'athérome, l'origine du plus grand nombre des affections valvulaires et des lésions orificielles; les ruptures des valvules et de leurs tendons, les tumeurs, les malformations congénitales sont relativement rares. Mais il y a en plus une catégorie d'insuffisances, dites relatives, dues à la dilatation des cavités du cœur qui rend impossible la parfaite occlusion de ses orifices.

**Symptômes**. — Les affections valvulaires se manifestent par des *signes physiques* constants, qui consistent en modifications des bruits et du volume du cœur; les bruits sont remplacés par des souffles dus au reflux ou au passage du sang à travers les valvules ou orifices lésés; le volume du cœur présente des changements qui modifient la configuration et les dimensions normales de sa matité. Enfin les troubles circulatoires périphériques se traduisent par des variations de la tension sanguine, dans la grande ou la petite circulation.

Quant aux *troubles fonctionnels* ils sont inconstants, ils dépendent de la localisation, de l'importance de la lésion; et, peut-être pour une part plus grande, de la plus ou moins parfaite compensation de la lésion par l'hypertrophie des parois de la cavité cardiaque sus-jacente; si cette compensation est parfaite, la lésion valvulaire ou orificielle peut être tolérée pendant longtemps et restée en quelque sorte latente, c'est-à-dire, sans aucun trouble fonctionnel. Si, au contraire, la compensation est insuffisante, soit par dégénérescence du myocarde, soit par lésions valvulaires multiples, des troubles fonctionnels plus ou moins graves entravent la vie du malade; ils sont différents pour chacune des affections valvulaires (V. Mitral, Aortique, Tricuspide, Pulmonaire), et presque toujours finissent par se grouper en un syndrome, l'asystolie (V. Asystolie).

**Pronostic.** — Il repose entièrement sur les données précédentes : localisation, importance de la lésion, compensation plus ou moins parfaite, association de lésions affectant soit d'autres valvules ou orifices du cœur, soit le péricarde, soit surtout le myocarde.

**Traitement.** — Purement hygiénique pendant la période de compensation, il s'appuie sur des indications particulières quand l'équilibre circulatoire est rompu.                                        *E. DE MASSARY.*

**CŒUR** (ANÉVRISME). — On décrivait jadis sous le nom d'anévrisme du cœur toute dilatation de l'organe, partielle ou totale. C'était faire confusion avec dilatation, hypertrophie et anévrisme. Actuellement ce terme est plus précis : il ne désigne plus qu'un diverticule anormal résultant d'un affaiblissement avec amincissement d'un point de la paroi myocardique et communiquant avec la cavité cardiaque. Quant aux anévrismes valvulaires, ils constituent une lésion à part et ne sont en somme qu'une conséquence de l'endocardite infectieuse. (V. Endocardite infectieuse.)

L'anévrisme du cœur a comme siège de prédilection les deux tiers inférieurs de la paroi antérieure du ventricule gauche. C'est également le lieu d'élection de l'infarctus. Souvent l'anévrisme se présente sous forme d'un diverticule limité par un collet et donnant au cœur la forme d'un sablier, mais souvent également l'anévrisme ne déforme pas le cœur et ne se voit qu'après ouverture du ventricule, sous forme de dépression sans collet. La poche anévrismale contient des caillots, tantôt cruoriques, tantôt fibrineux. La paroi est mince, uniquement fibreuse, sans fibres musculaires normales. A l'extérieur se trouve le péricarde épaissi, adhérent. A l'intérieur, l'endocarde modifié, opaque, fibreux lui-même.

On a beaucoup discuté sur la **pathogénie** de ces anévrismes. Quelques auteurs pensaient qu'une adhérence péricardique était la cause première de la dilatation partielle par traction excentrique. D'autres firent d'une lésion de l'endocarde le fait initial : rupture de l'endocarde ou endocardite partielle avec propagation de l'inflammation au muscle sus-jacent. On tend aujourd'hui à faire de l'anévrisme du cœur une des conséquences de l'infarctus du myocarde : après la formation du foyer de nécrobiose, si la rupture du cœur n'est pas immédiate, la cicatrisation se fait; puis le tissu cicatriciel se laisse distendre, l'anévrisme se forme.

Enfin dans quelques cas très rares, l'anévrisme est la conséquence d'un abcès du myocarde.

L'anévrisme du cœur n'a généralement pas de **symptômes**; c'est une trouvaille d'autopsie. Le malade a pu avoir des crises d'angine de poitrine, des attaques d'asystolie, mais on ne les rattache jamais à leur cause véritable. Les signes physiques eux-mêmes sont trompeurs; on a bien signalé l'existence d'un souffle diastolique siégeant à la pointe du cœur; on a signalé également un bruit de claquement diastolique siégeant à la partie moyenne du cœur et différant du bruit de galop bright ique par son timbre plus éclatant; mais ces signes sont des plus inconstants. En réalité, le malade atteint d'anévrisme pariétal du cœur succombe à une rupture de la poche, ou meurt en asystolie, sans que l'on puisse soupçonner la cause réelle de ces accidents, que l'on ne sait ni prévoir, ni empêcher.     *E. DE MASSARY.*

**CŒUR (DILATATION).** — La dilatation du cœur n'est qu'une déformation anatomique commune à un grand nombre d'états morbides et de cardiopathies. Cette dilatation est tantôt *accompagnée d'hypertrophie* des parois du cœur (V. CŒUR, HYPERTROPHIE), tantôt *simple*. Dans ce dernier cas, elle est *partielle* ou *totale*.

Partielle, elle porte sur le cœur droit particulièrement et s'accompagne d'insuffisance de l'orifice auriculo-ventriculaire (V. TRICUSPIDE, INSUFFISANCE).

Totale, elle résulte d'une insuffisance, ébauchée ou complète, transitoire ou durable du myocarde en entier et n'est ainsi que la caractéristique anatomique de l'asystolie (V. ASYSTOLIE).     *E. DE MASSARY.*

**CŒUR (HYPERTROPHIE).** — Pour caractériser l'hypertrophie du cœur il ne suffit pas d'invoquer l'augmentation de volume et de poids de cet organe, il faut encore spécifier que cette augmentation résulte uniquement de la suractivité nutritive du myocarde. Quelques dégénérescences, qui augmentent le volume et le poids du cœur, ne peuvent donc entrer dans la classe des hypertrophies cardiaques; il en est ainsi, par exemple, de la dégénérescence graisseuse, de la myocardite scléreuse, etc....

L'hypertrophie peut être *totale* ou *partielle*; dans ce dernier cas, elle n'intéresse que l'une ou l'autre des quatre parties du cœur. Elle est *simple* ou *accompagnée de dilatation*.

L'hypertrophie du cœur résulte d'un surcroît de travail. Si ce sont des circonstances physiologiques qui augmentent le travail du cœur, l'hypertrophie est dite *physiologique*. Si au contraire le cœur accomplit un travail compensateur pour vaincre un obstacle pathologique, l'hypertrophie est dite *pathologique*.

I. — HYPERTROPHIE PHYSIOLOGIQUE. — Admise sans conteste par les auteurs anciens, l'existence de cette hypertrophie physiologique est actuellement discutée. On sait, en effet, que le volume du cœur est variable d'un moment à l'autre, et peut-être certaines prétendues hypertrophies sont-elles simplement des dilatations passagères?

Quoi qu'il en soit, le cœur semble hypertrophié dans plusieurs circonstances : 1° chez l'adolescent, pendant la période de croissance; 2° chez l'adulte, après un travail exagéré; 3° chez la femme enceinte.

1° **Hypertrophie de croissance.** — Pendant l'adolescence s'observent quelquefois des troubles fonctionnels, tels que palpitations, arythmie, dyspnée

d'effort, qui attirent l'attention sur le cœur; à l'examen de celui-ci on trouve
la pointe battant en dehors de la ligne mamelonnaire, dans le sixième ou
même le septième espace intercostal. Il n'en faut pas plus pour songer à une
hypertrophie. En réalité, le volume du cœur est normal, et s'il paraît trop
gros ce n'est que relativement à un thorax trop étroit, non encore suffisamment développé. Les troubles fonctionnels doivent être mis sur le compte
de causes diverses : neurasthénie, surmenage, troubles digestifs, etc....

2° **Hypertrophie de l'adulte.** — Cette hypertrophie est due uniquement
à un surcroît de travail et ne s'observe que chez des hommes dont la profession exige un travail musculaire ou des efforts exagérés. Loin d'être un
état pathologique, elle permet de supporter facilement des fatigues musculaires qui dépassent la normale.

5° **Hypertrophie de la grossesse.** — On a beaucoup discuté sur l'état
du cœur pendant la grossesse; s'il était nettement démontré que la grossesse
a une influence défavorable sur le cœur, même normal, il serait par cela
même plus facile de comprendre son action néfaste sur le cœur pathologique. La genèse des accidents gravido-cardiaques paraîtrait singulièrement
plus claire. Mais cette question préjudicielle n'est elle-même pas tranchée.
Affirmée par les uns, l'hypertrophie est niée par d'autres. Les faits indubi-
tables sont les suivants, ils paraissent paradoxaux, mais s'expliquent cependant : d'une part, la pléthore sanguine des derniers mois de la grossesse est
certaine; d'autre part, hormis les cas d'albuminurie, la tension artérielle
reste normale, ne dépassant pas 16 au sphygmomanomètre dé Potain. Ces
deux faits, qui semblent incompatibles l'un avec l'autre, ne peuvent s'expliquer que par une adaptation de l'appareil cardio-vasculaire à leur contenu.
Le cœur se dilate donc, ce qui explique les troubles fonctionnels observés,
dyspnée facile, palpitations. L'hypertrophie n'est que secondaire, elle est
toujours de minime importance. (V. Cœur et Grossesse.)

II. — HYPERTROPHIE PATHOLOGIQUE. — L'hypertrophie physiologique,
qui est toujours légère, est *totale*, c'est-à-dire qu'elle porte également sur
toutes les parties du cœur. L'hypertrophie pathologique, qui est beaucoup
plus accentuée, peut être *totale* ou *partielle*, suivant la cause qui la détermine. Elle est également *simple* ou *accompagnée de dilatation*.

Quelle qu'en soit la nature, l'hypertrophie pathologique passe presque
toujours par deux phases. Dans la première phase, *phase hypertrophique
vraie*, il n'y a qu'une hypertrophie pure des fibres musculaires sans lésion
du tissu conjonctif ou des vaisseaux. Dans la seconde phase, *phase de
déchéance*, le tissu conjonctif ne reste plus inerte, il entre en prolifération
plus ou moins active; à l'hypertrophie vraie s'ajoute un certain degré de
*myocardite interstitielle*. L'hypertrophie musculaire n'est donc pas indéfiniment progressive, un moment arrive où la sclérose cardiaque limite le processus primitif et bientôt même étouffe les éléments musculaires hypertrophiés.

**Étiologie et pathogénie.** — L'hypertrophie cardiaque pathologique
est l'aboutissant d'affections multiples et dissemblables.

Dans certains cas, l'hypertrophie pathologique est dite *primitive* ou *idio-*

*pathique.* Ces qualificatifs sont mauvais. Il s'agit soit d'*hypertrophie toxi-fonctionnelle* ou *pléthoro-alcoolique*, soit d'*hypertrophie précédant ou accompagnant l'artério-sclérose.* L'hypertrophie pléthoro-alcoolique s'observe chez les grands buveurs, et particulièrement les buveurs de bière; c'est ce que les Allemands dénomment le *cœur de bière.* Cette forme d'hypertrophie résulte d'une part, de la pléthore sanguine causée par l'ingestion de trop grandes quantités de liquide, d'autre part, de l'action directe de l'alcool sur le myocarde dont il diminue l'élasticité. Le cœur se laisse ainsi distendre et s'hypertrophie secondairement; pendant une période plus ou moins longue, l'hypertrophie reste pure, puis vient la sclérose, avec sa phase de déchéance se traduisant par l'asystolie.

Quant à l'hypertrophie précédant ou accompagnant l'artério-sclérose, elle résulte de l'hypertension artérielle. Cette hypertension serait le phénomène initial qui créerait l'hypertrophie cardiaque et l'artério-sclérose soit séparément, soit simultanément. Les nombreuses causes qui déterminent l'hypertension artérielle peuvent donc indirectement être invoquées comme facteurs d'hypertrophie cardiaque : ce sont les excès de table, les toxémies alimentaires, l'alcoolisme, l'arthritisme, la goutte, le tabagisme, le saturnisme, etc....

L'hypertrophie cardiaque est dite *secondaire* quand elle succède à des lésions organiques nettement déterminées.

D'après les caractères physiques de l'hypertrophie, plusieurs divisions peuvent être faites :

1° L'*hypertrophie générale* se rencontre dans les affections chroniques du péricarde ou de l'endocarde, dans certains troubles nerveux du cœur, dans des affections éloignées, telles que tumeurs abdominales, enfin dans un cas particulier, dans les névralgies du plexus brachial.

Dans toutes ces circonstances, la pathogénie est différente.

Dans la symphyse du péricarde les facteurs sont complexes : d'abord adhérences qui fixent, par l'intermédiaire de la médiastinite calleuse, le cœur à la colonne vertébrale et au sternum, le gênent ainsi dans son fonctionnement et le tiraillent : puis dégénérescence des fibres musculaires sous-péricardiques, distension du cœur et hypertrophie secondaire.

Dans les endocardites, le processus est plus simple : dilatation primitive par dégénérescence de quelques fibres, hypertrophie secondaire.

Dans les troubles nerveux du cœur, palpitations chez les névropathes, maladie de Basedow, l'hypertrophie par surmenage cardiaque est possible quoique rare, car de fréquents repos existent entre les crises tachycardiques.

Enfin, dans les autres cas, névralgies du plexus brachial, tumeurs abdominales, l'hypertrophie cardiaque ne saurait être que réflexe.

2° L'*hypertrophie partielle* porte sur le cœur gauche ou sur le cœur droit.

L'hypertrophie de l'oreillette gauche compense le rétrécissement mitral. L'hypertrophie du ventricule gauche est souvent la conséquence d'une lésion, simple ou double, de l'orifice aortique; elle lutte également contre la gêne apportée à la circulation par l'artério-sclérose.

Enfin l'hypertrophie du ventricule gauche est un des symptômes cardinaux de la néphrite interstitielle; en ce cas, sa pathogénie est complexe et peut être expliquée soit par une augmentation de la tension artérielle due à une oblitération des artérioles rénales (Traube) ou à un spasme des petits vaisseaux par réflexe parti du rein (Potain), soit à la cause même de la néphrite interstitielle frappant également le cœur, c'est-à-dire à l'artério-sclérose (Debove et Letulle).

L'hypertrophie du cœur droit compense la gêne de la circulation pulmonaire dans les affections de la valvule mitrale (rétrécissement ou insuffisance); elle lutte contre les obstacles apportés au cours du sang par les lésions de l'artère et de l'orifice pulmonaires; enfin elle régularise la circulation pulmonaire troublée par une maladie de l'appareil respiratoire (emphysème, bronchite chronique, sclérose du poumon). L'hypertrophie peut enfin être la conséquence d'une dilatation du ventricule droit par réflexe parti de l'estomac ou du foie.

Malgré leur diversité, ces causes multiples se réduisent à un même processus : l'hypertrophie cardiaque est un phénomène de compensation destiné à lutter contre un obstacle apporté à la circulation; tant que cette hypertrophie reste pure, la compensation est effective; dès que la sclérose envahissante gêne le muscle cardiaque, la compensation est insuffisante, l'asystolie apparaît.

**Symptômes**. — Tous les symptômes fonctionnels éprouvés quelquefois, mais non constamment, sont d'une banalité excessive. Ce sont des palpitations, des troubles respiratoires, des douleurs thoraciques qui n'ont d'autre valeur que celle d'attirer l'attention vers le cœur et de permettre, par la recherche des signes physiques, l'évaluation exacte de son volume et de sa vigueur.

L'*inspection de la région précordiale* permet de constater souvent une voussure de la paroi thoracique, un soulèvement par le choc dû à la systole ventriculaire.

La *palpation* fait percevoir un choc énergique, comparable à un coup de marteau. La recherche de la pointe est en général facile; celle-ci bat normalement dans le 5e espace intercostal, sur la ligne mamelonnaire, de 8 à 10 centimètres de la ligne médiane; en cas d'hypertrophie, elle descend dans le 6e et même le 7e espace, et s'éloigne de la ligne médiane de 11, 12 et quelquefois 16 *centimètres*, bien au delà par conséquent de la ligne mamelonnaire.

La *percussion* délimite facilement une aire cardiaque très augmentée; seule la présence d'une lame de poumon emphysémateux pourrait rendre cette investigation difficile ou même trompeuse en réduisant la matité.

L'*auscultation* fait entendre des bruits dont l'intensité est très augmentée; le cliquetis métallique, le tintement auriculo-métallique ou retentissement argentin des bruits du cœur, tiennent tant à la modification des parois du cœur qu'au voisinage d'une caisse de résonnance fournie par le coussinet gastro-intestinal sous-jacent.

Tels sont les différents signes physiques qui appartiennent en propre à l'hypertrophie cardiaque. Si quelques modifications autres sont perçues, elles sont l'indice d'une affection concomitante.

Le pouls est variable suivant la maladie causale; le plus souvent il est régulier, plein, fort, vibrant, sa tension est élevée.

**Formes**. — Il est de toute nécessité de distinguer cliniquement si l'hypertrophie est générale ou partielle. Les différents signes physiques permettent cette distinction.

Lorsque l'hypertrophie est générale, tous les symptômes énumérés ci-dessus sont au complet.

Si l'hypertrophie ne porte que sur le cœur gauche, la pointe du cœur est abaissée, elle bat dans le 6e ou le 7e espace intercostal, mais sur la ligne mamelonnaire, ou très peu en dehors. L'hypertrophie porte-t-elle uniquement sur le cœur droit, la pointe du cœur est peu abaissée, mais elle se trouve refoulée très en dehors de la ligne mamelonnaire, à 12, 14 et même 16 centimètres de la ligne médiane.

Les autres modes d'investigation corroborent ces premières données.

Quant à reconnaître exactement une hypertrophie portant sur les oreillettes, cela est presque impossible si un certain degré de dilatation ne coexiste. Dans ce cas on perçoit une matité anormale dans l'espace inter-scapulo-vertébral du côté gauche, entre la 5e et la 10e vertèbre dorsale.

**Évolution**. — L'hypertrophie du cœur n'est pas une entité morbide, ce n'est qu'un symptôme ; par conséquent il est impossible de lui assigner une évolution propre. Celle-ci est variable suivant les causes. Toutefois on peut dire que l'hypertrophie cardiaque peut passer par deux périodes : la première est celle où l'hypertrophie reste pure, c'est la période de compensation parfaite, pendant laquelle la circulation est sensiblement normale ; la seconde est caractérisée par l'envahissement du tissu conjonctif, par l'installation d'une myocardite interstitielle avec toutes ses conséquences.

**Diagnostic**. — Basé uniquement sur les signes physiques, ce diagnostic est facile. L'augmentation de la matité pourrait seule induire en erreur et faire croire soit à une dilatation du cœur, soit à une péricardite avec épanchement, soit à une pleurésie enkystée. Pour éviter ces erreurs, il suffit de rechercher si, parallèlement à l'augmentation de volume, l'énergie du cœur est accrue. La vigueur du choc précordial, l'intensité des bruits cardiaques renseigneront suffisamment sur ce point.

**Traitement**. — L'hypertrophie du cœur n'est en somme qu'une défense de l'organe luttant contre un obstacle, ou qu'une adaptation nouvelle à un surcroît de travail. Il faut donc la respecter. Mais cette hypertrophie, primitivement compensatrice, conduit presque fatalement à la myocardite interstitielle. D'où la nécessité de restreindre son développement. Pour y arriver, la principale indication est de diminuer l'obstacle, de soulager le cœur. Des règles d'hygiène sont seules nécessaires : permettre un exercice modéré et régulier, mais éviter toutes les causes de fatigue ; écarter de même toutes les émotions ; conseiller un régime réparateur, mais non excitant, supprimer par conséquent le thé, le café, l'alcool, le tabac.

Si malgré ce régime le cœur présente des signes d'éréthisme avec crises de palpitations, il faudra prescrire un repos absolu, une alimentation légère et employer soit la valériane, soit les bromures alcalins.

Enfin avec la phase de déchéance apparaissent diverses indications tirées de l'état asystolique (V. Asystolie). *E. DE MASSARY.*

**CŒUR** (**MALADIES CONGÉNITALES**). — Chacune des différentes phases par lesquelles passe le cœur dans son processus de formation peut donner naissance à une anomalie soit par l'effet d'un simple arrêt de développement, soit par l'apparition d'une affection fœtale déterminant des lésions incurables. Les anomalies congénitales peuvent donc être innombrables : anomalies de situation (ectopie cervicale, ectopie thoracique, ectopie abdominale); anomalies de cloisonnement (cœur à deux, à trois, à quatre cavités incomplètement séparées); anomalies artérielles (cloisonnement irrégulier du bulbe aortique). V. CYANOSE. En réalité il n'y a que deux anomalies qui soient compatibles avec une survie plus ou moins longue et se manifestent par des signes physiques et fonctionnels connus, ce sont la *communication interventriculaire* ou *maladie de Roger* et le *rétrécissement de l'artère pulmonaire avec communication interventriculaire* ou *maladie bleue*.

I. **Communication interventriculaire** ou **Maladie de Roger**. — L'absence de la cloison interventriculaire est incompatible avec la vie; le plus ordinairement il ne s'agit donc que de malformations partielles, perforations permettant le passage d'une plume ou quelquefois même du doigt; le siège de ces perforations est variable. Cette communication interventriculaire entraîne des modifications des cavités cardiaques et des parois musculaires dont la plus constante est la dilatation et l'hypertrophie du ventricule vers lequel se fait le courant sanguin, le plus souvent c'est le ventricule droit.

Les *signes fonctionnels* qui peuvent faire supposer une communication interventriculaire sont très peu marqués : ce sont une légère dyspnée d'effort, et quelquefois une cyanose intermittente, se produisant quand, sous l'influence d'un effort, le sang reflue du ventricule droit dans le ventricule gauche, c'est-à-dire quand le sang veineux se mêle au sang artériel.

Les *signes physiques* sont seuls capables de révéler l'anomalie cardiaque. Un souffle, dit *souffle de Roger*, s'entend à la partie interne du troisième espace intercostal gauche; il est intense, rude; il est systolique, dû au passage d'une certaine quantité de sang du ventricule gauche dans le ventricule droit pendant la systole; il se propage transversalement. Quand la vibration est intense, un *frémissement cataire* accompagne ce souffle. Enfin on note souvent une légère augmentation de la matité transversale à droite.

Ces signes physiques permettent de reconnaître facilement la communication interventriculaire, car le souffle ne saurait être confondu ni avec des souffles extra-cardiaques inconstants, ni avec le souffle du rétrécissement pulmonaire qui n'a pas la même propagation. La communication interventriculaire est une anomalie permettant une longue survie; néanmoins elle constitue une cause de localisation pour l'endocardite et favorise l'éclosion de la tuberculose pulmonaire. Son pronostic doit donc être réservé.

II. **Rétrécissement pulmonaire avec communication interventriculaire** ou **Maladie bleue**. — Le rétrécissement pulmonaire congénital peut, comme le rétrécissement acquis, porter sur trois endroits différents : la valvule elle-même, l'infundibulum, l'artère pulmonaire, mais ce qui différencie le rétrécissement congénital c'est l'état de l'artère pulmonaire : toujours dilatée dans le rétrécissement acquis, elle est au contraire, dans l'anomalie congénitale, rétrécie, atrophiée, jusqu'à l'embouchure du canal artériel.

En même temps que ce rétrécissement pulmonaire, existe une *communication interventriculaire*, siégeant habituellement à la partie antéro-supérieure du septum. Par suite du cloisonnement irrégulier du bulbe artériel et de la diminution correspondante de l'artère pulmonaire, l'aorte, plus grande que normalement, est déviée à droite et son orifice se trouve au-dessus de l'échancrure interventriculaire; elle communique donc partie avec le ventricule droit, partie avec le ventricule gauche.

Enfin la *persistance du trou de Botal* n'est pas à proprement parler une malformation, mais une anomalie subordonnée au rétrécissement de l'artère pulmonaire, et résultant de l'augmentation de tension dans le cœur droit.

On discute encore sur la pathogénie de ces lésions; il est d'ailleurs possible que les théories invoquées contiennent chacune une part de vérité : la *théorie de l'endocardite*, ou doctrine pathologique, fait remonter la cause première des accidents à une endocardite fœtale évoluant avant la formation complète du cœur; la *théorie de l'arrêt de développement*, ou doctrine tératologique, soutient que le cloisonnement anormal du bulbe artériel primitif empêche, par les dimensions exagérées de l'orifice aortique, le complet développement de la cloison interventriculaire.

La circulation intracardiaque se fait difficilement; le barrage est constitué par le rétrécissement pulmonaire; l'augmentation de tension en amont, c'est-à-dire dans le ventricule droit, suscite des réactions de compensation dont la principale est une hypertrophie du ventricule droit; mais ceci ne suffit pas. Le rétrécissement pulmonaire survenant à une époque de la vie fœtale où les cloisons interventriculaire et interauriculaire ne sont pas complètes, il se crée un courant sanguin anormal entre le cœur droit et le cœur gauche, et la force de ce courant, qui est en raison directe de l'augmentation de tension dans le cœur droit, empêche le développement des cloisons; la persistance, après la naissance, de ces orifices formant ainsi soupape de compensation permet le mélange du sang veineux et du sang artériel, d'où l'apparition de troubles morbides spéciaux.

La circulation périphérique subit le contre-coup de cette gêne apportée dans la circulation intracardiaque : le système veineux se dilate, les parois veineuses s'hypertrophient. Il n'est pas jusqu'au sang lui-même qui ne se modifie pour lutter contre la difficulté de l'hématose, les hématies deviennent plus nombreuses et augmentent de volume.

De telles modifications dans la circulation ne peuvent passer inaperçues.

*Signes physiques.* — Des signes physiques indiquent le rétrécissement pulmonaire et la communication interventriculaire; la vibration pathologique se fait lors du passage du sang dans l'orifice pulmonaire rétréci et se traduit par un *souffle systolique* rude, intense, présentant son maximum à la partie interne du deuxième espace intercostal gauche; ce souffle se propage en haut vers la clavicule. Quand la vibration pathologique est forte on perçoit en outre un *frémissement cataire* également systolique, dans la même région que le souffle.

Quant à la communication interventriculaire, elle peut donner lieu à un deuxième souffle systolique, transversal, occupant la partie médiane de la région précordiale; mais souvent les deux souffles systoliques se fusionnent et il est impossible de les différencier.

Enfin il est aisé de déceler l'hypertrophie du ventricule droit par l'augmentation de la matité transversale du cœur et la déviation de la pointe vers l'aisselle gauche.

*Signes fonctionnels.* — Ce sont les plus caractéristiques. Le mélange des sangs veineux et artériel par les communications interventriculaire et interauriculaire, le défaut de l'hématose par l'insuffisance de l'irrigation pulmonaire dû au rétrécissement de l'artère, la stase veineuse, produisent une *cyanose* très marquée, des *troubles dyspnéiques*, des *modifications profondes dans la nutrition.*

La *cyanose* est une coloration bleuâtre de la peau et des muqueuses, plus prononcée aux extrémités, partielle ou généralisée, d'une intensité variable, peu prononcée au repos, exagérée par les efforts, les cris, les affections pulmonaires intercurrentes (V. Cyanoses).

La *dyspnée* est continue, mais avec des paroxysmes sous l'influence du moindre effort. Quelquefois, à l'occasion d'un effort, d'une émotion, éclatent de véritables *accès de suffocation* qui peuvent même se compliquer de *convulsions épileptiformes*, de *syncopes* et parfois se terminer par la *mort subite*. Les crises dyspnéiques s'accompagnent d'une exagération de la cyanose.

Les *modifications de la nutrition* consistent en développement imparfait, en déformations osseuses et très fréquemment en gonflement des extrémités digitales dont les phalanges unguéales se renflent (doigt hippocratique). Enfin existe un refroidissement périphérique, tandis que la température centrale reste normale.

Le porteur d'une telle lésion ne peut vivre qu'à la condition qu'aucun trouble ne vienne détruire l'équilibre circulatoire déjà si précaire. Aussi tout lui est un danger : le nouveau-né ne peut téter que difficilement; le jeune enfant succombe à la moindre complication pulmonaire des fièvres éruptives, la coqueluche lui est mortelle; enfin, si l'adolescence a pu être atteinte, la mort survient par asystolie, à moins que les conditions défectueuses de l'irrigation artérielle du poumon n'aient favorisé l'éclosion d'une tuberculose terminale.

Il va sans dire que le *pronostic* dépend du degré du rétrécissement pulmonaire et de l'importance des moyens de compensation; on peut les évaluer par l'intensité, la permanence, la gravité des troubles pulmonaires.

L'ensemble des symptômes physiques et fonctionnels est si caractéristique que le *diagnostic* ne présente aucune difficulté. Cependant, dans certaines circonstances mal définies, les signes physiques peuvent manquer; même en ce cas, si les signes fonctionnels sont nettement accusés, depuis l'enfance, leur valeur est telle que l'on pourra se rendre un compte suffisant de la lésion.

Le *traitement* est purement hygiénique : mettre le malade à l'abri de toutes les causes qui peuvent déterminer soit une recrudescence des troubles fonctionnels, soit une des complications mortelles de l'affection.

*E. DE MASSARY.*

**CŒUR (ENDOCARDITE, MYOCARDITE)**, v. c. m. (V. aussi Palpitations, Tachycardie.)

**CŒUR (PLAIES).** — Les plaies du cœur peuvent être produites soit par la pénétration d'un corps vulnérant qui a traversé la paroi thoracique, soit par une
contusion sans blessure de la paroi. Les plaies par pénétration, de beaucoup
les plus fréquentes, sont produites par des instruments piquants ou tranchants (couteau, poignard, stylet, sabre, aiguille, etc.), ou par le projectile
d'une arme à feu ; les plaies par coup de couteau sont les plus fréquentes,
ensuite viennent les plaies par arme à feu. Dans la grande majorité des cas,
l'agent vulnérant atteint le cœur après avoir traversé la paroi thoracique
antérieure, dans quelques cas on a observé la blessure du cœur à la suite
d'une plaie pénétrante ayant traversé la paroi abdominale puis le diaphragme ; exceptionnellement un corps étranger introduit dans l'œsophage
peut traverser la paroi œsophagienne et venir blesser la face postérieure du
cœur (blessure du cœur chez les avaleurs de sabre).

Les plaies par contusion, beaucoup plus rares que les précédentes, succèdent presque toujours à un violent traumatisme ; le plus souvent il se produit d'abord une fracture de la paroi, puis un fragment de sternum ou un
bout de côte fracturée vient heurter le cœur et le déchire ; dans quelques
cas les écrasements du thorax déterminent un véritable éclatement du
cœur : le cœur étant violemment comprimé par le refoulement de la paroi
thoracique, le sang, qui ne peut s'échapper assez rapidement par les vaisseaux, distend de toutes parts les parois cardiaques qui cèdent dans les portions les plus fragiles, aussi dans ces cas la déchirure siège presque toujours
sur les oreillettes dont la paroi est moins épaisse, et peut se prolonger sur
les veines qui y aboutissent, le péricarde est presque toujours intact.

**Lésions**. — Les plaies du cœur peuvent être divisées en trois variétés :

1° *Plaies du péricarde sans plaies du cœur*. — Bien que le péricarde et le
cœur soient intimement accolés, on peut observer une plaie du péricarde
avec intégrité parfaite du cœur, et même ces blessures ne sont pas très
rares, puisque d'après la statistique de Loison, on trouve environ dix plaies
simples du péricarde pour cent plaies du cœur. Ces plaies simples du péricarde sont produites surtout par les instruments piquants, beaucoup plus
rarement par les instruments tranchants ou les projectiles des armes à feu ;

2° *Plaies du cœur sans lésions du péricarde*. — Ces plaies sont extrêmement rares ; cependant nous avons vu que dans les ruptures du cœur par
contusion, le péricarde est habituellement intact, plus rarement un corps
vulnérant, surtout une balle arrivée au bout de sa course, peut refouler le
péricarde sans le traverser et déterminer ainsi une plaie du cœur ;

3° *Plaies du cœur et du péricarde*. — Ce sont de beaucoup les plaies les
plus fréquentes, on les divise en plaies pénétrantes et plaies non pénétrantes
suivant qu'elles ouvrent ou non la cavité cardiaque ;

1° Les *plaies non pénétrantes* sont presque toujours produites par des
instruments piquants ou tranchants, rarement par le projectile d'une arme
à feu. Ces plaies ne s'observent jamais sur les oreillettes à cause de la minceur des parois : sur les ventricules le degré de pénétration est variable

atteignant seulement le péricarde viscéral, ou entamant le muscle jusqu'à l'endocarde exclusivement. Les plaies non pénétrantes peuvent s'accompagner de blessure des vaisseaux coronaires, c'est là une complication extrêmement grave entraînant presque toujours une mort rapide ; lorsque la plaie est très profonde les fibres cardiaques sous-jacentes peuvent se rompre secondairement, de sorte que la plaie se transforme en plaie pénétrante ; une autre complication est la formation d'un anévrisme du cœur due à la dilatation de la paroi au niveau du lieu de moindre résistance formée par la blessure.

2º Les *plaies pénétrantes* sont les plus fréquentes et les plus importantes ; toutes les parties du cœur peuvent être atteintes, mais certains compartiments offrent une vulnérabilité plus grande tenant à leur situation anatomique et à leur rapprochement de la paroi thoracique : ce sont, par ordre de fréquence, le ventricule droit, le ventricule gauche et l'oreillette droite, l'oreillette gauche est rarement atteinte ; le siège de la plaie est d'ailleurs assez variable suivant la nature de l'instrument vulnérant ; ainsi les plaies par instrument piquant et tranchant siègent plus souvent sur le ventricule droit que sur le gauche, au contraire les plaies par arme à feu atteignent de préférence le ventricule gauche. Ces plaies présentent des dimensions variables suivant la nature de l'agent vulnérant : les plaies produites par un instrument piquant peu volumineux, par exemple par une aiguille, forment un étroit canal rempli d'un caillot fibrineux dont il est quelquefois impossible de retrouver la trace. Les plaies par instruments piquants et tranchants (couteaux, poignards, sabres) forment tantôt une blessure béante, tantôt une simple fente linéaire. Les projectiles des armes à feu s'arrêtent parfois dans la cavité cardiaque ; plus souvent, surtout s'il s'agit d'armes à grande vitesse initiale, le projectile traverse le cœur de part en part en produisant deux orifices, un orifice d'entrée régulier et peu volumineux, un orifice de sortie beaucoup plus large et souvent déchiqueté. Ces diverses plaies peuvent ouvrir les cloisons interventriculaire, ou interauriculaire, sectionner les piliers valvulaires, déchirer les valvules, léser, en même temps que le cœur, les vaisseaux artériels ou veineux à leur attache cardiaque. Les plaies du cœur peuvent se compliquer de la présence de corps étrangers, aiguilles, pointes de couteaux ou de fleurets, projectiles, etc. ; d'ordinaire ces corps s'enkystent et sont bien tolérés. Les plaies du cœur sont presque constamment accompagnées de lésions de voisinage produites par l'instrument vulnérant : exception faite des ruptures du cœur par contusion, des plaies par corps étranger dégluti, et des plaies par voie abdomino-diaphragmatique, les blessures du cœur s'accompagnent toujours de plaies de la paroi thoracique ; cette plaie siège d'ordinaire à gauche du sternum, elle peut s'éloigner beaucoup de la ligne médiane. Les organes voisins du cœur, la plèvre, le poumon, les organes du médiastin peuvent être atteints par le corps vulnérant ; en raison de sa situation le cul-de-sac gauche de la plèvre est atteint avec une fréquence toute particulière, sa blessure est signalée dans les deux tiers des observations.

**Symptômes et diagnostic.** — Le diagnostic des plaies du cœur n'est généralement pas facile. Quelquefois il est évident, lorsqu'on peut voir le cœur à nu, ou lorsque le doigt introduit dans la plaie thoracique sent non seulement le cœur mais même sa déchirure. En général le diagnostic ne repose guère que sur des présomptions tirées de l'état grave du sujet, du siège de la blessure et d'un ensemble de symptômes généraux ou locaux.

L'état général est habituellement grave, souvent les malades sont en syncope ou dans un état comateux, le pouls est petit, filiforme, arythmique ou intermittent, quelquefois imperceptible, les extrémités sont refroidies, la respiration haletante et dyspnéique. Toutefois cet état général ne présente rien de pathognomonique, car il est absolument analogue à celui qu'on observe dans les plaies thoraciques compliquées uniquement de plaie pleuropulmonaire, et d'autre part certains blessés conservent tout leur calme, se plaignent peu, présentent une plaie étroite, sans grande hémorragie, d'aspect banal.

Le siège de la plaie, surtout si l'on connaît la nature de l'arme et la direction dans laquelle le coup a été porté, peut constituer une présomption sérieuse en faveur d'une plaie du cœur, mais il peut arriver qu'une plaie siégeant dans l'aire du cœur se dévie et n'atteigne pas cet organe, par contre, des instruments perforant le thorax loin de la région précordiale peuvent aller atteindre le cœur à travers le poumon et la plèvre ; l'exploration de la plaie avec une sonde ou un stylet pourrait fournir quelques renseignements, mais c'est un procédé dangereux qu'il ne faut jamais employer en raison des dangers d'infection et d'hémorragie qu'il fait courir. Les caractères de l'hémorragie externe sont extrêmement trompeurs ; les plaies du cœur accompagnées de large ouverture du péricarde donnent lieu à une hémorragie abondante, mais lorsque la plaie péricardique est étroite, l'hémorragie externe est presque nulle, le sang s'accumulant dans l'intérieur de la séreuse ; d'ailleurs l'hémorragie externe peut provenir d'un vaisseau de la paroi thoracique aussi bien que d'une plaie du cœur.

L'examen du thorax fournit d'ordinaire des renseignements très importants. A la percussion la matité précordiale est presque toujours augmentée, c'est là un signe extrêmement important qui indique la formation d'un hémo-péricarde et qui commande l'intervention précoce, surtout si l'augmentation de la matité précordiale s'accompagne de signes de compression du cœur (petitesse ou absence du pouls, dilatation des veines jugulaires, cyanose et aspect vultueux de la face). Cependant l'hémo-péricarde n'est pas absolument pathognomonique de plaie du cœur, car la déchirure d'un vaisseau du péricarde ou d'un vaisseau de la base du cœur peuvent en provoquer l'apparition. L'auscultation du cœur donne des résultats variables : parfois les bruits du cœur sont normaux, plus souvent ils sont affaiblis et peuvent même être complètement supprimés ; fréquemment on entend des bruits anormaux : bruit de moulin, souffle anévrismatique, clapotement systolique, bruit de râpe, de lime, de scie, piaulements, etc. ; ces bruits anormaux sont dus à des communications anormales entre les cavités cardiaques, à la destruction des valvules ou à la section de leurs piliers, à la présence d'air, de sang, de corps étrangers. L'auscultation et la percussion montrent également dans un grand nombre de cas des signes d'hémo et de pneumothorax dus à des lésions pleuro-pulmonaires qui compliquent la blessure cardiaque.

**Évolution**. — Une plaie du cœur abandonnée à elle-même peut évoluer de trois façons : 1° La mort survient immédiatement; 2° la mort survient au bout de quelque temps; 3° il y a guérison spontanée.

1° La *mort subite* ou *rapide* est assez fréquente, mais non habituelle comme on l'a cru longtemps : d'après les statistiques on l'observe environ une fois sur six. La mort immédiate peut résulter d'une syncope réflexe provoquée par la lésion cardiaque, mais c'est là une éventualité rare, d'ordinaire la mort rapide est due à l'hémorragie et surtout à la compression du cœur. L'hémorragie, lorsqu'elle agit seulement par la perte du sang, n'entraîne pas habituellement une mort très rapide, et laisse presque toujours un répit de quelques heures pendant lesquelles une intervention opportune peut sauver la vie du blessé; par contre, dans les cas de plaie avec ouverture étroite du péricarde, et surtout dans les cas de rupture du cœur dans un péricarde intact, l'accumulation du sang dans la séreuse peut provoquer la mort presque immédiate par compression suraiguë du cœur. La mort rapide peut encore résulter de lésions intra-cardiaques (ruptures tendineuses, déchirures valvulaires, ouverture de la cloison).

2° Le plus souvent les blessés succombent au bout de quelques heures ou de quelques jours : la mort au bout de quelques heures est due à une anémie progressive résultant de la perte ininterrompue du sang par la plaie cardiaque; elle peut aussi être due à une hémorragie secondaire lorsqu'un caillot formé à la faveur de la syncope initiale et obturant l'orifice du cœur se détache. Au bout de plusieurs jours le malade succombe surtout à des accidents infectieux : pleurésie, péricardite, pneumonie, endocardite. Enfin, dans quelques cas, le malade peut mourir brusquement assez longtemps après l'accident, lorsque la cicatrisation paraît complète; la mort survient alors à la suite d'un effort déterminant la rupture de la cicatrice et des accidents d'hémorragie et de compression analogues à ceux de la première heure : c'est là un mode de terminaison rare, mais qui peut s'observer; nous avons pu en retrouver douze cas.

3° La guérison définitive des plaies cardiaques par cicatrisation spontanée est rare, elle ne s'observe guère que dans un cas sur dix; le processus histologique de la cicatrisation est très analogue à celui qu'on observe après blessure d'un gros vaisseau.

Les quelques blessés qui guérissent conservent habituellement des lésions organiques, capables d'entraîner des troubles fonctionnels plus ou moins intenses tels que rétrécissements, insuffisance des orifices, hypertrophie, atrophie, adhérences péricardiques, anévrisme.

**Pronostic**. — D'après ce que nous venons de voir le pronostic des plaies du cœur est extrêmement grave; toutefois ce pronostic est assez variable, suivant le siège, la nature et les dimensions de la plaie : les ruptures du cœur par contusion sans lésion du péricarde sont les plus graves, elles déterminent presque constamment la mort immédiate par compression suraiguë du cœur; ensuite viennent les plaies pénétrantes du cœur dont le pronostic dépend surtout des dimensions; les petites plaies par instruments piquants guérissent souvent, les larges plaies par instruments piquants et tranchants déterminent la mort neuf fois sur dix, les plaies pénétrantes des oreillettes sont habituellement plus graves que celles des ventricules. Les plaies non pénétrantes simples ne sont pas très graves, au contraire les plaies pénétrantes compliquées de blessures des artères coronaires sont presque toujours mortelles. Les plaies simples du péricarde ont un pronostic relativement bénin.

**Traitement.** — En raison du pronostic extrêmement grave des plaies du cœur abandonnées à elles-mêmes, l'intervention chirurgicale immédiate est indiquée toutes les fois que le diagnostic a pu être posé d'une façon ferme; s'il y a seulement des présomptions sérieuses en faveur d'une plaie du cœur, il faudra également intervenir toutes les fois que l'état général du sujet paraîtra menaçant, car dans les plaies du cœur, comme dans les traumatismes de l'abdomen, il vaut mieux croire à tort à une plaie inexistante et opérer, que de méconnaître une plaie qui existe et de laisser mourir son malade faute d'une intervention.

Pour donner de bons résultats, l'opération doit être pratiquée très rapidement mais sans négliger les précautions antiseptiques; plusieurs opérés qui auraient guéri de leur plaie cardiaque suturée sont en effet morts de péricardite ou de pleurésie purulente : pour ces opérations l'usage des gants stérilisés à l'avance aura un avantage considérable, car il permettra d'abréger beaucoup le temps nécessaire au nettoyage des mains, de même la désinfection du champ opératoire par un simple badigeonnage de teinture d'iode permettra de gagner un temps précieux.

Les instruments nécessaires sont un bistouri, une paire de ciseaux, une pince à disséquer, vingt pinces hémostatiques, une aiguille de Reverdin courbe, une pince coupante, deux écarteurs; pour l'hémostase et les sutures, du catgut nos 1 et 2, et des crins de Florence; pour le pansement, des compresses aseptiques, de l'ouate hydrophile et ordinaire, un bandage de corps.

Si le malade n'est pas dans un état de choc trop prononcé, l'anesthésie générale s'impose.

1° *Manuel opératoire.* — La plupart des chirurgiens conseillent de découvrir le cœur au moyen d'un lambeau ostéo-cutané à charnière externe; nous conseillons plutôt un lambeau à charnière interne qui nous a paru donner beaucoup plus de jour et être plus facile à relever : pour tailler ce lambeau, le chirurgien commence son incision sur le bord droit du sternum, au niveau du 5e espace intercostal, à partir de là il décrit une courbe à concavité droite qui se termine sur l'appendice syphoïde. Le sommet de la courbe doit se trouver à environ 7 cent. du bord gauche du sternum. Il faut couper à fond et sectionner tous les tissus jusqu'au squelette.

Après avoir sectionné les parties molles, l'opérateur cherche le 5e cartilage costal qui se trouve à peu près à la partie moyenne de son incision, et le dénude rapidement à la rugine en ayant soin d'aller prudemment à sa face postérieure pour ne pas ouvrir la plèvre, puis en résèque environ 5 cent. de deux coups de ciseaux.

Par la brèche ainsi faite, on glisse le doigt pour décoller la plèvre du plan sterno-costal et avec de forts ciseaux on sectionne en bas les cartilages des 6e et 7e côtes, en haut le cartilage de la 4e côte ainsi que les muscles intercostaux correspondants en suivant le tracé de l'incision cutanée. Arrivé ainsi au 5e espace, le chirurgien sectionne transversalement les muscles intercostaux de cet espace et arrive jusqu'au sternum qu'il sectionne soit avec des ciseaux, soit avec une pince coupante.

. Le lambeau est alors complètement taillé et il suffit de le rabattre vers la droite en se servant des cartilages costaux du côté droit comme d'une charnière élastique, puis de le faire maintenir rabattu par l'aide.

Il faudra alors pincer les vaisseaux mammaires internes qui ont été forcément coupés lors de la section du sternum, et pincer également les vaisseaux intercostaux coupés.

. 2° *Incision du péricarde.* — Le volet étant rabattu, on a sous les yeux toute la région péricardique recouverte par les culs-de-sac pleuraux et par le muscle triangulaire du sternum : si la plèvre présente une plaie, et c'est le cas le plus ordinaire, on ferme cette plaie au moyen d'une pince et on décolle le cul-de-sac pleural, puis on saisit avec deux pinces les lèvres de la plaie péricardique et on l'agrandit largement; si on n'apercevait pas de suite la plaie péricardique, on ferait un peu à gauche de la ligne médiane une incision traversant les muscles triangulaires du sternum et le feuillet antérieur du péricarde; cette incision doit être très large, mesurant au moins 10 à 12 cent. d'étendue.

3° *Suture du cœur.* — Aussitôt le péricarde ouvert, sans s'inquiéter de l'hémorragie toujours très abondante, l'opérateur saisit le cœur à pleine main et s'efforce de l'amener au dehors; la face antérieure du cœur est ainsi nettement exposée et il aperçoit facilement la plaie dans laquelle il enfonce un doigt pour arrêter le sang, puis, le cœur étant bien maintenu, il passe un premier fil qui lui sert de point d'appui et ferme complètement la plaie soit par un surjet, soit par des points séparés. On s'efforcera autant que possible de ne pas passer le fil dans la cavité ventriculaire, surtout s'il s'agit du ventricule gauche; pour le ventricule droit et pour les oreillettes, on sera le plus souvent obligé de prendre la paroi en masse, puis d'assurer la fermeture par une autre série de fils superficiels.

Si au lieu d'une plaie profonde on trouve une plaie non perforante, il faut également faire la suture qui, dans ce cas, est beaucoup plus facile; s'il y a une blessure des vaisseaux coronaires, il ne faut pas hésiter à lier ces vaisseaux en passant au-dessous d'eux un catgut avec l'aiguille de Reverdin, c'est là le seul moyen d'arrêter l'hémorragie, et la ligature des vaisseaux coronaires n'est pas fatalement mortelle, comme on l'a cru longtemps. Après avoir suturé la plaie de la face antérieure du cœur, il faut rechercher s'il n'y a pas une autre plaie sur les oreillettes ou sur la face postérieure des ventricules : l'oreillette gauche est directement explorable par une incision du péricarde en T, quant à la face postérieure des ventricules, on peut l'explorer soit en soulevant la pointe du cœur avec une pince de Museux, soit en faisant pivoter le cœur autour de son grand axe. L'oreillette droite est difficile à explorer; si on pense qu'elle est blessée, il faut la découvrir au moyen d'un volet sternal.

Après suture et hémostase complète du cœur, le péricarde est soigneusement vidé des caillots qu'il contient, puis fermé par un surjet au catgut; on ne laissera un drain à sa partie inférieure que dans le cas où les précautions antiseptiques auraient semblé insuffisantes. Si la plèvre est ouverte, on la ferme à son tour, en laissant un drain lorsqu'elle renferme un épanchement sanguin. Ensuite tous les vaisseaux de la paroi susceptibles de donner du sang sont liés avec grand soin, puis le plastron sterno-costal est remis en place; la suture des parties molles suffit à le maintenir.

Après et au besoin pendant l'intervention, on s'efforcera de remonter le malade au moyen d'éther, de caféine, d'huile camphrée et surtout par l'injection de sérum physiologique; après l'opération on appliquera un pansement légèrement compressif et on laissera le malade au repos le plus absolu, en se bornant, si le pouls faiblissait, à le relever par le sérum et l'huile camphrée.                                    *PIQUAND.*

**CŒUR (RUPTURE).** — Il ne s'agit ici que des ruptures spontanées, et non des ruptures traumatiques du cœur.

Les ruptures du cœur, qui se font sous l'influence de causes banales, effort, émotion, etc., ou même sans cause, sont toujours préparées par une lésion de la fibre cardiaque. On peut dire, en réalité, que la rupture du cœur est le plus souvent une des conséquences de l'*infarctus du myocarde*; il est vrai cependant que la myocardite suppurée peut y aboutir, quoique beaucoup moins fréquemment.

La rupture du cœur détermine presque toujours un épanchement de sang dans le péricarde. Le siège le plus fréquent de la rupture est sur le ventricule gauche. Au niveau de la déchirure se constatent, soit les lésions d'un infarctus récent dû à une oblitération d'une artériole coronaire, soit une plaque fibreuse dilatée sous forme d'anévrisme, reliquat d'un infarctus ancien; soit enfin, mais plus rarement, un véritable abcès.

La conséquence fatale de la rupture est la mort. Le plus souvent, la mort est *subite*, avec ou sans cri de douleur traduisant la déchirure du cœur. Quelquefois cependant existent des *phénomènes prémonitoires*; accès douloureux d'angine de poitrine; dyspnée excessive; nausées, vomissements; pâleur, refroidissement des extrémités, etc. Tous ces phénomènes peuvent durer quelques heures et se terminent par la mort. Ils sont peut-être dus à la distension lente du péricarde par le sang issu d'une petite déchirure ou d'une déchirure se faisant en plusieurs temps, peut-être également traduisent-ils la production de l'infarctus, précédant de peu de temps la rupture.

Cette rupture du cœur ne peut être que soupçonnée; il faudra y penser dans tous les cas de mort subite chez le vieillard, surtout quand celle-ci se produit après des crises angineuses prolongées et répétées.

On ne peut rien contre la rupture du cœur. Soulager le malade par des injections sous-cutanées de morphine, par l'application d'une vessie de glace dans la région précordiale, est la seule ressource thérapeutique.

                                    *E. DE MASSARY.*

**CŒUR (RUPTURES TRAUMATIQUES).** — Les ruptures du cœur rares peuvent compliquer les fractures de côtes, ou les violentes contusions de la paroi thoracique survenant dans les écrasements, les tamponnements, les chutes d'un lieu élevé; d'autres fois elles succèdent à un traumatisme agissant sur une surface peu étendue, mais avec force dans la région précordiale, par exemple un coup de poing, un coup de pied, le choc d'un timon de voiture.

Les ruptures isolées du péricarde avec intégrité du cœur sont tout à fait exceptionnelles. Les ruptures du cœur, qui s'accompagnent presque toujours de déchirures péricardiques, peuvent siéger en tous les points de l'organe, mais elles occupent de préférence les parties les moins résistantes, les oreillettes plutôt que les ventricules, le cœur droit plutôt que le gauche; la base des oreillettes et les grosses veines qui y aboutissent sont déchirées avec une fréquence particulière.

La déchirure peut être unique ou multiple, rectiligne ou irrégulière, elle s'accompagne toujours d'une hémorragie abondante : si le péricarde est intact ou peu déchiré, le sang s'y accumule, formant un épanchement qui comprime le cœur et est la cause la plus habituelle de la mort, si le péricarde est largement déchiré le sang s'épanche dans le médiastin et dans la plèvre si celle-ci est également rompue.

A côté de ces ruptures complètes on peut observer des ruptures incomplètes n'intéressant que la partie profonde des parois cardiaques, et des ruptures limitées aux cloisons et surtout aux valvules du cœur : dans ce cas, ce sont presque toujours les valvules aortique et mitrale qui sont déchirées.

**Symptômes**. — Les ruptures complètes du cœur constituent des lésions extrêmement graves : dans environ un tiers des cas elles amènent la mort immédiate du blessé par arrêt brusque du cœur, dans le reste des cas la mort survient presque constamment au bout d'un intervalle allant de quelques heures à quelques jours, du fait de l'hémorragie interne et surtout de la compression du cœur; on observe alors une dyspnée progressive, l'augmentation de la matité cardiaque, l'affaiblissement puis la disparition des bruits du cœur.

Dans quelques cas la mort survient brusquement au bout de quelques jours sans avoir été précédée de troubles graves; on admet alors qu'il y avait une déchirure incomplète n'intéressant que la partie profonde de la paroi cardiaque et qui s'est complétée brusquement à l'occasion d'un effort.

La possibilité de la guérison après rupture complète du cœur bien qu'admise par la plupart des auteurs par analogie avec celle des plaies cardiaques n'est pas prouvée.

Les ruptures isolées des valvules se traduisent par une douleur très vive, qui succède au traumatisme, et par des signes physiques et fonctionnels analogues à ceux des insuffisances valvulaires spontanées. Toutefois, le pronostic est plus grave, et l'évolution plus rapide que pour les insuffisances spontanées, parce que le cœur surpris par le traumatisme n'a pas le temps d'effectuer son travail de compensation.

**Traitement**. — Les déchirures étendues déterminant une mort à peu près immédiate ne peuvent être l'objet d'aucun traitement. Au contraire, les ruptures limitées qui n'emportent le blessé qu'au bout de quelques heures ou même de quelques jours sont absolument justiciables d'une intervention analogue à celle des plaies du cœur. Si donc chez un sujet ayant reçu un violent traumatisme à la région précordiale on voit apparaître des troubles graves accompagnés d'augmentation de la matité cardiaque indiquant la formation d'un hémo-péricarde, il sera absolument indiqué de tailler un lambeau thoracique pour découvrir le péricarde, le vider de son contenu et suturer la déchirure cardiaque; la technique de l'intervention sera exactement la même que dans le cas de plaie du cœur (v. c. m.).   *PIQUAND.*

**CŒUR (SYPHILIS).** — Les lésions syphilitiques du cœur seules sont connues; elles ne se traduisent en clinique par aucun syndrome spécial, c'est-à-dire que le diagnostic en est impossible. On observe bien, dans quelques cas, des troubles cardiaques que l'on rattache soit à une myocardite, soit à une symphyse du péricarde, mais on ne peut conclure à la syphilis, même si le malade en traitement est dûment syphilitique. La syphilis du cœur est en effet une rareté, une exception trop grande pour autoriser un diagnostic basé uniquement sur la constatation de deux affections, cardiopathie et syphilis, qui le plus souvent ne font que coexister, sans action directe l'une sur l'autre. Il y a plus de probabilités, pour observer, même chez un syphilitique, une cardiopathie banale, qu'une lésion syphilitique.

Cette absence de symptôme spécial est profondément regrettable, car un traitement bien dirigé guérirait des malades qui jusqu'ici meurent, soit en asystolie lente, soit en asystolie aiguë, soit enfin par rupture du cœur.

Il faut cependant savoir que souvent le pouls lent permanent (v. c. m.), ou maladie de Stokes-Adams, est causé par une gomme siégeant dans le septum interventriculaire et lésant le faisceau musculaire de His. Il en était ainsi dans une observation de Rendu et de Massary, mais à l'époque où cette observation fut publiée, la physiologie du faisceau de His était inconnue et le pouls lent ne fut pas rattaché à sa véritable cause; cette observation démontre cependant qu'une gomme volumineuse de la cloison interventriculaire ne se manifesta que par un pouls extrêmement lent; d'autres observations vinrent, depuis cette époque, confirmer ce fait. D'où cette conclusion que tout pouls lent permanent doit faire penser à la syphilis cardiaque et commander ainsi un traitement spécial.

Le plus souvent, malheureusement, ce n'est qu'à l'autopsie que l'on peut reconnaître la véritable cause de la mort. Les gommes constituent la seule lésion nettement spécifique. Elles ont leurs caractères habituels : aspect jaunâtre, consistance élastique, délimitation bien nette, multiplicité ou coexistence de gommes miliaires dans le voisinage, constatation de lésions semblables dans les autres organes, etc. La sclérose avec artérites s'observe également, mais ses caractères sont moins spécifiques.

La syphilis ne se contente pas de frapper le cœur, d'ailleurs très exceptionnellement, par des lésions directes. Beaucoup plus souvent elle agit sur le myocarde d'une façon lente et insensible, elle engendre soit une myocardite chronique, soit des artérites banales qui peuvent aboutir à la thrombose avec infarctus suivi de toutes ses conséquences. Ces lésions ne rétrocèdent pas sous l'influence du traitement spécifique. Elles appartiennent donc à la catégorie des affections dites *parasyphilitiques.*

*E. DE MASSARY.*

**CŒUR** (THROMBOSE CARDIAQUE). — Dans toute autopsie il est constant de trouver des caillots dans les cavités cardiaques. Il ne faudrait cependant pas croire, ainsi qu'on le faisait jadis, à la fréquence de la *thrombose cardiaque*. Les caillots habituels sont les *caillots cadavériques* et *agoniques*; seuls sont dus à une véritable thrombose les *caillots anciens*.

Ces trois sortes de caillots ont des caractères spéciaux. Les *caillots cadavériques* consistent en une masse homogène, molle, ressemblant à de la gelée de groseille; ils sont exclusivement cruoriques; sans consistance, ils n'adhèrent pas aux parois cardiaques.

Les *caillots agoniques* ont une constitution fibrineuse et cruorique; assez résistants, ils envoient des prolongements entre les piliers du myocarde, et acquièrent ainsi une adhérence légère; ils se prolongent sous forme de rubans dans les vaisseaux de la base.

Les *caillots anciens* se présentent sous la forme de végétations globuleuses (Laënnec); ces petites masses grisâtres, à surface lisse, sont constituées par de la fibrine pure en dépôts successifs; quelques-unes contiennent un liquide puriforme dû à la désintégration des couches fibrineuses centrales. Le siège de prédilection des végétations globuleuses est dans les auricules et dans la pointe des ventricules; elles adhèrent solidement à la face du cœur, soit par un pédicule rétréci, soit par plusieurs racines qui s'enfoncent dans les anfractuosités de la paroi. Elles peuvent donc rester intimement soudées à la paroi ou se péduliser; dans ce dernier cas, entraînées par le courant sanguin, leurs extrémités s'engagent dans les valvules dont elles gênent brutalement le fonctionnement; enfin quand le pédicule se rompt elles sont entraînées et forment ainsi des embolies, charriées dans la petite circulation si elles partent du cœur droit, dans la grande circulation si leur lieu d'origine est le cœur gauche.

La *genèse* de ces caillots anciens est encore discutée. Mais en appliquant à l'endocarde ce que nous connaissons de l'endartère et de l'endoveine, il semble vraisemblable qu'une lésion primitive de la séreuse soit nécessaire à la formation des dépôts fibrineux constituant les végétations globuleuses. La thrombose cardiaque ne serait donc, en somme, qu'une complication d'une endocardite; mais pour qu'une végétation globuleuse se forme il ne faut pas une ulcération rapide; c'est donc surtout dans les endocardites atténuées; se disséminant en plaques sur la séreuse cardiaque, que les végétations globuleuses, plus ou moins nombreuses, caractérisant la thrombose vraie, doivent prendre naissance. Il faut en plus que le cours du sang soit ralenti et peut-être, en outre, est-il nécessaire qu'il se crée un état particulier de la fibrine ou même une dyscrasie spéciale. Ces différentes conditions sont surtout réalisées dans les maladies lentes et cachectisantes et particulièrement dans la tuberculose et le cancer.

Les *symptômes* qui révèlent l'existence d'une thrombose cardiaque tiennent non aux végétations globuleuses elles-mêmes mais à leur siège. De grosses végétations peuvent rester latentes quand elles se cachent dans les auricules, ou dans une anfractuosité d'un ventricule. Par contre, une petite parcelle fibrineuse, engagée dans un appareil valvulaire, rompt subitement l'équilibre circulatoire et engendre des crises de dyspnée, des douleurs précordiales angoissantes et même une véritable crise d'angine de poitrine par distension, tandis que le cœur affolé bat violemment et précipitamment sous l'influence de l'excitation due à ce véritable corps étranger intra-valvulaire. Pendant cette crise, le pouls est petit, fréquent, souvent irrégulier; les extrémités se refroidissent, les lèvres se cyanosent, et la mort survient soit par asphyxie, soit plus brutalement par syncope.

La mort rapide n'est cependant pas la conséquence obligée de cette migration de la végétation globuleuse. Après la crise, tout peut rentrer dans l'ordre; la masse fibrineuse se loge alors dans un diverticule d'une oreillette ou d'un ventricule, ou bien son pédicule s'étant rompu, elle est envoyée dans la petite ou dans la grande circulation, suivant son lieu d'origine, le cœur droit ou le cœur gauche. Les différents accidents des *embolies* pulmonaires ou des *embolies* cérébrales, viscérales ou périphériques succèdent alors aux accidents cardiaques.

Le **pronostic** reste donc, dans tous les cas reconnus, fort grave. Mais il est permis de se demander si des thromboses cardiaques, conséquences des endocardites atténuées, ne sont pas très fréquentes, tout en restant ignorées.

Le **diagnostic**, en effet, est impossible tant que la thrombose cardiaque ne fait que créer des petites végétations globuleuses adhérentes, et, d'après ce que nous savons de la thrombose en général, susceptibles de se résorber. Seules se manifestent par des signes cliniques les thromboses à coagulations migratrices. Dans ces cas les douleurs précordiales, les accès de dyspnée peuvent guider le diagnostic; mais, en réalité, la preuve véritable de la thrombose ne sera fournie que par l'apparition d'une embolie.

Le **traitement** doit tendre à prévenir la thrombose en luttant contre l'endocardite, puis à empêcher le déplacement des caillots par l'immobilisation rigoureuse du malade. Enfin pendant les crises cardiaques, soutenir le myocarde par les injections sous-cutanées d'éther, de caféine, d'huile camphrée, deviendra l'indication primordiale. Les embolies comportent ensuite des indications thérapeutiques spéciales. E. DE MASSARY.

**CŒUR** (**TUMEURS**). — Les tumeurs du cœur n'ont pas de description clinique. Elles ne sont toutes découvertes qu'à l'autopsie. Si pendant la maladie prédominent des troubles cardiaques, on les attribue à une myocardite chronique; c'est le cas le plus fréquent. Dans d'autres circonstances les symptômes cardiaques eux-mêmes sont absents, la mort n'est que la conséquence des progrès de la cachexie.

Les tumeurs que l'on trouve à l'autopsie sont variables. On connaît quelques cas rares de cancer primitif du cœur sous forme de *sarcome primitif à cellules fusiformes*. Quant à l'*épithélioma* il n'existe naturellement au niveau du cœur que sous forme de *cancer secondaire*. Les autres tumeurs sont des *myxomes*. Enfin très exceptionnellement on trouve des *kystes hydatiques*.

Les *tubercules* sont également rares; ils coïncident le plus souvent avec la symphyse tuberculeuse du péricarde et avec les lésions tuberculeuses des ganglions péritrachéo-bronchiques. E. DE MASSARY.

**CŒUR ET GROSSESSE.** — Action de la grossesse sur le cœur. — 1° *Sur le cœur sain.* — On a accusé la grossesse d'amener parfois la production d'une endocardite subaiguë qui peut ultérieurement devenir chronique. Cette assertion est très discutée : l'examen des observations montre qu'il s'agit là de cas d'endocardite latente préexistant à la grossesse et aggravée par elle. La grossesse n'a jamais créé une maladie du cœur ; elle ne peut que déterminer un trouble fonctionnel ou aggraver une maladie préexistante (Pinard) ; cependant, il peut se produire chez la femme enceinte des infections générales produisant de l'endocardite.

L'hypertrophie gravidique du cœur elle-même est loin d'être admise par tous ; en définitive, la seule modification mécanique que détermine la grossesse sur un cœur sain se réduirait à la *dilatation*, qui se révèle par la déviation de la pointe vers la gauche et l'augmentation de l'aire de matité précordiale.

2° *Sur le cœur malade.* — On conçoit l'influence fâcheuse que la grossesse et l'accouchement peuvent avoir sur un cœur malade, le plus souvent par lésions valvulaires. *Pendant la grossesse,* la masse du sang est augmentée et la circulation est plus ou moins entravée dans les régions sous-diaphragmatiques du corps.

*Au moment des efforts du travail,* le cœur est soumis à un surmenage considérable, et enfin, *au moment de l'accouchement,* il se produit une brusque hypertension dans l'appareil circulatoire. Pour peu que le cœur lésé soit à la limite des efforts nécessités par la compensation, il succombera au surcroît de travail résultant des causes énumérées ci-dessus, et la malade présentera des accidents dits gravido-cardiaques.

Sous leur forme la plus atténuée, ce sont de simples sensations plus ou moins pénibles, palpitations, dyspnée d'effort, crises d'asthme cardiaque ou encore des hémoptysies. A un degré plus marqué, ce sont des attaques d'asystolie, des crises d'œdème aigu du poumon, légères ou intenses, bénignes ou graves, souvent mortelles. Enfin plus rarement l'embolie et la mort subite.

Différentes causes favorisent l'apparition des accidents gravido-cardiaques : la répétition des grossesses, le surmenage au cours de la grossesse, la coexistence avec la lésion cardiaque de lésions rénales, de lésions pulmonaires, de déformations thoraciques. Quand les femmes ont échappé à ces accidents au cours de leur grossesse, l'accouchement constitue un cap redoutable à franchir pour elles, et c'est alors qu'éclate la grande crise d'asystolie.

Une fois l'accouchement terminé, le danger subsiste encore pendant la délivrance et les instants qui la suivent, c'est souvent alors qu'apparaît l'attaque d'œdème aigu du poumon.

Il faut savoir enfin que, même dans les jours qui suivent l'accouchement, on peut voir des femmes succomber avec les symptômes d'une véritable cachexie gravido-cardiaque.

**Action des maladies du cœur sur la grossesse.** — Très importante, elle se traduit par des métrorragies, des avortements, des accouchements prématurés, au moment de la délivrance par des hémorragies.

*Conduite à tenir.* — L'aphorisme de Peter : « fille, pas de mariage ; femme, pas de grossesse ; mère, pas d'allaitement », doit être considéré comme beaucoup trop absolu. Le pronostic dépend de la manière dont la lésion cardiaque est compensée, c'est-à-dire de la façon dont les reins fonctionnent.

**Traitement.** — *Traitement médical.* — Il est préventif ou curatif des accidents gravido-cardiaques ; on peut le résumer dans la prescription du repos, du régime lacté, des diurétiques, des toniques du cœur. Il faut surtout surveiller la quantité totale d'urine émise dans les 24 heures (Pinard). La saignée est franchement indiquée s'il survient des accidents d'œdème pulmonaire et d'asphyxie paraissant mettre en péril l'existence de la femme.

*Traitement obstétrical.* — Quelquefois, il est nul ; mais il n'en est pas toujours ainsi, et on peut être obligé d'intervenir pendant la grossesse ou le travail.

a) *Grossesse.* — Outre le traitement médical, s'il survient des accidents paraissant mettre en péril l'existence de la femme, il faut la plupart du temps pratiquer d'abord une saignée, puis recourir à l'avortement ou à l'accouchement provoqué. Il est inutile de chercher à sauver la vie d'un fœtus fortement compromis par l'état général de sa mère.

b) *Travail.* — En l'absence d'accidents, ne rien faire ; si les accidents apparaissent, accélérer le travail par les moyens habituels, et extraire le fœtus dès que la dilatation est complète. Si la mort survient au cours du travail, il faut pratiquer la césarienne ou l'accouchement forcé par les voies naturelles.

On doit autant que possible éviter de donner du chloroforme pendant le travail, mais sans cependant craindre à l'excès son emploi s'il devient nettement indiqué.

La femme cardiaque peut allaiter quand elle a une affection bien compensée, s'il ne s'est produit aucun accident d'asystolie au cours de la grossesse ou de l'accouchement.                                       *G. LEPAGE.*

**COL UTÉRIN.** — V. Accouchement, Utérus, Métrites.

**COLA.** — V. Café, Caféine.

**COLCHIQUE ET COLCHICINE.** — Les différentes parties du *Colchicum autumnale* (Liliacées-Colchicées) renferment un alcaloïde, la *colchicine* ; mais les semences en contiennent une proportion plus forte et plus constante que les fleurs et que les bulbes, qui perdent une partie de leur activité sous l'influence de la dessiccation.

Les conventions relatives à l'unification de la formule des médicaments héroïques (Conférence internationale de Bruxelles, 20 sept. 1902) ont fait disparaître du nouveau Codex les fleurs et les bulbes de colchique. Le Codex de 1884 mentionnait 7 préparations de colchique : 3 à base de bulbes (vin, vinaigre, alcoolature), 1 à base de fleurs (alcoolature), 3 à base de semences (vin, teinture, extrait). Il ne reste plus, dans le Codex de 1908, que deux préparations à base de semences, la teinture (à *séparer*), et l'extrait (*toxique*).
- Le colchique et la colchicine exercent sur le tube digestif une action éméto-cathartique des plus nettes ; en outre, et c'est en ceci que réside son

intérêt thérapeutique, le colchique est doué d'une sorte de pouvoir spécifique contre la goutte ou plus exactement contre l'accès de goutte (v. c. m.).

La teinture de colchique pourrait suffire à tous les besoins; on peut, suivant la méthode de Lécorché, en faire prendre d'emblée LX gouttes en trois
fois dans la journée et diminuer les jours suivants, ou commencer par
XX gouttes seulement, dose qu'on augmente progressivement. — Pour
l'extrait alcoolique de colchique, les doses maxima sont : 5 centigr. pour
une dose, 20 centigr. pour 24 heures.

La colchique forme en outre la base de nombreuses préparations spécialisées :
*liqueur de Laville, teinture de Cocheux, pilules de Lartigue, poudre de Pistoia*, etc.

Quelle que soit la préparation utilisée, le médecin prêtera toujours la plus
grande attention au tube digestif; en cas de diarrhée profuse, il convient de
suspendre immédiatement l'action du médicament.

### Mixture antigoutteuse.

| | |
|---|---|
| Teinture de semences de colchique | 10 grammes. |
| Teinture de racines d'aconit | 3 — |
| Teinture d'extrait d'opium | 2 — |
| Résine de gaïac | 1 gramme. |

XX à L gouttes dans une tasse d'infusion de sauge édulcorée.

### Liqueur de Laville.

| | |
|---|---|
| Poudre de semences de colchique | 30 grammes. |
| Poudre de coloquinte | 10 — |
| Poudre de quinquina rouge | 25 — |
| Alcool à 95°  } āā | 100 — |
| Eau distillée | |
| Vin de Xérès | 800 — |

Par cuillerées à café, 1 à 4 par jour dans un
verre d'infusion de fleurs de reine-des-prés.

### Potion.

| | |
|---|---|
| Extrait de semences de colchique | 10 centigr. |
| Teinture de semences de colchique | 5 grammes. |
| Décocté de gaïac | 100 — |
| Sirop de limons | 80 — |

Cuillerée à soupe d'heure en heure en
s'arrêtant s'il se produit la moindre manifestation gastro-intestinale.

### Poudre de Pistoia.

| | |
|---|---|
| Poudre de bulbes de colchique | 20 grammes. |
| Poudre de racines de bryone | 10 — |
| Poudre de betome | 50 — |
| — de gentiane | 10 — |
| — de camomille | 10 — |

Divisez en 50 paquets, 1 ou 2 par jour.

La *Colchicine* cristallise dans le chloroforme en aiguilles jaunâtres; elle
est soluble dans l'eau et dans l'alcool; elle s'élimine très lentement par les
reins; comme elle est d'une toxicité extrême, son accumulation est à redouter.

Elle se prescrit contre l'accès de goutte à la dose de 1/2 à 2 milligr. par jour,
en granules (*très toxique*). Le malade doit être étroitement surveillé et, si la
diarrhée survient, l'administration du médicament doit être aussitôt suspendue.

*E. FEINDEL.*

## COLD-CREAM.

| | |
|---|---|
| Blanc de baleine | 60 grammes. |
| Cire blanche | 30 — |
| Huile d'amandes | 215 — |
| Eau distillée de rose | 60 — |
| Teinture de benjoin | 15 — |
| Essence de rose | X gouttes. |

Faites liquéfier la cire et le blanc de baleine dans l'huile au bain-marie. Coulez
dans un mortier en marbre chauffé et agitez jusqu'à refroidissement. Ajoutez
l'essence de rose, puis incorporez, par petites parties, le mélange d'eau et de
teinture de benjoin préalablement passé à travers un linge (Codex).

*E. F.*

**COLIQUES**. — Le mot *coliques* est un terme générique dont le sens, autrefois restreint à l'idée de douleur accompagnant les maladies du gros intestin et du côlon, s'est étendu peu à peu à toutes les douleurs des conduits contractiles (Brissaud). C'est ainsi qu'on parle de *coliques hépatiques* ou *néphrétiques*, de *coliques utérines*, et même de *colique salivaire*, le terme de colique ayant dès lors la signification de douleur traduisant la contraction musculaire du tube intestinal ou d'un autre conduit contractile et ayant pour but l'évacuation de son contenu (calcul, matières fécales, etc.). Toutefois, en clinique, le mot coliques reste plus spécialement appliqué à des douleurs ayant leur siège dans l'abdomen, douleurs vives, mais de durée le plus souvent limitée, et s'accompagnant d'irradiations multiples.

Les **coliques intestinales** sont les plus fréquentes et les plus typiques. Elles sont perçues toutes les fois que les contractions péristaltiques de tout ou partie du tube intestinal sont exagérées. Elles consistent dans des douleurs vives avec sensation de déchirure, de torsion qui nécessitent parfois un repos absolu avec flexion des cuisses, elles se calment par la chaleur, une compression énergique, etc., souvent aussi par l'évacuation de matières. Elles peuvent s'accompagner de pâleur, d'anxiété, de refroidissement des extrémités, de sueurs froides, etc.; quelquefois existent simultanément des vomissements ou de la diarrhée. Elles apparaissent dans des conditions étiologiques multiples. Elles sont un symptôme habituel des *entérites aiguës ou chroniques*, qu'il y ait diarrhée ou constipation; dans l'*entérite membraneuse* avec constipation habituelle, l'expulsion de muco-membranes est souvent précédée de douleurs vives. La *dysenterie* et les affections inflammatoires de l'intestin, l'appendicite, les *péritonites* de causes diverses s'accompagnent fréquemment de coliques. Elles ont une intensité particulière dans l'*obstruction intestinale*, quel que soit son siège, l'obstacle à la circulation du contenu intestinal provoquant au-dessus de lui une contraction péristaltique énergique et douloureuse revenant par accès : c'est la *colique de miserere*. La colique n'est d'ailleurs pas toujours provoquée par la nécessité d'expulser des matières, et les seuls gaz intestinaux suffisent à déterminer des coliques fort douloureuses, calmées par leur expulsion (*coliques venteuses*); il en est souvent ainsi lors de péritonite du fait de la parésie intestinale provoquée par celle-ci. Souvent les coliques, malgré leur intensité, ne sont accompagnées d'aucune expulsion de matières (*coliques sèches*); c'est dans de tels cas que fréquemment on observe des coliques de l'orifice anorectal, *épreintes* souvent fort pénibles.

La **colique saturnine** (v. c. m.) représente un type de colique intestinale d'origine toxique, s'accompagnant, sauf exception, de constipation et non de diarrhée, et ne cessant que lorsque cette constipation est vaincue; c'est à ce type morbide que doivent être rattachées les coliques, autrefois considérées comme particulières, et décrites sous les noms de *colique de Poitou, colique de Normandie, colique des vaisseaux*, etc. Dans d'autres *coliques toxiques*, celles que provoquent l'intoxication hydrargyrique, ou l'intoxication arsenicale, ou l'intoxication stibiée, c'est au contraire la diarrhée qui s'observe, revêtant parfois l'aspect cholériforme.

C'est la localisation de la douleur maxima qui permet de distinguer, des coliques intestinales à douleur objective de siège variable, souvent diffuse, les autres coliques viscérales. La **colique appendiculaire**, le plus souvent symptomatique de la péritonite localisée péri-appendiculaire, et non de la migration de scybales ou de calculs à l'intérieur de l'appendice, se reconnaît à la prédominance de la douleur au point de Mac-Burney, et à la défense pariétale qui l'accompagne; souvent elle s'accompagne simultanément de coliques intestinales vives (V. APPENDICITE).

La **colique hépatique**, la **colique néphrétique** ont leurs points douloureux spéciaux (v. ces mots); les **coliques utérines**, les **coliques salpingiennes**, par leur siège pelvien, par les signes associés, sont en général assez vite distinguées des coliques intestinales; elles peuvent être très vives, notamment celles qui précèdent l'avortement ou l'accouchement et on connaît l'intensité de certaines *tranchées utérines*; elles peuvent être fréquemment répétées et revenir notamment tous les mois, avec le début des règles (*coliques menstruelles*).

Une place à part doit être faite aux **coliques nerveuses** parmi lesquelles on range la *colique hystérique* accompagnant certaines crises, et rapprochée justement de la boule œsophagienne, la *colique spasmodique* ou *convulsive*, qui semble une variété de la précédente, certaines *coliques flatulentes* par pneumatose intestinale due au tympanisme hystérique.

**Diagnostic.** — Le diagnostic des coliques consiste non à les reconnaître (tout au plus a-t-on à les distinguer de l'*entéralgie* de certaines entérites : la douleur est alors plus sourde et plus continue) mais à en préciser la cause. Il faut d'une part penser à l'appendicite ou à toute autre cause péritonéale, et pour cela toujours examiner l'abdomen; d'autre part, chez la femme, savoir dans certains cas rechercher une origine pelvienne et notamment les signes possibles d'un avortement ou d'un accouchement prématuré. Ces causes écartées, on peut souvent assez facilement distinguer les coliques hépatiques ou néphrétiques des coliques intestinales. Toutefois, en présence de certaines crises douloureuses larvées, à siège stomacal, il faut savoir penser à une lithiase vésiculaire possible.

Enfin lorsque les douleurs ne font pas leur preuve, on doit rechercher l'existence possible d'une intoxication saturnine, professionnelle ou accidentelle.

**Traitement.** — Il faut d'abord calmer la douleur; on doit ensuite, si l'obstacle qui a provoqué la crise douloureuse peut être levé (c'est-à-dire s'il ne s'agit ni de colique péritonitique, ni de coliques pelviennes), chercher les moyens de supprimer cet obstacle, en assurant par exemple, au cas de coliques intestinales, l'évacuation de l'intestin, au cas de coliques hépatiques franches, le cheminement du calcul jusqu'au duodénum.

*Contre la douleur*, quelle que soit sa cause, on peut conseiller les applications chaudes sur l'abdomen, les cataplasmes laudanisés, les tisanes chaudes (camomille); l'emploi de l'opium et des autres calmants est souvent indiqué; lors de coliques intestinales surtout, l'*élixir parégorique*, à doses variables suivant les sujets, est le médicament de choix. L'*extrait d'opium* en pilules ou en suppositoires est utile lorsque, au cas de péritonite par exemple, l'immobilisation de l'intestin est particulièrement nécessaire, souvent alors les applications de glace doivent être substituées aux applications chaudes et l'abstention de toute boisson doit être recommandée pour obtenir cette immobilisation intestinale; il en est ainsi lors de coliques appendiculaires. La *belladone*, associée ou non à l'opium, donne aussi, en cas de douleurs intestinales, de bons résultats, notamment en suppositoires. Enfin, en cas de douleurs vives, on doit recourir à l'*injection de morphine*.

Si les coliques sont surtout dues aux gaz, l'introduction d'une longue canule dans l'intestin facilite leur expulsion et soulage les malades. Et on peut avec avantage employer par la bouche la teinture d'anis, l'éther, la liqueur d'Hoffmann.

La douleur calmée, il faut en prévenir le retour et traiter la cause. Pour les coliques intestinales, qui, seules, nous occuperont ici, l'évacuation de l'intestin s'impose souvent par les moyens divers dont dispose le médecin, et c'est par exemple du moment où la constipation est vaincue que disparaît la douleur de la colique saturnine. Mais, lorsqu'il s'agit d'obstruction intestinale, le traitement médical seul est fréquemment impuissant, et il ne faut pas s'y attarder avant de recourir au traitement chirurgical. Il en est souvent de même lors de coliques de cause péritonitique.

*P. LEREBOULLET.*

**COLIQUE HÉPATIQUE.** — La colique hépatique constitue l'accident le plus fréquent et le plus caractéristique de la lithiase biliaire. C'est un syndrome douloureux dû à la migration d'un calcul biliaire hors de la cavité vésiculaire, à son cheminement dans le canal cystique et dans le cholédoque : si l'on a pu récemment discuter le rôle dans la production des phénomènes douloureux de la cholécystite, des adhérences périvésiculaires, de la péritonite sous-hépatique (Tripier et Paviot), il est pourtant hors de doute que c'est avant tout la mobilisation du calcul et le spasme secondaire des voies biliaires qui provoquent cette crise douloureuse. L'infection biliaire, les troubles fonctionnels du foie, les réactions nerveuses secondaires expliquent les symptômes qui peuvent se joindre aux symptômes douloureux et en modifier l'aspect clinique. Deux ordres de faits doivent être d'ailleurs distingués : il est des cas nombreux où le calcul chemine jusqu'à l'extrémité inférieure du cholédoque donnant naissance au syndrome de la colique hépatique classique. Mais il en est d'autres, au moins aussi nombreux, dans lesquels les calculs restent dans la vésicule entraînant un syndrome particulier (colique vésiculaire) n'ayant pas les mêmes complications, ne comportant pas le même traitement. Il est donc capital de savoir les différencier.

**Description clinique.** — Sans insister ici sur les conditions étiologiques générales (V. Lithiase biliaire), les crises de coliques hépatiques s'observent plus particulièrement chez les adultes et les vieillards, plus souvent chez la femme que chez l'homme et fréquemment à l'occasion de sa vie génitale (menstruation, grossesse, accouchement), parfois plus ou moins nettement à la suite d'une maladie infectieuse et surtout de la fièvre typhoïde, souvent plus ou moins longtemps après un ictère catarrhal.

Le *début* en est ordinairement brusque, dans certains cas pourtant précédé de *prodromes* ; ceux-ci sont alors constitués par une sensibilité épigastrique spéciale, par des troubles digestifs vagues, par des malaises variés et parfois des vertiges. Objectivement, on constate quelquefois une légère tuméfaction du foie, une teinte subictérique des téguments, la réplétion de la vésicule. Dans quelques cas, le prurit apparaît avant tout symptôme douloureux, avant tout ictère, de même qu'il précède parfois certains ictères aigus ou chroniques.

La *douleur* est ordinairement le premier symptôme révélateur. Elle débute brusquement trois heures environ après le repas et notamment après le repas du soir, ce qui s'explique par la chasse biliaire digestive provoquant la mobilisation du calcul ; d'autres fois, c'est à la suite d'une secousse, d'un traumatisme ou d'une émotion, qu'éclate la crise douloureuse. Cette douleur d'emblée violente prédomine dans la région du foie et surtout de la vésicule, mais elle irradie en divers sens, vers le creux épigastrique, vers l'épaule droite, etc... Elle est souvent atroce, arrachant des cris au malade, comparée par lui à un pincement, à une déchirure, à une perforation, etc. ; le malade prend dans son lit les positions les plus diverses, décubitus latéral gauche, décubitus dorsal avec genoux élevés, etc., toutes ayant pour but d'amener le relâchement de la paroi abdominale ; parfois l'agitation est extrême, et des troubles nerveux réflexes de nature et d'intensité variables peuvent s'observer.

En même temps que la douleur, ou peu après son apparition, surviennent des *vomissements* alimentaires, puis muqueux et bilieux, parfois d'une violence et d'une durée inquiétantes, qui traduisent une intolérance gastrique durant jusqu'à la fin de la crise et font souvent croire à un empoisonnement.

Le malade a, en outre, assez fréquemment des *frissons* intenses et répétés suivis ou non de fièvre marquée.

Vient-on à l'examiner, on constate facilement l'existence d'une *douleur provoquée*, qu'exaspère la moindre pression, et dont le maximum est au niveau de l'intersection du bord externe du muscle droit et de la dixième côte droite (*point cystique*) ; quelquefois elle est diffuse et occupe toute la partie supérieure de l'abdomen ; souvent elle a pour siège principal l'épigastre, où d'ailleurs elle irradie fréquemment (*point épigastrique*) ; parfois même, mais exceptionnellement, elle a son maximum dans l'hypocondre gauche, qu'elle soit due à une position particulière de la vésicule (Naunyn), qu'elle relève, au moins en partie, d'un léger degré de congestion splénique (splénalgie).

Les irradiations ascendantes sont très fréquentes, à la pointe de l'omoplate (*point scapulaire*), dans la région interscapulaire, dans l'épaule droite, dans la région mammaire, etc. Les irradiations descendantes, les irradiations dans les membres sont plus rares.

L'*exploration du foie*, rendue difficile par la douleur et la défense musculaire, montre qu'il est fréquemment tuméfié, douloureux à la pression, et ne revient que lentement à son état primitif après la fin de la crise ; s'il y a rétention biliaire, la vésicule, distendue et douloureuse, peut être accessible à l'exploration. La *rate* reste le plus souvent normale ; toutefois, il n'est pas exceptionnel de constater une splénomégalie passagère avec splénalgie, qui cesse avec la crise de colique hépatique et le rétablissement de la circulation biliaire (Gilbert et Lereboullet).

Ordinairement le pouls reste calme, parfois même il est ralenti. La *fièvre* peut faire complètement défaut. Toutefois, il n'est pas rare, surtout lorsqu'il y a eu des frissons au début de la crise, que le thermomètre accuse une température de 40 degrés et plus, fièvre qui cesse au bout de vingt-quatre heures, en même temps que survient parfois une transpiration abondante. C'est la *fièvre hépatalgique* de Charcot, distinguée par lui de la fièvre intermittente hépatique révélatrice de l'infection biliaire, mais qui, si elle n'en a pas la valeur pronostique, relève sans doute néanmoins elle aussi de l'infection. Et d'ailleurs, on sait, depuis Fürbringer, combien il est fréquent, alors que fait défaut cette fièvre hépatalgique, de constater pendant la durée de la crise lithiasique une légère élévation thermique, paroxystique comme les douleurs.

La crise de colique hépatique est constituée par les douleurs que nous venons de décrire, accompagnées ou non de vomissements et de fièvre, qui persistent pendant une durée variable, séparées par de courts intervalles de rémission. Au bout de six à douze heures, parfois davantage, l'accès cesse en général brusquement, le malade n'éprouve plus qu'une fatigue plus ou moins marquée, mais sans aucune douleur ; la fin de la crise s'accompagne de l'émission d'urines abondantes et pâles, d'urines nerveuses.

Parfois à une crise violente fait suite une sédation marquée de la douleur, puis celle-ci réapparaît avec une nouvelle intensité ; on admet qu'alors le premier accès est dû au passage du calcul dans le canal cystique (colique cystique), que le calme consécutif s'explique par le passage du calcul dans le cholédoque à calibre plus large, qu'enfin la reprise douloureuse se produit au moment où le calcul s'engage dans la partie terminale plus étroite et inextensible du cholédoque (colique cholédocique).

Souvent, alors même que la crise douloureuse est terminée, un dernier symptôme apparaît, le deuxième ou le troisième jour, témoignant de l'obstacle apporté temporairement au passage de la bile. Un léger *subictère*, parfois un *ictère* plus franc survient ; dans certains cas, il n'est que l'accentuation du teint jaunet normalement présenté par le malade (*teint cholémique*) ; parallèlement à cet ictère, on peut noter l'apparition d'une *cholurie* nette ou seulement d'une *urobilinurie* marquée (celle-ci existant souvent, quoique moins accentuée, en dehors des crises et étant révélatrice de la cholémie persistante) ; les *selles sont temporairement décolorées*. Mais rapidement elles reprennent leurs caractères normaux en même temps que l'ictère disparaît et que la cholurie cesse ; il n'en est plus de même lorsque l'obstruction calculeuse persiste et que l'ictère permanent s'établit (V. Lithiase biliaire, Ictère chronique).

Enfin, une dernière recherche doit être faite, celle de la *présence du calcul dans les selles*, en tamisant les matières diluées dans l'eau. Les calculs sont expulsés 24 à 48 heures après la fin de la crise, et quand ils ne sont pas détruits dans l'intestin (ce qui est possible pour certains calculs mous et jeunes) on est frappé du peu de rapport entre la violence des coliques et le volume et la forme des calculs. Au surplus leur recherche est souvent délicale et on doit être réservé dans l'appréciation des résultats négatifs en raison de la difficulté qu'il y a à reconnaître de petites concrétions au sein des matières.

**Formes Cliniques et Accidents.** — Si telle est l'évolution de la crise de colique hépatique classique et d'intensité moyenne, on peut observer, suivant les cas, d'assez nombreuses variations.

Souvent la colique hépatique est *atténuée*, soit que la douleur assez vive au début cesse rapidement, soit que surtout cette douleur reste sourde. Il en est ainsi chez le *vieillard*, chez lequel souvent des coliques hépatiques frustes sont méconnues ; il ne se plaint que d'un peu de gêne dans l'hypocondre droit, avec léger état gastrique sans vomissements; on n'observe qu'un subictère à peine apparent, et il faut, pour reconnaître la colique, constater par l'exploration directe le point douloureux vésiculaire et l'hypertrophie du foie.

D'autres fois la douleur a un siège épigastrique, et par son caractère souvent violent et temporaire, par sa répétition, donne lieu à une *forme gastralgique* de la colique hépatique.

Dans certains cas, c'est la fièvre qui traduit l'affection. Dans ces *formes fébriles*, tantôt il y a de grands accès fébriles précédés de frisson et simulant des accès palustres, tantôt il y a des accès moins violents, et ces accès survenant à intervalles plus ou moins éloignés, peuvent ne s'accompagner que de peu ou pas de douleurs, la colique hépatique étant alors aisément méconnue.

Mais surtout il faut bien connaître les cas où la douleur ne s'accompagne ni d'ictère, ni de décoloration des matières, ni de présence de concrétions dans les selles et est due à une variété bien spéciale de coliques hépatiques, la *colique vésiculaire* (Gilbert et Fournier). La douleur moins violente est plus permanente, localisée au point cystique, parfois pourtant siégeant à l'épigastre, réveillée à la pression, souvent accompagnée de nausées et de vomissements, avec ou sans modifications thermiques. Si l'exploration du foie reste ordinairement négative, celle de la vésicule la montre fréquemment appréciable, tantôt en tumeur en boudin, longue et cylindrique aisément perceptible, tantôt globuleuse et de volume tel qu'elle a pu en imposer pour un kyste hydatique. Ces variations d'aspect tiennent en partie aux rapports variables de la vésicule et du bord antérieur du foie (Gilbert et Parturier). Les coliques vésiculaires durent généralement longtemps et ont, pendant des mois, tendance à réapparaître avec une grande facilité, constituant un *état de mal biliaire* (Gilbert) particulier qui ne se termine souvent qu'à la suite d'une intervention chirurgicale.

C'est dans ces cas où la colique hépatique tend à durer plus longtemps, et à s'accompagner de réactions douloureuses plus fortes, que peuvent survenir les divers *accidents nerveux* signalés : agitation, délire, hallucinations, contractions spasmodiques des membres, convulsions épileptiformes généralisées ou sous forme hémiplégique (hystéro-traumatisme interne de Potain), tétanie (A. Gilbert, etc.).

C'est par l'intermédiaire du système nerveux que s'expliquent les *troubles cardiaques* parfois observés (Potain, Barié) qui peuvent aboutir à l'asystolie par dilatation du cœur droit; parfois même on a observé des faiblesses, des syncopes qui peuvent être mortelles, si bien que la *mort subite* est un mode de terminaison possible, quoique exceptionnel, de la colique hépatique (Brouardel, Chauffard).

On peut observer des *troubles respiratoires* purement fonctionnels (dyspnée intense, toux sèche et quinteuse, etc.) sans localisation pulmonaire, mais il peut y avoir aussi *congestion pulmonaire de la base droite* (Guéneau de Mussy) ordinairement passagère, et même *pleurésie*, tuberculeuse ou non, ayant été, dans le premier cas, provoquée par le traumatisme interne qu'est la colique hépatique et résultant dans le second cas de l'infection biliaire causale (Gilbert et Lereboullet).

La colique hépatique peut encore entraîner d'autres accidents à distance. L'*endocardite*, la *péricardite*, la *méningite* même ont été signalées comme complications lointaines d'une colique hépatique.

Enfin celle-ci entraîne un trouble au moins passager des fonctions du foie, et l'*inhibition réflexe* ainsi exercée sur celle-ci (Gilbert et Castaigne) explique la *glycosurie* si fréquemment observée au déclin d'une crise de colique hépatique, qui semble relever de l'insuffisance hépatique temporaire et peut parfois être le point de départ d'un véritable *diabète*. Les *hémorragies* parfois signalées sont également en partie explicables par ce trouble apporté au fonctionnement du foie.

**Diagnostic.** — Souvent facile, le diagnostic peut, dans certaines formes frustes, être délicat, que l'on méconnaisse une crise de colique hépatique, qu'inversement on rattache au foie un syndrome douloureux dont l'origine est ailleurs.

Ce sont les caractères, le siège, le moment d'apparition de la douleur, les symptômes qui l'accompagnent et la suivent, l'existence antérieure, chez le malade, de divers accidents biliaires, et notamment des signes de la cholémie simple familiale qui aident au diagnostic de la colique hépatique.

Ils permettent aisément d'éviter la confusion avec les crises douloureuses qui caractérisent la *colique néphrétique*, la *colique saturnine*, certaines *coliques intestinales* (dans l'entérite membraneuse notamment), certaines *gastro-entérites par empoisonnement*.

Plus délicat, mais possible par une analyse des symptômes, est le diagnostic de certaines crampes d'estomac, symptomatiques non de *dyspepsie hyperpeptique* avec hyperchlorhydrie tardive, mais de coliques hépatiques à forme gastralgique : l'erreur est souvent commise dans l'un ou l'autre sens.

Dans des cas du même ordre, il faut éviter de méconnaître certaines *crises gastriques du tabes*, encore qu'il ne soit pas exceptionnel de voir un tabétique souffrir de crises de coliques hépatiques indiscutables, dont témoigne l'ictère consécutif.

Le récit que certains malades font de leur crise douloureuse peut faire croire à une colique hépatique, alors qu'il s'agit en réalité d'*appendicite*. La recherche du siège de la douleur provoquée et de ses irradiations permet facilement d'éviter l'erreur, toutefois il faut se rappeler la fréquence avec laquelle s'associent la lithiase biliaire et l'appendicite, se traduisant souvent par la double localisation douloureuse, vésiculaire et appendiculaire.

Chez la *femme enceinte*, on se méprend parfois sur la nature des douleurs lithiasiques particulièrement fréquentes chez elle. Il ne faut pas en effet les confondre avec un début de travail, et plus tard, après l'accouchement, croire à des douleurs dues à une péritonite puerpérale (V. Grossesse, Pathologie).

Lorsque la fièvre domine, le diagnostic se pose dans certains cas avec des accès de *fièvre intermittente palustre*; on a quelquefois pu, chez le vieillard surtout, en raison de la douleur vésiculaire simulant le point de côté thoracique, croire à un début de *pneumonie*; dans ce cas l'erreur n'est d'ailleurs pas de longue durée. Nous connaissons même un cas d'*hémoglobinurie paroxystique* où les frissons, les douleurs abdominales, le teint jaune de la malade en avaient imposé pour des crises de coliques hépatiques.

Mais il s'agit là, en somme, de diagnostics d'exception, et on peut arriver, dans la plupart des cas, à localiser au foie l'origine de la crise douloureuse; il faut toutefois, même alors, éviter certaines erreurs comme celle qui consiste à prendre pour des crises de colique hépatique certaines crises d'*hépatalgie* avec flux bilieux; moins fréquentes assurément que ne le croyait Beau, elles ne sont toutefois pas exceptionnelles et se distinguent de la colique hépatique par l'absence de douleur vésiculaire localisée, tout le foie étant douloureux, par l'absence de décoloration des matières, ou, si celles-ci sont temporairement décolorées, par l'absence de calcul dans les selles. Chez l'enfant notamment, ces flux bilieux avec crises hépatalgiques, réalisant une variété de vomissements périodiques de l'enfance, doivent être distingués de la colique hépatique, rare à cet âge (Gilbert et Lereboullet).

Le diagnostic de colique hépatique peut encore présenter quelques difficultés quand la lithiase biliaire est associée à d'autres affections du foie (*kyste hydatique, cirrhose biliaire, cancer du foie*), ou quand ces affections elles-mêmes donnent naissance à des crises douloureuses; seul l'examen complet du malade, la recherche du calcul dans les selles, l'évolution ultérieure permettent dans ces cas le diagnostic.

Le diagnostic ne doit pas se borner à différencier la colique hépatique des accidents douloureux qui les simulent, il doit encore reconnaître s'il s'agit de colique hépatique classique, devant se terminer par la migration du calcul jusqu'à l'intestin, ou de colique purement vésiculaire dans laquelle une telle migration reste exceptionnelle; les caractères cliniques signalés plus haut en permettent la distinction, importante, car les accidents consécutifs sont différents dans les deux cas et les indications thérapeutiques ne sont nullement identiques.

**Pronostic.** — La colique hépatique en elle-même, si elle est un syndrome douloureux pénible, évolue spontanément vers la guérison dans un grand nombre de cas; mais elle révèle l'existence d'une angiocholécystite lithogène dont le pronostic comporte des réserves (V. Lithiase biliaire). De plus, par elle-même, lorsqu'elle se répète fréquemment, lorsqu'elle entraîne un ictère consécutif persistant, lorsqu'elle s'accompagne de fièvre marquée ou qu'elle détermine des accidents nerveux graves, la crise de coliques hépatiques peut avoir des conséquences sérieuses. La possibilité de la mort subite exceptionnellement observée ne doit pas être oubliée. Enfin, le pronostic peut être aggravé du fait de l'âge, l'infection biliaire dont témoigne chez un vieillard une crise de colique hépatique pouvant évoluer chez lui avec une rapidité et une intensité plus grande.

**Traitement.** — L'indication capitale, chez un malade qui souffre de colique hépatique, est de *calmer la douleur*, sans s'opposer à la migration du calcul, sans l'accélérer non plus par un purgatif intempestif. C'est la crise une fois finie, et pour en empêcher le retour, qu'une thérapeutique causale peut intervenir avec succès.

La douleur n'est souvent calmée que par l'*injection de morphine*, associée ou non à l'atropine. Et s'il convient de ne la faire qu'avec prudence chez certains sujets épuisés, et dont on craint les réactions nerveuses, il n'y a pas lieu d'en refuser le bénéfice à la plupart des malades, surtout lorsque les autres moyens sont restés sans effet.

Toutefois, ceux-ci, qui consistent à la fois en applications externes et en médications internes, sans avoir l'efficacité immédiate de la morphine, suffisent souvent à rendre la crise supportable.

L'ingestion de capsules d'*éther amyl-valérianique* (4 à 6 capsules de 10 centigr.) donne parfois de bons résultats.

L'*antipyrine*, le *chloral* ont été à juste titre conseillés, mais, en raison de l'intolérance gastrique, il convient de les employer surtout en lavements, qui ont souvent, surtout au début de la crise, une efficacité réelle. Le chloral, pourtant, peut être contre-indiqué par l'existence d'accidents cardiaques.

C'est également à la voie rectale que l'on doit s'adresser pour l'emploi de la *belladone* et de l'*opium*, des suppositoires belladonés et opiacés pouvant avoir une action calmante manifeste. L'association en lavement du laudanum (XII à XX gouttes) à l'antipyrine ou à l'analgésine (un à deux grammes pour 100 grammes environ d'eau) est souvent fort efficace.

Les *applications externes* consistent en cataplasmes ou applications chaudes, ou inversement en compresses froides, vessies de glace ; les pulvérisations d'éther, les pommades opiacées et belladonées, les onctions d'huile gaïacolée ont été conseillées ; mais on a recours surtout aux onctions de salicylate de méthyle et mieux de salicylate d'amyle dont l'efficacité est réelle (XXX gouttes matin et soir sur la région douloureuse, en recouvrant directement de taffetas chiffon) ; les grands bains tièdes peuvent avoir leur utilité.

Enfin, pendant la crise, l'alimentation reste forcément limitée : on doit se borner à faire prendre au malade de petites doses de lait écrémé, d'eau, de boissons glacées, etc. Parfois même, il faut agir contre les vomissements (eau chloroformée, potion de Rivière) ; contre la constipation, souvent opiniâtre, il faut s'abstenir de purgatifs, de lavements froids et se borner à l'emploi de lavements chauds, simples ou purgatifs.

Lorsque la crise est terminée, ou lorsque la douleur est atténuée, mais tend à persister, se pose l'indication de médications dirigées plus directement contre les calculs. On peut, tout en cherchant à émousser la sensibilité des voies biliaires, viser à faire éliminer les calculs restés dans la vésicule. C'est dans ce but qu'on a proposé l'emploi de la bile, de l'huile d'olives à hautes doses (150 à 400 gr. le matin), de la glycérine (20 à 30 gr.), par cuillerées à café le matin), enfin du salicylate de soude. Celui-ci, à la dose de 2 à 3 gr. par jour, administré de préférence en lavements, afin d'éviter son action sur l'estomac, est souvent un excellent agent, tant comme analgésique local que comme antiseptique des voies biliaires, et doit surtout être employé dans les formes fébriles, traduisant une infection biliaire plus marquée. Dans nombre de cas, il peut être longtemps prolongé et utilement associé au benzoate de soude et à l'huile de Haarlem, celle-ci prise à des intervalles de 8 à 10 jours (Chauffard).

Au décours des crises se pose souvent l'indication de cures minérales alcalines (Vichy, Carlsbad), qui sera ailleurs discutée.

Enfin, il convient de surveiller étroitement le régime, d'abord exclusivement lacté, puis progressivement plus large, et dont les règles sont exposées à propos de la lithiase biliaire.

Mais il est des cas dans lesquels le caractère des crises, leur répétition, l'absence d'ictère consécutif, permet de penser que les calculs sont trop volumineux pour qu'on puisse, avec chances de succès, recourir aux cholagogues. Dans ces « coliques vésiculaires », il faut rendre la vésicule « tolérante pour les calculs » (Gilbert et Fournier). En cherchant trop activement l'évacuation des calculs dans de tels cas, on s'exposerait soit à n'avoir qu'un échec complet avec aggravation des douleurs, soit à provoquer la migration du calcul dans le cholédoque et son arrêt, entraînant sans doute la cessation des douleurs, mais aussi la production d'un ictère chronique par obstruction. Dans de tels cas, si l'on ne recourt pas d'emblée au traitement chirurgical, c'est à obtenir la tolérance de la vésicule, vis-à-vis des calculs qu'elle contient qu'on doit s'appliquer. En condamnant les malades au repos absolu au lit, pendant plusieurs semaines, au lait écrémé, administré par petites fractions souvent répétées (ou au kéfir maigre, au cas où le lait serait mal toléré), on transforme le « physisme » de la vésicule, l'écoulement de la bile d'intermittent devient continu, les crises douloureuses cessent, et l'on peut ensuite ramener le malade progressivement à une alimentation plus large.

Enfin, lors de coliques hépatiques à répétition que ni ce traitement, ni le traitement médicamenteux ou hydrominéral n'ont amendées, lors de coliques hépatiques suivies d'ictère permanent par obstruction, et surtout lors d'angiocholite secondaire avec fièvre marquée, l'indication d'une intervention chirurgicale peut se poser, et celle-ci est souvent suivie de résultats favorables, si surtout l'on n'oublie pas que, même après l'opération, le malade doit rester soumis longtemps aux règles de régime propres aux lithiasiques.

P. LEREBOULLET.

**COLIQUE NÉPHRÉTIQUE**. — Le terme de colique néphrétique désigne le syndrome douloureux lié à la migration d'un calcul à travers l'uretère; si tous les corps étrangers (hydatides, caillots fibrineux, fausses membranes, etc.) peuvent amener par leur migration la production de douleurs semblables, c'est dans l'immense majorité des cas à un calcul qu'il faut les attribuer, qu'il s'agisse de calculs uratiques ou de calculs phosphatiques.

La colique néphrétique constitue donc un des accidents capitaux de la lithiase rénale, elle est sous la dépendance du spasme des muscles urétéraux, consécutif à la mobilisation de calculs, et ce spasme varie d'intensité non seulement avec le volume et la forme des calculs, mais avec la susceptibilité des sujets.

**Description clinique.** — Plus fréquente chez l'homme, la colique néphrétique est ordinairement provoquée par la marche, le mouvement, les secousses, les promenades à cheval ou en voiture; parfois, la crise est la conséquence d'un traumatisme sur la région lombaire, d'une exploration médicale, de l'ingestion d'eau diurétique en trop grande abondance, etc. Elle peut être la manifestation initiale de la lithiase rénale, ou être précédée des symptômes ordinaires de la lithiase rénale, plus ou moins au complet : douleurs localisées à la région lombaire, ou irradiées à distance, hématurie, symptômes vésicaux, etc. (V. LITHIASE RÉNALE). Parfois, peu de jours ou peu d'heures avant la crise, le malade ressent des *symptômes prodromiques* caractérisés par de la pesanteur au niveau des lombes, des douleurs plus ou moins violentes à l'un des deux reins, une tuméfaction douloureuse du testicule, une sensation de brûlure au niveau du méat urinaire, du tympanisme gastro-abdominal. Ces symptômes, toujours les mêmes pour le même malade, permettent quelquefois, lors de crises successives, de prévoir le retour de celles-ci.

Mais ils restent le plus souvent atténués, et c'est *brusquement* qu'éclate la crise de colique néphrétique, dont la douleur constitue le symptôme dominant.

Cette *douleur* est violente, souvent intolérable, continue, avec exacerbation intermittente comparée par les malades à une brûlure vive, à une torsion, à une déchirure; elle débute en général à l'une des régions rénales, le plus souvent à gauche et en arrière, parfois plus en avant, sur la paroi latérale de l'abdomen; exceptionnellement, la région rénale est à peine endolorie, et le maximum de la douleur siège sur le trajet de l'uretère ou au voisinage de la vessie.

La douleur reste rarement localisée et présente des *irradiations* multiples, presque toujours les mêmes. Elles sont *descendantes*, tantôt dessinant le trajet de l'uretère, tantôt contournant le flanc. Chez l'homme, la douleur gagne le cordon spermatique et le testicule, qui se rétracte souvent à l'anneau; chez la femme, elle descend vers les grandes lèvres. Elle irradie vers le rectum, le périnée, le méat urinaire qui, chez l'homme, peut devenir le siège de sensations fort pénibles. Enfin la cuisse et le membre inférieurs ne sont pas épargnés. Les irradiations *ascendantes* vers l'épaule et la région thoracique sont infiniment moins fréquentes, mais peuvent s'observer.

La douleur, exagérée par les mouvements et la pression, exagérée au moment des paroxysmes, persiste pendant toute la durée de la crise de coliques néphrétiques, dont la fin est souvent annoncée par une exacerbation douloureuse, bientôt suivie d'une brusque détente.

A la douleur s'ajoutent des *symptômes urinaires*. Tantôt il y a anurie, tantôt et plus souvent le malade émet difficilement des urines rares, soit limpides et pâles, soit plus fréquemment troubles et plus ou moins mélangées de sang, l'*hématurie*, d'ailleurs peu abondante, étant un signe relativement fréquent, surtout chez les oxaluriques (Albarran); l'*albuminurie* massive, liée à l'hématurie et sans signification spéciale, ou indépendante de celle-ci et traduisant l'état défectueux du rein, peut être notée.

La douleur entraîne enfin des *phénomènes réflexes* plus ou moins intenses; nausées ou vomissements, souvent opiniâtres et répétés; météorisme abdominal par paralysie réflexe de l'intestin, parfois même phénomènes simulant l'appendicite, accidents cardio-vasculaires (pâleur de la face, refroidissement des extrémités avec cyanose, pouls petit et filiforme, asystolie réflexe, etc.), symptômes nerveux, tels que délire transitoire ou convulsions, notamment chez l'enfant. Malgré ce tableau, *la température reste normale*, sauf quand la lithiase se complique d'infection qui peut alors élever la température à 39° ou 40°.

Ces phénomènes essentiels de la crise de colique néphrétique varient d'intensité suivant les sujets; tous les degrés peuvent s'observer, depuis les cas les plus intenses jusqu'aux *formes frustes* dans lesquelles le syndrome douloureux n'est qu'ébauché, et où l'expulsion du calcul constitue le phénomène dominant. Parfois, lorsque la forme rameuse du calcul constitue un obstacle à l'expulsion, les crises se répètent, deviennent *subintrantes*, et peuvent créer un véritable état de mal néphrétique. Quelquefois la douleur reste sourde, l'hématurie domine et peut faire méconnaître l'origine lithiasique des accidents (*forme hématurique*). Il est enfin des cas de lithiase urinaire bilatérale dans lesquels les crises non seulement se répètent, mais passent d'un côté à l'autre.

La *durée* de la crise varie suivant les cas. Parfois au bout de 2 heures, le plus souvent après 6 et 8 heures, dans certains cas après 24 et 48 heures, la douleur disparaît brusquement ou graduellement, le malade ressent une sensation de bien-être caractéristique; les vomissements cessent, les urines deviennent abondantes, et cette polyurie peut entraîner le sable ou le calcul; cependant il est rare que l'expulsion se fasse immédiatement après la crise et, si le calcul à la fin de celle-ci tombe dans la vessie, ce n'est souvent que plusieurs jours après qu'il est éliminé par l'urètre.

**Complications.** — *Si le calcul reste dans la vessie* plus longtemps, il peut être le point de départ d'un calcul vésical; *s'il n'est pas éliminé par l'urètre*, il peut rester dans le bassinet ou obstruer l'uretère. Dans le premier cas, le malade souffre de crises subintrantes qui peuvent à la longue se calmer, mais elles laissent, à leur suite, des douleurs permanentes et profondes et reparaissent parfois sous l'influence de la marche ou de la station debout, en s'accompagnant d'hématuries fréquentes. Dans le second cas, peuvent survenir deux *complications* capitales : l'anurie et l'hydronéphrose. L'*anurie* (v. c. m.) est la conséquence de la lésion du rein opposé au rein calculeux, et le résultat d'un réflexe réno-rénal amenant la suppression fonctionnelle complète de ce rein déjà lésé; on sait la gravité de cette complication; alors même que l'urémie n'en est pas la conséquence rapide, les lésions rénales qu'elle révèle sont de pronostic particulièrement sombre. L'*hydronéphrose* se caractérise par l'apparition d'une tumeur plus ou moins volumineuse, tendue, fluctuante, que l'on perçoit plus ou moins bas à partir de la région rénale; associée à l'anurie, elle a un pronostic grave, mais, isolée, elle peut durer plus longtemps et disparaître en partie ou en totalité à la suite d'une seconde crise douloureuse; elle peut aussi augmenter à nouveau et constituer une variété d'hydronéphrose intermittente (V. Uronéphrose).

Quant à la *rupture du canal uretéral*, elle est exceptionnelle.

D'autres complications graves surviennent parfois à l'occasion de crises de colique néphrétique. C'est ainsi que l'*avortement* a été quelquefois signalé à la suite de crises très douloureuses.

En dehors de toute complication urinaire, par elle-même suffisante pour assombrir le pronostic, la *mort* survient parfois à la suite d'une crise de colique néphrétique, moins alors à cause de la crise elle-même que du fait de l'état antérieur du sujet; chez certains cardiaques, ou chez des sujets diabétiques, goutteux ou urémiques, la crise de colique néphrétique peut être la cause occasionnelle d'une syncope mortelle, ou bien elle provoque une attaque d'asystolie ou d'urémie terminale.

Il arrive enfin qu'elle puisse révéler une hystérie latente, ou aggraver des phénomènes nerveux préexistants.

**Diagnostic.** — Facile à reconnaître dans les cas typiques, la crise de colique néphrétique peut être méconnue lorsqu'elle est fruste, lorsque la localisation de la douleur ou ses irradiations sont anormales, lorsqu'enfin divers symptômes surajoutés viennent en modifier l'aspect.

Il faut y penser en présence d'une douleur paroxystique, intense, occupant la région lombaire, à irradiations descendantes, et il faut savoir en rechercher les *signes physiques*; sans doute l'exploration manuelle ne permet qu'exceptionnellement de constater la *collision crépitante*, mais la constatation d'une *douleur provoquée* au niveau du rein et de l'uretère a une grosse valeur. Le rein est douloureux en arrière dans la fosse lombaire et l'uretère est également sensible lorsque l'on presse la paroi abdominale sur son trajet, à l'union du tiers moyen avec le tiers interne d'une ligne réunissant les deux épines iliaques antéro-supérieures; au toucher rectal et au toucher vaginal, la portion terminale de l'uretère correspondant au côté atteint est souvent très douloureuse, et cela même plusieurs jours après la fin de la crise, alors que le rein perd vite sa sensibilité; si même le calcul reste dans le bassinet, on peut par pression sur l'orifice urétro-vésical provoquer une vive douleur du côté lésé avec besoin pressant d'uriner (réflexe pyélo-vésical de Bazy). L'*examen chimique* et microscopique de l'*urine* peut être utile au diagnostic en montrant les caractères des urines dans l'intervalle des crises (richesse en acide urique, présence de cristaux d'oxalate de chaux), leur aspect au moment de l'attaque (hématurie fréquente), et après celle-ci (urines abondantes contenant souvent le corps du délit, le gravier). La présence de sang en petite quantité peut entraîner une albuminurie marquée qu'il faut éviter de regarder comme directement d'origine rénale, l'examen microscopique du dépôt après centrifugation permet d'éviter l'erreur, la réaction de Meyer à la phénolphtaléine serait dans de tels cas plutôt trop sensible. Les symptômes urinaires peuvent être toutefois très atténués, et ce sont souvent les seuls caractères de la douleur spontanée ou provoquée qui permettent le diagnostic.

Celui-ci doit être fait avec la *névralgie iléo-lombaire* ou *lombo-abdominale*, qui a des points douloureux spéciaux (point iliaque, point hypogastrique, point inguinal), et surtout avec les autres coliques abdominales. La *colique hépatique* a en général un autre siège (douleurs épigastriques ou vésiculaires), d'autres irradiations, et peut s'accompagner de subictère consécutif qui en rend le diagnostic aisé. Toutefois, elle aussi peut être fruste, s'accompagner de douleurs surtout postérieures, et enfin la lithiase biliaire parfois coïncide avec la lithiase rénale; l'analyse précise des symptômes permet en général le diagnostic, et si l'ictère fait défaut dans la colique hépatique, on peut trouver dans l'examen du sérum un élément de diagnostic assez important (en faveur de celle-ci) par la présence d'une cholémie notable. La colique néphrétique se distingue assez facilement, même lors de douleur surtout urétérale, d'une crise d'*appendicite*, dont les symptômes abdominaux sont tout autres. Certaines *coliques utérines*, la *névralgie ovarienne*, si elles simulent les coliques néphrétiques à douleur bas située, s'en distinguent néanmoins à un examen un peu attentif; il en est de même de la colique saturnine, et ou ne peut guère confondre la colique néphrétique, même lorsqu'elle s'accompagne de vomissements et de tympanite abdominale, avec l'étranglement interne, la hernie étranglée, et les péritonites par perforation.

Mais alors même que la douleur constatée a son origine dans le rein et l'uretère, elle n'est pas toujours symptomatique d'une colique néphrétique. Un syndrome très analogue peut s'observer sans lésion de ces organes, du fait de l'hystérie et surtout de l'ataxie locomotrice, dans laquelle l'hématurie est parfois notée (M. Raynaud). Les caractères de la névrose, les signes révélateurs du tabes permettent d'éviter l'erreur. Il existe enfin toute une série de lésions de l'appareil urinaire donnant lieu à des *pseudo-coliques néphrétiques* (Tuffier) qui sont soit liées à l'obstruction non calculeuse de l'uretère (hydatides, parasites du rein, caillots sanguins, débris de tumeur), soit indépendantes de toute obstruction (rein mobile, tuberculose rénale, états congestifs du rein, etc.). Au décours des maladies infectieuses, des décharges salines et microbiennes peuvent amener des accidents douloureux du côté du rein (avec ou sans pyélo-néphrite constituée) qui en imposent parfois pour une colique néphrétique. Il importe de savoir les rapporter à leur cause. On a enfin signalé certains faits de *névralgies rénales idiopathiques* ou *essentielles* (Legueu) dont la cause échappe encore. Un examen attentif du malade, l'exploration du rein, complétée au besoin par la cystoscopie, l'examen des urines permettent le plus souvent de reconnaître la nature des accidents douloureux.

Reste encore à préciser la nature des calculs qui ont provoqué la crise, les calculs phosphatiques, liés souvent à l'infection urinaire justifiant par eux-mêmes certaines réserves.

**Pronostic.** — Si la colique néphrétique n'est souvent pas de pronostic grave, sa constatation, en révélant l'existence de la lithiase rénale, nécessite quelques réserves sur l'avenir du malade, menacé de nouvelles crises et d'accidents plus graves d'ordre mécanique (anurie, hydronéphrose etc.) ou infectieux (pyélonéphrites); le pronostic sera d'autant plus

grave que la crise, précédée déjà de crises semblables, frappera un sujet
plus âgé et porteur de tares diverses, cardiaques, hépatiques ou rénales,
que la colique néphrétique est susceptible d'aggraver. L'existence de crises
de coliques néphrétiques liées à des calculs phosphatiques, même chez
des sujets jeunes, nécessite un pronostic très réservé en raison de l'infection dont elle est la preuve et du mauvais état organique des reins qu'elle
révèle. Un traitement bien conduit de la lithiase causale permet toutefois
souvent d'améliorer considérablement l'état du malade.

**Traitement.** — Lorsqu'une crise de colique néphrétique est reconnue,
la première indication est de *calmer la douleur*. Les *applications chaudes*
sur la région lombaire, laudanisées ou non, les *bains chauds prolongés* surtout, ont un effet sédatif, mais il faut le plus souvent y joindre l'usage de
l'*opium*, qui, ici comme dans la colique hépatique, est le grand remède. On
peut le donner par la bouche sous forme d'extrait thébaïque à fortes doses
(Grisolle en donnait jusqu'à 20 et 30 centigr. par jour); plus souvent on
l'administre en suppositoires (5 à 5 centigr. par jour d'extrait thébaïque
associés à 2 centigr. d'extrait de belladone) ou en lavements (lavements laudanisés); fréquemment enfin, on doit avoir recours à l'*injection de morphine*,
utilement associée à l'*atropine*, qui agit efficacement sur le spasme de l'uretère (un quart à un demi-milligramme de sulfate neutre d'atropine pour un
centigramme de morphine). La médication opiacée peut être insuffisante,
lors de crises particulièrement intenses; elle peut être contre-indiquée soit
par l'intolérance de certains sujets, soit par leur tendance à la morphinomanie; le *chloroforme* en inhalations à petites doses, à la reine, rend alors
parfois des services. Le *chloral* en lavement, les *bromures* peuvent être
prescrits. L'*antipyrine* (également recommandé lors de calculs du bassinet
provoquant une douleur rénale) a une action calmante, mais ne peut être
continuée longtemps, à cause de son action sur le rein.

L'ingestion de *boissons liquides* (lait, tisanes diurétiques, eaux d'Évian,
de Vittel, de Contrexéville, etc.) est indiquée au cours de la crise pour favoriser la migration du calcul. On doit éviter toutefois les médicaments diurétiques proprement dits, susceptibles de provoquer de la congestion rénale.

La crise terminée, le traitement hygiénique et médicamenteux de la
lithiase rénale doit être institué (V. REIN, LITHIASE).

Lors de crises répétées, d'accidents inflammatoires, d'hématuries fréquentes, la question d'une intervention chirurgicale peut se poser, et la
néphrotomie doit alors être pratiquée; mais on ne doit y recourir qu'après
que le diagnostic de localisation a pu être bien posé et que l'inefficacité
du traitement médical est établie. *P. LEREBOULLET.*

**COLIQUES DE PLOMB.** — V. SATURNISME.

**COLITE.** — V. ENTÉRO-COLITE.

**COLLARGOL.** — V. ARGENT COLLOÏDAL.

**COLLODION.** — Il est préparé avec le fulmicoton officinal, qui diffère par sa
composition du coton-poudre employé comme explosif; le premier constitue

la cellulose octonitrique alors que le coton-poudre est la cellulose endéca-nitrique. Les deux produits ont sensiblement la même apparence, celle de l'ouate de coton qui a servi à le préparer, mais le fulmicoton officinal est un peu plus rude au toucher.

Allumé, il brûle instantanément avec une flamme jaune, sans laisser de résidu sensible.

Il est insoluble dans l'eau, dans l'alcool éthylique et dans l'éther éthylique, mais se dissout dans ces deux derniers liquides mélangés.

*Collodion ordinaire* (Codex).

| Fulmicoton officinal . . | 5 grammes. |
| Alcool à 95⁰ . . . . . . | 20 — |
| Éther rectifié du com- | |
| merce . . . . . . . . | 75 — |

Introduisez le fulmicoton dans un flacon à large ouverture; humectez-le avec l'alcool; ajoutez l'éther et bouchez. Agitez fréquemment, et, quand la dissolution sera terminée, laissez reposer, puis décantez.

Liquide incolore ou faiblement opalin, neutre, sirupeux très inflammable. Étendu en couches minces, il laisse, après évaporation, une pellicule incolore, adhérente.

*Collodion élastique* (Codex).

| Collodion . . . . . . | 95 grammes. |
| Huile de ricin . . . . | 5 — |

*Collodion iodoformé* (Codex).

| Iodoforme pulvérisé . . | 1 gramme. |
| Collodion élastique. . . | 9 grammes. |

Introduisez les deux substances dans un flacon que vous boucherez avec soin; agitez jusqu'à dissolution. Conservez à l'abri de la lumière.

*Collodion salicylé* (Codex).

| Acide salicylique . . . . | 1 gramme. |
| Collodion élastique. . . | 9 grammes. |

*E. F.*

**COLLUTOIRES.** — Les collutoires sont des médicaments de consistance semi-liquide, destinés à être appliqués sur les gencives et sur les parois de la bouche.

*Collutoire au borate de soude, collutoire boraté* (Codex).

| Poudre de borate de sodium. . . . . . . . . . . . . . . | 5 grammes. |
| Miel rosat . . . . . . . . . . . . . . . . . . . . . . | 20 — |

Triturez dans un mortier le borate de sodium avec le miel rosat. — On doit agiter le mélange avant d'en faire usage. *E. F.*

**COLLYRES.** — On donne le nom générique de collyres à des médicaments de nature variée destinés au traitement local des affections oculaires.

On distingue les *collyres liquides* (aqueux, huileux), les *collyres secs*, les *collyres mous ou pommades et les collyres gazeux.*

*Collyres liquides.* — Ils sont faits avec des eaux distillées (hydrolats, eaux chargées par distillation des principes volatils des végétaux), des infusés ou décoctés de plantes ou de l'eau distillée et stérilisée, agissant seuls ou servant d'excipients dans lesquels on dissout des alcaloïdes, des sels, des extraits et d'autres médicaments.

Peu après leur préparation, les eaux distillées exposées à l'action de l'air et de la lumière subissent une décomposition qui frappe plus rapidement les eaux peu odorantes que les eaux aromatiques. Elles changent d'odeur, deviennent définitivement acides et laissent déposer des flocons légers, généralement incolores, quelquefois jaunes, bruns ou verts. L'acide qui s'y développe est fréquemment l'acide acétique. Les flocons sont formés par des végétaux microscopiques (champignons, bactéries, algues). Pour ces raisons on a dû, surtout pour les collyres, abandonner les eaux distillées. Parmi celles-ci, l'eau de roses a joui longtemps d'une grande faveur nullement méritée, car elle se conserve difficilement et n'est bonne que lorsqu'elle est fraîchement préparée. L'eau distillée de lavande est plus recommandable parce que sa conservation est mieux assurée par l'huile essentielle aromatique qu'elle contient; elle a en outre l'avantage de donner à l'œil une sensation de fraîcheur agréable. On doit filtrer souvent les collyres et les ordonner en petites quantités (10 gr.).

L'eau distillée est l'excipient habituel des collyres. En faisant dissoudre du chlorure de sodium dans l'eau (14 gr. pour 1000), on obtient une solution qui n'est pas toxique pour la conjonctive et la cornée, ni osmonocive, c'est-à-dire que sa concentration moléculaire lui donne les propriétés d'isotonie avec les tissus avec lesquels on la met en contact et que sa tension osmotique est égale à celle des larmes; aussi dans ces conditions devient-elle particulièrement indiquée pour les lavages et les bains d'œil. La solution aqueuse d'acide borique à 40 pour 1000 est aussi à ce point de vue une excellente préparation pour les lavages oculaires. Elle a, en effet, le même point de congélation $\Delta$ que la précédente. Il y a lieu d'établir des formules de collyres isotoniques aux larmes. Ces collyres devront avoir leur point de congélation $\Delta$ à 0°,86 ou 0°,87, comme la solution de chlorure de sodium à 14 pour 1000.

On a reproché aux collyres aqueux leur facile altérabilité, la difficulté dans certains cas de leur introduction avec le compte-gouttes, le larmoiement qu'ils provoquent, comme aussi un spasme de l'orbiculaire, spasme qui peut être surtout dangereux sur un œil qui vient d'être opéré de cataracte; de là les *collyres huileux* qui ont pour avantage de se bien conserver et de posséder une action intense, rapide et prolongée. On se sert d'huile d'olives ou d'arachides lavée à l'alcool à 90°, stérilisée à 120° et contenant en dissolution non les sels des alcaloïdes, mais leurs bases elles-mêmes.

**Collyres mous.** — Les pommades ophtalmiques constituent des *collyres mous*. Ces collyres remplissent le même rôle que les collyres précédents, mais ils appartiennent à un groupe pharmaceutique différent. Les pommades les plus employées en ophtalmologie sont la pommade à l'oxyde jaune hydraté de mercure (précipité jaune) et la pommade au chlorure mercureux précipité (précipité blanc). Ces deux pommades, surtout la première, sont d'un usage fréquent et méritent d'être préparées avec soin pour être tolérées par l'œil.

Préparée imparfaitement, la *pommade jaune* est souvent irritante, douloureuse; de là diverses spécialités recommandables. L'oxyde jaune doit être fraîchement préparé, bien lavé afin d'être débarrassé de toute impureté, porphyrisé et incorporé à de la vaseline additionnée de lanoline, deux excipients qui doivent être d'excellente qualité. La pommade sera conservée dans un récipient opaque, parce qu'elle s'altère à la lumière.

Les pommades au précipité jaune et au précipité blanc sont surtout indiquées dans la kérato-conjonctivite impétigineuse, les ulcères cornéens.

1° Oxyde jaune hydraté d'hydrargyre . . . . . . . . . . 0 gr. 10 à 0 gr. 50
    Lanoline . . . . . . . . . . . . . . . . . . . . . . 2 grammes.
    Vaseline . . . . . . . . . . . . . . . . . . . . . . 8    —

2° Chlorure mercureux précipité (précipité blanc). . . 0 gr. 10 à 0 gr. 50
    Lanoline . . . . . . . . . . . . . . . . . . . . . . 2 grammes.
    Vaseline . . . . . . . . . . . . . . . . . . . . . . 8    —

A introduire entre les paupières avec une spatule de verre et non avec un pinceau.

Nous ne donnons pas de formule de pommade au calomel, parce que ce dernier a un grain trop gros pour ne pas faire corps étranger. Sous ce rapport, le calomel, protochlorure de mercure préparé par voie sèche, est inférieur au précipité blanc qui est un protochlorure de mercure préparé par voie humide, et qui est une poudre très ténue, impalpable, amorphe. Pour la même raison, ceux qui pratiquent l'insufflation ou la projection de poudre de calomel dans l'œil, feront bien de substituer le précipité blanc au calomel. La trituration du calomel avec de la poudre de sucre ne l'exempte pas de son défaut, si elle l'atténue.

Il est important de signaler à propos de ces préparations journellement employées, les dangers de l'emploi simultané des composés iodiques et des sels de mercure. On doit s'abstenir de traiter par des préparations à l'oxyde jaune ou au précipité blanc ou encore par des injections sous-conjonctivales mercuriques les malades qui prennent une préparation iodée quelconque (iodure de potassium, sirop d'iodure de fer, sirop iodo-tannique, etc...), sous peine de voir survenir de graves complications oculaires (injection conjonctivale, chémosis, ulcères cornéens, douleurs oculaires et périorbitaires). Ces complications sont dues à l'iodure mercurique à l'état naissant qui se produit dans les conditions suivantes : l'iode s'élimine par les larmes, comme il s'élimine par la salive, la sueur et en général par toutes les glandes de l'organisme. L'iode éliminé se transforme en biiodure de mercure, sel très caustique, en présence d'un composé mercuriel.

**Collyres secs.** — On entend par *collyres secs* des poudres simples ou composées, réduites à un degré de ténuité extrême par porphyrisation, impalpables, qu'on insuffle dans l'œil à l'aide d'un tuyau de plume ou d'un petit tube, ou que l'on projette avec un pinceau.

La poudre de calomel est le type de ces collyres. Mais nous ne la recommandons pas pour les raisons données plus haut. Mieux vaut employer le précipité blanc (chlorure mercureux par voie humide).

Sous le nom de *collyres secs gradués*, on entend des papiers ou tablettes ou pellicules de gélatine imprégnés de solutions médicamenteuses, puis desséchés. Les solutions sont titrées, et le dosage est basé sur l'étendue du carré de la préparation que l'on introduit dans l'œil.

**Collyres gazeux.** — Les vapeurs ou gaz, à l'action desquels on soumet les yeux, constituent les *collyres gazeux*. On vaporise à la chaleur de la main une petite quantité de liquide volatil (baume de Fioravanti, éther, ammoniaque, alcoolats aromatiques).

**Mode d'action.** — Au point de vue de leur mode d'action, on distingue :

I. *Les collyres astringents styptiques ou caustiques*, tels que ceux à base d'alun, de sulfate de zinc, de sulfate et d'acétate de cuivre, d'acétate de plomb, de borax, de nitrate d'argent, de tannin, etc.

1° Alun . . . . . . . . . . . . . . . . . . . . . . . . . 0 gr. 05 à 0 gr. 10
   Eau distillée . . . . . . . . . . . . . . . . . . . . 10 grammes.

2° Alun sous forme solide (crayon).

3° Sulfate de zinc. . . . . . . . . . . . . . . . . . . . . 0 gr. 25
   Eau distillée. . . . . . . . . . . . . . . . . . . . . . 10 grammes.

Le collyre du Codex — 0 gr. 15 pour 100 — est bien insuffisant.

## Collyres.

Le collyre astringent jaune (eau d'Horst), préparé comme suit, mérite d'être conservé :

4° Chlorhydrate d'ammoniaque. . . . . . . . . . . . . . . 0 gr. 50
   Sulfate de zinc . . . . . . . . . . . . . . . . . . . . . 1 gr. 25

· Faites dissoudre dans : Eau distillée. . . . . . . . . . . . 200 grammes.

Ajoutez :

   Camphre. . . . . 0 gr. 40 dissous dans alcool de vin : 20 grammes.
   Safran . . . . . . 0 gr. 10
   Laissez digérer pendant 24 heures en agitant souvent et filtrez.
   Faites 10 à 15 grammes de collyre.

Ce collyre doit être habituellement additionné d'une fois son volume d'eau.

5° Oxyde de zinc . . . . . . . . . . . . . . . . . . . . 1 gramme.
   Vaseline . . . . . . . . . . . . . . . . . . . . . . . . 10 grammes.

6° Oxyde de zinc pulvérisé . . . . . . . . . . . . . . . . } āā 20 grammes.
   Poudre de talc. . . . . . . . . . . . . . . . . . . . . }
· Pour une poudre composée stérilisée (à 160).

Ces collyres à base de zinc sont surtout employés dans les affections oculaires eczémateuses, impétigineuses, les conjonctivites, les blépharites, les ulcères cornéens.

7° Borate de soude. . . . . . . . . . . . . . . . . . . . 0 gr. 25
   Eau distillée de lavande. . . . . . . . . . . . . . . . . 10 grammes.

8° Borate de soude . . . . . . . . . . . . . . . . . . . 1 gramme.
   Eau de laurier-cerise. . . . . . . . . . . . . . . . . . 20 grammes.
   Eau distillée de lavande. . . . . . . . . . . . . . . . . 80    —
Dans les conjonctivites.

9° Sulfate de cuivre (en crayon à 50 pour 100).

10° Sulfate de cuivre. . . . . . . . . . . . . . . . . . 25 centigr. à 1 gr.
    Eau distillée . . . . . . . . . . . . . . . . . . . . . 10 grammes.

11° Glycérolé de cuivre à 1 pour 100.

Ces collyres à base de cuivre sont indiqués notamment dans les conjonctivites folliculaires et trachomateuses.

12° Nitrate d'argent. . . . . . . . . . . . . . . . . . . 0 gr. 10 à 0 gr. 25.
    Eau distillée . . . . . . . . . . . . . . . . . . . . . 10 grammes.

13° Argyrol. . . . . . . . . . . . . . . . . . . . . . . 0 gr. 50 à 2 gr.
    Eau distillée . . . . . . . . . . . . . . . . . . . . . 10 grammes.

Ces collyres sont d'un usage très fréquent dans les diverses infections de la conjonctive et des voies lacrymales.

II. *Les collyres calmants, anesthésiques* à base de laudanum, cocaïne, holocaïne, eucaïne β, dionine, acoïne. Rentrent aussi dans cette classe, pour une partie de leurs propriétés, les collyres mydriatiques et les myotiques. (V. plus loin).

1° Laudanum de Sydenham. . . . . . . . . . . . . } āā 5 grammes.
   Eau distillée. . . . . . . . . . . . . . . . . . . . . }

2° Chlorhydrate de cocaïne. . . . . . . . . . . . . . 0 gr. 10 à 40 centigr.
   Eau distillée. . . . . . . . . . . . . . . . . . . . 10 grammes.

La cocaïne, en instillations, détermine l'anesthésie de la conjonctive et de la cornée. Elle excite le sympathique, d'où dilatation de l'iris, contraction des vaisseaux avec pâleur de la conjonctive et élargissement de la fente palpébrale par action des muscles lisses palpébraux de Muller. La dilatation pupillaire est faible; la réaction à la lumière persiste. L'accommodation n'est pas paralysée, elle est seulement affaiblie.

La cocaïne en collyre est surtout employée pour obtenir l'anesthésie locale et sa valeur anesthésique est d'autant plus grande que l'œil n'est pas enflammé. Cette anesthésie est précieuse pour les interventions opératoires. La dilatation pupillaire sans paralysie complète de l'accommodation et de moins longue durée que la dilatation obtenue par l'atropine, est des plus utiles pour l'examen ophtalmoscopique, de plus la cocaïne fait disparaître au moins pendant quelque temps la photophobie et le blépharospasme. Associée à l'atropine, elle détermine une dilatation pupillaire maxima.

On sait qu'à la suite d'injections sous-cutanées, sous-muqueuses par rachicocaïnisation ou stovaïnisation, on peut observer des phénomènes d'intoxication se manifestant par des troubles cardiaques, circulatoires, sensitifs, moteurs et psychiques. Ces mêmes phénomènes peuvent être consécutifs à des instillations de cocaïne. Dans ces cas, la cocaïne a passé par les voies lacrymales et pénétré dans le pharynx où s'est faite l'absorption. Si ces graves symptômes d'intoxication générale sont rares, il n'en est pas de même de certains inconvénients consécutifs aux instillations, tels que desquamation de l'épithélium, trouble cornéen, action nuisible et toxique sur les cellules cornéennes capable d'aggraver une kératite, dessiccation de la cornée provoquée par la rareté du clignotement, qui est lui-même dû à l'insensibilité de la cornée, œdème des paupières et des régions avoisinantes avec éruption vésiculeuse et chémosis.

| | |
|---|---|
| 3° Dionine. . . . . . . . . . . . . . . . . . . . | 0 gr. 20 à 0 gr. 50 |
|     Eau distillée. . . . . . . . . . . . . . . . . | 10 grammes. |
| 4° Acoïne. . . . . . . . . . . . . . . . . . . . | 0 gr. 10 |
|     Eau distillée. . . . . . . . . . . . . . . . . | 10 grammes. |
|     Acoïne. . . . . . . . . . . . . . . . . . . . | $\bar{a}\bar{a}$ 10 centigr. |
| 5° Chlorhydrate de cocaïne. . . . . . . . . . . . | |
|     Sérum artificiel (chlorure de sodium et eau | |
|     distillée à 7 p. 1000) . . . . . . . . . . . | 10 grammes. |

III. Les *collyres mydriatiques*, à base d'*atropine*, de *cocaïne*, de *duboi-sine*, de *méthylatropine*, d'*hyoscyamine*, de *scopolamine*, d'*homatropine*, d'*euphtalmine*.

L'atropine paralyse les fibres nerveuses (IIIe paire) qui innervent le sphincter de l'iris et le muscle ciliaire, d'où dilatation pupillaire et paralysie de l'accommodation. C'est le type du mydriatique. L'action de l'atropine se manifeste assez vite, et atteint son maximum après 15 à 20 minutes pour se maintenir pendant plusieurs jours, huit jours en moyenne et quelquefois au delà. Sur un œil hypertone ou qui a tendance à le devenir, elle augmente la tension oculaire, alors que l'éserine et la pilocarpine la diminuent. Ces propriétés en font en ophtalmologie un médicament de tout premier ordre, auquel on a recours dans les inflammations de l'iris et du corps

ciliaire et chaque fois que dans un but thérapeutique, opératoire ou d'examen, il y a intérêt à dilater la pupille. Mais son emploi n'est pas sans inconvénients et quelques dangers. Des phénomènes d'intoxication graves peuvent se produire et à ce propos on peut répéter ce qui a été dit déjà pour la
cocaïne. Ces phénomènes sont précédés de sécheresse de la gorge et de
céphalée, puis apparaissent des nausées, des troubles circulatoires (rougeur
de la face, accélération du pouls) délire, faiblesse, perte de connaissance.
La bilatéralité de la dilatation témoigne de l'intoxication générale.

On évitera d'instiller l'atropine sur des yeux hypertones ou en puissance
d'hypertonie et de provoquer ainsi par une instillation intempestive des
accidents glaucomateux. Un emploi même judicieux de l'atropine peut
parfois provoquer des douleurs, par exemple dans certains cas d'iritis ou
d'iridocyclite, lorsque le sang arrêté partiellement dans le réseau vasculaire irien reflue vers le corps ciliaire. Chez certains sujets, l'usage de l'atropine détermine une conjonctivite particulière, de l'œdème palpébral et des
régions voisines et du chémosis.

La dilatation provoquée pour l'examen ophtalmoscopique n'est pas sans
inconvénient en raison du trouble visuel qui incommode le sujet examiné
pendant plusieurs jours; aussi, pour les examens oculaires, a-t-on recours
plutôt à l'homatropine ou à l'euphtalmine.

Il est d'autant plus utile de relever les accidents et les contre-indications
de l'atropine que cet alcaloïde est donné en collyre trop souvent à tort et à
travers dans toute affection oculaire.

1° Sulfate neutre d'atropine . . . . . . . . . . . . 0 gr. 05 à 0 gr. 10
   Eau distillée. . . . . . . . . . . . . . . . . . . 10 grammes.

2° Bromhydrate d'homatropine. . . . . . . . . . . . 0 gr. 10
   Eau distillée. . . . . . . . . . . . . . . . . . . 10 grammes.

3° Bromhydrate de méthylatropine. . . . . . . . . . 0 gr. 05
   Chlorhydrate de cocaïne. . . . . . . . . . . . . . 0 gr. 10
   Eau distillée. . . . . . . . . . . . . . . . . . . 10 grammes.

4° Euphtalmine. . . . . . . . . . . . . . . . . . . 0 gr. 20
   Chlorhydrate de cocaïne. . . . . . . . . . . . . . 0 gr. 10
   Eau distillée. . . . . . . . . . . . . . . . . . . 10 grammes.

5° Dionine. . . . . . . . . . . . . . . . . . . . . 0 gr. 10
   Sulfate neutre d'atropine. . . . . . . . . . . . . 0 gr. 02 à 0 gr. 05
   Eau distillée. . . . . . . . . . . . . . . . . . . 10 grammes.

6° Dionine . . . . . . . . . . . . . . . . . . . . 0 gr. 10
   Chlorhydrate de pilocarpine. . . . . . . . . . . . 0 gr. 05
   Eau distillée. . . . . . . . . . . . . . . . . . . 10 grammes.

IV. Les *collyres myotiques*, à base de *pilocarpine* et d'*éserine*. Ces collyres
ont pour but de contracter la pupille et d'abaisser la pression intraoculaire.

1° Chlorhydrate de pilocarpine. . . . . . . . . . . . 0 gr. 10 à 0 gr. 20
   Eau distillée. . . . . . . . . . . . . . . . . . . 10 grammes.

2° Salicylate d'éserine . . . . . . . . . . . . . . . 0 gr. 02 à 0 gr. 05
   Eau distillée. . . . . . . . . . . . . . . . . . . 10 grammes.

Les solutions de sels d'éserine subissent des modifications et changent de
couleur à la lumière. Si leur propriété n'est pas amoindrie, leur application

devient alors douloureuse. Il est très pratique de se servir d'ampoules jaunes ou bleues. On munit l'ampoule d'une téline en caoutchouc à l'une de ses extrémités brisée, et en brisant ensuite l'autre extrémité, on a ainsi un compte-gouttes.

V. Les *collyres vaso-constricteurs*, à base d'extrait de capsules surrénales.

Chlorhydrate d'adrénaline. . . . . . . . . . . . . 0 gr. 01
Eau distillée. . . . . . . . . . . . . . . . . . . 10 grammes.

*PÉCHIN.*

**COLOBOMA**. — V. Paupières.

**COLOMBO** (**RACINE DE**). — La racine de colombo (*Clasmanthera palmata*, Ménispermacées) se présente dans le commerce sous forme de rondelles déprimées au centre et de 3 à 7 cent. de largeur.

Le colombo a une odeur assez marquée, une saveur très amère, tenace; il est employé comme amer apéritif et eupeptique sous forme d'extrait (20 centigr. à 1 gr.), de poudre (50 centigr. à 4 gr.), de teinture (5 à 15 gr.).

| *Cachets digestifs.* | *Vin de colombo* (Codex). |
|---|---|
| Poudre de colombo . . . 40 centigr. | Racine de colombo |
| Poudre de simarouba . . 20 — | pulvérisée. . . . . 50 grammes. |
| Magnésie calcinée . . . . 10 — | Vin de Malaga . . . . 1000 — |
| Pour 1 cachet. Une demi-heure avant | Faites macérer 10 jours en vase clos; |
| chaque repas. | passez avec expression; filtrez. |

*E. F.*

**COLONIES FAMILIALES**. — On désigne sous ce nom un mode d'assistance et d'hospitalisation des vieillards et des aliénés, qui consiste à les placer, comme cela est pratiqué pour les enfants assistés, isolément ou par petits groupes, chez des campagnards, dits nourriciers, où ils jouissent des avantages de la vie de famille et de toute la liberté compatible avec leur état mental. On choisit à cet effet de petites agglomérations éloignées des grands centres. Il est facile de se faire une idée de la chose quand il s'agit de vieillards; on se représente moins facilement des aliénés vivant en liberté. Cependant, l'expérience a montré la possibilité de laisser libres des individus inoffensifs dans le milieu villageois et qui ne sauraient se maintenir dans une ville ni dans leur propre famille. Il est à remarquer que des individus très délirants, très hallucinés peuvent vivre ainsi; tout dépend des réactions du malade à son délire.

Les inconvénients de la méthode sont de permettre aux aliénés de se livrer à des excès alcooliques et de donner lieu à des délits génitaux. Il faut donc faire une sélection très rigoureuse des malades, et éliminer les femmes jeunes et les malades présentant de la perversion instinctive, sous peine de pousser le système à l'exagération, sinon à l'absurde, écueil qui n'a pas toujours été évité. Dans tous les cas, la colonie doit être pourvue d'une infirmerie centrale pour hospitaliser les malades en cas d'agitation ou d'actes non compatibles avec la liberté.

Le prototype des colonies familiales est la colonie de Gheel (Belgique) qui date de plusieurs siècles. En France, il n'existe, comme établissement un peu considérable, que les colonies fondées par le département de la Seine pour les aliénés à Dun-sur-Auron (Cher) (femmes), Ainay-le-Château

(Allier) (hommes), et pour les vieillards à Lurcy et Saint-Florentin (Cher). La méthode s'est plus généralisée en Angleterre (système écossais); elle est appliquée aussi en Allemagne. En Amérique et en Allemagne, il a été fondé de véritables villages pour les épileptiques.  *M. TRÉNEL.*

**COLOQUINTE.** — La partie charnue du *Citrullus colocynthis* (Cucurbitacées) est un purgatif drastique énergique, cholagogue et dérivatif.

L'extrait de coloquinte, les pilules de coloquinte composées ont disparu du Codex; depuis la nouvelle édition, la coloquinte n'est plus qu'un médicament vétérinaire [Bol purgatif, pilules purgatives (*Méd. vét.*)].  *E. F.*

**COLOSTRUM.** — V. Allaitement.

**COLPOCÈLE.** — V. Prolapsus génitaux.

**COLPO-PÉRINÉORRAPHIE.** — V. Périnée (Déchirures).

**COLPOTOMIE.** — La *colpotomie* est l'incision du vagin. Mais elle a pris un sens presque exclusif et ne s'applique guère qu'à l'incision de la paroi vaginale destinée à aborder et à ouvrir une collection pelvienne. Ces collections sont presque toujours des poches purulentes siégeant soit dans les trompes malades, soit dans le cul-de-sac de Douglas, soit même dans la gaine hypogastrique. Parfois c'est une hématocèle, distendue par les caillots sanguins provenant d'une rupture ou d'un avortement tubaire. Mais pour être justiciable d'une colpotomie, il faut que ces poches soient bas situées, il faut qu'elles soient accessibles. Aussi s'agit-il presque toujours de collections du cul-de-sac de Douglas, qu'on peut atteindre facilement par une *colpotomie postérieure*, c'est-à-dire par l'incision du cul-de-sac postérieur du vagin. Parfois, cependant, on peut agir par une *colpotomie antérieure* sur des collections situées en avant de l'utérus, au-dessus de la vessie. Mais il faut, dans ces conditions, passer entre la vessie et l'utérus en les décollant l'un de l'autre. Cette intervention est assez rare. La colpotomie postérieure est au contraire très fréquente. C'est une opération excellente et qui permet souvent de guérir à bien peu de frais des malades présentant des collections péri-utérines qui mettent leur vie en danger.

L'exécution en est des plus simples. L'incision, qui doit être faite de préférence avec de gros ciseaux courbes, porte sur le cul-de-sac postérieur. Elle peut être longitudinale, médiane. Elle donne alors moins de sang, mais aussi moins de jour, et fait courir plus de risques au rectum. Je préfère l'incision transversale, arrondie, épousant les contours du col utérin. Souvent, dès le premier coup de ciseaux, la poche hématique ou purulente est ouverte. Parfois elle est plus profonde. On explore alors avec le doigt, qui se guide sur la paroi postérieure de l'utérus, le cul-de-sac de Douglas, on reconnaît la poche et on l'ouvre avec une pince qui, poussée sur le doigt conducteur, la crève et agrandit l'ouverture par l'écartement de ses mors. Le drainage, qui doit être fait avec un drain en croix, sera soigneusement maintenu. L'hémostase doit être attentive, si l'on veut éviter tout ennui par suite du saignement de la tranche vaginale. [V. Pelviens (Phlegmons et Abcès), Salpingo-ovarite, Hématocèle rétro-utérine, Elytrotomie].

  *J.-L. FAURE.*

**COMA.** — Le coma est un sommeil morbide caractérisé par sa profondeur et sa persistance. L'individu atteint présente de graves altérations de la connaissance, de la sensibilité, du mouvement; les troubles du cœur et de la respiration sont quelquefois marqués, mais en général plutôt effacés ou même absents.

**Description clinique.** — Étranger au monde extérieur, le malade dort, sans connaissance de ce qui l'entoure ou se passe en lui. Le corps est inerte, et le visage frappe par une expression d'hébétude, d'affaissement particuliers; il est en général pâle, mais parfois animé, vultueux. Sous les paupières tombantes, le regard est fixe et terne; les pupilles réagissent peu ou point, rétrécies ou dilatées, souvent inégales. De la salive s'écoule de la bouche, et l'on entend le ronflement d'une respiration que trouble une parésie du voile ou quelque viscosité pharyngienne. L'allure de cette respiration est normale, ou parfois, de loin, nous frappe d'un rythme spécial décrit par Cheyne-Stokes ou par Küssmaul-King. Tels sont les signes qui s'imposent d'emblée, malgré nous, pour ainsi dire.

Poussant notre examen, nous explorons bientôt un pouls en général lent, dépressible, quelquefois fréquent, irrégulier et petit. Les réflexes sont variables, en général diminués; il n'est plus de tonicité sphinctérienne, le malade gâte complètement. Les membres soulevés retombent pesamment; et cette inertie du comateux s'accuse par l'attitude du corps entier penché au gré des dépressions du matelas, semblable en cela à l'hémiplégique qui « *verse* » du côté malade. Il convient alors de rechercher s'il n'existe point quelque paralysie, car le coma ne s'installe pas forcément chez un paralytique. Les fonctions végétatives sont à peu près conservées et le malade déglutit ce qu'on verse en l'arrière-bouche. Quant aux différents modes de sensibilité, tous sont abolis à peu près complètement.

**Degrés du coma.** — La description précédente s'applique au syndrome moyen. De fait, les variations sont possibles et nombreuses.

Parfois, dans les cas légers, pincements et appels amènent quelque retrait de membre ou quelque réponse plus ou moins acceptable. Dans les cas profonds ou *carus* des anciens, il n'y a plus de réflexes, et la sensibilité se trouve totalement supprimée. Parfois, le coma se coupe de phases d'excitation, et le malade répond souvent avec lucidité quand un appel vigoureux l'arrache à sa torpeur. Dans les périodes de réveil, il peut y avoir du délire, des convulsions; on reconnaît à cette description le *coma vigil* des vieilles classifications.

**Évolution. Pronostic.** — Le début du coma peut être brusque ou lent; des convulsions peuvent le précéder ou en morceler le cours. La durée en est variable; mais il n'est guère d'issue favorable à espérer pour un malade inconscient depuis plus de 3 à 4 jours. L'hyperthermie est également d'un fâcheux pronostic, au même titre qu'une escarrification toujours possible et toujours à prévenir (V. Decubitus acutus).

Accordons en passant une mention spéciale à certaines formes rares de l'*accès palustre* se présentant avec les caractères de crises comateuses périodiques, influençables par la quinine.

**Diagnostic.** — Les états d'inconscience sont nombreux et divers, du sommeil normal à l'état cataleptique. Beaucoup sont des variétés plus ou moins morbides du sommeil; il convient cependant de les en différencier, quelle que puisse en être la difficulté éventuelle.

.Le diagnostic est parfois délicat; mais le coma traduit une atteinte plus profonde de l'organisme que la *somnolence* des grands infectés. L'*assoupissement* des convalescents, voire leur sommeil, peuvent se prolonger des journées entières; ils sont d'ailleurs favorables et vraiment réparateurs, ne s'accompagnent ni d'altérations des traits, ni de. troubles de la conscience; le réveil est facile et l'idéation alors normale.

Chez les épuisés, les grands traumatisés, l'organisme est parfois plongé en une *stupeur* qui n'est pas encore le coma; il s'agit ici d'une inhibition passagère, tout à fait comparable à la stupeur locale d'un tissu contusionné. De fait, entre stupeur et coma, des nuances seules se dessinent; et c'est ainsi que sans montrer de coma proprement dit, l'agonisant présente toujours un certain degré de stupeur.

La *léthargie*, la *catalepsie*, l'*hypnose*, sont encore des sommeils; leur étiologie surtout permet de les reconnaître (v. c. m.). Il convient de signaler l'hyperexcitabilité musculaire de la première, les attitudes figées de la seconde, attribuées jadis à l'hystérie qu'on retrouve dans maintes intoxications et pyrexies; le sommeil hypnotique enfin est sous la dépendance spéciale de la suggestion. Dans tous ces états, l'état général est bon ou ne se modifie qu'au bout de temps extraordinairement longs. Il n'y a pas d'altération des traits ni de stertor.

Vouloir distinguer le *coma* de l'*apoplexie* est bien inutile (v. c. m.); l'apoplexie est un coma subit, et le coma proprement dit ne fait que prolonger l'état apoplectique initial. Enfin, la *syncope*, par sa brièveté, l'*asphyxie* par une étiologie variable (v. c. m.), toutes deux par le relief des troubles circulatoires et pulmonaires, tranchent nettement sur le tableau clinique du coma.

S'il est facile de poser le diagnostic, déterminer la cause de l'état comateux est souvent malaisé. On s'informera donc de la brusquerie ou de la lenteur du début des crises, du délire ou des convulsions qui l'ont précédé. L'haleine peut avoir une odeur de pomme de reinette caractéristique; les vomissements (présence d'un toxique), les urines, fourniront des données de premier ordre. On notera l'étroitesse ou le relâchement pupillaire, la pâleur ou la congestion de la face, l'aspect de la langue et des gencives (liséré saturnin). Enfin, l'étude du pouls et des types respiratoires contribuerait à préciser l'étiologie (V. DYSPNÉE).

**Étiologie.** — D'une façon très générale, on peut dire que les états comateux relèvent de l'épuisement, de l'intoxication, de la compression ou de la destruction du tissu cérébral.

Le coma est fréquent à la suite de *traumatismes*, au cours des *méningites* et *méningo-encéphalites*. Il peut être précoce, comme dans les affections bacillaires. Il ne faut pas oublier que l'*hystérie* simule à merveille les syndromes méningés avec coma; à défaut d'autre élément, une guérison subite et complète supprimerait toute hésitation.

Précédé de convulsions, le coma relèvera sans doute d'une *hémorragie méningée.*

A côté de crises de sommeil proprement dit, on rencontre fréquemment le coma dans les *tumeurs cérébrales*. Il rentre tout spécialement dans le tableau des *hémorragies* et *ramollissements* cérébraux, et communément encore dans celui des *thromboses* des veines et sinus.

La crise *épileptique* se termine par une phase de coma légitime ; la connaissance des antécédents, la constatation de la morsure de la langue, et de la miction involontaire mettraient sur la voie.

Au cours de toutes les *infections*, le coma peut se rencontrer, tantôt précoce, tantôt tardif et dépendant le plus souvent alors de complications urémiques. Il est un élément prédominant du tableau de la plupart des intoxications, spécialement dans l'empoisonnement par les *solanées* (mydriase), les *opiacés* (myosis), les *champignons*, l'*alcool*. Il convient, pour ce dernier, de rappeler l'action adjuvante du froid si souvent associé aux effets nocifs de l'ivresse.

Enfin, la *goutte*, le *diabète* et l'*urémie* surtout, sont fréquemment la cause du coma. Le visage est généralement pâle en ces cas, et non vultueux comme dans les affections cérébrales. La respiration est inégale et irrégulière en son rythme, coupée de pauses dans l'urémie (v. c. m.) ; au contraire, dans le diabète se rencontrent avec les signes spéciaux tirés de l'examen des urines, de l'haleine et des vomissements, une respiration lente, suspirieuse et profonde.

Chez le *vieillard*, chez l'*enfant*, il est quelques points spéciaux à connaître ; le premier fait plus facilement du coma que le second, plus apte à traduire par des convulsions la vivacité de ses réactions. L'enfant peut toutefois présenter du coma, et en dehors de ces causes plus fréquentes et banales que sont les méningites et les néphrites, il convient de mentionner le rôle éventuel de la dentition et de l'helminthiase.

**Traitement.** — Il n'est pas toujours très facile de déceler la maladie causale ; chaque fois cependant qu'il le sera possible, on prendra soin de la traiter aussitôt. Cela est indiqué spécialement dans l'urémie, le diabète, les infections. Contre le coma en soi, notre *thérapeutique* est bien limitée ; d'une façon générale, il faut de l'air, une atmosphère point trop chaude, une surveillance attentive des fonctions intestinales. On pourrait avoir recours à la saignée quand de l'hypertension ou une intoxication (CO, par exemple) se décèlent. Il peut être indiqué (diabète) de faire coïncider avec la saignée une injection intra-veineuse de sérum artificiel ordinaire, renfermant 30 gr. de bicarbonate de soude par litre. Enfin, on surveillera l'évacuation de la vessie ; et en couchant le malade sur un matelas d'eau, en le changeant fréquemment de position, en observant une propreté rigoureuse, on retardera, on évitera dans la mesure du possible l'escarre au pronostic redoutable. Certains stimulants, éther, caféine, huile camphrée, pourront être indiqués par l'état du cœur et des vaisseaux. Il sera utile d'évacuer l'intestin par des lavements quotidiens d'eau bouillie tiède rendue isotonique par l'adjonction de sel de cuisine ou de phosphate de soude. L'alimentation à la sonde pourra seule soutenir réellement le malade, tout en évitant la pneumonie de déglutition.                    *FRANÇOIS MOUTIER.*

**COMITIAL** (MAL). — V. Épilepsie.

**COMMOTION. COMPRESSION CÉRÉBRALES.** — V. Encéphale (Lésions traumatiques).

**COMPRESSION DE LA MOELLE.** — V. Moelle (Compression).

**CONDURANGO.** — Cette écorce (*Gonolobus Conduranzo*, Asclépiadacées) se
présente en fragments très irréguliers; son odeur rappelle à la fois celle du
poivre et celle de la cannelle; sa saveur est âcre et amère.

Le condurango est utilisé sous forme d'extrait fluide (2 à 4 gr.) comme
tonique amer et sédatif de la douleur (dyspepsies atoniques douloureuses,
cancer gastrique).

| *Potion antigastralgique.* | | *Potion tonique eupeptique.* | |
|---|---|---|---|
| Extrait fluide de condurango . . . | 6 grammes. | Extrait fluide de condu-rango . . . . . . . | 8 grammes. |
| Teinture de bella-done . . . . . . | 2 — | Teinture de noix vo-mique . . . . . . | 3 — |
| Teinture de coca. . | 10 — | Infusion de quassia . . | 90 — |
| Eau distillée de lau-rier-cerise . . . . | 20 — | Sirop d'écorces d'oran-ges amères . . . . . | 80 — |
| Sirop de framboises. \| āā 80 —<br>Eau distillée . . . . \| | | Une cuillerée à soupe 1/2 heure avant le repas. | |
| 4 cuillerées à soupe par jour. | | | |

E. F.

**CONE TERMINAL.** — V. Moelle (Compression), Queue de cheval.

**CONFUSION MENTALE.** — Cette dénomination tout à fait expressive (Dela-
siauve, Chaslin) désigne une affection mentale aiguë bien définie, dont le
symptôme primordial est un état de confusion dans les idées, de désorientation, qui transparaît dans le facies, l'allure, les actes du malade.

Elle affecte surtout les sujets jeunes, et les femmes. Étiologiquement, on
la rapporte à des intoxications, auto-intoxications, infections diverses, processus mal définis. Elle se montre avec une fréquence relative à la suite
des accouchements.

Le début en est aigu ou subaigu. Les prodromes, vagues, sont ceux communs à la plupart des affections mentales aiguës. Un malaise indéfinis-
sable, de l'insomnie, des rêves pénibles, de la fatigue générale, de l'inappétence, quelques troubles digestifs. Cela dure quelques jours, puis on constate que le malade prend un air absent; il paraît comme s'éveiller en
sursaut quand on l'interpelle. Peu à peu, ses idées s'obnubilent, ses propos
deviennent incohérents; il a peine à suivre la conversation, il perd le fil de
ses idées: il s'agite avec un certain automatisme, sans violence, méconnaît
son entourage, enfin se montre tout à fait « perdu ».

A la période d'état, le malade tombe dans un état de profonde hébétude,
tourne un visage interrogateur ou plutôt effaré, ou tout à fait atone vers
son interlocuteur. Il fait un effort pour saisir le sens de l'interrogatoire,
fronce les sourcils, puis demeure dans cette attitude méditative et morne à
la fois. Il faut le pousser pour qu'il réponde; ses réponses sont monosyl-
labiques, incohérentes; ou bien il acquiesce d'une inclinaison de tête à ce
qu'on lui dit : ou bien enfin ne réagit en aucune façon à l'interpellation,

s'effarant seulement si on le brusque quelque peu ou qu'on élève la voix
(fig. 124), ou bien encore il a de la mussitation, marmottant indistinctement
à voix basse.

Dans la confusion profonde il y a absence de toute réaction à quelque
excitation que ce soit, si ce n'est des mouvements réflexes de fuite ou de
défense aux impressions douloureuses elles-
mêmes très atténuées. Ces réactions peuvent manquer dans les cas de complète
stupeur. ,

On peut distinguer 5 formes : une forme
simple, une forme stuporeuse, une forme
hallucinatoire. Nous avons pris comme
type la première.

La **forme stuporeuse** se caractérise par
des symptômes semblables, mais plus accentués, et qui se cachent bientôt sous le
masque de la stupeur la plus profonde. En
réalité, c'est à la confusion mentale, plus
souvent qu'à la mélancolie, qu'appartiennent le plus grand nombre des faits autrefois décrits comme mélancolie avec stupeur. Le malade est immobile avec tous

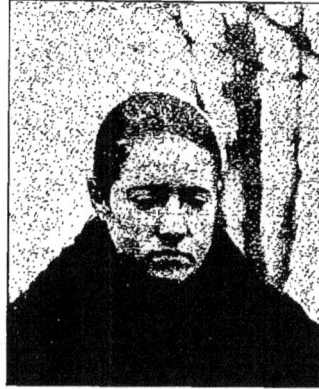

Fig. 124.
Facies atone de la confusion mentale.

les signes du négativisme passif (v. c. m.), sans réaction aucune aux excitants extérieurs, parfois avec des tendances catatoniques (V. CATATONIE). Il
reste dans le mutisme absolu ou marmottant quelques syllabes incompréhensibles ; il demeure affaissé dans quelque coin, ou immobile, recroque-
villé dans son lit, avec parfois des raptus plutôt inconscients qu'impulsifs.
Certains errent sans but, suivant le mur, par exemple, se heurtant aux
moindres obstacles qu'ils paraissent ne point voir.

La **forme hallucinatoire** participe des caractères des formes précédentes,
mais l'élément sensoriel qui s'ajoute, lui donne une allure particulière. Il
est difficile de connaître les hallucinations du confus, car l'amnésie consécutive est la règle. L'aspect est anxieux ; le malade paraît sous l'influence
d'une foule d'hallucinations de la vue et de l'ouïe de nature terrifiante, au
point parfois de produire une inhibition complète et de donner au malade
le facies de la stupeur anxieuse type. Il est difficile de démêler ce qui est
hallucinations vraies ou illusions ; celles-ci peuvent être en réalité prédominantes. Les personnages qui entourent le malade prennent l'aspect d'ennemis, de bourreaux, de sauvages ; les moindres bruits sont des cris, des me-
maces, des injures ; le malade vit dans une fantasmagorie horrible, dans un
cauchemar perpétuel. A la période de déclin, quand le malade se réveille
peu à peu, il parvient à rendre compte jusqu'à un certain point de ses impressions et à les manifester plus ou moins clairement. On constate, dans
certains cas, un véritable état onirique.

Des **signes physiques** généraux accompagnent d'une façon constante
les troubles mentaux : état saburral des voies digestives, constipation,
inappétence absolue, amaigrissement rapide, faiblesse cardiaque, séche-

resse de la peau, légère élévation vespérale de la température ou au contraire hypothermie, albuminurie peu abondante, oligurie, céphalée. Il n'y a pas habituellement de troubles oculaires et réflexes bien marqués. Les signes somatiques vont de pair avec l'état mental, et l'amélioration physique se manifeste parallèlement à l'amélioration psychique.

L'épuisement physique peut être considérable, et les Allemands décrivent à part les *états d'épuisement*.

Nous avons donné, pour la simplicité de la description, la confusion mentale comme une maladie spéciale. On a tendance à la considérer comme un syndrome commun à des intoxications et infections diverses; nous avons cité comme exemple la confusion post-puerpérale. Il n'en est pas moins vrai que, dans un grand nombre de cas qui se superposent de façon très exacte au point de vue clinique, la cause étiologique reste insoupçonnée, et l'on est en droit de voir là une affection spéciale. Il faut ajouter que le syndrome confusionnel se retrouve au début ou au cours de l'alcoolisme, de la paralysie générale, de la démence précoce, de la folie périodique, de l'épilepsie.

La **marche** de la confusion mentale est aiguë ou subaiguë suivant l'intensité des symptômes; la durée est assez variable, elle est au minimum de 4 à 6 semaines, elle peut dépasser 3 mois. La terminaison est habituellement la guérison dans la confusion primitive; dans la confusion symptomatique, le pronostic dépend surtout de la cause, et aussi de la validité mentale antérieure du malade. La confusion puerpérale aurait une tendance au passage à la chronicité.

Le **pronostic** est habituellement bénin dans les cas primitifs, même au point de vue de l'intégrité mentale future. Des récidives ont été observées. La confusion mentale peut passer à l'état chronique, les malades restent pendant des années désorientés, incohérents ou stupides; il est à croire qu'il s'agit alors, en réalité, de démence précoce à début confusionnel.

Le **diagnostic** symptomatique est facile en raison de l'aspect extérieur et de l'allure des malades; on ne peut guère confondre la confusion hallucinatoire qu'avec la mélancolie anxieuse; dans celle-ci, les réactions sont plus violentes, plus en rapport avec le délire, lequel s'extériorise beaucoup mieux que dans la confusion; le masque atone du confus ne prend que rarement l'aspect terrifié du mélancolique. Le confus agité ne ressemble pas, dans son automatisme, au maniaque dont l'exubérance suffit à donner le diagnostic. La démence précoce débute très fréquemment par un état de confusion mentale qui cèle l'affaiblissement intellectuel; il en est de même de la paralysie générale commençante. Des accès d'épilepsie psychique revêtent aussi l'aspect de la confusion. Les cas très aigus de confusion se rapprochent du délire aigu (v. c. m.). Parmi les maladies infectieuses, c'est la fièvre typhoïde, la grippe, la variole, l'infection puerpérale qui donnent naissance à des états délirants prenant la forme de la confusion; parmi les intoxications, c'est l'alcoolisme.

Cette énumération montre combien, avec un diagnostic symptomatique facile, il faut se montrer réservé dans le diagnostic causal et le pronostic.

Le **traitement** consiste immédiatement en l'*alitement*; on doit traiter la confusion, plus peut-être que toute affection mentale, comme une maladie somatique. Le traitement se réduit par ailleurs à des préceptes d'hygiène et à la balnéation plutôt mitigée que froide; souvent, les lotions sont suffisantes (se méfier de l'hypothermie). La diète lactée est de rigueur au moins au début. Les excitants divers, à l'exclusion de l'alcool, peuvent être employés suivant les indications de chaque cas; on évitera les hypnotiques à l'action desquels les malades sont assez rebelles et qui sont susceptibles de donner lieu à des états de dépression physique que l'absence de réactivité rend dangereux; dans l'insomnie rebelle et l'agitation incoercible, si les bains tièdes, les lotions ou les enveloppements humides sont sans effet, on recourra soit au trional, soit à l'hyoscine en injections sous-cutanées aux doses habituelles, mais avec prudence en raison de leur toxicité et de l'action de celle-ci sur la nutrition.

Point important, la confusion mentale ne demande pas absolument le placement dans un asile d'aliénés; elle peut, dans les cas bénins, être traitée à domicile.                                                *M. TRÉNEL.*

**CONGESTION CÉRÉBRALE, RÉNALE, ETC.** — V. Cerveau, Rein, Poumon, Foie.

**CONJONCTIVE** (AFFECTIONS DIVERSES). — I. — CONJONCTIVITE IMPÉTIGINEUSE. — **Étiologie.** — Les synonymes de conjonctivite eczémateuse, scrofuleuse, lymphatique, exanthémateuse, phlycténulaire, pustuleuse, d'herpès conjonctival, témoignent de la préoccupation qu'ont eue les auteurs de rattacher cette affection oculaire à l'état diathésique que présentent habituellement les malades, ou à l'aspect anatomique de la lésion. Il est vrai que le plus souvent ces malades ont la physionomie clinique de cet état mal défini qu'on appelle la scrofule, et que nous retrouvons chez eux l'étiologie habituelle de cette diathèse ou de la tuberculose. Il s'agit habituellement d'enfants, surtout d'enfants atteints d'impétigo de la face, de rhinite dite impétigineuse, ou affaiblis par des maladies générales, d'enfants appartenant à la classe pauvre et dont l'hygiène est défectueuse, en général, d'enfants malpropres, souvent atteints de phtiriase. On a trouvé quelquefois le staphylocoque dans la sécrétion, mais il s'agit peut-être d'une infection secondaire évoluant facilement sur un terrain préparé. Nous ignorons la cause réelle de l'affection. Cette maladie est extrêmement fréquente.

**Description.** — La lésion conjonctivale est caractérisée par une petite saillie, une efflorescence, un petit bouton, à surface rouge, brillante dans les premiers jours, mais qui bientôt s'ulcère, s'affaisse, se cicatrise, puis se recouvre d'épithélium. Tout autour de ce bouton la conjonctive est hyperémiée, injectée. C'est une lésion bien localisée. L'évolution de ce bouton dure de huit à quinze jours; la guérison se fait spontanément. Le siège habituel est au niveau du limbe ou un peu en dehors. Le bouton est petit comme un grain de millet, il peut aller jusqu'à la grosseur d'une lentille. Le nombre est variable, parfois tout le limbe est pris, les petits boutons forment comme un collier autour de la cornée. Lorsque ces boutons sont nombreux, les cercles d'hyperémie se touchent et donnent à la conjonctive bulbaire un aspect congestionné et parfois chémotique. Il y a un peu de larmoiement, de photophobie et de blépharospasme; peu ou pas d'agglutinement des paupières le matin au réveil.

Habituellement un bouton est à peine guéri qu'un autre survient soit sur le même œil, soit sur l'autre, et cela parfois avec une désespérante ténacité..

L'allure de la maladie n'est pas toujours bénigne; si l'on met à part la fréquence des récidives qui dans certains cas troublent le repos de l'enfant, il peut arriver que l'injection de la conjonctive bulbaire soit très marquée, qu'elle atteigne la conjonctive palpébrale, qu'elle se complique de sécrétion notable et même d'un exsudat pseudo-membraneux, diphtéroïde.

Lorsque la phlyctène se développe sur la cornée le tableau change et devient encore plus sérieux. Les enfants atteints de kératite impétigineuse recherchent l'obscurité, ferment obstinément les paupières, fuient la lumière, se cachent la figure dans leurs mains. Parfois à la photophobie s'ajoute la douleur provoquée plus souvent par une lésion superficielle qui atteint les nerfs de la cornée que par une lésion profonde. Les petits malades ne se prêtent pas facilement à l'examen. On devra pour le pratiquer instiller un collyre à la cocaïne, et si l'on ne peut, dans une demi-obscurité, parvenir par la douceur à se rendre compte de l'état de la cornée, on fera maintenir l'enfant pendant qu'on écartera les paupières avec les doigts ou avec des élévateurs palpébraux. En l'absence de ces derniers on pourra se servir d'épingles à cheveux de femme que l'on forme en crochets et qu'on flambe. Les paupières écartées laisseront s'échapper un flot de larmes. Habituellement, on constatera une phlyctène au centre de la cornée, une petite infiltration grisâtre plus ou moins ulcérée et qu'une goutte de fluorescine mettra bien en évidence. Non seulement tout le limbe peut être pris, mais la surface cornéenne est parfois entièrement parsemée de ces petites élevures. Souvent cette kératite se complique de blépharite, d'eczéma palpébral, d'excoriation à l'angle externe et de blépharophimosis. L'ectropion palpébral peut survenir (V. la fig. 130, page 609, dans l'art. Conjonctivites).

Ici encore on peut assister aux récidives nombreuses, traînantes pendant des mois et des années. Et si une phlyctène bien superficielle, soignée à temps peut disparaître sans laisser de taie, il y a à craindre que dans cette longue série de phlyctènes qui apparaissent à des intervalles indéterminés, quelques-unes ne soient profondes et n'entament les lames cornéennes, et c'est, en effet, ce qui arrive souvent, aussi lorsque le calme renaît, la guérison est-elle acquise au prix de nombreuses taies qui réduisent plus ou moins la vision et pour toujours, car jusqu'à présent les taies résistent à tout traitement; c'est du tissu cicatriciel indélébile.

Les complications iriennes sont exceptionnelles.

Les déformations apportées par les taies non seulement diminuent l'acuité visuelle, mais déforment la cornée qui devient toujours irrégulièrement astigmate, myopique et parfois staphylomateuse. Le strabisme peut être la conséquence de ces taies.

Les rechutes fréquentes qui durent très longtemps, enlèvent le repos aux malades, les privent de sommeil, de distraction, apportent une entrave sérieuse aux études et comportent déjà un grave pronostic, mais ce dernier peut s'assombrir encore davantage lorsque la cornée s'opacifie dans toute son étendue et dans toute sa profondeur, s'infiltre en totalité, se recouvre d'un tissu nouveau, vasculaire, d'un pannus dit impétigineux. La cornée court alors les plus grands risques de rester opaque et même de se perforer. En cas de perforation, le moins qui puisse arriver est un leucome adhérent.

Les éléments éruptifs siègent sur la conjonctive ou sur la cornée ou simultanément ou alternativement sur ces deux membranes. Le bouton est formé de cellules rondes, embryonnaires. Dans la cornée, les leucocytes suivent le trajet d'un filet nerveux, s'accumulent sous l'épithélium; ce dernier s'exfolie et se répare. Le nom de phlyctène ne convient donc pas à cette néoformation constituée par un amas sous-épithélial d'éléments cellulaires (polynucléaires, éléments épithélioïdes et quelques cellules géantes), aussi doit-on préférer le nom de conjonctivite impétigineuse à celui de conjonctivite phlycténulaire.

**Diagnostic.** — L'âge des malades, leur constitution, les complications impétigineuses de la face autorisent dans la généralité des cas à faire le diagnostic, mais il faut savoir que ces néoformations sont communes à la conjonctivite impétigineuse et à d'autres conjonctivites aiguës et subaiguës — aussi pour avoir une certitude, devra-t-on s'assurer par l'examen microscopique que le bacille de Wecks et le diplobacille ne sont pas en cause. Grâce aux symptômes généraux, aux lésions cutanées et aux complications, on évitera toute confusion avec les manifestations conjonctivales de la variole, de la varicelle, de l'érythème polymorphe et de l'acné rosacé, avec la kératite à forme phlycténulaire dans l'influenza et dans l'infection endogène gonococcique. Le pannus trachomateux se développe surtout dans la moitié supérieure de la cornée, il est recouvert de vaisseaux qui se dirigent de haut en bas et parallèlement; le pannus impétigineux se développe sur n'importe quel point de la cornée, les vaisseaux ont une direction indéterminée, souvent arborescente. Une efflorescence très large, tenace, peut en imposer pour une kératite interstitielle hérédo-syphilitique.

**Pronostic.** — S'il n'est pas toujours grave, il est du moins toujours sérieux, car cette affection dénote un état général mauvais, tourmente les malades pendant de longs mois; sinon pendant des années, et il est rare qu'après de fréquentes récidives il ne subsiste pas des taies cornéennes.

Lorsque les éléments éruptifs se cantonnent sur la conjonctive le pronostic est relativement bénin pour l'œil.

**Traitement.** — On doit s'attacher à traiter cette affection de bonne heure; on évitera souvent ainsi des ulcérations cornéennes profondes et des perforations. Dans la simple conjonctivite, sans kératite, on fera des lotions oculaires avec la solution boratée :

> Borate de soude. . . . . . . . . . . . . . . . . . . . . 1 gramme.
> Eau de lavande. . . . . . . . . . . . . . . . . . . . . 20 grammes.
> Eau distillée et filtrée . . . . . . . . . . . . . . . 80  —

et une fois par jour on introduira entre les paupières un peu de la pommade suivante :

> Précipité blanc. . . . . . . . . . . . . . . . . . . . 0,50 à 1 gramme.
> Vaseline . . . . . . . . . . . . . . . . . . . . . . . 8 grammes.
> Lanoline . . . . . . . . . . . . . . . . . . . . . . . 2  —

S'il y a douleur, blépharospasme et kératite impétigineuse, on instillera matin et soir quelques gouttes d'un collyre à l'atropine :

Sulfate neutre d'atropine . . . . . . . . . . 0,05 à 0,10 centigrammes.
Eau distillée et filtrée. . . . . . . . . . . . . 10 grammes.

et dans la journée on se servira de l'une ou de l'autre pommade suivante; qu'on pourra alterner suivant les indications :

1° Oxyde jaune hydraté d'hydrargyre pur fraîchement
  préparé et porphyrisé . . . . . . . . . . . . 0,25 à 0,50 centigr.
Vaseline . . . . . . . . . . . . . . . . . . . 8 grammes.
Lanoline.. . . . : . . . . . . . . . . . . . . . 2  —

2° Chlorhydrate de cocaïne . . . . . . . . . . . . 0,30 centigr.
Iodoforme précipité par l'éther. . . . . . . . . 0,60  —
Vaseline ou lanoline . . . . . . . . . . . . . . 8 grammes.
Lanoline  . . . . . . . . . . . . . . . . . . . 2  —

3° Iodol. . . . . . . . . . . . . . . . . . . . . . 1 gramme.
Vaseline . . . . . . . . . . . . . . . . . . . . 8 grammes.
Lanoline . . . . . . . . . . . . . . . . . . . . 2  —

Ces pommades sont introduites dans l'œil à l'aide d'une petite spatule en verre et non d'un pinceau. La spatule sera essuyée chaque fois avec de l'ouate imbibée d'alcool ou d'éther.

Les lotions chaudes avec la solution boratée à 1 pour 100 seront renouvelées plusieurs fois par jour.

Les lunettes bleutées ou fumées calmeront la photophobie.

L'impétigo de la face et les lésions nasales seront l'objet de soins tout particuliers. Pendant que l'on maintient l'enfant soit pour instiller le collyre, soit pour appliquer la pommade, on cautérise la muqueuse nasale avec un tampon d'ouate imbibé d'une solution de nitrate d'argent à 2 pour 100. On ajoutera des pulvérisations nasales avec de l'eau distillée tiède additionnée de quelques gouttes d'une solution d'alcool mentholé à 1 gr. pour 20 gr, ou avec de l'eau oxygénée à 12 volumes, étendue de 10 fois son volume d'eau bouillie.

Le soir on enduira les narines de la pommade suivante :

Acide borique. . . . . . . . . . . . . . . . . . 2 grammes.
Menthol . . . . . . . . . . . . . . . . . . . . 50 centigrammes.
Vaseline. . . . . . . . . . . . . . . . . . . . 8 grammes.
Lanoline. . . . . . . . . . . . . . . . . . . . 2  —

Et dans la journée priser la poudre suivante :

Acide borique. . . . . . . . . . . . . . . . .  }
Camphre. . . . . . . . . . . . . . . . . . . .  } āā 15 grammes.
Salol. . . . . . . . . . . . . . . . . . . . . . 5  —
Menthol. . . . . . . . . . . . . . . . . . . . . 50 centigrammes.

Enfin on instituera le traitement général (V. Scrofule, Tuberculose, Impétigo) et l'on fera disparaître la phtiriase.

II. — CONJONCTIVITE FOLLICULAIRE. — **Catarrhe folliculaire.** — On désigne sous ce nom diverses affections de nature inconnue, de symptômes variables selon l'âge des malades, et qui ont pour caractère commun une lésion caractérisée anatomiquement par le développement de follicules. Et encore l'étude anatomo-pathologique du follicule ne montre pas une néoformation typique qui puisse être différenciée dans tous les cas. Il s'agit d'une formation nodulaire située dans la couche adénoïde de la conjonctive, composée de fibrilles conjonctives retenant dans ses mailles des cellules lymphoïdes, du tissu adénoïde. C'est une sorte d'inflammation proliférative semblable à celle du trachome, mais qu'on ne saurait identifier à cette dernière dont ces affections sont dissemblables. Ce follicule est la caractéristique de l'affection.

Actuellement on ne peut donc classifier les divers groupes de conjonctivite folliculaire que d'après l'âge des sujets et l'évolution. On n'a aucune indication étiologique de nature parasitaire ou microbienne.

Chez les enfants et les adolescents on rencontre fréquemment une variété de conjonctivite folliculaire caractérisée par la présence sur la conjonctivite de follicules inférieures, apparaissant insidieusement, ne donnant lieu à aucun trouble visuel, à aucun symptôme subjectif, à marche très lente, durant des mois et finissant toujours par disparaître à la longue sans avoir compromis l'intégrité des tissus de la conjonctive et de la cornée. Les follicules sont nombreux ; ils apparaissent sous la forme de petites granulations, de nodules ronds, pâles, blanc rosés, translucides, épars, isolés ou nombreux et rangés en file, comme des grains de chapelets, souvent disposés en lignes, en sillons, parallèles au rebord palpébral. Le follicule soulève la conjonctive qui garde sa coloration normale, n'est ni hyperémiée, ni congestionnée, ni enflammée comme s'il s'agissait d'une lésion de nature inflammatoire. Ces formations nodulaires sont situées dans le cul-de-sac conjonctival, de préférence sur la conjonctive tarsienne inférieure, très rarement sur la conjonctive tarsienne supérieure, bulbaire ou sur le repli semilunaire. Il y a très peu ou pas de sécrétion.

Les symptômes subjectifs sont peu marqués. L'affection passe le plus souvent inaperçue : rarement les malades se plaignent de photophobie, de démangeaisons ou de clignement et c'est dans un examen fortuit que l'affection est reconnue la plupart du temps. Cette affection est longue, elle dure des mois, mais disparaît toujours avec ou sans traitement et sans laisser de traces, contrairement au trachome qui se termine par des lésions régressives et une cicatrisation rétractile.

Le pronostic est donc bénin et il n'y a guère à insister sur le traitement. La conjonctivite folliculaire est fréquente dans les écoles, les pensionnats mais on conçoit qu'en raison de sa bénignité, de sa guérison certaine, et de notre ignorance sur sa pathogénie il ne faut pas, par raison de prophylaxie, éloigner les enfants des écoles. On se bornera comme traitement à des collyres boratés ou boriqués, à la pommade à l'icthyol (1 à 15 pour 100). On recommandera le séjour dans un air frais et pur, et les fortifiants.

Bien différente de cette variété est la conjonctivite aiguë avec follicules. Elle est rare, atteint les adultes, s'accompagne de symptômes de gêne, d'irritation, d'injection de la conjonctive. Les follicules ne sont plus en général limités à la paupière inférieure, on les voit aussi à la paupière supérieure, comme dans le trachome. Il s'agit le plus souvent de conjonctivite à allure aiguë, mais parfois l'affection peut traîner des mois et même des années, ce qui autorise à admettre une forme chronique.

La conjonctivite diplobacillaire ou pneumococcique peut revêtir la forme folliculaire, mais alors on constate dans la sécrétion le diplobacille ou le pneumocoque. Dans la conjonctivite aiguë folliculaire on ne constate aucun élément parasitaire ou microbien spécial.

Le traitement consistera en instillations de collyre au sulfate de cuivre (à 0,25 pour 10), de nitrate d'argent (0,10 pour 100), de cautérisation avec le crayon de sulfate de cuivre (à 50 pour 100) précédée d'une instillation de collyre d'adrénaline à 1 p. 1000 afin d'atténuer la douleur ; de sulfate de zinc à 1 pour 40 ; en applications de compresses oxycyanurées (0,10 pour 1000).

Les instillations de collyres, notamment ceux d'éserine et d'atropine plus ou moins longtemps continués peuvent déterminer une conjonctivite avec follicules, mais il s'agit alors de lésions artificielles spéciales.

### III. — CONJONCTIVITE GRANULEUSE. — Trachome. — Affection de nature infectieuse, probablement microbienne, plus fréquent chez les enfants et les adolescents que chez les adultes, très répandu dans certains pays et notamment en Égypte. La contagion paraît se faire non par l'air, mais directement par les mains, les linges, lavages. Toutes les irritations, la malpropreté, les poussières, les conditions anti-hygiéniques semblent le favoriser.

La conjonctive du tarse et des culs-de-sac est rouge, épaisse, rugueuse, hypertrophiée. Celle du tarse surtout est comme veloutée, recouverte de papilles, de petites élevures (hypertrophie papillaire). Entre ces excroissances papillomateuses apparaissent, à moins qu'elles ne soient cachées par elles, des granulations trachomateuses, grises, translucides, d'aspect gélatiniforme. On les a comparées à du frai de grenouille ou à des grains de sagou bouilli. Ces granulations siègent surtout dans les culs-de-sac. La conjonctive bulbaire est indemne, seulement injectée dans les cas graves. Soit parce qu'il est sensible à la lumière, soit parce que la paupière supérieure est recouverte de granulations, l'œil est moins ouvert que normalement.

La sécrétion est minime et lorsqu'elle prend une certaine importance elle est le fait d'infection surajoutée, le trachome ne revêtant jamais la forme d'ophtalmie purulente.

Les lésions de la cornée constituent la principale complication du trachome ; cette membrane s'altère en haut, elle devient intégrale, grisâtre, vasculaire. Ce *pannus trachomateux* reste ordinairement limité au segment supérieur de la cornée, mais dans les cas graves il progresse et envahit toute la cornée et se complique souvent d'iritis. Le pannus, lorsqu'il est superficiel, est susceptible de disparaître sans laisser de traces ; il n'en est pas de même lorsqu'il est profond et la vision est désormais compromise. Il en est ainsi en cas d'ulcérations de la cornée, ces ulcérations provenant soit du processus trachomateux (kératite trachomateuse), soit d'infections superposées.

Le trachome peut s'étendre aux voies et aux glandes lacrymales.

Cette forme de trachome liée aux complications cornéennes est de longue durée ; pendant des années le malade souffrent de leurs granulations et parfois violemment lorsque les lésions cornéennes s'accompagnent de photophobie. Pendant cette longue période s'accomplit la cicatrisation de la conjonctive ; c'est la terminaison du processus trachomateux. Et le plus souvent cette cicatrisation laisse après elle une déformation des paupières avec entropion de la paupière supérieure consécutive à la rétraction cicatricielle du tarse, de l'ectropion de la paupière inférieure par interposition entre la paupière et le globe oculaire de la conjonctive épaissie, un symblépharon postérieur dû à l'effacement des plis du cul-de-sac conjonctival par rétraction cicatricielle, et enfin le xérosis conjonctival qui détermine l'épidermisation et la sécheresse des tissus.

Le **pronostic** est très grave, car les complications cornéennes, très sérieuses par elles-mêmes et entretenues souvent encore par l'entropion, ne laissent qu'une vision très abaissée lorsqu'elles ne conduisent pas à la cécité les malheureux trachomateux, après les avoir tourmentés pendant de longues années.

Dans certains cas, la guérison s'effectue sans laisser de traces profondes, il s'agit alors de formes bénignes, ou de cas heureusement modifiés par le traitement, mais on ne peut guère compter sur cette terminaison favorable, car ce n'est pas la marche habituelle du trachome qui, au contraire, est une des causes principales de la cécité.

**Traitement.** — Il n'y a pas d'affection oculaire à laquelle la thérapeutique ait payé un aussi large tribut, et malgré tous les efforts les résultats sont plutôt médiocres. Le trachome et le décollement de la rétine sont l'opprobre de l'ophtalmologie.

Les cautérisations avec le nitrate d'argent et le sulfate de cuivre constituent la base du traitement.

Lorsque les symptômes ont un caractère aigu on cautérisera avec le nitrate d'argent :

Nitrate d'argent. . . . . . . . . . . . . . . . . . . 20 centigrammes.
Eau stérilisée et filtrée . . . . . . . . . . . . . . . 10 grammes.

Pendant les périodes de calme on modifiera l'hypertrophie conjonctivale par les cautérisations au sulfate de cuivre :

Glycérine . . . . . . . . . . . . . . . . . . . . . . 10 grammes.
Sulfate de cuivre . . . . . . . . . . . . . . . . . . 50 centigrammes.

Ces cautérisations seront continuées longtemps.

On fera en outre des lotions journalières avec la solution à l'oxycyanure de mercure :

Oxycyanure de mercure . . . . . . . . . . . . . . 10 centigrammes.
Eau stérilisée et filtrée. . . . . . . . . . . . . . . 500 grammes.

Dans les cas chroniques avec tendance à l'envahissement de la cornée, on interviendra chirurgicalement par les scarifications, le brossage, le curettage et l'expression du tissu trachomateux. Dans le cas de pannus rebelle et total, lorsque le trachome est désenflammé, desséché, on appliquera la poudre de jéquirity pendant deux à trois minutes. Le réaction consécutive prend une allure grave, mais la cornée se dépouille et devient transparente.

Dans les cas d'ulcérations de la cornée avec photophobie intense et blépharospasme on cautérisera les ulcérations au thermo-cautère et on fera de grands lavages oculaires avec les deux solutions suivantes chaudes qu'on alternera :

1° Permanganate de potasse. . . . . . . . . . . . . . 20 centigrammes.
Eau stérilisée et filtrée . . . . . . . . . . . . . . 1 litre.

2° Borate de soude. . . . . . . . . . . . . . . . : . . 10 grammes.
Acide salicylique . . . . : . . . . .... . . . . . 1 gr. 50
Eau stérilisée et filtrée . . . . . . . . . . . . . . 1 litre.

De plus, on soumettra les malades aux meilleures conditions hygiéniques.

IV. — CONJONCTIVITE PRINTANIÈRE. — **Catarrhe printanier.** — Affection peu fréquente qui atteint le plus souvent les enfants de 5 à 10 ans et dont l'étiologie est actuellement bien obscure. Après des phénomènes d'hyperémie et de vascularisation apparaissent, sur les conjonctives palpébrale et bulbaire, des végétations lardacées, aplaties, en pavage (fig. 125),

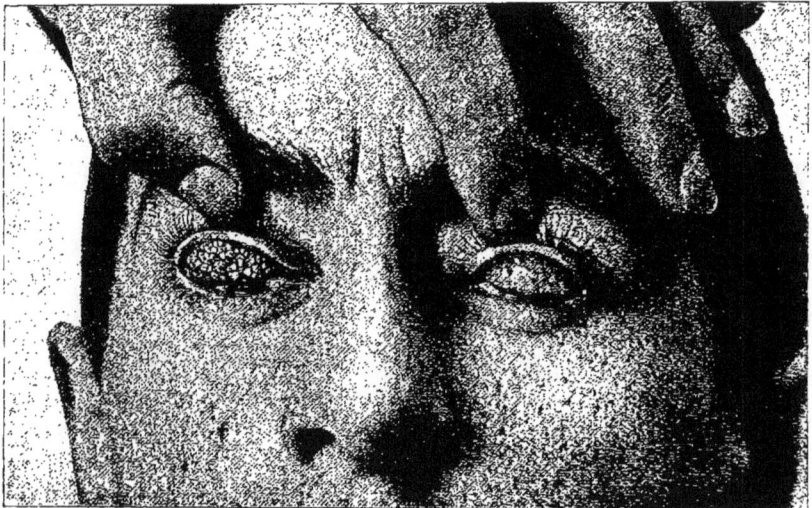

Fig. 125. — Conjonctivite printanière (Péchin).

souvent péricornéennes ou au niveau des tarses. La conjonctive peut être simplement épaissie et présenter une teinte laiteuse, opaline (fig. 126). Une forme habituelle consiste dans la présence d'éruptions phlycténoïdes sur le limbe conjonctival et d'un bourrelet proéminent plus ou moins large, rouge pâle, d'aspect gélatiniforme plus accentué dans l'espace interpalpébral. La sécrétion est insignifiante ou nulle et les malades ne se plaignent que d'une sensation de piqûres ou de brûlures dans les yeux. Les paupières supérieures sont un peu abaissées (faux ptosis).

Dans les formes anormales, les végétations peuvent devenir énormes ; c'est la forme végétante, papillomateuse.

La cornée reste intacte généralement, mais peut présenter un pannus vasculaire à la partie supérieure, formant un croissant.

Cette affection récidive souvent au printemps, s'atténue pendant le froid et disparaît à la longue et spontanément (fig. 127).

*Traitement.* — Tous les traitements locaux employés jusqu'à ce jour ont

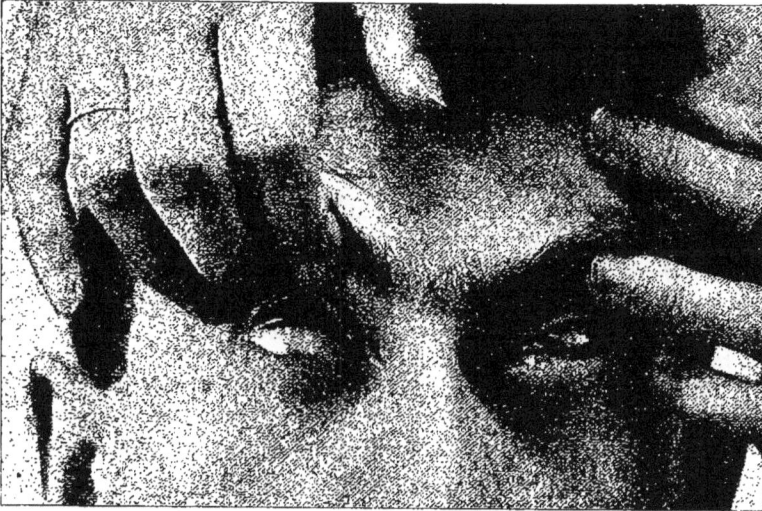

Fig. 126. — Conjonctivite printanière (Péchin). Malade de la figure 125.
Guérison spontanée au bout de 3 ans.

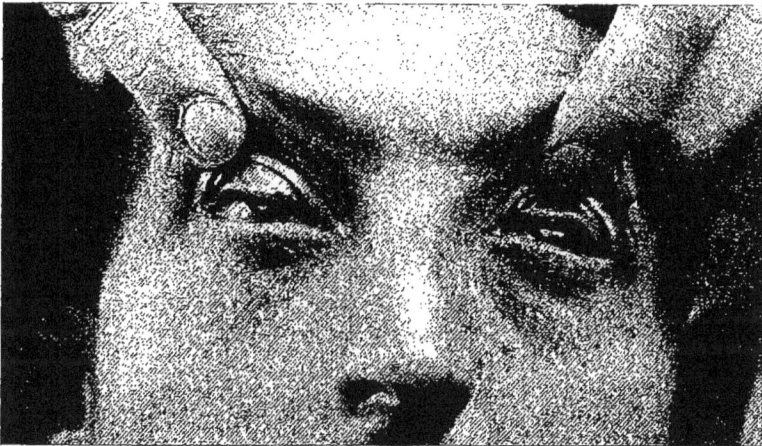

Fig. 127. — Conjonctivite printanière (Péchin).

eu peu de succès. Les lotions boriquées ou boratées, l'excision des végétations et la cautérisation au thermo-cautère sont indiquées.

Matin et soir on instillera quelques gouttes du collyre suivant :

Sulfate de zinc . . . . . . . . . . . . . . . . . . . 20 centigrammes.
Solution d'adrénaline à 1 p. 1000 . . . . . . . . . . 5 grammes.
Eau stérilisée et filtrée . . . . . . . . . . . . . . 15     —

On placera les malades dans les meilleures conditions d'hygiène.

V. — PEMPHIGUS DE LA CONJONCTIVE, *de la cornée, des paupières.*
— Le pemphigus oculaire est la manifestation dans l'œil et ses annexes d'une affection caractérisée par une éruption bulleuse et dont la nature et l'étiologie nous sont encore actuellement inconnues, mais se rattachant plus particulièrement à la forme de pemphigus chronique, pemphigus vrai.

La nature du pemphigus est ignorée et il est impossible actuellement de dire s'il s'agit d'infection ou d'un trouble nerveux, et, en particulier pour l'œil, d'une altération trophique de la conjonctive et de la cornée résultant d'une lésion de la branche ophtalmique du trijumeau et de ses ganglions.

Le pemphigus dit hystérique est loin d'être prouvé; lorsqu'on a pu surveiller les malades on a acquis la certitude que dans la plupart des cas il s'agissait de simulation et que les sujets avaient créé eux-mêmes les lésions.

Affection rare, survenant vers l'âge de 50 ans. Il s'agit en général de personnes débilitées, affaiblies, amaigries, dont l'état général est mauvais, en convalescence d'affections de nature infectieuse.

Les bulles de pemphigus se développent subitement et soulèvent l'épithélium conjonctival ou cornéen. Le développement rapide peut s'accompagner de rougeur, de larmoiement et de douleurs comme s'il s'agissait d'un traumatisme. Ces bulles sont arrondies ou ovalaires, forment des saillies transparentes ou jaunâtres, dépressibles, fluctuantes. La bulle crève et l'ulcération qui lui succède se répare et guérit en laissant une cicatrice blanche plus ou moins étoilée qui se rétrécit et tire sur la muqueuse voisine.

Les bulles se reproduisent par poussées à des intervalles plus ou moins longs, de telle sorte que la conjonctive devient cicatricielle, xérotique; les culs-de-sac se rétrécissent progressivement, disparaissent et les paupières sont immobilisées sur le globe par un symblaphéron.

La cornée est souvent atteinte primitivement par les bulles de pemphigus; elle peut l'être en dernier lieu lorsque le xérosis est total.

Le diagnostic est facile lorsqu'on voit les bulles se former ou que les malades en présentent sur d'autres régions; mais dans le pemphigus primaire de la conjonctive et surtout lorsque le symblaphéron est très avancé le diagnostic est difficile. Les bulles sont d'ailleurs très éphémères et souvent on ne constate que les ulcérations.

On soulagera les malades par des lotions aseptiques, afin d'empêcher une infection secondaire et l'on appliquera la pommade cocaïnée et iodoformée.

VI. — CONJONCTIVITE MORBILLEUSE. — La blépharo-conjonctivite morbilleuse est constante. Elle apparaît généralement avant l'éruption cutanée; elle l'accompagne ou la suit. N'apparaît jamais avant les symptômes généraux. Sa durée est habituellement courte, de quelques jours, mais elle peut se prolonger pendant 15 jours à 3 semaines.

Il s'agit le plus souvent d'un catarrhe aigu, avec sensation de gêne et photophobie. Le bord des paupières est rouge, érythémateux, les conjonctives bulbaire et palpébrale injectées. La sécrétion d'ailleurs très légère ne renferme aucun microbe spécifique.

Il est exceptionnel que la conjonctivite revête un caractère blennorréique ou diphtérique et que la cornée soit atteinte.

Mais à cela ne se bornent pas les accidents oculaires dans la rougeole. Pour ne parler que des complications blépharo-kérato-conjonctivales on doit signaler toutes les conjonctivites phlycténulaires, la conjonctivite staphylococcique, les abcès palpébraux, la suppuration des glandes de Meibomius. Ces complications sont tardives, s'observent au décours de la rougeole comme on les voit survenir aussi à la suite d'autres fièvres éruptives. Ces complications sont dues à des infections secondaires.

Le *pronostic* de la blépharo-conjonctivite morbilleuse proprement dite n'est pas grave. Il n'en est pas de même des complications; c'est à celles-ci que la vision doit d'être souvent diminuée par les taies qu'elles laissent comme reliquats.

*Traitement.* — Il consiste dans l'asepsie des bords palpébraux, de la conjonctivite et des fosses nasales.

VII. — CONJONCTIVITE VARIOLEUSE. — La variole peut déterminer des lésions vésiculeuses sur la conjonctive et la cornée. C'est l'ophtalmie variolique primitive.

Au décours de la variole des infections secondaires peuvent survenir et les affections oculaires primitives se compliquent. C'est l'ophtalmie post-variolique qui se développe par infection secondaire et qui détermine des lésions cornéennes, des ulcères serpigineux. Ces lésions secondaires sont tardives.

Le pronostic est toujours sérieux; autrefois l'ophtalmie variolique, tant par ses lésions primitives que par ses lésions secondaires, était une cause fréquente de cécité. Actuellement, grâce à la vaccine, ces ophtalmies sont moins nombreuses et elles sont moins graves chez les vaccinés.

Le traitement préventif est la vaccination. Une fois l'affection déclarée on surveillera les yeux et si les paupières sont gonflées on se servira d'écarteurs afin de bien se rendre compte des lésions et de faire des lotions aseptiques qui auront aussi pour but d'éviter les infections secondaires.

VIII. — LÉSIONS CONJONCTIVALES DANS L'ÉRYTHÈME POLYMORPHE. — Il est actuellement impossible de se prononcer sur la nature des lésions conjonctivales qui peuvent compliquer les manifestations cutanées décrites sous le nom d'érythème polymorphe. Sous cette dernière appellation on range, en effet, des faits disparates qui révèlent des causes multiples et notamment d'intoxications ou d'infections extrinsèques. Ces causes peuvent retentir sur le globe oculaire et déterminer des lésions fort graves.

Dans un cas d'érythème polymorphe succédant à une éruption purpurique chez une fillette de 17 ans hérédo-syphilitique, nous avons vu la cécité survenir à la suite d'une double irido-choroïdite à forme subaiguë. Pareils graves accidents peuvent se rencontrer dans d'autres infections qui se traduisent sur la peau par l'éruption dite érythème polymorphe. La conjonctive seule peut être lésée et alors il s'agit d'une simple injection conjonctivale ou de papules rosées ressemblant à des papules d'épisclérite, lésions en somme bénignes, car elles guérissent en quelques jours.

*Traitement.* — Lotions avec la solution suivante chaude :

Borate de soude. . . . . . . . . . . . . . . . . . . . . 5 grammes
Eau distillée de lavande . . . . . . . . . . . . . . . . 100 —

ACNÉ ROSÉ DE LA CONJONCTIVE. — C'est une complication oculaire qu'on peut trouver chez les sujets atteints d'acné, c'est-à-dire de lésions folliculaires de la peau et notamment à la face et qui ont pour substra-tum la séborrhée. Il s'agit surtout d'acnés congestives, de couperose. Cette affection ne doit pas être confondue avec la conjonctivite impétigineuse avec laquelle elle a une grande ressemblance. La cornée peut aussi être atteinte et cette kératite ressemble également à la kératite impétigineuse.

Le traitement local consistera en lotions boratées, en application de pommade à l'ichthyol à 5 pour 100. On fera en outre le traitement général.

PINGUICULA. — La pinguicula est une lésion de la conjonctive due à la multiplication, à l'épaississement des fibres élastiques et renfermant de la substance hyaline jaune qui donne sa couleur à la pinguicula. Ce n'est pas du tissu graisseux comme l'indique son nom (*pinguis*, graisse).

Son siège au niveau de la fente palpébrale donne à penser que la cause de cette modification conjonctivale est une irritation de la muqueuse par des influences atmosphériques, comme d'ailleurs le ptérygion qui, lui aussi, serait dû aux mêmes influences et ne serait qu'une complication de la pinguicula.

On l'observe habituellement après 40 ans et surtout chez les personnes âgées.

Tant que la lésion est restreinte il n'y a rien à faire; si elle a tendance à se transformer en ptérygion on doit l'enlever.

PTÉRYGION. — On désigne sous ce nom une membrane vasculaire, opaque, ayant la forme d'un repli triangulaire de la conjonctive bulbaire, repli qui ressemble par sa forme et ses stries à l'aile des hyménoptères (πτέρυξ, aile); le sommet du triangle est dirigé du côté de la cornée qu'il tend à envahir et la base s'étend au niveau de la conjonctive bulbaire.

Son siège est au niveau de la fente palpébrale; le plus souvent au côté interne, rarement au côté externe de la cornée. Les deux yeux peuvent être atteints; on en a même vu deux sur chaque œil, un externe, l'autre interne.

Le ptérygion est épais, rouge, vasculaire, se développe lentement et atteint la cornée sur laquelle il peut avancer jusqu'au centre (ptérygion progressif); ou bien il s'est arrêté dans son évolution (ptérygion stationnaire), et dans ce cas il est mince, pâle, presque sans vaisseaux et tendineux.

Pour peu que la pointe s'avance dans l'aire pupillaire la vision est compromise définitivement, car même après l'ablation il subsistera du tissu cicatriciel. Le ptérygion détermine souvent un état congestif de la conjonctive et une diminution de la mobilité du globe oculaire.

Les mêmes influences externes et indéterminées qui agissent sur la conjonctive bulbaire au niveau de la fente palpébrale pour déterminer la *pinguicula* interviennent, selon certains auteurs, pour créer le processus dégénératif qui va transformer la pinguicula en ptérygion. La pinguicula est une altération dystrophique, une dégénérescence hyaline sénile de la conjonctive bulbaire située dans une région très limitée au bord externe ou interne de la cornée. Aussi les sujets atteints de pinguicula comm de ptérygion sont-ils âgés et exposés aux vents et à la poussière. La pinguicula n'est que la période initiale du ptérygion, mais ce dernier n'est pas le terme nécessaire de l'évolution de la pinguicula. Cette étiologie et cette pathogénie ne sont pas admises généralement; ce n'est qu'une hypothèse. La nature du ptérygion est ignorée.

**Traitement.** — Excision et réunion avec soin des bords de la plaie afin d'éviter toute récidive. Le ptérygion est saisi vers son extrémité (col) avec une pince. On dissèque la tête en évitant de léser le tissu sain de la cornée; la membrane du ptérygion est séparée du tissu sous-jacent et réséquée à sa base. Les bords conjonctivaux seront saturés avec soin et, si la réunion se faisait avec quelque difficulté en raison de la largeur du ptérygion, on libérerait la conjonctive par des incisions. Opéré de bonne heure, le ptérygion laisse la cornée intacte et ne récidive pas. Dans certains cas exceptionnels, les récidives surviennent, quoi qu'on fasse, et peuvent amener la cécité (ptérygion malin).

**PSEUDO-PTÉRYGION.** — A la suite de certains processus inflammatoires de traumatisme, ou d'ulcération chronique superficielle de la cornée au niveau du limbe, des replis conjonctivaux peuvent simuler le vrai ptérygion. Ces faux ptérygions n'ont plus le siège habituel au niveau de la fente palpébrale; ils peuvent siéger sur n'importe quel côté de la cornée.

**Traitement.** — Excision.

**AFFECTIONS DE LA CARONCULE ET DU PLI SEMI-LUNAIRE.** — Indépendamment de la participation à toute conjonctivite la caroncule et le pli semi-lunaire sont souvent le siège d'une inflammation bien localisée (*conjonctivite angulaire*) due soit aux poussières, aux corps étrangers, aux frottements avec les doigts, soit au développement anormal des poils de la caroncule (*trichiasis caronculaire*), soit encore à un ectropion angulaire, soit à une ancienne conjonctivite.

Les observations de *phlegmons et furoncles* sont rares.

Les glandes sébacées ou acnéo-tubuleuses peuvent contenir des infarctus qui apparaissent comme des grains jaunâtres, de la cholestérine, des sels terreux (*encanthis calculeuse*).

Sous le nom d'**encanthis** (ἐν κανθός, angle oculaire) les anciens décrivaient les néoplasmes bénins et malins de cette région dans laquelle on a observé des *hypertrophies polypeuses ou papilaires*, le *fongus hématode* (encanthis fongueux) formé par un tissu cellulaire dense, parcouru par de nombreux vaisseaux sanguins et recouvert de plusieurs couches épithéliales; le sarcome (mélano-sarcome, fibro-sarcome, lymphosarcome); le dermoïde, l'angiome, le lymphangiome, le fibrolipome et enfin des tumeurs d'origine épithéliale : adénome, adéno-papillome et épithélioma.

Ces diverses tumeurs devront être enlevées aussitôt que possible.

*PÉCHIN.*

**CONJONCTIVE (TUMEURS).** — 1° **Polype.** — Petite tumeur molle, ayant parfois la consistance du tissu fibreux ou cartilagineux, pédiculée, à surface lisse ou granuleuse, mamelonnée, rouge, saignant facilement, de structure variable et presque toujours formée de tissu fibro-conjonctif analogue à celui des polypes des fosses nasales (petits fibromes), siégeant sur n'importe quel point de la conjonctive et principalement dans le fornix supérieur ou inférieur ou au niveau de la caroncule. Elle ne détermine que peu ou pas de gêne quand elle est petite, provoque du larmoiement quand elle est voisine des points lacrymaux. Généralement petite; assez grosse parfois pour faire saillie à travers les paupières.

Le diagnostic est facile, mais il faut penser que la tuberculose conjoncti-vale peut prendre cette forme polypeuse et en ce cas il y a de l'adénopathie correspondante. Le polype peut être aussi une néoformation due à la pré-sence d'un corps étranger.

*Traitement.* — Excision suivie de cautérisation au nitrate d'argent ou avec le thermocautère. Elle ne récidive pas après l'ablation.

2° **Granulome.** — V. Paupières, Tumeurs.

3° **Papillome.** — Tumeur due à l'hypertrophie du corps papillaire (tissu conjonctif et vaisseaux) et recouverte d'un épithélium normal. La structure est comparable à celle des verrues, ce qui ne signifie pas qu'il y ait iden-tité. Lorsque le revêtement épithélial prolifère, le papillome subit la trans-formation épithéliomateuse. De nombre et de volume variables les papil-lomes peuvent siéger en divers points de la conjonctive et former une crête saillante sur le bord libre (hypertrophie papillomateuse du derme). Il est rare que le papillome atteigne un grand développement; on l'a vu au niveau du limbe se transformer en épithéliome et envahir toute la cornée. Son développement ne s'accompagne pas de phénomènes d'inflammation chronique.

Il récidive facilement. On l'observe notamment chez les personnes âgées.

*Traitement.* — Excision et cautérisation ignée de la région d'implan-tation.

4° **Kystes séreux.** — Ces kystes, en général très petits, proviennent de l'évolution de l'épithélium introduit dans le feuillet moyen par un trauma-tisme quelconque (*kyste par inclusion*), ou bien se développent dans les glandes de Krause ou dans les dépressions épithéliales (glandes de Henle), ou encore dans toutes les néoformations glandulaires, sortes de digitations dans les tissus profonds de la conjonctive (*kyste glandulaire*). Un bourgeon aberrant de l'épithélium peut se développer tardivement (*kyste congénital*).

Ils siègent sur n'importe quelle région de la conjonctive, notamment dans les culs-de-sac, et se rencontrent surtout sur des conjonctives enflammées.

Le kyste glandulaire est transparent ou demi-transparent, il renferme de l'épithélium en voie de dégénérescence, des leucocytes, des globules rouges et parfois des granulations jaunâtres composées d'un détritus enkysté dû à la dégénérescence épithéliomateuse ou à la métamorphose des éléments sanguins et, dans certains cas, à des grains dégénérés d'actinomyces (*con-crétions, dacryolithes, lithiase, calculs de la conjonctive*). Il siège surtout dans le cul-de-sac inférieur et en dehors. Peut acquérir un volume assez gros.

Les kystes séreux dits *lymphatiques* (*angiectasie lymphatique, varicocèle lymphatique, varices lymphatiques*) ont une étiologie obscure. Ils se développent dans les vaisseaux et espaces lymphatiques de la conjonctive et notamment dans les capillaires, siègent sur la conjonctive bulbaire au voisinage de la cornée, à l'extrémité du diamètre horizontal. L'ectase lymphatique se présente sous divers aspects; tantôt il y a un réseau plus ou moins développé, s'étendant parfois à toute la conjonctive bulbaire dont le système lymphatique semble injecté, tantôt les poches kystiques sont bien distinctes, en nombre variable. Souvent il n'y a qu'un seul petit kyste.

Le *traitement* de ces kystes est l'ablation, ou l'écrasement avec une pince.

5° **Cysticerques.** — Le kyste conjonctival dû au cysticerque siège dans les culs-de-sac et le plus fréquemment aux angles. Son étiologie est celle de la ladrerie en général. On le trouve principalement chez les enfants et les personnes jeunes. Il représente l'état larvaire du tænia solium. La pénétration a lieu le plus souvent par l'intestin, puis par les vaisseaux sanguins. Dans certains cas on a cru pouvoir admettre la pénétration directement dans la conjonctive à la suite de traumatisme. Le kyste est composé d'une vésicule renfermée dans une capsule de tissu conjonctif qui s'est développée autour de l'animalcule. La conjonctive qui l'entoure est parcourue par des vaisseaux dilatés. Sa forme est sphérique ou ovalaire. Son volume varie de celui d'un pois à celui d'une noisette. Début insidieux et développement en général rapide. A la partie centrale du kyste on peut voir dans certains cas une tache jaune ou rose, pâle ou blanchâtre, due à la rétraction de la tête et du cou dans la vésicule caudale. Le kyste est ordinairement mobile sur les tissus sous-jacents; il peut adhérer à la sclérotique, à un muscle. Parfois complications inflammatoires si le kyste vient à suppurer. En général il n'y a pas de troubles fonctionnels; pour que ceux-ci apparaissent il faut un siège spécial d'un certain volume, dans ce cas on constate du ptosis et du strabisme.

*Traitement.* — Incision de la conjonctive et énucléation du kyste.

A signaler encore, dans la conjonctive, la *filaire* et le ver sous-conjonctival (*loa*) qui produisent plutôt une tuméfaction qu'un kyste.

6° **Dermoïdes de la cornée et de la conjonctive.** — Tumeurs congénitales dont la pathogénie est très controversée. Une partie de l'ectoderme qui devrait se transformer en muqueuse acquiert peu à peu la structure de la peau, parce que les paupières incomplètement formées ont laissé cette partie à découvert (Ryba). D'après Osborn, le dermoïde se développerait aux dépens du bourgeon ectodermique qui donne naissance au cristallin, sorte d'infection fœtale du feuillet externe du blastoderme (Remak). Gallenga est d'avis qu'il s'agit d'une greffe de la membrane nictitante ou troisième paupière. La théorie des adhérences avec formation d'un bourgeon mésodermique a été soutenue par Lannelongue et Vassaux. Pour Dareste la compression de l'amnios amène un arrêt de développement, et d'ailleurs Van Duyse soutient que les dermoïdes sont eux-mêmes des débris de brides amniotiques. Telles sont en très court résumé les diverses théories sur lesquelles je ne puis m'étendre davantage dans cet article.

On trouve dans ces tumeurs tous les éléments constitutifs de la peau (poils, glandes sébacées, follicules pileux, papilles dermiques, éléments de l'épiderme).

Les dermoïdes se présentent sous formes de brides libres ou adhérentes ou de petites tumeurs arrondies ou coniques ou plates, parfois pédiculées, d'un volume variable, de couleur blanche ou grise, jaunâtre ou brune, quelquefois rosée comme la conjonctive, jamais injectées ni vascularisées. Leur surface est lisse ou inégale, grenue, couverte de sillons entrecroisés analogues à ceux de la peau, exceptionnellement recouvertes de petites papilles. Leur siège d'élection est la partie externe et inférieure du limbe, envahissant plus ou moins la cornée et quelquefois adhérant à toute la surface de cette dernière membrane.

Ces tumeurs ou brides congénitales conservent leur volume primitif jusqu'à la puberté; à cette époque elles peuvent subir un accroissement et se couvrir de poils.

Exceptionnellement le tissu conjonctif se développe anormalement donnant lieu au *dermo-fibrome épibulbaire* (dermoïde congénital transformé).

Les *complications* oculaires fréquentes sont le colobome des paupières, de l'iris, de la choroïde, la microphtalmie, le lagophtalmos, les kystes du sourcil; du côté du crâne on a noté l'encéphalocèle et le céphalhématome. Enfin comme complications rares à signaler à la peau de la face, les verrues, les nævi, les malformations de l'oreille (repli de la conque, absence du conduit auditif externe) le bec-de-lièvre, le colobome des ailes du nez, la syndactylie.

Les dermoïdes sont des tumeurs bénignes. Le pronostic n'est grave qu'en cas de participation de la cornée à la tumeur.

*Traitement.* — Extirpation aussitôt que la tumeur gêne ou détermine des phénomènes inflammatoires. On fera l'abrasion en évitant d'entamer la cornée ou la sclérotique.

7° **Lipome et dermo-lipome sous-conjonctivaux.** — Ces tumeurs sont congénitales et, si elles ne sont pas toujours reconnues à la naissance, c'est qu'on ne peut les constater parfois qu'en écartant les paupières. Le siège de prédilection est le limbe; dans la région supéro-externe, entre les insertions du droit et du droit externe. On peut remarquer sur l'autre œil, en un emplacement symétrique, un espace jaunâtre, non saillant, qui représente la même lésion à l'état embryonnaire. Cette même constatation a lieu pour le dermo-épithéliome, elle témoigne de la congénitalité de ces tumeurs. Il s'agit, le plus souvent, d'un dermo-lipome, par inclusion sous la conjonctive d'éléments épidermiques, ou d'un lipome pur développé aux dépens du tissu graisseux sous-conjonctival. Mais le lipome pur est très rare; il ressemble au dermo-lipome; la conjonctive d'aspect d'ailleurs normal reste indépendante, alors qu'elle glisse mal sur le dermo-lipome et même lui est souvent adhérente.

Le dermo-lipome a un volume variable; il est de consistance molle, mobile sur sa base. Ses attributs épidermiques sont rudimentaires.

Habituellement petit à la naissance, il passe inaperçu, et c'est lorsqu'il a pris lentement et régulièrement un volume qui devient une cause de gêne ou de difformité que les parents consultent.

Les nævi des paupières et des régions voisines, le colobome palpébral, la cataracte, l'ectopie pupillaire ont été signalés comme lésions coexistantes.

*Traitement*. — Extirpation après incision de la conjonctive, puis fermeture avec points de suture. Avoir soin de ne pas trop poursuivre la tumeur en arrière.

8° **Angiome conjonctivo-palpébral.** — **Nævus vasculaire.** — Ces tumeurs congénitales sont dues à la dilatation et à la multiplication des réseaux capillaires et des vaisseaux afférents et efférents. Il s'agit d'une malformation locale du système vasculaire. Elles se divisent en angiomes artériels (tumeurs érectiles) et en angiomes veineux. L'angiome veineux est situé profondément, sous la peau. Il est formé de cavités veineuses soulevant légèrement la peau qui prend une teinte bleuâtre et fait une saillie dont on a peine à préciser les limites à la palpation. La tumeur peut se présenter sous la forme d'une masse molle, spongieuse, diffuse, incomplètement réductible (*angiome lipomateux*). L'angiome artériel est plus superficiel. Suivant qu'il existe ou non un réseau de travées conjonctivales circonscrivant un système de cavernes qui communiquent entre elles on a l'angiome caverneux ou l'angiome simple (télangiectasie, angiome plexiforme). La forme télangiectasique est congénitale; la forme caverneuse se produit dans l'enfance ou dans la jeunesse au niveau des petites taches rouges télangiectasiques. Cette transformation n'est pas constante. L'angiome peut n'apparaître qu'à l'âge de 4 à 5 ans.

Les *nævi vasculaires de la conjonctive* sont rares; ils proviennent généralement d'un angiome palpébral voisin qui s'est étendu. Ils siègent en n'importe quel point de la conjonctive, mais principalement au niveau de la caroncule. Ils apparaissent sous forme de petites taches noires, bleuâtres, violacées, rougeâtres, disséminées ou rassemblées, ou bien sous forme d'une grosse plaque saillante ou d'une tumeur arrondie, ovoïde, pédiculée, polypoïde ou mûriforme. De volume variable, ils sont réductibles à la compression et susceptibles d'augmenter sous l'influence de l'expiration; parfois assez gros pour faire saillie à travers la fente palpébrale. Les angiomes conjonctivo-palpébraux peuvent être séparés ou fusionnés.

Ils s'accompagnent parfois de varicosités des veines rétiniennes, de photophobie, d'hémorragies conjonctivales, d'épistaxis (le sang passant par les points lacrymaux), et enfin de télangiectasies palpébrales faciales, orbitaires, gingivales, buccales, palatines.

Bénins par eux-mêmes, ces nævi vasculaires conjonctivaux n'ont que l'inconvénient de provoquer une irritation de voisinage, une gêne pour l'occlusion des paupières ou pour la vision et d'être disgracieux, mais il ne faut pas oublier que les nævi érectiles ont un accroissement lent et progressif; aussi doit-on toujours intervenir afin de s'opposer à leur extension et surtout à la pénétration dans l'orbite. On a vu des cas où l'énucléation a été nécessaire par suite de récidives.

Le *nævus vasculaire palpébral* a son siège de prédilection dans la paupière supérieure.

Le volume est variable; parfois assez grand pour gêner le mouvement des paupières ou de l'œil.

La couleur change sous l'influence des cris, des efforts, de la position ou d'une excitation psychique.

La tumeur est érectile; elle donne dans certains cas la sensation de battements isochromes avec ceux du pouls.

Au début, l'angiome ne dépasse pas les dimensions d'une petite tache ou d'un bouton; parfois, le bord de la paupière est simplement gonflé (ne pas confondre avec un chalazion). Cet état reste quelquefois stationnaire et même disparaît. Dans la plupart des cas l'extension est rapide, la tumeur gagne toute la paupière et s'étend aux régions voisines et à l'orbite. La propagation orbitaire a lieu souvent entre le muscle releveur et la capsule orbitaire (V. TUMEURS DE L'ORBITE, ANGIOME).

Les *complications* de l'angiome palpébral ne se bornent pas à l'extension de l'angiome; ce dernier peut se modifier dans sa structure, devenir kystique ou pigmentaire, se couvrir de poils et de cils; enfin le derme et le tissu conjonctif s'hypertrophient parfois, constituent des tumeurs complexes, dégénèrent en cancer.

*Pronostic.* — Bénin lorsque l'angiome est très petit et reste stationnaire, ce qui est rare, le pronostic est sérieux lorsqu'il s'agit d'angiome de grandes dimensions, car outre la défiguration on a à craindre la marche envahissante, et la transformation en tumeur maligne. On a observé quelques guérisons par dégénérescence fibreuse qui peut survenir spontanément ou sous l'influence de poussées inflammatoires diverses.

*Diagnostic.* — Il n'y a aucune difficulté pour les angiomes superficiels. Pour les angiomes veineux sous-cutanés, profonds, les angiomes lipomateux, on évitera de les confondre avec des lipomes ou des kystes. L'angiome a une coloration bleuâtre, il varie de volume, il est réductible.

*Traitement.* — Pour les nævi vasculaires conjonctivaux on fera l'excision ou la ligature suivant les cas, avec au besoin quelques pointes de thermo-cautère. Ne pas faire d'injections de perchlorure de fer; c'est un procédé dangereux. Si l'angiome paraît intéresser la sclérotique et surtout s'il s'agit d'un angiome du limbe on fera soigneusement une cautérisation au thermo-cautère.

Bien que les nævi vasculaires puissent rester stationnaires tant sur la conjonctive que sur la peau il faut opérer de bonne heure, aussitôt qu'apparaît le nævus et quelque petit soit-il. C'est peu de chose à faire à ce moment et en quelques jours, quelques semaines, la situation sera le plus souvent toute différente. En rien de temps la lésion minime, insignifiante du début acquiert habituellement de notables proportions.

Pour les nævi vasculaires des paupières on doit abandonner les cautérisations ignées ou chimiques, la vaccination, la ligature, les injections coagulantes ou sclérogènes, l'ablation au bistouri. Toutes ces méthodes ont de graves inconvénients. Toutefois lorsqu'il s'agira de toutes petites télangiectasies des paupières, alors que le caustique ne risquera pas de fuser sur la conjonctive, on pourra se servir de l'acide nitrique ou encore du galvano ou thermo-cautère. L'excision n'aura aucun inconvénient lorsque le lambeau cutané à enlever sera minime. Toujours pour ces mêmes télangiectasies on pourra encore se borner à procéder comme s'il s'agissait d'un tatouage. Avec un faisceau d'aiguilles à tatouer on crible de petits trous la surface à soigner, puis on badigeonne avec une solution concentrée de tannin et l'on passe le crayon de nitrate d'argent, on saupoudre ensuite avec du tannin. Une petite escarre se forme, puis tombe en laissant une petite cicatrice rougeâtre qui devient plus tard blanchâtre et peu apparente. L'important est de se rappeler dans le choix de la méthode ou du procédé qu'il faut éviter les cicatrices rétractiles pouvant faire dévier le bord libre de la paupière et n'enlever un lambeau cutané qu'avec circonspection, de crainte de l'ectropion et de la lagophtalmie. Dans toute autre région on peut être prodigue de peau, mais en chirurgie palpébrale on doit en être avare.

Mais en dehors de ces cas exceptionnels on aura recours à l'intervention électrique (électrolyse, rayons X ou radium). Par cette méthode électrique on détermine une endartérite et une obstruction des capillaires par thrombose résultant de la destruction de leur endothélium. Au début, lorsque l'angiome est pour ainsi dire à l'état embryonnaire, la puncture électrolytique est tout indiquée. La guérison sera facile et parfaite.

A la campagne où le matériel électrique manque souvent, on pourra se servir d'une fine pointe de thermo-cautère. Mais, je le répète, à condition que l'angiome soit tout à fait minime, comme il l'est tout à fait à ses débuts. A ce moment le succès est facile à obtenir. Plus tard, il n'en est plus de même et bien vite l'angiome se sera étendu. On aura le choix entre l'électrolyse bipolaire, les rayons X et le radium. Pour les nævi plans formant des taches étendues, les rayons X et le radium ont donné des résultats remarquables, mais, en raison de la nocivité des rayons X pour l'œil, l'électrolyse bipolaire convient aux angiomes palpébraux.

Les aiguilles seront enfoncées non superficiellement, mais profondément, afin de déterminer une endartérite dans les vaisseaux profonds. On se sert d'une batterie à courants continus de 18 éléments, pourvue d'un galvanomètre et d'un collecteur ou d'un rhéostat. On fait passer pendant un court instant, une minute environ, un courant de 40 à 50 milliampères. Une ou deux séances par semaine et chaque fois 3 à 4 piqûres.

A rapprocher de ces tumeurs l'*hémato-lymphangiome* signalé par Baudry et Carrière. Il est constitué par des cavités tapissées par un endothélium renfermant les unes du sang, les autres une substance granuleuse qui rappelle la lymphe. Il s'agit de néoformations sanguines et lymphatiques. A rapprocher également des angiomes *les varices de la conjonctive et des paupières*, dilatations pathologiques et permanentes des veines qui peuvent présenter avec l'angiome une grande ressemblance.

9° **Ostéome sous-conjonctival.** — Tumeur conjonctivale, due à un trouble de développement du feuillet moyen. D'un volume variant d'un pois à une noisette, cette tumeur est convexe à sa surface libre, concave du côté de la sclérotique sur laquelle elle s'applique sans adhérer. Siège le plus souvent en haut et en dehors. Elle est formée d'un tissu cellulaire très épais renfermant du tissu osseux.

La conjonctive, la sclérotique et les membranes internes sont intactes.

Ne pas confondre l'ostéome congénital avec l'enkystement sous-conjonctival d'un fragment osseux à la suite d'un traumatisme (fracture de la paroi orbitaire).

10° **Tumeurs conjonctivales épibulbaires malignes.** — *Sarcomes.* —

Tumeurs nées dans le tissu cellulaire sous-conjonctival, composées de cellules fusiformes et rondes auxquelles s'ajoutent le plus souvent des éléments épithéliomateux (épithélio-sarcome, fig. 128, ou tumeur sarcomateuse à forme alvéolaire).

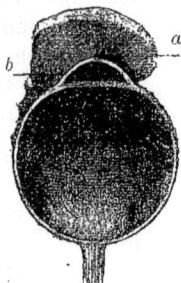

La coloration noire (sarcome mélanique) tient à la présence dans les cellules de granulations pigmentaires noirâtres, pigment spécial, mélanine (mélanose vraie), ou à la matière colorante du sang (mélanose hématique).

Ces tumeurs siègent principalement vers le limbe, contractent des adhérences avec les tissus sous-jacents, mais les pénètrent rarement. Aussi sont-elles d'une bénignité relative.

Fig. 128. — Coupe antéro-postérieure de l'œil gauche, suivant le méridien horizontal; *ab*, épithélio-sarcome adhérent à la partie externe de la cornée et à la conjonctive adjacente (Panas).

*Traitement.* — Ablation dès le début et cautérisation au thermo-cautère de la surface d'implantation.

11° Sous les noms de **lentigo malin des vieillards, mélanose conjonctivale, mélanose en taches progressives des paupières**, on désigne des néoformations qui se rapprochent des sarcomes mélaniques. Elles proviennent souvent de la transformation d'un nævus pigmentaire. On les rencontre sur les conjonctives bulbaire et palpébrale et la peau des paupières. Sur la peau elles apparaissent sous la forme de petits boutons noirs (grains de millet noirs) ou de plaques noires de petites dimensions mal limitées. La peau est sèche, écailleuse, paraît avoir été touchée avec du nitrate d'argent. Sur la conjonctive elles déterminent des taches noirâtres, bleuâtres. Comme les cancroïdes des vieillards, ces tumeurs peuvent rester longtemps stationnaires sans déterminer d'accidents. La transformation en mélano-sarcome est à craindre. On cite même des cas où la généralisation s'est faite aux organes internes et a amené la mort. Le mieux est de n'y pas toucher.

12° **Épithéliome de la conjonctive bulbaire** (fig. 129). — Tumeur due à la prolifération des éléments épithéliaux (tumeur ectodermique), provenant parfois d'un nævus pigmentaire. Elle est généralement petite, mamelonnée, verruqueuse, rouge noirâtre, pouvant, comme les sarcomes, renfermer un pigment spécial ou les éléments de la matière colorante du sang, à surface plus large que la base, celle-ci se limitant parfois à un pédicule qui part du limbe. Cette région limbaire est un siège de prédilection, de là la tumeur s'étend sur les parties voisines, elle peut même entourer complètement l'œil (tumeur péribulbaire).

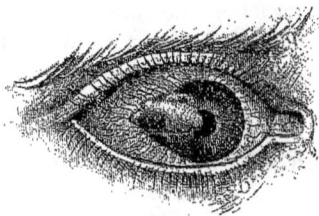

Fig. 129.
Epithélioma mélanique du limbe (Panas).

Exceptionnellement elle est plane et squameuse ou revêt l'aspect d'un ermoïde.

La cornée reste souvent indemne, comme la sclérotique d'ailleurs; tout au plus l'épithélium peut-il être altéré ou recouvert d'une substance blanche, crayeuse, écailleuse; mais elle peut être infiltrée, dissociée par les cellules néoplasiques qui pénètrent par le limbe et désorganisent le segment antérieur de l'œil, l'orbite, les ganglions. C'est la forme grave, térébrante, envahissante. Aussi devra-t-on de bonne heure enlever la tumeur et cautériser profondément sa base d'implantation.

*Épithéliome de la conjonctive palpébrale.* — V. TUMEURS DES PAUPIÈRES.

13° **Dermo-épithéliome.** — C'est un fibro-épithéliome (Parinaud) qu'on rencontre chez les jeunes sujets, vraisemblablement congénital parce qu'on a constaté presque toujours à la naissance la petite tache jaune ou rougeâtre par laquelle il a débuté, d'un pronostic bénin comme le dermoïde dont il se rapproche et malgré les analogies histologiques que ce néoplasme présente avec l'épithélioma. Il a la forme d'un épaississement de la conjonctive, parfois d'une masse charnue, se développant sur les bords plutôt que vers le centre, un peu transparente, de couleur variable suivant la vascularisation, mais plutôt jaune clair, chamois. Il siège au niveau de la fente palpébrale, surtout du côté interne. Lorsqu'il est sur le bord scléro-cornéen la cornée est saine, non infiltrée. Parfois il est bien développé sur un œil, alors que sur l'autre on ne constate qu'une petite tache de début.

Le caractère bénin ressort de son évolution, mais le diagnostic certain ne peut être établi que par l'examen anatomique. La saillie peut être granulée, lobulée, mais elle ne présente jamais d'ulcérations profondes; elle est mobile sur la sclérotique. On décrit parfois cette affection sous le nom de nævus non pigmentaire. C'est une mauvaise appellation qui ne peut que créer de la confusion; gardons le terme de dermo-épithéliome que lui a donné Parinaud qui a fait la première description.

L'ablation assure la guérison définitive.

14° **Lymphadénome.** — Tumeur rare ayant l'aspect d'un ptérygion charnu. Se développe chez les leucocythémiques.

15° **Nævi pigmentaires. Pigmentation conjonctivo-palpébrale.** — Chez les personnes brunes notamment on peut observer des taches noirâtres, brunes, foncées, sur le limbe ou sur la conjonctive bulbaire et palpébrale et aussi sur la peau des paupières. Les bords palpébraux sont parfois hypertrophiés. Le limbe peut être pigmenté sur tout son trajet. Il s'agit ou bien de pigmentation simple ou d'éphélides (taches de rousseur), ou bien de lintigines (signes ou grains de beauté). Dans le premier cas les taches pigmentaires sont dues à un simple vice d'évolution; dans le second il s'agit de véritables nævi pigmentaires de structure analogue à celle des nævi mous de la peau. Ces nævi pigmentaires ne se présentent pas toujours sous la forme de petites taches, ils peuvent s'étendre largement, envahir les sourcils, le front, le cuir chevelu et se compliquer de dermoïde de la conjonctive et de la cornée. Petites, isolées, ces taches sont ordinairement immuables et sont considérées alors comme des lésions conjonctivales ou dermiques insignifiantes, mais parfois sous l'influence d'irritations banales, de traitements intempestifs ou même spontanément il se produit une activité pigmentaire anormale, de nature maligne. Cette transformation revêt l'aspect de la mélanose conjonctivale ou palpébrale, du lentigo malin des vieillards, ou du sarcome alvéolaire mélanique palpébral, et elle apparaît tardivement, au bout de 20, 30 et même 40 ans de quiétude parfaite. Pendant ces longs intervalles les taches peuvent présenter des alternatives d'augmentation et de régression spontanée.

La bénignité et l'insignifiance du début contrastent dans quelques cas avec la malignité extrême de ce cancer mélanique tardif qui peut détruire l'œil et causer la mort par généralisation.

*Traitement.* — On doit s'abstenir de traiter les taches mélaniques, car la moindre irritation peut les aider à se transformer en tumeur maligne. Si celle-ci se développe on aura recours à l'ablation chirurgicale au bistouri ou la cautérisation au thermo ou galvano-cautère, soit que ces méthodes soient appliquées simultanément ou séparément. La radiothérapie est une nouvelle méthode de traitement qui a donné des succès.

De larges plaques de nævi pigmentaires des paupières s'étendant aux régions voisines ont pu être enlevées et traitées par l'autoplastie avec succès. La nature intime de ces larges nævi est probablement différente de celle des petites taches qu'on ne peut toucher sans risquer de les transformer en tumeur maligne.                                        *PÉCHIN.*

**CONJONCTIVITES.** — On peut actuellement diviser les conjonctivites en conjonctivites aiguës spécifiques : *conjonctivite catarrhale (bacille de Weecks)* ; *conjonctivite subaiguë diplobacillaire* (diplobacille) ; *conjonctivite blennorragique* (gonocoque) ; *conjonctivite diphtérique* (bacille de Klebs et Lœffler), etc., et en conjonctivites non spécifiques, c'est-à-dire qui relèvent d'agents microbiens en tant que ceux-ci agissent dans des conditions spéciales, déterminées ; telles sont les *conjonctivites à streptocoques, à staphylocoques, à pneumocoques* ; et en conjonctivites chroniques : *catarrhe printanier, trachome, conjonctivite folliculaire.*

L'ancien groupement des conjonctivites pseudo-membraneuses n'a plus de raison d'être maintenant, car la fausse membrane que l'on peut trouver dans presque toutes les variétés de conjonctivites devient ainsi un élément banal, insuffisant pour établir une classification.

A. — CONJONCTIVITES DU NOUVEAU-NÉ. — V. c. m. et BLENNORRAGIE OCULAIRE.

B. — CONJONCTIVITE A BACILLE DE WEECKS. — **Conjonctivite aiguë contagieuse.** — Elle est due au *bacille de Weecks.* Elle est contagieuse, et donne naissance à des épidémies de quartiers, de maisons, d'écoles, de crèches. D'abord unilatérale elle devient bilatérale au bout de quelques jours. Les symptômes sont légers : agglutinement des paupières le matin au réveil, peu de sécrétion, qu'on aperçoit en développant le cul-de-sac inférieur, sous forme de filaments blanc jaunâtre. La conjonctivite bulbaire est hyperémiée, ecchymotique par places. Pas ou peu de douleurs, légère photophobie ; en somme les signes réactionnels sont presque nuls, et c'est pourquoi, lorsque l'hyperémie est légère, la conjonctivite peut passer inaperçue, et fait courir d'autant plus de danger qu'elle est méconnue et non traitée.

Telle est la forme bénigne. Mais il y a aussi une forme grave avec phlycènes conjonctivales, infiltrations nodulaires, ulcérations cornéennes et hypopyon, chémosis, sécrétion abondante et œdème des paupières. Cette forme grave est la moins commune, aussi l'examen microscopique devient-il nécessaire pour la reconnaître. Elle revêt parfois la forme pseudo-membraneuse (l'exsudat s'enlève facilement) ; les paupières sont alors très gonflées.

Le **pronostic** est plutôt bénin puisque l'affection ne se prolonge pas habituellement au delà d'une quinzaine de jours, qu'elle guérit sans laisser de traces, que la forme grave avec complication cornéenne n'est pas ordinaire et que l'iritis est rare ; mais on ne doit pas oublier que la forme légère bénigne peut donner naissance à la forme grave et qu'il y a lieu par conséquent de la soigner dès le début.

**Diagnostic.** — En général facile. L'hyperémie bulbaire, le larmoiement, l'absence ou la petite quantité de sécrétion, l'absence également de signes réactionnels, et, dans les cas douteux, l'examen microscopique qui montre de très petits bâtonnets cylindriques avec extrémités arrondies, libres ou inclus dans les cellules (bacille de Weeks), font reconnaître aisément la nature de la conjonctivite.

**Traitement.** — Le traitement prophylactique est très important. On surveillera les écoles, les crèches.

Une fois la conjonctivite déclarée sur un œil, on soignera l'autre préventivement par les lotions au borate de soude à 1 pour 100 et des instillations de collyre de sulfate de zinc à 2,50 pour 100.

Sulfate de zinc . . . . . . . . . . . . . . . . . . . . . 25 centigr.
Eau distillée . . . . . . . . . . . . . . . . . . . . . . 10 grammes.

Instiller 2-3 fois par jour un collyre à l'argyrol.

Argyrol. . . . . . . . . . . . . . . . . . . . . . . . . 20 centigr.
Eau distillée. . . . . . . . . . . . . . . . . . . . . . 10 grammes.

Et au besoin cautériser de temps en temps avec une solution de nitrate d'argent à 1,50 pour 100.

On fera chaque jour de fréquents lavages sur l'œil malade avec la solution boratée à 1 pour 100, chaude.

Borate de soude . . . . . . . . . . . . . . . . . . . . 5 grammes.
Eau de laurier-cerise . . . . . . . . . . . . . . . . . . 10    —
Eau stérilisée et filtrée . . . . . . . . . . . . . . . . 500    —

ou :

Acide borique. . . . . . . . . . . . . . . . . . . . . . 20 grammes.
Eau distillée de lavande . . . . . . . . . . . . . . . . 500    —

Et matin et soir on appliquera, pendant une demi-heure environ, sur les paupières des rondelles d'ouate hydrophile imbibées de cette solution chaude.

En cas de complications cornéennes on introduira le soir entre les paupières un peu de la pommade suivante :

Argyrol . . . . . . . . . . . . . . . . . . . . . . . . 1 gramme.
Vaseline. . . . . . . . . . . . . . . . . . . . . . . . }
Lanoline. . . . . . . . . . . . . . . . . . . . . . . . } āā 5 grammes.

Dans cette conjonctivite, comme d'ailleurs dans n'importe laquelle, on ne doit jamais faire de pansement occlusif ; les verres fumés ou bleutés, ou bien un lambeau flottant noir doublé à l'intérieur d'un tissu blanc qu'on change dès qu'il est maculé, suffisent à mettre l'œil à l'abri de la lumière.

**C. — CONJONCTIVITE SUBAIGUE OU DIPLOBACILLAIRE.** — Comme la précédente elle a une allure bénigne ; les paupières sont agglutinées le matin au réveil ; la conjonctive est faiblement injectée, soit dans toute son étendue, soit aux angles interne ou externe (*conjonctivite angulaire*), la sécrétion légère apparaît au niveau de la caroncule ; un peu de larmoiement, parfois un léger œdème du bord ciliaire, une certaine lourdeur des paupières le soir, une rougeur érythémateuse des commissures ou des bords libres des paupières, tels sont les symptômes habituels. Les complications cornéennes et iriennes avec ou sans hypopyon sont exceptionnelles.

Unilatérale d'abord, la conjonctivite ne tarde pas à devenir bilatérale.

Elle est contagieuse et due à un diplobacille formé par deux éléments séparés par un espace clair central. On rencontre fréquemment des chaînettes de 2 à 3 diplobacilles.

Abandonnée à elle-même, elle peut durer des semaines et des mois, mais le traitement en a facilement raison.

**Traitement.** — On lotionnera les yeux matin et soir avec la solution suivante, chaude :

| | |
|---|---|
| Borate de soude . . . . . . . . . . . . . . . . . . . . | 5 grammes. |
| Eau de laurier-cerise. . . . . . . . . . . . . . . . . . | 10 — |
| Eau distillée de lavande. . . . . . . . . . . . . . . | 500 — |

ou encore avec :

| | |
|---|---|
| Acide salicylique. . . . . . . . . . . . . . . . . . . . | 50 centigr. |
| Acide borique . . . . . . . . . . . . . . . . . . . . . | 20 grammes. |
| Eau stérilisée et filtrée. . . . . . . . . . . . . . . . | 1 litre. |

Couper ces solutions de moitié eau bouillie chaude.

Et deux fois par jour on instillera quelques gouttes du collyre suivant :

| | |
|---|---|
| Sulfate de zinc. . . . . . . . . . . . . . . . . . . . . | 20 centigr. |
| Eau de laurier-cerise . . . . . . . . . . . . . . . . . | 2 grammes. |
| Eau stérilisée et filtrée. . . . . . . . . . . . . . . . | 3 — |

**D. — CONJONCTIVITE GONOCOCCIQUE. — V. Blennorragie oculaire.**

**E. — CONJONCTIVITE DIPHTÉRIQUE.** — La diphtérie de la conjonctive est analogue à la diphtérie des autres muqueuses. C'est le type de la conjonctivite pseudo-membraneuse ; pourtant la fausse membrane n'est pas indispensable. Sourdille a observé la forme catarrhale. Elle peut coïncider avec d'autres lésions diphtériques ou exister seule (V. Diphtérie).

Les paupières supérieures sont gonflées, rouges, chaudes, dures. Sur la conjonctive on constate des plaques grises, jaunâtres, qui s'infiltrent et dont les dimensions sont variables ; cette infiltration disparaît lorsque le processus n'a pas amené la nécrose des tissus ; dans ce cas les parties nécrosées s'éliminent et la réparation se fait par la production de bourgeons charnus. Les plaques d'infiltration sont superficielles ou profondes, discrètes ou répandues sur toute la surface conjonctivale. Au début la sécrétion est fluide, séreuse ; plus tard elle devient purulente. La cornée s'infiltre à son tour et, de plus, lorsque les fausses membranes l'enserrent, sa vitalité est compromise ; aussi dans les cas graves on observe des suppurations cornéennes qui compromettent à jamais la vision.

La diphtérie oculaire peut être bénigne (formes atténuées), la sécrétion est légère, séro-purulente ou simplement séreuse. Les fausses membranes sont très minces, très superficielles, elles peuvent même faire complètement défaut. Malgré cette bénignité apparente, les complications cornéennes sont possibles.

**Diagnostic.** — Le milieu dans lequel se trouve le malade, son état général et surtout les complications diphtéritiques, sont les éléments ordinaires du diagnostic qu'on ne saurait poser d'après les seules lésions oculaires. L'examen bactériologique est nécessaire pour avoir la certitude.

**Traitement.** — Le traitement général prime le traitement local qui devient secondaire. On isolera le malade et, aussitôt que possible, on fera dans la peau du flanc, ou au niveau des fausses côtes, une injection de sérum antidiphtérique de 20 centimètres cubes. On se basera sur le pouls et la température pour savoir si l'injection pourra être renouvelée les jours suivants. Ces injections seront de 10 à 20 centimètres cubes pendant 3 ou 4 jours.

On évitera les caustiques, le nitrate d'argent surtout. L'œil sera recouvert de rondelles d'ouate hydrophile imbibée de la solution boratée *chaude*.

> Borate de soude. . . . . . . . . . . . . . . . . . . . . 10 grammes.
> Eau distillée de lavande. . . . . . . . . . . . . . . . 1 litre.

Cette solution servira à faire des lavages aussi fréquents que l'indiquera l'abondance de la sécrétion.

Plusieurs fois par jour on introduira sous les paupières un peu de pommade boriquée, et l'on instillera du sérum.

Et, si un seul œil est atteint, on protégera l'autre œil par un pansement occlusif avec ouverture fermée par un verre.

F. — CONJONCTIVITE AIGUE PAR LE BACILLE DE PFEIFFER. — On a observé une conjonctivite aiguë, bénigne, sans lésions cornéennes, à évolution rapide (quelques jours de durée) surtout chez les enfants et les nourrissons. Elle peut atteindre les adultes. Elle est due au bacille de Pfeiffer qu'on trouve dans la sécrétion. Cette conjonctivite n'est pas contagieuse.

Les paupières sont un peu gonflées, la conjonctive bulbaire injectée. La sécrétion est abondante. La cornée reste habituellement indemne, mais elle peut être atteinte et même gravement.

**Pronostic.** — Habituellement bénin il devient sérieux dans les cas de kératite.

**Traitement.** — Lotions avec la solution boratée à 1 pour 100 et instillations de collyre au sulfate de zinc à 0,25 pour 10. En cas de complications cornéennes, collyre à l'atropine et pommade iodoformée.

G. — CONJONCTIVITE STREPTOCOCCIQUE. — Se développe chez les malades atteints d'une affection lacrymale, d'où son nom de **Conjonctivite lacrymale à streptocoques** (Parinaud). Presque toujours unilatérale. Elle accompagne les poussées inflammatoires dans les rétrécissements des voies lacrymales, et dans les affections de ces voies lacrymales dues à des ulcérations de la muqueuse des fosses nasales et de leurs annexes. Au niveau de ces ulcérations séjournent et se cultivent des streptocoques dont la virulence augmente sous l'influence d'une perturbation quelconque de la santé. Il s'agit d'une lésion nasale chronique à laquelle s'ajoute fréquemment une infection produite par l'introduction des doigts dans le nez. La conjonctivite apparaît au cours d'une poussée de péricystite; l'affection lacrymale est toujours antérieure. C'est l'extension à la conjonctive d'un processus inflammatoire atteignant simultanément le canal nasal et le sac lacrymal. La conjonctive est très injectée, rouge sombre, violacée; l'hyperémie est profonde comme dans le cercle périkératique de l'iritis. La conjonctive est épaissie. La sécrétion est peu abondante, muco-purulente, elle renferme toujours quelques chaînettes de streptocoques. Les paupières sont peu gonflées.

Il est rare dans cette forme, chez les adultes anciens lacrymaux, que la cornée soit atteinte. Et même sans lésion cornéenne l'iritis n'est pas rare, mais elle n'est pas grave, elle se termine habituellement par quelques dépôts pigmentaires sur la cristalloïde antérieure.

L'adénopathie et quelques troubles généraux (fièvre, frisson, inappétence) parfois des manifestations du côté des articulations montrent que l'affection est sérieuse, comme l'est toujours d'ailleurs l'infection streptococcique. En tous cas, ici, le pronostic est plutôt bénin.

La guérison arrive vers la fin du second septennaire, et la crise de péricystite et de conjonctivite étant passée, l'état lacrymal antérieur persiste. C'est lui qu'il faudra soigner afin d'éviter des rechutes. Cette infection streptococcique peut donner lieu à l'érysipèle de la face, à la phlébite sinusienne, à la méningite lorsqu'elle atteint à la fois son maximum d'extension et de gravité, ou seulement à la conjonctivite streptococcique, encore appelée pour cette raison *érysipèle de la conjonctive.*

Cette conjonctivite s'observe également chez les enfants et plus particulièrement dans le décours des maladies éruptives, de la coqueluche, des oreillons, des éruptions impétigineuses; mais chez eux, elle prend souvent une toute autre allure que chez les adultes. L'impétigo de la face et du cuir chevelu s'accompagne très fréquemment d'une lésion oculaire appelée kérato-conjonctivite. En sont atteints la majeure partie des enfants qui forment la clientèle de nos dispensaires. C'est moins une conjonctivite qu'une lésion éruptive, une streptococcie superficielle dont le danger est d'être susceptible de se généraliser, et non une scrofulide exsudative. La conjonctive bulbaire est rouge, chémotique, sécrète un pus grisâtre, épais, parfois recouverte d'un léger enduit pseudo-membraneux. La pseudo-membrane est surtout épaisse sur la conjonctive tarsienne et donne une apparence de conjonctivite diphtéritique. Les paupières sont œdématiées, rouges; elles prennent parfois l'aspect en coquille tel qu'on le voit dans certaines conjonctivites diphtéritiques ou gonococciques graves.

Les cornées peuvent être prises, et dans ce cas on doit insister sur la gravité de cette kératite streptococcique qui marche dans certains cas assez rapidement pour qu'une perforation puisse se faire en quelques heures en dépit de tout traitement. L'agent infectieux peut être tellement virulent qu'à la perforation succède une panophtalmie. Le pronostic est grave, car l'affection oculaire s'accompagne de phénomènes généraux (fièvre, frissons, grand abattement). Des complications broncho-pulmonaires sont possibles, et même une infection généralisée par septicémie. Chez ces enfants, on peut voir la streptococcie débuter par un érysipèle des paupières ou de la face.

Le diagnostic sera quelquefois difficile avec la conjonctivite diphtéritique. On ne pourra être affirmatif qu'après un examen bactériologique.

**Traitement.** — Chez les adultes atteints d'une poussée de péricystite on lotionnera l'œil plusieurs fois par jour avec la solution à l'oxycyanure :

> Oxycyanure d'hydrargyre. . . . . . . . . . . . . . .   10 centigrammes.
> Eau stérilisée et filtrée, . . . . . . . . . . . . . .   500 grammes.

ou bien avec :

> Sublimé. . . . . . . . . . . . . . . . . . . . . . .   0,10 centigrammes.
> Eau distillée et filtrée . . . . . . . . . . . . . . .   300 grammes.
> Une grande cuillerée pour un verre d'eau tiède bouillie et filtrée.

On instillera le collyre de cocaïne à 2 pour 100 en cas de complication irienne.

Après la guérison ou au déclin de l'affection on cathétérisera les voies lacrymales et on fera des injections avec une solution de sublimé à 1 pour 10 000.

Lotions fréquentes avec la solution de sublimé comme plus haut. On pourra même, si l'amélioration ne se produit pas rapidement, instiller un collyre de sublimé à 1 pour 1000 en ayant soin de faire précéder et suivre cette instillation qui est doulou-reuse d'une instillation de cocaïne à 2 pour 100.

On veillera attentive-ment sur la cornée et à la moindre atteinte on instillera le nitrate d'argent à 2 pour 100. Dès le début on cautérisera chaque jour les fosses nasales avec un pin-

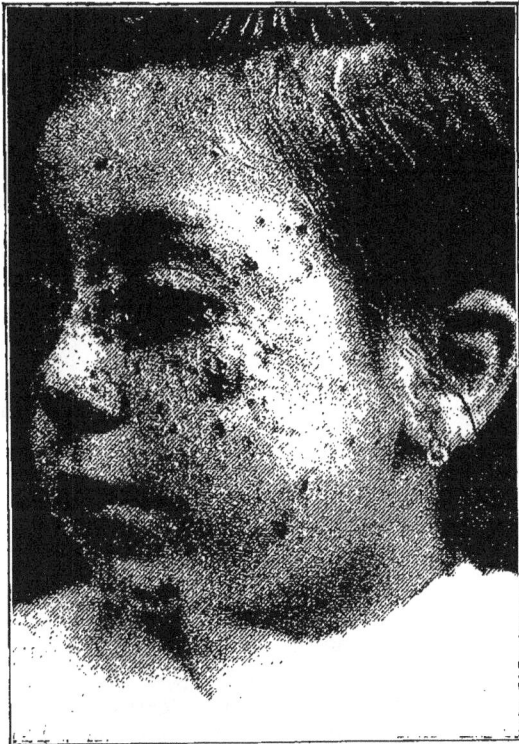

Fig. 130. — Conjonctivite impétigineuse.

ceau d'ouate hydrophile trempée dans la solution nitratée à 2 pour 100.

Comme traitement prophylactique on fera ces lavages oculaires et surtout les cautérisations des fosses nasales au cours des fièvres éruptives et dans les oreillons.

H. — CONJONCTIVITE PNEUMOCOCCIQUE. — La provenance du pneumocoque qui caractérise la sécrétion de cette variété de conjonctivite n'est pas établie, et l'on ne sait s'il s'agit d'une auto-infection, ou d'une exaltation de virulence d'un pneumocoque saprophyte sous l'influence de causes non déterminées, ou encore d'une infection d'origine exogène. Dans un cas de Hallé la sécrétion oculaire renfermait le pneumocoque Talamon-Fraenkel et provenait de la projection de pus au visage lors de l'ouverture d'un empyème.

Apparaît à tous les âges, mais est fréquente chez les nouveau-nés.

Elle débute par du larmoiement, les conjonctives sont presque saines, en tout cas il y a peu de réaction, les paupières et les cils sont collés par une sécrétion légère qui s'amasse dans l'angle interne. Elle coïncide avec une obstruction des voies lacrymales qui relève d'une inflammation analogue de la muqueuse nasale. Elle diffère par conséquent de la dacryocystite à forme atténuée que j'ai décrite (V. DACRYOCYSTITE CONGÉNITALE) et qui, elle, est due à la persistance des déchets épithéliaux dans les voies lacrymales. Les modalités cliniques varient avec les âges, mais d'une manière générale l'œil est sale et larmoyant.

Cette conjonctivite est très tenace, en raison sans doute de l'obstruction des voies lacrymales.

On lotionnera l'œil fréquemment avec la solution suivante, tiède :

Borate de soude. . . . . . . . . . . . . . . . . . . . . .    5 grammes.
Eau distillée de laurier-cerise. . . . . . . . . . . . .    10    —
Eau stérilisée et filtrée . . . . . . . . . . . . . . . .    500    —

Et l'on fera le cathétérisme des voies lacrymales suivi d'injection d'eau bouillie ou boriquée à 40 pour 100.

I. — CONJONCTIVITE IMPÉTIGINEUSE. — V. fig. 130, et ci-dessus pour la description p. 583.

J. — CONJONCTIVITE INFECTIEUSE (**Syndrome de Parinaud**). — C'est une conjonctivite *éminemment infectieuse*, avec adénopathie polyganglionnaire, *et qui paraît transmise à l'homme par les animaux*. L'agent infectieux, comme sa provenance, sont inconnus. L'infection d'origine animale n'est pas prouvée, mais elle est vraisemblable parce que généralement les malades sont par leur métier ou leurs habitudes en contact avec de gros animaux domestiques. Parinaud a insisté sur cette étiologie et bien décrit l'affection. Quoi qu'il en soit, chaque fois qu'une conjonctivite revêtira un caractère infectieux non déterminé, s'accompagnera d'une adénopathie polyganglionnaire, sera distincte d'une affection syphilitique, tuberculeuse ou sporotrichosique, on pourra la décrire sous le nom de syndrome de Parinaud, en attendant une classification étiologique. Il est probable qu'actuellement on réunisse des maladies différentes sous le nom de conjonctivite de Parinaud.

**Description**. — Conjonctivite exceptionnellement bilatérale. Les paupières sont tuméfiées, dures au toucher, donnent la sensation de nodosités comme s'il s'agissait de chalazion, elles sont rouges ou bleuâtres. Les conjonctives sont épaisses, infiltrées, tomenteuses, parfois recouvertes de végétations rouges, charnues, mollasses, ressemblant aux granulations du trachome et plus encore à des nodosités tuberculeuses. De petites érosions sont disséminées entre les végétations. Les lésions peuvent être confinées à la conjonctive palpébrale, comme elles peuvent s'étendre à la conjonctive bulbaire et déterminer un chémosis charnu, épais, volumineux, au fond duquel apparaît une cornée saine, mais

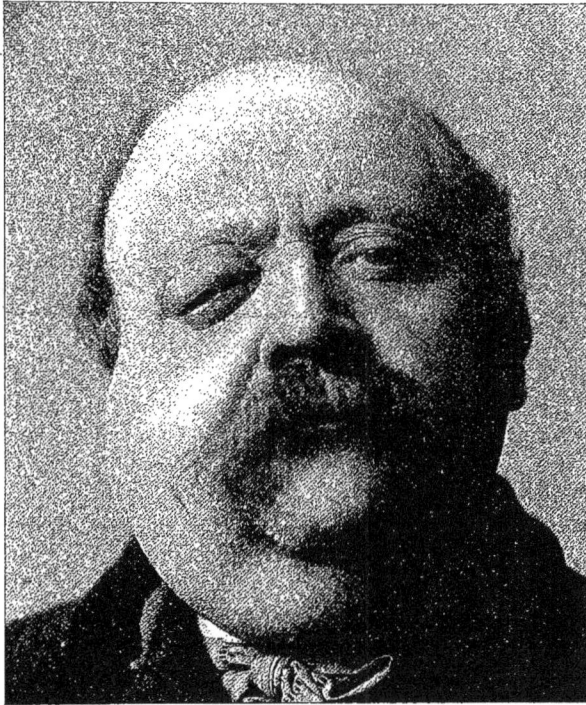

Fig. 131. — Conjonctivite infectieuse (syndrome de Parinaud).

plus ou moins cachée (fig. 131 et 132), un peu de sécrétion muco-purulente, avec dépôt fibrineux. Jusqu'à ce jour, l'examen bactériologique de la sécrétion, les cultures et l'inoculation aux animaux ont donné des résultats négatifs. L'évolution est lente, mais après quelques mois (3-4), les lésions disparaissent et laissent une conjonctive intacte et une cornée saine. Cette terminaison les différencie des granulations du trachome qui aboutissent à une dégénérescence cicatricielle des tissus.

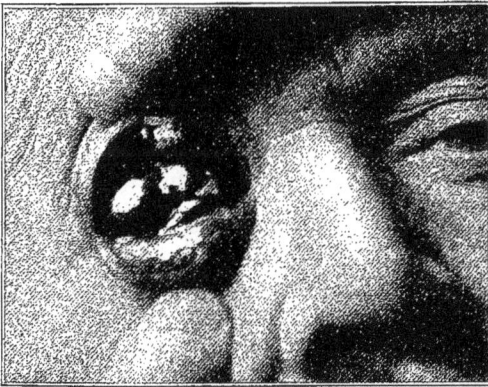

Fig. 132. — Chémosis énorme, total, charnu. Cornée saine. Intégrité du globe et de la vision. Même malade que celui représenté dans la figure 131.

Un symptôme caractéristique dominant de l'affection est l'adénopathie qui envahit de préférence les ganglions préauriculaires, parotidiens, rétro et sous-maxillaires. Les glandes salivaires (parotides, glande sous-maxillaire, glande sublinguale peuvent être prises. Cette adénopathie peut suppurer. Les malades présentent au niveau de la région parotidienne un empâtement qui à lui seul met sur la voie du diagnostic. L'état général reste bon; il n'y a pas de troubles généraux.

**Diagnostic.** — L'inoculation d'un fragment de végétation dans le péritoine ou sous la peau d'un cobaye est seule décisive pour admettre ou rejeter la nature tuberculeuse.

Les examens bactériologiques sont restés jusqu'à présent négatifs. Les infections streptococciques accompagnées d'adénopathies ne sont donc pas en cause. Un chancre induré peut au début donner quelque difficulté, mais les accidents ultérieurs, l'apparition de la roséole, fixeront le diagnostic. L'adénopathie polyganglionnaire avec une conjonctivite d'apparence grave, évoluant lentement, sans phénomènes généraux et laissant la cornée indemne établissent le diagnostic de conjonctivite infectieuse avec syndrome de Parinaud. Avant d'accepter ce diagnostic on devra s'assurer qu'il ne s'agit ni de syphilis, ni de tuberculose, ni de sporotrichose.

**Pronostic.** — Il est bénin puisque la guérison avec la conservation de la vision est la terminaison dans les observations jusqu'à présent rapportées. L'évolution est lente et pendant de longues semaines malade et médecin restent inquiets en raison de l'importance des symptômes. Si la suppuration menace de se faire par la peau, on interviendra à temps pour éviter des cicatrices disgracieuses. Le traitement local consistera en lotions antiseptiques, ne serait-ce que pour éviter une infection secondaire qui compromettrait la guérison naturelle.

K. — CONJONCTIVITE INFECTIEUSE PAR LES SIMULIES. — On a observé dans nos établissements de l'Inde une conjonctivite infectieuse qui apparaît en juin dès la période des chaleurs pour atteindre son apogée en août et septembre. Les simulies (petites mouches) sont les agents propagateurs de l'infection conjonctivale, qui est favorisée par la malpropreté des indigènes et par l'absence totale de soins. La population enfantine des campagnes est très éprouvée. Elle cède rapidement aux soins de propreté.

On peut rapprocher de ces conjonctivites infectieuses la *conjonctivite qui survient chez les dysentériques*. La dysenterie, comme la tuberculose et d'autres infections (blennorragie), peut donner naissance à un pseudo-rhumatisme infectieux capable de se manifester lui-même, soit sous forme d'arthropathies, soit par des localisations abarticulaires (myalgies, conjonctivites).

L. — CONJONCTIVITE LACRYMALE DES NOUVEAU-NÉS. — V. DACRYOCYSTITE CONGÉNITALE. V. NOUVEAU-NÉ (OPHTALMIE).

**Diagnostic des Conjonctivites aiguës.** — Dans le cours de cette étude sur les conjonctivites, nous avons vu que les caractères cliniques mettaient souvent sur la voie du diagnostic et que ce dernier devenait certain par l'examen microscopique. Il n'en est pas moins vrai que les erreurs de diagnostic, non pas de telle ou telle variété, mais de la conjonctivite elle-même, sont faits tous les jours; aussi, cet article étant écrit plutôt pour des étudiants et des praticiens que pour des ophtalmologistes, je tiens à signaler cette erreur fréquemment commise et pour mettre en garde contre elle. Tout œil rouge passe facilement pour être atteint de conjonctivite. C'est un préjugé; l'opinion est fausse, parce que l'examen est insuffisant. Il est difficile de faire des aphorismes en médecine, surtout en médecine où l'absolu n'existe pas, mais je voudrais pouvoir lutter contre ce préjugé par cette formule : *Tout œil rouge n'est pas atteint de conjonctivite. Un œil rouge, qui suppure et dont l'acuité visuelle est intacte (réserves faites pour les complications cornéennes et la gêne que peuvent apporter la photophobie et la sécrétion), est très probablement atteint de conjonctivite. Tout œil rouge qui ne suppure pas et dont l'acuité visuelle a baissé ou s'est totalement perdue est très probablement atteint d'une autre affection que la conjonctivite et, dans ce dernier cas, on recherchera une lésion du bord des paupières, l'iritis, l'irido-cyclite, les choroïdites, les lésions cornéennes, le glaucome, surtout le glaucome, et les affections orbitaires.*                                    PÉCHIN.

**CONSANGUINITÉ.** — V. MARIAGE.

**CONSCRITS** (**CHOIX DES**). — Du choix des conscrits dépend la bonne composition d'une armée.

Cette mission délicate demande beaucoup d'expérience, de perspicacité, de savoir : aussi la confie-t-on, à juste titre, aux anciens médecins-major de 1re classe, qui ont lentement acquis cette habitude d'évaluer rapidement la valeur organique d'une recrue. Ils savent d'un coup d'œil interroger la face, le cou, la poitrine, l'abdomen, les membres, qui leur disent leur intégrité fonctionnelle ou leur misère physiologique. Quelques secondes leur permettent d'apprécier *les robustes*, tandis que *les douteux*, qu'ils questionnent et examinent avec soin, leur demandent plusieurs minutes.

En résumé, ce flair de recruteur, ce coup d'œil spécial est le fruit d'une longue habitude : *on ne naît pas recruteur, on le devient.*

Avec les anciennes armées de métier, à effectifs restreints, ce choix était facile, commode, car on cherchait surtout *les beaux hommes*, dignes de figurer dans les parades militaires ou les pompes royales, et on refusait sans pitié tous les volontaires, qui n'avaient pas une taille élevée et une forte musculature, leur assurant l'avantage dans les luttes corps-à-corps.

Avec les armées modernes, à effectifs si considérables, le choix des recrues est un problème plus complexe, car il n'est pas possible de faire une sélection aussi complète que dans le passé. Ce choix est devenu surtout particulièrement délicat pour les conscrits « *à la limite* », pour les débiles aux proportions harmonieuses, qui se trouvent sur les confins de la robusticité normale.

Sans doute, écrit Végèce (in *De re militari*), il y a des indices certains et avoués par les gens d'expérience, pour juger les qualités guerrières des hommes, comme pour connaître la bonté des chevaux ou des chiens de chasse. « Le nouveau soldat doit avoir les yeux vifs, la tête élevée, la poitrine large, les épaules fournies, les bras longs, le ventre petit, la taille dégagée, la jambe et les pieds moins charnus que nerveux. »

« Le corps d'un homme bien fait, écrit Buffon, doit être carré, les muscles doivent être durement exprimés, le contour des membres fortement dessiné, les traits du visage bien marqués : l'homme a la force et la majesté. »

Mais la meilleure description d'un soldat robuste est donnée par Vincent : « Une stature plus ou moins élevée, bien prise dans son ensemble ou quelque peu ramassée, mais sans infériorité trop sensible avec le poids du corps; une conformation générale symétrique, exempte de maigreur ou d'obésité; une tête régulière, pourvue d'une saine chevelure et aisément portée sur un cou suffisamment charnu et pur de tout relief goitreux et de souillure scrofuleuse; un visage modérément coloré, empreint du signe de l'intégrité fonctionnelle des organes des sens et de l'intelligence; la voix pleine, libre et sonore; une bonne digestion exprimée localement par la souplesse de l'abdomen et dans son état général par un embonpoint moyen; la respiration aisée et profonde; la circulation calme et uniforme; un torse flexible et robuste, suffisamment cambré et témoignant par l'ampleur de la poitrine, l'épaisseur des épaules, le délié de la ceinture, l'exiguïté du ventre et le développement des hanches, de l'état parfait de la charpente, des parties enveloppantes et des organes contenus; les membres bien attachés, droits et musculeux, terminés par des extrémités fortes ou fines, suivant la race ou la condition; la peau ferme, sans rudesse plus ou moins velue, nette d'empreintes cachectiques et de bride cicatricielle, d'un teint blanc, rosé ou bistré, mais non livide, sans relief variqueux ni marbrures lymphatiques; une force musculaire suffisamment dessinée; une virilité pleinement accusée; enfin *l'harmonie du tout* », tels sont les traits d'une bonne constitution chez un conscrit de vingt ans, apte au service armé.

Si les conditions physiques d'une *constitution robuste* sont faciles à représenter, celles d'une *constitution faible* sont difficiles à préciser. « *La faiblesse de constitution* est, en général, caractérisée par des membres grêles, dont les os paraissent fluets, les articulations assez volumineuses, en raison du manque de relief musculaire; par le faible volume *des fesses qui restent écartées* dans la position debout, un périmètre thoracique manifestement inférieur à la moitié des décimales de la taille; par *l'état infantile des organes génitaux, la petitesse des bourses et de la verge, l'absence ou la rareté des poils du pubis*; par la *gracilité du cou* dont la longueur semble exagérée; par une *poitrine aplatie* paraissant plus longue que large, dont les côtés sont très apparents et les espaces intercostaux déprimés. »

En somme, le choix des conscrits est une expertise délicate, qui demande une solide instruction, un long apprentissage et un coup d'œil exercé. Pourtant certains indices permettent de faire une assez judicieuse sélection.

Ainsi, avant l'*âge* de vingt ans révolus, la robusticité physique est rarement assez forte pour résister aux vicissitudes de la vie en campagne. A ce sujet, Parkes a écrit : « Enrôler des jeunes gens de 18 à 20 ans, c'est se livrer à un véritable gaspillage d'hommes et se montrer cruel, étant donnée la mortalité du soldat à cet âge-là. » « A la guerre, quand on lève des recrues de moins de 20 ans, dit Paixhans, *on recrute pour les hôpitaux*. » Ne savons-nous pas d'ailleurs que les soldats-enfants du premier empire, après s'être bien battus à Lutzen et Bautzen, encombrèrent les routes et les ambulances?

*La taille* n'apprend rien relativement à la vigueur d'un homme. Larrey,

Morichau-Beaupré, Seeland, etc., prétendent « qu'une petite taille coïncide bien plus souvent avec une forte constitution qu'une taille très élevée ». Cependant il est regrettable qu'un minimum de taille n'ait pas été maintenu (1 m. 52 par exemple), car les hommes trop petits, malgré leur robustesse, fatiguent beaucoup à suivre, dans les marches militaires ou les manœuvres, leurs camarades plus grands.

*Le tour de poitrine* (pris au niveau de la pointe xiphoïdienne, à 5 centimètres au-dessous du relief des pectoraux, les bras pendants), est un élément fort utile à connaître, car l'étendue ou l'étroitesse de ce périmètre nous donnera des indications précieuses sur la capacité pulmonaire des poitrines inspectées. « Or, plus la cage thoracique présente d'amplitude dans tous les sens, plus le poumon qui y est logé présente de volume. » (Ravenez). « Une forte poitrine n'est-elle pas un indice certain de forte constitution? » (Allaire). En France, à la suite des beaux travaux de Michel Lévy, Laveran, Morache, Arnould et Vallin, on a adopté *un minimum conventionnel de 78 centimètres, sans en faire pourtant un motif d'exclusion absolu.* Il est des cas cependant où le périmètre thoracique suffit à lui seul pour faire déclarer l'inaptitude physique : ce sont ceux où il s'arrête seulement à 77 centimètres, 76 et surtout 75 centimètres ; on peut poser en principe que de tels hommes, si bien harmonisés soient-ils dans leurs formes, font de mauvais soldats, hygiéniquement parlant (Rouget et Dopler).

*Le poids* du corps est un des éléments les plus importants de l'appréciation physique. « Le poids, écrit Ravenez, représente la masse des leviers osseux et des muscles qui les font agir, la masse des viscères qui fonctionnent, lorsqu'ils sont normaux, avec d'autant plus d'activité qu'ils sont plus considérables, enfin la masse nerveuse qui préside à tous les phénomènes vitaux. » Le poids constitue le moyen par excellence pour juger, en dernier ressort, les incompatibilités de la taille avec les données générales de l'organisation individuelle. *Le poids est brutal, sa constatation est facile.*

Après l'examen de nombreux travaux faits sur cette question, Vallin émit cette conclusion : *l'aptitude militaire est incompatible avec un poids inférieur à 50 kilogrammes.* Or, cette fixation de 50 kg, devenue un instant réglementaire, a été rapportée, car elle ouvrait toute grande la porte aux abus. « Une diminution de poids assez notable sera facilement obtenue, en dehors de tout état morbide, par un homme désireux de se faire exempter », écrivait Lemoine à ce sujet.

La pesée est donc un élément sérieux d'appréciation, aussi il nous semble que *la bascule devrait figurer dans toutes les salles des conseils de revision à côté de la toise.* Ne pourrait-on pas en conséquence inviter les maires de chaque chef-lieu de canton à acheter une bascule « *pèse-conscrits* », qui serait conservée à la mairie et qui servirait aux instituteurs à peser leurs élèves tous les mois ou tous les trimestres ?

*Indices numériques de robusticité.* — En physiologie, on n'approche de la vérité qu'en tablant sur des moyennes et sur des rapports. Ces notions de taille, de poids, de périmètre thoracique sont isolément de faibles moyens d'appréciation organique, mais, combinées entre elles, elles fournissent des résultantes, appelées *indices numériques*, qui servent à déter-

# Conscrits (Choix des).

miner la robusticité probable. Peu importe, par exemple, que la taille augmente ou diminue, si le poids corporel suit la même oscillation. Connaître ce rapport normal entre le poids et la taille, c'est connaître du même coup dans quelle mesure l'organisme est normalement constitué et, par suite, dans quelle mesure il est vigoureux.

*Indice Tartière.* — Cet indice est basé sur cette notion physiologique exprimée par Broca : *que le poids idéal d'un homme de vingt ans, exprimé en kilogrammes, doit sensiblement égaler les décimales de la taille au-dessus du mètre.*

Expliquons-nous : Un conscrit mesurant 1 m. 65 de taille doit peser normalement, c'est-à-dire pour n'être ni gras ni maigre, de 63 à 65 kg; mais s'il ne pèse que 51 kg, soit une différence de 14 kg, on constate aisément que cet homme est débile, que son périmètre thoracique est faible et, partant, plus susceptible que le premier de devenir la proie des microbes.

Voici l'échelle de classement proposée par Tartière :

De 0 à 4 kg de différence. . . . Constitution très bonne.
De 4 à 8 —     —   . . .   — bonne.
De 8 à 12 —     —   . . .   — assez bonne.
De 12 à 15 —     —   . . .   — passable ou médiocre.

Au-dessus de 15 kg, constitution mauvaise (à ajourner ou à réformer temporairement ou définitivement).

Enfin, Tartière formule les conclusions suivantes :

1° Plus le chiffre du poids se rapproche de celui des décimales de la taille, plus robuste est le sujet ; le résultat est encore plus favorable, si le chiffre du poids dépasse légèrement les décimales.

2° La différence entre les décimales de la taille et le poids ne doit pas être supérieure de 12 à 15 au maximum pour les tailles moyennes et élevées, tandis que, pour les petites tailles, la différence ne doit pas dépasser 7 kg.

3° Cet indice n'a rien d'absolu, mais il éveille l'attention du médecin sur les sujets douteux, qui sont « à la limite ».

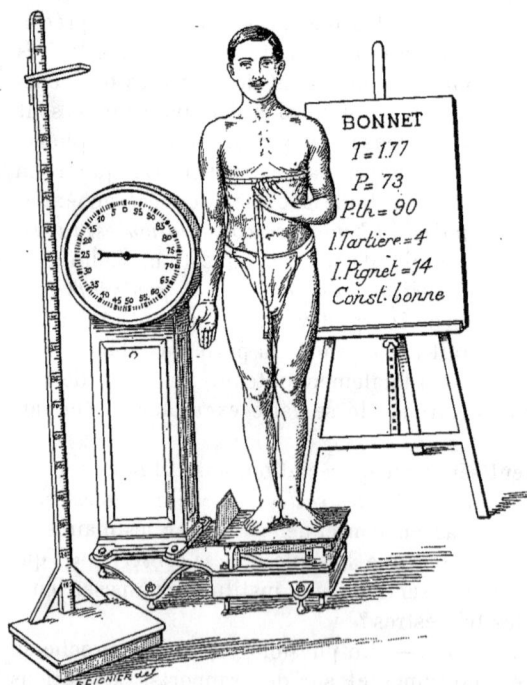

Fig. 155. — Toise, bascule pèse-conscrits et tableau noir avec l'inscription des indices de robusticité (Tartière, Pignet).

Tartière a expérimenté cette méthode simple et rapide dans ses tournées

du conseil de révision du Rhône et de la Drôme, à la grande satisfaction de
tous les spectateurs. Cette méthode pourrait être généralisée, mais, à la
place des tickets ou des fiches individuelles proposées, on pourrait employer
un ou deux larges tableaux noirs, placés à proximité de la toise et de la
bascule (fig. 133) et sur lesquels les gendarmes, préposés à ces mensura-
tions, inscriraient successivement le nom du conscrit, la taille et le poids
avec l'indice numérique de Tartière en regard.

*Indice Pignet.* — Chez l'homme normal, le périmètre thoracique égale
au moins la moitié de la taille et augmente avec elle; de même le poids
s'élève chez lui proportionnellement à la taille. Ces trois quantités, ayant
une marche parallèle, conservent entre elles une différence assez constante
chez les individus normaux, quelle que soit leur taille. Ces notions ont donné
à Pignet l'idée d'additionner le périmètre thoracique et le poids, puis de
soustraire cette somme de la taille exprimée en centimètres.

Exemples :

I. — *Homme petit de force moyenne* : T. (taille) 154 centimètres — P. T.
(périmètre thoracique) 78 centimètres + P. (poids) 54 kg. Total de P. T. +
P = 132 — Indice de robusticité = 154 — 132 = 22 (Constitution bonne
moyenne).

II. — *Homme grand de faible constitution* : T 172 centimètres — P. T. 80
+ P. 58 ; total 138. Indice = 172 — 138 = 34 (C. très faible).

III. — *Homme de taille moyenne très robuste* : T. 160 — P. T. 90 + P. 68 ;
total 158. Indice = 160 — 158 = 2 (C. très bonne).

De ses nombreuses expériences, Pignet est arrivé à conclure que *l'homme
est d'autant plus fort que le reste de la soustraction est plus petit; d'autant
plus faible, au contraire, que le reste de la soustraction est plus grand.*

Voici l'échelle de classement qu'il a adoptée :

Reste inférieur à 10 . . . . . . . . . . Constitution très forte.
De 11 à 15 inclus . . . . . . . . . . .        —        forte.
De 16 à 20. . . . . . . . . . . . . .          —        bonne.
De 21 à 25. . . . . . . . . . . . . .          —        bonne (moyenne).
De 26 à 30. . . . . . . . . . . . . .          —        assez bonne.
De 31 à 35. . . . : . . . . . . . . .          —        faible (suspecte).

Au-dessus de 35, très faible (souvent à réformer).

L'indice 22 indique une constitution bonne (moyenne) : si le chiffre est
plus élevé, la constitution est moins bonne ; s'il est moins élevé, elle se
trouve meilleure.

Poursuivant ses recherches, Pignet a trouvé que *les indisponibilités, les
entrées à l'infirmerie, à l'hôpital, les réformes sont d'autant plus nombreuses
que l'indice numérique est plus élevé.* Ces faits ont été confirmés par Lemoine
et Butza.

La valeur de ces indices numériques n'est pas absolue, mais elle éveille
l'attention des médecins sur les « douteux », qui se présentent au conseil
de révision et à la visite d'incorporation.

Ces indices de robusticité (Tartière, Pignet) méritent d'être connus des
médecins de réserve, qui sont appelés parfois à nous remplacer temporairement, à nous seconder devant les Commissions spéciales de réforme ou à

donner leur avis à des jeunes gens qui les consultent, avant de s'engager.

Enfin, ils devraient être connus de tous les officiers des corps de troupe, qui se rendraient ainsi mieux compte de la vigueur ou des défectuosités de leurs hommes et qui pourraient, en toute connaissance de cause, sanctionner avec justice la bonne volonté ou la nonchalance des soldats placés sous leurs ordres.                                        *BONNETTE.*

**CONSTIPATION.** — La constipation est un trouble caractérisé par l'évacuation rare et incomplète des matières fécales. Pour l'apprécier, il importe de tenir grand compte des conditions individuelles : n'est constipé que le sujet qui sort de son état physiologique normal. Or, la règle en vertu de laquelle la défécation se produit une fois tous les jours est sujette à de nombreuses exceptions en plus ou en moins; et un individu, qui normalement, en pleine santé, ne va à la selle que tous les deux ou trois jours, n'est pas constipé. De même ceux qui, d'une façon régulière, vont à la garde-robe deux fois par jour, ne sont pas diarrhéiques, mais ils peuvent devenir constipés en n'ayant plus qu'une seule évacuation quotidienne. On voit par là que la constipation est un phénomène tout relatif, des plus variables selon les sujets. D'autre part, ce n'est pas seulement par la défécation *rare*, mais encore par la défécation *insuffisante*, qu'est constituée la constipation : l'abondance et les caractères des selles méritent autant d'attention que leur fréquence.

La constipation est un symptôme commun à de nombreux états pathologiques : maladies générales, maladies de l'appareil digestif, maladies du système nerveux : nous passerons plus loin en revue les principales causes, dont la connaissance est indispensable pour l'application d'un traitement rationnel; mais il importe tout d'abord d'étudier la constipation en elle-même, de décrire le symptôme. Nous ne parlerons pas dans cet article de la constipation par *obstacle mécanique*, car elle rentre dans le cadre de l'obstruction intestinale (v. c. m.).

**Symptômes.** — La constipation peut être un phénomène *accidentel*, nettement secondaire à une maladie déterminée, ou bien elle apparaît comme un trouble isolé, persistant indéfiniment; c'est la *constipation habituelle*, et c'est elle surtout que nous décrirons ici.

Elle est soit *totale*, soit *partielle* ou *dissociée*, suivant que les selles sont à la fois rares, peu abondantes et sèches, ou qu'elles ne présentent que l'un ou l'autre de ces caractères. La constipation peut donc porter sur la *qualité*, la *quantité*, et la *fréquence* des garde-robes, et l'on distingue les constipations *qualitative*, *quantitative* et *horaire*.

A) **Constipations partielles.** — 1° *Constipation qualitative.* — Les matières fécales doivent avoir normalement une consistance molle et être moulées en boudin. En cas de constipation, elles sont sèches et dures, et c'est là l'indice d'un long séjour dans le gros intestin. Elles se présentent sous la forme de boulettes plus ou moins grosses (scybales); parfois ce ne sont plus que des petites billes comparables aux crottes de bique (matières ovillées). Dans d'autres cas, elles sont aplaties, rubanées, ou étirées comme à la filière. Souvent elles sont recouvertes de mucosités, et leur expulsion, qui peut être accompagnée de coliques violentes, exige toujours des efforts.

Cette constipation qualitative se voit surtout en cas de spasme intestinal; elle est un des symptômes essentiels de l'entérite muco-membraneuse (v. c. m.).

2° *Constipation quantitative.* — On admet que le poids des matières fécales expulsées chaque jour atteint en moyenne 180 grammes; ce chiffre est très approximatif, et varie selon les individus, le régime qu'ils suivent, la quantité et la qualité d'aliments qu'ils ingèrent. Mais si, dans cette forme de constipation, on ne doit tenir qu'un compte relatif du volume des matières, par contre, ce qui est surtout caractéristique, c'est l'accumulation des matières fécales dans le gros intestin. On peut souvent dans ce cas constater directement la coprostase soit par la palpation de l'abdomen, soit par le toucher rectal ou vaginal. La constipation quantitative s'observe surtout chez les sujets à parois abdominales flasques : c'est d'ordinaire une constipation atonique.

3° *Constipation horaire.* — La constipation horaire est caractérisée par l'exagération de l'intervalle séparant les garde-robes, les selles ne se produisant que tous les trois ou quatre jours. Il importe, comme nous l'avons dit au début, de tenir compte de ce fait que la fréquence des évacuations n'est pas la même chez tous les sujets. La quantité de matières fécales expulsées chaque fois peut être considérable et est en rapport direct avec la quantité d'aliments ingérée depuis la garde-robe précédente. Froussard insiste sur ce fait que « quelquefois ces selles sont liquides, s'accompagnent de douleurs, de coliques; la coprostase semble avoir provoqué une débâcle : c'est là pour le diagnostic une cause d'erreur importante à éviter, car les malades, obnubilés par leur prétendue diarrhée, se présentent à nous comme des diarrhéiques, sans faire mention du temps très long qu'ils passent sans avoir de selles. »

B) **Constipation totale.** — La constipation totale se présente sous deux types principaux, différents dans leurs causes, leurs symptômes, leur traitement, et qu'il importe de bien distinguer : le type spasmodique et le type atonique.

1° *Type spasmodique.* — La constipation spasmodique est le type le plus fréquent; elle fait partie intégrante de l'entéro-colite muco-membraneuse.

Les malades présentent des périodes de crise, pendant lesquelles tous les symptômes s'exagèrent en même temps qu'apparaissent des phénomènes douloureux, et des périodes d'accalmie où la constipation constitue pour ainsi dire le symptôme exclusif.

Pendant les crises, les malades éprouvent des épreintes douloureuses, ressentent sans cesse le besoin d'aller à la selle et n'expulsent que du mucus, soit sous la forme de glaires, soit sous la forme de muco-membranes; ou bien ils évacuent en même temps quelques matières de petit calibre, souvent aplaties et rubanées. Les souffrances peuvent être très aiguës, et provoquer des crises entéralgiques dont on trouvera la description à l'article *entéro-colite muco-membraneuse.* A la palpation de l'abdomen, on perçoit des ondulations dont les malades ont d'ailleurs la sensation. La crise se termine souvent par une débâcle : alors, dans le liquide diarrhéique nagent toujours des crottes dures accompagnées de glaires et de muco-membranes.

Pendant les périodes d'accalmie, les selles sont toujours rares, les matières sont petites et fragmentées, ou forment des cylindres, gros à peine comme le doigt; elles sont dures, et leur expulsion nécessite des efforts; leur passage au niveau de l'anus provoque souvent une douleur assez vive.

La paroi abdominale n'est pas flasque; elle peut être contracturée, ce qui rend l'exploration du ventre difficile. A la palpation de la fosse iliaque gauche, palpation qui est parfois douloureuse, on sent l'S iliaque fortement contractée sous la forme d'un cylindre à parois épaisses. En raison du spasme intestinal, on arrive souvent aussi à percevoir le côlon ascendant et le côlon descendant, qui semblent indurés, et surtout le côlon transverse, corde tendue au voisinage de l'ombilic (corde côlique de Glénard). Mais le spasme n'existe généralement pas dans toutes les parties de l'intestin; celui-ci est dilaté par places, et se présente alors, à la palpation, comme une masse molle et pâteuse.

Il importe, en même temps, d'examiner les différents viscères abdominaux, et de rechercher en particulier s'il n'existe pas de néphroptose, d'hépatoptose ou d'entéroptose.

La distinction doctrinale établie par Combe entre la constipation spasmodique essentielle, caractérisée par des selles recouvertes seulement de mucus et jamais de membranes, et la constipation symptomatique de l'entérite, accompagnée au contraire d'une élimination constante de glaires et de muco-membranes, ne nous semble guère pouvoir être acceptée. D'ailleurs Roger a montré qu'il existe un ferment soluble, la mucinase, qui transforme *in vitro* le mucus en muco-membrane : cette constatation ne fait que confirmer la notion classique, acceptée depuis longtemps en France, à savoir que la réaction inflammatoire de la muqueuse ne participe en rien à la formation des muco-membranes, *contrairement* à ce qui se passe dans la formation des pseudo-membranes fibrineuses.

2° *Type atonique.* — C'est la constipation du vieillard et des obèses, assez fréquente aussi chez l'enfant. Elle affecte d'ordinaire le type de la constipation totale.

Les selles sont rares, et l'on rapporte le cas de sujets demeurant 15 et jusqu'à 30 jours sans se présenter à la garde-robe, de collégiens n'allant à la selle que les jours de sortie; « Renaudin cite le cas d'un homme qui, sa vie durant, n'eut que cinq à six selles par an » (Sallard).

Les matières peuvent n'être expulsées qu'en petite quantité; mais souvent elles sont abondantes, et forment de gros cylindres parfois énormes, durs et rugueux, secs, dont l'expulsion est douloureuse. Dans certains cas, bien que les selles, toujours pénibles, se produisent assez régulièrement tous les jours, l'intestin reste rempli, les malades défèquant « par regorgement », et n'évacuant que le trop-plein de leur tube digestif.

Le ventre est flasque, se laisse facilement déprimer. A l'examen, le côlon dilaté se présente comme une masse molle et pâteuse, dont on ne peut distinguer les différentes parties; souvent on sent, dans les fosses iliaques, et plus souvent à gauche, des matières boudinées que l'on écrase entre le doigt et la paroi abdominale postérieure. Cette variété de constipation s'accompagne presque toujours de météorisme.

Nous venons d'étudier, d'une manière un peu schématique, les constipations atonique et spasmodique; mais il importe de remarquer que spasme et atonie ne s'excluent nullement. Presque toujours on constate en certaines régions de l'abdomen des signes de spasme, et en d'autres des signes d'atonie; d'autre part, un même segment intestinal peut être un jour contracturé, et un autre jour dilaté; aussi, en raison de la possibilité de la coexistence ou de la succession de l'atonie et du spasme, est-il nécessaire d'étudier pendant plusieurs jours de suite les caractères de la constipation, de pratiquer à plusieurs reprises la palpation de l'abdomen, avant de pouvoir affirmer si le malade est un spasmodique ou un atonique.

**Troubles fonctionnels.** — Outre les symptômes fonctionnels appartenant en propre à la constipation, et que nous avons déjà signalés (crises douloureuses, épreintes, difficultés de la défécation), il peut exister des troubles résultant de la résorption des toxines intestinales et de leur passage dans la circulation: céphalée, vertiges, somnolence, inaptitude au travail, bouffées congestives à la face, diminution de l'appétit, météorisme abdominal, coliques, nausées, vomissements; la langue est blanche et étalée, l'haleine fétide, la salive acide et visqueuse. L'urine contient de l'indican en quantité appréciable. Ces phénomènes, parfois presque nuls, sont, dans d'autres cas, très accentués.

Lorsque la constipation est très opiniâtre et que de grands efforts sont nécessaires pour aller à la selle, des accidents mécaniques peuvent se produire: hémorroïdes, prolapsus, etc.

En cas de constipation très intense et très ancienne, les matières fécales s'accumulant dans l'intestin finissent par l'obstruer complètement; alors surviennent le hoquet, les vomissements fécaloïdes, et tout le tableau de l'obstruction intestinale (v. c. m.), qui peut conduire à la mort ou se terminer par une débâcle diarrhéique.

**Diagnostic.** — Il est facile de reconnaître la constipation: on se méfiera seulement de ce fait, que parfois les selles, qui sont très rares, deviennent liquides à la fin de l'évacuation alvine: malgré ce dernier caractère, il s'agit non de diarrhée, mais bien de constipation, comme le montre la diminution du nombre des garde-robes. Dans d'autres cas, les matières dures contenues dans le rectum en irritent les parois, et déterminent une sécrétion plus ou moins abondante qui se fait jour entre l'intestin et les matières, ou même se creuse un canal à travers celles-ci.

Ce qui est difficile, c'est, non pas de reconnaître la constipation, mais d'en dépister la cause, et c'est pourtant là un diagnostic indispensable, le traitement convenable variant selon les cas.

Il importe donc d'étudier ici l'étiologie et la pathogénie de la constipation.

**Diagnostic étiologique et pathogénique.** — Il est en général facile de rapporter la *constipation accidentelle* à sa véritable cause. Tantôt elle apparaît au cours d'une maladie générale fébrile, ou d'une intoxication aiguë: fièvre typhoïde (la fièvre typhoïde sans diarrhée avec constipation n'est

pas exceptionnelle, surtout chez l'enfant), intoxication saturnine aiguë :
tantôt il s'agit d'une affection du tube digestif : embarras gastrique, appendicite, et toutes les causes d'occlusion intestinale (hernie étranglée, brides
péritonéales, etc.). Tantôt la constipation est provoquée par une affection
douloureuse de l'abdomen, péritonite aiguë (sauf la péritonite à pneumocoque, qui s'accompagne de diarrhée), péritonite tuberculeuse, colique
hépatique, colique néphrétique, etc. C'est souvent une maladie du système
nerveux que l'on trouve comme cause de la constipation accidentelle, et
l'on sait l'importance de ce symptôme dans les méningites aiguës ou tuberculeuses, dans les tumeurs cérébrales, etc. Enfin il ne faut pas oublier la
constipation des cardiaques asystoliques et des brightiques, car elle est
justiciable d'un traitement actif.

Beaucoup plus délicate est la recherche de la cause de la *constipation
habituelle*. Un certain nombre de *troubles locaux* peuvent l'engendrer; c'est
ainsi qu'il faut toujours rechercher, chez la femme, s'il n'existe pas une
compression de l'intestin par l'utérus en rétroversion, par un fibrome, un
kyste de l'ovaire, par l'utérus gravide (on sait que la constipation est constante au cours de la grossesse). Chez l'homme, l'hypertrophie de la prostate
exerce parfois, quoique plus rarement, une compression suffisante pour
amener une constipation opiniâtre. Enfin, les tumeurs du rein, du mésentère, etc., peuvent jouer le même rôle. Les affections de l'estomac ou de
l'intestin sont très souvent une cause de constipation, qu'il s'agisse de
troubles fonctionnels, de dyspepsie gastrique ou intestinale (dont nous verrons plus loin le mode d'action), ou qu'il s'agisse d'un obstacle mécanique,
sténose intestinale par cancer ou rétraction cicatricielle, coudure de l'intestin
par une bride péritonéale, entéroptose (chez le nourrisson atteint de constipation chronique opiniâtre avec ballonnement abdominal, songer à la dilatation congénitale du côlon ou maladie de Hirschprung, affection d'ailleurs
fort rare), — ou encore d'une affection douloureuse de l'intestin ou des
organes voisins, provoquant la contracture intestinale (hémorroïdes, fissure
à l'anus, appendicite chronique, péritonite, cystite, prostatite, lésions utéro-
ovariennes, etc.).

Enfin, dans les causes locales de la constipation, il faut faire jouer un
grand rôle au relâchement de la paroi abdominale : c'est à lui que l'on doit
souvent attribuer la constipation des sujets qui ont maigri rapidement, des
femmes qui ont eu plusieurs grossesses, et aussi, en partie du moins, la
constipation des obèses.

Dans beaucoup de cas, aucune des causes locales que nous venons d'énumérer n'existe; et c'est d'une *cause générale* que relève la constipation. Il
faut citer ici en première ligne les fautes *contre l'hygiène* générale, ou
contre l'hygiène alimentaire. Contre l'hygiène générale : c'est le cas des
sujets qui ne se présentent pas régulièrement à la garde-robe; qui se retiennent volontairement; des collégiens qui, dégoûtés par la malpropreté des
lieux d'aisance qu'on met à leur disposition, attendent leur jour de sortie
pour aller à la selle; des jeunes filles qui, par un sentiment de fausse
pudeur, retardent autant que possible le moment de satisfaire à leurs
besoins; et l'on ne compte pas les malades qui sont conduits à la constipa-

tion par une éducation mal comprise. Enfin, parmi les fautes contre l'hygiène générale, il faut citer la sédentarité, qui entraîne le relâchement des parois abdominales; et tout le monde connaît la fréquence de la constipation chez les employés de bureau, qui restent assis des journées entières.

Les fautes contre l'hygiène alimentaire consistent quelquefois en une alimentation insuffisante et beaucoup plus souvent en une alimentation trop copieuse, trop végétarienne, ou plus souvent au contraire trop exclusivement carnée, trop riche en viandes faisandées et en sauces épicées. Chez les jeunes enfants, il faut réserver une mention spéciale à la constipation due au lait de vache stérilisé, ou à l'usage trop exclusif du lait après le sevrage. Nous verrons tout à l'heure que l'alimentation vicieuse entraîne tantôt le spasme et tantôt l'atonie de l'intestin.

Certaines maladies générales chroniques provoquent la constipation parce qu'elles diminuent les sécrétions digestives : ainsi agissent les maladies infectieuses, le diabète. Les cachexies entraînent le relâchement des parois de l'abdomen et de l'intestin.

Les *affections nerveuses chroniques* constituent l'une des principales causes de la constipation habituelle, que l'on ait affaire à une maladie organique (tabes, myélites), ou à des *troubles fonctionnels*, hystérie ou neurasthénie. Cette dernière surtout est importante : elle explique la fréquence de la constipation chez les sujets de souche neuro-arthritique, chez les individus surmenés, se livrant à un travail intellectuel exagéré ; elle est la cause la plus fréquente de l'entérite muco-membraneuse; et l'on sait que l'on a décrit une forme gastro-intestinale de la neurasthénie, forme dont la constipation chronique est un des symptômes essentiels.

Enfin, toutes les causes d'asthénie générale entraînent la constipation : c'est le cas pour la constipation des vieillards, des chlorotiques, etc. Il faut signaler également le rôle de l'hérédité et des diverses manifestations de l'arthritisme (goutte, obésité).

Tels sont les principaux facteurs étiologiques de la constipation habituelle; leur énumération montre surtout comment doit être dirigé l'interrogatoire du malade; mais il importe de rechercher comment ces causes agissent, et de faire, après le diagnostic étiologique, un diagnostic *pathogénique*, dont découlera le traitement.

La constipation relève soit d'un trouble moteur des parois de l'abdomen ou de l'intestin, soit d'une viciation du pouvoir sécrétoire ou du pouvoir absorbant de l'intestin. Plusieurs de ces facteurs se trouvent d'ailleurs souvent réunis.

Les diverses causes de flaccidité des parois abdominales ont été énumérées plus haut; elles conduisent à la *constipation atonique*. L'*insuffisance motrice de l'estomac*, entraînant l'évacuation incomplète de cet organe, détermine également de la constipation : c'est ce qui se produit en cas de dilatation de l'estomac; mais ici l'atonie est surtout gastrique et peut coexister avec du spasme intestinal.

Au niveau de l'intestin, la motricité peut être viciée dans le sens du spasme ou de l'atonie : atonie chez les sujets qui se retiennent volontairement d'aller à la selle, chez les gros mangeurs qui surchargent et distendent leur intestin par une alimentation trop copieuse, chez les obèses; spasme chez ceux qui font usage d'une alimentation excitante, de viandes faisandées et de mets épicés : le spasme est ici provoqué, selon toute vraisemblance, par un réflexe parti de l'intestin lui-même. Il en est de même en cas d'appendicite chronique, ou en cas d'affection douloureuse de la partie terminale du gros intestin (hémorroïdes, fissures à l'anus), mais en ce dernier cas, ce n'est souvent que sur le sphincter anal que porte la contracture, assez intense pour empêcher toute défécation. Le réflexe causant le spasme par irritation du plexus solaire peut encore avoir son point de départ dans les organes voisins (péritonites, coliques hépatiques, affections utéro-ovariennes, etc.). Enfin, très souvent, le trouble nerveux est central, et c'est ainsi qu'agit la neurasthénie pour engendrer la constipation spasmodique de l'entéro-colite muco-membraneuse.

Dans un très grand nombre de cas, la constipation est le fait de la modification des sécrétions de l'intestin et des glandes annexes (foie, pancréas). Ces sécrétions sont diminuées dans les maladies infectieuses, chez les diabétiques, dans les affections du foie (cirrhoses, obstruction des voies biliaires). Mais, surtout, il faut insister sur les modifications de la sécrétion duodénale. On sait que le duodénum produit une substance spéciale, la sécrétine, qui passe dans la circulation (Enriquez et Hallion), excite la sécrétion pancréatique, la sécrétion biliaire, et aussi la sécrétion du suc intestinal, étendant ainsi son action à tout l'iléon. En outre, la sécrétine possède une action excito-motrice, indépendante de ces actions sécrétoires (Enriquez et Hallion).

D'autre part, pour que la sécrétine se forme, il est nécessaire qu'un acide arrive au contact de la muqueuse duodénale. Pawlow, voyant la sécrétion pancréatique s'établir après ce contact d'un acide et de la muqueuse, avait cru qu'il s'agissait là d'un simple phénomène réflexe, le réflexe acide. Mais il s'agit, en réalité, comme on pouvait le soupçonner après les recherches de Bayliss et Starling, et comme l'a démontré l'un de nous en collaboration avec Hallion, de la production d'une substance spéciale, la sécrétine, qui va influencer, *par voie humorale*, les diverses glandes annexes de l'intestin.

On conçoit facilement que la diminution de la sécrétine entraîne la constipation. Or, ce résultat peut être produit par l'arrivée d'un chyme peu acide au niveau du duodénum. De plus, pour que la sécrétine se forme, il est nécessaire que la muqueuse duodénale contienne au préalable de la *prosécrétine* : celle-ci peut être insuffisante; par conséquent il faut tenir un grand compte dans la pathogénie de la constipation, non seulement des dyspepsies gastriques, mais encore des *dyspepsies intestinales*.

Le duodénum et le jéjunum sécrètent encore, surtout au niveau des plaques de Peyer, un ferment soluble, l'*entérokinase*, qui permet au suc pancréatique de digérer les substances albuminoïdes, soit que l'entérokinase se combine au suc pancréatique et lui donne son activité, soit qu'elle fasse subir une transformation préalable à la molécule albuminoïde sur laquelle peut alors seulement se fixer la trypsine pancréatique. Quoi qu'il en soit, la production insuffisante d'entérokinase trouble la digestion et l'absorption des substances albuminoïdes, et ainsi réalise également un facteur de constipation.

Enfin, l'absorption des substances alimentaires peut être empêchée, soit par suite de lésions de la muqueuse, soit parce que la nourriture, trop exclusivement végétale, contient une grande quantité de cellulose : une abondance excessive d'aliments non absorbés distend l'intestin et amène la constipation atonique.

Tels sont les principaux modes suivant lesquels se produit la constipation. On voit en résumé que celle-ci tient : soit à la flaccidité des parois de l'abdomen, de l'estomac, ou de l'intestin (constipation atonique), — soit au spasme intestinal, dû à une action nerveuse centrale (neurasthénie) ou périphérique (réflexe dont le point de départ siège dans l'intestin lui-même ou dans un organe voisin), — soit aux modifications des sécrétions digestives, modifications dues à un trouble gastrique, duodénal ou jéjunal. Nous rappelons que c'est à dessein que nous avons laissé de côté la constipation par obstacle mécanique [V. Intestinale (Occlusion)].

**Traitement**. — I. **Constipation accidentelle**. — Le traitement de la constipation accidentelle, simple épisode au cours d'une maladie bien déterminée, ne doit pas nous arrêter bien longtemps; il importe avant tout de soigner l'affection causale : celle-ci peut même contre-indiquer toute purgation, et l'on sait les méfaits des purgatifs dans l'appendicite et l'étranglement intestinal.

Dans les maladies aiguës, on traitera la constipation par les lavements, par les purgatifs salins. Ceux-ci doivent être, dans certains cas, administrés avec ménagements; c'est ainsi qu'à la période d'état de fièvre typhoïde, alors que les plaques de Peyer sont déjà ulcérées, les purgatifs et les lavements violemment administrés peuvent favoriser la perforation intestinale; par contre, les lavements donnés sous faible pression n'ont pas cet inconvénient.

Les purgatifs salins les plus employés sont le sulfate de soude et le sulfate de magnésie, aux doses de 20 à 30 gr. chez l'adulte. Le sulfate de soude est d'un goût très désagréable; le sulfate de magnésie est un peu moins mauvais. On peut le prescrire en solution dans un verre d'eau; il est pris plus facilement sous la forme d'*eau de Sedlitz* artificielle (contenant 30 gr. par litre) à la dose moyenne de deux verres.

Les *limonades purgatives*, au citrate ou au tartrate de magnésie, sont des préparations assez agréables à prendre, et toujours bien acceptées. Voici la formule de la *limonade purgative du Codex* :

| | | |
|---|---|---|
| Acide citrique. | 30 grammes. | |
| Carbonate de magnésie. | 18 | — |
| Eau distillée | 500 | — |
| Sirop de sucre | 100 | — |
| Alcoolature de citron | 1 gramme. | |

F. S. A. A prendre en deux fois, à une demi-heure d'intervalle.

Chez les enfants, les doses de sels de soude ou de magnésie doivent être réduites à 10 ou 15 grammes.

La *magnésie calcinée*, surtout employée comme laxatif à la dose de 3 à 5 gr., peut être prescrite comme purgatif à la dose de 10 à 20 gr.; on se rappellera qu'elle est insoluble dans l'eau, et doit être maintenue en suspension.

Certaines *eaux minérales*, surtout les eaux sulfatées, sont de bons purgatifs salins :

*Eaux sulfatées sodiques* : Rubinat (96 gr. de sulfate de soude et 3 gr. de sulfate de magnésie par litre; — dose : un verre à bordeaux); — Carabaña (100 gr. de sulfate de soude, et 3 gr. de sulfate de magnésie par litre; — dose : un verre à bordeaux). — Les eaux de Brides, Carlsbad, Marienbad contiennent une moindre quantité de sulfate de soude, et sont surtout lavatives;

*Eaux sulfatées magnésiennes et sulfatées mixtes* : Montmirail (10 gr. de sulfate de magnésie et 5 gr. de sulfate de soude par litre; — dose : 3 à 4 verres); — Pullna (15 gr. de sulfate de soude et 12 gr. de sulfate de magnésie; dose : 2 verres); Hunyadi Janos (16 gr. de sulfate de magnésie et de sulfate de soude par litre; — dose : 1 à 2 verres).

Outre les purgatifs salins, il est souvent utile d'employer l'huile de ricin, à la dose de 10 à 15 gr. chez l'enfant, de 30 à 40 gr. chez l'adulte. En raison de sa saveur désagréable et nauséeuse, on la donne en capsules contenant chacune 5 gr. d'huile; ou bien on en masque le goût en l'incorporant à du café, à du cassis, ou encore on exprime dans un verre le jus d'une demi-orange, on verse l'huile de ricin, puis on recouvre le tout du jus de la seconde moitié de l'orange; dans ces conditions l'huile est ingérée, sans presque qu'on en perçoive le goût, entre les deux couches de jus d'orange. On peut encore l'incorporer à du sirop de gomme aromatisé avec de la menthe (agiter le flacon avant l'emploi); Patein recommande la formule suivante :

| | | |
|---|---|---|
| Huile de ricin | 30 | grammes. |
| Sirop d'orgeat | 30 | — |
| Sirop de gomme | 30 | — |
| Eau de menthe | 10 | — |
| Eau distillée | Q. S. pour 150 | — |

A prendre en une fois.

Chez les cardiaques et les brightiques les purgatifs de choix sont les *drastiques*, qui provoquent une élimination abondante de toxines. On emploie surtout l'*eau-de-vie allemande*, à la dose de 10 à 20 gr., associée à poids égal de sirop de nerprun. L'eau-de-vie allemande a la composition suivante, inscrite au Codex :

| | | |
|---|---|---|
| Racine de jalap | 80 | grammes. |
| Racine de turbith | 10 | — |
| Scamonée | 20 | — |
| Alcool à 60° | 960 | — |

On prescrira :

Eau-de-vie allemande.
Sirop de nerprun. } āā 15 grammes.

A prendre en une fois, à jeun.

Chez les saturnins, on emploie souvent l'eau-de-vie allemande; ou bien on ordonne le *lavement purgatif du Codex* :

Sulfate de soude
Feuilles de séné. } āā 15 grammes.
Eau bouillante . . . 500 —

Le *calomel* trouve surtout son indication chez les enfants mal alimentés; outre son action purgative, il a un pouvoir antiseptique fort utile et excite la sécrétion biliaire; on le prescrit en paquets à prendre dans une cuillerée de lait; on le donne à la dose moyenne de *cinq centigrammes par année d'âge* pour arriver jusqu'à la dose de 0 gr. 75 à 1 gr. chez l'adulte (s'en abstenir au-dessous d'un an).

II. **Constipation habituelle.** — A la constipation habituelle, on doit opposer un traitement à la fois hygiénique et médicamenteux.

**Hygiène.** — D'une façon générale, les constipés doivent mener une vie bien réglée au point de vue de la répartition des heures de travail et de repos. Les exercices physiques, et en particulier ceux qui mettent en exercice les muscles abdominaux, la marche, la bicyclette, ont une action excellente. Les fatigues intellectuelles doivent être évitées avec soin.

En raison de l'influence du système nerveux et de la volonté sur l'acte de la défécation, il importe pour le malade de se présenter tous les jours à la garde-robe. Il doit, dit Froussard, y penser quelques minutes auparavant, concentrer sa volonté sur l'acte qu'il veut accomplir, déterminer la mise en action du péristaltisme par des poussées, des efforts.

**Régime.** — Le *régime alimentaire* varie selon qu'il s'agit de constipation atonique ou de constipation spasmodique.

Dans la constipation *spasmodique* l'indication majeure consistera à donner les farineux, les pâtes alimentaires en abondance (Combe), tandis que les viandes de boucherie ou de basse-cour, rôties ou grillées, le maigre de jambon, seront prescrites en quantité modérée. On autorise aussi le beurre frais, les laitages et les œufs, les légumes frais finement hachés, les gâteaux secs, les fruits cuits. Comme boisson on prescrira le vin blanc léger et très étendu d'eau, le thé très léger. On défendra le pain frais, les viandes faisandées, les ragoûts, les graisses, les poissons frits, les salades, les fromages avancés, le vin rouge, les liqueurs, le café.

En cas de constipation *atonique*, il faut donner surtout les aliments qui par leur composition et leurs résidus, provoquent ou augmentent le péristaltisme intestinal : les aliments contenant une grande quantité de cellulose, légumes et fruits, formeront la base de l'alimentation. On permettra les viandes de boucherie et de basse-cour, fraîches et sans sauce; les poissons à chair maigre, non frits. Les boissons seront prises froides ou à la température de la chambre; le café au lait, très chaud et contenant beaucoup de chicorée, sera recommandé pour le premier déjeuner. Il faut éviter les viandes faisandées, les ragoûts, les fromages forts. Les œufs n'ont pas d'inconvénients, mais, s'absorbant très facilement, et ne laissant que peu de résidus, ils ne favorisent pas la contraction de la musculeuse. Pour la même raison le lait doit être pris en quantité modérée. Toutefois, on se trouvera bien de certaines préparations lactées, *acides*, qui favorisent la production de sécrétine, celle-ci agissant non seulement sur les sécrétions digestives, mais encore sur la contractilité de l'intestin (Enriquez et Hallion); nous voulons parler du *képhir* et du *lait caillé* ayant subi la fermentation lactique (Yohourt d'Orient, Laben d'Égypte).

Le képhir, obtenu par la fermentation du lait de vache à l'aide de grains

de képhir, contient de l'acide tartrique, de l'acide lactique, de l'acide carbonique, de l'alcool; le képhir n° 1 (obtenu par une fermentation de 2 jours)
est le moins alcoolique; le plus alcoolique est le képhir n° 3 (fermentation
de 4 jours) : celui-ci a une action plutôt constipante. On emploie surtout le
képhir n° 2.

*Agents physiques.* — Le *massage*, sous forme d'effleurages, de frictions
profondes exécutées sur l'intestin, de vibrations, est très utile dans le
spasme intestinal; il est contre-indiqué toutes les fois qu'il existe une
inflammation aiguë ou une réaction douloureuse plus ou moins accusée.
Dans la constipation atonique on recourt aux pressions faites depuis l'angle
gauche du côlon transverse jusqu'à l'S iliaque, aux hachures destinées à
réveiller la contractilité intestinale.

L'*hydrothérapie* froide, sous forme de compresses froides sur l'abdomen,
de bains de pieds froids, est quelquefois utile chez les atoniques. *Chez les
spasmodiques, il ne faut employer que l'hydrothérapie chaude* (bains et
douches tièdes). L'*entéroclyse*, chez les mêmes sujets, doit être pratiquée
*prudemment*, sous *faible pression* (30 à 50 centimètres), et avec de l'eau
chaude, de 35° à 39° : les fortes pressions (1 m. et 1 m. 50), que l'on utilise
trop souvent, ne peuvent que servir à réveiller et à exagérer le spasme
intestinal.

De l'entéroclyse, il faut rapprocher les *lavements d'huile et de glycérine*.
Un lavement de 100 à 200 gr. d'huile tiédie, à 40-45°, pris le soir très lentement (en 10 à 15 minutes), facilite le retour des garde-robes régulières :
cette thérapeutique, bonne dans la constipation atonique, donne des résultats remarquables dans la constipation spasmodique. L'huile semble préférable à la glycérine, qui a quelquefois une action irritante. Pour donner
des lavements d'huile on pourra se servir soit de l'appareil de Bourget, soit
d'une seringue en verre.

L'*électrothérapie* doit être maniée d'une façon différente suivant qu'il
s'agit de spasme ou d'atonie (V. plus loin). En cas d'atonie, on préconise
surtout les *courants galvaniques*, l'électrode positive étant appliquée aux
lombes, et l'électrode négative à l'abdomen; on fait passer pendant
10 minutes un courant d'une intensité de 10 à 15 milliampères, en faisant
des renversements fréquents du courant. Le *bain statique* avec étincelle ou
avec souffle peut également donner de bons résultats. Le *lavement électrique* est réservé au cas où il y a des signes d'obstruction intestinale
(stase des matières fécales par parésie de l'intestin, chez les vieillards en
particulier); on l'a utilisé aussi dans la colique de plomb.

Chez les spasmodiques, deux méthodes principales se trouvent en pré-
sence : *galvanisation avec renversements* (Doumer), — *galvano-faradisation*
(Laquerrière et Delherm). Leur technique est indiquée à l'article ENTÉRO-
COLITE MUCO-MEMBRANEUSE.

*Traitement hydro-minéral.* — Ce sont surtout les eaux de Plombières et
de Châtel-Guyon qui se partagent les constipés chroniques. D'une façon
très générale, il semble que les spasmodiques et les sujets atteints de crises
entéralgiques soient plutôt justiciables de Plombières (V. ENTÉRO-COLITE
MUCO-MEMBRANEUSE). En tout cas, les *atoniques*, les *obèses*, bénéficient d'une

façon remarquable de Châtel-Guyon. Ajoutons d'ailleurs que, chez un même malade, l'intestin est souvent en certains points en état de spasme, et en d'autres en état d'atonie : un séjour successif aux deux stations peut donc se trouver indiqué. Il convient de faire remarquer que les eaux de Plombières, très peu minéralisées, semblent agir surtout par leur radio-activité; mais il s'agit d'une radio-activité induite qu'elles perdent rapidement; et elles ne sont actives qu'à la source. Il n'en est pas de même des eaux de Châtel-Guyon, qui peuvent être transportées et utilisées au loin.

*Traitement médicamenteux.* — D'une manière générale, les purgatifs ne sont pas recommandables : ils produisent une débâcle momentanée, après laquelle la constipation reparaît plus intense. Ce reproche peut être adressé aux laxatifs les plus employés de façon continue, et en particulier à la rhubarbe.

Il faut d'ailleurs faire une distinction, et envisager successivement la constipation atonique et la constipation spasmodique.

Dans la *constipation atonique*, on peut, accidentellement, employer un purgatif salin, dans le but de désobstruer l'intestin; mais il ne faut pas le renouveler souvent. On se trouvera bien du *podophyllin* et de la *cascara sagrada*, qui peuvent être pris d'une manière continue sans accoutumance, mais qui provoquent des coliques; pour éviter cet inconvénient, on associe d'ordinaire ces médicaments à l'extrait de jusquiame ou de belladone :

```
Podophyllin. . . . . . . . . . . . . . . . . . . . . . . . .   2 centigr.
Extrait de jusquiame . . . . . . . . . . . . . . . . . .   2     —
Savon médicinal. . . . . . . . . . . . . . . . . . . . . .   Q. S.
```
Pour une pilule. Une pilule à prendre tous les soirs, au dîner.

La cascara sagrada se prescrit sous forme de poudre (*vingt centigrammes*, en cachets), soit sous forme d'extrait (*dix centigrammes*, en pilules). Elle se prend également le soir, l'effet laxatif ne se manifestant que le lendemain matin.

La *bourdaine* a, comme le podophyllin et la cascara, l'avantage de ne pas déterminer l'accoutumance; de plus, il ne provoque pas de coliques; on utilise l'écorce en décoction (4 à 6 gr. p. 200), la poudre (en infusion, 2 à 5 gr. p. 100) ou l'extrait fluide (2 à 5 gr.).

L'un des meilleurs agents dans la constipation chronique est l'*huile* : *huile de ricin* à petites doses (une à deux cuillerées à café tous les soirs), *huile d'olive*; ou bien encore, on prescrira d'une façon continue la glycérine ou le miel soufré (une à quatre cuillerées à bouche de miel soufré tous les jours).

Quelques purgatifs ou laxatifs ont des indications spéciales; ce sont l'*évonymine* (deux à trois centigr., en pilules) chez les hémorroïdaires et chez les hépatiques; l'*aloès* (cinq à dix centigr., en pilules) dans les affections utérines.

Plus utile peut-être que les purgatifs proprement dits est la *noix vomique*, qui réveille la contractilité intestinale, mais peut provoquer quelques coliques; on fera prendre, avant chacun des deux principaux repas, six à sept gouttes de teinture de noix vomique dans un demi-verre d'eau. On peut employer de la même manière la *teinture de Baumé*, qui est à base de fève de Saint-Ignace.

Enfin il importe de ne pas oublier le rôle de la sécrétine dans les phénomènes digestifs. Lorsqu'elle se trouve produite en quantité insuffisante, soit parce que le suc gastrique est peu acide, soit parce que la muqueuse duodénale est pauvre en prosécrétine, on peut en favoriser la production en portant directement un acide au contact de la muqueuse duodénale ; on y réussit en englobant de l'*acide tartrique* dans une *capsule de gluten*, laquelle n'est dissoute que dans le duodénum en milieu alcalin par le suc pancréatique. Cette médication acide duodénale a donné d'excellents résultats dans un certain nombre de cas de constipation chronique (Enriquez, Moguilewski). On peut aussi, en les enrobant également dans des capsules de gluten, faire parvenir au niveau du duodénum les ferments lactiques sélectionnés du Yohourth (Yohourthogène) ainsi que les levures képhir (képhirogène). Par ce moyen on évite les modifications biologiques que la traversée gastrique ne manque pas de faire subir à ces organismes. Cette méthode a donné à l'un de nous des résultats remarquables (Enriquez).

Dans d'autres circonstances, bien que les indications cliniques n'aient pas encore été précisées, il n'est pas douteux que les préparations opothérapiques de l'intestin de porc, plus spécialement du duodénum, riches en *entérikinase*, n'aient fourni des améliorations et même des guérisons dans un certain nombre de cas de constipation chronique (Enriquez, Hallion).

Dans la *constipation spasmodique* plus encore que dans la constipation atonique, *il faut se méfier des purgatifs*.

On évitera avec soin les graines irritantes de psyllium et de lin qui agissent surtout d'une façon mécanique. On se gardera également de prescrire tous les purgatifs drastiques : eau-de-vie allemande, nerprun, jalap, etc. Le purgatif, pour ainsi dire spécifique, de la constipation spasmodique, est l'huile de ricin à petites doses. Chez les enfants, Combe conseille le sirop de manne ou la manne en larmes (15 à 30 gr.). On pourra également employer comme laxatifs légers et non irritants, les extraits fluides de cascara ou de rhamnes frangula (bourdaine) à la dose de cinq gouttes chez les enfants, dix gouttes chez les adultes, en augmentant progressivement pour arriver à cinquante chez les enfants, et à cent pour les adultes. Aussitôt qu'on obtient une selle molle spontanée, on diminue progressivement (Combe). Mais les deux médications de choix contre la constipation spasmodique sont représentées surtout par les lavements d'huile longtemps continués, et surtout par les préparations de belladone que Trousseau recommandait déjà, et qui ont le grand avantage de vaincre le spasme en calmant en même temps la douleur. On donnera la belladone jusqu'à la dose de 5 à 6 centigr. d'extrait par jour en plusieurs fois.

Enfin on essaiera d'agir sur la cause primitive du spasme, suivant qu'il s'agit d'une *cause centrale* (hystérie, neurasthénie), d'une *cause périphérique* (entérite muco-membraneuse, entéroptose, appendicite, ulcérations intestinales, néoplasme du rectum), sans oublier les *causes réflexes* si fréquentes (affections utérines, hépatiques, rénales, etc.).

*ED. ENRIQUEZ et H. GRENET.*

CONSTIPATION (TRAITEMENT ÉLECTRIQUE). — Le traitement sera tout différent suivant que la constipation est sous la dépendance de l'atonie ou du spasme intestinal.

*Constipation par atonie.* — On a recours d'abord à *l'électrisation abdominale* avec le courant statique induit ou franklinisation hertzienne suivant le même procédé que pour le traitement de la dilatation d'estomac. L'excitateur est appliqué au niveau des fosses iliaques, de la gauche principalement, pendant 10 minutes environ.

Dans le cas où ce traitement ne donnerait pas de résultat suffisant, on pratiquerait l'électrisation *intra-rectale*, toujours avec la franklinisation hertzienne, à l'aide d'un excitateur spécial imaginé par le D$^r$ Bordier et qui se compose d'une tige métallique isolée sauf à ses deux extrémités, dont l'une est en contact avec la muqueuse intestinale et l'autre réunie par une chaîne à l'armature externe d'une bouteille de Leyde. Un manche isolant permet au malade de tenir lui-même l'instrument pendant l'opération.

L'application n'est pas aussi désagréable qu'on pourrait le croire, on éprouve une sensation sourde accompagnée de coups nettement frappés.

*Constipation par spasme.* — Le traitement consiste à galvaniser la paroi abdominale avec un courant de grande intensité. On peut le faire en appliquant chaque pôle au niveau des fosses iliaques ou mieux encore en recouvrant toute la paroi abdominale avec une électrode très souple et très humide que l'on relie à un pôle du courant galvanique, l'autre pôle est relié à une électrode de 200 cm² au moins placée dans la région lombaire. Le courant doit être amené progressivement à 100 et même 150 milliampères et maintenu pendant 15 à 20 minutes.

Le sens du courant n'a pas d'importance.

On peut superposer au courant galvanique le courant faradique avec bobine à fil fin et interruptions rapides. Ce courant produit une hypoesthésie cutanée qui permet de supporter plus facilement la sensation vive de piqûre produite par le courant galvanique.

Le malade ne doit abandonner que progressivement les moyens auxquels il avait recours avant d'entreprendre le traitement électrique; laxatifs, lavements, grands lavages seront espacés de plus en plus pour être complètement supprimés quand la guérison sera solidement établie.

Tout ce que nous venons de dire relativement au traitement de la constipation spasmodique s'applique au traitement des entéro-colites muco-membraneuses.                                          *F. ALLARD.*

CONTAGION. — On sait actuellement que les anciens typhiques peuvent, *porteurs de bacilles*, rester pendant nombre d'années un péril pour leur entourage, que des individus sains en apparence, ont dans leurs sécrétions nasales ou buccales les microbes de la diphtérie ou de la méningite cérébrospinale. On n'ignore pas que des angines paraissant très bénignes ne sont que des scarlatines légitimes. Il faut encore penser à la résistance de certains bacilles pathogènes qui conservent leur virulence pendant de longs mois et même des années, dans les vêtements, dans les livres, dans les tentures et les boiseries des appartements. Il est donc impossible de dire dans certains cas, quand commencent et quand cessent les dangers de contagion.

Nous nous bornerons à rappeler le temps d'isolement prescrit dans les maladies éruptives et dans les oreillons par l'Académie de médecine pour les élèves des lycées et des autres établissements scolaires.

1° *Les élèves atteints de la varicelle, de la variole, de la scarlatine, de la rougeole, des oreillons, seront strictement isolés de leurs camarades;*

2° *La durée de l'isolement devra être de quarante jours pour la variole, la scarlatine et la diphtérie, de vingt-cinq jours pour la rougeole, la varicelle et les oreillons;*

3° *L'isolement ne cessera que lorsque le convalescent aura été baigné;*

4° *et* 5° *Désinfection des vêtements et de la chambre du malade;*

6° *L'élève qui aura été atteint, en dehors d'un établissement d'instruction publique, de l'une des maladies énumérées dans ce rapport, ne pourra être réintégré que muni d'un certificat de médecin attestant qu'il a satisfait aux prescriptions ci-dessus énumérées.*

Ces prescriptions devraient être étendues aux administrations publiques, aux magasins, aux ateliers et même aux relations privées. Il est navrant de penser qu'un varioleux, un scarlatineux, reconnu aux consultations hospitalières, ait le droit de retourner en omnibus, en métropolitain, ou dans une voiture publique, prévenir sa famille, pour se rendre ensuite, dans les mêmes conditions, à l'hôpital d'isolement, qu'il pourra encore quitter, quand il lui plaira, même en pleine éruption. Nul actuellement ne peut l'en empêcher.       *A. BACH.*

**CONTRACTURES.** — V. Motilité (Examen), Hémiplégie, Hystérie.

**CONTRACTURE ISCHÉMIQUE DE VOLKMANN.** — Observée presque exclusivement au membre supérieur, chez les enfants surtout, à la suite d'une fracture de l'humérus ou des os de l'avant-bras, cette affection consiste en une rétraction fibreuse des muscles antérieurs de l'avant-bras et se manifeste par une impotence et une déformation rigide en flexion de la main et des doigts; elle est plus souvent diagnostiquée qu'autrefois, mais on ne possède point sur sa nature exacte de données définitives, et il semble bien que le dernier mot ne soit pas dit sur elle [1].

Dès 1838, Stromeyer en avait donné une description très exacte. A l'Académie de médecine, en 1842, Larrey et Guérin avaient relaté un fait assez net, et Guérin avait conseillé la section des tendons fléchisseurs superficiels dans la paume de la main.

Mais c'est *Volkmann* qui, le premier, dans plusieurs travaux successifs surtout en 1881, traça de la contracture ischémique un tableau anatomique et clinique auquel on n'a ajouté depuis que peu de traits.

La rétraction ischémique est assez rare; mais il est probable qu'elle ne l'est pas autant qu'on l'a dit, parce qu'elle est souvent méconnue ou passe

---

1. Nous avons décrit cette affection sous le terme « *contracture ischémique* », parce que c'est la désignation la plus habituelle, mais ce n'est pas la plus rationnelle; le terme de « *rétraction ischémique* » que nous employons continuellement dans cet article est de beaucoup préférable.

inaperçue. C'est surtout chez les enfants de 3 à 12 ans, et principalement chez les garçons, plus exposés aux traumatismes, qu'on a observé la rétraction par ischémie.

La **cause** initiale, de beaucoup la plus fréquente, est une *fracture du membre supérieur*, surtout une fracture de l'extrémité inférieure de l'humérus ou une fracture des deux os de l'avant-bras (portion moyenne surtout).

On a incriminé la *constriction* exercée par des appareils, surtout l'appareil plâtré appliqué immédiatement après le traumatisme, quand le gonflement du membre est encore susceptible d'augmentation. On a quelquefois — à tort du reste — fait jouer dans cette constriction le rôle principal aux escarres déterminées par l'appareil trop serré et considérées comme le point de départ d'une réaction inflammatoire.

D'autres causes invoquées ont été la compression de l'artère humérale par un fragment déplacé, une rupture de cette artère, une application trop prolongée de la bande d'Esmarch, une contusion violente.

L'action du froid a pu être aussi incriminée.

Les premiers **symptômes** qui doivent attirer l'attention du clinicien sont, d'une part, la douleur, d'autre part les phénomènes de stase veineuse ; gonflement, œdème et cyanose de la main et des doigts.

La *douleur* peut manquer complètement : c'est rare. Le plus souvent, il existe pour le moins une sensation d'engourdissement, de fourmillements dans l'avant-bras et la main ; en général, ce sont des douleurs vives siégeant au niveau de la fracture ou dans l'avant-bras et la main.

Le *gonflement* affecte la main plus ou moins totalement ; quelquefois il est limité aux doigts.

La *cyanose* concomitante est tantôt à peine marquée, tantôt, au contraire, très foncée.

Ces signes apparaissent, en général, quelques heures seulement après l'application de l'appareil ; assez souvent, mais non constamment, quand on enlève ce dernier, on observe une ou plusieurs *escarres* sur les faces antérieure et parfois postérieure de l'avant-bras, escarres plus ou moins étendues, plus ou moins profondes, simples phlyctènes au début, ulcérations ensuite.

Mais les symptômes essentiels de la maladie de Volkmann consistent dans l'*attitude vicieuse de la main et des doigts* causée par la *rétraction musculaire* et dans l'*impotence* fonctionnelle (à tort dénommée paralysie) ; ces symptômes apparaissent *précocement* et *simultanément*, fait capital.

L'avant-bras est immobilisé dans une position intermédiaire à la pronation et à la supination. Les doigts ont leurs premières phalanges étendues et les deuxièmes et troisièmes en flexion plus ou moins marquée, formant ainsi une véritable **griffe** (fig. 134). Le pouce est tantôt en position normale, tantôt en adduction forcée, sa deuxième phalange fléchie sur la première.

Lorsqu'on essaye d'étendre les doigts, on ne peut y parvenir malgré les plus grands efforts. L'irréductibilité de cette attitude vicieuse est presque absolue. Aussitôt qu'on cesse de tirer sur les doigts fléchis, la main, qui s'était mise en hyperflexion, revient à son attitude pathologique, comme

# Contracture ischémique de Volkmann.

obéissant à une forte détente élastique. Si l'on fléchit fortement le poignet, les doigts peuvent être facilement étendus (fig. 135), ils reprennent leur position vicieuse et se remettent en griffe dès qu'on ne maintient plus le poignet en flexion forcée. « Tout se

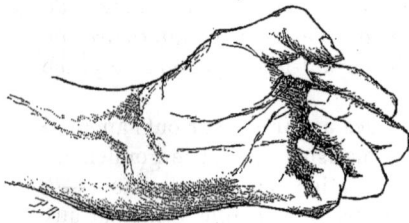

Fig. 134. — Contracture ischémique (Denucé).

passe comme si les muscles fléchisseurs de la région antérieure de l'avant-bras étaient devenus trop courts, maintenant par leur brièveté même la main et les doigts en flexion; en forçant la flexion du poignet, on rapproche les insertions musculaires de ces muscles et on donne aux mouvements d'extension le moyen de se produire (Denucé).

Les mouvements de supination sont généralement limités par la rétraction des rond pronateur et carré pronateur.

Au début, alors qu'il y a encore du gonflement, on sent les muscles antérieurs de l'avant-bras plus durs, plus consistants, douloureux à la pression; à mesure que le gonflement disparaît, on sent ces muscles diminués de volume, tendus, rigides, formant des cordes sous la peau. L'avant-bras est amaigri, la peau est amincie. Les muscles externes et postérieurs de l'avant-bras sont normaux, à part une atrophie légère due à l'immobilisation du membre.

Les *réactions électriques sont habituellement normales* dans la maladie type de Volkmann : on note tout au plus un peu d'hypoexcitabilité; mais pas de modification qualitative de l'excitabilité des muscles et des nerfs, *pas de réaction de dégénérescence*. Dans le cas con-

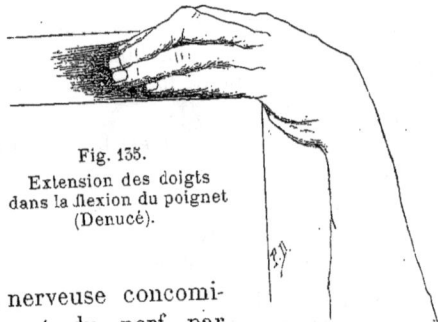

Fig. 135.
Extension des doigts
dans la flexion du poignet
(Denucé).

traire, c'est qu'il y a une altération nerveuse concomitante ou consécutive (envahissement du nerf par l'infiltration fibreuse des muscles) qui a causé une paralysie vraie.

On a noté des troubles de la sensibilité, fugaces ou persistants, portant sur les divers modes de sensibilité et affectant parfois des territoires nerveux particuliers.

Les troubles trophiques sont loin d'être rares (*glossyskin*, ongles secs, irréguliers, ulcérations sur les doigts).

Le **diagnostic** de la rétraction ischémique de Volkmann est facile pour peu que l'on songe à cette affection.

L'apparition précoce des phénomènes de rétraction des fléchisseurs, l'absence de réaction de dégénérescence permettront nettement d'éliminer les contractures qui succèdent — toujours tardivement — à des paralysies de certains troncs nerveux (médian, radial, cubital). Il n'y a pas lieu, pour les mêmes raisons, de songer à la paralysie infantile qui d'ailleurs frappe surtout les membres inférieurs.

Inutile d'insister sur le diagnostic avec la maladie de Little, la rétraction de l'aponévrose palmaire de Dupuytren, la contracture hystérique, toutes affections si différentes. Il faut, par contre, songer aux *rétractions des tendons fléchisseurs d'origine suppurée* (phlegmons de la main propagés à l'avant-bras) ou exceptionnellement à une fixation de muscles fléchisseurs au niveau d'un foyer d'ostéite du cubitus (Vallas). Peut-être existerait-il une *brièveté congénitale des fléchisseurs des doigts*, rendant le diagnostic difficile (Mouchet et Gy).

Le **pronostic**, considéré autrefois comme très grave, a perdu cette gravité depuis l'emploi de méthodes chirurgicales efficaces; il n'est cependant pas, d'une façon générale, très favorable.

**Lésions.** — Le *caractère anatomique essentiel* de la maladie de Volkmann est celui d'une *altération musculaire liée à l'ischémie*; mais on admet actuellement que les nerfs peuvent être, dans certains cas, intéressés de diverses façons et à des degrés variables.

Les muscles sont durs, fibreux, secs, grisâtres à la coupe. Il y a, d'une part, disparition de fibres musculaires ayant perdu leur striation transversale par suite de la coagulation de la myosine et ayant subi la transformation cireuse (Zenker) ou vitreuse (Cornil et Ranvier); d'autre part, infiltration abondante de leucocytes et néoformation de fibres conjonctives qui tendent à prendre la place des fibres musculaires. Cette affection des fibres musculaires serait due à une diminution progressive — et non brusque et totale — de l'apport sanguin avec stase de sang veineux chargé de $CO^2$, à une ischémie incomplète en un mot. L'afflux sanguin qui suit la levée de l'appareil ou du bandage constricteur ajouterait son effet nocif (Heidelberg, Wallis).

Les lésions nerveuses, qui coexistent dans certains cas, sont considérées comme exceptionnellement primitives et comme dues à l'englobement par la sclérose musculaire.

Il est fort probable que les lésions des nerfs, primitives ou secondaires, jouent un rôle plus important que celui qui leur est attribué ordinairement.

**Traitement.** — Il est prophylactique et curatif.

*Prophylactique* : Pas d'appareil plâtré circulaire ou de gouttière plâtrée trop serrée; des attelles soigneusement matelassées, si on se sert d'attelles; surveillance continue de l'appareil.

*Curatif* : Mobilisation légère, effleurage, suspension du membre, tractions élastiques, redressement, sous anesthésie dans les cas légers, mais surtout traitement opératoire.

Si l'on opère, on devra commencer par libérer les adhérences des muscles ou des tendons au foyer de la fracture, par séparer ceux-ci de leur gangue cicatricielle sans pratiquer la ténotomie ni la myotomie, et dans les cas légers, cette minime intervention pourra suffire. On devra chercher aussi à libérer les nerfs qui peuvent être enserrés dans le tissu de cicatrice.

Si cela ne suffit pas, on aura recours soit à l'*allongement des tendons*, ténoplastie, soit au *raccourcissement des deux os de l'avant-bras*, résection diaphysaire du radius et du cubitus. Quelle que soit l'opération choisie, il faut opérer le plus tôt possible, dès que la fracture est consolidée, les escarres complètement cicatrisées et dès qu'on a constaté, après 10 à 15 jours de son emploi, l'inutilité du massage le plus sagement conduit. Il vaut mieux ne pas appliquer la bande d'Esmarch avant l'opération.

Un traitement *post-opératoire*, dont le massage, la mobilisation active, l'air chaud, l'électricité feront les frais, est absolument indispensable si l'on veut que le malade retire de l'opération tout le bénéfice désirable.

Les résultats des deux opérations, la tendineuse et l'osseuse, sont également satisfaisants.

L'opération tendineuse a l'inconvénient d'être complexe quand il y a beaucoup de tendons à dédoubler pour les allonger, et d'être lente dans ses résultats. Par contre, avec la résection osseuse (de 15 à 20 mm. de diaphyse du radius et du cubitus) on risque parfois d'avoir une pseudarthrose ou un cal vicieux. *ALBERT MOUCHET.*

**CONTUSION.** — Par contusion on entend l'attrition des tissus consécutive à un choc ou une pression énergique; il y a *plaie contuse* si la peau présente une solution de continuité; *contusion simple*, si elle est intacte. Dans ce cas, l'élasticité et la mobilité des téguments leur permettent de fuir devant le choc, tandis que les tissus sous-cutanés, plus rigides, sont lésés. Tous les objets extérieurs peuvent être les agents de la contusion; la résistance sur laquelle s'écrasent les tissus est représentée par le squelette ou par un corps dur sur lequel repose le membre atteint, comme lorsqu'il est pris entre le sol et une roue de voiture. Quelquefois l'os joue un rôle de corps contondant; par exemple une extrémité luxée contusionne les muscles péri-articulaires. Quand la pression agit perpendiculairement, elle localise son effet au point atteint; quand elle agit obliquement, elle peut causer des dégâts à distance par décollement et arrachement.

L'attrition des tissus s'accompagne de rupture vasculaire. Le sang s'extravase, infiltre les mailles du tissu cellulaire et, apparaissant sur la peau, donne une ecchymose. Si le vaisseau blessé est d'un calibre suffisamment grand et que le tissu cellulaire est décollé, une cavité se forme dans laquelle s'accumule le sang; c'est l'hématome. Quelquefois un liquide citrin ou huileux se collecte, dû probablement à la rupture des lymphatiques ou à la mise en liberté de la graisse; c'est l'épanchement primitif de sérosité, l'épanchement huileux sous-cutané. Enfin la contusion peut être plus violente et les tissus sont désorganisés; ils se gangrènent; les os sont fracturés, il y a un véritable écrasement. Ecchymose, bosse sanguine, gangrène ou épanchement de sérosité, écrasement, constituent les quatre degrés des contusions; classification plus théorique que pratique : l'ecchymose appartient à tous les degrés; l'épanchement traumatique de sérosité, comme l'œdème dur traumatique, est affaire de région et de circonstances encore mal déterminées; aussi décrirons-nous les différents signes des contusions sans conserver l'ancienne classification.

Pour les *contusions chez le nouveau-né* [V. NOUVEAU-NÉ (PATHOLOGIE)].

**Symptômes.** — Toute contusion se traduit par une douleur sourde et cuisante; la peau est livide, puis rougit par paralysie vaso-motrice. En certaines régions la douleur est plus aiguë, comme à la pulpe des doigts, à la face interne du tibia. Dans les contusions violentes la peau reste violacée, insensible, sauf à la pression profonde. Bientôt apparaît un des symptômes suivants.

**Ecchymose.** — La *cause* de l'ecchymose peut être un choc minime, une succion ; elle est alors uniquement cutanée et sous-cutanée par l'origine du sang extravasé ; ou bien la source de l'épanchement est profonde, le plus souvent osseuse, quelquefois musculaire. Certaines diathèses hémorragiques, hémophilie, purpura, maladie de Verlhof, donnent lieu à des ecchymoses presque spontanées, résultant d'un simple froissement, d'un effort. Elles se reconnaissent à leur multiplicité, leur irrégularité, leur fréquence ; à la coexistence d'épistaxis, de métrorragies répétées. — Sa *coloration* est caractéristique : d'abord noire, marbrée, elle passe par une série de tons graduellement décroissants, violet, bleu foncé, vert, jaune, puis enfin pâlit et disparaît. Sur les muqueuses minces, comme à la conjonctive, elle reste d'un rouge vif caractéristique, qu'on a attribué à l'oxygénation du sang à travers la mince cuticule qui le sépare de l'air extérieur. La *forme* d'une ecchymose d'origine cutanée reproduit celle du corps contondant ; on peut reconnaître une morsure, un coup de talon de soulier, les traces d'un ongle, la striction avec une corde, etc.... Quand le sang vient de la profondeur, il produit une ecchymose diffuse et irrégulière s'il chemine dans les espaces cellulaires, ou bien il rappelle la disposition des muscles, dont il suit les gaines. La *région où elle apparaît* est limitée au point traumatique pour les ecchymoses superficielles ; elle peut en être fort éloignée s'il s'agit d'une ecchymose d'origine profonde ; en effet, le sang épanché doit contourner les lames aponévrotiques, suivre les paquets vasculo-nerveux ou descendre dans les gaines musculaires ; c'est ainsi que, dans les fractures du col chirurgical de l'humérus, on peut avoir une ecchymose thoraco-abdominale ; dans l'hémo-thorax une ecchymose au triangle de J.-L. Petit.

Enfin la *date d'apparition* est retardée si des tissus épais séparent la peau de l'infiltration sanguine : l'ecchymose mastoïdienne ne survient que 4 à 5 jours après une fracture de la base du crâne. Quelques-unes restent profondes, et on les reconnaît à l'autopsie en tailladant les tissus où l'on suppose que le coup a été appliqué. Elles ne se forment point quand le traumatisme a eu lieu après la mort. Quant aux ecchymoses d'origine superficielle, on admet que le premier changement de coloration, c'est-à-dire le passage du noir au violet, indique une durée de 2 à 5 jours depuis le trauma.

**Hématome.** — L'hématome peut être diffus, sans limites précises, c'est le *dépôt sanguin*, ou bien circonscrit, c'est la *bosse sanguine* ; une couche de fibrine se dépose à la périphérie de l'enkyste. On a la sensation d'une tumeur molle, fluctuante, dépressible, entourée d'un bourrelet dur, qui, au crâne, donne l'impression d'un enfoncement de la voûte ; d'autres fois on peut à la pression déterminer une crépitation sanguine, due à l'écrasement des caillots, et bien distincte de la crépitation rude d'une fracture, neigeuse de l'emphysème, amidonnée d'une synovite sèche. La résolution est plus ou moins lente suivant la quantité de sang épanché ; il n'est pas rare d'assister à la *transformation kystique* ; d'autres fois la trace en persiste sous forme d'une induration. — L'hématome *suppure* facilement ; la peau rougit, devient chaude, s'œdématie; les douleurs sont vives, la fièvre apparaît. A l'incision, il s'écoule un mélange de sang et de pus; la guérison est vite obtenue. — Dans les grands épanchements, qui restent aseptiques, on observe une *fièvre de résorption*, avec *ictère hématique traumatique*; la température peut s'élever jusqu'à 39° et 40°, mais l'état général reste excellent, le pouls est normal et bien frappé, il n'y a aucun signe d'infection, et la température et l'ictère disparaissent avec l'épanchement. — A la suite d'une contusion, un vaisseau volumineux peut se rompre, l'épanchement s'enkyste et reste en communication avec l'artère, il se produit une tumeur pulsatile, avec expansion et retrait; c'est l'*anévrisme diffus primitif* (v. c. m.).

**Épanchement traumatique de sérosité.** — Si sa pathogénie est mal connue, il apparaît dans des conditions bien déterminées, et son diagnostic est facile. On le voit aux régions où la peau glisse avec facilité sur des plans aponévrotiques tendus et résistants, et s'en décolle : à la face externe de la cuisse et aux lombes en particulier.

Il apparaît rapidement après le trauma; la poche n'est jamais remplie et semble trop grande; sa surface est aplatie et étalée; la peau a sa coloration normale; ses parois sont flasques et tremblotantes; en ramenant le liquide en un point, on détermine la sensation vraie du flot. Cet épanchement est lent à disparaître et, après ponction, il a une grande tendance à récidiver; le liquide retiré est citrin, parfois filant, opaque, huileux ou graisseux. Son diagnostic est facile à faire avec la bosse sanguine qui est tendue, crépitante et souvent ecchymotique.

**Œdème dur traumatique.** — C'est un résultat rarement observé de la contusion et qui n'existe guère qu'au dos de la main et du pied; il se traduit par un œdème dont l'intensité et la persistance sont d'un degré bien supérieur à l'importance de la contusion; un mouvement d'extension un peu brusque peut l'amener. Une tuméfaction diffuse et douloureuse, avec ou sans ecchymose, apparaît rapidement après le trauma; elle devient bientôt dure et résistante; la peau est capitonnée, sèche, dure, luisante, non inflammatoire, confondue avec la tuméfaction; les mouvements sont douloureux. La résolution, extrêmement lente, exige 2 à 3 mois. La cause de cette affection est inconnue; on en a fait soit une réaction fibreuse des tissus sous l'influence d'un épanchement sanguin, analogue peut-être à la myosite ossifiante traumatique; soit une infection atténuée, évoluant comme certains phlegmons ligneux; soit un trouble tropho-névrotique, et en effet, avec l'œdème dur, peuvent coexister la chute des ongles et des poils, et l'*atrophie calcaire des os*, qui apparaissent pâles à la radiographie.

**Gangrène traumatique.** — On la voit survenir dans certains traumatismes, au point frappé, par le mécanisme du *décollement*; un membre est pris et tordu par une courroie de transmission; la peau glisse et se décolle sur les plans sous-jacents, comme l'écorce de bois vert; les connexions vasculaires sont rompues avec la profondeur. La peau est stupéfiée, froide; au bout de 4 ou 5 jours seulement apparaît le sphacèle de toute la région traumatisée, laissant après sa chute une large perte de substance. Ce sphacèle cutané, *au lieu même du traumatisme*, est, somme toute, d'un pronostic favorable, sauf difficulté de cicatrisation. — Quand la *pression*

*est lente, continue et de longue durée*, l'escarre peut être *profonde, énorme*.
C'est ce qui arrive dans les éboulements, quand le blessé reste longtemps pris sous une masse de terre et de matériaux. Les escarres aux
fesses, aux membres, au tronc ont été fréquents et graves chez les blessés
du tremblement de terre de Messine, qui restèrent des heures entières,
et même des jours, pris sous des pans de murs, comprimés entre des
poutres ébranlées, sans pouvoir faire le plus petit mouvement, et qui
pendant ce temps souffrirent des intempéries, de la faim, de la soif et de
toutes les angoisses morales propres à une rapide débilitation de l'organisme. — Une gangrène *à distance* peut être consécutive à l'*attrition
des gros troncs vasculaires*; dans ce cas, l'extrémité du membre est refroi-
die, violacée, insensible à la palpation bien que parfois douloureuse spontanément (fig. 136). De petites escarres se montrent aux doigts, aux orteils,

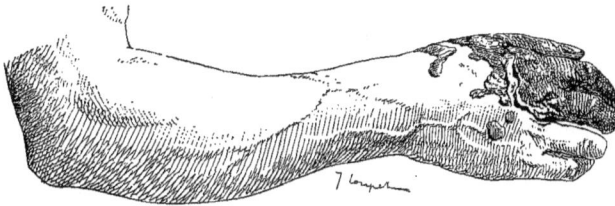

Fig. 136. — Gangrène sèche des doigts à la suite d'une attrition sous-cutanée directe de l'artère
humérale, au-dessus du pli du coude (Lejars).

qui se réunissent, augmentent, et la gangrène progresse et envahit le
membre jusqu'aux limites de la circulation collatérale. Elle est à
redouter dans toutes les contusions profondes et violentes, dans les véritables écrasements. C'est encore la *gangrène de l'extrémité du membre*
qui résulte de l'application d'un pansement trop serré, d'un plâtre circulaire, gangrène totale qui peut nécessiter l'amputation (V. GANGRÈNE).

**Écrasement** (v. c. m.).

**Pronostic**. — Le pronostic de la contusion varie avec chacune des
formes que nous avons passées en revue, depuis le choc léger dont l'ecchymose disparaît, jusqu'à l'écrasement qui peut entraîner la mort immédiate
ou par infection surajoutée, ou tout au moins la perte du membre. Souvent
l'aspect du blessé n'est point en rapport avec la gravité du traumatisme, et
ceci est vrai surtout pour les *contusions viscérales* qui seront étudiées à
propos de chaque viscère. Elles affectent aussi bien l'intestin presque superficiel chez les individus amaigris, que le cerveau protégé par une boîte
osseuse puissante; un choc net et précis, ne laissant point de trace extérieure peut amener une rupture de la rate, de la vessie, etc..., sans qu'aucun
symptôme immédiat n'apparaisse. Inversement certains symptômes graves
au premier abord ne sont suivis d'aucun désordre; ils tiennent à l'état de
sensibilité du blessé, à certains troubles fonctionnels, comme cette *asphyxie
traumatique* récemment décrite : à la suite d'une compression violente du
thorax, la face devient violacée, la peau et les muqueuses sont parsemées
d'un piqueté hémorragique, il y a des épistaxis abondantes; puis tout cesse,
quand la circulation a repris son cours normal, troublée momentanément

par l'excès de pression intra-thoracique. Il faut enfin compter avec les *troubles à longue échéance*; le traumatisme appelle les maladies; il y a des néphrites traumatiques bilatérales, même après contusion d'un seul rein; l'insuffisance aortique peut suivre un choc précordial, violent; l'hystérie et la folie traumatiques sont aujourd'hui bien connues. Enfin les contusions uniques ou répétées peuvent déterminer la localisation d'une affection latente; et l'arthrite tuberculeuse succède insensiblement dans certains cas à une hydarthrose traumatique.

**Traitement.** — La contusion simple n'a besoin d'être traitée que par le repos et les lotions froides. S'il y avait *hématome*, une légère compression serait essayée qui favorise la résorption spontanée; mais en règle générale l'hématome volumineux a tendance à s'enkyster ou à suppurer; une incision franche permet seule d'évacuer les caillots qui obtureraient l'orifice du trocart à ponction. La poche est nettoyée, asséchée, suturée, et un pansement compressif accole ses parois l'une sur l'autre. L'*épanchement traumatique de sérosité* peut être simplement ponctionné, ou bien la poche est lavée avec une solution iodée, qui favorise la rétraction des parois. L'*œdème dur traumatique* n'est guéri ni par l'immobilisation, ni par le massage, ni par la compression; on en a pratiqué l'excision, mais sans succès. Par contre, la tumeur disparaîtrait avec le traitement suivant : injections sous-cutanées à la limite de l'œdème, trois fois par semaine, d'une seringue de Pravaz d'une solution alcoolique de thiosinnamine de 10 à 15 pour 100.

Dans tout traumatisme, les excoriations seront nettoyées, la peau aseptisée, pour éviter les lymphangites superficielles, et la suppuration consécutive des foyers profonds de contusion. Dans certains cas spéciaux de *contusion artérielle* localisée, avec apparition au loin d'escarres, on tenterait la mise à nu de l'artère, son incision, l'ablation du thrombus, puis la suture. Cette thérapeutique sera étudiée à propos des plaies des artères. Enfin dans l'*écrasement total* du membre se pose la question de l'amputation immédiate ou tardive (V. Écrasement).

*AMÉDÉE BAUMGARTNER.*

**CONTUSION CÉRÉBRALE.** — V. Encéphale (Lésions traumatiques).

**CONVALLAMARINE, CONVALLARINE.** — V. Muguet.

**CONVENTION DE GENÈVE.** — La Convention de Genève est un accord international qui, depuis 1864, à l'instigation du philanthrope genevois Henri Dunant, règle la ligne de conduite des armées belligérantes vis-à-vis des blessés et des formations sanitaires de l'ennemi.

Depuis longtemps déjà, plusieurs philanthropes avaient eu l'idée de pactes humanitaires semblables, mais ces faits n'ont pas reçu d'exécution et sont tombés dans l'oubli, comme celui de notre ancêtre, le baron Percy, présentant au général Moreau son projet de neutralisation des blessés, pour le soumettre à l'approbation du général Kray, qui refusa.

Vers 1860, Palasciono en Italie et Arrault en France, plaidèrent la cause des victimes de la guerre, mais leurs voix restèrent sans écho. L'opinion publique ne s'émut réellement qu'à la lecture du petit livre de Dunant :

« *Un souvenir de Solférino* ». En 1864, la Convention de Genève fut signée et quatre ans plus tard les articles additionnels.

Voici résumés les principaux articles :

ART. I. — Les ambulances et les hôpitaux militaires seront reconnus neutres et comme tels protégés et respectés par les belligérants, aussi longtemps qu'il s'y trouvera des malades et des blessés.

ART. II. — Le personnel des hôpitaux et des ambulances participera au bénéfice de la neutralité, lorsqu'il fonctionnera et tant qu'il restera des blessés à relever ou à secourir.

ART. III. — Après l'occupation par l'ennemi, ce personnel pourra continuer à remplir ses fonctions ou à se retirer pour rejoindre le corps auquel il appartient.

ART. IV. — Le matériel des hôpitaux militaires demeurant soumis aux lois de la guerre, le personnel ne pourra emporter, en se retirant, que les objets qui sont propriété particulière.

ART. V. — Les habitants du pays, qui porteront secours aux blessés, seront respectés et demeureront libres.

ART. VI. — Les militaires blessés ou malades seront recueillis et soignés, à quelque nation qu'ils appartiennent.

ART. VII. — Un drapeau distinctif et uniforme sera adopté pour les hôpitaux de campagne, les ambulances et les évacuations. Il sera accompagné du drapeau national.

Un brassard (croix rouge sur fond blanc) sera également admis pour le personnel neutralisé.

Les articles VIII, IX, X sont bien moins importants.

En pratique, quatre points sont à retenir :

1° La protection et les soins assurés aux blessés, à quelque parti qu'ils appartiennent;

2° La neutralisation du personnel de secours;

3° La neutralisation du matériel des formations sanitaires volantes ou temporaires (postes de secours, ambulances, hôpitaux de campagne);

4° L'exonération de certaines charges de guerre, dans la mesure de l'équité, en faveur des habitants ayant recueilli et soigné des blessés.

Le premier point n'a fait que rendre officielle une coutume passée dans les mœurs des nations civilisées, mais il empêchera surtout les actes isolés de barbarie.

Les deuxième et troisième points ont rendu à l'humanité un immense service, en neutralisant le personnel médical toujours trop rare en campagne et le matériel sanitaire, qu'on peut agrandir sans crainte de voir des millions engloutis dès le premier échec.

Enfin le quatrième point est un précieux encouragement à l'initiative individuelle en matière de secours aux blessés.

Dans les guerres futures, il serait bon de réglementer très sévèrement le port du brassard de neutralité, car en 1870, cet insigne étant porté, pour ainsi dire, par qui voulait le prendre, il s'est commis, grâce à lui, de nombreux abus et peut-être même « a-t-il servi à favoriser l'espionnage que nos ennemis savaient si bien mettre en œuvre ». (Boulfray.)

L'extension de cet insigne fut poussée si loin que les vainqueurs s'en plaignirent, quoiqu'ils ne fussent guère plus scrupuleux que nous à cet égard.

Cependant, au début des hostilités, personne n'avait songé à distribuer ces insignes de neutralité; aussi les fourgons n'avaient pas leurs fanions et les médecins leurs brassards. Mal leur en advint et le soir de Frœschwiller, écrit Bintot : « Peu s'en fallut que nous ne fussions tous faits prisonniers, *parce que nous ne portions pas le brassard de la Convention de Genève* ». Aussi « chacun de nous attacha autour de son bras gauche une bande sur laquelle il traça une croix rouge avec *le doigt trempé dans le sang qui coulait sur le sol de l'église* » (Granjux).                    *BONNETTE.*

**CONVULSIONS.** — V. Crises nerveuses, Hystérie, Nouveau-né (Pathologie).

**COPAHU.** — Le baume de copahu est un suc oléo-résineux obtenu par incision du tronc de plusieurs espèces de *Copaifera* (Légumineuses-Césalpinées); c'est un liquide jaune brun, épais, d'odeur aromatique, de saveur âcre.

Bien toléré à petites doses, le copahu s'élimine par les reins (urines colorées d'odeur spéciale), par les poumons (en communiquant son odeur à l'haleine) et par la peau (sueurs colorées). Aux doses de 10 à 15 gr. par jour, il réalise l'antisepsie des voies urinaires que l'on recherche dans le traitement de la blennorragie (v. c. m.) et tarit l'écoulement.

Il importe d'être averti que les fortes doses de copahu peuvent déterminer des vomissements, de la diarrhée, des érythèmes.

Le copahu pourrait être utilisé comme modificateur de la sécrétion bronchique.

Comme antiblennorragique, il est donné en capsules, en pilules solidifiées par la magnésie, en opiat associé au cubèbe, dans du pain azyme.

|  |  |
|---|---|
| *Pilules.* | *Electuaire (opiat) de copahu composé* (Codex). |
| Copahu . . . . . . . . . . . . . } āā <br> Carbonate de magnésie . . . . . } | Copahu. . . . . . . . 100 grammes. <br> Cubèbe pulvérisé . . . 150 — <br> Cachou pulvérisé . . . 50 — <br> Essence de menthe. . 3 — |
| Divisez en bols de 1 gramme; 10 à 20 par jour. | |

E. F

**COPROLALIE.** — C'est une forme d'onomatomanie impulsive, caractérisée par l'émission explosive de mots grossiers ou orduriers, tantôt isolés, tantôt intercalés dans le discours.

La coprolalie, que Gilles de la Tourette considérait comme un des caractères de la maladie des tics, ne s'observe pas seulement chez les tiqueurs : elle se rencontre chez nombre de prédisposés. Elle surprend d'autant plus qu'il s'agit souvent de sujets, même de femmes et de jeunes filles, qui, par leur éducation, sembleraient devoir répugner à se servir de mots grossiers, surtout en présence de personnes non familières.

L'émission verbale ordurière est parfois précédée d'un besoin impérieux, et suivie d'un sentiment de satisfaction : elle a alors tous les caractères d'une obsession. D'autres fois, elle est d'une impétuosité extrême; elle appartient alors aux impulsions; elle se rapproche aussi des tics.

Sans être obsédante ni impulsive, l'habitude d'émailler le discours de gros mots n'est pas rare, même chez des sujets très cultivés, mais présentant toujours un certain degré de dysharmonie mentale : les mots qui devraient être évités se présentent inopinément à l'esprit et sont prononcés si vivement qu'ils ne peuvent être retenus.

La coprolalie est justiciable des modes de traitement psychothérapique qui conviennent aux habitudes vicieuses, aux obsessions, aux impulsions (v. c. m.).                                                *HENRY MEIGE.*

**COQUE DU LEVANT.** — V. Picrotoxine.

**COQUELUCHE.** — Maladie contagieuse, vraisemblablement microbienne, elle atteint surtout les jeunes enfants, vis-à-vis desquels elle se conduit comme une maladie infectieuse généralisée, car elle leur confère l'immunité envers elle-même : ses récidives sont excessivement rares. Au point de vue clinique, elle est caractérisée par trois faits principaux : le *catarrhe des voies respiratoires* qui la fait ressembler à une bronchite banale, la *quinte de toux spasmodique* qui est typique, grâce au troisième caractère, la *reprise*, inspiration convulsive et bruyante qui imprime à la quinte le cachet spécial de la coqueluche.

Le mot *coqueluche* tire son origine soit d'une sorte de capuchon ou coqueluche dont les malades atteints de grippe se couvraient la tête au xv$^e$ siècle, soit de la ressemblance que la quinte affecte avec le chant du coq.

**Conditions de production de la coqueluche.** — Son *maximum de fréquence* s'observe de 2 à 5 ans : on peut l'avoir à tous les âges, même à plus de 80 ans, si on ne l'a pas eue dans l'enfance. Son *minimum de fréquence* correspond aux six premiers mois de la vie, pendant lesquels la contagion est moins aisée, mais elle n'est cependant pas très rare chez les nourrissons. Elle peut être *congénitale* : des mères atteintes de coqueluche ont donné le jour à des enfants qui ont présenté des quintes caractéristiques, le 1$^{er}$ jour (Rilliet et Barthet), le 6$^e$ jour (Blache).

Le sexe n'a pas d'influence sur la production de cette maladie. Il en est de même des saisons, quoique les épidémies paraissent débuter surtout en hiver et au printemps.

Dans les grandes villes, la coqueluche est endémique, mais elle présente de temps en temps de véritables poussées épidémiques, se produisant sans causes apparentes, et durant quelques mois. Assez fréquemment, ces recrudescences épidémiques coïncident avec des épidémies de rougeole, et l'une et l'autre prennent souvent leur source dans la contagion scolaire, en particulier dans l'encombrement et la promiscuité qui résulte dans les écoles des périodes froides ou humides des saisons hivernale et printanière.

La faiblesse générale prédispose à l'éclosion de la coqueluche et l'aggrave.

**Contagion.** — La coqueluche est contagieuse et peut causer des épidémies violentes et meurtrières. La contagion s'exerce soit directement par contact d'enfant à enfant, soit indirectement par transport des germes par une personne ou des objets servant d'intermédiaire. L'air expiré et la projection de particules de mucus pendant la toux peuvent transporter le germe à une certaine distance. La coqueluche est contagieuse à toutes ses périodes; elle l'est surtout à la période catarrhale, et d'autant plus facilement que l'on aura tendance à considérer l'enfant comme atteint de bronchite simple. La contagion n'a lieu que rarement pendant la période de résolution. La durée totale de la contagiosité de la coqueluche est de un à deux mois.

**Bactériologie.** — On a décrit, comme agent spécifique de la coqueluche, bien des micro-organismes trouvés dans les crachats et les sécrétions des muqueuses des voies respiratoires des coquelucheux. Tour à tour le bacille d'Afanassieff (1888), le protozoaire cilié de Deichler (1890), les diplocoques de Ritter et de Galtier (1892), la bactérie polaire de Czapléwski et Hensel (1897), le bacillus pertussis d'Eppendorf (1901), le bacille de Leuriaux (1902), le coccobacille auréolé de Cavasse (1904), ont été décrits comme l'agent pathogène de la coqueluche. Mais ils sont dépourvus de tout caractère spécifique, ils ne sont pas agglutinés par le sérum des coquelucheux. Ils paraissent n'être que des saprophytes, agents d'infections secondaires comme les streptocoques et les pneumocoques que l'on trouve presque toujours avec eux dans les expectorations des malades.

Bordet et Gengou en 1906 et 1907 ont décrit un microbe qui est peut-être l'agent spécifique de la coqueluche : c'est un bacille très court, ovoïde, long de $1 \mu$ au maximum, que les bleus de méthylène et de toluidine phéniqués colorent faiblement, surtout dans la partie centrale. On le trouve, au début de la maladie, dans les parties opaques des crachats, en nombre considérable : il devient plus rare dans la suite à mesure que les saprophytes augmentent en nombre. Il cultive bien à la surface d'une gélose faite avec de l'extrait glycériné de pommes de terre et du bouillon de veau, à laquelle on mélange partie égale de sang défibriné de cheval ou de lapin. Il est peu résistant et meurt à 55°. Il tue le cobaye à haute dose en provoquant de la dyspnée et des lésions irritatives locales très intenses. Bordet et Gengou ont isolé une endotoxine tuant facilement le lapin en injection veineuse et provoquant de la nécrose locale de la peau en injection sous-cutanée.

Ce microbe est agglutiné par le sérum d'enfants guéris depuis peu de temps de la coqueluche : il contient une sensibilisatrice spécifique (réaction de fixation de Bordet). Il semble donc bien pouvoir être considéré comme l'agent spécifique de cette maladie.

Les lésions seraient dues à l'endotoxine de ce microbe, le poison étant mis en liberté par le parasite, peut-être lors de la destruction du corps de celui-ci. Il est probable que la trachée et les bronches sont lésées par ce poison coquelucheux, qui en nécrose le revêtement épithélial, comme il nécrose la peau du cobaye : on observe en effet, chez les enfants morts de coqueluche sans complications, de l'inflammation nécrosante de la muqueuse laryngée sus et sous-glottique.

**Symptômes.** — **Incubation.** — Il existe dans la coqueluche une période d'incubation qui s'étend entre le moment où le germe a été déposé dans les voies respiratoires et celui où le catarrhe bronchique développe ses premiers symptômes : cette invasion silencieuse dure de 6 à 9 jours, rarement moins, quoiqu'on l'ait vue ne durer que 2 ou 5 jours.

La coqueluche présente une évolution assez régulière pour qu'on ait pu

la diviser en trois périodes : 1º de début ou de catarrhe bronchique ;
2º d'état ou de toux convulsive ; 5º de déclin ou de résolution. On passe
insensiblement d'une période à l'autre. L'une d'elles manque rarement : la
période de catarrhe peut cependant faire défaut, la toux spasmodique
annonçant alors le début de la maladie.

I. **Période catarrhale.** — Au début, rien ne fait, en général, soupçonner
la nature de l'affection. Il semble s'agir d'un refroidissement banal, coryza
avec éternuements répétés, pharyngotrachéite, bronchite légère, état grippal
plus ou moins accentué. Chez les enfants prédisposés, on peut observer des
crises de laryngite striduleuse. Il y a une fièvre légère, 58º à 58º,5, et à
l'auscultation on trouve des râles sibilants disséminés ou même une véritable bronchite. Mais, au bout de quelques jours, il devient évident qu'il
s'agit de quelque chose de plus qu'un rhume vulgaire ; l'état général est
mauvais, le sommeil agité, l'enfant n'a plus d'appétit, la fièvre persiste ; la
toux devient plus violente, plus fréquente et, fait important, *se montre surtout la nuit*, en particulier dans les premières heures du sommeil, où elle
est parfois incessante. Les malades accusent une sensation particulière de
chatouillement pharyngé et laryngé, une légère dyspnée qui ne s'explique
pas par les symptômes objectifs, une sensation douloureuse derrière le
sternum. La toux, toujours surtout nocturne, prend peu à peu un caractère
d'accès paroxystique : qu'à ces accès s'ajoutent le spasme de la glotte qui
produit la reprise et les vomissements, et la deuxième période commencera.
Dès cette première période on peut observer déjà un élément nerveux, une
sorte de hoquet qui est l'analogue de la reprise de la quinte typique.

Dans certains cas, les phénomènes de catarrhe paraissent se localiser au
début surtout sur la muqueuse nasale et gardent cette prédominance pendant toute la maladie : le coryza et les éternuements spasmodiques remplacent la bronchite et la toux.

La durée de la période catarrhale est en moyenne de 15 jours, mais elle
peut varier de quelques jours à cinq ou six semaines ; elle peut n'être que
de 2 ou 5 jours chez les nourrissons, et même manquer totalement.

II. **Période d'état ou de toux spasmodique.** — Elle succède insensiblement à la précédente, et elle est caractérisée par la prédominance de l'élément nerveux. Les accès de toux deviennent plus espacés, mais ils sont plus
forts. La toux prend le caractère spasmodique d'abord la nuit, puis le jour.
Elle est alors si caractéristique qu'il suffit de l'entendre pour faire le diagnostic de la coqueluche.

La *quinte de coqueluche* s'annonce par des prodromes, chatouillement
dans le larynx, douleur derrière le sternum, parfois éternuements, vomissements, émission involontaire d'urine ou de fèces : l'enfant se rend compte
qu'une quinte va se produire, et comme il la redoute, car elle est pénible, il
tâche souvent de l'éviter : il s'arrête dans ses jeux, modère sa respiration,
reste tranquille ; l'enfant, dit Trousseau, *médite sa quinte* : s'il sent qu'elle
va éclater, il prend une position commode pour résister aux secousses que
la toux va imprimer à son organisme, il s'assoit, saisit un point d'appui
(barreau de lit, chaise, table) auquel il se cramponne, ou il s'appuie au
mur, il pose sa tête sur le point de résistance qu'il vient ainsi de se procu-

rer. Brusquement la quinte éclate : le malade fait une large inspiration, bruyante, suivie aussitôt d'une série de secousses respiratoires, soufflantes, non bruyantes, qui se succèdent sans interruption, convulsivement, comme si l'enfant voulait expulser en totalité l'air contenu dans ses poumons, sans en faire rentrer aucune quantité nouvelle par la moindre inspiration. Mais une fois la poitrine vidée à fond, alors que la glotte convulsée est rétrécie par le spasme, après 8 ou 10 et jusqu'à 15 ou 20 expirations successives, il faut bien que l'air pénètre à nouveau dans les poumons : la poitrine se dilate brusquement, il se fait une inspiration profonde, longue, chantante ou sifflante, produite par l'air qui, en se précipitant dans la poitrine, fait vibrer les cordes vocales convulsées dans la glotte encore rétrécie. Cette inspiration bruyante succédant aux secousses aphones d'expulsion de l'air constitue la *reprise* caractéristique de la quinte de coqueluche. Pendant la quinte l'enfant rejette des mucosités glaireuses, filantes, difficiles à détacher.

Alors se fait une légère accalmie, de quelques secondes à peine, puis commence une nouvelle série de secousses expiratoires, série terminée par une nouvelle reprise; plusieurs séries se succèdent ainsi en diminuant d'intensité, le bruit produit par la reprise devient moins fort, le spasme cesse peu à peu. Après 3, 4, 5 accès semblables dont chacun est terminé par une reprise et dont l'ensemble constitue une quinte, l'enfant est pris de vomissements de mucosités glaireuses et souvent de vomissements alimentaires.

Pendant toute la durée de l'accès, l'enfant se trouve dans un état d'angoisse des plus pénibles. Les yeux larmoyants et injectés, les glaires coulant du nez et de la bouche, le visage bouffi et violacé, il est dans un état voisin de l'asphyxie : son angoisse est extrême, il s'agite, se débat. On s'étonne qu'un organisme aussi frêle puisse résister à de tels efforts, qui produisent fréquemment des hémorrhagies conjonctivales ou palpébrales et des ecchymoses de la peau du visage. Après la quinte, l'enfant épuisé et calmé s'endort fréquemment : mais sa figure, légèrement bouffie, un peu cyanosée, ses lèvres légèrement violacées, ses yeux injectés et bouffis permettent souvent de reconnaître qu'il vient d'avoir un accès et qu'il a la coqueluche.

La *durée de la quinte* varie de quelques secondes à 12 ou 15 minutes; plus elle est longue, plus il y a de reprises; il peut y en avoir 10, 20 ou 30 dans un accès : la longueur des quintes est en rapport avec la gravité de la maladie qui augmente avec leur durée. Leur *nombre* varie dans une même coqueluche suivant le moment que l'on considère; il va d'abord en augmentant, atteint son maximum dans la 4e ou la 6e semaine, reste stationnaire pendant quelques jours, puis décroît : il peut n'être que de 15 à 20 par 24 heures, mais il peut être bien plus élevé (120 quintes par jour dans un cas terminé par la mort chez un enfant de 3 ans) (Tissier). La coqueluche est légère jusqu'à 20 quintes par 24 heures, moyenne jusqu'à 35 ou 40 quintes par jour; elle est grave au delà, et au-dessus de 60 accès la vie est en danger (Trousseau). La fréquence et l'intensité des quintes mesure donc la gravité de la coqueluche.

La quinte peut présenter des anomalies : elle peut être très courte, abortive, ou très longue et inquiétante par sa longueur. Elle peut être modifiée dans sa forme; la reprise peut manquer, chez les nourrissons et dans les cas légers; elle disparaît en cas de complications pulmonaires. La quinte peut être remplacée en totalité ou en partie par des accès d'éternuements.

La quinte peut se produire spontanément ou être provoquée par une action extérieure (mouvement violent, course, odeur forte) ou morale, la peur ou la joie, par un attouchement brusque du larynx ou de la trachée dans la fossette sus-sternale, par l'examen de la gorge. Dans les salles de coquelucheux et les consultations d'enfants l'imitation joue un grand rôle dans la production des quintes : dès que l'un d'eux se met à tousser, les autres l'imitent successivement.

Les matières expectorées sont les sécrétions bronchiques accumulées avant la quinte : elles sont glaireuses, épaisses, filantes, transparentes et blanchâtres surtout au début de la maladie, plus tard purulentes et jaunâtres. Elles renferment des cellules épithéliales des voies respiratoires, de nombreux leucocytes, polynucléaires neutrophiles et mononucléaires, et les divers microbes signalés plus haut. Alors que souvent l'expectoration manque chez l'enfant dans les autres maladies du poumon, car souvent l'enfant jeune ne sait pas cracher, elle ne manque jamais chez le coquelucheux, et tout enfant qui crache des glaires après une quinte est suspect de coqueluche, s'il est âgé de moins de cinq ans.

Le frein de la langue est souvent coupé par une ulcération transversale, grisâtre, plus ou moins étendue (taille d'une lentille) et parfois douloureuse. Cette petite plaie est due au frottement du frein sur les incisives inférieures lors de la projection répétée de la langue pendant les quintes : cette ulcération est importante pour le diagnostic en dehors des quintes, mais elle n'est pas absolument spécifique, car on peut l'observer dans d'autres maladies que la coqueluche.

Pendant la période spasmodique, l'auscultation est à peu près négative, s'il n'y a pas de complications pulmonaires; les râles sibilants et ronflants sont rares et peuvent même disparaître; s'ils persistent ils sont moins nombreux après chaque quinte qu'avant.

La *durée* de la période spasmodique est de 3 à 4 semaines.

III. **Période de résolution ou de déclin.** — Les phénomènes diminuent d'intensité, les vomissements disparaissent peu à peu, la reprise cesse d'exister; mais il y a encore une toux plus ou moins quinteuse qui détermine, si l'enfant est assez grand pour cracher, une expectoration facile de crachats épais, muco-purulents : il y a dans la poitrine des râles bulleux et sonores disséminés. Catarrhe, toux et crachats diminuent progressivement; quelquefois les accès quinteux ont de brusques, mais courts retours, qui marquent un temps d'arrêt dans la guérison. La durée de la 3e période est de 10 à 20 jours.

Pendant toute la durée de la maladie, l'*état général* est mauvais : l'enfant, réveillé par les quintes, dort mal, il se nourrit peu, tant à cause du manque d'appétit que des vomissements alimentaires, il est déprimé et maigrit. La *température* du malade varie suivant la période de la maladie : de 38° à 39° dans la période catarrhale, elle tombe dans la 2e période en même temps que disparaissent ou diminuent les râles pulmonaires; sa persistance dans cette période indique toujours une complication. Le *pouls* est variable; en dehors de la fièvre qui peut le rendre rapide, la quinte agit sur lui en le rendant très fréquent, 140 à 160 : il se ralentit dans l'intervalle des accès de toux. La quinte peut provoquer une dilatation momentanée du cœur. Nous n'insisterons pas sur les *signes pulmonaires*; la percussion du thorax ne donne rien : l'auscultation montre des râles sibilants et ronflants dans la 1re période; ces râles diminuent ou disparaissent dans la seconde, ils reparaissent, bulleux et sonores, dans le stade de résolution. Les *urines* ont une densité élevée et renferment souvent un peu d'albumine, parfois du sucre.

Le *sang* est altéré chez le coquelucheux : il y a une anémie légère, plus ou moins accentuée suivant la résistance du malade. La réaction générale de l'organisme à l'infection est prouvée par l'existence d'une leucocytose sanguine avec prédominance des mononucléaires, ce qui, d'après H. Meunier, prouverait la réaction des ganglions trachéo-bronchiques à cette infection. Le chiffre des leucocytes est de 18 000 à 20 000 par millimètre cube, alors qu'à l'état normal il est de 6000. Leur nombre diminue et la formule leucocytaire tend à redevenir normale à mesure que la maladie s'atténue; on observe même une légère éosinophilie.

L'*examen du larynx* montre une inflammation de la muqueuse du larynx et de la trachée, surtout dans la région sus-glottique, inter-aryténoïdienne du larynx. Les mucosités s'accumulent dans cette région, et c'est leur accumulation, peut-être aussi l'action des toxines microbiennes qu'elles renferment, qui provoque le réflexe dont la quinte est le résultat. L'intermittence des quintes s'expliquerait par le fait que les mucosités mettent un certain temps à s'accumuler à nouveau.

**Durée.** — La durée de la maladie est d'autant plus courte que la coqueluche est moins grave, elle varie avec les épidémies et est plus courte en été qu'en hiver. La durée totale est de 1 mois à 10 semaines (2 semaines pour la 1re période, 4 pour la 2e, 2 pour la 3e, en moyenne).

**Formes.** — La coqueluche que nous venons de décrire est la forme moyenne de cette affection, elle peut revêtir aussi la forme grave, *hypercoqueluche de Roger*, ou la forme légère, *coqueluchette*.

La forme légère est caractérisée par la bénignité des symptômes, et par l'absence parfois de quelques-uns d'entre eux : la reprise, les vomissements font défaut ou sont très rares. Cette forme est souvent méconnue, et devient alors une source de contagion.

La coqueluche grave s'annonce, en général, comme une infection grave, fièvre oscillante, frissons, malaise, température élevée, pouls fréquent, agitation nerveuse, dyspnée intense, toux sèche très fréquente. Les quintes, paraissent du 15e au 20e jour et sont très fréquentes. L'enfant peut succomber dans une quinte ou à la suite d'une complication; mais parfois il meurt d'affaiblissement progressif.

**Diagnostic.** — A la période de début, on ne pourra que soupçonner la maladie; il sera nécessaire de rechercher le caractère épidémique, la constatation d'une coqueluche dans la même famille ou le voisinage immédiat rendant le diagnostic plus probable.

A la période des quintes, le diagnostic sera facile si la reprise est constatée; si celle-ci manque, si la quinte est anormale, l'opiniâtreté de la toux, son caractère nocturne, le rejet de glaires, les vomissements, la bouffissure de la face, la constatation de l'ulcération sublinguale serviront à baser le diagnostic; parfois cependant le caractère contagieux permettra seul d'affirmer la coqueluche. Il arrive souvent qu'on se trouve dans l'impossibilité de faire un diagnostic certain parce qu'on n'entend pas la quinte caractéristique; il faut essayer de la provoquer, en incitant l'enfant à tousser, ce qui parfois amorce la quinte, ou en appuyant sur le larynx et la trachée. Un bon procédé pour produire l'accès consiste à faire ouvrir la bouche de l'enfant, puis introduire vivement le doigt dans le pharynx et aller toucher l'orifice du larynx, comme dans le 1er temps du tubage.

Le *diagnostic différentiel* se fera avec la grippe, la laryngo-trachéite, la pharyngite, la bronchite, surtout lors de la période de catarrhe. A la 2e période, il se fera avec l'hypertrophie trachéo-bronchique, l'emphysème pulmonaire, la bronchite capillaire aiguë, l'œdème du poumon, le spasme de la glotte.

Chez *l'adulte* le diagnostic est très difficile; il se basera surtout sur le caractère quinteux d'une toux apparaissant, après un contact avec un coquelucheux, chez un individu n'ayant pas eu la coqueluche.

**Complications.** — La coqueluche tue souvent par ses complications; elles peuvent être : 1° la *conséquence de la quinte*, ou *mécaniques*, rupture du tympan, hémorragies nasales, gingivales, oculaires, parfois larmes de sang, hémoptysie (rare), hémorragies méningée et cérébrale, vomissements, prolapsus rectal, hernies, évacuations involontaires, ruptures musculaires, hématomes, crampes des muscles des membres, du tronc, du visage, de l'œil; 2° *complications d'ordre infectieux* : inflammations pulmonaires, bronchite, broncho-pneumonie, pneumonie. Elles s'annoncent par une élévation de la température, et pendant leur évolution la toux perd en partie son caractère spasmodique; la reprise fait défaut. La broncho-pneumonie est fréquente et tue 9 sur 10 des enfants qui meurent de coqueluche. La pleurésie, la péricardite sont rares. Les suppurations ganglionnaires sont assez fréquentes, ainsi que les otites. La néphrite et l'albuminurie peuvent s'observer; 3° *complications nerveuses* : les convulsions sont fréquentes; elles sont *localisées* : spasme de la glotte, syncope, arrêt du cœur en diastole, ou *généralisées* et souvent graves : elles se produisent pendant les quintes ou dans leur intervalle.

*Les suites* de la coqueluche sont fréquentes : on observe le passage à l'état chronique de la broncho-pneumonie, la bronchite chronique avec dilatation des bronches, l'emphysème pulmonaire, l'adénopathie trachéo-bronchique, cette dernière très fréquente dans sa forme légère. La tuberculose se développe assez souvent à la suite de la coqueluche soit sous forme de granulie, de méningite tuberculeuse, soit sous forme de tuberculose pulmonaire chronique; ce n'est, dans la plupart des cas, que le développement rapide d'une tuberculose latente avant la coqueluche. On observe parfois après la coqueluche une cachexie spéciale, la cachexie coquelucheuse.

D'autres maladies peuvent compliquer et aggraver la coqueluche; la rougeole la précède ou la suit fréquemment.

Les *récidives* sont extrêmement rares; mais il arrive souvent qu'un enfant, qui a eu la coqueluche quelques mois auparavant, se met à tousser à nouveau comme un coquelucheux à l'occasion d'un rhume banal : ce n'est pas une récidive, mais un reste de l'empreinte profonde laissée par la coqueluche.

**Traitement.** — Le *traitement prophylactique* consiste dans l'isolement de tout coquelucheux avéré ou suspect; on prendra les mesures de désinfection ordinaires, et il est bon de les prendre même au cours de la maladie, car le coquelucheux semble parfois se réinfecter lui-même. Il ne faut pas oublier que les complications pulmonaires sont contagieuses, et on isolera, des coqueluches normales, les coqueluches compliquées. L'isolement doit durer jusqu'à la fin de la période des quintes; les individus qui ont été en contact avec le malade seront isolés et considérés comme suspects pendant environ 15 jours (durée de l'incubation 9 jours au plus).

Le *traitement proprement dit* repose sur l'hygiène du malade. Tout d'abord on traitera la coqueluche par le séjour au lit et à la chambre pendant le 1er mois de la maladie, c'est-à-dire pendant toute la période fébrile et une partie de celle des quintes : on évite ainsi la fatigue et les complications, on raccourcit notablement la durée de la maladie. Le coquelucheux aura deux chambres, une de jour, l'autre de nuit, largement aérées.

Le *traitement de la quinte* consistera à l'éviter si possible, puis, si elle se produit, à faire asseoir l'enfant, à le calmer, à lui soutenir la tête, à aider à l'expulsion des mucosités. Si les quintes sont très fortes, on fera respirer de l'éther ou même du chloroforme; en cas de syncope ou de convulsions, on fera le traitement habituel de ces complications.

Les *vomissements alimentaires* peuvent être une cause de dangereuse dénutrition; rien ne peut éviter leur production. Pour réduire leurs inconvénients, on fera prendre les repas de préférence après une forte quinte, s'il est possible, car alors on peut espérer que l'enfant aura digéré tout ou partie de ses aliments avant une nouvelle quinte de toux émétisante; si l'enfant vomit ses aliments, on le fera manger de nouveau après la quinte. L'alimentation sera légère et substantielle et en quantité modérée chaque fois (œufs, laitages, viande hachée, purées).

Les *médicaments* employés contre la coqueluche sont des plus nombreux : c'est dire qu'aucun d'eux n'est spécifique de la coqueluche.

A la période de catarrhe le traitement sera celui de la bronchite simple.

A la période des quintes, et même avant celle-ci, on devra :

1º *Lutter contre l'élément catarrhal.* — En conséquence, on donnera, si l'on a affaire à un enfant assez vigoureux, un vomitif qui pourra être répété une ou deux fois par semaine; par exemple la poudre d'ipéca (10 centigr. par année d'âge) dans 30 gr. de sirop d'ipéca : une cuillerée à café toutes les 5 ou 10 minutes jusqu'à vomissement. On n'emploiera l'émétique qu'exceptionnellement et jamais au-dessous de 5 ans. Comme expectorant on peut encore employer l'oxymel scillitique, 2 c. c. par année d'âge.

2º *Lutter contre l'élément spasmodique.* — On emploiera, contre la violence des quintes, les antispasmodiques, aconit, codéine, narcéine, chloral, valérianate de quinine et surtout la belladone, l'antipyrine, les bromures, le bromoforme (Marfan), qu'on pourra associer aux balsamiques, benzoate de soude, térébenthine, tolu, etc.

L'antipyrine et le bromoforme sont les médicaments les plus utiles. On donnera 20 à 30 centigr. d'antipyrine par année d'âge en surveillant les urines. Le bromoforme sera employé d'après la formule suivante :

```
Bromoforme . . . . . . . . . . . . . . . . . . . . . . . .   L gouttes.
Huile d'amandes douces . . . . . . . . . . . . . . . . .   15 grammes.
Gomme arabique pulvérisée . . . . . . . . . . . . . .   15    —
Eau distillée de laurier-cerise . . . . . . . . . . . . .    5    —
Eau distillée . . . . . . . . . . . . . . . . . .  q. s. p.  125 c. c.
```
Mêler le bromoforme et l'huile : agiter, ajouter les autres substances.

On peut dans cette formule remplacer une partie de l'eau par du sirop de codéine. Il faut avoir soin de recommander d'agiter fortement la bouteille avant chaque prise. Il y a 2 gouttes de bromoforme par cuillerée à café : on donnera chaque jour deux cuillerées à café par année d'âge. On augmentera la dose, en la fractionnant, si l'enfant n'a ni diarrhée, ni somnolence. Avec ces précautions, le bromoforme nous paraît le médicament de choix de la coqueluche à l'heure actuelle.

La *morphine* a été préconisée comme traitement de la coqueluche et, en effet, elle agit soit en injections sous-cutanées (H. Triboulet), soit par la bouche en diminuant le nombre des quintes et les vomissements; elle diminue aussi la tachycardie et la dyspnée et rend la gaieté et même l'appétit aux malades; elle abrège enfin la durée de la coqueluche, du moins autant qu'on peut l'apprécier, cette durée étant très variable. L'action bienfaisante de l'injection hypodermique de morphine est souvent très marquée et très rapide dans les coqueluches où le nombre des quintes est grand et dans lesquelles les phénomènes nerveux sont accentués. Les doses sont de un tiers de centigramme au-dessous de 2 ou 5 ans, un demi-centigramme jusqu'à 6 ou 7 ans; l'injection peut être répétée tous les 2 ou 5 jours. L'enfant soumis à ce traitement est maintenu au lit et surveillé avec soin.

3° *Éviter et traiter les complications.* — Pour le traitement de ces dernières, voir les articles traitant de chacune d'elles.

On évitera les complications des voies respiratoires par l'antisepsie du nez (huile résorcinée à 1/50 ou 1/100° en instillations matin et soir dans chaque narine), de la bouche, par les précautions d'ordre général, par l'isolement des cas compliqués. On essaiera contre les vomissements, le café, l'acide chlorhydrique, l'élixir parégorique, le laudanum (chez les enfants assez grands), l'eau de Vichy, la cocaïne.

Le *changement d'air* donne souvent de bons résultats : mais il faut que la coqueluche soit assez avancée dans son évolution : s'il est effectué au bout de 4 ou 5 semaines, il donne souvent une terminaison plus rapide de la maladie.

On a préconisé encore dans la coqueluche l'ozone, des pulvérisations et gargarismes divers, des badigeonnages de cocaïne du fond de la gorge, etc.

La *sérothérapie* a été essayée dans la coqueluche. La vaccination, l'injection hypodermique de sérum antidiphtérique, auxquelles on avait accordé une influence sur son évolution, n'en ont aucune. On a également employé le sérum de chevaux immunisés contre le soi-disant microbe de la coqueluche : ce sérum ne nous a donné aucun résultat.      *L. TOLLEMER.*

**CORDON OMBILICAL. — Notions anatomiques.** — Le cordon ombilical (tige funiculaire) est un cordon de tissu muqueux engainé par l'amnios et servant de soutien aux vaisseaux ombilicaux (1 veine, 2 artères), intermédiaires entre le fœtus et le placenta. Les deux artères sont enroulées autour de la veine. Le cordon, tige arrondie avec nodosités irrégulières, est tordu sur lui-même. Le nombre des tours de spire est très variable.

L'épaisseur de la tige funiculaire varie avec l'abondance du tissu muqueux. Il y a des *cordons grêles* et des *cordons gros*. Ces derniers peuvent donner lieu à quelques difficultés au moment de la ligature (V. Nouveau-né). Sa longueur est variable : 50 centimètres en moyenne. Elle peut atteindre 1 mètre et même davantage (jusqu'à 3 mètres); elle peut au contraire descendre au-dessous de 25 centimètres. Dans ce dernier cas, on dit qu'il y a *brièveté naturelle* du cordon.

L'insertion du cordon sur le fœtus sera étudiée à l'article nouveau-né (soins à donner au cordon ombilical). L'insertion placentaire se fait ordinairement au voisinage du centre du placenta (insertion centrale) ou près du bord (insertion marginale), ou même à distance du bord placentaire, sur les membranes (insertion vélamenteuse). A ce niveau, le faisceau vasculaire se dissocie et s'étale en branches nombreuses qui cheminent entre le chorion et l'amnios avant de pénétrer dans les gros troncs villeux du placenta.

Le cordon ombilical est animé de battements isochrones au pouls fœtal.

Dans les grossesses doubles, lorsque les deux œufs ne sont pas absolument distincts, c'est-à-dire dans les grossesses uniovulaires (V. Grossesse gémellaire), on peut observer, à la surface du placenta unique, des anastomoses vasculaires entre des vaisseaux ombilicaux des deux fœtus. En raison de ces anastomoses, une hémorragie peut se produire après la section du premier cordon, si l'on n'a pas pris la précaution de lier le bout placentaire de ce cordon.

PATHOLOGIE DU CORDON OMBILICAL. — La pathologie du cordon comprend les chapitres suivants :

A) Anomalies de situation par rapport au fœtus.

 *a)* Procidences et procubitus ;
 *b)* Circulaires.

B) Anomalies d'insertion.

 *a)* Insertion vélamenteuse ;
 *b)* Insertion vicieuse.

C) Anomalies de longueur.

 *a)* Excès de longueur;
 *b)* Brièveté naturelle et accidentelle.

D) Lésions traumatiques.

E) Anomalies ou lésions pathologiques du cordon sur lui-même.

 *a)* Nœuds ;
 *b)* Étranglement;
 *c)* Lésions pathologiques.

A) **Anomalies de situation par rapport au fœtus.**

*a*) **Procidences**. — V. Procidences.

*b*) **Circulaires**. — Il est fréquent que le cordon, si sa longueur le permet, soit enroulé autour du corps du fœtus. Le plus souvent, cet enroulement s'observe au niveau du cou du fœtus. Les circulaires peuvent être *simples* ou *multiples*. Les circulaires simples autour du cou du fœtus se rencontrent environ 1 fois sur 5 accouchements.

Les circulaires peuvent être : *souples, lâches* ou *serrés*.

Les circulaires *souples* n'ont, en général, aucun effet nuisible. Ils sont en pareil cas très facilement dégagés au moment de l'expulsion du fœtus. Pour éviter tout tiraillement au moment du passage des épaules et du tronc, il faut, en effet, les faire passer, soit par-dessus la tête du fœtus, soit par-dessus les épaules. Cette petite manœuvre s'exécute sans difficulté, lorsque le cou ou les circulaires sont souples.

Les circulaires souples peuvent devenir dangereux dans la présentation de la face. Lorsque la tête fœtale, accentuant sa déflexion, s'engage à fond dans le bassin, le cordon peut être comprimé dans le sillon de la nuque, entre l'occipital et le dos.

Les circulaires peuvent être *lâches* et devenir une source de dangers pour le fœtus pendant la période d'expulsion. La contraction utérine fait descendre l'anse lâche entre la tête et le bassin. Le cordon est ainsi comprimé et la circulation fœtale troublée (V. Procidence).

Les circulaires peuvent être *serrés*. Les conséquences de ces circulaires serrés peuvent se produire pendant la grossesse et pendant le travail. Pendant la grossesse, des circulaires multiples et serrés (5 à 9 tours autour du cou), d'ailleurs très exceptionnels, ont été parfois la seule cause apparente de la mort du fœtus pendant la grossesse. Ribemont-Dessaignes en a figuré un bel exemple (fig. 137) dans son Précis (Ribemont-Dessaignes et Lepage, *Précis d'obstétrique*).

Pendant le travail, les circulaires serrés peuvent mettre

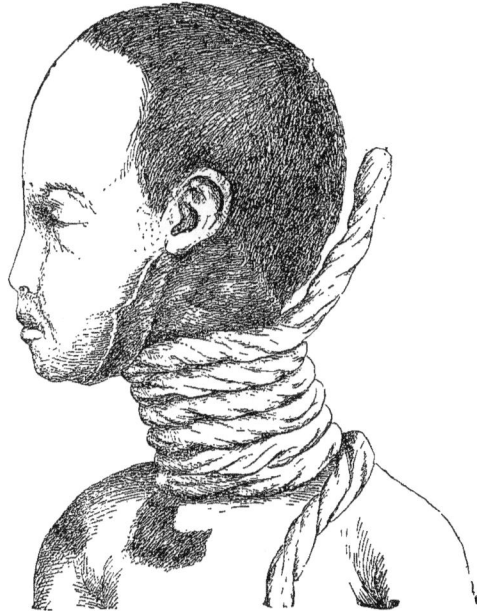

Fig. 137. — Fœtus né mort avec six circulaires autour du cou (Ribemont-Dessaignes et Lepage.)

obstacle à la progression de la tête qui reste comme suspendue dans le bassin; ils peuvent également, au moment où, la tête étant expulsée, on veut procéder à leur dégagement, s'opposer à la manœuvre habituelle. Il faut *sectionner entre deux pinces* l'anse trop serrée, sinon on risquerait de produire la rupture du cordon (V. plus loin Lésions traumatiques du cordon).

Cette rupture peut d'ailleurs se produire spontanément, soit quand la contraction utérine et les effets d'expulsion sont assez forts pour triompher de la résistance, soit pendant une extraction avec le forceps ou une extraction du siège.

B) **Anomalies d'insertions**. — Les deux principales sont l'insertion vélamenteuse et l'insertion vicieuse.

*a*) **Insertion vélamenteuse**. — Le cordon s'insère, non sur le placenta, mais sur les membranes. Les vaisseaux ombilicaux courent sur les membranes, dissociés en éventail, et abordent, après un trajet plus ou moins long, plus ou moins direct, le bord placentaire.

Les effets de cette insertion vélamenteuse peuvent se manifester pendant la grossesse et pendant le travail.

Pendant la grossesse, elle apporte une gêne à la circulation fœtale, et souvent le développement de l'enfant s'en ressent. Pinard a souvent l'occasion de montrer que, dans la grossesse double biovulaire, l'inégalité de développement des jumeaux est en rapport avec le mode d'insertion de leur cordon.

A un autre point de vue, le tiraillement des membranes au niveau de l'insertion du cordon, insertion souvent compliquée de *méso*, peut être cause de décollement des membranes et d'accouchement prématuré.

Pendant le travail, lorsque l'insertion vélamenteuse est en rapport avec le pôle inférieure de l'œuf, des accidents plus sérieux pour la vie du fœtus peuvent se présenter (V. plus loin Insertion vicieuse du cordon).

En dehors de ces accidents, qui résultent de l'insertion vicieuse, il peut arriver qu'au moment de la rupture de la poche des eaux ou au moment du passage de la tête fœtale, un des vaisseaux ombilicaux soit rompu.

Il en résulte une hémorragie fœtale rapidement mortelle. Cet accident est heureusement rare, la tête fœtale passant le plus souvent entre deux branches vasculaires.

*b*) **Insertion vicieuse du cordon** (Pinard). — Il y a insertion vicieuse du cordon lorsque, le placenta empiétant sur le segment inférieur de l'utérus, le cordon s'insère sur le bord inférieur du placenta, que l'insertion soit marginale ou vélamenteuse. L'insertion est d'autant plus vicieuse que le placenta est inséré plus bas. Cette insertion vicieuse peut avoir des conséquences graves pour le fœtus.

Elle prédispose aux *procidences* et peut les rendre *irréductibles* (V. Procidence).

Elle entraîne presque fatalement, même sans procidence, la *compression* du cordon, au moment où la tête fœtale prend contact en progressant avec le bord inférieur du placenta. Cette compression entraîne des troubles de la circulation funiculaire qui peuvent être mortels pour le fœtus.

C) **Anomalie de longueur**. — Le cordon peut être trop long ou trop court.

*a*) **Excès de longueur**. — Lorsque les conditions qui prédisposent à la procidence (défaut d'accommodation pelvienne) existent, l'excès de longueur du cordon accroît les chances de procidences.

*b)* **Brièveté**. — La brièveté peut être *naturelle* ou *accidentelle*. Elle est naturelle quand le cordon est trop court. Elle est accidentelle lorsque le cordon, du fait de circulaires, se trouve diminué de longueur dans sa portion libre. Il faut, en effet, au cours de la grossesse comme au cours du travail, qu'il n'y ait pas de tiraillement entre les deux points d'attache du cordon : ombilic fœtal et placenta.

Ces tiraillements s'exerçant sur le placenta se produisent très exceptionnellement au cours de la grossesse, et peuvent déterminer des hémorragies rétro-placentaires mortelles (cas publié et figuré par Pinard et Varnier) (V. Hémorragies de la Puerpéralité).

Pendant le travail, ils peuvent déterminer le décollement prématuré du placenta ou amener une inversion utérine. Le fait est exceptionnel. Plus souvent c'est le cordon qui cède (V. ci-dessous).

**D) Lésions traumatiques du cordon.** — Le cordon peut être étiré au delà des limites de son élasticité physiologique, et se rompre dans les circonstances suivantes :

*a)* **Pendant le travail.** — Il y a, dans ces cas, brièveté naturelle ou accidentelle du cordon. L'accident peut se produire : au *cours de l'expulsion spontanée*; le fait est important au point de vue médico-légal; — au cours du *dégagement d'un circulaire serré*; — au cours d'une *extraction artificielle* par forceps ou d'une extraction du siège; — dans l'*accouchement debout* ou assis, lorsque le fœtus tombe à terre.

Dans ces conditions, il y a pour la rupture du cordon deux points d'élection : *voisinage de l'insertion placentaire* et *voisinage de l'ombilic fœtal*, c'est-à-dire aux deux extrémités de la ligne funiculaire.

La rupture peut être incomplète; dans ces cas, la veine seule est déchirée et il se forme un hématome, sans rupture de la gaine amniotique.

Lorsqu'elle est complète, les trois rameaux sont déchirés, mais habituellement *à des niveaux différents*, si bien que la surface de rupture du cordon est irrégulière et en « bec de flûte ».

*b)* **Après la section du cordon.** — Lorsque des tractions prématurées sont exercées sur le placenta non décollé ou incomplètement décollé, il peut arriver qu'au niveau de l'insertion placentaire, c'est-à-dire de la dissociation des vaisseaux ombilicaux, le cordon se rompe et reste dans la main de l'accoucheur.

Mieux vaut, à tout prendre, rompre le cordon qu'inverser l'utérus. Mais cet accident avec ses conséquences doit être évité, si l'on pratique comme il convient la délivrance (V. Délivrance).

E) **Anomalies ou lésions pathologiques du cordon.**

*a)* **Nœuds.** — Ils peuvent être simples ou compliqués, uniques ou multiples. Ils n'entraînent habituellement aucun trouble de la circulation. Très exceptionnellement ils sont assez serrés pour entraîner la mort du fœtus *in utero*.

*b)* **Étranglements.** — Ils peuvent être produits par des *brides* amniotiques ou par une torsion exagérée siégeant presque toujours au niveau de l'ombilic. Ces lésions, très exceptionnelles, peuvent entraîner la mort de l'enfant.

c) **Lésions syphilitiques.** — Ce sont des lésions vasculaires, constatables histologiquement (endartérite et endophlébite), ayant pour terme ultime la sténose des vaisseaux ombilicaux.                   *A. COUVELAIRE.*

**CORNAGE.** — C'est, dit Littré, le « bruit que les chevaux poussifs font entendre en respirant, et que l'on a comparé au bruit que fait une corne dans laquelle on souffle ». Ce terme de médecine vétérinaire s'applique, en médecine humaine, aux cas où se produit un bruit inspiratoire intense et rude à timbre grave.

Le cornage est lié à un rétrécissement (intrinsèque ou produit par une compression) du larynx, de la trachée ou quelquefois des bronches, dont les parois se mettent à vibrer, au niveau du point rétréci, pendant l'inspiration : cette vibration peut se traduire, non seulement par une sensation auditive, mais encore par une sensation tactile, frémissement appréciable à la main appliquée au-devant du cou, lorsqu'il s'agit d'un cornage laryngé ou trachéal.

Le cornage s'accentue lorsque les efforts inspiratoires deviennent plus intenses, sous l'influence de la marche, des efforts, des émotions, etc. Il s'accompagne presque toujours de dyspnée et souvent de raucité de la voix.

Il existe toutes les transitions entre le sifflement inspiratoire léger, qui apparaît à l'occasion du moindre spasme laryngé, et le cornage vrai.

Le cornage peut se produire dans toutes les laryngites, surtout chez l'enfant : laryngite striduleuse, laryngites de la rougeole, croup; il est d'ordinaire peu intense en pareil cas, et est passager (dans ces affections, il s'agit plus souvent de sifflement inspiratoire, à timbre plus aigu).

Beaucoup plus intense et plus constant est le cornage des sténoses laryngées ou des sténoses trachéales : sténoses cicatricielles, corps étrangers du larynx, phtisie laryngée, cancer du larynx, compression du larynx et de la trachée par le thymus hypertrophié chez l'enfant (cause exceptionnelle), par un goitre.

De même, les compressions des bronches peuvent, quoique moins souvent, produire le cornage (celui-ci n'existant que si la compression porte sur une grosse bronche) : cancer des bronches et du poumon, adénopathie trachéo-bronchique, anévrisme de l'aorte, tumeur du médiastin. Le cornage ne présente pas de particularités notables en rapport avec la cause qui le produit : il peut aider à faire reconnaître une sténose laryngée, trachéale ou bronchique, mais n'indique pas la nature de cette sténose.

                                                                 *H. GRENET.*

**CORNÉE (AFFECTIONS DIVERSES).** — 1° **Taies de la cornée.** — Les lésions cicatricielles de la cornée sont légères et superficielles, ou intéressent les couches profondes de la cornée, ou bien s'étendent à toute l'épaisseur de leur membrane. Selon leur degré de pénétration, les opacités prennent les noms de néphélion, d'albugo et de leucome. Tout processus inflammatoire, infectieux, peut produire du tissu cicatriciel de réparation, ainsi que les traumatismes de la cornée, mais les causes les plus fréquentes sont les infections rubéoliques et post-rubéoliques et la kérato-conjonctivite impétigineuse.

Les taies sont constituées par un tissu de moindre résistance qui est susceptible de s'altérer facilement et de s'infecter; aussi voit-on des yeux atteints de taies s'enflammer de temps en temps au niveau d'une taie qui se desquamme. Si le processus inflammatoire se déclare sur un leucome adhérent, le pronostic est plus grave, car l'infection est capable de se propager profondément par le tractus uvéal. La myopie peut être dans quelques cas la conséquence de l'affection qui a déterminé la taie, ou même de celle-ci.

*Traitement.* — La thérapeutique des opacités cornéennes est des plus variées, et cette variation témoigne de son insuccès fréquent. Les douches de vapeur, les applications chaudes, le massage à la pommade jaune, le chlorhydrate d'ammoniaque en solution aqueuse, la thiosinamine, le benzoate de lithine et les pulvérisations d'eaux sulfureuses peuvent donner des améliorations, surtout lorsque la taie est enflammée et vascularisée.

2° **Tumeurs de la cornée.** — Ces tumeurs sont rares, exceptionnelles même. Ce sont des myxomes, des fibromes, des sarcomes, des papillomes cornéens et limbo-cornéens, des épithéliomes et des plaques épithéliales.

On a observé de rares cas de kystes séreux de la cornée.

5° **Affections congénitales de la cornée.** — *Anomalies de courbure et de dimensions.* — Ces anomalies comprennent l'astigmatisme, l'inversion dans le rapport des axes principaux de la cornée, la microcornée, la mégalocornée, et se compliquent ou non de déformation oxycéphalique du crâne.

*Opacités congénitales de la cornée.* — La pathogénie de ces opacités est très discutée. Plusieurs cas rencontrés dans la même famille permettent d'admettre parfois l'hérédité. Il est probable qu'il s'agit tantôt d'arrêt de développement, tantôt de reliquat d'affections inflammatoires qui ont évolué pendant la vie fœtale. Des lésions du trijumeau ont donné lieu à des kératites neuro-paralytiques. Enfin elles peuvent être d'origine obstétricale [V. Cornée (Traumatismes)].

Elles sont unilatérales ou bilatérales, partielles ou totales. Lorsqu'elles sont partielles, le défaut de transparence siège habituellement du côté du limbe; elles sont quelquefois centrales. La cornée peut être prise tout entière. Il est très rare que les opacités ne coïncident pas avec d'autres malformations.

*Mélanose congénitale de la cornée.* — On en a observé quelques cas. La pigmentation existe à la face postérieure de la cornée.

4° **Dermoïdes.** — [V. Conjonctive (Tumeurs)].                    *PÉCHIN.*

**CORNÉE (INFLAMMATIONS).** — V. Kératites, Kératectasie.

**CORNÉE (OPÉRATIONS).** — 1° **Paracentèse. Ponction.** — Cette opération est indiquée dans tous les cas où il convient de diminuer la tension oculaire, dans les diverses formes de glaucome, dans les inflammations du tractus uvéal avec opacités du vitré, les affections cornéennes avec menace de perforation (ulcères, kératocèle), les épanchements dans la chambre antérieure (exsudats, hypopyon, hypohéma), les corps étrangers de l'iris et de

# Cornée (Opérations).

la chambre antérieure, les ectasies de la cornée (staphylome, kératocone).

*Technique.* — La ponction se fait au niveau du limbe avec un couteau lancéolaire, à l'extrémité inférieure du diamètre vertical. Dans la kératotomie pour iridectomie optique, la ponction se fait un peu en dedans du limbe. L'incision varie de 3 à 6 millimètres suivant le but opératoire. Une fois l'incision commencée, le couteau doit s'enfoncer sans revenir en arrière. On le retire lentement en faisant un mouvement de latéralité pour mettre la pointe du couteau en dehors de l'aire pupillaire et éviter ainsi de léser le cristallin. On déprime doucement la lèvre périphérique de la plaie pour évacuer l'humeur aqueuse. Pansement pendant 24 heures et ésérine s'il y a menace d'enclavement.

Les complications de cette opération sont : la ponction entre les lames de la cornée; la blessure de l'iris, de la cristalloïde, le prolapsus de l'iris, la subluxation du cristallin et l'infection.

*Opération de Sœmisch.* — *Kératotomie. Ponction de la cornée avec le couteau linéaire de de Graefe.* — Cette opération est indiquée dans les ulcères serpigineux à marche progressive et avec menace de perforation.

*Technique.* — Le couteau de de Graefe est enfoncé le tranchant tourné en avant. On peut, avec ménagement, rouvrir l'incision chaque jour jusqu'à ce que l'ulcère se déterge. Pansement simple.

Les complications sont le prolapsus de l'iris, l'issue du cristallin et du vitré.

2º **Cautérisation ignée.** — Elle est indiquée dans les ectasies cornéennes, les ulcères, le pannus cornéen (cautérisation du pourtour du limbe), le prolapsus irien, les fistules de la cornée, la dystrophie marginale

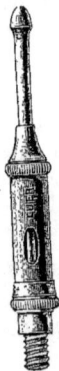

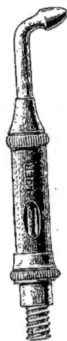

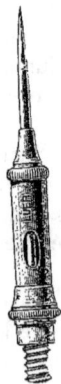

Fig. 138. Pointe olivaire droite. — Fig. 139. Pointe olivaire courbe. — Fig. 140. Pointe fine droite. — Fig. 141. Pointe fine courbe. — Fig. 142. Fig. 143. Galvano-cautères.

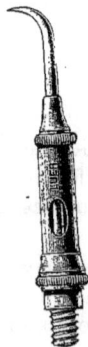

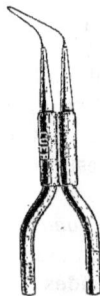

symétrique des cornées. On la pratique encore à la suite d'ablation de petites tumeurs, de ptérygions.

*Technique.* — La pointe du galvano ou thermocautère (fig. 138 à 143) ou d'un crochet à strabisme chauffé sur une lampe à alcool est appliquée délicatement et à plusieurs reprises sur la région qui doit être cautérisée. Chauffer au rouge sombre seulement et éviter de perforer la cornée.

5° **Drainage capillaire de la chambre antérieure.** — Dans les kératites
à hypopyon, Rollet (de Lyon) préconise le drainage de la chambre antérieure.

*Technique.* — Paupières
écartées non avec blépha-
rostat, mais avec écarteurs,
où les doigts. Kérato-
tomie inférieure sans taille
complète du lambeau, avec
un couteau linéaire de de
Graefe. On ponctionne au
niveau du limbe à égale
distance de la limite inférieure de la cornée et du
bord pupillaire. Contre-
ponction en un point symétrique à l'orifice de ponction, dans le limbe (fig. 144).
Après la contreponction,
relever légèrement le manche de l'instrument en haut
afin d'élargir de la pointe
du couteau l'orifice de sortie. Introduction par l'ori-

Fig. 144. — Drainage de la chambre antérieure par un crin.

fice de ponction de l'extrémité d'un crin de Florence. Si l'on a trop de difficulté à faire sortir le crin par l'orifice de contreponction, on le passera à l'aide
d'une aiguille de Pravaz. Pansement simple. Laisser le drain 48 heures.

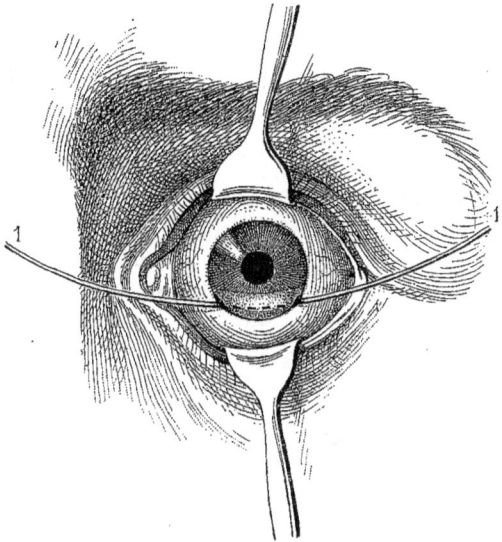

Fig. 145.
Grattoir courbe
tranchant.

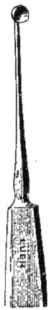

Fig. 146.
Curette
de Meyhoffer.

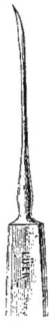

Fig. 147.
Aiguille serpette
de Wecker.

Cette opération a des résultats satisfaisants dans les kératites à hypopyon,
les cas de produits septiques dans la
chambre antérieure et dans l'hypertonie avec douleur.

4° **Raclage. Curettage. Grattage.**
— Ces interventions sont indiquées
dans les ulcères cornéens. On les pratique avec une curette tranchante
(fig. 145-146). On fera ensuite une irrigation avec un liquide aseptique (sérum
artificiel, etc.). Avec une seringue,
on pourra donner au jet une certaine
vigueur afin de bien déterger l'ulcère.
Les irrigations chaudes sont très utiles
pour la réparation de l'ulcère.

5° **Excision d'un lambeau cornéen.** — C'est une méthode de traitement
du kératocone. Cette excision se fait avec un couteau lancéolaire ou une
aiguille (fig. 147). On enlève un lambeau cornéen de 3 millimètres de longueur environ, et 2 jours après on cautérise avec le nitrate d'argent. La
rétraction cicatricielle fait disparaître l'ectasie.

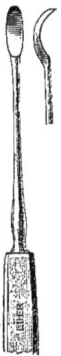

L'ablation d'un lambeau cornéen peut comprendre toute l'épaisseur de la cornée; dans ce cas, on se servira d'une pince emporte-pièce.

6° **Taille d'un lambeau cornéo-conjonctival pour aplanir la cornée dans l'ectasie cornéenne.** — Coppez taille un lambeau cornéen muni d'un lambeau conjonctival; il résèque une partie de ce dernier et le suture à la conjonctive bulbaire; la cornée se trouve ainsi étirée. On comprend qu'en faisant la même opération sur le diamètre perpendiculaire au premier choisi, on arrive à rendre à la cornée sa courbure normale ou du moins à diminuer l'astigmatisme.

7° **Suture de la cornée.** — Cette opération constitue, pour certains opérateurs, un temps dans l'opération de la cataracte. Elle est destinée à prévenir la hernie de l'iris, l'issue du vitré et le renversement du lambeau. On la pratique aussi dans les plaies accidentelles ou opératoires cornéennes et scléro-cornéennes et qui ont tendance à bâiller.

Dans l'opération de la cataracte, le fil de soie est passé à 1 millimètre du limbe dans le diamètre vertical. L'aiguille ressort, sans pénétrer dans la chambre antérieure, un peu plus haut que le limbe, et prend un peu de tissu épiscléral pour assurer la solidité de la suture. On étale l'anse du fil et on fait la kératotomie avec le couteau linéaire de de Graefe en ayant soin de passer exactement dans l'espace laissé libre par le fil. Après la sortie du cristallin, la suture est serrée.

8° **Renversement. Retournement temporaire d'un lambeau cornéen.** — Gayet a érigé en méthode le renversement d'un grand lambeau cornéen afin d'opérer à ciel ouvert sur l'iris et le cristallin. Ce renversement se fait

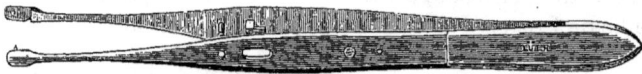

Fig. 148. — Pince de Gayet.

après kératotomie à l'aide d'une pince dont les mors embrassent exactement la cornée et la traversent par une pointe qui s'engage dans un trou dans le mors opposé (fig. 148). Le traumatisme cornéen est insignifiant.

9° **Kératectomie.** — *Opération de Critchett.* — Cette opération consiste dans l'ablation de l'ectasie cicatricielle totale de la cornée (staphylome opaque).

*Technique.* — La base du staphylome est traversée par des aiguilles à suture ayant une courbure semi-circulaire et munies d'un fil de soie. Les aiguilles traversent la sclérotique, en avant des insertions musculaires. On excise le staphylome soit avec des ciseaux, soit avec un couteau. Après cette excision on noue les fils (fig. 149 et 150).

10° **Tatouage de la cornée.** — Le tatouage a un but optique ou cosmétique : optique, lorsqu'on supprime la diffusion de la lumière par les opacités semi-transparentes, et cosmétique lorsqu'on veut faire disparaître des leucomes qui constituent une infirmité et un obstacle pour exercer une profession. Le tatouage consiste à introduire un pigment noir ou coloré dans les couches superficielles de la cornée. On obtient du pigment noir avec une solution d'encre de Chine et du pigment bleu avec du bleu d'outre-

mer, du pigment vert, etc. On étale le pigment sur la région à tatouer et on
le fait pénétrer par piqûres pratiquées avec une aiguille (fig. 151).

· 11° **Extraction des corps étrangers**. — Lorsqu'ils sont petits et superficiels, l'extraction ne présente aucune difficulté. Après cocaïnisation, on les
enlève avec une aiguille spéciale
(fig. 152) ou une petite gouge

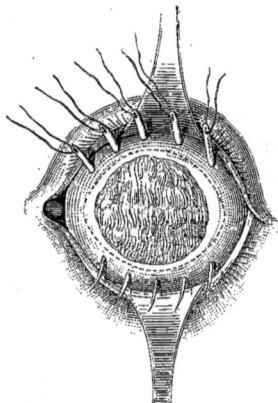

Fig. 149. — Opération du staphylome. Les aiguilles sont placées; la ligne ponctuée indique
l'incision. (Meyer, d'après Critchett.)

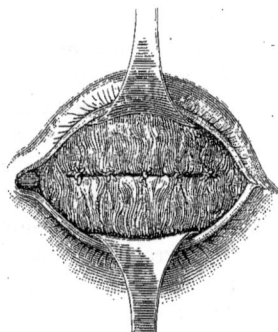

Fig. 150. — Opération du staphylome. — Aspect
du moignon après les ligatures. (Meyer, d'après
Critchett.)

(fig. 153). Si l'on n'a pas dû faire un grattage pour enlever du tissu cornéen
altéré, il est inutile d'appliquer un pansement occlusif.

Si le corps est situé profondément, l'extraction devient délicate. On déga-
gera le corps étranger afin de pouvoir le saisir soit avec une pince, soit
avec l'aiguille qui le mobili-
sera. Et dans le cas où il ferait
saillie dans la chambre antérieure, l'extraction prend les
proportions d'une véritable

Fig. 151. — Faisceau d'aiguilles pour tatouer.

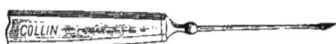

opération, car cette fois il faut éviter que le corps étranger ne tombe dans
la chambre antérieure, ce qui aggraverait la situation et mettrait l'œil en

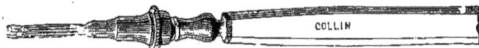

Fig. 152. — Aiguille à corps étrangers.

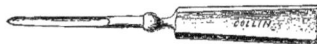

Fig. 153. — Gouge pour l'extraction des corps
étrangers de la cornée.

grand danger; et, en effet, on devra ouvrir la chambre antérieure et maintenir le corps étranger, soit avec une spatule, soit avec un couteau lancéolaire, en ayant bien soin avec ce dernier d'éviter une blessure du cristallin.
Si le corps est aimantable, on s'aidera d'un électro-aimant.    *PÉCHIN.*

**CORNÉE** (TRAUMATISMES). — A) **Contusions**. — La *contusion* de la cornée
peut déterminer des *troubles de transparence de cette membrane*, prenant
dans certains cas l'aspect de la *kératite parenchymateuse*. La *kératite peut
être aiguë* ou *chronique*, avec tendance à la suppuration entre les lames de
la cornée. Le traumatisme paraît exercer une influence dans le dévelop-

pement de la kératite parenchymateuse syphilitique ou tuberculeuse.

Ces troubles de transparence s'observent encore après des applications de forceps et résultent de la compression de la cornée par la cuiller du forceps. Ces troubles disparaissent spontanément en quelques jours ou quelques semaines.

Un trouble de transparence à forme striée s'observe après certaines opérations de cataracte. Les traumatismes et principalement les ruptures sclérales péricornéennes par choc violent, les brûlures par les caustiques peuvent déterminer une variété de plissement, plissement quadrillé.

La *kératite neuro-paralytique* a été notée dans certaines opérations de l'orbite, notamment après l'extirpation des tumeurs du nerf optique, après des traumatismes crâniens se compliquant de lésions du trijumeau.

Une *infiltration sanguine* de la cornée peut être la conséquence de la contusion cornéenne.

B) **Érosions.** — Les érosions de la cornée apparaissent à la suite de contusion ou égratignure produite par un corps rigide (angle, feuille, branche d'arbre, carte de visite, etc...). Cette lésion, caractérisée par une simple perte de substance du revêtement épithélial, se traduit par une infection ciliaire parfois minime et surtout par des phénomènes réactionnels (photophobie, larmoiement, douleurs vives). Pour la découvrir, il est souvent besoin d'un examen très attentif à l'éclairage oblique et surtout avec le miroir qui fait apparaître la lésion très nettement sur le fond rouge de la pupille.

Le *pronostic* dans l'érosion n'est pas grave; souvent elle disparaît sans laisser de traces, en quelques jours, sous le pansement occlusif, mais il peut arriver qu'elle se complique d'ulcère simple ou serpigineux, et dans ces cas l'infection provient directement du traumatisme ou plutôt d'une infection qui s'est propagée de la conjonctive ou des voies lacrymales. L'érosion peut récidiver, et à chaque récidive se manifeste une réaction douloureuse (kératalgie, névralgie cornéenne traumatique récidivante). Cette complication mérite une mention spéciale en raison de l'importance qu'elle peut prendre. On l'a vue se continuer pendant des mois, des années. Les malades en souffrent beaucoup. Les douleurs surviennent au réveil lorsque les yeux s'ouvrent.

Le *traitement* de l'érosion consiste dans l'asepsie ou l'antisepsie de la cornée, de la conjonctive et des voies lacrymales et dans l'emploi d'un bandeau occlusif. La pommade cocaïnée et l'atropine calmeront les douleurs.

C) **Plaies de la cornée.** — Elles s'observent à la suite de coups de couteau, ciseaux, éclats de verre. Elles sont plus ou moins profondes ou perforantes. Les plaies profondes donnent lieu à la formation de tissu cicatriciel (taie) pouvant se compliquer d'ulcère simple ou serpigineux, surtout s'il coexiste une conjonctivite ou une dacryocystite; elles abaissent l'acuité visuelle par suite de l'opacité cornéenne ou des changements de courbure de la cornée qui créent une amétropie le plus souvent non corrigeable.

Les plaies pénétrantes peuvent se compliquer de synéchies antérieures, de hernie de l'iris, de kystes de l'iris par inclusion épithéliale (kystes séreux et perlés de l'iris) et de cataracte.

La plaie peut s'étendre au limbe, intéresser la sclérotique et se compliquer d'épanchement de sang dans la chambre antérieure et le vitré. Les plaies scléro-cornéennes sont particulièrement graves, elles sont susceptibles de se compliquer d'ophtalmie sympathique.

Le *traitement* consiste notamment dans une asepsie rigoureuse de l'œil, afin d'empêcher des accidents de suppuration. Plus tard, suivant l'état de l'œil, on aura à intervenir, soit par iridectomie, soit par extraction de la cataracte traumatique. Mais l'important dès le début est de s'opposer à l'infection. Si la plaie siège au niveau du limbe, est à la fois grande et entre-bâillée, on fera un point de suture superficiel.

En cas de hernie de l'iris, on agira différemment suivant que la plaie sera toute récente ou non. Dans le premier cas, on peut réduire l'iris : dans le second, il faut l'exciser.

D) **Rupture de la cornée.** — La rupture de la cornée est d'origine spontanée ou traumatique. On observe la rupture spontanée dans le glaucome et dans le cours de l'évolution des tumeurs malignes intra-oculaires.

La rupture d'origine traumatique est fréquente à la suite de contusion du globe (coup de poing, balle, pierre, coup de corne, flèche, choc contre une saillie). La rupture de la cornée se lie d'ordinaire à une rupture de la sclérotique et à d'autres lésions. Elle siège habituellement en haut, très près du bord de la cornée et de la base de l'iris.

Nous retrouvons dans la rupture scléro-cornéenne les mêmes complications que dans la plaie perforante de cette région. On doit noter particulièrement comme complication l'iridodialyse partielle ou complète, l'expulsion du cristallin avec perte du vitré et le kyste sous-conjonctival dû au passage du liquide intraoculaire sous la conjonctive à travers la perforation.

La vision est altérée au prorata des lésions.

Lorsque la blessure est petite et recouverte par des ecchymoses conjonctivales, le diagnostic de rupture, comme de plaie perforante au niveau du limbe peut être difficile; l'hypotonie est un signe de la rupture complète.

Comme pour les plaies cornéennes, on se bornera à des soins d'asepsie. Dans les cas particulièrement graves soit de rupture, soit de plaie scléro-cornéenne, avec de sérieuses complications, les soins d'asepsie peuvent suffire à conserver le globe oculaire. On ne doit pas se presser d'énucléer; au besoin, on fera une tarsorraphie qui est, en ces cas graves, un excellent traitement conservateur.

E) **Corps étrangers de la cornée.** — Les traumatismes par corps étrangers de la cornée sont fréquents chez les tourneurs en fer, les serruriers, les forgerons, les ajusteurs et en général chez les ouvriers employés dans les industries des métaux. Les rémouleurs y sont particulièrement exposés. Il s'agit en effet le plus souvent de paillettes métalliques, de fragments de verre, de pierre, de charbon.

Les blessures par les piquants de châtaignes sont fréquentes dans certains pays. Ces piquants produisent assez souvent une infection.

Les corps étrangers récents apparaissent sur la cornée sous la forme d'un petit corpuscule noirâtre; ils sont situés superficiellement ou profondément, ce qui est important au point de vue de l'extraction. On pourra se servir utilement de la loupe binoculaire de Zehender ou de Berger pour reconnaître la présence de petits corps étrangers et leur siège exact. Ils déterminent autour d'eux une infiltration inflammatoire qui aboutit à la destruction du tissu cornéen et à leur élimination. L'ulcère se répare et laisse après lui une cicatrice (taie). Ces accidents s'accompagnent de phénomènes irritatifs plus ou moins violents, de larmoiement, photophobie, douleurs oculaire et périorbitaire, céphalée, insomnie. Des complications oculaires graves peuvent survenir. Mais il est rare que les corps étrangers de la cornée donnent lieu à des accidents aussi graves et d'une évolution aussi longue, parce qu'ils ne tardent pas à être enlevés.

*Traitement.* — V. Cornée (Opérations).

On ne saurait trop recommander aux ouvriers exposés le traitement prophylactique qui consiste à porter, suivant les métiers, soit des lunettes (rémouleurs), soit des toiles métalliques en aluminium afin d'éviter l'oxydation (casseurs de pierres et ouvriers travaillant les métaux).

F) **Brûlures et cautérisations.** — V. OEil (Brulures). *PÉCHIN.*

**CORNES CUTANÉES.** — Il se produit parfois à la surface du tégument des productions cornées, rappelant plus ou moins les cornes des ruminants. Elles s'observent chez des individus âgés, des deux sexes, et naissent parfois sur la peau saine, mais succèdent plus souvent à des altérations pathologiques : kératomes séniles, kystes, cicatrices, papillomes. Il en est de très petites (*cornes filiformes*), minuscules épines de 5 à 10 millimètres, siégeant en général à la face et surtout aux paupières; arrachées, il arrive qu'elles repoussent de plus en plus grosses, et deviennent des *cornes véritables*. Celles-ci sont coniques ou prismatiques, droites ou plus souvent contournées comme des cornes de bélier, grisâtres, jaunâtres ou brunâtres, et striées à leur surface; leur base s'enfonce quelque peu dans le derme, normal autour d'elles. Leur diamètre atteint de 5 millimètres à 3 centimètres et plus, leur longueur jusqu'à 20 et 30 centimètres. Elles sont plus souvent uniques que multiples. Leur accroissement est lent, elles restent longtemps stationnaires; parfois, elles ont des périodes d'accroissement rapide. Elles persistent ou tombent spontanément pour repousser, quelquefois périodiquement; arrachées, elles se reproduisent. Leur base est formée de longues papilles vasculaires, étirées par la production épithéliale exubérante qui constitue la corne : cette structure explique la dégénérescence relativement fréquente (12 pour 100 des cas, Lebert), en épithéliome malin.

Il existe des observations de *cornes multiples juvéniles*, apparaissant dans la première enfance, et très différentes des précédentes; elles se rapprochent plutôt des nævi kératosiques.

Le seul *traitement* des cornes est l'extirpation, comprenant toute l'épaisseur de la peau d'implantation. Il n'y a pas de récidive à craindre, tant que ne s'est pas produite la dégénérescence cancéreuse.

*M. SÉE.*

**CORS, DURILLONS.** — Les *durillons, callus* ou *callosités*, sont des hyperkératoses circonscrites, qui se développent sous l'influence de pressions ou de frottements répétés sur certaines régions : pieds traumatisés par la marche et comprimés par les chaussures, mains soumises aux frottements des outils, puis coudes et genoux, moignons d'amputations, etc. Certains durillons, par leur localisation, sont caractéristiques de la profession du sujet (durillons des boulangers, sur la face dorsale des articulations phalangiennes, — des tailleurs, sur le pouce et l'index droits, etc.). Objectivement, ce sont des plaques dures, un peu brunâtres, tantôt lisses et tantôt rugueuses, à peu près indolentes; leur développement exige que la peau soit peu mobile sur les plans sous-jacents. L'hyperkératose disparaît spontanément dès qu'est supprimée sa cause. Les traumas excessifs peuvent occasionner au-dessous d'elle une inflammation qui constitue le *durillon forcé* : il se forme une ampoule ou un abcès sous-épidermique parfois accompagné de fièvre.

Les *cors* ne sont autre chose que de petits durillons arrondis, et souvent saillants, dont le centre envoie dans le derme un prolongement en forme de coin : ce centre plus mou, mal kératinisé, apparaît lorsqu'on abrase la corne par couches successives, sous la forme d'un point jaune ou blanchâtre, plongeant dans la profondeur. Parfois, une papille à vaisseaux dilatés vient pointer dans la masse cornée. Les cors sont douloureux à la pression; ils le sont souvent spontanément, surtout lorsque le temps devient humide. Les pieds sont leur siège presque exclusif, et notamment la région plantaire et le talon, l'extrémité des orteils et la saillie de leurs articulations; la face supérieure du 5e orteil y est particulièrement sujette. Entre les orteils, la macération leur donne un aspect spécial qui est celui de l'*œil-de-perdrix*. Comme les durillons, les cors disparaissent lorsque cesse d'agir leur cause, — en l'espèce, la marche dans des chaussures, — lorsque par exemple, leur porteur reste alité; mais ils reparaissent non moins vite dès que cette cause rentre en jeu. Sous eux aussi peut se former une bourse séreuse susceptible de s'enflammer.

Le *diagnostic* des cors et des durillons avec les *kératodermies* congénitales (V. KÉRATODERMIE SYMÉTRIQUE), arsenicales et autres, n'offre aucune difficulté. La *verrue plantaire* diffère du cor de même siège par son centre mou à structure papillaire, par la douleur plus grande qu'elle détermine. Le *mal perforant plantaire* débute par un durillon, qui se phlycténise et s'ulcère; ses bords sont souvent anesthésiques.

**Traitement.** — Le port de chaussures larges atténue sensiblement la douleur des cors; on peut encore les protéger par des rondelles de feutre, perforées au centre (corn-plasters) que l'on trouve dans le commerce. L'ablation régulière de la corne surabondante, au moyen d'une lame fine et tranchante, est un excellent moyen palliatif; les accidents auxquels elle a pu donner lieu venaient de coupures rendues septiques par le manque de soins. Un traitement d'effet plus durable est l'énucléation d'un cor entier, au moyen d'une fine spatule, mais il exige une grande habileté; on le facilite en ramollissant d'abord le cor dans un bain de pieds prolongé.

Un autre mode de traitement consiste dans l'application de kératolytiques : acides salicylique, lactique, acétique, potasse caustique, etc. Si on les applique en solution, sous forme de badigeonnages, il faut avoir soin de ne pas atteindre les parties saines avoisinantes. Les emplâtres salicylés (30 ou

40 pour 100), au savon noir, etc., constituent un excellent moyen. Les collodions sont également très employés.

| | |
|---|---:|
| Acide salicylique. | 1 gramme. |
| Extrait alcoolique de cannabis indica | 50 centigr. |
| Alcool à 80° | 1 gramme. |
| Éther à 62°. | 2 gr. 50 |
| Collodion élastique | 5 grammes. |

M. S. A. (VIGIER.)

On en applique une couche tous les soirs pendant huit jours, puis on prend un bain de pieds dans lequel on détache la masse. *M. SÉE.*

**CORPS ÉTRANGERS.** — Il y a des corps étrangers qui *se forment au sein de nos tissus* : calculs, ostéomes, polypes dont le pédicule est rompu, esquilles suites de fractures, séquestres d'ostéite, etc. Leur étude sera faite ailleurs.

D'autres *viennent du dehors*; ils s'introduisent par une cavité naturelle, conduit auditif, bouche, vagin, urètre, et secondairement cheminent dans l'organisme, intestin, estomac (v. c. m.); ou bien ils pénètrent par une solution de continuité des téguments; les uns atteignant un viscère seront décrits à propos des plaies de ces organes, les autres restent sous-cutanés. Nous étudierons aux plaies par armes à feu l'effet des projectiles, et nous discuterons la thérapeutique qu'il faut leur opposer. Il ne reste plus de ce chapitre disparate que les corps étrangers tels qu'*aiguilles, fragments de verre, échardes de bois*, etc..., qui pénètrent accidentellement, à travers les téguments. C'est aux mains et aux pieds qu'ils sont les plus fréquents; ils peuvent passer inaperçus, et ne se révèlent que par une douleur à certains mouvements, quelquefois par une infection qui, aux doigts, peut donner un panaris fort grave.

Les corps étrangers pointus, irréguliers sont rarement tolérés; ils gênent les mouvements des jointures; la pression à leur niveau est douloureuse, de telle sorte que le blessé perd momentanément l'usage de sa main, ou ne peut appuyer le pied sur le sol. Ces troubles rendent leur *ablation* nécessaire. Pour les uns, il suffit d'une légère incision, et on les cueille avec une pince; d'autres, au contraire, nécessitent une recherche *longue* et *minutieuse*, en particulier les aiguilles de la paume de la main ou de la plante du pied.

**Aiguilles.** — Leur extraction est une intervention chirurgicale difficile, pour laquelle l'anesthésie générale peut être nécessaire. On commencera par faire une radiographie de face et de profil de la région blessée, à dater de laquelle le malade gardera une *immobilité absolue* jusqu'à l'opération, car les mouvements déplacent l'aiguille et rendent toute recherche vaine. La peau sera aseptisée soigneusement; si on se contente de l'anesthésie locale, on la fera couche par couche, ou bien, au doigt par exemple, on utilisera la bague anesthésique. L'incision est faite lentement, progressivement, de plus en plus profonde; à chaque étape on examine la région, après *hémostase soignée*; on écarte et on soulève les tissus avec une pince de Kocher sans les comprimer, sans les déplacer, et on se reporte de temps en temps à la radiographie. Souvent l'aiguille laisse dans les tissus la trace de son passage sous forme d'une traînée noirâtre qui ressemble à une veinule; en la suivant on arrive directement sur elle. Le corps étranger peut être caché dans un tendon, ou appliqué par le périoste sur l'os; on essaiera de sentir sa pointe avec la pulpe du doigt. En l'extrayant il faut éviter de le rompre, et comparer le fragment enlevé à celui que montre la radiographie; la plaie est suturée et pansée sans drainage. Si malgré une patiente recherche on ne trouvait pas le corps étranger, et il passe facilement inaperçu au milieu des fibres musculaires parallèlement auxquelles il s'est allongé, on refermerait la plaie, on attendrait la cicatrisation, et si les souffrances continuaient, on recourrait à de nouvelles radiographies prises en plusieurs sens différents pour tenter une nouvelle extraction sous anesthésie générale.

*AMÉDÉE BAUMGARTNER.*

**CORROSIFS.** — V. POISONS.

**CORSET** (PATHOLOGIE DU). — On a pu attribuer au corset de très graves méfaits : déformations rachidiennes, déviations sternales, strictions du foie et de l'estomac. Les modèles actuels du corset, largement distincts de la cuirasse de la Renaissance, ont très sensiblement atténué les anciens inconvénients. Toutefois, chez les femmes qui se serrent trop énergiquement, on peut reconnaître des troubles accusés de la circulation et une gêne prononcée de la fonction pulmonaire. Le pouls est rapide, la respiration superficielle et l'incursion thoracique limitée, brève; de temps à autre surviennent des inspirations profondes. Le visage se congestionne facilement, et sans être fréquentes, les syncopes sont possibles. Les mouvements des bras peuvent être gênés; et dans des cas ridiculement intenses, chez ces femmes qu'épaissit la ménopause et que rien ne saurait faire abdiquer, il peut y avoir jusqu'à de la cyanose et du gonflement des mains.

Dans la pratique courante, on est le plus souvent appelé à traiter un syndrome dyspeptique. De fait, le corset actuel enserre peu la ceinture, ne donne plus à la taille cette forme en sablier heureusement passée de mode. Il comprime en revanche l'épigastre, aplatit le bas-ventre, et contribue à entretenir et exagérer, sinon à causer, la douleur des gastropathes. Ces malades se plaignent d'étouffer pendant et surtout après les repas, doivent se délacer pour calmer leur gonflement, les vertiges et les bouffées de chaleur qui les assaillent au sortir de la table. Quant aux sillons hépatiques, à la dislocation verticale et à la biloculation de l'estomac, il semble probable que le corset n'est qu'un adjuvant à leur formation, et qu'il agit seulement sur des viscères déjà ptosés, ou modifiés dans leur forme par quelque cyphose, par la rétraction d'un ulcus ou par des adhérences de diverses origines.

Il n'en reste pas moins évident que, peu nocif dans la moyenne des cas, l'emploi du corset est inutile avant la puberté, à surveiller et à régler pendant la grossesse, à proscrire chez les dyspeptiques, les obèses avec faiblesse cardiaque, les pleurétiques et ascitiques. Dans certains cas où le corset semblera par l'amincissement de la taille avoir abaissé les viscères, le port d'une ceinture hypogastrique sera tout indiqué. Le mieux, pour satisfaire aux exigences combinées de la mode et de l'hygiène, est de recommander l'emploi simultané, mais indépendant, du soutien-gorge et du corset abdominal appuyé simplement au rebord résistant du bassin et soutenant le bas-ventre sans l'écraser. Ces préceptes sont d'importance toute spéciale pendant la période de croissance, et l'hygiène scolaire a particulièrement à connaître des attitudes vicieuses provoquées ou aggravées chez la jeune fille par le port de corsets défectueux. (V. Ptoses, Estomac).

*FRANÇOIS MOUTIER.*

**CORYZA.** — Catarrhe nasal.

A) **Forme aiguë.** — Elle débute en général par une légère irritation des fosses nasales et des sinus qui y débouchent, par une vive susceptibilité au froid non seulement de la région nasale, mais de toutes les parties du corps et spécialement de la région interscapulaire, par le picotement et l'éternuement. L'épaississement de la muqueuse atténue, et même supprime l'odorat, et par suite altère le goût ; souvent aussi l'audition est diminuée. Au niveau des orifices des sinus de la face, la muqueuse se pince et provoque des douleurs auxquelles s'ajoute la sensation de plénitude et d'oppression des sinus, localisée dans le front pour les frontaux, entre les yeux pour les ethmoïdaux, et jusque vers la nuque pour les sphénoïdaux ; les maxillaires sont rarement sensibles ; les conjonctives se prennent, tandis que l'engorgement du conduit lacrymal provoque l'épiphora.

Le catarrhe s'installe, d'abord fluide et hydrique, bientôt, en 24 ou 48 heures, purulent, empesant le mouchoir, se concrétant en croûtes épaisses, parfois fétides.

L'obstruction nasale, et la respiration buccale qui s'ensuit, exposent le pharynx, le larynx et les bronches à la propagation de l'infection le long d'une muqueuse irritée, et le rhume descend sur la poitrine. La voix d'abord nasonnée, s'altère alors souvent par le catarrhe glottique. Le nouveau-né ne peut qu'à grand'peine téter, tant il suffoque par défaut de respiration nasale, et tant l'effort de succion accroît le boursouflement muqueux.

L'état général est, dès le début, troublé sensiblement : fièvre assez courte, mais avec rappels fréquents, courbature, état grippal, oppression, dégoût, anorexie, insomnie, céphalée, herpès nasal et labial, troubles gastriques et intestinaux, abattement.

*Causes.* — Le froid et la grande chaleur, en général un changement brusque, qui paralyse les moyens ordinaires de défense de la muqueuse nasale contre la flore bactérienne qui l'occupe ; cette action de la température peut ne pas s'adresser directement à la muqueuse nasale, mais retentit sur elle en se faisant sentir sur les pieds, ou sur les régions scapulaire ou lombaire, les plus susceptibles, ou sur tout autre point du corps.

La rougeole, la grippe, certains médicaments tels que l'iode, déterminent le coryza aigu, avec des intensités variables. Il se voit dans l'asthme nasal, où il reste à l'état hydrorréique, sans prendre en général la forme purulente. L'irritation nasale provoque alors aussi bien la toux que l'éternuement, avec ou sans bronchite.

La diphtérie, la morve et la blennorragie peuvent produire le coryza aigu sous la forme la plus légère comme sous la plus aiguë, avec suintement sanguin, ulcération, tuméfaction et jetage. Le diagnostic se fera par l'examen bactériologique et par les autres manifestations muqueuses, cutanées et articulaires.

*Traitement.* — Le plus tôt possible après le début du rhume, le mieux est d'obtenir une grande sudation, ou encore, chez les enfants, une purgation. Le rhume peut alors avorter. — L'antipyrine, le pyramidon associés aux boissons alcalines soulagent également ; les bains de pieds sinapisés, la dérivation sur la région interscapulaire (sinapisme, teinture d'iode) dégagent un peu l'oppression céphalique, ainsi que le repos complet à la chambre.

Localement, les aspirations nasales d'eau bouillie chaude, légèrement salée et iodée, la vaseline mentholée et mieux l'huile camphrée, introduites plusieurs fois par jour dans les fosses nasales, calmeront le flux nasal, ainsi que les prises suivantes :

| | |
|---|---|
| Iodol. . . . . . . . . . . . . . . . . . . . . . . . . . . . . | 1 gramme. |
| Benzoate de soude. . . . . . . . . . . . . . . . : . . . . . . . | 4 grammes. |
| Camphre. . . . . . . . . . . . . . . . . . . . . . . . . . . . | 1 gramme. |
| Cannelle en poudre . . . . . . . . . . . . . . . . . . | 5 centigr. |
| Sucre vanillé . . . . . . . . . . . . . . . . . . . . . . . | 10 grammes. |

B) **Forme chronique.** — Mêmes symptômes, atténués et fixés. La susceptibilité aux poussées aiguës et fébriles, aux céphalées, aux troubles généraux, aux retentissements bronchiques, articulaires et autres, est la règle. L'épaississement de la muqueuse s'installe, s'organise en granulations, végétations et polypes. Les sécrétions sont altérées, défendant mal les cavités aériennes contre l'envahissement des bacilles de l'ozène ; l'écoulement sanieux infecte les moindres replis des fosses nasales, des orifices tubaires et des parois pharyngées. Les tissus glandulaires s'atrophient, la sclérose succède à l'hypertrophie ; la dénutrition locale s'accentue et les orifices des narines s'ulcèrent, s'irritent constamment de poussées impétigineuses, surtout chez l'enfant. Le défaut de respiration nasale, l'attitude vicieuse de la bouche, nuisent à la croissance correcte des dents ; le nez inutile et inactif se développe mal dans la croissance de la face, la cloison se dévie, la voûte palatine s'excave en ogive, les orifices des narines tendent à devenir verticaux, par suite de l'aplatissement du nez. C'est le facies, non de l'adénoïdisme, mais de l'atrophie nasale. Il existe une rhinite glaireuse, muco-membraneuse associée aux entérites et aux pharyngites de même ordre.

Cet état de catarrhe nasal s'entretient lui-même par un cercle vicieux. La respiration buccale condamne définitivement le nez, qui s'obstrue, se comble ; l'infection nasale retentit sur l'organisme, qui à son tour défend mal l'organe malade ; aussi cette rhinite chronique est-elle fréquente chez les lymphatiques, les scrofuleux, les hérédo-syphilitiques. Elle gêne l'arthritique, mais ne semble pas l'infecter.

Elle constitue un milieu de culture infectant, à l'entrée et au-dessus de l'appareil respiratoire et des oreilles. Elle se complique souvent de *végétations adénoïdes* ou *muqueuses*, de *polypes* (v. c. m.) et d'infections prochaines et lointaines ; elle retentit sur tous les appareils, cérébral, respiratoire, digestif et sexuel.

*Traitement.* — Il consiste avant tout à rendre perméables les fosses nasales, soit par l'ablation des végétations organisées, soit par la réduction de la muqueuse dans sa totalité. Les aspirations d'eau assez chaude, salée et iodée sont très actives ; la cautérisation sur les points exubérants ou sur la paroi externe des fosses nasales, aux points de l'éternuement, et surtout l'entraînement progressif de la respiration nasale feront le plus grand bien. L'état général s'améliore très vite et vient au secours de la réfection locale. Dans certains cas, il sera bon de provoquer de la rhinite aiguë par iodisme : on obtient ainsi parfois une modification durable dans le sens le meilleur. Les irrigations forcées peuvent être très nuisibles ; il faut leur préférer les aspirations, qui n'entraînent les liquides que dans les points ou passe l'air.

C) **Coryza diphtérique.** — Fréquemment lié à l'angine diphtérique, il consiste en un catarrhe souvent sanguinolent avec obstruction nasale, enchifrènement et rejet de membranes. Les épistaxis parfois très abondantes, qui se présentent dans certains cas, dénoncent en général une forme toxique avec association de streptocoque. Il peut y avoir propagation aux conjonctives, et la diphtérie peut y affecter les mêmes allures destructives.

La diphtérie, d'autres fois, se cantonne assez obscurément dans les fosses nasales, sans autres symptômes qu'un peu d'obstruction membraneuse, de suintement muco-sanguinolent après le mouchage et rejet de croûtes grisâtres. L'examen bactériologique seul peut faire le diagnostic, et il montre d'ailleurs que le bacille de Lœffler peut séjourner longtemps et même habituellement dans les fosses nasales sans produire de réaction locale ou lointaine, en dehors de toute diphtérie apparente ou longtemps après la guérison d'une diphtérie. Dans la forme aiguë, les ganglions sous-maxillaires sont engorgés.

Le sérum antidiphtérique doit s'administrer en injections sous-cutanées le plus tôt possible, et aussi en application sur la muqueuse nasale (V. DIPHTÉRIE).

D) **Coryza syphilitique.** — V. NEZ (SYPHILIS), OZÈNE.

*PIERRE BONNIER.*

CÔTES (FRACTURES). — Les fractures de côtes sont très fréquentes en raison de la situation superficielle de ces os et de leur peu de résistance, elles se rencontrent surtout chez l'homme et après quarante ans ; elles sont au contraire absolument exceptionnelles chez l'enfant au-dessous de quinze ans.

Ces fractures succèdent presque toujours à une violence extérieure, coups, chutes, tamponnements, choc du projectile d'une arme à feu, etc. ; elles peuvent être directes ou indirectes. Les fractures directes succèdent à un traumatisme portant sur la partie moyenne des côtes et ayant pour résultat de redresser leur courbure (fig. 154). — Les fractures indirectes résultent d'un choc ou d'une forte pression qui refoule le sternum en arrière et exagère la convexité des côtes (fig. 155). — Beaucoup plus rarement et surtout chez les vieillards dont les cartilages costaux sont ossifiés, on a observé des fractures de côtes à la suite d'un effort, d'un mouvement brusque et surtout d'un violent accès de toux.

**Lésions.** — Les fractures siègent presque toujours sur les côtes moyennes, en particulier sur les 4e, 5e, 6e et 7e côtes ; les premières côtes, protégées par la clavicule et les muscles pectoraux, les dernières, protégées par leur mobilité et leurs faibles dimensions, sont beaucoup moins exposées à être brisées. Ces fractures occupent habituellement la partie moyenne des côtes, plus rarement le tiers antérieur près du cartilage. Elles peuvent être complètes ou incomplètes : les *fractures incomplètes* n'entament que l'une des faces de l'os, elles peuvent revêtir la forme de *fêlures*, d'*enfonçures*, ou plus rarement de *fractures en bois vert.*

Les *fractures complètes* comprennent toute l'épaisseur de l'os : tantôt le trait de fracture est net, sans dentelures, perpendiculaire à l'axe de la côte ou du moins peu oblique; tantôt, et c'est le cas le plus fréquent, le trait est oblique et dentelé, disposition qui favorise l'engrènement et la juxtaposition des fragments. Une seule côte peut être fracturée, mais il est très fréquent d'observer soit plusieurs traits de fracture sur la même côte, soit la fracture simultanée de plusieurs côtes, ce · qui tient, d'une part, à la solidarité qui unit les

Fig. 154. — Fracture en dedans
par cause directe.

Fig. 155. — Fracture en dehors
par cause indirecte.

(Lenormant, *Précis de Path. chir.*)

côtes entre elles, d'autre part à la difficulté qu'a un agent vulnérant de localiser son action sur une seule côte.

Très souvent, les fragments conservent leurs rapports et ne présentent que peu ou pas de déplacements, et cela : 1° parce que les côtes voisines jouent à leur égard le rôle d'attelles auxquelles les rattachent les muscles intercostaux; 2° parce que le sternum en avant, les articulations costo-vertébrales en arrière préviennent les déplacements dans le sens antéro-postérieur; 3° parce que la disposition oblique et dentelée des fragments favorise souvent leur engrenage. Cependant, surtout lorsque la fracture a été produite par choc direct, qu'elle est multiple, et qu'un des fragments est complètement séparé du reste de la côte, il peut y avoir déplacement, soit dans le sens vertical, soit de dehors en dedans.

**Symptômes.** — Le plus souvent les fractures de côte se reconnaissent aisément : à la suite d'un traumatisme sur le thorax le malade éprouve une douleur vive qui augmente par la toux, la respiration et les mouvements; en explorant le région douloureuse, on constate de la crépitation et de la mobilité anormale : dans ces cas typiques le diagnostic est très facile, mais d'autres fois, surtout dans les fractures incomplètes, ou dans les fractures complètes d'une seule côte survenant chez un individu très gros ou très fortement musclé, les symptômes sont peu nets et très difficiles à constater.

Une douleur vive, bien localisée au niveau de la fracture, ne manque presque jamais; pour la constater il suffit de suivre lentement avec le doigt la surface de la côte que l'on suppose brisée; dès que le doigt arrive sur le

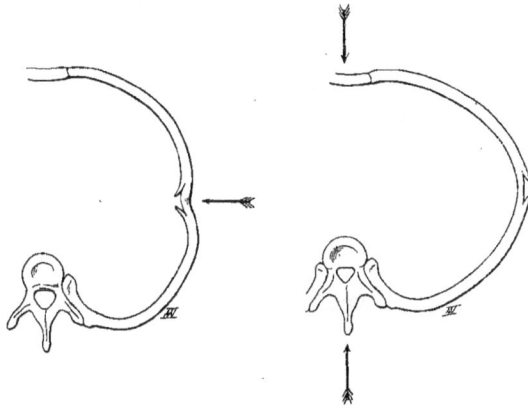

trait de fracture le blessé pousse un cri et se rejette en arrière : « C'est là, dit-il, que je souffre. » Cette douleur localisée constitue à peu près le seul symptôme dans les fractures incomplètes; elle est très importante, presque pathognomonique dans les fractures indirectes où elle siège à une certaine distance du point traumatisé; dans les fractures directes, au contraire, la douleur siège au niveau du point traumatisé et son importance est moindre parce qu'elle peut être causée par une simple contusion; toutefois la douleur est d'ordinaire beaucoup plus vive lorsqu'il y a fracture que dans la contusion simple : c'est plutôt de la gêne qu'éprouve le malade dans ce dernier cas, et non cette douleur brusque, subite, qui lui arrache un cri, presque caractéristique de la fracture. De plus, la douleur de la fracture est toujours mieux localisée en un point que celle de la contusion; si l'on exerce une forte pression sur les deux extrémités de la côte que l'on suppose rompue, en cas de contusion le malade ne ressent presque aucun mal, en cas de fracture il se plaint d'une douleur vive et bien localisée au niveau du point rompu.

Pour ne pas souffrir, le malade immobilise le plus possible son thorax, et se sert principalement du diaphragme pour respirer; de plus, au moment de l'expiration forcée, au moment de la toux par exemple, le blessé parvient à immobiliser presque complètement le côté malade, ce que l'on constate aisément en appliquant successivement la main sur les deux côtés de la poitrine. La *crépitation* constitue le signe pathognomonique des fractures de côte. Elle est tellement bruyante lorsqu'il y a un grand fracas du thorax, que la simple application de la main permet de la percevoir, mais il est loin d'en être toujours ainsi : d'une part, les fractures incomplètes ne donnent habituellement pas lieu à ce phénomène, d'autre part, dans les fractures complètes les fragments sont souvent engrenés l'un dans l'autre et frottent difficilement, surtout si le traumatisme est limité à une seule côte. Quoi qu'il en soit, le moyen le plus simple pour percevoir la crépitation consiste à appliquer les deux mains sur la surface externe des côtes, de chaque côté du lieu présumé de la fracture, et à presser alternativement : on obtient ainsi le plus souvent une crépitation osseuse très nette; on peut aussi appliquer la main à plat sur le thorax et commander au malade de tousser : pendant l'effort qui précède la toux, la main perçoit habituellement la crépitation cherchée, parfois on la trouve plus facilement en appliquant sur le thorax l'oreille au lieu de la main. Souvent le malade perçoit lui-même la crépitation, et ressent des craquements osseux accompagnés de douleur plus ou moins vives à l'occasion de chaque mouvement du thorax. Dans les fractures limitées à une seule côte, chez un sujet gros ou très fortement musclé, la crépitation peut être très difficile à reconnaître : dans ce cas la fracture siège sur les cinq ou six dernières côtes. La manœuvre suivante permettra assez souvent de la percevoir plus aisément : se déplaçant du côté sain, on embrasse solidement la côte malade avec les deux mains posées bien à plat l'une en avant et l'autre en arrière, et l'on dit au malade de s'asseoir sur son lit, puis de s'étendre de nouveau; en répétant cette manœuvre plusieurs fois, on arrive presque toujours à percevoir de la crépitation si une côte est fracturée; cette crépitation est due à l'action des muscles de l'abdomen qui, se contractant lors de l'effort que fait le malade pour s'asseoir, tirent sur leurs insertions costales et déplacent les fragments de la côte brisée; aussi cette manœuvre ne donne de résultats que quand la fracture siège sur les dernières côtes. Pour sentir la crépitation sur les premières côtes, on peut presser fortement sur les côtes avec une main enfoncée dans l'aisselle comme pour aller à la recherche des ganglions axillaires, tandis que l'autre main appliquée bien à plat explore la paroi thoracique et cherche à percevoir la crépitation.

La *mobilité anormale* constitue un symptôme inconstant, presque toujours très difficile à constater lorsqu'une seule côte est fracturée; il ne faut pas chercher à mobiliser la côte dans le sens vertical en la prenant entre les doigts, mais se borner à presser avec la pulpe du doigt sur la face antérieure de la côte dans le voisinage du siège présumé de la fracture; assez souvent le fragment s'enfonce sous le doigt, puis revient à sa position primitive, dès qu'on cesse d'appuyer, donnant ainsi une sensation qui rappelle celle qu'on a en pressant sur une touche de piano. Dans les fractures multiples, la mobilité anormale est presque toujours beaucoup plus marquée : lorsqu'une même côte est fracturée en deux points, le fragment compris entre les deux traits de fracture se déprime très facilement et s'enfonce sous la pression en donnant la sensation que quelque chose manque sous le doigt; lorsque cette grande dépressibilité existe, il faut toujours penser à une fracture multiple et rechercher s'il n'y a pas plusieurs points douloureux; dans les grands traumatismes ayant déterminé des fractures multiples siégeant sur plusieurs côtes, la mobilité anormale est encore plus grande, parfois une sorte de grand volet thoracique, devenu indépendant du reste de la paroi, oscille à chaque mouvement respiratoire, se déprimant lors de l'inspiration alors que le thorax se dilate, bombant au contraire à chaque expiration lorsque la cage thoracique revient sur elle-même. L'existence de ce volet indépendant oscillant en sens inverse du reste de la paroi thoracique indique à coup sûr l'existence d'une série de fractures doubles portant sur un grand nombre de côtes; il doit toujours imposer un pronostic très réservé, car un fracas thoracique aussi considérable s'accompagne le plus souvent de lésions profondes graves.

**Pronostic.** — Lorsqu'il n'y a pas de complications, le pronostic des fractures de côtes est favorable, la consolidation se fait habituellement en 25 à 30 jours par un cal interfragmentaire. Dans les fractures simples, la consolidation se fait sans aucune déformation; les fractures multiples peuvent laisser une certaine difformité d'ordinaire peu visible et peu gênante.

**Complications.** — Fréquemment les fractures de côtes se compliquent de lésions des organes voisins, en particulier des viscères thoraciques; ces complications se rencontrent surtout dans les fractures multiples causées par un traumatisme violent. La déchirure d'une artère intercostale par un des fragments donne parfois lieu à une hémorragie intra-pleurale abondante qui a même pu entraîner la mort dans quelques cas.

La hernie du poumon (v. c. m.) n'est pas extrêmement rare, elle ne s'observe que dans les fractures multiples intéressant un grand nombre de côtes. Les déchirures du poumon sont les plus fréquentes des complications des fractures de côtes. Elles peuvent se produire par deux mécanismes : parfois dans les traumatismes très violents la rupture pulmonaire est sans rapport immédiat avec la fracture et rentre dans les accidents des contusions thoraciques (v. c. m.); plus souvent c'est un fragment de côte brisée qui vient embrocher le poumon sous-jacent. Lorsqu'une fracture de côte s'accompagne de déchirure pleuro-pulmonaire, le blessé crache presque toujours du sang, et l'examen de la paroi thoracique montre de l'emphysème sous-cutané reconnaisable à une sensation spéciale de crépitation fournie par la pression des doigts sur les bulles d'air, et facile à distinguer de la crépitation osseuse; de plus, dans la plupart des cas, il se produit un pneumothorax reconnaissable à ses signes habituels (sonorité tympanique, souffle amphorique, tintement métallique) et qui d'ailleurs se résorbe presque toujours assez vite sans déterminer d'accidents sérieux. En même temps que l'air il s'épanche parfois dans la plèvre une certaine quantité de sang venant soit des vaisseaux de la paroi, soit surtout des vaisseaux pulmonaires; il se produit ainsi un hémothorax plus ou moins abondant (V. HÉMOTHORAX). Indépendamment de ces blessures directes, les fractures de côte peuvent donner lieu, au bout de quelques jours, à des accidents de pleurésie ou de pneumonie traumatique.

Les déchirures du péricarde et les blessures du cœur sont des lésions beaucoup plus rares et généralement d'une extrême gravité. Il en est de même des blessures des organes du médiastin. Dans quelque cas, les fractures des côtes inférieures peuvent s'accompagner de déchirures du diaphragme et même déterminer la blessure d'un des viscères de l'étage supérieur de l'abdomen (foie, rate, estomac).

**Traitement**. — Dans l'immense majorité des cas, le seul mode de traitement consiste à immobiliser le thorax afin de calmer la douleur et la dyspnée, et aussi afin de favoriser la formation du cal que le déplacement des fragments pourrait retarder. Le meilleur moyen d'immobilisation consiste à placer autour du thorax un bandage de diachylon convenablement serré; ce bandage, large de 15 à 20 centimètres, doit toujours remonter très haut quel que soit le siège de la fracture, car son but est d'immobiliser le thorax tout entier dont les diverses parties sont solidaires. S'il n'y avait ni douleur, ni dyspnée, le bandage serait inutile, et le traitement pourrait se borner à l'application de quelques ventouses. — Dans les cas de déplacement très considérable, on obtient parfois de bons résultats en suspendant le malade par les aisselles de façon à diminuer le déplacement par la traction exercée par le poids du corps, et en appliquant immédiatement un bandage assez serré pour empêcher la reproduction du déplacement.

Lorsqu'un ou plusieurs fragments fortement enfoncés menacent de blesser les organes sous-jacents, les tentatives de réduction avec une aiguille courbe ou avec un crochet sont souvent plus dangereuses qu'utiles; mieux vaut inciser franchement les parties molles et réséquer le fragment déplacé.

Des blessures des organes du thorax ou des artères intercostales peuvent nécessiter les mêmes interventions que dans les autres plaies de poitrine (v. c. m.).

PIQUAND.

**CÔTES** (FRACTURES DES CARTILAGES). — Les fractures des cartilages costaux sont infiniment plus rares que celles des côtes, ces cartilages étant beaucoup plus résistants en raison de leur épaisseur, de leur élasticité et de leur brièveté. Il s'agit presque toujours de fractures par cause directe, rarement de fractures indirectes consécutives à un choc sur le sternum, ou de fractures par contraction musculaire. La fracture peut porter sur un seul cartilage ou bien en atteindre plusieurs presque toujours du même côté; les cartilages les plus souvent atteints sont, par ordre de fréquence, les 7e, 8e, 9e et 10e; les cartilages supérieurs ne sont presque jamais fracturés. Le trait de fracture siège habituellement dans le voisinage de l'articulation chondro-costale, parfois même il occupe exactement l'union du cartilage et de la côte; ce sont ces cas que l'on désigne parfois sous le nom de luxation chondro-sternale, terme impropre puisqu'il n'y a pas là d'articulation véritable. Le trait est toujours régulier, lisse et perpendiculaire à la direction du cartilage, aussi le déplacement des fragments est facile, il se produit toujours dans le sens de l'épaisseur et entraîne un chevauchement qui peut atteindre 2 à 3 centimètres, le fragment sternal faisant presque toujours saillie en avant du fragment costal.

Les *symptômes* sont analogues à ceux d'une fracture de côtes (v. c. m.), mais il n'y a pas de crépitation, les fragments absolument lisses pouvant glisser l'un sur l'autre sans déterminer de craquements; par contre, la déformation et la mobilité anormales sont presque toujours faciles à percevoir.

Le *pronostic* de ces fractures est presque toujours très bénin; la consolidation s'obtient en vingt-cinq à trente jours par la formation d'une virole osseuse périphérique, ou d'une cicatrice fibreuse intermédiaire aux fragments, exceptionnellement par restauration cartilagineuse.

La *réduction* s'obtient presque toujours facilement en pressant sur le fragment déplacé au moment où le malade fait un effort d'inspiration : un bandage de corps maintient la réduction et calme la douleur en immobilisant le thorax.                                                  *PIQUAND.*

**CÔTES** (LUXATIONS). — Les côtes se luxent très rarement en raison de la solidité de leurs articulations et de la facilité de leurs fractures. On peut distinguer :

1° Des luxations costo-vertébrales; 2° des luxations chondro-costales; 3° des luxations chondro-sternales; 4° des luxations des cartilages les uns sur les autres.

Seules les luxations costo-vertébrales et les luxations des derniers cartilages les uns sur les autres ont été observées d'une façon bien certaine.

Dans les neuf ou dix cas observés, les luxations costo-vertébrales succédaient à des traumatismes extrêmement violents portant sur un point limité de la colonne vertébrale et amenant presque toujours à la fois une fracture du rachis et une luxation costo-vertébrale qui le plus souvent n'a été reconnue qu'à l'autopsie.

La luxation se fait toujours en avant, toutes les côtes peuvent être atteintes sauf les trois premières et la neuvième, qui n'ont jamais été vues luxées;

c'est la onzième côte qui était le plus souvent intéressée dans les cas publiés jusqu'ici; il peut y avoir luxation simultanée de plusieurs côtes. L'histoire clinique de ces luxations est peu connue. Dans un cas observé par Kennety, il y avait au niveau de l'articulation luxée une dépression, et en exerçant une pression sur l'extrémité antérieure de la côte on déterminait facilement de la mobilité anormale sans crépitation.

Les luxations des derniers cartilages costaux les uns sur les autres sont extrêmement rares : les symptômes consistent en un déplacement des cartilages luxés avec diminution de la partie antérieure des espaces intercostaux correspondants, le malade se plaint de douleurs et de gêne plus ou moins marquée de la respiration. Le traitement consiste à réduire et à maintenir avec un bandage légèrement compressif. *PIQUAND.*

**COU** (ADÉNITES). — Les adénites du cou sont si fréquentes, leur étude, à cause de la situation relativement superficielle des ganglions et de leur facile exploration, a été faite d'une façon si complète qu'elles ont servi de type à la description générale des adénites aiguës et chroniques, de la tuberculose ganglionnaire et du lymphadénome. Écrire à nouveau leur histoire serait s'exposer à d'inutiles redites (V. Adénites). *PIERRE WIART.*

**COU** (ANÉVRISMES). — Chacun des troncs artériels du cou peut être le siège d'un *anévrisme artériel* et presque tous le point de départ d'un *anévrisme artério-veineux*. Nous étudierons successivement toutes ces variétés.

I. — ANÉVRISME ARTÉRIEL DE LA CAROTIDE PRIMITIVE. — Il est rare, plus rare que celui de la poplitée, de la fémorale et même du tronc brachio-céphalique, au dire de Le Fort, Delbet et Chifoliau.

**Étiologie.** — L'*influence du sexe* est beaucoup moins appréciable que pour les autres anévrismes. L'homme reste bien le plus souvent atteint, mais dans une proportion très différente de celle qu'on rencontre communément; le sexe féminin, en effet, est frappé 1 fois sur 2 ou 3, au lieu d'une fois sur 9 ou 10.

L'anévrisme carotidien s'observe assez souvent chez des *sujets jeunes* (18 à 25 ans), ce en quoi il diffère encore beaucoup des autres. L'âge de la plus grande fréquence reste cependant compris entre 40 et 50 ans.

Enfin l'anévrisme siège un peu plus souvent *à droite*. Cette prédilection pour le côté droit n'est peut-être qu'apparente, et tiendrait à une erreur fréquente dans la localisation du processus initial. Bon nombre d'anévrismes du tronc brachio-céphalique ont dû être rapportés à tort à la carotide (Chifoliau).

Les *causes vraies* de l'anévrisme carotidien sont assez obscures. Dans un certain nombre de faits, on le dit *traumatique* parce qu'un traumatisme certain se retrouve à son origine. Dans tous les autres cas, il est appelé *spontané*.

Le groupe des anévrismes *traumatiques* ne saurait englober ceux qu'on a dénommés anévrismes diffus, puisqu'ils ne sont autre chose que des hématomes interstitiels pulsatiles. On y doit faire rentrer seulement l'anévrisme faux consécutif des auteurs, poche pulsatile et douée d'expansion développée quelques semaines après une plaie incomplète de la carotide, et d'autres dilatations anévrismales où le traumatisme artériel causal, beaucoup plus lointain et moins direct, résulte d'un mouvement forcé, d'un coup, de tentatives de pendaison ou de strangulation. Les auteurs classiques semblent croire que, dans les deux cas, la section ou la déchirure de la tunique moyenne s'est réparée par un tissu cicatriciel dépourvu d'élasticité qui tôt ou tard a cédé sous la pression sanguine. C'est là une pathogénie un peu simpliste que n'ont ratifiée ni les recherches expérimentales ni l'observation minutieuse des faits. Le traumatisme joue un simple rôle de localisation, en achevant, à l'endroit où il porte, ce qu'a préparé l'artérite. « La lésion de la tunique moyenne, caractéristique de l'anévrisme, est toujours d'origine inflammatoire ou de nature dystrophique » (Bouglé).

Les anévrismes *spontanés* ont pour cause les artérites infectieuses ou toxiques consécutives au saturnisme, à l'alcoolisme et surtout à la syphilis. L'artério-sclérose, si souvent mise en cause, est bien responsable d'un certain nombre d'anévrismes carotidiens; mais il s'agit de formes spéciales où les lésions sont étendues à tout un segment du vaisseau, la dilatation fusiforme, les artères encéphaliques le plus souvent altérées et l'intervention chirurgicale toujours à rejeter (Chifoliau).

**Lésions.** — Certains caractères anatomo-pathologiques propres aux anévrismes carotidiens méritent d'être connus.

Ceux qui ont une origine traumatique peuvent se développer sur toute l'étendue du trajet de la carotide primitive et le font au point où a porté le traumatisme; les anévrismes spontanés, au contraire, ont deux *sièges d'élection* : en haut, le bulbe carotidien au voisinage de la bifurcation; en bas, l'origine même de l'artère; si bien qu'il en existe deux types, bien distincts, surtout en ce qui concerne le traitement.

L'anévrisme *fusiforme* est presque exceptionnel à la carotide; il est dû à l'artério-sclérose et sans intérêt pour le chirurgien. La variété *sacciforme*, la seule chirurgicale, est la variété habituelle. La poche, développée ordinairement sur le côté externe et antérieur de l'artère, se rattache au vaisseau par une portion rétrécie ou collet qui s'ouvre dans la cavité artérielle par un orifice de dimensions variables. La partie large, ou fond, s'accroît de bas en haut sous l'influence de la poussée du sang. Peu à peu, l'ondée sanguine élargit le collet, qui arrive à occuper une grande partie de la circonférence, et fait remonter le fond du sac le long du tronc carotidien jusqu'à sa bifurcation, et même au-dessus.

A ce moment, la *forme* de la tumeur est ovoïde à petite extrémité inférieure; on l'a comparée volontiers aussi à celle d'une poire (Karewski).

Sa *direction* est très oblique en haut et en arrière.

Son *volume* se rapproche de celui d'une mandarine, d'une orange, d'une poire, du poing. Il peut devenir plus considérable. Alors la surface extérieure de l'anévrisme se couvre de bosselures irrégulières dues à l'inégale résistance des parois et des tissus superposés.

La tumeur contracte rapidement des *rapports* intéressants avec les organes du voisinage. Elle occupe d'abord la gaine vasculaire, et seuls les organes qui y sont contenus ont à souffrir de son contact.

La veine jugulaire interne, aplatie à la surface du sac, se trouve englobée par lui, se thrombose et s'oblitère, ou bien est repoussée soit en dehors, soit en dedans et reste libre d'adhérences. Pour peu que le volume de la poche augmente, le tronc thyro-linguo-facial et les veines thyroïdiennes sont comprimés à leur tour et lui deviennent intimement adhérents.

Le pneumogastrique, rejeté d'ordinaire au côté externe du sac, se moule sur sa surface, mais peut, en certains points, être fusionné avec sa paroi et faire même saillie dans sa cavité.

Le grand sympathique enfin reste sur la face postérieure de la poche, et la dissection l'en sépare toujours aisément.

En se développant, le sac anévrismal, repoussé par le squelette en arrière, se porte vers la région antéro-externe, et quand la résistance tonique du sterno-mastoïdien s'oppose à son extension, se dirige en dedans vers le pharynx. Tous les organes du cou sont alors susceptibles d'être comprimés.

Le larynx et la trachée sont repoussés, aplatis et parfois perforés.

Des prolongements du sac bombent dans le pharynx, soulèvent l'amygdale, compriment les nerfs laryngés supérieurs, l'hypoglosse, le glossopharyngien.

L'œsophage, surtout à gauche, est aplati; le récurrent, comprimé et enserré.

Les plexus brachial et cervical profond sont longtemps respectés. Par contre, le phrénique et les branches du plexus cervical superficiel, à leur émergence le long du bord postérieur du sterno-mastoïdien, risquent beaucoup d'être atteints par la sclérose propagée du sac.

Les muscles sous-hyoïdiens, enfin, renforcent la paroi du sac dont ils arrivent bientôt à faire partie, tandis que le sterno-mastoïdien, repoussé en dehors, s'en laisse, en général, aisément séparer.

**Symptômes**. — Les premières étapes de l'anévrisme spontané n'entraînent aucune manifestation clinique. L'apparition d'une tumeur est le symptôme révélateur de l'affection et en reste, d'ailleurs, le signe unique durant la période plus ou moins longue qui précède la venue des phénomènes de compression. Dans l'anévrisme traumatique, au contraire, les douleurs se font sentir en même temps que se montre la tumeur.

Quelle que soit, du reste, la variété de l'anévrisme, des *troubles fonctionnels* marquent bientôt l'atteinte et la compression des organes voisins du sac.

Ce sont : des modifications précoces de la phonation : voix dysphonique, bitonale, voilée, traduisant l'atteinte du récurrent; des accidents respiratoires : dyspnée d'effort, quintes de toux sèche et spasmodique, accès de suffocation avec cornage, révélant l'altération du pneumogastrique; des troubles oculaires : diminution de la fente palpébrale, ptosis, rétraction du globe de l'œil qui est plus flasque, myosis, par compression du sympathique ; de là dysphagie plus rare et moins grave.

Du côté de la tête, les céphalées violentes et tenaces peuvent être rapportées à la gêne circulatoire veineuse qu'on voit amener ailleurs la dilatation de la jugulaire externe du côté correspondant et celle des deux jugulaires opposées. Il semble pourtant, qu'à l'égal des éblouissements, de l'anxiété, des vertiges, de l'impossibilité du travail cérébral, on les doive attribuer avec plus de raison à l'altération des artères cérébrales.

Les douleurs irradiées au cou, à la face, à l'oreille, dénotent l'altération du plexus cervical superficiel. Celles, plus rares, qui fusent vers l'épaule et s'associent à des paralysies motrices ont pour cause certaine la compression plus ou moins étendue du plexus brachial.

L'anévrisme carotidien se traduit, d'autre part, par des *signes physiques* dont l'ensemble est caractéristique.

L'examen du cou montre, en effet, l'existence d'une *tumeur* allongée suivant une ligne étendue de l'articulation sterno-claviculaire à la mastoïde. Sa forme est ovoïde à grosse extrémité supérieure, ou bien globuleuse et irrégulière. Elle est sous-jacente au sterno-mastoïdien et très mobile transversalement; elle ne suit jamais les mouvements du larynx et de la trachée au cours de la déglutition.

De consistance molle et fluctuante en certains points, dure ou seulement rénitente en d'autres, réductible par la pression de façon complète ou simplement dépressible, elle présente d'ordinaire des pulsations et des mouvements d'expansion, et fait entendre à l'auscultation un souffle intermittent systolique plus ou moins rude. Ces derniers signes sont d'ailleurs influencés considérablement quant à leur degré d'intensité par l'épaisseur de la paroi, l'abondance des caillots, la forme du sac, les dimensions du collet. Ils peuvent même manquer complètement lorsque celui-ci est oblitéré. Durant tout le temps qu'ils existent, la compression de la carotide au-dessous de la tumeur les fait disparaître alors que la compression au-dessus les augmente.

L'exploration *sphygmographique* décèle le retard et l'affaiblissement du pouls facial et temporal.

A l'examen de la *cavité buccale*, la langue apparaît déviée et atrophiée dans sa moitié correspondante lorsque l'anévrisme, ayant pris un grand développement, vient comprimer l'hypoglosse, tandis que le toucher pharyngien montre l'amygdale et la paroi latérale du pharynx repoussées vers la ligne médiane.

La *laryngoscopie*, d'autre part, confirme ou révèle une lésion marquée du récurrent lorsqu'elle offre à la vue une corde vocale immobile en position cadavérique; si celle-ci est plus rapprochée de la ligne médiane, en position médiane, le nerf est seulement irrité.

L'*examen radiographique* enfin peut fournir des renseignements précieux sur l'état de la crosse de l'aorte et des gros troncs de la base du cou, et déceler l'extension à leur niveau du processus anévrismal.

**Évolution**. — La *marche* de l'affection est, dans certains cas, tout à fait lente et chronique; mais il semble que cette lenteur extrême soit le propre des anévrismes spontanés fusiformes dus à l'athérome (Chifoliau).

Les anévrismes traumatiques ou syphilitiques ont, en effet, une évolution rapide. Un simple délai de quelques semaines, d'un an au plus, s'écoule d'ordinaire entre l'apparition des symptômes révélateurs et le moment où le malade réclame les soins du chirurgien.

La *guérison spontanée* consécutive à l'oblitération du collet par un caillot détaché des parois du sac se rencontre à l'état de curiosité pathologique,

mais c'est une éventualité dont on ne saurait tenir compte dans l'appréciation du pronostic et le choix du traitement.

La *terminaison* qu'on doit considérer comme habituelle est la *mort* à la
suite de complications multiples : rupture du sac dans le pharynx ou l'œsophage, dans le tissu cellulaire du cou, et mort par hémorragie ; suppuration
spontanée du sac, précédée par une coagulation en masse du sang, entraînant une hémorragie foudroyante ou une infection générale pyohémique
toujours mortelle ; hémorragie cérébrale sans cause apparente, avec hémiplégie, coma et mort ; paralysies localisées définitives.

Le *pronostic* est donc forcément grave ; et l'on peut, à juste titre, regarder
l'anévrisme comme une tumeur maligne dont la cure opératoire devient, à
mesure que le temps passe, plus malaisée et plus aléatoire.

Le siège de la dilatation influe d'ailleurs sur cette gravité. Alors que
l'anévrisme inférieur, occupant l'origine de la carotide et le tronc brachio-
céphalique, s'accompagne fréquemment de graves complications du côté de
l'aorte et du cœur et n'est susceptible que d'un traitement opératoire incertain, le supérieur, tant qu'il n'existe point d'altérations concomitantes
d'autres gros vaisseaux de la base du cœur, offre une gravité moindre et
peut prétendre à une intervention radicale.

**Diagnostic.** — Pour asseoir d'une façon solide un diagnostic d'anévrisme carotidien, deux étapes sont à franchir : acquérir d'abord la certitude qu'il s'agit bien d'un anévrisme ; reconnaître, en second lieu, sa localisation exclusivement carotidienne.

*a)* Quand tous les signes sont au complet, le diagnostic d'anévrisme est
des plus aisés ; il n'empêche qu'à un examen incomplet de grosses erreurs
sont possibles.

C'est ainsi que des *ganglions néoplasiques* ou des *tumeurs de la glande
carotidienne*, soulevés par les pulsations artérielles, peuvent en imposer
pour une dilatation anévrismale. Mais ils n'ont pas d'expansion ; la mobilisation de la tumeur, sa séparation d'avec l'artère (Le Fort) lorsqu'elle est possible, font disparaître les battements ; l'examen minutieux de la cavité buccale, du pharynx ou du larynx décèle parfois une ulcération néoplasique.

Certains *goitres vasculaires*, soufflants, pulsatiles, doués d'expansion, légèrement réductibles par la pression, ressemblent plus encore à un anévrisme,
et seule leur élévation connexe de celle du larynx au cours de la déglutition
permet de les en différencier.

Dans d'autres cas, la plupart des signes classiques font défaut ; l'anévrisme ne bat plus, ne fait entendre aucun bruit ; la compression, même
forte, réduit à peine son volume. La ponction capillaire elle-même n'a donné
en pareille circonstance à Walsham qu'un peu de liquide « glaireux », et à
Karewski rien que du sang noir coulant lentement et non en jet. L'incision
exploratrice devient alors la seule manière d'établir un diagnostic certain.

*b)* La détermination du point de départ exact de l'anévrisme ne semble
guère possible lorsqu'il siège en haut ; aucun signe précis n'existe, en effet,
qui permette de reconnaître s'il intéresse la bifurcation carotidienne ou l'un
des troncs qui en naissent. La chose est d'ailleurs sans importance, puisque
le traitement est le même dans les deux cas. Par contre, si l'anévrisme s'est

développé à la base du cou, on peut souvent affirmer qu'il a pour origine la
carotide primitive et non la sous-clavière ou le tronc brachio-céphalique, en
se basant sur certains caractères spéciaux de la tumeur, du souffle et du
pouls.

La tumeur de l'anévrisme carotidien inférieur est allongée dans le sens
vertical et son grand axe correspond à l'interstice des deux chefs du sterno-
mastoïdien; la saillie de l'anévrisme du tronc brachio-céphalique est plus
interne et répond à la fossette sus-sternale; l'anévrisme de la sous-clavière
bombe en dehors, dans le creux sus-claviculaire.

Le souffle systolique se propage en haut dans l'anévrisme carotidien, vers
l'aisselle dans le sous-clavier, suivant les deux directions si le tronc brachio-
céphalique est le siège du mal.

Le pouls est modifié dans les seules artères de la tête si l'anévrisme est
carotidien, dans la radiale uniquement s'il est sous-clavier, aux deux endroits
lorsqu'il est brachio-céphalique. De ces modifications du pouls, retard et
affaiblissement, seule la première a une valeur absolue, puisque la seconde
est susceptible d'apparaître en cas de compression de l'artère par l'anévrisme d'un tronc voisin. Encore le retard caractéristique du pouls ne peut-
il être nettement constaté qu'à l'exploration sphygmographique (F. Franck).

Dans les cas épineux, l'examen radiographique est susceptible d'apporter
de précieux renseignements sur l'origine et l'étendue de la lésion.

Le chirurgien n'oubliera pas, enfin, qu'avant de prendre des déterminations opératoires, il doit se rendre un compte aussi exact que possible de
l'état des autres artères et particulièrement de celles du cerveau.

**Traitement**. — Tous les procédés habituels de traitement ont été appliqués à l'anévrisme carotidien. Il en est qu'on doit proscrire absolument
comme la méthode de Valsalva, barbare et trop incertaine, ou les injections
coagulantes, l'électropuncture et la malaxation, le plus souvent inefficaces
et toujours dangereuses au plus haut point.

La *thérapeutique interne* n'a qu'une action illusoire sur la tumeur, mais
elle influence très favorablement la cause originelle de la lésion. L'usage à
doses élevées de l'iodure de potassium et des sels de mercure doit précéder
et suivre l'intervention en cas d'anévrisme syphilitique; de petites quantités
d'iodure, prises pendant un temps prolongé, améliorent le processus athé-
romateux.

Par contre, l'*intervention chirurgicale* s'adresse à l'anévrisme lui-même,
et peut seule en amener la guérison radicale. Elle comprend plusieurs
méthodes.

La *compression indirecte mécanique* est à peu près irréalisable. La *compression digitale* lui est bien supérieure. Faite d'avant en arrière avec la
colonne cervicale et particulièrement le tubercule de Chassaignac pour
points d'appui, elle peut causer des douleurs violentes dues à la compression
du pneumogastrique; pratiquée, au contraire, par la méthode de Rouge (de
Lausanne), qui consiste à pincer l'artère entre le pouce et l'index placés
l'un en dedans, l'autre en dehors du sterno-mastoïdien, elle est facilement
supportée.

Cette méthode peut être employée soit dans le but de guérir l'anévrisme, et elle doit être prolongée de 12 à 24 heures en une ou deux applications, soit avec l'espoir de développer la circulation collatérale en vue d'une ligature ultérieure ; on fait alors des séances courtes et fréquemment renouvelées.

Delbet rapporte cinq observations d'anévrismes ainsi traités avec trois guérisons et deux insuccès. Si cette proportion était exacte, la compression indirecte serait de beaucoup le meilleur mode de traitement de l'anévrisme carotidien ; mais il est impossible de connaître le nombre de cas où cette méthode fut employée sans succès. On peut dire toutefois que la ligature ou l'extirpation n'ont guère été essayées qu'après qu'elle eut échoué.

La *ligature de la carotide primitive* par la méthode d'Anel est le procédé de choix et a été le plus souvent pratiquée. Ses résultats peuvent se résumer ainsi :

Elle cause la mort par accidents cérébraux dans 8 pour 100 des cas (Chifoliau). Encore dans les 11 dernières observations publiées, ne peut-on relever aucun cas de mort ; les accidents cérébraux n'y sont mentionnés qu'une fois, ils furent très légers et disparurent en quinze jours (Monod et Vanwerts).

Elle entraîne parfois l'inflammation et la suppuration du sac (4 fois sur 25 cas récents).

Elle n'empêche pas la récidive ; celle-ci survient avec une fréquence qui n'est pas négligeable (8 pour 100, Delbet).

Lorsqu'aucune de ces complications ne se produit, la guérison est de bonne qualité. La tumeur s'affaisse, la dyspnée et les accidents de suffocation disparaissent ; seuls persistent quelques légers troubles laryngés.

La *ligature par la méthode de Brasdor*, entre le sac et les capillaires, doit être réservée aux cas où l'anévrisme occupe le tronc brachio-céphalique et la carotide droite ou le segment thoracique gauche. Elle a donné quelques améliorations légères, beaucoup plus souvent un résultat nul, et parfois elle a causé la mort.

L'*incision du sac* ou *opération de Syme* constitue un procédé de nécessité qui peut convenir aux anévrismes diffus mais ne saurait être recommandé dans le traitement des anévrismes vrais.

L'*extirpation du sac*, au cou plus encore qu'aux membres, s'impose comme la méthode de choix. Pratiquée 11 fois, elle a donné 10 guérisons parfaites, et le seul accident mortel qu'elle a causé est imputable à une faute opératoire, la section du vague. Avec elle tout danger de suppuration du sac disparaît, et les deux grandes complications cérébrales, hémiplégie et paralysies localisées, ne peuvent plus guère se produire.

Malheureusement l'extirpation devient très malaisée, sinon tout à fait impossible, dès que l'anévrisme est un peu volumineux et ancien ; il faut parfois alors se contenter de la double ligature avec tamponnement de la poche, après curage et ablation des caillots.

Une dernière méthode, celle de Matas, qui prétend faire suivre l'ablation du sac de la suture de l'orifice artériel, ne saurait convenir qu'aux anévrismes traumatiques à collet étroit, où la déchirure vasculaire est très petite.

A) — L'**anévrisme artério-veineux jugulo-carotidien** est presque toujours d'origine traumatique, et, comme tel, n'a été observé que chez l'homme. Il a, la plupart du temps, pour cause une plaie par instrument piquant ou tranchant, ordinairement un coup d'épée reçu dans un duel, quelquefois aussi une plaie par balle.

Le plus souvent la communication semble directe entre l'artère et la veine; l'existence d'un sac de petit volume est notée cependant dans quelques observations.

Comme dans toutes les autres régions, l'anévrisme artério-veineux se manifeste, tantôt immédiatement, tantôt quelques jours, quelques semaines ou même quelques mois après l'accident.

Les symptômes en sont les mêmes que partout ailleurs. Follin a pourtant signalé un caractère particulier, l'affaissement de la tumeur dans les grandes inspirations sous l'influence de l'aspiration thoracique.

Quoique d'essence bénigne, l'affection constitue cependant une infirmité pénible. Le bruit du souffle perçu par le malade devient pour lui une insupportable obsession (Delbet). La dilatation des veines du cou, peu appréciable au début, s'accentue au bout d'un certain temps. Des troubles cardiaques peuvent survenir; ils sont dus soit à l'augmentation de la pression veineuse, soit à la compression du pneumogastrique. Celle-ci est susceptible d'autre part d'entraîner des troubles respiratoires. Enfin les modifications de la circulation cérébrale provoquent des vertiges, des étourdissements, des troubles de la vue et de l'ouïe.

La guérison spontanée n'a jamais été observée; la tumeur augmente insensiblement, mais sûrement, de volume, et peut même se rompre (Sale).

Cette lenteur extrême de l'évolution et les mauvais résultats qu'avait donnés le traitement chirurgical justifiaient autrefois l'abstention de toute thérapeutique active formellement conseillée par tous les auteurs.

Les faits publiés depuis vingt ans autorisent une tout autre conduite :

La ligature simple n'est pas aussi inefficace ni surtout aussi dangereuse qu'on l'a dit.

La quadruple ligature et l'extirpation n'ont donné que des succès.

Enfin, la suture de la carotide, si elle n'a point encore été tentée, mériterait absolument de l'être.

B) — Les **anévrismes artériels de la carotide externe**, fort rares, ne présentent aucune particularité clinique digne d'être signalée. La tumeur, généralement petite, fait saillie dans la région du cou et y est facilement perceptible.

Le traitement seul a quelque intérêt. La compression digitale, bien qu'elle ait donné un succès à Moure, ne mérite pas grande confiance, car les anastomoses sont fort nombreuses dans la région, et la compression de la carotide primitive est toujours d'une pratique difficile.

La ligature de la carotide primitive n'a pas donné d'heureux résultats, et celle de la carotide externe ne semble pas plus sûre.

Aussi, pour tous les anévrismes qui siègent dans la région accessible de l'artère, c'est-à-dire au-dessous de la parotide, l'extirpation paraît être la méthode de choix. Quant à ceux qui sont intra-parotidiens, on ne peut songer à les extirper. Il suffirait probablement, en pareil cas, de lier la carolidé externe au-dessus de la faciale, puis la temporale et l'occipitale (Delbet).

C) — L'anévrisme **artério-veineux de la carotide externe** est exceptionnel (3 cas). La double ligature, pratiquée deux fois, n'a pas suffi à empêcher la récidive; le grand nombre des collatérales à ce niveau le fait aisément comprendre. Il faut faire la quadruple ligature et extirper le sac toutes les fois qu'il est un peu volumineux et que cela est possible (Delbet).

D) — Les **anévrismes artériels extra-craniens de la carotide interne**, les seuls qui nous intéressent, sont très rares et peu étudiés.

Ils font le plus souvent saillie dans le pharynx et peuvent être confondus avec des abcès latéro-pharyngiens, des abcès de l'amygdale, voire même une tumeur du voile du palais. Ils peuvent provoquer des phénomènes de compression du côté des nerfs nombreux qui se trouvent en rapport avec le sac (pneumogastrique, spinal, glosso-pharyngien, grand hypoglosse).

Contre eux, la ligature de la carotide primitive a été pratiquée à plusieurs reprises et a amené la guérison complète. Deux fois l'extirpation du sac a pu suivre avec succès la ligature de l'artère (Monod et Vanwerts).

E) — Les **anévrismes artério-veineux de la carotide interne** sont extrêmement rares et d'ordinaire reconnus seulement à l'autopsie.

Il n'en existe qu'un cas, celui de Keen, où l'on soit intervenu; l'opération était réclamée par le malade en raison des phénomènes insupportables qu'il éprouvait. On lia la carotide primitive, la carotide externe et la jugulaire externe; la guérison fut obtenue (Monod et Vanwerts).

. II. — ANÉVRISMES DU TRONC BRACHIO-CÉPHALIQUE. — Dans leur *étiologie*, on retrouve, sans aucune particularité digne d'être retenue, les causes habituelles de l'anévrisme spontané, syphilis, alcoolisme et artériosclérose. L'origine traumatique, niée par Follin et Duplay, paraît devoir être admise pour un petit nombre de faits.

**Lésions**. — Leur étude anatomo-pathologique offre, au contraire, des points intéressants. Le tronc brachio-céphalique étant très court, les anévrismes qui se développent sur lui empiètent souvent sur les vaisseaux dont il vient ou auxquels il donne naissance. Aussi Le Fort les a-t-il classés en quatre variétés d'après leur siège.

Dans la première, qui est exceptionnelle, l'anévrisme occupe la partie moyenne de l'artère.

La seconde est fort rare aussi, bien qu'Holmes la dise fréquente. L'anévrisme absorbe alors tout le tronc brachio-céphalique mais sans le dépasser.

La variété suivante est plus fréquente : la tumeur s'y développe aux dépens de la partie supérieure du tronc innominé et empiète soit sur la carotide, soit sur la sous-clavière, soit sur les deux à la fois.

Enfin, dans le plus grand nombre des cas, l'anévrisme siège à l'origine même de l'artère et s'étend à la crosse de l'aorte.

L'anévrisme du tronc brachio-céphalique rentre habituellement dans la catégorie des anévrismes *sacciformes*. La variété *fusiforme* est exceptionnelle.

Son volume est très variable, il peut atteindre des dimensions énormes. Sa forme devient vite irrégulière. Le sac, sur qui la fourchette sternale creuse une dépression, envoie des prolongements diverticulaires dans tous les sens, sous la clavicule, le long de la trachée, dans le médiastin antérieur et jusque sous le trapèze.

La multiplicité des *rapports* anatomiques du tronc brachio-céphalique explique le nombre et la gravité des accidents de compression. Dans le thorax, l'aorte, la veine cave supérieure et les troncs innominés, le cœur lui-même sont refoulés ou déformés; à la base du cou, la veine jugulaire, la carotide et la sous-clavière sont atteintes et déplacées.

Les gros troncs veineux comprimés peuvent s'oblitérer. Le canal thoracique le fut une fois sur une longueur de 8 centimètres.

Les artères perdent parfois aussi leur perméabilité; le fait se produit, tantôt pour la carotide, tantôt pour la sous-clavière, tantôt pour les deux à la fois. En pareil cas, on a vu l'anévrisme guérir et l'on s'est empressé d'attribuer sa guérison à cette double oblitération. C'est peut-être le contraire qui était la vérité (Delbet).

Les viscères du médiastin sont atteints à leur tour. La trachée et l'œsophage, toujours refoulés, s'altèrent et se perforent parfois; l'anévrisme peut aussi se rompre à leur intérieur. Le cœur, de son côté, se déplace sous la poussée du sac anévrismal.

Les nerfs (pneumogastrique, phrénique, sympathique, plexus brachial et surtout récurrent) souffrent aussi du contact de l'anévrisme.

Les lésions osseuses atteignent, dans certains cas, des degrés surprenants. Le sternum est perforé, les vertèbres érodées, la clavicule et les premières côtes luxées, usées, fracturées. Les caillots se trouvent souvent au contact des os, et ceux-ci semblent flotter parfois dans la cavité de l'anévrisme (Delbet).

**Symptômes**. — L'histoire clinique de l'anévrisme du tronc innominé débute d'ordinaire, alors qu'il est encore *intra-thoracique*, par des troubles de compression, raucité de la voix, toux quinteuse, dysphagie, dyspnée légère, qui font songer à une tumeur du médiastin. Très exceptionnellement l'affection peut rester latente et n'être reconnue qu'après la mort (Valleix).

Durant cette période, l'*examen physique* permet déjà de constater une aire de matité sous le bord droit du sternum, dans le premier espace intercostal et sous la première côte, et quelquefois une voussure plus ou moins accusée localisée à la première pièce du sternum, à la clavicule et aux premiers cartilages costaux. Le doigt enfoncé au-dessus de l'échancrure sternale et recourbé en crochet perçoit souvent la convexité supérieure de la tumeur.

A l'auscultation, l'oreille entend des bruits caractéristiques : souffle simple, intermittent, synchrone à la systole cardiaque comme dans les autres anévrismes, accompagné parfois d'un frottement rugueux, sec, parfois sibilant, qui se prolonge vers les vaisseaux du cou, et non vers l'aorte; dans certains cas, double souffle ou plutôt double bruit analogue aux bruits du cœur. En même temps que ce double bruit, on pourrait percevoir, au dire de Gendrin, deux chocs impulsifs correspondant l'un à la diastole, l'autre à la systole.

La tumeur, poursuivant son évolution progressive, déborde ou perfore le sternum et devient *cervicale*, partant accessible à l'examen direct; on y retrouve alors aisément tous les signes physiques des anévrismes.

A mesure que le sac anévrismal augmente de volume, les signes de compression s'accentuent. Ce sont ceux de toutes les tumeurs du médiastin ou du cou : dysphagie, dyspnée par compression directe ou par compression nerveuse; altération de la voix par refoulement du larynx ou lésion du récurrent; toux quinteuse révélant l'atteinte du pneumogastrique; troubles circulatoires, œdèmes localisés au cou, à la face et au bras, traduisant la gêne de la circulation veineuse; oblitération partielle ou totale des artères qui passe d'ordinaire inaperçue mais doit être recherchée, car elle peut contre-indiquer certaines interventions. La suppression du pouls radial indique que la sous-clavière est oblitérée, celle du pouls temporal que la carotide primitive n'est plus perméable.

La *marche* de l'affection est toujours progressive; on connaît à peine quelques cas où l'état resta stationnaire. La guérison spontanée est tout à fait exceptionnelle.

La mort semble la *terminaison* habituelle. Elle peut se produire de bien des façons, inanition par compression de l'œsophage, asphyxie par compression de la trachée, complications pulmonaires dans la pathogénie desquelles la compression du pneumogastrique joue un rôle capital. Si le malade échappe à ces complications, la tumeur finit par se rompre, et cette rupture, qui détermine une hémorragie mortelle, se fait soit dans la trachée, soit dans les bronches, soit dans la plèvre, soit dans l'œsophage, soit à l'extérieur (Delbet).

**Diagnostic.** — Il est souvent fort malaisé. L'existence d'un anévrisme se reconnaît de suite, alors même que la tumeur est encore intra-thoracique, mais la détermination de son tronc d'origine soulève des difficultés insurmontables.

Le sac peut s'être formé, en effet, aux dépens de la carotide primitive gauche dans sa portion thoracique ou de la crosse aortique tout aussi bien qu'au niveau du tronc brachio-céphalique.

L'*origine carotidienne* se reconnaît assez aisément d'après la forme et le siège de la tumeur, le sens dans lequel se propage le bruit de souffle, les modifications du pouls temporal.

L'*anévrisme aortique*, d'autre part, gagne assez rarement la région cervicale, et lorsqu'il le fait se développe moins franchement à droite que l'innominé. Les phénomènes de compression qu'il détermine sur le plexus brachial et sur les veines se montrent d'abord à gauche et n'atteignent que consécutivement, et assez rarement, le côté droit (Walther).

Quand l'anévrisme siège sur la portion ascendante de la crosse, les signes physiques sont d'autant plus trompeurs que la poche peut se développer en remontant devant le tronc brachio-céphalique. Le seul élément qui permette alors le diagnostic est la modification des caractères du pouls soigneusement étudié sur les différentes artères qui naissent de la crosse aortique (Walther).

A la constatation d'un anévrisme, à la recherche de son point d'origine, il est absolument indiqué d'ajouter l'examen minutieux des artères voisines, de l'aorte surtout, et aussi de l'état du cœur, car tous ces points sont de la plus grande importance pour la détermination des indications opératoires.

**Traitement.** — Le traitement des anévrismes innominés fut longtemps purement *médical.*

La méthode de Valsalva aurait donné un certain nombre de succès ; on n'en a gardé aujourd'hui que le repos absolu, auquel on ajoute la médication iodurée, particulièrement indiquée lorsque le malade a des antécédents syphilitiques.

Une autre méthode toute récente, celle de Lancereaux et Paulesco, semble avoir donné des améliorations très prononcées et peut-être des guérisons. Elle consiste dans l'injection, faite à maintes reprises, dans le tissu cellulaire sous-cutané, d'une solution stérilisée de gélatine à 2,50 pour 100. La quantité injectée doit atteindre 200 c. c. à chaque fois, et l'opération être renouvelée tous les huit jours. La guérison ne survient parfois qu'après 35 ou 40 injections.

Dès la première cependant, les douleurs sont calmées. Puis la poche se remplit peu à peu de caillots, durcit et diminue ; tout mouvement d'expansion disparaît.

Dans les anévrismes avancés, la récidive n'est pas rare, mais une nouvelle série d'injections ramène la cessation des douleurs et le durcissement de la poche (Gaultier).

L'avenir montrera si les promesses, vraiment belles, de cette méthode seront toujours tenues ; mais il est indiqué dès maintenant d'en faire usage pour le traitement d'un anévrisme que la chirurgie n'a pu encore réussir à guérir complètement, au moins d'une façon courante.

Le *traitement chirurgical* tient tout entier dans l'emploi des ligatures, l'extirpation du sac étant ici tout à fait impossible à mettre en pratique.

La ligature du tronc lui-même au-dessus de la tumeur (méthode d'Anel) est ordinairement impraticable. Elle a pourtant été tentée lorsque l'anévrisme semblait occuper la partie terminale du tronc innominé et l'origine de la sous-clavière ; mais, à plusieurs reprises, on ne réussit pas à la pratiquer et, dans les cinq cas où on put la mener à bien, elle a donné 4 morts et une seule amélioration.

La ligature entre le sac et les capillaires est la seule méthode applicable en pareil cas. Encore ne peut-on pas lier l'artère elle-même au-dessus de la tumeur mais bien ses branches, la carotide et la sous-clavière. De plus, la ligature de ces artères à leur origine présente, surtout en raison des dilatations veineuses considérables, des difficultés telles qu'on ne l'emploie pas ; en outre, pour la sous-clavière spécialement, cette ligature, si elle était placée en dedans des scalènes, c'est-à-dire avant la naissance des branches de l'artère, rendrait bien difficile l'établissement d'une circulation collatérale et exposerait à la gangrène du membre supérieur. Dans ces conditions le fil devra être placé sur la carotide primitive au lieu d'élection et en dehors des scalènes pour la sous-clavière.

Reste à savoir maintenant si la ligature doit porter sur une seule artère ou sur les deux, et s'il faut lier les deux successivement ou simultanément. A ce point de vue, en effet, de nombreux procédés ont été mis en pratique, dont voici l'énumération : ligature isolée de la sous-clavière ou de l'axillaire — de la carotide primitive — ligature successive de la sous-clavière puis de la carotide — ligature successive de l'axillaire puis de la carotide ; enfin ligature simultanée de la carotide et de la sous-clavière.

La dernière de ces opérations occupe une place à part. Toutes les autres ont été pratiquées au moins une fois et les résultats n'ont pas été favorables. Pris dans leur ensemble, ils se résument à ceci : 45 essais de ligatures isolées ou successives ont donné 4 guérisons et 18 améliorations (Walther et Poivet). Encore ces améliorations ont-elles été peu durables pour la plupart, et n'ont-elles jamais dépassé un an (Poivet).

La *ligature simultanée de la carotide et de la sous-clavière* est une intervention plus satisfaisante, ses succès se font plus nombreux à mesure que les indications sont mieux posées et la technique opératoire plus précise.

Imbert et Pons, groupant au point de vue des résultats 56 observations réunies par eux en 1907, estiment que le pourcentage peut s'établir ainsi : mortalité opératoire 15 pour 100 ; améliorations durables 30 pour 100 ; guérisons définitives, toujours sujettes à caution, 22 pour 100 ; insuccès (terminés par la mort) 50 pour 100.

L'analyse de 23 cas nouveaux (Monod et Vanwerts) confirme, en les accentuant, les conclusions que l'on peut tirer du groupement précédent ; elle donne en effet, les chiffres suivants : mortalité opératoire, 8,5 pour 100 ; améliorations durables 60,8 pour 100 ; échecs 21,7 pour 100.

Il peut se faire, parfois, qu'après une période stationnaire plus ou moins brusque, la tumeur recommence à évoluer ; la ligature de la sous-clavière gauche ou de certaines branches collatérales de la sous-clavière droite, la vertébrale par exemple, en arrête alors, au moins pour un temps, les progrès (Le Dentu).

### III. — ANÉVRISMES ARTÉRIELS DE LA SOUS-CLAVIÈRE.

— Ils sont incomparablement plus fréquents chez l'homme que chez la femme (30 hommes, 2 femmes) et siègent deux fois sur trois du côté droit.

Les anévrismes *traumatiques* que peuvent produire des plaies par instruments tranchants, armes à feu ou fracture de la clavicule, sont fort rares.

Les *spontanés*, en dehors des causes habituelles qui sont ici les mêmes que partout ailleurs, relèvent parfois d'une disposition anatomique exceptionnelle, l'existence d'une côte cervicale surnuméraire.

L'artère, soulevée par cette côte anormale, exposée aux pressions et aux chocs, devient aisément le siège d'une artérite chronique puis d'une dilatation anévrismale.

**Lésions.** — Les caractères anatomo-pathologiques spéciaux à l'anévrisme sous-clavier consistent surtout dans son siège, son volume et ses expansions.

La tumeur ne prend naissance qu'au niveau de la première ou de la troisième portion de l'artère. Née sur la première portion, elle s'étend d'ordinaire au tronc brachio-céphalique et, bridée en dehors par les scalènes, elle se développe comme l'anévrisme innominé, en provoquant les mêmes accidents de compression sur les vaisseaux, les nerfs et les viscères. Vient-elle,

au contraire, de la troisième portion, la tumeur emplit le creux sus-claviculaire et se prolonge assez fréquemment sur l'axillaire, en passant sous la
clavicule.

Le volume de l'anévrisme est, en général, petit, tout au plus égal à celui
d'un œuf de poule; mais il peut acquérir des dimensions considérables. Sa
forme est rendue alors extrêmement irrégulière par l'existence de prolongements diverticulaires sous la clavicule, l'omoplate, dans le creux axillaire,
sous le sterno-mastoïdien.

**Symptômes.** — Les anévrismes de la première portion se confondent
avec ceux déjà connus de l'anévrisme du tronc brachio-céphalique.

Lorsqu'elle siège sur la troisième portion, la tumeur détermine des phénomènes de compression portant sur les nerfs du plexus brachial : douleurs
à peu près constantes et souvent fort vives, étendues à tout le membre supérieur ou localisées; phénomènes de paralysie généralisés à tout le plexus
ou limités à une de ses branches.

La veine sous-clavière se trouve ainsi comprimée, d'où œdème plus ou
moins prononcé du bras. De même, au niveau des veines du cou, la circulation est souvent gênée ; et toute la région sus-claviculaire présente une
tuméfaction parfois considérable et susceptible d'atteindre un degré tel que
toute intervention chirurgicale devient fort difficile et même impossible.

L'anévrisme se développe d'une façon progressive mais parfois très lente ;
la rupture à l'extérieur, dans la plèvre ou dans les bronches, en est la terminaison habituelle ; la guérison spontanée a pourtant été observée huit
fois.

**Diagnostic.** — Diverses tumeurs de la région sus-claviculaire, abcès
froids, lipomes, kystes, tumeurs ganglionnaires soulevées par les battements
de l'artère peuvent tenir un instant le diagnostic en suspens. Ce sont toujours les mêmes signes qui permettent d'éviter l'erreur ; il faut bien distinguer les simples battements des mouvements d'expansion et s'en référer aux
modifications du pouls. De même, un anévrisme qui a cessé de battre peut
être confondu avec une tumeur, un anévrisme enflammé être pris pour un
phlegmon; mais il n'y a là rien de particulier à la région.

Les anévrismes de la première portion, qui compriment la carotide, troublent la circulation de ce vaisseau et provoquent une diminution d'amplitude des pulsations du système carotidien, pourraient être confondus avec
certains anévrismes de cette artère ou du tronc brachio-céphalique. Mais
l'exagération du retard de la pulsation, constatée au sphygmographe, n'existe
qu'à la radiale et non à la carotide (F. Franck).

Le **pronostic** de l'anévrisme sous-clavier est des plus sombres ; dans un
grand nombre de cas, le traitement opératoire s'est montré impuissant ou
dangereux et, lorsque l'affection est laissée à elle-même, la survie habituelle
n'atteint pas deux ans.

**Traitement.** — Toutes les méthodes de traitement ont été appliquées
à l'anévrisme sous-clavier.

Le *traitement médical* sous ses différentes formes et, dans ces derniers
temps, la méthode des injections de sérum gélatiné ont donné d'incontestables guérisons.

Le *traitement chirurgical* comprend un assez grand nombre de procédés.

La *compression indirecte* est le plus souvent impossible à appliquer au-dessus de l'anévrisme. La compression au-dessous, essayée dans deux cas, n'a produit aucun résultat.

La *compression directe*, d'une application fort difficile et généralement mal supportée, a donné cependant quelques succès.

Quant au *traitement opératoire*, il ne donnait autrefois que des résultats navrants dont on peut trouver le détail dans la statistique de Souchon (1895). Durant ces vingt dernières années, il a fait d'énormes progrès et les succès en sont devenus très nombreux.

Ce traitement opératoire varie d'ailleurs suivant que les anévrismes sont exclusivement *extra-scaléniques* ou à la fois extra- et intra-scaléniques (Savariaud).

Les premiers relèvent de la méthode d'Anel ou mieux, lorsqu'elle est possible, de l'extirpation. Les ligatures en amont ont été pratiquées 17 fois avec 15 succès ; l'extirpation 10 fois avec 9 succès et 1 mort par hémorragie secondaire.

Pour les seconds, la méthode d'Anel s'y est montrée beaucoup plus dangereuse ; la ligature de l'innominée a donné des résultats lamentables et celle de la sous-clavière, dans sa première portion, 2 morts, 5 récidives et 10 guérisons seulement sur 17 cas. Par contre, la méthode de Brasdor, employée 10 fois, a toujours été suivie de succès.

**L'anévrisme artério-veineux de la sous-clavière** est une lésion très rare, n'ayant atteint jusqu'ici que des hommes, et qui a toujours eu une origine traumatique (plaies par instruments tranchants, par balles, fractures de la clavicule).

Le siège de l'orifice artériel est presque toujours la troisième portion de l'artère, quelquefois la seconde, exceptionnellement la première.

L'anévrisme se présente ici avec tous ses signes : thrill, souffle continu à renforcement systolique, dilatations veineuses, troubles nerveux moteurs ou sensitifs ; et le diagnostic en est donc des plus aisés.

Le pronostic, envisagé au point de vue de la léthalité, semble très rassurant ; livrée à elle-même en effet, l'affection guérit presque toujours (11 guérisons, 1 mort). Par contre, en ce qui concerne l'état fonctionnel du membre, l'avenir est beaucoup plus sombre, l'anévrisme laissant après lui, dans la moitié des cas, une impotence fonctionnelle plus ou moins accusée.

Bien différente est la statistique, si au lieu d'être abandonnée à elle-même la lésion a nécessité une intervention opératoire : sur 8 malades, 4 sont morts, et des 4 qui ont guéri, 2 conservèrent de la gêne ou de l'impotence fonctionnelle. Il semblerait donc permis d'affirmer, avec Pluyette et Bineau, que l'opération est bien plus grave que la maladie et ne doit être tentée qu'en cas d'urgence absolue. Mais, dans les trois quarts des cas, c'est en raison de complications fatalement mortelles qu'on est intervenu, et ce n'est pas un résultat négligeable que de sauver dans de pareilles conditions plus de la moitié des opérés.

Il faut tenir compte, d'autre part, du mauvais état fonctionnel des non-opérés. Si bien qu'il semble exagéré aujourd'hui de s'en tenir à l'abstention systématique « et qu'on est autorisé, si la gêne et la douleur sont considérables et surtout si la vie est sérieusement menacée, à tenter une intervention difficile assurément, mais qui ne peut être considérée comme une aventure chirurgicale » (Monod et Vanwerts).

L'objectif de cette intervention, impossible à régler d'avance, sera l'extirpation ou l'incision du sac.                                    *PIERRE WIART.*

**COU (FISTULES CONGÉNITALES).** — On doit distinguer deux espèces de fistules congénitales du cou, différentes par leur siège : les fistules latérales, les fistules médianes.

A) **Fistules latérales.** — Cette variété est la plus commune et la mieux connue depuis les travaux de Fischer, Zdoudi, Cusset, Germon.

Ces fistules peuvent exister dès la naissance (fistules primitives), c'est là un fait rare; presque toujours, elles sont secondaires à l'ouverture spontanée ou chirurgicale d'un kyste épithélial. Aussi, quoique congénitales, elles peuvent apparaître dans l'enfance ou même l'adolescence.

L'influence de l'hérédité est incontestable dans quelques cas très rares.

Il est classique de décrire des fistules borgnes externes, complètes, borgnes internes. Les premières sont de beaucoup les plus fréquentes, 60 pour 100; les secondes sont plus rares, 40 pour 100; l'existence des troisièmes est discutable. Elles se confondent avec les dilatations congénitales du pharynx.

L'orifice externe siège quelquefois dans la région sus-hyoïdienne, au voisinage de l'angle de la mâchoire, mais on l'observe beaucoup plus souvent au niveau au-dessous du cartilage cricoïde. Il est quelquefois situé au sommet d'un petit tubercule. Généralement, il est limité par une petite valvule regardant en bas et en avant comme si la fistule avait été tirée en haut et en arrière. Le pertuis est d'ordinaire étroit et laisse écouler du mucus clair renfermant des cellules épithéliales.

Le trajet des fistules borgnes externes peut n'être que de quelques centimètres, mais il peut atteindre des dimensions considérables (12 cm. : Jalaguier); il se dirige toujours en haut, vers la grande corne de l'os hyoïde ou de l'apophyse styloïde. Il est souvent flexueux et présente quelquefois des diverticules. Il s'avance du côté des gros vaisseaux (carotide et jugulaire) auxquels il est souvent accolé; il peut même passer entre eux (Watson). Il reçoit des files du IX et du X, généralement très voisins de lui. Sa paroi est rarement assez épaisse, pour être sentie sous la peau.

Un épithélium de revêtement forme sa tunique interne; il est généralement pavimenteux en bas et cylindrique ou cilié en haut. On trouve souvent des glandes isolées ou agminées (Lejars). Sous cette muqueuse s'observent une couche de tissus lymphoïdes, comme dans les kystes muqueux (v. c. m.). Les parois épaisses sont constituées par une couche musculaire où l'on trouve quelquefois des cellules cartilagineuses.

L'orifice interne des fistules complètes s'ouvre sur la paroi latérale du pharynx, presque toujours dans la fosse sus-amygdalienne ou à son voisinage. Il existe quelquefois des anomalies du pilier postérieur du voile. On a vu cet orifice au voisinage de la grande corne de l'os hyoïde.

La pathogénie de ces malformations est des plus simples. Les fistules borgnes externes sont produites par l'absence de coalescence des parois du sinus précervical. C'est une grosse erreur de chercher, d'après la situation de l'orifice cutané, quelle est la fente branchiale intéressée (V. Kystes épithéliaux).

Les fistules complètes ont une pathogénie plus complexe, car on sait maintenant qu'une membrane sépare les fentes, mais, quand on voit cette membrane si mince formée par l'accolement de deux couches épithéliales, on comprend que le moindre tiraillement doit en amener la rupture. Dans ces fistules complètes, on peut se demander quelle est la fente intéressée. On peut le prévoir d'après les rapports avec les vaisseaux et nerfs.

Ces fistules entraînent souvent peu d'inconvénients. Les sujets ne demandent pas à en être débarrassés. Un suintement léger entretient autour de la fistule un état constant d'humidité. Quelquefois, une croûte obture l'orifice, le liquide s'accumule et forme une poche qui se vide généralement sans intervention.

Le cathétérisme de la fistule détermine quelquefois une toux quinteuse, des picotements, de la raucité de la voix.

On doit rechercher avec beaucoup de soin s'il n'y a pas un orifice muqueux; on peut injecter un liquide coloré. Le moyen est peu sûr, il est préférable de faire un examen très attentif du pharynx.

Quelquefois le trajet s'infecte; il se forme un abcès plus ou moins grave, alors il devient très difficile d'affirmer la nature congénitale de l'affection, et, si l'on n'avait pas les commémoratifs, on croirait à un abcès ganglionnaire resté fistuleux ou à une fistule d'origine dentaire.

*Traitement.* — La seule manière de guérir ces fistules est de les enlever; l'injection de substance irritante peut être dangereuse et est presque toujours inefficace. Mais toutes les fistules ne sont pas justiciables d'une intervention. Quand il n'existe qu'un orifice étroit, suintant à peine, quand il n'y a aucun symptôme fonctionnel, il suffit de recommander quelques soins de propreté. L'extirpation doit être complète, car s'il reste un débris de paroi épithéliale, la récidive est fatale. Les difficultés dépendent de la longueur du trajet; s'il est long l'extirpation est généralement très difficile et souvent dangereuse, puisque la fistule confine aux gros vaisseaux du cou. Aussi l'intervention ne sera-t-elle faite que par un vrai chirurgien. Il est quelquefois nécessaire de couper le sterno-cléido-mastoïdien.

B) **Fistules congénitales médianes.** — Celles-là sont plus rares et sont toujours borgnes externes.

L'orifice externe est généralement au niveau du larynx ou plus bas. Le trajet se dirige quelquefois en bas, en avant ou en arrière du sternum; il faut admettre alors qu'il s'agit d'un kyste dermoïde ouvert. Il peut se porter latéralement sous le sterno-mastoïdien; le plus souvent il est ascendant sans atteindre l'os hyoïde, mais il peut passer en arrière de lui (Chemin) et se prolonger dans les muscles de la langue.

Les fistules sont de deux espèces tout à fait différentes, les unes sont *dermoïdes* et reconnaissent la même pathogénie que les kystes épithéliaux sushyoïdiens (v. c. m.). Les autres renferment dans leurs parois des *vésicules thyroïdiennes* et doivent être rattachées à l'évolution du corps thyroïde.

Comme les ébauches de cette glande ne s'ouvrent pas normalement à l'extérieur, il faut admettre que ces fistules sont toujours secondaires à un kyste. J'ai montré que ces fistules existent souvent avec une cicatrice médiane congénitale du cou qui crée l'atrophie du maxillaire.

L'extirpation de ces fistules est généralement plus facile que celle des fistules latérales. Quand le trajet remonte derrière l'os hyoïde, on peut être conduit à sectionner ces os.                                                   *VICTOR VEAU.*

**COU (KYSTES).** — Les tumeurs liquides du cou sont de deux espèces :

1° Les kystes séreux qui ne s'observent que chez les jeunes enfants et sont des lymphangiomes kystiques;

2° Les kystes épithéliaux, qui sont appelés kystes branchiaux et sont de nature dermoïde ou mucoïde.

I. — KYSTES SÉREUX. — Cette tumeur est caractérisée par une agglomération des kystes de volume variable renfermant un liquide analogue à de la lymphe.

Elle est essentiellement congénitale et ne s'observe guère qu'à la naissance ou dans les premières années de la vie. C'est au cou qu'on observe presque tous les kystes séreux congénitaux.

La tumeur se développe généralement dans la région carotidienne ou sous-maxillaire; mais, quand elle est volumineuse, elle occupe toute la région latérale du bord de la mâchoire à la clavicule, elle peut même empiéter sur la poitrine et sur la face. Les prolongements intra-thoraciques sont fréquents et constituent une contre-indication opératoire.

Souvent ce kyste prend naissance sur la face externe de la veine jugulaire à laquelle il adhère. Il est quelquefois traversé par les branches du plexus cervical. Il est toujours situé au-dessous du sterno-cléido-mastoïdien.

Tantôt, la tumeur est encapsulée, facile à énucléer, tantôt elle s'infiltre entre les organes et peut même les envahir.

Son volume peut atteindre celui d'une tête d'enfant, le nombre des poches est souvent énorme. Cependant j'ai observé un kyste séreux uniloculaire (Jalaguier). La paroi est d'épaisseur très inégale. Le contenu est un liquide alcalin albumineux, quelquefois transparent comme de l'eau de roche, d'autres fois franchement hématique.

Histologiquement, la paroi est formée par du tissu conjonctif tapissé d'un endothélium facile à imprégner par l'argent. Il n'est pas rare de trouver des fibres musculaires dans la couche sous-endothéliale.

Ces tumeurs sont des *lymphangiomes* kystiques. Il ne faut plus penser à la théorie de Broca qui en faisait des angiomes transformés. La nature lymphatique des kystes séreux congénitaux a été bien établie (Lannelongue et Achard). J'ai soutenu que ce sont des tumeurs par arrêt du développement, car, chez le fœtus de 2 à 5 mois, on trouve de nombreuses fentes lymphatiques qui rappellent les kystes séreux congénitaux.

Les symptômes sont assez nets pour que le diagnostic soit généralement facile. La tumeur est fluctuante, non réductible, parfois transparente, elle déforme considérablement la région, la peau non adhérente n'est pas modifiée.

Les signes fonctionnels sont nuls, mais, quand la tumeur est volumineuse, elle comprime les voies respiratoires et peut provoquer de la cyanose, de la dyspnée. La mort est la conséquence de la cachexie ou de l'infection après rupture.

Le traitement le meilleur est l'extirpation, qui sera tentée chaque fois que le kyste semble limité, encapsulé. Elle sera totale autant que possible; si elle n'est que partielle, il faudra détruire le revêtement endothélial par attouchement au chlorure de zinc. La ponction et injection modificative ($ZnCl, AgAzO^5$, teinture d'iode) seront indiquées dans le kyste diffus dont les poches sont peu nombreuses.

II. — KYSTES BRANCHIAUX. — On connaît sous ce nom les kystes épithéliaux liés à l'évolution des arcs branchiaux; ils siègent presque tous au cou, mais ceux de la région parotidienne ont la même origine [V. PAROTIDE (TUMEURS)].

Ces kystes sont dus à la prolifération des cellules de revêtement incluses lors de l'évolution des arcs branchiaux. Cette théorie est acceptée, depuis Verneuil. On faisait de cet enclavement une anomalie, mais les travaux des embryologistes ont montré que l'inclusion est un fait physiologique, la prolifération seule est pathologique.

Comme le revêtement des arcs branchiaux est dermoïde en dehors et mucoïde en dedans, on conçoit que les kystes branchiaux peuvent avoir ces deux structures. Ils sont quelquefois mixtes. Les kystes mucoïdes possèdent souvent au-dessous du revêtement épithélial une couche lymphoïde analogue à celles du pharynx adulte (Pilliet). Il est exceptionnel d'y observer des poils, des dents.

· Ces tumeurs peuvent exister dès la naissance, mais elles apparaissent souvent à la puberté; il n'est pas impossible de les voir se développer dans la vieillesse.

Elles restent souvent stationnaires, mais généralement elles s'infectent et sont incisées comme un abcès, il en résulte une fistule congénitale secondaire (v. c. m.). Elles peuvent se transformer en tumeurs malignes (V. BRANCHIOME).

La tumeur régulière a le volume d'une noix, rarement elle dépasse celui d'une pomme, elle est indépendante de la peau, c'est ce qui la distingue du kyste sébacé. Les kystes mucoïdes sont quelquefois fluctuants, plus souvent rénitents. Les kystes dermoïdes sont plus durs, quelquefois pâteux.

Ils ont des points d'élection.

A) **Kystes sus-hyoïdiens.** — Au point de vue clinique, il y a deux variétés de kystes branchiaux sus-hyoïdiens; les kystes du plancher de la bouche qui se développent au-dessus du mylo-hyoïdien (V. BOUCHE, GRENOUILLETTE); les kystes sus-hyoïdiens cervicaux qui sont bridés en haut par la sangle musculaire du mylo-hyoïdien. Les kystes médians sont plus fréquents que les kystes latéraux. Les kystes médians ont souvent un pédicule qui les rattache à l'hypophyse géni ou à l'os hyoïde (Gérard Marchant). Ces kystes se forment aux dépens des débris inclus lors de la soudure du premier arc (maxillaire) avec le second (hyoïdien).

B) **Kystes sous-hyoïdiens**. — Ces kystes sont généralement profonds entre les muscles thyro-hyoïdiens au contact du ligament thyro-hyoïdien et souvent ils adhèrent à la face postérieure de l'os hyoïdien. Il n'est pas rare qu'un tractus monte du sol supérieur et ne se perde entre les muscles de la langue ou descende vers la pyramide de Lalouette.

Les kystes dermoïdes sont les plus rares (un quart), ils sont formés par les débris inclus hors de la soudure de la face inférieure du deuxième arc (hyoïdien) avec les téguments sous-jacents.

Les kystes mucoïdes sont des goitres kystiques, car ils se forment dans les débris de l'ébauche médiane du corps thyroïde, ils ne méritent donc pas le nom de kystes branchiaux [V. Cou (FISTULES CONGÉNITALES)].

L'extirpation de ces kystes thyro-hyoïdiens est souvent très délicate en raison des prolongements rétro-hyoïdiens; on est souvent obligé de sectionner l'os hyoïde.

C) **Kystes médians sus-sternaux**. — Il est beaucoup plus rare d'observer un kyste branchial dans la région sus-sternale, les uns sont hauts pré-crico-thyroïdiens, d'autres sont en avant de la trachée et lui adhèrent souvent. Quelquefois ils se prolongent dans le médiastin jusque sur l'aorte (Lannelongue).

Pour les expliquer, on ne peut invoquer la fermeture des fentes branchiales qui ne s'avancent pas sur la ligne médiane, ces kystes sont liés à l'évolution du sinus pré-cervical.

D) **Kystes latéraux du cou**. — Cette variété est plus fréquente. Ces kystes sont caractérisés par leur situation profonde sous le bord antérieur du muscle sterno-cléido-mastoïdien. Ils sont souvent au contact de la face externe de la veine jugulaire interne. Ils sont quelquefois allongés suivant la direction des vaisseaux. On a décrit des adhérences de l'os hyoïde à l'apophyse styloïde.

Ces kystes sont liés à l'évolution des arcs branchiaux. Cusset voulait les différencier suivant la fente qui leur aurait donné naissance : c'est absolument impossible ; d'ailleurs, nous savons que les troisième et quatrième arcs sont tout entiers enfouis sous le deuxième arc (hyoïdien), c'est donc l'ectoderme de ces arcs inférieurs qui va produire les kystes et les fistules (v. c. m.).

E) **Kystes dermoïdes de la nuque**. — On peut observer des kystes épithéliaux sur les parties latérales de la nuque. Ils sont très fréquents sur la ligne médiane, leur formation est alors liée à la fermeture de la gouttière médullaire (V. SPINA-BIFIDA).                              *VICTOR VEAU*.

COU **(PHLEGMONS ET ABCÈS)**. — Les inflammations et les suppurations du cou ont des localisations multiples. Il en est qui siègent dans les viscères, telles les laryngites phlegmoneuses, les thyroïdites ou les sous-maxillites ; d'autres, plus rares, naissent dans les muscles, les myosites suppurées. D'autres, enfin, se développent dans le tissu cellulaire qui entoure ces organes, ce sont les plus fréquentes et aussi les seules qu'on doive faire rentrer dans le cadre des affections phlegmoneuses du cou.

**Lésions**. — L'inoculation septique des nappes conjonctives peut se faire par deux mécanismes :

*a*) Parfois elle est *immédiate*. Les agents microbiens envahissent *directement* le tissu cellulaire par l'intermédiaire d'une solution de continuité de la peau ou des muqueuses. C'est là une complication des plaies de toute sorte de la région cervicale; plaies accidentelles qui s'étendent à une profondeur variable et se compliquent parfois de la présence d'un corps étranger septique; plaie du larynx ou du pharynx; fracture du larynx ou du maxillaire inférieur entraînant la déchirure des muqueuses voisines.

*b*) Plus souvent l'inoculation du tissu conjonctif est *médiate*, *consécutive* à l'infection d'un organe de voisinage qui, d'ordinaire, est un ganglion lymphatique mais peut aussi bien être une suppuration périostique du maxillaire ou une nécrose des cartilages du larynx. L'adénite elle-même n'est qu'une étape où se sont arrêtés un instant, pour y être détruits quelquefois mais souvent pour y développer des colonies nombreuses, des germes venus de plus loin, c'est-à-dire des territoires lymphatiques dont ces ganglions sont les aboutissants. Au niveau même de ces territoires, les micro-organismes n'ont pénétré qu'à la faveur d'une *porte d'entrée*, et l'existence de celle-ci constitue, en définitive, le phénomène initial et la condition nécessaire de l'inflammation du tissu cellulaire. Cette porte d'entrée, les agents microbiens la trouvent aisément dans les multiples lésions qu'on peut rencontrer sur les riches territoires lymphatiques de la tête et du cou ; *lésions cutanées*, érosions des lèvres, furoncles de la face, gourme, lésions du cuir chevelu si fréquentes à la suite de grattage (poux) chez les enfants mal tenus ; *lésions muqueuses* portant sur toute l'étendue des cavités buccale, nasale, pharyngée et laryngée, et dont le rôle provocateur explique l'influence favorisante qu'ont, dans la production des adéno-phlegmons du cou, certaines maladies générales à détermination bucco-pharyngée, fièvre typhoïde, diphtérie, grippe et surtout scarlatine plus souvent coupable à elle seule que toutes les autres réunies; enfin, *lésions dentaires*, carie, éruption laborieuse de la dent de sagesse qu'il faut souvent soupçonner et toujours rechercher dès qu'on est en présence d'un phlegmon du cou.

Au niveau de ces multiples érosions, les microbes les plus variés et particulièrement tous ceux de la cavité buccale peuvent pénétrer dans le système lymphatique pour devenir des agents possibles des suppurations cervicales ; mais les streptocoques sont ceux que les examens du pus ont le plus souvent rencontrés.

**Étude clinique**. — L'étude clinique des phlegmons du cou exige qu'on les sépare en divers groupes, qu'on en fasse, en un mot, une *classification*. Cette classification peut avoir pour base la disposition des loges aponévrotiques lorsque les faits s'y prêtent, comme c'est le cas, au moins durant les premières périodes de l'affection, pour les phlegmons de la loge thyro-glosso-épiglottique ou de la gaine du sterno-mastoïdien; mais elle doit s'inspirer aussi de la topographie des groupes ganglionnaires du cou, lorsque cette topographie, beaucoup plus que la disposition des aponévroses, semble commander la localisation phlegmoneuse et même son extension; tel est le cas des phlegmons sous-mentaux et carotidiens. Et l'on en arrive, avec cette méthode éclectique, aux divisions suivantes (Walther, Arrou) :

Les phlegmons doivent être, tout d'abord, distingués en *postérieurs* et *antéro-latéraux*.

Ces derniers, suivant leur siège par rapport à l'aponévrose cervicale superficielle, sont *superficiels* ou *profonds*. Les profonds comprennent eux-mêmes les phlegmons *sus-hyoïdiens* divisés en *médians* et *latéraux*, et les *sous-hyoïdiens*, qu'il faut distinguer encore en *circonscrits* (thyro-glosso-épiglottiques, laryngo-trachéaux, de la gaine du sterno-mastoïdien, de la gaine carotidienne, maxillo-pharyngiens, sus-claviculaires, enfin rétro-pharyngiens, variété tellement importante qu'elle mérite une description spéciale) et *diffus*, comprenant des *formes aiguës* (phlegmon large de Dupuytren, abcès diffus profond du cou, cellulite cervicale de Gray-Croly) et une *forme chronique* (phlegmon ligneux du cou de Reclus).

. I. — Les **phlegmons et abcès de la région cervicale postérieure** surviennent d'ordinaire à la suite d'érosions légères de la partie postérieure du cuir chevelu, plus rarement à la suite de plaies ou de furoncles de la nuque.

Le plus souvent, ce sont des adéno-phlegmons développés autour des ganglions sous-occipitaux. Comme les ganglions dont ils naissent, ils siègent sous l'aponévrose ou exceptionnellement sous le muscle trapèze. Ils déterminent rarement une rougeur et un œdème appréciables des téguments, leur saillie est peu marquée et leur forme aplatie. Les violentes douleurs qu'ils provoquent et la fluctuation qu'on trouve à leur niveau en sont à peu près les seuls signes révélateurs.

Parfois, de véritables abcès sous-cutanés se forment à la racine des cheveux. Ils y constituent une tuméfaction arrondie franchement saillante, nettement circonscrite, douloureuse et fluctuante, que paraît fort peu gêner dans son développement l'épaisseur du derme et son adhérence aux plans profonds. Quelquefois on constate à leur périphérie une sorte de rebord dur produit par un travail hyperplasique (Arrou).

II. — Les **phlegmons et abcès de la région antéro-latérale** doivent être distingués en *superficiels* et *profonds*. Avant de détailler les symptômes particuliers de chaque variété, il est bon de rappeler qu'ils offrent un certain nombre de caractères communs qui appartiennent d'ailleurs à toutes les inflammations analogues : par exemple, « l'apparition souvent précoce et l'intensité souvent extrême des phénomènes généraux qui peuvent, chez les enfants et dans les phlegmons septiques profonds, précéder toute manifestation locale » (Walther) ; la terminaison possible par résolution, induration, passage à l'état chronique, bien que la suppuration soit particulièrement fréquente ; enfin l'apparition, au cours de leur évolution, de complications graves, dont on trouvera plus loin l'exposé.

. A) Les *phlegmons antéro-latéraux superficiels* n'ont guère d'intérêt pratique ; Kœnig croit qu'ils peuvent être d'origine adénitique et consécutifs à l'infection de petits ganglions placés entre la peau et le fascia superficialis auxquels aboutiraient quelques lymphatiques du périoste alvéolo-dentaire (Walther). Or l'anatomie ne décrit guère, comme ganglions superficiels, que quelques glandes inconstantes situées à la partie moyenne de la jugulaire externe ou sur le trajet de la jugulaire antérieure (Cunéo). L'hypothèse est donc assez risquée.

Quoi qu'il en soit, ces abcès superficiels sont à l'ordinaire des abcès circonscrits et tendent à s'ouvrir du côté de la peau. On cite cependant quelques cas curieux de diffusion; dans l'un d'eux, le pus avait gagné la paroi thoracique en passant par-dessus la clavicule et s'était fait jour au niveau des insertions pectorales du peaucier. Dans un autre, l'abcès s'étendait « d'une oreille à l'autre et pendait sur la gorge comme un gros goitre » ; et dans un troisième « la gorge était gonflée de manière qu'elle était à l'uni du menton » (Lamothe). L'incision précoce de ces abcès évitera de pareils accidents.

B) Les *phlegmons et abcès antéro-latéraux profonds* doivent être divisés, d'après leur siège, en *sus-hyoïdiens* et *sous-hyoïdiens*.

1° Les PHLEGMONS SUS-HYOÏDIENS peuvent être *médians* ou *latéraux.*

*a)* Le *phlegmon sus-hyoïdien médian ou sous-mental* naît autour des ganglions lymphatiques, le plus souvent au nombre de deux juxtaposés, qui sont situés dans le triangle limité par les ventres antérieurs des deux digastriques et l'os hyoïde. Il a pour point de départ une lésion cutanée du menton ou de la partie moyenne de la lèvre, ou une érosion muqueuse de la portion correspondante du bord alvéolaire du maxillaire ou du plancher buccal. Il reste toujours bien limité et sans connexion avec aucun organe important.

*b)* Le *phlegmon sus-hyoïdien latéral ou sous-maxillaire* est, lui aussi, un adéno-phlegmon.

A la suite de lésions de la face, d'inflammations buccales ou amygdaliennes, de carie dentaire avec périodontite, ou même après une simple avulsion dentaire et par infection secondaire de la plaie gingivale, apparaît une douleur spontanée au niveau du point où, plus tard, se développera le phlegmon. Parfois, dès ce moment, la palpation, qui exaspère la douleur, fait constater à ce niveau l'existence d'un ganglion induré et un peu volumineux. Il est des cas nombreux où tout se borne là; l'adénite rétrocède et disparaît en quelques jours. Mais souvent aussi la tuméfaction de la région et son induration annoncent l'extension au tissu cellulaire péri-ganglionnaire du processus inflammatoire, et la peau, qui d'abord était restée saine et mobile sur les plans sous-jacents, fait corps avec les tissus enflammés et devient rouge, tendue et luisante.

Bientôt le gonflement fait disparaître le sillon cervico-maxillaire, dépasse en haut le bord de la mâchoire et envahit sa face externe, s'étend du bord antérieur du sterno-mastoïdien jusqu'à une faible distance de la symphyse du menton et descend jusqu'à l'os hyoïde. La consistance en est dure et presque ligneuse.

La douleur augmente d'intensité, devient lancinante et irradie vers l'oreille. Les masséters sont contracturés, la salivation abondante, la langue pâteuse, la déglutition souvent difficile, la parole gênée; par contre, la respiration reste libre.

Au bout de cinq à six jours, la tuméfaction commence à se ramollir ; un foyer se forme, dont le siège est révélé par de l'œdème, une douleur très vive en un point fixe, et ensuite de la fluctuation toujours assez profonde mais facile à percevoir.

D'ordinaire, le pus se dirige vers la peau, et, si le chirurgien n'est pas intervenu, l'abcès s'ouvre spontanément. Après une suppuration de quelques jours, la poche s'efface et se ferme, mais il persiste à sa place une induration souvent fort longue à disparaître. Parfois pourtant la tuméfaction peut évoluer vers le plancher buccal, repousser la base de la langue, envahir les replis ary-épiglottiques et déterminer, du côté de la phonation et de la respiration des troubles fort graves susceptibles d'entraîner la mort par suffocation (Walther). On a vu aussi le pus fuser dans la gaine des vaisseaux ou gagner l'espace maxillo-pharyngien.

Une variété rare mais intéressante de ces phlegmons sous-maxillaires est l'*adéno-phlegmon sous-angulo-maxillaire* de Chassaignac. Il a pour point de départ habituel une ulcération de la portion de gencive comprise entre la dernière molaire et l'apophyse coronoïde, dont l'éruption laborieuse de la dent de sagesse est une des causes les plus ordinaires. Il siège exactement à l'angle de la mâchoire. Ses symptômes n'ont d'ailleurs rien de spécial, si ce n'est que le trismus y est souvent précoce et toujours très marqué.

Enfin, Gubier a signalé l'existence d'un *phlegmon bilatéral* par infection indépendante des ganglions de chaque côté ayant pour origine une double ulcération buccale.

2° Les PHLEGMONS SOUS-HYOÏDIENS peuvent, avec avantage, être classés en *circonscrits* et *diffus.*

a) Les **phlegmons sous-hyoïdiens circonscrits** présentent eux-mêmes plusieurs variétés.

α) Le *phlegmon thyro-hyoïdien*, ou mieux *thyro-glosso-épiglottique*, se développe dans la loge qui porte ce nom. Cette loge, bien décrite par Brousse et Brault, est de forme prismatique triangulaire ; pour paroi antérieure, elle a les membranes thyro-hyoïdienne et hyo-glossienne ; pour paroi postérieure, la face antérieure de la portion non libre de l'épiglotte. Son sommet inférieur répond au point d'insertion de l'épiglotte sur la thyroïde. Sa base supérieure est constituée, en dehors de la muqueuse linguale, par une membrane cellulo-aponévrotique, forte et résistante, qui ferme complètement l'excavation sous-jacente.

Une cloison médiane très dense, placée de champ, divise sa cavité en deux compartiments indépendants ; dans chacun d'eux s'ouvre, par un orifice en forme de croissant, un diverticule inférieur, rempli de pelotons graisseux et qui s'étend vers l'espace thyro-hyoïdien. C'est au niveau de ces diverticules que naît l'inflammation pour gagner ensuite l'étage supérieur de cette boîte à double fond.

Certains caractères cliniques de ce phlegmon sont, au début tout au moins, fort caractéristiques (Brousse et Brault).

La tuméfaction a un siège intermédiaire entre les régions sus et sous-hyoïdiennes. La consistance en est ligneuse, parce que la collection est nettement et profondément limitée par des plans résistants capables de supporter une forte tension. Si on palpe l'espace thyro-hyoïdien, il semble que l'on ait dans la main une sorte de carcan rigide encerclant la partie antérieure du cou. L'examen de la cavité buccale, que rend facile l'absence de toute contracture des masséters, fait constater une légère infiltration dans la région glosso-épiglottique, sans que le doigt puisse percevoir à son niveau un soulèvement ou une collection en voie de formation. Il permet aussi de reconnaître l'intégrité absolue du plancher buccal de la langue et du pharynx. La dysphagie et les autres troubles respiratoires sont d'emblée accentués.

Avec la diffusion du processus inflammatoire, fatale si l'on n'intervient pas, le tableau change, les régions sus-hyoïdiennes latérales sont envahies ainsi que le plancher buccal, la langue est soulevée, les replis ary-épiglottiques s'œdématient, les troubles respiratoires deviennent graves, les phénomènes généraux inquiétants.

Le traitement chirurgical doit être institué dès le début, alors que le phlegmon est encore limité à la loge thyro-glosso-épiglottique, il comporte à ce moment la laryngotomie thyro-hyoïdienne (Brousse et Brault). Plus tard, lorsque l'inflammation a envahi les régions sus-hyoïdiennes, il faut s'ouvrir, par une incision médiane, une voie jusque sous la base de la langue, et, pour permettre un drainage plus facile, débrider les génio-hyoïdiens.

β) Les *phlegmons laryngo-trachéaux* répondent à la suppuration du tissu conjonctif lâche qui entoure la trachée. En dehors des thyroïdites et des périchondrites qui en sont les causes fréquentes, ils pourraient avoir pour origine, au dire de Blandin, l'inflammation de ganglions lymphatiques, elle-même consécutive à des lésions inflammatoires de la partie supérieure de l'arbre respiratoire. Cunéo dit ces ganglions pré-trachéaux inconstants et minuscules.

Ces abcès siègent le plus souvent en avant du conduit laryngo-trachéal, parfois sur ses côtés, parfois dans les gouttières latérales et les replis épi-glottiques. Ils causent des accidents dyspnéiques graves et même de l'aphonie, et, comme ils ont une grande tendance à fuser vers le médiastin, en suivant la gaine celluleuse qui entoure le canal aérien, « avant d'avoir pu être perçus à l'intérieur » (Blandin), il faut les inciser de bonne heure.

γ) Les *phlegmons de la gaine du sterno-mastoïdien* sont des adéno-phlegmons qui naîtraient aux dépens d'un ganglion lymphatique occupant la partie supérieure de la gaine (Tillaux). A vrai dire, Cunéo, dans son livre récent, ne signale pas l'existence de ce ganglion. Quoi qu'il en soit, ces phlegmons surviennent, le plus souvent, à la suite d'une amygdalite ou d'une inflammation des régions rétro-auriculaires (Chassaignac) et sont bien connus anatomiquement depuis une autopsie de Velpeau.

Leur premier symptôme est une attitude vicieuse, un torticolis par contracture du sterno-mastoïdien. Puis apparaît une tuméfaction ayant, dans son ensemble, le siège, la forme et la direction du muscle. La peau devient chaude, rougit et s'œdématie ; les moindres mouvements de la tête provoquent de vives douleurs. Le pus, quand il s'est formé, reste d'abord enfermé dans la gaine du muscle, puis, la parcourant de haut en bas, parvient jusqu'aux insertions inférieures. Comme « l'aponévrose s'amincit en ce point et n'est plus guère qu'une couche celluleuse, le foyer qui était d'abord profond devient plus superficiel et s'étale sous la peau » (Tillaux).

Après que l'abcès est guéri, il persiste toujours une raideur et un raccourcissement musculaires.

δ) Les *phlegmons latéraux profonds* ou *carotidiens* se développent autour
des ganglions de la chaîne carotidienne où aboutissent surtout les lymphatiques de la langue, de l'amygdale, du pharynx et de quelques territoires
cutanés. Aussi ces phlegmons surviennent-ils, le plus souvent, à la suite
d'angines et particulièrement d'angines scarlatineuses ; parfois on trouve à
leur origine une carie dentaire ou même des lésions du cuir chevelu.

Ils débutent par une douleur vive, que suit bientôt un gonflement localisé
surtout aux parties supérieure ou inférieure de la région. L'empâtement
d'abord profond respecte la peau, qui reste libre et mobile sur les plans
sous-jacents. Le sterno-mastoïdien lui aussi, signe capital, peut être reconnu
par la palpation à la surface des tissus empâtés et même saisi entre les
doigts. Sa contracture donne d'ailleurs à la tête une attitude vicieuse bien
connue, et les tentatives qu'on fait pour la corriger déterminent de violentes
douleurs. L'abaissement de la mâchoire est difficile. La compression de
l'œsophage entraîne une dyspnée notable et celle des nerfs du plexus cervical des douleurs irradiées vers l'oreille ou la clavicule. La dilatation ou
le rétrécissement pupillaires se produisent parfois par irritation ou paralysie
du sympathique cervical.

A cette période, la résolution est encore possible, mais elle est rare,
toujours lente à se faire, et laisse après elle et durant longtemps des ganglions indurés. La suppuration s'annonce par un redoublement d'intensité
des phénomènes généraux, par des douleurs pulsatives, l'extension du gonflement, la rougeur et l'œdème de la peau ; la fluctuation, toujours obscure,
est difficile à constater.

Le plus souvent, le pus tend à se faire jour vers l'un des bords du muscle ;
mais on peut observer des fusées purulentes dans les régions latérales du
cou, sous le trapèze ou vers l'aisselle le long des racines du plexus brachial,
exceptionnellement vers le médiastin.

ε) Les *abcès de l'espace maxillo-pharyngien* sont, eux aussi, consécutifs à
des angines ou à des lésions dentaires. Ils ne se traduisent par aucun signe
extérieur, si ce n'est un peu d'empâtement de la région sus-hyoïdienne
latérale, en avant du sterno-mastoïdien. La contracture des masséters
rend impossible l'abaissement des mâchoires ; la dysphagie y est très
marquée et la dyspnée possible par compression. L'inflammation se propage volontiers vers la région carotidienne et a toujours une fâcheuse
tendance à la diffusion. Le pronostic en est grave.

ζ) Les *phlegmons sus-claviculaires* résultent, le plus souvent, de la propagation des phlegmons carotidiens. Lorsqu'ils sont circonscrits et cantonnés
à la région, ils débutent presque toujours par une adénite, sont bridés par
des plans aponévrotiques qui favorisent leur extension à l'aisselle, et, comme
ils sont animés de soulèvements, peuvent en imposer pour un anévrisme de
la sous-clavière (Walther).

b) Les **phlegmons et abcès sous-hyoïdiens diffus** sont presque impossibles à classer, et c'est pour obéir à l'usage que nous distinguerons trois
variétés.

α) Le *phlegmon large de Dupuytren* siège typiquement en avant de l'aponévrose moyenne. Tantôt primitif, tantôt secondaire à un phlegmon du sterno-mastoïdien, « il n'attaque ordinairement que les femmes cacochymes et malsaines, rarement les hommes, et, en général, semble se rallier à un vice humoral ou constitutionnel » (Roquetta). L'influence des courants d'air sur le cou en sueur mériterait d'être retenue; « mais c'est surtout par l'action de crier que le mal de gorge fait de rapides progrès et se convertit en phlegmon large. Cette dernière circonstance explique pourquoi les vendeurs ou les crieurs dans les rues y sont plus sujets. » Un simple traumatisme, un coup de canne pourrait suffire à le provoquer. Il est ordinairement unilatéral, mais peut occuper les deux côtés du cou.

A la suite d'un mal de gorge, apparaissent, dans un côté du cou, de la raideur, des douleurs lancinantes, de la rougeur et du gonflement. L'inflammation prend bien vite une grande extension et peut occuper toute la région cervicale, de la nuque au larynx et de l'oreille à la clavicule. L'empâtement constitue une véritable cuirasse qui masque les saillies et les dépressions du cou et englobe les organes immédiatement sous-jacents, muscles et glande sous-maxillaire. Aussi le torticolis et le trismus sont-ils presque constants. Cependant les organes profonds du cou ne sont point comprimés, et tous les auteurs insistent sur l'absence de dyspnée; cela tient à ce que le larynx et la trachée se trouvent protégés par le plan fortement tendu de l'aponévrose cervicale moyenne (Tillaux). Cette protection, d'ailleurs, n'est pas toujours suffisante, et l'on a signalé des cas où la compression de l'arbre aérien a nécessité la trachéotomie, et d'autres où des fusées purulentes se sont faites vers le médiastin antérieur.

La période initiale dure 15 à 20 jours. A ce moment, une certaine mollesse au toucher fait soupçonner la suppuration, mais nulle part la sensation de fluctuation n'est vraiment manifeste. C'est que le pus est infiltré dans les interstices des muscles et les mailles du tissu cellulaire.

Abandonnée à elle-même, l'affection peut passer à l'état chronique; les malades, incapables de se mouvoir, tombent dans le marasme et meurent. Plus souvent, après ouverture de foyers multiples, l'état général s'aggrave et la mort survient.

β) L'*abcès diffus profond du cou* naît et se développe en arrière de l'aponévrose moyenne. « Quelle que soit son origine, écrit Tillaux, il détermine, dès le début, avant même que le pus soit collecté, un ensemble de phénomènes qui peuvent atteindre une gravité extrême; la compression déterminée sur la trachée et l'œsophage, sur le récurrent, sur le pneumogastrique et le sympathique, sur les gros vaisseaux et en particulier sur la jugulaire interne en rendent suffisamment compte. La dyspnée peut devenir telle qu'une intervention rapide s'impose : débridement profond ou trachéotomie. Bridé en dehors par l'aponévrose, cet abcès n'a aucune tendance à se porter vers la peau; il tend, au contraire, à gagner la racine du cou en suivant les lâches traînées celluleuses qui séparent les divers organes. Lorsqu'il est parvenu à ce niveau, deux routes se présentent : le thorax et l'aisselle; suivant le siège qu'il occupe, le pus pénètre dans le thorax dans trois points : par le médiastin antérieur, par le médiastin postérieur, ou par le cul-de-sac des plèvres. Il pénètre dans l'aisselle en suivant le plexus brachial, soit dans le creux de l'aisselle proprement dit, soit dans l'une de ses parois. » Ces abcès sont de la plus haute gravité.

γ) Les *cellulites cervicales*, inflammation du tissu cellulaire décrite par Gray-Coly et Harisson Young, se rapprochent de l'érisypèle. Elles se caractérisent par de la dyspnée, de la dysphagie et un état général très alarmant; enfin, l'inflammation donne au toucher la sensation d'un œdème dur sans fluctuation,

δ) Le *phlegmon diffus chronique* ou *phlegmon ligneux* (Reclus) survient sans cause apparente ou à la suite d'une affection dentaire, d'une angine, d'un furoncle ou d'une ulcération cutanée; il se développe, le plus ordinairement, sur les parties latérales du cou, mais peut occuper aussi la région médiane antérieure et même la nuque (Marion).

Le phlegmon ligneux se caractérise par une tuméfaction dure, de volume moyen, qui s'étend en surface et en profondeur et envahit peu à peu tous les plans de la région. A son niveau, la peau, soudée à la masse sous-jacente, présente une coloration rouge violacé, vineuse, une consistance ligneuse, et, bien qu'elle soit œdématiée, il est impossible d'imprimer sur elle le godet de l'œdème, à moins d'exercer une pression très forte et prolongée. La tuméfaction gagne plus ou moins rapidement les régions voisines, si bien qu'en quelques jours ou quelques semaines toute une moitié du cou peut ne plus former qu'un bloc d'une dureté extrême.

Les troubles fonctionnels sont loin d'être en rapport avec les signes physiques; le malade ne souffre pas; la palpation de la masse indurée, les tentatives de mobilisation à son niveau ne lui causent aucune douleur; tout au plus se trouve-t-il un peu gêné par cette espèce de carcan qu'il porte autour du cou.

L'affection est susceptible de terminaisons très différentes : *résolution complète* après un temps plus ou moins long : le gonflement diminue, la masse perd sa consistance dure et les tissus reprennent peu à peu leur souplesse, finalement tout disparaît; *résolution partielle* et *suppuration en plusieurs points* : des abcès se forment simultanément ou successivement, qui s'évacuent et guérissent alors avec une assez grande rapidité; enfin, dans quelques cas rares, *extension continue du processus* mettant en danger la vie du malade par les complications laryngées (œdème de la glotte) qu'elle peut déterminer.

Quelle que soit d'ailleurs l'évolution du phlegmon ligneux, la marche en est toujours lente et la durée très prolongée.

Les raisons qui déterminent la marche lente et chronique et les caractères objectifs particuliers de cette inflammation diffuse du tissu cellulaire ont été cherchées : dans le siège cervical de l'affection, ce qui est faux, puisqu'on les retrouve ailleurs (paroi abdominale, aine, main); dans l'état de santé antérieur du malade, ordinairement mais non toujours débilité et cachectique; dans une variété microbienne spécifique, or, on en a rencontré de toutes sortes; enfin, dans une virulence spéciale et atténuée du microbe causal, ce qui, jusqu'à plus ample informé, doit être considéré comme l'explication la plus satisfaisante.

**Complications.** — Les complications des phlegmons du cou sont de nature et de gravité très variables et la plupart sont communes aux abcès chauds et aux abcès froids.

La *transformation gangreneuse* des foyers purulents se rencontre surtout chez les débilités, les alcooliques et les diabétiques; mais il est plus commun de voir chez eux le phlegmon, après un début aigu, affecter une allure subaiguë et chronique, avec tendance aux décollements et à la mortification des tissus (Walther). Le pronostic est, dans tous les cas, fort grave et souvent mortel.

Les inflammations et ulcérations des muqueuses trachéales et laryngées sont loin d'être rares; la *pénétration du pus dans les voies aériennes* peut entraîner, lorsqu'elle se produit, la mort rapide par asphyxie. L'*irruption du pus dans le pharynx et l'œsophage* est moins grave et a été souvent suivie de guérison.

Les *complications vasculaires* sont de deux ordres : ulcération d'une part, compression et oblitération de l'autre.

a) Les *ulcérations vasculaires* ont deux raisons pour être dangereuses : les hémorragies qu'elles provoquent, la pénétration du pus dans les canaux sanguins qu'elles rendent possible. Elles se produisent tant au cours des abcès froids que des abcès chauds, et en nombre à peu près égal dans les deux cas. Les abcès scarlatineux semblent surtout les favoriser, ce qui explique leur prédominance chez les enfants et les adolescents.

Les artères y sont surtout exposées, ce qui se comprend sans peine si l'on réfléchit à la fréquence considérable de l'endophlébite oblitérante et à la rareté de l'endocardite. La perforation est le plus souvent unique; à son niveau les tuniques externe et moyenne sont détruites sur une petite étendue, tandis que, sur la tunique interne, la solution de continuité offre l'aspect d'une simple fissure. Toutes les grosses artères du cou peuvent se trouver atteintes : carotide primitive, carotide interne, carotide externe et ses branches linguale, faciale et thyroïdienne supérieure, sous-clavière et ses branches thyroïdienne, inférieure et vertébrale. L'ulcération ne se borne pas toujours aux parois artérielles et on l'a vue détruire à la fois la carotide primitive, le pneumogastrique et la veine jugulaire interne. Enfin, dans quelques cas, elle siège sur les veines seules : jugulaire interne, jugulaire externe, veine cave supérieure, veine innominée.

Les hémorragies que déterminent ces ulcérations sont parfois foudroyantes; parfois elles peuvent guérir au prix d'une intervention immédiate; mais elles surviennent aussi d'une façon intermittente, sans grande abondance, et se renouvellent ainsi pendant plusieurs jours. Leur apparition peut se faire au moment même de l'ouverture de l'abcès; mais ordinairement le processus inflammatoire ou l'infiltration tuberculeuse marchent lentement et n'aboutissent à la perforation qu'à un moment imprévu, quelques jours ou quelques semaines après l'évacuation du foyer (Walther).

b) La *compression* des veines par les collections purulentes est sans importance, car les voies anastomotiques sont nombreuses; celle d'un gros tronc artériel (carotide primitive) et surtout celle du tronc artériel et de sa veine satellite passent pour très graves et capables de provoquer une céphalée intense, du délire, des convulsions et du coma. Ces accidents semblent dépendre beaucoup plutôt du processus infectieux causal, à moins qu'ils ne relèvent de la thrombo-phlébite oblitérante. Celle-ci peut être, en effet, le point de départ d'embolies septiques, d'abcès métastatiques ou d'infarctus pulmonaires. Ces accidents atteignent surtout les malades qui se trouvent dans de mauvaises conditions de santé générale, ceux dont les abcès tendent à revêtir la forme gangreneuse et putride.

Le **pronostic** varie avec le siège et la nature du phlegmon, sa limitation ou sa diffusion, la santé générale du sujet atteint. Mais, « en toute circonstance, le phlegmon sous-aponévrotique est une affection grave, capable, à un moment donné, de mettre en danger la vie du malade » (Walther).

**Diagnostic.** — Simple pour les *formes aiguës*; seul l'adéno-phlegmon sous-maxillaire ne se distingue pas, sans quelque recherche, de la *périostite du maxillaire inférieur*. Les caractères suivants sont pathognomoniques (Tillaux). La tuméfaction, dans l'ostéo-périostite, répond au corps et au bord inférieur du maxillaire; elle a son maximum à la face et elle empiète sur la région massétérine; dans l'adéno-phlegmon, la tuméfaction siège surtout au-dessous de l'os et sa plus forte saillie est cervicale. Autre signe : le vestibule de la bouche est libre en cas d'adéno-phlegmon; on le trouve, au contraire, douloureux au toucher, tuméfié et parfois fluctuant dans l'ostéo-périostite. Le début de l'affection par une angine est caractéristique du phlegmon; l'ostéo-périostite succède plutôt à une lésion dentaire.

La *forme chronique*, le phlegmon ligneux, revêt un aspect particulier qui fait songer à différentes autres affections : squirre en cuirasse, actinomycose, lymphadénome, et sa rareté assez grande favorise souvent la confusion. Pourtant le *squirre* n'a jamais une marche aussi rapide, et lorsque c'est de lui dont il s'agit, on trouve, en général, à côté de la masse principale, de petites nodosités accessoires de même nature qu'elle et qui, en se réunissant à elle, en augmentent l'étendue. L'*actinomycose* se présente sous forme de mamelons plus ou moins ramollis que séparent des sillons; la recherche des actinomycètes dans le pus qui s'écoule suffit d'ailleurs à trancher la question. Le *lymphadénome*, même dans ses formes les plus dures, n'atteint jamais la consistance ligneuse du phlegmon chronique, n'évolue pas avec la même rapidité et reste longtemps lobulé, bosselé, comme les ganglions dans lesquels il a pris naissance.

**Traitement.** — Celui des *phlegmons circonscrits* est fort simple. A la période de début et tant que le pus ne semble pas collecté, les pansements humides à l'eau bouillie tempèrent la douleur, calment, dans une certaine mesure, les phénomènes inflammatoires et amènent parfois leur résolution. Aussitôt que la suppuration s'est faite, l'incision suivie de drainage devient la seule thérapeutique recommandable. Elle doit être petite pour éviter les cicatrices étendues mais cependant suffisante, porter sur le point où la pression du doigt réveille la douleur la plus vive et comprendre seulement la peau et le tissu cellulaire sous-cutané; la recherche du foyer se fait ensuite à la sonde cannelée. Dans les phlegmons sous-maxillaires, l'incision la plus favorable est parallèle au bord supérieur de la mâchoire, à 2 ou

5 centimètres au-dessous de lui et un peu plus près de l'angle que de la symphyse. Pour les phlegmons carotidiens, la section longe le bord antérieur ou le bord postérieur du muscle.

Les *phlegmons diffus d'emblée*, ou les phlegmons diffusés, exigent des débridements profonds, larges et multiples, au bistouri ou au thermo-cautère, et cela très rapidement et sans attendre que le pus se soit collecté.

De même, pour le *phlegmon ligneux*, si l'extension se fait de façon continue et rapide, les incisions et les pointes de feu profondes sont de rigueur, alors que, s'il n'offre qu'une médiocre tendance à l'envahissement, des pansements humides suffiront. Si des abcès se forment, ils seront ouverts et drainés.

Enfin, il est certaines complications qui réclament une intervention immédiate. L'œdème de la glotte peut obliger à la trachéotomie. Les hémorragies dues aux lésions vasculaires ont quelquefois cédé au tamponnement, mais il est préférable de lier dans la plaie le vaisseau ulcéré, ou, si la chose est impossible, d'en faire la ligature à distance.

*PIERRE WIART.*

COU (PLAIES). — Au cou, comme partout ailleurs, les plaies peuvent être divisées, suivant la nature de l'agent vulnérant, en plaies par *instruments piquants*, par *instruments tranchants*, par *instruments contondants*, par *projectiles d'armes à feu*; une place à part doit être réservée aux plaies *opératoires*, intéressantes surtout par les lésions vasculaires souvent considérables qu'elles entraînent (Walther).

Une autre distinction a été proposée en plaies *superficielles* et plaies *profondes*. Elle est très logique et nous l'adopterons dans notre exposé. Les plaies superficielles, en effet, ne pouvant atteindre aucun nerf ou vaisseau important, sont relativement *simples*. Les plaies profondes, au contraire, sont presque toujours *compliquées*, et lèsent des organes « dont la blessure peut compromettre la vie, altérer une fonction ou déterminer un symptôme particulier » (Legoyt).

Enfin, la présence au cou des cavités trachéale et œsophagienne légitime l'expression de plaies *pénétrantes* et *non pénétrantes*.

**Étiologie.** — Dans la pratique civile, les plaies du cou sont très rares en dehors des tentatives de meurtre ou de suicide : les instruments tranchants sont les plus ordinairement employés en pareil cas. Les plaies de guerre sont plus fréquentes. Dues autrefois pour la plupart à des instruments piquants ou tranchants (baïonnette, sabre), elles ont pour cause presque unique aujourd'hui des projectiles plus ou moins volumineux (balles, éclats d'obus).

PLAIES SUPERFICIELLES. — Elles divisent la peau, le tissu cellulaire sous-cutané et le peaucier, et, par conséquent, ne peuvent léser que les branches du plexus cervical superficiel et les veines du réseau sous-cutané.

Aseptiques, les *piqûres* n'ont pas d'histoire; septiques elles risquent d'entraîner tous les accidents de l'infection banale.

Les *coupures* sont le plus souvent perpendiculaires ou obliques sur la direction du peaucier; et la contraction tonique de ses fibres musculaires

explique l'écartement des bords de la plaie et leur tendance à se recroque-
viller en dedans. Les sections curvilignes détachent un véritable *lambeau*
qui laisse, en se rétractant, une surface dénudée, ou créent une véritable
*perte de substance* par abrasion d'un segment de peau, ce qui expose à la
formation ultérieure d'une cicatrice plus ou moins vicieuse.

La blessure des veines superficielles n'entraîne qu'une hémorragie peu
sérieuse dont la compression a bien vite raison. Il faut pourtant se souvenir
qu'à la base du cou, des plaies incomplètes de la jugulaire antérieure ont
pu donner lieu à l'entrée de l'air dans les veines et toujours pincer son
bout central avant de couper un tronc veineux, lorsqu'on opère sur la
région.

L'emphysème est possible mais très rare; il reste toujours limité et passager, et diffère essentiellement de l'infiltration diffuse qui succède aux
plaies des conduits aériens.

Les *plaies par armes à feu* limitées à la couche sous-cutanée sont exceptionnelles; une balle peut pourtant cheminer plus ou moins sous la peau, s'y
arrêter, ou bien, au contraire, sortir en formant une plaie en séton.

L'*évolution* des plaies superficielles est des plus bénignes lorsqu'elles ne
sont pas infectées, ou le sont d'une façon minime; dans le cas contraire,
l'inflammation peut se propager facilement et rapidement dans la couche
cellulaire du cou et déterminer des accidents dont pourtant la description
classique ne saurait plus être vraie aujourd'hui.

Le *traitement* est fort simple. Pour peu que la plaie ait quelque étendue,
il faut la suturer après l'avoir soigneusement désinfectée, et immobiliser,
autant que possible, la tête dans un pansement compressif.

**PLAIES PROFONDES.** — Il est nécessaire de les distinguer, suivant leur
siège, en plaies de la *région postérieure* ou *nuque* et plaies de la *région antérieure*.

A) Les **plaies de la nuque** entament plus ou moins profondément les
masses musculaires qui protègent en arrière la colonne cervicale. Elles
peuvent même atteindre celle-ci, la dépasser et léser la moelle. Les premières
seules, qui se limitent aux parties molles, nous intéressent ici. Les accidents
qui compliquent les autres sont étudiés ailleurs [V. MOELLE (PLAIES)].

Dans la grande majorité des cas, les plaies de la nuque sont le résultat
d'un coup de sabre, qui peut pénétrer très profondément. L'hémorragie primitive y est abondante, venant des nombreuses artères musculaires et des
riches plexus veineux profonds de la région.

La section des muscles postérieurs, lorsqu'elle est étendue, a pour conséquence la chute en avant de la tête qui n'est plus maintenue par leur contraction tonique. Dans un cas de Larrey, le blessé, après elle, resta pour
toujours impuissant.

Le meilleur traitement à leur appliquer est la suture au catgut, par plans
successifs, des masses musculaires, et l'immobilisation de la tête en extension. La réunion complète ne saurait guère être escomptée à cause de l'épaisseur des masses musculaires et des hémorragies profuses. Une suture secondaire est alors tout indiquée et parfait la guérison.

B) *A la région antérieure du cou* les plaies par instruments tranchants peuvent *exceptionnellement* se limiter aux muscles.

Celles du sterno-mastoïdien méritent seules de nous arrêter, car, lorsqu'elles sont complètes, elles donnent lieu à des troubles fonctionnels qu'a bien décrits Stromeyer. La tête, droite au repos, est, à la moindre contraction musculaire, brusquement jetée du côté sain comme si elle était poussée par un ressort. Ces troubles, d'ailleurs, disparaissent presque toujours par la suite. Un torticolis permanent succéda, dans un cas, à une section complète du sterno-mastoïdien par un coup de feu (Duplay).

*En général*, les plaies profondes, quel que soit l'agent vulnérant, sont compliquées de blessures *viscérales*, *vasculaires* ou *nerveuses*. Les plaies viscérales sont étudiées ailleurs (V. Larynx, Trachée, Œsophage); l'histoire des plaies des artères, des veines et des nerfs nous reste à écrire.

I. — PLAIES DES ARTÈRES DU COU. — Elles sont fréquentes et graves. Le volume et la multiplicité de ces vaisseaux nous explique le fait et permet de prévoir des difficultés parfois insurmontables dans le diagnostic précis du siège de l'hémorragie.

Les plaies artérielles ont un symptôme capital, qui leur est commun à toutes, l'hémorragie. Celle-ci est *externe* lorsque le sang s'épanche au dehors; *interne* si une cavité voisine de l'artère (trachée, plèvre) est ouverte en même temps qu'elle; *interstitielle* enfin, quand l'étroitesse de la plaie extérieure, l'absence de parallélisme de ses bords avec ceux de la plaie artérielle, son oblitération temporaire ont forcé le sang à s'épancher dans le tissu cellulaire. L'hémorragie interstitielle est la seule possible dans certaines variétés de lésions artérielles qu'il est d'usage de décrire avec les plaies véritables, telles que la rupture des artères ou la déchirure de leur tunique par un fragment osseux, après fracture de la première côte ou de la clavicule.

Pour peu que la plaie soit large et qu'un gros tronc soit ouvert, l'*hémorragie externe* est foudroyante, un jet de sang volumineux jaillit à une grande hauteur et le blessé succombe en quelques instants.

Les *hémorragies intra-pleurales* ont souvent la même terminaison. La séreuse est assez grande à l'état normal pour qu'une quantité considérable de sang puisse s'y épancher; sa réplétion entraîne d'autre part la compression du poumon et du cœur et met obstacle à leur fonctionnement. De même, lorsque la trachée est ouverte en même temps que la carotide, la mort rapide s'explique aisément.

En s'infiltrant dans les tissus, l'*hémorragie interstitielle* détermine une tuméfaction souvent volumineuse, comprime les organes voisins et peut tuer par suffocation. Très rarement, le sang épanché se résorbe et la plaie artérielle guérit sans incident. Le plus souvent, se forme un anévrisme traumatique circonscrit ou diffus; la poche suppure presque toujours et c'est là l'origine d'une hémorragie secondaire qui risque d'être aussi abondante et aussi grave que la première.

Enfin, lorsqu'une grosse veine du cou est blessée en même temps qu'une artère, un anévrisme artério-veineux se développe le plus ordinairement au niveau de la plaie commune. Ce serait même, au dire des classiques, une terminaison relativement favorable lorsqu'il s'agit d'un tronc volumineux, comme la carotide primitive, par exemple.

Les plaies du cou par balle saignent peu ou point au moment de l'accident; par contre, les hémorragies secondaires y sont fort à craindre. Vers le huitième ou dixième jour, l'escarre tombe et le vaisseau reste béant. Alors apparaissent un écoulement abondant ou des écoulements répétés à des intervalles variables. De pareils accidents, sérieux par eux-mêmes, sont rendus plus graves encore par les difficultés que présente l'intervention chirurgicale en pareil cas.

En dehors de ces caractères généraux, les plaies artérielles du cou ont une évolution et un pronostic singulièrement variables avec le calibre et le siège du vaisseau lésé. Il est donc nécessaire d'étudier séparément, au double point de vue de leur marche et de leur gravité, les blessures de chacun des troncs principaux.

A. Les **plaies du tronc brachio-céphalique** sont infiniment rares. Les auteurs n'en citent que trois cas, tous mortels. Dans l'un, après un coup de poignard, il y eut une hémorragie foudroyante (Escorsi). Dans les deux autres, à la suite d'un coup de feu, l'écoulement sanguin primitif fut minime, mais la mort survint au quatrième et au vingt-quatrième jour par hémorragie secondaire (Otis).

B. Les **plaies de la sous-clavière** sont loin d'être communes (Poinsot). Elles peuvent siéger sur toute l'étendue du vaisseau, mais la région sus-claviculaire est de beaucoup la plus exposée.

Pour atteindre l'artère, les instruments tranchants et piquants ont trois régions par où pénétrer; le creux sus-claviculaire; la région sous-claviculaire; la partie toute supérieure de la région scapulaire au-dessus du bord supérieur de l'omoplate. Les projectiles de guerre abordent le vaisseau de tous côtés, sans suivre un trajet déterminé, après avoir causé des délabrements plus ou moins étendus. Enfin, un fragment de la clavicule ou de la première côte peut, au cours d'une fracture ouverte ou non, perforer la sous-clavière.

L'hémorragie externe primitive, pour peu que la plaie soit large, entraîne presque toujours la mort; la simple compression l'arrête, au moins pour un temps, si la plaie est étroite.

De même, l'hémorragie interne, qui s'épanche dans la cavité pleurale, tue souvent avec rapidité, mais peut aussi permettre une survie plus ou moins longue. Alors, lorsque le poumon est blessé, l'hémothorax devient parfois l'origine d'une hémoptysie d'abondance variable.

Enfin l'oblitération de la plaie artérielle par une esquille, des débris de vêtements rend quelquefois impossible toute hémorragie primitive.

La mort, immédiate ou différée de quelques jours, est la conséquence habituelle des blessures de la sous-clavière non traitées chirurgicalement. Alors même qu'une prompte compression, ou des conditions favorables du côté de la plaie (absence de parallélisme) ont permis l'hémostase primitive rapide, les hémorragies secondaires surviennent et se reproduisent avec une désespérante facilité.

On peut voir toutefois, dans des cas exceptionnels, la guérison complète succéder sans incidents à l'hémostase primitive.

Enfin, la blessure simultanée de la veine sous-clavière entraîne communément la formation d'un anévrisme artério-veineux.

C. A côté des plaies de l'artère sous-clavière, il faut faire une place importante à celles de **ses branches**. La mort peut fort bien survenir à la suite de lésions de la *scapulaire supérieure*, de la *cervicale profonde*, de la *thyroïdienne inférieure*; et les blessures de la **vertébrale** ont un caractère tout spécial de gravité (Kuster).

Le vaisseau est rarement atteint à la base du cou, avant son entrée dans le canal des apophyses transverses, quelquefois dans ce canal même, le plus souvent au niveau de l'atlas; des fractures vertébrales accompagnent alors la lésion artérielle. Quant à la plaie extérieure, son siège est très variable : dans les blessures de la partie supérieure de la vertébrale, on la trouve d'ordinaire au-dessous et en arrière de la mastoïde, parfois au-dessous du lobule de l'oreille, plus rarement à la nuque. L'instrument vulnérant pourrait même pénétrer par le pharynx.

L'hémorragie primitive, à la suite des plaies par armes à feu, est souvent peu abondante et parfois nulle. Après lésion artérielle par un instrument tranchant, elle est, au contraire, inquiétante et parfois mortelle. Dans les deux cas, la mort, conséquence habituelle de la lésion, survient surtout par hémorragie secondaire. La guérison est exceptionnelle, 4 cas sur 41 (Kuster).

D. La **carotide primitive**, plus fréquemment lésée que les précédentes, l'est surtout par des instruments tranchants au cours des tentatives de suicide ou d'assassinat. Larges d'ordinaire, ses plaies entraînent la mort bien avant qu'on puisse porter secours au blessé. Il arrive pourtant que la compression directe, qu'exercent instinctivement le blessé ou les assistants, réalise une hémostase suffisante pour permettre au chirurgien d'arriver à temps et de pratiquer la ligature. Il en fut ainsi dans le cas partout cité de Michon.

Par contre, les simples piqûres, dont le trajet est étroit et souvent oblique et où la lésion artérielle est minime, guérissent aisément par compression; on a prétendu qu'elles exposeraient au développement ultérieur d'un anévrisme (Duplay), rien n'est moins sûr.

Les plaies par balles saignent fort peu au moment de l'accident, mais les hémorragies secondaires y sont fréquentes et très graves.

Enfin, par la voie pharyngée, un corps étranger est susceptible d'atteindre la carotide.

La blessure simultanée de la jugulaire interne et de la carotide primitive est souvent l'origine d'un anévrisme artério-veineux ; la chose est fréquente lorsque l'agent vulnérant est un instrument piquant, elle est très rare au contraire, à la suite d'une plaie par arme à feu.

E. La **carotide interne**, profondément située sur les côtés du pharynx, ne peut guère être atteinte que par des corps pointus introduits par la bouche. Ainsi, une incision chirurgicale faite sur l'amygdale l'aurait plusieurs fois ouverte. Les recherches anatomiques de Rieffel ont montré qu'une distance relativement considérable séparait à l'état normal l'amygdale de l'artère ; et tout fait penser que dans les prétendues lésions chirurgicales de la carotide interne, le bistouri blessa une branche tonsillaire anormalement développée, ou bien encore la faciale, que l'on voit, dans bien des cas, envoyer une boucle jusque sur l'extrémité inférieure de l'amygdale (Testut).

Les plaies accidentelles larges sont rapidement mortelles. Les simples piqûres, bien plus fréquentes, déterminent des hémorragies répétées, entraînent parfois la formation d'un anévrisme et se terminent presque constamment par la mort. Des instruments piquants ou tranchants, et plus encore des projectiles, pénétrant sous l'angle de la mâchoire, peuvent atteindre, à la rigueur, la carotide interne. Les plaies qu'ils font se comportent comme celles de la carotide primitive.

F. Le tronc de la **carotide externe** est bien moins souvent lésé que ses branches. La multiplicité de ces dernières et leur épanouissement en rameaux divergents, à la partie supérieure et latérale du cou, font comprendre la possibilité de blessures simultanées de plusieurs artères et la difficulté parfois insurmontable qu'on rencontre lorsqu'on veut préciser le siège exact de l'hémorragie (Walther). Ces plaies ont d'ailleurs pour caractéristiques : la facilité de l'hémostase et une gravité moindre que celle des plaies artérielles de la base du cou; et leur principal intérêt réside dans la discussion des indications opératoires qu'elles peuvent comporter.

**Diagnostic des plaies artérielles du cou.** — Pour être complet, il doit résoudre deux problèmes essentiels : 1° l'hémorragie provient-elle bien d'une artère et non d'une veine; 2° quelle est l'artère qui est blessée.

Or, ces problèmes se posent dans deux circonstances bien différentes, suivant qu'il y a ou qu'il n'y a plus hémorragie.

A) *Il y a hémorragie.* — C'est bien rarement à l'hémorragie primitive qu'assiste le chirurgien; car une compression directe l'a presque toujours arrêtée; il ne voit qu'un écoulement sanguin consécutif ou, plus fréquemment peut-être, une hémorragie secondaire.

Quoi qu'il en soit, la question de son origine artérielle est bien vite réglée, pour peu que l'écoulement soit de quelque abondance; dans ces conditions, les caractères sont très nets qui distinguent la blessure d'une artère de celle d'une veine. Mais si l'hémorragie est minime et la plaie étroite, le diagnostic peut devenir singulièrement difficile, sinon impossible.

La détermination de l'artère lésée repose sur les données suivantes : siège et direction de la plaie, troubles circulatoires dans le territoire de distribution du vaisseau, parfois lésions appréciables au point même de la blessure vasculaire (Walther).

Le siège de la plaie extérieure n'apporte que des renseignements insuffisants dans les plaies par instruments piquants ou tranchants : un instrument obliquement dirigé peut léser une artère fort éloignée de son point d'entrée; et, d'autre part, alors même que son trajet est perpendiculaire, la présence de plusieurs troncs volumineux dans la même région rend impossible la détermination, d'après ce seul signe, de celui qui a été atteint. A plus forte raison, cet élément de diagnostic est-il infidèle dans les plaies par armes à feu. Il n'empêche que la considération de ce siège permet une première élimination et limite les recherches à un petit nombre de vaisseaux en chaque région.

*A la base du cou*, par exemple, seuls le tronc brachio-céphalique, la sous-clavière et la carotide primitive peuvent être lésés. Or, il n'y a guère à songer à une plaie du tronc brachio-céphalique dont trois cas seulement, tous mortels, ont été publiés; par contre, la différenciation des plaies de la carotide à sa partie inférieure d'avec celles de la sous-clavière en dedans des scalènes peut soulever d'insurmontables difficultés.

En général, pourtant, l'affaiblissement ou la suppression du pouls radial doit faire songer à la sous-clavière, la disparition du pouls temporal à la carotide. Mais un pareil signe n'a sa pleine valeur qu'en cas d'hémorragie primitive; plus tard, lors des hémorragies secondaires, le pouls s'est souvent rétabli grâce aux collatérales.

Les plaies des diverses branches de la sous-clavière, presque impossibles à distinguer entre elles, n'entraînent aucune modification du pouls radial.

Enfin le diagnostic entre les blessures de la carotide primitive, de la thyroïdienne inférieure et de la vertébrale, superposées à la base du cou, a pour unique élément les modifications du pouls temporal (Walther).

Plus haut, vers la *partie moyenne du cou*, deux vaisseaux seulement peuvent être atteints, la carotide primitive et la vertébrale; mais leur voisinage complique singulièrement les choses. La compression à la base du cou agit sur les deux artères, et partant n'aide en rien au diagnostic. Seule l'absence du pouls temporal permet de conclure à une lésion de la carotide.

Enfin, quand la plaie siège *au-dessus du bord supérieur du cartilage thyroïde*, au niveau de l'angle de la mâchoire ou même vers la nuque, la compression du tronc carotidien à la partie moyenne du cou arrête toutes les hémorragies, sauf celles de la vertébrale. « Supposons établi que le sang ne vient pas de cette artère. Il se peut qu'il soit fourni par la carotide interne ou la carotide externe, ou quelque branche de cette dernière. L'exploration de l'artère temporale nous fournit encore quelques secours. Si l'artère carotide externe est lésée, le pouls manque ou est singulièrement faible à la tempe. Rien de semblable ne se voit si c'est la carotide interne » (Peyrot).

B) *L'hémorragie est arrêtée.* — L'interrogatoire du blessé et des assistants est la première chose à faire. Par lui, l'on connaîtra d'ordinaire assez aisément si l'écoulement sanguin a été abondant ou non, s'il s'est répété à plusieurs reprises; mais les renseignements fournis sur ses caractères objectifs sont souvent trop imprécis pour qu'on puisse en déduire l'origine artérielle ou veineuse du sang qui jaillit. De plus, l'hémorragie a pu être nulle ou insignifiante; et, surtout dans les plaies par armes à feu, cela ne saurait suffire à faire écarter l'idée de plaie artérielle.

L'origine artérielle du sang épanché est donc bien difficile à reconnaître, sauf dans un cas pourtant. Si l'on trouve, en effet, au niveau d'une blessure du cou, une tumeur fluctuante, animée de battements, douée d'expansion et faisant entendre un bruit de souffle isochrone aux pulsations cardiaques, on a le droit d'affirmer qu'il existe une plaie artérielle, puisque ce sont là les signes caractéristiques de l'hématome pulsatile.

Quant au diagnostic du vaisseau lésé, on ne peut l'ébaucher qu'en étudiant les modifications du pouls de diverses artères périphériques, d'après les règles que nous avons établies plus haut.

**Traitement**. — Le traitement le plus logique et le plus sûr de toutes les plaies artérielles est la ligature des deux bouts dans la plaie ; or, au cou, la nécessité d'agir ainsi paraît s'imposer plus que partout ailleurs. « Si le sang se précipite avec force vers la blessure par le bout central, il y revient avec une extrême facilité par le bout périphérique, grâce aux larges anastomoses qui unissent, au niveau de l'hexagone de Willis, les carotides et les vertébrales des deux côtés et à celles qui, dans toute la face, permettent le passage du sang d'une carotide externe à l'autre. » (Peyrot.)

Malheureusement, l'incertitude du diagnostic, l'infiltration sanguine des tissus, parfois même les phénomènes inflammatoires peuvent rendre nécessaire l'emploi d'une méthode moins sûre, la ligature à distance, entre le cœur et la plaie, du vaisseau atteint ou du tronc dont il naît. Il est même des cas où la compression et le tamponnement sont les seuls procédés praticables.

D'ailleurs, les circonstances dans lesquelles le chirurgien est appelé à intervenir sont très variables. Le sang peut couler en plus ou moins grande abondance, ou bien l'hémorragie être arrêtée ; enfin un anévrisme diffus s'être constitué ; voilà trois grandes classes de cas où la conduite à tenir doit être successivement examinée et discutée.

A) *L'hémorragie existe.* — Pour peu que la plaie soit large, qu'un des gros vaisseaux du cou soit ouvert, une compression directe immédiate peut seule permettre, et d'une façon fort inconstante, de ralentir ou d'arrêter l'hémorragie jusqu'à l'arrivée du chirurgien. Celui-ci a le devoir impérieux de pratiquer alors la ligature des deux bouts dans la plaie.

Mais lorsqu'il s'agit de plaies étroites ou de plaies par armes à feu, cette méthode idéale n'est pas toujours praticable. A la *base du cou*, l'infiltration sanguine, les lésions concomitantes des organes voisins, les fractures de la clavicule, de la première côte empêchent parfois de découvrir l'artère (Smith). Pirogoff a donné l'excellent conseil de lier alors la sous-clavière en deçà de la plaie (la ligature temporaire devrait seule être faite aujourd'hui), puis de reprendre à loisir l'examen de celle-ci pour terminer par la ligature des deux bouts artériels. Mais, même en suivant ce procédé, Thiersch ne put réussir à mettre à nu la plaie vasculaire (Poinsot).

A plus forte raison, dans les hémorragies secondaires de la sous-clavière, sera-t-il indiqué de lier l'artère dans la continuité lorsque la chose est possible (Bergmann). Et quand la blessure siège trop haut sur le tronc pour que soit permise cette méthode dont le succès a été constant (Poinsot), la seule ressource qui demeure est le tamponnement antiseptique et la compression (Walther).

A la *partie moyenne* du cou où la découverte des deux bouts est plus aisée, la double ligature est de règle.

Entre le *bord supérieur du cartilage thyroïde et l'angle du maxillaire inférieur*, là où une blessure risque d'intéresser la carotide primitive à sa partie supérieure, ou une de ses branches de bifurcation, ou encore les collatérales nées de la carotide externe, la double ligature dans la plaie reste la meilleure méthode. Mais la profondeur de cette plaie, l'existence à ce niveau de troncs veineux volumineux (tronc veineux thyro-linguo-facial), de nerfs importants (hypoglosse et sa branche descendante interne), l'incertitude où l'on est sur la véritable artère qui a été lésée, rendent souvent très difficile la découverte des deux bouts.

Les classiques ont conseillé, en pareil cas, la compression de la carotide primitive dans le but de parfaire l'hémostase temporaire et de faciliter les recherches ; et, pour peu que cette compression ne soit pas efficace, ils pratiquent la ligature de cette artère, opération facile et rapide. Aujourd'hui où l'on connaît bien l'innocuité des ligatures temporaires, c'est à ce procédé qu'on doit s'adresser pour arrêter le sang, mener à bien la recherche de l'artère lésée et en lier les deux bouts. La méthode de Trèves est beaucoup moins sûre qui se borne à faire la ligature temporaire de la carotide primitive jusqu'à hémostase spontanée au niveau de la plaie.

La ligature temporaire de la carotide primitive permet enfin de reconnaître avec certitude une blessure de l'artère vertébrale, puisque le sang coule encore, en pareil cas, après que le fil a été serré.

*Au-dessus de l'angle de la mâchoire*, la ligature des deux bouts devient impossible, et l'on doit songer d'emblée à celle d'un tronc principal. L'hémorragie est-elle inquiétante, il faut lier rapidement la carotide primitive. A-t-on un peu plus de temps, on met à découvert cette artère près de sa bifurcation, on isole ses deux branches et on lie celle dont la compression arrête l'hémorragie (Richet). Le Fort pensait qu'en cas de blessure de la carotide interne, la ligature du tronc primitif exposait moins aux accidents cérébraux ; elle favorise, par contre, les hémorragies secondaires, la carotide externe amenant au-dessus du fil le sang qu'elle reçoit de ses anastomoses avec sa congénère du côté opposé.

De même, lorsque la carotide interne est lésée par la *voie pharyngée*, sa ligature, que facilite la compression momentanée de la carotide primitive, semble préférable à celle de cette dernière artère. Elle met mieux à l'abri des hémorragies secondaires (Richet). Le Fort croit cependant la ligature de la carotide primitive aussi efficace et plus facile.

Enfin, contre les plaies de la vertébrale, lorsque le diagnostic a pu en être fait, on n'a guère d'autre ressource que le tamponnement (Kuster). Au cas où la blessure siège très haut, Duplay croit possible la ligature de l'artère au niveau des courbures qu'elle décrit sur les deux premières vertèbres ; elle semble à Peyrot fort difficile, même après résection large des muscles de la nuque..

Les règles qui précèdent s'appliquent également bien aux hémorragies secondaires. Mais la recherche des deux bouts y est ordinairement si pleine de difficultés que la ligature à distance s'impose souvent comme la seule possible.

B) *L'hémorragie est arrêtée.* — Les indications du traitement varient alors avec les caractères des hémorragies observées.

L'hémorragie primitive, même abondante, a-t-elle été unique et de peu de durée, il peut suffire d'aseptiser la plaie, d'exercer, à son niveau, une compression légère et de prescrire au blessé un repos absolu, mais à la condition expresse d'exercer une surveillance incessante et de se tenir prêt à agir au moindre accident.

Si l'hémorragie primitive reparaît le deuxième ou le troisième jour, on a tout lieu de craindre une hémorragie secondaire grave, et la prudence commande d'intervenir.

A plus forte raison, la moindre hémorragie secondaire impose-t-elle l'opération.

C) *Il y a un anévrisme diffus.* — L'ouverture directe de la cavité, avant toute ligature, dans le but d'aller saisir l'artère et de la lier, bien qu'elle ait réussi à Syme, reste une manœuvre fort périlleuse.

La ligature temporaire entre le cœur et la plaie permet de tenter, sans danger, l'ouverture large de la poche et son exploration. Si la ligature des deux bouts semble alors possible, c'est la meilleure conduite à suivre ; dans le cas contraire, le fil provisoire est laissé à demeure et la cavité tamponnée.

Dans tout le cours de cet exposé, fait suivant les pures données classiques, nous n'avons signalé nulle part une méthode récente, dont les succès sont déjà nombreux ; je veux dire la suture artérielle. Les grosses artères du cou sont pourtant de celles où son emploi paraît le plus aisé, à cause de l'épaisseur de leurs tuniques, et le plus profitable, puisque l'oblitération brusque de leur lumière et, particulièrement, celle de la carotide primitive, risque d'entraîner des accidents graves et parfois mortels. Aussi doit-on accepter pour elles les conclusions présentées par Lejars à la Société de chirurgie et qu'a soutenues dans sa thèse notre élève Landais. En cas de section totale ou de plaie circonférentielle très étendue, la ligature est la seule pratique à suivre ; mais lorsque l'artère porte une plaie longitudinale ou peu oblique, et surtout lorsqu'il s'agit de la carotide primitive, dont la ligature d'emblée ne va jamais sans quelque péril, aucune hésitation n'est permise, et la suture, qui laisse perméable le calibre du vaisseau, s'impose sans conteste. Six cas heureux de suture latérale (4 sur la carotide primitive et 2 sur la carotide interne) confirment la valeur de ces conclusions.

Le **pronostic** des plaies artérielles du cou, ainsi traitées, reste encore d'une grande gravité, variable d'ailleurs avec le vaisseau lésé.

Les plaies de la *sous-clavière* ont des conséquences plus ou moins fâcheuses suivant le siège de la blessure, et suivant le côté atteint ; celles qui portent sur les deux premières portions, d'un accès plus difficile, sont beaucoup plus graves, de même celles qui atteignent la sous-clavière droite entraînent une mortalité plus grande.

Les plaies de la *vertébrale* sont d'une extrême gravité ; la mortalité y atteint encore 80 pour 100.

Enfin les plaies de la *carotide*, qu'elles soient accidentelles ou chirurgicales, traitées par la ligature, ont une mortalité moyenne de 50 pour 100 ; un peu moindre pour les plaies chirurgicales, elle est un peu plus forte pour les accidentelles.

Tous les cas de suture latérale ont donné des guérisons parfaites ; il n'en a point encore été tenté de circulaire.

II. — PLAIES DES VEINES DU COU. — En dehors des signes communs à toute blessure veineuse, elles présentent deux particularités qui leur appartiennent presque exclusivement.

D'un côté, l'abondance de l'hémorragie y est accrue par la gêne respiratoire, et il suffit parfois que reprenne le jeu régulier du poumon, pour que l'écoulement sanguin cesse aussitôt. C'est la conséquence du rôle joué, dans la circulation veineuse, cervicale par l'aspiration thoracique.

D'autre part, l'introduction de l'air dans les veines est incomparablement plus fréquente au cou que partout ailleurs. Elle s'est produite, il est vrai, à la suite de plaies de l'aisselle, de la face, et même, a-t-on dit, de l'utérus ; mais la zone dangereuse à ce point de vue se limite, en réalité, à une région assez peu étendue du cou, à sa base, là où des expansions aponévrotiques maintiennent béants les gros troncs veineux et même de petites veines. C'est d'ailleurs un accident presque spécial aux plaies opératoires. Les symptômes qu'il provoque et les hypothèses qu'on a faites pour expliquer sa production ont été étudiés avec les plaies des veines et nous n'y reviendrons point ici.

Au cou, les plaies veineuses peuvent intéresser séparément ou simultanément les veines superficielles et les veines profondes.

A) Les **veines superficielles** dont la blessure mérite une mention sont la jugulaire externe et l'antérieure.

Leurs *piqûres* sont sans gravité, la pratique ancienne de la saignée sur la jugulaire externe en est la preuve. D'ailleurs, les rapports de la veine avec le peaucier facilitent et hâtent l'hémostase.

Les *sections* partielles ou complètes provoquent une hémorragie souvent abondante qui cède toujours à la compression ; mais l'écoulement peut, livré à lui-même, durer fort longtemps, et l'on a vu mourir ainsi des suicidés qui s'étaient coupé les deux veines jugulaires externes (Peyrot). On ne doit pas oublier, non plus, que la blessure d'une seule de ces veines superficielles peut, à la base du cou, se compliquer d'entrée d'air ; dans plus de la moitié des cas où cet accident a été signalé, il survient à la suite d'une plaie de la jugulaire externe (Fischer), et Cassaët l'a vu se produire après la blessure, au cours d'une trachéotomie, d'une veine anastomotique entre les deux jugulaires antérieures.

Dans le *traitement* des plaies des veines superficielles, la compression peut parfois suffire si l'hémorragie est minime, mais, pour peu qu'elle soit abondante, la ligature du vaisseau, au-dessus et au-dessous de la solution de continuité devient nécessaire. D'autre part, au cours d'une opération sur le cou, le danger de l'introduction de l'air dans le torrent circulatoire doit toujours être redouté, toutes les veines un peu volumineuses coupées entre deux pinces, et les deux bouts liés au catgut à la fin de l'opération.

B) Parmi les **veines profondes du cou**, il en est deux dont les plaies ne sauraient guère nous arrêter. Les observations manquent, en effet, pour tracer l'histoire des blessures *accidentelles* de la *sous-clavière* et du *tronc brachio-céphalique*.

La *sous-clavière* fut atteinte trois fois de plaies véritables (Fischer) et déchirée quatre fois par des fragments osseux au cours de fractures fermées de la clavicule (Gallois et Pinatelle). Tous ces cas furent mortels.

Le *tronc brachio-céphalique gauche* fut une fois lésé par un poignard enfoncé immédiatement au-dessus de la fourchette sternale. La simple réunion de la plaie amena la guérison (Maisonneuve).

Quant aux plaies *chirurgicales* de ces deux troncs, on a signalé plu-

sieurs exemples durant ces dernières années, survenues au cours de l'ablation de goitres, de cancer du corps thyroïde ou de ganglions tuberculeux,
mais l'étude de leur traitement est le seul point intéressant de leur histoire.

Par contre, les plaies de la *jugulaire interne* ne sont point très rares, et
constituent l'origine habituelle des grandes hémorragies veineuses de la
région.

Les *piqûres* de la veine résultent d'instruments multiples pénétrant, soit
par la région cervicale, soit par la bouche. Au cours de la ligature de la
carotide, l'aiguille a transpercé deux fois le tronc veineux voisin : la chose
passa inaperçue et les deux malades moururent de phlébite. C'était au temps
de la chirurgie sale.

Ces piqûres provoquent d'ordinaire des hémorragies externes graves, le
sang s'écoulant à l'extérieur ou dans la cavité bucco-pharyngienne, et des
hémorragies interstitielles parfois très abondantes susceptibles d'entraîner
des accidents de compression. Ces infiltrations sanguines facilitent beaucoup
l'hémostase ; mais elles peuvent suppurer si la plaie est infectée, ce qui
expose singulièrement le blessé aux hémorragies secondaires, à la phlébite
et à l'infection purulente. Dans un cas, enfin, le sang s'écoula dans la plèvre
ouverte en même temps que la veine.

Les *instruments tranchants* font à l'ordinaire des plaies pénétrantes, très
rarement des plaies non pénétrantes caractérisées par la section de la tunique externe avec hernie de l'interne. Ces dernières lésions, graves autrefois
parce qu'elles étaient infectées, n'ont plus aujourd'hui aucune importance.

Lorsque la veine est largement ouverte, l'écoulement sanguin est toujours
fort abondant et entraîne constamment la mort si le blessé n'est pas secouru ;
mais ici, comme dans les blessures de la carotide, l'obliquité de la plaie, ou
l'intervention d'un assistant qui pratique la compression directe à son niveau,
peuvent ralentir ou faire cesser l'hémorragie et permettent d'attendre une
intervention qui assurera l'hémostase.

Les *projectiles d'armes à feu* produisent une section complète, une déchirure partielle ou même une simple contusion des parois veineuses. Des
corps étrangers pénètrent parfois à l'intérieur de la veine et quelques-uns
s'y sont enkystés. C'est ainsi qu'on a retrouvé des grains de plomb, des
fragments de balle, des esquilles détachées du maxillaire inférieur.

Ici, comme dans les plaies artérielles par coup de feu, l'hémorragie primitive est peu abondante en général, mais les hémorragies secondaires sont
presque constantes et toujours mortelles. Les corps étrangers intra-veineux
sont très mal supportés ; au bout de quelques jours ils déterminent des
phlébites suppurées de la plus haute gravité. Les collatérales de la jugulaire
interne peuvent, enfin, être le siège de plaies par *arrachement*, au cours
de l'extirpation de tumeurs adhérentes. Si ces plaies portent à une certaine
distance de l'embouchure de la collatérale dans le tronc principal, l'hémorragie y est minime ; par contre, si l'arrachement se fait au niveau même de
l'insertion de la collatérale, cela équivaut à une plaie latérale du vaisseau et
l'hémorragie peut être grave.

Le **Traitement** des plaies des gros troncs veineux du cou comporte des indications variables avec l'étendue de la lésion et les accidents qu'elle détermine.

a). *Lorsque la plaie est large* et l'hémorragie abondante, la compression digitale s'impose tout d'abord pour arrêter provisoirement l'écoulement sanguin, mais on doit la faire suivre de la ligature immédiate des deux bouts de la veine. On accusait autrefois cette ligature d'être fort dangereuse, en provoquant des phlébites ou des phénomènes de stase veineuse. Or, les phlébites sont fonction d'infection, par conséquent faciles à éviter aujourd'hui, et les phénomènes de stase sont presque toujours peu accentués et passagers.

Le *tronc brachio-céphalique* a été lié sans accident; on en peut dire autant de la *veine sous-clavière* dont la double ligature n'a déterminé qu'une légère cyanose et de l'œdème superficiel du bras.

La ligature de la *jugulaire interne*, alors même qu'elle porte sur sa partie moyenne ou supérieure, n'apporte d'ordinaire aucun trouble marqué; un peu d'œdème du cou et de la joue, une légère céphalée transitoire, sont les seuls phénomènes observés, et dans quelques cas seulement. L'hypoplasie très rare de la jugulaire opposée a causé pourtant trois fois la mort après ligature d'une jugulaire interne de volume anormal.

La ligature simultanée des deux jugulaires a pu même être pratiquée avec succès; elle a causé aussi des accidents mortels (Morestin).

Bien plus, on a pu lier à la fois et sans accident, au cours d'extirpations de tumeur du cou, le tronc innominé, la veine sous-clavière et la jugulaire interne.

b). *En cas de plaie étroite* ou de simple piqûre, la compression directe a parfois pu suffire; mais c'est une méthode précaire. Pour peu que l'hémorragie persiste ou qu'un hématome un peu volumineux se forme, il faut débrider largement et rechercher l'orifice veineux. S'il est étendu transversalement et presque circonférentiel, la double ligature est indiquée. Est-il, au contraire, longitudinal ou peu oblique, et de dimensions pas trop considérables, la suture, qui a le gros avantage de conserver la perméabilité du vaisseau, peut et doit être tentée. Elle semble supérieure à la ligature latérale et à la forcipressure à demeure, sans nécessiter une technique beaucoup plus compliquée. Mais pour qu'elle soit permise, il faut que l'opération soit parfaitement aseptique; à cette condition, elle a toujours donné d'excellents résultats, tant sur le tronc brachio-céphalique que sur la jugulaire elle-même.

Quelle que soit d'ailleurs l'intervention qu'il pratique sur les troncs veineux du cou, le chirurgien doit toujours songer à l'introduction possible de l'air à leur intérieur et, pour la prévenir, faire comprimer le bout central jusqu'à ce que la ligature l'ait enserré. Il est, d'autre part, indiqué, au moindre signe d'aspiration de l'air, d'inonder la plaie d'eau bouillie (Trèves) et de rechercher la blessure vasculaire pour y placer les ligatures nécessaires.

c). En dernier lieu, **quand l'hémorragie est insignifiante ou arrêtée**, en cas de plaie par arme à feu, par exemple, on peut se borner à désinfecter avec grand soin l'orifice d'entrée du projectile et à exercer une compression méthodique; mais il faut se tenir prêt à intervenir au moindre accident (Walther).

III. — BLESSURES SIMULTANÉES DES ARTÈRES ET DES VEINES DU COU.
— Lorsqu'elles portent sur un gros tronc artériel et sa veine satellite, ces
blessures peuvent être reconnues immédiatement au fond des plaies larges;
mais le cas est rare, et d'ordinaire l'intervention seule les fait découvrir.

Lorsqu'il n'y a pas d'hémorragie externe, la lésion ne se révèle que plus
tard, au bout d'un temps variable, par l'apparition des signes propres aux
anévrismes artério-veineux.

Diagnostiquées d'emblée ou reconnues au cours d'une intervention qui
suit de près leur production, ces plaies exigent un **traitement** dont les
indications sont absolument les mêmes qu'en cas de plaie isolée d'une artère
et d'une veine. La ligature des deux bouts artériels et veineux est la méthode
de choix pour les classiques; elle est légitimée d'ailleurs par des succès
dûment constatés (Périer, Swasey).

Aujourd'hui, pourtant, la suture simultanée de l'artère et de la veine, dans
les cas où l'étendue et la configuration des plaies vasculaires la rendent
possible, peut être opposée et doit être préférée à la ligature, puisqu'elle a
sur elle l'immense avantage de conserver la perméabilité des vaisseaux. Je
ne sache pas que cette méthode ait été employée au cou, mais les beaux
succès qu'elle a donnés à Murphy et à Camaggio sur les vaisseaux fémoraux
en autoriseraient absolument la mise en pratique.

IV. — PLAIES DU CANAL THORACIQUE AU COU. — Ce sont des plaies
opératoires. Leur rareté semble très grande; elle étonne un peu si on la
compare à la fréquence relative des plaies artérielles ou veineuses, alors que
ces différents organes semblent avoir d'égales chances d'être blessés au
cours des interventions cervicales (Vautrin). C'est fort probablement une
rareté apparente, et la blessure doit rester souvent méconnue.

Les anomalies fréquentes du canal, sa division en plusieurs branches et
partant la multiplicité des abouchements veineux, l'existence des voies de
dérivation, nombreuses surtout dans le médiastin, font comprendre qu'il en
puisse être ainsi. Seules se révéleraient par des symptômes les plaies atteignant un canal volumineux indivis, véhiculant presque à lui seul tout le
sang blanc de l'organisme.

Quoi qu'il en soit, c'est généralement au cours de l'ablation d'adénopathies cervicales, carotidiennes ou sus-claviculaires, plus rarement de tumeurs
infiltrées que le canal a été lésé. La blessure en est habituellement transversale complète, ce qui se conçoit si on réfléchit à sa petitesse et à la minceur
de sa paroi; on y a signalé cependant des plaies incomplètes.

La lésion du canal thoracique se révèle dans deux conditions bien diffé-.
rentes : *au cours de l'opération* ou *dans les jours qui la suivent* (Lecène).

*Au cours de l'opération*, le signe caractéristique, c'est l'écoulement, par
la plaie du canal, de lymphe ou mieux de chyle, c'est-à-dire d'un liquide
aqueux, mêlé de filaments blanchâtres, ou même franchement lactescent.
Parfois cet écoulement est rythmique et se fait par saccades qui correspondent à l'expiration (Keen, Lecène).

*Dans les jours qui suivent l'opération*, le 6ᵉ ou le 8ᵉ jour, la plaie s'ouvre,
ou le chirurgien la désunit pour donner issue à du liquide accumulé sous la

peau et qu'on prend ordinairement pour du pus. Dès lors commence à couler une lymphe claire et lactescente dont les caractères font songer rapidement à la possibilité d'une blessure du canal thoracique.

Quel que soit le mode de début, la *lymphorragie* ou *chylorragie* est le symptôme capital de l'affection : l'abondance en est toujours grande, et la quantité de liquide émise peut atteindre plusieurs litres. Il traverse le pansement, mouille l'oreiller et les draps du malade et exhale une odeur fade particulière.

L'importance de cette saignée lymphatique, sa durée, son retentissement sur l'état général diffèrent essentiellement suivant les cas. Il en est de bénins où les accidents sont minimes ; il en est aussi de graves : très rapidement, dès le deuxième ou troisième jour, le malade accuse une soif vive et continue que suit bientôt une lassitude extrême chaque jour accrue, et un véritable anéantissement. L'amaigrissement est très marqué, les urines rares, la pâleur extrême. D'ailleurs ces troubles inquiétants cessent et se réparent avec une extrême rapidité lorsque l'écoulement se tarit. La guérison, terminaison habituelle de l'affection, se produit spontanément ou après traitement, dès que la lymphe a trouvé, pour s'écouler vers le sang veineux, des voies collatérales suffisantes.

Le *pronostic* peut donc être considéré comme bénin malgré des symptômes très impressionnants. Mais il ne faut point croire que cette bénignité soit absolue (Vautrin) ; avec un canal volumineux et indivis, et une circulation collatérale trop lente à se développer, l'écoulement pourra résister à toutes les tentatives opératoires et entraîner la mort par épuisement.

Le **traitement** diffère suivant que la blessure du canal a été reconnue au cours de l'opération ou qu'elle s'est révélée dans les jours qui la suivent.

Au cours de l'opération, la *ligature* constitue le meilleur procédé thérapeutique ; celle du bout périphérique suffit ; du côté du bout central, la valvule ostiale, toujours suffisante, la rend inutile. Cette ligature est sans inconvénients pour l'organisme et ne détermine aucun trouble de l'assimilation, les troncs lymphatiques anastomotiques venant suppléer le canal thoracique. Pour les très rares plaies incomplètes, on peut recourir à la ligature latérale qui a été pratiquée avec succès par J.-L. Faure ou à la suture qui a réussi entre les mains de Cushing. Quant au tamponnement, ce n'est qu'un pis aller dont il faut bien se contenter dans quelques cas où la ligature n'est point possible.

Lorsque la lésion du canal n'est reconnue qu'au bout de quelques jours, on doit essayer le tamponnement serré de la plaie qui réussit presque toujours. S'il échoue, il faut élargir la plaie et tenter la ligature. Elle-même ne peut réussir qu'à la condition d'être placée en tissu sain. Que les parois du canal soient, par malheur, envahies par un processus néoplasique (cancer du sein), elles se rompront sous le fil et la ligature sera vaine. Il peut alors arriver qu'aucun traitement n'amène l'oblitération du canal thoracique. C'est pour le malade la mort certaine (Vautrin).

Tout comme le tronc précédent, la **grande veine lymphatique** a été plusieurs fois lésée au cours d'interventions chirurgicales, au cours surtout de l'extirpation de ganglions dégénérés siégeant au pourtour des gros vaisseaux.

La blessure passe d'ordinaire inaperçue pendant l'opération, et la lymphorragie ne se produit qu'au bout de plusieurs heures; parfois même c'est seulement 48 heures après l'intervention que l'on voit sourdre un liquide laiteux abondant par la ligne de suture.

La guérison rapide est la règle, la fistule lymphatique l'exception, et le traitement celui des plaies du canal thoracique.

V. — PLAIES DES NERFS DU COU. — Elles peuvent porter sur tous les troncs de la région, qu'ils soient superficiels ou profonds.

La lésion des **branches superficielles du plexus cervical**, fréquente au cours des opérations étendues, n'aurait aucune importance si elle n'avait pas provoqué à plusieurs reprises des névralgies consécutives (Londe).

Les plaies des **nerfs profonds**, beaucoup plus intéressantes, accompagnent souvent les plaies des gros vaisseaux dans les traumatismes graves. Parfois aussi c'est le chirurgien qui les fait par mégarde, au cours de l'extirpation des tumeurs profondes du cou.

Parmi les branches du plexus cervical, une seule, la *phrénique*, mérite qu'on signale sa lésion possible, dans la ligature de la sous-clavière.

Le **plexus brachial** n'est qu'exceptionnellement blessé par des instruments tranchants ou piquants; mais à la suite de coups de feu, des projectiles ou, plus rarement, des fragments de la clavicule ou de la première côte peuvent l'atteindre. D'ordinaire, la lésion s'étend à plusieurs branches, les supérieures surtout, parfois à toutes ensemble, parfois elle se limite à une seule.

Le tableau symptomatique que déterminent ces blessures est trop variable avec ces cas pour qu'on puisse tenter de l'esquisser. On y trouve à des degrés divers et diversement associés les signes cardinaux des plaies nerveuses, longuement étudiés en un autre point de cet ouvrage (V. PLAIES DES NERFS).

Le **pneumogastrique**, qu'il soit sectionné par un instrument vulnérant ou par le bistouri du chirurgien, l'est d'habitude en même temps que la jugulaire ou la carotide. On l'a parfois lié en liant le tronc carotidien. Enfin des balles ont pu l'atteindre en passant derrière les vaisseaux sans les blesser (Peyrot).

La situation anormale du nerf, qui, comme l'ont vu Le Dentu et Jeannel, peut être placé en avant de la carotide, facilite singulièrement sa blessure (Walther).

A la suite d'une lésion du vague, on voit apparaître, presque toujours, des troubles respiratoires, phonatoires et même circulatoires. Ils consistent surtout en dyspnée plus ou moins intense, aggravée par des accès de suffocation et en raucité de la voix par paralysie de la corde vocale correspondante. Ces troubles sont d'ailleurs peu marqués et manquent même parfois totalement, lorsque le nerf, comprimé ou détruit en partie par une tumeur de voisinage, avait déjà plus ou moins perdu son rôle physiologique.

Aux accidents immédiats succèdent des complications pulmonaires, qui

ressemblent beaucoup à celles que la section expérimentale d'un pneumogastrique produit chez les animaux. Localisées au poumon correspondant
au nerf lésé, elles consistent en bronchite purulente, broncho-pneumonie,
hépatisation grise si la mort tarde assez longtemps. La mort, du reste, n'est
pas absolument constante, et un certain nombre de malades ont survécu.
La blessure du pneumogastrique n'en reste pas moins une éventualité redoutable.

Les plaies des **récurrents** sont devenues moins rares depuis qu'on extirpe
les tumeurs du corps thyroïde; et bon nombre de morts par asphyxie progressive, survenues après ces opérations, ont cet accident pour cause. On
trouvera des renseignements précis sur ce sujet dans l'étude des accidents
consécutifs à la thyroïdectomie (V. THYROÏDE).

La section du **grand hypoglosse** entraîne une hémiparalysie et une hémi-
atrophie de la langue, qui disparaissent d'ailleurs quelques mois après la
blessure, par suite sans doute de la régénération du nerf.

Celle du **facial** ou d'une de ses branches derrière la mâchoire détermine
une hémiparalysie totale ou partielle de la face.

Le **grand sympathique** est bien rarement blessé seul; presque toujours
d'autres organes sont atteints avec lui. Il en résulte un complexus symptomatique assez confus, dans lequel il est souvent bien malaisé de démêler ce
qui appartient en propre à la lésion nerveuse. Cependant le rétrécissement
de la pupille du côté blessé, joint à un léger ptosis, à de la rougeur de la
conjonctive, des douleurs dans la tête et un aspect vultueux de la moitié
correspondante de la face, doivent faire songer à une section du sympathique. Par contre, la dilatation pupillaire, la pâleur de la face, la protrusion
du globe oculaire plaident plutôt en faveur de son excitation. Encore ne
sait-on pas exactement si, dans les faits observés, la lésion portait sur le
tronc même du nerf ou bien sur ses branches de communication avec les
plexus cervical ou brachial (Seeligmuller).

La **branche externe du spinal** a été plusieurs fois réséquée par mégarde
dans les extirpations des tumeurs du cou. Cette section n'entraîne ni paralysie grave, ni attitude vicieuse de la tête, puisque le sterno-mastoïdien et
le trapèze ont une double innervation. A peine en résulte-t-il un peu d'atrophie du trapèze, entraînant une chute légère de l'épaule, que les auteurs
s'accordent à déclarer peu gênante. C'est peut-être, pour certains cas tout
au moins, montrer un peu trop d'optimisme.

**Traitement.** — Le traitement des plaies des nerfs du cou ne diffère en
rien de celui des plaies des nerfs en général. Il tient tout entier dans la
suture nerveuse lorsqu'elle est possible. *PIERRE WIART.*

**COU** (TUMEURS). — Les tumeurs du cou sont fréquentes. De nature extrêmement variée, elles doivent être distinguées en solides, liquides et gazeuses.

A) **Tumeurs solides.** — Les *tumeurs ganglionnaires* sont les plus fréquentes. La tuberculose tient le premier rang. Le cancer de ces ganglions
est l'épithélioma et le sarcome. Il n'y a pas d'épithélioma primitif des ganglions du cou, je l'ai démontré dans ma thèse, les tumeurs données comme
telles sont des branchiomes (v. c. m.). Mais il existe des épithéliomas secon-

daires à un épithélioma primitif, du pharynx, de l'œsophage, du larynx. Quelquefois, il est très difficile ou même impossible de déceler le point de départ, la tumeur ganglionnaire semble primitive.

Le sarcome des ganglions du cou est fréquent. Le lympho-sarcome est souvent accompagné de leucémie (v. c. m.).

Le *sarcome des parties molles* (muscles, aponévroses...) est beaucoup plus rare.

Le *branchiome* est la vraie tumeur primitive du cou (v. c. m.).

Le *lipome* n'est pas rare, il est généralement sous-aponévrotique, diffus ou encapsulé, il est quelquefois symétrique. Il siège souvent dans la région sous-claviculaire.

La tumeur du *corpuscule carotidien* est généralement une tumeur bien limitée, son évolution est lente, elle a la structure des endothéliomes et enveloppe dans sa masse la bifurcation de la carotide (Reclus et Chevassu).

Le *tératome* est une curiosité anatomique.

Le *fibrome* du cou est exceptionnel, il s'implante souvent sur une apophyse transverse (Jalaguier) ou même vient du canal vertébral (De Quervain), d'autres fois il se forme dans les aponévroses (Guyon).

Les *exostoses* du cou s'observent au niveau de l'apophyse transverse de la 7e vertèbre cervicale. Ces tumeurs constituent de véritables côtes cervicales et peuvent être expliquées par une anomalie régressive. Leur intérêt vient de ce qu'elles compriment les vaisseaux et produisent des anévrismes de la sous-clavière, ou irritent les nerfs et provoquent des douleurs qui nécessitent une intervention.

B) **Tumeurs liquides.** — Les kystes épithéliaux appelés kystes branchiaux ont été étudiés, de même que les kystes séreux congénitaux du cou (v. c. m.). L'existence de kystes séreux non congénitaux du cou n'est pas prononcée, mais il existe au cou des adéno-lymphocèles, qui sont des dilatations des voies lymphatiques des ganglions (v. c. m.).

Les tumeurs sanguines sont très rares. Les angiomes sont exceptionnels, mais on décrit une dilatation des veines jugulaires qui crée un véritable kyste (Reclus). Il est probable qu'un certain nombre de ces kystes ne sont que des branchiomes.

C) **Tumeurs gazeuses.** — On connaît sous le nom de laryngocèle, trachéocèle, les poches aériennes en communication avec les voies respiratoires. Ces tumeurs peuvent être congénitales et rappellent alors les poches laryngées de certains vertébrés. D'autres fois, elles sont acquises et sont alors produites par un effort comme celui de l'accouchement. Dans le premier cas, la paroi interne est une muqueuse, vraie évagination de la muqueuse respiratoire. Dans le second cas, l'air s'enkyste dans le tissu conjonctif du cou qui se condense pour former sa paroi. Ces tumeurs sont très rares.

*VICTOR VEAU.*

**COUCHES (SUITES PHYSIOLOGIQUES).** — C'est la période qui commence après l'accouchement, et s'étend jusqu'au moment où les phénomènes de régression de l'utérus se trouvent achevés. Dans cette période, comme au cours de l'allaitement tout entier, la physiologie de la mère et celle de l'enfant restent étroitement associées.

Tous les phénomènes cliniques observés dans le « post partum » sont influencés par deux actes physiologiques importants : la *régression utérine*, la *lactation*.

I. — LA RÉGRESSION UTÉRINE. — Immédiatement après l'accouchement à terme, l'utérus a le volume d'un utérus gravide de quatre mois, et son fond atteint à peu près le niveau de l'ombilic, sa hauteur totale est de 20 centimètres et son poids de 1500 gr. (Varnier) ; cet organe va se transformer au point d'arriver à son poids normal de 70 gr. et à sa hauteur totale de 7 centimètres.

Cette régression se traduirait, *histologiquement*, par l'atrophie simple des éléments musculaires, hypertrophiés pendant la grossesse (Robin, Helme, d'Édimbourg). Pendant ce temps la muqueuse se refait, et prolifère en partant des îlots profonds de caduques restés adhérents après la délivrance. Il y a, au point de vue pratique, grand intérêt à noter les étapes de la diminution de volume de l'utérus, et celles de la reconstitution de sa muqueuse.

La *diminution de volume de l'utérus* est difficile à apprécier par la simple exploration de l'abdomen, d'où les divergences entre les chiffres proposés, l'utérus étant plus ou moins haut, suivant l'état de plénitude ou de vacuité du rectum et de la vessie, et suivant son inclinaison plus ou moins grande. Retenons plutôt ce qu'apprennent des coupes (Varnier, Barbour) après congélation, montrant, 5 jours après l'accouchement à terme :

« Le fond de l'utérus à plus de 5 centimètres au-dessus du plan d'entrée du bassin, remplissant l'excavation pelvienne et comprimant le rectum. Le corps en antéflexion sur le col, faisant avec la direction du col un angle de 120°, et avec celle du vagin un angle droit, disposition à retenir pour diriger une sonde dans l'injection intra-utérine. L'utérus est encore gros au 10e jour, au moment où les femmes quittent les maternités. Il se rapproche de la normale à la fin de la 3e semaine, au point de vue de son volume, bien que présentant encore des différences importantes telles que l'infiltration sanguine de la muqueuse, le volume considérable des vaisseaux thrombosés. » (Varnier.)

La *reconstitution de la muqueuse* est assez avancée du 7e au 9e jour pour expliquer l'extrême rareté des septicémies à début tardif, mais elle est incomplète encore à la fin de la 3e semaine et ne paraît achevée que de la 5e à la 6e semaine après l'accouchement (Varnier), ou même plus tardivement encore.

II. — LA LACTATION. — L'établissement de la lactation a pour conséquence l'apparition de certains phénomènes, plus ou moins accentués, dans les suites de couches. Cette fonction est latente pendant la grossesse, et pendant le début des suites de couches, ne se signalant que par la production peu abondante d'un lait clair, grisâtre, le *colostrum*. Du 2e au 4e jour après l'accouchement, on voit se manifester du côté des seins des phénomènes fluxionnaires plus ou moins intenses, quelquefois très gênants et très douloureux. C'est la *montée laiteuse*.

A ce moment, les seins augmentent considérablement de volume, présentent une grande sensibilité, ils semblent bourrés de noyaux durs, formés par les expansions de la glande; les mamelons se trouvent étalés, difficiles à saisir par le nourrisson. La femme éprouve une sensation de gêne, de pesanteur et de plénitude au niveau des seins, se propageant jusqu'aux ganglions lymphatiques de l'aisselle, qui peuvent devenir très sensibles et durs, et qui ont été pris pour des abcès en voie de formation. Elle n'éprouve quelque soulagement qu'après la tétée, ou lorsque, à la suite d'applications de compresses imbibées d'eau chaude, le lait s'écoule, blanc, avec ses caractères définitifs. Pendant que ces phénomènes locaux se produisent, le pouls peut présenter un peu plus de fréquence, la chaleur locale et la température générale peuvent montrer une légère élévation de quelques dixièmes, mais on ne voit plus ce que l'on observait communément autrefois, la *fièvre de lait*, qui n'était autre chose qu'une infection atténuée ou dans son début. La montée laiteuse n'est pas toujours en rapport direct avec l'abondance de la lactation future. On voit des femmes faire de très bonnes nourrices quoique n'ayant eu qu'une faible montée laiteuse, et inversement l'on observe de médiocres nourrices ayant eu une violente fluxion mammaire.

La lactation semble tenir sous sa dépendance la *fonction menstruelle*. Celle-ci normalement disparaît tant que dure la lactation. Ce qui ne veut pas dire, suivant un faux préjugé, que la femme ne puisse pas être fécondée. La menstruation ne doit reparaître qu'après la cessation de l'allaitement. Cette règle comporte de nombreuses exceptions. Il est fréquent de voir les règles reparaître lors des premiers allaitements, et cela à des époques de plus en plus tardives au cours des allaitements successifs, pour ne plus se montrer pendant toute la durée de la lactation. Il n'y a du reste, dans cette apparition menstruelle, aucune contre-indication à l'allaitement (V. ALLAITEMENT).

La menstruation se rétablit au contraire chez la femme qui ne nourrit pas. Au bout de six semaines environ se produit une hémorragie, dite *retour de couches*, plus ou moins abondante. A partir de ce moment le sang fait son apparition à toutes les époques menstruelles, avec, quelquefois, un peu d'irrégularité, surtout lors des premières menstruations. On a noté que la santé génitale était moins parfaite chez les femmes qui, n'obéissant pas à la loi naturelle, ne nourrissaient pas. On a constaté chez ces femmes une régression moins rapide de l'utérus. C'est influencé par ces deux phénomènes physiologiques, régression utérine et lactation, que se déroulent les différents phénomènes cliniques.

III. — PHÉNOMÈNES CLINIQUES. — Il y a lieu, pendant les suites de couches, de noter ce qui s'observe à propos du *pouls*, de la *température*, de l'écoulement vaginal ou des *lochies*, des fonctions *intestinales* et *vésicales*.

**Le pouls.** — Le pouls examiné immédiatement après la délivrance présente un ralentissement très notable quand tout est normal, il est le plus souvent au-dessous de 80 pulsations à la minute, ou aux environs de 60. S'il présente de l'accélération, on a le devoir de rechercher si cette accélération n'est pas sous la dépendance d'une hémorragie ou de l'infection.

*En cas d'infection* [V. Puerpérale (Infection)] le pouls présente toujours de l'accélération.

*En cas d'hémorragie*, le pouls s'accélère toujours chez la nouvelle accouchée. On ne doit pas abandonner après la délivrance une accouchée dont le pouls se maintient aux environs de 100 pulsations. Il faut regarder s'il ne s'écoule pas une quantité exagérée de sang par la vulve, et rechercher méthodiquement la source d'une hémorragie apparente ou cachée.

L'hémorragie peut être *utérine*. Dans ce cas l'utérus est mou, non contracté, n'a pas l'aspect globuleux, « le globe de sûreté » (Pinard), il peut se laisser distendre par le sang qui s'y accumule et maintient ainsi béants les gros vaisseaux de la paroi. Dans ce cas, il faut introduire la main aseptisée dans la cavité utérine, évacuer tous les caillots, et rechercher avec soin s'il n'est pas resté un cotylédon adhérent. Cette évacuation terminée, une injection d'eau bouillie à 50° centigrades (toujours mesurés au thermomètre) favorisera la contraction utérine. Ce n'est qu'après l'évacuation complète et soigneuse de l'utérus qu'on serait autorisé à pratiquer une injection sous-cutanée d'ergotine, en cas d'hémorragie persistante.

L'hémorragie peut être *cervico-vaginale* ou *vulvaire*, c'est-à-dire provenir d'une déchirure du col, du vagin ou de la vulve. Dans ce cas l'utérus est bien contracté, dur, pendant que la femme saigne. On peut rechercher si le point saignant vulvaire ou vaginal est accessible, peut être pincé avec une pince à forcipressure ou suturé. Mais le plus souvent l'injection chaude à 50° est suffisante pour produire des caillots protecteurs. On peut aussi arriver au même résultat en tassant une assez grande quantité de gaze aseptique dans le vagin.

L'hémorragie peut être cachée dans le cas de *thrombus vaginal* ou *vulvaire*, il se produit alors une infiltration sanguine du tissu cellulaire périvaginal et pelvien, pouvant se propager profondément jusqu'au voisinage des reins. Il faut tamponner le vagin avec une grande quantité de gaze ou de ouate, de façon à comprimer les vaisseaux capillaires interstitiels saignants, qui causent ces thrombus [V. Vagin (Thrombus)].

**La température.** — L'examen de la température est capital. Celle-ci doit être normale pendant les suites de couches, à 37° centigrades ou au-dessous. La température axillaire, la plus soigneusement prise, en surveillant si le thermomètre reste bien placé, expose toujours à des erreurs.

Le thermomètre à maxima doit être laissé un temps non déterminé mais suffisant pour que, examiné à plusieurs reprises, il indique une température fixe. Il vaut mieux prendre la température rectale, si l'on doute, ou si l'on constate une discordance entre la température et le pouls. Il est bon du reste de toujours contrôler la température par l'examen du pouls, qui ne manque jamais d'être fréquent en cas d'infection puerpérale, même dans les infections atténuées aboutissant à des accidents tardifs comme la phlébite, alors même que la température subit peu d'élévation au-dessus de 37°.

**Les lochies.** — On désigne sous ce nom les produits qui s'écoulent par la vulve et le vagin pendant les suites de couches. Les premières lochies sont franchement sanglantes, elles prennent ensuite un aspect grisâtre et un peu rosé, puis redeviennent franchement sanglantes dans le cours de la 3e semaine pour s'atténuer et disparaître. On observe les plus grandes variations dans ces différents aspects, auxquels on attachait autrefois beaucoup plus d'importance qu'à l'heure actuelle; on redoutait particulièrement l'apparition des lochies, dites purulentes chez les femmes infectées. Aujourd'hui, on se borne à constater si les lochies sont ou ne sont pas odorantes, — dans ce dernier cas, il est bon de recourir, au moyen d'injections vaginales, à une action antiseptique locale, sans attacher trop d'importance pronostique à l'apparition de ce signe.

Pinard enseigne qu'il n'est pas rare de voir l'écoulement lochial sanglant des premiers jours s'accentuer, en même temps que l'on constate un ralentissement du pouls, chez des femmes qui présentent pendant 24, 48 heures ou même plus longtemps après l'accouchement, des contractions utérines très douloureuses que l'on a appelées *tranchées utérines*. Ces tranchées se montrent surtout chez les multipares, avec une intensité croissant avec le nombre des accouchements, et s'accentuent principalement au moment des tétées. Ces contractions s'accompagnant souvent d'expulsion de caillots volumineux, il devient quelquefois nécessaire de calmer les douleurs qu'elles provoquent par des applications chaudes sur le ventre, ou même par l'administration d'antipyrine, d'opiacés, de chloral, ou de lavements laudanisés.

**Les fonctions intestinales et vésicales.** — Elles peuvent être mécaniquement modifiées par la présence de l'utérus volumineux qui remplit l'excavation pendant la suite de couches.

*La vessie* peut être le siège de rétention d'urine les premiers jours. Il faut savoir ne pas recourir facilement au cathétérisme qui, même très antiseptique, se fait non sans difficultés, au milieu des parties vulvaires déchirées ou contuses. Il a l'inconvénient de favoriser la paresse ou l'inertie vésicale les jours suivants, sans compter que la moindre faute d'asepsie conduit aux cystites, dites puerpérales. Ces cystites ont, pour ainsi dire, été supprimées, depuis que l'on sait s'abstenir de sonder.

Il faut savoir attendre 24 heures, et même plus, la première miction après l'accouchement, ne recourir enfin au cathétérisme qu'avec les plus grandes précautions et ne s'y décider que lorsqu'il paraît absolument inévitable.

*L'intestin* subit au niveau du rectum une compression directe, exercée par le gros utérus en régression; de plus, les selles sont plus difficiles à obtenir sur le bassin pendant le séjour au lit, les efforts de défécation étant moins aisés à produire dans ces conditions, et les muscles abdominaux ayant moins de tonicité après la longue distension subie pendant la grossesse. Pour toutes ces raisons, la constipation est fréquente, presque constante; il devient nécessaire de la combattre pour éviter, tout au moins, la gêne et la douleur provoquées par l'obstruction de l'intestin et pour prévenir l'apparition de phénomènes fébriles, dits de stercorémie, parfois difficiles à distinguer de l'infection puerpérale.

Il est bon de veiller à l'évacuation quotidienne de l'intestin et de la provoquer au besoin avec des lavements glycérinés et de légers laxatifs, en recourant sans hésiter, s'il le faut, à une purgation plus active.

IV. — CONDUITE A TENIR DANS LES SUITES DE COUCHES PHYSIOLOGI-
QUES. — L'hygiène **alimentaire** de la femme qui allaite a été étudiée ailleurs (V. ALLAITEMENT MATERNEL).

*Le régime alimentaire*, pendant les suites de couches, ne doit pas être par trop substantiel, la femme subit en effet un repos obligatoire et un manque absolu d'exercice. Il convient d'éviter dans cette période l'abus de la viande et des mets difficiles à digérer. La viande ne sera permise qu'en petite quantité au repas du matin, toujours accompagnée de légumes farineux ou de pâtes qui diminuent la production des toxines, le repas du soir pourra être composé d'œufs, de légumes frais, de fruits cuits ou crus non acides, s'ils sont bien digérés, ainsi que de fromages frais et de laitages.

Il est inutile de recourir à la diète sévère qu'on prescrivait autrefois dans la crainte de provoquer la fièvre puerpérale, dont on ignorait la véritable origine.

**Les soins locaux** comprennent l'ensemble des soins à donner au niveau des régions mammaires, abdominales et vagino-vulvaires.

*Les soins à donner aux seins* ont été exposés ailleurs (V. ALLAITEMENT MATERNEL). — Tout au plus pourrait-on signaler ici ce qu'il faut faire dans les cas, aujourd'hui devenus exceptionnels, où la femme n'allaite pas. Il suffit dans ces circonstances d'exercer sur les seins une compression ouatée, et il n'y a pas de raison de ne pas prescrire en même temps le purgatif traditionnel. Il est utile de soutenir par un bandage ou une brassière les seins volumineux.

*La paroi abdominale* présente très souvent dans les suites de couches du relâchement des muscles et de l'éventration, donnant lieu à des sensations pénibles, au moindre mouvement et au plus petit effort. Les femmes éprouvent un véritable soulagement à être soutenues par un bandage de corps ou de larges bandes de crêpe Velpeau; il faut bien savoir toutefois que ces bandages, même violemment serrés, n'ont pas l'action qu'un préjugé leur confère au point de vue de l'affinement, soi-disant esthétique, de la taille.

*Les soins à donner à la vulve et au vagin* doivent être pratiqués avec un liquide antiseptique : les plus usuels sont le sublimé ou le biiodure de mercure au 4/1000e. L'asepsie simple ne paraît pas réalisable dans la région vagino-vulvaire. Il convient toutefois de savoir ne pas irriter ces parties, et se servir de *petites quantités* de ces substances, mais à la dose active susindiquée.

Ces substances doivent-elles être employées en toilettes vulvaires ou en injections vaginales? Une expérience de plus de vingt ans (pratique hospitalière de Pinard) a démontré que les toilettes vulvaires suffisaient, et qu'on pouvait réserver les injections vaginales aux cas suspects. Il faut alors se servir de canules aseptisées et maintenues aseptiques du commencement à la fin de l'injection. Néanmoins l'injection vaginale constitue un nettoyage qu'il est préférable de prescrire, tout en se souvenant que mieux vaut pas d'injection qu'une injection imparfaite au point de vue de l'asepsie.

**Le lever des accouchées.** — La date du lever des accouchées a été différemment fixée par la tradition, suivant les temps et les lieux : à 9 jours, à 15 jours ou à 3 semaines. On prétend aujourd'hui fixer ce terme d'après les indications fournies par la régression utérine, qui serait accomplie le plus souvent vers la fin de la 3e semaine. En réalité on constate, chez un certain nombre de femmes, qu'il est difficile, dès la 2e semaine, de percevoir le fond de l'utérus, il peut s'agir de régressions rapides, mais aussi de rétroversions de cet organe. Beaucoup de femmes quittent les maternités le 9e jour après l'accouchement sans présenter plus d'accidents génitaux que celles qui, plus patientes, acceptent ou même réclament un repos plus prolongé. Toutefois, le lever précoce a été accusé de prédisposer les femmes ayant des tissus lâches aux prolapsus des parois vaginales avec chute de l'utérus. Ces accidents frappent de préférence celles qui ont une destruction périnéale plus ou moins accentuée et insuffisamment restaurée.

Le lever précoce aussi laisse, surtout à celui qui l'autorise, la responsabilité des accidents quelquefois tragiques, consécutifs à l'embolie, originaire d'une phlébite insoupçonnée.

A ce point de vue, il faut retarder non seulement le lever, mais aussi la permission de s'asseoir dans le lit, ou d'exécuter des mouvements de torsion du tronc, à toutes les femmes ayant eu des courbes de température accidentées, ou gardant même avec une température normale un pouls fréquent (V. PPHLEGMATIA ALBA DOLENS).

Mais en dehors de ces cas suspects, le lever de la femme avant la fin de l'involution utérine ne paraît pas avoir de conséquences fâcheuses. Néanmoins la formation de là nouvelle muqueuse utérine n'étant pas achevée, on doit prescrire encore quelques soins antiseptiques dans les régions vaginovulvaires, et interdire tout attouchement ou rapport sexuel jusque vers la cinquième semaine après l'accouchement.

On a, d'autre part, reproché au séjour prolongé au lit de provoquer ou d'entretenir des déviations utérines, principalement les rétrodéviations. Cette cause de la rétroversion n'est pas mieux établie que l'influence générale de la puerpéralité qu'on trouve par tradition encore invoquée dans tous les auteurs.

Si la puerpéralité pouvait parfois dans ces cas être mise autrefois en cause, alors que les suites de couches étaient pathologiques, s'accompagnant de suppurations ou fréquemment d'adhérences péri-utérines, il n'en est plus de même aujourd'hui, car les suites de couches évoluent, sauf très rare exception, sans fièvre, sans complications et sans infection.

                                                              *V. WALLICH.*

**COUDE** (ENTORSE). — On ne connaît guère que l'entorse avec déchirure du ligament latéral interne par abduction, en extension ou flexion de l'avant-bras. Le point douloureux interne est très net, ainsi que les mouvements de latéralité. L'épanchement sanguin est abondant. L'ankylose incomplète est fréquente (V. ENTORSE.)                                          *CHEVRIER.*

**COUDE** (FRACTURES). — V. HUMÉRUS (FRACTURE DE L'EXTRÉMITÉ INFÉRIEURE). AVANT-BRAS (FRACTURES DU RADIUS ET DU CUBITUS).

**COUDE** (LUXATIONS). — Les luxations du coude ou luxations des os de l'avant-bras sur l'humérus présentent de nombreuses variétés; en effet, le crochet du cubitus et la tête radiale peuvent abandonner *simultanément* la trochlée humérale pour se porter *en arrière*, cas de beaucoup le plus fréquent (luxation du coude en arrière), ou *en dehors*, ou *en dedans*, ou *en avant* (luxation en dehors, luxation en dedans, luxation en avant, rares, pour ne pas dire exceptionnelles). Dans certains cas, l'un des deux os de l'avant-bras se luxe *isolément* : c'est ainsi que le *radius* peut se déplacer *en avant* ou *en bas* (luxations communes), *en arrière* ou *en dehors* (luxations rares); exceptionnellement, c'est le *cubitus* qui se luxe isolément *en arrière*. Nous ne faisons que signaler ces dernières variétés qui n'offrent, de par leur rareté, aucun intérêt pratique. Enfin, on peut rencontrer des cas dans lesquels le cubitus est porté dans un sens et le radius dans un autre : c'est la *luxation divergente*, exceptionnelle elle aussi.

Les luxations des deux os de l'avant-bras en arrière constituent la presque totalité des luxations du coude; ce sont elles que nous décrirons avec le plus de détails, car ce sont presque les seules que l'on rencontre en pratique.

I. — LUXATION EN ARRIÈRE DES DEUX OS DE L'AVANT-BRAS. — Elles succèdent ordinairement à une chute en avant sur la paume de la main, le bras étant dans l'extension ou, beaucoup plus rarement, dans la demi-flexion; quelquefois elles sont produites par un choc direct sur la partie postérieure de l'humérus ou sur la partie supérieure de la face interne de l'avant-bras (chute latérale sur le coude).

Dans un premier degré, *luxation* dite *incomplète*, l'apophyse coronoïde s'arrête sur la partie la plus déclive du versant postérieur de la trochlée, tandis que la tête radiale repose, par son bord antérieur, sur la rainure rétro-condylienne (fig. 156). Dans la *luxation complète*, le bec coronoïdien est dans la cavité olécranienne, la tête radiale est remontée derrière le condyle huméral (fig. 157).

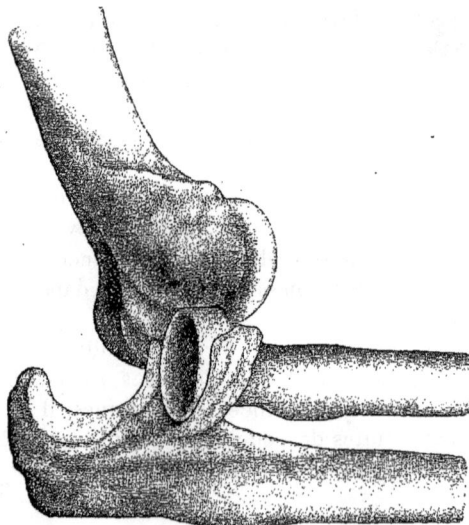

E.DALCINE del

Fig. 156. — Luxation incomplète du coude en arrière.
(Nélaton, *Traité de chirurgie*.)

**Symptômes.** — Le blessé se présente soutenant l'avant-bras malade avec l'autre main. L'avant-bras est légèrement fléchi, formant avec le bras un angle de 120 à 135°; lorsque le chevauchement est très marqué, l'avant-bras peut être en extension. Habituellement, la main est en pronation. Le diamètre antéro-postérieur du coude est notablement augmenté. L'avant-bras paraît raccourci et présente des plis sur la face antérieure; le bras, au contraire, semble allongé.

L'axe de l'humérus, prolongé, semble tomber plus en avant que normalement; enfin, le pli du coude paraît remonté et l'extrémité inférieure de l'humérus, soulevant les muscles et la peau, forme une saillie transversale, surtout marquée en dedans. Vu de profil, le contour postérieur du coude est déformé : l'olécrâne forme une saillie considérable, que l'on exagère encore en aug-

E.DALEINE del

Fig. 157. — Luxation complète du coude en arrière.
(Nélaton, *Traité de chirurgie*.)

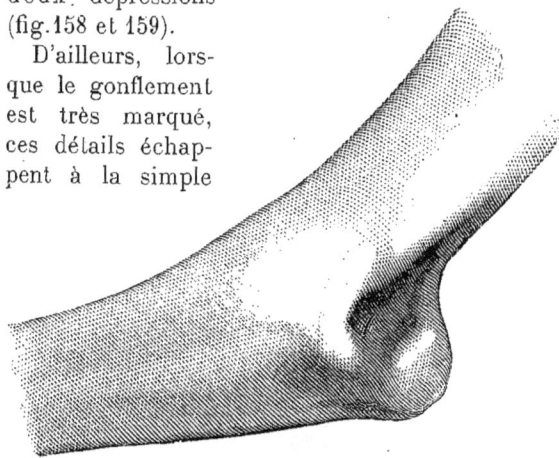

mentant la flexion; de plus, le tendon du triceps, entraîné en arrière par l'olécrane, donne à la face postérieure du bras, au lieu de la convexité normale, une forme légèrement concave. De chaque côté de la saillie olécranienne existent deux dépressions (fig.158 et 159).

D'ailleurs, lorsque le gonflement est très marqué, ces détails échappent à la simple

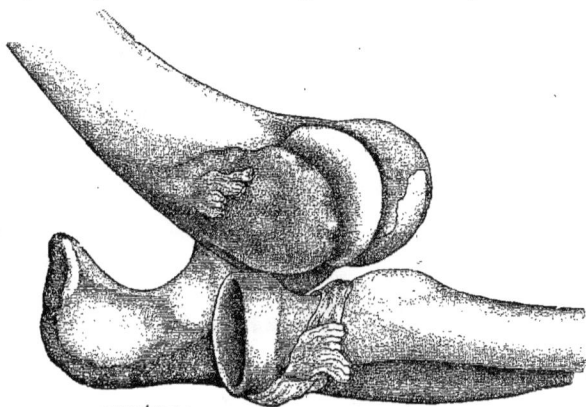

Fig. 158. — Luxation complète du coude en arrière.
(Pingaud.)

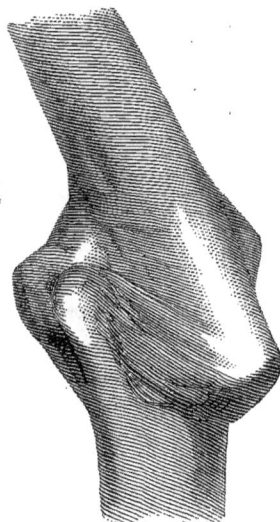

Fig. 159. — Luxation du coude en arrière. (Pingaud.)

inspection et il faut avoir recours à la palpation, rendue parfois également difficile par l'épanchement sanguin et l'infiltration périarticulaire.

Les signes les plus importants sont fournis par la recherche des modifications de rapports entre la saillie olécranienne et les deux saillies latérales de l'humérus, l'épicondyle et l'épitrochlée. Normalement, lorsque l'avant-bras

# Coude (Luxations).

est en extension sur le bras, ces trois éminences osseuses sont sur une même ligne transversale : de plus, l'olécrane est à peu près à égale distance de l'épitrochlée et de l'épicondyle ; en cas de luxation en arrière, l'olécrane est au-dessus de la ligne qui joint l'épicondyle à l'épitrochlée ; cependant, pour que ce signe soit évident, il faut un déplacement assez considérable ; il n'existe pas dans la luxation incomplète (fig. 160 et 161).

Un autre signe, signalé par Nélaton et Tillaux, a une valeur supérieure au précédent : à l'état normal, lorsque l'avant-bras est fléchi à angle droit, le plan vertical qui passe par les deux saillies latérales de l'humérus rase la face postérieure de l'olécrane (le bras étant regardé par sa face interne) ; le moindre déplacement de l'olécrane en arrière modifie ces rapports ; l'olécrane deviendra immédiatement postérieur à ce plan vertical.

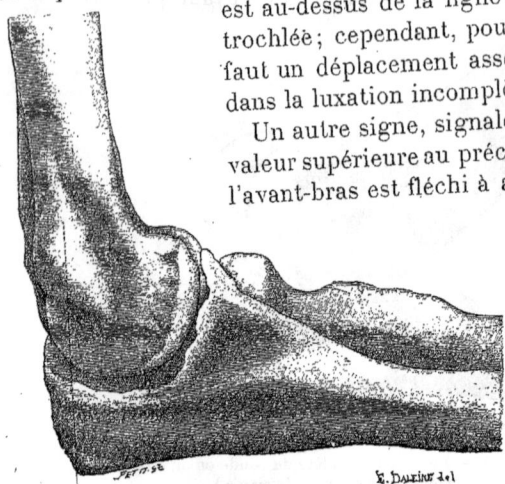

Fig. 160. — Situation normale du sommet de l'olécrane par rapport à l'épitrochlée dans la flexion de l'avant-bras à angle droit (Nélaton, *Traité de chirurgie*).

La palpation permet de sentir la saillie anormale de l'olécrane, plus ou moins prononcée, avec, de chaque côté, une dépression répondant, en dedans, à la grande cavité sigmoïde, en dehors à la cupule radiale que l'on sent rouler sous le doigt quand on imprime à l'avant-bras des mouvements de pronation et de supination. En avant, on sent un relief transversal, large et inégal, représentant la palette humérale recouverte par les muscles.

La *mensuration* pratiquée de l'acromion à l'olécrâne ou d'une des tubérosités humérales inférieures à l'apophyse styloïde correspondante, montre qu'il existe un raccourcissement plus ou moins accentué.

Enfin, il existe un dernier signe important : c'est la *mobilité latérale*, permettant surtout l'inclinaison

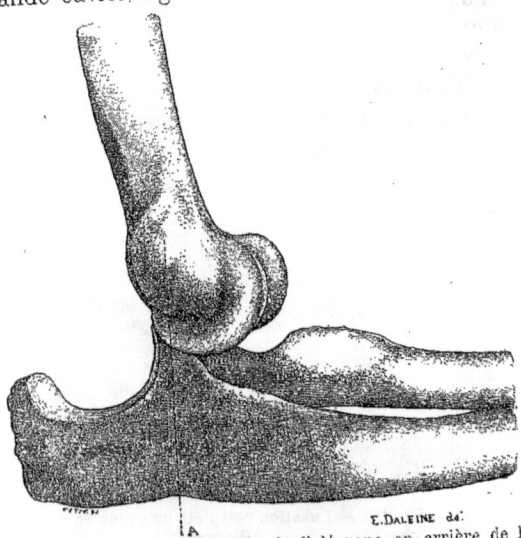

Fig. 161. — Position anormale de l'olécrane en arrière de la ligne verticale A qui passe par l'épitrochlée (luxation incomplète). (Nélaton, *Traité de chirurgie*.)

de l'avant-bras en dehors ; dans certains cas rares, s'accompagnant de larges déchirures des parties molles, il y a un véritable ballottement.

Tels sont les symptômes de la luxation du coude directement en arrière. Mais la luxation peut se faire *en arrière* et *en dehors;* on constate alors, en examinant de profil le membre supérieur, que le déplacement paraît surtout s'être fait en arrière, tandis que, par l'examen de face, il semble surtout s'être produit en dehors, la trochlée faisant une forte saillie en dedans; de plus, l'avant-bras est tordu en dedans.

Dans le déplacement *en arrière* et *en dedans,* les symptômes sont inverses; l'avant-bras semble transporté en dedans; il est en légère 'flexion et supination.

Les *mouvements spontanés* sont nuls, que la luxation appartienne à la variété directement postérieure ou à ces deux dernières variétés; quant aux mouvements normaux de flexion et d'extension provoqués, ils ne sont possibles que dans une faible mesure et produisent une vive douleur.

**Complications**. — Un certain nombre de complications peuvent accompagner les luxations du coude en arrière; nous signalerons, en première ligne, les *fractures,* qui peuvent porter sur l'olécrane, l'apophyse coronoïde, la trochlée et l'épitrochlée, la tête du radius.

C'est *l'apophyse coronoïde* qui se fracture le plus souvent, soit qu'il y ait arrachement par le

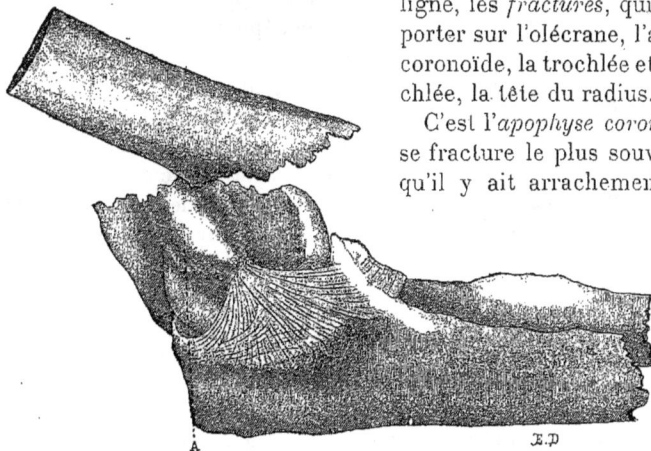

Fig. 162. — Situation normale du sommet de l'olécrane par rapport à l'épitrochlée (fracture de l'extrémité inférieure de l'humérus). (Nélaton, *Traité de chirurgie.*)

brachial antérieur, soit qu'il y ait pression verticale exercée par la trochlée sur le crochet coronoïdien. On reconnaît cette fracture de la coronoïde à la facilité avec laquelle on réduit la luxation et surtout à la reproduction immédiate du déplacement après la réduction. Dans quelques cas de détachement complet de l'apophyse, on peut en constater la mobilité.

La *fracture de l'olécrane* est beaucoup plus rare, de même que celle de la *trochlée* ou de l'*épitrochlée,* cette dernière relevant vraisemblablement du choc direct qui accompagne la chute sur le coude; très rarement aussi le *condyle huméral* ou la *tête du radius* sont cassés. Ces différentes fractures aggravent, au point de vue fonctionnel, le pronostic de la luxation du coude en arrière à cause de l'obstacle qu'elles opposent à la réduction ou au maintien de la réduction, de l'arthrite et de l'ankylose qu'elles peuvent déterminer, enfin, de la gêne dans les mouvements que le cal entraîne fréquemment.

Nous signalerons, comme complications plus rares que les fractures, les *lésions des parties molles*, telles que la rupture des téguments, et les lésions vasculaires et nerveuses portant sur l'artère humérale, les nerfs médian ou cubital.

Dans un certain nombre de cas, la peau a été déchirée le plus souvent en avant, avec ou sans issue de l'extrémité humérale, avec ou sans rupture de l'artère humérale.

**Diagnostic.** — Il est quelquefois difficile à cause du gonflement qui masque les saillies osseuses et empêche de percevoir les changements dans leurs rapports. Dans les cas douteux, la *radiographie* rend de grands services.

C'est surtout avec la *fracture de l'extrémité inférieure de l'humérus*, et avec son *décollement épiphysaire* que l'on aura à faire le diagnostic d'une luxation du coude en arrière. Dans la *fracture*, les rapports entre les trois saillies olécranienne, épicondylienne et épitrochléenne ne sont pas modifiés; de plus, la saillie antérieure, représentée par l'extrémité inférieure du fragment supérieur est moins large, moins arrondie que celle de la palette humérale dans la luxation; cette saillie est située au-dessous du pli du coude, c'est le contraire dans la luxation. Dans la fracture enfin, outre la crépitation, que l'on percevra souvent, la réduction est facile, mais ne se maintient pas (fig. 162).

Dans le *décollement épiphysaire* de l'extrémité inférieure de l'humérus, l'épitrochlée et l'épicondyle ont perdu leurs rapports normaux avec l'olécrane, la largeur du bout inférieur de l'humérus reste du côté lésé absolument égale à celle du côté sain, comme dans la luxation; mais, au lieu de percevoir, comme dans la luxation, la cupule radiale en dehors et en dessous, loin de l'olécrane, le doigt sent le fragment condylien en dehors de l'olécrane, mais tout près de cette apophyse (fig. 163).

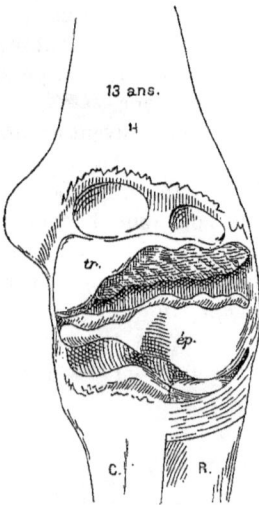

Fig. 163. — Décollement de l'épiphyse humérale supérieure (Nélaton, *Traité de chirurgie*).

II. — LUXATIONS LATÉRALES DES DEUX OS DE L'AVANT-BRAS. — La *luxation en dehors* est plus fréquente que la luxation en dedans, elle s'accompagne fréquemment de l'arrachement de l'épitrochlée. Elle est complète ou incomplète. La *luxation complète* succède à une chute, soit sur la partie interne du coude, soit sur la main, le bras étendu, ou à des chocs portant sur l'extrémité supérieure et interne de l'avant-bras. On admet deux variétés : la luxation *sus-épicondylienne*, dans laquelle la cavité sigmoïde est située au-dessus et en dehors de l'épicondyle et embrasse le bord externe de l'humérus, la luxation *sous-épicondylienne*, dans laquelle la cavité sigmoïde emboîte l'épicondyle. Le radius, qui précède le cubitus, fait saillie plus ou moins haut.

La *luxation incomplète* en dehors a été souvent confondue cliniquement avec la luxation en dehors et en arrière : le bec de l'olécrane répond à la rainure intertrochléo-condylienne ou au condyle lui-même ; la tête du radius est soit sur un plan antérieur, soit sur un plan postérieur au cubitus.

La *luxation en dedans*, souvent confondue, elle aussi, avec la luxation en arrière et en dedans, se montre à la suite d'un coup ou d'une chute soit sur la partie supérieure et externe des os de l'avant-bras, soit sur la partie inférieure et interne du bras. Dans cette variété, la cavité sigmoïde placée en dedans de la trochlée encadre l'épitrochlée ; la partie antéro-interne de la tête radiale appuie sur la joue externe de la trochlée et la lèvre interne de cette dernière s'enfonce comme un coin entre le cubitus et le radius, dilacérant souvent le ligament annulaire.

**Symptômes et Diagnostic.** — *a*) **Luxation en dehors.** — Dans la *luxation complète sus-épicondylienne*, il y a une déformation considérable

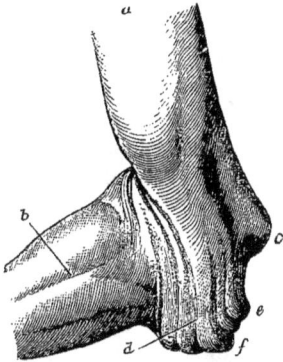

Fig. 164. — Luxation complète du coude          Fig. 165. — Luxation incomplète du coude
        en dehors (Denucé).                              en dehors (Nélaton, *Traité de chirurgie*).

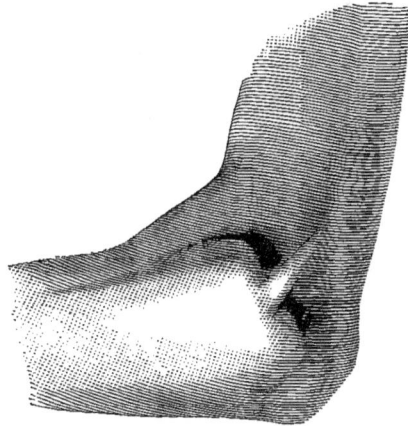

de la région du coude. La dislocation articulaire est évidente, et l'on reconnaît facilement à la palpation les différentes parties de l'extrémité inférieure de l'humérus, qui font saillie sous la peau en dedans ; en dehors, on perçoit les extrémités des os de l'avant-bras.

L'avant-bras est raccourci, en demi-flexion et pronation marquée ; enfin il est placé de champ de telle sorte que le radius regarde en haut, le cubitus en bas, et que la face postérieure de l'olécrane est tournée directement en dehors. La mobilité est variable, parfois excessive.

Il y a un point douloureux très marqué en dedans, au niveau de l'insertion épitrochléenne du ligament latéral interne.

Dans la *luxation complète sous-épicondylienne*, l'avant-bras est moins fléchi, et l'olécrane masque la saillie de l'épicondyle (fig. 164).

Quant à la *luxation incomplète*, elle donne lieu aux signes suivants : coude légèrement fléchi, avant-bras en pronation ; augmentation du diamètre transversal du coude, forte saillie interne de la trochlée et de l'épitrochlée ; en dehors, saillie de la cupule radiale qui roule sous le doigt (fig. 165).

*b*) **Luxation en dedans.** — Le coude est en légère flexion, l'avant-bras en supination est transporté en dedans; on ne peut plus sentir la saillie de l'épitrochlée. L'épicondyle est très proéminent; le condyle huméral est accessible au toucher; il y a au-dessous de lui une dépression due au déplacement du radius en dedans; l'olécrâne fait saillie à la partie interne du coude et masque l'épitrochlée; le diamètre transversal du coude est à peine augmenté; enfin il n'y a, à la face postérieure du coude, aucune déformation analogue à celle de la luxation du coude en arrière ; les faces postérieures du bras et de l'avant-bras se rencontrent à angle droit.

### III. — LUXATIONS EN AVANT DES DEUX OS DE L'AVANT-BRAS. — C'est là

un déplacement exceptionnel; on en a longtemps contesté la possibilité sans

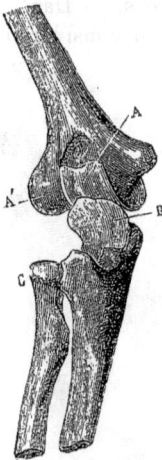

accompagnement d'une fracture de l'olécrane; mais il est aujourd'hui prouvé par quelques faits authentiques. La luxation en avant reconnaît pour cause une chute sur le coude, l'avant-bras étant fléchi; il y a glissement des surfaces articulaires dans la position de flexion forcée.

Dans la *luxation incomplète*, l'olécrane appuie par son sommet sur la partie la plus déclive de la trochlée : le membre est allongé de toute la hauteur de l'olécrane; il existe au-dessous des tubérosités humérales un étranglement circulaire. L'avant-bras est dans une situation variable (extension légère ou flexion); il possède une mobilité parfois exagérée; dans d'autres cas, il a une certaine fixité. Enfin, à la palpation, on reconnaît en arrière la fossette olécranienne évacuée, en avant, les saillies de la tête radiale et de l'apophyse coronoïde (fig. 166).

Dans la *luxation complète*, les os de l'avant-bras sont en avant de l'humérus et chevauchent plus ou moins sur lui. L'avant-bras est demi-fléchi ou étendu, mais le membre est raccourci; si on le regarde par sa face antérieure, le bras paraît raccourci et l'avant-bras allongé. Au contraire, vu d'arrière, c'est le bras qui paraît allongé et l'avant-bras raccourci. En avant, il existe une saillie dure, inégale, formée par l'extrémité supérieure des os de l'avant-bras; en arrière, on reconnaît l'extrémité inférieure de l'humérus, au-dessous de laquelle il y a un vide. Les fractures de l'olécrane, de la coronoïde, de l'épitrochlée compliquent fréquemment la luxation du coude en avant.

Fig. 166. — Luxation incomplète du coude en avant (Nélaton, *Traité de chirurgie*).

### IV. — LUXATIONS DU RADIUS SEUL.

**A. Luxations en avant.** — La luxation du radius en avant se rencontre assez souvent chez les enfants et les adolescents. Elle est ordinairement de cause indirecte et succède à une chute sur la paume de la main, avec hyperextension et adduction violente de l'avant-bras qui plie le coude en dedans et déchire la partie antéro-externe de la capsule articulaire ainsi que le ligament annulaire. Dans certains cas, la luxation est de cause directe : un choc, portant sur la partie postéro-interne de l'extrémité supérieure de l'avant-bras, fracture d'abord le cubitus dans son tiers supérieur, et le radius, rendu libre, peut se déplacer isolément en avant.

L'avant-bras est en flexion et en pronation, la supination volontaire étant impossible; quant à la supination provoquée, elle est fort douloureuse. On ne peut fléchir l'avant-bras au delà de l'angle droit; le mouvement est arrêté par la tête radiale qui vient buter contre la face antérieure de l'humérus, en produisant parfois un certain bruit. A la palpation, on trouve un vide au-dessous du condyle huméral, tandis que l'on perçoit la tête du radius luxé en avant de l'humérus ou plus souvent sur le bord externe du coude, au-dessus de l'épicondyle. Il y a un raccourcissement du bord externe de l'avant-bras, incliné du côté radial.

S'il y a fracture du cubitus concomitante, on trouve quelquefois une encoche interne au niveau du tiers supérieur du cubitus; et, en ce point, la pression détermine une douleur très vive, quelquefois aussi de la crépitation.

B. **Luxation du radius en bas ou par élongation**. — Mal connue au point de vue anatomo-pathologique, cette variété, qui, pour certains auteurs, n'est qu'une subluxation du radius, a une étiologie et une symptomatologie typiques. Elle survient toujours chez de jeunes enfants, principalement de un à trois ans, à la suite d'une traction forcée sur le poignet (fait de prendre brusquement un enfant par le poignet pour lui faire sauter un ruisseau, le transporter d'un endroit à un autre) ou d'une chute à terre, l'avant-bras étant pris sous le corps en pronation forcée.

On peut, au moment même de la traction brusque, percevoir un petit craquement et, immédiatement, il existe une impotence fonctionnelle relative. Les mouvements spontanés sont abolis alors que les mouvements communiqués sont possibles. Le membre pend inerte le long du corps ou est légèrement fléchi; la main est immobilisée en *pronation*. L'enfant refuse de faire usage de son membre, mais on se rend compte aisément que tous les mouvements sont possibles, sauf la supination; si on cherche à provoquer cette attitude, on perçoit une résistance qui s'y oppose.

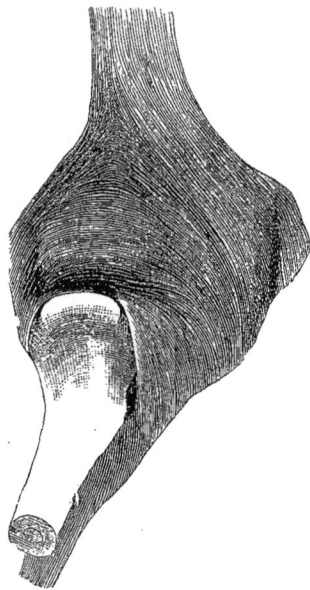

Fig. 167. — Luxation par élongation (Pingaud).

Le plus souvent, l'examen attentif de la région du coude ne permet de découvrir aucun gonflement, aucune ecchymose, aucune déformation, appréciable cliniquement du moins; quelquefois cependant on perçoit en arrière, au-dessus du condyle, une petite dépression qu'on ne trouve pas du côté sain (fig. 167).

Nous ne distinguerons pas les nombreuses théories émises pour expliquer cette gêne fonctionnelle, cette *pronation douloureuse* : accrochement de la tubérosité bicipitale au bord interne du cubitus, déplacement du ligament triangulaire du poignet, luxé en avant de la tête du cubitus, interposition du bord libre du ligament annulaire entre la cupule radiale et le condyle huméral, ou simple invagination et pincement de la capsule entre les surfaces articulaires. Nous dirons seulement que ce traumatisme est peu grave et que, même laissé à lui-même, il guérit spontanément en quelques jours; mais on peut immédiatement rendre au membre impotent et douloureux une indolence parfaite et des mouvements complets. Pour cela, on met l'avant-bras dans l'extension et on lui imprime un brusque mouvement de supination; puis, on le fléchit, tandis qu'avec le pouce on appuie d'avant en arrière sur la tête radiale. A un moment donné, on sent un obstacle à la supination complète, mais, en forçant un peu, on arrive à terminer le mouvement, et en même temps on perçoit un claquement sec; la réduction est obtenue et les symptômes cessent instantanément.

V. — LUXATIONS DIVERGENTES. — Elles se caractérisent par le déplacement de chacun des os de l'avant-bras dans un sens différent, soit que le déplacement se fasse dans le sens antéro-postérieur, cubitus en avant, radius en arrière, soit qu'il se fasse transversalement, cubitus en dedans, radius en dehors; il n'existe d'ailleurs qu'un cas de cette dernière variété.

La luxation divergente *antéro-postérieure*, très rare, elle aussi, ne se produit que par l'application d'une force très violente sur le coude écarté du tronc. L'humérus pénètre comme un coin entre les deux os de l'avant-bras. En arrière, l'olécrane fait saillie; en avant, on sent la tête du radius au pli du coude, l'épicondyle est plus saillant qu'à l'état normal, et au-dessous de lui existe un enfoncement dû au déplacement de la tête radiale. Le membre est raccourci, le diamètre antéro-postérieur du coude augmenté.

## Traitement des Luxations du Coude.

A. — **Luxations récentes.** — La réduction de la *luxation en arrière* et de ses variétés externe ou interne est ordinairement facile, quand elle est précoce. L'opérateur placé du côté luxé prend à deux mains le bras à sa partie inférieure, en croisant les doigts en avant, en appliquant les deux pouces en arrière sur l'olécrane, et réalise ainsi à la fois la contre-extension et la propulsion; l'aide, saisissant l'avant-bras, opère une traction d'abord dans l'axe longitudinal du membre, puis dans la flexion progressive jusqu'au delà de l'angle droit. On obtient en général, par ce procédé, une réduction facile; mais si la luxation date de quelques jours, si le sujet est très musclé, si elle résiste à une première tentative, on se trouvera bien d'avoir recours à l'anesthésie générale; l'extension et la contre-extension seront pratiquées avec des serviettes en anse; de plus, quelques mouvements de rotation de l'avant-bras ou d'inclinaison latérale faciliteront la coaptation.

S'il s'agit d'une luxation en arrière et en dehors, en arrière et en dedans, la marche à suivre sera la même que dans la luxation directe en arrière, avec cette seule différence que la propulsion se fera obliquement sur les extrémités déplacées. Après la réduction, on immobilisera l'articulation pendant quelques jours seulement; dès le 5ᵉ jour, le 8ᵉ jour au plus tard, on doit commencer à communiquer au membre des mouvements variés de flexion, d'extension, de pronation et de supination; des séances quotidiennes de massage et de mobilisation sont indispensables si l'on veut éviter les raideurs articulaires.

Quand la luxation est compliquée de fracture partielle des extrémités articulaires, la réduction est instable : aussi est-il nécessaire alors d'appliquer pendant quelques jours une gouttière plâtrée; mais on devra la supprimer le plus vite possible, vers le 12e jour en moyenne, pour permettre le massage et éviter l'ankylose.

Les *luxations latérales* du coude, externe ou interne, se réduisent par la propulsion combinée à l'extension ou à la flexion latérale. Pour la luxation en dehors, un aide faisant de la traction dans l'axe de l'avant-bras, le chirurgien encadre de ses deux mains la partie inférieure du bras, et avec le pouce refoule peu à peu, en bas et en dedans, l'extrémité des os de l'avant-bras; à mesure que l'olécrane et la cupule radiale s'abaissent et se rapprochent de leur position normale, on fait fléchir progressivement l'avant-bras : un déclenchement brusque annonce la réduction. Ou bien on fait prendre l'avant-bras par l'aide et on le lui fait infléchir en dehors, pendant qu'on maintient le bras et que l'on repousse en bas et en dedans l'extrémité antibrachiale.

Les manœuvres sont identiques, mais en sens contraire, pour la luxation latérale en dedans.

Les luxations *isolées de la tête du radius* se réduisent en faisant tirer par un aide l'avant-bras en extension et en supination, tandis qu'on appuie directement sur la tête radiale, en cherchant à la remettre à sa place.

Quand on se trouvera en présence d'autres luxations exceptionnelles, on aura recours à l'anesthésie générale; on se rendra ainsi un compte exact des lésions, du caractère du déplacement, et l'on pourra alors agir rationnellement par des manœuvres appropriées.

B. — **Luxations anciennes.** — Les luxations du coude non réduites deviennent très rapidement irréductibles : les surfaces osseuses articulaires se déforment, les muscles péri-articulaires se rétractent; il s'établit des adhérences entre la partie antérieure de la palette humérale et les débris capsulaires antérieurs doublés des fibres les plus profondes du brachial antérieur; enfin, dans ces débris fibro-musculaires, il se forme une production osseuse, véritable ostéome : tous ces facteurs rendent bien vite impossible la réduction.

En présence d'une luxation ancienne, on commencera par essayer les *procédés de douceur*, sous anesthésie générale : s'ils échouent, on pourra tenter la réduction par les *manœuvres de force* ou par l'*arthrotomie*.

Mais les résultats donnés par la réduction par les manœuvres de force ne sont guère encourageants : les malades ne recouvrent que des mouvements fort limités.

Quant à l'arthrotomie ou réduction sanglante, elle n'est suivie d'un résultat fonctionnel satisfaisant que si les manœuvres de dégagement ont été simples, et si les productions fibreuses et osseuses péri-articulaires sont encore peu développées; or, au delà de six semaines à deux mois, il est bien rare de rencontrer ces conditions favorables.

Au delà de deux mois on ne doit plus rien attendre de l'arthrotomie. Que faire alors? Il faut tenir un grand compte de l'état fonctionnel du membre; il est des luxations anciennes non réduites qui laissent, surtout chez l'enfant, des mouvements suffisamment étendus pour qu'on ne puisse espérer donner mieux par une intervention; le mieux est alors de n'y point toucher. Dans les cas contraires, s'il y a trop grande gêne ou douleur, on aura recours à la *résection orthopédique*, qui donnera ordinairement de très bons résultats.

Chez l'enfant cependant on ne doit jamais avoir recours à la résection, qui nuirait à la croissance du membre.

Dans la luxation irréductible de la tête du radius, la résection pure et simple de cette tête sera suivie généralement de la guérison.     *G. LABEY.*

**COUDE** (RÉSECTION). — La résection du coude est indiquée dans les cas d'arthrite tuberculeuse, ou encore pour des ankyloses de l'articulation. Nous aurons surtout en vue la résection pour tuberculose.

*Les instruments nécessaires* pour l'opération sont : un bistouri ordinaire, un bistouri à résection, une pince à disséquer, deux paires de ciseaux droits et courbes, vingt pinces hémostatiques, une paire d'écarteurs, une rugine, une curette, une pince coupante, une scie droite et une scie à chaîne, deux aiguilles de Reverdin droite et courbe, une bande d'Esmarck.

Des catguts 1 et 2, des crins de Florence, un drain.

Des compresses aseptiques, de l'ouate hydrophile et ordinaire, une bande de tarlatane et du plâtre pour faire une gouttière plâtrée.

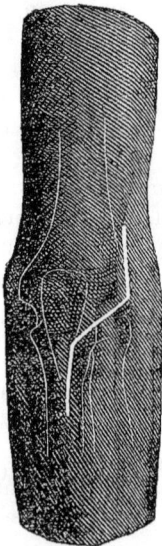

Fig. 168.
Incision en baïonnette
d'Ollier (Farabeuf).

**Manuel opératoire**. — L'anesthésie générale est nécessaire; le malade une fois endormi on applique une bande d'Esmarck, puis on place le coude fléchi à angle obtus et soulevé sur un coussin de façon à ce que sa face postérieure regarde en dehors et en avant.

1° *Incision*. — L'incision qui nous paraît la plus commode est l'incision en baïonnette d'Ollier, légèrement modifiée (fig. 168), cette incision commencera sur le bras à trois travers de doigt au-dessus de l'épicondyle et descendra verticalement jusque derrière cette saillie; à ce niveau elle obliquera en dedans et en arrière pour atteindre la ligne médiane un peu au-dessous de l'olécrane; enfin, redevenant verticale, elle descendra sur la ligne médiane le long de la crête postérieure du cubitus sur une longueur de 5 à 6 centimètres.

2° *Ouverture de l'articulation*. — La peau et le tissu sous-cutané étant coupés on écartera les deux lèvres de l'incision et on cherchera à pénétrer entre le triceps en dedans, le long supinateur et le premier radial, puis l'anconé au dehors; ces muscles étant écartés on découvre la capsule articulaire sur toute l'étendue de la gouttière épicondylo-olécranienne et on incise longitudinalement. Soulevant la lèvre externe de cette incision, on dénude à la rugine ou au bistouri la face postérieure, le sommet et la face antérieure de l'épicondyle en déta-

chant les insertions du ligament latéral externe et des muscles épicondy-
liens et, en poussant cette dénudation aussi loin que possible en avant, on

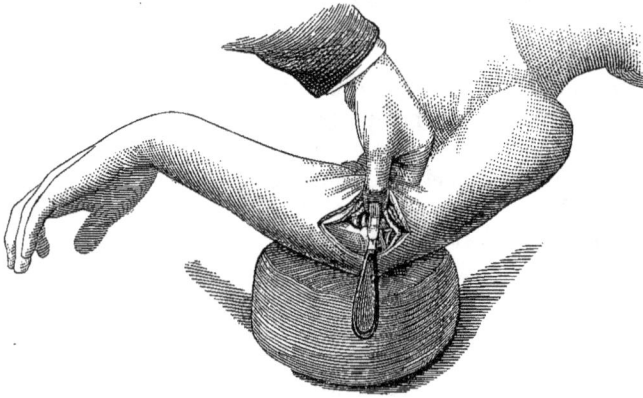

Fig. 169. — Décortication à la rugine de la partie postéro-externe de l'articulation (Farabeuf).

dénude ensuite la tête radiale de son revêtement périostique et de ses ligaments en ouvrant l'articulation radio-cubitale (fig. 169).

Revenant au côté interne de l'incision, on détache le triceps en conservant soigneusement ses connexions avec le périoste du cubitus. La dénuda
tion du cubitus est continuée en dehors et surtout en dedans ou on détache
à la rugine le perioste et les insertions musculaires et ligamenteuses dans
toute l'étendue de la gouttière épitrochléo-olécranienne, en prenant grand
soin de ne pas blesser le nerf cubital. Si cette dénudation était trop difficile,
on pourrait la faciliter en faisant une deuxième incision verticale au niveau

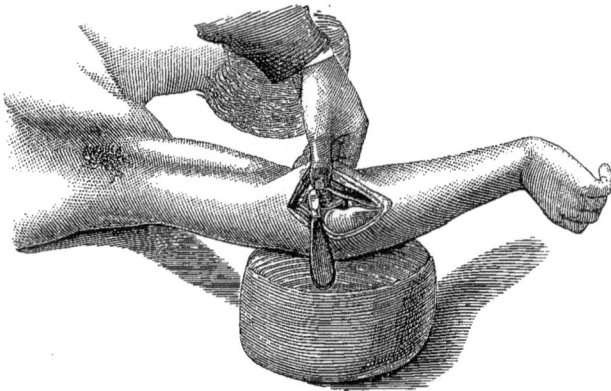

Fig. 170. — Décortication à la rugine de la partie postéro-interne de l'articulation (Farabeuf).

de l'épitrochlée, mais le plus souvent on peut se passer de cette deuxième
incision (fig. 170).

3° *Section des os de l'avant-bras.* — On coupe d'abord la tête du radius
soit avec une pince coupante, soit avec la scie à chaîne. La face externe du
cubitus étant alors largement découverte, on achève la dénudation de cet

os en dehors et en avant, puis lorsque rien ne le retient plus on attire son extrémité supérieure à travers l'incision en portant l'avant-bras en flexion et adduction forcée, on sectionne alors l'os plus ou moins·bas suivant l'étendue des lésions, tandis que l'aide, avec des écarteurs, protège soigneusement les parties molles.

4° *Section de l'extrémité inférieure de l'humérus.* — L'extrémité inférieure de l'humérus devenue facilement accessible à son tour est luxée entre les lèvres de l'incision ; on l'examine avec soin pour apprécier l'étendue des lésions et déterminer à quel niveau il faudra faire la section : autant que possible on se bornera à enlever la portion articulaire en respectant l'épitrochlée et l'épicondyle ; cet enlèvement pourra être fait, soit à la scie, soit à la pince coupante.

Lorsque la résection n'aura pas été trop étendue, il y aura avantage à excaver légèrement à la rugine l'extrémité du cubitus et à arrondir l'extrémité humérale de façon à reconstituer une sorte d'articulation.

5° *Les résections osseuses étant terminées* on enlève à la pince et aux ciseaux toutes les fongosités et toutes les parties molles qui paraissent altérées, puis on complète ce nettoyage en touchant la face interne de la synoviale avec du chlorure de zinc au dixième.

Les os sont remis en contact, on laisse en arrière d'eux un drain allant jusqu'à la partie interne de l'articulation et on ferme la plaie cutanée.

On fait un pansement aseptique légèrement compressif et par-dessus on applique une gouttière plâtrée interne qui immobilise le coude en position de flexion.

S'il n'y a pas de température, le pansement est laissé en place dix à douze jours, puis on ôte l'appareil et on enlève les fils cutanés ; le drain est également supprimé s'il y a peu ou plus de suintement, puis on refait le pansement et on applique un nouveau plâtre.

Lorsque la cicatrisation est complète, on commence l'électrisation et la mobilisation de l'articulation en réappliquant l'appareil plâtré dans l'intervalle·des séances. Ultérieurement on fera porter un appareil à tuteurs latéraux permettant la flexion du coude. *PIQUAND.*

**COUDE** (**TUMEUR BLANCHE**). — C'est au niveau du cubitus et surtout de l'*olécrane* que débute le plus souvent la tuberculose du coude ; les foyers sont fréquents également dans l'extrémité inférieure de l'humérus, vers la trochlée ou le condyle. Le radius est plus rarement le siège primitif des lésions.

**Symptômes et Diagnostic.** — La *douleur* et la *gêne des mouvements* marquent le début de l'affection. Puis survient un *gonflement* qui siège surtout sur la partie postérieure de l'articulation ; ce gonflement est dû tantôt à un épanchement liquide, auquel cas on peut percevoir de la fluctuation vraie, tantôt à des fongosités avec leurs caractères spéciaux de mollesse pâteuse. La pression sur le squelette, par la douleur qu'elle réveille, montre quels sont les points osseux malades ; c'est le plus fréquemment sur le côté externe de l'olécrane et de l'extrémité humérale que les lésions sont le plus marquées.

Bientôt, par suite de sa distension par les fongosités, l'articulation s'immobilise dans la *demi-flexion* avec *pronation forcée*. Les muscles péri-articulaires sont contracturés, surtout le biceps et le long supinateur; mais en
même temps ces muscles, en particulier le triceps, sont dans un degré
marqué d'atrophie. Cette *atrophie musculaire*, jointe à la tuméfaction articulaire, contribue à donner à la région du coude un aspect fusiforme.

Quand survient la suppuration, les *abcès* se font jour le plus souvent en
arrière sur les côtés de l'olécrane; dans certains cas les orifices fistuleux se
forment sur les parties latérales de l'articulation, en particulier à son côté
externe, près de l'articulation radio-cubitale, ou encore sur la face postérieure de l'humérus à une plus ou moins grande hauteur.

Les ligaments sont détruits par la suppuration, d'où production de mouvements de latéralité. Simultanément les cartilages articulaires sont détruits,
les extrémités osseuses se nécrosent et il y a formation de séquestres :
l'exploration au stylet rend compte de ces délabrements anatomiques. On
peut voir alors survenir des *luxations pathologiques* : la plus fréquemment
observée est la luxation du radius en haut et en arrière, due à l'attitude de
pronation forcée. Les adénopathies axillaires et épitrochléennes sont presque
constantes dans la tumeur blanche du coude.

On rencontre quelquefois une forme un peu spéciale de tumeur blanche
du coude; vraie *forme sèche*, dans laquelle les sujets souffrent pendant de
longues années de douleurs dans la région du coude, sans gonflement; il y
a des raideurs, des craquements; l'évolution est lente et aboutit soit à la
guérison avec ankylose plus ou moins complète, soit à la suppuration et à
la transformation fongueuse. C'est surtout chez l'adulte qu'on rencontre
cette forme sèche. Nous ne nous attarderons pas au diagnostic de la tumeur
blanche du coude, renvoyant à l'article consacré aux tumeurs blanches en
général; il est d'ailleurs le plus souvent facile; c'est surtout avec l'arthrite
blennorragique qu'il se posera dans certains cas.

**Pronostic.** — Le pronostic est subordonné à la présence ou non de
lésions viscérales et non pas à l'état local, pourvu toutefois qu'une résection
bien faite enlève tout le foyer. Quant au *pronostic fonctionnel* il est *influencé*
dans de fortes proportions par le degré d'altération de l'article, par l'âge du
sujet et par son état social. Par une résection faite de bonne heure, chez
un sujet au-dessous de trente ans, pouvant soigner son état général, on
peut avoir un résultat parfait.

**Traitement.** — *Chez l'enfant*, c'est, comme pour toutes les tumeurs
blanches, au traitement non sanglant qu'on doit avoir recours. On appliquera un traitement général et on immobilisera le coude en *flexion à angle
droit* dans une gouttière plâtrée : cette immobilisation sera longtemps prolongée. On peut essayer également la méthode sclérogène qui a donné des
succès. Les abcès froids seront évacués et modifiés par des injections à
l'éther ou à la glycérine iodoformée. En cas de fistulisation ou de persistance
des abcès, il serait alors indiqué d'intervenir et de faire une résection atypique, grattage ou évidement, respectant le cartilage de conjugaison.

*Chez l'adulte*, si l'immobilisation et le traitement général ne donnent pas
une amélioration rapide, il faut au contraire intervenir vite et faire une

résection large et typique, sans attendre l'apparition d'abcès et de fistules. La résection faite dans ces conditions de précocité donne d'excellents résultats au point de vue fonctionnel et vital, pourvu bien entendu que le sujet ne présente pas encore de lésions viscérales.

Enfin en présence de lésions osseuses très étendues, de fistules multiples, chez des malades affaiblis qu'il est urgent de débarrasser d'un foyer de suppuration, l'amputation reste la dernière ressource; on doit y avoir recours.

*G. LABEY.*

**COUP DE FOUET.** — V. Varices.

**COUPEROSE.** — V. Acné.

**COUPS DE FEU.** — V. Blessures, Bouche, Orbite, Oreille.

**COURGE (SEMENCES DE).** — On utilise les semences de *Cucurbita Pepo* et *Cucurbita maxima* comme anthelminthique (surtout chez les enfants).

La dose, pour les adultes, est de 50 à 60 gr. Aux enfants, on donne de 30 à 45 gr. de graines décortiquées, réduites en pâte et mêlées à du miel, ou sous forme de looch, 2 ou 3 jours de suite.

*Tænifuge* (Enfants).

| | | |
|---|---|---|
| Semences de courges mondées. . . . (selon l'âge) 30 à | 45 | grammes. |
| Sucre pulvérisé. . . . . . . . . . . . . . . . . 30 à | 45 | — |
| Eau distillée de fleurs d'oranger . . . . . . . . . . | 15 | — |
| Infusion de thym (2 0/0) . . . . . . . . . . . . . . | 125 | — |

A prendre le matin à jeun; 1 heure après, 20 grammes d'huile de ricin.

*E. F.*

**COUSSO.** — Les inflorescences femelles de cousso (*Hagenia abyssinica*, Rosacées), constituant des panicules rougeâtres très ramifiées, sont utilisées comme tænifuge. Le cousso n'a pas d'odeur, mais sa saveur est âcre et amère.

Le cousso s'emploie sous forme de poudre, à la dose de 20 gr., en infusion que le malade, après un jour de diète, avale sans la passer (V. Apozème). Le cousso provoque une première selle au bout d'une heure; si l'effet tarde, on donne 20 gr. d'huile de ricin; le parasite est expulsé vers la troisième ou quatrième heure (V. Tænia).

*E. F.*

**COUVEUSE.** — V. Prématurés.

**COXALGIE.** — C'est l'arthrite tuberculeuse de la hanche : le terme *coxalgie* ne doit donc pas être attribué, comme autrefois, à toutes les arthrites infectieuses.

Exceptionnelle chez le nouveau-né, rare à un âge avancé, elle apparaît généralement entre 5 et 10 ans. Ses causes sont celles de toutes les arthrites tuberculeuses.

Dans 75 à 80 pour 100 des cas, les lésions débutent par les os. Le début par la synoviale appartient surtout au nourrisson, dont l'épiphyse fémorale et la plus grande partie du cotyle sont encore cartilagineuses. Un foyer d'ostéite tuberculeuse extra-capsulaire peut s'ouvrir dans l'articulation, mais la règle est que les lésions osseuses siègent, à l'origine, dans l'intérieur même de la capsule.

La cavité cotyloïde est souvent la première atteinte, plus souvent même que l'extrémité supérieure du fémur. Tôt ou tard, les deux surfaces articulaires sont malades.

Le segment postéro-supérieur du cotyle est un lieu d'élection pour l'ostéite tuberculeuse : son rebord est détruit, le fond peut être perforé, et on a vu un séquestre enclavé du côté du bassin.

La tête fémorale est creusée de petites cavernes tuberculeuses contenant de la matière caséeuse, des séquestres adhérents ou mobiles. La disjonction de l'épiphyse, la fracture spontanée du col sont des accidents possibles.

Au début, surtout si la synoviale est atteinte en premier lieu, le cartilage d'encroûtement est conservé. Plus tard, il se décolle de l'os sous-jacent. Alors le tissu osseux, ramolli, en même temps qu'il est détruit par l'ostéite tuberculeuse, se modèle sous l'influence des conditions mécaniques extérieures. La tête et le col disparaissent; le cotyle érodé subit une sorte d'élargissement, de *migration* sur le dos de l'os iliaque. Cette *ulcération compressive* entraîne le déplacement lent du moignon fémoral, qualifié bien à tort, comme l'a fait remarquer Malgaigne, de *luxation spontanée* ou *pathologique*. Ce n'est là qu'une *fausse luxation*. La distinction importe, car on voit, au cours de la coxalgie, la *vraie luxation*, c'est-à-dire, le déplacement brusque, favorisé par l'épanchement articulaire, les destructions parcellaires du rebord cotyloïdien et du fémur, l'atrophie et la contracture musculaires. Cet accident précoce n'a rien de commun avec le glissement lent, conséquence de l'usure de la tête fémorale et de la migration du cotyle.

La synoviale est rougeâtre, épaissie par les fongosités, surtout au voisinage de ses attaches fémorales.

L'épanchement peut manquer : c'est la *carie sèche* (Volkmann), plus rare qu'à l'épaule. Habituellement du liquide plus ou moins trouble distend la synoviale, mais l'*hydrops tuberculosus* à *grains rhiziformes* est rare.

Les *abcès* sont très fréquents. Les abcès *cruraux* suivent le droit antérieur ou le psoas dont ils envahissent quelquefois la bourse séreuse pour rentrer dans le bassin. Les abcès *fessiers* fusent sous le muscle grand fessier et descendent à la cuisse ou au périnée. Les abcès *pelviens* partent de la face interne du cotyle et sortent du bassin par l'échancrure sciatique, le trou obturateur, ou perforent le releveur pour remplir la fosse ischio-rectale.

Les *ganglions* se prennent dans l'aine et la fosse iliaque. L'atrophie, la contracture et la rétraction des *muscles*, raccourcis par la déviation ou le glissement du fémur, les *troubles secondaires dans la croissance* du membre inférieur et du bassin s'ajoutent aux lésions articulaires. Le fémur est plus court, non seulement parce que son extrémité supérieure est en partie détruite, mais aussi en raison de l'atteinte portée à l'activité du cartilage conjugal. L'atrophie peut même frapper la jambe et le pied. Enfin, le bassin, aplati et atrophié du côté malade, devient oblique ovalaire, et peut créer des complications obstétricales.

**Symptômes.** — Le début est marqué par des signes d'ostéo-arthrite chronique. Plus tard, apparaissent des symptômes en rapport avec la des-

## Coxalgie.

truction progressive des surfaces articulaires. C'est à cette époque que surviennent, en général, les abcès, dont la présence est du reste inconstante.

*Première période.* — La coxalgie s'installe sans fracas. Douleur et claudication, tels sont les signes révélateurs. Parfois, la claudication attire d'abord l'attention, car la douleur, légère, permet encore la marche. L'oreille perçoit aussi bien que l'œil l'inégalité du pas ; Marjolin indiqua ce *signe du maquignon.*

La douleur spontanée survient surtout la nuit ; l'enfant se réveille en poussant des cris, change de position et se rendort. Elle se localise volontiers au genou, phénomène qui peut tromper.

Claudication et douleur sont d'abord intermittentes ; elles n'apparaissent qu'après une journée de fatigue, une séance de jeu un peu trop agitée.

Par exception, la douleur condamne très vite le malade au lit : la coxalgie débute ici comme une arthrite subaiguë ou même aiguë.

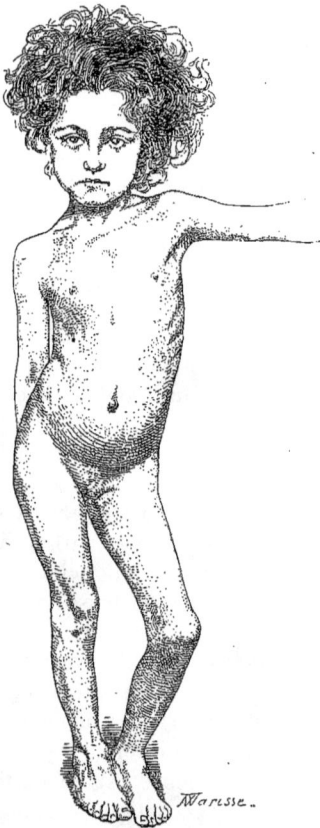

Fig. 171. — Coxalgie gauche en flexion, abduction et rotation externe (Kirmisson).

L'exploration provoque la douleur par pression sur la tête fémorale, à la base du triangle de Scarpa, à la fesse pendant la flexion de la cuisse, par pression du fond du cotyle pendant le toucher rectal ou vaginal. Un choc brusque sur le grand trochanter, une poussée de bas en haut sur le genou fléchi ou le talon du membre en extension, de petits mouvements de rotation imprimés à la tête dans le cotyle, tout cela éveille la douleur ou l'exagère.

Très tôt, les mouvements de flexion, d'abduction et d'extension sont limités par la contracture musculaire et la cuisse est maintenue dans une attitude qui varie suivant les cas. Mais on notera que cette *attitude vicieuse* peut manquer, ce qui n'exclut pas la diminution de la mobilité.

Pour la chercher, on examinera le malade sur un matelas dur, de préférence sur une table, et on commencera par corriger la déviation du bassin en renversant les deux épines i. a. s. sur une même ligne horizontale.

Au début, c'est la *flexion* avec *abduction* et *rotation externe* qu'on observe presque toujours, attitude de moindre douleur, prise instinctivement dans la station verticale et la marche. Aussi est-il parfois nécessaire pour la constater d'examiner le malade debout, quelques jours de repos au lit suffisant à supprimer la contracture fixatrice (fig. 171).

A la longue, l'attitude vicieuse devient permanente. Elle n'apparaît pas toujours au premier abord aussi marquée qu'elle l'est en réalité, car elle est masquée par des déviations compensatrices du bassin. Pour corriger la flexion et permettre au membre malade de reposer à plat sur le plan du lit, le bassin s'étend sur le rachis; autrement dit, les reins se creusent en *ensellure lombaire*. Pour corriger l'abduction, le bassin s'incline latéralement du côté de la cuisse malade. Pour corriger la rotation externe, il tourne d'arrière en avant du côté malade, et l'épine i. a. s. se projette en avant de celle du côté sain. Dès lors, les deux membres peuvent se placer au contact et parallèles.

La conséquence est claire : le bassin, abaissé du côté malade, s'est élevé d'une quantité égale du côté sain, comme le fléau d'une balance, dont chaque plateau serait le pied du malade. Du côté où le bassin s'est abaissé, le pied est plus bas que du côté où il s'est élevé, et le membre malade semble plus long que le membre sain. La mensuration peut tromper en sens inverse. L'abduction du côté malade rapproche, en effet, l'épine i. a. s. et l'interligne du genou, elle tend à diminuer l'angle ouvert en dehors que forme la cuisse avec le bassin. Inversement, du côté sain, l'élévation compensatrice du bassin tend à ouvrir l'angle similaire et écarte nécessairement les deux repères de la mensuration. Donc, du côté malade, la distance diminue entre l'épine i. a. s. et l'interligne du genou, tandis qu'elle augmente du côté

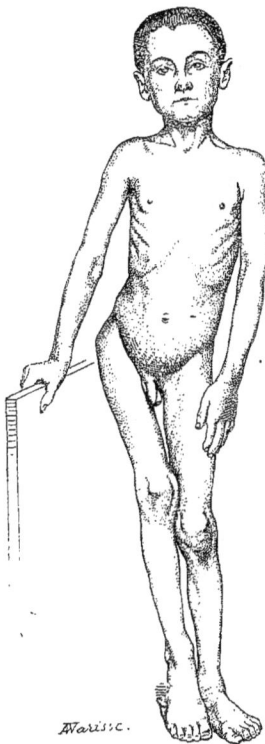

Fig. 172. — Coxalgie droite en flexion, adduction et rotation interne (Kirmisson).

sain. L'*allongement apparent à la vue coïncide avec un raccourcissement apparent à la mensuration.*

L'attitude peut varier : la flexion simple n'est pas rare. Quand les douleurs sont très vives dès le début, et que le malade prend d'emblée le lit, la cuisse se place, comme l'a dit Bonnet, en *flexion, adduction* combinée à la *rotation interne.* C'est encore une attitude instinctive, de moindre douleur, que le malade prend dans son lit. Des mouvements compensateurs du bassin pourront aussi masquer plus ou moins l'attitude anormale; l'inverse du cas précédent se produit; l'élévation du bassin, compensatrice de l'adduction, survient du côté malade, d'où *raccourcissement apparent à la vue* et *allongement apparent à la mensuration* (fig. 172).

Tel est le paradoxe de la coxalgie. Il n'y a de paradoxale que l'erreur des anciens, qui croyaient à la réalité de l'allongement et du raccourcissement.

La contracture, et plus tard la rétraction des muscles, diminuent la mobilité active et passive du fémur. Pendant l'abduction, les adducteurs résistent. Vient-on à fléchir la cuisse, c'est le bassin qui se fléchit sur le rachis et l'ensellure s'efface. Elle s'exagère, si on veut forcer l'extension.

A la longue, cuisse et bassin sont rendus solidaires par la contracture, puis par la rétraction des muscles associée à celle de la capsule : tous les mouvements imprimés au membre sont transmis au rachis. Il y a *fausse anky- lose*.

A cette époque, les muscles de la cuisse sont atrophiés et les ganglions sont gros dans l'aine et parfois dans la fosse iliaque.

La *luxation vraie* est un accident de la première période. Elle n'est pas rare, mais on l'a souvent prise pour le glissement lent par destruction progressive des surfaces articulaires. Un traumatisme léger est habituellement noté. Le fémur se déplace en arrière, quelquefois aussi en avant (fig. 175). Alors seulement, le *raccourcisse- ment vrai* existe, avec ascension du grand tro- chanter, et la tête fémo- rale roule dans la fesse, comme dans une luxation iliaque.

*Deuxième période.* — Les signes de la destruction des surfaces articu- laires et les abcès la carac- térisent.

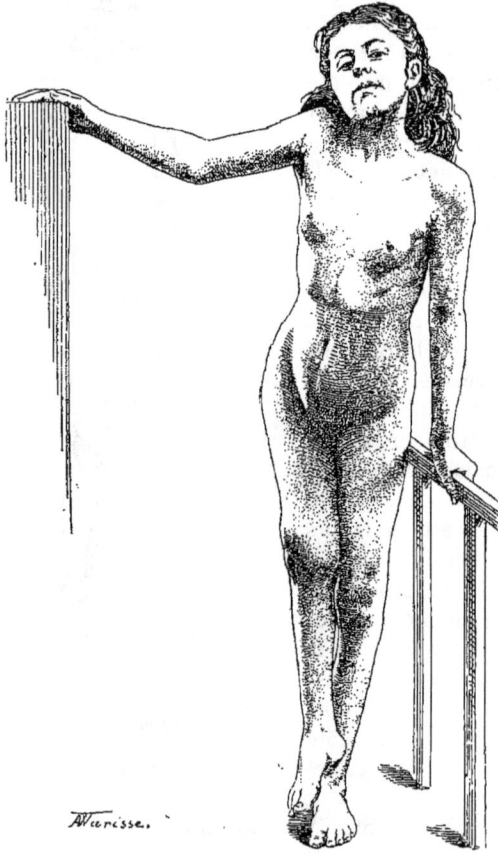

Fig. 175. — Luxation vraie en arrière dans les premiers mois d'une coxalgie (Kirmisson).

L'usure de la tête et du cotyle se traduit par le *raccourcissement vrai* du fémur et l'*ascension* du *grand trochanter*. Rappelons que, pour une mensu- ration précise, les 2 épines i. a. s. doivent être sur une ligne rigoureu- sement horizontale, et le membre sain dans la même attitude que le membre malade. La mensuration comparative de l'épine i. a. s. à l'interligne du genou donne la valeur du raccourcissement créé par l'usure des surfaces et le glissement du moignon fémoral. On détermine ensuite le degré d'ascen- sion du grand trochanter par la position de son sommet relativement à la

perpendiculaire abaissée de l'épine i. a. s. sur le plan du lit. La différence
varie de 2 à 4 cent.

A cette période, la cuisse plus ou moins fléchie est ordinairement en
*adduction* et *rotation interne*. Cette transformation de l'attitude résulte du
raccourcissement du fémur et de son glissement progressif en haut, en
arrière et en dehors.
Elle s'observe surtout
chez les coxalgiques
mal soignés, mais elle
n'est pas constante, et
on se tromperait sin-
gulièrement, si on vou-
lait conclure dans tous
les cas qu'une coxal-
gie en abduction est
encore à ses débuts.
L'élévation relative du
grand trochanter et le
raccourcissement vrai
du fémur constituent
donc les seuls signes
constants de la destruc-
tion osseuse (fig. 174).

La fixité du membre
s'est accentuée de plus
en plus, en même
temps que l'adénite
symptomatique et
l'atrophie musculaire.

On constate parfois
une infiltration péri-ar-
ticulaire, une sorte
d'œdème avec circula-
tion veineuse exagé-
rée. Il faut alors soup-
çonner l'existence d'un
abcès. La fièvre en est
un bon signe si l'état
des poumons ne l'ex-
plique pas. Les abcès

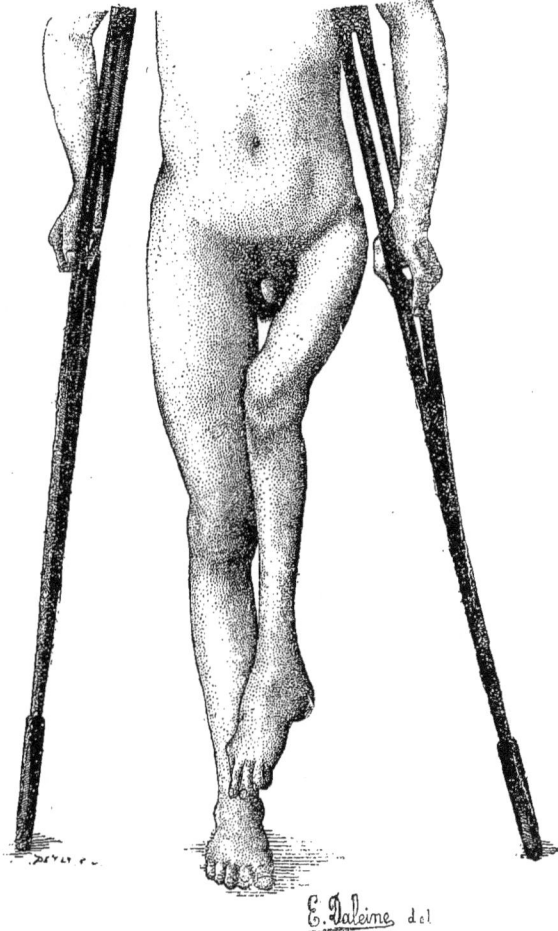

Fig. 174. — Coxalgie gauche ancienne
avec raccourcissement très prononcé (Kirmisson).

péricoxaux sont souvent multiples; ils suivent autour du fémur des trajets
complexes, et leur origine exacte est souvent difficile à déterminer. Quand
ils sont ouverts, la coxalgie entre dans la phase la plus grave de son évolution : la fistule, c'est la porte ouverte à la septicémie, à marche quelquefois
rapide.

**Marche et Pronostic.** — C'est par années qu'il faut presque toujours
envisager la durée de la maladie, même quand elle est bien traitée. Le pro-

nostic vital dépend surtout de l'état des poumons, tant que la coxalgie n'est pas fistuleuse. Sans abcès, une coxalgie demande trois ans en moyenne pour arriver à l'ankylose de guérison. Les abcès compliquent naturellement la situation, mais ce sont les fistules qui assombrissent surtout le pronostic : un coxalgique ne meurt de sa coxalgie que quand elle est devenue fistuleuse. Pourtant, tous les chirurgiens ont dans leur pratique de vieux coxalgiques dont la santé générale reste bonne, malgré une hanche ankylosée et fistuleuse.

Le retour de la mobilité articulaire est rare et l'ankylose est la terminaison naturelle de la maladie. Les qualités de la guérison dépendent alors de la solidité de l'ankylose, de l'attitude, et de l'importance du raccourcissement.

**Diagnostic**. — La profondeur de la hanche crée, pour son exploration directe, des difficultés qui n'existent pas au genou. On ne sent guère les frongosités d'une coxalgie. En outre, la région est celle où évoluent le plus de lésions para-articulaires capables de simuler la tuberculose, et celle où se localisent le plus souvent des arthrites qui n'ont rien à voir avec elle.

On ne se trompera pas à la douleur du genou. L'attention étant attirée vers la hanche, on éliminera toutes les *fausses coxalgies* : la *coxalgie hystérique* de Brodie, à laquelle on pensera chez les jeunes filles nerveuses; la *psoïtis*, qui se reconnaîtrait à l'indolence de la tête fémorale, à l'empâtement de la fosse iliaque, à la conservation des mouvements de flexion de la cuisse sur le bassin; le *mal de Pott dorso-lombaire* ou la *sacro-coxalgie*, souvent compliqués de contracture du psoas; les *ostéites tuberculeuses péricoxales*, qui laissent tourner la tête sans douleur dans le cotyle; l'*ostéo-sarcome du fémur* au début, caractérisé par une hypertrophie notable de l'os, la conservation des mouvements passifs de la tête fémorale, et la persistance des douleurs malgré le repos prolongé.

Les *arthrites non tuberculeuses* se caractérisent presque toujours par une évolution plus rapide que la coxalgie. La *coxite blennorragique* est remarquable par l'intensité précoce des douleurs. Les arthrites des maladies infectieuses (*fièvres éruptives*, *fièvre typhoïde*) diffèrent presque toujours de la coxalgie par leur allure bruyante : mais elles peuvent être subaiguës, et la coxalgie d'autre part réchauffe quelquefois son allure; les commémoratifs et l'examen général du sujet éclaireront le diagnostic. Certaines *ostéites de croissance*, limitées à l'extrémité articulaire du fémur, peuvent présenter une évolution chronique et simuler la coxalgie : on y songera, si les antécédents du malade ne révèlent aucune tare tuberculeuse.

La radiographie pourra faciliter le diagnostic au début : les foyers tuberculeux du fémur donnent des zones plus claires ou plus sombres que l'os qui les environne; mais les bons clichés sont bien rares.

**Traitement.** — Inutile d'insister sur l'importance du traitement général et du séjour à la campagne ou au bord de la mer.

Le traitement local de la *coxalgie non suppurée* doit s'inspirer des deux préceptes suivants :

1° *Maintenir ou ramener le membre en attitude normale*;

2° *Enrayer les progrès de l'ulcération compressive*.

L'*extension continue*, par l'appareil de Tillaux ou celui de Hennequin, est un moyen très actif auquel il faut recourir quand le repos au lit ne calme pas les douleurs. Nous préférons, chez l'enfant, un dispositif analogue à celui de Lannelongue : le malade est fixé sur un matelas dur et plat, facile à transporter sur une petite voiture, par une ceinture thoracique munie de courroies latérales dont les extrémités s'attachent de chaque côté du matelas. D'autres lacs, partant des bords supérieur et inférieur de la ceinture, viennent se fixer aux petits côtés du matelas. Le corps étant ainsi maintenu dans les deux sens, on applique, par l'appareil de Tillaux, une traction de 2 à 5 kg. suivant l'âge (fig. 175).

Quand les douleurs sont calmées par l'extension continue, ou d'emblée, si le repos au lit a suffi pour les faire disparaître, on immobilisera le bassin

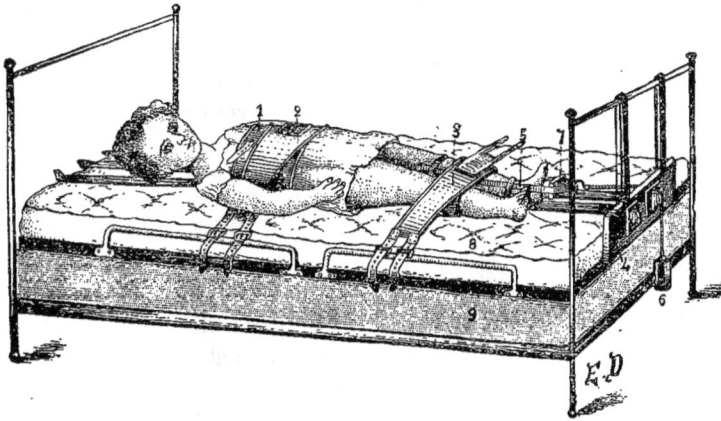

Fig. 175. — Appareil à extension continue (Lannelongue).

et la cuisse dans un *appareil plâtré*, après *réduction de l'attitude vicieuse* (fig. 176). La réduction s'obtient sans peine au début. Au besoin, quelques gouttes de chloroforme auront raison de la contracture musculaire ; mais *nous rejetons absolument toute manœuvre brutale*. Si l'attitude, fixée par la rétraction des muscles et de la capsule, résiste à des tentatives dont la violence doit être exclue, nous recommandons de chercher la réduction de la façon suivante (méthode de Dollinger).

Entre deux tables écartées d'une distance proportionnelle à la taille du malade, on dispose deux tiges métalliques grosses comme l'index et de longueur appropriée. Le patient, dont le bassin et les deux membres sont enveloppés d'ouate, est couché de telle sorte que la moitié inférieure du tronc et la plus grande partie des jambes reposent sur les deux tiges dans l'intervalle des tables. On applique alors autour du bassin, dont on redresse l'ensellure, et du membre sain exactement allongé, un bandage plâtré qui saisit le tout avec la tige, jusqu'au-dessous du genou. On attend que ce premier bandage soit bien sec. Puis, on allonge lentement le membre dévié sur la tige qui lui correspond. Si la cuisse résiste, on s'arrête. On fixe la correction obtenue par un bandage plâtré qu'on solidarise avec le premier

**Coxalgie.**

appareil. Il n'y a plus qu'à retirer les tiges après dessiccation, et à couper la partie de l'appareil qui fixait le membre sain. Au bout de deux semaines, on répète la même opération, et on obtient, *par étapes successives*, des redressements satisfaisants. Une très légère flexion, avec un peu d'abduction, facilite la marche avec une hanche ankylosée : on ne cherchera donc pas la correction complète.

L'appareil sera changé tous les deux ou trois mois pour satisfaire aux nécessités de l'hygiène et à l'accroissement de la taille du sujet.

C'est une mauvaise pratique que de laisser marcher les coxalgiques dans leur plâtre, au moins pendant la période active de la maladie. L'appareil plâtré leur permet de sortir sur leur voiture spéciale et de profiter des ressources puissantes de l'aération, ou du traitement maritime.

Quand une luxation vraie s'est produite, la réduction doit être faite, au besoin sous chloroforme : on soignera tout spécialement la confection du caleçon plâtré, pour prévenir un nouveau déplacement. Tel est le traitement classique de la coxalgie sans abcès. Calot déclare qu'on peut faire davantage et appliquer, dès cette période, la méthode des injections modificatrices, comme dans les articulations à fleur de peau, le genou par exemple. Il pique droit, à trois centimètres au-dessous de l'horizontale passant par les épines pubiennes et à deux centimètres en dehors de l'artère fémorale. La pointe de l'aiguille est dans la cavité synoviale, quand elle touche l'os. La cuisse doit être placée légèrement en flexion, abduction et rotation externe pour rechercher la capsule. On injecte le

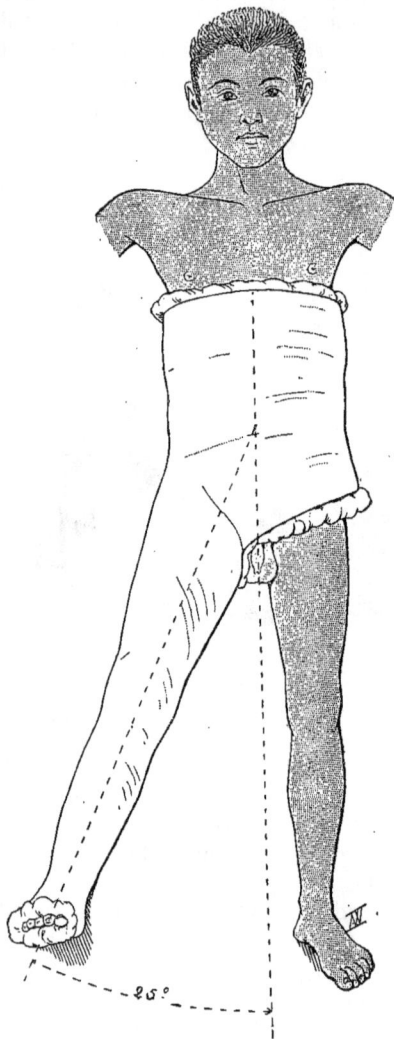

Fig. 176. — Appareil plâtré pour coxalgie
(Kirmisson).

liquide de Lannelongue (éther : 50 gr. ; huile : 50 gr. ; iodoforme : 10 gr. créosote : 4 gr.), ou de la glycérine au naphtol camphré à 20 pour 100.

Il faut une grande habitude pour ne pas manquer la cavité synoviale e Calot reconnaît lui-même que la méthode des injections intra-articulaire est difficilement applicable à la hanche.

Les *abcès* ne réclament pas toujours un traitement spécial. Quand il sont peu volumineux, ils peuvent se résorber sous la seule influence de l'immobilisation. Mais il vaut mieux les traiter par la méthode des ponctions évacuatrices et des injections modificatrices avec le liquide de Lannelongue. On peut encore appliquer, dans ces conditions, le caleçon plâtré, avec une fenêtre, pour traiter l'abcès. Si les abcès sont multiples, il faut revenir à l'extension continue pendant la durée de leur traitement ou employer l'appareil bivalve.

Les fistules sont toujours une grave complication : aussi n'incisera-t-on les abcès que s'ils ont pris l'allure d'abcès chauds et menacent de s'ouvrir spontanément.

Si, malgré tout, la coxalgie s'est fistulisée, des injections antiseptiques dans les trajets, des pansements attentifs, réussiront en général à prévenir les dangers de l'infection secondaire. Les injections de bismuth, suivant la méthode de Beck (V. Bismuth, Ostéite tuberculeuse), auraient donné quelques bons résultats. Il faudra compter surtout, pour obtenir la guérison, sur l'immobilisation prolongée et le traitement général.

La *résection* de la hanche, à laquelle on pourrait songer, n'est qu'un pis-aller dans le traitement de la coxalgie. On ne fait plus de résection précoce, et la résection tardive n'est indiquée que dans les cas où, malgré le drainage, la suppuration abondante entretient la septicémie : la résection n'est qu'un moyen pour mieux assurer l'évacuation du pus. S'il y a des fusées à distance, il faudra se résigner, dans les cas désespérés, à *désarticuler la hanche*. On a même pratiqué quelquefois la *désarticulation interilio-abdominale*.

Insistons, en terminant, sur l'efficacité du traitement conservateur, long-temps prolongé ; il conduit souvent à l'ankylose. Mais il ne faut pas trop la redouter, car la persistance des mouvements expose aux récidives. Méfions-nous, d'autre part, des erreurs de diagnostic, dans les coxalgies qu'on déclare guéries, en quelques mois, avec retour complet de la mobilité.

                                                            *ANDRÉ LAPOINTE.*

**COXA VARA.** — La coxa vara est une déformation du col fémoral qui s'affaisse. L'angle normalement obtus, qu'il forme avec la diaphyse, devient droit et même aigu.

**Étiologie**. — La coxa vara est symptomatique ou essentielle.

1° Elle est souvent produite par un traumatisme qui décolle l'épiphyse fémorale supérieure ; quelquefois, l'accident a été insignifiant, la radiographie seule permet le diagnostic.

2° Les inflammations de voisinage, ostéomyélite, tuberculose, créent un ramollissement du col qui s'affaisse sous le poids du sujet.

3° Chez les jeunes enfants rachitiques, les déformations du col sont constantes.

La coxa vara essentielle est la plus importante en clinique, elle s'observe chez les adolescents et souvent chez les garçons qui travaillent aux champs. C'est une affection comparable au genu valgum ; on peut lui appliquer les mêmes discussions pathogéniques (v. c. m.).

**Symptômes**. — La maladie se développe d'une façon lente, insidieuse.

Ce sont d'abord des douleurs vagues localisées dans la hanche ou le genou. Le malade se fatigue vite et se met à boiter, l'articulation devient raide, certains mouvements sont gênés, enfin se montre la déformation caractérisée par l'adduction, la rotation externe et quelquefois l'hyperextension de la hanche. Le membre est raccourci quand on mesure la distance de l'épine iliaque à la malléole, mais ce raccourcissement n'existe plus quand on mesure à partir du sommet du trochanter. Celui-ci est à 2 ou 5 centimètres au-dessus de la ligne Nélaton-Roser. La tête est en place. Les mouvements d'abduction sont limités.

Les troubles fonctionnels sont surtout en rapport avec l'état de l'articulation. Lorsque celle-ci est souple et indolore, les malades marchent avec une claudication absolument semblable à celle de la luxation congénitale de la hanche. Mais il existe souvent un certain degré d'arthrite qui se traduit par des douleurs parfois assez violentes pour empêcher la marche et par des contractures musculaires qui immobilisent complètement l'articulation (Nové-Josserand).

L'évolution est peu connue ; il est probable que dans les formes légères les accidents s'atténuent, les formes graves nécessitent une intervention.

Le diagnostic est facile avec la luxation congénitale, grâce à la radiographie ; sans cette méthode de recherche, la confusion était constante. — Quand les douleurs sont marquées, le diagnostic avec la coxalgie est très difficile. — L'arthrite sèche de la hanche prête à la même confusion.

**Traitement**. — Le repos avec extension doit être employé pendant la période d'évolution.

L'intervention est indiquée quand il persiste une attitude vicieuse et une gêne des mouvements incompatible avec l'usage du membre. La ténotomie avec redressement a été pratiquée par Hoffa-Vulpius. L'excision du trochanter a été faite par Mikulicz. L'ostéotomie est la méthode de choix. Au niveau du col (Kraske) elle est dangereuse. On préfère l'ostéotomie linéaire intertrochantérienne (Hofmeister) ou sous-trochantérienne (Hoffa).

*VICTOR VEAU.*

CRACHATS (EXAMEN). — Il est souvent indispensable que le médecin examine lui-même attentivement les crachats. Il déplairait d'ailleurs au malade en négligeant ce soin. Dans l'intervalle des visites, il fera conserver, dans ce but, tout ou partie du produit expectoré, dont on empêchera, au besoin, la décomposition par le séjour au froid ou par l'addition d'un antiseptique tel que le camphre, le thymol. En certains cas, le diagnostic « est dans le crachoir » ; il est parfois, ajouterons-nous, au fond du crachoir, c'est-à-dire qu'il échapperait à une inspection trop superficielle.

**Classification des crachats.** — On distingue plusieurs variétés principales de crachats, dont il importe d'avoir une notion nette.

Les crachats *séreux* ressemblent, comme leur nom l'indique, à du sérum sanguin. Ce n'est d'ailleurs guère autre chose que du plasma sanguin transsudé. Ils sont transparents, incolores, fluides ; ils rappellent une solution diluée de gomme arabique. On les rencontre dans l'œdème pulmonaire.

L'expectoration « albumineuse », parfois consécutive à la thoracentèse, se rattache à cette variété.

Les crachats *muqueux* sont fournis surtout par une hypersécrétion inflammatoire des glandes bronchiques, glandes muqueuses. Ils sont transparents, incolores, mais moins fluides que les crachats séreux. Leur consistance et leur viscosité sont variables; ils sont filants, ou cohérents, ou visqueux. Ils renferment peu d'éléments figurés (leucocytes, cellules épithéliales enflammées), de là leur transparence. Tels sont les crachats du début des bronchites.

Les crachats franchement *purulents* sont constitués par du pus véritable. Ils sont rares, du moins sous leur forme typique. On les rencontre à la fin des bronchites ou dans les cas de dilatation des bronches, de caverne. Ils supposent des abcès ou des érosions et ulcérations des voies aériennes et une destruction des glandes à mucus. Ils ont tous les caractères du pus : odeur fade, opacité, couleur verdâtre ou jaunâtre, fluidité relative. Au repos, ils se décomposent en trois couches, qui sont : une couche spumeuse en haut, plus bas une couche séreuse, transparente ou du moins translucide, et, au fond du vase, une couche de pus opaque. Leurs caractères microscopiques sont ceux du pus.

Inutile de décrire les *crachats sanglants* (V. Hémoptysies).

Les crachats *putrides* se signalent par leur odeur, qui est celle des substances putréfiées [V. Poumon (Gangrène)].

Nous avons décrit des variétés un peu schématisées, dont nous avons indiqué les caractères essentiels. En réalité, il existe des types intermédiaires, moins nettement tranchés, et des types spéciaux se distinguant par quelque particularité.

Il y a des crachats qu'on peut appeler *séro-muqueux*, mélange de sérosité et de mucus. Il y a surtout des crachats mixtes *muco-purulents*, mélange de mucus et de pus. Il est rare qu'un crachat muqueux ne présente pas des particules un peu opaques; mais on réserve le terme de muco-purulent au crachat qui renferme une proportion très notable d'éléments du pus. Tantôt le mélange est assez intime, homogène; tantôt le pus forme des masses distinctes, qui s'étalent en largeur dans le crachoir, et le crachat est dit alors *nummulaire*.

Enfin, le crachat sanglant n'est presque jamais du sang pur; c'est le plus souvent un crachat mixte, qui renferme plus ou moins de sang, soit sous forme d'amas ou de taches, soit sous forme d'un intime mélange avec le reste du produit, qui se teint alors de nuances diverses sur lesquelles nous reviendrons.

Certaines variétés de crachats se signalent par des particularités. Les crachats *perlés* (Laënnec) des asthmatiques présentent des parcelles ressemblant à du vermicelle cuit; c'est une sorte de crachat muqueux. Le crachat *pneumonique*, si spécial, sera étudié à l'article Pneumonie. Les crachats pseudo-membraneux, putrides, etc., seront indiqués tout à l'heure.

**Examen clinique du crachat.** — Remarque préalable : on devra parfois se demander si le contenu du crachoir est constitué uniquement par un produit d'expectoration, c'est-à-dire par un produit d'origine trachéo-bronchique. N'y a-t-il pas plus ou moins de salive, soit salive naturelle, soit salive teintée par quelque boisson, par quelque pastille rouge antérieurement sucée? Tel corps étranger que l'on aperçoit n'est-il pas une parcelle d'aliment, une miette de pain? Des stries de sang, que l'on constate, ne proviennent-elles pas de la bouche, du pharynx, du nez, de l'arrière-nez? Un peu d'attention, une rapide enquête d'interrogation et d'inspection bucco-pharyngée, éviteront des erreurs possibles.

Plus délicate parfois est la question de savoir si le produit examiné provient des voies respiratoires ou de l'estomac. C'est surtout pour les hémoptysies abondantes que le problème se pose; on trouvera, à l'article HÉMOPTYSIE, des renseignements sur ce point.

Cette question préalable étant résolue, on classera le crachat examiné dans une des catégories que nous avons distinguées tout à l'heure et dont chacune correspond naturellement à un processus particulier, lié soit à un groupe défini de maladies, soit à une modalité ou à une période déterminées d'une certaine affection.

De diverses particularités : mode d'émission, abondance, odeur, couleur, présence de corpuscules solides, etc., on tirera d'utiles données dont nous signalerons les principales. Des renseignements plus détaillés se trouvent dans les chapitres traitant de chacune des affections qui s'accompagnent d'expectoration.

**Signification des principaux types de crachats.** — Le crachat séreux, albumineux, dénote un processus de transsudation plutôt que d'inflammation; il a la signification de l'hydropisie, de l'œdème. Le crachat muqueux, presque dépourvu de toute opacité, implique une inflammation superficielle à peu près limitée à l'épithélium et aux glandes. Lorsque l'inflammation est plus intense, il se produit de la diapédèse, et les crachats deviennent opaques en proportion de l'abondance des leucocytes émigrés; on trouve alors le crachat muco-purulent homogène, où le mucus se mélange très intimement aux globules de pus sécrétés en même temps que lui et sur les mêmes surfaces. Lorsque, dans certaines portions de l'arbre bronchique, a lieu une exsudation muqueuse, tandis qu'une exsudation purulente existe dans d'autres portions, les deux exsudations se juxtaposent au lieu de se fondre, et il en résulte un crachat muco-purulent non homogène. On comprend que tel soit le cas dans la phtisie pulmonaire : les surfaces ulcérées fournissent du pus; les bronches non ulcérées, atteintes de catarrhe, fournissent de la sérosité et du mucus; et ainsi sont engendrés les crachats nummulaires.

Des remarques analogues sont valables pour les crachats qui renferment du sang. Soit une bronchite marquant le début de la tuberculose et se traduisant par une sécrétion muqueuse ou muco-purulente; qu'un petit vaisseau se rompe alors en un point : on apercevra dans le crachat, banal par ailleurs, une tache ou une strie sanglante. Soit maintenant une congestion pulmonaire : la surface des alvéoles et bronchioles laisse transsuder tout à la fois, dans les mêmes points, de la sérosité et des globules rouges; de là des crachats séreux colorés en rose de façon diffuse. Soit enfin une pneumonie : l'inflammation détermine une production de mucus, une diapédèse leucocytaire et une issue de globules, simultanément, dans les culs-de-sac des voies respiratoires; de là des crachats que le sang, plus ou moins altéré, colore d'une manière assez homogène. En définitive, l'homogénéité des crachats, d'une façon générale, est en raison de l'uniformité de nature et d'intensité des lésions qui les engendrent.

Couleur. — D'utiles indications peuvent être fournies par la *couleur* des crachats. Les crachats muco-purulents tirent souvent plus ou moins sur le vert, notamment à la période de coction des bronchites dites grippales, sans que cela implique une signification précise; mais quand la coloration verte est très marquée, elle peut être due à des microbes chromogènes divers. La bile peut aussi teinter de vert les crachats.

La coloration anormale la plus fréquente est rouge et tient à la présence de la matière colorante du sang. Celle-ci tantôt se traduit immédiatement à l'œil de la façon la plus évidente, tantôt ne se décèle qu'à une recherche assez attentive, par des taches ou stries minuscules.

Nous avons déjà dit que le sang pouvait aussi colorer le crachat de façon diffuse. Ajoutons que le sang oygéné, battu avec l'air, est d'un rouge vif, qu'il devient noirâtre dans le cas contraire, et enfin qu'il prend, en s'altérant, des couleurs diverses, où entrent le brun, le jaune, parfois le vert, en proportions variables, comme dans l'ecchymose. Nous comprenons alors qu'il en résulte, suivant les cas, des nuances variées : fleur de pêcher, rouille, jus d'abricot, safran, jus de pruneau, lie de vin, gelée de groseille. Tous ces coloris dénoncent la présence du sang.

Les pneumoconioses peuvent entraîner, comme on sait, des colorations anormales des crachats : noire dans l'anthracose, jaune d'ocre dans la sidérose, etc.

Il faut toujours se demander si la coloration des crachats ne s'est pas produite après leur émission : un sirop, une potion, une pastille colorée que le malade a sucée, pourraient teinter la matière expectorée et causer une méprise grossière.

Aération. — Les crachats sont plus ou moins *aérés*; ils renferment un nombre variable de bulles d'air. Lorsqu'ils sont très visqueux, les bulles y sont emprisonnées et disséminées; lorsqu'ils sont plus fluides, les bulles gagnent la couche supérieure du crachoir et forment écume. Les crachats sont d'autant plus aérés que la toux est plus tenace et l'expectoration plus difficile; ils sont, en effet, brassés davantage dans ces conditions. Lorsque l'exsudation inflammatoire obstrue les culs-de-sac, les bronchioles terminales, l'air n'y pénètre pas, et c'est ainsi qu'en général, les crachats de bronchite capillaire sont peu aérés et ne surnagent pas quand on les met dans l'eau.

Parcelles solides contenues dans les crachats. — Dans certains crachats on peut apercevoir, le plus souvent à l'œil nu, parfois à la loupe, des parcelles solides. Lorsque le crachat n'est pas trop visqueux, il est utile de les laisser se sédimenter, ou de les centrifuger : les parcelles solides, à moins de contenir des bulles d'air, gagnent le fond et on les recherche dans le dépôt.

Des caillots fibrineux bronchiques (moules bronchiques) reproduisant la forme cylindrique et souvent la ramification des canaux aériens où ils se sont formés, sont d'un calibre varié, suivant leur lieu d'origine. Dans la bronchite fibrineuse ou pseudo-membraneuse, qui est rarement diphtérique, le plus souvent pneumococcique, on peut observer de tels caillots, tantôt blanchâtres, tantôt plus ou moins fortement teintés de sang, généralement stratifiés, quelquefois allégés par des bulles d'air qui les font flotter.

L'exsudat fibrineux inflammatoire, le sang extravasé, le mucus, prennent part à leur constitution dans une mesure variable. Lorsqu'ils émanent des toutes petites bronches, ils se ramifient en un chevelu parfois très fin, qui se pelotonne en petits grumeaux et qu'on ne discerne qu'en retirant la petite masse avec une petite pince et en l'agitant dans l'eau.

Les *spirales bronchiques*, qui se rencontrent surtout, mais non pas exclusivement, dans l'asthme bronchique, sont des filaments minuscules, dont le diamètre peut atteindre 1 millimètre et la longueur plusieurs centimètres.

Les *bouchons de Dittrich*, tantôt punctiformes, tantôt plus gros qu'un pois, sont des agglomérats de graisse, d'acides gras, de pigments sanguins, feutrés par des leptothrix et farcis de bactéries. Ils apparaissent dans les crachats en cas de bronchite putride et de gangrène pulmonaire. Faciles à écraser, ils exhalent une odeur très fétide. Ils ressemblent beaucoup, sinon complètement, à des bouchons du même genre qui se forment parfois dans les anfractuosités des amygdales.

Dans la phtisie, des *particules caséeuses*, grosses comme une tête d'épingle ou plus volumineuses, se détachent de temps en temps de la paroi des cavernes; l'examen microscopique y montre des fibres élastiques. L'actinomycose et l'aspergillose des voies respiratoires, affections rares, peuvent se trahir, la première par des nodules jaunâtres, la seconde par de petites masses brillantes, d'un gris vert, où le microscope fait constater les parasites spécifiques.

Les *kystes hydatiques* des poumons peuvent s'expulser par les bronches en entier ou par fragments. Leur paroi d'un blanc laiteux, la tendance à l'enroulement des bords libres, l'état stratifié visible au microscope, la présence de crachats caractéristiques, en rendent le diagnostic facile.

Des *lambeaux de poumon* se détachent quelquefois dans les cas de gangrène ou d'abcès de l'organe.

Dans le cancer du poumon, des *masses néoplasiques* peuvent être expulsées. Cela est fort rare.

Mentionnons enfin les *concrétions calcaires* : calculs bronchiques ou fragments de tissus calcifiés, que l'on trouve parfois dans l'expectoration.

**Éléments microscopiques des crachats.** — Nous avons déjà signalé, chemin faisant, les principaux éléments cellulaires les plus répandus dans les crachats. Les éléments épithéliaux ou épithélioïdes font partie du crachat banal; de même les leucocytes. Les « cellules à poussières » sont des phagocytes uninuclées, dont le protoplasma contient des grains irréguliers, grains de poussière inhalés.

L'examen microscopique peut déceler des hémorragies latentes, avec séjour prolongé du sang dans le poumon; on trouve alors des cellules chargées de pigment sanguin altéré. Des éléments de cette sorte, regardés comme provenant de l'épithélium alvéolaire et appelés *cellules cardiaques*, ou mieux cellules des cardiaques, sont révélateurs d'une congestion prolongée. Le pigment sanguin existe également sous forme de cristaux d'hématoïdine extra-cellulaires.

Les globules rouges se peuvent rencontrer plus ou moins dans tout crachat. A la vérité, leur présence est moins banale qu'on ne l'a dit ; néanmoins, il faut qu'ils soient quelque peu abondants pour acquérir une sérieuse valeur séméiologique. D'autre part, l'abondance des leucocytes se manifeste déjà à l'œil nu par l'opacité du crachat, sans que l'examen microscopique soit nécessaire pour la reconnaître.

Fernand Bezançon et S.-J. de Jong ont fait récemment une série de recherches histologiques et cytologiques sur les crachats. Leur étude, très soignée, a donné des résultats très intéressants au point de vue du processus pathogénique et de ses rapports avec la constitution de l'exsudat expectoré. Au point de vue pratique, séméiologique, les données qui en découlent sont d'importance moindre, et nous ne les détaillerons point (V. *Thèse* de S.-J. de Jong, Paris, 1907 et *Bull. Méd.*, 1908, p. 1056).

Ce qui a surtout de l'importance, c'est la constatation de certains éléments exceptionnels. Ainsi, dans l'asthme, on peut en trouver qui, sans être tout à fait pathognomoniques par le fait de leur seule présence, prennent cependant une grande valeur diagnostique par leur abondance relative : spirales de Curschmann, cellules éosinophiles nombreuses, cristaux de Charcot-Leyden. Dans les différentes espèces de pneumoconioses, le microscope révélera les poussières caractéristiques : grains de charbon, de silice, d'oxyde de fer, etc. La présence de crochets ou de parcelles de membranes amorphes stratifiées établira ou confirmera le diagnostic de kystes hydatiques. L'examen d'un débris fera reconnaître parfois qu'il s'agit d'un cancer.

On a surtout attaché à la recherche des fibres élastiques du poumon un grand intérêt pratique usuel. Il n'y a guère, en effet, que dans la gangrène pulmonaire et dans la phtisie aux deuxième et troisième degrés qu'il se détache du poumon des parcelles mortifiées, et ces parcelles sont reconnaissables aux fibres élastiques qu'elles entraînent. Un procédé spécial permet de liquéfier un crachat et de collecter les fibres élastiques par sédimentation. Mais la recherche du bacille de Koch est beaucoup plus utile et plus sûre dans ses résultats, pour le diagnostic de la tuberculose, que la recherche des fibres élastiques, et cette dernière s'est trouvée ainsi dépossédée de son importance première.

**Renseignements sur le siège des lésions, d'après l'examen des crachats.** — Il est impossible, le plus souvent, d'après les caractères des crachats, de préciser le siège du processus, dans les canaux de tel ou tel ordre. Nous avons dit cependant que la bronchite capillaire fournit des crachats peu aérés ; nous savons aussi que le crachat « pneumonique » franc répond à une localisation alvéolaire ; il est clair, enfin, que la présence de moules bronchiques d'un calibre déterminé aurait une signification topographique définie. Mais, en somme, les indications de cet ordre, qu'on peut tirer de l'examen des crachats, sont vagues, ou indirectes, ou exceptionnelles.

On pourrait croire que l'investigation microscopique permettrait tout au moins de distinguer, d'après la nature des éléments épithéliaux rencontrés, si la desquamation inflammatoire porte sur les alvéoles, les bronches ou le larynx, dont les cellules de revêtement sont de types différents à l'état normal. Mais l'état d'inflammation modifie considérablement ces cellules, les amène à se ressembler plus ou moins, et même il n'est pas toujours si facile qu'on le pourrait croire de décider si tel élément d'apparence épithélioïde est réellement épithélial, ou s'il ne représente pas plutôt un leucocyte mononucléaire, un grand phagocyte. Certaines cellules, il est vrai, ont gardé leurs caractères différentiels; on peut discerner nettement des cellules d'épithélium pavimenteux, d'origine bucco-pharyngée, parfois des cellules cylindriques à cils vibratiles d'origine trachéo-bronchique. Mais, somme toute, il n'y a pas là un procédé vraiment pratique de localisation anatomique de lésions.

**Les microbes des crachats.** — Les affections inflammatoires des voies respiratoires peuvent être engendrées par des microbes divers, dont les plus importants sont le bacille de Koch, le pneumocoque et le streptocoque.

La présence des *bacilles de Koch*, même en très petit nombre, dans l'expectoration, implique le diagnostic de tuberculose. Dans certains cas, à la vérité, des bacilles semblables ou même identiques en apparence au bacille de Koch, ont pu causer une erreur qu'a pu seul redresser le résultat négatif des inoculations; mais ces cas sont tellement exceptionnels qu'ils doivent à peine être pris en considération dans la pratique.

Le *pneumocoque* se rencontre normalement en petite quantité dans les voies respiratoires; quand il est abondant, et surtout quand il est seul présent, on peut le considérer comme jouant le rôle pathogène exclusif. Il ne détermine pas simplement de la pneumonie, mais souvent aussi de la broncho-pneumonie et des bronchites.

Les *streptocoques* sont également, dans une certaine mesure, des hôtes normaux des bronches. De même qu'aux pneumocoques, on leur attribue un rôle pathogène important quand ils sont abondants ou quand ils sont seuls.

D'autres espèces bactériennes sont rarement isolées, et s'associent le plus souvent aux précédentes. Ce sont : le pneumo-bacille de Friedländer, le staphylocoque pyogène, le tétragène, le coli-bacille, enfin un diplocoque banal qui paraît être sans importance pratique.

Le *bacille de Pfeiffer* est un petit coli-bacille qui, lorsqu'il est abondant, paraît être, sinon l'agent spécifique de la grippe, du moins un agent fréquent de cette maladie. Il en est de même du *micrococcus catarrhalis*. Dans la grippe on trouve souvent aussi une assez grande quantité de *paratétragènes* se rattachant au groupe imparfaitement défini des tétragènes; mais ce paratétragène (autant du moins qu'on peut le caractériser par l'examen microscopique) est un microbe assez banal, qu'on rencontre dans un grand nombre de cas disparates, même dans la bouche d'un sujet normal, et dont la présence ne nous paraît comporter aucune signification déterminée.

Telles sont les principales formes bactériennes que l'on constate le plus fréquemment dans les crachats. Leur simple présence (sauf pour le bacille de Koch) ne permet pas de leur assigner un rôle nocif bien arrêté.

D'une part, en effet, une espèce microbienne donnée — le pneumocoque, par exemple, — peut perdre ou gagner de la virulence, et par conséquent de la nocuité, sans que rien, dans sa morphologie, trahisse ces variations. D'autre part, certaines formes microbiennes, — variétés de streptocoques, par exemple, — peuvent être communes à des espèces non pathogènes et pathogènes. C'est donc surtout le degré d'abondance relative d'une forme microbienne déterminée qui, avec les documents cliniques, permettra d'inculper tel ou tel micro-organisme.

Il est vrai que parfois toutes les bactéries, ou à peu près, sont de la même sorte; c'est souvent le cas, notamment, pour le pneumocoque; la conclusion alors est facile. Le cas inverse, c'est-à-dire de grande complexité bactériologique, est particulièrement fréquent dans les affections chroniques; il est difficile, alors, de discerner les pathogènes des saprophytes.

Heureusement, c'est surtout quand le problème clinique présente le plus d'importance pratique, que le résultat de la recherche bactérioscopique est le plus exempt d'ambiguïté : ainsi l'intervention du bacille de Koch se décèle avec une netteté parfaite, et celle du pneumocoque avec une netteté en général très grande.

Quelques remarques à propos du *bacille de Koch*.

Il est superflu d'insister ici sur l'importance capitale qui s'attache à la recherche du bacille de Koch pour établir ou confirmer le diagnostic de tuberculose pulmonaire chronique, non seulement au début, mais même à la période cavitaire, notamment quand il s'agit d'en différencier la dilatation bronchique non bacillaire.

Dans la granulie, les lésions minuscules sont encloses dans l'intimité des tissus, les bacilles y sont retenus, et leur absence dans les crachats ne permet pas, dès lors, d'en exclure la présence dans le poumon.

Au début de la tuberculose pulmonaire chronique, les bacilles manquent d'abord dans les crachats, et pour la même raison; ils peuvent aussi ne se montrer que d'une manière intermittente; ils peuvent, enfin, être en si petit nombre que l'examen microscopique ne les décèle point, alors que l'inoculation au cobaye en atteste la présence. Lorsque la tuberculose est en voie de guérison, les bacilles se font rares, puis n'apparaissent plus que par intervalles, et, enfin, cessent d'exister.

En dehors de leur présence, qui est le point capital, les bacilles offrent-ils, par certains de leurs caractères microscopiques, des données utilisables pratiquement? On a distingué des formes granuleuses et des formes homogènes; mais elles ne nous paraissent pas avoir de signification pratique notable; leur abondance respective est d'ailleurs variable suivant la technique de coloration. Lorsque les bacilles sont disséminés, ou ne sont réunis que par petits groupes de 3 ou 4, le cas est en général plus favorable que si les bacilles sont agglomérés en volumineux paquets ou fagots. L'abondance relative des bacilles est un élément de pronostic considérable, surtout quand on voit cette abondance croître et décroître progressivement au cours d'une série d'examens assez espacés. Une diminution de concentration bacillaire des crachats aurait moins d'importance si elle était passagère, surtout si quelque catarrhe banal, surajouté accidentellement à l'affection tuberculeuse, venait à diluer, par addition de pus ou de muco-pus non spécifique, l'exsudat bacillifère.

**Technique de l'examen bactériologique et microscopique.** — Le plus souvent, l'examen bactériologique d'un crachat consiste à déterminer, sur préparations soumises à l'examen microscopique, les formes microbiennes présentes dans le produit : bacilles de Koch et autres.

Plus rarement, on y joint l'inoculation aux animaux, surtout l'inoculation à des cobayes, pour déceler les bacilles de Koch lorsque le simple examen sur frottis laisse des doutes sur leur présence. On peut aussi recourir à l'inoculation à la souris pour vérifier la présence de pneumocoques virulents.

Pour la technique des examens relativement simples V. Bactériologie pratique. Dans cet article est indiquée aussi la technique de l'examen microscopique sans coloration. *HALLION et CARRION.*

CRAMPES FONCTIONNELLES ET PROFESSIONNELLES. — On désigne sous le nom de *crampes, spasmes, impotences, fonctionnels* ou *professionnels, névroses* ou *dyskinésies fonctionnelles,* des troubles moteurs qui ne se produisent qu'à l'occasion d'un même acte fonctionnel coutumier. Il s'agit le plus souvent de convulsions toniques, parfois entrecoupées de secousses cloniques ou de tremblements, quelquefois aussi de troubles parétiques. Malgré la variabilité de leurs manifestations objectives, ces accidents ont entre eux des caractères communs qui justifient leur distinction nosographique; c'est : 1° *leur localisation dans un groupe de muscles habitués à exécuter synergiquement un acte fonctionnel ou professionnel coutumier*; 2° *le fait qu'ils ne se produisent qu'à l'occasion de cet acte.*

Ces troubles fonctionnels peuvent siéger dans toutes les régions du corps, et se manifester à l'occasion des gestes les plus variés. La multiplicité des actes fonctionnels exécutés par la main et les doigts explique la plus grande fréquence de ces troubles aux membres supérieurs; mais on peut en observer dans les muscles du cou et de l'épaule, du bras, du tronc et des jambes.

On a longuement discuté sur la nature de cette maladie. Est-elle d'origine musculaire? Est-elle la conséquence d'une irritation des conducteurs nerveux? Ou bien reconnaît-elle une origine centrale? Cette dernière opinion, déjà défendue par Duchenne (de Boulogne), tend à prévaloir aujourd'hui. Pour que ces accidents se produisent, il faut : 1° une prédisposition congénitale du sujet; 2° la répétition fréquente d'un même acte fonctionnel. L'une et l'autre de ces conditions sont nécessaires, mais aucune d'elles isolément n'est suffisante. Dans un grand nombre de cas on peut supposer qu'ils ont une *origine corticale.*

Ils ont des liens de parenté avec les tics, auxquels ils ressemblent, non point tant par leurs manifestations objectives, que par leur mode d'apparition et leur évolution chez les mêmes prédisposés.

On peut les considérer comme le résultat d'*aboulies* ou d'*amnésies motrices,* exclusivement limitées à un acte fonctionnel déterminé, et se traduisant par l'incapacité de régler les contractions synergiques nécessaires à la bonne exécution de cet acte. Parfois, on constate nettement que l'acte lui-même réveille une idée fixe : *l'idée que l'acte est impossible à exécuter.*

Dans ces troubles fonctionnels, on voit survenir toutes les variétés possibles de désordres moteurs dans les groupes musculaires destinés à entrer en jeu. Certains muscles se contractent avec excès, d'autres ne se contractent pas au moment nécessaire. Tantôt les fléchisseurs l'emportent sur les extenseurs, tantôt inversement; c'est une véritable anarchie fonctionnelle; le contrôle cortical désorienté envoie ses commandements à tort et à travers, exagérant ici la contraction, là le relâchement. Ainsi s'expliquent les variations des phénomènes objectifs : contractures, secousses cloniques, tremblements, impotences. De là aussi la multiplicité des formes qu'on a décrites : forme contracturale, forme spasmodique, forme ataxique, forme trémulente, forme paralytique, etc. Chacune de ces formes peut s'observer isolément; elles peuvent aussi alterner chez le même sujet.

Parmi les affections qui ont été décrites sous le nom de crampes ou spasmes fonctionnels figurent certainement des accidents d'*origine névritique;* cependant les troubles sensitifs, moteurs, trophiques qui accompagnent les névrites font généralement défaut ou du moins sont très peu prononcés.

On a cherché à établir une distinction entre les crampes *fonctionnelles* et les crampes *professionnelles;* cette distinction est tout arbitraire. En effet, tel acte qualifié de fonctionnel peut aussi être qualifié de professionnel. L'écriture, par exemple, est un acte fonctionnel commun à la majorité, c'est aussi un acte professionnel pour quelques-uns : de même le jeu du violon, du piano, la danse, l'escrime. On doit considérer comme des actes fonctionnels la marche, la natation, la parole, aussi bien que l'écriture, le jeu du piano ou du violon. Tous ces actes nécessitent une éducation préalable et n'arrivent à s'exécuter correctement qu'après une longue série de répétitions motrices.

Cependant l'usage a prévalu de ne considérer que les seuls actes fonctionnels servant à l'exécution d'une occupation ou d'une profession déterminées. Nous passerons rapidement en revue les plus fréquents.

**Crampe des écrivains**. — Les accidents décrits sous ce nom aboutissent tous au même résultat : la difficulté, l'impossibilité d'écrire — les autres mouvements de l'avant-bras et de la main continuant à se faire normalement.

La crampe des écrivains apparaît, en général, progressivement. Le malade, qu'il écrive beaucoup ou peu, s'aperçoit qu'il éprouve une certaine gêne à écrire, de la raideur ou de la fatigue dans les doigts; s'il persiste dans son travail, cette fatigue ou cette raideur augmente peu à peu; il faut qu'il se repose. Bientôt les repos sont de plus en plus longs; la difficulté apparaît aussitôt que le sujet prend la plume; il est obligé de renoncer à écrire ou bien il écrit dans les positions les plus bizarres, en s'aidant des deux mains. Ce mode d'évolution est d'ailleurs extrêmement variable suivant les sujets; il n'y a pas deux crampes des écrivains qui se ressemblent.

On décrit deux formes principales, la *forme spasmodique* et la *forme paralytique* qui, d'ailleurs, peuvent alterner ou s'entremêler chez le même sujet.

Dans la *forme spasmodique*, on observe tantôt une brusque extension de l'index, tantôt une brusque flexion du pouce, ou encore les mouvements inverses de l'un ou de l'autre de ces deux doigts; parfois aussi le médius, et même les autres doigts de la main, se fléchissent brusquement, soit dans tous leurs segments, soit seulement dans leurs dernières phalanges. De là des sortes de contractures d'une durée plus ou moins longue, ayant pour caractère essentiel de cesser dès que le sujet renonce à écrire. Dans certains cas, les muscles interosseux, les muscles de l'avant-bras, le long supinateur surtout, et souvent aussi les muscles pronateurs, participent au phénomène convulsif. Quelquefois, même, les muscles de l'épaule se contractent également.

L'acte d'écrire implique, en effet, la mise en jeu, non seulement des muscles fléchisseurs et extenseurs des doigts, mais encore celle des pronateurs et des supinateurs et aussi celle des muscles moteurs du bras. On peut écrire uniquement avec les doigts, on peut écrire avec l'avant-bras, on peut n'écrire qu'avec l'épaule. La fonction de l'écriture, pour être parfaite, exige la coopération de tous les muscles et de tous les segments du membre supérieur. Il ne suffit pas, en effet, de considérer seulement *les muscles qui doivent se contracter* pour faire exécuter à la main tel ou tel mouvement graphique, il faut considérer aussi *les muscles qui ne doivent pas se contracter*, ceux dont le relâchement est indispensable pour la bonne exécution de l'acte. Or, précisément, dans un grand nombre de crampes des écrivains, on ne voit pas seulement se contracter avec excès les muscles chargés d'exécuter le geste graphique, mais on observe des contractions inopportunes dans ceux qui devraient demeurer à l'état de flaccidité. De là une infinité de modes de perturbations fonctionnelles qui aboutissent toutes d'ailleurs au même résultat, l'incapacité d'écrire.

D'autre part, une condition essentielle pour que l'écriture se fasse correctement, sans fatigue, est que la répartition des actes musculaires soit aussi variée que possible. Plus grand est le nombre des muscles qui entrent en jeu, plus court est l'effort que chacun doit accomplir, et par suite plus tardive est l'apparition de la fatigue pour chacun de ces muscles en particulier.

Étant données la variété et la complexité des actes graphiques, on conçoit aisément que chaque individu ait sa façon d'écrire à lui, suivant le mode d'association des contractions musculaires qui-lui est devenu le plus habituel par l'exercice.

Ceux qui répartissent le travail dans un grand nombre de muscles ont moins de chance de surmener l'un quelconque de ces muscles que ceux qui écrivent à l'aide d'un très petit nombre de muscles.

Aussi, est-ce surtout chez ces derniers qu'on verra se produire des désordres moteurs, conséquence d'un travail musculaire exagéré dans un domaine trop restreint.

Lorsque les contractures atteignent une grande intensité, elles deviennent souvent douloureuses; mais cette douleur cesse avec le phénomène spasmodique.

On a dit longtemps qu'une crampe professionnelle, celle des écrivains en particulier, était un trouble moteur strictement limité à un acte fonctionnel déterminé. Cé n'est pas tout à fait exact. Dans la crampe des écrivains, c'est sans contredit le trouble de l'écriture qui attire surtout l'attention; la plupart des sujets ne signalent que cet accident-là. Cependant, quand on les interroge avec soin, on s'aperçoit que certains menus mouvements, autres que ceux de l'écriture, sont souvent difficiles ou maladroits. Ces derniers inconvénients passent généralement inaperçus, les actes en question ne se produisant pas avec la même répétition régulière. Il est pourtant nécessaire d'en être averti.

Le trouble moteur peut aussi se manifester sous forme de *tremblement*, intéressant un ou plusieurs doigts, quelquefois l'avant-bras et même le membre supérieur tout entier. Dans d'autres cas, les mouvements de la main et du bras rappellent ceux de la chorée ou de l'athétose. On a noté aussi l'existence de mouvements associés.

Ces accidents sont notablement exagérés par les émotions et surtout par l'idée d'écrire, principalement en public.

La volonté exerce une action inhibitrice incontestable; la plupart des malades peuvent vaincre leurs crampes, mais pour un temps plus ou moins long.

L'examen de l'écriture donne des résultats extrêmement variables; tantôt on constate de fines ondulations dans les traits, tantôt de brusques échappées de plume créant des paraphes étranges, tantôt enfin des interruptions, des pâtés, des piqûres du papier. Les caractères graphologiques sont généralement très modifiés.

Dans la *forme paralytique* de la crampe des écrivains, le malade est pris subitement d'une sensation de fatigue, d'engourdissement, de raideur, sa main semble « collée sur le papier » et ne peut s'en détacher. Ces phénomènes disparaissent dès qu'il pose son porte-plume.

Il s'agit là d'un phénomène d'arrêt qui n'implique pas nécessairement l'existence d'une paralysie véritable. Néanmoins, dans un certain nombre de cas, on a pu observer des phénomènes paralytiques certains, portant surtout sur les muscles adducteurs du pouce. Poore a constaté du tremblement fibrillaire. Eulenburg a noté des troubles de la contractilité électrique; mais il semble bien que ces constatations soient exceptionnelles.

Dans quelques cas, on a signalé des *douleurs* suivant le trajet des nerfs, en particulier du radial, et même on a constaté des symptômes de névrite avec douleur à la pression le long des troncs nerveux. On a noté aussi des troubles de la sensibilité, surtout par défaut, dans les domaines du médian, du radial et du cubital. On observe aussi dans quelques cas des troubles vaso-moteurs (Brissaud, Hallion et Meige).

Mais ce que l'on constate surtout, c'est que les malades sont toujours moralement très affectés de leur infirmité.

On a comparé la crampe des écrivains au bégaiement. Certains bégaiements se produisent, en effet, à l'occasion de la parole courante et cessent complètement dans la déclamation, la récitation, les discours en public; de plus, le bégaiement s'observe toujours chez des sujets prédisposés.

La crampe des écrivains a été observée plusieurs fois associée au torticolis convulsif [Duchenne (de Boulogne), de Quervain, Deslarac, H. Meige et Feindel]. Dans certains cas, c'est seulement au moment où apparaît la difficulté d'écrire que le torticolis se manifeste.

La crampe des écrivains suit une *marche* généralement progressive avec des alternatives d'amélioration et d'aggravation; sa durée reste indéterminée; on la considère comme incurable; ce pronostic est certainement trop sévère; on connaît des cas de guérison; mais on doit toujours se méfier des récidives.

Il est à peine besoin de parler du *diagnostic*. Les malades le font eux-mêmes. Tout au plus devra-t-on songer à éliminer les accidents paralytiques, spasmodiques, névritiques, liés à une lésion des centres ou des conducteurs nerveux.

L'écriture des malades atteints d'affections nerveuses telles que le tabes, la paralysie générale, la sclérose en plaques, la maladie de Parkinson, les chorées, etc., peut présenter des similitudes objectives avec celles des sujets atteints de crampe des écrivains; mais il est bien rare que la difficulté d'écrire soit le premier signal qui attire l'attention du patient; d'autres symptômes, d'une gravité plus significative, évitent toute confusion.

**Crampes professionnelles diverses.** — La *crampe des pianistes* s'observe surtout chez les pianistes de profession, plus rarement chez les amateurs; elle se traduit par l'impossibilité d'exécuter les mouvements des doigts nécessaires au jeu de piano; elle reparaît à chaque tentative de jouer de l'instrument. Les contractions toniques forcées sont plus rares que dans la crampe des écrivains. La main droite est plus fréquemment atteinte que la gauche, son jeu exigeant une plus grande rapidité de mouvements; cependant l'affection peut être bilatérale.

La *crampe des violonistes* siège surtout dans la main gauche, dont les doigts sont appelés à exercer des mouvements très rapides dans une position forcée. Elle se traduit soit par de l'impotence, soit par de la raideur. Elle peut aussi exister dans la main droite qui tient l'archet.

Chez les pianistes, les violonistes atteints de cette affection, on a constaté quelquefois des douleurs névralgiques.

*Crampes des télégraphistes, des dactylographes.* — Elles participent aux caractères des crampes des écrivains et des crampes des instrumentistes.

On y retrouve les troubles moteurs de la crampe des écrivains, tantôt des contractions toniques ou cloniques, tantôt des phénomènes parétiques, tantôt du tremblement et aussi des troubles vaso-moteurs et sécrétoires de la main atteinte, le résultat étant toujours l'impossibilité d'exécuter l'acte professionnel.

*Crampes de la couture : crampe des cordonniers, des tailleurs, des couturières,* etc. — Ce sont des troubles fonctionnels qui surviennent dans les muscles particulièrement mis en jeu dans l'acte de la couture, ou dans l'acte de couper des étoffes dures avec de gros ciseaux; ces derniers siègent surtout dans les muscles de la région scapulaire (deltoïde, trapèze, sous-scapulaire).

Certains de ces accidents, décrits comme crampes professionnelles, se produisent en dehors de l'exercice de la profession. Les contractions toniques du trapèze, du sterno-mastoïdien, du pectoral, des muscles scapulaires accompagnent souvent le *torticolis mental* (v. c. m.).

On décrit aussi une *crampe des forgerons*, localisée dans les muscles biceps et deltoïde, une *crampe des maîtres d'armes* dans les muscles de l'avant-bras.

La *crampe des trayeurs de vaches* siège dans les doigts; elle s'accompagne d'une flexion forcée du pouce, et souvent de fourmillements dans la main et l'avant-bras.

La *crampe des danseuses* a été décrite par Schultz. Avec les appareils à pédales est apparue la *crampe de la pédale* (machine à coudre) et plus récemment la *crampe des automobilistes*. Bonnus a observé un cas de crampe fonctionnel du triceps sural gauche chez une *harpiste*, par suite de l'usage des pédales.

On connaît enfin la *crampe des photographes*, celle des *horlogers*, celle des *cigarières*, etc.

Ces accidents ne sont pas toujours assimilables à la crampe des écrivains. Il s'agit, en somme, de perturbations fonctionnelles consécutives au surmenage professionnel.

**Traitement. — Crampe des écrivains.** — Aucun médicament n'est capable d'exercer une action efficace sur la crampe des écrivains. Les massages, les frictions ne sont guère que des palliatifs. L'électricité donne des résultats très inconstants, et généralement elle est plus nuisible que profitable. On ne saurait assez s'élever contre les interventions chirurgicales, quelles qu'elles soient.

On a essayé de modifier de mille façons les porte-plume; il suffit qu'ils soient *gros*, quelle que soit leur forme.

La *mécanothérapie*, la gymnastique rationnelle des doigts peuvent rendre de bons services, mais ne sont pas des moyens curateurs définitifs. Les *cures hydrominérales* ne doivent pas être négligées (Néris).

Le conseil le plus simple que l'on donne souvent est la cessation complète de l'écriture avec la main atteinte de crampe. Le sujet apprend à écrire de l'autre main; mais on voit parfois la crampe des écrivains passer d'une main à l'autre. L'emploi de la machine à écrire peut être conseillé, mais à la condition de n'en point abuser, car il existe une *crampe des dactylographes*, qui peut succéder à celle des écrivains.

Parmi les exercices correcteurs, nous avons recommandé *l'écriture des deux mains*, la main gauche écrivant en miroir.

Enfin, nous avons proposé une formule simple, moyen mnémonique permettant de condenser brièvement les conseils indispensables à donner aux sujets atteints de crampe des écrivains. Voici cette formule, composée de cinq monosyllabes :

Peu, lent, rond, gros, droit.

Et voici les prescriptions fondamentales auxquelles chacun de ces mots correspond.

1° *Écrire peu.* — Au début du traitement, il est même indispensable que le sujet s'abstienne complètement d'écrire pendant un mois environ. Par la suite, il pourra de nouveau faire usage de l'écriture, mais toujours avec modération. Si la profession qu'il exerce l'oblige à beaucoup écrire, il est exposé à ne guérir jamais. Il ne faut pas hésiter alors à conseiller un changement de vie radical.

2° *Écrire lentement.* — En effet, la trop grande rapidité de l'écriture joue un rôle considérable dans la production de la crampe. Celle-ci ne s'observe jamais chez les individus qui écrivent lentement (soit parce qu'ils sont peu exercés à l'écriture, soit parce qu'ils ont pris la bonne habitude de ne pas écrire trop vite). Il est juste de remarquer que tous les sujets qui écrivent très vite ne sont pas nécessairement atteints de crampe des écrivains; mais on peut affirmer que tous ceux qui en sont atteints écrivent avec une rapidité excessive, et ont tendance à écrire de plus en plus vite.

La *préoccupation* hâtive de voir les caractères graphiques matérialiser la pensée ou traduire les mots copiés, contribue beaucoup à déranger le mécanisme psycho-moteur de l'écriture. Pour remédier à cette perturbation, il est essentiel que le malade s'impose d'écrire lentement. Il faut par conséquent qu'il ne soit jamais pressé pour écrire. Il devra donc s'abstenir d'écrire dans toutes les circonstances où il peut prévoir qu'il sera obligé de se hâter.

3° *Écrire rond.* — Il n'est pas nécessaire d'adopter le type d'écriture dit « en ronde »; mais il est essentiel que toutes les lettres soient *arrondies, sans angles, sans pointes aiguës,* et autant que possible sans « pleins » ni « déliés ». Une telle écriture réduit en effet considérablement le nombre des mouvements qui, par leur exagération ou leur adultération, contribuent à développer la crampe des écrivains.

Considérons un caractère graphique exécuté uniquement par les muscles fléchisseurs et extenseurs des doigts, par exemple un jambage tracé de bas en haut suivi d'un jambage de haut en bas. Si toutes les lettres, ou du moins leur grande majorité, sont constituées par des jambages de ce genre (c'est le cas pour certaines écritures anguleuses et penchées), on conçoit que le sujet qui écrit rapidement de nombreuses pages selon ce modèle fait agir sans trêve ni repos les mêmes muscles. Ceux-ci arrivent vite au surmenage, à la fatigue, à la crampe.

Celui qui, au contraire, trace des caractères arrondis est obligé de faire agir, outre ses fléchisseurs et ses extenseurs, un grand nombre d'autres muscles de la main, de l'avant-bras, de l'épaule. Le rôle des fléchisseurs et des extenseurs se trouve alors considérablement réduit; l'effort est dispersé dans presque tous les muscles du membre supérieur. La fatigue est plus lente à venir, et la crampe pareillement.

4° *Écrire gros.* — En traçant des caractères de grande dimension — des caractères arrondis, bien entendu — les mouvements graphiques ont une plus grande amplitude; dans le même temps les muscles passent par des alternatives moins fréquentes de contraction et de décontraction, ils se fatiguent donc moins. De plus, pour tracer des caractères d'une certaine hauteur (au moins un demi-centimètre pour les voyelles) un plus grand nombre de muscles entrent en jeu que dans le tracé des caractères très menus : seconde cause de diminution de la fatigue.

5° *Écrire droit.* — L'écriture droite, en effet, exige que la main s'incline en dedans, tandis que dans l'écriture penchée, au contraire, la main se dévie en dehors. La première position est infiniment moins fatigante que la seconde.

Ainsi, chacun des termes de la formule : — *peu, lent, rond, gros, droit*, — correspond à une indication thérapeutique basée sur une remarque physiologique. L'application de ces conseils a donné des résultats satisfaisants chaque fois que les malades ont bien voulu y rester fidèles.

Mais il ne faut pas oublier que la crampe des écrivains s'observe chez des prédisposés qui présentent une certaine instabilité mentale. Là est la principale cause d'échec de leur guérison. Ils peuvent s'astreindre à suivre une formule graphique pendant un certain temps, et c'est pour eux tout bénéfice; mais, dès qu'ils vont mieux, ils retombent dans leurs anciens errements; ils s'exposent ainsi à voir se reproduire leurs difficultés graphiques. Certains individus sont des candidats perpétuels aux crampes, qu'il s'agisse de l'écriture ou de tout autre acte exigeant le concours de mouvements menus et rapides.

Quand on étudie de près les sujets atteints de crampe des écrivains, on est frappé du rôle étiologique considérable que joue la *préoccupation d'écrire vite*. Le surmenage, la fatigue de certains groupes musculaires est sans contredit un élément avec lequel il faut compter; mais la préoccupation mentale en est un autre aussi important, sinon plus, que le premier. En tous cas, il faut l'alliance de ces deux éléments étiologiques pour constituer une crampe professionnelle.

Corollairement, pour arriver à faire disparaître ces accidents, il est indispensable qu'une bonne direction mentale soit alliée à une bonne éducation graphique.

Il faut enfin mettre en garde les prédisposés aux crampes fonctionnelles contre certaines occupations motrices qu'il serait imprudent pour eux d'entreprendre. *HENRY MEIGE.*

**CRÂNE (FRACTURES).** — Les fractures du crâne peuvent être produites par un *traumatisme immédiat*, frappant la voûte ou la base du crâne; ou par un *traumatisme médiat*, ne brisant la base du crâne que par l'intermédiaire des os de la face ou de la colonne vertébrale. Le traumatisme immédiat est représenté par toutes les chutes sur la tête (fractures par précipitation), les coups portés sur le crâne par des instruments tranchants ou contondants, les projectiles d'armes à feu; la fracture s'accompagne ou non d'une plaie des parties molles péri-craniennes. Le traumatisme médiat comprend les chutes sur le menton enfonçant la cavité glénoïde par l'intermédiaire de la mâchoire inférieure, les coups de pied sur les os de la face, les chutes ou coups sur les ischions ou sur les genoux enfonçant la colonne vertébrale dans l'occipital.

Ces fractures se présentent, sur le crâne, avec des *sièges* variables, importants à connaître au point de vue des symptômes et du traitement. Quelques lignes d'explication sur leur *mécanisme* sont de même indispensables. Nous grouperons, à cet effet, les fractures en fractures isolées de la voûte, fractures de la voûte irradiées à la base, fractures isolées de la base.

1° **Fractures isolées de la voûte.** — Ces fractures sont des fractures *directes*, c'est-à-dire siégeant au point d'application de la violence. Elles résultent d'un traumatisme immédiat. Dans les fractures de la voûte, le trait de fracture se prolonge le plus souvent vers la base du crâne, donnant lieu à une fracture de la voûte irradiée à la base que nous étudierons plus loin. Il est moins fréquent que le trait de fracture reste limité à la voûte.

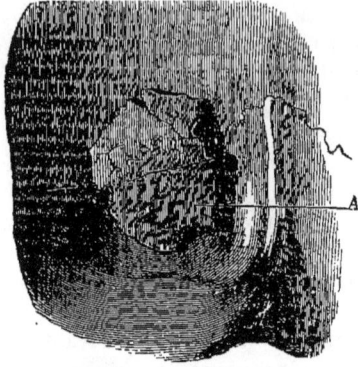

Fig. 177. — Fracture comminutive de la voûte avec fragments triangulaires enfoncés par leur sommet (*Traité de chirurgie*, Gérard-Marchant).

La fracture peut être due à un choc ou une chute, et elle est complète ou incomplète. Elle peut être produite par le projectile d'une arme à feu. Dans la pratique civile, on ne rencontre que des projectiles peu durs, d'une force de pénétration peu considérable; les fractures produites sont incomplètes ou complètes et restent le plus souvent limitées à la voûte. Avec les armes de guerre, le projectile est beaucoup plus résistant, et la force de pénétration est beaucoup plus grande; les fractures sont souvent des éclatements, à traits multiples, formant des fragments nombreux.

Incomplètes, les fractures de la voûte sont limitées le plus souvent à la table interne, et les fragments de la lame vitrée peuvent former vers l'encéphale une saillie notable.

Complète, la fracture se présente sous forme d'une fissure simple, d'une fracture comminutive avec enfoncement des fragments (fig. 177), d'une embarrure (fig. 178) ou fragment comprenant toute l'épaisseur de l'os et enfoncé en entier dans la cavité cranienne. Autour de ces fractures se prolongent en divers sens des fissures rectilignes, courbes ou ramifiées. Lorsque la fracture est due à un projecile d'arme à feu, l'orifice d'entrée est nettement arrondi avec les projectiles à faible projection; il est au

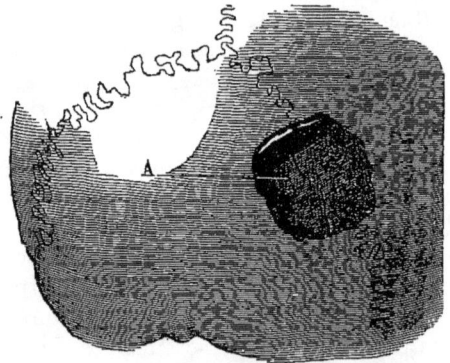

Fig. 178. — Fracture par enfoncement (embarrure) à l'union du pariétal droit et de l'occipital; A, fragment enfoncé (*Traité de chirurgie*, Gérard-Marchant).

contraire étoilé, fissuré, lorsque la force de pénétration est grande.

Ces diverses fractures de la voûte peuvent, suivant la cause qui les a produites, s'accompagner de plaie des parties molles : plaie nette par instrument tranchant, plaie contuse, décollements. Dans la plaie des parties molles peuvent se trouver des corps étrangers : cheveux, débris de vêtements, entraînés par le corps vulnérant.

2° **Fractures de la voûte irradiées à la base.** — Ce sont encore des fractures *directes*, puisque le trait de fracture part du point traumatisé de la voûte pour se propager à la base. L'expression de fracture indirecte, qui leur est quelquefois appliquée, est donc impropre. Le trait de fracture se dirige dans ces cas suivant des règles assez fixes, les parties de la fissure qui correspondent à la voûte et à la base se trouvant toutes deux comprises dans la même région anatomique du crâne, dans le même étage antérieur, moyen ou postérieur. La constatation de la grande fréquence de l'irradiation des fractures de la voûte à la base, et de la formation par l'irradiation de la très grande majorité des fractures de la base, l'exposé des règles générales de cette irradiation sont l'œuvre d'Aran (mémoire de 1844).

Dans l'étage antérieur, la fracture part du front, coupe l'arcade orbitaire, souvent au niveau du trou sus-orbitaire, et se prolonge sur la voûte de l'orbite, vers le trou optique ou la fente sphénoïdale, jusqu'au sphénoïde et même du côté opposé.

Dans l'étage moyen, où ces fractures irradiées se voient le plus fréquemment, le trait, partant du pariétal ou de l'écaille du temporal, descend à peu près parallèlement à l'axe du rocher, se dirigeant vers le trou déchiré antérieur. La fissure peut s'arrêter là; elle peut traverser le corps du sphénoïde pour passer du côté opposé (fig. 179); elle peut se diriger vers l'étage antérieur correspondant ou opposé; elle peut aussi se recourber

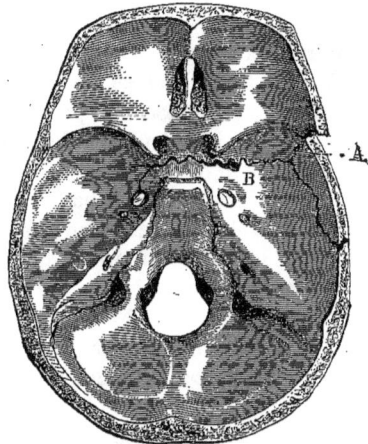

Fig. 179. — Fracture par irradiation de la base du crâne; A, enfoncement du temporal; B, continuation de la ligne de fracture dans la selle turcique (*Traité de chirurgie*, Gérard-Marchant).

vers l'étage postérieur, à travers le rocher, traversant cet os, soit au niveau de sa pointe (fracture perpendiculaire du sommet), soit au niveau de sa base (fracture oblique), ouvrant les cellules mastoïdiennes.

Dans l'étage postérieur, la fissure se dirige vers le trou occipital, et reste dans l'étage cérébelleux, ou se dirige en avant, vers l'étage moyen du côté correspondant. La fissure ne traverse à peu près jamais la crête occipitale, pour se propager à la fosse cérébelleuse du côté opposé.

Cette propagation régulière ne s'observe pas, cependant, lorsque le traumatisme est très violent, et produit ce qu'on nomme une « fracture à grand fracas ». Les traits de fractures sont alors multiples et dirigés en tous sens, passant d'un côté à l'autre, d'une région dans l'autre par-dessus les limites de ces régions.

Il en est de même pour les fractures par armes à feu, qui sont des fractures à grand fracas, à traits et fragments multiples et irréguliers, lorsque la force de pénétration a été grande, et qui suivent des règles analogues aux fractures précédentes, lorsque le projectile pénètre avec moins de violence.

La raison de la régularité de cette irradiation, dans la majorité des cas, a été exposée par les travaux de Trélat et de Félizet, travaux confirmés par ceux qui ont paru depuis en France et à l'étranger. La base du crâne supporte la voûte par six piles disposées symétriquement : deux médianes, une antérieure et une postérieure; quatre latérales, deux à droite et deux à gauche. La pile antérieure est représentée par la crête frontale, la pile postérieure par la crête et la protubérance occipitales. Les piles latérales sont : l'une antérieure, constituée par l'apophyse orbitaire externe et la grande aile du sphénoïde; l'autre postérieure, formée par l'apophyse mastoïde et les condyles occipitaux. Ces piles résistantes sont réunies par des lames osseuses minces sur lesquelles se propagent les fissures parties de la voûte; ces fissures irradiées sont maintenues dans les fosses osseuses antérieure, moyenne ou postérieure, par la résistance des piles.

3° **Fractures isolées de la base**. — Ces fractures peuvent être des fractures *directes*, le trait se produisant au point d'application de la violence, que cette violence soit d'ailleurs elle-même le résultat d'une cause médiate (enfoncement de la colonne vertébrale ou de la mâchoire inférieure), ou d'une cause immédiate (balle pénétrant par l'orbite, l'oreille, le nez ou la bouche). Elles peuvent être aussi des fractures *indirectes*, le trait se produisant en un point différent du point d'application, celui-ci résultant d'un traumatisme de la voûte. C'est ce qu'on a aussi appelé la « fracture par contre-coup ».

La fracture directe par choc ou chute peut siéger au niveau de l'apophyse mastoïde, ouvrant les cellules aériennes; elle peut être le résultat d'un enfoncement du condyle de la mâchoire à travers la cavité glénoïde; elle peut, enfin, due à l'enfoncement de la colonne vertébrale dans la base du crâne, fendre le rebord du trou occipital, d'un seul ou des deux côtés, en arrière et autour des condyles, et se propager quelquefois en avant ou en arrière.

La fracture directe par balle occupe la base du crâne à un niveau variable, lorsque le projectile pénètre par la bouche, suivant les directions respectives de la tête et de l'arme. La pénétration par l'orbite, après lésions variables du contenu de l'orbite, se fait par la voûte ou par la paroi interne. Lorsque le projectile est tiré dans l'oreille, il peut rester dans le conduit auditif ou dans l'apophyse mastoïde, il peut pénétrer dans les cavités de l'oreille moyenne détruisant les osselets, le nerf facial, et faisant éclater le rocher, blessant quelquefois l'artère carotide interne.

Les fractures indirectes de la base du crâne sont peu fréquentes, leur existence est prouvée par les faits cliniques ou expérimentaux de Perrin, de Vincent, de Berger et Klumpke, de Bruns et de O. Messerer. Le trait de fracture indépendant du trait de la voûte, celui-ci pouvant même être irradié d'autre part à la base, siège soit sur l'occipital, soit sur le rocher, soit plus souvent sur la voûte orbitaire.

Dans le cas de choc ou de chute sur le crâne, O. Messerer explique la possibilité de la fracture indirecte par l'éclatement : une pression sur le crâne élastique infléchit en dedans la partie comprimée et écarte les autres parties. Lorsque le maximum de tension est atteint, l'os éclate. Si la partie comprimée est résistante, une partie de la base plus faible peut éclater, la première restant intacte.

Dans les fractures par coups de feu, on explique ces fractures indirectes par la théorie de la pression hydrostatique (Bush); la masse de l'encéphale est projetée en tous sens vers la périphérie par l'augmentation de la pression intra-cranienne.

En outre des lésions des parties molles et des lésions osseuses que nous venons de passer en revue, existent des *lésions profondes* variables, comprenant les épanchements sanguins intra-craniens et les lésions encéphaliques.

Les *épanchements sanguins* se font entre le crâne osseux et la dure-mère, ce sont les épanchements extra-dure-mériens, ou en dedans de la dure-mère. L'hématome extra-dure-mérien (fig. 180) se fait dans la zone décollable de la dure-mère (Gérard-Marchant), étendue d'avant en arrière du bord postérieur des petites ailes du sphénoïde jusqu'à 2 ou 3 centimètres de la protubérance occipitale interne; et de haut en bas depuis quelques centimètres en dehors de la faux du cerveau jusqu'à une ligne horizontale qui, partant du bord extérieur des petites ailes du sphénoïde, rencontrerait le bord supérieur du rocher et passerait au-dessus de la portion horizontale du sinus latéral. L'épanchement peut n'occuper qu'une partie de cette zone. L'hémorragie vient le plus souvent d'une blessure de l'artère méningée moyenne dans son trajet intra-cranien, elle est produite beaucoup moins fréquemment par la blessure d'un sinus veineux, sinus longitudinal supérieur ou sinus latéral. L'épanchement peut

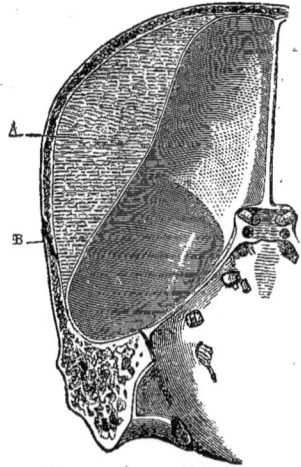

Fig. 180. — Épanchement sanguin consécutif à la déchirure de l'artère méningée moyenne : A, épanchement décollant la dure-mère; B, ligne de fracture (*Traité de chirurgie*, Gérard-Marchant).

être bilatéral, en dos d'âne, si le sang vient du sinus longitudinal supérieur.

L'épanchement sanguin intra-dure-mérien est beaucoup moins intéressant au point de vue clinique, il ne fournit pas d'indications thérapeutiques spéciales. Il peut se disposer en nappe diffuse située dans la cavité arachnoïdienne, ou en collection limitée, infiltrée dans les mailles du tissu sous-arachnoïdien. Ces épanchements en dedans de la dure-mère sont dus à la blessure des vaisseaux pie-mériens.

Les *lésions encéphaliques* sont dues tantôt au choc sans pénétration de corps étrangers, ce sont la commotion et la contusion cérébrales [V. ENCÉPHALE (LÉSIONS TRAUMATIQUES)], tantôt à la pénétration de corps étrangers, de balles. La balle, après avoir perforé l'os et la dure-mère, pénètre dans la substance cérébrale. Tantôt le trajet est court, tantôt il traverse la cavité cranienne vers la paroi opposée, le projectile pouvant fracturer la table interne à ce niveau, ou même perforer et sortir; tantôt enfin la balle, frappant la paroi opposée, revient sur elle-même suivant un trajet variable, pour se perdre dans la substance cérébrale (expériences de Pierre Delbet et Dagron).

**Symptômes.** — Comme pour l'étude des fractures des membres, la division en fractures ouvertes et fractures fermées, c'est-à-dire fractures avec ou sans plaie des parties molles, est très importante dans l'étude clinique et thérapeutique des fractures du crâne. Mais ici l'expression de fracture ouverte ou fermée ne peut plus être employée, car, ainsi que nous l'avons vu, dans la grande majorité des cas, une fracture de la voûte sans plaie se propage, par une fissure, à la base du crâne, ouvrant à ce niveau des cavités normalement infectées (bouche, nez, pharynx et oreille par la trompe d'Eustache ou le conduit auditif), et devient une fracture ouverte. Aussi, diviserons-nous les fractures en : fractures avec plaie, fractures sans plaie.

FRACTURES SANS PLAIE. — Quelle que soit l'étendue des désordres sur la voûte ou à la base du crâne, il existe tout d'abord un état de shock variable, léger ou très grave, dû aux lésions de l'encéphale, commotion et contusion [V. ENCÉPHALE (LÉSIONS TRAUMATIQUES)], et qui peut, très accentué, masquer les autres symptômes et entraîner rapidement la mort, ou, au contraire, peu marqué, se dissiper rapidement. En dehors de ces symptômes généraux, les signes présentés par les fractures du crâne sont dus, les uns à la fracture de la voûte, les autres à la fracture de la base, ils se superposent le plus souvent. Nous les grouperons suivant qu'un signe important des fractures de la voûte existe ou non : l'enfoncement des fragments.

1º **Fractures sans enfoncement de la voûte.** — Nous étudierons successivement les cas dans lesquels il n'existe aucun symptôme de lésion cérébrale localisée, puis ceux dans lesquels ces symptômes existent.

a) *Fractures sans signes cérébraux localisés.* — Sur la *voûte*, la fracture peut se manifester par deux signes qu'il faut rechercher, les douleurs localisées à la pression et retrouvées toujours au même endroit; l'œdème des téguments indiquant une infiltration profonde.

Les lésions de la *base* sont caractérisées par un ensemble de signes qui peut exister en totalité ou en partie seulement. Nous énumérerons ces signes.

Les ecchymoses sont mastoïdiennes ou palpébrales. L'ecchymose mastoïdienne doit être tardive, ne se montrant qu'après quatre ou cinq jours, pour avoir une valeur symptomatique. De même l'ecchymose palpébrale ne doit apparaître qu'après deux ou trois jours, et elle doit être d'abord sous-conjonctivale avant d'apparaître sous la peau de la paupière inférieure, progressant du plan osseux profond vers les téguments.

Les hémorragies se font par l'oreille ou par le nez. L'écoulement du sang par le nez doit être abondant et prolongé; il ne doit exister aucun traumatisme direct du nez. L'écoulement du sang par l'oreille, toute autre cause d'hémorragie auriculaire étant écartée (V. plus loin), doit de même être abondant et persistant.

L'écoulement de sérosité, par l'oreille ou par le nez, doit, pour être d'indication utile, être abondant et continu, apparaissant après l'otorragie. Ce liquide, d'abord jaunâtre, puis limpide, empèse le linge. L'écoulement augmente au moindre effort du malade qui tousse, se mouche, etc.... C'est du liquide céphalo-rachidien.

Les paralysies des nerfs de la base portent sur le facial et les nerfs moteurs de l'œil. La paralysie faciale immédiate (la seule qui nous occupe en ce moment, la paralysie faciale tardive étant une complication que nous étudierons plus loin) résulte de la section complète du nerf dans son trajet pétreux. Elle est donc totale et définitive. La paralysie des nerfs moteurs de l'œil atteint surtout la sixième paire, le moteur oculaire externe. Ce nerf, passant au-dessus du sommet du rocher, est lésé lors des fractures du rocher à ce niveau (Panas, Gangolphe). La paralysie se traduit par du strabisme interne. La paralysie du moteur oculaire commun est exceptionnelle; elle peut être partielle ou totale, et est en rapport avec une fracture de l'orbite.

b) *Fractures avec signes cérébraux localisés.* — Il s'agit alors d'une fracture ayant ouvert un important vaisseau (sinus veineux ou artère méningée), déterminé un *épanchement sanguin intra-cranien*, et de la *compression cérébrale*. Tout épanchement sanguin intra-cranien ne s'accompagne pas de compression cérébrale, nous l'avons vu en étudiant les caractères anatomiques de ces épanchements; et même, un épanchement assez abondant pour comprimer l'encéphale peut ne donner aucun signe qui permette de le reconnaître, si la région comprimée ne correspond à aucun centre important (base du crâne, région frontale). Mais ces cas, peu fréquents, ne nous intéressent pas au point de vue clinique, car ils ne donnent lieu à aucune indication thérapeutique particulière.

Lorsque les signes de compression par épanchement sanguin existent, ils se traduisent par : la perte de la connaissance et de sentiment, une hémiplégie totale et complète, la respiration stertoreuse, c'est-à-dire bruyante et ronflante. Duplay et Gérard-Marchant ont insisté beaucoup sur l'importance du stertor uni à la perte de connaissance et à l'hémiplégie. En outre, ces symptômes ne s'établissent pas immédiatement, dès l'accident; un certain intervalle (intervalle libre) existe entre l'accident et la constatation de ces signes importants, intervalle pendant lequel le sang s'accumule. Mais si parfois cet intervalle libre est très net, dans quelques cas, il est plus ou moins caché par l'établissement progressif des symptômes, ou par un état de shock prononcé.

L'existence de cet intervalle est très importante à noter, lorsque cela est possible, pour établir l'origine hémorragique de la compression cérébrale indiquée par les symptômes; la durée de cet intervalle est de quelques heures ordinairement, quelques jours par exception.

A ces signes principaux s'ajoutent quelques autres moins importants : la diminution du réflexe cornéen, l'abaissement progressif de la température, le ralentissement du pouls et de la respiration, la dilatation pupillaire du côté comprimé.

L'ensemble de ces signes indiquera un épanchement sanguin extra-dure-mérien, généralement produit par rupture de l'artère méningée moyenne. Les hémorragies produites par rupture d'un sinus veineux (longitudinal ou latéral) se manifestent par des symptômes de même ordre; la localisation du traumatisme sur le crâne et l'adjonction de quelques signes particuliers (accidents parétiques ou convulsifs d'un ou deux membres inférieurs pour le sinus longitudinal supérieur; signes de compression cérébelleuse, vomissements, troubles de l'équilibre, pour le sinus latéral) pourraient les faire reconnaître. Les hémorragies intra-dure-mériennes ne donnent lieu à aucun signe ou groupe de signes permettant de les diagnostiquer.

**2° Fractures avec enfoncement de la voûte.**

a) *Fractures sans signes cérébraux localisés*. — On constate facilement sur la peau les traces du traumatisme, et, par la palpation, la déformation formée par l'enfoncement de plusieurs petits fragments ou d'une large lame. Quelquefois, cet enfoncement ne s'accompagne d'aucun symptôme fonctionnel. Lorsque la lésion existe au niveau des zones de localisation cérébrale corticale, il faut pour cela que le déplacement soit extrêmement faible. Mais le déplacement osseux peut être très prononcé, sans donner naissance à ces signes fonctionnels, lorsqu'il siège dans les zones cérébrales indépendantes des localisations, dans la région frontale par exemple.

Les symptômes de fracture de la voûte avec enfoncement peuvent exister seuls, ou accompagnés des signes de fractures de la base que nous connaissons.

b) *Fractures avec signes cérébraux localisés.* — Ce sont des signes de compression, d'irritation ou de destruction de l'écorce cérébrale par les fragments enfoncés. Comme dans la compression par épanchement sanguin, ce sont des symptômes moteurs (paralysies) accompagnés de signes généraux de compression plus ou moins nets, mais ici ces symptômes sont établis immédiatement, sans intervalle libre, et tout de suite avec leur maximum d'intensité.

Les symptômes paralytiques dépendent de la lésion corticale, pour leur variété, pour leur étendue et pour leur intensité : monoplégie faciale ou des membres, hémiplégies, paraplégies.

Il est exceptionnel que les troubles moteurs soient convulsifs au lieu d'être paralytiques.

Le plus souvent, les lésions constatées sur le crâne et les troubles paralytiques concordent, c'est-à-dire que les paralysies sont facilement expliquées par la localisation corticale à laquelle correspond le traumatisme. Quelquefois l'étendue des troubles fonctionnels est tout à fait disproportionnée avec ces signes locaux constatés, ou même certains troubles fonctionnels ne correspondent pas à la localisation indiquée par les signes locaux craniens. Dans ces cas, il faut penser aux lésions multiples et étendues de la contusion cérébrale [V. ENCÉPHALE (LÉSIONS TRAUMATIQUES)].

FRACTURES AVEC PLAIES. — 1° *Plaies par instruments tranchants ou contondants.* — La plaie est facile à constater et revêt tous les caractères des plaies de tête (V. TÊTE, TRAUMATISMES). Au fond de la plaie, on peut constater l'existence du trait de fracture, avec ou sans déplacement de fragments, enfoncement. Il n'est d'ailleurs pas toujours facile de voir une fissure simple, et la rugination de l'os peut être nécessaire. Par la fente osseuse peuvent faire issue du sang, du liquide céphalo-radichien, de la substance cérébrale.

Avec cette plaie, dont l'existence est importante au point de vue des indications thérapeutiques, peuvent exister tous les symptômes des fractures de la voûte et de la base que nous avons énumérés plus haut.

2° *Plaies par armes à feu*. — Les symptômes généraux dus à la commotion et à la contusion cérébrales varient beaucoup, surtout selon le calibre de l'arme employée, et la force de pénétration du projectile. Avec les armes peu pénétrantes et de petit calibre, employées souvent dans les cas de suicide, il n'est pas rare que ces signes généraux soient à peu près nuls.

L'examen de la tête, rasée et nettoyée, montre le nombre de plaies, concordant ou non avec le nombre de projectiles tirés ; montre les lésions cutanées produites par le coup de feu tiré à bout portant ; montre l'écoulement de sang ou l'issue de matière cérébrale à travers la plaie osseuse.

Les plaies d'entrée peuvent d'ailleurs siéger sur un point quelconque de la voûte, ou dans la bouche, dans l'orbite, dans la région auriculo-mastoïdienne. Quelque soit le point d'entrée des projectiles, il est tout à fait contre-indiqué d'explorer cet orifice avec un stylet, qui ne peut donner de renseignements utiles et qui peut, au contraire, provoquer des accidents sérieux.

Les symptômes fonctionnels indiquant les lésions profondes encéphaliques sont, évidemment, extrêmement variés ; ce sont des monoplégies brachiale, crurale, faciale inférieure, par lésions corticales plus circonscrites que dans les épanchements sanguins craniens. Des signes correspondant à des lésions corticales ou profondes situées du côté opposé à celui du traumatisme peuvent témoigner soit d'un trajet profond de la balle, soit d'une chute consécutive sur le côté opposé de la tête, avec fracture de ce côté. Les lésions peuvent aussi être limitées aux nerfs de la base du cerveau, notamment aux nerfs optiques ou au chiasma de ces nerfs, après les coups de feu de la région fronto-pariétale. La paralysie faciale totale se voit assez souvent après les coups de feu de l'oreille.

**Évolution et Complications.** — 1° **Mort rapide.** — Dans les fractures à grand fracas, par chute ou par projectiles d'armes à feu, le blessé ne sort pas du coma dans lequel il est immédiatement tombé, et il meurt au bout de quelques heures.

2° **Guérison sans complications.** — Dans les fractures sans plaie de la voûte, non propagées à la base, dans un certain nombre de fractures avec plaie ou de fractures de la base, la guérison peut être obtenue sans complications rapides avec ou sans intervention opératoire, le blessé échappant aux lésions cérébrales traumatiques diffuses et aux accidents infectieux. Cependant, même alors, le blessé ne peut être considéré comme sûrement et définitivement guéri. Nous verrons bientôt qu'il est encore exposé à des accidents d'ordre cicatriciel et scléreux qui peuvent éclater à longue échéance.

3° **Variétés cliniques suivant l'âge.** — *Chez l'adulte*, la fracture du crâne revêt les caractères que nous avons étudiés.

Pour les traumatismes craniens du *nouveau-né* [V. Nouveau-né (Pathologie)].

*Chez l'enfant*, l'élasticité des os du crâne, plus grande que chez l'adulte, rend les fractures plus rares, et permet à ces fractures de rester limitées en général à la zone traumatisée, sans montrer de tendance à l'irradiation vers la base.

Les lésions de l'encéphale peuvent cependant être graves sans fractures ou avec une simple fêlure, la dépression de la voûte élastique pouvant être grande et permettre une contusion profonde sérieuse, sans provoquer de fracture importante.

L'adhérence de la dure-mère à l'os rend extrêmement rare l'épanchement sanguin extra-dure-mérien, mais plus fréquent l'épanchement sanguin extra-crânien, sous-périosté, le sang filtrant à travers la fissure osseuse.

La fracture peut aussi, rompant la dure-mère adhérente, laisser fuir, sous les parties molles péri-craniennes, du liquide céphalo-rachidien qui s'y accumule. Cet épanchement peut aussi se produire plus tard, la fissure osseuse s'agrandissant sous l'influence du développement du crâne (Lannelongue). Il existe ainsi une *céphalhydrocèle traumatique* précoce et une tardive. Cet épanchement se traduit par l'existence d'une tumeur fluctuante, pulsatile, étalée sous les téguments normaux. Elle augmente progressivement pendant quelque temps, puis devient stationnaire.

Le pronostic des fractures craniennes chez l'enfant est, d'une façon générale, moins grave que chez l'adulte, en raison de l'intégrité beaucoup plus fréquente de la base, et, par suite, de l'absence d'ouverture des cavités faciales infectées; les accidents infectieux consécutifs sont donc moins à craindre.

4° **Accidents consécutifs infectieux.** — L'infection peut atteindre la plaie des parties molles péri-craniennes ou l'os lui-même, sans présenter ici rien de particulier.

Plus profondément, l'infection détermine des lésions méningo-encéphaliques circonscrites ou généralisées que nous étudierons successivement. Nous ferons aussi rentrer dans ce cadre la paralysie faciale tardive due à un travail inflammatoire secondaire à la fracture.

*Paralysie faciale tardive.* — Nous avons vu déjà la paralysie faciale primitive, incomplète et due à une lésion cérébrale corticale, complète et due à une fracture du rocher avec déchirure du nerf dans son trajet intra-osseux; cette dernière est définitive.

La paralysie du nerf facial peut aussi s'établir lentement et progressivement quelques jours après la fracture, ou même n'apparaître qu'au bout de 5 à 8 jours. Cette paralysie complète n'est pas définitive; après être restée stationnaire pendant une quinzaine de jours, elle rétrocède pour disparaître peu à peu en un mois environ.

On attribue cette paralysie tardive à une périostite secondaire accompagnant le travail imparfait de réparation à la fracture (Demoulin), ou à une otite préexistante se propageant au nerf à travers la mince membrane osseuse brisée.

*Hernie cérébrale.* — L'issue hors d'une perte de substance cranienne d'une portion de l'encéphale est le résultat d'une infection superficielle ou profonde. L'issue immédiate de substance cérébrale au moment de l'accident n'est pas une hernie. La masse herniée est d'abord rouge, molle, animée de pulsations et de mouvements d'expansion. Plus tard, des portions de la tumeur se sphacèlent, noircissent et tombent. Mais la hernie croît progressivement. Le plus souvent. un abcès encéphalique se trouve derrière la substance herniée, et les symptômes de ces abcès (V. ENCÉPHALE, ABCÈS) peuvent être constatés. La hernie peut se trouver au fond d'une plaie des parties molles, ou être recouverte des téguments craniens cicatrisés.

Cette lésion présente la même gravité que l'abcès encéphalique.

*Abcès du cerveau. Corps étrangers infectés.* — V. ENCÉPHALE, ABCÈS.

*Méningo-encéphalite traumatique diffuse.* — L'infection générale des méninges et de l'encéphale, partie d'une plaie ou des cavités de la face ouvertes par une fracture de la base, est la complication la plus redoutable et la plus fréquente des fractures craniennes.

Débutant le plus souvent du 5e au 6e jour après l'accident, la méningo-encéphalite diffuse se manifeste d'abord de deux façons différentes : tantôt par de la somnolence, de l'abattement accompagnant une céphalalgie intense, tantôt par de l'excitation, de l'impatience, de l'irritabilité. En même temps, le pouls s'accélère et la température monte.

Puis surviennent des alternatives d'excitation, de délire et d'abattement, de coma. Plus rarement, une des deux formes, délirante ou comateuse, persiste seule en s'exaspérant.

Il n'est pas rare de voir survenir une ou plusieurs rémissions faisant espérer la guérison, mais rapidement suivie d'un retour des symptômes graves. Enfin, des paralysies localisées ou générales précèdent le coma et la mort. La durée totale des accidents est de 4 à 8 jours.

5° **Accidents consécutifs cicatriciels.** — *Troubles mentaux.* — Les lésions anatomiques qui expliquent les troubles éloignés sont : des adhérences de la dure-mère aux os, des adhérences des méninges au cerveau localisées au point traumatisé, des ossifications de la dure-mère, du ramollissement cérébral, des pertes de substance cérébrale, des kystes séreux post-traumatiques.

Les résultats cliniques constatés sont multiples. Si le traumatisme intervient à la phase de développement des centres nerveux, il peut s'ensuivre l'*arrêt de ce développement* avec les conséquences immédiates et lointaines (idiotie, imbécillité, dégénérescence acquise, etc.) (Viollet. *Thèse de Paris*, 1905). Plus tard, c'est la *paralysie générale* d'origine traumatique, si discutée, admise par les uns, niée par les autres. En tous cas, peut-on « admettre avec nombre d'auteurs français et étrangers que le traumatisme peut parfaitement provoquer l'apparition de la paralysie générale chez un sujet prédisposé par la syphilis » (Viollet). L'existence des *démences précoces ou séniles* (v. c. m.) post-traumatiques est plus nettement établie. Le diagnostic de cause à effet est très difficile à établir dans ces cas et peut être très embarrassant en présence de la loi sur les accidents du travail.

*Troubles moteurs, Épilepsie traumatique.* — Ces troubles sont produits par les fragments osseux enfoncés dans le crâne, les exostoses traumatiques, les adhérences de la dure-mère. Ils se traduisent par les signes de l'*épilepsie Bravais-Jacksonnienne* (v. c. m.), apparaissant rapidement après l'accident ou au bout de plusieurs années. La crise est le plus souvent précédée d'une aura motrice, sensitive, sensorielle ou psychique. Les convulsions, toniques puis cloniques, se font suivant trois types principaux, et, dans chaque type, il peut arriver que les convulsions commencent chaque fois par le même segment de membre.; c'est le signal-symptôme (Seguin), très utile, lorsqu'il existe, pour la détermination du centre cortical atteint. Les trois types de convulsions sont : le type facial débutant par les globes oculaires, les lèvres, le menton, pour gagner le cou et le membre supérieur; le type brachial, le plus fréquent, commençant par des mouvements de flexion ou d'extension du pouce ou des autres doigts, pour gagner ensuite les différents segments du membre supérieur, pour s'arrêter ou se généraliser; le type crural, rare, partant du gros orteil.

*Corps étrangers intra-craniens.* — Ce sont surtout les balles restées dans le crâne. Rarement les projectiles, ou débris de projectile, sont indéfiniment tolérés, s'entourant d'une membrane, s'enkystant. Souvent, même après une longue période de tolérance, surviennent des accidents ; les uns sont d'ordre infectieux, produisant des abcès encéphaliques (V. plus haut), les autres sont déterminés par la seule présence des corps étrangers. Ces derniers accidents qui nous occupent ici sont : la céphalalgie, des crises épileptiformes, des paralysies, la mort subite. La céphalalgie est le symptôme le plus fréquent, limitée ou généralisée à toute la tête. La douleur est profonde, fixe et diffuse. De l'étude de différentes statistiques, Lafoy (*Thèse de Paris*, 1904) conclut que « tout malade qui, guéri en apparence, conserve son projectile, présente des troubles sérieux dans la moitié des cas, et est exposé plus ou moins tardivement à la mort dans le quart ou dans le tiers des cas ». Il est donc souvent indiqué d'aller chercher secondairement ces corps étrangers; nous étudierons au diagnostic les moyens propres à déterminer leur siège exact dans le crâne.

**Pronostic.** — Nous voyons, par cet exposé rapide, que les fractures du crâne sont d'un très grave pronostic, non seulement au point de vue de la vie, mais encore, pour ceux qui échappent aux accidents traumatiques immédiats et aux accidents infectieux secondaires, par les troubles éloignés auxquels ils restent exposés. Dans ces fractures comme dans celles des membres, l'existence d'une plaie ajoute à la gravité, mais en outre, ici, une fracture sans plaie reste le plus souvent une fracture ouverte, exposée à l'infection, grâce à l'ouverture des cavités naturelles par les fractures de la base.

La *ponction lombaire* qui permet l'étude du liquide céphalo-rachidien, et dont nous verrons l'emploi pour le diagnostic et le traitement, ne peut donner aucun renseignement utile pour le pronostic, l'intensité de la coloration sanguine du liquide ne paraissant avoir aucun rapport avec la gravité du traumatisme. L'examen microscopique et bactériologique du liquide pourrait seulement confirmer l'infection des méninges.

**Diagnostic.** — 1º **Traumatismes avec plaie.** — *Plaies par instruments tranchants ou contondants.* — S'il existe des signes de fractures de la base, les difficultés du diagnostic sont les mêmes que pour les fractures sans plaie, et nous les étudierons dans un instant. S'il n'y a aucun signe de fracture basale, on peut se demander si, sous la plaie des parties molles, existe une lésion osseuse. L'examen direct peut renseigner à ce point de vue s'il y a enfoncement ou fissure avec inégalité des bords. Une fissure simple peut passer inaperçue, mais si le blessé ne présente aucun signe fonctionnel indiquant une lésion profonde, le pronostic et le traitement restent les mêmes.

*Plaies par armes à feu.* — La plaie est-elle pénétrante? L'examen direct de la plaie, après débridement au besoin, suffit ordinairement à résoudre la question. Une radiographie compléterait les renseignements si le doute existait. Cependant, un état de shock assez prononcé pourrait rendre difficile l'application de la radiographie, et dans ces cas une ponction lombaire donnant issue à du liquide teinté de sang indiquerait la pénétration.

La localisation précise du projectile dans le crâne est ensuite la question la plus importante à résoudre, en vue d'une extraction possible. Les premiers procédés employés étaient simples mais peu précis; on faisait deux épreuves radiographiques des corps étrangers dans deux plans perpendiculaires l'un à l'autre (Brissaud et Lande, Mignon); ou bien on prenait deux images par déplacement des ampoules de Crookes, la tête restant fixe, en figurant les trajets des rayons X par des fils allant d'une ampoule à l'image correspondante, on déterminait la situation du corps étranger à l'entre-croisement des fils; mais les repères étaient extérieurs à l'opéré (Mackensie-Davidson, Mergier).

Beaucoup plus précise et exacte est la détermination faite par l'appareil de Contremoulins, fixé à la tête, et donnant la profondeur et la direction du corps étranger par rapport à un point de la paroi, grâce à un compas-repère portant une tige indicatrice. Pendant la recherche, la tige indicatrice repérée par le compas guidera l'opérateur. Le même principe de la détermination des corps étrangers par l'entre-croisement de deux rayons X dans le même plan, et de l'installation d'une aiguille directrice repérée sur les téguments de l'opéré, guide l'appareil de Tuffier (Thèse de Poirier de Clisson, Paris, 1904).

2° **Traumatismes sans plaie.** — a) *Il n'y a pas de signes cérébraux localisés.* — C'est le diagnostic de la fracture de la base du crâne. Il ne s'établit que sur un ensemble de signes que nous avons indiqués, mais chacun de ces signes peut être cause d'erreur.

Les ecchymoses sont mastoïdiennes ou palpébrales. L'ecchymose mastoïdienne, avec ses caractères nécessaires d'ecchymose profonde, peut être produite par fracture isolée de l'apophyse mastoïde sans fracture de la boîte cranienne (Boullet); nous en retrouverons les signes en étudiant l'otorragie. L'ecchymose palpébrale profonde peut être produite par une contusion temporale avec infiltration sanguine.

Les hémorragies se font par le nez et l'oreille. L'hémorragie nasale peut être due à un traumatisme direct qu'il faut savoir dépister. L'hémorragie auriculaire peut être produite par une plaie du conduit auditif, par une déchirure du tympan sans fracture, et surtout par la fracture isolée de l'apophyse mastoïde dont nous avons déjà parlé à propos des ecchymoses. Cette otorragie, jointe à l'ecchymose profonde, à la surdité, à la paralysie faciale même, fait croire à une fracture cranienne; la mobilité de l'apophyse et son déplacement par le sterno-mastoïdien font penser à cette fracture isolée.

Lorsqu'il y a doute sur l'existence d'une fracture, la ponction lombaire ne peut l'éclaircir, car de nombreuses observations ont montré que la coloration sanguine du liquide céphalo-rachidien pouvait aussi bien être due à une contusion cérébrale sans fracture, ou même à une hémorragie spontanée méningée ou intra-ventriculaire.

b) *Il y a des signes cérébraux localisés.* — Le diagnostic est alors facilité par la constatation simultanée de ces signes et des lésions de la voûte cranienne. L'évolution spéciale des accidents que nous avons décrite fera penser à la compression par un épanchement sanguin ou par un enfoncement osseux.

**Traitement.** — 1º **Accidents immédiats.** — a) *Fractures avec plaie.* — Lorsque la plaie est produite par un *instrument tranchant ou contondant*, les indications thérapeutiques fournies par les signes fonctionnels sont les mêmes que nous verrons plus loin, l'existence de la plaie rend plus nette l'indication d'une intervention immédiate destinée à nettoyer le foyer de la fracture, à le débarrasser des débris et corps étrangers, à enlever les esquilles, à relever ou supprimer un fragment osseux enfoncé.

Lorsque la plaie est produite par une *arme à feu*, dans les fractures à grand fracas, avec shock prononcé, il est préférable d'attendre que le blessé sorte, s'il doit le faire, de son collapsus. Dans les cas ordinaires, l'intervention immédiate doit être admise en principe. Mais que doit être cette intervention? Elle doit d'abord, comme pour les autres plaies, agrandir et nettoyer la plaie des parties molles, enlever esquilles et débris, agrandir l'ouverture osseuse pour enlever les esquilles profondes et les corps étrangers restés contre l'os. Mais là doit se borner l'acte opératoire; la recherche du projectile, à moins que celui-ci ne soit dans la plaie, est inutile et dangereuse, parce que immédiatement aucun moyen de recherche ne peut indiquer sa situation, et qu'on ne peut rien contre les lésions produites par son passage dans la substance cérébrale. Si des accidents sont produits plus tard par ce projectile, il sera temps alors d'aller à sa recherche avec des chances plus grandes de succès. Telle est la conduite à tenir lorsque la balle a pénétré par la voûte cranienne, par l'oreille ou la région mastoïdienne, par l'orbite. Mais lorsque le coup de feu a été tiré dans la bouche, aucune intervention immédiate sérieuse n'est possible, et il faut se borner au nettoyage des cavités buccale et nasale par des lavages chloralés ou oxygénés.

b) *Fractures sans plaies.* — *Lorsqu'il existe un enfoncement de la voûte*, ou des signes nets de *compression cérébrale*, les indications thérapeutiques sont faciles à établir, sauf dans les fractures à grands fracas dans lesquelles la mort est proche et pour lesquelles il vaut mieux s'abstenir.

Lorsqu'on sent sous les parties molles une dépression manifeste des os, que cet *enfoncement* s'accompagne ou non de symptômes fonctionnels, marques d'une lésion corticale, l'intervention opératoire est formellement indiquée.

Cette intervention ne peut être discutée lorsqu'une paralysie prouve la lésion cérébrale. Mais elle est aussi utile en l'absence de tout symptôme fonctionnel, car si le blessé guérit de sa fracture, il reste exposé à des accidents tardifs déterminés par des lésions définitivement établies, contre lesquelles une intervention tardive ne pourra agir que faiblement; une opération primitive peut éviter au contraire ces accidents tardifs.

Il est bien évident, cependant, que ces interventions seraient non seulement inutiles, mais nuisibles, si elles n'étaient faites avec la plus scrupuleuse asepsie.

L'opérateur, ouvrant le foyer de la fracture, soulève les esquilles, enlève celles qui sont détachées, remet en place celles qui peuvent être conservées. Le siège de l'incision est indiqué par celui de l'enfoncement constaté. Mais, dans certains cas peu fréquents, les signes de compression par enfoncement existent sans qu'on trouve la dépression osseuse à l'examen. Alors une trace quelconque du traumatisme cranien guidera l'opérateur : douleur à la pression, œdème, contusion des parties molles. En l'absence de toute trace nette sur le crâne extérieur, on se guidera, pour trépaner, sur la localisation indiquée par les signes fonctionnels, si cette localisation peut se déduire d'une façon assez précise. Si, au contraire, les signes fonctionnels sont diffus, c'est la contusion cérébrale qui domine, et nous savons que, dans ces cas [V. Encéphale (Lésions traumatiques)], l'opération n'est plus indiquée.

Les signes de compression cérébrale peuvent être fournis par un *épanchement sanguin intra-cranien*, reconnaissable à ses symptômes propres. L'indication est, encore ici, très précise; il faut immédiatement trépaner pour lever la compression des caillots sanguins et tarir l'hémorragie. On trépanera au siège indiqué par un signe quelconque de fracture de la voûte, et s'il n'existe aucun signe de ce genre, au siège connu (V. Trépanation) de la branche antérieure de l'artère méningée moyenne, source la plus fréquente de cette hémorragie. L'opération consiste dans la trépanation, l'évacuation lente et douce des caillots, la recherche et la ligature ou la compression des points saignants. Il peut, exceptionnellement, être nécessaire d'ouvrir la dure-mère pour rechercher une hémorragie intra-dure-mérienne.

*Lorsqu'il n'existe aucun signe de fracture de la voûte*, ou de compression cérébrale, et que des signes connus indiquent une *fracture de la base*, aucune intervention opératoire immédiate n'est plus indiquée. Contre la contusion cérébrale, cette trépanation ne pourrait rien; contre l'infection possible partie des cavités de la face, elle est également impuissante.

Pour éviter, dans la mesure du possible, l'infection par la fissure basale, il faut nettoyer avec le plus grand soin les cavités naturelles avec lesquelles elle peut communiquer, laver à l'eau oxygénée, chloralée ou formolée, les cavités nasale et buccale, le conduit auditif externe. Puis on tamponnera à la gaze stérile le conduit auditif, et comme on ne peut tamponner d'une façon effective l'arrière-cavité des fosses nasales, ni ces fosses elles-mêmes, on se contentera de répéter aussi souvent que possible le lavage de ces cavités.

C'est dans ces cas que, quelquefois, une *ponction lombaire*, évacuant de 10 c. c. à 40 c. c. de liquide céphalo-rachidien, peut aider à la disparition des symptômes généraux et au rétablissement des fonctions cérébrales (Rochard).

2° **Accidents consécutifs.** — Contre les *accidents infectieux* bénins, infection de la plaie des parties molles, paralysie faciale tardive, légère hernie cérébrale, les soins de propreté, les pansements bien faits suffiront. Le traitement des abcès du cerveau, avec ou sans corps étrangers infectés, est exposé ailleurs [V. Encéphale (Abcès)]. La trépanation dirigée contre la méningo-encéphalite aiguë, comparée à tort à la laparotomie contre la péritonite généralisée, n'a pas donné de résultats permettant d'en tirer quelque espoir.

Contre les *accidents cicatriciels*, la trépanation secondaire est nettement indiquée; elle ne pourra cependant agir aussi utilement que l'aurait fait une trépanation primitive, car elle a à lutter contre des lésions souvent définitives. Cette trépanation est certainement utile, après qu'on aura écarté l'hypothèse de l'hystéro-traumatisme, dans les cas d'épilepsie jacksonienne; elle peut encore l'être, mais d'une façon plus douteuse, dans les cas de troubles mentaux. Le siège de la trépanation sera indiqué par la localisation cérébrale des troubles fonctionnels ou par les traces craniennes visibles du traumatisme.

La trépanation est encore utile pour extraire les *corps étrangers* intracraniens, lorsque ces corps étrangers paraissent causer des accidents d'intolérance. Nous avons déjà vu par quels moyens on peut déterminer d'une façon précise la situation de ces corps étrangers (balles).

**Technique opératoire.** — V. Trépanation.          *PAUL LAUNAY.*

CRANE (**OSTÉITES**). — Les lésions inflammatoires des os du crâne présentent quelques caractères particuliers dans leur évolution et leur gravité, à cause de la proximité des méninges et de l'encéphale et du danger de propagation de l'infection à ces organes.

**Ostéite traumatique.** — L'infection ostéo-périostique consécutive aux plaies de la tête, avec ou sans fracture du crâne, est aujourd'hui rare. Cependant des esquilles détachées, à la suite de coups de feu surtout, s'il n'y a pas eu d'intervention immédiate, peuvent former des séquestres entretenant la suppuration. La fistule suppurante qui résulte de cette nécrose ne peut être guérie que par l'extraction des fragments osseux mortifiés, dégagés à la rugine et détachés au besoin avec la gouge ou le ciseau; on peut ainsi ouvrir et évacuer un abcès entre l'os et la dure-mère. On drainera ensuite, et traitera cette plaie comme toute plaie infectée.

**Ostéite infectieuse** (non traumatique). — L'infection osseuse se présente ici sous deux aspects différents. Le plus souvent, l'ostéite n'est qu'une propagation de l'infection d'une des cavités accessoires du crâne (oreille moyenne, cellules mastoïdiennes, sinus osseux) aux parois osseuses de ces cavités, et l'ostéite n'est qu'une étape de la maladie. Nous n'étudierons pas ici cette variété, qui rentre dans l'étude des otites, mastoïdites, sinusites osseuses.

Beaucoup moins fréquente est l'infection osseuse de cause générale, rentrant dans le cadre des *ostéomyélites*. L'ostéomyélite *cranienne* est une ostéomyélite aiguë extrêmement grave, heureusement peu fréquente. Les causes microbiennes et accessoires sont les mêmes que pour toute ostéomyélite aiguë (V. Ostéite).

La maladie se voit chez l'enfant, de 2 à 14 ans, et se localise de préfé-

rence au frontal, au pariétal ou à l'écaille du temporal. Rapidement se
forme la suppuration du diploé, puis le pus décolle le périoste d'une part, la
dure-mère d'autre part, et l'os baigne dans un pus épais, très odorant. La
lame osseuse atteinte se nécrose et le séquestre se limite peu à peu, sans
avoir cependant le temps de se mobiliser.

Les symptômes aigus du début simulent une fièvre typhoïde grave, à
marche fébrile peu régulière et avec une céphalée intense. L'élévation thermique est grande, 39°, 40°, avec pouls et état général correspondants, frissons, subdélire. Au bout de quelques jours seulement se manifeste un point
particulièrement douloureux sur le crâne, puis à ce niveau se développent
gonflement, empâtement, rougeur, enfin fluctuation. Si le malade survit sans
intervention, l'abcès s'ouvre et une fistule se forme.

Toutes les complications générales de l'ostéomyélite aiguë peuvent être
vues ici, d'autres os peuvent se prendre après le crâne. Les complications
locales sont particulièrement graves : ce sont la méningite et la phlébite
des sinus.

La gravité extrême de cette maladie et la rapidité de son évolution néces-
siteraient, pour intervenir utilement, un diagnostic précoce malheureusement très difficile. Il faut y penser pour déceler le foyer, et c'est une affection rare.

Si le diagnostic a pu être fait, le salut n'existe, comme dans un cas de
Gérard-Marchant, que dans une intervention immédiate, d'urgence, ouvrant
les foyers et réséquant l'os mortifié.

**Ostéite tuberculeuse.** — La tuberculose osseuse cranienne se rencontre
surtout chez l'enfant et l'adolescent. Elle est exceptionnellement primitive
sur le crâne, et éclate le plus souvent chez les sujets déjà porteurs d'autres
tuberculoses internes ou externes; il n'est pas très rare de voir la tuberculose osseuse cranienne débuter alors que les autres foyers sont déjà à stade
avancé.

La forme anatomique la plus fréquente est la *forme perforante* (Volkmann), avec séquestre dans la perforation. L'orifice est arrondi, et généralement peu considérable; dans l'orifice se trouve un séquestre blanc jaunâtre,
libre ou incomplètement détaché. Sous le périoste et sous la dure-mère, de
part et d'autre de la lame obscure, existe un foyer caséeux ou fongueux décollant ces membranes. Plus rare est la *forme infiltrante progressive* (Kœnig),
qui envahit une grande étendue du crâne et produit de nombreux foyers
tuberculeux entre l'os et la dure-mère, surtout au niveau de la voûte.

Le siège le plus ordinaire de ces lésions est sur la voûte du crâne, au
niveau du frontal, de l'écaille du temporal, ou de l'occipital. Lentement le
début se fait par une douleur localisée et persistante. Peu à peu se montre
une tuméfaction, qui se ramollit et présente bientôt tous les caractères d'un
abcès froid. Au bout d'un temps variable, la peau s'ulcère et l'abcès tuberculeux se fistulise. L'exploration au stylet conduit alors sur l'os dénudé du
séquestre. Un foyer de pus épais ou de fongosités peut s'accumuler sous les
méninges, donnant lieu à des symptômes généraux diffus.

La gravité de cette forme de tuberculose réside plus dans l'état des
malades au moment où elle éclate, que dans la lésion locale elle-même, et

les malades meurent de leur tuberculose plutôt que de leur lésion cranienne. Cependant, lorsque la lésion ne se montre pas trop tard, elle peut guérir, surtout dans les cas où elle constitue l'unique localisation.

Le seul *traitement local* consiste à ouvrir, gratter les lésions superficielles, enlever le séquestre libre ou adhérent, et qu'il faut alors libérer au ciseau, enfin gratter les foyers sous-dure-mériens. On fermera le moins possible pour pouvoir agir, pendant les pansements ultérieurs, sur les débuts de récidives, par grattages et chlorure de zinc. Le *traitement général* ordinaire des tuberculeux est indispensable pour mener à bonne fin cette guérison.

**Ostéite syphilitique.** — La syphilis acquise et la syphilis héréditaire donnent toutes deux naissance, au crâne, à des lésions ulcéreuses et des lésions hypertrophiantes.

Les *hyperostoses* se traduisent par des exostoses si elles sont superficielles, des enostoses si elles sont profondes, endo-crâniennes; elles peuvent être à la fois superficielles et profondes.

Les *lésions ulcéreuses* sont le résultat de l'ostéite gommeuse, caractérisée par un mélange de raréfaction et de condensation osseuse qui aboutit à la formation de figures à peu près régulières, de forme générale hélicoïdale. Plusieurs figures peuvent empiéter les unes sur les autres, se détruisant entre elles. Dans la forme confluente, la lésion prend l'aspect en « nid de guèpe »; dans la forme discrète, elle revêt l'apparence de « vermoulures » plus ou moins profondes, et pouvant aller jusqu'à la perforation.

Toutes ces lésions ont une prédominance marquée pour les os frontaux et les pariétaux.

Les lésions dures, exostoses et enostoses, seront étudiées avec les Tumeurs DU CRANE.

Les lésions molles de la période secondaire sont remarquables par l'intensité des douleurs qu'elles occasionnent, douleurs spontanées, plus intenses la nuit, douleurs à la moindre pression (coiffures).

Les gommes, de la période tertiaire, se ramollissent et s'ulcèrent. Elles peuvent produire une *nécrose osseuse* étendue, avec formation de séquestres et suppuration interminable.

Le *traitement spécifique* (V. Syphilis) doit être appliqué et suffit dans la majorité des cas. Une *intervention opératoire* peut cependant devenir nécessaire pour extraire un séquestre, quelquefois enveloppé en partie dans de l'os condensé très dur à entailler (V. Trépanation).

**Ostéite actinomycosique.** — L'actinomycose osseuse n'est jamais primitive au crâne, elle est toujours une extension de l'actinomycose des mâchoires (V. Machoires). PAUL LAUNAY.

**CRANE (TUMEURS).** — Nous comprenons dans ce chapitre les *tumeurs des os du crâne*, des *méninges* et de l'*encépale* considérées au point de vue chirurgical. Pour les *tumeurs des parties molles péri-craniennes*, qui, d'ailleurs, ne présentent rien de spécial au niveau du crâne (V. Anévrismes, Angiomes, Kystes, etc....)

A. — TUMEURS EXTRA-CRANIENNES OSSEUSES. — Ce sont des exostoses et des ostéo-sarcomes.

**Exostoses.** — Ces productions osseuses sont d'origine syphilitique ou ostéogénique. L'exostose syphilitique est arrondie, assez volumineuse ordinairement, elle peut même être très grosse ; il existe souvent deux ou trois exostoses voisines sur le front et la région temporo-pariétale. La peau qui les recouvre est normale et mobile. L'exostose ostéogénique est très rare au crâne, elle siège au niveau des sutures ou près des sutures pariéto-frontales. Elle prend les mêmes caractères physiques que l'exostose syphilitique, mais est généralement unique. ·

Ces exostoses augmentent lentement et progressivement de volume jusqu'à arrêt par traitement spécifique ou par terminaison de la croissance (V. HÉMICRANIOSE.)

L'exostose syphilitique résistant au traitement spécifique et l'exostose ostéogénique sont justiciables du traitement chirurgical, qui est l'extirpation, après rugination du périoste, à l'aide du ciseau et du maillet.

**Ostéo-sarcomes.** — Le sarcome osseux du crâne siège le plus souvent sur la voûte et dans la région temporale. C'est un sarcome à cellules rondes, quelquefois télangiectasique. Les autres variétés anatomiques sont exceptionnelles. Prenant son origine dans le périoste ou dans le diploé, la tumeur pousse vers l'extérieur d'abord, puis peu à peu vers l'intérieur du crâne. Des cloisons en partie osseuses, friables, les divisent et même une lamelle osseuse mince recouvre d'abord la tumeur lorsqu'elle débute dans le diploé. Peu à peu, du côté extérieur, la peau est atteinte puis franchie ; du côté intérieur l'os est perforé et la dure-mère refoulée. Comme tous les sarcomes, ils finissent par se généraliser.

Le volume de la tumeur extérieure varie d'une noisette à une orange. La consistance est d'abord dure, d'une dureté osseuse si le point de départ est central, puis elle devient molle et même fluctuante au centre. On peut quelquefois, par la pression, écraser des lamelles osseuses, cloisons ou enveloppe, ce qui donne une sensation de crépitation particulière dite « parcheminée ». On peut, rarement, sentir des battements, et la tumeur est alors en partie réductible, avec ou sans phénomènes de compression cérébrale.

Lorsque l'ulcération des téguments se produit, l'aspect de la portion ulcérée est très variable, plane ou creusée, saignante ou grisâtre.

Lorsque la tumeur a perforé l'os et refoule la dure-mère, elle devient une tumeur intra et extra-cranienne que nous étudierons dans le prochain alinéa.

Le pronostic de ces tumeurs est extrêmement grave. Non opérées elles s'ulcèrent et s'infectent ; le traitement opératoire est d'autre part dangereux par le shock et l'hémorragie. La récidive rapide est à craindre.

Le seul traitement est cependant le traitement opératoire, tant qu'il n'est pas rendu impossible par l'étendue de la tumeur ou sa vascularisation excessive.

L'extirpation conduit à une large trépanation (V. TRÉPANATION) enlevant largement toute la lame osseuse malade. La brèche osseuse doit-elle être comblée ? La prothèse artificielle par lames d'aluminium, de celluloïd, etc..., ne donne que de mauvais résultats. L'ostéoplastie par implantation d'os d'animaux a été faite avec succès (Ricard). On peut cependant laisser une assez large perte de substance osseuse simplement recouverte des parties molles péri-craniennes, en protégeant extérieurement le crâne avec une plaque résistante.

B. — TUMEURS EXTRA ET INTRA-CRANIENNES. — Ces tumeurs sont surtout des sarcomes perforants. Nous aurons à signaler les kystes dermoïdes très rares, et certaines tumeurs vasculaires.

**Sarcomes perforants.** — Les tumeurs perforantes peuvent perforer de dehors en dedans, c'est le cas des ostéo-sarcomes étudiés plus haut ; plus souvent la perforation a lieu de dedans en dehors, la tumeur partant de la dure-mère.

Le sarcome de la dure-mère, autrefois désigné sous le nom de fongus de la dure-mère, se montre surtout de 40 à 50 ans. Il siège sur la voûte cranienne, au niveau des pariétaux, plus rarement sous le frontal ou l'occipital. La tumeur s'étale d'abord entre la dure-mère et l'os décollant la méninge à laquelle elle adhère plus ou moins largement. Peu à peu, l'os se raréfie au contact de la tumeur, et se creuse. La perforation cranienne accomplie, la tumeur s'étale à nouveau sous le péricrâne, jusqu'à ce que les téguments s'ulcèrent à leur tour et se laissent perforer, la tumeur apparaissant à l'extérieur.

Ces tumeurs suivent la marche des sarcomes, restant encapsulées, évoluant d'abord lentement, sans retentissement ganglionnaire. Elles se généralisent à la fin.

L'évolution de la tumeur se fait donc lentement en deux stades : d'abord tumeur intra-cranienne, puis tumeur extra et intra-cranienne.

Les *symptômes* de la première période sont ceux que nous observerons dans l'alinéa suivant, avec les tumeurs intra-craniennes proprement dites.

Avant la seconde période, extra-cranienne, se trouve un stade intermédiaire dans lequel on peut rencontrer un signe intéressant ; la crépitation parcheminée, due à l'écrasement des lamelles osseuses, soit de la table externe amincie, soit du tissu osseux raréfié du pourtour de l'orifice cranien en voie de formation ou d'agrandissement (H. Delagénière).

La seconde période est caractérisée par la présence de la tumeur extra-cranienne. On peut quelquefois déceler la crépitation parcheminée à son pourtour. La tumeur peut présenter des battements et de l'expansion, elle peut être en partie réductible.

Le pronostic de ces sarcomes est évidemment très grave, soit que la tumeur s'ulcère et s'infecte, soit que la généralisation se produise.

Pendant la première période, les indications du traitement sont celles des tumeurs intra-craniennes que nous allons étudier. Lorsque la tumeur perfore la voûte osseuse, après essai peu prolongé du traitement anti-syphilitique, on sera en droit d'en proposer l'extirpation, malgré les très grands dangers que présente cette opération, car elle peut être suivie, non seulement de guérison opératoire, mais d'une guérison prolongée.

L'extirpation comporte une trépanation large (V. Trépanation) enlevant oute la lame osseuse qui recouvre la partie profonde de la dure-mère, jusqu'aux limites du décollement de cette membrane, puis la résection de la partie de la dure-mère adhérente à la tumeur.

**Kystes dermoïdes craniens.** — Outre les kystes dermoïdes extra-craniens dont nous n'avons pas à parler ici, il existe un certain nombre d'observations de kystes dermoïdes perforants : le kyste est situé en dehors de la paroi osseuse, ordinairement au niveau de la fontanelle antérieure (kystes brégmatiques), plus rarement au niveau de l'inion ; et sous le kyste, la paroi osseuse est perforée, le kyste entre en contact avec la dure-mère sous-jacente sur laquelle il s'implante. Le plus souvent la partie perforante n'est qu'un cordon fibreux plus ou moins épais ; dans une observation de Tillaux et Walther, le kyste était à la fois intra et extra-cranien, étranglé au niveau de l'orifice osseux situé sur l'occipital.

Ces kystes présentent tous les caractères anatomiques et cliniques des kystes dermoïdes (V. KYSTES DERMOÏDES). On peut sentir la dépression osseuse dans laquelle le kyste s'enfonce et à laquelle il adhère. Il n'existe de symptômes cérébraux que lorsque le kyste présente une véritable portion endo-cranienne.

Le traitement est l'extirpation, complète autant que possible. Mais on peut être obligé de laisser en place une partie de la paroi du kyste absolument adhérente à la dure-mère, si la résection de cette membrane présente des dangers (présence d'un sinus, infection préalable du kyste).

**Tumeurs sanguines communiquant avec les sinus craniens.** — Ce groupe comprend des lésions de natures diverses qu'ont montrées les travaux de Lannelongue ; on y rencontre des tumeurs congénitales et des lésions traumatiques dont l'étude serait mieux placée avec les complications des fractures du crâne.

a) *Lésions traumatiques.* — Un choc cranien produisant une fracture ouvre un sinus veineux, le sinus longitudinal supérieur dans la portion frontale presque toujours, exceptionnellement le sinus latéral, soit directement, soit par l'intermédiaire d'une esquille osseuse. Le sang du sinus s'échappe et s'accumule sous le périoste décollé, où il reste, formant la tumeur sanguine communicante. C'est une complication traumatique sans gravité, qui sera reconnue grâce au commémoratif traumatique, et contre laquelle aucune intervention opératoire n'est indiquée.

b) *Tumeurs congénitales.* — Les véritables tumeurs communicantes sont des tumeurs congénitales de deux espèces différentes : des angiomes, des hernies sinusiennes.

Les angiomes, presque toujours situés à la région occipitale, communiquent avec les sinus veineux par des veines dilatées. La hernie des sinus, beaucoup plus rare, serait l'issue à travers une fissure d'une partie d'un sinus veineux, analogue à un méningocèle.

Ces tumeurs, de volume très variable, avec ou sans altération de la peau, sont réductibles complètement ou incomplètement ; elles sont influencées par les mouvements de la tête dont la position déclive fait augmenter le volume de la tumeur.

Il vaut mieux s'abstenir de tout traitement pour les tumeurs petites, stationnaires, qui ne provoquent ni gêne ni accidents. Si la tumeur augmente de volume ou menace de s'ouvrir ou de s'infecter, si elle est gênante, il faut l'extirper en liant soigneusement les vaisseaux profonds.

C. — TUMEURS INTRA-CRANIENNES. — Les tumeurs intra-craniennes doivent, au point de vue clinique et thérapeutique, être comprises dans un sens plus large que ne comporte ce terme « tumeur ». Il est impossible de décrire en chapitres séparés les productions inflammatoires ou parasitaires et les véritables néoplasmes ; leur étude indépendante ne peut être envisagée qu'au point de vue anatomique. Contrairement aux classifications ordinaires, nous comprendrons donc dans le chapitre tumeur : les syphilomes, les tuberculomes, les kystes congénitaux et parasitaires, les néoplasmes vrais, fibromes, sarcomes, gliomes et angiomes.

Ces néoformations sont les unes d'origine méningée, les autres d'origine encéphalique.

Les premières sont des angiomes, des gommes tuberculeuses et syphilitiques, des fibromes, des sarcomes et des endothéliomes. Les tumeurs encéphaliques sont les productions inflammatoires et parasitaires, et des néoplasmes vrais développés aux dépens des différents éléments de la substance nerveuse.

Les *syphilomes* sont des gommes développées ordinairement dans les méninges, exceptionnellement dans la substance nerveuse. Elles siègent de préférence à la base du cerveau, entre le chiasma des nerfs optiques et la protubérance ; puis à la convexité, dans la région antérieure du cerveau. Lorsqu'elles siègent dans la substance nerveuse, elles se trouvent près de l'écorce, à la base ou dans la région rolandique.

Les *tuberculomes* sont des amas caséeux bien isolés par une capsule, du volume d'une cerise en moyenne, et de forme arrondie. Ils siègent dans la substance cérébrale, plus souvent dans le cervelet et la protubérance que dans le cerveau.

Les *kystes* sont congénitaux ou parasitaires. Les *kystes dermoïdes* sont situés au niveau de l'inion, refoulant l'encéphale, en contact avec l'os en un point où se trouve une dépression. On peut même quelquefois trouver un petit pertuis osseux, avec un tractus fibreux adhérent. Les *kystes hydatiques* sont composés comme ailleurs d'une membrane germinative, d'une membrane adventice et d'un contenu variable de liquide et de vésicules filles. Ils sont situés dans la substance nerveuse même, le cervelet ou le cerveau, vers la convexité des hémisphères ; leur développement les fait assez souvent pénétrer dans les ventricules cérébraux. Le *kyste à cysticerque* (larve du *tænia solium*) siège dans la substance cérébrale, unique alors ; ou dans les ventricules, aux parois desquels il adhère ; ou enfin à la surface du cerveau, et, dans ce dernier cas, il prend souvent la forme en grappe à nombreuses vésicules s'irradiant en tous sens.

Les *néoplasmes vrais* sont des *fibromes*, des *sarcomes* secondaires ou primitifs et des *angiomes*. Les fibromes sont des tumeurs très rares, énucléables et lisses. Les sarcomes, lorsqu'ils sont secondaires gardent la forme de la tumeur primitive. Primitifs, ces sarcomes sont des sarcomes névrogliques (gliomes) et des sarcomes angiolithiques (psammomes). Les tumeurs névrogliques peuvent siéger partout dans l'encéphale, molles et fusionnées avec la substance cérébrale saine. Les tumeurs angiolithiques sont des tumeurs friables, renfermant du sable, siégeant dans les méninges, à la surface des méninges ou le long des plexus choroïdes.

Les angiomes sont cérébraux ou méningés. Les angiomes cérébraux sont superficiels ou sous-corticaux, faisant une saillie plus ou moins grande à la surface de l'encéphale. Leur teinte est violacée, leur surface irrégulière, formée d'amas de grains plus ou moins foncés ; les limites de la tumeur sont peu nettes et se distinguent mal de la substance cérébrale environnante. Les angiomes méningés sont développés dans la pie-mère, adhèrent au cerveau, et forment une masse vasculaire d'où partent de gros canaux dirigés vers les sinus veineux voisins.

**Symptômes.** — La variabilité extrême des aspects cliniques donnés par les tumeurs cérébrales est formée de deux éléments symptomatiques surajoutés. Les signes de compression encéphalique générale et les signes de localisation déterminés par le siège de la tumeur [V. CÉRÉBRALES (TUMEURS)].

*Signes de compression générale.* — La *céphalalgie* est un signe des plus fréquents, intense et paroxystique, avec intervalles de calme plus ou moins prolongés. Cette céphalalgie s'accompagne souvent de *vomissements* sans efforts, sans nausées.

L'*affaiblissement progressif de l'intelligence* est un signe important, le malade hébété ne peut être sorti de son état de torpeur que pour y retomber immédiatement.

Le *sommeil*, signe plus rare, mais important, « qui peut n'apparaître qu'à la période confirmée de la maladie, alors qu'il y a des signes suffisants pour porter le diagnostic de tumeur cérébrale, est le plus souvent un symptôme de début, quand il n'est pas le premier en date. » (Raymond). D'abord prolongé avec intervalles plus ou moins longs, le sommeil devient une somnolence continue, dont on peut réveiller facilement encore le malade ; puis, cette somnolence se transforme peu à peu en coma véritable. D'autres fois, le sommeil est d'emblée continu. Le *vertige* est un signe fréquent, accompagné du ralentissement du pouls et de la respiration. Le malade voit les objets qui l'environnent tourner et osciller, il peut même perdre l'équilibre et tomber.

A ces signes se joignent, pour compléter le syndrome, des *accès épileptiformes généralisés* et des *attaques apoplectiformes*.

La *stase papillaire* ou *œdème de la papille* constatée à l'examen du fond de l'œil, se manifeste par la teinte grisâtre et la perte des contours nets de la tâche papillaire, et par l'amincissement des artères de la rétine. C'est un signe très fréquent dans les tumeurs cérébrales, mais qui ne leur est pas propre, et doit être associé à un ou plusieurs symptômes pour acquérir de la valeur.

*Signes de localisation.* — Aux signes généraux précédents s'ajoutent, lorsque la tumeur se trouve près d'un centre de localisation cérébrale, des signes spéciaux qui conduiront à des conclusions déduites de la connaissance des localisations cérébrales et des fonctions cérébelleuses étudiées dans un autre chapitre [V. Cerveau, Cérébrales (Localisations) et Cervelet].

Rappelons simplement que ces signes sont d'ordre moteur (paralysies, convulsions, épilepsie Bravais-Jacksonnienne); d'ordre sensoriel) hémianopsie, surdité verbale); quelquefois aussi, des signes se rassemblent pour constituer un syndrome cérébelleux assez net (céphalée occipitale intense, vomissements, vertiges, ataxie cérébelleuse).

**Évolution.** — Toutes les tumeurs intra-craniennes ne donnent pas de signes capables de la faire reconnaître, certaines restent *latentes*, découvertes seulement à l'autopsie, notamment lorsqu'elles sont petites, lentement croissantes, situées dans des zones cérébrales indifférentes. D'autres tumeurs ne donnent lieu à aucune indication thérapeutique chirurgicale, sauf peut-être pour un traitement palliatif, ce sont les *tumeurs secondaires*, dues à la généralisation d'une tumeur d'autre région, opérée ou non. Pour les *tumeurs primitives*, la maladie commence quelquefois brusquement ; mais, en général, la marche est insidieuse, progressive, sans réaction fébrile. L'affaiblissement physique et moral précède, en général, la céphalée et l'affaiblissement intellectuel. Peu à peu les signes de compression s'accentuent, avec ou sans signes de localisation, jusqu'au coma terminal.

**Diagnostic.** — Le diagnostic de ces maladies est donc extrêmement difficile, et plus difficile encore est la recherche de la nature de la tumeur, de son siège régional, de sa situation en profondeur dans les méninges ou la substance nerveuse. Pour toutes ces questions nous renvoyons à l'article médical [V. Cerveau (Tumeurs)].

On a bien proposé, pour aider à ce diagnostic difficile, de faire une *ponction cérébrale*, après perforation de la boîte osseuse. Les dangers de ces manœuvres sont trop grands pour qu'on soit autorisé à les tenter. On a aussi espéré qu'une *ponction lombaire* pourrait être utile, en permettant de constater l'hypertension du liquide céphalo-rachidien. Mais cette ponction rachidienne n'est pas elle-même exempte de dangers dans ces cas particuliers ; la décompression qu'elle produit peut, en effet, provoquer des hémorragies au niveau de la tumeur.

On pourra toujours, sans inconvénient, essayer d'une *radiographie* qui a pu, dans quelques cas rares, fournir des indications utiles.

**Traitement.** — 1° **Indications thérapeutiques.** — Après échec du traitement médical, en particulier du traitement antisyphilitique, essayé soigneusement, mais sans longue prolongation (six semaines environ) retardant inutilement le traitement opératoire ; lorsque, d'autre part, il existe des signes nets de compression cérébrale avec ou sans localisation, l'intervention opératoire est indiquée. Malheureusement, les notions importantes de nature, de siège précis resteront généralement inconnues, et on sera simplement guidé sur le côté où il faut opérer par la prédominance des symptômes. Quelquefois, des signes nets de tumeur de la base permettront de contre-indiquer toute opération curative. Quelquefois un groupe suffisant de symptômes permettra de se diriger d'emblée vers la loge cérébelleuse.

En général donc, l'intervention sera d'abord *exploratrice*, puis elle deviendra *palliative* ou *curative* selon les circonstances.

La *trépanation exploratrice* doit être très large, et, comme on ne sait pas d'avance comment elle se terminera, il y a lieu de faire cette craniectomie temporaire, c'est-à-dire de conserver adhérent aux parties molles le lambeau osseux cranien. Si l'opération doit rester palliative et décompressive, on supprimera ensuite cette lame osseuse.

La *trépanation palliative* ou *décompressive*, destinée à diminuer la compression intra-cranienne et les symptômes qui en découlent, ne doit pas conserver le couvercle osseux de l'orifice. Mais, en outre, il est nécessaire alors d'ouvrir la dure-mère et d'en réséquer une partie, pour suturer cette dure-mère sur le pourtour de l'orifice osseux, au péricrâne (Berezowski et Chipault). La méninge ne peut ainsi ni se cicatriser, ni adhérer, ni comprimer à nouveau l'encéphale.

L'*opération curative* comprend une trépanation large, et l'extirpation de la tumeur. Horsley préconise, dans ces cas, l'opération en deux temps, une première séance étant consacrée à l'ouverture osseuse seule, une deuxième séance, à deux ou trois jours d'intervalle, permettant d'ouvrir la dure-mère et d'extirper la tumeur. Cette opération en deux temps serait mieux supportée.

L'opération palliative, faite lorsque la tumeur ne peut être vue ou enlevée, procure aux malades un grand soulagement et peut prolonger leur existence dans des conditions moins pénibles.

L'opération curative, malgré les grands dangers auxquels elle expose, a donné de bons résultats, surtout dans les cas de tumeurs encapsulées, corticales ou sous-corticales. Les paralysies produites par la dilacération de la substance nerveuse diminuent souvent dans la suite ; mais des troubles tardifs peuvent survenir, dus aux cicatrices méningées ou nerveuses.

Des statistiques récentes donnent comme mortalité rapide, 18,20 pour 100 (Duret) et 25 pour 100 (Bergmann); en ajoutant les morts retardées aux premiers mois après l'opération, Duret (1905) arrive à la proportion de environ 50 pour 100 d'opérés n'ayant retiré aucun avantage réel de la trépanation. D'après le même auteur, il y a guérison ou amélioration notable dans plus de la moitié des cas.

2° **Technique opératoire**. — V. TRÉPANATION.          *PAUL LAUNAY.*

**CRANIOCLASTE.** — Dans les accouchements difficiles, les anciens accoucheurs tiraient au dehors la tête de l'enfant avec des crochets aigus et des pinces fortes, *les pinces à os*. Ces pinces qu'on trouve encore dans les vitrines, sont à mors assez larges et munies d'aspérités pour éviter le glissement. Simpson, en 1860, modifia la pince à os et en fit le *cranioclaste*; Braun y ajouta une vis comme dans le céphalotribe. L'instrument ainsi perfectionné a de grands avantages ; néanmoins, nous passerons rapidement sur sa description, car nous lui préférons le basiotribe qui possède également tous ces avantages et permet, en outre, de broyer complètement la tête fœtale, ce dont le cranioclaste est incapable (V. BASIOTRIPSIE).

Le cranioclaste a deux branches qu'on introduit séparément et qui s'articulent comme le forceps. Elles sont terminées par des cuillers de formes différentes. L'une est pleine, légèrement courbe et garnie de cannelures sur sa partie convexe. L'autre est destinée à recevoir la première ; elle est concave, fenêtrée et cannelée à l'intérieur.

On se sert de cet instrument de la manière suivante : La tête étant perforée à l'aide d'un perforateur quelconque, on introduit la branche pleine dans l'intérieur du crâne, puis on applique la branche fenêtrée sur la face externe de la tête. On rapproche ensuite les deux branches jusqu'au contact, en tournant la vis de pression. La tête est alors prise d'une façon extrêmement solide.

Si la disproportion entre le volume de la tête et les dimensions du bassin ou l'ouverture de l'orifice utérin n'est pas considérable, le cranioclaste permettra d'extraire la tête, et cela d'autant plus facilement qu'une plus grande portion de la substance cérébrale s'écoulera au dehors. Il peut arriver cependant qu'au cours de tractions très énergiques, l'instrument s'échappe en n'entraînant guère avec lui que la portion de pariétal ou d'occipital qu'il avait saisie. C'est un inconvénient qu'il est bon d'éviter, d'où la recommandation d'appliquer autant que possible le cranioclaste sur la base du crâne.

Le basiotribe a remplacé avantageusement le cranioclaste qui n'est plus guère employé en France (V. BASIOTRIPSIE).          *POTOCKI.*

**CRANIOTOMIE.** — **Indications**. — Au sens étymologique du mot, la craniotomie n'est autre chose que la perforation du crâne. Son but est de donner issue au dehors à la matière cérébrale, après quoi les os du crâne s'affaissent. Il en résulte une diminution de volume et de consistance de la tête, ce qui permet à celle-ci de passer à travers une filière pelvienne qui était trop étroite auparavant pour la tête non mutilée. Aujourd'hui, on fait suivre d'ordinaire la perforation du crâne du broiement de la tête ; alors la craniotomie n'est que le premier temps de la céphalotripsie ou de la basiotripsie. Ce n'est guère, en effet, que dans le cas d'hydrocéphalie que la craniotomie simple suffit à mettre fin à la dystocie, et qu'on peut abandonner à elle-même l'expulsion du fœtus après la simple perforation.

La craniotomie simple est encore indiquée dans le cas où la *dilatation étant insuffisante* pour faire une basiotripsie, il y a nécessité à réduire le volume de la tête pour permettre à celle-ci de s'engager et, en s'engageant, de dilater secondairement l'orifice utérin. Cette indication se rencontre lorsqu'il y a rétrécissement du bassin, tumeur fibreuse du segment inférieur ou du col, ou toute autre tumeur pelvienne qui s'oppose à la descente de la tête, mais spécialement quand l'œuf est ouvert et le fœtus mort. Souvent, dans ces conditions, la tête se réduit suffisamment pour descendre dans le bassin, dilater le col et être expulsée spontanément ; mais il vaut mieux ne pas abandonner l'accouchement à lui-même et, dès que la dilatation est suffisante, qu'elle atteint, par exemple, une petite paume de main, appliquer le basiotribe et broyer la tête fœtale.

On fait encore la craniotomie simple lorsque, dans le cours de l'extraction du fœtus se présentant par les pieds, la tête dernière est retenue par le col utérin insuffisamment dilaté ; mais cette craniotomie, ne permet d'extraire

le fœtus sans dommage pour le col utérin, que si la tête est petite et mal
ossifiée.

**Manuel opératoire.** — Nombreux sont les instruments spéciaux imaginés et encore employés pour pratiquer la craniotomie. Je ne les passerai
pas en revue et me contenterai de dire que le meilleur craniotome est, sans
contredit, le perforateur du basiotribe, instrument dont tout médecin devrait
être muni ; mais, à défaut de craniotome, on peut se servir, en prenant les
précautions voulues, *de tout instrument piquant.* Celui qui possède un basiotribe a donc à sa disposition un excellent craniotome, et il est inutile de
connaître, autrement que par leurs noms, les ciseaux de Smellie, le perforateur de Blot, le perforateur-trépan. Je supposerai donc que la craniotomie
est pratiquée avec le perforateur du basiotribe tout en faisant remarquer
que les règles générales du manuel opératoire sont les mêmes, quelque
soit l'instrument employé (V. Basiotripsie).

La technique de la perforation diffère suivant que l'enfant se présente par
le sommet, par la face ou qu'il est arrêté par la tête dernière.

*Le fœtus se présente par le sommet.* — La tête, arrêtée au détroit supérieur, est ordinairement inclinée sur son pariétal postérieur, c'est-à-dire que
la suture sagittale est proche du pubis et que le pariétal postérieur occupe
la plus grande partie de l'ouverture du bassin.

Si la dilatation est complète, on peut choisir le point de la voûte du crâne
qu'on va attaquer avec le perforateur : la craniotomie n'est plus alors que
le premier temps de la basiotripsie qu'il y aura lieu de pratiquer immédiatement après la perforation.

Si la dilatation de l'orifice utérin est incomplète, la perforation sera pratiquée de toute nécessité sur la portion de la tête qui correspond à l'orifice,
c'est-à-dire, suivant le cas, sur une suture, une fontanelle ou un os, ordinairement pariétal, les uns ou les autres recouverts d'une bosse séro-sanguine
plus ou moins volumineuse. On n'a pas le choix.

Il faudra prendre soin : 1° de passer l'instrument juste au centre de l'orifice cervical pour ne pas entamer les lèvres du col ; 2° de protéger avec la
main le col et le vagin, afin de ne pas les blesser ; 5° de diriger le perforateur
aussi perpendiculairement que possible à la direction de la voûte du crâne,
afin qu'il ne glisse pas sur celle-ci et ne vienne pas, après avoir abandonné
la tête, léser la partie postérieure du vagin ni le rectum qui sont, du reste,
protégés par la main ; 4° de faire maintenir solidement la tête par un aide
contre le détroit supérieur du bassin et de l'empêcher, par conséquent, de
fuir sous la pression du perforateur ; 5° enfin, de dilacérer la matière cérébrale avec le perforateur, afin d'en faciliter l'issue hors du crâne ; on peut
même avoir avantage à pratiquer une injection intra-cranienne abondante
qui entraînera la majeure partie de la substance cérébrale. Cette dernière
précaution sera particulièrement indiquée dans le cas de putréfaction
fœtale.

Ces règles générales présentes à l'esprit, on exécutera l'opération.

La malade, étant ou non chloroformée, sera mise en posture obstétricale.
Un aide, agenouillé sur le lit, maintiendra solidement à deux mains la
tête contre le détroit supérieur du bassin. L'accoucheur introduit la main

gauche dans les organes génitaux jusqu'à ce que l'extrémité des doigts appuie directement sur la tête du fœtus ; les doigts, disposés en cône avec le pouce ramené en avant d'eux, limitent un canal dans lequel le perforateur pourra manœuvrer sans risquer de léser les parties molles de la mère. La main se rend compte de la hauteur de la tête, de son orientation, de la présence et de l'épaisseur de la bosse séro-sanguine, de la résistance des os du crâne. Cela fait, l'accoucheur saisit de la main droite le perforateur du basiotribe et l'introduit dans la vulve et le vagin, en le faisant glisser à plat sur son avant-bras, puis sur ses doigts, jusqu'à ce que l'instrument rencontre le cuir chevelu.

Le perforateur doit être tenu aussi verticalement que possible. On lui imprime alors de petits mouvements alternatifs de rotation. La pointe du perforateur traverse ainsi sans difficulté le cuir chevelu et la bosse séro-sanguine, et arrive sur les os ou les membranes fibreuses du crâne qui offrent plus de résistance. Les membranes des sutures et des fontanelles sont rapidement traversées par le perforateur, et un ressaut indique que celui-ci est entré dans la cavité cranienne : la perforation est terminée.

Lorsque le perforateur rencontre les os, il les attaque de la même façon, en produisant un bruit caractéristique. Dès que la pointe du perforateur a entamé le tissu osseux, on imprime à l'instrument un véritable mouvement de vrille qui achève la perforation, en produisant une perte de substance osseuse souvent aussi régulière que si elle avait été faite à l'emporte-pièce. Le perforateur s'enfonce alors tout d'un coup dans la cavité cranienne, enfoncement dont se rendent compte l'opérateur et l'aide qui maintient la tête. La traversée des os est plus difficile que celle des fontanelles et des sutures, mais elle présente cet avantage que les orifices creusés dans les os restent béants, tandis que ceux qui occupent les membranes fibreuses se ferment souvent assez vite par l'accolement de leurs bords, ce qui, jusqu'à un certain point, met obstacle à l'issue de la matière cérébrale.

La perforation étant terminée, on retire le perforateur et on abandonne l'accouchement à lui-même, à moins qu'il ne se présente plus tard des indications pour une nouvelle intervention.

*Le fœtus se présente par la face.* — Les indications de la perforation simple sont, en général, les mêmes dans la présentation de la face que dans la présentation du sommet. Mais les difficultés sont plus grandes, et les avantages de la simple perforation sont moins évidents.

La raison en est que, pour perforer la tête, il faut ici traverser la base du crâne, qui correspond à l'orifice utérin. La perforation une fois faite, la base du crâne ne s'affaisse pas, de sorte que le volume de la face ne diminue guère et que l'obstacle à l'accouchement est maintenu sans modifications. En outre, l'écoulement de la matière cérébrale, à travers le long canal osseux creusé par le perforateur dans la base du crâne, est difficile ou ne se fait pas du tout : aussi, la voûte du crâne elle-même n'éprouve-t-elle aucune diminution de volume.

La craniotomie n'a donc dans la présentation de la face qu'un intérêt relatif. J'en excepte la variété frontale où, au point de vue de la technique de la perforation, les conditions sont voisines de celles de la présentation du sommet.

En tout cas, la craniotomie sera pratiquée comme sur le sommet et avec les mêmes précautions. Il faut savoir, en outre, que la traversée de la base du crâne est longue et difficile ; que de plus, pendant toute la durée de cette traversée, le perforateur est emprisonné dans les os, peu libre de ses mouvements, et qu'il faut faire très grande attention au moment où il pénètre dans la cavité cranienne, sans quoi on s'exposerait à perforer la paroi opposée du crâne et ensuite l'utérus.

*La tête est restée derrière dans l'utérus.* — Le fœtus a été expulsé ou extrait jusqu'aux épaules, mais la tête est arrêtée par le bassin trop rétréci ou par le col. Si le bassin seul arrête la tête, la dilatation est, en général, suffisante pour qu'on puisse pratiquer la basiotripsie, et c'est à cette dernière opération qu'on aura évidemment recours. Mais si l'orifice utérin est insuffisamment dilaté et qu'il soit nécessaire de terminer l'accouchement le plus rapidement possible, on devra se contenter, du moins provisoirement, de la perforation simple : aussi bien serait-il, en ce cas, impossible de faire une basiotripsie.

Le point d'élection pour la perforation est alors l'occipital au niveau de la nuque. Il s'agit, je suppose, d'une tête orientée avec l'occiput à droite et la face à gauche. Un aide tire sur le tronc du fœtus et l'incline vers la gauche. L'opérateur introduit la main gauche dans les organes génitaux et l'applique en dedans de l'orifice utérin qui bride l'occiput. Puis, il glisse le perforateur le long de sa main et le pousse jusqu'au contact de l'occipital. Il perfore cet os le plus près possible du cou du fœtus, en suivant exactement les préceptes que j'ai indiqués plus haut. Il est utile que la tête soit maintenue par un aide appuyant sur elle à travers la paroi abdominale, mais ordinairement la traction exercée sur le tronc du fœtus suffit à immobiliser la tête. La perforation faite, on abandonne l'accouchement à lui-même dans l'espoir que l'issue de la matière cérébrale va diminuer le volume de la tête et lui permettre de s'engager.

Quand la craniotomie doit être pratiquée sur la tête dernière, il est bien préférable de pénétrer à travers la partie médiane de l'occipital, comme je viens de le dire, et on y parviendra presque toujours. Toutefois, si cela est impossible, on fera la perforation sur la partie latérale de la tête, au niveau de la fontanelle occipito-temporale qui regarde vers le pubis. Si enfin cette dernière perforation n'était pas praticable, on devrait passer en avant de la colonne vertébrale et traverser avec le perforateur la portion basilaire de l'occipital. C'est donc la colonne cervicale du fœtus, toujours accessible, qui servira de point de repère, et c'est le long de cette colonne qu'on pénétrera dans la cavité cranienne. On fera même bien, lorsqu'on le pourra, afin de ne pas égarer le perforateur dans les parties molles du cou, de suivre un conseil que je donne plus loin, c'est-à-dire d'inciser au préalable la peau de la nuque ou du cou, de dénuder la colonne cervicale, afin d'arriver ainsi directement sur les os du crâne qui seront ensuite perforés sans danger pour les tissus maternels.

Il me paraît inutile de décrire la perforation par la bouche ou par les narines, perforation beaucoup plus difficile, puisqu'on aura toujours la possibilité de passer à travers l'occipital le long de la colonne vertébrale.

Si l'orifice est fortement rétracté sur la nuque, l'opérateur dispose d'une place insuffisante pour manœuvrer et risque, ou de se blesser, ou de léser les bords du col avec le perforateur. Il est alors dans l'obligation d'attendre un certain temps afin de laisser la tête s'engager sous l'influence des contractions. On a vu la tête être expulsée spontanément après une attente plus ou moins longue ; mais si cette expulsion ne se produit pas, on en est quitte pour intervenir dès que cela sera possible, c'est-à-dire dès que la dilatation sera assez grande.

Si l'orifice est incomplètement dilaté, la tête du fœtus petite et peu ossifiée, et s'il y a intérêt à terminer de suite l'accouchement, je me sers ordinairement de simples ciseaux. Il est à remarquer en effet que, dans ces conditions, le col de l'utérus, appliqué fortement contre la région de la nuque, ne laisse pas un intervalle suffisant pour qu'on puisse y introduire le perforateur du basiotribe, sans risquer de déchirer le col de l'utérus ; de plus, il n'est pas toujours facile de savoir si on est sur le cuir chevelu ou sur le tissu du col. J'ai alors recours au procédé suivant :

Avec les ciseaux, j'entaille transversalement la peau de la nuque ou de la partie supérieure du cou au-dessous du bord visible du col. Je passe ensuite les ciseaux dans la brèche ainsi pratiquée et me mets en devoir de dénuder l'os occipital. Je constitue ainsi un véritable volet aux dépens des parties molles de la nuque et, à l'abri de ce volet, je vais pouvoir manœuvrer sans courir le moindre risque de blesser l'orifice utérin. J'introduis alors les ciseaux fermés et je les pousse contre l'occipital en leur imprimant des mouvements alternatifs de rotation : ils ne tardent pas à traverser l'os. J'agrandis ensuite l'orifice, en ouvrant largement les ciseaux dans l'intérieur de la brèche osseuse. L'opération est extrêmement facile, et nombre de fois j'ai perforé par ce procédé des têtes de fœtus de sept et de huit mois. L'occipital étant perforé, on exerce des tractions sur le fœtus : on voit aussitôt la matière cérébrale s'écouler, et en même temps que la tête diminue de volume, elle s'engage progressivement et finit par sortir.

**Pronostic.** — Le pronostic de la craniotomie simple, en tant qu'acte opératoire, ne comporte aucune gravité, si du moins l'opération est pratiquée suivant les règles et sans faute de technique. L'état de la malade, après une craniotomie bien faite, ne dépend donc que de la dystocie qui a nécessité l'opération, et des complications de cette dystocie que la perforation simple du crâne ne suffit pas toujours à faire disparaître.

*POTOCKI.*

CRAYONS MÉDICAMENTEUX. — On donne le nom de crayons médicamenteux à des préparations solides présentant la forme de petits cylindres, et que l'on obtient soit par fusion d'un sel qui est coulé dans une lingotière, soit par incorporation de substances actives dans une pâte molle qui est ensuite divisée, roulée en cylindre et durcie par dessiccation.

*Crayons d'azotate d'argent (Pierre infernale)*
(Codex).

Azotate d'argent cris-
tallisé . . . . . . . .   90 grammes.
Azotate de potassium .  10      —

Triturez l'azotate d'argent avec l'azotate
de potassium ; faites fondre le mélange
dans un creuset en argent ou en porcelaine et coulez dans une lingotière.

Préparez de la même manière des crayons
renfermant la moitié, le tiers ou le quart
de leur poids d'azotate d'argent. Ces derniers crayons sont plus spécialement désignés sous le nom de *crayons d'azotate
d'argent mitigé.* (A séparer).

*Crayons d'iodoforme* (Codex).

Iodoforme  pulvé-
risé . . . . . . .        10 grammes.
Poudre de gomme .        50 centigr.
Eau. . . . . . . . .  } āā P. E., Q. S.
Glycérine. . . . . .  }

Mélangez l'iodoforme avec la gomme,
ajoutez l'eau glycérinée en quantité strictement nécessaire pour obtenir une masse
de consistance pilulaire que vous roulerez
et diviserez en cylindres de dimensions
différentes, selon l'indication.

*Crayons de tanin* (Codex).

Préparez les crayons de tanin de la même
manière que les crayons d'iodoforme.

E. F.

**CRÉOSOTE.** — La créosote officinale est extraite du goudron de bois. Elle est
constituée par un mélange de composés phénoliques, dont le *créosol* ou *éther
monométhylique de l'homopyrocatéchine* forme près de la moitié ; elle contient en outre une quantité notable de *gaïacol* (v. c. m.), puis des *crésylols*,
du *phlorol* ou *ortho-éthylphénol*, etc.

La créosote est un liquide oléagineux de couleur jaunâtre, d'odeur spéciale, de saveur brûlante. Peu soluble dans l'eau, elle se dissout facilement
dans l'alcool, l'éther, la glycérine, l'acide acétique, les solutions alcalines.

La créosote pure, appliquée sur la peau ou les muqueuses, détermine une
brûlure. Les solutions fortes sont violemment irritantes pour la muqueuse
digestive (vomissements). Les solutions diluées sont seulement astringentes
mais, prises à doses élevées, elles peuvent déterminer des accidents divers :
courbature, vertiges, sueurs profuses, délire, hallucination. La sensation de
froid, avec hypothermie impressionnante, survenant quelques heures après
l'ingestion du médicament, est le phénomène caractéristique de l'intoxication par la créosote.

Il est d'ailleurs à noter que la tolérance à l'égard de la créosote est
variable selon les individus.

La créosote s'élimine par le poumon et par les reins ; c'est un antiseptique
des bronches et des voies digestives ; c'est surtout un tonique, apéritif et
stimulant de la nutrition.

Son efficacité est vantée dans le traitement de la tuberculose pulmonaire
(v. c. m.) à forme torpide ; elle modifie les sécrétions bronchiques, réveille
l'appétit et améliore la nutrition. Dans les formes très fébriles à évolution
rapide, dans les formes hémoptoïques, la créosote est contre-indiquée.

En dehors de la tuberculose, la créosote est encore utilisée dans les bronchites chroniques, et à très petites doses comme stomachique dans l'atonie
gastrique. Comme topique, elle est opposée à l'odontalgie et aux chéloïdes.

Dans le traitement de la tuberculose pulmonaire, pour atteindre la dose
utile (2 gr. et au-dessus) sans éveiller l'intolérance, il est nécessaire de combiner les divers moyens d'introduction : ingestion (pilules, huile créosotée),
lavements, injections sous-cutanées, frictions, inhalations.

*Huile de foie de morue créosotée* (Codex).
Créosote officinale. . .   10 grammes.
Huile de foie de morue.  990    —

*Vin créosoté* (Codex).
Créosote officinale . .  10 grammes.
Alcool à 90°. . . . . .   90    —
Sirop simple . . . . .  100   —
Vin de Malaga . . . .  800    —
Vingt grammes de ce vin renferment vingt centigrammes de créosote.

*Solution huileuse hypodermique.*
Créosote officinale . .   10 grammes.
Huile d'olives lavée à
  l'alcool et stérilisée.  140   —
5 à 20 c. c. par jour (injecter très lentement).

*Mixture stomachique.*
Créosote officinale .   2 gr. 50
Teinture de noix vo-
  mique . . . . . . } āā 15 grammes.
Teinture de co-
  lombo. . . . . . }
X à XV gouttes dans un demi-verre d'eau ou de lait, une demi-heure avant le repas.

*Pilules de créosote* (Codex).
Créosote officinale. . .  10 grammes.
Poudre de savon médi-
 cinal, desséchée à
  l'étuve. . . . . . . . Q. S.
Faites 100 pilules. Chacune renferme dix centigrammes de créosote.

*Pommade* (pour frictions).
Créosote officinale .   5 grammes.
Lanoline. . . . . . }
Axonge . . . . . . . } āā 25   —
Huile. . . . . . . . }

*Lavement créosoté.*
Créosote officinale . .   2 grammes.
Huile d'olives. . . . .  25   —
Jaune d'œuf . . . . .  N° 1.
Lait. . . . . . . . . .  200 grammes.

*Mixture odontalgique.*
Créosote officinale. . .  10 grammes.
Camphre. . . . . . . .  15   —
Teinture de benjoin . .  10   —
Imbiber un tampon de coton.

**Créosotal** (Carbonate de créosote). — Corps de consistance pâteuse, soluble dans l'alcool ou dans l'huile. Il contient 92 pour 100 de créosote et est moins irritant que celle-ci.

La dose est de 2 à 10 gr. en solution huileuse ou alcoolique.

**Phosphotal** (Phosphite de créosote). — C'est un liquide visqueux, jaune-rougeâtre, contenant 90 pour 100 de créosote, soluble dans l'huile, l'alcool, la glycérine. S'administre à la dose de 50 centigr. à 2 gr. en capsules, émulsions, lavements.

**Taphosote** (Tannophosphate de créosote). — Liquide sirupeux; se prescrit en solution huileuse ou en émulsion.          *E. FEINDEL.*

**CRÉSOLS, CRÉSYLOLS OU MÉTHYLPHÉNOLS.** — On désigne sous ces noms les trois phénols isomères correspondant au *toluène* ou *méthylbenzène*.

Le goudron de houille renferme à la fois les trois crésols et, dans le produit officinal, ils existent dans les proportions suivantes : orthocrésylol, 55 parties; métacrésylol, 40 parties; paracrésylol, 25 parties.

Les crésols sont des antiseptiques, moins toxiques et plus actifs que le phénol; ils ne sont solubles que dans 50 parties d'eau froide, mais cela ne constitue pas une difficulté, vu que le crésylol se dissout abondamment dans les acides, les savons, les alcalis. On a ainsi un certain nombre de produits utilisés en médecine vétérinaire ou comme désinfectants : *solvéol, solutol, lysol, crésyl* ou *créoline.*

Le crésylol officinal sert à préparer le *soluté alcalin concentré de crésylol* du Codex (parties égales de crésylol et de soude caustique liquide). Ce *crésylol sodique dissous* (à **séparer**) ne doit pas être employé en nature; il sert à préparer les solutions désinfectantes de crésylol. Celles-ci s'obtiennent en mélangeant à l'eau commune les proportions prescrites de crésylol sodique dissous (2 à 5 pour 100).         *E. F.*

CRÉTINISME. — Le crétinisme n'est plus considéré que comme une forme du *myxœdème* (v. c. m.) ou mieux de l'insuffisance thyroïdienne. En effet, dans le crétinisme, ou myxœdème endémique, le goitre est très fréquent, mais on observe aussi l'atrophie du corps thyroïde, comme elle existe dans le myxœdème spontané ou crétinisme sporadique. Que la lésion soit atrophique ou hypertrophique, ce qui importe c'est l'insuffisance de la fonction thyroïdienne.

On ignore encore les causes exactes de ces altérations du corps thyroïde. On sait qu'elles frappent des populations entières habitant dans les pays montagneux, notamment dans les hautes vallées. Aussi a-t-on incriminé l'air, l'eau de boisson, l'humidité, les mauvaises conditions hygiéniques de l'habitation et de l'alimentation. Pour d'autres le goitre aurait une origine parasitaire, et ce parasite, encore inconnu, vivrait à la surface du sol, serait véhiculé par les eaux des régions montagneuses.

Cliniquement, les descriptions des crétins, dits *crétins complets*, s'identifient avec celles de l'idiotie myxœdémateuse.

Les *semi-crétins* et les *crétinoïdes* correspondent aux cas plus ou moins frustes du myxœdème de l'adulte.

Il convient de faire observer que les crétinoïdes à peau flasque et ridée, à aspect vieillots sont assez communs, relativement aux crétins bouffis, aux crétins à tégument infiltré; on peut les mettre en parallèle avec le *myxœdémateux demyxœdématisés*.

Les troubles psychiques des crétins ne sont pas différents de ceux du myxœdème (v. c. m.).

L'arrêt du développement intellectuel est le fait prépondérant. On le retrouve à tous les degrés : idiotie, imbécillité, arriérisme (v. c. m.), quelquefois une simple torpeur tout à fait comparable à celle du myxœdème franc.                                    *E. FEINDEL*

CREVASSES. — V. Seins.

CRISES GASTRIQUES. — V. Gastralgie, Tabes.

CRISES NERVEUSES. — On appelle *crise* un état paroxystique, caractérisé en général par la brusquerie de l'invasion et de la fin, et par le contraste parfois violent qui se montre entre la normale et le syndrome morbide. Ainsi défini, le terme employé devient extrêmement compréhensif, et, de fait, innombrables sont les crises nerveuses. Les douleurs au long des nerfs, les vertiges, les contractures, la catalepsie, les viscéralgies diverses, les vomissements ou les phénomènes laryngés du tabes, par exemple, peuvent être rangés sous ce nom. Mais en fait, sauf indication particulière, l'expression mentionnée fait songer en général à quelque syndrome où auront, sinon prédominé, du moins figuré des phénomènes moteurs, des convulsions.

La crise nerveuse ainsi comprise présente à examiner deux ordres de phénomènes distincts, des manifestations somatiques d'une part, des troubles de la conscience d'autre part. Dans les quelques indications qui vont suivre, nous voulons seulement donner des notions sommaires sur la façon d'élaborer un diagnostic. Il ne s'agira ici que de convulsions généralisées; nous renvoyons pour toute autre considération à l'étude de l'épilepsie jacksonnienne.

**Symptômes.** — Dans une crise de l'ordre étudié, les phénomènes moteurs peuvent se présenter sous deux aspects distincts, *convulsions toniques* et *convulsions cloniques*. On notera donc la présence ou l'absence de la contracture généralisée immobilisant le corps dans le premier cas ou des mouvements plus étendus et désordonnés caractérisant le clonisme dans le second. On notera, en outre, l'ordre de succession et la durée de ces phases. Les symptômes secondaires seront soigneusement notés au fur et à mesure qu'ils se révéleront ou qu'on les constatera. L'état de la sensibilité, des réflexes, des réactions pupillaires sera remarqué; on pourra tirer d'utiles conclusions de l'examen de la respiration, de l'appareil circulatoire (asphyxie, cyanose), de la température, du fonctionnement des sphincters. Enfin, il serait du plus haut intérêt de relever l'existence passagère ou non de paralysies, de contractures, strabisme, trismus, etc.

Cet examen serait encore incomplet. Il convient de préciser l'état psychique du malade; a-t-il, ou non, perdu toute conscience? Au contraire, présente-t-il de l'excitation, du délire, réminiscences du passé ou bien hallucinations variables? — L'analyse aussi détaillée que possible des urines terminera cette étude.

Après la crise, l'état psychique sera noté de nouveau; il importe, en effet, d'être fixé avec précision sur le souvenir qui peut rester ou non au malade de son paroxysme. Enfin, on l'interrogera, s'il est possible, sur l'aura (v. c. m.) qu'il a pu présenter, et près du patient et de son entourage, l'on s'informera de la fréquence des crises. Il est indispensable de savoir à quel âge, dans quelles conditions les crises ont débuté, et de préciser leur accroissement ou leur diminution. Elles peuvent être répétées, subintrantes, formant ainsi ce que l'on appelle l'*état de mal.*

**Étiologie.** — Les crises nerveuses sont fréquentes à tout âge, mais spécialement chez l'enfant; c'est là même un mode de réaction banal, sans aucune spécificité diagnostique. Chez la femme et chez l'homme la fréquence est moins grande, et si les causes demeurent multiples, le cadre en est cependant plus restreint.

Chez l'enfant, tout peut être prétexte à convulsion; mais les fièvres éruptives, la dentition, l'urémie, les méningites sont surtout à incriminer. Chez l'adulte, les infections, toutes les maladies encéphaliques, de la tumeur à l'hémorragie méningée, peuvent provoquer une crise; mais il convient de songer à l'urémie entre autres intoxications, à la tuberculose, à la syphilis, et par-dessus tout aux manifestations classiques de l'hystérie et de l'épilepsie.

**Diagnostic des crises hystériques et épileptiques.** — Rappelons brièvement le tableau de l'*épilepsie.* Après une aura motrice, sensorielle, psychique, etc., le malade pousse un cri et tombe, pâle, la langue prise entre les mâchoires serrées, le pouce contracturé violemment sous les autres doigts. Tout le corps est raide et frémissant. Au bout de quelques secondes commence le stade clonique : mouvements désordonnés des membres et du tronc, projection de la langue, rotation de la tête, affolement des globes oculaires. Le visage est vultueux; il peut y avoir miction involontaire, et bientôt la résolution complète et un stertor retentissant annoncent la fin de la crise. Au réveil, tout est oublié.

Il est en général assez facile d'écarter les autres diagnostics, toutes réserves faites pour l'hystérie sur laquelle nous allons revenir. C'est ainsi que dans l'urémie, dans les maladies des méninges, il n'y a pas d'aura, pas de cri ni de morsure de la langue, pas de distinction aussi nette entre les différents stades. L'oubli au réveil peut être incomplet, ou souvent le coma s'installe aussitôt. Mais ce ne sont là que des nuances, et en dehors de la connaissance précise du facteur étiologique, le diagnostic peut être longtemps incertain.

Avec l'*hystérie*, les choses sont beaucoup plus délicates encore. D'une façon générale, si l'on envisage les descriptions jadis classiques, la crise hystérique dure plus longtemps. Aux phénomènes de clonisme et de résolution succèdent des phases de grands mouvements et d'attitudes passionnelles, une période de loquacité délirante (V. HYSTÉRIE). Mais l'hystérie peut s'ajouter au mal comitial vrai. Voici les quelques points qui peuvent permettre d'établir un diagnostic. Le cri est rare dans l'hystérie, il est à peu près de règle dans l'épilepsie; l'épileptique est silencieux, l'hystérique est bruyant et agité. L'hystérique ne veut ni se salir ni se blesser; l'épileptique se mord la langue et urine dans son pantalon. La crise de l'épileptique prend ce malheureux n'importe où, l'expose aux pires dangers; l'hystérique ne se blesse à peu près jamais, a toujours le moyen de s'asseoir ou de glisser sans trop de violence. Enfin, l'épileptique ne garde aucun souvenir de sa crise, cependant que dans l'hystérie toute conscience n'est pas abolie. Les crises nocturnes relèvent de l'épilepsie seule.

On peut s'appuyer encore, pour diagnostiquer l'épilepsie, sur quelques autres signes : l'hyperthermie, l'abolition des réflexes, la lividité des lèvres. Il y aurait encore à rechercher dans l'intervalle des crises les manifestations éventuelles du petit mal : vertiges, absences, fugues, équivalents divers. Ces différentes données n'épuisent d'ailleurs point la question.

On peut, en effet, avoir affaire à quelque *simulateur*. Le dépister est parfois facile : crise à grand effet, se produisant à point nommé pour que le médecin et l'auditoire en profitent; ni morsure, ni incontinence; maladresses dans l'exécution des temps de la crise, soit que le clonisme soit mal réussi ou la crise incomplète, soit que les troubles vaso-moteurs manquent. etc.

Les *crises de nerfs* des émotifs faites de mouvements désordonnés, de pleurs et de cris, sont difficiles à cataloguer, que l'on en fasse œuvre de simulation ou que l'on y voie une manifestation atténuée de l'hystérie.

*F. MOUTIER.*

## CRISTALLIN (LÉSIONS TRAUMATIQUES).

CATARACTE TRAUMATIQUE. — Elle survient à la suite de blessure accidentelle ou opératoire de la capsule cristallinienne, antérieure ou postérieure; le cristallin s'imbibe de l'humeur aqueuse et se cataracte lorsqu'il s'agit de déchirure ou de blessure de la cristalloïde antérieure; si le traumatisme a porté sur la cristalloïde postérieure, l'imbibition se fait par le vitré. On l'observe aussi à la suite de contusion, que celle-ci porte sur le globe oculaire ou sur une région voisine, tantôt avec ouverture de la capsule et tantôt sans cette ouverture. Dans ce dernier cas, la commotion et l'ébranlement suffisent à produire la cataracte, vraisemblablement en compromettant l'intégrité des vaisseaux qui assurent la nutrition du cristallin. Lorsque la capsule est ouverte en avant, le gonflement des masses cristalliniennes les font passer dans la chambre antérieure à travers l'ouverture capsulaire, et si celle-ci ne se forme pas trop tôt, la résorption peut se faire complètement avec retour de la vision. C'est le mécanisme de la discision de la cataracte. Ces cas heureux, sans complications, sont exceptionnels. Le cristallin se cataracte promptement ou tardivement (cataracte post-traumatique) totalement ou partiellement, et parmi les cataractes partielles, une mention particulière doit être accordée aux cataractes corticales antérieures ou postérieures en forme d'étoiles, aux opacités annulaires et aux stries grisâtres horizontales séparées par des intervalles transparents, et en général à des troubles de transparence pouvant affecter les formes les plus variées. Ces dernières cataractes, ou mieux ces opacités, surviennent à la suite de contusion du globe et souvent disparaissent spontanément en quelques jours. Il s'agit d'opacités passagères, fugaces, transitoires.

La cataracte traumatique est susceptible de se compliquer de phénomènes inflammatoires, d'iridocyclite, d'accidents glaucomateux, de panophtalmie et d'atrophie du globe oculaire, indépendamment des autres lésions consécutives au traumatisme oculaire.

On a observé des cataractes par phototraumatisme, à la suite d'une décharge de très fort courant électrique et par la foudre.

Le **pronostic** de la cataracte traumatique est très sérieux en raison des complications (iridocyclite et hypertonie) qui nécessitent un traitement spécial, et en raison aussi des difficultés que présente l'extraction. Cette opération présente, en effet, des dangers.

**Traitement.** — On ne se hâtera pas d'opérer, à moins d'accidents aigus dus au gonflement des masses cristalliniennes. L'indication est d'abord de s'opposer à toute complication inflammatoire par les pansements antiseptiques et les compresses froides. Si la cataracte a tendance à se résorber on interviendra, s'il est besoin, par la discision; sinon on fera l'extraction, à condition que tout symptôme inflammatoire ait disparu, et en se rappelant qu'on a affaire à un cristallin dont les attaches à la zonule sont plus ou moins altérées, qu'on a à craindre l'issue du corps vitré au moindre effort du malade, et qu'on est obligé parfois de retirer le cristallin avec la curette. Dans certains cas même, la chloroformisation sera utile.

En cas d'accidents glaucomateux, l'extraction est périlleuse; aussi fera-t-on bien d'extraire le plus de masses cristalliniennes par une ouverture faite avec le couteau lancéolaire, et de pratiquer une iridectomie qui permettra d'intervenir plus facilement s'il reste des exsudats.

LUXATIONS TRAUMATIQUES. — Tous les traumatismes du globe peuvent se compliquer de luxation du cristallin. Les luxations traumatiques se produisent notamment après les contusions du globe, les plaies scléroticales, les plaies de la cornée. Le traumatisme provoque la déchirure de la zonule, surtout si cette dernière est déjà altérée.

Le cristallin peut rester dans le plan pupillaire, et s incliner suivant l'un de ces axes, il y a alors simplement subluxation ; si le cristallin quitte le plan pupillaire pour se rejeter en arrière dans le vitré, il y a luxation ; de même, il y a luxation si le cristallin tombe dans la chambre antérieure. Le cristallin peut être entraîné hors de l'œil, si la sclérotique vient à céder comme dans les cas de contusion ou de plaie avec rupture, et alors il vient se placer sous la conjonctive. C'est la luxation sous-conjonctivale. Si la rupture scléroticale se complique de rupture conjonctivale, le cristallin est peut-être projeté au dehors.

**Description.** — Dans la subluxation, les symptômes sont plutôt subjectifs, la vision est gênée et la réfraction modifiée. Le cristallin reste transparent au moins dans les premiers temps. L'iris tremblote dans les déplacements du globe (*iridodonésis*). Ce dernier signe est très important, et sa signification sémiologique est grande. Si l'iridodonésis est partiel, c'est en cette région que la zonule a cédé. La pupille est dilatée.

Dans la luxation en arrière, dans le vitré, la pupille est plus ou moins régulière, le plan irien plus profond. Il n'y a plus de reflets pupillaires. L'iris tremblote comme dans la subluxation, mais d'une façon plus évidente. L'absence du cristallin, qui se trouve récliné accidentellement, rend l'œil hypermétrope comme après l'opération de réclinaison ou d'extraction. A l'examen ophtalmoscopique, on peut, si l'on n'en est empêché par l'hémorragie, apercevoir le cristallin dans le vitré et juger s'il est mobile ou fixe. Cette forme de luxation se complique habituellement d'iridocyclite et de glaucome.

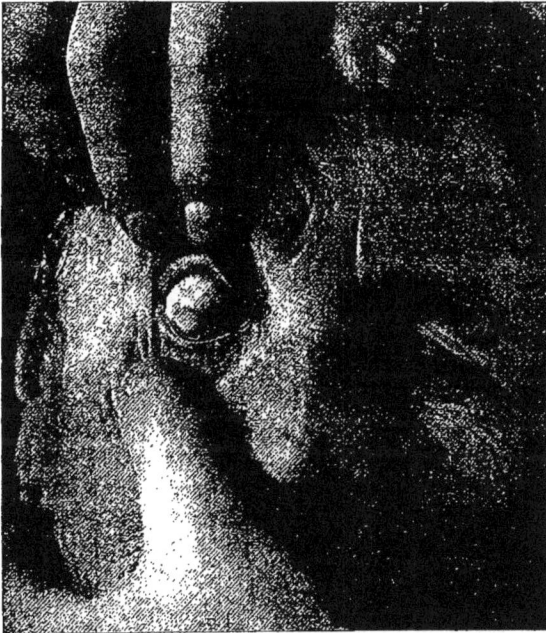

Fig. 181. — Luxation sous-conjonctivale du cristallin d'origine traumatique (Péchin).

Le cristallin luxé dans la chambre antérieure donne l'aspect d'une goutte d'huile à bord net. Il ne tarde pas à s'opacifier et à provoquer des phénomènes d'irritation et glaucomateux. Cette luxation peut être incomplète.

Lorsqu'il y a rupture sclérale, le cristallin peut sortir du globe avec ou sans sa capsule qui s'est déchirée; le plus souvent, il sort avec sa capsule et se place sous la conjonctive (fig. 181); on l'a trouvé dans la capsule de Tenon. Il ne reste pas toujours à l'endroit où il s'est fixé primitivement; on a constaté sa migration en divers sens. Il adhère de bonne heure à la conjonctive et à la sclérotique. Cette luxation peut se compliquer de hernie de l'iris ou du corps ciliaire, d'iridocyclite avec ophtalmie sympathique, alors même que la conjonctive est restée intacte, au moins apparemment, et qu'il n'y a pas eu d'infection exagérée.

Enfin, s'il y a en même temps rupture sclérale et conjonctivale, le cristallin peut être chassé au dehors. Et il est tout à fait curieux de constater qu'après un pareil traumatisme, compliqué habituellement d'iridérémie traumatique, la rupture sclérale linéaire est à peine apparente, et la vision, après disparition du sang dans la chambre antérieure et le vitré, peut être parfaite. Le traumatisme fait aveuglément ce qu'une opération d'extraction n'arrive pas toujours à atteindre, et l'on voit de pareils yeux conserver leur excellente vision, s'il ne survient pas un décollement rétinien ou un processus atrophique.

**Diagnostic.** — Il est facile. Il pourra tout au plus manquer de précision au début, si une hémorragie masque les symptômes, et plus tard si le traumatisme est ancien, auquel cas on aura à faire le diagnostic différentiel avec les luxations congénitales ou spontanées.

**Pronostic.** — Généralement très grave. Dans la subluxation, le trouble visuel est persistant, et l'opacification tardive du cristallin est toujours possible, sans compter les complications glaucomateuses qui peuvent survenir bien que rarement. Dans la luxation en arrière, l'œil est généralement perdu si l'on ne parvient pas à extraire le cristallin, et cette extraction n'est pas sans dangers et sans aléa. Il est exceptionnel que le cristallin subisse une résorption complète et rapide. Lorsque le cristallin est luxé dans la chambre antérieure, l'avenir de l'œil dépend de la promptitude avec laquelle on intervient et de la quantité du vitré qui s'écoule.

Lorsque le cristallin est sorti de l'œil pour se placer sous la conjonctive ou être expulsé au dehors, le pronostic dépend de la gravité des lésions concomitantes, car un œil atteint de rupture scléroticale ou sclérotico-conjonctivale est plus ou moins compromis et exposé, soit au décollement rétinien, soit à l'atrophie du globe. Nous avons vu que, dans certains cas, l'œil garde une bonne vision et se comporte comme un œil habilement opéré de cataracte.

**Traitement.** — Dans la subluxation, on se bornera à instiller des myotiques et à appliquer un pansement occlusif pendant les premiers temps. On n'interviendra que si le cristallin s'opacifie. Dans la luxation en arrière, l'intervention opératoire n'est pas urgente, car le vitré a une certaine tolérance.

Si le cristallin qui repose au fond de l'œil, est fixe, on pourra aller l'y chercher. Mais c'est une intervention périlleuse qu'on fera sous le chloroforme. On s'abstiendra, bien entendu, de faire l'iridectomie, et après la kératotomie, faite sans blépharostat, mais avec un petit écarteur de Desmarres ou un autre, on introduira une anse (de Snellen ou de Ziegler) en arrière du cristallin qu'on ramènera aussi rapidement que possible, afin de ne pas perdre de vitré. Si le cristallin est mobile dans le vitré, son extraction est pleine de difficultés.

En théorie, on a conseillé de fixer le cristallin en passant par la cornée ou par la sclérotique par une aiguille à division ou par un couteau à cataracte, et d'aller ensuite le chercher avec l'anse de Snellen; on comprend les difficultés qui peuvent se présenter.

Dans la luxation dans la chambre antérieure, il n'y a pas à hésiter. Le blessé étant chloroformé, on relèvera la paupière avec le petit écarteur, et on fera sortir le cristallin à travers une incision inférieure. Cette extraction n'est pas aussi facile qu'on pourrait le croire et dans certain cas l'extraction n'est possible qu'autant que l'iris est contracté en arrière par l'éserine et que le malade est placé dans une position spéciale de telle sorte que l'œil regarde en bas, la face étant tournée contre le sol.

L'extraction du cristallin, sous la conjonctive, ne présente aucune difficulté.

CORPS ÉTRANGERS DU CRISTALLIN. — Le cristallin peut être blessé par des corps étrangers qui se fixent sur la cristalloïde antérieure, ou qui pénètrent dans les masses cristalliniennes sans sortir de la lentille.

Les troubles sont parfois légers au début; ils peuvent rester tels, ou bien les masses se gonflent par l'humeur aqueuse, masquent le corps étranger et sortent par l'ouverture cristalloïdienne, entraînant avec elles le corps du délit.

On a observé exceptionnellement des cristallins qui sont restés transparents, bien qu'ils aient été traversés de part en part, ou encore qu'ils aient conservé dans leurs lames le corps étranger qui a pu être extrait plusieurs jours ou plusieurs mois après l'accident. Ces cas exceptionnels doivent être d'une rigoureuse observation, car avant de les enregistrer il faut bien s'assurer qu'avec le temps il ne s'est pas développé de cataracte tardive post-traumatique. Ces faits démontrent que le cristallin jouit d'une certaine tolérance.

**Diagnostic.** — Facile dans la plupart des cas, à moins que le corps étranger ne soit enveloppé de masses cataractées. Lorsque le cristallin est transparent, l'éclairage oblique n'est pas toujours suffisant; on se servira alors de l'éclairage avec le miroir, qui fait apparaître le corps étranger sous la forme d'une petite tache noire. Les déplacements parallactiques aideront à le localiser.

**Traitement.** — Lorsqu'il s'agit de fragment de fer ou d'acier dans un cristallin non cataracté, on tentera l'extraction avec un gros électro-aimant, et si l'on réussit à faire tomber le corps métallique dans la chambre antérieure, on ira l'y chercher avec la pointe d'un petit électro-aimant à travers une incision cornéenne à la lance. En tout cas, cette extraction sera faite aussitôt que possible, car les corps métalliques ne tardent pas à se compliquer de sidérosis. En cas d'insuccès pour l'extraction tant des corps métalliques que d'autres corps étrangers, on sera généralement obligé d'extraire le cristallin. Autant que possible, on attendra, pour faire cette opération, que les symptômes inflammatoires aient disparu (V. CATARACTE TRAUMATIQUE).

PÉCHIN.

**CRISTALLIN** (**LUXATION**). — La luxation du cristallin est congénitale ou acquise par rupture de la zonule de Zinn.

Toutes les causes capables d'altérer ou d'atrophier la zonule peuvent produire cette rupture : ramollissement du vitré, ancienne iritis, atrophie de l'iris, choroïdite, cataracte régressive. Tous les traumatismes de l'œil peuvent se compliquer de luxation du cristallin [V. CRISTALLIN (LÉSIONS TRAUMATIQUES)]. Le déplacement est partiel (subluxation), ou total (luxation). Dans la luxation, le cristallin tombe dans la chambre antérieure ou dans le vitré, ou reste sous la conjonctive lorsqu'il n'est pas expulsé de l'œil tout à fait. Une fois le cristallin déplacé ou disparu, l'iris n'aura plus son soutien, son point d'appui habituel; aussi sera-t-il un peu mobile, cette mobilité apparaissant surtout dans les mouvements du globe oculaire (iridodonésis).

Le **pronostic** est grave. La subluxation congénitale produit une vision défectueuse, une myopie parfois élevée que corrigent imparfaitement les verres; en outre, elle peut progresser en même temps que le cristallin perd sa transparence. La vision baisse ainsi progressivement, et le seul moyen de parer à la cécité menaçante, surtout si des accidents d'iridocyclite ou glaucomateux surviennent, est de faire une extraction qui n'est pas sans dangers. La luxation dans la chambre antérieure provoque des accidents graves du côté de la cornée, et de l'iridocyclite avec hypertension. Tombé dans le corps vitré, le cristallin se trouve placé comme le plaçaient autrefois ceux qui pratiquaient l'opération de la cataracte par réclinaison. Le danger, dans ce cas, pour n'être pas immédiat n'en est pas moins grand, car avec le temps l'œil finit par se perdre. Lorsque le traumatisme est assez violent pour chasser le cristallin hors de l'œil, le globe s'ouvre au niveau du limbe, à peine perçoit-on la rupture scléroticale. L'iris a généralement disparu, l'œil est inéclairable; puis, progressivement le sang qui a envahi le corps vitré se résorbe, et avec un verre convexe et un trou sténopéique la vision redevient excellente.

**Traitement.** — Dans la subluxation, tant que les troubles visuels pourront être corrigés par des verres, que le cristallin ne sera pas complètement cataracté et qu'il ne surviendra ni symptômes d'iridocyclite, ni accidents glaucomateux on n'interviendra pas. Dans le cas contraire, l'extraction s'impose, et l'on devra s'attendre à des difficultés. On la fera avec iridectomie, celle-ci pratiquée auparavant, si possible.

La luxation dans la chambre antérieure exige une intervention rapide afin de soustraire l'œil aux accidents qui ne tarderaient pas à évoluer.

La luxation dans le vitré permet la temporisation, d'autant plus qu'il s'agit d'un œil pathologique. Si la luxation est survenue dans un œil sain à la suite d'une contusion, l'iridodialyse et l'épanchement de sang, soit dans la chambre antérieure, soit dans le vitré, ne permettront pas avant quelques semaines de reconnaître le cristallin dans le vitré. C'est à ce moment qu'on se décidera pour une intervention selon l'état oculaire. PÉCHIN.

CRISTALLIN (OPÉRATIONS). — OPÉRATION DE LA CATARACTE.

DISCISION. — Cette opération consiste à pénétrer dans la chambre antérieure avec une aiguille à discision (fig. 182), à rompre, à dilacérer la capsule et à mettre ainsi en contact les masses cristalliniennes et
l'humeur aqueuse. Ce contact amènera la résorption du cristallin.
La durée de cette résorption est variable.

Technique. — Le globe oculaire est aseptisé, cocaïné et atro-
piné. Avec l'aiguille à discision on ponctionne la cornée (kérato-
nyxis) au centre du quadrant inféro-externe, et l'on arrive avec
prudence sur le cristallin, afin de ne pas le heurter. On fait une
légère discision et surtout légère si l'on veut s'en tenir
là et ne pas, après ce premier temps, en faire un second
qui comprend l'extraction. Dans ce dernier cas, mieux
vaudrait faire une discision un peu large, afin d'avoir
une tuméfaction plus rapide et plus complète des masses
cristalliniennes, quitte à faire l'extraction prévue un
peu plus tôt si des accidents dus à la tuméfaction trop
violente venaient à se produire. On évite de pénétrer profondément dans le cristallin. Puis on retire rapidement l'aiguille, afin
d'éviter la perte de l'humeur aqueuse.

Au lieu d'une aiguille on peut se servir d'un couteau à cataracte étroit (fig. 183) que l'on introduit dans le limbe à l'extrémité
supérieure du méridien vertical, le tranchant vers l'iris. Arrivé en
bas, dans la chambre antérieure, le manche de l'instrument décrit
une courbe de haut en bas, en même temps que la pointe incise la
capsule de bas en haut.

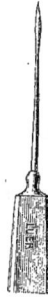
Fig. 182.
Aiguille
à discision.

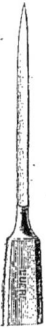
Fig. 183.
Couteau
à cataracte
étroit.

Indications. — La discision est indiquée dans les cataractes molles.
C'est le cas chez les enfants et, en général, chez les jeunes sujets. Toutefois,
chez les adultes, on a vu la résorption du cristallin se faire très bien à la
suite de cataracte traumatique accidentelle ou opératoire (iridectomie) ou
provoquée par la discision. On la fait également dans les cataractes non
mûres, s'il y a intérêt et avantage à hâter la maturation, en particulier dans
la cataracte périnucléaire et dans la suppression ou le premier temps de
l'extraction du cristallin transparent dans la myopie forte. C'est aussi une
excellente méthode dans certaines cataractes secondaires très légères, que
l'on peut fendre avec une seule aiguille ou dilacérer avec deux aiguilles.

Les avantages de cette opération consistent dans la facilité de son exécution et les bons résultats qu'elle donne. Elle est appréciable surtout chez
les enfants auxquels on ne peut demander la docilité nécessaire après une
extraction, même linéaire. Elle a, il est vrai, quelques inconvénients sur
lesquels passent ceux qui la vantent et insistent ceux qui la critiquent.
Parfois, c'est incontestable, soit que la discision ait été trop large, soit que
le cristallin à peine discisé se mette à se gonfler et à se tuméfier rapidement, on peut observer quelques accidents dus à cette tuméfaction trop
rapide, trop brusque, à l'hypertonie et à l'iritis qui peuvent en être la
conséquence. Avec des soins aseptiques, une large dilatation atropinique
entretenue tout le temps que dure la résorption, et une discision petite, il

est bien exceptionnel, au moins chez les enfants et les jeunes gens que de pareils accidents se produisent. Et s'ils apparaissent, on fera l'évacuation des masses par l'extraction linéaire. Le contraire peut arriver, et alors la discision ne fait guère d'effet, ou bien le travail de résorption s'arrête. Dans ce cas, il n'y a qu'à répéter la discision. Cette répétition n'est pas un danger.

La discision est contre-indiquée chez les personnes âgées, lorsqu'il s'agit de cristallin subluxé, ou bien encore lorsque la cristalloïde est très épaisse ou adhérente à l'iris par des synéchies.

EXTRACTION LINÉAIRE SIMPLE. — **Indications**. — Opération réservée à la cataracte molle, à la cataracte traumatique chez les jeunes sujets et adultes âgés en général de moins de quarante ans, dans l'extraction du cristallin transparent dans la myopie forte (après discision), dans la cataracte sénile lorsqu'un œil a été perdu par hémorragie expulsive, et enfin dans la cataracte membraneuse.

On peut critiquer cette opération dans la cataracte sénile, lorsqu'un œil a déjà été perdu par hémorragie expulsive. La critique est fondée, car il est certain que des difficultés peuvent surgir à cause du noyau. Mais la réclinaison, elle aussi, a ses dangers, dangers certains. Et d'ailleurs, on peut commencer par une discision qui, même chez les adultes, a donné une résorption complète, et faire l'extraction linéaire dans un second temps.

**Technique** (fig. 184, 185, 186). — Chloroforme chez les enfants. Asepsie oculaire. Cocaïnisation et atropinisation. L'atropine est contre-indiquée

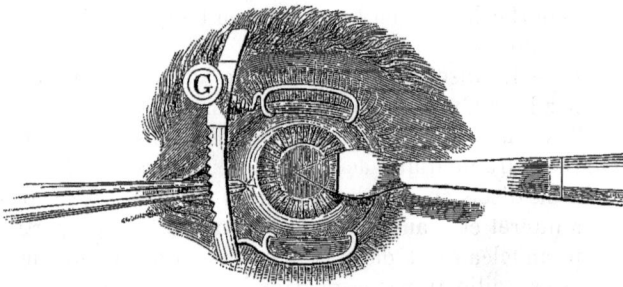

Fig. 184. — Extraction linéaire simple. Incision linéaire.

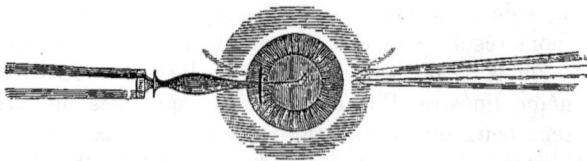

Fig. 185. — Introduction du kystitome.

dans le cas d'hypertonie. Blépharostat (fig. 187). L'œil est fixé avec la pince (fig. 188), en un point opposé à celui où sera faite la kératotomie. On peut faire la kératotomie où l'on veut, le siège n'a guère d'importance. Les uns la font en haut, d'autres en bas, certains en dehors. C'est affaire d'habitude et de commodité.

Mieux vaut se servir d'une pique coudée ou courbée (fig. 189, 190) que du couteau à cataracte, parce que la plaie ainsi faite se coapte mieux et se

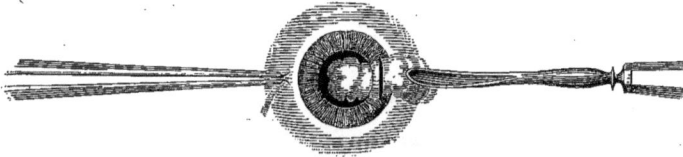

Fig. 186. — Extraction de la cataracte.

guérit plus vite et plus facilement. L'incision doit être faite un peu en dedans du limbe. La pique est retirée rapidement, d'un coup sec, afin de ne pas laisser le temps à l'humeur aqueuse de s'écouler.

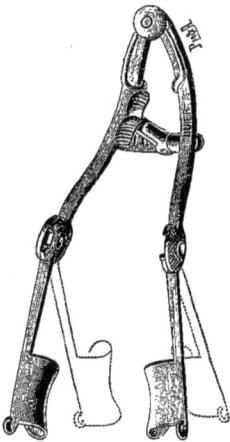

Fig. 189.
Couteau lancéolaire
courbé
de Landolt.

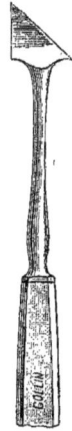

Fig. 190.
Couteau lancéolaire
coudé.

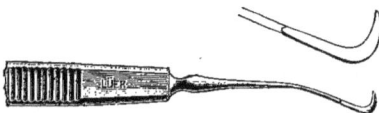

Fig. 187. — Blépharostat.      Fig. 188. — Pinces à fixer.

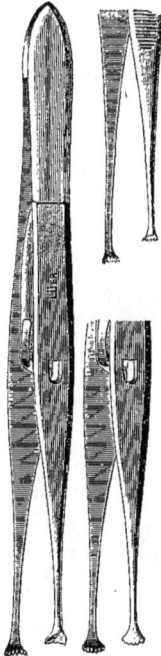

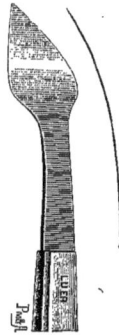

Fig. 191. — Kystitome. Serpette de Landolt.      Fig. 192. — Kystitomes.

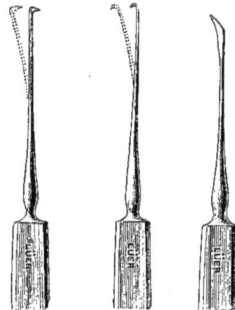

Certains font la capsulotomie en même temps, la pique étant poussée dans la capsule, pendant qu'elle sectionne la cornée. Cela peut se faire très bien. Mais certains avec raison préfèrent séparer les temps et les différencier. Nul inconvénient d'ailleurs, avec les méthodes d'asepsie actuelles, d'introduire deux instruments au lieu d'un. Et en faisant la capsulotomie à part, on a le loisir de la faire petite ou grande, et de choisir le kystitome ou la pince kystitome qui convient le mieux (fig. 191, 192, 193, 194). Pour faire sortir les masses cristalliniennes, on déprimera avec une spatule ou le dos d'une curette le bord périphérique de l'incision pendant qu'on exercera une pression du côté opposé. S'il reste des débris, on fera la toilette de la pupille avec une curette (fig. 195). On pourra même, pour obtenir une pupille parfaitement nette, enlever un lambeau de la capsule postérieure.

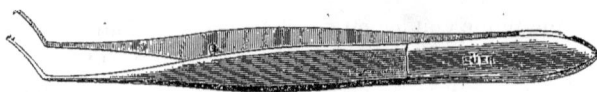

Fig. 193. — Pince-kystitome de Terson.

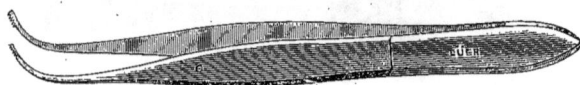

Fig. 194. — Pince-kystitome.

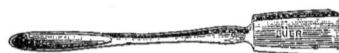

Fig. 195. — Curette de Daviel.

A cet effet la pince kystitome de A. Terson est utile (fig. 195). Après l'extraction, éserine en pommade et pansement sur les deux yeux pendant 48 heures.

Pour la cataracte membraneuse, la technique est un peu différente. Une

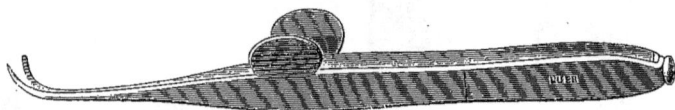

Fig. 196. — Pince capsulaire de Panas.

fois l'incision cornéenne faite, on introduira à travers la plaie une pince capsulaire (fig. 196) ou un crochet (fig. 197 et 198) pour saisir et entraîner la membrane.

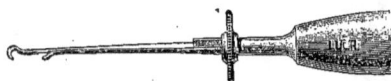

Fig. 197 et 198. — Crochets.

**EXTRACTION A LAMBEAU.** — C'est la méthode d'extraction des cataractes à noyau dur, qui ne relèvent pas de la discision ou de l'extraction linéaire simple, notamment de la cataracte dite sénile.

On opérera la cataracte lorsqu'elle est mûre; attendre davantage c'est risquer d'avoir un résultat moins satisfaisant, en raison des difficultés qui peuvent se présenter.

**Technique.** — Asepsie des bords palpébraux, des voies lacrymales et de la conjonctive. Champ aseptique qui recouvre la face.

Instillations de cocaïne à 3 ou 4 pour 100. Anesthésie générale pour les enfants.

Paupières écartées avec le blépharostat (fig. 187). Exceptionnellement, le blépharostat est mal supporté, et à peine est-il en place qu'on voit la conjonctive se congestionner. Sur une pareille conjonctive, si elle est en outre friable, la pince fixatrice aura peu ou pas de prise sur elle, et au bout de quelques tentatives une hémorragie sous-conjonctivale peut compliquer la situation. Dès le début de ces accidents, le mieux est de ne pas insister, d'enlever le blépharostat et d'appliquer la pince fixatrice (fig. 188) en haut, au niveau de l'extrémité tendineuse du droit supérieur. Là, la prise est solide. Cette manœuvre servira également en cas d'énophtalmos sénile.

**Kératotomie.** — Avec le couteau de de Graefe, ou mieux avec le couteau à cataracte moins gros (fig. 199, 200), on fait, en haut, une incision qui

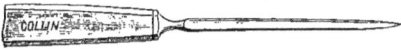

Fig. 199. — Couteau de de Graefe.          Fig. 200. — Couteau à cataracte.

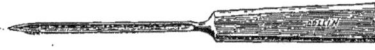

comprend environ le tiers de la cornée et qui passe dans le limbe. Pour points de repère, on peut faire passer la ligne qui joint les deux points de ponction et de contreponction à un millimètre au-dessus du méridien horizontal. L'incision sera un peu plus grande si l'on a affaire à un gros noyau (cataracte noire); moins grande si l'on peut croire à un petit noyau. Si l'on fait une extraction simple, on fera passer l'incision un peu en dedans du limbe, afin de se garantir contre le prolapsus irien. Le couteau file rapidement devant l'iris sans jamais revenir en arrière, car le moindre mouvement de recul viderait la chambre antérieure. Arrivé au point de la contre-ponction, on baisse le manche pendant que le tranchant parcourt le limbe. Grâce à cette manœuvre, le couteau passe devant l'iris sans le léser. Avant de sortir du limbe, le couteau est incliné pour tailler un petit lambeau conjonctival qui servira à fermer la plaie, à

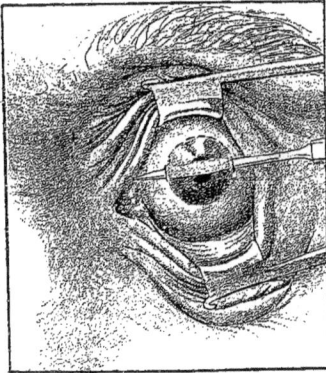

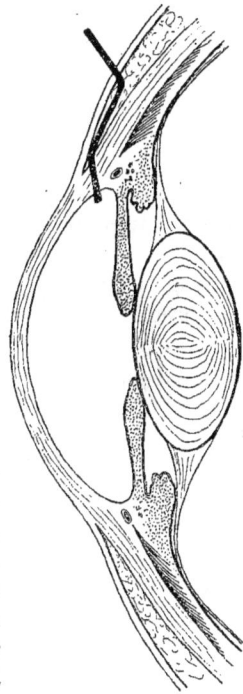

Fig. 201. — Extraction du cristallin kératomé avec le couteau de de Graefe. Schéma de la section de la cornée.

Fig. 202. — Section de la cornée. Tracé de la section et du lambeau conjonctival.

la bien coapter et à éviter l'infection (fig. 201 et 202).

L'œil est maintenu avec la pince à fixation placée vers le limbe presque au niveau de la contre-ponction.

Pour ceux qui de parti pris font de préférence l'extraction simple, il y a avantage à faire la kératotomie en bas, car s'il survenait une hernie de l'iris, rien ne serait plus facile que d'exciser cette hernie ; cette excision ne serait qu'un incident. Il en est tout autrement de la hernie de l'iris en haut ; la réduction de cette hernie ou son excision est une grosse affaire, une intervention plus importante que la première, puisqu'il va falloir donner le chloroforme. Mais les partisans de l'extraction combinée deviennent de plus en plus nombreux, et n'ayant pas à craindre la hernie de l'iris, il y a avantage à placer le colobome irien en haut où la paupière pourra le cacher.

Avec une incision bien périphérique, on peut avoir avantage à faire la suture de la cornée, ou bien à ménager un pont kérato-conjonctival. Si l'on fait la suture, on devra éviter soigneusement l'infection par les fils.

Si l'on s'abstient de faire l'iridectomie, on passe au temps suivant, la discision ou la section de la capsule antérieure ; c'est l'extraction simple. Avec l'iridectomie on a l'extraction combinée, que l'iridectomie soit faite avec l'extraction en une seule séance, ou qu'elle la précède de quelques semaines.

L'avantage de l'extraction simple est de ne pas toucher l'iris ; l'opéré conserve une pupille ronde et mobile. Mais un cataracté doit s'attacher moins à cette conservation qu'à la sécurité de la méthode. Or, l'extraction simple n'assure pas une acuité visuelle meilleure que l'extraction combinée ; elle laisse sortir le cristallin avec quelque difficulté, quelque effort, et au prix d'une pression qui peut être nuisible sur des yeux à zonule altérée, à pupille peu souple comme chez les vieillards, et surtout elle expose à la hernie de l'iris.

L'extraction simple n'est indiquée que dans la cataracte molle, et encore faut-il reconnaître que dans cette cataracte l'iridectomie permet un nettoyage plus complet. On dit que l'extraction simple est indiquée lorsque la cataracte est complète et que l'on peut juger à l'avance que noyau et masses corticales sortiront facilement et complètement. Peut-on jamais porter tel jugement ?

Avec l'extraction combinée, on n'a pas à craindre la hernie de l'iris. Là est son principal avantage. En outre, elle permet une toilette plus facile de la pupille, une prise plus grande de la capsule, si l'on veut faire la capsulectomie au lieu de la kystitomie, constitue un temps fait d'avance si une opération secondaire devient nécessaire, évite l'adhérence de l'iris avec la lèvre interne de la plaie et, ce qui n'est pas à négliger, supprime, au moins en partie, le régime sévère qu'on impose à l'opéré pendant quelques jours lorsqu'on fait l'extraction simple. Le repos au lit n'est plus de rigueur, et c'est appréciable pour les vieillards pour lesquels le décubitus dorsal prolongé n'est pas sans danger.

L'extraction combinée est indiquée dans la cataracte capsulo-lenticulaire, la cataracte compliquée avec synéchies, dans la cataracte molle encore plus que l'extraction simple, car on peut faire une large kystitomie et bien faire sortir les masses. Elle est indiquée chaque fois qu'on reconnaîtra de l'augmentation de la tension oculaire, un épaississement de la capsule, une complication quelconque de la cataracte, ou qu'on soupçonnera une altération de la zonule, généralement chez les malades nerveux, indociles, impatients, d'une intelligence médiocre et incapables de comprendre ou de suivre les recommandations qui leur seront faites, comme aussi chez ceux dont l'état général est mauvais. Enfin, lorsqu'un premier œil est perdu, ce sera bien le cas de ne pas opérer l'autre œil par l'extraction simple qui est une opération idéale mais pleine de dangers, et de faire l'extraction combinée qui donne la sécurité.

Certaines indications de l'iridectomie apparaissant seulement après l'extraction telles que rigidité pupillaire, tendance au prolapsus démontrent l'opportunité de l'iridectomie faite au début. Et chaque fois qu'on le pourra, l'iridectomie précédera de quelques semaines l'extraction. C'est l'extraction espacée.

**Iridectomie.** — La pince fixatrice est enlevée. On ne la garderait qu'en cas d'indocilité de l'opéré. La pince à iris (fig. 205) est engagée dans l'incision en arrière du lambeau conjoncti-val rabattu en avant. L'iris est pincé vers son bord pupillaire et ramené au dehors. Ce temps doit être

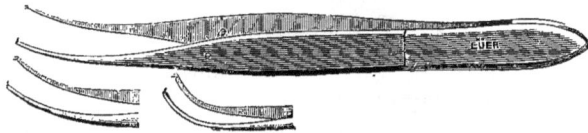

Fig. 205. — Pince à iris.

fait avec prudence, délicatesse, habileté, car le malade aura à ce moment une sensation un peu pénible, parfois douloureuse, et pourra faire un mouvement brusque de l'œil ou de la tête qui provoquera un déchirement de l'iris, une iridodialyse qui se traduira par un épanchement de sang dans la chambre antérieure. La résorption du sang se fait en 24 heures, et c'est alors qu'on peut se rendre compte de l'état de l'iris. Si pareil accident se produit, étant donné qu'il peut se compliquer dès le lendemain de phénomènes irritatifs ou inflammatoires, on fera bien de remettre à plus tard le second temps; on fera une extraction espacée.

Une fois l'iris amené au dehors, on le coupe avec les pinces-ciseaux

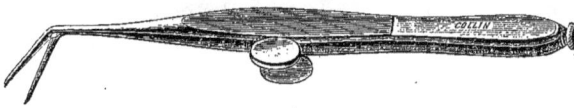

Fig. 204. — Ciseaux à rotation de Wecker.

(fig. 204) appliquées contre la plaie, et de telle sorte que les extrémités des branches regardent en haut, la pointe du $\vee$ qu'elles forment étant en bas, et ne regardent pas latéralement, la pointe du $<$ $>$ qu'elles forment étant tournée du côté nasal ou temporal.

**Ouverture de la capsule.** — On peut ouvrir la capsule antérieure soit par la kystitomie, soit par la capsulectomie.

La *kystitomie* est une opération simple, facile. On introduit le kystitome (fig. 191, 192) avec légèreté, afin de ne pas heurter, luxer le cristallin.

La *capsulectomie* avec la pince kystitome, pince capsulaire (fig. 192, 193) demande peut-être plus de dextérité, car elle a pour but d'arracher un lambeau de capsule. La prise doit être large et haute. On ne fera aucun effort, aucune pression afin de ne pas s'exposer à la luxation du cristallin et à la perte du vitré.

Quelques opérateurs enlèvent le cristallin dans sa capsule. Si l'avantage d'une pupille très nette obtenue par ce procédé est appréciable, on doit reconnaître le grand danger de perte du vitré auquel exposent les pressions nécessaires. Il n'en est plus de même lorsque la capsule résiste à la kystitomie et que les pressions restent sans effet. En ce cas, on doit enlever le cristallin avec la curette. D'autres fois le cristallin sort avec sa capsule, à la surprise de l'opérateur qui n'a pas pu ou su prévoir qu'il s'agissait d'un œil malade, d'une cataracte compliquée avec dégénérescence de la zonule, et à la moindre pression, le cristallin sort avec sa capsule. L'opérateur a fait l'opération de Spérino sans le vouloir.

**Expulsion du cristallin.** — Le blépharostat n'est plus utile; il peut même être nuisible, car il sollicite des contractions palpébrales, et à ce moment l'œil est ouvert, et le corps vitré n'est retenu que par la zonule et la capsule postérieure. Des efforts ou une brusque pression peuvent chasser le cristallin et le corps vitré avec lui. Une pression douce, méthodique sur la lèvre supérieure de l'incision avec contre-pression à la partie inférieure de la cornée, soit avec une spatule ou le dos d'une curette, soit avec le doigt à travers la paupière, engagera le cristallin dans la plaie; si le dégagement s'arrêtait, on pourra harponner le cristallin avec un crochet (fig. 205, 206).

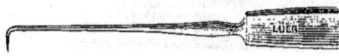

Fig. 205. — Crochet-harpon.

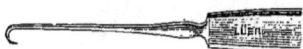

Fig. 206. — Crochet pointu.

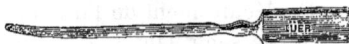

Fig. 207. — Spatule.

Il ne restera plus qu'à faire la toilette de la pupille, évacuer quelques débris cristalliniens, faire rentrer les angles de l'iris avec la spatule (fig. 207), étaler le lambeau conjonctival et appliquer un pansement occlusif sur les deux yeux afin d'en assurer l'immobilité. Si l'iridectomie n'a pas été faite, on surveillera l'œil chaque jour afin d'intervenir aussitôt en cas de hernie de l'iris. Avec l'opération combinée, on laissera, sauf plainte de l'opéré, le pansement pendant 3 jours. Si tout va bien, on peut à ce moment le remplacer par un bandeau mobile sur l'œil opéré. L'autre est laissé libre.

**Complications opératoires.** — **Accidents.** — Grâce à l'asepsie de l'œil, de ses annexes, des instruments, des pansements et à une technique irréprochable, ces complications deviennent de plus en plus rares.

Par inadvertance, le couteau peut être introduit le dos tourné dans le sens de la section à faire. On n'a qu'à le retirer et attendre, pour recommencer, que la chambre antérieure soit refaite.

L'incision peut être trop étroite ou trop large. La ponction, la contre-ponction et l'incision doivent être faites sans hésitation et sans répit pour que le couteau manœuvre dans une chambre antérieure remplie; cette technique demande de l'adresse et aussi de la souplesse, car il faut éviter de presser sur l'œil avec la pince fixatrice et le couteau. La contre-ponction faite au delà du limbe détermine une hémorragie; faite trop en deçà elle est un point de départ mal placé de l'incision qui se ressentira dans sa forme et sa longueur de cette faute primitive.

Pour que le couteau sorte bien exactement à l'endroit que l'on choisit, on fait sortir la pointe apparemment un millimètre avant, et réellement la pointe sort un millimètre plus loin, au point voulu. La différence de densité de l'humeur aqueuse explique ce phénomène. C'est le bâton qui paraît s'infléchir dans l'eau. Si le couteau n'est pas bien tenu à plat, et pour peu que le tranchant se relève trop tôt, la section se fait en pleine cornée.

On peut remédier à une incision trop étroite en l'agrandissant avec des ciseaux coudés sur le plat et dont une pointe est mousse (fig. 208). Une incision

Fig. 208.
Ciseaux coudés sur le plat.

trop large pèche par excès de qualité, elle offre peu de danger mais à condition de faire une large iridectomie.

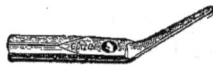

**Hernie du vitré.** — C'est toujours un accident sérieux, il est même très grave s'il se produit avant la sortie du cristallin, car l'extraction est très compromise, sinon impossible. On ne peut songer à faire une kystitomie ou des pressions sur un cristallin qui n'est plus soutenu par le plan formé par la zonule et la cristalloïde postérieure. Ce plan a cédé puisque le vitré sort, et l'on n'a que la ressource de pêcher le cristallin avec une curette ou une anse ou un double crochet (fig. 209, 210, 211 et 212) (V. LUXATION DU CRISTALLIN).

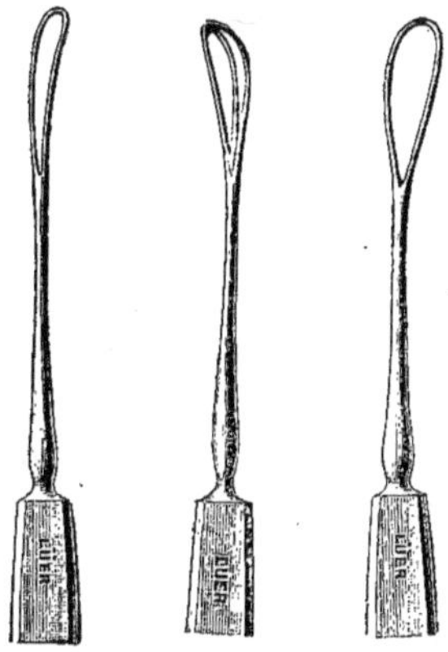

Si la hernie du vitré est postérieure à la sortie du cristallin, on enlèvera hâtivement le blépharostat pour appliquer sur l'œil la paupière supérieure qui fera tampon, et l'on veillera à ce que le lambeau cornéen ne se renverse pas et soit bien à sa place lorsqu'on

Fig. 209.      Fig. 210.      Fig. 211.
Anse          Anse          Anse
de Snellen.   de Ziegler.   de Weber.

appliquera le pansement. Il pourra y avoir retard dans la cicatrisation, difficulté de réduire les bords de l'iris, danger d'infection, mais l'œil est loin d'être perdu et la guérison peut se faire très bien et avec bonne vision. Si l'on a passé des fils pour la suture de la cornée, c'est le moment de les serrer.

La hernie du vitré

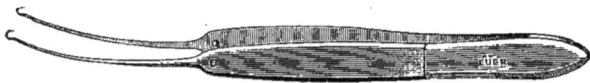

Fig. 212. — Pince à érignes de Reisinger. Double crochet.

peut être attribuée dans certains cas à l'opérateur qui a exercé une pression trop forte avec les instruments soit sur l'œil, soit sur le cristallin ou l'iris. Souvent, elle est le fait d'une contraction palpébrale ou d'une altération de la zonule.

**Retard dans la formation de la chambre antérieure.** — La cicatrisation de la plaie scléro-cornéenne peut tarder plus ou moins, l'humeur aqueuse à peine formée s'écoule et la chambre antérieure reste vide, aplatie. On a parlé d'arrêt de sécrétion de l'humeur aqueuse déterminé par le choc opératoire sous une influence nerveuse quelconque. Il n'est pas impossible que l'état général de l'opéré ne soit pour quelque chose dans ce retard de cicatrisation qu'on a observé chez des albuminuriques, des diabétiques, des tuberculeux. L'hypertonie dans un œil en puissance de glaucome (glaucome latent) peut s'opposer à la coaptation. On a invoqué aussi l'action de la cocaïne, de la compression par un pansement mal fait; mais la cause la plus effective est le pincement de la conjonctive ou de l'iris ou d'un fragment de capsule dans la plaie qui reste ainsi fistuleuse. La coaptation des bords peut être rendue défectueuse par l'interposition de l'épithélium qui comble la plaie et entretient la fistulisation.

Les attouchements de la plaie avec l'eau oxygénée, avec la teinture d'iode en modifieront les bords et hâteront la cicatrisation. Si la cicatrisation tarde trop à se faire, on rouvrira la plaie (oulétomie) pour bien réduire les coins iriens avec la spatule, et l'on fera quelques instillations d'atropine ou de pilocarpine. On tiendra l'œil sous un pansement occlusif.

**Infiltration de la cornée.** — Dans les premiers jours après l'opération, alors que tout semblait s'être bien passé, on peut être surpris de constater une infiltration de la cornée, infiltration progressive, diffuse, uniforme, laiteuse. Elle peut se compliquer d'iritis. On a attribué cette infiltration à la compression par le pansement, à la lésion de l'épithélium lorsqu'on avait dû faire usage de la curette, à l'action de solutions médicamenteuses lorsqu'on avait pratiqué le lavage de la chambre antérieure, au contact de la cornée et du vitré dont elle reste séparée seulement par la cristalloïde postérieure, à un emplacement défectueux de la section qui met en contact la plaie avec l'iris.

**Collapsus de la cornée.** — Aussitôt après l'opération, la cornée peut s'aplatir, se déprimer. Il suffit d'attendre quelques heures pour la voir reprendre une forme normale. Cette dépression peut être produite par l'hypotonie consécutive à la cocaïne.

**Suppuration de la plaie cornéenne.** — Accident très grave. Il va sans dire qu'on devra s'opposer aux progrès de l'infection (teinture d'iode, thermocautère) mais souvent c'est en pure perte.

**Hémorragie dans la chambre antérieure.** — Survient à la suite d'une incision un peu trop périphérique, sclérale, après l'iridectomie (même sans iridodialyse). Cet accident est fréquent, et ne comporte aucune suite fâcheuse; généralement le sang se résorbe vite.

Exceptionnellement, une hémorragie irienne peut prendre des proportions inquiétantes et se prolonger. Un caillot dans la plaie et le pansement souillé de sang peuvent en imposer au premier abord pour la redoutable complication qu'est l'hémorragie rétrochoroïdienne.

Le traitement consiste dans l'instillation d'atropine et de compresses froides.

En dehors de ces hémorragies de la chambre antérieure qui sont d'origine traumatique, on peut observer un hypohéma qui est une manifestation d'une infection irienne.

**Lésions de l'iris.** — **Irido-cyclite.** — **Panophtalmie.** — Pendant la kératomie, le couteau peut rencontrer l'iris et le sectionner de diverses façons. Cette section déterminera un colobome plus ou moins irrégulier et parfois une simple petite pupille ronde ou oblongue ou linéaire. Cet accident n'a pas grande importance.

Ennuyeuse toujours, grave parfois, la déchirure de l'iris, l'iridodialyse qui se produit pendant l'iridectomie. Au moment de la prise de l'iris avec la pince, soit que l'opérateur fasse une traction maladroite, soit que le malade fasse un mouvement de l'œil ou de la tête, vif et imprévu, l'iris est tiraillé, déchiré, désinséré. L'iridodialyse peut être de dimensions variables, elle peut aller jusqu'à l'iridirémie totale, et l'opérateur retrouve l'iris sur sa pince.

Au moment de l'extraction, l'iris, distendu par le cristallin, peut faire hernie; on fera l'iridectomie séance tenante.

La grave complication dans l'extraction simple est la hernie de l'iris. Elle apparaît vers le 3e jour. Elle paraît due à plusieurs causes, à la rétention des débris de cataracte, à l'ouverture accidentelle de la plaie, au retard de la cicatrisation, à la poussée du vitré qui parvient derrière l'iris et le pousse en avant. Elle survient sans cause apparente, chez des opérés très dociles, et après l'opération la mieux conduite et la plus satisfaisante. Le pronostic est très grave, et l'œil est presque certainement perdu si l'on n'intervient pas aussitôt. Sans perdre de temps, on doit chloroformer le malade et réséquer largement la hernie après une très soigneuse asepsie du globe. On attirera la hernie avec les pinces à iris (fig. 203) ou avec le crochet (fig. 205, 206) et l'on sectionnera avec les pinces-ciseaux (fig. 204). A ce prix on peut obtenir une guérison avec bonne vision. Si la hernie est petite, s'il y a un simple pincement avec déformation de la pupille un peu reportée en haut, on pourra se contenter de faire une application de thermocautère.

Dans l'extraction combinée, on peut observer un pincement des bords du colobome. Pour l'éviter, on aura soin de bien réduire ces bords avec la spatule.

L'infection oculaire, qui a débuté par la plaie, peut se propager à tout le tractus uvéal. Le pronostic est variable selon l'étendue de l'inflammation et sa nature; il est généralement très grave, et souvent l'œil est perdu et devient atrophique ou phtisique. L'autre œil peut même se perdre par ophtalmie sympathique (v. c. m.).

**Glaucome.** — L'opération de la cataracte peut se compliquer de phénomènes glaucomateux, soit qu'un état glaucomateux antérieur, mais latent, se manifeste à l'occasion de l'opération, soit que ces phénomènes signalent une iridocyclite, soit que des masses cristalliniennes non évacuées viennent brusquement à se gonfler, soit enfin qu'une cicatrisation iridocornéenne vicieuse détermine tardivement des phénomènes d'hypertension.

**Hémorragie expulsive.** — C'est la plus grave complication, avec la panophtalmie, qui puisse survenir après l'opération de la cataracte. Mais si la panophtalmie est habituellement due à une faute d'asepsie, l'opérateur n'a rien à se reprocher en face d'un œil perdu par hémorragie expulsive. Elle apparaît quelquefois aussitôt après l'opération; on n'a pas le temps de faire le premier pansement; ou bien c'est quelques heures après ou dès le lendemain, rarement au bout de 4 à 5 jours qu'on trouve le pansement teinté de sang. Le diagnostic est fait. Le pansement enlevé, on va trouver un globe oculaire caché sous un caillot sanguin qui se continue avec la choroïde enclavée dans la plaie. Toute sensation lumineuse a disparu; l'œil n'est plus qu'une coque fibreuse remplie de sang.

On énucléera cet œil si le malade souffre; sinon se borner à faire des pansements aseptiques et attendre la formation d'un moignon.

Lorsqu'on a à opérer un œil après la perte du premier par hémorragie expulsive, on aura à choisir entre l'opération avec iridectomie espacée, la réclinaison ou la discision suivie d'extraction linéaire.

**Psychoses. — Délire.** — Après l'opération de la cataracte, on peut observer des troubles psychiques comme après toutes les opérations chirurgicales troubles qu'il ne faut pas confondre avec le délire dû à l'atropine que l'opéré a pu absorber par ses voies lacrymales. Les vieillards particulièrement seront l'objet d'une grande attention; on s'assurera d'un bon état des voies digestives et des reins; on veillera au régime alimentaire et à l'état psychique.

**Choix de verres chez les opérés de cataracte.** — L'œil opéré de cataracte n'a une vision distincte ni de loin, ni de près. Pour l'obtenir il faut un verre convexe qui remplacera le pouvoir réfringent du cristallin. Si l'œil était emmétrope, il devient hypermétrope de 10 à 12 dioptries; s'il était hypermétrope, l'hypermétropie est augmentée, et enfin s'il était myope, la myopie diminue, peut même disparaître.

On ajoutera pour la vision rapprochée de 3 à 4 dioptries convexes au verre qui a été choisi pour la vision éloignée, car l'œil aphaque est privé d'accommodation.

On corrigera l'astigmie opératoire qui est très accusée au début et s'atténue ensuite pour rester stationnaire au bout de 3 à 4 mois. C'est à cette époque qu'on fera le choix de lunettes. *PÉCHIN.*

**CROTON TIGLIUM.** — Les semences de cette Euphorbiacée, d'une âcreté extrême (**à séparer**), broyées et épuisées par l'alcool et l'éther fournissent une huile (**toxique**) violemment drastique à la dose de I ou II gouttes et d'un emploi difficile.

Pour l'usage externe, l'huile de croton est un topique rubéfiant et révulsif de très grande énergie dont on se sert en badigeonnages (huile de croton étendue d'huile d'olives).

Le topique à l'huile de croton de la médecine vétérinaire (Codex) ne doit pas être mis en contact avec la main; il doit être appliqué avec un pinceau.

*Topique à l'huile de croton* (Méd. vét., Codex).

| | |
|---|---|
| Huile de croton . . . . . . . . . . . . . . . . . . . . . . . | 2 grammes. |
| Essence de térébenthine . . . . . . . . . . . . . . . . | 50 — |
| Huile d'œillette . . . . . . . . . . . . . . . . . . . . . | 50 — |

*E. F.*

**CROUP.** — Le croup est la *laryngite diphtérique.*

Il survient d'ordinaire au cours d'une *angine,* quelquefois d'une *rhinite* diphtérique (croup descendant). Rarement, il est la première manifestation de la diphtérie (*croup d'emblée*); très exceptionnellement, il succède à une bronchite pseudo-membraneuse diphtérique (*croup ascendant*).

Il apparaît en général du deuxième au quatrième jour de l'angine diphtérique, mais il peut se montrer plus tard, alors que les fausses membranes de la gorge ont déjà disparu.

Il survient surtout dans les diphtéries communes, de moyenne intensité,
à bacille de Klebs-Löffler pur. Dans les diphtéries graves, qui tuent rapidement par intoxication, l'extension des fausses membranes au larynx n'a pas
le temps de se produire.

Le croup est presque constant dans la diphtérie consécutive à la *rougeole*,
et rare dans la diphtérie consécutive à la scarlatine.

On l'observe surtout chez *l'enfant* de deux à cinq ans; il est plus rare dans
l'adolescence, et exceptionnel chez l'adulte. Le croup est d'autant plus
fréquent et d'autant plus grave que le sujet atteint par la diphtérie est plus
jeune : la diphtérie du nourrisson s'accompagne toujours de croup.

Les *lésions* du croup sont constituées essentiellement par le développement des fausses membranes laryngées, dont la structure est semblable à
celles des fausses membranes de la gorge (V. Diphtérie). Elles occupent
surtout l'épiglotte, les replis aryténo-épiglottiques, s'étendent parfois aux
ventricules du larynx et à la trachée.

Au-dessous de la fausse membrane, la muqueuse laryngée est soit ané-
miée, soit congestionnée, mais *non ulcérée*. Cependant, dans le croup survenant au cours de la *rougeole*, il existe très souvent de l'œdème et des *ulcérations* de la région sous-glottique, ulcérations qui, en se cicatrisant,
peuvent entraîner une *sténose laryngée* consécutive.

Outre les lésions laryngées, on constate souvent des lésions de *broncho-
pneumonie*, et d'autres altérations qui appartiennent à la diphtérie en
général, mais non pas spécialement au croup (myocardite, adénites, lésions
nerveuses, etc.).

**Symptômes**. — Le croup se produit presque toujours au cours de
l'angine diphtérique: son début est insidieux et progressif, il passe dans
son évolution par trois périodes :

1º *Période de troubles laryngés*. — Elle est caractérisée par des altérations de la voix et de la toux. La voix devient enrouée, multitonale, *rauque*,
et surtout *voilée* et *éteinte*; la toux devient *rauque, sourde et sèche*. Le caractère *d'assourdissement* de la toux et de la voix est beaucoup plus spécial au
croup que la raucité, qui se retrouve dans toutes les laryngites.

D'une manière inconstante, les malades ont une sensation de gêne
au-devant du cou; il existe une légère élévation de la température.

2º *Période de dyspnée*. — Les troubles respiratoires apparaissent en général au bout d'un jour ou deux. Au début, il y a une *lenteur* remarquable de
*l'inspiration* qui est difficile, bruyante, et s'accompagne d'une légère dépression du creux sus-sternal (tirage sus-sternal). L'expiration, un peu plus
lente qu'à l'état normal, se fait d'abord presque sans effort. Puis la gêne
respiratoire devient plus grande, et, à cette période, la dyspnée est à la fois
*paroxystique* et *continue*.

La *dyspnée paroxystique* se produit sous forme d'*accès* survenant parfois
brusquement, pendant le sommeil, plus souvent *provoqués* par une émotion
ou par la visite du médecin et l'examen de la gorge. Le malade s'agite, a un
peu de battement des ailes du nez, s'assied brusquement et s'accroche à
tout ce qui l'entoure pour trouver un point d'appui; il demeure la bouche
ouverte, faisant de grands mouvements inspiratoires, qui restent impuis-

sants à faire pénétrer dans les poumons une quantité d'air suffisante; il devient cyanosé, les lèvres bleuâtres, le corps couvert d'une sueur froide. Puis, soit spontanément, soit, plus rarement, après un effort de toux déterminant l'expulsion d'une fausse membrane, tout s'amende, et la respiration se régularise. La mort au cours d'un accès est rare.

Le nombre des accès par jour est des plus variables; leur violence est variable également, et parfois ils ne sont constitués que par une gêne plus grande de la respiration, et un sifflement trachéal assez intense.

Au début, la respiration est presque normale entre les accès : elle est seulement un peu lente et un peu bruyante. Puis la dyspnée devient *continue*, et cela, à une époque d'autant plus précoce que les accès ont été plus nombreux.

Deux symptômes caractérisent la dyspnée continue : le tirage permanent, et le sifflement laryngo-trachéal.

Le *tirage* consiste en la dépression des parties molles situées au-dessus (tirage sus-sternal) ou au-dessous (tirage sous-sternal) du sternum au moment de chaque effort inspiratoire.

Le *tirage sus-sternal* est *précoce*; la dépression inspiratoire du creux sus-sternal se produit dès les premiers troubles de la respiration, et peut, pendant longtemps, exister seule; elle est *caractéristique d'une sténose laryngée*.

Le *tirage sous-sternal*, dépression inspiratoire du creux épigastrique, est *plus tardif*, ne se produit qu'au moment des accès ou lorsque la dyspnée est continue; *il n'est pas caractéristique* d'une sténose laryngée, et est fréquent au cours des broncho-pneumonies et chez les rachitiques.

Le *sifflement laryngo-trachéal*, bruit intense se produisant d'abord à l'inspiration seule, puis à l'inspiration et à l'expiration, est de plus en plus marqué à mesure que la dyspnée est plus intense; il est souvent assez caractéristique pour permettre presque le diagnostic du croup à distance. Il prend quelquefois un timbre grave et rude (*cornage*), ou devient strident, surtout au moment des grands accès de suffocation (*bruit serratique*).

Dans toute cette période, à moins de complications broncho-pulmonaires, la respiration est difficile, mais *ralentie* : il y a *dyspnée sans polypnée*, signe très important pour le diagnostic avec les broncho-pneumonies.

Coïncidant avec un tirage intense, on note quelquefois le phénomène du *pouls paradoxal*.

5° **Période d'asphyxie.** — Elle se produit au bout d'un temps variable, souvent deux à trois jours après le début des troubles respiratoires. La dyspnée étant continue et le tirage sous-sternal permanent depuis plusieurs heures, les accès de suffocation cessent, les mouvements respiratoires deviennent moins pénibles, et l'enfant paraît moins souffrir, *rémission trompeuse* tenant à ce que le malade n'a plus la force de réagir. Le visage se cyanose, les yeux se voilent, le pouls devient petit et filiforme, et *la mort survient rapidement*, dans le coma ou dans une dernière crise paroxystique. Dans les dernières périodes, on note une anesthésie cutanée généralisée, signe d'un pronostic fatal. Parfois la cyanose manque, le malade présente au contraire une pâleur extrême (*asphyxie blanche*).

*La période asphyxique ne doit jamais être observée si l'on pratique à temps le tubage ou la trachéotomie.*

La marche de la température et les symptômes généraux n'ont pas grande importance dans le croup, dont les accidents, purement mécaniques, sont dus à des phénomènes spasmodiques et à l'obstruction du larynx par les fausses membranes. La fièvre, qui ne manque guère, mais est peu élevée (sauf au moment des accès), l'albuminurie et les autres signes généraux, sont le fait de l'intoxication diphtérique, mais non du croup lui-même.

**Formes cliniques.** — Le *croup d'emblée*, rare, a un début plus brusque, mais ne se distingue pas autrement du croup consécutif à une angine.

Le croup peut s'arrêter à la première période, soit spontanément, soit sous l'influence d'une injection de sérum (*croup abortif*).

Lorsqu'il est consécutif à une *angine diphtérique grave* (strepto-diphtérie), les symptômes du croup passent au second plan, les accès de suffocation sont peu marqués, et le malade meurt, non pas étouffé, mais intoxiqué par la diphtérie.

*Chez l'adulte*, le larynx étant large et difficilement obstrué, la dyspnée est peu intense, à moins que les fausses membranes ne s'étendent à la trachée et aux bronches (trachéo-bronchite pseudo-membraneuse).

*Chez les jeunes enfants au-dessous d'un an*, la diphtérie, rare d'ailleurs, s'accompagne constamment d'un croup presque toujours mortel.

*Le croup secondaire à la rougeole*, très fréquent, peut succéder à une *rhinite diphtérique*, sans angine. Il survient d'ordinaire pendant ou après l'éruption; les accidents dyspnéiques sont *très intenses*; il y a souvent des ulcérations de la muqueuse pouvant laisser à leur suite une sténose permanente du larynx.

**Complications.** — Nous n'indiquons ici que les complications *spéciales au croup*; mais toutes les complications générales de la diphtérie (v. c. m.) peuvent se rencontrer.

La *broncho-pneumonie* survient surtout du troisième au sixième jour de l'évolution du croup. Les signes d'auscultation sont *difficiles à apprécier* en raison du sifflement laryngo-trachéal, ou des bruits anormaux dus à la présence d'une canule ou d'un tube si l'on est déjà intervenu. Les grands symptômes annonçant la broncho-pneumonie sont alors : l'*élévation de la température*, le battement des ailes du nez, l'*accélération de la respiration* (ralentie dans le croup non compliqué).

La broncho-pneumonie résulte le plus souvent d'infections secondaires; rarement, il s'agit d'une bronchite diphtérique, pseudo-membraneuse.

Les *abcès péri-laryngés*, qui surviennent à la suite d'une diphtérie compliquée ou non du croup, sont eux-mêmes une cause de dyspnée et aggravent les accidents.

Le croup consécutif à la rougeole peut se compliquer de *laryngite sous-glottique*, entraînant la sténose permanente du larynx.

**Pronostic.** — Très grave autrefois, il s'est amélioré depuis l'emploi du sérum et la pratique du tubage. Les principaux éléments de pronostic sont : la gravité de la diphtérie, l'intensité de la laryngite, la fréquence des accès de suffocation, l'âge du malade (le croup étant d'autant plus grave que le sujet est plus jeune), les associations (le croup de la rougeole est très grave). Depuis l'usage du sérum, la mortalité du croup ne dépasse pas 25 pour 100.

**Diagnostic.** — Les principaux éléments de *diagnostic clinique* sont : le dé-but par une *angine*, la toux et la voix *rauques* et *éteintes*, le *tirage sus-sternal*, et, dans quelques cas, le rejet d'une fausse membrane. Chez les jeunes en-fants, on aperçoit quelquefois, en déprimant la base de la langue, l'*épiglotte coiffée d'une fausse membrane. Dans aucun cas*, il ne faut pratiquer l'*exa-men laryngoscopique* qui risquerait de déterminer une crise de suffocation.

Nous mentionnerons seulement les causes d'erreur suivantes, qui se pré-sentent rarement : compression de la trachée et des bronches par des gan-glions hypertrophiés, par le thymus hypertrophié, stridor laryngé congé-nital (affections chroniques n'ayant nullement l'évolution du croup), spasme de la glotte (accès de suffocation, avec apnée complète, et respiration nor-male entre les accès, chez des enfants très jeunes).

Plus importants sont les diagnostics suivants :

*Corps étrangers du larynx* : les commémoratifs manquent souvent chez les enfants ; les accidents ont d'ordinaire un début plus brusque que dans le croup ; — dans les cas douteux, recourir à la radioscopie et pratiquer l'examen bactériologique.

*Abcès rétro-pharyngiens* : cause d'erreur fréquente, d'autant plus que les abcès rétro-pharyngiens sont souvent précédés d'une angine : timbre spé-cial, nasillard (voix de canard) de la voix dans l'abcès ; penser à pratiquer le toucher pharyngien.

*Œdème de la glotte* : conservation de la voix, absence de raucité de la toux, absence d'angine.

*Laryngites.* — Dans les laryngites non diphtériques, la toux et la voix peuvent être rauques, mais *ne sont pas éteintes.* — La *laryngite striduleuse*, *débute brusquement*, la nuit, chez un enfant bien portant ; *la toux* demeure *retentissante* ; *la respiration est normale entre les accès.*

Les laryngites s'accompagnant d'œdème sous-glottique du larynx (*laryn-gites sous-glottiques*) sont d'autant plus difficiles à reconnaître qu'elles peu-vent elles-mêmes être diphtériques, et que, non diphtériques, elles survien-nent surtout *dans la rougeole* où le croup est fréquent. La *laryngite rubéolique* non diphtérique apparaît d'ordinaire avant l'éruption, s'accom-pagne d'une toux bruyante et aboyante, et ressemble plus à la laryngite striduleuse qu'au croup.

Des causes d'erreur plus rares, mais difficiles à éviter, sont constituées par la laryngite varicellique, les abcès péri- ou pré-laryngés de la diphtérie, qui peuvent donner de la dyspnée, même s'ils ne sont pas associés au croup.

La *broncho-pneumonie* sans croup se distingue facilement du croup sans broncho-pneumonie (polypnée, battement des ailes du nez, respiration expi-ratrice, signes physiques). Mais quand la broncho-pneumonie complique le croup, les *signes laryngés sont souvent relégués au second plan* et peuvent passer inaperçus. La question qui se pose, et qui est très difficile à résoudre, est la suivante : un enfant atteint de broncho-pneumonie certaine a du tirage et une voix un peu éteinte ; n'a-t-il pas en même temps du croup ? S'il n'a que du tirage sous-sternal, on peut rester dans le doute ; s'il y a du tirage sus-sternal, on doit affirmer l'existence d'un obstacle laryngé ; si la voix et la toux sont manifestement sourdes et éteintes, on doit encore penser au croup. Le diagnostic est de la plus haute importance, le tubage ou la trachéotomie s'imposant dans le cas de croup; et l'on se rappellera que *ne pas reconnaître le croup chez un enfant atteint de broncho-pneumonie est une des erreurs les plus fréquentes et les plus graves.*

Lorsque le diagnostic reste douteux, on doit pratiquer l'*examen bactériologique* qui révèle la présence de bacilles diphtériques dans la gorge (V. Diphtérie).

**Traitement.** — A) **Traitement médical.** — Le traitement préventif du croup consiste essentiellement dans la *sérothérapie antidiphtérique* (V. Diphtérie); celle-ci doit être pratiquée avec une rigueur toute particulière chez les *rougeoleux*, ces malades contractant facilement la diphtérie, qui, chez eux, se manifeste surtout sous la forme de croup grave.

Toutes les fois que le croup est *probable* (angine avec voix rauque et éteinte, laryngite sans angine avec dyspnée et toux et voix éteintes, laryngite suspecte chez un rougeoleux), *on doit faire immédiatement une injection de sérum, sans attendre les résultats de l'examen bactériologique.*

Lorsque le croup est déclaré, voici les règles thérapeutiques à suivre :

1º Injecter le sérum si ce n'est déjà fait;

2º Maintenir le malade dans une *atmosphère humide*, obtenue en faisant constamment évaporer dans la chambre de l'eau bouillante, chargée ou non de vapeurs médicamenteuses;

3º Il sera bon d'appliquer au-devant du cou des compresses chaudes et humides, de donner des bains de pieds sinapisés;

4º Les *médicaments antispasmodiques* sont indiqués dans le croup, dont les accidents relèvent du spasme glottique plus que de l'obstruction par la fausse membrane; on recourra aux bromures, à l'antipyrine, à la codéine. Pour un enfant de 5 à 6 ans, Marfan prescrit :

| | |
|---|---|
| Julep gommeux. . . . . . . . . . . . . . . . . . . | 45 grammes. |
| Sirop de codéine. . . . . . . . . . . . . . . . . | 15 — |
| Bromure de sodium . . . . . . . . . . . . . . . . | 1 gramme. |
| Pyramidon . . . . . . . . . . . . . . . . . . . . | 0,30 centigrammes. |

A prendre la moitié de la potion en 24 heures.

On a conseillé récemment (Lesage et Chéret, Triboulet et Boyé), chez les enfants atteints de croup, les *injections de morphine* à la dose de un tiers de centigr. de 6 mois à 1 an, un demi centigr. de 2 à 5 ans, un centigr. au-dessus de 5 ans : la morphine, en diminuant le spasme glottique, réussirait mieux que tout autre moyen à calmer le tirage et permettrait ainsi d'éviter le tubage ou la trachéotomie; en outre, chez les enfants tubés et traités par la morphine, on n'aurait pas besoin, en général, de laisser le tube en place plus de 24 à 36 heures. Cette méthode, qui nécessite une grande surveillance, ne doit pas être acceptée sans réserves; comme le remarque Comby, « si la morphine supprime les accès de suffocation, elle ne prévient pas toujours l'asphyxie qui, étant devenue silencieuse par le fait du sommeil morphinique, pourrait passer inaperçue ». La morphine, dont l'emploi est discutable dans les cas simples, est formellement contre-indiquée dans les diphtéries toxiques ou compliquées de broncho-pneumonie.

On s'abstiendra de la médication vomitive, préconisée autrefois dans le but de favoriser le rejet des fausses membranes, et dont le plus sûr résultat est d'augmenter la prostration des malades.

B) **Traitement chirurgical.** — Lorsque ce traitement purement médical ne suffit pas, on doit recourir à l'*intervention chirurgicale* (tubage ou trachéotomie).

**Indications de l'intervention opératoire.** — La grande indication opératoire est le *tirage permanent*. Le tirage sus-sternal, important pour le diagnostic, n'a pas, à ce point de vue, une grande valeur, parce qu'il est précoce; il n'en est pas de même du *tirage sous-sternal*; quand celui-ci persiste d'une façon continue depuis deux ou trois heures, ne disparaissant pas complètement en dehors des accès, on doit intervenir.

Les accès de dyspnée paroxystique sont rarement assez intenses pour nécessiter l'opération immédiate.

*Il n'y a pas de contre-indications* à l'intervention; celle-ci doit être pratiquée même en cas de mort apparente.

**Indications spéciales du tubage et de la trachéotomie.** — L'intervention étant décidée, doit-on pratiquer le tubage ou la trachéotomie? D'une manière générale, le tubage doit être préféré parce que c'est une opération plus facile, non sanglante et moins souvent suivie de broncho-pneumonie. Cependant on doit recourir à la trachéotomie d'emblée dans des circonstances régies par les conditions suivantes :

1° *État social du malade.* — Le tubage nécessite une surveillance attentive : si le tube s'obstrue, il doit être rapidement retiré; si le tube est rejeté, il faut pouvoir pratiquer la réintubation immédiate. Le tubage est donc l'opération de choix à l'hôpital et dans la clientèle urbaine riche, où un médecin sachant tuber peut rester en permanence auprès de l'enfant. A la campagne, le tubage est-il possible? Non, d'après Sevestre, Variot, pour qui la surveillance doit être de tous les instants; — oui, pour Jacques, Escat, Trumpp, pour qui le nombre d'enfants tubés morts par défaut de surveillance permanente est inférieur au nombre de trachéotomisés morts par accident opératoire; — Marfan adopte une opinion mixte, et qui nous paraît la plus sage : « Je serais disposé, dit-il, à admettre le tubage sans surveillance permanente aux conditions suivantes : 1° le médecin devra avoir une pratique du tubage assez longue pour prévoir les accidents possibles; — 2° il ne devra pas trop s'éloigner du malade et devra toujours pouvoir être retrouvé dans le délai d'une heure; — 3° il pourra placer auprès du patient une personne intelligente et de sang-froid. Si ces conditions ne se trouvent pas réalisées, mieux vaut faire la trachéotomie d'emblée ».

2° *État de mort apparente.* — Si l'enfant est dans le collapsus ou en état de mort apparente, nous croyons préférable la trachéotomie d'emblée.

Dans les cas suivants, on doit faire la *trachéotomie secondaire*, le tubage ayant déjà été pratiqué :

1° *Le tubage ne soulage pas le malade.* — Il peut arriver que le tube refoule une fausse membrane qui vient en obstruer l'orifice inférieur : alors la dyspnée persiste et s'aggrave. Dans ce cas, on doit retirer le tube et, si la fausse membrane n'est pas rejetée alors (ce dont on s'aperçoit par la cessation des accidents), on pratique la trachéotomie.

2° *Croup de la rougeole.* — Quelques auteurs pensent que, chez les rougeoleux, on doit faire la trachéotomie d'emblée. La pratique la plus générale aujourd'hui consiste à faire d'abord le tubage. Mais souvent, dans la rougeole, les ulcérations laryngées, entretenues par la présence du tube, déterminent la reproduction des accès spasmodiques quand on retire l'instrument : si quatre ou cinq intubations ont été suivies d'insuccès, on doit recourir à la trachéotomie.

*Règle générale et très importante* : toutes les fois que l'on a à faire un tubage, il est *indispensable* d'avoir sous la main le matériel nécessaire pour la trachéotomie, l'impossibilité d'entrer le tube ou le refoulement d'une fausse membrane par le tube pouvant imposer la trachéotomie d'urgence.

**TUBAGE.** — Le tubage, ou intubation, est une opération qui consiste à introduire un tube permettant l'accès de l'air dans un larynx rendu imperméable par la présence de fausses membranes ou par des phénomènes spasmodiques.

On est surtout amené à pratiquer le tubage dans le croup et dans certaines laryngites non diphtériques (laryngite striduleuse, laryngite de la rougeole). Les indications en sont précisées à propos de chacune de ces maladies.

**Instruments nécessaires.** — Les instruments nécessaires sont : 1° un *ouvre-bouche* (fig. 213), dont le modèle le plus employé est celui de Denhard; 2° un *introducteur*; 3° une *série de tubes*; 4° un *extracteur*.

De nombreux modèles d'introducteurs et de tubes ont été proposés. Les instrumentations d'O'Dwyer, de Bayeux, de Sevestre (Collin constructeur) sont les plus employées; elles ne diffèrent entre elles que par la forme du tube et du mandrin.

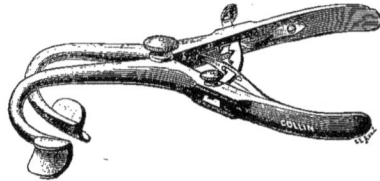

Fig. 213. — Ouvre-bouche.

*Introducteur de Collin* (fig. 214). — Il se compose : 1° d'un manche coudé à son extrémité laryngée; 2° d'un levier déclencheur fixé par un tenon sur le côté droit du manche; la branche laryngée de ce levier se termine par une demi-boucle horizontale qui vient presser sur la tête du tube parallèlement au mandrin; l'autre branche de levier, plus courte, se termine par une extrémité aplatie, concave en dessous, et qui se relève un peu au-dessus du manche; dans l'espace résultant de cet écartement, le pouce vient s'insinuer à la manière d'un coin,

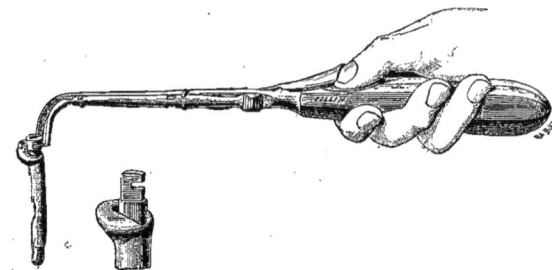

Fig. 214. — Introducteur de Collin.

par un mouvement en quelque sorte spontané. Les pièces sont démontables et faciles à nettoyer.

# Croup (Tubage).

*Tubes et mandrins.* — Voici la forme générale des trois modèles de tubes : la partie supérieure est une tête renflée, s'étendant surtout en arrière, et destinée à reposer sur la région aryténoïdienne ; la partie gauche de la tête est percée d'un trou par lequel on peut passer un fil (fig. 215).

Au-dessous de la tête, le tube se rétrécit (collet), puis présente un nouveau renflement dont le maximum se trouve à la partie moyenne : il est légèrement effilé en bas.

*Les tubes de Sevestre et de Bayeux* sont des *tubes courts*, ne dépassant pas, lorsqu'ils sont en place, le 3e anneau de la trachée ; *le tube d'O'Dywer* est un *tube long* descendant jusqu'à la partie inférieure de la trachée.

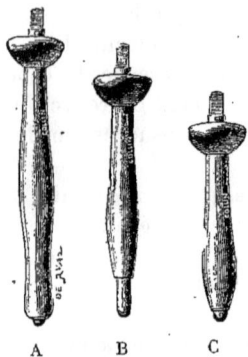

Fig. 215. — Tubes avec leurs mandrins : A, tube d'O'Dywer ; B, tube de Bayeux ; C, tube de Sevestre.

Pour tous les modèles de tubes, il existe une graduation correspondant à l'âge de l'enfant ; et, dans toutes les boîtes de tubage, se trouve une échelle permettant de choisir le tube convenable.

Le *mandrin porte-tube* est une tige métallique glissant à frottement dans l'orifice du tube ; il se fixe à l'introducteur par un écrou d'un maniement instantané, et permettant le changement rapide du mandrin (fig. 216).

Dans l'appareil de Sevestre, l'extrémité inférieure du mandrin dépasse à peine l'extrémité inférieure du tube, et le mandrin est une tige rigide. Dans l'appareil de Bayeux, le mandrin dépasse notablement l'extrémité inférieure du tube et est formé de deux pièces articulées. Dans l'appareil d'O'Dywer, le mandrin ne dépasse guère l'extrémité du tube ; mais, celui-ci étant long, le mandrin, pour être sorti facilement, doit aussi se composer de deux pièces articulées.

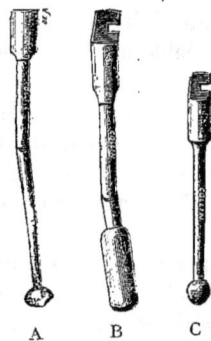

Fig. 216. — Mandrins porte-tube : A, mandrin d'O'Dywer ; B, mandrin de Bayeux ; C, mandrin de Sevestre.

*Extracteur de Collin* (fig. 217). — C'est une pince dont les branches coudées peuvent être introduites dans l'orifice du tube. Ces branches, s'écartant parallèlement, viennent s'appliquer contre les parois du tube, et, le maintenant solidement, en permettent l'extraction.

C'est à l'instrumentation dont nous venons d'indiquer les caractéristiques que

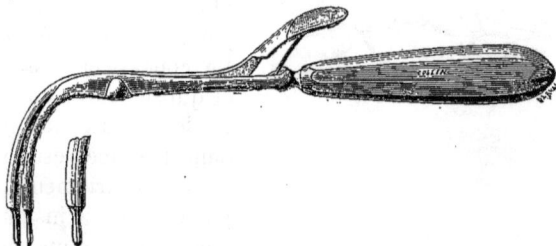

Fig. 217. — Extracteur de Collin.

l'on a le plus souvent recours. Deguy et Weil ont tenté de simplifier

l'appareil de Sevestre; là principale modification consiste à supprimer le
levier déclencheur de l'introducteur. Froin a imaginé un modèle tout différent (Mathieu constructeur); le tube n'a pas de mandrin et il est porté
directement dans le larynx à l'aide d'une pince assez analogue à l'extracteur
de Collin; l'extracteur est représenté par une sorte de doigtier métallique
fixé à l'index de l'opérateur et portant à son extrémité un crochet mousse
qui s'introduit dans un orifice situé à la partie postérieure de la tête du
tube. Le tube de Froin est terminé par un biseau qui rend l'énucléation
difficile et même dangereuse; aussi doit-il toujours être retiré à l'aide de
l'extracteur.

D'ailleurs, quelle que soit l'instrumentation adoptée, le manuel opératoire
est toujours à peu près le même; un médecin qui sait bien tuber avec un
appareil est apte à tuber avec tous les autres.

**Manuel opératoire.** — Nous décrirons sommairement le manuel opératoire du tubage avec les instruments de Collin-Sevestre, en rappelant que,
pour savoir tuber, il est *indispensable* de faire des exercices pratiques; ce
n'est pas dans un livre que l'on apprend à reconnaître les sensations
spéciales qui constituent les meilleurs points de repère.

**Soins préliminaires.** — 1° *Stériliser les instruments* à l'eau bouillante;
2° *Vérifier leur bon fonctionnement* (après s'être aseptisé les mains);
s'assurer en particulier du glissement du mandrin sur le tube; lubréfier au
besoin le mandrin avec de l'huile stérilisée;

3° *Disposer les aides.* Deux aides sont nécessaires. Le premier, assis, tient
entre ses jambes, solidement appliqué contre sa poitrine, l'enfant préalablement roulé dans une couverture pour immobiliser ses bras; le second,
debout derrière le premier, maintient la tête du malade *dans la rectitude
absolue* : éviter la faute qui consiste à tenir la tête renversée en arrière;
mieux vaut qu'elle soit très légèrement inclinée en avant. *Le tubage, généralement très facile quand l'enfant est maintenu en bonne position, peut
devenir impossible dans le cas contraire.*

Le tube correspondant à l'âge est choisi; on a soin de tourner la partie
renflée de la tête du tube de telle sorte qu'elle corresponde à la partie postérieure du larynx du malade; le tube est muni d'un fil passant dans le trou
percé sur le bord gauche de sa tête; ce fil est noué de manière à former
une anse un peu plus longue que le manche de l'introducteur.

On place entre les arcades dentaires, le plus en arrière possible, l'ouvre-
bouche que l'on fait maintenir par l'aide qui fixe la tête de l'enfant. Cela
fait, on passe à l'opération proprement dite.

**Tubage.** — L'opérateur est assis bien en face du malade, tenant de la
main droite le manche de l'introducteur contre lequel il fixe, modérément
tendu, le fil qui passe dans la tête du tube.

L'index gauche introduit dans la bouche, descendant le long de la base
de la langue, sent les points de repère : 1° l'*épiglotte*, qu'il maintient relevée
contre la base de la langue; 2° les *cartilages aryténoïdes* et l'orifice supérieur
du larynx au niveau duquel il se maintient.

A l'aide de l'introducteur tenu de la main droite, le tube est conduit, le
long de l'index gauche, jusqu'à l'orifice supérieur du larynx. *Recomman-*

*dation très importante* : le tube doit être bien dirigé sur la ligne médiane, sans quoi l'on risque de faire une fausse route et de l'enfoncer dans les replis aryténo-épiglottiques. Arrivé sur la face unguéale de l'index gauche, le tube en contourne le bord externe, et se place au-devant de lui, entre la face palmaire de ce doigt et l'épiglotte.

Le tube s'introduit alors tout naturellement dans le larynx si la glotte est ouverte. Si la glotte est fermée, il faut le laisser en place en exerçant une pression très douce et très légère; il entre dès que la glotte s'ouvre.

Le tube étant introduit, on accentue sa descente en appuyant sur sa tête avec le levier déclencheur, on retire doucement le mandrin, en même temps qu'avec l'index gauche on enfonce plus profondément le tube, jusqu'à ce que sa tête seule fasse saillie au-dessus de l'orifice laryngien.

Si le tube est en place, on entend un sifflement au moment de l'inspiration.

On coupe alors la partie inférieure de l'anse de fil, au voisinage de la bouche, entre le nœud et la tête du tube, et l'on retire le fil en maintenant le tube en place avec le doigt.

Il est souvent utile, pour exciter la toux et chasser les mucosités, de faire dans le tube une injection d'huile mentholée au centième avec la seringue de Bayeux.

Cela fait, on retire l'ouvre-bouche, on donne un peu de grog à l'enfant, et on le recouche.

**Indications du tube long et du tube court.** — On doit toujours essayer de se servir du tube court de Sevestre. Cependant, chez les grands enfants, dont le larynx est bas situé, il faut souvent employer d'emblée soit le tube long d'O'Dywer, soit le tube court à long mandrin de Bayeux.

Lorsque le spasme glottique est intense, on ne peut pas toujours faire pénétrer le tube court; alors on doit recourir au tube long d'O'Dywer, qui vainc plus facilement le spasme.

**Fautes opératoires et accidents.** — Les fausses routes dans les replis aryténo-épiglottiques, dans les ventricules laryngés, résultent de ce que l'instrument n'est pas bien maintenu sur la ligne médiane ou est poussé brutalement.

Le tube peut être poussé trop en arrière, dans l'œsophage; alors : 1° l'enfant ne respire pas mieux quand le mandrin est retiré; — 2° l'index gauche ne sent pas la tête du tube au-dessus du larynx; — 3° des mouvements de déglutition entraînent profondément le tube. Il suffit de retirer le tube à l'aide du fil et de recommencer l'opération.

Le tube peut être rejeté dans un effort de toux, surtout s'il est trop petit pour le larynx de l'enfant; exceptionnellement, un tube beaucoup trop petit peut tomber dans la trachée, accident grave, mais toujours imputable à l'imprudence de l'opérateur : il faut alors faire la trachéotomie et essayer de retirer l'instrument par la plaie trachéale.

Il ne doit se produire aucune hémorragie si l'on manœuvre avec douceur.

Si le tube est obstrué par une fausse membrane, l'enfant ne respire pas; on retire l'instrument et l'on recommence l'opération; si l'obstruction se reproduit, une fausse membrane coiffant l'extrémité inférieure du tube, on fait la trachéotomie.

**Extraction du tube**. — Elle se fait par le procédé de l'énucléation, soit avec l'extracteur.

L'*énucléation* est le procédé de choix (cependant il ne faut pas y recourir si l'on emploie le tube de Froin ou tout autre modèle de tube biseauté à son extrémité inférieure); elle réussit presque toujours si l'on a employé un tube court; elle manque souvent pour les tubes longs. Un aide tient l'enfant assis, le corps légèrement incliné en avant. L'opérateur, avec la main gauche, renverse autant que possible la tête du malade en arrière. Avec le pouce droit, il reconnaît le bord inférieur du cricoïde, descend un peu plus bas, au niveau du deuxième anneau de la trachée, et exerce une pression profonde, d'avant en arrière, sur la trachée; immédiatement, il fléchit en avant la tête du malade, qui crache le tube.

Pour retirer le tube *avec l'extracteur*, on fait maintenir l'enfant dans la position du tubage; on met l'ouvre-bouche; avec l'index gauche on va à la recherche de la tête du tube légèrement saillante au-dessus de la glotte; l'extrémité de l'extracteur, tenu de la main droite, est conduite sur le tube, et l'on sent le contact métallique des deux instruments; on tâtonne jusqu'à ce que l'appareil pénètre dans l'orifice du tube; on écarte les branches de l'extracteur, et l'on retire le tout. Cette manœuvre est assez délicate; il faut avoir soin d'agir doucement, et d'éviter de blesser la muqueuse laryngée avec le bec de l'extracteur.

**Soins consécutifs**. — Pendant que l'enfant est tubé, il faut l'alimenter avec précaution, la chute des liquides dans les voies aériennes étant rendue plus facile.

Quelquefois le tube est rejeté dans un effort de toux; ou bien le tube, immédiatement après son expulsion du larynx et avant d'être sorti de la cavité buccale, est dégluti par l'enfant : cela n'a aucune importance, et l'instrument est retrouvé dans les garde-robes; son passage dans l'intestin n'a jamais provoqué aucun accident.

Au moment du détubage, que l'on fait d'ordinaire au bout de 48 heures, il convient de donner des antispasmodiques, les accès de spasme glottique pouvant alors se reproduire. Pendant qu'il est tubé, l'enfant ne peut parler à voix haute, mais il articule fort bien à voix basse; cet état peut se prolonger quelques jours après le détubage; mais la parole redevient toujours normale au bout de quelque temps.

TRACHÉOTOMIE. — La trachéotomie est une opération qui consiste à inciser la trachée et à y introduire une canule permettant l'accès de l'air dans les voies aériennes.

On est amené à la pratiquer lorsque le larynx ne laisse plus passer l'air nécessaire à la respiration : chez l'enfant, dans le croup et les laryngites de la rougeole ; chez l'adulte, dans le cancer et la tuberculose du larynx, et, d'une manière générale, dans tous les cas de sténose laryngée. Les indications en ont été précisées à propos de chacune de ces maladies [V. Croup, Laryngites, Larynx (Tuberculose, Cancer)].

Nous décrirons seulement ici la technique de la trachéotomie, ses accidents, les soins qu'elle nécessite (V. aussi l'article Trachéotomie).

**Instruments nécessaires**. — Les instruments nécessaires sont : un *bistouri droit*, à lame courte et bien tranchante, à manche métallique ; — un *dilatateur* à deux branches, constitué par une pince recourbée et s'ouvrant par pression sur les branches munies d'anneaux ; une série de *canules doubles* composées chacune : 1° d'une canule extérieure, tube courbé, taillé en biseau à l'une des extrémités, et terminé à l'autre par un pavillon muni de deux ailettes ; et 2° d'une canule interne s'introduisant à frottement doux dans la première, munie à son pavillon de deux oreilles permettant de la saisir pour l'enlever ou la remettre, et pouvant être fixée à la canule externe par une sorte de clef que porte le pavillon de celle-ci. Les meilleures canules sont les canules de Luër. Si l'on n'a pas le jeu entier des canules, il faut au moins posséder les suivantes :

N° 00. Calibre intérieur de la canule interne : $6^{mm}$, jusqu'à 18 mois.
N° 0. — — $6^{mm},5$, jusqu'à 2 ans.
N° 1. — — $7^{mm}$, de 2 à 5 ans.
N° 3. — — $8^{mm}$, de 6 à 8 ans.
N° 5. — — $9^{mm}$, adultes.

Les autres instruments nécessaires sont une série de *pinces hémostatiques*.

Il est bon, mais non nécessaire, d'avoir encore à sa disposition un *bistouri boutonné*, pour agrandir au besoin l'incision trachéale, une *pince à fausses membranes* pour retirer par la canule les fausses membranes obstruant la trachée (cette pince est presque toujours inutile). Les *plumes de pigeon* stérilisées et destinées à servir d'écouvillon pour désobstruer la canule peuvent se casser et rester dans la trachée : une sonde de Nélaton en caoutchouc rouge leur est préférable.

On préparera encore des solutions antiseptiques (sublimé au millième ou oxycyanure), de l'ouate hydrophile stérilisée, de l'éther.

**Manuel opératoire**. — **Soins préliminaires**. — 1° *Stériliser les instruments* à l'eau bouillante ;

2° *Mettre le malade en bonne position et disposer les aides*. — Le malade est couché, le cou bien exposé à la lumière. Deux aides sont nécessaires, l'un fixant les pieds et les mains, l'autre tenant en extension la tête du malade, sous la nuque duquel est passé un coussin dur ;

3° *Chez l'adulte*, il est nécessaire de faire la chloroformisation (à moins d'extrême urgence) ; — *chez l'enfant*, on se passe généralement, en France, de l'anesthésie, qui, pratiquée par les médecins allemands et anglais, a l'avantage de modérer le spasme glottique, mais peut être dangereuse si le sujet est déjà asphyxiant et menacé de syncope ;

4° *Aseptiser la région* à opérer.

Cela fait, on passe à l'opération proprement dite.

**Trachéotomie**. — L'opérateur se place au côté droit du malade.

*Fixation du larynx et recherche des points de repère*. — La fixation du larynx est facile chez l'adulte ; elle est difficile chez le jeune enfant dont le larynx et la trachée sont mobiles et filent facilement dans le tissu cellulaire lâche du cou ; pour cela on se sert de la main gauche, dont la face palmaire est tournée vers la tête du malade ; introduire le pouce à droite, le médius à gauche, le plus en arrière possible de la trachée, de manière à la faire saillir et à l'*énucléer* presque. Avec l'index gauche, rechercher soit de haut en bas, soit plutôt de bas en haut, le *bord inférieur du cartilage cricoïde* : celui-ci une fois reconnu, laisser l'index gauche en place, marquant ce point de repère capital (fig. 218).

On ne doit plus bouger aucun des doigts de la main gauche.

*Incision* (fig. 219). — 1er *temps* : inciser, couche par couche, les parties molles jusqu'à la trachée, sur une longueur de 2 centimètres et demi à 3 centimètres en partant en haut du bord inférieur du cricoïde, marqué par l'index gauche. — *Recommandation importante* : inciser *exactement sur la ligne médiane*, sans quoi l'on court de très grandes chances de faire une fausse route.

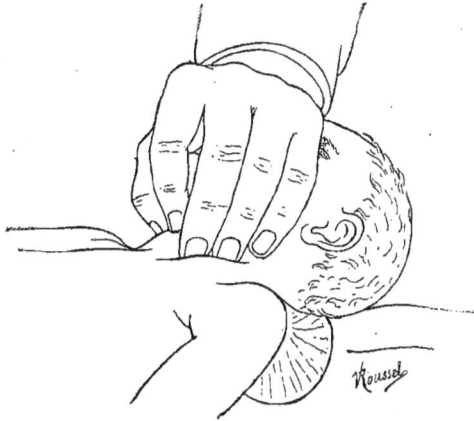

Fig. 218. — Recherche du point de repère et fixation du larynx (Sevestre et Martin).

L'index gauche, sans quitter le bord inférieur du cartilage cricoïde, est

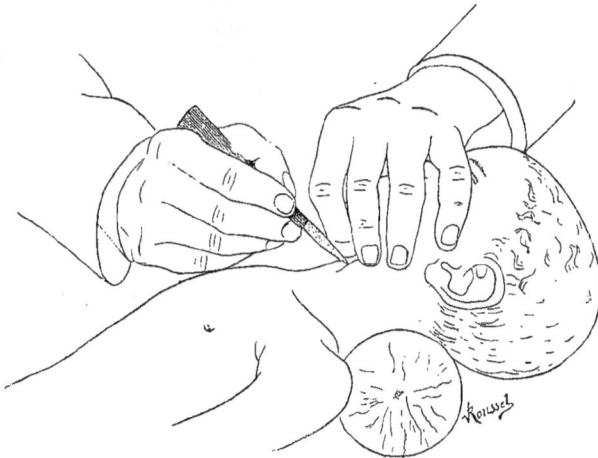

Fig. 219. — Incision des parties molles de la trachée (Sevestre et Martin).

enfoncé au fond de la plaie et reconnaît la trachée; il faut, en particulier, s'assurer que l'aponévrose recouvrant la trachée a été sectionnée dans toute son étendue.

2e *temps* : ponctionner la trachée, aussi haut que possible, en tenant le bistouri vertical, *exactement sur la ligne médiane*, le manche n'étant incliné ni à droite ni à gauche (sans quoi l'on fait une incision latérale pouvant rendre impossible l'introduction de la canule), et inciser sur toute la longueur de la plaie cutanée, en sectionnant les trois premiers anneaux de la trachée ; l'index gauche est alors enfoncé dans la plaie trachéale. La trachée étant ouverte, on entend un sifflement dû à la pénétration de l'air.

*Introduction de la canule.* — On l'introduit en la guidant sur l'index gauche. On peut, quand l'incision est bien faite et la plaie suffisamment large, faire l'introduction directe en orientant la canule de telle sorte que son axe soit parallèle à l'incision. Mieux vaut écarter d'abord les lèvres de la plaie avec le dilatateur placé dans la trachée. La canule pénètre alors très facilement. On entend un bruit spécial dû aux vibrations produites par l'air passant à travers la canule (bruit canulaire).

Il ne reste plus alors qu'à fixer la canule en nouant autour du cou un cordonnet passé dans les ailettes de la canule externe, et on applique au-devant de la canule une cravate de mousseline.

On peut faire la trachéotomie en un temps : procédé rapide et brillant, mais *des plus dangereux*, au moins chez l'enfant.

**Fautes opératoires et accidents.** — Les fautes les plus communes sont :

1° *Une incision vicieuse, latérale* ; on risque alors d'introduire la canule dans le tissu cellulaire du cou, entre la peau et la trachée ; on arrive d'ordinaire à faire pénétrer malgré tout la canule dans la trachée en s'aidant du dilatateur ; sinon, il faut recommencer une incision médiane ; 2° *la perte des points de repère* après incision de la trachée ; conserver son sang-froid et rechercher méthodiquement les points de repère avec l'index gauche ; — 3° *les fausses routes* sur les côtés de la trachée ; l'air ne passe pas par la canule : rechercher l'incision trachéale avec le doigt, et placer le dilatateur.

Les accidents sont : les *hémorragies* dues à la section des plexus veineux turgescents quand il y a gêne respiratoire ; elles cessent en général quand la respiration reprend ; sinon, retirer la canule et en introduire une plus large qui réalise la compression. Les hémorragies dues à la blessure d'un vaisseau important ou anormalement situé (artère thyroïdienne médiane de Neubauer) sont plus rares, mais très graves ; on les arrête avec les pinces hémostatiques.

Si la canule est *obstruée par les fausses membranes*, retirer celles-ci avec la pince à fausses membranes, ou écouvillonner la canule avec des plumes de pigeon stérilisées, ou mieux avec une sonde de Nélaton en caoutchouc rouge.

L'apnée et la mort apparente, observées surtout chez les enfants trachéotomisés aux dernières périodes du croup, sont traitées par la respiration artificielle (v. c. m.).

Les ulcérations de la trachée sont assez rares à la suite de la trachéotomie ; elles peuvent entraîner une sténose laryngée ; celle-ci est le plus souvent la conséquence d'une laryngite sous-glottique assez fréquente chez les rougeoleux ; alors il est impossible de retirer la canule sans que la dyspnée se reproduise.

L'accident le plus grave à la suite de la trachéotomie est la *broncho-pneumonie*; elle est presque toujours mortelle.

Pour Landouzy, les anciens trachéotomisés sont prédisposés à la tuberculose.

**Soins consécutifs.** — Une fois la trachéotomie faite, donner un peu de grog à boire à l'enfant. Retirer et nettoyer la canule interne cinq à six fois par jour. La canule externe doit être changée tous les jours. Dans le croup, c'est en moyenne du troisième au cinquième jour que l'on peut retirer définitivement la canule. La plaie se cicatrise d'ordinaire assez vite.

*Remarque importante.* — La trachéotomie est une opération toujours difficile, fertile en incidents imprévus. Il est *indispensable* d'apprendre à bien la pratiquer sur le cadavre avant de l'essayer sur le vivant, — et de faire les premières trachéotomies sur le vivant sous la surveillance d'un médecin connaissant bien cette opération.                    *H. GRENET.*

**CROUP (FAUX).** — V. Laryngite striduleuse.

**CRYOGÉNINE.** — La cryogénine (métabenzamido-semicarbazide) se présente comme une poudre blanche, cristalline, peu soluble dans l'eau.

C'est un antithermique surtout utilisé pour combattre la fièvre des tuberculeux et qui ne provoque ni sueurs, ni malaise, ni collapsus. La cryogénine a été recommandée aussi dans la grippe, la fièvre typhoïde, le rhumatisme aigu (v. c. m.), etc.; une dose de 60 centigr. à 1 gr. en cachets abaisse la température du fébricitant d'un ou deux degrés; prise au début de l'ascension thermique, elle fait avorter l'accès.

Chez le tuberculeux adulte, on commence par les doses ci-dessus indiquées; en peu de jours on diminue progressivement les doses à 40 et à 20 centigr., puis on suspend l'administration quelques jours. Cette façon de procéder permet de prolonger l'usage du médicament.

Aux enfants on donne 10 centigr. par année d'âge.                    *E. F.*

**CRYOSCOPIE.** — La cryoscopie (étymologiquement : examen du refroidissement) a pour objet l'étude du point de congélation d'une solution.

Ce n'est pas ici le lieu de traiter en détail une question qui ressortit à la physique : nous formulerons seulement quelques données fondamentales, permettant de comprendre les applications médicales de la cryoscopie et des notions qui s'y rattachent.

*Données physiques essentielles* : 1º L'eau distillée, pure, se congèle à zéro.

2º Toute solution, telle que les humeurs de l'organisme, se congèle au-dessous de zéro. Si une solution se congèle à 0º,62 au-dessous de zéro, nous dirons que son point de congélation est à — 0º,62 (nombre négatif). Ou bien nous dirons que, pour cette solution, l'abaissement du point de congélation est 0º,62 (nombre positif). On exprime généralement par $\Delta$ l'abaissement du point de congélation, et l'on écrit, dans l'exemple que nous avons, $\Delta = 0,62$.

3º Dans une solution quelconque l'abaissement du point de congélation est en rapport de proportionnalité avec le nombre des molécules dissoutes dans l'unité de volume; peu importent la nature, le poids, le volume individuel de ces molécules, peu importe que les molécules dissoutes soient toutes de même nature, ou soient de natures différentes.

Concevons, pour fixer les idées, une solution de chlorure de sodium renfermant par centimètre cube 3 millions de molécules ; une autre solution contenant encore 3 millions de molécules, qui seront 1 200 000 molécules de chlorure de sodium et 1 800 000 molécules d'urée ; enfin, une 3° solution contenant 1 million de molécules de chlorure de sodium, 1 million de molécules d'urée, 1 million de molécules de sulfate de potasse. Dans ces trois solutions, en définitive, la *concentration moléculaire* est la même, c'est-à-dire qu'il y a un nombre égal de molécules (3 millions) par unité de volume. Eh bien! ces trois solutions auront toutes le même point de congélation. Ce sera là leur propriété commune, alors qu'elles ne présentent ni la même densité (car la densité dépend non seulement du nombre, mais aussi du poids des molécules dissoutes), ni évidemment les mêmes propriétés à de multiples égards.

4° Précisons davantage. L'abaissement du point de congélation est lié à la concentration moléculaire par une relation très simple : il lui est proportionnel. Doublons la teneur d'une solution en molécules dissoutes ; pour cela faisons dissoudre, dans un volume de cette solution, un nombre de molécules (de nature quelconque) égal au nombre de molécules que la solution contenait déjà : l'abaissement du point de congélation sera double.

Nous avons quelque peu schématisé ; en réalité, il faudrait, pour être rigoureusement exact, apporter à ces formules quelques correctifs. Pratiquement, tenons-nous-en là. Ce qui est à retenir, c'est que la cryoscopie *nous renseigne sur la concentration moléculaire* d'une solution. Nous allons montrer combien cette notion peut être intéressante.

*Importance théorique.* — La concentration moléculaire des humeurs de l'organisme est importante, parce que *les phénomènes osmotiques en dépendent*, et que, précisément, à travers la paroi des vaisseaux, à travers des membranes diverses, à travers l'enveloppe de toutes nos cellules, des phénomènes osmotiques s'opèrent d'une façon incessante. Si une membrane se trouve séparer deux humeurs ayant le même point de congélation, c'est-à-dire la même concentration moléculaire, l'eau n'a pas de tendance osmotique à traverser cette membrane dans un sens ni dans l'autre. Si, au contraire, la membrane forme cloison entre deux humeurs, dont l'une, à gauche, est relativement plus riche en molécules que l'autre située à droite, l'eau tend à passer de l'humeur relativement diluée à l'humeur relativement concentrée, c'est-à-dire, ici, de gauche à droite, jusqu'à ce que les concentrations moléculaires deviennent égales de part et d'autre. On exprime cet état en disant que le liquide relativement concentré (en molécules dissoutes) possède une pression osmotique plus forte que le liquide relativement dilué. Donc le liquide concentré, qui a une pression osmotique forte, est avide d'eau ; il dépouille d'eau le liquide dilué, il se déshydrate.

L'égalité ou l'inégalité des pressions osmotiques de deux solutions, et par conséquent de leur concentration moléculaire et de leur résistance à la congélation, s'exprime comme il suit. Une solution étant donnée (le sang, par exemple, qui se congèle — $0°,56$), on dit qu'une autre solution quelconque lui est isotonique, hypertonique ou hypotonique suivant que la pression osmo-

tique (donc l'abaissement du point de congélation) de cette dernière est
égale, plus forte ou plus faible.

Retenons, en définitive, qu'il y a, pour toute solution, quatre qualités qui
vont de pair, qui varient dans le même sens, à savoir : abaissement du point
de congélation, concentration moléculaire, pression osmotique, avidité pour
l'eau. En fin de compte, comme on le voit, la cryoscopie nous renseigne nettement, bien qu'indirectement, sur certaines qualités des humeurs de l'organisme qui jouent un rôle biologique évidemment important, que certaines
maladies ne peuvent manquer de troubler et dont la thérapeutique devra
tenir compte. C'est pour cela, en somme, que la cryoscopie a pénétré dans
la pratique médicale.

Indiquons encore quelques faits. C'est d'abord que le sérum sanguin normal présente une fixité extrêmement remarquable de son point de congélation; celui-ci oscille peu autour de $- 0°,56$. Les variations notables en deçà
ou au delà de ce chiffre comporteront donc une signification pathologique.

Cette fixité du point $\Delta$ de congélation du sérum sanguin suppose une mer-
veilleuse régulation de la concentration moléculaire du milieu intérieur. Le
trop-plein des molécules s'échappe surtout par les reins, sous forme de chlorure de sodium et autres molécules diverses. De l'examen de l'urine, au
point de vue cryoscopique, nous pouvons donc attendre des renseignements
sur le fonctionnement du rein.

D'autres liquides, le lait, le liquide céphalo-rachidien, les sérosités, peuvent présenter, à ce même point de vue, des modifications dont on a cherché à tirer un parti clinique.

**Technique de la cryoscopie.** — Nous ne décrirons pas la méthode cryoscopique dans ce livre destiné au praticien; son application est du ressort
du laboratoire.

Indiquons seulement quelques précautions qu'on doit prendre pour que
les renseignements fournis par la cryoscopie soient bien exacts. Il est utile
que la quantité du liquide soit assez grande : une trentaine de centimètres
cubes si possible. Il faut que le liquide soit pur : la moindre addition d'eau
troublerait les résultats. Il faut, enfin, que le liquide n'ait pas subi de fermentations notables; les microbes dédoublent des molécules, modifient par
conséquent la concentration moléculaire et le point de congélation.

**Applications de la cryoscopie au diagnostic.** — Certaines applications
de la cryoscopie ont leur place dans d'autres chapitres. Nous avons cherché,
dans le présent article, à présenter une vue d'ensemble de la question pour
rendre compréhensible la méthode et interprétables les résultats qu'elle a
donnés dans divers cas particuliers.

Nous nous arrêterons cependant un instant sur l'application qu'on a faite
de la cryoscopie à la détermination de l'activité fonctionnelle du rein (von
Koranyi, Claude et Balthazard, Léon Bernard, etc.).

Très intéressante en soi, la cryoscopie urinaire n'est pas encore entrée
dans la pratique, si tant est qu'elle soit appelée à devenir courante; c'est
pourquoi, dans cet ouvrage, nous n'en parlerons que très sommairement.

Soit l'urine de 24 heures; soit $\Delta$ l'abaissement de son point de congélation. Ce chiffre, nous l'avons vu, est proportionnel au nombre de molécules

dissoutes par unité de volume; nous pouvons raisonner sur lui comme s'il représentait ce dernier nombre, c'est-à-dire la concentration moléculaire de l'urine, en valeur absolue. Si le volume de l'urine est V, l'urine de 24 heures contient $\Delta$ V molécules. Si le sujet considéré pèse P kilog., chaque kilog. de poids de son corps a fourni dans le rein une élimination des molécules égale à $\dfrac{\Delta\,V}{P}$ : c'est sa *diurèse moléculaire totale*, par kilog. de son poids.

D'après une théorie de v. Koranyi, que nous ne pouvons développer ici, la diurèse moléculaire totale mesure l'*activité fonctionnelle du glomérule*.

Autre point : Le nombre total de molécules contenu dans l'unité de volume, c'est-à-dire $\Delta$, comprend : 1° des molécules de chlorure de sodium ; 2° des molécules autres, qui sont, en majeure partie, constituées par des produits de désassimilation tels que l'urée et qu'on appelle, pour cette raison, *molécules élaborées*. Par un dosage chimique du chlorure de sodium, on établit la part qui revient, dans $\Delta$, aux molécules chlorosodiques. Puis on soustrait, de $\Delta$, le chiffre correspondant à cette part. Par différence, on obtient le nombre des molécules élaborées dissoutes dans l'unité de volume : ce dernier nombre est désigné par la lettre $\delta$. Raisonnant sur lui comme nous l'avons fait précédemment pour $\Delta$, nous obtenons, par le calcul, le volume $\dfrac{\delta\,V}{P}$, qui représente la *diurèse des molécules élaborées* en 24 heures.

Toujours selon une théorie de v. Koranyi, le *travail de l'épithélium des tubes contournés* du rein serait inversement proportionnel au rapport $\dfrac{\Delta}{\delta}$.

Telles sont les principales valeurs qui entrent en compte dans la méthode de Claude et Balthazard. Léon Bernard a proposé une autre méthode dont voici le principe : le travail du rein consiste à emprunter des molécules au sang pour les faire passer dans l'urine. On peut concevoir ce travail comme devant être d'autant plus difficile que le rein opère les échanges moléculaires entre un sang plus dilué et une urine plus concentrée. Ce travail sera ainsi représenté par le rapport de la concentration moléculaire de l'urine, $\Delta_n$, à la concentration moléculaire du sang $\Delta_s$, rapport qui est : $\dfrac{\Delta_n}{\Delta_s}$.

D'autre part, le travail du rein sera proportionnel au volume total de l'urine sécrétée et pourra en définitive être représenté par le terme $\dfrac{\Delta_n}{\Delta_s}\times V$. Un des inconvénients de cette méthode est de nécessiter une prise de sang.

Nous en avons assez dit pour permettre de comprendre en quoi consistent les procédés dont il s'agit, et de lire les travaux qui s'y rapportent. Nous nous en tenons là ; nous ne pouvons ici aborder les détails ni exposer les critiques.

On a étudié, dans l'état normal et dans divers états pathologiques, le point de congélation des humeurs et des sérosités : liquide céphalo-rachidien, suc gastrique, lait, épanchements. Il n'en est pas résulté de conséquences pratiques importantes. Une exception est à faire pour le lait ; le point de congélation de ce liquide est, normalement, très étroitement voisin de 0°,56 ; tout écart notable indique une altération pathologique de la sécrétion, ou une falsification du produit (Winter, Parmentier).

*Applications des considérations de cryoscopie à la thérapeutique.* — Il est un chapitre très important de la thérapeutique où les notions que nous venons de résumer interviennent surtout; c'est le chapitre des Sérums artificiels (v. c. m.). Nous y verrons jusqu'à quel point il est utile qu'un liquide injecté dans l'organisme en abondance ait un point de congélation pareil à celui du sérum sanguin; autrement, ce liquide pourrait engendrer des désordres osmotiques, en troublant la concentration moléculaire du sang. D'après ce que nous avons dit des pressions osmotiques, nous comprendrons aussi comment une solution saline concentrée déshydrate les tissus à son contact, et par suite peut causer quelques troubles locaux et notamment de la douleur et de l'irritation.                *HALLION et CARRION.*

**CUBÈBE (POIVRE DE).** — Le fruit du *Piper Cubeba* (Pipéracées) a une odeur forte et caractéristique, une saveur chaude, aromatique et un peu amère.

Le cubèbe est employé depuis fort longtemps dans le traitement de la blennorragie (v. c. m.). On l'administre en poudre à la dose de 10 à 20 gr. par jour, seul ou de préférence associé au copahu (v. c. m.). L'extrait de cubèbe se prescrit à la dose de 1 à 5 gr. en émulsion ou en capsules.        *E. F.*

**CUBITAL (PARALYSIE DU NERF).** — Exceptionnellement d'origine infectieuse ou toxique (syphilis, lèpre, alcool), la paralysie du nerf cubital reconnaît presque toujours une cause locale, un traumatisme ou une compression (fracture de l'humérus, de l'épitrochlée, de l'olécrane; cal vicieux, etc.).

Les mouvements d'adduction et de flexion cubitale de la main, d'adduction, d'abduction, et de flexion du petit doigt, d'adduction du pouce, d'adduction et d'abduction des doigts, de flexion des premières phalanges et d'extension des deux dernières sont supprimés (paralysie des muscles de l'éminence hypothénar, des interosseux, des deux derniers lombricaux, de l'adducteur du pouce, des deux faisceaux internes du fléchisseur profond, du cubital antérieur).

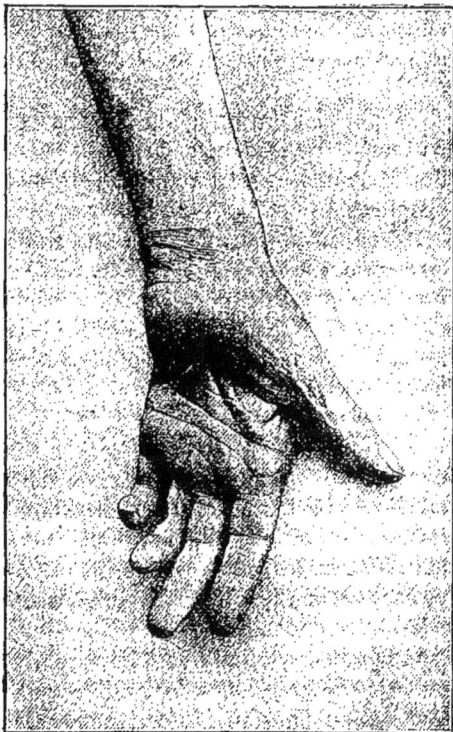

Fig. 220. — Atrophie des muscles de la main innervés par le cubital, dans un cas de section complète de ce nerf au-dessus du poignet. Main en griffe cubitale. (Dejerine, Séméiologie du système nerveux, *Traité de Pathologie générale.*)

La main prend une attitude spéciale, la *griffe cubitale* (Duchenne), griffe incomplète caractérisée par l'extension des premières phalanges et la flexion des deux dernières phalanges de l'annulaire et du petit doigt. Les premières phalanges du médius et de l'index sont dans l'extension, leurs dernières phalanges sont à peine fléchies. Le pouce est en abduction. L'atrophie musculaire qui succède à la paralysie entraîne l'aplatissement de l'éminence hypothénar, des espaces interosseux et de la portion interne de l'éminence thénar (fig. 220).

Les troubles de la sensibilité sont rares. Quand l'anesthésie existe, elle occupe la région interne de la paume et du dos de la main, le petit doigt, la moitié interne de l'annulaire, la moitié interne de la première phalange du médius sur sa face dorsale.

Le *pronostic* dépend entièrement de la cause.

Le *diagnostic* est facile; on se souviendra seulement que les atrophies musculaires d'origine myélopathique, la *syringomyélie* notamment, peuvent s'accompagner de déformations rappelant la griffe cubitale.

**Traitement.** — Traitement de la cause : suture du nerf, suppression de la compression, etc. Traitement de la paralysie elle-même : électrothérapie. Courants faradiques faibles ou courants galvaniques.         BRÉCY

**CUBITUS (FRACTURES).** — V. AVANT-BRAS (FRACTURE DU CUBITUS).

**CUISINE DIÉTÉTIQUE.** — La cuisine destinée aux malades ne diffère de la cuisine des bien portants que par les soins plus minutieux qui doivent être apportés à sa préparation, et par un certain nombre de recettes particulières destinées à satisfaire les besoins des malades.

Le cuisinier de régime ne doit pas seulement être instruit en son art, il doit connaître les particularités de la cuisine qui convient aux diverses catégories de malades. Ce sont ces particularités que je vais esquisser dans ce chapitre.

**Dyspepsies.** — Le meilleur auxiliaire du médecin dans sa lutte contre la dyspepsie est un bon cuisinier. Celui-ci n'emploiera que des aliments de première qualité et d'une fraîcheur rigoureuse. Il se conformera pour leur choix au régime formulé par le médecin. L'art culinaire aura pour but de rendre les aliments facilement digestibles, non irritants et faciles à évacuer pour l'estomac.

La cuisson des aliments est indispensable; les dyspeptiques supportent mal les crudités. Chaque aliment a son point de cuisson et son mode de cuisson préférables. Ainsi les œufs modérément cuits sont plus digestibles que les œufs durs. Les viandes grillées et rôties sont plus digestibles que les viandes bouillies. Le pain bien cuit et grillé est préférable au pain peu cuit. Les riz, les légumes secs, les pâtes doivent être cuits jusqu'au point où ils sont prêts à tomber en bouillie, mais conserver encore leur forme pour nécessiter la mastication.

Les aliments seront bien divisés, pulpés, hâchés, réduits en bouillie ou en purée, passés au tamis, afin de les rendre plus assimilables et d'en séparer tout ce qui pourrait irriter le tube digestif. Pourtant, il n'est pas bon de prolonger outre mesure le régime des bouillies et des purées qui déshabitue de la mastication.

Les graisses fondues, le beurre cuisiné, les mets imprégnés de graisse sont interdits. Le mieux est de cuire simplement les mets à l'eau salée, laissant le malade ajouter lui-même du beurre frais aux plats qu'on lui sert.

Pour les fritures, le meilleur corps gras est l'huile d'olive ; elle imprègne moins les aliments que ne le fait le saindoux et surtout le beurre. Il faut en outre employer une grande quantité de matière grasse et bien observer le point de saisissement qui se reconnaît à ce que la friture fume.

Pour les assaisonnements, l'ail, la ciboulette, l'estragon, l'oignon, les olives, les cornichons, le gingembre, le piment, le kari, les champignons et les truffes sont interdits. Le vinaigre, l'anis, le clou de girofle, le cerfeuil, le persil, la muscade, sont autorisés à petite dose. Les meilleurs sont le sel, le sucre, le citron, l'anis et la vanille.

**Entérites.** — La cuisine des entéritiques nécessite les mêmes précautions que celle des dyspeptiques. Elle implique en outre l'usage de quelques recettes spéciales.

**Potages.** — Les potages tiennent une grande place dans l'alimentation des entéropathiques.

### Potages farineux.

Délayer d'abord une cuillerée à soupe de farine ou de graines de céréales dans un peu d'eau froide ; verser dans l'eau salée, dans le lait ou dans le bouillon qui doit servir au potage ; faire bouillir doucement durant vingt minutes ; passer à la passoire fine et ajouter, si l'on veut, un peu de beurre frais.

Pour faire une bouillie, employer deux cuillerées à soupe de farine au lieu d'une seule.

### Potages aux farines lactées.

Délayer une à quatre cuillerées à soupe de farine lactée dans 300 c. c. d'eau, et cuire durant dix minutes.

### Bouillon de légumes.

Faire bouillir quatre heures, dans un litre d'eau :

| Pommes de terre | . . . . . . . . . . . . . . . . . | } | āā 65 grammes. |
| Carottes | . . . . . . . . . . . . . . . . . . . . . | } | |
| Navets | . . . . . . . . . . . . . . . . . . . . . . | } | āā 25 — |
| Pois ou haricots secs | . . . . . . . . . . . . . . | } | |

Après la cuisson ajouter 2 gr. de sel.

### Potages, bouillies et purées diastasés.

On prépare d'abord un potage farineux ou une purée suivant la formule ordinaire. Puis, lorsque la cuisson est suffisante, on retire le potage ou la purée du feu, tout en le maintenant à la température de 50 à 60°. On y ajoute une à deux cuillerées à café d'extrait de malt en paillettes ; on remue jusqu'à dissolution et l'on sert au bout de quinze à vingt minutes.

### Soupe au babeurre.

Cette soupe est d'une préparation délicate.

On fait cuire un litre de babeurre dans une casserole de porcelaine en y diluant 10 grammes de farine de riz, de blé ou de maïs ; on fait bouillir en chauffant lentement et progressivement sur un feu doux, de façon à n'obtenir l'ébullition qu'après vingt-cinq minutes, et on agite *sans cesse* avec une cuiller en bois ; on laisse monter le lait trois fois, et on ajoute 80 gr. de sucre. Pour avoir des grumeaux très fins, qui puissent passer à travers la tétine d'un biberon, il faut battre le mélange constamment pendant qu'il est sur le feu avec un fouet à battre les crèmes. La soupe de babeurre peut être conservée plusieurs jours si on prend la précaution de la répartir en petits flacons que l'on stérilise à 120° pendant quelques minutes.

*Bouillie de cacao à l'avoine.*

On prend une cuillerée à soupe de farine d'avoine au cacao; on la mélange avec un peu d'eau froide; puis on chauffe, on ajoute progressivement 250 c. c. d'eau; on fait bouillir durant cinq à dix minutes.

**Pâtes alimentaires.** — Les pâtes doivent être préparées aussi simplement que possible.

*Pâtes alimentaires.*

100 gr. de pâtes sont jetés dans un litre d'eau bouillante, additionnée de 10 gr. de sel; on laisse bouillir durant 25 à 30 minutes. Puis on égoutte sur une passoire à gros trous; on replace les pâtes dans la casserole couverte pour les faire sécher à l'entrée du four durant 6 à 8 minutes, et l'on ajoute un morceau de beurre frais au moment de servir.

Au début du traitement, on emploie des pâtes préparées sans œufs, plus tard des pâtes aux œufs; on peut aussi saupoudrer en servant d'un peu de fromage de parmesan râpé. Ou encore, on ajoute, après cuisson, pour donner du goût, un peu de purée de carottes, de lentilles ou de tomates; si le médecin l'autorise, on arrose d'une cuillerée de jus de viande.

*Gnocchi.*

Faire bouillir 250 c. c. de lait avec une légère pincée de sel et un soupçon de muscade râpée. Ajouter 125 gr. de farine. Mélanger en plein feu, en remuant avec une spatule, jusqu'à ce que la pâte se détache des parois de la casserole. Ajouter à cette pâte, hors du feu, trois œufs, mis un à un, et, au dernier moment, 50 gr. de parmesan râpé. Diviser cette pâte en petites boulettes de la grosseur d'une noix et les pocher à l'eau bouillante. Les égoutter, les sécher à l'entrée du four et les apprêter suivant indications (au naturel, au fromage, à la sauce blanche, etc.).

**Purées de légumes.** — Quelle que soit la sorte de légumes employée, pommes de terre, marrons, pois, lentilles, haricots, carottes, on procède de même.

Faire cuire les légumes dans l'eau légèrement salée jusqu'à ce qu'ils soient ramollis; écraser, passer au tamis; porter la purée sur le feu avec un peu de beurre, de lait et d'eau de cuisson, et remuer jusqu'à consistance voulue.

Les purées sont plus digestibles si on les fait avec des légumes décortiqués, et mieux encore si on les prépare avec des farines de légumes secs diastasées que l'on trouve dans l'industrie.

**Légumes cuits.** — La cuisson des légumes exige des précautions et du temps. Nettoyés, épluchés et lavés à l'eau froide, les légumes sont placés sur un feu doux dans une casserole de terre avec la quantité d'eau salée juste nécessaire pour les gonfler et les cuire. L'ébullition doit être modérée. Pour les légumes secs elle dure plusieurs heures. Elle est plus rapide si l'on a placé la veille les légumes secs dans l'eau froide pour les faire gonfler. L'eau ne doit pas être changée durant la cuisson, ni jetée après la cuisson : C'est un véritable bouillon agréable au goût et nutritif. La pratique de « blanchir les légumes verts » est déplorable.

Après cuisson, les légumes peuvent être accommodés à la sauce blanche, à la crème ou au beurre.

**Riz.** — Le riz peut être cuit à l'eau ou au lait :

*Riz à l'eau.*

On fait cuire, sur un feu doux, du riz bien lavé et trié dans un volume égal d'eau, jusqu'à ce que le riz ait complètement absorbé l'eau. On prend un plat chaud, on y met un bon morceau de beurre, on y jette le riz bouillant et on y ajoute ensuite soit du jus de légumes ou de viande, soit du beurre, soit des fruits.

### Riz au lait.

On trie du riz, on le lave à l'eau froide et on l'y frotte avec les mains. On le fait étuver sur un feu doux dans de l'eau chaude; lorsqu'il commence à gonfler, on y ajoute du lait chaud coupé d'eau et sucré; on fait étuver encore le riz, pas assez pour qu'il soit en bouillie, mais de manière qu'il reste à l'état de grains fins, s'écrasant facilement sous la dent. Le riz cuit avec du lait coupé et conservant sa forme en grains est plus digestible que le riz en bouillie.

### Gruau d'avoine

Le gruau d'avoine est cuit à petit feu dans l'eau, jusqu'à ce qu'il soit bien gonflé et ramolli, mais conserve encore sa forme. La cuisson dure environ trois quarts d'heure durant lesquels on remue fréquemment et doucement la bouillie avec une cuiller de bois.

Cette bouillie d'avoine, qui est le « porridge » des Écossais, se mange avec du lait, de la crème fraîche, des confitures ou des fruits.

*Entremets sucrés.* — Les entremets sucrés forment une partie importante du régime des entéritiques. Ce sont des puddings, des crèmes cuites, des œufs au lait, des crèmes renversées, des soufflés, des compotes, etc.

### Puddings.

Les puddings se font avec du riz, du tapioca, de la semoule, du maizena, de l'orge, de l'avoine, etc.

On fait bouillir 3 décilitres de lait légèrement sucré, pur ou coupé d'eau; on y jette en pluie trois cuillerées de semoule ou de riz, etc.; on tourne pendant 10 minutes, avec une cuiller en bois pour le riz, avec une batteuse en fil de fer galvanisé pour la semoule; on laisse cuire trois quarts d'heure en remuant de temps en temps; on ajoute deux jaunes d'œufs; on verse dans une cocotte, on place au four pendant 20 à 25 minutes et on sert.

Le pudding peut être mangé aussi en tranches grillées. Quand il est refroidi, on le coupe en tranches plates, que l'on passe légèrement au beurre et qu'on fait rôtir; saupoudrer de sucre vanillé.

### Crème de riz à la turque.

Faites chauffer 1 litre de lait bien sucré; mettez-y de l'eau de fleurs d'oranger. Délayez deux fortes cuillerées à bouche de crème de riz avec du lait tiède. Versez dans la casserole de lait et tournez sans cesse tout doucement; laissez faire quelques bouillons, la crème épaissit. Dans le cas où elle ne paraîtrait pas assez épaisse, avant de la verser, il faudrait y ajouter de la crème de riz délayée.

### Confiture de lait.

Faire bouillir dans une bassine 6 litres de lait; y ajouter 2 kilogrammes et demi de sucre en morceaux; avec une cuiller remuer sans cesse dans le même sens durant trois heures et demie, en maintenant l'ébullition.

**Tuberculose.** — La cuisine des tuberculeux s'adresse souvent à des dyspeptiques et doit offrir les qualités de digestibilité requises. Elle doit en outre être assez succulente pour réveiller l'appétit des malades anorexiques et les inciter à la suralimentation.

Il n'y a de formules spéciales à signaler que pour les préparations de viande crue et d'œufs crus.

*Viande crue.* — On utilise de préférence la viande de mouton prise dans la côtelette première ou le gigot, et la viande de cheval, prise dans la tranche, la semelle ou la culotte. D'abord dégraissée, la viande coupée en tranches minces est ensuite râclée sur un billot de bois, à l'aide d'un couteau émoussé, de façon à séparer la pulpe des déchets fibreux. On obtient une préparation plus fine en triturant au pilon et en passant au tamis.

La viande pulpée peut être absorbée de bien des façons : la plus simple consiste à faire de petites boulettes qu'on sale légèrement et qu'on avale sans mâcher; on peut aussi les rouler dans du sucre ou dans du chocolat râpé.

La viande pulpée se prend encore en sandwich entre deux tranches minces de pain, ou en cachets de pain azyme. Elle peut être mélangée à des purées de légumes, à du bouillon chaud auquel on ajoute un jaune d'œuf; ou encore à des marmelades de fruits, à des confitures ou à du sirop d'écorces d'oranges amères.

Trousseau préconisait déjà la formule suivante :

*Conserve de Damas.*

| | |
|---|---|
| Viande pulpée. . . . . . . . . . . . . . . . . . . . . . . | 60 grammes. |
| Sel . . . . . . . . . . . . . . . . . . . . . . . . . . . | 1 gramme. |
| Gelée de fruits . . . . . . . . . . . . . . . . . . . . . | 500 grammes. |

*Œufs crus.* — Les œufs crus peuvent être simplement « pipés »; on fait un trou à chaque extrémité de l'œuf et on aspire le contenu.

Les jaunes d'œufs se prennent à la cuiller comme une grosse pilule, sans mastication. On peut aussi les absorber mêlés à du bouillon, à du lait, à du café, à du chocolat, ou encore sous forme de lait de poule.

*Huile de foie de morue.* — La bonne huile de foie de morue blonde est en général facilement acceptée, même des enfants. On en masque fort bien le goût en suçant, avant et après la cuillerée d'huile, une pastille de menthe anglaise.

Pour ceux à qui elle répugne, on peut la faire prendre sous forme d'émulsion (Vigier) :

| | |
|---|---|
| Huile de foie de morue. . . . . . . . . . . . . . . . . | 140 grammes. |
| Sirop simple . . . . . . . . . . . . . . . . . . . . . . | 60 — |
| Eau de fleurs d'oranger. . . . . . . . . . . . . . . . | 40 — |
| Fucus crispus. . . . . . . . . . . . . . . . . . . . . | 5 — |
| Eau distillée, q. s. pour obtenir décocté . . . . . . . | 160 — |
| Essence d'amande amère. . . . . . . . . . . . . . . | IV gouttes. |

Émulsionner l'huile avec le décocté de fucus.

ou bien dans de la bière : faire mousser la bière en agitant la bouteille, verser rapidement un demi-verre de bière; verser ensuite l'huile qui se place entre la bière et la mousse. Boire rapidement.

**Maladies infectieuses.** — Le régime qui convient aux sujets atteints d'une maladie infectieuse est si simple en général, qu'il ne comporte pas, à proprement parler, de cuisine. Cependant il est bon de connaître diverses manières d'accommoder le lait pour le faire tolérer, et diverses boissons.

*Punch au lait.*

Battre trois jaunes d'œufs avec 50 gr. de sucre en poudre et un peu de lait froid. Verser lentement dans un demi-litre de lait bouillant, qu'on laisse refroidir un peu (pour ne point coaguler les œufs) et ajouter deux à trois cuillerées à bouche de rhum vanillé.

On peut, pour cette préparation, employer un œuf entier au lieu de trois jaunes d'œufs.

*Tisanes.* — Elles se préparent en versant de l'eau bouillante sur la substance à infuser et en laissant au contact 15 à 30 minutes. La proportion est en moyenne de 10 à 20 gr. de la substance à infuser pour un litre d'eau, de 1 à 2 gr. pour une tasse.

On prépare ainsi des tisanes jouissant de propriétés diverses :

Diurétiques : chiendent, queues de cerises, stigmates de maïs.

Diaphorétiques : bourrache, jaborandi.

Stimulantes : café, thé, maté, absinthe, menthe.

Sédatives : fleurs d'oranger, tilleul, mauve.

Apéritives : fleurs de houblon, raisin et gentiane.

Carminatives : anis, badiane, camomille.

Astringentes : myrtille, riz, orge, ratanhia.

Emménagogues : armoise, absinthe, safran.

Pectorales : eucalyptus, bourgeons de sapin, lichen.

Purgatives : frêne, mauve, réglisse.

Cholagogue : boldo.

Galactophores : graines de cotonnier, ortic.

*Décoctions.* — Les décoctions se préparent en faisant bouillir, durant une demi-heure à deux heures, la substance médicamenteuse dans l'eau et en passant ensuite sur une mousseline ou sur un tamis de crin.

De cette façon se préparent : l'eau d'orge, l'eau de riz, l'eau de graines de lin, la décoction de myrtilles.

### *Eau albumineuse.*

Battre lentement un blanc d'œuf dans un tiers de litre (une grande tasse) d'eau. Passer à travers un linge. Aromatiser avec un peu de sucre, de cognac ou de jus de citron.

### *Citronnade.*

Presser sur un presse-citron en verre tout un fruit et faire couler le jus dans 250 c. c. d'eau sucrée.

### *Lait de poule.*

Battre un jaune d'œuf avec un peu d'eau froide et y verser peu à peu, en battant très vite et sans cesse, un verre d'eau chaude (à 50° pour ne pas cuire l'œuf) sucrée; quand le mélange est bien homogène, aromatiser avec une cuillerée à soupe d'eau de fleurs d'oranger ou une cuillerée à café de cognac.

**Mal de Bright.** — Les aliments doivent être d'une fraîcheur absolue, car un aliment toxique peut déterminer une crise d'urémie; ni conserves ni gibier faisandé ne sont permis.

Les mets sont préparés sans sel; le malade les sale lui-même avec la provision autorisée pour la journée.

Pour donner du goût aux aliments on usera du citron, du vinaigre doux, des herbes aromatiques, parfois, mais avec grande modération, de la glace de viande ou du jus de viande, enfin et surtout du sucre qui servira à préparer les entremets sucrés.

**Obésité.** — Le régime se propose de calmer l'appétit tout en nourrissant le moins possible. La prescription médicale fournit la liste des aliments qui répondent à ce but. L'art du cuisinier consiste à les accommoder pour les rendre agréables au goût sans augmenter leur valeur nutritive.

Par suite, les graisses, le beurre, l'huile doivent être employés avec grande parcimonie. Il en est de même pour les farines, les jaunes d'œufs, le sucre. Le sel sera employé avec modération, et quelquefois même, la cuisine des obèses s'inspirera, à cet égard, de la cuisine des brightiques.

Les *viandes* doivent être choisies dans les morceaux maigres : culotte, filet, faux filet, roastbeef de bœuf; selle de mouton; viande de veau; poulet maigre; gibier frais. On les dégraissera en outre avec soin. Par contre, les viandes trop grasses de porc, d'oie, de dinde, de poularde, les poissons gras (anguille, saumon, maquereau) seront exclus de la cuisine des obèses.

Les *salades* doivent être préparées avec très peu d'huile, ou arrosées seulement de jus de citron et d'un peu de sel.

Les *légumes* sont préparés « à l'anglaise », c'est-à-dire cuits simplement à l'eau salée; un peu de lait peut servir à remplacer la graisse. Pour leur donner du goût, le bouillon, le jus de viande, la gelée de viande, le citron, le vinaigre doux, sont indispensables.

**Goutte. Lithiase rénale.** — La cuisine des goutteux et des lithiasiques n'offre guère d'indications spéciales; le cuisinier se conformera aux prescriptions médicales pour le choix des aliments, et se souviendra que le jus, les extraits et les bouillons de viande ne doivent pas entrer dans les assaisonnements.

**Diabète.** — Le régime des diabétiques est essentiellement composé de viandes, d'œufs, de fromages et de graisses; le pain, le sucre, les féculents en sont exclus : il est souvent assez pénible à supporter. Le devoir du cuisinier est de tourner les difficultés de la préparation culinaire et de satisfaire le goût des malades, tout en se conformant aux prescriptions médicales.

*Soupes.* — Dans les potages au bouillon de viande, on remplace le pain et les pâtes par un œuf poché, du blanc d'œuf, du jaune d'œuf, de petits morceaux de viande, du fromage ou de la crème.

Les potages aux légumes sont faits avec les légumes autorisés dans le régime; il est préférable ici de rejeter l'eau de cuisson des légumes.

*Sauces.* — Le beurre fondu, la sauce hollandaise, la sauce béarnaise, la sauce mayonnaise, la sauce à la crème, sont très utiles. Par contre, la sauce blanche à la farine, la sauce poulette sont interdites.

*Légumes.* — Les légumes verts sont « blanchis » à l'eau, pour les appauvrir en hydrates de carbone; on les rend ensuite nourrissants en leur incorporant une grosse quantité de graisse, des jaunes d'œufs, du lard, de la farce de viande.

*Purée de pommes de terre.* — Pour priver la pomme de terre d'une partie de son amidon, Sternberg conseille le procédé suivant :

Râper la pomme de terre crue et la laver dans l'eau; verser le résidu sur un linge, le presser, le sécher et s'en servir pour préparer de la purée ou des croquettes.

*Viandes.* — Contrairement à ce que nous avons vu pour les obèses, on choisit de préférence les viandes grasses et les morceaux les plus gras : côtelettes de porc, jambon gras, lard, entrecôtes de bœuf, côtes de mouton, oie, dinde, poissons gras.

*Plats sucrés.* — Quand le diabétique ne peut se passer de plats sucrés, on peut lui en préparer au moyen d'œufs, de crème, de gélatine, sucrés avec de la glycérine ou de la saccharine. On utilise les farines surazotées au gluten et les fruits dessucrés.

### Gelée à la groseille.

Prendre 60 gr. de pulpe de groseille à maquereau dessucrée, 90 gr. de lait, 40 gr. de gélatine, deux cuillerées à soupe de glycérine, une cuillerée à café de jus de citron, un jaune d'œuf.

Ramollir la gélatine dans l'eau et l'égoutter. Faire bouillir le lait et le retirer du feu; y verser le jaune d'œuf et le battre; y ajouter la gélatine et la glycérine.

Quand le mélange est parfait, ajouter les pulpes de groseilles et le jus de citron, verser dans un moule à glace.

### Pudding à la vanille.

V. Noorden indique les proportions suivantes :

| | |
|---|---|
| Lait. | 250 grammes. |
| Beurre | 10 — |
| Farine de Maizena. | 18 — |
| OEufs battus en neige. | n° 1. |
| Saccharine | Q. S. pour sucrer et aromatiser. |
| Vanilline | |

### Gâteau d'amandes.

M. le Goff a donné la formule suivante :

Dans un mortier en porcelaine, piler aussi finement que possible 250 gr. d'amandes douces mondées. On obtient une sorte de pâte dans laquelle on fait tomber deux œufs. On triture le tout de manière à avoir un mélange homogène que l'on dispose dans un moule en fer-blanc de 10 cent. de diamètre, enduit de beurre intérieurement. Porter dans le fourneau de cuisine et faire cuire durant 20 minutes.

On obtient ainsi un gâteau de 300 gr. environ. Suivant le goût de chaque diabétique. on ajoute un peu de sel, ou bien l'on aromatise avec l'essence de citron, la vanille.

Pour faire *lever* le gâteau d'amandes sous l'influence de la chaleur, on ajoute à la pâte d'amandes 2 gr. de bicarbonate de soude et 1 gr. d'acide tartrique, ou encore quelques pincées de « baking-powder ».

*N.-B.* — Pour monder les amandes, on les plonge dans l'eau bouillante un instant; l'enveloppe se sépare avec la plus grande facilité. La pulvérisation au mortier est facilitée par le passage préalable des amandes au moulin ou au hachoir.

**Émulsion de graisse.** — Pour faire prendre des graisses à haute dose, on ordonne de l'huile de foie de morue, ou de l'huile d'olives, que la formule suivante permet de bien tolérer :

| | |
|---|---|
| Huile d'olives. | 100 grammes. |
| Eau. | 100 — |
| Gomme arabique. | 6 — |
| Gomme adragante. | 2 — |
| Jaune d'œuf. | n° 2. |
| Rhum. | 15 grammes. |
| Teinture de cannelle | XXX gouttes. |

*MARCEL LABBÉ.*

**CUISSE** (**AMPUTATION**). — L'amputation de la cuisse trouve ses principales indications dans les traumatismes trop étendus pour permettre l'amputation de jambe ou la désarticulation du genou, et dans les tumeurs blanches où soit l'étendue des lésions, soit l'âge du malade ne permettent pas la résection du genou.

L'amputation de cuisse peut encore être nécessitée par les arthrites suppurées du genou, les tumeurs malignes et la gangrène de la jambe.

Les *instruments nécessaires* sont : un couteau à lame longue de 18 à 20 centimètres, des ciseaux, une pince à disséquer, une paire d'écarteurs, vingt pinces hémostatiques, une sonde cannelée, une scie, une pince coupante, une rugine, une aiguille de Reverdin. Il faudrait également avoir du catgut n° 1 et 5, des crins de Florence, un drain, une grande compresse à deux chefs, et une boîte de compresses aseptiques; pour le pansement, des compresses aseptiques, de l'ouate hydrophile et ordinaire, des bandes de tarlatane, ou de crêpe Velpeau.

Deux variétés d'amputations peuvent être pratiquées, les unes atypiques dans lesquelles le chirurgien prend les téguments là où il en trouve en taillant des lambeaux de nécessités dont la forme peut varier extrêmement; les autres typiques, dans lesquelles le chirurgien a le choix du procédé, dans ce cas nous croyons que l'amputation à grand lambeau antérieur constitue la méthode de choix, la méthode circulaire aussi peut donner des résultats très satisfaisants, mais le lambeau antérieur nous paraît préférable; en effet il retombe et s'applique par son propre poids sur la surface de section, il oppose sa partie la plus épaisse à la saillie de l'os, enfin il est d'une exécution rapide et facile.

L'anesthésie générale est nécessaire pour pratiquer l'opération; pour éviter d'être gênés par le sang, la plupart des chirurgiens appliquent la bande d'Esmarck, puis placent un lien élastique autour de la racine de la cuisse; on peut se borner à faire comprimer la fémorale par un aide expérimenté qui appuie fortement les deux pouces sur l'artère au niveau du pubis.

Le lambeau doit avoir environ une fois et demie la longueur du diamètre, du membre au point de section, et il est sage de le mesurer et de le tracer préalablement sur la peau, si on n'a pas une habitude suffisante.

L'*incision* de la peau doit commencer au niveau du point où vous vous proposez de faire la section de l'os. Partez des faces latérales soit externes, soit internes, suivant que vous opérez le membre droit ou le membre gauche, et descendez verticalement sur cette face jusqu'au niveau du point où doit se terminer le lambeau : si l'incision porte au tiers inférieur de la cuisse, elle passera en avant de l'artère et de la veine fémorale; si elle porte au tiers moyen et à plus forte raison plus haut, l'incision passera en arrière des vaisseaux. Comprenez dans l'incision la peau et la couche graisseuse sous-cutanée; une fois la première incision verticale terminée, faites une incision horizontale, puis une deuxième incision verticale symétrique à la première et remontant jusqu'au même niveau;

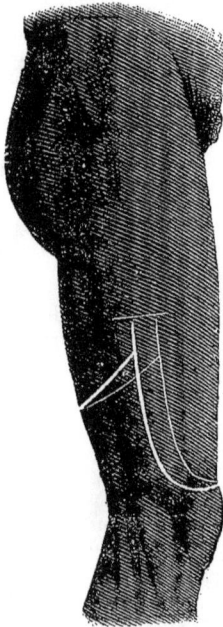

Fig. 221. — Amputation de la cuisse. Tracé de l'incision à grand lambeau antérieur et petit lambeau postérieur.(Farabœuf.)

les angles de réunion des incisions verticales et de l'incision horizontale doivent être à peu près droits, de façon à obtenir un lambeau sensiblement carré (fig. 221, 222, 223).

La peau et la couche graisseuse sous-cutanée étant ainsi incisées, détachez les couches profondes sur la hauteur de deux bons travers de doigt, puis coupez la couche musculaire jusqu'à l'os en commençant au niveau du point où la peau s'est rétractée, et en remontant jusqu'à la base du lambeau, vous obtenez de la sorte un vaste lambeau carré dont l'extrémité libre est formée seulement des couches superficielles, et dont les deux tiers supérieurs sont doublés par une épaisse couche de muscles.

Ensuite sectionnez les parties molles de la face postérieure du membre, coupez d'abord transversalement la peau à deux travers de doigt au-dessous de la racine du lambeau, de façon à obtenir un petit lambeau cutané postérieur, puis faites rétracter la peau et coupez les muscles au

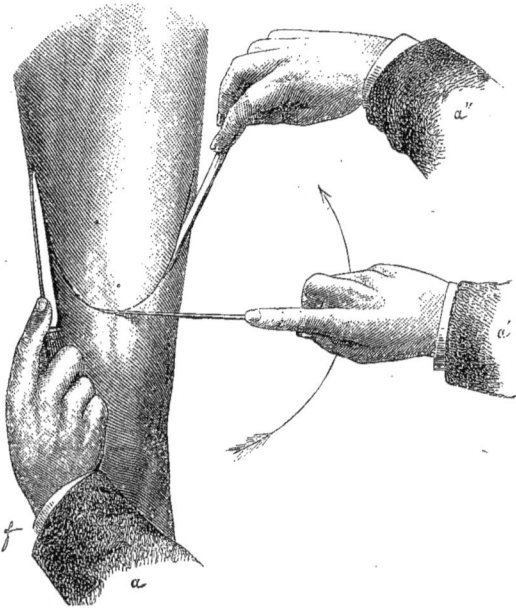

Fig. 222. — Incision du lambeau antérieur. (Farabeuf.)

niveau de la base du lambeau; le lambeau étant relevé et toutes les parties molles bien protégées au moyen de compresses que l'aide applique et maintient, détachez avec un bistouri les quelques fibres musculaires qui restent adhérentes au fémur, ruginez en remontant aussi haut que possible et sciez l'os.

Le membre étant détaché, placez des pinces sur les vaisseaux fémoraux, puis faites cesser la compression de l'artère et pincez et liez, tout ce qui saigne. L'hémostase terminée,

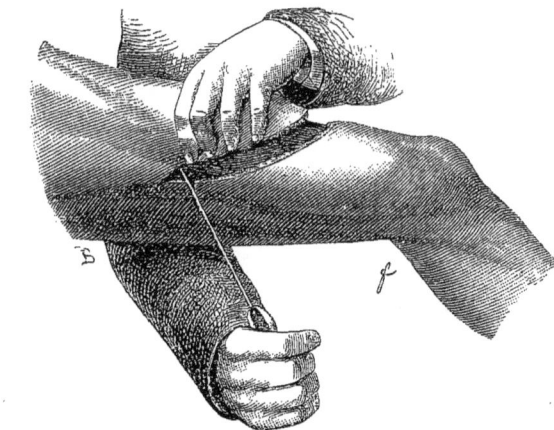

Fig. 223. — Incision du lambeau postérieur. (Farabeuf.)

réséquez le nerf sciatique sur une longueur de 4 à 5 centimètres.

Ensuite, suturez au catgut les muscles au-devant de l'os, mettez un gros drain transversal, et réunissez la peau au moyen de quelques fils profonds et d'un grand nombre de fils d'affrontement. Appliquez un pansement aseptique doublé d'une très épaisse couche d'ouate maintenue par une bande très soigneusement enroulée de façon à comprimer également toutes les parties du moignon et à bien ramasser les masses charnues au-devant de l'extrémité osseuse.

Un bon moyen de maintenir ce pansement sera de le recouvrir d'un bonnet de coton qui le comprimera légèrement et dont on fixera les extrémités à un spica de la hanche, les fils seront enlevés au bout d'une dizaine de jours.

Après guérison complète, il faut faire porter un appareil prothétique destiné à suppléer le membre enlevé. L'appareil le plus simple se compose d'un cuissard en cuir moulé qui s'adapte sur le moignon, et à la partie inférieure duquel est fixé un pilon en bois, le tout étant maintenu par une ceinture fixée à la partie externe du cuissard. Pour permettre plus facilement la position assise, il est préférable d'avoir un pilon articulé sur cuissard et muni d'un verrou qui le fixe soit en extension, soit en flexion à angle droit. Chez les sujets désireux de masquer le plus complètement possible leur infirmité, on pourra faire porter une jambe artificielle avec genoux et pied articulés muni de verrous automatiques qui immobilisent l'articulation lorsque le membre est en extension, et lui rendent son jeu lorsque le moignon de cuisse se fléchit : ces jambes artificielles ont d'ailleurs l'inconvénient d'être d'un prix élevé, d'avoir un mécanisme fragile et d'être très lourdes en sorte que la marche est beaucoup plus fatigante et moins facile qu'avec un simple pilon. *PIQUAND.*

**CUIVRE ET SES COMPOSÉS**. — Un oxyde et deux sels de cuivre sont inscrits au Codex : l'acétate, l'oxyde noir et le sulfate.

**Acétate neutre de cuivre.** — Le verdet cristallisé (cristaux de Vénus) se présente en prismes d'un beau vert bleuâtre foncé, solubles dans 15 parties d'eau. Il est employé surtout en médecine vétérinaire (mellite cuivreux, topique à l'acétate de cuivre).

**Oxyde de cuivre.** — Cette poudre noire, anhydre, entre, avec les sulfates de fer et de zinc, l'alun et le chlorure d'ammonium, dans la composition de la poudre astringente de Knaup, médicament vétérinaire.

**Sulfate de cuivre.** — Le sulfate de cuivre cristallise en prismes transparents d'un beau bleu, solubles à froid dans trois parties d'eau, et dans la moitié de son poids d'eau bouillante.

Le sulfate de cuivre peut rendre des services comme vomitif (10 à 25 centigr.). C'est un désinfectant et un astringent qui peut être employé en injections contre la blennorragie (v. c. m.), et en applications contre certaines dermatoses. Mais c'est surtout en oculistique qu'il est utilisé comme topique dans le traitement des conjonctivites ; on l'utilise sous forme de collyres (v. c. m.) ou sous forme de crayons.

*Vomitif.*

| | |
|---|---|
| Sulfate de cuivre | 1 gramme. |
| Poudre d'amidon | 4 grammes. |

Mêler très exactement et diviser en 10 prises dont on administre une toutes les 5 minutes, délayée dans un demi-verre d'eau tiède, jusqu'à production des vomissements.

*Collyre.*

Sulfate de cuivre . . .     0 gr. 05
Eau distillée. . . . . .    10 grammes.
Laudanum de Syden-
  ham . . . . . . . .       V gouttes.

*Crayon mitigé.*

Sulfate de cuivre .         5 grammes.
Alun de potasse . . }
Azotate de potasse. }  āā 10      —
Fondre et couler en crayons.

*Eau d'Alibour modifiée* (SABOURAUD).

Eau distillée camphrée
  à saturation et fil-
  trée. . . . . . . .       300 grammes.
Sulfate de zinc . . . .     2      —
Sulfate de cuivre . . .     1 gramme.
Frictions légères et répétées (20 fois par
jour) avec des boulettes d'ouate hydrophile imbibées de cette solution (Impétigo).

Pour les accidents d'intoxication attribués au cuivre (V. Poisons MINÉRAUX).

*E. FEINDEL.*

**CURAGE DIGITAL.** — V. AVORTEMENT.

**CURETTAGE.** — Ce nom est réservé presque exclusivement au curettage de l'utérus. Cette opération est destinée à nettoyer énergiquement la cavité utérine et à la débarrasser soit de débris placentaires, soit de fongosités saignantes ou infectées. C'est donc une opération destinée à traiter soit la rétention des membranes, soit l'infection utérine aiguë ou chronique, soit enfin certains épithéliomas. Il peut être fait, soit avec des instruments (curettes de divers modèles), soit avec le doigt (curettage digital) comme il convient de le pratiquer, lorsqu'on veut débarrasser de débris placentaires un utérus encore largement dilaté [V. UTÉRUS, COUCHES, PUERPÉRALE (INFECTION)].

*J.-L. FAURE.*

**CYANHYDRIQUE (ACIDE).** — L'acide cyanhydrique s'obtient en faisant agir un acide sur le cyanure de potassium. Ce corps est doué d'une toxicité redoutable, aussi n'est-ce pas l'acide cyanhydrique pur, anhydre, qui constitue le produit officinal, mais sa solution au cinquantième (Codex de 1908). La Convention internationale de Bruxelles a fixé à 2 pour 100 en poids, c'est-à-dire à une dose double de celle adoptée par le Codex de 1884, le titre du soluté officinal d'acide cyanhydrique. Cette solution est encore **très toxique** (V. POISONS MÉDICAMENTEUX).

Au lieu d'être préparé à l'aide d'une réaction chimique, l'acide cyanhydrique peut être obtenu en partant de produits naturels. Il existe en effet, dans les organes de divers végétaux (amandes amères, noyaux de cerise, d'abricots, de pêches, feuilles de laurier-cerise, etc.) des glucosides particuliers (glucosides cyanhydriques) pouvant, par dédoublement, donner naissance à de l'acide cyanhydrique. L'eau distillée de laurier-cerise est le type officinal des produits naturels contenant de l'acide cyanhydrique.

**Eau distillée de laurier-cerise.** — 1000 gr. de feuilles fournissent leur poids d'une eau distillée de laurier-cerise qui contient, pour 100 gr., 120 à 160 milligr. d'acide cyanhydrique. Pour l'usage médical, et conformément à la Convention internationale de Bruxelles, le pharmacien doit abaisser ce titre à 100 milligr. en ajoutant de l'eau distillée.

Le gramme d'eau distillée de laurier-cerise du Codex de 1908 contient donc 1 milligr. d'acide cyanhydrique; il est à remarquer que l'eau de laurier-cerise du Codex de 1884 ne contenait que 0,05 gr. d'acide cyanhydrique pour 100 gr.

La nouvelle eau distillée est donc deux fois plus active que l'ancienne.

L'eau distillée de laurier-cerise trouve son principal emploi thérapeutique dans les bronchites (v. c. m.) et les trachéites; c'est un calmant très efficace de la toux, bien accepté par les enfants.

On en donne aux adultes 1 gr. en moyenne dans une infusion pectorale, 5 ou 6 fois par jour; aux enfants, 10 à 20 centigr. par année d'âge.

**Cyanures métalliques.** — Le **Cyanure de potassium**, qui se présente en cristaux cubiques ou en masses fondues, renferme 41,53 parties d'acide cyanhydrique; sa toxicité est en rapport avec cette proportion, et l'on peut considérer comme mortelle la dose de 15 à 20 centigr. (V. Poisons médicamenteux). Ce composé s'altère assez rapidement à l'air; il se transforme en carbonate neutre de potassium et perd sa toxicité.

Le **Cyanure de mercure** paraît doublement toxique, par son mercure et par son acide cyanhydrique (V. Mercure).

Le **Sulfocyanure de mercure** sert à préparer les jouets connus sous le nom de serpent de Pharaon. On a signalé des accidents dus à la manipulation de ce corps.

Le **Ferro-cyanure de potassium** (cyanure jaune) et le **Ferri-cyanure de potassium** (cyanure rouge) ne sont pas toxiques ; on dit que, dans ces cyanures complexes, l'acide cyanhydrique est dissimulé.   *E. FEINDEL.*

**CYANOSES.** — De χυχνος, bleu, ce terme ne définit qu'un symptôme, mais un symptôme qui, dans certains cas, se dégage d'une façon si évidemment

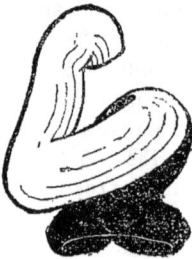 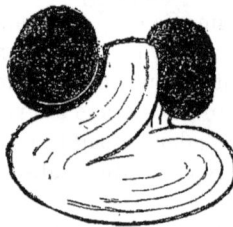 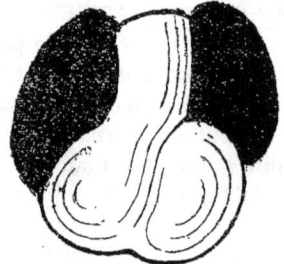

Fig. 224.                    Fig. 225.                    Fig. 226.

Fig. 224. — Cœur d'un embryon humain montrant un des premiers stades de l'évolution de ce viscère. L'oreillette commune (en noir) est au-dessous et en arrière du ventricule. Le ventricule commun (en blanc ombré) est en forme de V dont la partie inférieure, presque horizontale, donnera naissance aux deux ventricules définitifs. La portion supérieure, verticale, de ce ventricule commun forme le bulbe artériel. (Emprunté à Hertwig, d'après His.)

Fig. 225. — Cœur d'un embryon un peu plus long que celui de la figure précédente. L'oreillette commune avec ses auricules (en noir) est montée au-dessus du ventricule et du bulbe artériel, tout en restant en arrière d'eux. Le ventricule commun et le bulbe artériel (en blanc ombré) se distinguent nettement l'un de l'autre. (Emprunté à Hertwig, d'après His.)

Fig. 226. — Cœur d'un embryon humain de cinq semaines. L'auricule droite et l'auricule gauche (en noir) ont pris un volume plus considérable. Le bulbe artériel est tout à fait distinct. On constate sur la face antérieure du ventricule commun (en blanc ombré) l'ébauche d'un sillon qui est l'indice du cloisonnement du ventricule commun et de sa séparation en ventricule droit et ventricule gauche. (Emprunté à Hertwig, d'après His.)

objective, tenace et intense, qu'il a pu donner son nom à une affection spéciale, d'origine congénitale, la *cyanose ou maladie bleue*.

Il est donc nécessaire, au point de vue clinique, d'opposer l'une à l'autre la *cyanose acquise*, accidentelle, modifiable et parfois curable, à la *cyanose congénitale* permanente ou à crises paroxystiques et *incurable*.

I. — CYANOSES CONGÉNITALES. — Les malformations congénitales du cœur dominent l'histoire des cyanoses congénitales (V. Nouveau-né).

Toutes ne s'accompagnent pas cependant de cyanose, *il faut l'association de certaines d'entre elles,* pour que la « cyanodermie » apparaisse.

*Tératologie cardiaque.*—Voici un très bref aperçu de l'embryologie tératologique cardiaque.

Le cœur est constitué primitivement par un tube droit qui ne tarde pas, au cours de l'évolution embryonnaire, à se contourner en S renversé. La partie supérieure de cet S est le bulbe ou le *tronc artériel;* la partie moyenne forme le *ventricule commun;* la partie inférieure, l'*oreillette commune*. Puis, par suite de l'accentuation de la courbe sinueuse, l'oreillette avec ses auricules vient se loger en arrière et un peu au-dessus du bulbe artériel et au-dessus du ventricule (fig. 224, 225, 226).

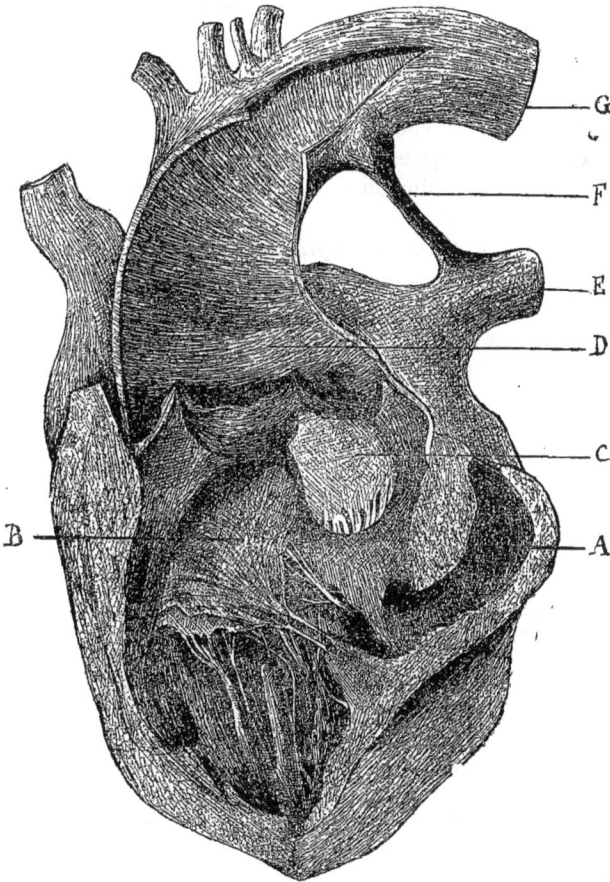

Fig. 227. — Cœur présentant des déformations congénitales, multiples, vu par le ventricule droit. A, infundibulum de l'artère pulmonaire, rétréci ; B, valvule tricuspide; C, hiatus du septum interventriculaire; D, aorte s'ouvrant dans le ventricule droit; E, artère pulmonaire; F, canal artériel demeuré perméable; G, aorte (d'après Rokitansky). L'artère pulmonaire se trouve, dans cette figure, un peu plus rétrécie que dans le dessin original (P. Marie).

Les « septum » se forment, partageant en deux parties, droite et gauche, ventricule, oreillette, bulbe.

La cloison *interventriculaire* montre à sa partie supérieure et moyenne « l'existence d'un espace translucide du volume d'une fève » (P. Marie), l' « undefended space » des Anglais (espace sans défense), c'est lui qui sera le pivot de l'*inocclusion du septum interventriculaire*.

La cloison *auriculaire* a, elle aussi, son point faible de défense, c'est le foramen ovale, le *trou de Botal*. Les lèvres de la partie antérieure et postérieure de la cloison interauriculaire, par vice de malformation, n'iraient plus à la rencontre l'une de l'autre, et l'étanchéité de la cloison ne serait plus assurée. La *communication interauriculaire* serait due à l'inocclusion du trou de Botal.

Enfin, comme autre vice de développement, on peut noter la *persistance du canal artériel* (fig. 227), canal qui fait chez le fœtus communiquer l'artère pulmonaire avec l'aorte, et qui normalement s'oblitère après la naissance.

**Types cliniques**. — A cette tératologie anatomique correspondent des types cliniques, plus ou moins individualisés suivant les lésions cardiaques dont ils relèvent.

A) **Le type classique. Cyanose permanente avec signes d'auscultation.** — Un enfant présente dès sa naissance ou dans les trois ou quatre premières années, à la suite d'une maladie infectieuse, coqueluche, rougeole, une teinte cyanotique des téguments plus ou moins généralisée. Cette cyanose est le symptôme le plus apparent. Elle peut varier de la couleur bleue-violette discrète, à la teinte lie de vin la plus accusée. Elle est plus prononcée aux extrémités, c'est-à-dire au nez, aux pommettes, aux lèvres, aux oreilles, aux

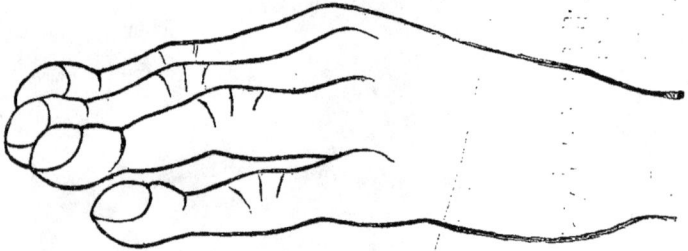

Fig. 228. — Main de malade atteint de cyanose par malformation congénitale du cœur, ongles en baguettes de tambour, vue de profil. (Dessin de M. Gauchery) (P. Marie).

doigts, aux orteils. La muqueuse de la bouche est également violacée, les conjonctives sont injectées et les yeux paraissent saillants. Les doigts ont la forme d'une spatule avec des ongles en verre de montre (Marie). La phalange est gonflée dans son ensemble, renflée dans sa partie moyenne en battant de cloche (fig. 228).

La cyanose existe même pendant le sommeil; elle augmente sous l'influence des mouvements, et surtout des efforts, des cris, du froid, et de la chaleur excessive; il existe alors de véritables *accès paroxystiques* réalisant le tableau presque complet de l'asphyxie avec *dyspnée* extrême, pouls petit, filiforme, extrémités froides et sueurs. De tels enfants sont du reste des *dyspnéiques* à l'état latent, des *refroidis* redoutant l'hiver, des *apathiques physiques et intellectuels*. Leur développement se fait d'une manière anormale; ils restent le plus souvent des *infantiles*.

Plus souvent du reste *ils meurent* dans les premières années de leur vie, au milieu d'un accès de suffocation ou d'une crise convulsive, ou encore au cours d'une maladie intercurrente, rougeole et surtout *coqueluche*. S'ils peuvent atteindre l'adolescence, la *tuberculose pulmonaire* les guette presque fatalement. Les vrais cyaniques congénitaux atteignent rarement l'âge adulte. Toutefois, des observations bien suivies montrent que la cyanose congénitale peut disparaître à la puberté chez des jeunes filles, et que chez ces dernières la fonction de reproduction peut s'accomplir normalement (Pinard).

Ce type de cyanose ressortit, anatomiquement, à ce que l'on décrit sous le nom de *tétralogie de Fallot*, à savoir : a, inocclusion du septum interventriculaire ; b, rétrécissement de l'artère pulmonaire ; c, hypertrophie du ventricule droit ; d, naissance de l'aorte dans le ventricule droit.

Aussi l'*examen local* du cœur permet-il de déceler une forte impulsion cardiaque qui s'accompagne stéthoscopiquement d'un souffle très rude dans toute la région précordiale, et d'un autre souffle avec maximum au niveau du foyer pulmonaire. Le pouls est le plus souvent petit, misérable.

B) **Le type latent paroxystique. Cyanose intermittente avec signes d'auscultation.** — Dans la forme précédente, l'enfant gardait d'une façon permanente sa coloration cyanique ; ici, entre les crises « la coloration des téguments redevient normale, et il est bien difficile, à première vue, de soupçonner une lésion organique, en connexion avec une lésion congénitale du cœur ». Les malformations suivantes ont été constatées dans ce type : émergence simultanée de l'aorte et de l'artère pulmonaire à la base du ventricule droit, rétrécissement de l'infundibulum pulmonaire, inocclusion du septum ventriculaire (Variot et J. Sébilleau). *Cliniquement*, la lésion cardiaque ne s'affirme que par la présence d'un souffle au niveau de l'artère pulmonaire. Les *paroxysmes* sont sous la dépendance d'un *spasme* de l'infundibulum de cette artère. Le pronostic reste aussi grave que dans le type précédent.

C) **Le type tardif. Cyanose tardive avec signes tardifs d'auscultation.** — Bard et Curtillet (1889) ont décrit un type clinique de « *forme tardive de maladie bleue* ». Elle se distingue cliniquement de la forme ordinaire. La lésion cardiaque est ici peu marquée, permettant aux malades une survie très appréciable pendant laquelle on ne note aucun des symptômes imputables ordinairement à une maladie congénitale du cœur. La cyanose apparaît *tardivement et incidemment*, à l'occasion le plus souvent d'une maladie des voies respiratoires, en même temps que se révèlent les souffles cardiaques.

A l'*autopsie* on constate une inocclusion relative du trou de Botal, c'est-à-dire qu'il existe bien un voile membraneux intermédiaire, mais il *n'est pas adhérent* au pourtour du trou botalien.

D) **Le type silencieux. Cyanose permanente sans signes d'auscultation.** — Variot (1906), Bézy étudient quelques faits de cyanose permanente chez l'enfant, sans aucun signe d'auscultation cardiaque. L'absence de souffle pulmonaire s'explique par le rétrécissement *progressivement* uniforme de l'artère pulmonaire, et la communication interventriculaire, constatée également à l'autopsie, reste silencieuse à cause de l'*équilibre* de pression au niveau des deux cavités ventriculaires. La *survie* n'est que de quelques mois ou de quelques années.

Je ne parle pas des signes cliniques des autres affections congénitales du cœur, ectopie cardiaque, communication simple interventriculaire (maladie de Roger), persistance du canal artériel (canal pulmono-aortique) (fig. 229), etc. Ces lésions tératologiques peuvent ne pas s'accompagner de cyanose quand elles existent à *titre isolé*. Notamment, dans la maladie de Roger, la cyanose peut ne jamais paraître, la pression sanguine plus élevée, dans le ventricule gauche, repoussant le sang noir du ventricule droit, et s'opposant ainsi à un mélange tout morbide. Mais on peut prévoir toutes les combinaisons et les symbioses possibles, *parmi lesquelles on note comme facteur le plus puissamment cyanogène, la communication interventriculaire associée au rétrécissement de l'artère pulmonaire.*

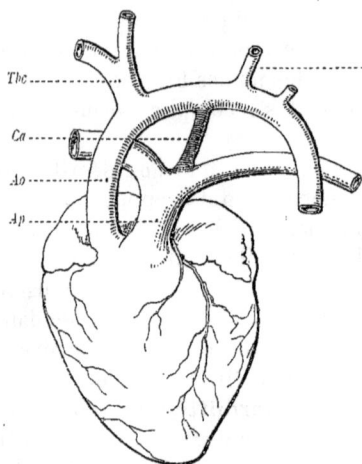

Fig. 229. — Schéma destiné à montrer la *persistance du canal artériel (Ca)* faisant communiquer l'aorte et l'artère pulmonaire. Le canal artériel revient se jeter au niveau de l'aorte entre le tronc brachio-céphalique droit (*T.b.c.*) et la carotide primitive gauche (*Cg*).

**Physiologie pathologique.** — Les théories émises pour expliquer la cyanose dans les affections congénitales du cœur peuvent se réduire à quatre :

La cyanose est due : *a*) à la stase sanguine veineuse (Grancher); *b*) au mélange des deux sangs (Gintrac); *c*) à une hématose insuffisante par suite d'une arrivée défectueuse du sang aux poumons; *d*) à la polyglobulie qu'on rencontre presque toujours dans de pareils cas.

La *théorie de la stase sanguine*, que Grancher a défendue, est battue en brèche par ce fait que les cyaniques congénitaux ne sont pas œdématiés (J. Sébilleau).

L'*hyperglobulie* se rencontre dans la plupart des cas de cyanose congénitale. On la considère comme un procédé de défense de l'organisme contre l'asphyxie et destiné à compenser l'insuffisance de l'hématose (Vaquez, Marie, etc.). La polyglobulie est *effet* et non *cause* de la cyanose. Elle peut exister sans qu'il y ait apparence cyanique des téguments, et réciproquement on peut noter de la cyanose sans polyglobulie (Vaquez, Quiserne). Il semble que cette polyglobulie soit *vraie* et non *relative*, c'est-à-dire qu'elle soit due à l'épaississement du sang (Quiserne, Sébilleau).

C'est le plus vraisemblablement aux deux autres théories : celles de l'*insuffisance de l'hématose pulmonaire*, par suite du rétrécissement de l'artère pulmonaire, et celle *du mélange des deux sangs*, qu'il faut rapporter le mécanisme pathologique de la « maladie bleue ».

Et, s'il peut exister une cyanose latente ne s'extériorisant que lors des crises paroxystiques, malgré une malformation cardiaque *permanente*, c'est que le jeu mécanique cardiaque est suffisamment bien compensé dans ses *forces ventriculaires* pour que les colonnes sanguines, soumises à une même impulsion, se repoussent réciproquement. Mais, à l'occasion, l'hydraulique cardiaque, mal compensé, vient-il à se rompre, et voilà aussitôt favorisé le mélange des deux sangs; la cyanose ne tardera pas à apparaître (inocclusion interventriculaire).

Si, d'autre part, le voile membraneux de la cloison *interauriculaire*, par suite de *malformation*, n'adhère pas intimement aux parois, il pourra bien, malgré cette non-adhérence, obturer, pour un temps, le trou de Botal, grâce à l'impulsion prépondérante du cœur gauche qui le plaquera contre le septum, à la façon d'un volet; mais, survienne une rupture de compensation, et voilà l'oreillette droite triomphante, chassant, à travers le voile repoussé, le sang noir veineux dans le·sang rouge artériel (inocclusion interauriculaire).

**Traitement.** — Le traitement, au cours de ces différents syndromes sera avant tout *hygiénique*. On prescrira de tenir l'enfant au grand air; on devra le mettre à l'abri d'une température extrême froide ou chaude. On ordonnera le massage, les frictions sèches pour stimuler les fonctions cutanées.

Enfin, il faudra surveiller attentivement l'*alimentation* du jeune malade, le soumettre surtout au lait, aux œufs, aux bouillons de légumes, sans abuser de sel. Les repas seront fractionnés, ceux du soir peu abondants.

Quand le paroxysme se produit, il faut user des inhalations d'oxygène.

Pour prévenir les crises trop fréquentes, il sera bon de prescrire une potion au bromure de potassium à la dose de 0,50 centigr. par jour, environ (J. Sébilleau).

Certains auteurs ont vanté les excellents effets des injections d'*huile camphrée* à des doses quotidiennes minimes, 1 *à* 2 *centigr. de camphre* dissous dans 1 ou 2 c. c. d'huile d'olives stérilisée.

Les bains *carbo-gazeux* seront parfois aussi des adjuvants utiles.

Également, les stations d'altitude modérée (800 à 1 000 m.) ont paru faire du bien à certains malades.

## II. — CYANOSES ACQUISES. — Par opposition aux cyanoses *congénitales*, on doit décrire des cyanoses *acquises*. Celles-ci peuvent reconnaître comme origine : *a*) la stase sanguine ; *b*) la déshydratation ; *c*) l'altération de l'hémoglobine ; *d*) peut-être aussi l'hyperglobulie?

*a*) Les cyanoses acquises par stase sanguine apparaissent sous l'influence de *troubles vaso-moteurs* ou lésions *pulmonaires* ou *cardiaques* mal compensées, surtout chez les scoliotiques, les *cyphotiques*. Tous les lecteurs ont présent à la mémoire ce tableau de l'*asystolique* dyspnéique, œdématié, au facies bouffi et *violacé*, aux extrémités périphériques congestionnées et *bleutées* (V. ASYSTOLIE).

Parmi les lésions cardiaques acquises, le *rétrécissement tricuspidien*(v. c. m.), associé au rétrécissement mitral, est le plus souvent responsable de la cyanose acquise, *à peu près permanente* (Hirtz et Lemaire). De tels malades succombent, comme la plupart des cardiaques, au cours de phénomènes asystoliques.

### Cyclothymie.

Le *syndrome de Raynaud* s'accompagne de cyanose localisée aux extrémités, mains, pieds, nez, oreilles, menton, sous une influence étiologique encore inconnue. Il s'agit pathogéniquement d'angiospasme périphérique artériel. Le sang veineux stagne puisqu'il ne reçoit plus — du sang artériel partiellement arrêté — l'impulsion suffisante à sa chasse. Cette « asphyxie locale » (v. c. m.) peut du reste aller jusqu'à l'asphyxie *blanche*, la syncope locale et la gangrène (v. c. m.).

Il en est de même pour les cyanoses localisées à la suite de *thrombose* ou d'*embolie artérielle* qui s'accompagnent presque fatalement de *gangrène*.

L'*acrocyanose chronique* (Cassirer) ne doit pas être confondue avec le syndrome de Raynaud. Les téguments des extrémités supérieures (mains et doigts) sont épaissis, *hypertrophiés* et *cyanosés*, mais on n'observe ni pâleur, ni syncope locale. L'évolution de l'acrocyanose (v. c. m.) est progressive et chronique.

*b)* Un autre type de cyanique acquis accidentel *mais passager*, est le malade *cholérique* ou très *dysentérique*, qui, déshydraté, présente un sang épaissi, diminué de son plasma, et, par suite, hyperglobulique, mal hématosé.

*c)* Je signale encore une variété de cyanose, *cyanose dite entérogène* (Stokvis). Il s'agirait en pareille occurrence de cyanoses d'origine toxique, provoquées par la pénétration dans la masse sanguine d'un poison intestinal qui aurait pour effet d'altérer l'oxyhémoglobine, et de la transformer en méthémoglobine ou en une autre substance qui communiquerait au sang une teinte bleuâtre.

Il est probable que l'*acétanilide* provoque de la cyanose par le même mécanisme. Un certain nombre de tabétiques traités par l'acétanilide, dans un but de thérapeutique sédative, à la dose de 1 gr. par jour pendant plusieurs jours, ont présenté une cyanose évidente des lèvres, qui a du reste très rapidement disparu après cessation du médicament.

*d)* Enfin, il y a quelques années, Rendu et Widal ont attiré l'attention de la Société médicale (2 juin 1899) sur un syndrome spécial de *splénomégalie tuberculeuse sans leucémie, avec hyperglobulie et cyanose*. L'existence de ce syndrome a été confirmée par de nombreux auteurs : Vaquez, Moutard-Martin et Lefas, Achard et Castaigne, Guinon, Rist et Simon, etc. D'après Bence, l'insuffisance fonctionnelle de l'hémoglobine serait le *phénomène primitif*. Cet état spécial de l'hémoglobine aurait pour résultat une insuffisance de l'hématose à laquelle l'organisme répondrait par une *polyglobulie* de défense et une *hyperplasie splénique* de la moelle osseuse (V. Splénomégalie).

**Traitement.** — Il n'est pas de traitement univoque applicable à ce groupe hétéroclite des cyanoses acquises. Chacun des types a ses indications spéciales que le praticien déduira facilement de l'exposé clinique et pathogénique précédent. (Voir pour les « *cyanoses congénitales* » le traitement exposé précédemment.)                    *J.-A. SICARD.*

CYCLITES (AFFECTIONS DU CORPS CILIAIRE). — V. Iritis.

CYCLOTHYMIE. — Cette dénomination (χυχλος, cercle, θυμος, humeur; humeur circulaire) s'applique à une constitution psychopathique essentiellement caractérisée par des oscillations continuelles du ton affectif ou de l'humeur (Deny); ces variations s'accompagnent d'un sentiment général de bien-être ou de mal-être qui retentit à son tour sur tous les modes de l'activité psychique.

Les oscillations de l'humeur sont elles-mêmes en rapport avec une impressionnabilité excessive. La déséquilibration congénitale, souvent héréditaire, des facultés affectives du sujet le met à la merci des incidents les plus futiles de la vie. Toutes les influences, physiques ou morales, traumatiques, infectieuses ou toxiques, sont susceptibles de déterminer chez le cyclothymique une réaction exagérée, inattendue, et de provoquer une saute d'humeur. En réalité, leur rôle est contingent et accessoire : ce sont des prétextes plutôt que des causes. Les états maniaques, dépressifs ou mixtes, qui constituent les grandes manifestations de la constitution cyclothymique peuvent, en effet, éclater en l'absence de toute intervention exogène ou endogène saisissable.

La cyclothymie est donc inséparable des formes frustes et atténuées de la psychose maniaque dépressive qui n'en sont que le grossissement ou l'amplification. Cependant le cyclothymique n'est pas un véritable aliéné. Sa constitution psychopathique est, il est vrai, identique à celle où l'on voit éclore des accès de manie ou de mélancolie, il n'y a qu'un pas de la cyclothymie à la psychose maniaque dépressive; mais ce pas n'est pas franchi; s'il l'est, le cyclothymique ne mérite plus ce nom.

**Tableau clinique.** — Le cyclothymique est ce que, communément, on nomme un bizarre, un lunatique. Il est trop gai ou bien il est trop triste; il est trop remuant, téméraire dans ses entreprises, ou affaissé, incapable de prendre une décision. Il est toujours *trop...* ou *pas assez*. (Pierre-Kahn).

Le cyclothymique déprimé est sans énergie, sans volonté. Tout mouvement lui est odieux, tout effort, tout soin lui sont pénibles; il n'entreprend rien, car il redoute qu'un rien l'écrase. Il est craintif, ramassé sur lui-même; il est anxieux, malheureux sans cause et pessimiste sans raison. Il a l'œil morne, l'air abattu, il se plaint d'un malaise général. Tout bruit l'étourdit, toute parole le gêne, toute lumière le blesse. Il déplore de ne plus sentir, d'avoir « un vide dans la tête »; les gens et les choses lui semblent transformés, ternes; un voile de rêve le sépare de son milieu qu'il reconnaît bien, mais identifie mal; il avoue n'avoir plus que de l'indifférence pour ses proches, pour ses enfants. Si cette dépression s'accuse encore davantage, il s'enferme, gémit en se traînant d'un siège à l'autre; même il se couche et s'immobilise dans l'obscurité.

Cependant, il a pleinement conscience de son état, mais il ne saurait rien faire pour le modifier. C'est alors que la famille alarmée de cet accès d'humeur noire, conduit le malade chez un médecin qui, généralement, porte le diagnostic, banal et inexact, de *neurasthénie*.

Mais, brusquement, tout change. Ce mélancolique devient exubérant, ce taciturne, bruyant et bavard. Celui qui redoutait le moindre déplacement devient d'une activité dévorante; celui qui ne pouvait prendre la détermination la plus insignifiante mène de front plusieurs affaires, tranche tout avec décision. Son optimisme est imperturbable.

Cet homme adroit, actif, d'intelligence ouverte, à la parole convaincante et spirituelle, est-il donc un malade? A vrai dire, le médecin ne voit jamais le cyclothymique dans sa phase d'exubérance. Et pourtant c'est alors que ses écarts sont redoutables. Tel négociant va s'adonner à de multiples et folles entreprises, qui auront tôt fait de ruiner sa famille; tel employé modèle devient prodigue, joueur, débauché, et compromet irrémédiablement sa situation; telle mère de famille se jette dans les intrigues les plus scan daleuses. La crise éteinte, les malades reviennent dans leur foyer désemparé, se rendant mal compte des causes de ce désordre.

**Évolution.** — Dans la cyclothymie, la notion de *circularité* est essentielle. Les malades « tournent toujours dans le même cercle », fait de contentement et de mécontentement, de paroxysmes, petits ou grands, d'humeur gaie et d'humeur triste. Mais on ne saurait fixer à l'avance, même approximativement, la durée ni l'intensité de l'accès.

On trouve cité partout le cas d'un professeur de piano qui n'était en état de donner ses leçons que tous les deux jours, et celui d'un diplomate, brillant la veille, invisible le lendemain. Les accès peuvent aussi récidiver régulièrement à de plus longs intervalles, tous les mois, tous les trois mois, tous les étés. Ce sont là des exceptions : la *périodicité* n'est pas un caractère primordial de la cyclothymie.

*L'alternance* de l'humeur gaie avec l'humeur triste, ou de l'un de ces deux états avec un état subnormal inverse, voilà le fait habituel; parfois aussi on observe un *enchevêtrement* de symptômes d'excitation et de symptômes de dépression.

La crise peut s'annoncer par une sorte d'aura psychique ou par des prodromes; plus ordinairement, le début est brusque. Il peut être instantané et coïncider avec un « choc au cœur », une rougeur ou une pâleur subite du visage, un vertige, etc. Quel qu'en soit le mode, le début est toujours le même pour chaque crise, et cette régularité dans sa reproduction doit être retenue.

La crise a des variations infinies d'intensité, et nombreuses sont celles qui passent inaperçues. Exemple : la crise d'impuissance du poète ou de l'écrivain, à laquelle succède un paroxysme d'exaltation dans lequel les vers succèdent aux vers, sans une rature, ou les pages aux pages, très belles. De l'une on dit : c'est de la paresse; de l'autre : c'est de l'inspiration. La succession de ces deux états, l'un dépressif, l'autre exubérant, témoigne d'un désordre psychopathique qui n'est autre que la cyclothymie.

Parfois les crises sont marquées par des impulsions, par la *crainte* surtout de certaines impulsions, par la peur de perdre la raison, par des phobies, des scrupules, des manies, et même des tentatives de suicide. Les céphalées sont fréquentes, les troubles gastriques presque habituels dans les états de dépression.

Quant à la durée des crises, on ne peut la présager; mais on sait que chacune d'elles prendra fin pour être remplacée par une variation de sens contraire. En effet, les *intervalles libres* qui, dans la psychose périodique, sont considérés comme un retour complet, ou presque, à la santé, ne paraissent pas exister dans la cyclothymie. Les oscillations de l'humeur, pour si faibles qu'elles soient, ne cessent jamais. Toute terminaison d'une période cyclothymique n'est que le commencement d'une autre.

Il est assez difficile de préciser la date d'apparition du premier ou des premiers accès. Le cyclothymique est tel depuis toujours; c'est en général aux environs de la puberté qu'on s'aperçoit qu'il a des « lunes ». Chez certaines femmes, c'est à l'occasion d'une grossesse, au moment de la ménopause, que la constitution cyclothymique s'affirme.

**Diagnostic, Pronostic, Traitement.** — Le cyclothymique n'est pas un confus, son exaltation n'est pas celle du dément paralytique, son indécision ne peut être confondue avec le négativisme du dément précoce. La véritable difficulté du diagnostic est d'éliminer la neurasthénie. Bien souvent le problème reste insoluble. On devra se rappeler que la neurasthénie est généralement liée à des troubles physiques, tandis que la cyclothymie est un état purement psychopathique. Le neurasthénique est un fatigué, dont l'épuisement a une cause réelle. Mais cette distinction est, en pratique, souvent fort malaisée. Par contre, la constatation des oscillations de l'humeur tranche toute hésitation en faveur de la cyclothymie.

Le pronostic de la cyclothymie est plein d'incertitudes. On ne peut que prévoir les récidives des accès.

La cyclothymie n'admet aucun traitement curatif. La psychothérapie peut avoir de l'influence sur l'intensité des crises de dépression, mais non sur leur durée. La surveillance médicale s'efforcera surtout d'éloigner du malade tout facteur psychique ou social de perturbation, de lui imposer de bonnes pratiques d'hygiène et de lui éviter toute cause d'auto ou d'hétéro-intoxication.

Dans la période d'hyperthymie le malade n'acceptera ni les conseils du praticien, ni le séjour au sanatorium qui seul empêcherait la réalisation de certaines excentricités, quelquefois assez dangereuses pour motiver une intervention médico-légale.                    *H MEIGE et E. FEINDEL.*

**CYNOGLOSSE.** — L'écorce de la racine de *Cynoglossum officinale* (Borraginées), entre dans la composition des *pilules de Cynoglosse opiacées* du Codex.

| | | |
|---|---|---|
| Extrait d'opium . . . . . . . . . . . . . . . . . . . . . | 10 | grammes. |
| Semences de jusquiame pulvérisées. . . . . . . . . . . | 10 | — |
| Ecorce de cynoglosse pulvérisée . . . . . . . . . . . | 10 | — |
| Myrrhe pulvérisée . . . . . . . . . . . . . . . . . . . . | 15 | — |
| Encens pulvérisé. . . . . . . . . . . . . . . . . . . . . | 12 | — |
| Safran pulvérisé . . . . . . . . . . . . . . . . . . . . | 4 | — |
| Castoreum pulvérisé. . . . . . . . . . . . . . . . . . . | 4 | — |
| Mellite simple . . . . . . . . . . . . . . . . . . . . . . | 35 | — |

Diviser en pilules de 20 centigr.; chacune contient *deux centigrammes* d'extrait d'opium et deux centigrammes de poudre de semences de jusquiame.

                                                        *E. F.*

**CYPHOSE.** — La cyphose est le dos rond. L'étiologie est la même que celle de la scoliose (v. c. m.). La malformation siège surtout dans la région cervico-dorsale, mais la cyphose dorso-lombaire est relativement fréquente aussi; enfin, il y a des cyphoses lombo-sacrées et des cyphoses sacro-vertébrales (Pinard) (V. Bassins viciés). Les cas de cyphose totale sont rares et toujours peu accentués.

Le traitement de la cyphose est celui de la scoliose. Dès l'apparition de la déformation, il est bon de faire porter à l'enfant des épaulières adaptées à un corset très bien fait.                    *VICTOR VEAU.*

**CYSTICERQUES.** — V. Tænias.

**CYSTITES.** — On désigne sous le nom de cystites l'inflammation de la paroi vésicale. Il ne suffit donc pas que le contenu vésical soit septique, il faut que la paroi soit atteinte par l'infection. Dans toute cystite, la muqueuse vésicale suppure, mais à des degrés variables. C'est donc un pléonasme que d'employer le terme de cystite purulente.

**Étiologie.** — L'infection vésicale est une affection qui peut se présenter à tous les âges, mais en raison de causes favorisantes que nous étudierons dans un instant, elle est d'autant plus fréquente que l'âge avance; aussi est-ce entre 50 et 60 ans que les malades sont le plus souvent atteints.

Le nombre des hommes atteints de cystite est double ou triple de celui des femmes, malgré la grande facilité avec laquelle la vessie peut se trouver infectée chez ces dernières. Mais, en raison même de la brièveté de l'urètre, la vessie de la femme se vide facilement et les obstacles accumulés au cours de l'urine n'existent pas chez elle comme chez l'homme.

Il ne suffit pas qu'un microbe pénètre dans la vessie pour que la cystite s'installe, il faut encore certaines circonstances qui permettent au micro-organisme de se fixer et de se développer. Ces conditions sont utiles à connaître pour les praticiens, car c'est en les prévoyant qu'il évitera bien souvent le développement d'une cystite. Tout obstacle à l'évacuation du contenu, tout agent favorisant la congestion de la paroi, tout agent produisant une lésion de la muqueuse vésicale sont autant de causes qui favorisent le développement microbien.

a) *Toute circonstance capable de gêner l'évacuation normale* du réservoir vésical peut devenir une cause d'appel de la cystite, et c'est certainement de toutes les conditions prédisposantes la plus importante et la plus fréquente.

L'expérimentation a prouvé que, chaque fois que la vessie se trouve en rétention, il se fait une congestion intense de la muqueuse, puis de l'exfoliation de l'épithélium, conditions qui permettront le développement facile des micro-organismes, lorsqu'ils ont pu pénétrer dans la cavité vésicale.

Aussi voit-on la cystite se développer avec une très grande fréquence chez les *rétrécis* à la période de rétention, car il y a alors congestion vésicale. L'infection est dans ce cas d'autant plus facile que l'urètre rétréci est toujours un urètre infecté et que, d'autre part, les manœuvres d'exploration et de cathétérisme pousseront bien souvent les micro-organismes jusque dans la vessie.

Ce sont les mêmes raisons qui permettent d'expliquer la grande fréquence de la cystite *chez les prostatiques.* Chez ces malades, la vessie distendue est devenue incapable de se contracter et reste sans défense contre l'infection. Aussi ne saurait-on prendre trop de précautions lorsque l'on se trouve amené à sonder un de ces malades.

On ne pourrait que se répéter en parlant des paralysies vésicales d'*ordre médullaire*. L'atonie de la vessie nécessite des cathétérismes journaliers et, d'autre part, cet organe ne sait plus que très mal se défendre contre l'infection. Aussi la cystite est-elle une complication à peu près fatale dans ces sortes d'affection.

b) *Tout ce qui favorise la congestion vésicale* devient une cause prédisposante à la cystite.

Les *tumeurs* provoquent à la fois l'hyperémie de l'organe et souvent de la difficulté d'évacuation qui nécessite le cathétérisme.

Les *hyperémies de voisinage* réagissent plus ou moins sur la vessie et diminuent sa résistance à l'infection au cas où celle-ci viendrait à se produire. C'est par ce mécanisme que la période menstruelle, le coït exagéré, prédisposent à la cystite. On pourrait en dire autant des congestions utérines consécutives à de la métrite ou à des déviations de l'organe.

c) Les **traumatismes** de la muqueuse constituent encore une condition favorable à l'évolution de la cystite.

Le *calcul* en lui-même est incapable de provoquer la cystite, et une vessie calculeuse pourrait rester indéfiniment aseptique si la maladie ne nécessitait des explorations qui, lorsqu'elles ne sont pas rigoureusement aseptiques, amèneront à peu près fatalement un jour ou l'autre l'infection vésicale.

Le *corps étranger* introduit dans la vessie agit de la même manière ; mais dans ce cas la cystite est souvent beaucoup plus précoce et indépendante de toute manœuvre de cathétérisme, car le corps étranger amène ordinairement l'infection avec lui.

Les traumatismes chirurgicaux septiques, les traumatismes accidentels sont susceptibles également d'amener le développement de l'infection.

Toutes les causes que nous venons d'énumérer prédisposent à l'éclosion de la maladie, la présence d'un microbe est indispensable à son développement. On peut dire que tout micro-organisme pyogène est capable de donner lieu à une cystite, mais encore certains d'entre eux en sont-ils beaucoup plus souvent la cause et, au premier rang, il faut placer le gonocoque et le coli-bacille. On a trouvé également le streptocoque, le staphylocoque blanc et doré, le proteus Hauser, et même le bacille typhique.

Ces agents peuvent suivre plusieurs voies pour arriver à la vessie : la voie canaliculaire, la voie sanguine, l'effraction.

La *voie canaliculaire* est certainement la plus habituelle. L'infection peut suivre les canaux afférents ou efférents ; elle peut descendre du rein ou venir de l'urètre. Il n'est pas ordinaire cependant qu'une suppuration du rein infecte à distance la cavité vésicale. On peut voir souvent une pyonéphrose déverser journellement dans le réservoir vésical des flots de pus sans que celui-ci se laisse atteindre ; mais, si un traumatisme diminue la résistance de la muqueuse, surtout si la paroi de l'uretère propage de proche en proche la maladie, la vessie sera bientôt atteinte à son tour, la maladie gagnant peu à peu par continuité.

On comprendra sans peine que l'infection se fasse le plus ordinairement par la voie urétrale. La muqueuse de l'urètre est sujette dans une proportion excessive aux inoculations microbiennes. Les manœuvres intra-urétrales, le placement d'une sonde à demeure peuvent provoquer une urétrite qui gagnera ensuite la vessie ; mais, le plus souvent, c'est à la suite de la blennorragie que se développe la cystite d'origine urétrale. Cette inoculation peut se produire aussi bien pendant la période aiguë de la maladie, que lorsqu'elle est passée à l'état chronique. Mais il faut alors qu'une circonstance quelconque exalte la virulence microbienne ou diminue la résistance vésicale.

Sans être infecté lui-même, le canal de l'urètre peut donner passage à un agent contagieux. C'est ainsi que se développent un certain nombre de cystites consécutives à l'introduction dans la vessie d'instruments chirurgicaux ou autres, et cela d'autant plus facilement que la rétention, par exemple, aura préparé le terrain. Aussi est-il nécessaire de pratiquer le cathétérisme de la vessie en s'entourant de toutes les garanties possibles de l'asepsie sous peine de voir se développer l'infection vésicale.

Il n'est pas impossible que l'infection puisse gagner la vessie par *la voie sanguine*. Mais, à la vérité, il est difficile de l'affirmer, et il faut bien souvent considérer comme douteux les cas de cystites consécutives au rhumatisme articulaire aigu, à la goutte, à la septicémie puerpérale, à la scarlatine ou à la fièvre typhoïde.

Rares aussi sont les cystites *par effraction*, c'est-à-dire par pénétration des micro-organismes de dehors en dedans à travers les parois de l'organe. Cependant elles existent, et l'on a signalé des infections vésicales à la suite d'abcès du voisinage, de cellulite pelvienne, de salpingite, ouverts ou non dans la vessie. Wreden, Reymond ont d'ailleurs pu réaliser expérimentalement ce mode d'infection, il est donc possible.

**Lésions.** — Comme on peut s'en rendre compte par ce que nous avons dit de l'étiologie de cette affection, il n'y a pas une cystite, mais des cystites ; aussi les lésions anatomiques que l'on peut rencontrer sont-elles extrêmement multiples suivant la nature même de la cystite, suivant la virulence de la maladie, suivant la durée plus ou moins longue de son évolution.

**Cystites récentes.** — Ce terme nous paraît préférable à celui de cystite aiguë, car il existe des cystites qui bien que de date très ancienne, présentent cependant des symptômes d'une acuité extrême. Dans les cystites de date récente, les lésions peuvent n'intéresser que les couches superficielles de la paroi ou au contraire pénétrer plus ou moins loin dans son épaisseur.

1° Dans les formes superficielles, la muqueuse seule est intéressée, ce sont les formes les plus fréquentes : la paroi apparaît rouge, fortement vascularisée, et l'on voit très nettement les vaisseaux courant dans l'épaisseur de la muqueuse, ce qui ne pourrait être constaté en temps normal. Parfois même, il existe de petites ecchymoses dans le tissu sous-muqueux. Un degré de plus et la muqueuse est épaissie, boursouflée, infiltrée.

2° Dans les formes profondes, le processus gagne rapidement toute l'épaisseur de la paroi vésicale. Celle-ci présente un épaississement considérable. La couche musculaire est infiltrée, dissociée par l'œdème, souvent de petites collections purulentes se forment dans l'intervalle même des faisceaux musculaires. De petits abcès se développent dans la sous-muqueuse et s'évacuent dans la cavité viscérale en soulevant la muqueuse. L'infection peut même dépasser les parois vésicales, le tissu cellulaire péri-vésical s'infiltre, s'indure. Cette péri-cystite peut devenir suppurée.

**Cystites anciennes.** — Dans la cystite ancienne ou chronique, toute l'épaisseur de la paroi vésicale se trouve atteinte par le processus à des degrés divers suivant les cas.

Les lésions de la muqueuse sont certainement les plus intéressantes et les plus variées. La modification la plus simple est la transformation *leucoplasique* de l'épithélium vésical.

On trouve alors à la surface de la muqueuse de petites plaques, de formes irrégulières, plus ou moins festonnées et tranchant par leur coloration blanchâtre sur la paroi rouge ou rose vif de la muqueuse. Ces plaques sont caractérisées par la kératinisation de l'épithélium ; elles sont la conséquence d'un processus inflammatoire très atténué.

Ordinairement la muqueuse est épaissie, irrégulière, bourgeonnante, sa coloration est rouge intense ; mais, par place, et surtout vers le bas-fond, elle prend une teinte grisâtre, verdâtre, comme sphacélique. Cette forme *végétante* s'associe souvent avec la suivante, la forme *ulcéreuse*. Le bas-fond vésical est le siège habituel de ces pertes de substance de la muqueuse ; c'est du reste à ce niveau que le processus inflammatoire se manifeste toujours avec sa plus grande intensité.

Les ulcérations vésicales sont ordinairement petites, irrégulières, superficielles. Cependant elles peuvent intéresser toute l'épaisseur du revêtement muqueux et mettre à nu la couche musculaire. Il est des cas où le processus destructeur est beaucoup plus intense.

La musculaire se trouve entièrement atteinte par la nécrose, et la cavité vésicale a pu se trouver ouverte dans le péritoine. La variété que l'on désigne sous le nom de cystite *gangreneuse* rentre dans la catégorie des formes ulcéreuses, mais ici la totalité de la muqueuse et une partie de la musculaire se trouvent atteintes de nécrose, la surface vésicale ne constitue plus qu'une vaste ulcération, noirâtre, sphacélique que recouvre parfois encore le lambeau gangrené.

La cystite *pseudo-membraneuse* est une forme assez rare. Elle est caractérisée par la production à la surface de la muqueuse de fausses membranes, de couleur gris jaunâtre, peu adhérentes, molles, s'écrasant dans les doigts. Elles peuvent n'occuper que le bas-fond vésical ; dans quelques cas cependant la totalité de la surface vésicale était recouverte. Cette forme est à peu près constante dans l'intoxication cantharidienne.

La couche musculaire est constamment atteinte dans la cystite ancienne. Celle-ci est à la coupe considérablement épaissie, elle est dure, sans souplesse et sans élasticité. Il n'est pas exceptionnel de la trouver rétractée au point qu'il est impossible de rendre à la vessie sa capacité première. L'examen histologique révèle une infiltration considérable qui dissocie les faisceaux musculaires. Plus tard la sclérose gagne l'interstice des faisceaux, puis les faisceaux eux-mêmes ; la vessie est perdue au point de vue fonctionnel,

C'est le même processus scléreux que l'on constate souvent dans l'atmosphère péri-vésicale. La péri-cystite qui s'installe peut être simplement scléreuse ; plus souvent elle est scléro-lipomateuse ; une graisse jaune, dure, englobe et enserre la vessie dont il est très difficile de retrouver la paroi au milieu de ces formations.

Tandis que les lésions urétéro-rénales sont rares dans les cystites récentes, on peut les considérer comme constantes dans les cystites anciennes, et ce sont le plus souvent elles qui emportent les malades dont la vessie suppure depuis longtemps. Ce sont des lésions banales d'urétérite et de pyélonéphrite qui ont été étudiées ailleurs et sur lesquelles nous n'insisterons pas.

**Symptômes.** — Lorsqu'un malade est atteint de cystite, trois symptômes constants l'amènent à consulter : la douleur, la fréquence des mictions, la modification de ses urines. A ces signes fonctionnels s'adjoignent des symptômes physiques que le clinicien devra rechercher.

La *douleur* apparaît aussitôt que la tension intra-vésicale est mise en jeu. Dans ces vessies enflammées, quelques grammes d'urine suffisent à provoquer le besoin douloureux d'uriner. C'est surtout à l'émission des dernières gouttes d'urine que les souffrances sont aiguës. Il se produit alors une contraction affreusement douloureuse de la vessie, qui incite le malade à pousser et à faire effort, d'où la fréquence des hernies et des hémorroïdes, de la perte involontaire des matières fécales au cours de la cystite. Cette douleur irradie dans le bas-ventre, le périnée, surtout à l'extrémité du gland et les malades la soulagent en tiraillant leur verge ou en se comprimant l'abdomen.

Cette sensation pénible dure généralement cinq à dix minutes après chaque miction, et comme celle-ci se répète cinq à six fois par heure et même plus, les malades n'ont pas un instant de calme et perdent tout repos et tout sommeil.

La *fréquence* est un symptôme aussi pénible que la douleur qu'elle accompagne constamment. Elle est aussi bien diurne que nocturne, quoique, à la vérité, elle soit un peu moins marquée pendant les repos de la nuit; de fait, la marche, la fatigue réveillent à la fois la douleur et la fréquence des besoins d'uriner. Elle peut devenir telle que les malades, constamment l'urinal entre les jambes, sont dans un état d'incontinence ou mieux d'incontenance absolue.

L'*aspect des urines* est modifié : au cours de la cystite, les urines sont constamment troubles et *purulentes*; il n'existe pas de cystite avec urines claires. La quantité de pus est en rapport direct avec l'intensité de la cystite. L'urine est uniformément trouble quand la cystite est légère; lorsqu'elle est intense, il se fait au fond du vase un dépôt épais, glaireux, qui se mêle au reste de l'urine et ne s'en sépare jamais nettement comme celui des suppurations d'origine rénale.

Au moment de l'émission, il arrive ordinairement que les urines soient uniformément troubles du début à la fin. Cependant, quand la suppuration est intense, les malades rendent souvent, au moment des dernières gouttes, du pus épais, gluant, à peu près pur.

L'*hématurie* se présente assez souvent au cours de la cystite et surtout de la cystite aiguë. Elle se montre *à la fin* de la miction, rarement elle est très abondante. Les dernières gouttes d'urine sont rosées ou franchement hémorragiques. Exceptionnellement l'hémorragie devient beaucoup plus importante. On dit alors que l'on est en présence d'une variété « hémorragique ».

Il arrive assez souvent que la *quantité* des urines soit légèrement modifiée et que le malade émette dans les 24 heures 1800 à 2000 gr. au lieu de 12 à 1500 comme en temps normal. Parfois aussi la réaction du liquide change, les urines deviennent alcalines. Ordinairement c'est dans le cas de cystite ancienne et grave que l'on constate cette modification. Il semble qu'à l'heure actuelle où les malades sont mieux et plus rapidement traités, cette modification de l'urine devient de plus en plus rare au point qu'il n'est plus guère question de nos jours de la cystite ammoniacale.

La *fièvre* dans la cystite n'existe pas tant que l'infection n'a pas dépassé le réservoir urinaire. Lorsqu'elle apparaît elle indique toujours la propagation de l'infection du côté du rein. Elle est toujours d'un mauvais pronostic.

La constatation des symptômes précédents permet, presque à coup sûr, d'affirmer l'existence d'une cystite; mais le clinicien ne pourra se renseigner sur son intensité, sa nature, sur l'état de la vessie, sur l'existence de complications possibles qu'autant qu'il aura fait un examen de la vessie, c'est-à-dire recherché les signes physiques.

La *pression* exercée sur la vessie, soit par l'hypogastre, soit par le rectum ou le vagin révèle toujours une douleur d'autant plus marquée que la cystite est plus intense.

Lorsque l'on introduit l'explorateur à boule à travers l'urètre jusque dans la vessie, on est frappé de la résistance toute particulière qu'oppose la portion membraneuse au passage de l'instrument. En même temps cette traversée provoque une douleur assez vive, ce qui n'existe pas en temps normal. La vessie saine est insensible au contact; en cas de cystite le malade souffre lorsque la boule olivaire vient à toucher la paroi postérieure de la vessie. La vessie est douloureuse *au contact*.

C'est surtout *à la distension* que se révèle cette sensibilité pathologique de la vessie : à peine, parfois, 15 à 20 gr. de liquide ont-ils été injectés dans le réservoir que déjà le malade accuse un pressant et douloureux besoin d'uriner. La capacité vésicale est diminuée et peut même devenir à peu près nulle.

La marche et la durée de la cystite sont infiniment variables suivant la cause même qui lui a donné naissance ou qui entretient sa virulence. On peut dire en règle générale que, tant que persiste la cause occasionnelle, la cystite récente continue ou même augmente d'intensité. Elle diminue, au contraire, et disparaît très rapidement lorsque celle-ci a été enlevée. C'est ainsi que guérit en peu de temps la cystite des calculeux, des rétrécis opérés.

Mais pourquoi certaines infections vésicales, même d'apparence bénigne au début, deviennent-elles rebelles à tout traitement? Pourquoi certaines cystites passent-elles peu à peu à l'état chronique, alors même qu'a disparu la cause qui l'avait occasionnée? Il est souvent difficile de le dire. Il semble cependant que cette évolution soit en raison directe de l'état de la musculature vésicale.

L'infection s'installe avec d'autant plus de ténacité dans la vessie que celle-ci se contracte moins bien. Tout ce qui affaiblit la puissance de la musculature favorise l'évolution de la maladie. C'est ainsi que la cystite devient si facilement chronique chez les prostatiques dont la vessie est devenue scléreuse, chez les rétrécis dont la vessie fatiguée est devenue asystolique. La virulence excessive d'une cystite de date récente agit de la même façon;

l'infection gagne les couches musculaires qui s'affaiblissent, la vessie dès lors se contracte mal et l'infection passe à la chronicité.

La cystite peut évoluer pendant un temps très long sans donner lieu à aucune complication. Cependant l'infection rénale ascendante est toujours à craindre dans ces cas. Elle se manifeste par la polyurie trouble, la pyurie plus tard, la douleur dans les fosses lombaires, l'augmentation du volume du rein. L'apparition de ces phénomènes comporte toujours un pronostic réservé. C'est par ce genre d'évolution que se termine l'histoire de bien des cystites.

La précipitation des phosphates ammoniaco-magnésiens, sous l'influence de la fermentation de l'urine, donne souvent lieu à la formation de calculs secondaires de nature phosphatique.

On peut considérer comme très rare la production de pertes de substance assez profonde pour amener la perforation de la vessie. Cependant on a pu en citer des exemples et, suivant le siège, on a vu se développer alors soit des infiltrations diffuses graves, soit une péritonite généralisée.

**Diagnostic**. — Le diagnostic de la cystite est chose, en général, facile à faire. Chaque fois que chez un malade on constate : la douleur à la fin de la miction, la fréquence des besoins, la purulence des urines en même temps que la diminution de la capacité vésicale, on peut affirmer la cystite. Chaque fois que l'un de ces termes manque, il faut chercher ailleurs. La fréquence et même la douleur terminale peuvent exister dans les affections rénales, dans les tumeurs infiltrées de la vessie, dans la névralgie vésicale, mais dans ces cas les urines restent claires et il n'y a pas de diminution de la capacité vésicale.

Les urines peuvent être purulentes, et cependant la paroi vésicale n'être pas infectée; le fait est banal au cours de la pyonéphrose. Des abcès péri-viscéraux peuvent s'évacuer dans la cavité du réservoir urinaire sans provoquer de cystite; dans ces cas, il n'y a ni fréquence, ni douleur à la miction.

**Traitement** — Les moyens thérapeutiques à opposer à la cystite varieront suivant l'état de la vessie, suivant l'ancienneté de l'affection, suivant la cause même de la maladie.

Il suffit parfois de traiter la cause qui entretient la cystite pour voir presque spontanément disparaître l'infection vésicale. Lorsque le calcul a été retiré, lorsque le rétrécissement a été dilaté ou urétrotomisé, lorsque la rétention de l'hypertrophie prostatique a été traitée, bien souvent la cystite guérit en très peu de temps.

Il ne faut cependant pas compter d'une façon absolue sur ce résultat; loin de là, la cystite exige, le plus souvent, un traitement local.

Lorsque la maladie est de date récente, le traitement consiste soit en lavages vésicaux, soit en instillations.

Les *lavages* ne peuvent être employés que dans les cystites légères, alors que la capacité vésicale est encore suffisante. On peut les pratiquer au moyen du bock avec la canule de Janet ou encore au moyen de l'appareil de Duchatelet.

Il est cependant préférable de se servir de la sonde et de la seringue; ce sont des instruments plus propres et plus faciles à stériliser, mais plus difficiles à manier que les précédents.

Les lavages se font avec de l'eau boriquée dans les cas de cystite peu intense, mais l'acide borique est souvent insuffisant, aussi a-t-on proposé le sublimé au 1/4000, le permanganate de potasse au 1/4000 ou 1/6000 suivant les cas. Le meilleur des antiseptiques est certainement dans ces cas le nitrate d'argent au millième. On fait passer ainsi dans la vessie 5 à 6 seringues de cette solution. Elle a cependant l'inconvénient d'être très douloureuse et quelquefois très mal supportée, malgré les instillations de cocaïne ou d'antipyrine pratiquées comme anesthésiants. Le meilleur procédé et surtout le moins dangereux est certainement de pratiquer après l'emploi du nitrate un lavage avec deux ou trois seringues d'eau stérilisée.

Les *instillations* doivent être préférées aux lavages chaque fois que la capacité vésicale est notablement diminuée. Elles ont sur les injections le grand avantage de ne pas distendre le muscle vésical, de laisser par conséquent la vessie au repos. On se sert d'une seringue spéciale et d'un instillateur en gomme que l'on introduit jusqu'au niveau du col viscéral. Contrairement au lavage qui introduit de grandes quantités dans la vessie, l'instillation introduit des gouttes, 15 à 30 environ. Aussi les solutions employées sont-elles plus fortes; suivant la nécessité leur concentration entre 1 et 5 pour 100 pour le nitrate d'argent; 1 pour 200 et 1 pour 500 quand on se sert de sublimé. On a utilisé aussi avec avantage l'huile gaïacolée à 5 pour 100 qui agit à la fois comme anesthésique et comme antiseptique.

Lorsque la cystite est ancienne, il est possible qu'elle s'améliore et guérisse sous l'influence du traitement précédent, dans certains cas aussi ces moyens restent insuffisants. On peut alors agir de deux façons différentes, soit en détruisant la muqueuse malade par le curettage, soit en supprimant fonctionnellement la vessie par dérivation de l'urine.

Le *curettage* se pratique par l'urètre chez la femme, par l'orifice d'une taille périnéale chez l'homme. Il consiste à racler à la curette la muqueuse de la vessie, autant que possible dans sa totalité. Il se produit après cette opération une amélioration sensible, mais rarement durable et qui peut-être tient seulement à la sonde à demeure ou à la taille qui ont mis la vessie au repos.

La *sonde à demeure* est un bon moyen pour calmer les souffrances du malade, car elle empêche les contractions si pénibles du muscle vésical, et elle permet, d'autre part, l'emploi consécutif d'un traitement local par des instillations. Mais il faut savoir aussi que bien souvent la sonde à demeure est très mal supportée par ces malades. Dans ces cas, mieux vaut recourir à d'autres procédés.

La *cystostomie* est le traitement par excellence de la cystite ancienne douloureuse. Il est tels malades qui ne se sont sentis soulagés que le jour où leur vessie a été ouverte et mise ainsi au repos. La taille, suivant le sexe, se fera vaginale ou hypogastrique. On peut, dans certains cas, fermer la fistule le jour où la vessie est guérie; mais, dans nombre de cas, ce nouveau méat devient définitif, car ces malades se remettent à souffrir dès que l'on tente de rétablir le cours normal de l'urine.

A côté de ce traitement chirurgical de la cystite et concurremment à lui, il faut savoir encore employer les moyens palliatifs qui traitent les symptômes et en particulier la douleur : on utilisera avec fruit les lavements chauds contenant 1 gr. d'antipyrine, les suppositoires belladonés et opiacés, les compresses chaudes sur l'hypogastre. Il ne semble pas que tous les médicaments qui, soi-disant, modifient la composition de l'urine, aient jamais donné de bien grands résultats. *RAYMOND GRÉGOIRE.*

**CYSTOSCOPIE**. — V. Vessie (Examen).

**CYSTOTOMIE ET CYSTOSTOMIE**. — La taille de la vessie peut se pratiquer soit en passant au-dessus du pubis : *taille hypogastrique*, soit entre les branches ischio-pubiennes : *taille périnéale, taille vaginale.*

A) **La taille hypogastrique** est indiquée en cas de calculs trop volumineux ou trop durs pour être lithotritiés, en cas de corps étranger inenlevable par les voies naturelles. On la fait encore pour les tumeurs, l'hypertrophie prostatique ou la simple exploration de la vessie. Elle est indiquée enfin pour pratiquer le cathétérisme rétrograde et traiter certaines fistules vésico-vaginales ou utérines.

Si la vessie est infectée, il faut la préparer en y faisant des lavages à l'eau boriquée ou au nitrate d'argent à 1/1000.

Avant de commencer l'opération, il est nécessaire de faire saillir la paroi antérieure de la vessie. Pour cela, on peut distendre la vessie avec du liquide ou de l'air, la repousser en avant en plaçant un ballon de Petersen dans le rectum, ou bien enfin y introduire un cathéter courbe qui pointera à travers sa paroi.

La paroi abdominale sera incisée sur la ligne médiane depuis le bord supérieur du pubis jusqu'à trois ou quatre travers de doigt de l'ombilic, ou on coupera sur la ligne blanche de façon à passer entre les deux droits. Arrivé sur le fascia transversalis, il est prudent, pour qui n'a pas l'habitude, d'effondrer celui-ci au doigt contre le bord supérieur du pubis et de remonter vers en haut tout ce qui se trouve ainsi accroché par le doigt ; le cul-de-sac péritonéal est certainement ainsi repoussé.

La face antérieure de la vessie apparaît alors bombée ou repoussée par le cathéter. Le bistouri la ponctionne, deux pinces fixent les bords de l'incision qui peut ensuite être agrandie.

Suivant le cas, on pourra suturer entièrement la vessie ou partiellement, après avoir placé un drain ou les tubes de Perrier-Guyon si elle est infectée. La suture doit être faite à deux plans, l'un profond au catgut, le superficiel enfouissant l'autre, à la soie. Quand la suture vésicale est totale, il est prudent de ne refermer la paroi abdominale qu'après avoir placé un drain au-devant de la vessie.

B) **La taille périnéale** est de plus en plus abandonnée aujourd'hui. Sur un cathéter cannelé introduit dans l'urètre, on incisait le canal à la pointe de la prostate. Un lithotome introduit par la boutonnière périnéale agrandissait l'ouverture. La taille prérectale de Nélaton est également tombée dans l'oubli.

C) **La taille vaginale** est des plus faciles à exécuter. Un cathéter courbe est introduit dans la vessie, l'extrémité dirigée en bas fait saillir la cloison vésico-vaginale. La paroi est incisée sur le cathéter. Rester bien sur la ligne médiane pour éviter de blesser les uretères, laisser une distance de 3 centimètres entre l'extrémité de l'incision et le méat pour éviter de sectionner le sphincter membraneux.

La cystostomie est une façon de terminer la cystotomie. Il suffit d'amener à la plaie les lèvres de l'incision vésicale et de les y fixer par quelques points de suture. Elle pourra donc être hypogastrique, périnéale ou vaginale comme la taille elle-même.                    *RAYMOND GRÉGOIRE.*

**CYTODIAGNOSTIC.** — On sait que notre organisme ne réagit pas, dans son intimité de tissus, d'une façon univoque vis-à-vis des agents de nos maladies. Les cellules vivantes ont un rôle de défense, rôle qui, à l'occasion, peut être sélectionné. Ainsi, une infection pneumococcique ou streptococcique provoquera l'exode du leucocyte polynucléaire, tandis que la réaction à la tuberculose ou à la syphilis est, avant tout, d'ordre lymphocytique ou mononucléaire. Mais, si jusqu'ici on avait examiné les productions néoplasiques des tissus, si on avait étudié l'histologie du tubercule d'irritation, nul n'avait songé à rechercher systématiquement les éléments cellulaires au sein des liquides de l'organisme, à les comparer entre eux, et à en déduire un élément primordial de diagnostic. C'est à Widal et Ravaut (juin 1900) que nous sommes redevables de cette méthode qui, à juste titre, a reçu par ces auteurs le nom de *cytodiagnostic*. Ils l'ont d'abord appliquée à l'étude des épanchements de la plèvre. Avec eux (Widal, Sicard et Ravaut, octobre 1900) nous l'avons étendue à l'examen cytologique du liquide céphalo-rachidien.

Ces variations dans la formule cellulaire des divers liquides de l'organisme à l'état de santé ou de maladie ont, dans la pratique courante, une importance qu'on ne saurait méconnaître. La méthode du « cytodiagnostic » a aujourd'hui fait ses preuves. C'est à sa simplicité, sa rapidité d'exécution, à l'importance et à la constance des résultats diagnostiques fournis, que l'on doit sa généralisation hâtive en France et à l'étranger.

### I. — CYTODIAGNOSTIC PLEURAL.

**Technique.** — Pour le praticien qui n'est pas à même d'exécuter tous les temps du cytodiagnostic, et qui, ne se préoccupant que du résultat, enverra le liquide à examiner dans un des nombreux laboratoires outillés à cet effet, le « modus faciendi » est élémentaire. Il suffit de prélever, à la dose de 15 à 20 centimètres cubes, le liquide retiré soit par ponction exploratrice, soit au cours de la ponction évacuatrice et de le rejeter dans un vase *refroidi* (tube à essai, ballon) que l'on aura rendu quasi stérile par chauffage au-dessus d'une lampe à alcool ou d'un fourneau à gaz.

Quand le liquide arrivera au laboratoire, étant donnée la nature presque constamment séro-fibrineuse de l'épanchement pleural, un coagulum sera formé. Pour détacher les éléments cellulaires emprisonnés dans les mailles du réticulum, il suffit de jeter dans le récipient douze à quinze perles de verre du commerce, et d'agiter, de battre le tout ensemble durant huit à dix minutes environ.

Cela fait, on décante le liquide, qui sera versé dans un tube de centrifugeur, c'est-à-dire dans un tube en verre à extrémité terminale très effilée.

On centrifuge vivement durant cinq minutes et l'on constate alors au fond du tube la formation d'un culot plus ou moins important. Le culot est assez adhérent pour qu'on puisse *totalement retourner le tube* sans qu'il se détache. Il reste toujours suffisamment de liquide pour diluer le dépôt ainsi formé. On mélange intimement, en les aspirant à plusieurs reprises dans une pipette, éléments cellulaires et gouttelettes de liquide, ces dernières retombées des parois du tube. Puis on dépose sur deux à quatre lames bien propres une petite goutte de la dilution, et on l'étale discrètement avec le bout d'une pipette fermée, l'étalement couvrant environ une surface du diamètre d'une pièce de 50 centimes.

On laisse sécher à l'air libre ou à l'étuve à 37°. On fixe à l'alcool et à l'éther, et on colore à l'hématéine-éosine (solutions classiques). L'hématéine, premier colorant, est laissée trois minutes, puis lavée à l'eau ; l'éosine, second colorant, est maintenue quelques secondes à peine et lavée également à l'eau. La préparation, séchée et mise sous le microscope, est regardée au 8 de l'objectif sec ou de préférence à l'immersion.

**Applications cliniques du Cytodiagnostic pleural.** — MM. Widal et Ravaut, en se basant sur la nature cellulaire des épanchements de la plèvre, les divisent en :

| | | |
|---|---|---|
| Pleurésies tuberculeuses. . . . | { Pleuro-tuberculose primitive. | |
| | { Pleuro-tuberculose secondaire. | |
| Pleurésies non tuberculeuses. | Pleurésies en apparence aseptiques. | { Néoplasiques pulmonaires. |
| | | { Brightiques. |
| | | ( Cardiaques. |
| | Pleurésies septiques. | { Pneumococciques. |
| | | { Streptococciques. |
| | | ( Typhoïdiques. |

Ces auteurs réservent, en outre, un chapitre spécial à l'*éosinophilie pleurale*.

La *pleuro-tuberculose primitive* (ancienne pleurésie idiopathique ou à frigore) est individualisée, cytologiquement, par la présence presque exclusive de cellules uninucléées très confluentes, toujours mêlées à un nombre plus ou moins considérable de globules rouges. C'est une *lymphocytose* très considérable qui frappe dès le premier coup d'œil.

Le liquide de la *pleuro-tuberculose secondaire* (c'est-à-dire le liquide pleural des tuberculeux pulmonaires avérés à ramollissements, à cavernes, à pneumothorax) a une formule histologique différente, consacrée par la rareté des éléments cellulaires, leur altération, leur vacuolisation. Ces éléments représentent des lymphocytes ou des mononucléaires déformés, mais surtout *des polynucléaires vieillis, irréguliers de forme*.

*Les pleurésies des brightiques, des cardiaques* (épanchements à pathogénie circulatoire, mécanique ou toxique) sont caractérisées par la présence de *cellules endothéliales*. Ces cellules forment des placards résultant du groupement de huit à dix cellules, desquamées en lambeaux, et constituent une masse à contour polycyclique, dont chaque élément se reconnaît par son noyau. Il y a avantage à n'user d'abord, dans certains cas, que d'un objectif faible. « La présence de larges placards suffit, en clinique, à faire penser qu'un épanchement, même très riche en lymphocytes ou en polynucléaires, survenu chez un cardiaque ou un brightique, n'est pas

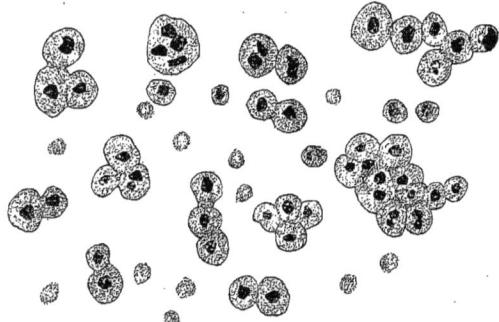

Fig. 230. — Pleurésie mécanique. Placards endothéliaux avec deux leucocytes polynucléaires et trois lymphocytes. Quelques hématies. (D'après Dieulafoy.)

d'origine tuberculeuse » (Widal et Ravaut). Au cas d'*infarctus*, aux cellules endothéliales se surajoute un second élément, le polynucléaire (Barjon et Cade).

*Les pleurésies des néoplasiques pulmonaires* peuvent déceler une formule cellulaire tantôt à hématies, placards endothéliaux, lymphocytes et polynucléaires, tantôt à cellules cancéreuses, gros éléments vacuolaires et à granulations réfringentes, dont le protoplasma est compa-

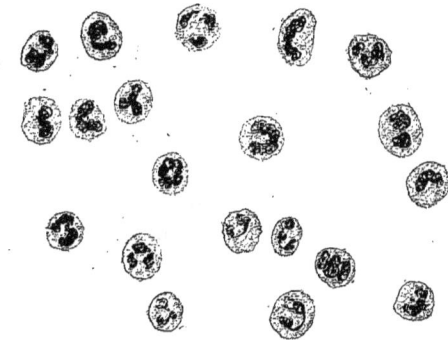

Fig. 231. — Pleurésie infectieuse aiguë non tuberculeuse. Leucocytes polynucléaires. (D'après Dieulafoy.)

rable à une sorte d'écumoir, et dont le noyau présente des figures de karyokinèse (Widal et Ravaut).

Le liquide des *pleurésies à pneumocoque* ou à *streptocoque* renferme en abondance des *polynucléaires neutrophiles*.

Celui des pleurésies *typhoïdiques* contient également, à côté de lymphocytes et de cellules endothéliales soudées, une prédominance de leucocytes polynucléaires.

Quelle place assigner maintenant à l'*éosinophilie pleurale*? Il ne peut s'agir encore que d'un cadre d'attente. Ainsi Widal et

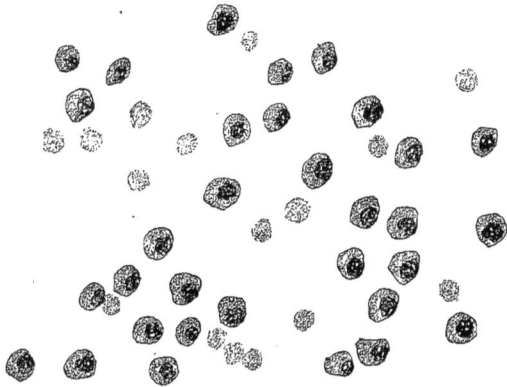

Fig. 232. — Pleurésie tuberculeuse primitive. Lymphocytes. Quelques hématies. (D'après Dieulafoy.)

Ravaut ont constaté l'éosinophilie dans un épanchement pleural : *a*) de la période secondaire de la syphilis; *b*) au cours de la fièvre typhoïde; *c*) chez une malade atteinte de tuberculose pulmonaire; *d*) chez un hépatique à diagnostic indéterminé.

L'éosinophilie pleurale ne semble pas en rapport avec l'éosinophilie sanguine.

II. — CYTODIAGNOSTIC DU LIQUIDE CÉPHALO-RACHIDIEN. — La ponction lombaire (v. c. m.) est entrée dans la pratique courante. Depuis que sa technique a été précisée et bien réglée, elle peut être employée *en toute sécurité* au lit du malade. Elle permet de puiser à travers les méninges lombaires le liquide céphalo-rachidien, et de soumettre ce liquide aux diverses investigations chimiques, bactériologiques et cytologiques.

On sait que la méthode de cytologie rachidienne (Widal, Sicard et Ravaut), pratiquée chaque jour davantage en France et à l'étranger, rend les services les plus signalés en pathologie nerveuse.

**Technique de la cytologie rachidienne.** — On prélèvera, en moyenne, 5 centimètres cubes de liquide (20 à 25 gouttes, représentant environ 1 c. c.), *directement* dans le tube effilé du centrifugeur. Si, par hasard et du fait d'un accident de piqûre de l'aiguille, les premières gouttes de liquide s'écoulent teintées de sang, on les collectera dans un autre tube, pour n'accepter que les gouttes suivantes libérées de toute coloration sanglante.

On soumet ensuite ce tube à la centrifugation durant cinq minutes. Dans la pratique, on se sert d'un centrifugeur à mains très rapide, tournant à 3000 tours à la minute. Si le liquide est chargé en éléments cellulaires, on apercevra au fond du tube un culot plus ou moins abondant; si les éléments sont en nombre restreint, le dépôt ne sera pas assez riche pour être visible à l'œil nu. Quoi qu'il en soit, dans tous les cas, on décantera complètement le liquide en renversant le tube. On laissera écouler tout le liquide, puis, le tube effilé étant toujours maintenu renversé, la pointe en l'air, pour empêcher le liquide adhérent à la paroi de venir retomber au fond, on ira avec une pipette capillaire rechercher le culot. Dans de telles conditions, la quantité de liquide qui reste au fond du tube est généralement suffisante pour venir d'elle-même par capillarité dans la pipette. Tous les éléments provenant de la ponction finissent de la sorte par être obtenus collectés dans une goutte ou deux de liquide céphalo-rachidien. On déposera tout le contenu de la pipette sur deux ou trois lames, une gouttelette ou une goutte par lame. *Pas d'étalement* (à moins d'aspect purulent du liquide). La goutte elle-même, *simplement déposée, d'un diamètre ne dépassant pas 2 à 3 millimètres*, sera desséchée à l'air libre ou à l'étuve, puis fixée à l'alcool-éther et colorée par les solutions classiques d'hématéine-éosine ou de bleu de méthylène, de Giemsa, etc.

**Interprétation de la lymphocytose rachidienne.** — A l'état normal, le liquide céphalo-rachidien retiré par ponction lombaire sur le vivant ne contient que peu ou pas d'éléments cellulaires. On compte, de loin en loin, un, deux, trois lymphocytes par champ de microscope (immersion). Cette très discrète lymphocytose ne rappelle en rien les réactions que l'on constate au cours des processus aigus ou chroniques portant atteinte aux méninges. Après la mort, il se peuple rapidement de très nombreuses cellules desquamées (Sicard).

Il n'est pas possible de compter, de mesurer, par une méthode, semblable par exemple à celle de l'hématimétrie, le nombre des éléments cellulaires rachidiens. Trop de facteurs disparates fausseraient les résultats demandés à cet excès de précision. Grâce à l'habitude, on arrivera aisément à discerner les faits positifs des examens négatifs. En règle générale, en suivant la technique indiquée plus haut, on pourra conclure à de la *lymphocytose pathologique* quand le nombre des éléments sur plusieurs champs du microscope à l'immersion dépassera six à huit. On trouvera à l'article MÉNINGITE un complément de diagnostic entre le méningisme et la méningite, et entre les diverses variétés de méningite. Je me cantonnerai ici dans le diagnostic cytologique.

**Interprétation de la polynucléose rachidienne. Polynucléose purulente. Polynucléose puriforme.** — S'il n'est pas rare de constater dans le liquide céphalo-rachidien *normal* quelques cellules lymphocytaires, l'exode de la cellule polynucléaire est au contraire l'extrême exception. En règle générale, on peut affirmer que tout liquide céphalo-rachidien dont le culot de centrifugation présente à l'examen plusieurs cellules polynucléaires est un liquide pathologique (en dehors bien entendu de l'effraction vasculaire possible due à la pointe de l'aiguille de ponction, effraction qui s'accompagne alors de la présence d'hématies assez nombreuses).

En dehors de cette constatation brutale, il est intéressant d'analyser plus finement les caractères *morphologiques* de ce polynucléaire rachidien (Widal et ses élèves). On sait que le liquide céphalo-rachidien, retiré au cours de certains états méningés, présente parfois un aspect purulent. Or, Widal et ses élèves ont montré que dans un tel liquide les polynucléaires se montrent tantôt avariés, effrités, vieillis (c'est le cas le plus fréquent), tantôt au contraire se maintiennent parfaitement conservés avec leurs vives affinités tinctoriales. Il ne s'agit pas alors de méningites septiques microbiennes, *purulentes*, mais de réactions méningées, aseptiques, *puriformes*.

Cette particularité a une réelle valeur pratique. Il est permis, en effet, de supposer que le polynucléaire n'est ici que le témoin d'une hyperémie méningée. Son état de conservation traduit l'absence de lutte contre les microbes pyogènes habituels qui altèrent si profondément l'aspect des phagocytes. Aussi, pratiquement, la constatation des leucocytes polynucléaires *bien conservés* est une preuve de l'asepsie du liquide.

A) **Cytodiagnostic au cours des méningites.** — Au cours de la *méningite tuberculeuse*, la prédominance des *lymphocytes* est le fait qui frappe dès le premier coup d'œil jeté sur la préparation. Les lymphocytes sont souvent mêlés à quelques polynucléaires et à quelques gros éléments mononucléés. Dans quelques cas exceptionnels, les polynucléaires sont relativement nombreux (V. MÉNINGITES). C'est donc la *lymphocytose rachidienne* qui caractérise surtout la formule histologique de la méningite tuberculeuse.

Au cours des *méningites aiguës non tuberculeuses* ressortissant au groupe des méningites cérébro-spinales (à pneumocoque, streptocoque, méningocoque, etc.), on constate à la période d'état, dans le liquide céphalo-rachidien, la présence de *polynucléaires* le plus souvent en très grand nombre. Lorsque ces méningites sont mortelles, la polynucléose persiste jusqu'à la fin. Lorsqu'elles évoluent vers la guérison, les polynucléaires disparaissent petit à petit pour céder la place aux lymphocytes, et le liquide céphalorachidien revient bientôt à l'état normal (Labbé et Castaigne, Sicard). Il suffit d'être prévenu de ces modifications évolutives pour éviter de grossières erreurs d'interprétation clinique (V. MÉNINGITES).

A la suite de la rachicocaïnisation, le cytodiagnostic permet de déceler une réaction méningée à polynucléaires souvent intense (Ravaut et Aubourg) qui explique les signes de céphalée, de vomissements, d'hyperthermie, etc., parfois ressentis par les malades.

B) **Cytodiagnostic au cours du cancer des centres nerveux.** — Certains auteurs (Widal, Dufour, Sicard et Gy) ont montré que dans certains

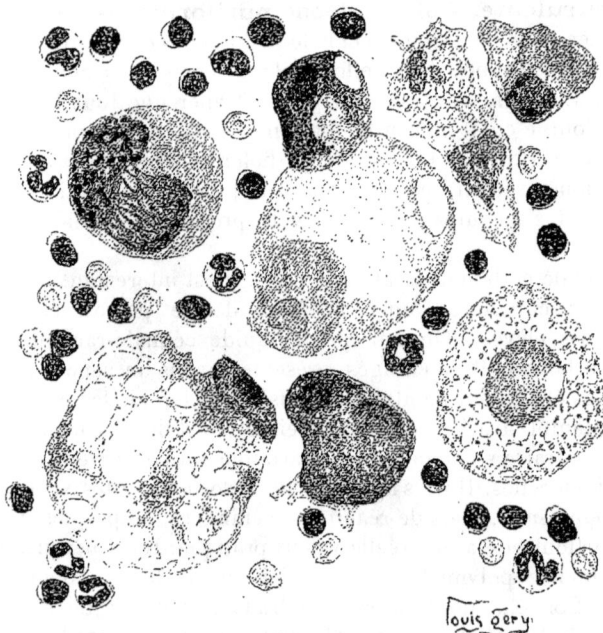

Fig. 235. — Grosses cellules sarcomateuses du liquide céphalo-rachidien. A gauche et en haut, cellule en état de kariokynèse. En bas, deux cellules avec dégénérescence vacuolaire du protoplasma. Les petites cellules sont des globules rouges, des globules blancs mononucléaires et des polynucléaires. (Sicard et Gy.)

cas de cancer des centres nerveux, et surtout de tumeur sarcomateuse, l'extension du néoplasme aux méninges provoquait un véritable exode de cellules cancéreuses dans le liquide céphalo-rachidien. Ces cellules sarcomateuses sont très aisément reconnaissables. Elles sont de volume considérable, d'aspect arrondi, boursouflé, avec protoplasma souvent granuleux, parfois vacuolaire, et avec affinité tinctoriale très accusée pour le noyau. La constatation de telles cellules rachidiennes permit *d'affirmer* un diagnostic qui, le plus souvent, serait resté douteux avec l'aide seule de la clinique.

C) **Cytodiagnostic au cours d'autres affections nerveuses.** — Dans les affections dites parasyphilitiques, paralysie générale, tabes, la *lymphocytose rachidienne* est la règle. Au cours des affections syphilitiques (méningo-myélites syphilitiques (Sicard et Monod), hémiplégies syphilitiques (Widal et Lemierre), la *lymphocytose rachidienne* est encore la règle.

Dans le mal de Pott, la pachyméningite bacillaire cervicale, dorsale ou dorso-lombaire, *l'absence de lymphocytose* est à peu près constante.

Résultats négatifs également au cours de l'épilepsie dite essentielle, de l'hystérie, des états neurasthéniques, mélancoliques ou démentiels précoces (Dupré et Devaux, Nageotte, Babinski), des névrites périphériques. Résultats disparates au cours de la paralysie infantile (Sicard), de la maladie de Friedreich, de la syringomyélie, de la sclérose en plaques, de la sclérose latérale amyotrophique. Dans ces affections, cette discordance s'explique par le plus ou moins d'intensité de la lésion et par son affleurement méningé plus ou moins intime.

Signalons encore les réactions méningées lymphocytaires au cours du *zona* (Brissaud et Sicard) et de la période roséolaire de la syphilis (Milian, Ravaut).

**Conclusions pratiques.** — Puisque la ponction lombaire avec soustraction d'une petite quantité de liquide céphalo-rachidien, non seulement est inoffensive, mais encore peut être utile au malade dans un but thérapeutique, on comprend combien il est facile d'interroger cytologiquement les méninges,

Il reste entendu cependant que la clinique ne perd jamais ses droits dans cette question de cytologie rachidienne.

Voici, comme exemples, quelques cas de pratique journalière :

Un adulte, syphilitique ancien, présente des troubles nerveux d'une étiquette difficile, sans signes caractéristiques. Certains médecins pensent à de la neurasthénie, d'autres à un début de la paralysie générale. L'examen du liquide céphalo-rachidien (cytologie positive, réaction albumineuse) permet de trancher le diagnostic en faveur d'une méningo-encéphalite diffuse, ou du moins d'un processus méningé organique.

Voici encore un paraplégique parésique, à allures bizarres, devenu impotent par suite d'accident traumatique. On hésite, on discute sur l'origine hystérique ou centrale des symptômes observés, ou sur leur association hystéro-organique. La constatation d'une lymphocytose rachidienne lèvera tous les doutes et permettra d'établir, en toute connaissance de cause, le certificat médico-légal demandé.

Supposons encore (comme le cas s'est présenté à nous récemment) une paraplégie sensitivo-motrice, chez un sujet entaché anciennement de syphilis et de tuberculose pulmonaire guéri. On ne savait quel diagnostic étiologique porter. La cytologie rachidienne est faite : elle conclut négativement. La lésion tuberculeuse, dès lors, s'imposait. Le malade meurt deux mois après d'une pneumonie. L'autopsie confirma le diagnostic étiologique porté durant la vie. Nous avons montré en effet, avec M. Cestan (Sicard et

Cestan, hystogenèse de la pachyméningite tuberculense et syphilitique, rapports avec la lymphocytose rachidienne, Société Médicale des Hôp., 24 juin 1904), que la syphilis rachidienne s'attaquant, avant tout, aux méninges molles, pie-mérienne et arachnoïdienne, s'accompagnait à peu près fatalement de lymphocytose rachidienne, tandis que la tuberculose rachidienne, frappant de préférence le tissu osseux et les méninges dures, provoquait, de dehors en dedans, un processus lentement progressif de symphyse qui s'opposait à la chute des lymphocytes dans le liquide céphalo-rachidien.

Autres exemples, ceux-là encore plus typiques. Il va s'agir de ces problèmes parfois si délicats à trancher cliniquement : le diagnostic entre le méningisme (Dupré), les méningites, et la nature tuberculeuse ou non tuberculeuse des méningites vraies. (Je renvoie à l'article MÉNINGITE pour la discussion de ce problème diagnostique, solutionné par l'étude cytologique, bactériologique et chimique du liquide céphalo-rachidien.)

Ces quelques faits cliniques, pris au hasard, sont le meilleur plaidoyer en faveur de la cytologie rachidienne. Il n'est pas douteux que les services rendus par cette méthode ne soient d'une haute valeur diagnostique en pathologie nerveuse.

I. **Cytodiagnostic des Liquides articulaires.** — Au cours des arthrites aiguës rhumatismales ou blennorragiques, les polynucléaires prédominent. Dans les hydarthroses du tabes, les hématies sont nombreuses, mélangées à quelques lymphocytes. Dans les tuberculoses articulaires, presque toujours le liquide retiré est louche et se montre par suite très riche, non en lymphocytes, mais en polynucléaires (Widal et Ravaut).

II. **Cytodiagnostic des Hydrocèles.** — Dans les vaginalites dépendant d'une tuberculose du testicule, on ne rencontre que des lymphocytes; dans celles qui accompagnent les orchites infectieuses, on ne trouve que des polynucléaires. Le liquide des kystes du cordon est avant tout très riche en spermatozoïdes. Dans les hydrocèles ordinaires, dites essentielles, on constate des placards endothéliaux, plus ou moins confluents, mêlés parfois à des globules rouges et à des lymphocytes peu nombreux (Widal et Ravaut).

III. **Cytodiagnostic Parotidien.** — Sicard et Dopter (1905) ont montré que le liquide parotidien prélevé chez l'homme normal, à l'aide du cathétérisme très simple du canal de Sténon, est libre de tout élément cellulaire. Au cours de la parotidite ourlienne, il se peuple d'éléments variés, polynucléaires, lymphocytes, éléments propres de la glande. Cette recherche cytologique a son intérêt dans les cas à diagnostic clinique douteux (V. OREILLONS et les schémas cytologiques annexés).

IV. **Cytodiagnostic du Kyste de l'ovaire.** — On constaterait la présence de grosses cellules vacuolées et de cellules cylindriques, dont l'un des pôles présente une touffe de cils vibratils (Tuffier et Milian).

V. **Cytodiagnostic des Ascites.** — L'examen cytologique du liquide ascitique n'a pas donné les résultats que l'on pouvait en espérer. Les formules sont disparates (Widal et Ravaut, Grenet).

VI. **Cytodiagnostic des Urines.** — Également, les recherches entreprises à ce sujet n'ont encore abouti à aucune conclusion pratique (L. Bernard).

J.-A. SICARD.

# D

**DACRYOADÉNITE.** — La glande lacrymale se divise en deux parties : une partie lacrymale et un partie orbitaire. A cette distinction anatomique correspond une distinction physiologique, la glande orbitaire qui intervient dans l'acte de pleurer et traduit des émotions et des impressions, alors que la glande palpébrale a un rôle de nutrition, de défense et de lubréfaction. On a des raisons en principe pour poursuivre encore cette distinction jusque sur le terrain de la pathogénie et de la clinique, mais pourtant dans la généralité des cas, qu'il s'agisse d'une inflammation aiguë de l'une ou de l'autre partie de la glande ou des deux à la fois, l'aspect de la paupière est à peu près le même, la paupière supérieure est tuméfiée, tendue, rouge, violacée, érythémateuse. Cet état aigu s'est constitué rapidement, mais déjà au bout de 24 à 48 heures le gonflement et la rougeur se localisent à la moitié externe de la paupière empiétant parfois sur la paupière inférieure. A la palpation on reconnaît un épaississement de la région qui est douloureuse et un noyau induré, granuleux, allongé dans le sens vertical, dans le tiers externe de la paupière. Si la glande palpébrale seule est atteinte, l'épaississement de la paupière peut ne pas atteindre le bord supéro-externe de l'orbite et se limiter assez pour que la paupière puisse être retournée et laisser voir ainsi dans le cul-de-sac supérieur un bourrelet grisâtre. Si la glande orbitaire est prise, la tuméfaction remonte au niveau du rebord orbitaire, et pendant que l'œil est dirigé en bas et en dedans, on sent l'induration au niveau de ce rebord, dans la région de la fossette lacrymale. Cette région indurée est fixe, non mobile comme lorsqu'il s'agit d'une adénite palpébrale seulement. La tuméfaction s'accompagne d'une sensation de gêne orbitaire surtout lorsque le malade veut regarder en dehors, aussi l'œil est-il en adduction (faux strabisme) et garde le repos. Il peut exister plus que de la gêne, de la douleur au niveau de l'œil, douleur qui augmente à la pression et se développe avec les progrès de la maladie.

La sécrétion conjonctivale est légère si elle ne fait pas complètement défaut; il n'y a habituellement que de l'injection de la conjonctive bulbaire; plus tard apparaît du chémosis dans la région externe.

La terminaison a lieu par résolution le plus souvent ou suppuration. La résolution peut laisser subsister pendant un temps variable une induration de la glande. La résolution arrive au bout de 15 jours à 3 semaines; la tuméfaction diminue peu à peu et la glande reprend son volume normal sans que l'on s'aperçoive dans la suite de modifications fonctionnelles.

Si la terminaison doit se faire par suppuration on constate vers le 6e jour un œdème superficiel au niveau de la tumeur; cette région devient molle fluctuante à la palpation. Lorsque la suppuration se fait du côté de la conjonctive, on voit apparaître vers le 6e jour encore entre le globe et la commissure externe une petite tumeur conique, à base arrondie, à sommet mousse et jaunâtre et qui ne tarde pas à donner issue à du pus.

La suppuration n'est pas toujours limitée à la région glandulaire; on a observé des abcès péri-glandulaires de la paupière. La suppuration par la voie cutanée peut donner lieu à une fistule lacrymale.

L'état local se complique parfois de phénomènes généraux variables suivant la nature et l'intensité de l'infection. On peut constater aussi un retentissement ganglionnaire.

Les glandes palpébrales peuvent être atteintes des deux côtés simultanément ou séparément.

Il n'est pas toujours facile de s'assurer s'il s'agit d'une dacryoadénite orbitaire ou palpébrale. On se basera dans le premier cas pour établir le **diagnostic** sur la douleur vive à laquelle donne plutôt lieu la glande orbitaire qui se trouve étranglée dans sa capsule épaisse, inextensible et logée dans une fossette osseuse; sur le gonflement situé au début au niveau du rebord orbitaire, à l'adduction de l'œil dont les mouvements, surtout en dehors, sont douloureux; à un certain degré d'exophtalmie lorsque le processus inflammatoire s'avance dans l'orbite, et enfin sur les phénomènes généraux plus prononcés. Dans la dacryoadénite palpébrale le siège initial du gonflement est dans la région de cette partie de la glande. Là se limite l'induration, la douleur, les phénomènes inflammatoires. Les phénomènes généraux sont généralement moins accentués.

Au début on pourra penser à une ophtalmie purulente, mais l'évolution, l'absence de sécrétion feront bientôt cesser toute hésitation. Dans la périostite orbitaire le début est insidieux et la palpation donne des sensations différentes; le rebord orbitaire lui-même est en cause, c'est ce rebord qui a perdu sa forme, qui est douloureux, et s'il y a perforation on peut sentir avec un stylet la surface osseuse dénudée.

Le diagnostic de la dacryoadénite avec un chalazion enflammé peut donner quelque difficulté, mais le chalazion est situé plus bas; sa surface est globuleuse, non granulée. En retournant la paupière, la glande lacrymale enflammée fait saillie.

Le **pronostic** de la dacryoadénite lacrymale est bénin; tout au plus peut-on craindre une sclérose qui fermera quelques canaux excréteurs et donnera lieu à un dacryops.

Il n'en est pas de même avec la dacryocystite orbitaire qui comporte toujours un pronostic d'une certaine gravité, en raison des phénomènes généraux et de la propagation possible de l'infection du côté de l'orbite.

**Étiologie**. — La dacryoadénite aiguë est de nature infectieuse; fréquente dans les oreillons on l'a observée dans diverses pyrexies, les fièvres éruptives, la rougeole, la scarlatine, la variole, la fièvre typhoïde, la méningite cérébro-spinale épidémique, dans l'infection streptococcique (érysipèle, angine, amygdalite à streptocoques), la grippe, la gonococcie. Toutes les infections générales peuvent y donner lieu. L'infection d'origine conjonctivale admise par certains est discutable; il y a plutôt localisation lacrymale infectieuse. L'infection peut être d'origine traumatique (V. Traumatisme oculaire).

**Traitement.** — La résolution se fait sans intervention. Si la suppuration se produit on donnera issue au pus dans le cul-de-sac conjonctival. On évitera autant que possible l'incision cutanée qui peut être suivie de trajet fistuleux.

**Dacryoadénite chronique.** — Cette forme est caractérisée par la lenteur de l'évolution et l'absence de symptômes inflammatoires. Elle est due notamment à la tuberculose (V. Tuberculose oculaire) et à la syphilis (V. Syphilis oculaire).

Exceptionnellement le trachome peut s'étendre aux voies et aux glandes lacrymales (*dacryadénite trachomateuse*).                                    *PÉCHIN.*

**DACRYOCYSTITE.** — On doit à l'absence de formule précise de l'inflammation les appellations variées données aux lésions des voies lacrymales qui surviennent généralement à la suite d'affections des fosses nasales, et notamment de rétrécissement du canal nasal et aussi à la suite d'affections conjonctivales. Lorsqu'il y a un simple larmoiement avec issue, à la pression du sac, par les points lacrymaux, d'un liquide muqueux et ressemblant au blanc d'œuf, on a donné à cette affection les noms de : *catarrhe du sac lacrymal et du canal nasal; dacryocystoblennorrhée; dacryocystite muqueuse; d. catarrhale; d. purulente*. Actuellement nous préférons la terminologie de *dacryocystite chronique* par opposition à l'inflammation aiguë des voies lacrymales, par infection streptococcique notamment.

**DACRYOCYSTITE CHRONIQUE.** — Cette affection est due au rétrécissement des voies lacrymales et à l'infection, sans qu'il soit toujours possible d'affirmer si l'infection a succédé au rétrécissement ou si l'infection a été le premier accident. Souvent il s'agit au début de rhinite aiguë ou chronique, d'ulcérations d'origine syphilitique, tuberculeuse, lupique ou ozéneuse, parfois de carie dentaire avec ostéo-périostite alvéolo-dentaire atteignant le canal nasal, de tumeurs et surtout de polypes, d'épithéliome pavimenteux lobulé des voies lacrymales. On a signalé la dacryocystite chronique à la suite de l'opération de la sinusite maxillaire et par traumatisme opératoire du canal lacrymo-nasal; il s'agit en l'espèce d'une complication annexielle des sinusites. L'obstruction ou le rétrécissement peuvent aussi être le fait de corps étrangers ou d'une conformation particulière ou malformation de la face. Les voies lacrymales étant obstruées, les larmes n'ont plus leur cours normal, elles stagnent et s'infectent. Il se peut aussi que le rétrécissement agisse comme agirait une ligature sur un canal, en appelant des germes pyogènes végétant ailleurs.

Les enfants lymphatiques, scrofuleux, atteints d'impetigo de la face, sont prédisposés. L'infection est dans certains cas d'origine oculaire, soit que les agents infectieux qui vivent en saprophytes dans les culs-de-sac deviennent pathogènes en séjournant dans des voies lacrymales altérées qui favoriseront leur développement, soit qu'une conjonctivite se propage par les canalicules au sac et au canal lacrymaux.

Réduite à sa plus simple expression, la dacryocystite chronique consiste dans un simple larmoiement qu'exagèrent le froid, le vent, la fumée, et qu'accompagne un peu de sécrétion purulente (dacryorrhée, dacryocystite suppurée chronique ou muco-purulente ou glaireuse apparente, surtout lorsqu'on vide le sac par une pression faite de bas en haut. C'est un catarrhe sans ectasie du sac. L'affection peut rester longtemps à cette période de simple larmoiement, période où la thérapeutique a le plus d'action, puis le sac se distend progressivement, sans que cette distension se traduise forcément par une dilatation ; la distension existant déjà lorsque la pression fait sourdre une notable quantité de mucosités glaireuses ou purulentes (fig. 234). L'issue

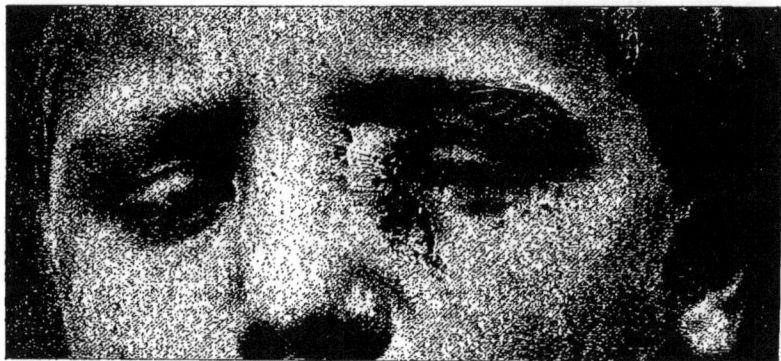

Fig. 234. — Dacryocystite chronique purulente, avec dilatation du sac.

spontanée de ces mucosités irrite la conjonctive, d'où conjonctivite, et blépharite, kératite d'origine lacrymale ou infectieuse et ectropion consécutif aux conjonctivites prolongées. Comme complications on a même observé la propagation de l'infection à l'orbite, aux sinus ethmoïdal et frontal, l'atrophie optique et la panophtalmie. Le sac vient-il à se dilater d'une façon apparente, on a la *tumeur lacrymale*, simple ectasie, sans phénomènes inflammatoires concomitants. Il est exceptionnel que cette tumeur soit d'un gros volume et dépasse celui d'un pois, pourtant on en a vu atteindre d'assez fortes dimensions, celle d'une noix, par exemple, pouvant occuper la moitié interne de la paupière inférieure ou s'étendre assez dans l'orbitre pour refouler le bulbe en avant (exophtalmie) ; on les désigne sous le nom d'*hydropisie du sac lacrymal* (ectasies géantes). Ainsi distendue, la paroi peut devenir le siège d'une fistule capillaire qui servira pour ainsi dire de soupape.

Lorsque la peau qui la recouvre est mince, distendue, avec reflet bleuâtre, la tumeur a reçu le nom de *varice du sac*. Elle se vide par la pression, mais si cette évacuation est rendue impossible par une distension ou une modification des parois formant les orifices qui donnent sur le canal ou les canalicules, on a la *mucocèle*. La mucocèle, tumeur lacrymale par rétention, contient un liquide glaireux, mêlé de larmes ; lorsque le contenu est du pus, il s'agit d'un *empyème du sac* à canal fermé. On ne confondra pas la dacryocystite avec le kyste sébacé prélacrymal, les kystes prélacrymaux, une tumeur des fosses nasales ou du sinus maxillaire ayant perforé les os et venant faire saillie dans la région du sac, un abcès froid tuberculeux du

grand angle, une exostose, une gomme syphilitique, un ulcère tuberculeux
une fistule d'origine dentaire.

Une solution de continuité vient-elle à se produire dans le revêtement
épithélial de la muqueuse du sac, livrant passage à des microorganismes,
on aura des phénomènes de suppuration dans le tissu cellulaire qui entoure
le sac, c'est-à-dire un phlegmon ou dacryocystite aiguë dont le caractère

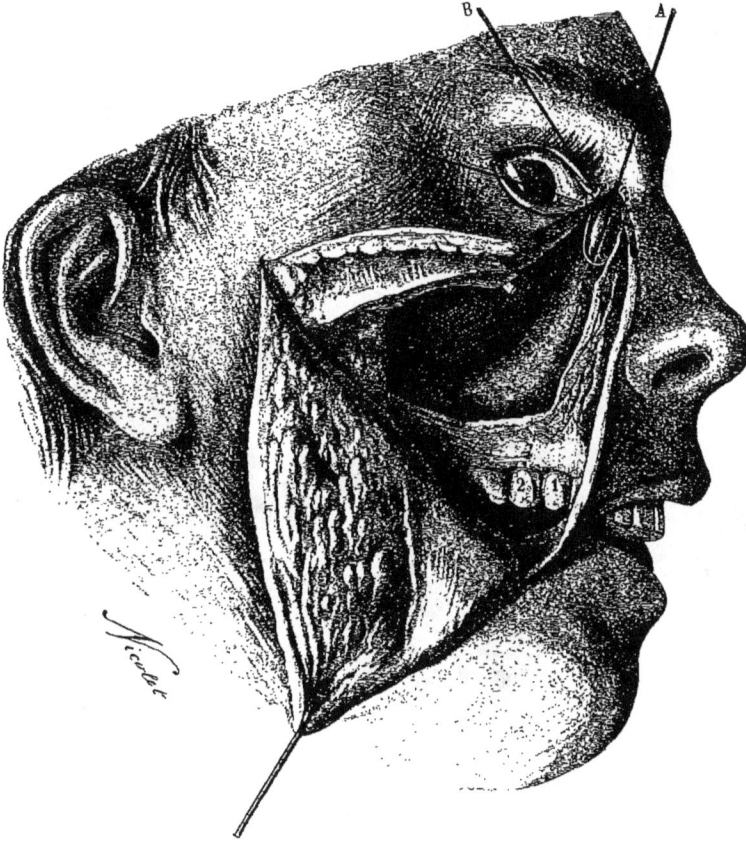

Fig. 235. — Canal nasal vu par le sinus maxillaire (Panas). La saillie qu'il y fait représente un cône à
base inférieure, se continuant directement avec le méat inférieur. Le sommet dirigé en haut et en
avant débouche dans le sac lacrymal représenté ouvert. L'axe A de ce trajet est oblique de haut en
bas, d'avant en arrière et de dedans en dehors ; prolongé jusqu'à l'arcade dentaire, on voit qu'il se
termine à la seconde petite molaire, alors que son extrémité supérieure ou frontale coupe la tête
du sourcil deux centimètres en dehors de la ligne médiane ; le trait transversal tracé sur la paroi
du sinus indique le point où le canal débouche dans le méat inférieur. Deux épingles introduites
dans les canalicules montrent l'endroit de l'embouchure commune dans le sac.

clinique sera en rapport avec la nature de l'infection (sacculite perforante
de Rollet).

Lorsque la dacryocystite chronique prend une allure aiguë ou subaiguë,
il s'agit d'infection par le diplocoque Talamon-Fraenkel, le streptocoque, le
bacterium coli, le staphylocoque (aureus, albus, citreus), le bacille du
xerosis, le diplobacille de Friedlander. Dans la dacryocystite chronique, le

## Dacryocystite.

diplocoque est le plus souvent en cause, alors que dans la dacryocystite aiguë il s'agit habituellement du streptocoque. A moins d'infection strepto-coccique les poussées aiguës ou subaiguës dans la dacryocystite chronique ne s'accompagnent pas d'une vive réaction; il n'y a habituellement qu'une légère infection érythémateuse et un peu d'œdème palbébral.

**Traitement.** — On doit rétablir la perméabilité des voies lacrymales par le cathétérisme, guérir les lésions de la muqueuse du sac et du canal nasal par des injections.

On peut faire le cathétérisme par le canalicule supérieur lorsque le cana-licule inférieur est oblitéré; on a même avantage à prendre cette voie supé-

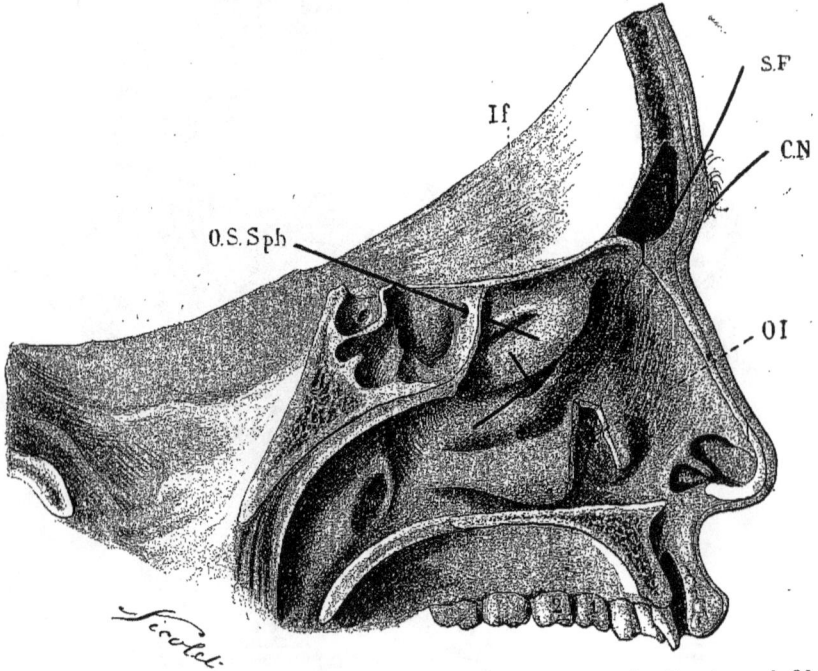

Fig. 236. — Canal vu par les fosses nasales (Panas). La ligne CN montre la direction du canal; OI son orifice inférieur dans le méat après résection triangulaire de la partie correspondante du cornet inférieur. Cet orifice est à trois centimètres en arrière de la base de l'aile du nez, derrière un pro montoire osseux vertical appartenant à l'os maxillaire et que la sonde contourne avant d'atteindre l'embouchure du canal nasal. SF, trajet du canal fronto-nasal allant déboucher obliquement en bas et en arrière dans l'infundibulum du méat moyen. Au même point on a placé une tige IF, oblique en bas et en avant qui passe par l'ouverture de communication du sinus maxillaire dans l'infundi bulum; OS Sph., orifice du sinus sphénoïdal au niveau du cornet supérieur.

rieure, bien que le conduit soit plus étroit, lorsqu'on a de la difficulté à bien engager la sonde dans le canal nasal, car le canalicule supérieur guide la sonde à son entrée dans ce canal. Pour pratiquer le cathétérisme il n'est pas nécessaire de fendre préalablement le canalicule. Si cette opération préli minaire peut avoir pour avantage, dans quelques cas, de faciliter le passage de la sonde, elle a pour inconvénient de détruire le canalicule, ce qui peu être une cause de larmoiement lorsque la dacryocystite est guérie. Mieux vaut conserver autant que possible le canalicule, et s'il en est besoin, s borner à débrider le point lacrymal. Pour faire ce débridement, on dilate l point lacrymal avec le stylet conique, puis on introduit le couteau de Weber qu'on fait pénétrer dans le canalicule, le tranchant tourné en haut et un peu

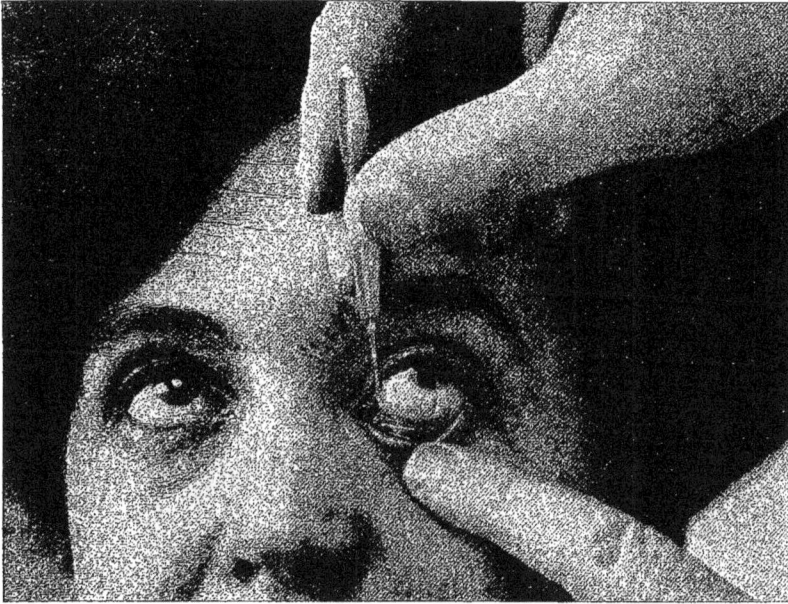

Fig. 257. — Dilatation du point lacrymal inférieur avec le stylet (premier temps).

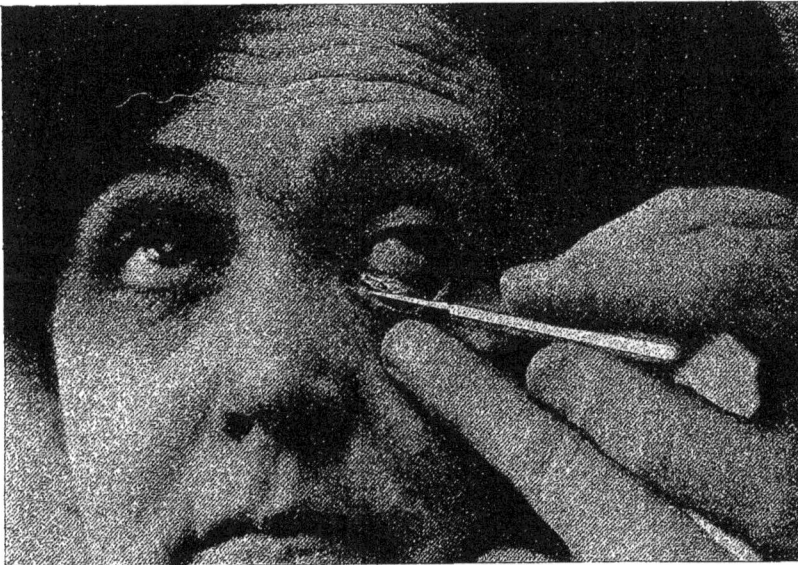

Fig. 238. — Dilatation du point lacrymal inférieur du canalicule (second temps.)

en arrière. Il suffit de pousser le couteau jusqu'à la paroi osseuse du sac

pour faire une section minime. Par cette ouverture la sonde passera aisément. La sonde est poussée jusqu'à ce qu'elle butte contre la paroi interne

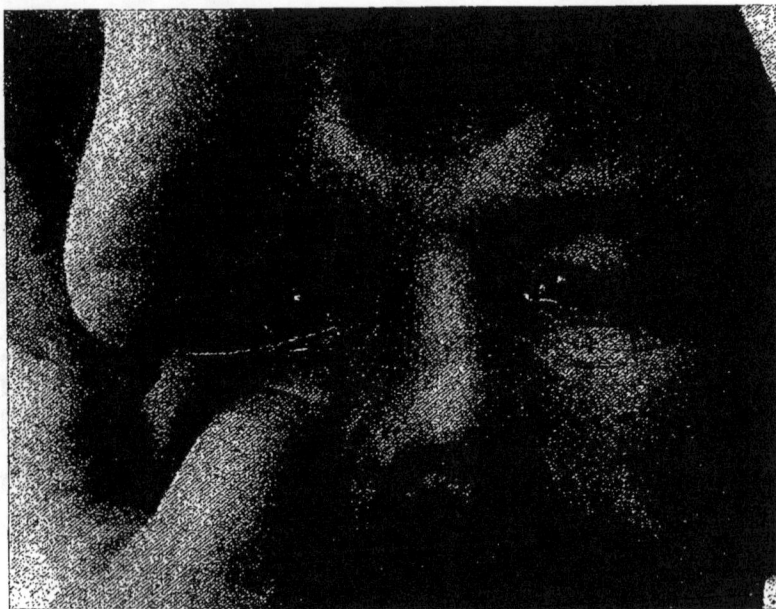

Fig. 239. — Cathétérisme des voies lacrymales. Introduction de la sonde
dans le canalicule lacrymal inférieur (premier temps).

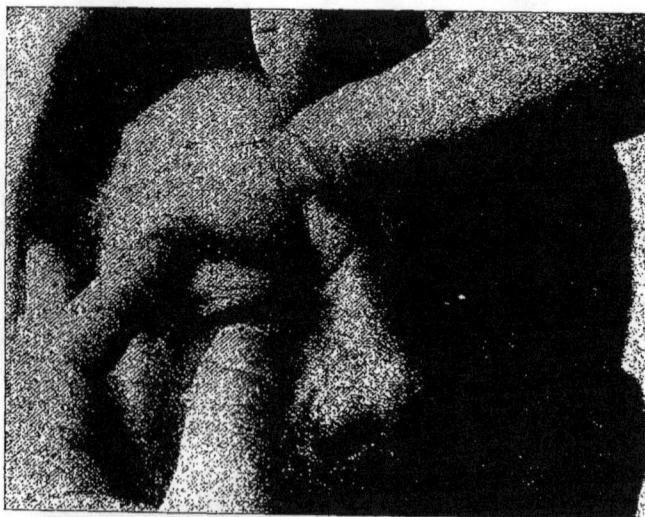

Fig. 240. — Cathétérisme des voies lacrymales. La sonde a été redressée (deuxième temps)
et enfoncée dans le canal nasal (troisième temps).

du sac lacrymal; on la redresse pour la placer dans la position qui lui permettra de s'enfoncer dans le canal nasal. Ce dernier se dirige en bas, en

arrière et en dedans avec un écartement dans le sens transversal et un écartement dans le sens antéro-postérieur assez variables pour qu'on ne puisse

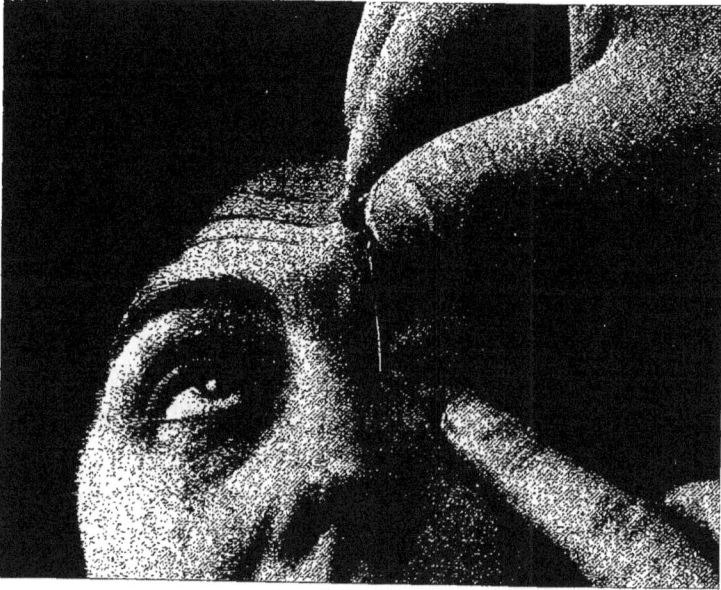

Fig. 241. — Cathétérisme des voies lacrymales (troisième temps).

indiquer, dans la technique du cathétérisme, une direction précise à donner à la sonde. L'orifice inférieur du canal nasal est aussi sujet à des variations de situation et de forme, mais on pourra se rappeler, pour orienter la sonde, qu'en général la direction du trajet à parcourir va du milieu de la commissure interne des paupières à la partie antérieure de la première molaire supérieure (fig. 235, 236, 237, 238, 239, 240, 241, 242, 243 et 244).

Le cathétérisme est renouvelé tous les jours ou tous les deux jours et suivi d'injections s'il y a infection des voies lacrymales. Les solutions le plus employées pour ces injections sont celles de nitrate d'argent (1 à 2 pour 100, d'argyrol (5 à 10 pour 100), de sulfate de zinc (2 pour 100), d'acide borique (3 pour 100), de sublimé (1 pour 5000), de cyanure de mercure (1 pour 3000); d'oxycyanure de

Fig. 242.
Stylet
conique.

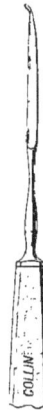

Fig. 243.
Couteau
de Weber.

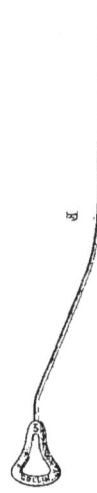

Fig. 244. — Sonde
pour cathétérisme
des voies lacrymales.

mercure à (1 pour 2000); de formol 0,50 pour 100. Dans les rétrécissements

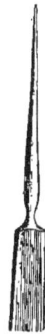

très étroits avec tissu cicatriciel, les injections de thyosinamine à 5 pour 100 additionnée d'antipyrine sont très recommandables. Ces injections sont faites soit avec la seringue, soit avec la sonde creuse (fig. 245 et 246). Pendant les poussées inflammatoires aiguës ou subaiguës qui peuvent se produire, on ne fera pas de cathétérisme qui pourrait être dangereux et en tous cas très douloureux; on attendra le retour à l'état chronique. Pendant toute la durée du traitement, on recommandera au malade de presser souvent avec le doigt la région du sac, surtout si celui-ci est dilaté; on empêche ainsi l'accumulation des sécrétions et des larmes dans le sac. Il va sans dire qu'on soignera les fosses nasales; une excellente pratique consiste à instiller de l'huile mentholée (1 pour 50) dans les narines ou encore à pulvériser

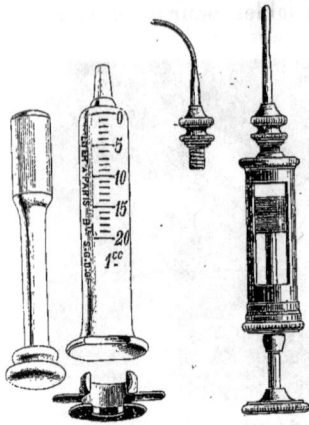

Fig. 245. — Seringue pour voies lacrymales avec canule droite et canule courbe. Une bonne instrumentation consistera à adapter ces canules à une seringue en verre.

cette huile afin d'éviter une sensation désagréable dans le pharynx lorsque l'huile y parvient. Au lieu d'huile on peut se servir, pour les pulvérisations nasales, d'une solution alcoolique mentholée à 4 pour 100 (une cuillerée à café pour un litre d'eau) ou d'eau oxygénée à 12 volumes, étendue de 10 fois son volume d'eau bouillie. On fera en outre le traitement spécial qui indiquera la nature de l'affection nasale. Le cathétérisme et les injections seront faites

Fig. 246.
Sonde
creuse.

avec beaucoup de prudence, les fautes de technique pouvant entraîner de graves accidents, le flegmon de l'orbite avec ses conséquences. On s'abstiendra surtout de faire des injections lorsque les voies lacrymales ne sont pas perméables, parce qu'on risque d'infecter l'orbite.

Le cathétérisme et le simple débridement du sac pourront suffire dans les cas simples, mais dès qu'il existe une distension notable du sac avec sécrétion muco-purulente, on ouvrira largement, on débridera le sac. Pour cela, on passera le couteau de Weber par le canalicule supérieur et jusque dans le canal nasal. Ce débridement du sac par section du ligament palpébral interne (appelé improprement stricturotomie) se fait mieux avec le couteau de Shilling, plus résistant que celui de Weber (fig. 247).

Fig 247.
Couteau
de Shilling.

Si le débridement par en haut est impossible dans le cas de phlegmon, on pratiquera l'*ouverture du sac*. Le procédé est le suivant : on tend le ligament palpébral interne en tirant sur la commissure externe, et l'on fait pénétrer le bistouri au-dessous du milieu du ligament jusqu'à une profondeur de 4 à 5 millimètres; le bistouri est tenu dans un plan formé par une ligne qui tombe perpendiculairement sur une autre ligne

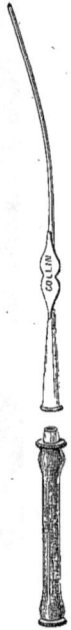

qui va de.la commissure externe à la pointe du nez ; c'est le plan opératoire. Le bistouri est relevé en suivant ce plan jusqu'à ce que le dos de l'instrument touche la partie supérieure de la racine du nez ; il est ensuite enfoncé à 5 ou 6 millimètres, et l'on reviendra au cathétérisme par le canalicule supérieur dès qu'il sera possible. La voie supérieure sera encore indiquée lorsqu'on voudra cureter le canal nasal (fig. 248) ou encore faire des injections avec la sonde creuse.

Dans les cas absolument rebelles (sacs fongueux, dilatés, fistuleux), on fera l'extirpation du sac. Cette opération est préférable à la destruction du sac par les caustiques et même par le thermo ou galvano-cautère. Cette destruction est difficile à obtenir, et la plupart du temps on ne fait que modifier la muqueuse ou bien on oblitère les conduits lacrymaux. Pour extirper le sac lacrymal on incise la peau et le tissu musculaire au niveau du sac en suivant une ligne légèrement incurvée de 2 centimètres environ, dont le tiers supérieur avec les deux tiers inférieurs correspond au ligament latéral interne (fig. 249). On aura soin d'éviter l'artère et la veine angulaires.

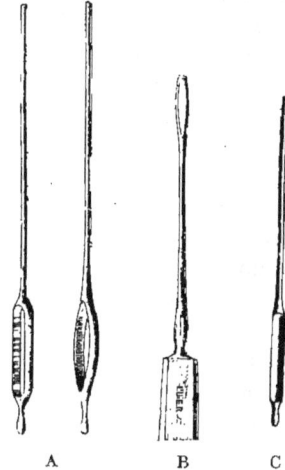

Fig. 248. — A, curettes tranchantes fenêtrées à bout olivaire pour le curettage du canal lacrymo-nasal (Tartuferi) ; B, curette tranchante fenêtrée (Terson) ; C, curette tranchante (Tartuferi).

Soit avec des écarteurs spéciaux ou de simples griffes, on écarte les lambeaux. Une sonde préalablement passée dans le sac sera une bonne ligne de repère. La partie supérieure du sac est saisie avec une pince et détachée

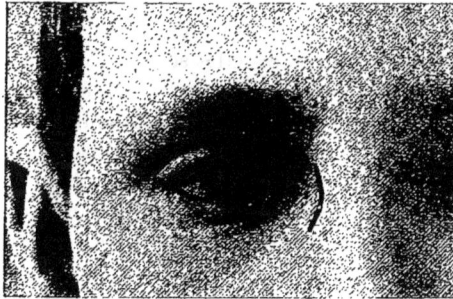

Fig. 249. — Ligne d'incision pour l'extirpation du sac lacrymal.

à coups de ciseaux ou mieux avec une petite rugine convexe (Rollet). On enlève ainsi la plus grande partie que l'on détache avec les ciseaux ou avec la rugine du canal nasal. La muqueuse de l'extrémité du canal est touchée avec le thermocautère. On fera à volonté une réunion par suture des bords de la plaie ou un simple pansement à plat, sans drainage, ni fil. Après extirpation du sac, lorsque la sécrétion lacrymale est trop abondante, on fera l'extirpation de la glande lacrymale (V. DACRYODÉNITE).

Malgré toutes ces interventions, des récidives peuvent survenir ; aussi a-t-on avec avantage pratiqué, en une seule séance, l'extirpation du sac, le curettage du canal et l'ablation de la glande lacrymale palpébrale (complet lacrymal de Fromaget).

L'électrolyse, à condition d'être appliquée avec une excellente technique, peut guérir des rétrécissements peu serrés, et toujours elle augmente l'efficacité du cathétérisme. La sonde à électrolyse, à conduit isolant, est en communication avec le pôle négatif ; elle est passée dans les voies lacrymales. Le fil positif se termine par un petit tampon d'ouate imbibé d'eau salée et introduit dans la narine correspondante. On fait passer un courant faible, sans secousse, progressif de 3 à 5 milliampères ; on ne dépassera pas 6 à 8 milliampères de crainte de déterminer des cicatrices rétractiles.

DACRYOCYSTITE AIGUË. — Tant que le processus inflammatoire est limité au sac, il y a blennorrhée proprement dite, que la sécrétion soit purulente ou non. Mais dès qu'il y a une poussée aiguë et que l'inflammation gagne le tissu cellulaire, qui entoure le sac, il y a *phlegmon du sac, tumeur lacrymale enflammée, dacryocystite aiguë*, par opposition à la blennorrhée qui est une dacryocystite chronique.

Sous les noms de *tumeur prélacrymale* (Cirincione, Rollet), *tumeur péricystique* (Jocks), *péricystite lacrymale* (Parinaud), on a décrit des états bien voisins les uns des autres, en tous cas paraissant relever d'un même processus inflammatoire qui évolue autour du sac avec des modalités un peu différentes, mais relevant de la *dacryocystite aiguë*, si l'on s'accorde à donner cette appellation à tout processus inflammatoire né dans le sac et qui en franchit les parois.

Deval et Rollet admettent une cavité au devant du sac, une loge, un espace présacculaire, espace analogue à l'espace prévésical de Retzius. Cadiat et Robin ont décrit un réseau veineux, caverneux dans le tissu qui double la muqueuse du sac lacrymal et se confond avec le périoste. Cette loge et ce lacis veineux offrent les meilleures conditions de développement à un processus infectieux. Or, peu importe que la tumeur prélacrymale soit en communication avec le sac par une fente, une ouverture de forme quelconque [fente glottique, abcès en bouton de chemise (Jocks)], et que la pression sur elle fasse refluer du pus par les points lacrymaux, ou que privée de communication, du moins apparente, elle soit indépendante (Rollet) ou paraisse l'être ; peu importe encore que l'on admette avec Widmarck la migration des bactéries à travers cette paroi, et passant du sac dans l'espace périsacculaire, ou que cet espace soit envahi primitivement, alors que le sac n'est ni dilaté ni atteint de catarrhe, ou qu'il soit envahi secondairement, la péricystite secondaire compliquant une tumeur lacrymale et devenant l'expression d'un stade avancé de la suppuration lacrymale ; peu importe que l'infection vienne tout à fait du dehors, d'un érysipèle, par exemple, ou encore qu'elle ait un point de départ sinusique (collection supra-tendineuse de Rollet), ou enfin qu'elle soit le fait d'un rétrécissement du canal nasal, il s'agit toujours d'une même affection analogue aux abcès dits circumvoisins, aux abcès péri-rectaux, appendiculaires, néphrétiques, vésicaux.

L'infection primitive peut se compliquer d'infections secondaires ; aux staphylocoques et surtout aux streptocoques qu'on a trouvés souvent, il faut ajouter des espèces microbiennes anaérobies qui impriment à l'affection un caractère gangreneux qu'on trouve également dans certaines suppurations

périurétrales. L'infection streptococcique provient généralement des fosses
nasales et se propage soit par la muqueuse, soit par les lymphatiques. Dans
le premier cas, si le sac est dilaté, la suppuration s'y développera et pourra
se faire jour au dehors (phlegmon du sac); dans le second cas, le pus se
forme autour du sac qui peut rester perméable, c'est le phlegmon péri-
lacrymal ou péricystite à streptocoques de Parinaud. On peut voir évoluer
simultanément les deux processus.

La diphtérie peut se localiser au sac lacrymal suivant une voie rétrograde
par le nez et le canal nasal (dacryocystite diphtéritique).

Les accidents inflammatoires aigus ou chroniques, qui se développent
autour du sac lacrymal, reconnaissent comme cause principale le rétrécissement du canal nasal ; la menstruation et la ménopause paraissent y prédisposer. La dacryocystite ou péricystite à streptocoques est fréquente chez les
syphilitiques et apparaît souvent au début de la tuberculose des voies
lacrymales.

Le larmoiement précède depuis quelque temps les symptômes aigus qui
apparaissent brusquement.

La région du sac lacrymal est rouge, gonflée, douloureuse; ces symptômes inflammatoires sont plus ou moins limités, peuvent s'étendre à quelque
distance, atteindre les paupières, se développer le long du bord inférieur et
même dans le plancher de l'orbite, et, par cette extension, donner l'aspect
d'une lymphangite, d'un érysipèle. Dans l'infection streptococcique, l'adénopathie préauriculaire et sous-maxillaire est presque constante ; les ganglions sont sensibles à la pression. Tout peut se borner là, surtout si par un
cathétérisme fait à temps on rétablit le cours des larmes, et en une huitaine
de jours les accidents ont disparu ; ces accidents peuvent même être encore
plus légers, se limiter à une tuméfaction transitoire des paupières avec
douleurs sourdes, profondes de la région oculaire, à du larmoiement et à
l'obstruction des voies lacrymales. Ces accidents récidivent souvent et chez
les femmes offrent une certaine périodicité en rapport avec les époques
menstruelles. Si l'inflammation poursuit son cours, le gonflement du grand
angle augmente et s'accompagne de douleurs et d'élancements. La conjonctive est chémotique, les paupières œdémateuses. Cet état local se complique de phénomènes généraux (inappétence, céphalée, fièvre, nausées,
vomissements, courbature, etc...) qui cessent lorsque le pus se fait jour au
dehors. L'abcès s'ouvre du 6e au 8e jour, soit au niveau de la peau, soit dans
le sac lacrymal, soit dans un point éloigné de la région lacrymale, et laisse
parfois un trajet fistuleux.

Il y a plus particulièrement *tumeur prélacrymale* lorsque la tumeur est
circonscrite, ne communique pas avec le sac et ne se vide pas par la pression
(Rollet); mais on conçoit que l'évolution du processus inflammatoire puisse
modifier ce type d'abcès présacculaire et qu'il ne soit pas absolument
distinct de la péricystite. Et, en effet, cette tumeur, d'abord bien indépendante, parfois mobile sur sa base, peut se compliquer d'un abcès en arrière,
de périostite, d'un abcès en haut, sus-capsulaire, d'abcès rétro-lacrymal, de
cellulite orbitaire. Ce sont là autant d'altérations diffuses du phlegmon péri-
lacrymal qui changent la physionomie de la tumeur lacrymale proprement

dite et la rapprochent de ce qu'on appelle la *dacryocystite phlegmoneuse*.

En outre des complications que je viens de signaler, j'ajoute les suivantes qui sont rares : la sinusite ethmoïdo-frontale, la névrite et l'atrophie optique la panophtalmie et les accidents méningitiques.

Le *diagnostic* ne présente en général pas de difficultés, mais il faut se rappeler qu'en cette région on peut observer des fistules et des collections purulentes d'origine dentaire, l'ostéo-périostite tuberculeuse des os du nez, les abcès d'origine périostique et de natures diverses, la gomme syphilitique, l'ulcère tuberculeux ou syphilitique, la tuberculose du sac lacrymal, le kysto-adénome juxtaposé au sac, les cancroïdes lacrymaux, le kyste congénital, l'érysipèle, le furoncle, le kyste sébacé enflammé de la région lacrymale, la sinusite ethmoïdale fusant dans l'orbite, la périostite suppurée aiguë chez les jeunes gens.

**Traitement.** — Au début des accidents on fera le cathétérisme, auquel on ajoutera le traitement des fosses nasales. Si l'on se trouve en face d'une collection purulente on n'attendra pas l'ouverture spontanée qui expose aux fistules et donne souvent lieu à une cicatrice difforme ; le mieux est d'inciser de bonne heure largement, d'évacuer le pus et les fongosités avec une curette. En écartant les lèvres de la plaie on s'assure si le sac est ou non intéressé, s'il s'agit simplement d'une tumeur lacrymale. En ce dernier cas, la réparation se fait rapidement et l'on continuera de soigner les voies lacry-males jusqu'à parfait état. Si le sac est intéressé, on cautérisera au thermo-cautère, avec une petite pointe olivaire et surtout dans la région supérieure du sac. Si les accidents persistent, en raison de l'ectasie du sac et des lésions des parois, on fera l'extirpation du sac.

DACRYOCYSTITE CONGÉNITALE. — Elle est quelquefois d'origine nasale, qu'il s'agisse d'une infection contractée au moment de la naissance ou d'une lésion tuberculeuse ou hérédo-syphilitique, mais le plus souvent elle est consécutive à l'imperméabilité du canal nasal, imperméabilité due elle-même à l'imperforation de l'orifice inférieur de ce canal. Cet orifice inférieur est fermé chez le fœtus (valvule de Bochdalech) et le nouveau-né par deux diaphragmes superposés. Ces deux diaphragmes peuvent s'ouvrir tardive-ment pour donner passage au contenu pâteux formé par les déchets épithé-liaux, véritable *méconium* des voies lacrymales, et le canal nasal va pouvoir ainsi se dilater et s'infecter.

La dacryocystite congénitale prend rarement la forme phlegmoneuse avec réaction inflammatoire vive, s'accompagnant ou non de fistule au niveau du sac lacrymal ; le plus souvent elle simule à s'y méprendre une inflammation conjonctivale (conjonctivite lacrymale des nouveau-nés décrite par Péchin en 1905), cette conjonctivite est généralement aussi légère que tenace, elle apparaît à la naissance ou dans les premiers jours qui la suivent. Les yeux sont larmoyants, puis bientôt on remarque une sécrétion, le plus souvent légère, rarement abondante, dans l'angle interne, un peu de muco-pus dans les culs-de-sac. Pas de réaction inflammatoire, pas de douleurs.

Les conjonctives bulbaire et palpébrale sont le plus souvent normales, parfois hyperémiées dans les régions tarsiennes ; les paupières ne sont ni rouges, ni œdématiées ; les bords libres peuvent être congestionnés. Les yeux sont collés le matin au réveil, et, après un lavage, les yeux paraissent sains pour redevenir, quelques heures après, dans le même état qu'auparavant. La pression sur la région nasale, qu'elle soit faite de bas en haut ou inversement, fait sourdre bien inconstamment un peu de sécrétion mucopurulente par les points lacrymaux, mais c'est plutôt rare, cette inconstance et cette rareté donnent à l'affection des voies lacrymales toute l'allure d'une affection conjonctivale. C'est une conjonctivite des nouveau-nés d'origine lacrymale, une dacryocystite atténuée. Lorsque l'enfant pleure, les narines restent sèches, et si un seul œil est pris, on peut remarquer que la narine du côté débouché est humide et que l'autre est sèche. Et l'affection se prolonge ainsi des semaines et des mois.

Le staphylocoque est l'agent microbien qu'on trouve habituellement dans la sécrétion conjonctivale, mais la variété du microbe importe peu. L'infection lacrymale est produite par des microbes pathogènes qui se trouvent présents, grâce à la stagnation des larmes et la persistance des déchets épithéliaux dans le conduit lacrymo-nasal.

Le traitement de la dacryocystite congénitale à forme phlegmoneuse est le même que celui de la dacryocystite phlegmoneuse. Dans la forme atténuée, le seul traitement efficace consiste dans les injections et le cathétérisme. Et la guérison qui suit immédiatement une injection qui a traversé le canal nasal indique bien qu'il s'agit d'une imperméabilité des voies lacrymales et pas d'autre chose. Il ne faut pas recourir d'emblée aux injections dans les voies lacrymales et au cathétérisme, parce que l'affection peut avoir une durée très courte et cesser spontanément par la désobstruction spontanée des voies lacrymales. Il suffira, dans certains cas, d'aider à cette guérison par des massages dans la région du sac et des lavages oculaires, mais on ne devra pas s'attarder à ces moyens dès que l'on se trouve en face d'un état persistant.

Dans les cas exceptionnels où la lésion initiale sera de nature tuberculeuse ou syphilitique, on aura recours au traitement général.

*PÉCHIN.*

**DALTONISME.** — On comprend sous ce nom tous les troubles de la perception colorée d'origine congénitale. C'est une imperfection de la vision de cause inconnue. Le nom de daltonisme vient du physicien et chimiste anglais Dalton, qui en était atteint lui-même et qui en a donné la première description. Les daltonistes se subdivisent en dyschromatopes et en achromatopes. Les premiers perçoivent certaines couleurs, les seconds n'ont pas de sensibilité chromatique. Le daltonisme est plus fréquent chez les hommes que chez les femmes.

**Dyschromatopsie.** — Moins rare que l'achromatopsie; 30 dyschromatopes environ sur 1000 sujets. Au niveau du vert-bleu, vers la raie E du spectre, les dyschromatopes voient gris. C'est le point neutre. Les couleurs rouge, orangé, jaune, vert, paraissent uniformément jaunes, et encore faut-il que le spectre soit très lumineux, sans cela le rouge et l'orangé sont à peine perçus. La partie du spectre située au delà de la raie E, au delà du vert, et qui comprend le bleu, l'indigo et le violet, paraît bleue. Les dyschromatopes ne voient donc pas le spectre avec toutes ses nuances dans les couleurs dites chaudes ou froides, ils ne voient que du jaune et du bleu, séparés par un point neutre qui leur apparaît gris, et confondent surtout le rouge et le vert avec les autres couleurs. Les dyschromatopes ne peuvent reconnaître certaines couleurs ou certaines nuances de couleurs. Le trouble de perception porte surtout sur le rouge et le vert. L'acuité visuelle est le plus souvent intacte; elle peut être diminuée. Parmi les dyschromatopes on distingue le protanope qui a une sensibilité très faible pour le rouge (anérythropsie), le deutéranope qui ne voit pas le vert (achloropsie), le tritanope aveugle pour le bleu et le jaune, qui ne voit que le rouge et le vert, et enfin le trichromatope anormal qui perçoit les différentes couleurs du spectre mais n'en distingue pas les nuances.

**Achromatopsie.** — Elle est très rare; on peut la rencontrer chez plusieurs membres de la même famille. Aucune couleur n'est perçue. Tous les objets paraissent gris sur fond gris. Chaque couleur se différencie seulement par sa clarté. Les couleurs voisines du rouge sont plus sombres que celles qui sont voisines du violet. Un rouge saturé correspond à un gris très sombre. Le rouge paraît plus foncé que le vert. Le jaune vert donne l'impression la plus claire. Les limites du spectre sont les mêmes que dans l'œil normal. L'amblyopie est habituelle. Le nystagmus fréquent. Le champ visuel est d'étendue normale; parfois il y a un scotome central.

Le daltonique reconnaît les couleurs en se basant sur les différences de clarté; les degrés de saturation du gris sont pour lui des équivalents de couleurs.

On comprend les conséquences de la dyschromatopsie chez les peintres et leur importance chez les employés de chemins de fer.

Le daltonisme est presque toujours bilatéral; on connaît quelques observations de daltonisme monolatéral.

La dyschromatopsie acquise se développe graduellement, le malade perd d'abord la vision du vert, puis celle du rouge, et enfin celle du jaune. Il y a en outre scotome central avec intégrité relative du champ périphérique pour les couleurs et affaiblissement constant de l'acuité visuelle. Cette perte du sens des couleurs est le signe d'une lésion de l'appareil de la perception lumineuse, de l'appareil sensoriel (rétine, nerf optique et radiations optiques); elle est fréquente surtout dans la névrite nicotino-alcoolique et dans l'atrophie tabétique.

Le diagnostic des altérations du sens chromatique se fait avec l'épreuve des laines colorées, ou avec les appareils de polarisation. Dans l'épreuve des laines, on invite le malade à réunir des écheveaux de couleurs analogues à un écheveau de couleur donnée. Le chromatopmètre de Chibret est un instrument très pratique; grâce à lui, on reconnaît facilement si le sujet observé se rend compte des différences de saturation des champs qu'il regarde.

*PÉCHIN.*

**DANSE DE SAINT-GUY.** — V. Chorée.

**DÉBILITÉ CONGÉNITALE.** — V. Nouveau-né (Pathologie).

**DÉBILITÉ MENTALE.** — La débilité mentale est une faiblesse intellectuelle congénitale qui confine dans ses degrés les plus inférieurs à l'imbécillité (v. c. m.) mais qui, pour les individus moins atteints, leur permet de vivre de la vie sociale ; la débilité mentale, quand elle est peu marquée, permet même d'arriver à certaines situations qui ne réclament pas un niveau intellectuel très élevé, mais seulement une routine peu difficile à acquérir.

Les débiles sont, à l'école, des élèves faibles, ayant peine à suivre leurs condisciples, oubliant vite et s'assimilant difficilement les notions, même simples, qui demandent quelque chose de plus qu'un effort de mémoire ; cette difficulté d'apprendre s'accentue à mesure que les programmes s'élèvent, surtout en ce qui concerne les notions scientifiques, particulièrement les mathématiques, et l'infériorité intellectuelle se manifeste nettement quand il s'agit de passer quelque examen, fût-il élémentaire.

Les retardataires demeurent les mêmes dans la suite ; dans le métier ou la profession qu'ils embrassent ils en restent aux éléments. Les plus atteints sont des incapables, inaptes à se suffire à eux-mêmes et tombent à la charge de leurs familles ou de la société.

Les débiles se reconnaissent dès l'abord à leur facies inintelligent, aux stigmates physiques surtout cranio-faciaux qu'ils présentent, mais à un moindre degré que les imbéciles, et se réduisant souvent à une simple asymétrie ; il en est d'ailleurs qui sont d'apparence extérieure normale. Leur conversation est puérile ; si chez ceux qui ont reçu une certaine éducation, celle-ci cache le vide de leur intelligence, il est peu difficile cependant de le faire apparaître en leur posant quelque question qui demande de la réflexion, du jugement. C'est cette absence de toute critique personnelle qui conduit souvent les débiles de tout rang, de toute condition sociale à commettre des extravagances, des délits ; beaucoup, en effet, sont non seulement d'un caractère faible, se laissant facilement entraîner par le mauvais exemple, mais sont aussi débiles moralement qu'intellectuellement, véritables fous moraux (V. FOLIE MORALE). D'autres vivraient au contraire d'une existence calme ; mais, incapables de la moindre défense, sont la proie des chevaliers d'industrie, la dupe de leurs compagnons ; un grand nombre de prostituées sont des débiles.

Les débiles sont prédisposés aux diverses affections mentales ; les accès de bouffées délirantes sont fréquentes chez eux, comme aussi les délires polymorphes. Leurs délires systématisés ne diffèrent pas au fond de la paranoïa vulgaire, mais la pauvreté, la niaiserie, la monotonie des idées délirantes portent la marque de la faiblesse mentale ; l'évolution est en somme identique.

**Diagnostic.** — Le diagnostic de la débilité mentale est facile en général, et se fait sur le facies, l'allure, l'interrogatoire qui le donne immédiatement. La différenciation avec l'imbécillité n'est qu'une question d'appréciation. Il est souvent plus difficile de distinguer la démence précoce bénigne ; néanmoins, on retrouve toujours quelque signe au moins atténué de celle-ci (v. c. m.), par exemple, des stéréotypies, de l'indifférence affective, etc. Noter qu'un débile peut devenir dément précoce.

**Pronostic.** — La débilité est un état primitif, stationnaire dès le début.

Il est plutôt celable par éducation que curable. Les affections mentales surajoutées n'en reçoivent pas d'autre caractère particulier de gravité que celui que peut y donner la prédisposition.

**Traitement.** — Il reste purement éducatif. On tâchera de tirer le meilleur parti du degré d'intelligence de l'individu, on évitera d'en exiger des efforts qui resteront stériles. Le médecin de famille a le devoir de prendre l'initiative d'attirer l'attention du père de famille, quand il constate la débilité mentale d'un enfant. Ses conseils éviteront bien des déboires aux parents qui, s'illusionnant sur l'intelligence de l'enfant, s'entêtent à lui faire aborder des études au-dessus de ses forces. L'établissement de classes spéciales dans les écoles pour les écoliers débiles s'impose ; elles existent en Allemagne. Régis en a obtenu la fondation à Bordeaux, sous la surveillance d'aliénistes. Lyon a donné aussi l'exemple. Souvent l'incapacité de se suffire à soi-même, le développement de mauvais instincts (vol, prostitution) oblige de placer ces malades à l'asile. Les établissements de correction en sont peuplés.        *M. TRENEL.*

DÉCÈS (CONSTATATION). — **Certificats de décès.** — La loi confie la vérification des décès à l'officier de l'état civil. L'article 77 du C.C. dit : « Aucune inhumation ne sera faite sans une autorisation sur papier libre et sans frais de l'officier de l'état civil qui ne pourra la délivrer qu'après s'être transporté auprès de la personne décédée, pour s'assurer du décès et que 24 heures après le décès, hors les cas prévus par les règlements de police ».

L'officier de l'état civil incompétent demande le concours d'un médecin, et cela dans deux conditions différentes, suivant les municipalités.

A Paris et dans certaines grandes villes, des médecins sont spécialement nommés pour la vérification des décès. Ils visitent les cadavres et remplissent un imprimé dans lequel les questions suivantes sont posées ;

*Maladie paraissant avoir causé la mort, durée de la maladie, heure de la mort,* etc.

Ces médecins sont des experts nommés par les municipalités, ils ne sont pas liés par le secret professionnel.

Dans les villes de moindre importance, il n'existe pas de médecins vérificateurs des décès. L'officier de l'état civil fait demander au médecin traitant par l'intermédiaire des familles, un certificat. Dans ces conditions, que doit être ce certificat ?

Le médecin n'est plus investi comme dans le cas précédent d'un mandat : il est lié par le secret professionnel, dès lors il a le droit de refuser de porter sur ce certificat la maladie qui a causé la mort et de se borner à dire que la mort est naturelle.

Mais il n'y a aucun inconvénient à ce qu'il déclare que la mort est constante et qu'il indique l'heure approximative du décès.

Cette indication est très importante pour l'officier de l'état civil, car c'est depuis ce moment qu'est compté le délai de 24 heures avant l'inhumation, c'est le moment qui fixe l'ouverture d'une succession.

Si le médecin traitant ne peut pas certifier que la mort est due à des causes naturelles, il n'a qu'à refuser le certificat qui lui est demandé. Sur

réquisition d'un officier de l'état civil un médecin sera désigné pour examiner le cadavre.

En somme, le médecin traitant doit refuser de remplir les certificats
imprimés et toujours s'en tenir à la formule générale suivante :

Le docteur..... soussigné, certifie le décès de Monsieur..... (prénoms, âge, profession), mort, nous a-t-on dit, à ..... heures, dans la commune de..... X.....

      X..... le..... 19..                                        Signature :

Lorsque le corps doit être incinéré, l'article 17 du décret du 27 avril 1889
exige, à part un certificat du médecin traitant, affirmant que la mort est le
résultat d'une cause naturelle, un rapport d'un médecin assermenté commis
par l'officier de l'état civil pour vérifier les causes du décès.

Si le corps doit être transporté d'un endroit dans un autre, le certificat
de décès doit indiquer si la mort est le fait d'une maladie contagieuse dont
la déclaration est obligatoire et s'il y a des mesures spéciales à prendre
pour le transport à effectuer.

Pour satisfaire aux exigences d'un contrat d'assurance sur la vie, les
parents réclament au médecin un certificat constatant le genre et la durée
de la maladie qui a entraîné la mort de l'assuré. Il a été jugé par les tribunaux que le médecin n'est pas obligé de fournir ce certificat aux héritiers;
s'il motive son refus par le secret professionnel, l'obligation du certificat de
la part des parents de l'assuré doit être réputée accomplie (Dalloz, 1891-1892,
317).                                                   *ÉTIENNE MARTIN.*

**DÉCHIRURES VULVO-VAGINO-PÉRINÉALES.** — La sortie du fœtus hors des
organes génitaux produit souvent par distension des parties molles des
solutions de continuité plus ou moins étendues en superficie ou en profondeur; ces lésions sont très variées et d'inégale importance. Elles peuvent
être distinguées suivant qu'elles occupent : A) *la partie antérieure* de la
vulve; B) *le périnée*.

A) **Déchirures de la partie antérieure de la vulve.** — Chez certaines
femmes le périnée n'est pas lésé par l'accouchement, la commissure vulvaire est intacte, et cependant il existe, au niveau des petites ou même des
grandes lèvres, des lésions plus ou moins étendues. Tantôt ce sont de
simples éraillures ou déchirures de la muqueuse qui recouvre la surface
interne des petites lèvres; elles peuvent être uni- ou bilatérales; elles
siègent habituellement à la partie supérieure de l'orifice vulvaire et se
rapprochent plus ou moins de l'urètre. Tantôt la lèvre est intéressée dans
toute son épaisseur, on peut voir des déchirures partant du bord libre de la
lèvre et pénétrant plus ou moins profondément. Différents accoucheurs ont
noté et décrit les variétés de ces lésions qui sont très nombreuses.

Elles n'ont en général pas grande importance; il est exceptionnel qu'elles
donnent lieu à un écoulement sanguin sérieux: elles causent, pendant les
premiers jours qui suivent l'accouchement, de la cuisson au moment des
mictions ou donnent une sensation de brûlure lorsque la femme fait un
mouvement des membres inférieurs ou lorsqu'on lave les organes génitaux
externes. Elles peuvent laisser, si elles ne sont pas restaurées immédiate-

ment, des stigmates (trous plus ou moins arrondis dans l'épaisseur de la lèvre, lambeaux détachés) dont les femmes se plaignent quelquefois au point de vue esthétique.

Lorsque la muqueuse est seule intéressée, il suffit le plus habituellement de faire avec soin le lavage antiseptique des organes génitaux pour que la plaie se cicatrise spontanément au bout de quelques jours. Si la lésion est plus importante en étendue ou en profondeur, il est utile de faire des sutures des parties malades avec une aiguille et des crins de Florence très fins ou du catgut n° 0.

Dans certains cas, surtout chez les primipares albuminuriques, on observe des plaies contuses qui, pendant les suites de couches, forment de véritables escarres. Il est utile de panser avec soin ces plaies qui se recouvrent souvent d'exsudats grisâtres. On emploie avec avantage les attouchements à la teinture d'iode, l'huile camphrée ou l'eau oxygénée. On a soin d'interposer entre les lèvres une mèche de gaze stérilisée humide.

B) **Déchirures du périnée.** — Elles sont très fréquentes, surtout chez les primipares, elles se produisent : A) chez les femmes dont la vulve est étroite et dont l'hymen n'est pas entièrement détruit; B) chez les femmes dont les tissus manquent de tonicité et d'élasticité et qui présentent des vergetures très marquées au niveau de la paroi abdominale. L'albuminurie, en produisant une infiltration des tissus péri-vulvaires, prédispose aux déchirures qui s'observent d'ailleurs très souvent lorsque, sous l'influence de la compression exercée par la tête fœtale pendant le dégagement, survient de l'œdème du périnée qui devient luisant, tendu; elles sont de même à redouter chez les femmes dont l'orifice vulvaire est trop porté en avant, de telle sorte que la commissure postérieure est trop rapprochée du bord inférieur de la symphyse (Pinard). On reconnaît cette disposition par l'examen direct à la vue et par cette particularité qu'en pratiquant le toucher vaginal on est obligé, pour atteindre le col, de diriger l'index presque verticalement de haut en bas. Il va de soi que certaines particularités de l'accouchement, telles que l'expulsion trop rapide du fœtus, l'excès de volume du fœtus, le dégagement brusque des épaules, l'ossification très accusée des os du crâne facilitent la production des déchirures.

Les déchirures du périnée se divisent en : 1° *déchirures incomplètes* dans lesquelles la déchirure, intéressant une partie plus ou moins étendue du périnée, laisse intact le sphincter externe de l'anus; 2° les *déchirures complètes* dans lesquelles le sphincter externe est plus ou moins lésé; lorsqu'il est complètement déchiré ainsi que la muqueuse rectale, il y a communication entre la partie inférieure du rectum et le vagin.

1° *Déchirures incomplètes.* — Ce sont de beaucoup les plus fréquentes; tantôt il ne s'agit que d'une solution de continuité intéressant la face antérieure du périnée sur une longueur d'un ou de deux centimètres; presque toujours la plaie intéresse en même temps la partie antérieure de la muqueuse vaginale; il existe une sorte d'entaille qui pénètre plus ou moins dans le périnée proprement dit. Cette déchirure peut être régulière et médiane ou bien (ce qu'on observe surtout à la suite des applications de forceps) la déchirure est oblique et les bords de la plaie sont déchiquetés.

Si, dans quelques cas exceptionnels, la cicatrisation de la plaie peut se faire par première intention, par le simple rapprochement des membres inférieurs, dans la majorité des cas la plaie abandonnée à elle-même se cicatrise mal et incomplètement, c'est une plaie d'autant plus exposée à l'infection qu'elle avoisine l'anus et qu'elle est constamment baignée par les lochies. De plus, le tissu cicatriciel qui existe presque toujours lorsque la plaie n'a pas été suturée, expose la femme à une nouvelle déchirure lors d'un accouchement ultérieur.

Le *traitement prophylactique* des déchirures du périnée consiste, lorsque la tête fœtale apparaît à la vulve, au moment de la poussée qui accompagne la contraction utérine, à la maintenir avec la face palmaire de la main; lorsque les bosses frontales sont en rapport avec la commissure vulvaire, il faut essayer de faire dégager les deux bosses pariétales l'une après l'autre (Pinard). Si les contractions utérines sont très fortes et si la femme pousse avec trop de violence, il est préférable d'empêcher la tête de sortir et de ne la dégager que dans l'intervalle des contractions utérines.

A l'époque où l'on ne suturait pas les déchirures périnéales, complètes ou incomplètes, les accoucheurs redoutaient tout particulièrement que la déchirure ne s'étendît vers la région anale : de cette crainte était née la pratique, lorsque, au cours d'une période d'expulsion pénible et prolongée, on redoutait une déchirure étendue du périnée, de recourir aux incisions dites prophylactiques. Ces incisions avaient pour but, par une section oblique de dedans en dehors, d'empêcher la déchirure amorcée de s'étendre en arrière sur la ligne médiane. On n'a plus recours que d'une manière toute exceptionnelle à ces incisions.

Aussitôt après l'expulsion du fœtus, lorsque le cordon est lié, il faut procéder à un examen minutieux des organes génitaux externes et voir s'il y a lieu de pratiquer une suture des tissus lésés. Si la lésion n'intéresse que superficiellement le périnée sur une étendue d'un centimètre, on peut à la rigueur se dispenser de la suturer, mais, pour peu que la lésion soit plus étendue, il est nécessaire de procéder à la suture de la plaie, de même qu'avec un périnée intact il est utile de suturer les solutions de continuité des petites et des grandes lèvres, même lorsque la muqueuse est seule intéressée. La suture présente le triple avantage : 1º de fermer une plaie qui peut s'infecter pendant les suites de couches; 2º d'en obtenir la réunion par première intention qui donne une cicatrice plus souple et moins exposée à se rompre lors d'un accouchement ultérieur; 3º de restaurer dans leur intégrité les organes génitaux externes.

Les serres-fines, destinées à affronter les plaies périnéales, sont presque complètement abandonnées aujourd'hui; elles causent, pendant les 24 ou 48 heures de leur application, une gêne assez grande et se déplacent très facilement. On ne doit y avoir recours que d'une manière tout à fait exceptionnelle chez des femmes très pusillanimes qui refusent absolument la suture, ou lorsqu'on n'a pas à sa disposition les objets nécessaires pour procéder assez rapidement à cette suture. Lorsqu'il est décidé de pratiquer une suture, il faut, tout de suite après l'accouchement, faire bouillir les instruments nécessaires (aiguille de Reverdin, courbe, ciseaux, seringue pour injection hypodermique); cette dernière sert à faire de l'anesthésie locale avec une solution de novocaïne au 1/100e. Ce n'est qu'exceptionnellement chez des femmes très pusillanimes et surtout lorsque les lésions périnéales sont étendues et difficiles à restaurer qu'il est utile de renoncer à l'anesthésie générale.

Si la plaie n'intéresse guère que le périnée et si elle n'a lésé que la peau et les muscles superficiels il suffit d'affronter cette plaie avec des crins de Florence; si, au contraire, les muscles profonds sont intéressés, il est bon d'en pratiquer la suture à l'aide de deux ou trois points de catgut n° 0. Les crins de Florence ainsi placés peuvent être enlevés à partir du sixième jour; si la plaie a été profonde on peut enlever d'abord les fils superficiels et laisser quarante-huit heures de plus les fils profonds.

Quant aux plaies vaginales, souvent concomitantes des plaies du périnée, on peut, s'il n'y a qu'un centimètre ou deux de lésés, affronter la muqueuse avec un ou deux crins de Florence; ils ont l'inconvénient, placés sur le vagin, d'être un peu difficiles à enlever; il faut avoir soin de les couper longs. Pour peu que la plaie vaginale soit étendue, il est préférable de faire des sutures avec du catgut.

2° *Déchirures complètes*. — C'est la déchirure du sphincter externe qui les caractérise, mais elles peuvent être plus ou moins étendues suivant que la muqueuse rectale est à peine déchirée ou qu'au contraire la cloison recto-vaginale est lésée sur une hauteur plus ou moins grande.

Pour réparer ces dégâts, il est nécessaire que la femme soit mise en travers du lit; la suture de la muqueuse rectale doit être faite avec de la soie; celle du sphincter avec du catgut; le périnée est suturé comme à l'habitude avec du crin de Florence. Il n'est généralement pas nécessaire de donner à la femme de l'opium pour la constiper; on sait que le plus habituellement l'accouchée ne va spontanément à la garde-robe que trois ou quatre jours après sa délivrance. Ce délai est suffisant pour assurer une cicatrisation de la plaie telle qu'elle ne se rouvre pas sous l'influence des efforts de la défécation.

On peut être appelé chez une femme accouchée depuis quelques jours et chez laquelle une déchirure complète du périnée n'a pas été suturée ou ne s'est pas réunie malgré la suture; même, lorsqu'il y a incontinence complète des matières fécales et des gaz, il est préférable de tenter la suture après avivement de la plaie; dans la presque totalité des cas où l'on pratique ainsi secondairement la suture du périnée, la réunion se fait dans de bonnes conditions.

**Déchirure centrale du périnée.** — Chez certaines femmes, surtout chez celles qui ont un périnée long et dont l'orifice vulvaire postérieur est très rapproché de la symphyse pubienne, il peut se produire une déchirure qui laisse intacte la commissure vulvaire et le sphincter : c'est la *déchirure centrale du périnée*.

Souvent la déchirure centrale n'est pour ainsi dire que temporaire en ce sens qu'elle se complète d'arrière en avant par une déchirure qui va jusqu'à la commissure; la déchirure centrale se transforme ainsi en déchirure incomplète. Quelquefois — c'est ce qui constitue à proprement parler la déchirure centrale — la déchirure consiste simplement en une sorte de trou, de fissure dans le périnée; la partie fœtale apparaît à travers cette solution de continuité, mais se dégage par l'orifice vulvaire en respectant ou en n'intéressant que légèrement la commissure; ce n'est qu'exceptionnellement que le fœtus est passé en entier à travers le périnée, quelquefois la main accompagnant la tête fœtale a pu faire issue au dehors par cette voie alors que la tête et le corps du fœtus se dégageaient par les voies naturelles.

Lorsque, au cours de la période d'expulsion, on voit une déchirure centrale s'ébaucher, quelle est la conduite à tenir? Dans la majorité des cas, cette lésion reste localisée et ne nécessite aucune intervention; mais si le périnée, luisant, œdématié, est distendu à l'excès et si la solution de continuité tend à se propager vers le sphincter, il est préférable de sectionner avec des ciseaux le pont de tissu qui s'étend entre la déchirure et la commissure vulvaire postérieure.

La déchirure centrale est d'un pronostic favorable, les suites de couches sont rarement fébriles et la plaie qui résulte de la déchirure se cicatrise habituellement dans de bonnes conditions; au lieu de l'abandonner à elle-même, il vaut mieux en pratiquer la suture en ayant soin non seulement de fermer la plaie périnéale, mais aussi la plaie vaginale qui lui correspond. Si celle-ci n'est pas obturée, elle facilite la pénétration de liquides lochiaux dans le tunnel vagino-périnéal.

**Déchirures vaginales.** — Dans nombre d'accouchements, surtout lorsqu'on a extrait le fœtus à l'aide du forceps, la muqueuse vaginale présente, particulièrement dans les parties rapprochées de l'orifice vulvaire, des solutions de continuité plus ou moins étendues; ces déchirures sont habituellement antéro-postérieures, elles siègent de préférence sur la paroi vaginale postérieure en dehors de la ligne médiane. Elles peuvent exister sur les parties latérales et intéresser les grandes lèvres par propagation. En avant, les déchirures du vagin peuvent intéresser l'urètre; on ne pratique généralement la suture des plaies vaginales que lorsqu'elles sont très étendues ou profondes.                                                    *G. LEPAGE.*

**DÉCHLORURATION.** — Quelle que soit la cause d'un œdème ou d'une hydropisie, il sont toujours causés par l'accumulation dans les tissus par une quantité d'eau chargée d'une énorme proportion de chlorure de sodium. Les travaux de Cohnstein, de Théaulon, de Hallion et Carrion, d'Achard et Loeper, de Claude, de Marité, de Reichel, d'Hoffmann, de Marischer, de Steyrer, ont servi de point de départ à la théorie de l'origine chlorurée de l'œdème et aux déductions pratiques qu'en ont tirées Widal et ses élèves.

Widal a démontré que le chlorure de sodium ingéré pouvait, à lui seul, produire l'apparition de l'œdème brightique; en faisant ingérer 10 gr. par jour de chlorure de sodium à des sujets atteints de néphrite épithéliale, il provoque d'une façon expérimentale des œdèmes. L'apparition de l'œdème dépend donc de la perméabilité rénale pour les chlorures. Si la quantité des chlorures éliminés est égale à celle des chlorures ingérés, il n'y a pas production d'œdème. Il faut donc, chez un sujet qui élimine mal les chlorures, diminuer l'ingestion de ce sel : c'est le principe de la déchloruration thérapeutique.

Widal, Javal, Sicard ont montré de plus que le chlorure de sodium n'avait pas seulement une action sur l'œdème, mais aussi sur l'albuminurie qui s'élève par la chloruration.

La déchloruration est donc une règle thérapeutique à adopter dans les œdèmes brightiques et dans les néphrites, dans les œdèmes cardiaques et même, suivant Chantemesse, dans l'œdème de la phlébite. Le lait est depuis longtemps l'aliment et le médicament salutaire dans les œdèmes et les néphrites : sa faible teneur en chlorures lui assure sans doute une partie de ses qualités. Mais, en dehors du lait, on pourra instituer un régime avec des aliments solides variés : pain, viandes, pommes de terre, riz, pâtisserie, à condition qu'ils soient préparés sans sel. Ces aliments ont une composition très pauvre en chlorures. Ils peuvent donc devenir des auxiliaires dans une cure d'œdème qui nécessite la privation de chlorures, et on pourra ainsi recourir dans ces cas non plus seulement au régime lacté absolu, mais encore aux régimes lacto-végétarien, lacto-végéto-carné, sous réserve d'en proscrire le chlorure de sodium. *O. CROUZON.*

**DÉCIDUOME MALIN**. — Le déciduome malin est une tumeur de mauvaise nature, siégeant dans le corps de l'utérus et qui succède à une grossesse soit d'apparence normale, soit le plus souvent pathologique (môle vésiculaire).

Le terme de déciduome laisserait à supposer que cette tumeur dérive de l'organisme maternel et est une dégénérescence maligne de la caduque. Le déciduome a, en effet, été regardé, tout d'abord, comme un sarcome décidual. A l'heure actuelle, le déciduome malin est considéré, par presque tous les anatomo-pathologistes, comme une tumeur épithéliale née du revêtement des villosités choriales, syncitium et couche de Langhans ; ce serait un *épithéliome ecto-placentaire*.

**Symptômes et marche**. — Cette affection, très rarement observée, succède plus ou moins rapidement à la grossesse; le plus souvent, les symptômes apparaissent dans les six mois qui suivent soit l'accouchement, soit, surtout, l'avortement ou l'expulsion d'une môle, la grossesse molaire se rencontrant dans les antécédents des malades, pour la moitié des cas de déciduome malin, environ.

Dans presque tous les cas, ce sont les *métrorragies* qui constituent le symptôme le plus précoce et le plus important. Tantôt, il s'agit d'un suintement sanguin continu, persistant, rebelle à tout traitement, coupé à intervalles plus ou moins éloignés d'hémorragies profuses menaçant immédiatement la vie de la malade. Tantôt, les hémorragies sont, d'emblée, extrêmement abondantes, accompagnées de syncopes.

On comprend facilement avec quelle rapidité l'état général s'altère; amaigrissement, anémie, teinte cireuse des téguments se montrent avec une extrême précocité, surtout si aux hémorragies vient s'ajouter l'infection révélée par des écoulements fétides et par la fièvre.

Quant aux douleurs, elles sont rares et généralement peu accentuées, contrairement à ce qu'on observe habituellement dans le cas de cancer du corps utérin.

L'utérus est généralement augmenté de volume, mais dans des propor-
tions·très variables. Le toucher intra-utérin fait, suivant les cas, sans ou
après dilatation du col, permet au doigt d'arriver sur une tumeur fongueuse,
molle, friable, dont la consistance rappelle celle du tissu placentaire.

Le déciduome malin a, généralement, une marche d'une extrême rapidité.
Il est rare que la femme qui en est atteinte survive plus de quelques mois
ou d'une année, au plus, après l'apparition des premiers symptômes. La
mort survient par hémorragie, par cachexie, mais surtout par métastase
viscérale et, en particulier, par *métastase pulmonaire*.

**Diagnostic**. — Le diagnostic s'impose, lorsque les symptômes énumérés
plus haut apparaissent peu de temps après l'expulsion d'une môle. Mais
l'hésitation est permise dans certains cas de *polype placentaire*, cas dans
lesquels on peut trouver, comme dans le déciduome malin, des hémorragies,
des pertes fétides et une altération accentuée de l'état général, le toucher
utérin faisant constater l'existence d'une tumeur qu'aucun signe précis ne
permet de différencier du déciduome. Cependant, les hémorragies dues aux
polypes placentaires sont, habituellement, moins abondantes que celles
provoquées par le déciduome, et l'état général est moins rapidement et moins
gravement altéré. Dans le cas où le diagnostic reste hésitant, les doutes
seront levés par l'examen microscopique de fragments de la tumeur obtenus
par curettage. Les mêmes hésitations pourront se présenter dans le cas de
*cancer du corps de l'utérus* qui, toutefois, s'accompagne habituellement de
crises douloureuses très violentes, rares dans le déciduome et qui marche
généralement avec beaucoup moins de rapidité. Là encore l'examen microscopique permettra un diagnostic précis.

**Pronostic**. — Aucune tumeur utérine ne comporte un pronostic aussi
grave. L'abondance des hémorragies, la fréquence et la précocité des
métastases, en particulier, des métastases pulmonaires entraînent rapidement la mort. Il est même fréquent de voir la mort survenir dans les quelques
mois qui suivent l'intervention chirurgicale, si précoce qu'ait été cette
intervention. On cite cependant un certain nombre de cas où, deux ou trois
ans après l'opération, aucune récidive n'était survenue.

**Traitement**. — Le seul traitement, celui qui s'impose, c'est l'hystérectomie qui doit être pratiquée le plus rapidement possible. L'*hystérectomie
abdominale* est, ici, préférable à la vaginale, parce qu'elle permet l'ablation
de l'utérus en bloc, sans morcellement ou incision qui favorisent la greffe
du tissu pathologique.

Toutefois, l'indication à l'hystérectomie disparaît quand il existe des
signes de métastase pulmonaire. Il faut alors se borner au traitement palliatif : injections chaudes antiseptiques, calmants, toniques de l'état
général.                                                      *M. OUI.*

**DÉCLARATION** (**DES MALADIES TRANSMISSIBLES**). — Pour que les pouvoirs
publics puissent opposer à l'extension des maladies transmissibles des mesures prophylactiques efficaces, il faut tout d'abord qu'ils aient connaissance
des cas de ces maladies. Cette nécessité justifie l'obligation de la déclaration
de certaines maladies contagieuses (V. Contagion).

- En application de l'article 4 de la loi du 5 février 1902, le décret du 10 février 1903, sur l'avis du Conseil supérieur d'hygiène publique de France et de l'Académie de Médecine, a fixé ainsi qu'il suit la liste des maladies auxquelles sont applicables les dispositions de la loi :

I. *Maladies pour lesquelles la déclaration est obligatoire ainsi que la désinfection.* — 1° La fièvre typhoïde ; 2° le typhus exanthématique ; 3° la variole et la varioloïde ; 4° la scarlatine ; 5° la rougeole ; 6° la diphtérie ; 7° la suette miliaire ; 8° le choléra et les maladies cholériformes ; 9° la peste ; 10° la fièvre jaune ; 11° la dysenterie ; 12° les infections puerpérales et l'ophtalmie des nouveau-nés, lorsque le secret de l'accouchement n'a pas été réclamé ; 13° la méningite cérébro-spinale épidémique.

II. *Maladies pour lesquelles la déclaration est facultative.* — 14° La tuberculose pulmonaire ; 15° la coqueluche ; 16° la grippe ; 17° la pneumonie et la broncho-pneumonie ; 18° l'érysipèle ; 19° les oreillons ; 20° la lèpre ; 21° la teigne ; 22° la conjonctivite purulente et l'ophtalmie granuleuse.

On remarquera que ces deux listes ne comprennent pas indistinctement toutes les maladies contagieuses. Pour être soumise à la déclaration, il faut qu'une maladie constitue d'abord une véritable menace pour la santé publique, que sa contagiosité soit marquée, qu'elle puisse devenir un danger pour une collectivité.

De plus, il faut que cette maladie soit de telle nature que l'intervention des pouvoirs publics soit justifiée par l'efficacité même des mesures prophylactiques applicables.

La division des maladies visées dans le décret du 10 février 1903 en deux classes, l'une pour lesquelles la déclaration est obligatoire, l'autre pour lesquelles la déclaration reste facultative, a eu pour point de départ l'hésitation des autorités compétentes vis-à-vis des difficultés qu'entraînerait actuellement l'obligation de la déclaration de la tuberculose pulmonaire ouverte. Ces difficultés seraient à la fois d'ordre moral, par suite de la répugnance des intéressés à accepter cette déclaration, et d'ordre matériel à cause de l'impossibilité où se trouveraient les services publics d'assurer pour le présent une désinfection suffisamment fréquente des locaux et des objet souillés par les phtisiques. Dans ces conditions, il a paru prématuré d'inscrire la tuberculose pulmonaire ouverte parmi les maladies pour lesquelles la déclaration et la désinfection sont imposées. D'autre part, il était inacceptable que la tuberculose, qui est dans notre pays la plus meurtrière des maladies transmissibles, échappât à tout contrôle sanitaire et à toute prophylaxie générale. En autorisant sa déclaration facultative, on a tenu à la soumettre à l'action publique chaque fois que celle-ci pourra intervenir utilement et sans heurter des intérêts privés respectables.

On a également placé dans cette liste, pour des raisons analogues, la coqueluche ; l'isolement, si indispensable dans cette maladie aussi répandue que meurtrière, est actuellement impossible dans la classe ouvrière des grandes villes. Le bénéfice d'une intervention sanitaire ne peut être réservé pour le moment qu'aux cas placés dans des conditions plus favorables.

La lèpre, à cause de sa rareté et de sa faible contagiosité en France, n'a de même trouvé place que dans la seconde liste. L'extension limitée ou la gravité peu marquée des autres maladies contagieuses comprises dans cette liste, y justifie également leur inscription.

Lorsqu'elle est obligatoire, la déclaration reste à la charge exclusive des médecins, officiers de santé ou sages-femmes. Chacun d'eux est à cet effet gratuitement muni d'un carnet à souche, d'où il détache, pour les déclarations à faire, des cartes-lettres bénéficiant de la franchise postale. Il y inscrit la date de la déclaration, le nom du malade, l'indication de l'habitation contaminée, enfin la nature de la maladie désignée par un numéro d'ordre suivant la nomenclature portée à la première page du carnet. Il peut en outre y signaler des mesures spéciales de désinfection ou d'assainissement à prendre, une cause d'insalubrité à faire disparaître.

Aux termes de l'arrêté du 10 février 1903, la déclaration doit être double : deux cartes sont adressées, l'une au maire et l'autre au sous-préfet ou au préfet (au chef-lieu de l'arrondissement), sauf à Paris où la déclaration est uniquement faite au préfet de police. La double déclaration a pour but de permettre à l'autorité départementale d'intervenir dans le cas où le maire négligerait de prendre les mesures prophylactiques nécessaires.

Il est de toute nécessité que la déclaration soit précoce, c'est-à-dire qu'elle soit faite dès que le médecin a reconnu la nature de la maladie, afin qu'on puisse opposer immédiatement à la contagion des mesures prophylactiques efficaces.

Il ne s'agit pas seulement de signaler les maladies lorsqu'elles sévissent à l'état épidémique. Il faut encore faire la déclaration de tout cas sporadique, toute épidémie débutant par des cas isolés, et pouvant d'autant mieux être enrayées à ce moment qu'il est plus facile de circonscrire l'action du contage, lorsqu'il n'est pas encore largement répandu.

Au reçu de la déclaration, le maire fait appliquer les mesures prophylactiques énumérées dans le règlement sanitaire de sa commune et recommandées dans des instructions spéciales du Conseil supérieur d'hygiène publique de France. Après entente préalable avec le médecin traitant, il fera appel, s'il y a lieu, au service départemental de désinfection ou de vaccination, facilitera, dans la mesure de ses moyens d'action, l'isolement du malade et prendra les mesures d'assainissement nécessaires. Le sous-préfet ou le préfet veillent à l'exécution des prescriptions prophylactiques et surveillent les foyers épidémiques avec le concours du médecin des épidémies.

La déclaration trouvant sa sanction dans les mesures de désinfection qui sont devenues obligatoires et que l'organisation des services départementaux par circonscription sanitaire rend pratiquement applicables partout, a perdu maintenant son caractère de simple formalité administrative, qui en détournait, avant la récente loi, bon nombre de médecins. Tous actuellement n'hésiteront plus à accepter l'obligation de la déclaration des maladies transmissibles, qui est devenue la base du bon fonctionnement du service des épidémies. Sans déclaration, ce service n'est plus guidé que par des communications plus ou moins vagues des représentants de l'autorité ou de la force publique locale, des instituteurs ou des institutrices ; voire même par la rumeur publique, lorsque tous les autres éléments d'information font défaut.

On comprendra sans peine combien de telles indications sont sujettes à caution.

Pour refuser la déclaration, le médecin ne saurait invoquer le secret professionnel, car la loi du 30 novembre 1892 stipule que la déclaration « n'engage pas le secret professionnel », du moins en ce qui concerne les maladies pour lesquelles la déclaration est légalement obligatoire. En négligeant de se conformer à cette exigence de la loi sanitaire, le médecin s'expose d'ailleurs à une amende de 50 à 100 francs.                    *WURTZ et BOURGES.*

**DECUBITUS ACUTUS.** — On désigne ainsi l'apparition et l'évolution d'une escarre chez les individus atteints d'une lésion du système nerveux central. Ce trouble est sous la dépendance d'altérations trophiques de la peau, mais relève aussi en grande partie de la compression causée par le poids et de l'infection du corps provoquée par les déjections.

**Symptômes.** — Supposons qu'il s'agisse d'un homme atteint d'hémorragie cérébrale. Quelques heures ou au plus de 4 à 5 jours après l'ictus, on voit au centre de la fesse du côté paralysé une plaque érythémateuse d'un rouge sombre, entourée d'un tissu œdémateux, parfois infiltré de sang. Très rapidement se produisent des bulles pleines de liquide citrin ou quelquefois louche. Ces bulles se rompent : à ce moment, la lésion peut rétrocéder et guérir, mais le plus souvent le derme à nu se sphacèle, et quelques heures après la rupture de la vésicule, la gangrène est apparente. Il se forme alors un puits à l'orifice élargi d'heure en heure, qui s'enfonce détruisant les muscles, dénudant les os, ouvrant les articulations, communiquant enfin avec le canal médullaire. Il se produit alors une méningite ascendante, et la mort, si même elle tarde jusque-là, survient rapidement. L'évolution est en effet abrégée le plus souvent, soit du fait de la maladie causale, soit plutôt du fait de l'escarre, source d'intoxication et d'infection, d'embolies et de sphacèle pulmonaire notamment. En tout cas, l'évolution est en général rapide, coupée parfois de rémissions de quelques jours; la guérison demeure une exception.

**Diagnostic.** — Il est bien simple en général. Le decubitus acutus est caractérisé par une escarre; mais toute escarre, c'est-à-dire toute mortification gangreneuse de la fesse ne rentre pas dans le cadre de ce decubitus si justement appelé *ominosus*. Ainsi l'escarrification des cachectiques, des typhiques est un processus où seuls l'infection et la compression locales agissent, semble-t-il. La gangrène du zona sénile est due encore à l'infection. Quant aux escarres des brûlures, des caustiques, quant aux processus nécrobiosants des toxi-tuberculines, ils sortent tout à fait de ce cadre-ci. Ajoutons qu'il ne faudrait pas prendre le simple érythème provoqué par le contact de l'urine pour un decubitus au début, bien qu'en de tels cas l'attention doive être éveillée.

Le processus décrit témoigne toujours d'une altération de la substance grise centrale. Le cerveau est atteint quand la lésion siège au milieu de la fesse. Quand il s'agit de lésions médullaires, les escarres sont plus nombreuses et plus diffuses. La principale se trouve cette fois sur la ligne médiane et dénude le sacrum; mais le tégument peut être atteint, comme dans les lésions hémisphériques, bien qu'avec plus de fréquence, au niveau des épaules, des malléoles, des trochanters, des apophyses épineuses, etc.

La présence de ces escarres ne permet aucun diagnostic de localisation. Il peut s'agir en l'encéphale aussi bien d'hé- morragie cérébrale ou de ramollissement, que de tumeur, d'hémorragie méningée ou de lésion traumatique, et dans la moelle on a pu incriminer myélites, hématomyélies, blessures éventuelles (fig. 250).

**Traitement.** — Il est avant tout pro- phylactique. On installera le plus tôt possible tout apoplectique sur un coussin d'air ou mieux sur un matelas d'eau. On veillera à ce que le siège ne stagne pas dans l'urine; on poudrera le tégument avec du talc stérilisé, de la poudre de Lucas-Championnière, du der- matol, etc. Plus tard, quand la lésion sera en évolution, on aura recours soit aux mêmes traitements, soit à des pansements antisepti- ques, notamment à l'eau oxygénée. On se rappellera, en effet, que, sans de très grands soins de propreté, les poudres seraient de peu d'utilité, l'urine pouvant les délayer et en faire

Fig. 250. — Escarre sacrée large et profonde développée au cours d'une myélite. (P. Marie et A. Léri, *in Traité de médecine.*)

un enduit infect, plus dangereux que favorable. Certains auteurs ont signalé l'effet, excellent sur ces tissus atones, du massage prudent des bords de la plaie.                                    *F. MOUTIER.*

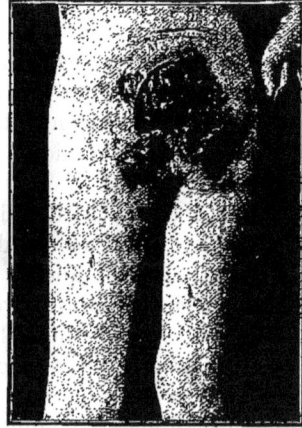

**DÉFÉRENTITES.** — V. Orchites et Épididymites.

**DÉGÉNÉRESCENCE.** — On désigne sous ce nom « l'état pathologique de l'être qui, comparativement à ses générateurs les plus immédiats, est constitu- tionnellement amoindri dans sa résistance psycho-physique et ne réalise qu'incomplètement les conditions biologiques de la lutte héréditaire pour la vie. Cet amoindrissement, qui se traduit par des stigmates permanents, est essentiellement progressif, sauf régénération intercurrente; quand celle- ci fait défaut, il aboutit plus ou moins rapidement à l'anéantissement de l'espèce » (Magnan et Legrain).

Surtout connue depuis les travaux de Morel et de Magnan, la dégénéres- cence est souvent le résultat de tares acquises par les ascendants sous l'influence de causes multiples (misère, maladies chroniques, infections, intoxications : alcoolisme, paludisme, syphilis, tuberculose, goutte, dia- bète, etc.) et accumulées pendant une série indéfinie de générations. L'état des parents au moment de la conception (état d'ivresse par exemple) suffi- rait parfois à l'expliquer. Mais, très souvent aussi, elle apparaîtrait, en dehors de toute hérédité apparente, sous l'influence de causes accidentelles : toutes les maladies du fœtus ou de l'enfant suffisamment graves pour troubler son développement seraient susceptibles de la produire. Aussi, a-t-on proposé d'établir une distinction entre les *héréditaires* et les *dégénérés*, les premiers pouvant, bien que nés de parents tarés, ne présenter aucun stigmate de dégénérescence, les seconds n'étant souvent que des sujets qui, suivant l'expression de Lasègue, ont « hérité d'eux-mêmes ».

Pendant l'adolescence et l'âge mûr, l'homme rencontre des causes multiples de déchéance (misère, intoxications chroniques, etc.) qui seraient, d'après certains auteurs, l'origine de tares semblables cliniquement, bien qu'il s'agisse de lésions d'un autre ordre, à celles des dégénérés héréditaires ou congénitaux et qui, suivant les cas, s'éteignent avec lui ou se reproduisent chez ses descendants.

Au point de vue clinique, on a usé et abusé du diagnostic facile de dégénérescence mentale. Englobant sous ce vocable tout ce qui n'était pas forme simple et classiquement définie de vésanie, on a qualifié de dégénérescence mentale une foule de cas disparates et cliniquement sans rapport aucun. S'il est indiscutable que la notion de la dégénérescence mentale a la plus grande valeur au point de vue nosologique, cette splendide simplification a retardé considérablement la différenciation de types cliniques, sinon de maladies distinctes. L'emploi de ce terme dans les diagnostics est souvent injustifié, car il préjuge de la nature de troubles mentaux qui ne sont que très imparfaitement connus et décrits. En ce qui concerne les soi-disant stigmates physiques de dégénérescence, il est facile de se convaincre que nombre d'entre eux sont des agénésies ou des dysgénésies, des faits accidentels ontogénétiques qui n'ont aucun des caractères de progressivité qu'impliquent le terme et l'idée de dégénérescence : faits qui se rapprochent sans doute de ce qu'on désigne en botanique évolutionniste sous le nom de *Sports*, anomalies fortuites (du moins en l'état actuel des connaissances), variations impossibles à prévoir d'après les caractères des géniteurs, mais susceptibles d'ailleurs de se reproduire dorénavant dans la descendance. En ce qui concerne les stigmates psychiques, un grand nombre de cas englobés dans le chaos de la dégénérescence devront rentrer dans le cadre de la psychasthénie (Janet); ce terme très heureux a l'avantage de ne pas préjuger de la nature des troubles mentaux qu'il désigne et d'être purement clinique.

Malgré d'innombrables travaux, il faut l'avouer, la dégénérescence n'est connue qu'au point de vue descriptif. Les lois qui, sans nul doute, régissent l'apparent hasard des anomalies, dites stigmates, sont encore à trouver. C'est toute la question de l'hérédité qui se dresse, question dont l'importance pratique est énorme, surtout en pathologie mentale où journellement o médecin est interrogé à ce sujet, en particulier à propos de mariages. Il n'est peut-être pas trop téméraire de supposer que les lois de l'*hérédité mendélienne* trouveraient ici une application, et des plus intéressantes. Mais, à l'heure actuelle, la fantaisie, si l'on peut s'exprimer ainsi en biologie, paraît régner dans l'hérédité mentale. Les recherches, telles que celles de Pearson (arbres généalogiques de l'hérédité), seraient utiles à généraliser. Il n'est pas de fait qui puisse être encore énoncé et prévu avec quelque certitude. Nous rappelions plus haut que Morel considérait, par exemple, la démence précoce comme l'étape terminale de l'hérédité vésanique progressive. Cela est possible, acceptable, mais incertain. Les lois de la cumulation des tares, celles de la consanguinité restent bien obscures. Pour citer un exemple, l'hérédité similaire et familiale des psychoses périodiques est fréquente, mais jusqu'à quel point? Toutes ces questions nécessitent l'étude de nombreuses générations : le document le plus complet qui existe à ce point de vue est celui qui est donné (Dejerine) par la maison impériale d'Autriche, dont Galippe a admirablement donné l'histoire en insistant surtout sur le stigmate physique fameux des Habsbourg, le prognathisme.

**Stigmates physiques.** — Héréditaires ou acquis (maladies du fœtus, accidents de la grossesse et de l'accouchement, etc.), les stigmates physiques représentent toujours une anomalie de développement, un trouble évolutif; ils seraient transmissibles par voie héréditaire. Chacun d'eux, pris séparément, n'a qu'une importance très relative, et ce n'est qu'après en avoir constaté un certain nombre, réunis chez le même sujet, qu'on sera réellement autorisé à conclure à la dégénérescence.

On en a décrit un si grand nombre qu'il serait difficile de les signaler tous : les plus fréquemment notés sont :

1° Les *anomalies de volume du crâne*, microcéphalie, macrocéphalie, hydrocéphalie; les *anomalies de forme du crâne*, asymétrie, plagiocéphalie (crâne oblique ovalaire, le diamètre antéro-postérieur maximum n'étant plus longitudinal mais oblique), scaphocéphalie (crâne en carène, aplati transversalement), oxycéphalie ou acrocéphalie (crâne en pointe, en pain de sucre), trigonocéphalie (crâne en forme de triangle à base occipitale), etc.

2° Les *anomalies de la forme de la face*, l'asymétrie notamment — les *anomalies de l'œil* : anomalies de forme, de coloration (taches pigmentaires, albinisme) de l'iris, le coloboma ou division congénitale de l'iris; la cataracte congénitale, l'ectopie congénitale du cristallin; le coloboma de la choroïde, l'implantation anormale de l'artère centrale de la rétine; la cécité congénitale, le strabisme congénital, etc.; les *malformations de l'oreille externe*, dont les principales constituent les types décrits sous les noms d'oreilles de Blainville (asymétrie des deux oreilles), de Morel (état rudimentaire ou absence de quelques-unes de ses parties constitutives, oreille déplissée, en forme de lame amincie sur les bords), de Darwin (oreille pointue avec saillie du tubercule de Darwin sur le bord libre de l'hélix), de Wildermuth (anthélix proéminent, dépassant plus ou moins l'hélix), de Stahl, etc. — Les *malformations du nez, de la bouche* (bec-de-lièvre, ectropion de la lèvre inférieure, etc.), de la langue (macroglossie, etc.), de la *voûte du palais* (division congénitale, asymétrie; voûte ogivale, en dôme, angulaire, plate), du voile du palais (division congénitale); — les *anomalies de la mâchoire*, prognathisme supérieur, prognathisme inférieur, développement exagéré de la mandibule, apophyse lémurienne d'Albrecht (saillie du bord inférieur de l'angle de la mâchoire); les *anomalies de la dentition*, absence de deuxième dentition, anomalies de forme, de volume, de structure (crénelures, sillons), de nombre, de siège (implantation vicieuse), de direction, de disposition des dents; les anomalies de l'articulation des dents (tenant à la disposition générale des arcades dentaires et à leurs rapports respectifs dans divers plans).

3° Les *anomalies du tronc et des viscères* : goitre, malformations du thorax (thorax en entonnoir, en carène ; variations du nombre des côtes, des mamelles (mégalomastie, polymastie, gynécomastie ou développement exagéré des seins chez l'homme) ; anomalie de la colonne vertébrale (spina-bifida), du cœur (persistance du trou de Botal), du bassin (hernies congénitales, luxation congénitale de la hanche), du tube digestif (imperforation de l'anus, diverticule de Meckel), etc.

4° Les *anomalies des membres* : ectromélie (absence plus ou moins complète d'un membre), hémimélie (absence plus ou moins complète du segment inférieur d'un membre), phocomélie (absence plus ou moins complète d'un membre, avec extrémités normales), etc. ; ectrodactylie (diminution du nombre des doigts), syndactylie (soudure de deux ou plusieurs doigts, mains en pince de homard, polydactylie (augmentation du nombre des doigts), etc. ; pied bot, etc.

5° Les *anomalies de la peau et de ses annexes* : nævi pigmentaires, ichtyose, vitiligo ; atrichose, hypertrichose (moustache et barbe chez la femme) ; anomalies de couleur, d'implantation (double tourbillon) des cheveux, des sourcils ; anomalies des ongles.

6° Les *anomalies des organes génitaux* : anomalies de forme, de volume de la verge et du gland (verge en battant de cloche), phimosis ; épispadias ; hypospadias ; anorchidie, monorchidie, cryptorchidie, atrophie testiculaire — imperforation, cloisonnement du vagin, hypertrophie du clitoris, etc. ; — hermaphrodisme, etc.

7° Les *anomalies portant sur le développement général du corps* : nanisme, infantilisme, etc. (v. c. m.).

**Stigmates physio-pathologiques** — On peut énumérer sous ce vocable certains troubles de fonctions physiologiques. Les *troubles du langage* : retard de son développement, mutité, bégaiement, bredouillement, blésité, zézaiement, chuintement, clichement, nasonnement, lalliment (V. BÉGAIEMENT, PRONONCIATION). — *Troubles de la digestion* : rumination. Grincement des dents pendant le sommeil. — *Troubles de la miction* : persistance prolongée des mictions nocturnes involontaires. — *Troubles de la circulation* : pouls lent permanent congénital ; tendance aux syncopes, hémophilies. — *Troubles de la vision* : myopie précoce, strabisme, nyctalopie, nystagmus. — *Troubles de l'ouïe* : surdité congénitale. — *Troubles de fonctions génitales* : puberté tardive, impuberté ; ménopause précoce ou tardive, persistance des règles, stérilité (aspermasie). Frigidité, nymphomanie, perversion sexuelle. — *Troubles de l'odorat* : Anosmie. — *Troubles du goût* : Agueusie. — *Troubles congénitaux des fonctions des glandes à sécrétion interne* : persistance du thymus, cholémie.

**Stigmates psychiques.** — Le dégénéré est un anormal dès sa naissance ; il présente une série de tares mentales, qui sont autant de stigmates, et dont les plus essentielles peuvent être résumées de la façon suivante : « arrêt de développement intellectuel et moral ; déséquilibration ; instabilité ; impulsivité ; amoralité ; inaffectivité ; insociabilité » (Régis).

Bien qu'il n'y ait *aucun parallélisme entre les stigmates physiques et les stigmates psychiques*, la formule du dégénéré est la même au point de vue mental qu'au point de vue physique : c'est avant tout un déséquilibré, un irrégulier, un asymétrique (Magnan et Legrain). Cette déséquilibration se manifeste dès l'enfance ; elle porte sur toutes les facultés, l'intelligence, l'émotivité et la volonté.

Les *dégénérés supérieurs*, souvent remarquablement doués sur certains points, présentent sur d'autres des lacunes singulières qui les empêchent de tirer parti de leurs aptitudes. « Dans l'ordre intellectuel, ils possèdent quelquefois, à un très haut degré, les facultés d'imagination, d'invention et d'expression, c'est-à-dire les dons de la parole, des arts, de la poésie. Ce qui leur manque, d'une façon plus ou moins complète, c'est le jugement, la rectitude d'esprit, et surtout la continuité, la logique, l'unité de direction dans les productions intellectuelles et les actes de la vie » (Régis). En religion, ils tombent dans le mysticisme et l'ascétisme ; en politique, ils se lancent dans les opinions les plus extrêmes ; vaniteux, ils se jugent méconnus ; égoïstes, ils se plient difficilement aux exigences sociales ; beaucoup d'entre eux sont en lutte perpétuelle contre la société et les « préjugés » et jouent un rôle important dans les révolutions. C'est dans cette catégorie que doivent être rangés les *originaux*, les *excentriques*, utopistes, chercheurs d'inventions ridicules, artistes incompris, écrivains décadents, romanciers pornographes, journalistes pamphlétaires, etc. Le degré de responsabilité de beaucoup de ces sujets qui vivent « sur les frontières de la folie » est souvent délicat à déterminer. Au-dessous d'eux sont les *faibles d'esprit*, les *débiles*, les *arriérés*, les *imbéciles* ; les débiles supérieurs peuvent encore présenter des qualités brillantes, mais avec de profondes lacunes dans le jugement et dans le sens moral, les débiles inférieurs étant incapables de toute occupation sérieuse, de tout travail suivi. Enfin, tout au bas de l'échelle, est l'*idiot* qui n'a qu'une intelligence des plus rudimentaires (V. Idiotie, etc.).

Les dégénérés auraient les plus grandes aptitudes à délirer sous l'influence des moindres causes, parfois même sans cause appréciable ; la puberté notamment serait pour eux une époque critique. Sur leur état permanent de déséquilibration ou de débilité intellectuelle, viendraient alors se greffer des troubles psychiques variés, mais auxquels la tare dégénérative imprimerait, pour Magnan et ses élèves, des caractères absolument particuliers. Ces troubles consisteraient surtout en *syndromes épisodiques* (Magnan) à base d'obsessions et d'impulsions (v. c. m.) (importance de l'*impulsivité* comme stigmate de dégénérescence) et en *psychoses proprement dites*, sur la description, les dénominations et la classification desquelles l'accord est loin d'être fait. Après Morel c'est Magnan qui les a rendues classiques. Ce sont soit des délires à début soudain, à évolution rapide, à marche peu régulière, à terminaison souvent brusque, de durée essentiellement variable (de quelques heures, quelques jours, quelques semaines, quelques mois), ordinairement curables mais sujets à récidive (délire transitoire, bouffées délirantes, délire d'emblée, délires polymorphes), soit au contraire à début insidieux, à marche chronique, et tantôt avec conservation de l'intelligence, tantôt avec déchéance intellectuelle rapide (certains délires systématisés et tout ce qu'on fait actuellement rentrer dans la démence précoce, laquelle était considérée par Morel, auquel revient la paternité du mot et de la chose, comme l'aboutissant des dégénérescences). Nous citerons les divisions adoptées par Régis : 1° *psychoses délirantes* (délire des persécutés auto-accusateurs et persécutés mélancoliques, délire d'auto-accusation systématisé primitif et délire hypocondriaque systématisé, délire systématisé aigu, délire systématisé d'interprétation, délire systématisé raisonnant ou des persécutés-persécuteurs); 2° *psychoses raisonnantes ou morales* (folie morale); 5° *psychoses instinctives* (psychose criminelle; criminel-né de Lombroso).

Cette question des psychoses dégénératives est d'ailleurs des plus obscures et, on le voit, les aliénistes sont loin de s'entendre sur les types morbides à ranger dans cette catégorie. On est peu fixé sur la valeur respective des différents stimigates; seule leur *multiplicité* permet de tirer quelques conclusions; aussi, dans beaucoup de cas, le diagnostic de dégénérescence repose-t-il sur une appréciation forcément un peu arbitraire. Loin d'être limité à un groupe restreint de maladies mentales, son rôle paraît s'étendre, non seulement à la plupart des psychoses et des névroses (hystérie, neurasthénie, épilepsie, incontinence nocturne d'urine, goitre exophtalmique, chorée, tics, maladie de Parkinson, etc.), mais encore à une foule d'autres affections. « Les dégénérés forment, non pas un petit groupe restreint et isolé au milieu de l'aliénation mentale, mais une famille excessivement nombreuse, dont chacun des membres se présente avec sa physionomie individuelle. Tous cependant sont réunis par ce lien commun, à savoir que leur système nerveux, présentant des points d'une résistance insuffisante, sera presque fatalement atteint d'un trouble organique ou fonctionnel, lorsque l'occasion se présentera. La fatalité pèse sur ces sujets. Ainsi comprise, la dégénérescence s'étend sur toute la pathologie mentale, sur la plupart des affections nerveuses et aussi sur la plupart des maladies dues à un trouble de la nutrition : arthritisme, diabète, rhumatisme chronique, rhumatisme chronique, goutte, etc. » (Joffroy). A force de s'étendre, la notion de dégénérescence finit par se confondre avec celle de *prédisposition*, avec toutefois cette particularité que, portée au maximum, cette prédisposition, au lieu de rester latente, se trahit au dehors par un certain nombre d'anomalies physiques ou psychiques (stigmates).

En dehors du traitement prophylactique (hygiène sociale) qui intéresse autant le sociologue que le médecin, il ne peut guère être question que d'un traitement palliatif (hygiène physique, intellectuelle et morale) de la déséquilibration : l'éducation, la réglementation de la vie, le choix de la profession en constituent les principaux éléments.

Un grand nombre de déséquilibrés sont justiciables de l'internement en raison de leur nuisance, soit pour leur entourage immédiat, soit pour la société (V. Folie morale). Il en est beaucoup qui, avec leur apparente lucidité, sont par leurs actes, leurs écrits, les fléaux de leur famille, de leur groupe, de leur pays et même de l'humanité.                    *BRÉCY et TRÉNEL.*

**DÉLIRANTES (IDÉES).** — Les idées fausses que se forgent les aliénés sont désignées en clinique à titre de symptômes, sous des noms rappelant le contenu de ces idées. Nous les énumérerons.

Idées de persécution, de revendication, de jalousie, de grandeurs (mégalomanie), de richesse et de satisfaction, d'indignité, de culpabilité, de ruine, d'auto-accusation, mélancoliques, hypocondriaques, mystiques, érotiques, de négations, d'énormité, de possession, de grossesse.

Les idées délirantes peuvent exister isolément ou coexister, se succéder entre elles, se combiner à des hallucinations, à des illusions sensorielles. Elles s'accompagnent souvent de fausses interprétations : celles-ci sont aux idées délirantes ce que les illusions sont aux hallucinations (V. INTERPRÉTATIONS).

Les *idées de persécution* sont un symptôme des plus banals ; si elles forment le fond et la manifestation la plus saillante des délires systématisés (v. c. m.), elles se retrouvent combinées aux autres symptômes mentaux, dans la paralysie générale, la mélancolie, les délires hypocondriaques, les intoxications, l'alcoolisme en particulier, les démences, avec des caractères variables dans leur intensité, leur évolution, les réactions consécutives. Les *idées de revendication* représentent la forme active des idées de persécution. Les *idées de jalousie* sont presque propres à l'alcoolisme chronique (v. c. m.); elles se retrouvent dans la morphinomanie ; elles succèdent aux idées de persécution ou les accompagnent dans les délires systématisés, dans le délire de préjudice sénile. Elles ont des caractères particuliers de niaiserie et d'énormité dans la paralysie générale. Elles sont fréquentes dans les bouffées des délires polymorphes.

Les *idées de grandeurs* sont particulièrement frappantes dans les divers délires systématisés ; elles ont un caractère de niaiserie typique dans la paralysie générale, d'absurdité dans la démence précoce. Elles jouent un rôle important dans les délires polymorphes. Les *idées d'énormité, d'éternité, d'immortalité,* sont le propre, soit du délire systématisé des négations, soit de la paralysie générale.

Les *idées mystiques* peuvent être prédominantes dans un délire et donner lieu à des formes systématisées mystiques ; aux idées mystiques se lient souvent des manifestations génitales. La folie et, plus encore, le caractère épileptique prennent communément une teinte mystique.

Pour le *délire des négations,* celui des *auto-accusateurs,* voir les articles correspondants.

Les *idées d'indignité,* de culpabilité, de ruine, appartiennent en propre à la mélancolie (v. c. m.).

Les *idées hypocondriaques* sont étudiées dans toutes leurs manifestations à l'article HYPOCONDRIE.

Les *idées érotiques* sont plus particulièrement marquées dans certaines formes de manies, mais il n'est pas de maladies mentales où elles ne puissent se présenter parfois de la façon la plus paradoxale, compliquant les délires de persécution, les délires mystiques, etc. Pour l'érotisme morbide (V. PERVERSIONS SEXUELLES).

Les *idées de possession* sont caractéristiques de la démonomanie (v. c. m.), et se retrouvent dans certains cas de mélancolie, surtout dans la mélancolie d'involution sénile et chez les hystériques.

Pour les *idées de grossesse* (V. FOLIES PUERPÉRALES).        *M. TRÉNEL.*

**DÉLIRE AIGU.** — Le délire aigu est un syndrome caractérisé par l'apparition subite ou presque subite d'un état de confusion délirante intense accompagnée dès le début de signes physiques graves, se traduisant par un état ataxo-adymique fébrile et se terminant habituellement par la mort.

Cette définition est en même temps un schéma, que nous reprendrons terme par terme. Le syndrome éclate sans prodromes marqués, soit au milieu d'un état de santé normal, soit au cours d'une affection mentale chronique préexistante. Le début est quasiment cataclysmal. Sans que rien n'annonce l'imminence du danger, l'individu atteint se montre subitement troublé, agité ; rapidement il perd toute notion de ce qui l'entoure et tombe dans un état de confusion hallucinatoire aiguë. Deux cas peuvent se présenter : le malade revêt le masque, soit de la dépression profonde, soit, plus souvent, de la manie suraiguë ; il y a, si l'on considère le trouble mental, une forme mélancolique et une forme maniaque, ou, si l'on envisage le trouble physique, une forme adynamique et une forme ataxique ; c'est cette dernière division que nous admettrons, comme le plus conforme à la réalité et à la clinique ; il serait même plus exact de considérer simplement un état ataxo-adynamique avec prédominance de l'un ou l'autre de ces termes.

Le malade est dès le début tout à fait hagard ; il va, vient sans but, parle d'une façon incohérente, crie, vocifère. Il est en proie à une masse d'hallucinations terrifiantes. Dans ces discours hachés, il se défend contre Satan, contre des ennemis imaginaires ; il se croit au milieu des flammes ; il bat l'air de ses bras, se roule sur son lit qu'il met en désordre, mord ses couvertures, déchire ses vêtements. Tout examen physique du malade est parfois impossible, il faut le faire maintenir par plusieurs infirmiers pour prendre la température. La langue est sèche, la peau couverte de sueur, les réflexes exagérés, les pupilles souvent dilatées. Il y a de la diminution des urines, de la constipation ; signe de première importance, *le malade refuse toute nourriture*, en raison, en partie, d'une *dysphagie* très caractérisée, et telle parfois qu'on la comparerait presque à l'hydrophobie de la rage. On a pu dire que certains délires aigus étaient peut-être des rages méconnues (C. Nicolle). Le cœur est tumultueux, le pouls rapide, la respiration est accélérée. Le malade est souvent couvert de contusions qu'il se fait lui-même dans son agitation.

Cet état ataxique ne fait qu'augmenter d'intensité, jusqu'à épuisement complet des forces physiques ; le malade s'amaigrit rapidement, tombe dans le collapsus et s'éteint par faiblesse cardiaque.

Dans certains cas, l'agitation a dès le début un caractère choréique, et l'on est en droit de décrire une *variété choréiforme* ; les mouvements, d'abord peu étendus, arrivent à reproduire la chorée la plus intense.

Dans la forme dite mélancolique, le malade ressemble assez au typhique adynamique ; d'abord confus, bientôt il réagit de moins en moins aux impressions extérieures, il se ramasse dans un coin, ou se recroqueville dans son lit, indifférent à tout, mussitant quelques paroles plus ou moins compréhensibles et incohérentes, exprimant la dépression mentale ; les signes physiques sont ceux de la forme précédente, sauf que l'adynamie s'établit d'emblée.

Dans l'une et l'autre forme, la température est très élevée; le délire aigu est par excellence une maladie hyperthermique. Dès le début le thermomètre atteint souvent 40° et 41°. La courbe est très irrégulière d'ailleurs et il n'en peut guère être donné un schéma général (fig. 251). La mort est précédée tantôt d'une hypothermie passagère, tantôt d'une hyperthermie extrême.

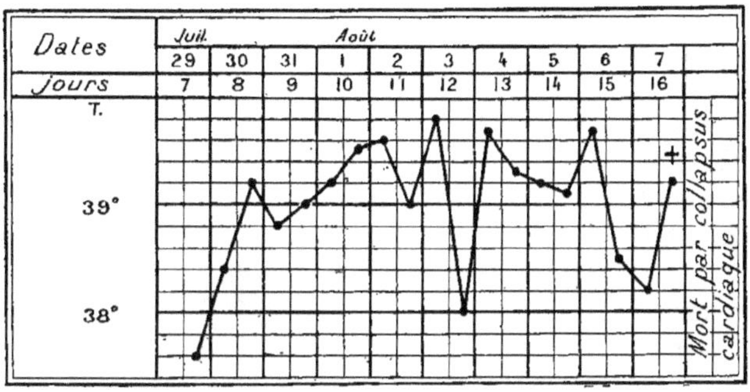

La terminaison habituelle est la mort qui survient

Fig. 251. — Délire aigu. Cas prolongé.

vers le neuvième jour; mais il est des cas plus suraigus encore, d'autres plus prolongés; il n'est pas possible d'en indiquer une évolution cyclique.

Comme complication terminale nous avons eu l'occasion fréquente d'enregistrer la *parotidite aiguë*, affection rare partout ailleurs, et qui est absolument fatale : c'est le signe de la mort. Quoi qu'on ait dit, cette parotidite survient indépendamment de l'emploi de la sonde œsophagienne, qu'on a accusée sans preuve d'en être la cause efficiente.

Chez la femme nous avons, presque dans tous les cas, vu apparaître des métrorragies à la période d'acmé, et qui nous ont semblé annoncer aussi l'approche de la mort; nous avons trouvé dans ces cas, à l'autopsie, un corps jaune récent. La fréquence du fait, que nous ne chercherons pas à expliquer, exclut une simple coïncidence de la menstruation.

Le délire aigu, avons-nous dit, est un syndrome. En effet, on le retrouve dans plusieurs affections mentales, comme mode de terminaison : dans la manie, dans la mélancolie, dans la folie périodique, dans la paralysie générale. On a avancé que le délire aigu ne serait le plus souvent qu'une paralysie générale aiguë; cette question est actuellement insoluble; il est certain qu'on rencontre au début et au cours de la paralysie générale des épisodes aigus et suraigus avec confusion mentale, hyperthermie, se terminant souvent par la mort. Mais, s'il est un syndrome, le délire aigu existe aussi comme maladie autonome, probablement infectieuse ou toxique : l'ensemble des symptômes, la marche, la terminaison, le disent clairement.

Il n'y a pas lieu d'attribuer un rôle étiologique primordial à la prédisposition; néanmoins, nous avons observé un délire aigu mortel chez deux sœurs à quelques mois d'intervalle.

Le **diagnostic** ne laisse pas d'être très ardu, au début surtout; on peut confondre le délire aigu avec le *delirium tremens* (véritable délire aigu de nature seulement mieux définie), quand la confusion hallucinatoire et l'anxiété prédominent; et, en somme, avec tout *délire d'origine toxique ou infectieuse* (spécialement avec l'ictère grave), avec la *confusion mentale aiguë*, dont le délire aigu n'est peut-être que la forme hyperthermique et grave, avec les épisodes aigus de la *paralysie générale*, avec la *manie suraiguë* qui est presque apyrétique et qui, si elle donne lieu à une agitation analogue, n'est pas accompagnée de confusion mentale, ni d'hallucinations, avec la *mélancolie grave* dans les formes adynamiques, avec *les crises délirantes comitiales*. La *variété délirante* de la méningite tuberculeuse ressemble au délire aigu. L'*infection puerpérale* peut prendre la forme du délire aigu. La *fièvre typhoïde, la variole* au début, le simulent ; dans tout délire aigu, le sérodiagnostic est indispensable.

Cette énumération montre la difficulté du diagnostic ; il faut, dans tous les cas, rechercher les signes propres à ces affections auxquelles nous renvoyons.

A la période d'état, le diagnostic s'impose en général ; la dysphagie peut, avons-nous dit, faire penser à *la rage*. Nous insistons sur l'importance de ce signe.

Le **pronostic** était jusqu'à ces dernières années absolument fatal. L'emploi de la balnéation froide et de l'alimentation systématique par la sonde paraît diminuer cette léthalité jusqu'ici presque de règle. On admet que, dans les cas de guérison, il peut persister un certain affaiblissement intellectuel. Il faut penser à la possibilité du suicide, surtout dans la forme anxieuse ; le suicide est, pour ainsi dire, accidentel : le malade, étant totalement inconscient, cherche seulement à fuir ses hallucinations.

L'**anatomie pathologique** du délire aigu n'est pas encore établie d'une façon définitive. On trouve dans l'écorce les lésions aujourd'hui banales de chromatolyse et des atrophies cellulaires (avec proliférations interstitielles, dans quelques cas) (Anglade) ; le cerveau est toujours très congestionné, avec hémorragies punctiformes ou même en foyer ; les lésions des viscères sont banales, congestion pulmonaire, rénale ; ce qui m'a paru plus net (dans trois cas), c'est la diminution de volume du foie, et l'aspect vitreux des cellules surchargées de pigment ocre. On ne peut parfois s'empêcher de faire un rapprochement avec l'atrophie jaune aiguë du foie, que j'ai constatée d'une façon typique dans un cas accompagné d'érythème pellagroïde. On a décrit de la dégénérescence vitreuse des muscles. Les examens bactériologiques ont donné, depuis les premières indications de Briand, des résultats contradictoires et sur lesquels on ne peut tabler.

**Traitement**. — Jusqu'à une époque récente, le traitement se bornait à une expectative tempérée par l'emploi de la camisole de force. Depuis peu, l'alitement est devenu la règle, et doit l'être. Il est vrai que les délirants aigus sont parfois très difficiles à maintenir alités ; ce n'est là qu'une question d'insuffisance de personnel. D'ailleurs, en général, quelque agité que soit le malade, il n'est pas violent, à vrai dire, et une infirmière en permanence suffit pour le faire rester au lit. Les hypnotiques, le bromure et le chloral, en particulier d'action presque nulle ici, doivent être absolument évités ; je ne conseillerai, quoiqu'on en ait beaucoup médit, que l'hyoscine (ou scopolamine) par quart de milligramme, en cas d'agitation incoercible, mais avec la plus grande prudence ; il est, en effet, indispensable de procurer le repos au malade qu'épuise cette agitation incessante. D'ailleurs, l'application de la balnéation réduira sans nul doute l'emploi de ce médicament. Il n'est pas encore déterminé d'une façon précise quel est le mode à préférer ; la balnéation froide (ou peut-être de préférence mitigée), employée comme dans la fièvre typhoïde ou la balnéation tiède prolongée plusieurs heures, paraissent être le plus pratiques et suffisamment efficaces. L'emploi du bain continu ne s'est pas généralisé. En cas d'impossibilité de donner les bains, nous conseillerons les lotions froides ; les enveloppements humides ne peuvent être appliqués qu'avec prudence et sous une surveillance étroite par crainte de collapsus. Le placement à l'asile est souvent nécessité par le fait que là seulement on trouvera un personnel éduqué et une surveillance médicale ininterrompue : de celle-ci dépend la vie du malade.

Nous ne saurions trop insister sur l'impérieuse nécessité d'alimenter le délirant aigu ; le gavage à la sonde molle introduite par le nez est toujours réalisable ; on se contentera de faire absorber ainsi du lait en quantité suffisante : mais il faut se rappeler que l'estomac de ces malades est des plus intolérants ; il sera préférable alors de donner le lait par quart de litre, ou moins, dût-on renouveler plusieurs fois par jour le passage de la sonde qui est absolument inoffensif ; on pourra ajouter quelque excitant (acétate d'ammoniaque). L'injection de caféine, d'huile camphrée, sera utilisée en cas de collapsus. Enfin, en ces dernières années, on a recommandé l'injection de sérum artificiel, que nous n'hésiterions pas à employer systématiquement.

                                                                         *M. TRÉNEL.*

**DÉLIRE D'EMBLÉE.** — Magnan a donné ce nom aux délires qui surgissent brusquement chez les prédisposés sans cause apparente ou par quelque cause banale. Ce sont des accès de manie, de mélancolie, de délire polymorphe surtout (v. c. m.). Ils se caractérisent par la brusquerie du début, l'acuité de la marche, la rapidité de l'évolution. Ils durent quelques jours, quelques semaines, parfois seulement quelques heures. Ils sont éminemment curables, mais sujets à récidives. Le diagnostic en sera parfois ardu, de l'épilepsie psychique, des délires toxiques, de l'ivresse délirante, de la confusion mentale, de la démence précoce au début. On peut presque dire que l'évolution seule et le retour à l'état normal donnent le diagnostic d'une façon certaine. C'est presque un diagnostic d'impression.

Le traitement consistera suivant la forme, l'acuité des accidents, en l'emploi des calmants, de l'alitement, de la balnéation. L'internement ne peut pas toujours être évité, c'est affaire d'indication spéciale à chaque cas.

                                                                         *M. TRÉNEL.*

**DÉLIRE FÉBRILE.** — Substitution totale ou partielle d'images et d'idées fausses, de raisonnements erronés aux perceptions et aux conceptions normales de l'esprit, telle est la définition que nous croyons pouvoir donner du délire. C'est un syndrome fréquent au cours des pyrexies : fièvre typhoïde, variole, érysipèle, fièvres éruptives, pneumonie, angines, rhumatisme, etc. Il est même de règle dans la plupart des cas, pour peu que la maladie présente une certaine intensité. On le rencontre également dans la tuberculose, ainsi que nous le verrons plus loin.

Le délire peut apparaître au début de la maladie, en son cours ou à son déclin ; la description la plus complète s'applique aux troubles de la période d'état. La température a sans doute une certaine valeur dans l'étiologie du délire; mais il faut tenir compte aussi de l'infection en soi, du degré d'intoxication, des troubles circulatoires cérébraux dont l'existence est probable, et surtout du terrain. Chacun réagit de façon différente, les uns présentent une fragilité congénitale (dégénérés), les autres une fragilité acquise (alcooliques). L'insuffisance rénale, le surmenage sont encore d'importants facteurs; enfin, il est sans cause appréciable des sujets qui, pour l'angine la plus banale ou l'élévation thermique la plus insignifiante, présentent de la déviation de leurs fonctions psychiques.

**Symptômes.** — Le délire peut parcourir différents stades caractérisés par une intensité et une atteinte organique croissantes.

Il n'apparaît guère au début même de la maladie causale, mais est précédé de certains prodromes qui, mêlés aux signes propres de cette affection, laisseront pressentir son instauration. Le typhique, par exemple, accuse de l'anxiété, de l'agitation; il dort mal, et le sommeil est troublé de cauchemars pénibles. L'énervement va croissant; le malade, parfois taciturne, présente à d'autres moments une véritable logorrhée, et ce bavardage, évidemment anormal, inquiète presque toujours l'entourage. Les troubles délirants proprement dits se manifestent alors : c'est le *délire doux* des anciens auteurs. Le soir venu, le malade rêvasse ou s'absorbe longuement en la contemplation du papier de la chambre. Il imagine des monstres courant au long des tapisseries, et les dessins des murs s'animent, ce qu'avait déjà signalé jadis Aristote. Le moindre bruit, les cris de la rue sont prétexte à interprétation inexacte. On parle au malade, et il répond correctement; seulement, il ne sait plus le jour ni l'heure, il se croit au matin quand la nuit commence. Souvent, s'il est médecin, il se voit atteint de mille affections, et son bavardage en retrace les symptômes et en discute le diagnostic. L'ouïe et la vue sont surexcitées, comme cela se voit chez les simples surmenés; du reste, à cette période encore, le délire est le plus fréquemment superficiel (subdelirium), et le malade se rend compte de l'inexactitude de tous ces concepts.

Si les troubles vont en augmentant, le délire va perdre cette tranquillité relative du stade initial; mais il y a bien des degrés à franchir encore avant d'arriver à la *frénésie* des anciennes descriptions. Le typhique est maintenant excité, et ses hallucinations sont désormais le plus souvent terrifiantes; il cesse d'être calme pour devenir agressif au besoin; il voit des ennemis, il fuit, il se défend, il crie, il est insensible à la douleur, et parfois se précipite par une fenêtre inconsidérément ouverte, soit qu'il ne la voie point, soit que quelque folie le pousse au suicide. Quelquefois cependant, c'est d'un air béat que le malade écoute des voix. Pendant toute cette période, l'insomnie est de règle, le pouls est large et vibrant ou petit et rapide, la face est congestionnée, la langue rôtie, mais, en somme, il n'est rien à signaler qui sorte du cadre ordinaire de toute infection profonde.

Les phénomènes peuvent rétrocéder alors, ou bien ils se modifient, et la dépression succède à l'animation précédente. Au lieu d'être actif, le malade demeure immobile, marmottant une suite incohérente de syllabes, ou bien il saisit de ses doigts des flocons, des miettes imaginaires que tout en tiraillant ses draps il jette soigneusement au loin (carphologie, crocidisme).

L'état général est très mauvais : température extrême, pouls misérable, tremblements, soubresauts, etc. Enfin, il peut y avoir guérison coïncidant avec la défervescence, ou bien la mort peut survenir dans l'adynamie ou le coma ; celui-ci est souvent coupé de périodes délirantes.

**Évolution**. — Le délire fébrile présente une durée variable : il est surtout intense chez les alcooliques, et l'on a pu émettre cette opinion que le *delirium tremens* (v. c. m.) était toujours d'origine infectieuse. Le délire cesse en général au déclin de la maladie. Il peut chez les grands malades se prolonger dans la convalescence, et souvent il persiste plus ou moins longtemps une certaine paresse de l'idéation. Cette manière d'être psychique peut même aboutir à la confusion mentale si infection et délire consécutif se répètent plusieurs fois.

En général, il persiste simplement pendant quelques jours une idée fixe ; tel convalescent se croit marié, tel autre a fait un héritage ; on a même signalé à titre exceptionnel l'évolution d'un délire véritablement systématisé, mélancolique ou ambitieux.

Le *pronostic* du délire dépend essentiellement de la maladie causale, du terrain, etc. Il n'y a pas toujours parallélisme entre l'intensité du délire et le degré de la fièvre. Beaucoup de surmenés font un délire exubérant pour une infection légère avec 38° de température. L'âge est une cause aggravante ; l'enfant, au contraire, délire très facilement sans qu'il y ait toujours lieu de s'effrayer outre mesure. En tous cas, le retour d'un sommeil normal est un signe favorable ; mais on doit tout craindre d'une somnolence secouée de soubresauts et de spasmes chez un malade animé de tremblements ou présentant de la carphologie.

**Formes cliniques**. — Le *délire aigu* semble bien n'être qu'un délire infectieux ; à l'autopsie, on a trouvé du reste plusieurs fois des congestions pulmonaires, des pneumonies, de l'endocardite, etc. Ce qui donne à cette forme sa physionomie clinique particulière, c'est son début brusque. En 24 heures, la maladie est constituée avec un état typhoïde accusé : langue rôtie, fuliginosités, hyperthermie (39° à 41°), constipation opiniâtre ou diarrhée fétide, pouls petit et rapide (120-140), respiration parfois à type de Cheyne-Stokes. Le délire est violent, très actif, le tableau est toujours le même d'ailleurs. L'affection se termine par le collapsus et la mort, du 4e au 10e jour. La guérison est exceptionnelle ; elle est lente et incomplète.

Le *délire septicémique* se rencontre dans la période prodromique des grandes infections avec passage de microbes dans la circulation générale, ou au cours des états morbides caractérisés mais évoluant sans fièvre (rage, certaines infections puerpérales). Le début en est brusque, et il aboutit rapidement à une confusion hallucinatoire aiguë, parfois à un délire systématisé (délire des accouchées). Il peut guérir complètement, mais cela est rare, surtout après plusieurs accès. Son étiologie et sa séméiologie ne diffèrent en rien de ce que nous avons décrit précédemment ; le thermomètre permet seul de distinguer cette variété.

C'est encore de confusion avec illusions intenses accompagnées d'excitation motrice qu'il s'agit dans le *collapsus delirium* de *Kraepelin*. A la période d'état, ou plus souvent vers l'époque de la défervescence d'une maladie, survient une chute rapide de la température : hypothermie, adynamie profonde, immédiatement inquiétante, et hallucinations en général terribles, tels sont les caractères du délire de collapsus. L'accès est généralement nocturne et passager; il dure quelques heures.

Enfin, chez les *tuberculeux*, à l'approche de la mort, on voit souvent s'installer un subdélire calme, une euphorie significative; le malade se sent mieux, il combine un grand voyage, en reviendra guéri (Ball), mais c'est là moins un délire fébrile qu'un délire toxique, si tant est du reste que de telles distinctions soient bien légitimes.

**Diagnostic**. — Il est en général facile et découle de la connaissance d'une maladie antérieure. Il n'est d'exception que pour le délire aigu, où le trouble psychique prime tout le reste et se trouve être précoce. Ce délire aigu ne devra pas être pris pour une *méningite* (vomissements, Kernig, convulsions, données fournies par la ponction lombaire); on ne devra pas non plus le confondre avec les troubles un peu analogues qui se voient dans le stade initial de la *paralysie générale* (inégalité pupillaire, tremblement de la langue, troubles de la parole, antécédents); le diagnostic du *delirium tremens* pourra être également discuté; enfin, il suffira de se rappeler que, dans la *manie aiguë*, l'élévation thermique, quand elle existe, atteint seulement quelques dixièmes. La même remarque diagnostique est à faire pour les délires fébriles ordinaires; on a plus d'une fois envoyé un typhique à l'asile. Enfin, le délire peut être, chez le vieillard, le seul symptôme d'une pneumonie évoluant sans troubles thoraciques.

Il reste à faire une remarque de portée générale : on doit penser toujours à l'intoxication d'un organisme débilité par la *médication prescrite*; et l'on ne devra pas étiqueter fébrile le délire toxique dû à l'emploi thérapeutique de la belladone, des salicylates, de la caféine ou de la digitale, de l'antipyrine, de l'iodoforme, de l'opium.

**Traitement**. — Il sera général et symptomatique. On soignera naturellement l'infection causale et l'on favorisera l'élimination des toxines en facilitant la diurèse et en combattant la constipation. Le malade devra être maintenu au lit, surveillé sans cesse, et l'on proscrira l'emploi de la camisole de force (V. DELIRIUM TREMENS). On assurera l'alimentation, et l'on surveillera spécialement l'effet des médicaments employés. On sera du reste très sobre de ces derniers; les calmants seront peu usités, et de préférence en lavements (bromures, valériane).

| | |
|---|---|
| Bromures. . . . . . . . . . . . . . . . . . . . | 1 à 5 grammes. |
| Eau. . . . . . . . . . . . . . . . . . . . . . . | 100 grammes. |
| Racines de valériane. . . . : . . . . . . . . | 20 grammes. |
| Eau bouillante. . . . . . . . . . . . . . . . . | 250 — |
| Jaune d'œuf. . . . . . . . . . . . . . . . . . | N° 1 |

Quand il y a collapsus, la médication stimulante (alcool, acétate d'ammoniaque, huile camphrée, strychnine, caféine) est indiquée.

On pourra donner par exemple :

| | |
|---|---|
| Acétate d'ammoniaque . . . . . . . . . . . . | 6 grammes. |
| Teinture de cannelle . . . . . . . . . . . . . | 8 — |
| Liqueur d'Hoffmann. . . . . . . . . . . . . . | 2 — |
| Sirop d'écorces d'oranges amères. . . . . . . . | 40 — |
| Vin de Porto . . . . . . . . . . . . . . . . | Q. S. p. 150 c. c. |

Mais la médication par excellence du délire est la balnéation répétée. Il y a peu de contre-indications; elles sont tirées de l'âge, de l'existence d'une maladie cardiaque ou d'une tuberculose congestive. Le premier bain sera donné à 25° ou 28°, et progressivement abaissé à 20°; les suivants seront à 18°. Ils dureront 10 à 15 minutes, moitié moins chez l'enfant, et l'on fera des affusions froides sur la tête. Un grog sera bu au sortir du bain. Celui-ci sera répété toutes les trois heures pour toute température supérieure à 38°,5. On ne réveillera jamais le malade pour le baigner. On donnera au vieillard des bains tièdes, inférieurs au début de 5° à 6° à la température rectale, puis refroidis jusqu'à 20° ou 24°.                    *FRANÇOIS MOUTIER.*

**DÉLIRES SYSTÉMATISÉS (PARANOÏA).** — Les psychoses variées désignées par le terme général de délires systématisés (Morel) constituent, peut-on dire, la moitié de la pathologie mentale. Ce terme est très mauvais et a été très nuisible à la bonne différenciation clinique d'affections distinctes. Il suppose l'existence d'un système logiquement établi d'idées à point de départ faux. Or, dans nombre de délires systématisés, ce système logique n'existe à aucun moment. Le terme de paranoïa, de sens vague, ne préjugeant rien, est beaucoup meilleur ; il signifie en somme uniquement « idées fausses », et permet d'établir des dénominations simples et multiples. Néanmoins, le terme de délire systématisé étant consacré classiquement et le terme paranoïa rejeté de la nomenclature en France, nous nous conformerons à cette tradition.

C'est en Allemagne que le mot paranoïa (Mendel) a été mis en usage. Il y a été l'objet de vives discussions. Si pour les uns il répond en somme à notre terme très général de délire systématisé, et s'il peut servir à désigner, avec épithètes appropriées, des cas chroniques et des cas aigus, des cas hallucinatoires ou non, pour les autres (Krœpelin, Sérieux), il ne doit servir à désigner que les cas chroniques d'emblée, non hallucinatoires où le trouble paraît purement intellectuel, a une marche lente et progressive, et est basé uniquement sur des interprétations qui font suite à une longue période d'incubation constituée par des malaises vagues, des préoccupations hypocondriaques. Sérieux considère que cette délimitation n'est pas assez étroite et, décrivant les folies raisonnantes, il différencie résolument le délire d'interprétation (qui serait alors la paranoïa vraie, légitime) et le délire de revendication qui serait à base d'idées obsédantes, et rejette le terme de persécutés-persécuteurs (V. Folie raisonnante).

Les délires systématisés se caractérisent essentiellement par les interprétations délirantes, les idées de persécution, les hallucinations auditives. La genèse des idées de persécution est des plus obscures : suivant les cas, elles semblent naître des hallucinations, donc être consécutives à un trouble sensoriel; dans d'autres, elles apparaissent comme primitives, d'origine toute intellectuelle, si l'on peut dire, indépendante de tout phénomène hallucinatoire. Suivant une dernière théorie, à la base de tout délire de ce genre, il y aurait une émotion si minime soit-elle.

Les idées délirantes, enfin, découlent-elles simplement d'une disposition mentale spéciale? Existe-il un caractère paranoïque, comme il existe un caractère épileptique? Le fait est certain, mais, pas plus dans un cas que dans l'autre, on n'est en droit de donner pour cause de la maladie ce caractère qui n'en est qu'une manifestation.

D'après ce rapide schéma, on conçoit l'extrême complexité du problème qu'il n'est pas possible de discuter ici, obligé que nous sommes de nous borner à l'exposé succinct des faits, abstraction faite des théories, et malgré l'incertitude des conclusions qui peuvent être actuellement admises. De plus, même en se maintenant dans le cadre étroit de la description clinique pure, il est encore difficile aujourd'hui de différencier nettement les diverses espèces mentales paranoïques. Cela tient aux différences de nomenclature et de doctrine des auteurs et aux nombreuses formes de passage qui unissent les formes typiques. Nous énumérerons donc simplement ces dernières.

1° Délire systématisé simple ou délire de persécution (paranoïa simple) (v. plus loin);

2° Délire chronique à évolution systématique (v. plus loin);

3° Délire systématisé hypocondriaque (V. Hypocondrie);

4° Folie raisonnante (délire d'interprétation, délire de revendication) (v. c. m.);

5° Délire systématisé originaire (v. plus loin);

6° Délires systématisés aigus ou polymorphes (v. plus loin);

7° Démence paranoïde (v. c. m.);

8° Délires systématisés secondaires.

Nous décrirons en premier lieu le délire chronique qui permet de donner un bon schéma de ces psychoses en général.           *M. TRÉNEL.*

## DÉLIRE CHRONIQUE A ÉVOLUTION SYSTÉMATIQUE. PARANOÏA COMPLÈTE. —

Lasègue distingua clairement, le premier, de la mélancolie, le délire des persécutions; Falret compléta ses travaux; après eux, Magnan a donné une description devenue classique de la forme typique évolutive du délire systématisé et lui a imposé le nom de délire chronique à évolution systématique. Voici le schéma de la description de Magnan.

1° **Période d'inquiétude.** — Un individu, jusque-là sain d'esprit, dans la force de l'âge, devient peu à peu inquiet, triste, préoccupé, il ne se sent plus dans un état naturel, il lui semble qu'on le regarde dans la rue, on chuchote sur son passage; il se montre méfiant à l'égard de son entourage, méticuleux, tracassier. Peu à peu, cet état s'accentue. Il lui semble qu'on parle de lui, qu'on l'interpelle. Il entre dans la période d'état.

2° **Période d'état.** — C'est la période hallucinatoire; les hallucinations sont d'abord purement auditives (jamais visuelles). Plus tard apparaîtront les hallucinations de l'odorat, du goût et de la sensibilité générale et génitale. L'hallucination auditive débute par des interpellations brèves; on l'appelle par son nom dans la rue, on l'insulte, on fait des allusions à des choses intimes, on lui fait des reproches immérités, on lui adresse des accusations odieuses, on lui dit qu'il est un vaurien, un pourri, un sodomiste, les voix lui arrivent claires ou chuchotées, uniques ou multiples, proches ou lointaines, souvent souterraines, naturelles ou par le téléphone, la télégraphie sans fil, à travers l'air, les murs, les calorifères, des trous invisibles au plafond. Révolté de ces accusations immotivées, le malade réagit d'une façon plus ou moins active : l'un s'isole, évite la compagnie, se renferme chez lui : persécuté résigné (Vigouroux). Un autre fuit, déménage, voyage : (persécuté migrateur); l'autre laisse éclater son indignation par des récriminations, des plaintes aux autorités, par des attentats contre les personnes. Les crimes commis par les délirants systématisés sont accomplis avec préméditation (souvent même, ils sont annoncés à l'avance par leurs auteurs), de sang-froid, et le malade s'en glorifie, sans chercher à se dérober à la justice. Bien au contraire, il est convaincu qu'il a avantageusement attiré l'attention des pouvoirs sur son cas et ne s'attend à aucun châtiment.

Nous n'avons fait allusion encore qu'aux hallucinations de l'ouïe; à une époque plus ou moins précoce s'y joignent des hallucinations de la sensibilité générale avec l'accompagnement inévitable d'idées hypocondriaques. Le malade sent qu'on agit sur lui par l'électricité, le téléphone, les rayons X. L'explication des sensations du persécuté suivent les progrès de la science : l'action de Satan et des sorciers est remplacée aujourd'hui par celle du radium.

Les hallucinations génitales sont des plus intenses dans cette forme de délire; elles ont leur base soit dans des rêves érotiques, soit dans l'impuissance génitale. Des personnages invisibles viennent pomper le sperme pendant la nuit, suscitent des érections intempestives, ou sodomisent le patient; chez la femme, ce sont des attouchements obscènes, des viols. On conçoit facilement l'irritation et les réactions dangereuses de semblables malades, d'autant plus que les hallucinations auditives viennent corroborer les sensations génitales, en les annonçant ou en désignant leur auteur.

Les hallucinations de la sensibilité générale qui se traduisent par des plaintes hypocondriaques sont rapportées à l'action des ennemis, au poison qu'ils servent dans les aliments, au sort qu'ils ont jeté; il s'ébauche parfois des idées de négation, en ce sens que le malade prétend que ses organes sont faussés, changés de nature, rendus incapables de fonctionner.

Les hallucinations cénesthésiques et génitales surtout donnent lieu à l'invention de moyens de défense des plus singuliers parfois. Les malades protègent leurs organes génitaux par des ceintures de toutes formes, les femmes se bourrent le vagin de chiffons d'ouate, d'autres se bouchent le nez, les oreilles. On en a vu qui portaient un casque sous leur chapeau, se couvraient d'une cuirasse.

Pour fuir leurs persécuteurs, certains changent constamment de logis, ou voyagent parfois très loin; l'un de ces malades traversa ainsi l'Europe et l'Asie en gagnant sa vie au jour le jour, dans sa longue odyssée, sans laisser jamais transparaître son délire.

Ces malades sont en effet très *dissimulateurs*; souvent on ne devine le délire qu'à leur attitude, et l'on en voit rester des mois sans communiquer aucune de leurs idées délirantes. A toutes les questions, ils répondent qu'ils ne savent pas ce qu'on veut dire, ou bien qu'on sait tout aussi bien qu'eux.

3° **Période mégalomaniaque.** — D'après Magnan, le délirant systématisé cherche à s'expliquer la raison des persécutions dont il est victime. A force de ruminer, il finit par trouver cette explication. Si on agit ainsi à son égard, c'est qu'on y a quelque intérêt, on attache de l'importance à sa personne, on veut l'annihiler, le supprimer; à cause de quoi, en faveur de qui? Parce qu'on veut substituer quelqu'un à lui, s'emparer de ce qui lui appartient. Seraient-il donc une personnalité marquante, n'aurait-il pas droit à quelque rang, à quelque fortune? A ces questions, le malade se répond par l'affirmative, ou bien une hallucination l'éclaire subitement.

Il est riche, il est prince, il est roi. Un degré de plus et un changement complet de la personnalité a lieu, il est saint, divin, il est Dieu ou le Christ. Il a une puissance invincible, la toute-puissance. (Les femmes sont la Vierge, Jeanne d'Arc.) Les ennemis veulent l'annihiler, mais tous les moyens qu'ils ont employés jusqu'ici n'ont réussi que grâce à son ignorance; il voit clair maintenant, son tour va venir. En général, le mégalomane attend tranquillement son heure, il exhibe des décorations, des symboles de sa puissance, affectant un mépris hautain pour le reste de l'humanité. Il s'isole dans une attitude altière caractéristique, ne se départant de son calme que si l'on cherche à contredire ses idées.

Il en est qui, cependant, demeurent très violents, très hostiles, et même très agressifs au point d'être inabordables pendant de longues périodes.

C'est à cette période aussi que le malade affecte un langage particulier, ne parle de lui-même qu'au pluriel ou à la troisième personne, fait des néologismes qui peuvent, soit se borner à des termes inventés pour désigner ses persécuteurs, soit défigurer entièrement son langage (V. NÉOLOGISMES).

4° **Période démentielle.** — Le délire chronique dure des années et est compatible, d'après Magnan, avec l'intégrité des facultés intellectuelles; ce n'est que très tardivement que l'intelligence se dissocie, et que la démence apparaît; le malade reste alors béatement figé dans son délire mégalomaniaque devenu de plus en plus incohérent. Pour beaucoup d'auteurs, cette démence tardive n'est que de la démence sénile; et, d'autre part, elle peut être bien plus précoce que ne l'enseigne Magnan.

**Marche.** — La maladie est, d'essence même, chronique; débutant à l'âge mûr, vers la trentaine, elle dure la vie entière, pour se terminer dans la démence.

**Pronostic.** — Il découle de la chronicité; l'internement est inévitable pour des malades portés souvent à la violence et au crime.

**Diagnostic.** — Le délire systématisé chronique est le plus souvent très évident : le langage, les écrits, l'attitude du malade dictent le diagnostic. Il arrive en effet très rarement que le malade vienne consulter le médecin au début de la maladie, si ce n'est peut-être sous l'influence des troubles cénesthésiques qu'il ressent : dans ce cas, il est immanquablement soigné comme neurasthénique hypocondriaque. Mais, dès cette période, les réticences du malade devront mettre en éveil. Plus tard, la tenue de son délire permettra de le différencier du paranoïque simple, d'une part, du paralytique général de l'autre; l'absence d'hallucinations visuelles fait éliminer les délires toxiques, l'alcoolisme en particulier.

La multiplicité, l'enchevêtrement des idées délirantes et des hallucinations, l'incohérence dans les délires polymorphes, le distinguent de ceux-ci. Les différentes formes de folies raisonnantes se différencient par l'absence d'hallucinations, d'où une allure toute intellectuelle de ces délires s'opposant à la teneur sensorielle du délire chronique.

Le diagnostic peut être rendu très difficile par les réticences, la dissimulation de ces malades. Il en est qui savent assez bien se contenir pour faire illusion aux personnes incompétentes, magistrats, journalistes, auxquels ils adressent leurs réclamations. Une observation suffisamment prolongée suffit en général pour reconnaître les idées délirantes.

**Traitement.** — Le traitement se réduit à rien. Les délirants systématisés doivent être internés pour éviter leurs actes violents, internement souvent trop tardif en raison de la dissimulation de ces malades, dont la maladie, jusque-là considérée comme simple bizarrerie, éclate par l'accomplissement d'un crime. Dans la suite, vers la période démentielle, ces délirants peuvent être rendus à la liberté limitée du placement familial (V. COLONIES FAMILIALES).                                   *M. TRÉNEL.*

**DÉLIRES SYSTÉMATISÉS AIGUS. DÉLIRES POLYMORPHES.** — Les délires polymorphes sont ainsi dénommées, parce qu'ils sont constitués par l'apparition simultanée d'idées délirantes et de troubles sensoriels multiples; c'est un ensemble plus ou moins confus de toutes les variétés d'idées de persécution, de grandeur, hypocondriaques, etc., et d'hallucinations de tous les sens.

Le début en est aigu, cataclysmal et survient au milieu d'une bonne santé apparente ou à la suite de courts prodromes de nature banale, insomnie, inappétence, troubles de l'humeur. Rapidement, en quelques heures ou quelques jours, le malade tombe dans un état délirant que nous avons défini à l'instant. Il est inquiet, anxieux; il se croit en butte à des persécutions qu'il ne définit que vaguement : on lui en veut, on veut lui faire du mal, etc. Puis, d'un moment à l'autre, il exprime des idées de grandeur : il est riche, il est noble, etc.; ou mystiques : il est envoyé par Dieu, etc. A cela se mêlent des préoccupations génitales, des idées érotiques et des actes obscènes.

Les hallucinations ne sont pas moins intenses. Toutes les variétés d'hallucinations se manifestent dans le même temps avec prédominance des hallucinations auditives.

Les hallucinations ne peuvent souvent pas être affirmées; il y a plutôt des illusions de la vue (erreurs de personnes, de lieux). Le malade entend des voix menaçantes ou au contraire agréables, des concerts, des menaces, des commandements : on lui envoie des poudres, on l'empoisonne. Tout cela se suit, s'entremêle. L'incohérence des idées et du langage peut être extrême, traduisant la multiplicité et l'intensité des troubles sensoriels, mais, dans certains cas, au lieu de cette confusion des symptômes, il y a un enchaînement plus suivi, une persistance plus grande des idées délirantes, une plus grande monotonie des hallucinations : par exemple, une malade conservera pendant 18 mois de sa maladie l'idée qu'elle est une princesse Radziwill et dira tous les jours que des effluves lui tombent du plafond sur tout le corps.

La marche est aiguë; l'acmé est atteinte rapidement et le délire reste très intense pendant un temps qui peut varier de quelques semaines à plusieurs mois; il garde plus généralement, dans les cas à évolution rapide, son caractère polymorphe et confus, et c'est dans les cas où il se prolonge, qu'il devient moins confus, moins compliqué, qu'il se systématise ou plutôt qu'il se stéréotype mieux ; il a alors une tendance à passer à l'état chronique, et il est difficile de différencier ces cas de la paranoïa simple. En effet, il semble qu'il y ait une parenté très intime entre ces deux formes.

Il est vrai de dire que les aliénistes s'entendent très mal sur ces délires polymorphes. Il paraîtrait que les uns doivent être considérés comme des accès passagers (susceptibles d'ailleurs de récidives) et constituent en somme *les délires d'emblée* (v. c. m.) ; les autres ne sont que des formes atypiques de la paranoïa simple. Les uns et les autres seraient propres aux dégénérés. Il est probable qu'un grand nombre de ces cas ressortissent à la démence précoce, car beaucoup laissent à leur suite un état démentiel où surnagent seulement quelques bribes de la systématisation du début, qui même disparaît entièrement. On trouvera même que le rapide schéma que nous avons donné rappelle singulièrement la démence précoce paranoïde (v. c. m.).

Il est certain pour nous que l'on confond encore dans les délires systématisés aigus des états appartenant à des affections semblables seulement par le début, différentes par leur évolution, et dont la nomenclature gagnerait à être fixée d'une façon définitive.

**Diagnostic.** — Le diagnostic des délires systématisés aigus demanderait que soient passées en revue toutes les maladies mentales pour ainsi dire. Nous n'y pouvons voir, en effet, dans un grand nombre de cas, qu'un syndrome, manifestation tantôt d'une paranoïa simple à début rapide, tantôt d'une paralysie générale, tantôt d'une folie périodique, d'une démence précoce, etc. Le délire systématisé aigu proprement dit ne porte pas en lui-même son diagnostic qui dépend de son acuité, de son évolution plutôt que des symptômes mentaux pris en eux-mêmes.

**Pronostic.** — Le pronostic du syndrome est celui de la maladie causale. Le délire systématisé aigu, au sens strict, est tantôt un trouble transitoire durant de quelques jours à plusieurs mois, se terminant assez brusquement ; il est susceptible de récidive (nous sommes tentés, pour notre part, de voir dans de tels cas des folies périodiques à accès paranoïques) ; tantôt c'est une psychose chronique passant plus ou moins vite à la démence.

**Traitement.** — Le traitement se réduit à l'expectative, avec emploi des moyens habituels en cas d'agitation et d'insomnie, sans qu'il y ait à donner ici d'indications particulières. L'internement (v. c. m.) est la plupart du temps nécessaire en raison des écarts de conduite, des extravagances de ces malades. *M. TRÉNEL.*

DÉLIRE SYSTÉMATISÉ ORIGINEL OU ORIGINAIRE. — Ce type morbide (Sander) est une variété de délire systématisé à début très précoce et se caractérisant surtout par des idées de grandeurs. Il affecte en général la forme suivante : le malade se croit d'une noble extraction, et, s'appuyant sur des indices imaginaires, qu'il recherche dans son passé (délire palingnostique, rétroactif), il construit tout un roman. Il se croit appelé à être roi, pape, ou réformateur social. Il fait paraître des appels au peuple ou aux pouvoirs publics, entre en correspondance avec les personnages les plus haut

placés. Parfois ses revendications prennent une allure processive (V. Folie
raisonnante).

Le délire est très stéréotypé, il se caractérise bien par son mono-idéisme
et n'évolue pas. Il reste identique à lui-même pendant toute la vie de l'individu, lequel tente souvent de conformer ses actes au rôle qu'il s'est choisi.
Un malade bien connu interné à l'Asile clinique se considérait depuis son
enfance comme appelé à être pape. Certains prétendants rentrent dans cette
catégorie comme Naundorff et les autres prétendus Louis XVII. Il n'est pas
sans exemple que certains de ces malades aient réussi dans leurs prétentions
et fait figure dans l'histoire.

Les hallucinations manquent ou du moins restent au second plan, les
interprétations délirantes forment le fond de la maladie. Hors du délire,
l'intelligence reste intacte, mais elle est souvent congénitalement débile.

La marche est essentiellement chronique.

**Diagnostic.** — Le délire systématisé originaire se différencie du délire
chronique par le fait que l'idée de grandeurs est primitive, *originaire*, isolée,
ne s'accompagnant pas d'hallucinations, qu'il débute à un âge précoce et
qu'il n'évolue pas. On le diagnostiquera de la paranoïa simple par des raisons analogues. C'est une affection rare : 16 sur 552 cas de paranoïa (Krafft-
Eling).

**Pronostic.** — L'affection est chronique d'emblée.

**Traitement.** — Il n'y a pas d'autre traitement que l'internement. Le
malade se met en effet en conflit avec la société et se livre à des actes
bizarres, sinon dangereux.                              *M. TRÉNEL.*

---

**DÉLIRE SYSTÉMATISÉ SIMPLE, PARANOÏA SIMPLE.** — Nous avons décrit le
délire chronique tel que l'a schématisé Magnan, et tel qu'il est resté classique.
Il nous a permis d'exposer le type du persécuté, et cette description n'est,
nous le répétons, qu'un schéma. De semblables cas sont rares. En réalité,
la plupart des persécutés ne se présentent pas suivant la formule ; les
périodes décrites sont écourtées et s'imbriquent, l'incubation est plus ou
moins marquée, la période d'état ne se sépare pas de la période mégalomaniaque, elle en est contemporaine ; la démence daterait, d'après certains
auteurs, de l'apparition des idées de grandeurs, marque de l'affaiblissement
mental de par leur illogisme même ; la démence terminale, dans d'autres cas,
où une lucidité suffisante persiste longtemps, ne serait que de la démence
sénile vulgaire.

Le délire de persécution n'évolue pas d'habitude avec la majesté clinique,
souvent artificiellement dessinée. Les cas vulgaires de paranoïa, plus confus
dans leur marche, sont, il est vrai, rangés par Magnan dans les délires des
dégénérés. Mais d'autres auteurs, des plus autorisés, rangent justement les
paranoïa de la forme du délire chronique dans les psychoses de dégénérescence. Kraepelin fait rentrer ce délire chronique et toutes les formes voisines dans la démence paranoïde (v. c. m.).

Les délirants *dits systématisés*, qui forment un fort contingent de la population des asiles, méritent-ils donc bien ce nom? Chez la plupart de ces
malades, le délire ne se développe pas d'habitude avec les conséquences

logiques que suppose le mot de systématisation, le terme de *délire stéréotypé* conviendrait mieux. C'est après une période d'incubation de durée très variable, ou même d'emblée, que l'idée de persécution apparaît, et prend toute son ampleur pour rester sans évolution, durant la vie entière du malade. Les hallucinations de l'ouïe et de la sensibilité générale et génitale en sont contemporaines, comme aussi les idées de grandeurs. Dans nombre de cas, l'hallucination sensorielle ou sensitivo-sensorielle simple ou multiple paraît être le phénomène primitif, et l'interprétation par le malade en est souvent palingnostique. On a employé pour ces faits les mots d'*hallucinose* et, pour notre part, nous serions fortement tentés d'attribuer à ces cas une origine purement sensorielle ou sensitivo-sensorielle (centrale).

La grande majorité des paranoïques rentrent donc dans le cadre de la paranoïa simple (*paranoïa simplex*). Le début s'en fait de deux façons : soit par un épisode aigu, soit d'une façon insidieuse. Dans le premier cas, on peut observer une phase de confusion hallucinatoire analogue à la forme hallucinatoire de la confusion mentale (v. c. m.), quoique avec une désorientation moindre que dans celle-ci ; bientôt les hallucinations et illusions auditives deviennent plus distinctes ; c'est un sabbat, des conversations plus ou moins incompréhensibles, un bruit de machine, des menaces ; des voix partent de l'étage au-dessus, de tous côtés, parlent au patient de ses affaires, l'insultent directement ou par le phonographe, le téléphone, etc. A cela se mêlent des sensations pénibles ou singulières provenant des rayons X, du magnétisme, de l'électricité, qui ont remplacé les sortilèges des âges anciens, lesquels sont invoqués encore dans les populations peu instruites.

Les hallucinations génitales sont très intenses, bien souvent, et ne laissent aucun repos au malade. Les hallucinations cénesthésiques, tactiles, gustatives, se complètent et se compliquent l'une l'autre. Ces sensations anormales sont accompagnées généralement d'idées hypocondriaques, dont l'absurdité atteint presque parfois celle de la paralysie générale. Ce sont des animaux qui rongent les viscères, l'intestin qui communique avec les poumons, un fer rouge enfoncé dans le rectum ; la forme, la complexité, la vraisemblance de ces idées sont en rapport avec le niveau mental de l'individu ; mais elles ont toujours la même valeur au point de vue séméiologique. Les hallucinations tactiles sont des attouchements, des pressions, des décharges électriques, des coups interprétés comme produits par les puissances ennemies. Les fausses impressions gustatives entraînent des idées d'empoisonnement, des refus de nourriture, ou des précautions singulières pour l'alimentation.

Les malades donnent souvent à leurs persécuteurs des dénominations néologiques (V. NÉOLOGISMES) ; à côté des prêtres, des juifs, des francs-maçons, etc., il y a les frappeurs, les invisibleurs, les esprits celtiques et médianimiques, etc.

Certains malades écrivent beaucoup, en graphomanes ; sauf chez ceux qui possèdent une certaine instruction, ces écrits sont décousus, diffus, fatigants à lire par la pauvreté et l'incohérence des idées qui y sont émises, parfois rendus presque incompréhensibles par les néologismes.

Les hallucinations visuelles sont absentes de ce tableau clinique. Dans la sphère visuelle, le systématisé ne dépasse pas l'illusion, peut-être même n'y a-t-il pas illusion, mais simple interprétation délirante d'un geste, d'un regard, traduit toujours dans un sens hostile. Les erreurs de personnalité sont fréquentes; les malades investissent d'un rôle plus ou moins singulier les personnes qui les approchent.

Les idées de grandeur se mêlent aux troubles sensoriels; elles sont moins développées que dans le délire chronique, mais affectent les mêmes types, de sorte que nous n'y reviendrons pas ici. Elles manquent souvent.

Les malades réagissent à leur délire de deux façons : 1º *passivement*, à la façon des mélancoliques, par une attitude renfermée et craintive (persécutés résignés, Vigouroux); parfois même cette attitude passive dans les périodes hallucinatoires intenses pourrait en imposer presque pour une stupeur; 2º *activement*, et c'est le cas le plus fréquent, par des protestations, des gesticulations singulières destinées à éloigner les influences persécutrices; enfin, par des violences plus ou moins impulsives soit contre le persécuteur choisi ou ses prétendus complices (parents, voisin, médecin, infirmier) soit aveuglément sur le premier venu; 3º d'autres *nient* leurs persécuteurs (aliénés migrateurs).

**Marche.** — La marche de la maladie est chronique d'emblée; très rapidement, en quelques mois au plus, l'ensemble symptomatique a atteint l'apogée de son perfectionnement, et dorénavant le malade affecte une attitude, une conversation, une gesticulation qui resteront les mêmes toute sa vie. Il y a de ci, de là, quelques exacerbations de forme maniaque ou confusionnelle, transitoires. La démence, au sens strict du mot, peut être très tardive, mais il est difficile de tracer la limite et l'époque où elle commence. Des malades à délire extrêmement riche gardent une cohésion mentale presque parfaite en dehors de leur délire; d'autres, chez qui le délire est beaucoup moins bruyant, moins apparent, sont atteints très vite d'un affaiblissement mental plus ou moins profond. Il semblerait donc qu'il y ait tous les degrés de passage à la démence paranoïde (v. c. m.).

**Pronostic.** — Le pronostic de paranoïa simple est absolument grave, quant à la vie intellectuelle et sociale. La chronicité de l'affection, ses manifestations bruyantes ou dangereuses condamnent le malade à l'internement. Néanmoins, un nombre notable de ces malades sont aptes, la période aiguë passée, à jouir d'une liberté relative; quelque délirants qu'ils soient, ils sont des plus susceptibles de profiter de la demi-liberté des colonies familiales (v. c. m.). Leurs hallucinations leur créent un monde à part où ils vivent isolés du monde extérieur, tout en continuant à se conduire d'une façon suffisamment correcte.

**Traitement.** — Les systématisés doivent être placés à l'asile où, à l'abri des causes d'excitation extérieures; la plupart finissent par se faire à cette vie monotone qui atténue leur irritabilité. D'autres restent de perpétuels révoltés, des réclameurs, des protestataires infatigables, que leurs hallucinations (les hallucinations génitales surtout) portent parfois à des violences extrêmes, tantôt brusques, tantôt sournoisement préparées.

*M. TRÉNEL.*

DÉLIRE SYSTÉMATISÉ HYPOCONDRIAQUE. — V. HYPOCONDRIE.

**DELIRIUM TREMENS.** — Le delirium tremens est un délire aigu survenant au cours de l'alcoolisme chronique. On peut dans cette intoxication rencontrer plusieurs variétés de délires en dehors des troubles mentaux proprement dits [V. ALCOOLISME (TROUBLES MENTAUX)]. Tous ces délires ont d'ailleurs les mêmes caractéristiques : ils sont mobiles, souvent professionnels, et les hallucinations visuelles prédominent. Certaines de ces hallucinations ont commencé pendant le sommeil, dans cette courte période qui précède le réveil (hallucinations hypnagogiques). Le malade continue à subir ces impressions inexactes après le réveil, et son délire est avant tout actif : il se défend contre des ennemis, ou donne un corps à ses dysesthésies, et les fourmillements qu'il éprouve se transforment en morsures de rats. C'est à ce *délire subaigu* que Lasègue a donné le nom de *rêve prolongé*.

**Symptômes.** — Le vrai delirium tremens est un délire fébrile (Magnan et Sérieux); mais une forme moins intense existe, *apyrétique*, dans laquelle les hallucinations sont moins violentes, moins agressives et presque exclusivement professionnelles. Dans cette forme encore, le tremblement est moins généralisé que dans le type suivant :

Le delirium tremens survient à propos d'une émotion, d'une maladie, d'un traumatisme, dans une période où l'ingestion d'alcool a été supprimée, ou bien à la suite, au contraire, d'un excès sans rapport d'ailleurs avec la violence du délire. L'inanition, toutes les fatigues le provoquent; et l'on connaît sa fréquence toute spéciale dans la pneumonie, l'érysipèle, etc.

Le délire présente ordinairement une période prodromique qui peut être indépendante de toute incubation de maladie infectieuse. Pendant ce temps existe un malaise général, de la céphalée, de l'angoisse précordiale, un état saburral. L'alcoolique est impatient, irritable; il dort mal, et le peu de sommeil qu'il obtient est troublé d'abominables cauchemars. Il présente alors quelquefois les signes de ce rêve prolongé décrit plus haut; et le tremblement qui l'anime habituellement s'accuse peu à peu. Puis, après 10 ou 12 jours de ces altérations prémonitoires, surviennent des hallucinations terrifiantes. Ces hallucinations sont souvent professionnelles.

Le malade, s'il est cocher, se voit précipité de son siège; ou bien, prenant pour thème le fait divers lu la veille, il ne voit que meurtres et incendies; on l'attaque, on veut l'enfermer. S'il est à l'hôpital, il se croit en prison et, debout au milieu de la salle dont il invective les infirmiers, il arrache, en réclamant des juges, les bandages de son pansement ou les attelles de sa fracture. Très souvent aussi, il voit et il sent des animaux qui le harcèlent et rampent sur lui ou sous sa peau; il entend des voix accusatrices, il respire des odeurs infectes ou étranges que des êtres mal intentionnés répandent autour de lui pour le narguer ou le faire mourir. Parfois cependant, une question pressante amène une réponse un peu nette; mais bientôt la terreur ressaisit l'halluciné qui peut dans le suicide, rare d'ailleurs, chercher éventuellement une fuite au danger supposé.

Le facies est typique, congestionné; les jugulaires turgescentes, le visage et le corps entier ruisselants de sueurs fétides, les pupilles étroites, le malade marche à grands pas, ou s'arc-boute sur son lit les yeux exorbités et hagards. De la main il repousse les fantômes qui l'assaillent, et, pendant toute la crise, il ne dort pas, il ne boit ni ne va à la selle. Non seulement la langue, les lèvres, les mains, mais encore le tronc, les membres entiers sont trémulants. Le thermomètre marque 40° et 41°. Si la fièvre atteint encore ce chiffre ou le dépasse au bout de 48 heures, l'issue fatale est à redouter; elle peut se produire du 5e au 6e jour avec une hyperthermie excessive (42° et même 43°). Dans ces cas, il survient à la fin un état comateux.

Il existe des cas favorables : la durée, en semblable occurrence, est essentiellement variable, de 2 à 15 jours et plus. La guérison complète se fait lentement; il reste longtemps de la céphalée, de la paresse de la mémoire, des troubles de la sensibilité, quelquefois de l'amnésie. On peut observer la persistance et diverses systématisations du délire, le passage à la démence enfin. En tout cas, le retour à la normale est annoncé par un sommeil calme.

Le *pronostic* demeure toujours extrêmement grave, bien qu'un malade donné puisse avoir, avant de succomber, jusqu'à 15 accès de delirium. Toutes les maladies préexistantes influencent la mortalité. Les complications rénales sont particulièrement graves, mais les cardiopathies et les pneumopathies ne le sont guère moins. Il convient de même d'ausculter avec un soin quotidien les alcooliques délirants : ces malades succombent dans une telle proportion aux infections pulmonaires ou broncho-pulmonaires aiguës, que l'on a pu tenir celles-ci pour la raison occasionnelle du délire, et non point pour une complication secondaire.

**Diagnostic.** — La richesse de l'élément hallucinatoire dans le délire alcoolique permettra d'écarter le diagnostic de *paralysie générale* ou de *manie aiguë*. Dans ces maladies, en outre, l'incohérence est beaucoup plus grande, tandis que l'alcoolique est parfaitement logique en ses actes, étant données les fausses sensations qu'il éprouve.

La plupart des intoxications (*urémie, opium, belladone*) présentent une tendance au coma précoce, des vomissements. Il n'y a pas lieu d'insister sur l'erreur consistant à prendre pour du délire éthylique les troubles cérébraux relevant des infections et pyrexies classées. Du reste, pour certains auteurs, le delirium tremens serait toujours d'origine infectieuse.

**Traitement.** — L'alcoolique délirant est dangereux pour lui-même et pour les autres. Il réclame, surtout s'il est blessé, fébricitant, une surveillance constante; on évitera autant que possible la camisole dont les sangles serrent le ventre, étreignent le cou, congestionnent le poumon, exaspèrent le malade immobilisé. S'il n'y a pas de fièvre, on pourra donner de l'opium, mais on proscrira le chloral. S'il existe un état fébrile, on pourra employer encore l'opium, mais on donnera plutôt des stimulants, de l'éther, de la caféine, de l'acétate d'ammoniaque, de l'acétate de zinc, ce dernier, sel très soluble dans l'eau, à la dose de 4 gr. par jour, En un mot, on luttera contre l'adynamie menaçante.

Le malade sera mis au régime lacté. On assurera également la diurèse par des boissons abondantes, des injections de sérum ; on se trouvera bien encore des bains tièdes prolongés ou des enveloppements thoraciques froids, mais il faudra surveiller de près le cœur pour éviter le collapsus. Dans tous ces cas, on ne supprimera point brusquement l'alcool; on donnera au contraire des boissons alcoolisées, du Todd, mais à très petites doses rapidement supprimées (V. Délires fébriles). Enfin, on maintiendra toujours de la lumière dans la chambre du malade; on sait, en effet, à quel point les ténèbres favorisent le cauchemar et précisent les hallucinations.

*FRANÇOIS MOUTIER.*

**DÉLIVRANCE.** — La délivrance est l'expulsion, hors des voies génitales, de l'arrière-faix ou délivre constitué par le placenta, les membranes et le cordon ombilical.

Elle se divise en quatre temps : Décollement du placenta. — Passage du placenta dans le segment inférieur. — Passage du placenta dans le vagin. — Expulsion du placenta.

Lorsque le fœtus est expulsé, *l'utérus se rétracte* et, par suite, sa surface interne diminue d'étendue tant au niveau de la zone d'insertion placentaire qu'en dehors de cette zone. Cette *rétraction a pour résultat de tasser, de plisser le placenta* qui s'accommode ainsi à la réduction de sa surface d'insertion : *mais elle ne le décolle pas.* Toutefois, la rétraction de l'utérus s'opère de façon inégale suivant les régions. D'un côté, le col et le segment inférieur distendus au cours de l'accouchement restent flasques et affaissés; d'autre part, la portion de paroi utérine à laquelle adhère le placenta ne peut, à cause de cette adhérence même, se rétracter complètement et reste très sensiblement plus mince que le reste du corps utérin. Le placenta se trouve donc enfermé dans la cavité du corps utérin. *Il y a enchatonnement physiologique du placenta* (Pinard et Varnier).

C'est alors que surviennent les *contractions utérines*, contractions qui rompent les adhérences et, par conséquent, décollent le placenta.

Le décollement du placenta se fait toujours de la périphérie au centre à cause de l'intensité plus grande des contractions du muscle utérin au niveau du bord placentaire. Au fur et à mesure que le placenta se décolle, la portion de la paroi utérine sur laquelle il est inséré se rétracte à son tour énergiquement, enserrant dans ses anneaux musculaires les larges vaisseaux de cette zone et faisant ainsi l'hémostase.

Sur le placenta décollé, le corps utérin se contracte et le chasse dans le segment inférieur (2e temps de la délivrance). Le plus souvent (75 pour 100 des cas), le placenta tombe dans le segment inférieur, la *face fœtale* en avant, formant une sorte de coupe à concavité supérieure, dans laquelle s'accumule une certaine quantité de sang (hématome rétro-placentaire), le placenta formant bouchon et empêchant tout écoulement de sang à l'extérieur.

Dans 15 pour 100 des cas, c'est *par son bord* que le placenta, roulé en cornet d'oublie, glisse dans le segment inférieur et se présente à l'orifice utérin. Le sang, alors, s'écoule au dehors en suivant la voie qui existe entre les membranes et la paroi utérine.

Enfin, dans 9 à 10 pour 100 des cas, le placenta glisse et se présente par sa *face utérine* et, là encore, le sang extravasé au moment du décollement s'écoule, au moins en partie à l'extérieur.

Le passage du placenta dans le vagin va, alors, s'opérer peu à peu, sous l'influence : 1° des contractions utérines qui agissent par l'intermédiaire de l'hématome rétro-placentaire lorsqu'il y a présentation de la face fœtale du placenta et qui poussent directement le placenta quand il se présente par son bord ; 2° des contractions conscientes ou inconscientes des muscles abdominaux.

Ces trois premiers temps de l'accouchement demandent en général, pour s'effectuer, environ une demi-heure.

Le placenta se trouve, alors, totalement ou en grande partie, dans le vagin. En progressant, il a décollé derrière lui les membranes. Ce décollement n'est, d'ailleurs, pas encore absolument complet, il ne se complétera qu'avec le quatrième temps, c'est-à-dire lorsque le placenta sera expulsé hors de la vulve (fig. 252, 253).

Cette expulsion peut se faire et même très vite, spontanément. La *délivrance spontanée*, relativement peu commune, n'est d'ailleurs pas désirable. Elle se fait, en effet, le plus souvent, sous l'influence d'un effort brusque, et cette issue rapide, brutale du placenta, alors que les membranes sont encore partiellement adhérentes à la paroi utérine, donne souvent lieu à *la déchirure et à la rétention des membranes*. Cette rétention est parfois, même complète (*placenta décoronné*).

Dans l'immense majorité des cas, la délivrance ne s'accomplit pas spontanément. Bien plus, le quatrième temps peut durer très longtemps, jusqu'à six, huit et douze heures, si l'accoucheur n'intervient pas, et il est nécessaire qu'il intervienne tant pour éviter la fatigue de l'utérus, l'inertie et l'hémorragie qui en est

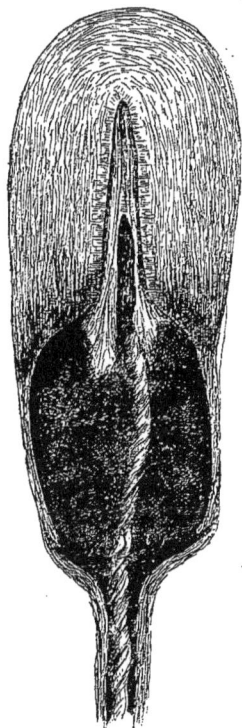

Fig. 253. — Coupe d'un utérus dans lequel le placenta complètement décollé est tombé par sa face utérine dans le segment inférieur. Les membranes sont encore adhérentes (Ribemont - Dessaignes et Lepage).

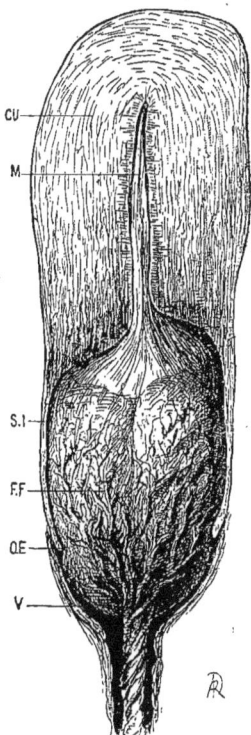

Fig. 252. — Coupe d'un utérus en période de délivrance. Le placenta, complètement décollé se présente par la face fœtale FF. Il distend le segment inférieur SI et commence à s'engager dans le vagin V après avoir franchi l'orifice utérin OE. Les membranes M sont encore adhérentes dans le corps de l'utérus CU (Ribemont-Dessaignes et Lepage).

la conséquence, que pour donner à l'accouchée un repos bien mérité.

**Conduite à tenir**. — Dans la délivrance *physiologique*, la règle de conduite absolue est la suivante : « l'*abstention, l'abstention tant que le placenta n'est pas engagé dans le vagin* » (Varnier). Et, comme l'observation a montré que le temps nécessaire au décollement du placenta et à son engagement est d'une demi-heure environ, on peut dire, aussi : « Lorsqu'il n'y a pas d'hémorragie, n'intervenez pas pendant la première demi-heure qui suit l'expulsion du fœtus » (Pinard).

Pour s'assurer qu'il n'y a pas d'hémorragie, il faut :

1° Surveiller la vulve, et on constatera alors facilement que l'écoulement de sang est modéré ou même nul (présentation de la face fœtale du placenta chez les multipares). Donc, pas d'hémorragie externe ;

2° Surveiller par le palper l'utérus qui, perçu sous la forme d'une tumeur hypogastrique globuleuse, ferme, régulière (globe de sûreté) donne la certitude qu'il n'y a pas d'hémorragie interne ;

3° Surtout et toujours, surveiller l'état du pouls (Pinard).

Entre temps, le cordon est lié et sectionné ; l'enfant enveloppé dans ses langes et placé dans son berceau, une toilette vulvaire antiseptique est faite, et une injection vaginale antiseptique très chaude (48°-50°) est donnée. La vulve est recouverte d'ouate antiseptique.

Tous ces soins ont demandé une vingtaine de minutes. Si, alors, on explore à nouveau l'utérus par le palper, on le trouve toujours globuleux et ferme ; mais on constate que son fond s'est élevé dans la cavité abdominale. Aussitôt après l'expulsion du fœtus, le fond de l'utérus affleurait l'ombilic ; maintenant, il est au-dessus, s'étant élevé de 4 à 5 centimètres. C'est que le placenta s'est décollé et que, tombé dans le segment inférieur, il le déplisse, le distend et soulève le corps utérin. Ce mouvement ascensionnel du fond de l'utérus est surtout marqué lorsque le placenta se présente par sa face fœtale ; il est moins accentué et, parfois, se produit à peine lorsqu'il y a présentation du bord, le placenta traversant alors le segment inférieur sans s'y arrêter et sans presque le distendre.

Puis, petit à petit, à mesure que les contractions utérines deviennent plus fréquentes et plus énergiques (douloureuses chez les multipares et chez quelques primipares), le fond de l'utérus s'abaisse vers l'ombilic. Enfin, chez certaines femmes, le besoin de pousser se fait sentir.

C'est seulement lorsque le mouvement ascensionnel de l'utérus est arrêté, et même lorsque le mouvement de descente a commencé à se produire, qu'il y a lieu de pratiquer le toucher qui fera constater que *le placenta est passé en tout ou en partie dans le vagin*.

*Le moment est venu d'intervenir*. — Toutefois, il faut d'abord déterminer *quelle est la présentation du placenta*.

Lorsque la face fœtale se présente, le doigt tombe sur une masse qui emplit largement le vagin et, en suivant le cordon, arrive à son insertion placentaire et constate, à la surface de la masse molle qui constitue le placenta, la présence des cordons divergents et tortueux que forment les vaisseaux qui aboutissent au cordon.

Lorsqu'il y a présentation du bord, le doigt constate que le cordon est parallèle à la face fœtale du placenta et sent le bord du placenta « s'offrant de champ, d'une façon nette, ou contourné plus ou moins en cornet d'oublie » (Pinard).

Enfin, quand il y a présentation de la face utérine, la masse molle atteinte par le doigt n'offre pas la même résistance que dans la présentation de la face fœtale ; de plus, le doigt ne peut atteindre l'insertion du cordon qui se perd le long de la paroi vaginale.

Dans un autre cas encore, quelque soit le degré d'engagement du placenta dans le vagin, le doigt ne réussit pas à atteindre l'insertion placentaire du cordon. Il s'agit alors d'une *insertion vélamenteuse* du cordon, cas dans lequel le cordon se divise sur les membranes, à une distance plus ou moins grande du bord placentaire.

Toutes ces constatations ayant été faites, il faut intervenir.

*Comment faut-il intervenir ?*

Par *tractions sur le cordon* ou par *expression utérine* ; telles sont les deux méthodes qui se sont disputé longtemps la faveur des accoucheurs, la première étant généralement adoptée en France, la seconde ayant surtout la faveur des accoucheurs allemands.

L'une et l'autre méthode sont bonnes ; mais elles peuvent s'associer avec avantage, sauf dans certains cas particuliers, et le mieux, en dehors de ces cas, que nous examinerons plus loin, est de faire la délivrance par traction et expression combinées (Pinard), méthode qui s'applique parfaitement au cas de présentation de la face fœtale du placenta, c'est-à-dire au cas de beaucoup le plus fréquent.

Il faut, pour opérer, placer la femme dans le décubitus dorsal, les jambes et les cuisses fléchies et écartées, le siège relevé, ce qu'on obtient facilement en glissant sous les fesses le bassin qui, une fois l'arrière-faix extrait, aura à recevoir l'eau de l'injection et de la toilette consécutives. Le cordon est saisi, au ras de la vulve, avec la main droite. La prise est plus solide et moins glissante si, entre les doigts et le cordon, est interposé un peu de coton antiseptique.

Le cordon étant ainsi saisi de la main droite, la main gauche reconnaît et saisit le fond de l'utérus. Le pouce est placé sur la face antérieure de l'organe, la paume de la main embrassant le fond, l'extrémité des doigts débordant sur la face postérieure. *Les deux mains vont alors agir ensemble, la main droite tirant sur le cordon, la main gauche pressant l'utérus.*

La direction des tractions exercées sur le cordon devra varier suivant les constatations faites préalablement par le toucher. Si l'insertion placentaire du cordon est centrale ou si elle se trouve derrière la symphyse pubienne, les tractions seront dirigées en arrière ; elles seront au contraire dirigées d'arrière en avant si cette insertion se trouve au voisinage de la paroi postérieure du vagin. L'insertion du cordon à droite ou à gauche implique la nécessité d'opérer les tractions de droite à gauche ou de gauche à droite.

*Les tractions doivent être lentes, soutenues, sans brusquerie et, surtout, sans saccades.*

La main gauche va agir synergiquement avec la main droite. Elle va, en le comprimant, presser l'utérus de haut en bas et d avant en arrière.

*Expression et tractions doivent être faites très lentement.* Les membranes, en effet, sont encore partiellement adhérentes et leur décollement doit, pour être complet, s'effectuer progressivement.

Lorsque la main qui embrasse l'utérus le sent se contracter et durcir, tractions et expression doivent être immédiatement suspendues. En effet, à ce moment, l'utérus pince et emprisonne le segment de membranes encore adhérent. La progression trop brusque du placenta amènerait la rupture et la rétention de ces membranes.

*Donc, ni tractions ni expression pendant la contraction utérine.*

Sous l'influence des tractions et de l'expression combinées, on voit petit à petit le périnée bomber, la vulve s'entrouvrir et le placenta apparaître.

C'est le moment de cesser les tractions. Pendant que la main gauche continue à appuyer doucement sur le fond de l'utérus, la main droite lâche le cordon et se place en arrière de la vulve pour recevoir le placenta et l'empêcher de tomber brusquement et de tirailler les membranes. Le plus souvent, si la délivrance a été faite avec la lenteur nécessaire, les membranes complètement décollées s'écoulent, pour ainsi dire, « en bavant » à la commissure postérieure de la vulve.

Dans d'autres cas, le placenta est bridé par les membranes qui restent tendues. Il faut alors attendre, en éloignant très prudemment le placenta de la vulve. Si la tension persiste, le mieux est, une main soutenant toujours le placenta, de réunir les membranes en un faisceau qui sera saisi entre le pouce et le bord radial de l'index de l'autre main, faisceau qu'on tendra, sans tirer, dans l'intervalle des contractions utérines. Le plus souvent, avec un peu de patience, on sent les membranes se décoller petit à petit et on les extrait sans difficulté.

Si la résistance est trop forte, on saisit le placenta à pleines mains et on lui imprime des mouvements de rotation sur lui-même, de façon à tordre les membranes et à en faire une corde résistante. Si on voit les membranes s'effiler du côté du placenta ou si la main perçoit quelques craquements, le plus sage est de s'arrêter, car la rupture des membranes est imminente. Mieux vaut, alors, renoncer à les extraire immédiatement. Une ligature sera appliquée sur le faisceau membraneux qui sera sectionné au ras de la vulve.

Il y a lieu d'abandonner les tractions sur le cordon et de *faire seulement l'expression*, lorsqu'il y a *présentation de la face utérine ou du bord du placenta* ou s'il y a *insertion vélamenteuse du cordon*. Les tractions favoriseraient, dans les deux premiers cas, la déchirure et, par suite, la rétention des membranes; dans le troisième cas, elles amèneraient la rupture du cordon.

*L'expression*, pour les raisons déjà exposées, *ne se fera que dans l'intervalle des contractions utérines* (expression à la Française-Pinard).

**La délivrance étant terminée**, il ne reste plus qu'à faire avec soin une toilette vulvaire avec un liquide antiseptique, suivie d'une injection vaginale chaude qui excitera la contraction utérine et assurera bien l'hémostase. Il est bon, au cours de cette injection, de faire une légère expression utérine qui, assez fréquemment, chassera au dehors quelque caillot attardé.

Les draps souillés sont alors retirés, la femme est placée sur des linges propres, la vulve est recouverte d'une lame d'ouate aseptique et l'accoucheur... ne se retire pas. Il doit rester auprès de l'accouchée une heure et demie à deux heures pour la surveiller, s'assurer que l'utérus reste bien rétracté et qu'il ne se produit aucune hémorragie.

Il utilisera une partie de cette prolongation de séjour en faisant l'*examen attentif de l'arrière-faix*, pour s'assurer qu'il est complet et que rien n'en est retenu dans la cavité utérine. Pour cela, il faut, après avoir rétabli les rapports normaux entre le placenta et les membranes qui se sont inversées au cours de la délivrance :

1° Examiner la face utérine du placenta et constater qu'elle n'est point déchirée et qu'il n'y manque aucun cotylédon.

Les cotylédons placentaires, lorsqu'ils sont intacts, présentent un aspect lisse et comme vernissé qui montre que la couche de caduque qui les recouvre est complète. Si, en outre, il n'existe, en aucun point, de perte de substance apparente, et il faut, à ce point de vue, examiner tout particulièrement la périphérie du placenta, on peut être assuré que le placenta est complet;

2° S'assurer que l'orifice ovulaire est régulier et que, sur toute la surface de l'œuf, aucun fragment de chorion ne fait défaut.

Si les membranes ont été déchirées à une certaine distance du bord du placenta, on peut, en rapprochant les lambeaux, les reconstituer et *présumer* de leur intégrité; mais il y a toujours lieu, dans ce cas, de craindre une rétention partielle des membranes.

Il y a lieu, aussi, lorsque les membranes ont été déchirées, de soupçonner la rétention d'un ou de plusieurs *cotylédons accessoires* restés adhérents à la paroi utérine. Il existe, alors, sur les membranes, des vaisseaux qui les sillonnent et qui vont du bord libre de la déchirure membraneuse au placenta. Ces vaisseaux sont parfois de très petit calibre et il faut, pour les apercevoir, examiner les membranes à contre-jour, par transparence (Tarnier).

Si les membranes ont été déchirées sur le bord même du placenta, c'est ce bord qu'il faudra examiner pour s'assurer qu'il n'existe à ce niveau aucun vaisseau sectionné. La présence sur les membranes de vaisseaux émanant du placenta, la constatation, sur le bord du placenta, de vaisseaux sectionnés, sont des signes certains de la rétention de cotylédons accessoires.

Cette rétention est une indication formelle à l'introduction immédiate de la main pour aller décoller et extraire le ou les cotylédons retenus.

La certitude de la rétention de fragments de placenta n'est pas indispensable pour indiquer cette intervention. Le soupçon seul que le placenta est incomplet suffit pour légitimer l'introduction de la main et l'exploration de la cavité utérine.

Il n'en est plus de même en ce qui concerne la *rétention des membranes*. La main, introduite dans l'utérus n'arriverait pas, tant ils sont glissants, à extraire de simples débris membraneux infiniment moins dangereux, d'ailleurs, que des fragments de tissu placentaire. Il faut donc les abandonner, sans oublier, toutefois que les suites de couches doivent être, alors, surveillées très attentivement et que les précautions antiseptiques doivent être prises avec la plus grande rigueur. M. OUI.

**DÉLIVRANCE ANORMALE**. — La délivrance peut être viciée dans son mécanisme, soit par *défaut de décollement du placenta*, soit par rétention de l'arrière-faix dans l'utérus en état de contracture, de *spasme partiel* ou *total*.

Il peut, en outre, survenir, au cours de la délivrance, *le plus souvent par suite d'une faute commise par l'accoucheur*, des complications dont les principales sont : *la rupture du cordon ombilical*, *l'hémorragie*, *l'inversion de l'utérus*.

**Le défaut de décollement du placenta** peut tenir à deux causes : l'insuffisance ou le défaut des contractions utérines (*inertie utérine*), la *solidité anormale des adhérences* qui unissent le placenta à la paroi de l'utérus.

Il est rare que l'**inertie utérine** soit assez complète pour que le placenta ne se décolle pas. Toutefois, il est des cas où l'utérus, rétracté après l'expulsion du fœtus, reste mou, dépressible, sans que le palper permette de percevoir, même très passagèrement, le durcissement dû à la contraction du muscle utérin. Les injections très chaudes (50°), vaginales d'abord, intra-utérines au besoin, les frictions sur l'utérus à travers la paroi abdominale, suffisent généralement pour réveiller la tonicité et l'activité de l'utérus.

Dans le cas où l'inertie se prolonge et dans la crainte qu'une faible contraction décolle une petite étendue du placenta et provoque ainsi une hémorragie, il ne faut pas attendre outre mesure, et le mieux est de pratiquer sans attendre, plus d'une heure et demie à deux heures, la délivrance artificielle.

**Les adhérences anormales du placenta** sont beaucoup plus souvent en cause que l'inertie utérine. Lorsque, l'utérus se contractant bien, on ne constate ni ascension du fond de l'utérus, ni descente du placenta, il y a lieu de conclure à l'existence d'adhérences placentaires. Dans la plupart des cas, ces adhérences ne sont pas complètes et, une partie du placenta s'étant décollée, on n'observe, si les contractions utérines sont fortes, qu'une légère hémorragie, tandis que le doigt, pratiquant le toucher, atteint dans le segment inférieur le bord du placenta, mais sans pouvoir remonter jusqu'à l'insertion placentaire du cordon.

Dans ce cas encore, l'indication existe de pratiquer la délivrance artificielle; mais cette indication n'est pas pressante tant qu'il n'y a pas hémorragie. Toutefois, il y a avantage à ne pas attendre plus de deux ou trois heures, l'expérience montrant que, passé ce laps de temps, il n'y a plus guère lieu de compter sur la délivrance naturelle.

**Le spasme total ou partiel de l'utérus**, emprisonnant le placenta décollé ou non, n'est plus observé que très rarement, depuis que l'usage de l'ergot de seigle et de l'ergotine tend à disparaître, depuis qu'on n'administre plus ces médicaments avant l'évacuation complète de l'utérus. Ce n'est guère, d'ailleurs, qu'après l'administration de préparations d'ergot qu'on voit se produire soit la contracture partielle du corps utérin, soit le

spasme total de l'utérus s'étendant jusqu'à l'orifice externe. Ces deux contractures étendues du muscle utérin sont faciles à diagnostiquer par le
palper qui montre la dureté ligneuse et *permanente* de l'utérus pendant que
le toucher fait constater l'occlusion soit de l'orifice externe, soit de l'anneau
de contraction, situé plus ou moins haut.

La *contracture partielle* de l'utérus peut également se produire, bien que
plus rarement, sous l'influence de l'ergot de seigle. Elle peut être due,
aussi, à une malformation utérine : utérus cordiforme, utérus bicorne; 
mais c'est, le plus souvent, l'adhérence anormale du placenta qui détermine
cette contracture irrégulière. Le muscle utérin se contracte, en effet,
énergiquement autour du placenta dont l'aire d'insertion reste inerte. Le
spasme se produisant, il y a emprisonnement, *enchatonnement du placenta*
dans une sorte de cavité d'*arrière-boutique*, comme disaient nos anciens. Le
palper permet de constater facilement cette complication de la délivrance.
Le fond de l'utérus devient irrégulier, une corne utérine semble naître au
niveau de la paroi, séparée par un étranglement du reste de l'utérus.

Que la contracture utérine soit totale ou partielle, l'indication est de pratiquer la délivrance artificielle, et cette indication est *pressante*. « La contraction partielle et irrégulière de l'utérus n'est pas constante au début, il
y a des périodes de relâchement; mais bientôt, la contraction devient permanente, elle se transforme en contracture, en même temps que l'isthme,
le détroit, le canal de nouvelle formation, se rétrécit. De sorte que, plus on
attendra, plus les difficultés qu'on rencontrera pour pénétrer dans la loge
où le placenta est encore adhérent seront considérables, et il viendra un
moment où elles seront insurmontables » (Pinard).

**Les hémorragies de la délivrance** constituent l'accident le plus
fréquemment observé au cours de la délivrance anormale. L'hémorragie
peut être *externe*, le sang s'écoulant largement au dehors; *interne* quand le
sang et les caillots s'accumulent derrière le placenta ; *mixte* quand une
partie du sang s'accumule dans l'utérus, en même temps que du sang
liquide et des caillots sont expulsés hors de la vulve.

En dehors des cas dans lesquels l'hémorragie est liée à une déchirure du
col, du vagin ou de la vulve (v. c. m.), c'est la plaie placentaire qui saigne
et elle saigne parce qu'il y a inertie utérine, parce que les contractions
utérines, seules capables de faire l'hémostase en étranglant les vaisseaux
de la zone d'insertion placentaire, ne se produisent pas.

*Cette hémorragie succède fréquemment à des tractions intempestives faites*
*sur le cordon, alors que le placenta n'est pas encore décollé* et qui amènent
le décollement partiel du placenta avant que puisse se produire la contraction utérine.

Le *diagnostic de l'hémorragie* est facile. Quand le sang s'écoule au dehors,
la femme qui le sent couler prévient généralement l'accoucheur. Si l'hémorragie est interne, c'est, d'abord, l'état général qui attire l'attention : pâleur
de la face, faiblesses, bourdonnements d'oreilles, mais, surtout, et avant
l'apparition de ces symptômes d'une situation déjà grave, l'*accélération du*
*pouls*. De là, *la nécessité de surveiller non seulement l'utérus mais aussi le*
*pouls*, pendant la délivrance. Quand le nombre des pulsations, normal

(de 75 à 80) aussitôt après l'expulsion du fœtus, monte à 100 par minute, ou au-dessus, c'est qu'il y a une hémorragie importante dont il convient de rechercher immédiatement la source pour l'arrêter le plus tôt possible (Pinard).

Cette surveillance du pouls n'est pas seulement utile pour signaler les hémorragies pathologiques. Elle sert, aussi, à ne pas considérer à tort comme ayant un caractère de gravité, l'écoulement sanguin brusque mais court qui accompagne le décollement du placenta quand il descend et se présente par son bord. Dans ce cas, le pouls ne s'accélère pas.

La source de l'hémorragie est indiquée par l'état de l'utérus. Exception faite des cas d'insertion du placenta sur le segment inférieur (cas dont on est averti par la marche de la grossesse et de l'accouchement), la constatation de l'utérus dur, bien contracté, du globe de sûreté (Pinard), permet de dire que l'hémorragie est due à une déchirure du col, du vagin, de la vulve ou du périnée, lésions que l'examen méthodique de ces régions permettra de localiser de façon précise et de traiter en conséquence.

La constatation par le palper, d'un utérus mou, dépressible, augmenté de volume quand l'hémorragie est interne ou mixte, implique que le placenta est en partie décollé et que la plaie placentaire saigne à cause de l'*inertie utérine*.

Il faut se souvenir, enfin, que l'hémorragie n'est pas toujours brutale et abondante d'emblée et que l'utérus peut se contracter, mais imparfaitement, pendant qu'il existe un suintement sanguin continu, tel est le cas quand il existe des *adhérences persistantes des membranes* retenant le placenta décollé dans l'utérus et empêchant ainsi la rétraction complète de la paroi utérine.

Quelle que soit la forme de l'hémorragie, l'indication pressante est de *vider l'utérus*. Il ne faut pas compter sur les injections chaudes incapables d'amener des contractions suffisantes pour expulser l'arrière-faix. Il y a donc lieu de faire, et sans retard, la *délivrance artificielle* (v. c. m.), suivie des soins généraux nécessaires [DÉLIVRANCE (HÉMORRAGIES)].

Nous avons vu que, souvent, l'hémorragie est due à des tractions exercées prématurément sur le cordon. Il en est de même d'un accident grave, l'*inversion utérine* [V. UTÉRUS (INVERSION)] et d'un incident sans importance pour la patiente, mais qui met l'accoucheur en fâcheuse posture, la *rupture du cordon*. Dans le cas où le cordon vient à se rompre pendant les tractions, il faut attendre l'engagement du placenta dans le vagin et pratiquer alors la *délivrance par expression*.

En résumé, prophylaxie et traitement des complications et des accidents de la délivrance peuvent se résumer ainsi :

Ne jamais donner ni ergot de seigle, ni dérivés de l'ergot, ne jamais tenter la délivrance avant le décollement du placenta et son engagement au moins partiel dans le vagin.

Lorsque la délivrance est troublée dans son mécanisme ou compliquée par des accidents, ne jamais faire, à l'aveuglette ni tractions sur le cordon ni expression utérine, mais introduire la main dans l'utérus et pratiquer la délivrance artificielle.                    *M. OUI.*

**DÉLIVRANCE ARTIFICIELLE.** — La délivrance artificielle est une opération qui consiste à introduire la main dans la cavité utérine pour y faire ou y compléter le décollement du placenta et pour extraire ensuite l'arrière-faix.

**Indications.** — Les indications les plus fréquentes de la délivrance artificielle sont: les *hémorragies* (80 pour 100) et les *adhérences du placenta*. Plus rarement, on intervient pour un *enchatonnement du placenta* ou pour *incarcération de l'arrière-faix par spasme total de l'utérus*. Enfin, il y a lieu de pratiquer la délivrance artificielle immédiatement après l'accouchement, quand il y a eu de la *putréfaction intra-utérine*. L'évacuation immédiate de l'utérus est indispensable dans ce cas pour pouvoir faire, sans retard, une large irrigation antiseptique de la cavité utérine.

**Manuel opératoire.** — D'une façon générale, il n'y a pas lieu d'avoir recours à l'*anesthésie*, particulièrement dangereuse lorsqu'on intervient à cause d'une hémorragie, mais indiquée, au contraire, quand l'intervention est nécessitée par un enchatonnement du placenta ou par un spasme total de l'utérus. La patiente doit être mise en *position obstétricale*. Il n'y a lieu de la laisser étendue dans son lit que dans le cas où une hémorragie extrêmement abondante l'aurait affaiblie au point de faire craindre que le moindre mouvement soit suivi d'une syncope mortelle.

La délivrance artificielle expose tout particulièrement la femme à l'infection. La main doit, en effet, au cours de l'opération, se trouver au contact direct de la paroi utérine et des embouchures béantes des sinus utérins. De là la nécessité de faire avec le soin le plus scrupuleux le nettoyage antiseptique des mains, des organes génitaux externes et du vagin.

D'autre part, lorsqu'il y a une abondante hémorragie, le temps presse et un retard de quelques minutes peut amener la mort de la femme ou, tout au moins, aggraver considérablement le danger qu'elle court.

Il faut, alors, chercher l'aorte en déprimant la paroi abdominale au-dessus de l'utérus et, lorsqu'on a trouvé le vaisseau, placer dessus les doigts d'une des personnes présentes et le faire comprimer pendant qu'on prend les précautions antiseptiques nécessaires.

Une fois ces précautions prises, le cordon est saisi de la main gauche et tendu, pendant que la main droite, suivant le cordon, est introduite d'abord dans le vagin, puis à travers l'orifice utérin et le segment inférieur, jusqu'au niveau de l'anneau de contraction.

La main gauche est, alors, placée sur le ventre et, à travers la paroi abdominale, saisit et immobilise l'utérus pendant que la main droite franchit l'anneau de contraction et s'oriente dans la cavité utérine. Le plus souvent — puisque l'hémorragie est l'indication la plus habituelle de la délivrance artificielle — le placenta est décollé sur une étendue plus ou moins grande ; parfois, même, il n'adhère à la paroi utérine que par un ou deux cotylédons.

La main n'a plus, alors, qu'à terminer le décollement ; mais elle peut agir de deux façons, soit qu'elle reste en contact avec la paroi utérine, en passant entre cette paroi et les membranes, soit que, au contraire, restant dans la cavité ovulaire, elle se gante, pour ainsi dire, avec les membranes et agisse ainsi sans prendre contact directement avec la paroi utérine. Ce second procédé, s'il peut, à la rigueur, gêner quelque peu les mouvements, est applicable, sans inconvénients dans les cas simples, et présente le grand avantage de diminuer considérablement les chances d'infection.

Le bord cubital de la main droite s'insinue, alors, petit à petit, entre la paroi utérine et le placenta qu'elle sépare l'un de l'autre à petits coups, « comme un couteau à papier sépare les feuillets d'un livre ». Cette façon de faire réussit, le plus souvent, bien et rapidement. Toutefois, dans les cas d'adhérences très solides, on agit plus efficacement en se servant de l'extré-

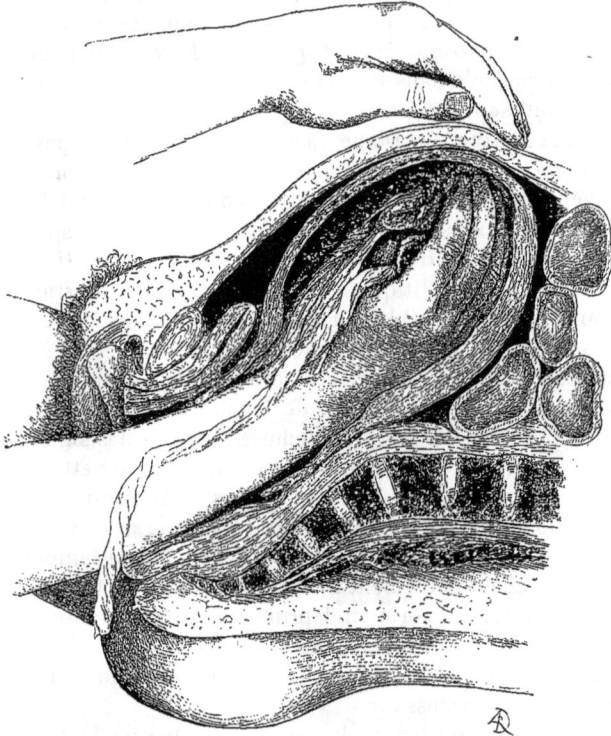

Fig. 254. — Délivrance artificielle. La main droite, introduite dans l'utérus, décolle le placenta avec l'extrémité des doigts. La main gauche, appliquée sur la paroi abdominale, fixe l'utérus (Ribemont-Dessaignes et Lepage).

mité des doigts pour détacher les cotylédons placentaires comme on enlève la peau d'une orange (Tarnier) (fig. 254).

Lorsque — cas rare — le placenta est adhérent sur toute son étendue, on cherche d'abord, avec l'extrémité des doigts, à le décoller sur le point de son bord où la manœuvre paraîtra le plus facile et on poursuit, ensuite, le décollement comme il a été dit ci-dessus. Lorsque le placenta est entièrement décollé, *jamais avant le décollement complet*, on procède à son extraction. L'*extraction doit être faite sans hâte*, lentement même, et à mesure que l'utérus se contracte. Ainsi, on laisse à l'utérus le temps de se rétracter complètement et de se contracter avec énergie et on assure le décollement lent des membranes, ce qui est le moyen le plus sûr de ne pas les déchirer et de les extraire complètement.

On procède alors à l'examen de l'arrière-faix (V. Délivrance) et, si on a des doutes sur son intégrité, il ne faut pas hésiter à réintroduire la main dans l'utérus pour l'explorer et, le cas échéant, extraire le ou les cotylédons placentaires restés adhérents.

Enfin, la délivrance artificielle doit toujours être suivie d'une large irrigation antiseptique à 48°-50°, tant pour exciter la contraction utérine que pour débarrasser l'utérus des germes que la main aurait pu y introduire.

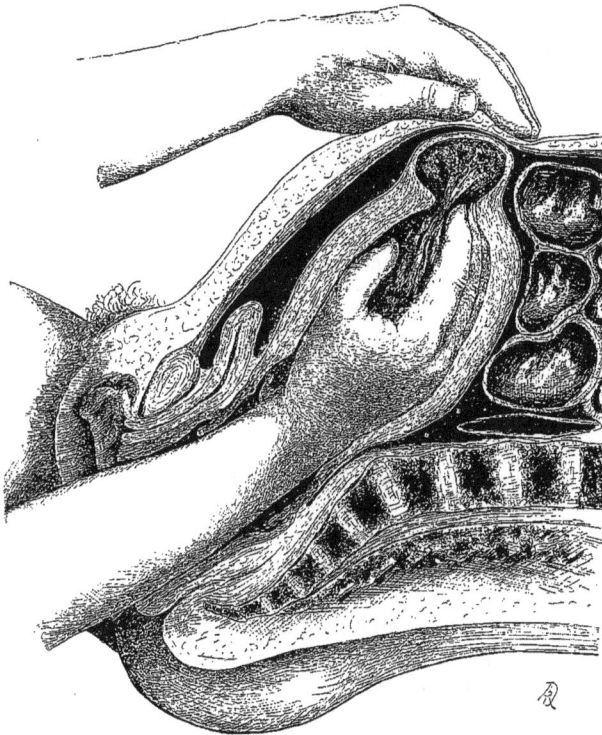

Fig. 255. — Délivrance artificielle dans le cas d'enchatonnement. La main droite étant dans l'utérus, les doigts cherchent à s'insinuer dans l'orifice resserré du chaton. La main gauche fixe l'utérus en agissant à travers la paroi abdominale (Ribemont-Dessaignes et Lepage).

Telle est la délivrance artificielle dans les cas simples, opération facile et sans danger lorsqu'elle est faite sous le couvert d'une antisepsie minutieuse.

Il n'en est plus de même lorsqu'on se heurte à un cas d'enchatonnement ou de spasme total de l'utérus. Alors, l'introduction de la main dans la cavité utérine se heurte à de grosses difficultés, parfois même à des difficultés insurmontables (fig. 255).

Il est, alors, de toute nécessité d'employer l'anesthésie chloroformique : puis, lentement, on introduira un doigt, puis deux, puis trois et, progressivement, toute la main à travers le col ou à travers le rétrécissement. Si, malgré des efforts persévérants, qu'il ne faut pas craindre de continuer, en employant successivement l'une et l'autre main, car les doigts se fatiguent vite, on ne peut forcer le.passage, on fera une injection de morphine et, au bout d'une demi-heure, d'une heure, on fera une nouvelle tentative. Si on échoue de nouveau, le mieux est d'introduire dans l'utérus un ballon de Champetier auquel la main sera substituée dès qu'on aura obtenu une dilatation suffisante, le reste de l'opération s'effectuant, alors, de la même façon que dans les cas simples. *M. OUI.*

**DÉLIVRANCE (HÉMORRAGIES PAR INERTIE UTÉRINE).** — Le plus souvent mixtes, car il y a, à la fois, hémorragie externe et accumulation de caillots dans l'utérus, ces hémorragies sont, aussi, généralement très abondantes.

Leur *diagnostic* est facile, tant à cause des modifications de l'état général et de l'accélération du pouls que par la constatation par le palper de la mollesse et de l'augmentation de volume de l'utérus (V. Délivrance anormale).

**Traitement.** — Lorsque, après la délivrance, une hémorragie par inertie utérine se produit, l'indication est d'exciter le muscle utérin, pour produire les contractions utérines et de débarrasser l'utérus de tout ce qui peut entraver sa rétraction complète.

Les médicaments (ergot de seigle et ses dérivés) ne doivent pas être employés. Ils produisent, en effet, la tétanisation de l'utérus et emprisonnent les caillots qui y sont contenus, exposant ainsi la femme aux hémorragies secondaires et à l'infection.

De la même façon doivent être rejetées les injections intra-utérines coagulantes (perchlorure de fer) suivies trop souvent, par suite de la rétention de caillots adhérents à la paroi, d'accidents septiques et en particulier de phlébite.

Le meilleur de tous les excitants de la contraction utérine, c'est l'*eau chaude*. Le meilleur traitement des hémorragies liées à l'inertie sera donc l'*injection intra-utérine aseptique à* 50°. Cette température est nécessaire, car le vase qui contient le liquide, le tube et la sonde intra-utérine qu'il parcourt, lui font toujours perdre 2° à 5° et l'injection perd ses propriétés ocytociques au-dessous de 45°. L'injection intra-utérine doit être assez prolongée pour que le liquide ressorte clair et ne doit être cessée que lorsque l'utérus durcit et se contracte énergiquement.

L'injection intra-utérine possède en outre l'avantage d'entraîner les caillots qui gênent la rétraction de l'utérus et les débris de membranes. Elle est donc, aussi, un excellent prophylactique des hémorragies secondaires et de l'infection. Il est bon, toutefois, pour ne pas lui laisser trop à faire, de pratiquer avant l'injection intra-utérine une expression énergique qui évacuera l'utérus.

Dans les cas où, sous l'influence de l'irrigation intra-utérine, l'hémorragie ne s'arrête pas, lorsque l'utérus reste volumineux, c'est-à-dire quand il y a lieu de soupçonner que l'évacuation de l'utérus est incomplète, cette évacuation sera faite par l'*introduction de la main*. Ce moyen très puissant ne doit être mis en œuvre qu'après de minutieuses précautions antiseptiques. En attendant que les précautions nécessaires soient prises, on fera faire *la compression de l'aorte* (V. Délivrance artificielle).

Enfin, si, malgré ces moyens, l'hémorragie tarde trop à s'arrêter, ce qui est exceptionnel, on doit avoir recours au tamponnement, mais pas au tamponnement vaginal, illusoire, parce qu'il ne vient pas s'appliquer directement sur les vaisseaux qui saignent, dangereux parce que, transformant l'hémorragie externe en hémorragie interne, il donne une sécurité injustifiée.

Le tamponnement qu'il faut faire, c'est le tamponnement utéro-vaginal, particulièrement utile lorsque l'hémorragie succède à l'insertion du placenta sur le segment inférieur.

Pour pratiquer ce tamponnement, on introduit la main gauche jusque dans l'utérus et une longue pince, tenue de la main droite, porte dans la cavité utérine une longue bande de gaze que les doigts tassent sur la paroi utérine. Quand la cavité de l'utérus est ainsi comblée, le vagin est rempli de la même façon. Le tampon sera retiré au bout de 12 à 15 heures. Le tampon, ainsi fait, est un excellent procédé d'hémostase ; mais, je le répète, il n'y a lieu de l'employer qu'après l'échec de l'évacuation de l'utérus et des injections intra-utérines chaudes et lorsque l'état général de la femme ne permet pas d'attendre plus longtemps.

L'hémorragie une fois arrêtée, reste à soigner l'état général :

*Par la chaleur :* il faut couvrir la femme, l'entourer de bouillottes chaudes, maintenir la température de la chambre aux environs de 20°.

*Par l'alcool :* eau-de-vie coupée d'eau, grogs chauds, champagne glacé, par petites quantités souvent répétées.

*Par l'injection de sérum salé* (solution de chlorure de sodium à 6 pour 1000). L'injection hypodermique sera préférée à l'injection intra-veineuse, plus difficile et qui nécessite un outillage plus complexe et des aides.

*Par l'injection de caféine ou d'éther* contre les syncopes menaçantes.

Enfin, par crainte d'une syncope mortelle, la malade sera, pendant vingt-quatre heures environ, maintenue dans le *décubitus dorsal, la tête basse*, et ne sera remuée qu'avec les plus grandes précautions. M. OUI.

**DELTOIDE (PARALYSIES).** — V. Circonflexe.

**DÉMENCES.** — Dans le langage de la jurisprudence, le mot *démence* pris, en somme assez justement, au strict sens étymologique, est synonyme d'aliénation mentale en général. Dans le langage médical, sa signification est beaucoup plus restreinte : il sert à désigner pour les aliénistes français un syndrome psychique caractérisé par l'*affaiblissement permanent et définitif* des facultés intellectuelles, morales et affectives, affaiblissement de degrés très variables.

La démence est un état acquis, à séparer par conséquent de l'imbécillité et de l'idiotie : « L'homme en démence est privé des biens dont il jouissait autrefois ; c'est un riche devenu pauvre ; l'idiot a toujours été dans l'infortune et la misère » (Esquirol). On la distinguera également des états de confusion mentale, décrits autrefois (et encore aujourd'hui en Allemagne) sous le nom de *démence aiguë*, dans lesquels les troubles de l'activité psychique ne présentent plus les mêmes caractères de chronicité et d'incurabilité et qui ne sont nullement des démences au sens français, beaucoup plus précis.

Le syndrome démentiel peut se rencontrer dans le cours des affections les plus diverses, mais il reconnaît toujours un substratum anatomique objectivement démontrable (Nissl), une dégénérescence diffuse des neurones corticaux, associée ou non à d'autres lésions de l'encéphale. D'après l'origine, on distingue généralement quatre grands groupes de démences : la *démence organique*, liée aux encéphalopathies avec lésions localisées macroscopiques (hémorragie, ramollissement, tumeur, gomme, méningo-encéphalite, traumatismes, etc.) et aux encéphalopathies chroniques diffuses d'origines diverses (V. PARALYSIE GÉNÉRALE, DÉMENCE SÉNILE); la *démence toxique*, qui survient dans le cours des encéphalopathies, d'origine toxi-infectieuse, aiguës (infections générales fébriles, empoisonnements aigus ou subaigus) ou chroniques (tuberculose, pellagre, syphilis, alcoolisme, saturnisme, morphinisme); la *démence névrosique*, secondaire aux épilepsies, à la chorée, à la paralysie agitante, et enfin la *démence vésanique*, consécutive aux psychoses.

Telle était la conception clinique ancienne des démences, affections toujours *deutéropathiques*. A l'heure actuelle on admet en plus une démence *protopathique* entrevue d'ailleurs par les vieux aliénistes (*idiotisme* de Pinel). En effet dans un nombre considérable de cas, l'affaiblissement des facultés est appréciable dès le début de l'affection et paraît précéder les autres manifestations de la psychose : c'est la *démence précoce*, dans laquelle l'état démentiel a précisément pour principal caractère d'être un phénomène *primaire* (V. DÉMENCE PRÉCOCE).

Cette conception récente demande quelques explications.

Dans un certain nombre de cas la démence ne devient nettement évidente qu'à une période plus ou moins tardive de la maladie, et paraît succéder à d'autres symptômes psychiques (délire, hallucinations). Pour beaucoup d'aliénistes, il s'agirait d'un état essentiellement *secondaire*, représentant la phase terminale d'une maladie plus ou moins longue. Toutes les vésanies n'auraient pas la même tendance à évoluer vers la démence : surtout fréquente dans le cours de la manie et de la mélancolie dites essentielles, des psychoses dites des dégénérés (délire d'emblée, délire polymorphe, paranoïa aiguë, etc.), de la confusion mentale, des délires systématisés hallucinatoires, celle-ci serait au contraire exceptionnelle dans les autres délires systématisés chroniques, et dans les diverses folies intermittentes. L'âge, le degré de l'intelligence qui se défendrait d'autant mieux qu'elle serait développée, l'alcoolisme, le surmenage, la misère joueraient le rôle de causes prédisposantes dans cette transformation des vésanies.

Pour d'autres aliénistes, partisans à l'extrême des doctrines de Kraepelin, de la suppression de la mélancolie et de la manie, en tant qu'entités morbides, et surtout de la conception d'une démence précoce, affection *primaire* d'évolution nettement caractérisée, englobant non plus seulement les anciennes hébéphrénie et catatonie, mais la plupart des psychoses des dégénérés et les délires systématisés hallucinatoires (démence paranoïde), il s'agirait encore dans ce cas « d'une *démence primaire, protopathique*, *précoce*, momentanément masquée par des phénomènes délirants : ceux-ci sont sujets à des rémissions et peuvent même disparaître tout comme dans la paralysie générale, mais le déficit mental sur lequel ils sont greffés est permanent et s'accentue progressivement, pour aboutir au bout de plusieurs années à la perte complète de l'intelligence » (Deny). La métamorphose en démence d'une vésanie, c'est-à-dire la transformation d'un processus maniaque, mélancolique, etc., en un processus démentiel qui se substituerait peu à peu à lui, serait difficilement admissible ; aussi y aurait-il lieu de bannir des classifications psychiatriques, l'ancien groupe disparate des démences dites vésaniques ou secondaires. « Parmi ces démences, il en est d'abord plusieurs qui doivent forcément disparaître, puisque les psychoses dont elles constituaient le stade terminal ont perdu leur autonomie ; telles sont les démences consécutives aux folies simples, la *démence maniaque*, la *démence mélancolique*, etc. Quant aux deux autres groupes de *démences vésaniques*, celles qui sont consécutives aux prétendues *psychoses dégénératrices*, aux *délires systématisés aigus* ou *chroniques* (variétés hallucinatoires), etc., elles ressortissent toutes aux différentes formes de la *démence précoce*, et, par conséquent, appartiennent à la catégorie des *démences primaires* » (Deny).

Peut-être est-ce aller un peu loin, plus loin que Kraepelin même, si l'on veut se rappeler que celui-ci a écrit il n'y a pas si longtemps que la *démence précoce est la bouteille à l'encre*, et qu'il y a introduit provisoirement une foule de cas non classés.

Quoi qu'il en soit, les questions de définition jouent un grand rôle dans ces divergences d'opinion. Tandis que beaucoup d'aliénistes continuent, conformément à la tradition française, à donner au mot démence la signification d'affaiblissement très marqué et incurable des facultés intellectuelles, d'autres, à l'exemple des psychiatres allemands, l'emploient pour désigner une simple diminution de l'activité psychique. Pour les partisans de la nature primaire des démences dites vésaniques, il ne devrait plus s'appliquer seulement à la phase ultime, mais également aux phases initiales des déficits intellectuels, « quelle que soit la subtilité que réclame leur constatation » (Deny).

Ainsi donc, la question des démences primaires ou secondaires est encore trop obscure pour être tranchée définitivement. Il est évident que l'avénement de la démence précoce a beaucoup restreint le domaine des démences vésaniques secondaires ; mais il ne faut pas oublier qu'il s'agit d'une affection encore très discutée, du moins dans certaines de ses formes, aussi sera-t-il prudent de continuer, jusqu'à nouvel ordre, à consacrer un chapitre aux démences secondaires aux psychoses.      *BRÉCY-TRÉNEL.*

**DÉMENCE PRÉCOCE.** — On désigne sous ce nom (Morel, Kraepelin) une psychose caractérisée essentiellement par un affaiblissement spécial des facultés intellectuelles, qui survient le plus souvent à l'époque de la puberté et de l'adolescence, s'accompagne fréquemment de troubles psychiques variés et se termine, dans l'immense majorité des cas, par une abolition ou tout au moins par une diminution appréciable de toute espèce d'activité psychique et physique.

Cette psychose répondrait surtout aux types cliniques décrits depuis longtemps sous les noms d'idiotisme, d'idiotie accidentelle ou acquise, d'hébéphrénie, de folie de la puberté, de démence juvénile, de démence vésanique rapide, etc. Il est à remarquer que le terme *démence* a ici une signification moins absolue que celle qu'on lui attribue généralement (V. Démences) et que le terme *précoce* ne s'applique pas seulement au jeune âge habituel des malades, mais surtout à la rapidité d'apparition des troubles démentiels; aussi a-t-on très justement proposé la dénomination de *démence primaire* ou *primitive*.

Déjà Esquirol avait distingué l'idiotie accidentelle et acquise et décrit les principales manifestations du négativisme et la plupart des stéréotypies; déjà Morel avait employé le terme « démence précoce » pour la démence des adolescents qu'il considérait d'ailleurs comme constitutionnelle, comme un signe de dégénérescence à rattacher à l'hérédité; mais c'est surtout à Kraepelin que l'on est redevable de la conception actuelle de la démence précoce, affection primaire à évolution nettement caractérisée qui englo- berait l'*hébéphrénie* (Kahlbaum, 1863; Hecker, 1871), la *catatonie* (Kahl- baum, 1868-1874) et la *démence paranoïde*. Cette dernière, dont le cadre a été exagérément élargi par des modifications successives, comprendrait actuellement pour cet auteur non seulement toutes les formes décrites en France sous le nom de délire d'emblée, de délire polymorphe, de bouffées délirantes des dégénérés, etc., et en Allemagne sous celui de la paranoïa aiguë, mais encore toutes les variétés hallucinatoires de paranoïa chro- nique, y compris le délire chronique à évolution systématique de Magnan.

Ainsi comprise, la démence précoce serait une affection très fréquente (environ le quart de la population des asiles), comparable comme impor- tance à la paralysie générale. Elle pourrait survenir à tout âge, mais s'observerait surtout de 15 à 30 ans (60 pour 100 des cas avant 25 ans). Les stigmates physiques de la dégénérescence manqueraient dans beaucoup de cas. Tout en restant soumise à la loi de la prédisposition héréditaire (la fréquence de l'hérédité névro-psychopathique varie suivant les auteurs : Claus 39 pour 100, Ziehen 80 pour 100; l'hérédité similaire est notée dans quelques observations) et acquise (intoxications, infections, puerpéralité, traumatismes, etc.) qui domine toute la pathologie mentale, la démence précoce serait une maladie *accidentelle* à rattacher au groupe des maladies mentales dues à une *auto-intoxication* (auto-intoxication d'origine sexuelle, par insuffisance diastématique (?) auto-intoxication d'origine-gastro-intesti- nale, par insuffisance des fonctions hépatiques et rénales, d'origine thyroïdienne).

La conception de Kraepelin est encore très discutée. Beaucoup d'alié- nistes continuent à considérer la démence des adolescents plutôt comme une affection constitutionnelle à rattacher à la dégénérescence que comme une maladie accidentelle. Il n'est pas certain que les différents types décrits par Kraepelin ne soient que de simples modalités cliniques d'une même entité morbide qui aurait une étiologie et une anatomie pathologique uni- voques; il est d'autre part possible que la démence précoce revête d'autres formes que celles admises communément; aussi peut-on se demander s'il n'y aurait pas lieu de décrire *des* démences précoces plutôt qu'*une* démence précoce (Ballet).

Pour Régis, on pourrait distinguer deux types principaux dans les états psychopathiques englobés par Kraepelin sous le nom de démence précoce :

« 1° La *démence précoce* vraie, faite à la fois et successivement d'arrêt et d'affaiblissement intellectuel, de dégénérescence et de démence, et représentant un état avant tout constitutionnel ;

« 2° Des *psychoses d'intoxication*, à forme de confusion mentale et à caractères plus spécialement catatoniques, guérissant fréquemment et aboutissant, lorsqu'elles persistent, comme toutes les psychoses, à une *démence secondaire*, précoce ou non, mais essentiellement post-confusion-nelle. Ces psychoses d'intoxication, maladies avant tout accidentelles, n'appartiennent pas à la démence précoce et doivent en être détachées. »

En somme, pour cet aliéniste, l'état décrit sous le nom de démence précoce ne serait le plus souvent que la phase de chronicité de toute confusion mentale aiguë non guérie, particulièrement des confusions liées à l'époque du développement (*confusion mentale chronique*).

Il serait encore difficile de caractériser la démence précoce au point de vue anatomique. En raison de la longue survie des malades, on n'a que rarement l'occasion de constater les lésions primaires de cette affection ; aussi plusieurs auteurs ont-ils trouvé des altérations variables des méninges et de l'encéphale. D'après Klippel et Lhermitte, elles siégeraient sur les centres d'association et porteraient uniquement sur le neurone, sans réaction du tissu vasculo-conjonctif.

**Symptomatologie.** — Le principal symptôme est l'*affaiblissement des facultés*. Cet affaiblissement a pour caractères essentiels d'être *primaire*, précédant pour un observateur attentif toutes les autres manifestations de la maladie, *global* et malgré tout *électif*. Le déficit intellectuel « se mani-feste d'abord dans la sphère des sentiments affectifs et moraux et ne s'étend que plus tardivement à celle de l'activité volontaire et à celle des facultés intellectuelles proprement dites, pour devenir *total*, lorsque par les progrès de la maladie toutes les facultés sont anéanties » (Deny). La *diminution des sentiments affectifs et moraux*, qui se traduit au début par des modifica-tions du caractère, aboutit à une *anesthésie morale* complète. L'*indifférence émotionnelle* du dément précoce, qui ne s'intéresse à rien, ne formule aucune plainte, ne réclame jamais sa sortie de l'asile, ne fait preuve d'aucun sentiment de famille est caractéristique.

Cette indifférence morale s'accompagne tout naturellement de la perte de l'activité volontaire, d'*aboulie*, tandis que les *réactions automatiques* sont conservées ou même exagérées. « C'est à la réunion de ces troubles de l'activité volontaire et automatique qu'on a donné le nom de *syndrome cata-tonique* », dont les principaux éléments sont « des phénomènes d'*opposition* plus connus aujourd'hui sous le nom de *négativisme*, des phénomènes de *docilité* auxquels s'applique le terme de *suggestibilité* et enfin des *stéréo-typies* » (Deny).

C'est à cette exaltation de l'automatisme que doivent être rattachées les fugues, les impulsions, les explosions de rires et de pleurs, etc., qui se pro-

duisent comme des décharges brusques, dépourvues de but et de signification, sans relations avec des hallucinations ou des idées délirantes.

La diminution de l'*attention* (allongement des temps de réaction) rend le
malade incapable de s'appliquer à aucun travail. Les troubles de la *mémoire*
sont variables. Les notions acqui-
ses pendant l'enfance et la jeunesse
persistent longtemps (notamment
la mémoire du calcul. Joffroy),
mais généralement le dément
précoce est incapable de fixer de
nouvelles images. Néanmoins, certains de ces malades font des récits qui montrent qu'ils ont parfaitement observé et retenu ce
qui se passait autour d'eux, mais,
ayant perdu toute activité intellectuelle, ils ne tirent aucun parti
des connaissances amassées dans
leur mémoire. Dans les cas anciens, on peut rencontrer l'amnésie progressive de toutes les
démences. Les troubles de l'*orientation* sont également variables;
certains malades, qui paraissent
étrangers à ce qui se passe autour
d'eux, répondent assez exactement
quand on les interroge sur la date
ou sur leur entourage. Enfin les
*associations d'idées* sont modifiées; elles ne se font plus que
rarement d'après leur rapport logique (assonances, rimes, synonymes,
antithèses, etc.) et donnent parfois lieu à des propos complètement incohérents.

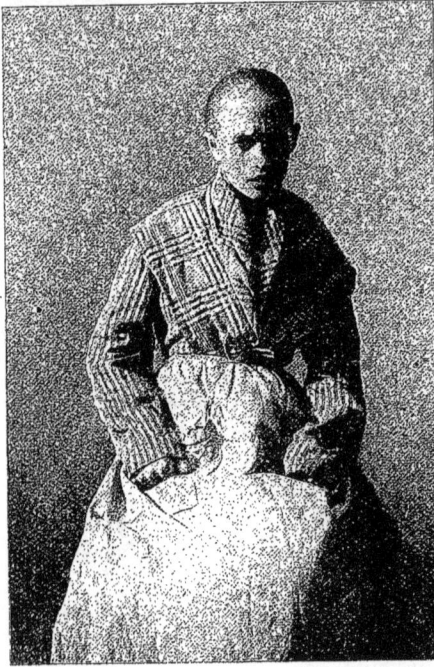

Fig. 256. — Démence précoce simple.
Forme apathique (Trénel).

Ces signes psychiques fondamentaux s'accompagnent d'un certain
nombre de signes psychiques accessoires, *idées délirantes* (hypocondriaques, mélancoliques, de grandeur, etc.), généralement absurdes, contradictoires, sans grande tendance à la systématisation et n'ayant que peu
d'influence sur les actes du malade, *illusions, hallucinations* surtout de l'ouïe
(souvent symptôme initial), de la vue, du tact, de l'odorat, du goût, *états
d'excitation intellectuelle* (troubles du langage et de l'écriture) et *motrice*
(caractère paradoxal et absurde des actes et des attitudes), *états de stupeur*,
qui varient d'ailleurs suivant les formes.

On rencontre encore dans la démence précoce un certain nombre de
*signes physiques*; aucun d'eux ne peut être considéré comme constant, ni
comme pathognomonique.

La sensibilité est généralement diminuée; mais souvent l'absence de
réaction tient au négativisme plutôt qu'à une anesthésie réelle. L'exagéra-

tion des réflexes tendineux, la diminution ou l'abolition des réflexes cutanés sont fréquemment signalées.

Les troubles des pupilles sont variables (affaiblissement des réflexes lumineux et accommodateurs, phénomène de Piltz ou rétrécissement des pupilles par l'occlusion des paupières, mydriase surtout dans les phases d'excitation, plus rarement myosis et inégalité permanente). Les alternatives d'anémie et de congestion de la papille ont également été notées (Dide).

Les troubles vaso-moteurs et trophiques sont assez fréquents (œdèmes, dermographisme, cyanose, refroidissement permanent des extrémités). Le *pseudo-œdème catatonique*, décrit par Dide, localisé à la face dorsale des pieds, plus rarement des mains, est élastique, n'accepte pas l'empreinte du doigt, n'est pas douloureux et ne disparaît pas par le repos; il coïnciderait parfois avec des crises d'asphyxie symétrique des extrémités, du purpura, de l'érythème pellagroïde, du pemphigus, des escarres, de l'adipose symétrique doulou-reuse.

Fig. 257. — Démence précoce. Stupeur.
(Trénel.)

Les troubles sphinctériens intermittents, le tremblement de la langue et des mains, les alternatives d'engraissement et d'amaigrissement, l'abaissement de la température, les troubles de la menstruation, l'augmentation du corps thyroïde avec un certain degré de myxœdème et d'obésité, les vertiges, les lipothymies avec nausées, les attaques épileptiformes et apoplectiformes sont fréquemment signalés.

Généralement on ne rencontre ni lymphocytose, ni réaction albumineuse du liquide céphalo-rachidien; néanmoins la présence d'un assez grand nombre d'éléments figurés a été notée dans quelques cas. On observe souvent une diminution de la quantité des urines, coïncidant avec une augmentation de la densité, de l'hypoazoturie, de l'hypophosphaturie; le taux des chlorures est tantôt augmenté, tantôt un peu au-dessous de la normale. L'élimination du bleu de méthylène et de l'iodure de potassium serait retardée. Les examens du sang montreraient une légère lymphocytose et un certain degré d'éosinophilie (Dide et Chenais).

**Formes**. — On distingue généralement quatre formes cliniques, la *démence précoce simple*, la *démence hébéphrénique*, la *démence catatonique* et la *démence paranoïde*, qui d'ailleurs peuvent se combiner entre elles et qui finissent par se confondre à leur phase terminale.

**Démence précoce simple**. — Les symptômes d'affaiblissement intellectuel s'y rencontrent à l'état de pureté, sans idées délirantes très marquées, ni troubles moteurs bien nets.

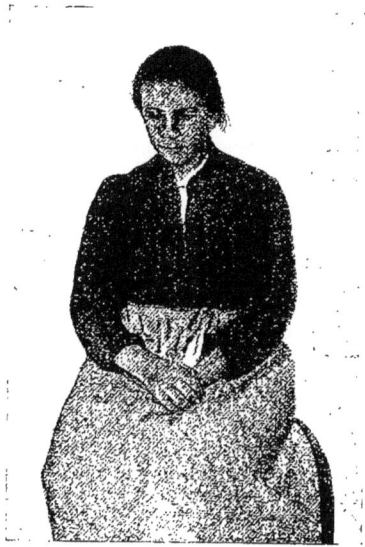

Des jeunes gens, jusqu'alors normaux, deviennent indifférents et apathiques; quelquefois ils présentent un peu d'abattement ou une légère agitation passagère et de l'insomnie, une certaine bizarrerie dans les actes, les paroles et les écrits. Ils conservent leurs anciennes connaissances mais ne les utilisent guère et cessent d'acquérir de nouvelles notions. L'entourage remarque le changement de caractère, l'inaptitude au travail et les met sur le compte de la paresse et de la mauvaise volonté. Dans les cas légers, la maladie passe inaperçue, seulement des sujets qui donnaient les plus belles espérances deviennent des ratés, tout au plus bons pour des emplois subalternes. La démence peut d'ailleurs atteindre un degré plus profond; enfin cette démence précoce simple peut n'être que la phase de début des formes suivantes.

**Démence hébéphrénique.** — On décrit sous ce nom « des états de dépression et d'agitation caractérisés par des troubles délirants polymorphes, extrêmement confus, sans tendance à la systématisation, à base d'hallucinations ou d'interprétations délirantes, et accompagnés de confusion et d'imprécision dans les idées qui, le plus souvent, évoluent vers la démence complète et incurable » (Masselon).

L'hébéphrénie atteint surtout des jeunes gens de 15 à 23 ans, à développement intellectuel normal ou même brillant. Le début est généralement aigu, annoncé toutefois par quelques signes précurseurs : céphalée, insomnie, anorexie, anxiété, impulsions à la fugue, au suicide, etc., troubles sensoriels (surtout hallucinations auditives). Les modifications de caractère (excitabilité, crises de colère, tristesse), l'altération profonde des sentiments affectifs et moraux sont antérieures aux troubles intellectuels proprement dits. Contrairement aux neurasthéniques, les déments précoces n'ont pas conscience de leur état.

Le délire est remarquable par l'importance et la multiplicité des hallucinations (hallucinations de l'ouïe, de la vue, du tact, de l'odorat, hallucinations génitales, etc.) et des conceptions délirantes (idées de grandeur et de richesse, entremêlées d'idées hypocondriaques, mystiques, érotiques, de persécution, de culpabilité, etc.); ces dernières portent l'empreinte de la démence, elles sont polymorphes, mobiles, contradictoires et absurdes.

Les hébéphréniques ont des périodes d'excitation pendant lesquelles ils s'agitent, déclament, entrecoupées de périodes de dépression; ils présentent de plus des *réactions soudaines, impulsives*, plus ou moins graves, souvent très violentes, pendant lesquelles ils déchirent leurs vêtements, brisent les objets, frappent les personnes de leur entourage, cherchent à s'enfuir : ces manifestations se produisent tout à coup, sans cause apparente, chez des malades souvent silencieux et inertes. Les crises de rires et de pleurs, l'onanisme sont également signalés.

Leur prononciation est affectée; leurs phrases, correctes grammaticalement, sont ampoulées et ridicules, composées de périodes interminables. Ils emploient des locutions puériles, stéréotypées, des termes niais, incohérents et parfois forgent des mots de toutes pièces. Quelquefois ils ont une certaine tendance à la verbigération. Leurs écrits présentent les mêmes caractères que leurs discours.

On retrouve dans leurs gestes et leur attitude la même affectation que dans leur langage; les actes les plus simples sont exécutés de façon bizarre, et leurs poses manquent de naturel. Il existe presque constamment une absence absolue de concordance « entre le ton émotionnel du délire, d'une part, et les troubles moteurs ou l'attitude générale, d'autre part; tel malade qui sera resté des journées entières silencieux et immobile, dans la tristesse et l'abattement du mélancolique, se mettra tout à coup à rire stupidement, ou rompra son silence obstiné pour exprimer quelque calembour inepte » (Deny et Roy).

Ces malades ont des tics et font fréquemment preuve d'une tendance au négativisme, à la suggestibilité et à la stéréotypie. Ils montrent l'indifférence la plus complète à l'égard de leur famille ou des choses concernant leur ancienne profession; leurs travaux sont absurdes et sans goût. La perception des impressions extérieures, la présence d'esprit, l'orientation sont souvent conservées, ainsi que la mémoire surtout pour toutes les connaissances acquises avant le début de la maladie.

Au bout d'un temps variable, rarement de plus de deux ou trois ans, les idées délirantes disparaissent et les malades ne présentent plus que les signes d'un état démentiel plus ou moins profond avec apathie absolue interrompue dans nombre de cas par des impulsions violentes ou des accès d'agitation plus ou moins courts.

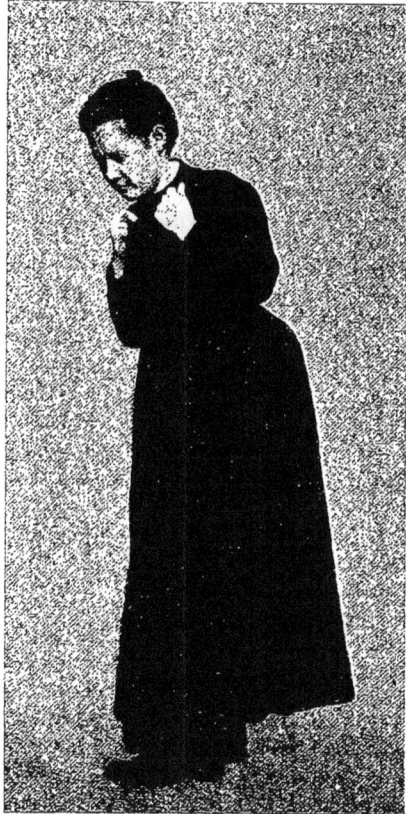

Fig. 238. — Démence précoce.
Fille de paralytique général. Attitudes stéréotypées (Trénel).

**Démence catatonique.** — Kahlbaum avait décrit en 1874, sous le nom de catatonie, une psychose à marche cyclique, revêtant successivement l'aspect de la mélancolie, de la manie, de la stupeur, se distinguant par des troubles du système nerveux moteur ayant les caractères de la spasticité et pouvant se terminer par la démence. Actuellement le mot catatonie sert à désigner tantôt un syndrome commun à plusieurs névroses et psychoses (V. CATA-TONIE), tantôt une forme spéciale de la démence précoce qui serait caractérisée par des états particuliers de stupeur et d'agitation aboutissant le plus souvent à la démence et accompagnés de négativisme, de suggestibilité et de stéréotypie (Kraepelin).

Généralement la maladie débute par une courte phase d'excitation qui, au bout de quelques jours ou de quelques semaines, fait place à un état d'apathie, puis de stupeur. « Tel jeune homme, par exemple, qui jusque-là travaillait convenablement, néglige ses études, s'emporte quand on lui fait des observations, refuse d'obéir à ses maîtres, ne trouve aucune raison pour justifier son changement de conduite, commet quelques actes extravagants, puis finalement perd toute initiative et garde un mutisme absolu » (Deny et Roy).

On trouve chez ces malades les troubles habituels de la sphère affective et morale (indifférence émotionnelle, disparition des sentiments de famille, de propreté, des convenances, etc.), de l'attention, de la volonté, etc., ainsi que parfois quelques idées délirantes (de culpabilité, de persécution), incohérentes et absurdes, avec ou sans troubles sensoriels.

Le *négativisme* (folie d'opposition) est « une tendance permanente et instinctive à se raidir contre toute sollicitation venue de l'extérieur, quelle qu'en soit la nature » (Kahlbaum). Des malades gardent l'immobilité absolue pendant des journées entières, demeurant dans le mutisme, faisant preuve d'une opposition systématique non seulement aux sollicitations étrangères (mouvements provoqués, ordres de se lever, de parler, de marcher, etc.), mais même aux actes de la vie végétative : ils refusent de manger, d'aller à la selle, d'uriner, etc., puis avalent gloutonnement et sans discernement le repas préparé, défèquent au milieu de la salle, dans leur lit, en se relevant des cabinets où on les a fait longuement stationner sans résultat. On croirait qu'ils agissent ainsi par malfaisance volontaire, tandis que ce n'est que du négativisme et de la stéréotypie. Quand on essaye de faire mouvoir un de leurs membres, une contraction musculaire antagoniste s'y oppose énergiquement. Quelquefois ils exécutent un acte tout opposé à celui qu'on leur demandait (*négativisme actif*); quelquefois, après être restés insensibles à des ordres répétés, ils accomplissent tout à coup l'acte sollicité avec une rapidité incroyable : « le sujet se laissera, par exemple, commander cinq ou même dix fois d'écrire son nom et restera immobile, tenant la craie pendant des minutes; puis, tout à coup, il écrira couramment, d'un seul trait, ce qu'on lui a demandé » (Weygandt) (V. NÉGATIVISME).

Bien que dérivant des mêmes causes que le négativisme (diminution de l'activité volontaire, désagrégation de la personnalité), la *suggestibilité* présente les caractères inverses. On peut la définir « une tendance générale, permanente et instinctive, à adopter toute sollicitation venue de l'extérieur, quelle qu'en soit la nature » (Deny et Roy). Les catatoniques suggestibles laissent imprimer à leurs membres, avec plus ou moins de flexibilité, tous les mouvements passifs possibles, gardent les attitudes les plus gênantes pendant un temps souvent fort long et continuent automatiquement les gestes commencés (V. CATATONIE, CATALEPSIE). Parfois ils imitent les gestes et les attitudes des personnes présentes (*échomimie*, *échopraxie*), répètent les phrases ou les derniers mots des phrases qu'ils entendent prononcer, à la façon d'un écho (*écholalie*) (v. c. m.). Dans certains cas, il suffit de dire ou même d'écrire au tableau noir : « Levez le bras en l'air » pour que le malade exécute aussitôt ce geste (Masselon).

La *stéréotypie* (v. c. m.) est caractérisée par la durée anormale des impulsions motrices, qu'il s'agisse d'une contraction permanente d'un certain
groupe de muscles, ou de la répétition fréquente d'un même mouvement
(Kraepelin), d'où la division habituelle en stéréotypies de l'attitude ou aki-
nétiques (immobilisation du malade dans les attitudes les plus extraordinaires et les plus incommodes : attitude
accroupie de sphynx, en chien de fusil, de
prière, de prédicateur, de crucifié, etc.) et
en stéréotypies des mouvements et des actes
ou parakinétiques. Ces dernières sont fort
nombreuses. Les malades répètent indéfiniment les mêmes actes absurdes et les mêmes
gestes (gestes de la main, balancement de
la tête, tics, grimaces, bouche en groin, etc.,
onanisme), ce qui rend souvent fort bizarre
leur façon de manger, de saluer ou de marcher (marche par sauts en se dandinant, en
allant de côté ou à reculons, etc.). Ce sont
des actes purement automatiques, sans signification, sans rapport avec une idée délirante sur lesquels les malades sont incapables de fournir la moindre explication.

La façon de parler des cataloniques n'est
pas moins bizarre (chuchotement, zézaiement, voix de fausset, intonations pathé-
tiques, etc.); ils emploient des expressions
puériles et prétentieuses, créent des mots

Fig. 259. — Démence précoce.
Attitudes stéréotypées (Trénel).

nouveaux, font parfois des discours entiers dépourvus de sens dans un langage de leur invention (salade de mots. Forel). Le retour stéréotypé de certaines expressions est très fréquent; dans les cas extrêmes, il aboutit à la
*verbigération*, c'est-à-dire à la répétition incessante de la même phrase, des
mêmes mots ou des mêmes syllabes incompréhensibles. On retrouve les
mêmes troubles et les mêmes stéréotypies dans leurs écrits (répétition des
mêmes syllabes, barbouillages, soulignements, illustrations) et dans leurs
dessins (reproduction incessante des mêmes traits et des mêmes formes).
L'écriture en miroir a été plusieurs fois signalée.

Les malades passent alternativement par des phases de *stupeur* et par des
phases d'*excitation*.

Dans la stupeur avec suggestibilité, les malades, couchés passivement,
ne parlent pas, réagissent peu, mais laissent imprimer à leurs membres
toutes les attitudes et les gardent. Dans la stupeur avec négativisme, ils
demeurent immobiles, les yeux clos, les dents serrées, les membres raides
et tendus, quelquefois les extrémités froides, cyanosées ou même œdématiées, et résistent à toute influence extérieure. Il est à remarquer que ces
malades ne sont souvent étrangers qu'en apparence à tout ce qui se passe
autour d'eux.

« A part l'épilepsie, c'est certainement la catalonie qui présente les états

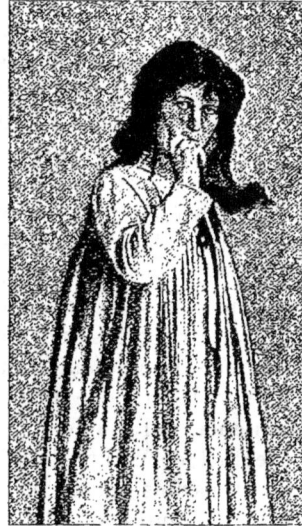

d'agitation les plus violents » (Weygandt). Les mouvements, peu influencés par les excitants du dehors, sont remarquables par leur soudaineté, leur brusquerie et leur uniformité. « Lorsqu'à cette agitation motrice extravagante, incoercible, qui peut se prolonger plusieurs semaines et plusieurs mois, fait place une période de calme et de répit, les malades se dissimulent complètement sous leurs draps, le tronc et les membres repliés sur eux-mêmes, les genoux touchant souvent le menton, la tête toujours enfouie au milieu du lit; ils ressemblent ainsi aux serpents de nos muséums, indifférents au va-et-vient de la salle, aux visites et à tous les bruits du dehors » (Deny). Ces malades diffèrent de ceux en état de stupeur en ce que brusquement, sans que rien puisse le faire prévoir, ils s'élancent de leur lit et recommencent leurs extravagances. Leurs impulsions à frapper, à déchirer, à s'enfuir, etc., ont les mêmes caractères d'inconscience et d'automatisme. Pendant les phases d'agitation on constate plutôt une exagération des signes habituels : stéréotypies, verbigération, etc.

L'évolution de la catatonie est plus variable que ne le pensait Kahlbaum. Les différents phénomènes (stupeur, agitation, négativisme, suggestibilité, stéréotypie) se succèdent irrégulièrement pendant des mois et des années, parfois par poussées successives séparées par des périodes de rémission. Quelquefois la catatonie fait suite à des accidents hystériformes ou à une forme simple ou à une forme hébéphrénique de la démence précoce.

**Démence paranoïde.** — On décrit sous ce nom « un affaiblissement intellectuel de nature démentielle, se développant rapidement et s'accompagnant parfois, pendant un temps assez long, d'erreurs sensorielles et d'idées délirantes variables, dépourvues de tout caractère systématique (Séglas), ou ne systématisant qu'incomplètement » (Deny et Roy).

Les idées délirantes sont au premier plan et ont un caractère de fixité plus grand que dans les formes précédentes. Tandis que Deny et Roy, à l'exemple de Kraepelin, englobent actuellement dans la démence précoce tous les délires systématisés, hallucinatoires, progressifs et aboutissant à la démence, d'autres auteurs (Séglas, Sérieux, Masselon) continuent à en exclure tous les délires systématisés.

L'opinion radicale de Kraepelin adoptée par Deny et Roy est à notre avis exagérée, et confond des maladies essentiellement différentes, mais encore mal différenciées.

Le délire (mystique, érotique, de fausse grossesse, hypocondriaque, etc., surtout de persécution et de grandeurs) est absurde, polymorphe et contradictoire. Il arrive vite à sa formation et ne progresse pas, mais il s'agit plus d'une fixité que d'une systématisation (Masselon). Il s'accompagne de troubles sensoriels (illusions, hallucinations de l'ouïe, de la vue, de la sensibilité générale) et persiste pendant des mois et des années. D'après Deny et Roy ces malades présenteraient les principaux attributs de la « constitution paranoïenne » qui sont la méfiance, la susceptibilité et l'orgueil : d'où un sentiment exagéré de leur personnalité et la fréquence des idées délirantes de persécution et de grandeurs.

La lucidité et la mémoire sont longtemps conservées. Les déments paranoïdes présentent de temps en temps des colères violentes, des impulsions

subites, parfois en rapport avec des hallucinations. On retrouve chez eux,
comme chez tous les déments précoces, la disparition des sentiments affectifs et moraux, la discordance entre les paroles et les actes, les troubles du
langage (salade de mots, néologismes, stéréotypies) et de l'écriture (fig. 260).

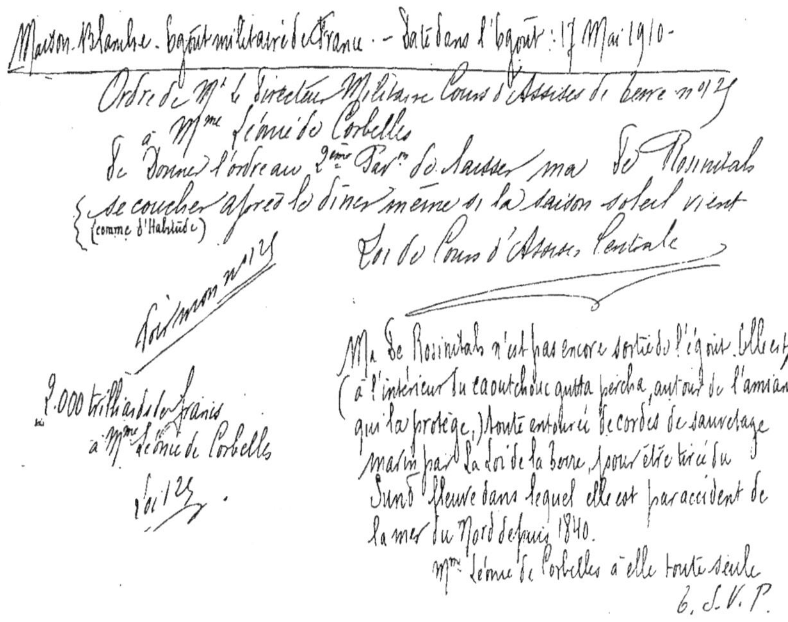

Fig. 260.

**Évolution**. — Le début est généralement assez bref. La période d'invasion dure de quelques semaines à quelques mois (modifications du caractère, engourdissement des facultés intellectuelles, altération des sentiments
affectifs et moraux — céphalalgie, insomnie, anorexie, constipation, amaigrissement, poussées fébriles éphémères).

Tantôt l'évolution est progressive et subaiguë; tantôt, après une période
d'invasion assez prolongée, survient un épisode aigu auquel succède l'état
démentiel définitif et terminal; tantôt la marche est très lentement progressive, entrecoupée d'épisodes aigus.

Les *rémissions* sont possibles et peuvent faire croire à une guérison, le
malade reprenant pour un temps la vie commune, malgré un amoindrissement intellectuel plus ou moins marqué.

La durée de la période d'état est très variable (6 mois à 2 ans ou plus);
l'évolution de l'hébéphrénie est plus rapide que celle de la catatonie, plus
rapide elle-même que celle de la démence paranoïde.

La terminaison habituelle est la démence. A cette période toutes les
formes se confondent : les différents symptômes qui les caractérisaient
s'atténuent; l'affaiblissement des facultés intellectuelles, dégagé des autres
manifestations de la maladie, passe au premier plan. On observe tous les

degrés depuis la simple débilité permettant aux malades de mener dans le monde une vie plus ou moins effacée ou même de remplir un emploi subalterne, jusqu'aux états de démence les plus profonds. Dans ce dernier cas, les malades présentent le tableau habituel de la démence (V. DÉMENCE VÉSA-NIQUE) : l'indifférence émotionnelle, la persistance de certains signes cataloniques (ébauche de négativisme, de suggestibilité ou de stéréotypie), des violences impulsives distinguent jusqu'à un certain point la phase terminale de la démence précoce des autres états de déchéance intellectuelle. Dans la démence paranoïde, le délire et les attitudes restent inchangées presque indéfiniment. La santé physique est peu atteinte; les différentes fonctions s'exécutent normalement et le dément précoce atteint souvent un âge avancé.

**Pronostic.** — A notre avis le pronostic est fatal quant à l'intégrité future de l'intelligence. La forme paranoïde serait plus grave (terminaison par la démence dans tous les cas) que l'hébéphrénie (démence profonde, 75 pour 100 ; affaiblissement modéré, 17 pour 100 ; guérison relative, 8 pour 100), plus grave elle-même que la catatonie (démence, 59 pour 100; affaiblissement, 27 pour 100; guérison relative, 13 pour 100).

Il n'y a pas de trouble important de la santé physique, sauf dans les épisodes aigus. Les déments précoces peuvent même atteindre la vieillesse.

Une hébétude avec apathie malgré une certaine conservation de la faculté d'observation, des conceptions délirantes absurdes ne s'accompagnant d'aucun mouvement émotif, ni d'agitation, des attitudes maniérées uniformes et durables, des mouvements stéréotypés sans agitation, un état cœnesthé-tique déprimé de courte durée mais revenant périodiquement sans agitation et entrecoupé d'intervalles de stupeur, la disparition du négativisme ou de l'agitation sans la réapparition de l'activité intellectuelle et de l'intérêt pour les occupations d'avant l'affection, sont une série de caractères qui, d'après Kraepelin, feront craindre une démence finale profonde (Weygandt). L'embonpoint sans amélioration des signes psychiques est également d'un mauvais pronostic.

**Diagnostic.** — Le diagnostic quelquefois rapidement évident est souvent extrêmement difficile au début. Dans les cas insidieux on croit longtemps à un trouble du caractère que l'on rapporte aux phénomènes de la puberté. Dans les cas aigus, on ne peut quasiment jamais affirmer un diagnostic immédiat, d'autant plus que l'on recule instinctivement devant un verdict si terrible pour les familles. On peut dire que le praticien est habituellement dans l'impossibilité de se prononcer, le diagnostic étant dans ces cas plus que dans toute autre vésanie, un diagnostic d'impression que l'aliéniste même ne portera qu'avec réserves. Il se basera sur l'indifférence affective (signe de premier ordre) avec absence d'émotivité, la paramimie avec discordance de la mimique et des actes provoquant les gestes et les jeux de physionomie, l'affaiblissement massif de l'intelligence ou plutôt son arrêt de développement coïncidant avec une conservation relative des notions acquises (conservation fragmentaire et sans cohérence), le polymorphisme ou au contraire la monotonie du délire, etc., en se rappelant que tous ces signes peuvent n'être qu'ébauchés. Les divers symptômes catato-

niques sont typiques, mais moins absolument qu'on ne l'a dit (V. Catatonie).
A la période d'invasion on fera le diagnostic avec la *neurasthénie* : stigmates, conscience de l'état morbide et préoccupation de cet état, rareté ou
absence d'actes impulsifs; noter ici que l'hypocondrie des jeunes gens
est souvent — mais non toujours, car il y a des hypocondries systématisées
à début précoce — un signe de démence précoce; avec l'*hystérie*, diagnostic
difficile; car les manifestations hystériques ou hystériformes sont fréquentes
chez les déments précoces (tenir compte de l'importance des troubles affectifs et des signes d'affaiblissement intellectuel dans la démence), avec la
*paralysie générale*, la *paralysie générale juvénile* notamment (signes physiques).

A la période d'état on devra distinguer :

La forme *hébéphrénique* de la *paralysie générale* (signes physiques,
troubles de la mémoire, conservation de l'émotivité), du stade maniaque,
de la *folie périodique* (suractivité des facultés, associations d'idées trop
rapides, mobilité extrême du visage), du *délire alcoolique* (hallucinations
multiples dirigeant les conceptions délirantes, signes physiques), de la *confusion mentale* (état de rêve, d'indécision, physionomie étonnée mais non
indifférente, ni niaise, réponses inachevées, hésitantes, sans verbiage,
signes physiques); de l'*épilepsie* à laquelle des actes impulsifs, quelquefois
des phénomènes convulsifs peuvent faire penser.

La forme *paranoïde* avec tous les *délires systématisés* (énergie intellectuelle, logique, cohérence, absence de troubles de la sensibilité affective et
de la volonté).

La forme *catatonique* avec les états d'excitation et de stupeur de la *paralysie générale*, la stupeur de la *mélancolie* (la physionomie exprime la douleur morale et non l'indifférence, yeux tournés vers le sol), l'excitation de
certains *idiots* (tares dégénératives), l'agitation euphorique, expansive et
non brutale de la *manie*.

Le *syndrome catatonique* a été signalé dans la mélancolie, la folie circulaire, les délires infectieux (délire typhoïde), les délires toxiques et auto-
toxiques (délire urémique), les délires systématisés, la démence sénile, la
paralysie générale, les psychoses traumatiques, l'hystérie, les tics, les obsessions, etc. Dans tous ces cas, il est réduit à quelques-uns de ses éléments
(attitudes cataleptoïdes) et n'apparaît qu'à titre transitoire.

A la période terminale, on aura à faire le diagnostic avec l'*idiotie*, l'*imbécillité* (états congénitaux; stigmates physiques de dégénérescence), avec tous
les *états démentiels* (V. Démence vésanique).

**Traitement.** — Les essais de traitement pathogénique (corps thyroïde,
ovarine; régime lacté, lavages d'estomac, antisepsie intestinale) n'ont
encore donné que des résultats nuls. Le plus souvent le traitement sera
purement symptomatique.

On conseillera le repos intellectuel, le séjour à la campagne. Dans beaucoup de cas, il sera nécessaire de recourir à l'internement (v. c. m.) qui le
plus souvent restera définitif. La balnéation tiède prolongée est la méthode
calmante de choix. Les déments précoces agités sont parmi les plus incoercibles des malades. La balnéation a des résultats surprenants : un dément

qui déchire, brise et souille tout, restera des heures, des *journées* entières tranquille ou jouant sans bruit dans sa baignoire. Si l'agitation reparaît il faut ne pas trop insister et retirer le malade de l'eau avec les précautions usuelles.

Les divers hypnotiques ont peu d'action aux doses maniables; on ne saurait préconiser l'un d'eux plus particulièrement. Le chloral reste encore le plus efficace à la dose de 2 à 4 grammes pris en une ou deux doses. L'hyoscine (ou scopolamine) à la dose de un quart de milligramme à 1, rarement 2 milligrammes, en injection sous-cutanée agit souvent bien; mais il faut se rappeler que ce très bon médicament ne doit être employé qu'avec quelque prudence : il s'alliera avantageusement à la balnéation. Un dément agité, mis en résolution musculaire par l'hyoscine et placé au bain avant la disparition de cette résolution, y demeurera bénévolement, tandis qu'on ne parviendrait pas à l'y retenir après l'y avoir placé dans une lutte avec les infirmiers. *BRÉCY-TRÉNEL.*

**DÉMENCE SÉNILE**. — On désigne sous ce nom un état d'affaiblissement permanent et progressif des facultés intellectuelles, associé ou non à des idées délirantes, et résultant de lésions cérébrales en rapport avec l'involution sénile (athéromasie des artères cérébrales, dégénérescence graisseuse des capillaires, infiltration granulo-pigmentaire, atrophie diffuse et progressive des cellules corticales).

Bien qu'on ait signalé des débuts précoces, vers 50 ou 55 ans (*senium præcox*) surtout chez des alcooliques, la démence sénile est rare avant 60 ans. L'hérédité, les intoxications et les infections, le surmenage, la misère, les émotions pénibles jouent le rôle de causes prédisposantes.

**Symptomatologie**. — Le début est généralement lent et insidieux; la démence se manifeste progressivement par des troubles qui ne sont que l'exagération de ce que l'on observe normalement chez beaucoup de vieillards : diminution de la mémoire et de l'activité cérébrale, assimilation difficile des idées nouvelles et amour du bon vieux temps, méfiance de l'entourage, tendance à l'égoïsme, à l'avarice et au radotage. Quelquefois, elle s'installe presque soudainement après une vive émotion, après une affection somatique. D'autres fois, elle s'annonce par des symptômes d'excitation : certains vieillards font preuve, à un moment donné, d'une activité insolite, reprennent d'anciennes études, se lancent dans des entreprises hasardeuses; l'excitation morbide des fonctions génitales n'est pas rare chez ces malades (satyres). Enfin, dans quelques cas, ce sont des idées délirantes, généralement des idées de persécution ou des idées hypocondriaques, plus rarement des idées érotiques ou des idées de grandeur, qui paraissent constituer les premières manifestations de la maladie.

L'*affaiblissement de la mémoire* est habituellement précoce. L'amnésie est progressive et suit assez régulièrement les lois de la régression (V. AMNÉSIE). Les souvenirs récents disparaissent les premiers; les malades ne se souviennent plus de ce qu'ils ont vu ou fait la veille ou le matin, perdent leurs affaires et croient qu'ils ont été volés et, oubliant ce qu'ils viennent de dire, rabâchent indéfiniment les mêmes histoires. La mémoire des faits anciens persiste plus longtemps; les souvenirs de jeunesse paraissent particulièrement vivaces. L'attention volontaire est diminuée, les perceptions sont incomplètes et inexactes, d'où production de nombreuses illusions surtout dans la reconnaissance des personnes; comme tous les déments, le malade n'acquiert plus et vit uniquement sur le passé. Le ralentissement des associations d'idées, la *perte du jugement*, la *diminution*, la *déviation de l'affectivité*, qui se traduisent par un égoïsme et une irritabilité pénibles pour l'entourage, l'engouement pour des étrangers ou des indignes (captation d'héritage), marquent, avec l'accentuation de l'amnésie, les progrès de la démence. Dans les cas extrêmes, le malade ne reconnaît plus personne, devient incohérent et vit dans l'inconscience la plus complète.

Il est à remarquer que beaucoup de déments séniles, appartenant à un certain milieu et ayant reçu une certaine éducation, conservent longtemps, réduits à l'état d'automates, l'intégrité apparente de leur aspect extérieur. « Cet aspect extérieur, qui résulte de l'habitus général, de la tenue, de l'expression du visage, de la démarche, du jeu machinal des gestes, des actes habituels de la vie quotidienne (jeux de société, lecture des journaux, promenades familières, etc.), demeure chez beaucoup de déments, grâce à la *persistance de l'automatisme psychologique*, remarquablement intact, *conserve au vieillard déchu les dehors de sa personnalité passée*, et masque à l'entourage la *ruine intérieure de l'édifice intellectuel*. Les formes conventionnelles de la politesse, exprimées par l'habitude, la mimique des gestes et des salutations, les manifestations du langage réflexe, etc., survient chez beaucoup de déments du monde aristocratique qui continuent ainsi à figurer, dans leur milieu, les apparences du rôle qu'ils y ont si longtemps tenu.... Le *vide intellectuel*, l'*indifférence affective*, l'*apathie morale* de l'état démentiel impriment souvent à la physionomie de certains vieillards une expression de calme et de placidité, qui donne l'illusion d'un état d'âme, fait de sérénité paisible, de méditation profonde ou de souriante aménité. Ce *masque* résulte de l'encadrement, dans le décor du visage expressif d'autrefois, de l'atonie psycho-mimique de la démence actuelle » (Dupré).

L'appétit est souvent exagéré (aussi l'alimentation doit-elle être très surveillée), et l'état général peut demeurer longtemps satisfaisant. Généralement, ces malades présentent d'autres signes de sénilité; le tremblement des mains et de la tête, les troubles cardio-vasculaires liés à l'artério-sclérose et à la myocardite, les vertiges, la céphalalgie sont fréquemment observés. La démence organique (v. c. m.) complique souvent la démence sénile. Le gâtisme n'est pas rare à une phase avancée de la maladie.

**Formes.** — On décrit deux types de déments, l'*agité* et l'*apathique*. Le premier, toujours en mouvement, peut commettre des actes dangereux ou délictueux (vol, incendie, tentative de viol, exhibitionnisme, etc.); il se lève la nuit, erre dans la maison, dérange sans but toutes ses affaires : cette agitation nocturne, qui alterne parfois avec de la somnolence diurne, est presque toujours inconsciente. Le second, toujours plus ou moins somnolent, reste assis à la même place, l'air hébété et indifférent. Ces deux états peuvent d'ailleurs alterner (*démence à type alterne*). Dans les *formes déli-*

*rantes*, les conceptions sont absurdes, tantôt mobiles et contradictoires, tantôt plus ou moins stéréotypées.

Les *idées de persécution* sont quelquefois précoces, elles peuvent présenter une certaine tendance à la systématisation et s'accompagner d'hallucinations élémentaires de l'ouïe et de la vue. On trouve tous les intermédiaires, depuis la simple défiance envers les proches, voisins, enfants ou petits-enfants, jusqu'au véritable délire portant surtout sur des idées de vol ou de dépossession (délire de préjudice sénile). Certains déments font preuve d'une sorte de panophobie, prennent des précautions exagérées ou se barricadent chez eux par crainte des voleurs et des assassins.

Les *idées hypocondriaques*, les *idées mélancoliques* avec anxiété, idées de suicide, associées parfois à des *idées de négation*, les *idées mystiques* (religiosité sénile), sont également fréquentes. Des *idées de grandeur*, rappelant par leur absurdité celles de la paralysie générale, ont été quelquefois signalées.

Dupré a attiré l'attention sur la présence, chez quelques déments séniles, d'un état psychologique spécial caractérisé par une modification des sentiments, des goûts, du langage, des gestes, etc., telle que le sujet semble transformé, pour un temps plus ou moins long, en un petit enfant et auquel il a donné le nom de *puérilisme mental* (v. c. m.). Ce syndrome, qui semble indiquer une sorte de régression de la mentalité vers l'enfance, se trouve dans d'autres affections et est absolument distinct du simple retour à l'enfance des vieillards affaiblis.

**Évolution. Pronostic.** — L'évolution est progressive, quelquefois accélérée par des accès aigus avec désorientation complète, agitation et hallucinations, ou par des complications (ictus apoplectique, ictus épileptiforme, hémiplégie, aphasie). Le pronostic est absolument fatal. La durée varie entre 6 mois et 5 ans ; la mort survient par suite des progrès de la cachexie et des escarres ou par une maladie intercurrente (pneumonie, ictus apoplectique, etc.).

Wernicke a différencié de la démence sénile simple, une forme spéciale, la *presbysphrénie* (V. FOLIE DES VIEILLARDS).

**Diagnostic.** — On aura à faire le diagnostic surtout avec la *folie intermittente* (absence d'affaiblissement intellectuel), la *mélancolie présénile* (absence d'affaiblissement intellectuel, intensité de la douleur morale), la *paralysie générale* (signes physiques), la *démence alcoolique* (signes d'alcoolisme ; associée parfois à la démence sénile), l'*aphasie sensorielle* (observation de la physionomie, des gestes, des actes ; caractères du langage : paraphasie, jargonophasie, verbosité), les *troubles mentaux par lésion cérébrale circonscrite* (symptômes de lésions en foyer, associés parfois à la démence sénile).

Certains vieillards font des délires systématisés, des *délires de persécution* notamment, qui ne diffèrent en rien de ceux que l'on observe chez l'adulte et qui persistent avec leur caractère de systématisation, sans démence appréciable jusqu'à la mort du malade. Mais très souvent ces délires ne sont que le début d'une démence sénile.

Ce diagnostic a également un intérêt *médico-légal*, car ces malades peuvent commettre des actes délictueux (attentats aux mœurs, surtout sur des enfants, exhibitionnisme, vols, etc.) ou avoir besoin d'être protégés contre leur entourage (donations, testaments, mariages excentriques).

**Traitement.** — V. DÉMENCE VÉSANIQUE. BRÉCY-TRÉNEL.

**DÉMENCE VÉSANIQUE.** — Dans un court préambule sur les démences en général (v. c. m.) ont été exposées avec quelque détail les discussions concernant l'existence d'une démence spéciale consécutive aux diverses psychoses. Quelque importance qu'ait prise à juste titre la démence précoce, il ne répugne nullement d'admettre qu'une vésanie aiguë, subaiguë ou chronique essentielle laisse à sa suite un état de démence définitif sans qu'il faille indistinctement donner à tous ces cas le nom de démence précoce, et il nous paraît plus probable que l'avenir permettra de nouvelles divisions. En tout cas, pour nous conformer à une acception encore classique, nous tenterons de décrire la démence vésanique. Les affections qui la produisent seraient la mélancolie, les divers délires systématisés à prédominance hallucinatoire, la manie, certains délires à marche rapide, quelquefois la confusion mentale.

**Symptomatologie.** — Les démences vésaniques secondaires ne présentent des symptômes rappelant l'affection primitive que seulement pendant les premières périodes; plus tard les différences s'effacent, aussi est-il possible, malgré leur diversité d'origine, de les réunir dans une même description.

Quelquefois l'intelligence s'affaiblit par saccades, par chutes brusques et successives survenant après des crises d'excitation; mais le plus souvent la démence est le résultat d'une évolution régulièrement progressive. Le délire s'atténue, les hallucinations deviennent plus confuses. Parfois cette amélioration apparente s'accompagne d'une amélioration de l'état physique : le malade engraisse, mange et dort mieux. Mais il est incapable d'aucun effort intellectuel prolongé, et déjà apparaissent dans ses écrits des fautes de style et d'orthographe significatives. Ses sentiments s'émoussent, il devient de plus en plus *indifférent*, même pour ses proches.

Les *troubles de la mémoire* sont de la plus grande importance; l'amnésie porte de préférence au début sur les faits récents, son évolution est progressive (V. AMNÉSIE). D'ailleurs le dément n'acquiert plus, ses perceptions sont très affaiblies, il lui est impossible de fixer de nouvelles images. Les associations sont défectueuses, il en résulte une *incohérence* des idées, puis des mots, qui se manifeste dans la parole et dans les écrits.

La volonté réfléchie disparaît; les malades accomplissent *automatiquement* une série d'actes de plus en plus invariables (tics, stéréotypie des gestes et des habitudes). Beaucoup ramassent et conservent d'une façon presque inconsciente des objets quelconques, cailloux, chiffons, etc. (*collectionnisme*). Ils peuvent présenter des périodes d'agitation plus ou moins violente et commettre des actes dangereux ou délictueux (impulsions au vol, à l'incendie, etc.); l'excitation génésique, la masturbation, l'exhibitionnisme sont fréquemment signalés.

Leur physionomie exprime généralement l'apathie ou la niaiserie. Ils deviennent malpropres, indifférents aux convenances extérieures; le *gâtisme* est fort commun.

On observe parfois chez ces malades des troubles trophiques et vaso-moteurs (refroidissement des extrémités, œdèmes périphériques, hématome de l'oreille); mais très souvent les fonctions organiques (sommeil, nutrition, menstruation) continuent à s'accomplir régulièrement; beaucoup de déments mangent avec voracité, prennent de l'embonpoint, et conservent pendant longtemps un état physique excellent.

**Formes.** — On a décrit plusieurs types cliniques. Les *déments simples* vont et viennent, soignent leur toilette, prennent leurs repas régulièrement, jouent aux cartes, aux dominos, etc. Malgré ces apparences, ils manquent de mémoire, de jugement et de volonté : ce sont de véritables automates obéissant à d'anciennes habitudes. Les *déments agités*, toujours en mouvement, parfois violents, déchirent leurs vêtements, vocifèrent des propos incohérents, inspirés par des consonances, des rimes, de vagues associations d'idées, tandis que les *déments apathiques* restent immobiles et silencieux, sans exécuter aucun acte spontané. Les *déments incohérents* présentent, malgré une régularité relative des actes, une incohérence absolue et constante des propos.

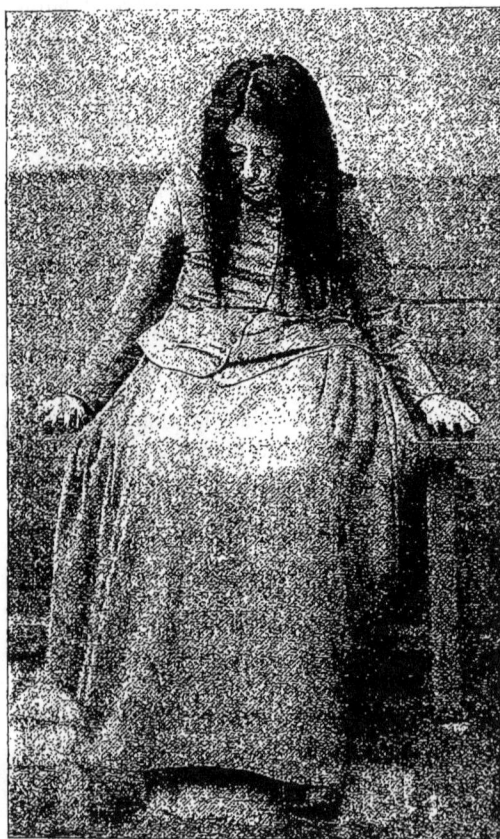

Fig. 261. — Démence vésanique. Attitude hallucinatoire. (Trénel.)

Ces malades, à moins d'affaiblissement intellectuel absolu, peuvent manifester des *idées délirantes*; les unes, souvent de nature hypocondriaque et caractérisées par leur mobilité, leur absurdité et leur incohérence, sont sous la dépendance de la démence; les autres ne sont que des vestiges d'un délire préexistant.

**Évolution. Pronostic.** — La durée d'une démence vésanique se compte par années. Elle peut rester longtemps stationnaire; mais d'une façon générale l'évolution est lentement progressive.

Au plus haut degré, l'abolition des facultés psychiques est complète et générale; les malades sont réduits à une vie purement végétative, et il devient indispensable de veiller à tous leurs besoins. Ils finissent par dépérir et mourir de cachexie ou des suites d'une escarre sacrée, à moins qu'ils ne soient emportés par une maladie intercurrente souvent difficile à reconnaître en raison du peu d'intensité de leurs réactions.

On a signalé chez quelques déments à l'agonie le retour de la lucidité, ce qui indiquerait l'adjonction aux lésions organiques de phénomènes d'inhibition. Néanmoins la démence confirmée est absolument incurable; son pronostic est fatal.

**Diagnostic.** — Le diagnostic nécessite parfois un examen prolongé du malade. On distinguera le syndrome démentiel des états d'affaiblissement intellectuel congénitaux, de l'*idiotie* et de l'*imbécillité* (antécédents, stigmates physiques), des états de stupeur, de la *mélancolie avec stupeur* (évolution; immobilité et mutisme; traits contractés exprimant la douleur morale), de la *confusion mentale* (diagnostic parfois très difficile : état de doute et d'incertitude, physionomie distraite et étonnée et non inerte ou niaise comme chez le dément, effort plus manifeste quoique insuffisant pour répondre aux questions), et on ne confondra pas l'incohérence de la démence avec le langage de l'*aphasie sensorielle* (observation de la physionomie, des gestes, des actes; caractères du langage : paraphasie, jargonophasie, verbosité).

Enfin on devra différencier la démence vésanique des autres démences, paralytique, sénile, alcoolique, épileptique, etc. (antécédents, symptômes propres à chacune de ces affections).

**Traitement.** — Beaucoup de déments simples peuvent être soignés dans leurs familles ou dans des colonies familiales. Néanmoins ils ont toujours besoin d'une certaine surveillance, étant susceptibles de commettre inconsciemment des actes dangereux ou délictueux. Quand les périodes d'excitation sont trop fréquentes, l'internement dans un établissement spécial s'impose.

On conseillera le séjour à la campagne avec quelques distractions appropriées, pour exercer le peu d'intelligence qui persiste encore : promenades, jeux, musique, travaux manuels, etc. Les soins d'hygiène sont de la plus grande importance; on surveillera l'alimentation, le fonctionnement de l'intestin, de la vessie, la propreté du corps.

Enfin on instituera un traitement approprié contre certains symptômes : contre l'agitation (chloral, dormiol associés au bromure, — contre-indiqués dans le cas de lésion cardio-vasculaire, — trional, véronal, hyoscine, etc.; balnéation tiède prolongée), contre le gâtisme (lavement journalier préventif, siège percé et lit spécial), contre les escarres (pansements, changements de position, matelas d'eau, balnéation prolongée), contre la sitiophobie (cathétérisme œsophagien), etc.                    *BRÉCY et TRÉNEL.*

**DÉMENCE ORGANIQUE.** — On désigne sous ce nom l'affaiblissement intellectuel consécutif aux lésions cérébrales et plus précisément en foyer. Nous laisserons de côté dans cet article la démence consécutive aux encéphalites, à la sclérose en plaques, aux diverses scléroses cérébrales, à la maladie de

Friedreich, à la syphilis (à part certains cas d'artérite et de gomme ne donnant lieu qu'à des lésions circonscrites), aux tumeurs cérébrales, aux traumatismes craniens (psychoses traumatiques), etc. (v. c. m.), pour nous borner aux ramollissements et hémorragies cérébrales, à la démence *des circonscrits.*

A côté des troubles physiques prodromiques des lésions en foyer, et sur lesquels nous n'avons pas à insister ici [V. CÉRÉBRALE (HÉMORRAGIE, RAMOLLISSEMENT, etc.)], il existe des prodromes psychiques. Ceux-ci sont le plus souvent partiels et intermittents (Lwoff) : éclipses de mémoire, erreurs, oublis, diminution de l'attention. Ces troubles sont passagers, fugitifs même, et le malade revient ensuite à son état normal. Il en a généralement conscience et il en souffre. Son caractère change, il devient tantôt méfiant, tantôt triste, tantôt indifférent. Le trouble intellectuel et affectif peut aller jusqu'à l'ébauche d'un délire, en général mélancolique ou de persécution.

A la période d'état, tout individu atteint d'une lésion cérébrale en foyer, est touché dans son intégrité intellectuelle, sauf peut-être quand la destruction n'atteint que des centres strictement moteurs. Pasteur n'a-t-il pas fait de ses plus belles découvertes quoique frappé d'hémiplégie ?

Le trouble le plus simple, mais aussi l'un des plus caractéristiques, est un changement de caractère qui peut aller d'une légère irritabilité à une turbulence extrême, d'une exagération de la sensibilité affective aux manifestations les plus intenses de désespoir pour de faibles motifs.

Ces symptômes psychiques sont apparentés au pleurer et au rire spasmodiques qui souvent les accompagnent (pseudo-bulbaires) (fig. 262). En l'absence même du pleurer spasmodique, la moindre contrariété, la moindre émotion agréable ou pénible, suffit pour susciter des réactions très vives. Le ramolli est à la fois sensible et coléreux.

En opposition avec ce type, est le type apathique ; ce sont des malades qui restent indifférents à tout, mais à des degrés divers, allant de la simple inertie au retour de l'enfance.

Au total, sentiments affectifs, attention, mémoire, volonté sont diminués, mais à des points et dans des rapports très variables. Une grand'mère qui conserve une grande affection pour ses petits-enfants sera capable de les empoisonner par inconscience ; tel autre malade, qui saura se conduire raisonnablement pour les actes ordinaires de la vie, se rendra insupportable par ses exigences ; toutes les variétés peuvent se rencontrer, et les asiles par exemple renferment des circonscrits de toutes catégories, depuis des travailleurs faciles à guider, capables de se rendre quelque peu utiles et qui doivent seulement être mis à l'abri des dangers que leur inconscience peut causer, jusqu'à des malades continuellement agités, turbulents, insupportables.

Dans la démence simple, les malades savent se conduire, reconnaissent leur entourage, peuvent se livrer à quelques occupations ; d'autres sont dans une désorientation complète quant aux lieux et aux personnes.

Le trouble de la mémoire peut aller d'une simple difficulté à retrouver les noms, les dates, jusqu'à l'oubli complet des connaissances antérieures, avec tous les stades intermédiaires ; mais généralement le déficit n'est que fragmentaire, et non pas global comme dans la paralysie générale. A moins d'une déchéance complète, le malade saura répondre à des questions élémentaires. Le trouble porte surtout sur la mémoire de fixation (Lwoff).

. La diminution de l'attention volontaire en est corrélative, celle-ci est parfois plus diminuée en apparence qu'en réalité, et il suffit souvent de la réveiller par un peu d'insistance pour le constater.

« Les lésions partielles ou total de toutes les facultés peuvent se com-

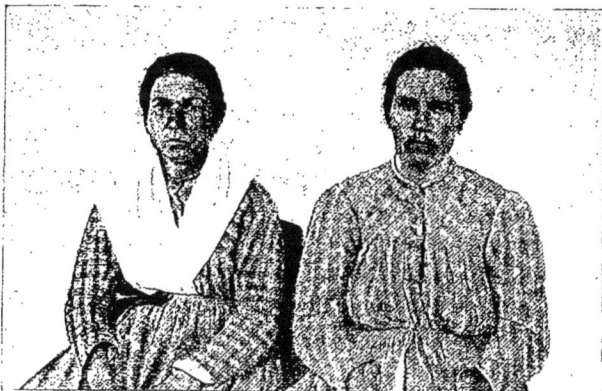

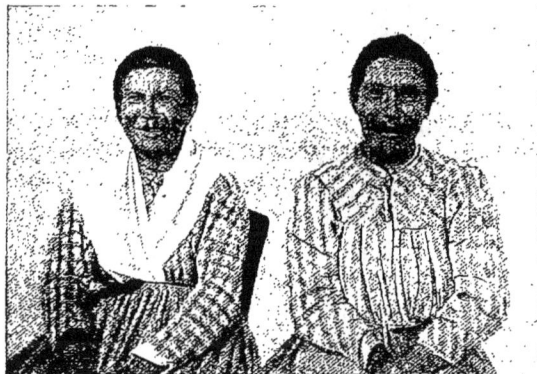

Fig. 262. — Démence organique chez deux pseudo-bulbaires avec pleurer spasmodique (Trénel).

biner de mille façon différentes, mais produisent un état intellectuel particulier dont les caractères dominants se retrouvent toujours. *C'est une intelligence à lacunes.* » (Lwoff.)

Il y a lieu de donner une place un peu particulière aux malades présentant des symptômes aphasiques. Nous ne pouvons entrer ici dans la discussion sur l'aphasie motrice et sensorielle (v. c. m.) : tous les modes théoriquement admis jusqu'ici se rencontrent dans la démence organique; il faut savoir que, dans nombre de cas, l'aphasie peut faire croire à un déficit intellectuel beaucoup plus profond qu'il n'est en réalité; mais il n'est guère, quoi qu'on ait dit, d'aphasique qui ne soit intellectuellement diminué. Il est d'ailleurs impossible de fixer ici une règle : tel malade très aphasique n'aura qu'un très léger affaiblissement ; tel autre où l'aphasie devra être cherchée présentera au contraire une profonde déchéance. Les malades très jargo-nophasiques nous ont paru plus profondément affaiblis en général et aussi très turbulents : ce sont surtout les malades de cette forme qui échouent dans les asiles.

Une mention spéciale doit être faite aussi des enfants atteints de *paralysie cérébrale infantile* : chez la plupart il survient un arrêt de développement intellectuel et cérébral qui les rapproche des idiots et des imbéciles congénitaux (v. c. m.). Il est à noter que certains de ces malades manifestent des perversions instinctives (vols, méchanceté morbide) qui avoisinent parfois véritablement à la folie morale (v. c. m.), chez d'autres survient une instabilité motrice extrême : ils vont, viennent, cherchent continuellement à s'enfuir de leur demeure, sont enfin complètement incoercibles.

Les troubles de l'intelligence que nous venons de décrire constituent « chez les circonscrits un état fondamental autour duquel viennent (éventuellement) se grouper des états délirants variés et variables chez le même individu » (Lwoff). Le cas le plus fréquent est une excitation maniaque avec incohérence dans les idées et les actes, qui suit presque immédiatement l'attaque. A vrai dire, il y a, en général, plutôt simple turbulence. L'excitation est souvent plus grande la nuit. Le malade cherche à se lever, se défend contre les soins, repousse, insulte l'entourage. Quelquefois, mais plus rarement, le malade reste déprimé, apathique. On a noté, et j'en ai observé un cas des plus nets, des alternatives d'excitation et de dépression affectant la forme circulaire.

Sur le fond de dépression ou d'excitation se développent parfois des idées délirantes se présentant surtout sous l'aspect d'idées de persécution qui se rapportent généralement à l'entourage immédiat du malade (craintes d'empoisonnement, de vol), avec ou sans hallucinations de l'ouïe de nature pénible (injures). La forme apathique peut passer à la mélancolie véritable avec idées et tentatives de suicide.

Enfin on a noté des idées de grandeurs, tantôt absurdes, au point de simuler la paralysie générale, tantôt manifestant un semblant de systématisation.

On note aussi des idées hypocondriaques qui, chose remarquable, sont loin de se rapporter toujours à l'affection réelle (hémiplégie par exemple) que le malade apprécie avec justesse, tandis qu'il se plaint de maux imaginaires.

Les états délirants des circonscrits sont en général assez courts : ils peuvent ne durer que quelques jours, rarement ils dépassent plusieurs mois. Rapidement le malade tombe dans l'affaiblissement intellectuel simple (avec excitation ou dépression, celle-ci plus fréquente).

Il est à noter que chez les circonscrits délirants, le déficit consécutif est généralement plus profond que chez les affaiblis simples.

Des attaques épileptiformes sont fréquentes dans la démence organique, elles affectent la forme jacksonienne ou la forme vulgaire ; il peut ne s'en produire qu'une, isolée ; elles peuvent être rares ou répétées, jusqu'à état de mal.

Les signes moteurs correspondent à la lésion dans chaque cas particulier, mais il faut attirer l'attention sur ce fait que, de même que pour l'aphasie, des malades ayant des signes moteurs considérables (tels que les hémiplégiques) peuvent n'être que peu touchés mentalement, d'autres au contraire (tels que les artério-scléreux à foyers souvent microscopiques), presque valides physiquement, sont très déments. C'est à la fois une question de localisation, d'étendue et de nombre des foyers, sans qu'il soit possible actuellement d'établir une loi quelconque à ce sujet.

**Marche.** — Elle suit l'évolution de la lésion; il ne peut être parlé de démence qu'après que la lésion paraît ne plus pouvoir régresser, car un affaiblissement mental, en apparence très grave au début, peut s'améliorer beaucoup, surtout chez les sujets jeunes; mais souvent l'affaiblissement atteint dès le début son complet développement (indépendamment de la période d'obtusion qui suit immédiatement l'attaque apoplectique) et revêt dès ce moment les mêmes caractères que les cas les plus anciens. L'état reste indéfiniment stationnaire quand il ne s'agit pas d'une lésion susceptible de progresser. Des aggravations surviennent par des attaques consécutives. La mort survient par marasme, par état de mal épileptique, par complication viscérale (pneumonie hypostatique, diarrhée).

**Diagnostic.** — Généralement facile, évident même, il peut prêter à confusion avec la *paralysie générale*, en particulier dans les cas de syphilis cérébrale. L'affaiblissement moins global, l'absence de troubles paralytiques de la parole, l'unilatéralité du tremblement fibrillaire quand il existe, hémi-tremblement (Lwoff) très différent du tremblement de la face du paralytique, les symptômes variés des lésions en foyer, du moins permanents, sous forme surtout d'hémiparésie de la face, des membres, l'état de l'humeur moins versatile, non euphorique, l'absence de délire, l'intégrité habituelle des pupilles, caractérisent en général suffisamment la démence organique. Cependant, dans certains cas, seule la ponction lombaire permet un diagnostic certain, surtout s'il existe un état délirant. La *démence sénile*, voisine de la démence organique, est plus progressive, en général plus tardive, ne s'accompagne pas, dans les cas purs, de signes de lésions en foyer; elle est plus généralisée. Les *tumeurs cérébrales* (v. c. m.) produisent un état mental un peu particulier, caractérisé surtout par une démence apathique.

Les symptômes mentaux par eux-mêmes ne sont d'aucune aide pour le diagnostic de nature et de localisation de la lésion qui se fait par ailleurs (signes physiques, marche, action du traitement mercuriel), quand il peut être fait entre ramollissement, hémorragies, gommes et artérite cérébrale. Notons cependant la brutalité de l'hémorragie, l'insidiosité fréquente du ramollissement, la lenteur et la progressivité des lésions spécifiques.

**Pronostic.** — Il tire sa gravité des conditions de la lésion. L'apparition d'un état délirant est un symptôme grave au point de vue de l'avenir intellectuel.

**Traitement.** — (V. DÉMENCE VÉSANIQUE). Il est superflu de dire qu'au moindre doute le traitement spécifique intensif doit être institué.

                                                        *M. TRÉNEL.*

**DÉMENCE PARALYTIQUE.** — V. PARALYSIE GÉNÉRALE.

**DÉMENCE PARANOÏDE.** — V. Démence précoce.

**DEMODEX.** — V. Dermatozoaires.

**DÉMONOMANIE.** — La démonomanie est le type du *délire de possession*. Ce n'est plus guère qu'une forme hystérique. On ne l'observe que rarement, mais elle a été extrêmement répandue au moyen âge (démons succubes et incubes); elle persiste chez les peuples restés primitifs. On l'a considérée comme propre de l'hystérie (v. c. m.). Elle se rencontre encore parfois dans la mélancolie d'involution (v. c. m.). Elle est remplacée aujourd'hui dans les délires systématisés par les actions physiques occultes (électricité, rayons X.)

Le malade se croit possédé par le diable; Satan s'est emparé de lui, a pénétré dans son corps, lui parle intérieurement ou le fait parler malgré soi (hallucinations psycho-motrices), lui fait commettre toutes sortes d'actions diaboliques. Cet état s'accompagne souvent d'anesthésies sensitivo-sensorielles et viscérales, de réactions souvent dangereuses (meurtres, suicide, mutilations) et d'hallucinations de tous les sens (visions mystiques, voix blasphématoires, odeurs de soufre). Les hallucinations génitales sont de règle, surtout chez les femmes, qui s'accusent des actes obscènes les plus fantastiques.                                    *M. TRENEL.*

**DENGUE.** — La dengue est une maladie générale infectieuse, épidémique, contagieuse, spéciale aux pays chauds, mais pouvant envahir le sud de l'Europe; elle est caractérisée par une évolution cyclique, par un état fébrile de courte durée accompagné de douleurs vives généralisées et atteignant surtout les genoux, par un exanthème des membres suivi de desquamation, enfin par une convalescence très longue si on la compare à la courte durée de la maladie. Elle se rapproche de la grippe par certains symptômes, mais son évolution clinique permet de la classer dans les fièvres éruptives; une première atteinte ne confère cependant pas l'immunité. C'est une affection des plus bénignes, au point de vue du pronostic.

**Épidémies. Distribution géographique.** — La dengue a reçu un grand nombre d'appellations diverses qui rappellent ses caractères : scarlatine rhumatismale, fièvre articulaire des pays chauds, arthrodynie, breakebone (brise-os), stiffneck (qui raidit le cou), abou-rekabe (arabe : père aux genoux), etc : le mot de dengue paraît être une corruption du mot *dandy*, la maladie ayant reçu le nom de *dandy fever* par suite de la marche empruntée et maniérée des individus qui en sont atteints.

C'est une maladie des pays intertropicaux ou voisins des tropiques : elle présente deux grands foyers d'origine, l'un asiatique, l'autre américain : en Europe on l'a observée en Espagne, en Turquie d'Europe, en Grèce.

Elle est bien connue depuis la fin du xviiie siècle : en 1779-1780 elle paraît en ses foyers d'origine, en Amérique sur les côtes de Philadelphie, en Asie à Batavia et dans les Indes, d'où elle gagna l'Arabie et l'Egypte.

En Amérique, les principales épidémies sont : de 1820 à 1828 une épidémie qui visita les deux Amériques du nord au sud et les Antilles; des épidémies plus ou moins étendues en 1848 (Nouvelle-Orléans, Brésil, Pérou);

en 1854 (Havane); en 1856, 1866, 1876, 1880 (États-Unis, Mexique, etc.).

En Asie il y eut une épidémie en 1824-1826 (Hindoustan); de 1835 jusqu'en 1870 de nombreuses atteintes portèrent sur l'Arabie, les rivages de la mer Rouge, l'Égypte, l'Inde. En 1871 une épidémie partit de Zanzibar et alla d'un côté jusqu'en Chine, de l'autre jusqu'en Tripolitaine : depuis, l'Égypte est plus ou moins atteinte presque tous les ans. En 1888 la dengue fit une nouvelle apparition en Syrie et elle atteignit en 1889 l'Asie Mineure, la Turquie d'Europe (Constantinople, Salonique), la Grèce (Athènes). On l'a encore observée en Europe à Cadix, 1784-1788; à Séville, 1784-1785; à Cadix encore, 1867; à Gibraltar, 1874; à Malte, 1876.

C'est donc une maladie très susceptible de s'étendre, et elle devient facilement endémique dans les pays qui lui offrent des conditions suffisantes d'acclimatation; c'est ainsi qu'elle se serait acclimatée en Syrie (de Brun). De ses deux foyers d'origine, l'un, celui d'Amérique, semble s'éteindre, l'autre, celui d'Asie, paraît progresser et menacer de plus en plus les parties méridionales de l'Europe.

**Symptômes.** — La dengue présente, comme les fièvres éruptives, une évolution cyclique divisée en 4 périodes : incubation, invasion, éruption, desquamation.

**Incubation.** — La durée de l'incubation est difficile à préciser. Dans la majorité des cas elle est de 3 à 4 jours, mais elle peut être plus courte et réduite à une durée de quelques heures.

**Invasion.** — Le *début* est brusque et la soudaineté de l'attaque est un des principaux caractères de la dengue ; le malade peut être frappé brutalement en pleine santé, dans un édifice, dans la rue ; il est pris soudainement de douleurs articulaires et musculaires si violentes qu'il devient incapable de marcher et doit être transporté chez lui. Cependant, parfois il existe des prodromes qui annoncent le début d'un état infectieux, malaise avec courbature, vertiges, inappétence, mal de tête. Ces phénomènes augmentent graduellement, et quelques heures après les douleurs apparaissent. De ces deux modes de début, le premier est la règle dans les foyers d'origine primitive de la dengue : le deuxième se rencontre dans certaines épidémies et dans les endroits où l'affection semble modifiée par les conditions climatériques (assez fréquemment en Syrie d'après de Brun).

L'invasion est caractérisée par la fièvre, les douleurs, la céphalalgie, l'état gastrique et une éruption prémonitoire, sorte de rash bien distinct de l'éruption secondaire qui seule est un des signes pathognomoniques de la dengue.

La *fièvre* est généralement annoncée par un frisson plus ou moins marqué. L'élévation thermique est brusque ; son maximum varie avec les épidémies ; elle oscille entre 39° et 39°,5, mais peut atteindre 41° et davantage. La température peut aussi être peu élevée, et on a même signalé (de Brun) des cas de dengue apyrétique. Au bout de 36 à 48 heures, la défervescence a lieu brusquement : elle s'accompagne de phénomènes critiques, polyurie, diarrhée, sueurs abondantes, épistaxis. Le *pouls* varie de 100 à 130 battements par minute, il est d'autant plus rapide que la fièvre est plus forte.

Les *douleurs* sont un des caractères importants de la dengue. Le début de celle-ci est marqué par une sensation de courbature et de fatigue extrêmes, d'anéantissement : cette sensation s'accompagne de douleurs, qui sont constantes, quoique leurs caractères, leur siège, leur durée varient un peu avec les épidémies. Ces douleurs apparaissent en même temps que la fièvre, et parfois elles la suivent ou la précèdent de peu. Elles sont *articulaires* et *musculaires* et sont proportionnelles, comme intensité et étendue, à l'élévation de la température. Les mouvements les exaspèrent. Les douleurs articulaires atteignent d'abord soit les grosses articulations, surtout les genoux, d'où le nom donné par les Arabes à la dengue, soit les articulations de la main et des doigts. De leur point de début, elles gagnent tout le membre. C'est ainsi que, lorsqu'elles débutent par les doigts, elles envahissent la main, le bras, l'épaule, le cou, empêchant le malade de fléchir les doigts et raidissant douloureusement tout le membre supérieur. Ces douleurs peuvent rester localisées aux articulations d'abord atteintes (de Brun) : elles peuvent aussi atteindre successivement diverses jointures, comme le rhumatisme aigu. Il ne s'agit pas d'arthrites véritables, mais de simples arthralgies, car les articulations ne sont ni rouges ni gonflées.

Les douleurs musculaires (dos, lombes, nuque, membres) peuvent être très violentes et causer, outre une gêne considérable, un état de malaise et d'agitation dû à ce que le malade n'est bien dans aucune position.

La *céphalalgie*, violente, continue, est surtout frontale et s'accompagne, du côté du fond des orbites, d'une sensation semblable à celle qui se produirait si le globe oculaire, devenu trop volumineux, était fortement comprimé par les parois de la cavité orbitaire.

Dans cet état, le malade est incapable de se mouvoir ou ne le fait qu'avec une extrême difficulté : les douleurs, la raideur des muscles lui donnent une attitude rigide, une démarche empruntée. La lumière, le bruit, le mouvement, font souffrir le patient qui gémit sans cesse et ne peut dormir. Ces douleurs ne sont violentes que 24 à 48 heures, puis elles s'amendent et disparaissent bientôt.

L'*état gastrique* est dès le début celui d'un violent embarras gastrique avec anorexie absolue : il persiste même pendant la convalescence. La langue est blanche, étalée avec empreinte des dents, il y a des nausées ou des vomissements muqueux ou bilieux, de la constipation.

L'*éruption initiale* ou *prémonitoire* est comparable au rash qui se produit pendant l'invasion de la variole : elle débute avec la fièvre et dure comme elle 1 ou 2 jours ; c'est une rougeur diffuse, plus ou moins empourprée, congestive des téguments. Elle atteint surtout la face et parfois le tronc et les membres : elle s'accompagne d'un œdème plus ou moins étendu, visible surtout au visage (front, paupières, joues) : ce rash initial atteint un peu les muqueuses, les yeux sont larmoyants et gonflés, parfois on observe des épistaxis ou de l'angine. Cette éruption initiale manque souvent : elle peut aussi être assez fugace pour passer inaperçue.

La durée de la période d'invasion varie suivant les épidémies, 24 à 48 heures (Inde et Amérique), à 3, 4 et 5 jours (Syrie). Puis la fièvre tombe, les douleurs disparaissent et l'éruption secondaire de la dengue se produit.

**Éruption secondaire ou terminale.** — C'est l'éruption pathognomonique de la dengue ; elle est annoncée par la chute de la température. Elle débute par les mains et les pieds, puis gagne les bras, le cou, la face, le tronc : les membres inférieurs sont rarement atteints. Elle s'accompagne de gonflement des parties atteintes et souvent de démangeaisons ; sa durée est de 2 à 3 jours.

Cette éruption est polymorphe : elle ressemble à l'éruption de la rougeole ou à celle de la scarlatine suivant les points considérés ; elle peut être papuleuse avec saillie plus ou moins prononcée, ressembler aux roséoles, à l'urticaire ou s'accompagner de vésicules, de bulles et même de pustules. Ces différents aspect peuvent coexister.

**Desquamation.** — Elle débute dès la fin de l'éruption : son intensité est en raison directe de celle-ci. Elle est furfuracée dans les formes légères, en lambeaux plus ou moins étendus dans les formes intenses ; elle s'accompagne de vives démangeaisons, d'où insomnie et grattages qui parfois sont l'origine d'une dermite légère. Sa durée est variable, en général de 5 à 6 jours ; elle peut aller jusqu'à 15 jours.

**Marche. Pronostic.** — Pendant toute la maladie, qui dure de 3 à 10 jours, l'état général est mauvais : tout effort intellectuel est impossible ; l'anorexie est absolue. On observe à la pointe du cœur, au premier temps, un souffle d'insuffisance mitrale fonctionnelle et passagère. Les urines, parfois abondantes et claires comme des urines nerveuses, sont en général rouges et sédimentaires. L'albumine est exceptionnelle et disparaît avec la fièvre. Les poumons sont toujours normaux.

La convalescence est souvent longue : l'embarras gastrique persistant gêne l'alimentation. L'apathie intellectuelle et physique persiste pendant toute sa durée.

Les *rechutes* avant la fin de la convalescence ne sont pas rares. Les *récidives* sont plus ou moins fréquentes suivant les épidémies. Une première atteinte ne confère pas l'immunité ; certains malades offrent une prédisposition spéciale à la dengue et sont pris une ou deux fois à chaque épidémie.

Le *pronostic* est bénin : il y a quelques rares cas de mort survenue, surtout chez des enfants, par suite de convulsions.

**Complications.** — Elles sont très rares. Jamais on n'observe de complications pulmonaires, ce qui est important pour le diagnostic avec la grippe et la rougeole. On a noté des adénites, parfois avec lymphangite, au cou, aux aisselles, aux aines ; la résolution a lieu en quelques jours. Les glandes salivaires peuvent, très rarement, être tuméfiées et même suppurer.

L'exagération de l'embarras gastro-intestinal peut devenir une véritable complication (forme gastrique de la dengue). On a observé de la congestion hépatique avec ictère.

Les complications du côté du système nerveux sont les plus fréquentes, surtout chez les enfants : elles consistent surtout en convulsions, paralysies plus ou moins durables, coma. On a observé de l'amaurose. Il existe également quelques cas de pseudo-tabes infectieux analogue à ceux que l'on observe dans la malaria et l'anémie pernicieuse.

Du côté du cœur on ne signale rien de précis : l'endocardite est possible, mais l'insuffisance mitrale qui a été signalée est passagère et purement fonctionnelle.

**Diagnostic.** — Il est simple en temps d'épidémie, mais il est difficile pour les premiers cas qui souvent sont frustes. Il devra être fait avec l'embarras gastrique, les accès pernicieux de la malaria qui d'ailleurs peuvent coïncider avec la dengue, la fièvre typhoïde, la fièvre de Malte, le rhumatisme articulaire aigu et musculaire, la rougeole, la scarlatine, la variole, l'érysipèle de la face, l'urticaire ; la notion d'épidémie, les symptômes caractéristiques et l'évolution clinique le rendent en général facile.

Le diagnostic avec la *grippe* est souvent délicat, d'autant plus que la grippe peut être dans sa forme fébrile accompagnée d'une éruption analogue au rash prémonitoire de la dengue, et dans l'épidémie de 1889-1890 on se demanda d'abord s'il ne s'agissait pas de cette dernière maladie : même intensité des phénomènes généraux, même violence de la courbature, prostration, état gastrique, etc. Mais l'étiologie est différente et de plus, dans la dengue, on n'observe jamais de déterminations pulmonaires. L'éruption caractéristique et l'évolution clinique viennent lever tous les doutes.

**Étiologie. Nature.** — La dengue est une maladie très contagieuse ; tous, grands et petits, riches et pauvres, en sont atteints. Elle frappe les trois quarts ou les quatre cinquièmes de la population : elle va de maison en maison, de rue en rue, de ville en ville, suivant les facilités de communication entre elles. Les chiens, les chats peuvent être atteints par la dengue. La contagion est surtout directe : elle peut être aussi indirecte, les vêtements, et peut-être aussi les squames épidermiques, étant le véhicule de la contagion.

La diffusion rapide de la maladie est due à sa courte incubation, et à ce que, les premiers cas étant en général frustes et méconnus, il se produit rapidement un grand nombre de foyers épidémiques.

La dengue est une maladie des pays chauds ; quand elle atteint des pays tempérés, c'est toujours en été et en automne ; elle a besoin de chaleur pour se développer. Elle ne monte pas à une altitude supérieure à 300 ou 400 mètres.

L'agent contagieux en est évidemment un microbe, mais ce dernier est encore inconnu.

Quelle est la place de la dengue dans le cadre des maladies infectieuses ? Elle se rapproche des fièvres éruptives par son évolution, sa contagiosité, son éruption. Mais elle s'en éloigne par l'absence de complications viscérales (bronchite, broncho-pneumonie, néphrite), par le fait surtout qu'une première atteinte ne confère pas l'immunité. Néanmoins, on peut et on doit la ranger parmi les fièvres éruptives. Le fait que son éruption a lieu en deux fois n'est pas contraire à cette classification, car on observe également le fait dans la variole, qui, elle aussi, présente un rash prémonitoire.

**Traitement.** — Il faudra calmer les douleurs par le pyramidon, l'antipyrine, le chloral, une injection hypodermique de morphine. La fièvre sera combattue par la quinine, les affusions froides, au besoin les bains froids. Contre l'embarras gastrique on administrera des laxatifs, l'ipéca. Au moment de la desquamation les bains assureront l'antisepsie de la peau et empêcheront, dans la mesure du possible, la diffusion des squames.

L'affaiblissement prolongé de la convalescence sera combattu par les amers,

le quinquina, le fer, l'arsenic, surtout le cacodylate de soude én piqûres
sous-cutanées.                                              *LOUIS TOLLEMER.*

**DENTS (ABCÈS).** — V. Abcès dentaire.

**DENTAIRE (FLUXION).** — La fluxion dentaire, qu'il n'y a pas lieu de décrire,
précède le plus souvent ou accompagne un abcès dentaire (v. c. m.).

Le diagnostic de l'affection ne prête à aucune hésitation, tant l'aspect et
la marche des phénomènes sont caractéristiques. C'est une tuméfaction qui
se produit en quelques heures, avec une rapidité remarquable ; elle se dissipe
parfois de même ; cette tuméfaction n'est pas très douloureuse et présente
peu de résistance au doigt qui l'explore. La peau présente une coloration
normale. L'augmentation de volume des tissus intéressés peut prendre des
proportions considérables, notamment au niveau du point où il existe un
tissu cellulaire lâche se laissant par suite facilement distendre. Les lèvres,
les joues, les paupières, voire le cou, peuvent être atteints ; la résolution
est lente chez le vieillard. Malgré ces symptômes spéciaux et cette marche
rapide, on devra toujours faire le diagnostic avec l'érysipèle ; nous avons
vu plusieurs fois de bons praticiens commettre cette erreur de diagnostic,
et une des raisons de cette erreur est que le malade ne souffre le plus souvent plus du tout des dents quand la fluxion se manifeste.

Au point de vue thérapeutique, comme au point de vue clinique, on doit
envisager deux phases distinctes, la fluxion œdémateuse simple et la fluxion
phlegmoneuse.

Dans le premier cas, on commence par procéder à l'extraction de la dent
causale, si celle-ci ne peut être conservée ; il faut procéder à l'extraction de
suite. Il n'est pas utile, il peut être dangereux d'attendre ; la douleur de
l'extraction sera plus vive, mais il n'y aura pas d'accidents consécutifs à
craindre ; puis protéger la région contre les refroidissements et ordonner
des lavages buccaux antiseptiques. Nous ne saurions trop réagir contre l'idée
encore admise par certains médecins qu'il faut attendre pour pratiquer
l'extraction, en cas de fluxion ; on doit opérer de suite ; la temporisation a
causé des accidents graves et même mortels, mais jamais l'intervention
immédiate.

Si la dent peut être conservée, il faut amener la résolution de la fluxion ;
le premier point est de désobturer la dent ou de l'ouvrir largement de façon
à établir une communication large entre l'extérieur et l'intérieur ; scarifier
fortement les gencives pour provoquer une hémorragie ; recommander le
repos à la chambre ; on pourra également prescrire des bains de pieds sinapisés, une purgation légère.

Ne jamais, dans aucun cas, appliquer de cataplasmes ou de compresses
humides sur la joue, cette pratique n'ayant d'autre résultat que de favoriser la
collection du pus et de faciliter sa migration vers la surface cutanée, ce
qu'il faut éviter d'une façon absolue.

Malgré les soins précédents, la fluxion est devenue phlegmoneuse. Alors
pratiquer l'extraction sans tarder. Beaucoup d'antisepsie, bains de bouche,
lavages fréquents de l'alvéole. Faciliter la collection du pus par les moyens

que nous avons indiqués dans un autre article, guider l'évolution de l'abcès; on se trouvera bien du massage qui avance sensiblement la guérison, mais ce massage devra être extrêmement léger et suivi de compression douce. Nous nous trouvons particulièrement bien des bains de bouche suivants :

| | |
|---|---|
| Formol. . . . . . . . . . . . . . . . . . . . . . . . . . . | 1 gramme. |
| Eau distillée. . . . . . . . . . . . . . . . . . . . . . . | 1 litre. |

Toutes les 2 heures.

ou encore :

| | |
|---|---|
| Hydrate de chloral . . . . . . . . . . . . . . . . . . | 5 grammes. |
| Eau de menthe. . . . . . . . . . . . . . . . . . . . | 100 — |
| Eau distillée . . . . . . . . . . . . . . . . . . . . . | 400 — |

Pour bains de bouche toutes les 2 heures.

Nous répétons à dessein, en terminant : jamais de cataplasmes.

*E. SAUVEZ.*

**DENTS (AFFECTIONS DIVERSES).** — Les dents peuvent, comme tout organe, être atteintes de diverses affections, subir l'influence de certaines circonstances aux différentes étapes de leur évolution. C'est ainsi que s'expliquent les anomalies ou déviation du type primitif dues soit à l'hérédité, soit à des troubles survenus pendant le développement de l'organe; à côté de ces anomalies, nous aurons à considérer les lésions traumatiques, fractures et luxations, les lésions infectieuses, carie dentaire et complications, les lésions ressortissant à une cause générale, érosion et polyarthrite et enfin les accidents survenant au cours de l'éruption des diverses dentitions.

**Anomalies dentaires.** — Les anomalies dentaires sont fréquentes et nous ne pouvons ici les décrire toutes; aussi bien, au point de vue pratique, n'ont-elles qu'un intérêt subordonné aux troubles qu'elles sont susceptibles de provoquer. Leur simple énumération en fait concevoir toute la variété :

| | |
|---|---|
| Anomalies de forme. . . . | Anomalies coronaires. |
| | — radiculaires. |
| | — de forme totale. |
| Anomalies de nombre. . . | Absence congénitale de la totalité des dents. |
| | Diminution numérique. |
| | Augmentation numérique. |
| Anomalies de siège. . . . | Transposition. |
| | Déplacement hors de l'arcade (hétérotopie par migration simple). |
| Anomalies de direction. . | Génération hors de la cavité buccale. |
| | Antéversion. |
| | Rétroversion. |
| | Latéroversion. |
| Anomalies d'éruption. . . | Rotation sur l'axe. |
| | Par éruption précoce. |
| | Par éruption tardive. |
| | Par chute précoce des dents temporaires. |
| Anomalies de nutrition ou anomalies de structure compliquée. . . . . . . | Atrophie folliculaire. |
| | Odontomes. |
| | Transformation kystique. |
| Anomalies de structure. . | Anomalies de structure dans la totalité de l'organe (Érosion). |
| | Anomalies de structures particulières à l'émail. |
| Anomalies de disposition. | Réunions anormales. |
| | Divisions anormales. |

Chacune de ces anomalies nécessite un traitement spécial, quand il y a lieu à traitement. Ce traitement appartient au spécialiste. Toutefois certains cas peuvent se présenter en pratique dans lesquels l'intervention est nécessitée par la gravité des troubles provoqués par l'existence de l'anomalie.

Lorsque la déviation de la dent est telle que l'organe dévié blesse et ulcère les parties molles voisines, l'indication d'urgence est l'extraction; mais elle n'est qu'un pis aller, car un traitement orthopédique, pratiqué par le dentiste, peut corriger la difformité, et, par suite, guérir les plaies qu'elle occasionne.

Le cas où il faut se montrer le plus économe est celui qui se présente lors de la persistance des dents temporaires au delà de la date ordinaire de leur chute physiologique.

Lorsqu'il n'existe pas de troubles prouvant incontestablement le travail d'évolution de la dent permanente correspondante, on ne doit jamais extraire ces dents à durée prolongée.

En cas d'absence de germe de la 2e dentition, leur extraction équivaut à la suppression d'un organe qui aurait pu rendre les services de la dent permanente. On cite un grand nombre de cas de persistance des dents temporaires, tenant uniquement à ce fait que le germe permanent correspondant ne s'est pas développé.

Une autre indication est également à retenir. Lorsque la dent permanente fait son éruption alors que la dent temporaire est encore en place, il y a lieu pour éviter une difformité future, une irrégularité dans l'arcade, de procéder à l'extraction de la dent temporaire.

Ainsi, dans la majorité des cas, l'organe permanent reviendra de lui-même à sa place, progressivement. Mais cette extraction, d'ailleurs facile le plus souvent, doit être pratiquée avec précaution pour ne pas léser la dent permanente, la traumatiser, et même dans quelques cas l'extraire en même temps que son homologue de lait. On a construit pour cette intervention des daviers spéciaux; mais, d'une façon générale, le davier ordinaire suffit, à condition que l'on entoure l'opération de toutes les précautions désirables. Enfin, en troisième lieu, lorsque l'on soupçonne un travail d'évolution d'une dent permanente s'effectuant sous une dent temporaire, lorsque l'on se croit obligé de pratiquer l'extraction de la dent temporaire, il faut avoir soin de ne pas trop enfoncer les mors du davier pour ne pas enlever dans la même opération et la dent temporaire et la dent permanente correspondante, accident qui serait irréparable (V. EXTRACTION DES DENTS). On assurera donc sa prise sur la couronne et l'extraction n'entraînera pas une conséquence aussi grave : opérer lentement et sans développer de force.

**Lésions traumatiques**. — Elles reconnaissent pour cause un traumatisme brusque, ce sont les fractures et les luxations, ou un traumatisme renouvelé constamment qui engendre l'usure de la couronne.

*Fractures*. — Elles sont fréquentes; un effort de mastication, se produisant sur un corps résistant, entraîne une fracture de l'émail. Le fragment est entièrement détaché et le plus souvent dégluti; ces fractures prédisposent l'organe à l'atteinte de la carie et en ce sens sont susceptibles d'un traitement spécial (régularisation de la surface de la dent); elles ne nous arrêteront pas; de même nous ne nous occuperons pas des fissures occasionnées par les changements brusques de température, ni des fractures intéressant les parois d'une cavité creusée par la carie dentaire.

Les fractures, dues à un traumatisme violent, intéressent le plus souvent les dents antérieures; leur gravité dépend de leur degré de pénétration : si la pulpe n'est pas atteinte, la fracture n'a généralement pas de suites pathologiques; elle provoque une douleur assez vive, cette douleur est réveillée par la mastication et par les changements thermiques, puis il se forme de la dentine secondaire et la douleur disparaît; la dent présente une localisation toute indiquée pour les caries futures si le spécialiste n'intervient pas par un traitement approprié : régularisation de la surface de fracture, cautérisation au thermo- ou au galvano-cautère. Mais si le trait de fracture passe par la chambre pulpaire, il n'en est plus de même.

Sauf dans le cas où la violence du traumatisme et son application précise a complètement séparé les deux fragments, le fragment radiculaire restant seul en place, le malade vient généralement trouver le praticien avec une dent complète.

Il a ressenti une douleur excessivement vive au moment du traumatisme, mais le trait de fracture est vertical ou légèrement oblique si les deux fragments sont en place; il faut chercher ce trait de fracture; il est parfois difficile à déceler, surtout lorsqu'il est situé au niveau d'une prémolaire, ce qui est le cas le plus fréquent.

Parfois on notera une légère hémorragie; sa constatation est très importante. Lorsque la fracture n'intéresse que la couronne, il y a lieu de détruire la pulpe exposée, de régulariser la surface de la racine, et on placera sur la racine une couronne artificielle qui rendra les mêmes services que la couronne fracturée; mais souvent le trait de fracture s'étend aussi plus ou moins profondément dans la racine, et on ne peut penser arriver à reconstituer l'organe. Dans ce cas, il n'existe pas d'autre indication pratique que de procéder à l'extraction de la dent, car la pulpe étant atteinte directement s'infectera à coup sûr et donnera lieu par suite à des accidents consécutifs dont il importe d'éviter la production, puisqu'il n'y a pas de remède.

Si la pulpe ne semble pas atteinte, on pourra essayer de conserver la dent, en assurant la coaptation des deux fragments par une ligature avec un fil de soie ou un fil métallique fin, et on adressera le malade au spécialiste qui, seul, peut juger si la dent peut, ou non, être conservée.

Enfin on peut observer des fractures comminutives dans les grands traumatismes; la dent est en quelque sorte écrasée; ce n'est qu'un cas particulier de désordres plus graves et qui passe dès lors au second plan; l'extraction sera de règle, soit immédiate, soit secondaire au traitement des accidents concomitants.

*Contusions.* — Les contusions des dents ne sont susceptibles d'aucun traitement. Lorsqu'elles ont été violentes, elles s'accompagnent très souvent de mortification de la pulpe ; on a la dent morte. Celle-ci peut ne pas occasionner d'accidents : c'est rare; le plus souvent, elle provoque des complications dont la moindre est la formation d'un abcès alvéolaire qui peut ne survenir que 10 ou 20 ans après le traumatisme : le traitement consiste, suivant les moyens dont on dispose, dans la trépanation de la dent, suivie plus tard d'un traitement analogue à celui de la carie, trépanation qui permet l'évacuation du pus (laisser la dent ouverte) ou dans l'extraction si l'on ne peut arriver à conserver l'organe. La dent morte se reconnaît à sa coloration grisâtre spéciale, à son insensibilité aux agents thermiques, à son opacité par transillumination, etc.

*Luxations.* — La luxation est complète ou incomplète suivant que la dent est ou non chassée complètement de son alvéole. Dans le cas extrême, c'est-à-dire quand la luxation est complète, d'autres désordres interviennent généralement intéressant les parties voisines, désordres qui occupent le premier plan.

Quand la luxation est incomplète, on constate une certaine mobilité de l'organe lésé et parfois un léger allongement de la dent, presque toujours une faible hémorragie constatable au collet. Le traitement consiste dans l'expectative, les accidents disparaissant le plus souvent en quelques jours : mais si la luxation a entraîné la rupture des connexions vasculaires de la dent intéressée, ce qui est le plus fréquent, elle est suivie de mortification pulpaire, et, de deux choses l'une, ou bien il y a infection et nous assisterons au processus normal, arthrite suppurée pouvant entraîner la perte de l'organe, si le praticien spécialiste n'intervient pas, ou il n'y a pas d'infection secondaire et par suite pas d'accidents consécutifs; la dent morte reprend ses connexions ligamenteuses normales. Donc expectative dans tous les cas, tout au moins immédiatement; il sera bon ensuite d'adresser le malade au spécialiste pour qu'il fasse la désinfection de la dent morte, afin d'éviter les accidents consécutifs.

**Usure.** — Elle se rencontre chez les gens âgés ou porteurs d'une articulation spéciale (engrènement bout à bout) ou encore chez les débilités par suite d'une diathèse quelconque (arthritisme). Elle n'est susceptible d'aucun traitement pratique, sauf lorsqu'elle arrive jusqu'à la chambre pulpaire qu'elle ouvre : alors la dent est susceptible du traitement spécial et doit être confiée au dentiste qui l'obturera après traitement.

**Lésions infectieuses.** — Elles sont représentées, pour la dent considérée en elle-même, par la carie, dont nous avons indiqué par ailleurs la symptomatologie, le traitement et les complications [V. Dents (Carie dentaire)]. Toutefois, nous nous occuperons ici des kystes radiculaires (V. plus bas).

**Lésions d'origine arthritique.** — Elles sont représentées par les érosions chimiques des dents et la polyarthrite alvéolo-dentaire.

**Érosion chimique.** — Chacun connaît ces pertes de substance régulière que l'on rencontre également aux environs du collet, sur la face vestibulaire des dents de certains malades; ces excavations ont une surface luisante à première vue; mais l'examen à la loupe permet de constater que cette sur-face est creusée de cavités en forme de soucoupes (Frey-Lemerle).

La dentine mise à nu est très sensible; mais cette sensibilité disparaît par la suite, par formation de dentine secondaire. La couleur de la perte de substance se fonce le plus souvent au fur et à mesure que le processus est plus ancien, mais elle peut rester à peu près intacte, quoique toujours un

peu plus jaune. Ces érosions sont très curieuses et leur pathogénie très
discutée; un grand nombre de théories ont été proposées, toutes acceptables
et intéressantes. Quoi qu'il en soit, cette affection se rencontre chez les
arthritiques et notamment chez les arthritiques goutteux, jamais chez un
diabétique; les dents sont saines, bien plantées, ne présentent pas de tartre.
Cette affection est donc de cause diathésique, quelle que soit par ailleurs sa
pathogénie : elle peut s'arrêter dans sa marche, comme au contraire poursuivre son évolution jusqu'à détacher parfois la couronne de la dent, après
avoir donné lieu à des accidents infectieux du côté de la pulpe.

**Polyarthrite alvéolo-dentaire** (ou pyorrhée alvéolaire, ou arthrite alvéolo
dentaire ou ostéo-périostite alvéolo-dentaire, ou maladie de Fouchard.) —
Tandis que l'érosion est une maladie des arthritiques hyperacides, la polyarthrite est plutôt une affection des arthritiques hypoacides; elle atteint
l'articulation dentaire; c'est l'ancien scorbut des gencives, pyorrhée
alvéolo-dentaire, etc. C'est une affection redoutable, car, si elle parcourt
tous les stades de son évolution, elle aboutit à la chute des dents. Elle se
rencontre rarement chez les sujets âgés de moins de 40 ans; elle est surtout
fréquente chez les diabétiques dont elle permet dans beaucoup de cas de
diagnostiquer la diathèse : c'est d'ailleurs une maladie microbienne
comme l'ont démontré les travaux de Galippe, Malassez, Miller, etc.

Les symptômes fonctionnels précèdent quelquefois de plusieurs années
les signes physiques; ce sont des chatouillements, des sensations d'agacement perçues par les malades et revenant par intermittence; le sujet éprouve
un soulagement réel en serrant les mâchoires et en faisant saigner les gencives au moyen d'un cure-dent.

Ces troubles vont en augmentant jusqu'au moment où l'on peut constater
physiquement l'existence de l'affection. On voit alors que plusieurs dents
sont atteintes, notamment les dents antérieures et inférieures. Il y a de la
gingivite, et le bord de la gencive porte un liséré étroit rougeâtre; la gencive est d'ailleurs légèrement décollée et, en pratiquant une pression sur
cette gencive, on voit sourdre fréquemment au niveau du collet une goutte
de pus.

Un peu plus tard, le bord gingival bourgeonne, et le moindre contact provoque des hémorragies légères mais répétées : parfois le malade se réveille
le matin la bouche pleine de sang. Les douleurs augmentent; il y a élévation de la température buccale, qui, normalement inférieure à la température du corps, lui est alors supérieure de 1° à 2°. Le malade voit augmenter
ses sensations d'agacement; en serrant les dents, il se soulage et cette
manœuvre fait sourdre du pus au niveau du collet des alvéoles. L'haleine
est chaude, fade, fétide.

A la période d'état, on constate que l'alvéole est en suppuration, la dent
est ébranlée, mobile, et subit un allongement apparent sensible; la gencive
est décollée et un stylet pénètre facilement dans l'alvéole; les douleurs plus
ou moins violentes surviennent par crises, elles sont augmentées par les
changements brusques de température.

Si le processus continue son évolution, la dent perd ses connexions vasculaires et ligamenteuses, la gencive est décollée et flotte dans la bouche; la

mobilité va en augmentant jusqu'au moment où la dent tombe spontanément ou par l'effet d'un choc très faible.

En outre, des complications peuvent survenir, accidents phlegmoneux, osseux, gangreneux chez les diabétiques; on a parfois de l'adénite sous-maxillaire et, dans certains cas, on a signalé parfois, quoique à titre tout à fait exceptionnel (Galippe), des carcinoses généralisées à début insidieux et à forme rapide (épithélioma de la lèvre, du cuir chevelu, etc.). Ces complications assombrissent un pronostic déjà grave au point de vue dentaire.

Nous avons décrit le type le plus fréquent que l'on rencontre atteint de pyorrhée, alvéolaire, mais, à côté de lui, on en rencontre d'autres tous les jours en pratique qui en diffèrent totalement. C'est ainsi qu'à côté du sujet déjà âgé atteint de cette affection, avec du tartre, des gencives rouges et pleines de pus, on rencontrera très bien un homme ou une femme d'une trentaine d'années, ayant des gencives de couleur rose normale, sans suppuration et sans tartre visible. On comprend sous le même nom des entités morbides essentiellement distinctes, comme on confondait jadis sous la même dénomination d'hydropisie des maladies très variées ayant un caractère commun : du liquide dans l'abdomen. Tantôt il s'agissait d'un kyste de l'ovaire, tantôt d'ascite ayant elle-même plusieurs causes, etc., et ce n'est qu'après les progrès de la chirurgie abdominale et de l'anatomie patholo gique qu'on a fini par séparer nettement les diverses affections. Il en est de même pour la pyorrhée, et la multiplicité des noms par lesquels on désigne cette affection montre comment elle a été envisagée de façon variée par ceux qui voulaient la désigner; il y a là tout un champ d'études que des cliniciens sérieux sont, à l'heure actuelle, en train de défricher.

Le diagnostic de la polyarthrite est facile; on éliminera les gingivites et les stomatites qui n'ont pas les mêmes caractères; on ne confondra pas la polyarthrite évoluant sur terrain arthritique, du collet de la dent vers l'apex, au niveau de dents saines, avec l'arthrite alvéolo-dentaire, complication de la carie du 4e degré, évoluant de l'apex vers le collet au niveau d'une dent malade; ces deux affections sont absolument distinctes étiologiquement et pathogéniquement.

*Traitement.* — Que doit faire le médecin? Que doit faire le spécialiste? Enfin, que doit faire le malade atteint de cette affection?

Le médecin qui décèle cette affection doit s'occuper de l'état général du malade; il doit examiner ses urines, car il trouvera parfois du sucre, et nous avons, dans beaucoup de cas, découvert un diabétique ne se plaignant d'aucun symptôme parmi des malades venant consulter pour leurs gencives ou leurs dents. S'il s'agit d'un arthritique, il devra lui indiquer un régime spécial, une alimentation particulière et une thérapeutique appropriée; enfin, il l'enverra, sans tarder à un spécialiste et s'assurera, par la suite, que les soins locaux sont exécutés. Le spécialiste devra tout d'abord faire un nettoyage minutieux des dents, ne ressemblant en rien au nettoyage régulier que l'on doit faire chez presque tous les sujets, tous les six mois ou tous les ans, pour enlever la majeure partie du tartre qui se dépose en couches assez épaisses sur les dents, en particulier sur les faces linguales des incisives inférieures et sur les faces jugales des grosses molaires supérieures.

Le nettoyage que doit faire le spécialiste chez un malade atteint de pyorrhée, soit au début, soit confirmée, consiste dans un nettoyage, dent par dent, ou mieux racine par racine, avec des instruments spéciaux et fins, en remontant sous la gencive, le plus souvent avec anesthésie locale, quelquefois jusqu'à 5 et même 12 millimètres, en tout cas jusqu'au fond du décollement. Il faut mettre un temps considérable pour ce travail, parfois près d'une heure pour chaque dent, de façon à ne pas laisser le moindre atome de tartre, qui parfois est très adhérent; cette opération devra, d'ailleurs être faite à nouveau fréquemment et tout traitement sans le curettage préalable est inutile.

Puis, le praticien s'occupera des culs-de-sac de gencive décollée; de multiples traitements ont été préconisés à ce sujet. Les uns détruisent absolument le tissu gingival jusqu'au fond du cul-de-sac avec le thermo ou le galvano, les autres les touchent avec de l'acide chromique; d'autres ont obtenu des résultats excellents avec l'acide sulfurique de Nordhausen; nousmême avons eu de très bons résultats avec la solution de chlorure de zinc au 1/10e avec l'eau oxygénée et le perhydrol. Enfin, on parle beaucoup, dans es derniers temps, d'un nouveau traitement par le ferment lactique, anague au traitement de Tissier pour l'entérite, et qui paraît donner des ésultats très encourageants. Nous ne pouvons, dans ce court article, qui s'adresse aux médecins généraux, si on peut ainsi parler, que donner une indication générale à ce sujet; c'est qu'il faut désinfecter les culs-de-sac de la gencive avec le plus grand soin.

Enfin, après avoir curetté jusqu'aux moindres parcelles de tartre; après avoir assuré la désinfection des culs-de-sac gingivaux malades, il reste encore à remplir une troisième indication : la fixation des dents. Il existe dans ce but des appareils très variés, les uns basés sur des ligatures plus ou moins spéciales, avec des fils de soie ou de métal, les autres basés sur les systèmes modernes des bridges, etc. Mais la fixation de la dent mobilisée est nécessaire pour obtenir un résultat définitif.

Quant au malade, il doit assurer une antisepsie particulièrement soignée de sa bouche, de ses gencives et de ses dents.

Pour les dents, un bon brossage tous les matins au moyen d'une brosse ferme avec une poudre assurant un nettoyage mécanique suffisant sans être excessif et une antisepsie rigoureuse.

Pour les gencives, des brossages après chaque repas avec une brosse moyenne chargée de savon blanc, en ayant soin de faire passer la mousse dans les interstices interdentaires; de plus, nous recommandons de se brosser les dents, le soir, avant de se coucher, avec la poudre suivante :

| | |
|---|---|
| Poudre de quinquina. . . . . . . . . . . . . . . . . . . . } āā 15 grammes. | |
| Poudre de tan . . . . . . . . . . . . . . . . . . . . } | |
| Tanin . . . . . . . . . . . . . . . . . . . . . . 0 gr. 50 | |
| Essence de menthe. . . . . . . . . . . . . . . . . X gouttes. | |

et de se rincer en dernier lieu, avec une solution de chlorure de zinc au 100e.

Pour la bouche en général, se rincer fréquemment pendant la journée avec une solution antiseptique faible et tiède.

Enfin, on recommandera au malade de sucer pendant la journée 3 ou

4 comprimés de ferment lactique, et on attirera son attention sur l'utilité qu'il y a à bien mâcher les aliments, ce qui assure le meilleur nettoyage physiologique.

**Kystes radiculaires.** — Ces kystes sont quelquefois une trouvaille d'extraction; on enlève une dent cariée au 4ᵉ degré et, à l'extrémité de sa racine, on trouve un petit corps sphérique généralement de volume très réduit; c'est un kyste radiculaire, complication de la carie dentaire du 4ᵉ degré, mais que nous en séparons à cause de sa pathogénie. Très spécial, il est, comme l'ont démontré les recherches de Malassez, le résultat du développement de débris épithéliaux paradentaires provoqué par l'infection microbienne arrivée par le canal radiculaire. Le kyste, dont le début ne peut être constaté, évolue avec une grande lenteur; cette évolution est indolente jusqu'au moment où le kyste a atteint un certain volume, où il s'est enflammé, suppure, se conduisant à la façon d'un abcès alvéolaire. Alors les douleurs, non influencées par les changements de température, sont provoquées et augmentées par la percussion sur la dent malade, et, signe très important, le canal dentaire reste constamment humide, quelque soit le le nombre de mèches de coton que l'on y ait passées.

Pratiquement, les kystes radiculaires de petit volume sont indiagnosticables; il n'en est pas de même lorsqu'ils ont atteint un certain développement; ils ont provoqué une déformation plus ou moins importante (il y en a parfois de plus gros qu'un œuf de poule), ou bien ils se sont fistulisés, et l'exploration du trajet conduit dans la poche, etc. Leur traitement pratique réside avant tout dans l'extraction de la dent. Le plus souvent, celle-ci entraîne le kyste avec elle et tout est fini; mais si le kyste est assez considérable, s'il est resté dans l'alvéole, il faut aller à sa recherche et curetter le fond de l'alvéole jusqu'à ablation complète de la paroi kystique. Le spécialiste pratique également avec succès la résection de l'apex et du kyste de la paroi alvéolaire externe en conservant la dent.

**Accidents de dentition.** — Ce sont les troubles qui se produisent au moment de l'éruption des dents. Nous les avons étudiés dans un autre article [V. DENTITION (ACCIDENTS)].                                    *E. SAUVEZ.*

**DENT DE SAGESSE** (ACCIDENTS ET EXTRACTION). — Les accidents provoqués par l'éruption de la dent de sagesse sont excessivement fréquents et légers, mais deviennent parfois très graves. Le praticien doit bien les connaître pour ne pas se méprendre sur la nature des troubles pathologiques auxquels il peut lui être donné d'assister. En réalité, les accidents imputables à l'éruption de cette dent sont toujours au début des accidents d'ordre mécanique dont le malade ne s'aperçoit pas le plus souvent, et qui deviennent rapidement d'ordre infectieux : la dent rencontre des obstacles multiples; les parties molles, les parties dures s'opposent à son évolution. Les gencives sont résistantes et n'ont plus la même souplesse que lors de l'évolution des autres dents; mais le plus généralement, les accidents doivent être imputés aux parties osseuses : l'organe nouveau ne trouve pas la place nécessaire pour se disposer normalement sur l'arcade dentaire; après l'éruption de la seconde grosse molaire ou dent de douze ans, on peut constater que la face distale de cette dent est appliquée contre le bord antérieur de l'apophyse coronoïde, et c'est entre cette face distale et ce bord antérieur de l'apophyse coronoïde que viendra se placer la future dent de sagesse; la dent de douze ans est immuable; c'est donc par résorption osseuse que se créera le vide nécessaire; que ce travail de résorption soit entravé à un moment quelconque de son évolution, et la dent de sagesse ne peut trouver sa place. D'où les accidents qui accompagnent son éruption. On peut ajouter à cette cause principale le volume excessif de la dent de douze ans, voire de la dent de sagesse elle-même et, quelquefois, la disposition anormale de l'apophyse coronoïde; parfois, en effet, cette apophyse présente par son bord antérieur une convexité en avant : dans ce cas, le développement de la dent de sagesse se fait à l'intérieur même de l'os, lorsque celle-ci n'apparaît pas dans l'échancrure sigmoïde; à la mâchoire supérieure, où l'obstacle apporté par l'apophyse coronoïde n'existe pas, les accidents de dent de sagesse sont beaucoup moins fréquents, dans la proportion de 1/10 environ. Ces accidents mécaniques ne tardent pas à s'accompagner d'accidents infectieux et, suivant certains auteurs, ceux-là seraient les seuls (Cornudet, Redier, Capdepont), il se produirait une véritable infection locale. La dent de sagesse, en faisant son éruption, soulèverait la muqueuse de telle façon qu'il se produirait une cavité entre celle-ci et la dent; dans cette cavité viendraient naturellement se localiser les microbes si fréquents et nombreux dans la bouche, et ainsi il y aurait là un véritable foyer d'infection suffisant pour expliquer tous les accidents. Nous pensons qu'il y a lieu d'incriminer et les causes mécaniques et les causes infectieuses, celles-ci devenant prépondérantes par la suite. Les premiers accidents sont purement locaux : on conçoit que l'infection puisse se propager aux régions voisines et donner lieu à un terme ultime, à des accidents généraux. Il était nécessaire d'insister sur cette double étiologie, car le traitement des accidents de la dent de sagesse en dérive immédiatement.

Ces accidents, que l'on rencontre deux fois plus fréquemment chez l'homme que chez la femme, apparaissent surtout chez des sujets de 20 à 25 ans, et plus souvent à gauche qu'à droite. Au début, ils sont purement inflammatoires, atteignant successivement la muqueuse, les parties dures, puis ils provoquent une réaction violente de l'organisme : accidents nerveux.

D'une façon presque constante, on remarque, au niveau du point où se fera l'éruption de la dent, de l'irritation gingivale, se traduisant fonctionnellement par de l'agacement et une légère douleur. Le tableau clinique peut être arrêté à ce point et, fréquemment, les accidents s'amendent, l'irritation et la douleur se calment. Mais, au contraire, les troubles peuvent s'accroître, la gencive est très rouge, très irritée; la mastication, agissant sur cette région tuméfiée, déchire la muqueuse qui présente des franges et des fongosités; en pressant sur la région malade, on fait sourdre du pus qui se trouve entre la gencive et la dent. Si l'inflammation est intense, on pourra observer de l'adénite sous-maxillaire et, par propagation de voisinage, de l'amygdalite, de la stomatite, parfois même une stomatite ulcéro-membraneuse. On peut assister également à une fluxion; l'irritation peut ainsi atteindre les tissus osseux et plus fréquemment les muscles élévateurs de la mâchoire. Signalons encore les accidents muqueux dus à une déviation de la dent de sagesse, se traduisant par une ulcération gingivale au niveau de la langue ou au niveau de la joue, suivant la direction anormale suivie par la dent de sagesse.

Les accidents osseux peuvent survenir d'emblée, et le premier symptôme de l'évolution vicieuse de la dent de sagesse sera une périostite du maxillaire, parfois même une véritable ostéite hypertrophiante. Mais si l'ostéite suppure on aura des phlegmons, avec fistulisation à la peau ou à la muqueuse; la tuméfaction est considérable et il existe des phénomènes généraux graves. Nous n'insisterons pas sur les complications qui peuvent survenir consécutivement à ces lésions originelles; elles vont de la nécrose du maxillaire et de l'arthrite suppurée de l'articulation temporo-maxillaire à l'infection purulente et à l'abcès du cerveau.

Dans l'infime minorité des cas, la dent de sagesse en voie d'évolution est cariée, ce qui peut s'expliquer par le bain de pus dans lequel elle se trouve et les conditions particulières d'infection au milieu desquelles elle évolue.

Tous ces accidents sont physiquement difficiles à déceler par suite de la constriction concomitante des maxillaires : constriction due à la contracture des muscles élévateurs ou à la propagation de l'infection de ces muscles, à la constitution d'une myosite, ce qui est beaucoup plus grave au point de vue pronostic.

Parfois le tableau clinique est tout autre; il n'existe aucune lésion inflammatoire, et on ne constate aucun signe physique de l'évolution dentaire; le malade se plaint de douleurs névralgiques excessivement intenses, s'irradiant du côté de l'œil, de l'oreille, occupant même tout le territoire du trijumeau; il s'agit ou bien d'une véritable névrite ou bien d'une simple compression. Généralement ces troubles nerveux se superposent aux accidents inflammatoires et infectieux que nous avons signalés; ils peuvent revêtir un caractère de gravité exceptionnelle; les douleurs oculaires sont atroces, la vue est obscurcie, bourdonnements d'oreille intolérables, paralysies brachiales même et convulsions épileptiformes. Enfin tic douloureux de la face (v. c. m.) et troubles trophiques, pelade de Jacquet, etc.

**Diagnostic**. — Le diagnostic de ces accidents de dent de sagesse est facile lorsque l'on est remonté aux causes qui ont pu les provoquer; en présence d'une affection du genre de celles que nous venons d'énumérer, on doit systématiquement examiner la région où pourrait venir la dent de sagesse, s'assurer que celle-ci n'est pas en voie d'évolution; parfois il n'existe aucun signe physique de cette évolution, mais souvent, même alors, une pression assez forte, exercée sur la région soupçonnée, réveille une douleur profonde, symptomatique jusqu'à un certain point. Ce n'est qu'après un examen négatif que l'on devra songer aux affections diverses susceptibles de simuler des accidents de dent de sagesse, oreillons, phlegmon d l'amygdale, ostéomyélites des maxillaires, adénites chaudes ou froides, etc.

Ce diagnostic est d'autant plus important à établir que le pronostic est sérieux si l'on n'intervient pas à temps, et que ces accidents d'éruption peuvent laisser après eux des difformités permanentes et entraver à jamais l'exercice de la fonction masticatoire.

**Traitement.** — L'intervention sera donc précoce; elle s'adressera à la cause même des accidents; disons tout de suite que la majorité des accidents pourrait être évitée, si l'on appliquait d'une façon régulière les principes d'hygiène, si l'on combattait l'infection dont le milieu buccal est le siège par des lavages quotidiens de la bouche et le brossage des dents [V. Bouche et Dents (Hygiène)], si l'on faisait obturer les caries développées, ou enlever les dents trop malades pour être soignées : il s'agit de se mettre dans les meilleures conditions de défense possibles et fréquemment l'évolution se fera normalement. Toutefois les troubles d'ordre mécanique subsistent. Une fois reconnus, ils peuvent être suffisamment combattus. Par exemple l'application de teinture d'iode sur la gencive suffit parfois à calmer l'inflammation et la douleur, à enrayer des accidents plus graves. Mais lorsque l'irritation est considérable, lorsque la gencive offre manifestement des difficultés à une éruption normale, une incision au bistouri ou mieux au thermo-cautère de cette gencive diminuera l'obstacle apporté par les parties molles à l'évolution dentaire; cette incision devra être faite dans les meilleures conditions possibles, aseptiquement, et la plaie lavée fréquemment avec des solutions antiseptiques faibles. Mieux, on pratiquera l'excision du capuchon muqueux, de façon à ne laisser subsister aucun vide entre la gencive et la dent; l'excision, faite au thermo, arrêtera souvent les accidents en cours; mais, suivant nous, le procédé de choix, dans la majorité des cas, c'est-à-dire quand les accidents n'ont pas un grand caractère de gravité, c'est le lavage avec une solution antiseptique tiède de cette cavité, qui se trouve normalement au cours de l'éruption entre la gencive et la dent. On pratique ce lavage avec une simple poire de caoutchouc, munie d'une canule fine que l'on introduit sous le capuchon muqueux qui recouvre la dent. Nous nous trouvons très bien d'une solution de chlorure de zinc au 1/10. Ces lavages, accompagnés d'une antisepsie générale de la cavité buccale, bains de bouche, etc., enrayent quelquefois la marche des accidents en s'opposant à la création d'un foyer d'infection permanent et en détergeant ce point de départ de toutes les complications consécutives des accumulations qui s'y forment le plus souvent possible.

Beaucoup d'auteurs ont proposé en outre, pour prévenir les accidents résultant du manque de place laissé à la dent de sagesse pour son évolution, l'extraction de la 2ᵉ grosse molaire. Dans certains cas, cette extraction peut en effet amener une grande amélioration, en faisant disparaître une des causes des troubles constatés. Mais on ne devra se résigner que lorsque la dent de douze ans ne peut être conservée et après s'être assuré de l'intégrité de la dent de sagesse, car il serait téméraire et inconsidéré de pratiquer l'extraction d'une dent saine pour faciliter l'éruption d'une dent malade ou qui, de toute façon, ne pourra jamais évoluer que d'une façon vicieuse. On doit aussi s'assurer que les accidents ne sont pas entretenus par la dent de sagesse supérieure qui vient mâcher la gencive recouvrant la dent de sagesse inférieure, et produit des plaies qui sont le point de départ de l'infection; dans ce cas, on pratiquera sans hésiter l'extraction de la dent de sagesse supérieure. On a également proposé l'extraction de la dent de six ans. Cette dent est le plus souvent cariée et, dent précoce par son éruption, elle diffère par sa constitution des autres dents permanentes dont elle n'a ni la densité, ni le degré de calcification, ni la résistance. Et il n'est pas douteux que l'extraction de la dent de six ans n'évite assez fréquemment le développement des accidents de la dent de sagesse; la 2ᵉ grosse molaire profite de l'espace qui lui est offert et cède à la poussée que lui fait subir la dent de sagesse. Celle-ci trouve alors à se loger et ne provoque plus aucun trouble. Mais doit-on, systématiquement, extraire les quatre dents de six ans pour faciliter l'éruption future des quatre dents de sagesse? La question est grave; lorsque la dent de six ans a joué son rôle qui est de forcer le développement du maxillaire, surtout dans sa partie antérieure, lorsqu'elle est cariée au 4ᵉ degré, alors, oui, il est discutable de l'extraire. Mais, d'une façon générale, il ne faut pratiquer l'extraction de cette dent de six ans, quand on croit devoir le faire, et c'est bien rarement notre avis, que lorsque l'on s'est assuré que la dent de sagesse est en voie d'évolution; alors cette opération pourra être efficace. En résumé, l'extraction de la dent de six ans *malade* et inutilisable est peut-être indiquée, lorsque l'on redoute des troubles mécaniques au cours de l'éruption de la dent de sagesse en voie d'évolution; elle ne doit pas être systématique, et nous n'en sommes pas partisan.

En pratique, le médecin n'aura jamais à intervenir que lorsque les accidents sont en pleine évolution, et très souvent lorsque sont déjà survenues des complications plus ou moins graves. Et, dans la majorité des cas, il n'aura d'autre ressource, après avoir reconnu l'origine des troubles en cours, que de pratiquer l'extraction de la dent de sagesse en voie d'évolution. Cette extraction est souvent difficile et nécessite une technique un peu spéciale.

**Extraction.** — Lorsque l'on peut employer le davier, on l'utilise de la même façon que pour l'extraction des autres dents; mais le plus souvent la constriction des mâchoires s'oppose à l'introduction et au placement convenable du davier, ou bien la dent profondément cariée n'a plus de couronne. On utilise alors un élévateur spécial, la langue de carpe, qui peut être employée dans tous les cas. On commence par vaincre la constriction, soit au moyen de coins de bois introduits entre les dents et de volume progressivement croissant, soit au moyen d'un ouvre-bouche, sous anesthésie générale, s'il est nécessaire. Se souvenir que, le plus souvent, la dent de sagesse a deux racines, fréquemment réunies et recourbées suivant la branche montante du maxillaire. L'opérateur se place en face du malade; s'il s'agit du côté gauche, l'index et le médius de la main gauche sont introduits si possible dans la bouche; la pulpe de l'index est appuyée sur la dent, celle du médius sur la langue; les deux autres doigts sont repliés, le pouce est sous la mâchoire. La main gauche ainsi placée maintient solidement la mâchoire inférieure, immobilise la langue, et empêche les échappées de l'instrument en dedans. On tient la langue de carpe à pleine main de la main droite, et on enfonce comme un coin la lame de l'instrument dans l'interstice de la 2ᵉ et de la 3ᵉ grosse molaire, en poussant cette lame en dedans et en bas, l'index servant de guide. Lorsque la lame est fixée, serrée, entre les deux dents, on place la pulpe de l'index droit sur le bord antérieur de la branche montante pour maintenir et on pousse en arrière la lame de l'instrument, en abaissant le manche de celui-ci ; la dent est ainsi luxée d'avant en arrière et de bas en haut ; quand la luxation est faite, on pratique l'extraction proprement dite avec un davier quelconque ; si la dent n'est pas sortie par la seule luxation, on se trouvera bien du davier à prémolaires supérieures.

Pour le côté droit, la main droite agit d'une manière analogue ; la main gauche fixe le maxillaire et empêche toute échappée. On doit toujours engager la lame du côté du vestibule de la bouche et ne jamais la placer en dedans, pour ne pas risquer une échappée du côté interne, où se trouvent les piliers du voile, l'amygdale et les gros vaisseaux voisins. Il y a eu des accidents mortels. *E. SAUVEZ.*

<u>DENTS</u> (**EXTRACTION**). — L'extraction est certainement l'opération que le praticien est le plus fréquemment appelé à faire en art dentaire. Cette opération est en même temps celle qui peut présenter le plus de difficultés dans la spécialité. Elle ne doit être faite qu'à bon escient ; elle sera évitée toutes les fois que la dent aura quelques chances d'être conservée ; ses indications sont précises : nous y reviendrons tout à l'heure. La connaissance préalable parfaite de l'anatomie dentaire est nécessaire à la bonne exécution de toute extraction. C'est sur elle que se basent les diverses manœuvres qui ont pour but de séparer la dent de son alvéole.

**Instrumentation.** — Chacun connaît ou a gardé le souvenir de la clef de Garengeot ; cet instrument qui constituait un grand progrès sur ceux qui l'avaient précédé est à peu près généralement abandonné aujourd'hui ; nous conseillons au médecin de ne jamais l'employer, à cause des accidents de fracture qu'il peut causer. C'est un instrument d'une très grande puissance ; il agit en levier du premier genre, la résistance se trouvant au point d'application de l'extrémité du crochet, le point d'appui sur la gencive où se trouve le panneton que l'on entoure de linge, la puissance est au niveau de la poignée ; le crochet choisi pour la dent à extraire est placé sur cette dent, sa pointe se trouvant au niveau du collet de cette dent et le plus souvent à sa face interne ; le panneton est sur la gencive en dehors ; un mouvement de torsion de la poignée dans le sens voulu amène l'extraction de la dent et souvent aussi une fracture de la paroi alvéolaire externe. Il ne faut employer cet instrument que si l'on n'en a pas d'autre, et on doit toujours employer en principe les daviers et les élévateurs.

On doit toujours avoir sous la main : 1° un davier droit pour les incisives et les canines supérieures ; 2° un davier légèrement courbe pour les prémolaires supérieures ; 3° un davier pour les grosses molaires supérieures droites ; 4° un davier pour les grosses molaires supérieures gauches ; 5° un davier pour les dents de sagesse supérieures — soit cinq daviers pour les dents du haut ; 6° un davier pour les canines et les prémolaires inférieures ; 7° un davier pour les grosses molaires inférieures, dit bec de perroquet ; 8° un davier pour les dents de sagesse — soit trois daviers pour les dents du bas ; 9° un davier pour les racines du haut, dit davier baïonnette ; 10° un davier pour les racines du bas, dit bec de faucon, qui sert aussi pour les

incisives — soit deux daviers pour les racines. Ces dix daviers, auxquels on
joindra les deux élévateurs, dont nous parlons plus loin, répondent à tous
les besoins; ce sont les instruments nécessaires; nous n'en employons
presque jamais d'autres.

Quel que soit le modèle adopté, le davier est une pince puissante dont les
branches sont ou droites ou recourbées; les mors ont des formes variables
adaptées aux couronnes des dents. Il est donc nécessaire d'avoir un certain
nombre de daviers répondant à tous les besoins, car de la prise parfaite de
la dent au niveau de la ou des racines dépend tout le succès de l'opération.
A côté des daviers sont les élévateurs qui les suppléent dans un certain
nombre de circonstances. C'est d'abord la langue de carpe, en fer de lance,
particulièrement destinée à l'extraction des dents de sagesse inférieures;
c'est ensuite le pied de biche, dont l'extrémité est en curette à deux pointes;
ils sont réservés pour l'extraction des racines.

**Principes.** — Ils sont au nombre de trois :

1° Enlever l'organe intéressé en totalité;

2° Provoquer le moins de lésions possibles au niveau du tissu voisin;

3° Provoquer le moins de douleurs possibles.

Les deux premières indications sont remplies par l'usage d'un instrument
approprié et la régularité de l'intervention; la troisième condition est
assurée par l'anesthésie locale à la cocaïne ou à la novocaïne (V. Anesthésie en art dentaire).

Toute extraction doit être précédée de l'examen attentif de la dent à
extraire; on doit s'assurer de la solidité de ses parois, de sa forme; cet
examen permet de porter son choix sur l'instrument nécessaire.

Le davier sera employé toutes les fois qu'il sera possible; mais son usage
est moins indiqué dans le cas où il ne reste plus qu'une paroi de la couronne; la dent est alors réduite à sa racine et son extraction relève de
l'élévateur; toutefois, le médecin praticien qui n'est pas habitué à ces
instruments fera bien de se servir toujours du davier; il ira plus lentement,
fera plusieurs prises, mais ne causera pas d'accident par échappée.

Toute extraction comprend quatre temps : 1° mise en position de l'instrument; 2° enfoncement des mors du davier; 3° luxation de la dent; 4° extraction proprement dite. On doit faire ces différents mouvements avec le
poignet. La luxation est le temps le plus important, elle doit être faite en
rappelant la forme et la direction des racines, et les efforts seront dirigés
dans l'axe de celle-ci. *L'extraction proprement dite n'exige que très rarement
de la force.*

Le davier doit être tenu à pleine main, le pouce placé entre les branches,
près de la charnière; les mors sont enfoncés aussi loin que possible au-
dessous du bord alvéolaire, et seulement alors rapprochés; la dent ne doit
être serrée que dans la mesure nécessaire à assurer une bonne prise.

Les différents temps doivent être effectués sans lenteur, mais sans
aucune précipitation. L'anesthésie locale favorise considérablement la suite
de ces opérations; assurer la prise; si le davier ne peut prendre assez solidement la dent, descendre assez profondément dans l'alvéole : on est autorisé parfois à saisir le bord alvéolaire entre les mors du davier; ils

s'écrasent facilement et permettent une prise beaucoup plus solide.

Les conditions de réussite sont la résistance du patient et le point d'appui solide pris par l'opérateur. Se méfier des échappées de l'instrument, échappées qui ne se produiront pas si le davier est bien placé. Pour les dents du haut, le malade doit être placé la tête renversée, bien éclairée, et de façon que la mâchoire soit à la hauteur du mamelon de l'opérateur.

Pour les dents du bas, le malade doit avoir la tête droite, sa mâchoire doit être à la hauteur de la ceinture de l'opérateur.

Le praticien, placé à droite, entoure la tête du malade avec le bras gauche, la main gauche écarte les lèvres, les joues, et au besoin guide l'instrument (V. Planches).

**Règles particulières.** — a) *Dents de la mâchoire supérieure* : Il faut éviter de contusionner la lèvre inférieure avec les branches de l'instrument.

Incisives : une racine conique ; luxer par un mouvement de rotation.

Canines : la racine est très longue et la dent est très solide ; par conséquent enfoncer vigoureusement les mors du davier ; luxer la dent par des mouvements de dehors en dedans ; la traction doit être vigoureuse et exercée dans l'axe de la dent.

La première prémolaire est très fragile ; elle présente généralement deux racines, une buccale, l'autre vestibulaire, parfois une seule ; il faut aller la chercher loin, n'exécuter aucun mouvement de rotation qui aurait pour résultat de fracturer les extrémités radiculaires, la luxer par des mouvements alternatifs de dehors en dedans et de dedans en dehors.

Mêmes recommandations pour la seconde prémolaire, qui n'a généralement qu'une racine, mais qui est moins fragile que la précédente.

La première grosse molaire est très solide ; elle a trois racines divergentes, une interne ou palatine, très puissante, deux externes, l'antérieure étant la plus forte. Enfoncer profondément le davier ; il faut que la pointe du mors externe du davier se trouve entre les deux racines externes. Pas de précipitation ; mouvements alternatifs de dedans en dehors et de dehors en dedans ; la traction doit se faire surtout en dehors.

Mêmes indications pour la deuxième grosse molaire qui a la même forme, la même disposition, mais qui est bien moins solide.

De même pour la troisième grosse molaire ou dent de sagesse, dont les racines recourbées en arrière et en haut sont peu distinctes ; pousser la dent pour la luxer en arrière et en dehors.

b) *Dents de la mâchoire inférieure* : d'une façon générale, pas d'extraction brusque pour ne pas aller heurter les dents supérieures.

Pour l'incisive centrale, on ne pratiquera pas de mouvements de rotation qui risqueraient de briser sa racine aplatie. Luxer d'avant en arrière et réciproquement ; il en est de même de l'incisive latérale. La canine est fortement implantée dans le maxillaire, sa racine est très longue ; aller la chercher aussi loin que possible ; luxer lentement, extraire vigoureusement.

Les deux prémolaires sont assez faibles ; elles n'ont qu'une racine, assez arrondie ; luxer dans l'axe de la racine, c'est-à-dire légèrement en dehors.

La première grosse molaire, la plus grosse de toutes les dents, est solidement implantée. Elle a deux racines puissantes ; l'antérieure est la plus

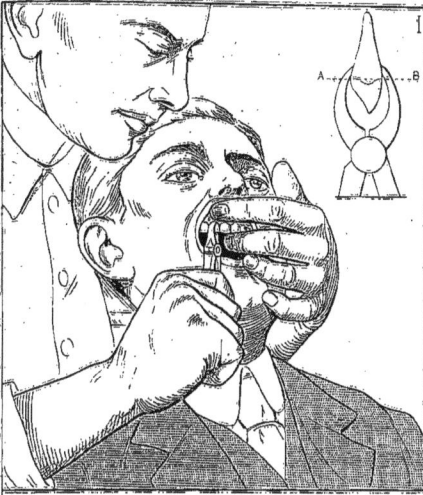

Fig. I. — Extraction des incisives ou de la canine supérieure.

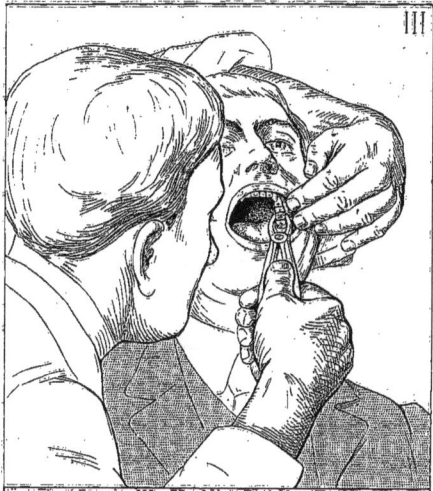

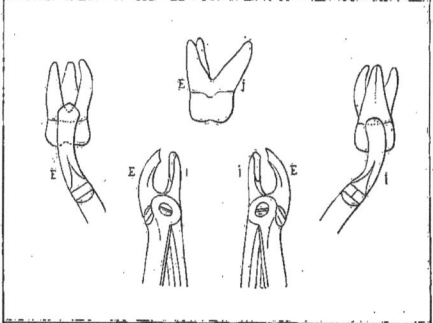

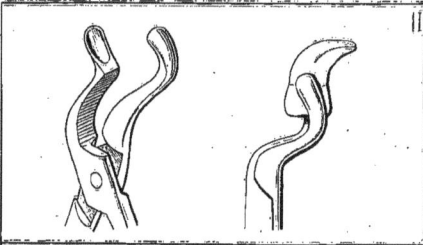

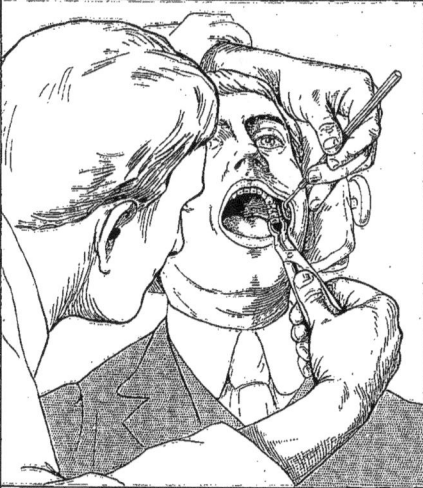

Fig. II. — Extraction de la dent de sagesse supérieure gauche; au-dessus, position de l'instrument sur la dent.

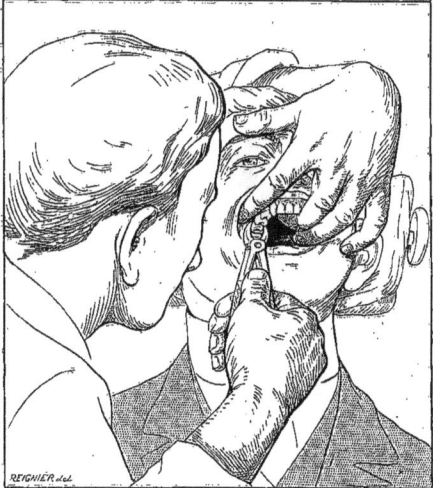

Fig. III. — Extraction d'une grosse molaire supérieure; au milieu, position de l'instrument sur la dent, suivant le côté.

REIGNIER del.

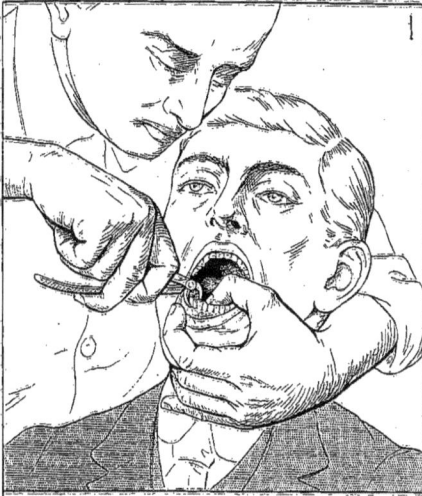

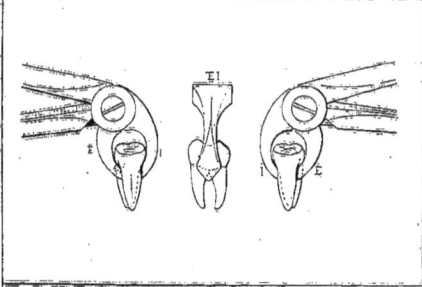

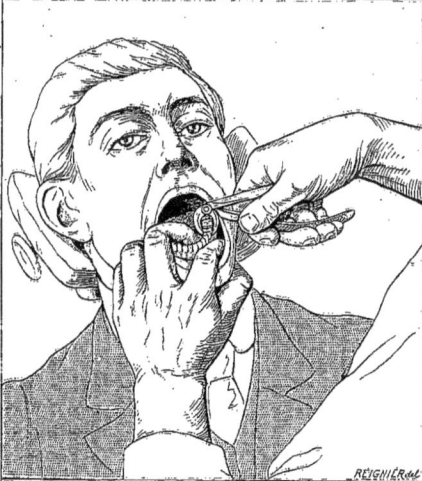

Fig. I. — Extraction d'une 1re ou 2e gr. molaire inf. avec le davier dit bec de faucon ; au milieu, position de l'instrument sur la dent.

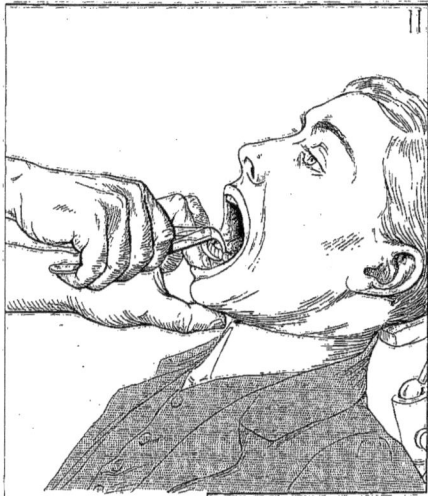

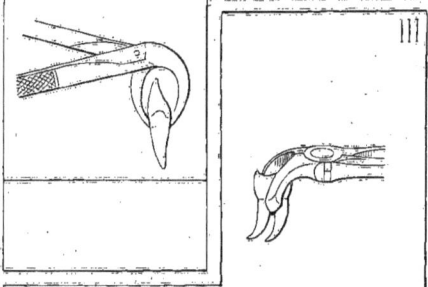

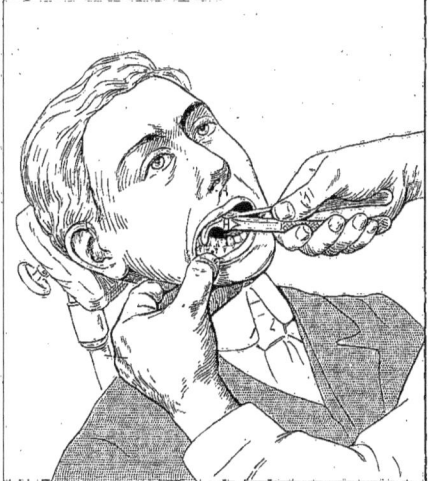

Fig. III. — Extraction d'une grosse molaire inf. avec le davier ordinaire. Au-dessus, extract. d'une incisive ou canine inf. (fig. II).

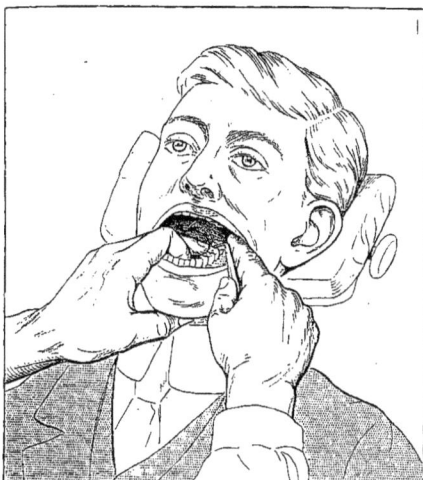

Fig. I. — *Luxation de la dent de sagesse*
*inférieure gauche*
*par la langue de carpe.*

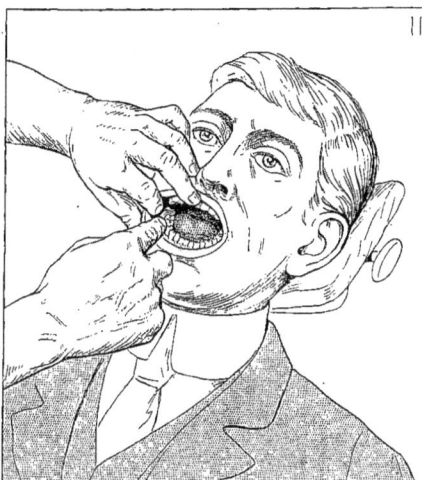

Fig. II. — *Luxation de la dent de sagesse*
*inférieure droite*
*par la langue de carpe.*

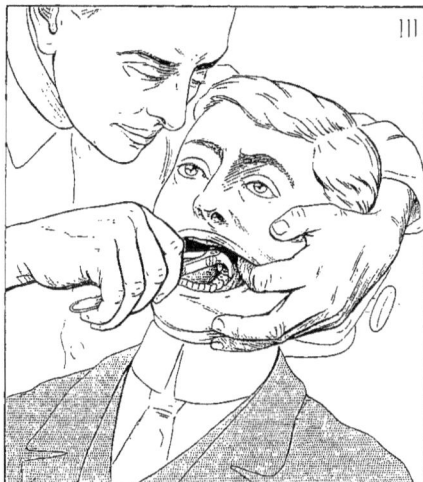

Fig. III. — *Extraction proprement dite*
*de la dent de sagesse inférieure gauche*
*avec le davier.*

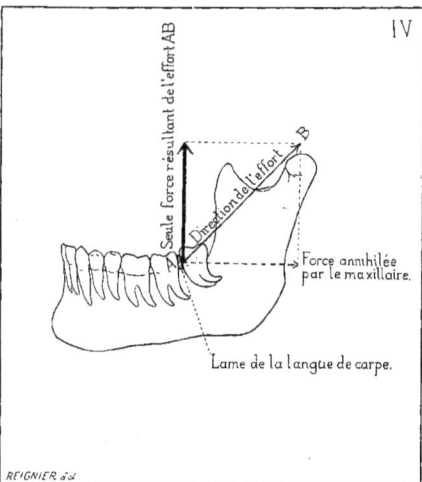

Fig. IV. — *Mécanisme de l'ascension*
*de la dent de sagesse inférieure*
*luxée par la langue de carpe.*

forte; les mors du davier doivent prendre leur point d'appui entre les deux racines; luxation de dedans en dehors et réciproquement; l'extraction proprement dite se fait en dehors, car c'est à ce niveau que la paroi alvéolaire est la moins résistante. Pour cette dent, on emploie très fréquemment le davier à branches superposées, à mors en forme de bec de faucon, dont la puissance est très considérable. Mais il faut se méfier de cette puissance et veiller au placement des mors pour ne pas causer de délabrement trop considérable. Pour l'extraction des dents de sagesse, voir l'article spécial.

c) *Racines* : bien découvrir le champ opératoire et, pour cela, détruire, si c'est nécessaire, la gencive au thermo-cautère après anesthésie locale. Se souvenir et repérer la position et la direction de la racine à extraire et enfoncer le davier profondément. Emploi de l'élévateur dans la plupart des cas. Pour les racines très excavées, on emploie quelquefois la *vis* : son maniement est délicat et nous ne la conseillons pas. C'est surtout pour l'extraction des racines que l'injection avec novocaïne-adrénaline est utile, parce que la plaie est exsangue et que la racine jaunâtre se détache bien sur le tissu blanc de l'os.

Après l'extraction, on nettoie la plaie au moyen d'injections antiseptiques; on la débarrasse des esquilles osseuses, ou des fragments de racine qui peuvent y être demeurés; on prescrit des bains de bouche tiède. Pour atténuer la douleur post-opératoire, on pourra recommander les bains locaux avec une solution d'eau chloralée à 1 pour 100 ou d'eau formolée à 1 pour 1000.

Nous ne pouvons nous étendre davantage sur le mode opératoire de l'extraction; ainsi décrite, l'opération paraît être d'une grande simplicité et elle l'est en effet; toutefois elle peut présenter un certain nombre de difficultés qu'il convient de prévenir.

**Difficultés de l'extraction.** — Les extractions, généralement faciles chez l'enfant, peuvent présenter des difficultés du fait de la friabilité particulière des dents de lait; leurs racines sont parfois très difficiles à saisir. Chez les vieillards la dent est dure mais cassante; le tissu est compact et fragile; il faut prendre des précautions pour éviter de casser les dents. Les variations individuelles enfin peuvent rendre certaines extractions extrêmement pénibles. Parfois les dents chevauchent les unes sur les autres; il faut prendre garde de ne point extraire plusieurs dents à la fois et, pour localiser les efforts d'extraction sur la dent intéressée, on utilise un davier à mors très étroits. Les difficultés les plus grandes viennent des directions vicieuses des racines; celles-ci peuvent être convergentes, et le degré de convergence plus ou moins accentué. On conçoit que dans ce cas l'extraction entraîne des désordres locaux d'autant plus considérables que la convergence est plus marquée. Cette convergence peut aller jusqu'à l'union des racines; l'extraction est impossible sans fracture des racines et s'accompagne de l'extraction d'un fragment osseux. Dans ce cas, il vaut mieux réséquer la couronne et séparer les racines avant d'extraire celles-ci séparément : c'est une véritable opération. Cette convergence des racines constitue l'anomalie désignée sous le nom de *dent barrée*. On a beaucoup exagéré la fréquence de cette anomalie et les accidents qu'elle cause.

Quand les racines sont divergentes, la difficulté est moins grande. On risque, au cours de l'intervention, de briser une des racines : on ira la chercher dans un 2e temps avec un davier ou un élévateur.

D'autres difficultés peuvent surgir du fait de l'hémorragie, ou bien de la dent et surtout de l'énervement de l'opérateur. On les évitera, en opérant avec méthode, sans violence et sans précipitation. L'anesthésie locale facilite considérablement l'intervention.

**Indications de l'extraction.** — Il faut se montrer économe de cette opération qui ne doit être pratiquée que lorsque toute autre thérapeutique a échoué. Les indications en ont été précisées et diminuées au fur et à mesure qu'augmentaient les moyens de traitement des affections dentaires. Nous résumons de la façon suivante les indications de l'extraction.

On enlèvera *les dents temporaires* qui par leur persistance gênent l'éruption des dents de remplacement nettement en voie d'évolution; ou encore lorsque celles-ci ont fait leur apparition dans une position vicieuse en avant ou en arrière de leur homologue de lait, ou encore en cas d'abcès alvéolaire provoquant de la nécrose.

Pour les dents permanentes, les indications sont plus nombreuses. C'est d'abord l'abcès alvéolaire récidivant, chronique, quand tout autre moyen de traitement a échoué; puis la carie dentaire trop avancée ayant détruit la totalité de la couronne, tant qu'on ne puisse procéder à la restauration de l'organe, ou encore s'accompagnant d'accidents sympathiques du côté de l'œil ou de l'oreille. Les névralgies persistantes, des suppurations alvéolaires continues, ne cèdent guère qu'à l'extraction. Celle-ci sera pratiquée encore en cas d'abcès du sinus, de constriction des mâchoires provoquée par l'éruption vicieuse de la dent de sagesse, enfin au cas de tumeurs de la gencive, épulis, polypes, etc. On est également quelquefois en droit de pratiquer l'extraction de certaines dents dont la présence nuit à la disposition régulière des voisines sur l'arcade : mais cette dernière intervention doit être laissée au spécialiste, et on ne doit que très rarement l'employer.

En résumé, on ne doit enlever une dent que lorsqu'il n'y a vraiment pas moyen de faire autrement pour calmer les douleurs du malade. On ne doit en aucun cas s'en rapporter à l'avis de ce dernier.

**Contre-indications.** — On évitera l'extraction, comme toute opération, chez les diabétiques, les hémoptysiques, les albuminuriques, les cardiaques, les épileptiques; il n'y a cependant pas de contre-indication absolue. De même on pourra remettre une extraction à la fin des règles, de la grossesse, de l'allaitement; mais pratiquée avec prudence et en prenant des précautions nécessaires, on pourra procéder à l'intervention dans les cas que nous venons d'énumérer s'il y a urgence, s'il y va de l'intérêt du malade, sans provoquer de troubles dus à l'état particulier de la femme.

**Accidents de l'extraction.** — Les complications possibles de l'opération sont nombreuses; elles tiennent pour la plupart à une faute ou à une négligence de l'opérateur; aussi sont-elles assez rares, exception faite pour la fracture des bords alvéolaires qui est en quelque sorte inévitable tout en devant être réduite au minimum. L'ensemble des accidents de l'extraction est résumé dans le tableau suivant (Delestre).

1° Accidents portant sur la { Fracture de la dent.
dent elle-même . . . . . { Luxation et fracture des dents voisines.
{ Extraction des germes de deuxième dentition.

2° Accidents intéressant les { Fracture du bord alvéolaire et fracture complète.
os maxillaires. . . . . . { Luxation de la mâchoire.
{ Lésion des sinus maxillaires.

3° Accidents intéressant les { Déchirure et décollement de la gencive.
parties molles. . . . . { Contusions et blessures des lèvres, langue, joues.
{ Emphysème.

4° Accidents consécutifs . . { Hémorragies.
{ Fluxions, abcès, phlegmons.
{ Dents pénétrant dans les voies digestives ou aériennes.

5° Accidents sympathiques. { Névralgies.
{ Tétanos.
{ Accidents intéressant les organes des sens.
{ Accidents chez les femmes en état de grossesse, de
{ menstruation, de lactation.

Nous avons à dessein donné ce tableau très complet de Delestre, mais, en pratique, les accidents les plus fréquents sont des accidents d'infection dus à ce qu'on a opéré dans un milieu septique. Cette complication amène de l'alvéolite qui est très douloureuse et dure quelquefois deux ou trois semaines; on fera des lavages avec de l'eau oxygénée à 12 volumes étendue de 2 fois son poids d'eau bouillie.

La fracture de la dent est relativement fréquente; on laissera en place la racine fracturée si elle était saine et si sa recherche devait être trop pénible pour le malade ou contusionner les gencives ou les maxillaires, en un mot si on doit faire courir plus de risques au malade en lui enlevant sa racine qu'en la laissant; toutefois, on l'extraira immédiatement si elle était malade. La fracture de la couronne se produit quand la dent est très malade; elle retarde l'opération qu'elle complique parfois : c'est un accident qui n'est pas toujours évitable.

Mais on doit toujours éviter la fracture des dents voisines. Si celle-ci se produit, régulariser à la meule, cautériser la dent au galvanocautère.

Si la pulpe est mise à découvert, la dent est à soigner, quelquefois même à extraire.

La fracture du bord alvéolaire n'a pas de gravité; débarrasser la plaie des esquilles.

La fracture ou la luxation du maxillaire est grave; elle relève de la pratique chirurgicale. Si la dent voisine est luxée, on la remet en place, en recommandant au malade d'éviter à son niveau tout effort de mastication (V. Greffe dentaire). L'extraction des germes de la 2° dentition est irréparable. Ne pas prendre les dents temporaires trop profondément. Éviter d'enlever avec la dent temporaire la dent permanente qui peut se trouver au-dessous.

Lorsque, au cours d'une extraction, on a ouvert le sinus, on évitera avant tout de pénétrer dans ce sinus, généralement sain et que l'on contaminerait. Antisepsie soignée de l'alvéole, mais de l'alvéole seulement; bains de bouche fréquents. Cet accident n'a ainsi aucune suite et la cicatrisation se fait rapidement.

Les hémorragies cèdent le plus souvent à la simple compression exercée par l'intermédiaire d'un tampon de coton imbibé d'une solution d'antipyrine. On enlève les caillots et on nettoie l'alvéole de façon à voir d'où vient le sang; puis, si l'hémorragie est intense, imbiber des tampons avec une solution alcoolique ou même d'une solution étendue de perchlorure de fer et les placer dans l'alvéole, en ayant soin de les compter au fur et à mesure de leur introduction pour n'en point oublier plus tard.

On maintient les tampons le temps nécessaire, 24 heures dans les cas graves. « S'il y a récidive on recommence. Si ce moyen ne réussit pas, on fait une compression plus énergique de l'alvéole avec de la gutta-percha ramollie mélangée avec du coton, ou dissoute dans le chloroforme. On recouvre le tout de gutta-percha. » Quand le malade est docile, il maintient le pansement en comprimant avec le doigt ou avec la mâchoire antagoniste.

Quand il s'agit d'un enfant, on fera soi-même la compression digitale et on fera maintenir ensuite les tampons par les parents ou des aides. A l'intérieur, hamaméline, ergotine; eau glacée dans la bouche, pas de mouvements de succion. Le malade doit rester tranquille, la tête élevée, dans une pièce fraîche; on doit surveiller son sommeil, pour être à même d'intervenir si l'écoulement continuait.

Se méfier plus particulièrement des hémorragies qui surviennent longtemps après l'opération, quelques heures ou quelques jours après.

On préviendra les infections par une antisepsie soigneuse pendant les différents temps de l'extraction. Si, malgré ces soins, il y a infection, on la traitera suivant sa forme et les conseils que nous avons donnés par ailleurs [V. Abcès dentaire, Dentaire (Fluxion)].

La déglutition des dents n'a pas d'importance. La pénétration de la dent avalée dans les voies aériennes est grave et nécessite des soins immédiats, vomitifs, trachéotomie, mise en observation du malade. Cet accident doit être évité.                                             *E. SAUVEZ.*

**DENTS (OBTURATION ET RESTAURATION).** — Dans la pratique générale, on ne pratique guère de restauration; dans les villes le dentiste est là pour tout ce qui concerne sa spécialité; dans les campagnes, le rôle du médecin en art dentaire se borne trop souvent à l'extraction de l'organe malade. Aussi nous n'insisterons pas sur ce point particulier de pratique. Il est bon toutefois de pouvoir instituer le traitement d'une dent et faire une obturation provisoire, en attendant l'intervention plus éclairée et plus complète du spécialiste. Le cas se présente souvent; un malade souffre d'une carie dentaire; il faut connaître la thérapeutique de la douleur (V. Carie dentaire, Odontalgie). Dans bien des cas, il suffit de protéger la dentine contre l'action des agents mécaniques et chimiques; parfois il faut appliquer un pansement et, pour éviter que la substance médicamenteuse ne se répande dans la bouche, obturer la cavité au-dessus du pansement.

Cette obturation se procure couramment à la gutta-percha. Cette substance, très peu résistante et d'une manipulation difficile, n'est jamais employée pure; elle est mélangée à diverses substances, généralement de l'oxyde de zinc, de la silice, dans la proportion de 4 à 7 parties pour 1 de gutta. Le produit final est d'autant plus résistant que la quantité de matières inertes est plus considérable. Comme obturation provisoire, ce produit donne les meilleurs résultats : il est mauvais conducteur de la chaleur, il isole parfaitement la dent du milieu ambiant. En outre il a une action favorable sur la dentine ; il ne peut, d'autre part, constituer une obturation permanente à cause de son peu de résistance à la pression et à l'usure.

Son application est très simple : on détache un morceau de gutta de volume égal à celui de la cavité et on le chauffe légèrement, en le mettant au voisinage de la flamme d'un bec de gaz ou d'une lampe à alcool. Il faut éviter de le placer directement dans la flamme, ce qui altère ses propriétés. La gutta sera chauffée jusqu'au moment où elle est suffisamment ramollie pour être plastique. On l'introduit alors dans la cavité préalablement asséchée et, avec une spatule chauffée, on régularise la surface de l'obturation. Éviter de comprimer dans les cas de carie du 3e degré. Cette obturation d'urgence est très recommandable en attendant l'intervention du dentiste qui remplacera la gutta par une substance plus résistante.

Ne jamais obturer une carie du 4e degré et ne maintenir une obturation du 3e que peu de temps, 24 à 48 heures au maximum ; on évitera ainsi des accidents infectieux, car il faut que la dent soit traitée avant d'être obturée.

Avant de procéder à une extraction, le praticien doit se rendre compte de l'état de la dent et voir si elle ne pourrait être conservée pour être restaurée plus tard. Les progrès de l'art dentaire permettent en effet la restauration de dents jusqu'ici considérées comme impossibles à conserver. Tant que la carie n'a pas détruit la totalité de la couronne, on peut dans presque tous les cas pratiquer une obturation, une reconstitution ; enfin, même dans le cas où il ne subsiste plus qu'un débris de la couronne, on peut encore restaurer la dent, en y plaçant des couronnes artificielles, etc. Il importe de s'assurer de la résistance des parois de ce qui reste de la dent ; si la carie a pénétré la racine et en a effrité les bords, l'extraction de l'organe malade est le seul remède.

Un autre cas peut se présenter : un sujet se présente qui souffre d'une dent déjà obturée ; deux alternatives se présentent : l'extraction ou l'opération qui consiste à débarrasser la cavité de son obturation. Dans la plupart des cas, le premier remède est le seul possible pour le praticien non spécialiste ; il ne faut jamais s'attaquer à une obturation lorsqu'on ne dispose pas des instruments nécessaires, exception faite pour les obturations à la gutta. Celles-ci sont enlevées à l'aide d'un instrument légèrement chauffé. Les ciments sont difficiles à retirer quand ils sont bien faits ; il est presque impossible de mobiliser un amalgame et une aurification sans un outillage spécial. Avant de se décider à l'extraction on pourra, si les accidents ne sont pas très intenses, tenter la conservation de la dent, essayer d'apaiser les phénomènes douloureux par des badigeonnages de teinture d'iode sur la gencive.                                              *E. SAUVEZ.*

**DENTS (PROTHÈSE ET ORTHODONTIE).** — I. — **Prothèse.** — La prothèse est une partie de la thérapeutique chirurgicale ; elle a pour but de remplacer artificiellement tout ou partie d'un organe, de rétablir la fonction supprimée accidentellement ou par une opération chirurgicale. Elle est appelée à rendre de grands services en chirurgie générale ; déjà maintenant on a construit des larynx artificiels qui ont été portés un an, un an et demi, des fragments d'os des membres ; on a réparé des pertes de substance osseuse au niveau du crâne par des plaques d'or qui ont été portées plusieurs années. Enfin, c'est surtout à la suite des grandes interventions pratiquées sur la face, kyste de la mâchoire, néoplasmes de toute nature, que certains appareils sont intervenus pour éviter une rétraction cicatricielle trop considérable ou pour corriger une difformité. Dernièrement, après un grand nombre d'essais infructueux, on est parvenu à construire un appareil destiné aux sujets atteints de perforation de la voûte palatine et de destruction du voile du palais — que cette difformité soit acquise ou congénitale comme dans le bec-de-lièvre, et l'appareil vélo-palatin a rendu compréhensibles et très nettes les paroles prononcées par ces malades qui, auparavant, étaient de véritables infirmes incapables de toute espèce de travail et qui, par suite, se trouvaient exilés de la société à cause de leur infirmité même. Bien plus, le même artiste a pu rendre la parole, par un appareil approprié, à un malade laryngectomisé pour cancer, et la parole distincte pour tous. Les noms de Cl. Martin, de Michaels, de Delair sont ceux de ces ouvriers de génie qui sont venus ainsi collaborer à l'œuvre opératoire.

Nous ne pouvons insister ici sur la prothèse et sur ses applications; pour sa partie extra-dentaire, elle intéresse exclusivement le prothésiste, qui doit être doublé d'un physiologiste consommé; dans sa partie dentaire, elle intéresse uniquement le dentiste. La technique en est excessivement spéciale et son exposé entraînerait des développements considérables.

II. — **Orthodontie.** — C'est la science qui a pour objet le redressement des déviations des dents et des maxillaires, la correction des anomalies de direction de dents; c'est une partie de la science orthopédique. Elle utilise divers procédés, extraction des dents surnuméraires, ou des dents trop serrées, mais les indications de cette opération sont de plus en plus rares, pression lente et prolongée sur un ou plusieurs organes de la denture, traction exercée sur certaines dents. Les résultats obtenus sont absolument remarquables, et toutes les mauvaises directions peuvent être aujourd'hui plus ou moins corrigées; certaines difformités sont absolument supprimées. Cette science, nouvelle encore, et qui a été particulièrement étudiée en Amérique, est arrivée à un degré de perfectionnement très remarquable ; elle accomplit tous les jours des progrès considérables. *E. SAUVEZ.*

**DENTITION** (**ACCIDENTS**). — On connaît les polémiques qui se sont livrées sur cette question, et nous n'y insisterons pas. Aujourd'hui l'accord doit être fait sur un point, c'est que les accidents de dentition sont le résultat de processus infectieux évoluant sur un terrain plus ou moins prédisposé tant au point de vue général qu'au point de vue local. Ils sont particulièrement fréquents chez les enfants en bas âge, lors de la première dentition, ce qui s'explique par la faiblesse du terrain sur lequel se fait l'évolution physiologique de l'éruption; ils sont peu sensibles et plus rares au moment de la seconde dentition ; ils redeviennent très fréquents à l'époque de l'éruption de la dent de sagesse. Un autre fait est à remarquer; tandis que l'enfant présente surtout des troubles généraux, l'adulte est sujet à des accidents locaux, à tel point que l'on a pu dire avec exagération que les uns étaient en raison inverse des autres. Ce fait s'explique encore par la résistance plus ou moins considérable qu'offre l'individu à l'infection, par la façon dont il réagit contre les agents pathogènes. Nous ne nous occuperons dans cet article que des accidents de la première et de la deuxième dentition. Les accidents de la dent de sagesse offrent une physionomie très spéciale qui permet d'en faire une étude particulière (V. Dent de sagesse, Accidents et Extraction).

**Accidents de la première dentition.** — On a continué à diviser ces accidents en deux grands groupes : accidents locaux et accidents généraux.

a) *Accidents locaux.* — Ils sont très légers chez un nourrisson bien portant et bien nourri; ils se manifestent par une légère irritation gingivale que l'enfant manifeste par des mâchonnements de tous les objets qui lui tombent sous la main. Mais souvent ces symptômes sont plus graves; le nourrisson est grognon, les nuits sont mauvaises; chacun connaît l'état maladif de l'enfant qui fait ses dents et son caractère insupportable. Par moments, cet état de mauvaise humeur s'aggrave; l'enfant pousse de véritables cris, il se réveille et se met à pleurer, ou il s'arrête au milieu d'une tétée ou d'un jeu, se livrant à une mimique tout à fait expressive. C'est la rage de dents, qui ne dure que quelques instants. Puis, au fur et à mesure qu'on approche du moment où la dent va faire son apparition, les rages de dents sont plus fréquentes et durent plus longtemps, la douleur est plus continue, elle devient plus tenace et ne cesse qu'après l'éruption dentaire. Au facteur mécanique de la poussée dentaire vient se joindre généralement le facteur infection; il y aura inflammation de la gencive, gingivite. On conçoit que tous les accidents seront à redouter, suivant que l'infection se développera librement ou sera combattue dès son apparition. On a noté des stomatites ulcéro-membraneuses, voire de l'ostéite et de la nécrose du maxillaire, etc. Ces accidents sont rares.

b) *Accidents généraux ou réflexes.* — Il n'en est pas de même des accidents généraux. Quel est le nourrisson qui ne présente pas de troubles digestifs au moment de la percée des dents? Ces troubles vont de l'inappétence à l'intolérance gastrique, aux vomissements, à la diarrhée, à la gastro-entérite. Les accidents respiratoires sont plus rares et généralement limités à une toux sèche, mais on a observé de la laryngite, de la trachéite, voire des bronchites et des broncho-pneumonies. Assez fréquemment, on rencontre la laryngite striduleuse, si impressionnante pour l'entourage. Nous nous contentons de signaler la fièvre et l'augmentation de température locale qui atteint 1 à 2 degrés, et enfin les troubles nerveux, d'autant plus fréqents que l'hérédité de l'enfant est plus chargée et se traduisant par des convulsions, etc.

Il importe de se bien pénétrer que jamais l'éruption dentaire *par elle-même* n'est susceptible de provoquer des accidents généraux ou locaux. Ce travail physiologique agit en mettant l'organisme en état de moindre résistance vis-à-vis des affections venues de l'extérieur. Il ne faut donc, en aucune façon, influencer la marche de la maladie qui est venue se greffer à titre de complication sur le travail de l'éruption dentaire. On ne saurait imaginer le nombre de malheurs qu'a provoqués cette croyance que la guérison de la maladie générale surviendrait par le fait seul de la guérison de la dent : on a ainsi laissé évoluer des gastro-entérites, des bronchites, des broncho-pneumonies, etc. Il faut donc traiter la soi-disant complication indépendamment, et les soins doivent être d'autant plus énergiques que le mauvais terrain sur lequel évolue la maladie est favorable à son développement et à son envahissement. D'une façon générale d'ailleurs, on peut dire que les accidents de dentition doivent attirer l'attention sur l'état général du bébé beaucoup plus que sur son état local. Précisément parce que l'éruption est phénomène de croissance, « l'hérédité et le milieu peuvent donner à l'organisme une modalité de la nutrition telle, qu'elle est le premier degré de l'état pathologique; ce n'est pas encore la maladie, c'est l'état pathologique en puissance. Dès lors, les facteurs pathogènes actifs, mais secondaires, évoluent avec cette modalité particulière, qui n'est explicable que par l'altération préalable de l'organisme. C'est ainsi qu'agissent le traumatisme, l'infection, les dystrophies accidentelles, les congestions, les intoxications, et aussi la croissance. Lorsque la croissance évolue sur ce terrain taré par l'hérédité ou par le milieu, ou encore par ces deux causes à la fois, qu'arrivera-t-il? C'est que, ne trouvant pas dans la nutrition les matériaux, comme quantité et comme qualité, dont elle a besoin pour la constitution des éléments de nouvelle formation, la croissance va se faire suivant un type anormal, et comme les lois de la croissance sont fatales, nécessaires, la croissance se fait quand même et comme elle peut. Il en résulte que les éléments anatomiques normaux sont formés à l'aide de substances anormales. Dès lors, suivant les localisations, des troubles fonctionnels apparaissent. Retentissant les uns sur les autres, à l'aide des synergies morbides, ils augmentent encore l'état de dystrophie de l'organisme : la croissance déviée de ces lois devient un agent pathogène actif, dont l'action s'étend à toute la pathogénie générale de la période de développement (Springer). » Ces considérations s'appliquent parfaitement à l'éruption dentaire envisagée comme phénomène de croissance. Nous n'insisterons pas davantage sur la pathogénie complexe des accidents de dentition: il faut encore faire intervenir les conditions sociales; on devrait étudier en détail le mode d'influence de l'hérédité et du milieu, etc.

De ce qui précède, on peut facilement conclure au traitement des accidents de dentition. Il est prophylactique et curatif. Prophylactique, il nécessite le combat contre l'infection par l'antisepsie de la cavité buccale. Éviter tout ce qui peut contaminer la bouche du nourrisson; nettoyage, stérilisation du biberon et des tétines, éviter les fermentations lactiques; antisepsie du mamelon de la nourrice; passer de temps à autre, après chaque tétée si possible, dans la bouche et au niveau des arcades, un tampon d'ouate hydrophile, imbibé d'une solution à 1 pour 100 de bicarbonate de soude. Soigner l'état général, assurer une alimentation suffisante, mais pas trop abondante, de façon à mettre l'organisme dans les meilleures conditions possibles pour traverser la période critique de l'éruption dentaire.

Ne pas laisser l'enfant mâchonner des bâtons de guimauve, des jouets malpropres et infectés ; en un mot, éviter toute cause de contamination et de traumatisme des gencives. Si les accidents surviennent, caractérisés par de l'irritation et de la douleur, faire des badigeonnages de teinture d'iode; ce produit agit comme révulsif et comme antiseptique à la fois. Ne pas ouvrir la gencive au bistouri sous prétexte de faciliter l'éruption de la dent. C'est ouvrir une porte à l'infection toujours prête à profiter de la moindre solution de continuité. Badigeonner les gencives avec :

| | |
|---|---|
| Infusion de safran . . . . . . . . . . . . . . . . . . . | āā 2 grammes. |
| Eau de tamarin . . . . . . . . . . . . . . . . . . . . | |
| Miel fin épuré . . . . . . . . . . . . . . . . . . . | 10 — |
| Teinture de vanille . . . . . . . . . . . . . . . . . | 0 gr. 25 |

(Sirop DELABARRE).

Quel que soit le produit appliqué sur la gencive, il doit être appliqué au pinceau et jamais avec le doigt pour les raisons d'hygiène que nous avons signalées.

Les accidents généraux seront traités suivant leur localisation. On pourra en éviter en grande mesure la production par une alimentation saine et pas trop abondante, de légers purgatifs, etc. Éviter les refroidissements, en un mot, protéger l'organisme avec un soin tout particulier pendant cette période de crise et de danger (Heydenreich).

**Accidents de la deuxième dentition.** — Au moment où se fait l'éruption des dents permanentes, l'organisme est plus résistant, et ce travail s'effectue sans réaction sensible. On ne peut signaler que des accidents d'ordre mécanique et infectieux. Les accidents d'ordre mécanique s'expliquent par la nécessité pour les 20 dents permanentes antérieures de se placer sur des arcades préalablement occupées par les 20 dents temporaires correspondantes; la dent de six ans a fait son éruption, limitant ainsi l'espace réservé aux dents de remplacement ; il s'ensuit que, pour loger un nombre égal de dents, d'un volume beaucoup plus considérable, la partie antérieure de l'arcade doit se développer; si ce développement ne se fait pas régulièrement, on observera des anomalies diverses, anomalies de siège ou de direction. De même, lorsque les grosses molaires feront leur apparition, il y aura développement des portions maxillaires situées en arrière des dents de six ans. C'est au moment de l'éruption de ces dents, dents de 12 ans, que peut se poser la question de l'extraction de la dent de 6 ans. Mais cette question est surtout connexe de celle de l'éruption de la dent de sagesse, et nous l'avons traitée à ce sujet (V. DENT DE SAGESSE, ACCIDENTS et EXTRACTION).

Quant aux accidents infectieux, ils sont représentés par des gingivites, des stomatites ulcéro-membraneuses; ils sont rares, et ils peuvent en tout cas être évités par une antisepsie élémentaire de la cavité buccale. C'est également le moment où il faut donner le plus de soins aux dents, traiter les caries des dents temporaires (et non extraire ces dents), de façon à éviter la contamination de voisinage et conserver saine la seconde dentition.

E. SAUVEZ.

**DÉONTOLOGIE.** — Depuis que la médecine a été exercée comme un art pour le bienfait des sociétés, des préceptes ont été formulés qui indiquent aux médecins leurs devoirs vis-à-vis de ceux qu'ils soignent, vis-à-vis de leurs confrères ; ce sont les principes de la déontologie.

De nos jours, les droits et les obligations des médecins envers la société sont fixés par la loi de 1892 sur l'exercice de la médecine (v. c. m.). On insiste de plus en plus dans les milieux médicaux sur la nécessité de rappeler au corps médical les devoirs envers les confrères et envers les malades : ils ne sont pas inscrits dans les lois, ces principes si importants de la déontologie.

Ce besoin de réglementation résulte de plusieurs causes. D'abord les médecins sont trop nombreux, la clientèle se partage et s'émiette. La lutte pour la vie est de plus en plus difficile. D'où les procédés peu scrupuleux, la réclame, le charlatanisme.

Ensuite le médecin est exploité par les institutions hospitalières, par les sociétés de secours mutuels, par les administrations. Le développement de la mutualité a créé une clientèle spéciale qui paye, mais à des tarifs dérisoires.

Enfin, il est certain que le nombre des malades diminue. Il y a d'une part moitié moins de malades et de l'autre une fois plus de médecins. D'où la crise, la pléthore actuelle de la profession, le besoin urgent d'une réglementation sévère des rapports des médecins entre eux et avec les pharmaciens, les masseurs, etc. L'utilité de rappeler la haute dignité de notre profession, les règles, les obligations morales qui nous incombent : « Le devoir disait Cruveilhier, c'est l'honneur, c'est la vie morale de l'homme, c'est la vie morale des sociétés, qui languit lorsqu'il se relâche, qui périt lorsqu'il s'éteint. »

Nous allons envisager rapidement ici les devoirs des médecins envers eux-mêmes, envers les malades, envers leurs confrères, envers ceux qui exercent des professions connexes à la médecine.

Voici comment débute le livre du médecin de l'œuvre hippocratique : « C'est une recommandation pour le médecin d'avoir bon visage et juste embonpoint, selon son tempérament, car d'un médecin mal portant, on pense d'ordinaire qu'il ne saura pas non plus soigner bien les autres. Il faut ensuite qu'il soit net sur sa personne, bien vêtu et qu'il use de parfums agréables et dont l'odeur n'ait rien de suspect. Car tout cela dispose le malade en sa faveur. Le médecin sage doit aussi, quant au moral, observer ce qui suit : d'abord savoir se taire puis bien régler sa vie, car cela est très important pour sa réputation. Il faut qu'il ait le caractère d'un parfait honnête homme et qu'avant cela il soit grave et bienveillant. Car l'excès d'empressement même à rendre service, le fera moins respecter. Qu'il observe ce qu'il peut se permettre. Car les mêmes offices rendus rarement aux mêmes personnes suffisent à les contenter. Quant à sa tenue elle sera celle d'un homme réfléchi sans morgue. Autrement il paraît arrogant et dur. Au contraire, s'il s'abandonne au rire et à la gaieté, il devient fatigant et c'est de quoi il faut surtout se garder, qu'il soit honnête en toute relation, car l'honnêteté lui est souvent d'un grand secours ; les malades ont mainte affaire grave avec le médecin se livrant à lui sans réserve. A toute heure, il voit des femmes, des jeunes filles, des objets du plus grand prix. Il lui faut donc partout rester maître de lui-même. Voilà ce que doit être le médecin au physique et au moral. » (Traduction Egger.)

**Devoirs vis-à-vis du malade.** — La réussite d'un médecin auprès des malades résulte de qualités personnelles et de qualités acquises.

Les qualités acquises consistent dans l'instruction professionnelle, dans la technique de l'art. Tous les médecins devraient les posséder, les malades s'aperçoivent très vite qu'un médecin connaît bien son métier. Les qualités personnelles au contraire sont l'apanage de quelques-uns, le tact, la délicatesse, le dévouement, l'autorité morale appartiennent en propre à quelques natures privilégiées. Leur influence sur ceux qui les approchent est énorme et c'est là un des grands éléments du succès en clientèle.

Dans l'intérêt de ses malades, le médecin doit continuer à se perfectionner et à étudier. Les journaux scientifiques, les sociétés médicales, les cours de perfectionnement sont une série de moyens pour arriver à ce but.

Le médecin doit en effet à son client non seulement de la patience, du dévouement, mais encore à une époque où l'on possède des méthodes scientifiques de plus en plus perfectionnées, il lui doit un diagnostic précis. Il mettra plus ou moins longtemps pour l'établir.

Dès qu'en conscience il s'apercevra que dans le cas qu'il étudie il y a un inconnu qu'il ne peut débrouiller, son devoir est de recourir à d'autres lumières, c'est-à-dire de provoquer la consultation avec un autre confrère, de demander aux procédés de laboratoire un secours souvent très efficace (radiologie, examen du sang, séro-diagnostic, etc.).

Le médecin est seul juge de l'opportunité de ses visites et de leur nombre, et de leur durée. Il doit au malade un examen complet organe par organe, au moins lors de sa première visite.

**Rapports des médecins entre eux.** — *Invidia medicorum pessima.* — Le précepte ancien est toujours vrai. Ceux qui font le plus de mal à notre profession, ce sont les médecins ; jalousie et concurrence illicite, voilà les deux ennemis.

En exagérant leur situation et leurs gains, les médecins excitent la concurrence, les étudiants deviennent de plus en plus nombreux.

La profession nourrit péniblement son homme et encore au prix de grands sacrifices et d'un labeur incessant. Les médecins qui aujourd'hui gagnent une fortune sont des exceptions.

Lorsqu'un jeune médecin s'installe, il doit à ses confrères plus anciens une visite de politesse. Qu'il sache ménager la susceptibilité des confrères lorsqu'il est appelé auprès d'un malade qui est soigné par eux. Il est entendu que le cabinet du médecin est un terrain neutre où les malades sont en droit de venir demander un avis à qui bon leur semble, mais lorsqu'il s'agit d'un traitement à domicile, il est de l'avantage du client, de la dignité du médecin, que ce traitement ne soit pas interrompu suivant les fantaisies d'un malade, par l'intervention soudaine d'un nouveau praticien. Le médecin appelé dans des circonstances semblables doit réclamer la présence du confrère qui a établi le traitement, et ne rien modifier à celui-ci sans prévenir son confrère. En effet, en cas d'urgence, un médecin peut être dans l'obligation morale d'intervenir auprès d'un client qui ne lui appartient pas.

Si le malade déclare formellement vouloir changer de médecin, on devra exiger que le précédent soit averti de ce désir et que ses honoraires lui soient soldés.

La réclame, quelle qu'elle soit, constitue du charlatanisme. Les affiches, les annonces dans les journaux extra-médicaux, les prospectus doivent être proscrits.

La concurrence par voie d'intrigue, dénigrement des confrères, avilissement des honoraires, est un procédé condamnable.

Les médecins ont souvent le plus grand avantage à se remplacer entre eux en cas d'absence ou de maladie. Ils évitent ainsi les conflits avec les jeunes remplaçants. Il est de toute honnêteté de remettre au confrère qu'on remplace, dès que celui-ci reprend ses occupations, le traitement de tous les malades vus à sa place.

**Médecins consultants, spécialistes et médecins traitants.** — Je reproduis ici les très sages conseils élaborés par le syndicat des médecins du Rhône dans son règlement de déontologie.

« *A*) Quand un médecin aura été appelé en consultation par un de ses confrères et que le malade ou la famille désirerait qu'il revînt, il ne devra *jamais* se rendre à cette invitation sans que le médecin qui l'a fait appeler une première fois soit présent.

Cette règle ne peut s'appliquer aux consultations au cabinet, le cabinet restant toujours un terrain neutre.

*B*) Le médecin consultant s'enquerra avant la consultation, auprès du médecin traitant, de ce que ce dernier a pu dire au sujet du diagnostic, pronostic, traitement, etc., de la maladie qui a provoqué la consultation.

En cas de dissentiment sur l'un quelconque de ces points, le médecin consultant s'abstiendra, pendant l'examen, de toute réflexion devant le malade ou son entourage.

Après l'examen du malade, les deux médecins traitant et consultant devront se mettre absolument d'accord sur tout ce qu'il y a à dire, soit au malade, soit à son entourage.

Après la consultation, le médecin de la famille, après entente avec son confrère sur le prix de cette consultation, est invité à prévenir la famille qu'il est d'usage de régler de suite les honoraires des médecins consultant et traitant.

*C*) Quand un malade ira trouver un chirurgien en vue d'une opération, ce dernier devra toujours s'enquérir du nom du médecin traitant.

Lorsque le chirurgien aura décidé une opération chez un malade à lui adressé par le médecin traitant, il ne devra en aucun cas la pratiquer sans avoir prévenu ce dernier et s'être entendu avec lui.

Lorsque le malade sera venu directement trouver le chirurgien, celui-ci, après s'être enquis du médecin traitant, devra toujours proposer à la famille de s'entendre avec le médecin traitant au sujet de l'opération projetée, sauf le cas de refus formel du malade.

L'entente entre le médecin traitant et le chirurgien portera sur les points suivants :

I. — Le médecin traitant sera toujours présent à l'opération et prêtera au chirurgien un concours effectif.

II. — La rémunération du médecin traitant pour l'assistance à l'opération devra, lorsque le médecin traitant le désirera, être perçue par le chirurgien avec ses honoraires personnels, en fournissant à l'opéré le détail de ces honoraires.

III. — Après l'opération et les premiers pansements, lorsque le chirurgien est d'avis que ses soins personnels ne sont plus nécessaires, il doit confier la direction et la continuation du traitement au médecin traitant. En aucun cas le chirurgien ne pourra confier cette continuation du traitement à un interne ou un infirmier sans entente préalable avec le médecin traitant.

Les honoraires de ces soins sont réglés directement du malade au médecin traitant par note spéciale.

IV. — Les règles générales de déontologie formulées ci-dessus s'appliquent également aux médecins spécialistes, avec les modifications suivantes :

Le médecin spécialiste continue à donner les soins que nécessite l'affection spéciale qui a motivé son intervention jusqu'à ce que ces soins puissent être confiés au médecin traitant. »

**Rapports des médecins traitants et des médecins experts.** — Il n'existe aucun règlement, aucun code de procédure qui, à ma connaissance, fixe les devoirs des experts envers les médecins traitants. Il y a là une question de tact et de bons rapports confraternels.

Il faut envisager un certain nombre de cas.

Le médecin expert, lorsqu'il est chargé d'examiner un blessé, ne doit accomplir sa mission qu'avec l'assentiment du médecin traitant. Le médecin traitant a le droit et quelquefois le devoir de ne lui fournir ni avis ni indication, mais il ne doit pas, dans l'intérêt de son client, empêcher les constatations de l'expert en refusant de laisser enlever un pansement, en empêchant l'examen ou la mensuration d'une blessure. Lorsqu'il s'agit d'une expertise en matière civile ou d'un accident du travail, le médecin expert peut officieusement demander au médecin traitant des renseignements qui lui permettront de remplir plus facilement sa mission. Le médecin traitant a toujours le droit de les refuser en se retranchant derrière le secret professionnel.

Il est de règle que lorsqu'un médecin est intéressé dans une affaire, il soit convoqué par le médecin expert pour assister aux opérations de l'expertise. Dans le cas où sa responsabilité est engagée, le médecin traitant devrait exiger sa présence à toutes les opérations.

Enfin le médecin expert est souvent chargé par le Parquet de se rendre dans une maison de santé ou un asile d'aliénés pour y constater l'état de santé d'un malade. S'il le désire, il peut examiner le malade sans que le médecin traitant soit présent. Lorsqu'un criminel qui fait l'objet d'une expertise psychiatrique est transféré dans un asile pour y être plus scientifiquement observé, les médecins experts ont intérêt à se faire adjoindre comme expert le médecin traitant qui leur fera part de ses observations journalières.

**Rapport des médecins avec ceux qui exercent des professions connexes à la médecine.** — Il est interdit à un médecin de s'associer avec un pharmacien, un dentiste, une sage-femme ou un rebouteur; de même de servir de prête-nom dans une entreprise industrielle qui a pour but l'exploitation du malade ou la vente d'un médicament.

Il en est de même dans les autres professions; on sait qu'il est interdit aux notaires, aux huissiers, aux avoués de prendre un intérêt personnel dans les affaires qui se traitent dans leurs études.

Mais une autre question déontologique se pose. On a dit aux médecins: vous prescrivez des médicaments préparés et inventés par tel ou tel industriel qui gagne ainsi des sommes considérables, si vous vouliez prescrire tel produit que nous allons vous indiquer, nous formerions avec une partie des bénéfices de cette exploitation une caisse de secours, une caisse de retraite au bénéfice des médecins qui s'engagent moralement à prescrire nos produits, et vous profiteriez ainsi indirectement du profit que vous avez attiré par votre métier et votre situation. Quel que soit le but poursuivi le médecin reste-t-il impartial dans le choix qu'il doit faire de tel ou tel produit pour le recommander à un malade? N'a-t-il pas intérêt à conseiller tel médicament au préjudice de tel autre? Il est difficile de trancher des questions aussi délicates. Elles devraient être mises à l'ordre du jour de tous les syndicats, en attendant que des décisions judiciaires viennent nous fixer définitivement sur la légalité de semblables sociétés, de même que sur celles similaires qui ont pour actionnaires des médecins.     *ÉTIENNE MARTIN.*

**DÉPEÇAGE CRIMINEL.** — Le dépeçage criminel, ou action de couper en morceaux un cadavre, est un acte criminel qui a pour but d'empêcher les recherches de la justice en masquant l'identité d'une victime et les causes de la mort, en permettant de cacher plus aisément les débris du cadavre.

C'est au médecin légiste à établir par l'étude de débris, quelquefois informes, les principales données relatives à l'identité du cadavre et d'établir les causes probables du décès. Plusieurs expertises curieuses qui ont fourni des conclusions très positives ont été poursuivies par le professeur Lacassagne. Cette question a été spécialement étudiée par ses élèves.

Les procédés employés par les dépeceurs sont très variés; au point de vue psychologique et en étudiant les mobiles de l'acte, Nina Rodrigues a distingué le dépeçage offensif ou par passion (dépeçages provoqués par la colère ou nés de la haine, de la folie, de l'amour), le dépeçage défensif ou par nécessité (celui que suscite la peur, la crainte de l'expiation, l'affolement devant un cadavre embarrassant).

Le dépeçage est employé par les grands criminels qui font disparaître pour les voler une série d'individus et cachent les cadavres après les avoir dépecés. Il est employé dans les cas d'infanticide pour faire disparaître le cadavre accusateur.

**Procédés employés par les dépeceurs.** — Ils se servent généralement de couteaux et de scie pour les os.

Ils enlèvent la tête, puis les membres, et divisent le tronc en plusieurs morceaux suivant l'habileté manuelle. On trouve souvent sur le tronc plusieurs essais de section qui ont été infructueux (fig. 263).

Pour se débarrasser des fragments, les procédés les plus différents ont été

employés : Essai de crémation dans un poêle ;
immersion dans un fleuve ou une mare, envoi
dans une malle à une distance lointaine, dépôt
dans un égout ou dans une fosse d'aisance, etc...

**L'Expertise médico-légale.** — Voici les questions généralement posées :

1° Les fragments proviennent-ils d'un ou de
plusieurs cadavres ?

2° Établir l'identité (v. c. m.) du cadavre, c'est-
à-dire la taille, le sexe, les cicatrices ou tatouages, les malformations des tissus ou du squelette.

3° Établir les causes de la mort. Y a-t-il eu
mort violente ou mort naturelle suivie de dépeçage ?

4° Quels ont été les procédés employés pour
pratiquer le dépeçage ?

5° L'étude des incisions montre-t-elle que
celles-ci ont été pratiquées par un droitier, par
un gaucher, par un professionnel (boucher,
charcutier) ?

6° Le dépeçage a-t-il eu lieu sur une personne encore vivante ou sur un cadavre (état
des sections et caractères vitaux des blessures
(v. c. m.) ?

7° Le cadavre porte-t-il des mutilations qui
ont eu pour but de le défigurer ? Certains dépeceurs scalpent les cheveux, enlèvent le nez, les
lèvres pour défigurer le cadavre.

8° A quelle époque remonte la mort ?

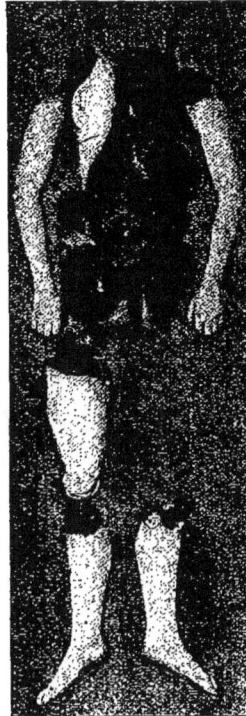

Fig. 265. — Dépeçage criminel.
Fragments du cadavre qui
ont été retrouvés. Aspect
et position des sections des
membres et du tronc.

*ÉTIENNE MARTIN.*

**DERCUM** (MALADIE DE). — V. Adipose douloureuse.

**DERMATOL.** — Le sous-gallate de bismuth, gallate de bismuth officinal, se présente sous forme d'une poudre d'un jaune de soufre, inodore et presque sans
saveur, insoluble dans l'eau, l'alcool, l'éther et les acides étendus.

C'est un astringent et un antiseptique employé à l'intérieur contre la
diarrhée (2 à 5 gr., par prises de 30 à 50 centigr.). Mais c'est surtout en
applications externes que ce corps est usité pour constituer un pansement
protecteur aux ulcères, cancers ulcérés, chancres (v. c. m.), etc.

| *Potion antidiarrhéique.* | | *Cachets antidiarrhéiques.* | |
|---|---|---|---|
| Dermatol | 10 grammes. | Dermatol | āā 50 centigr. |
| Julep gommeux | 100 — | Craie préparée | |
| Sirop de coings | 80 — | Poudre d'opium brut | 2 — |
| Cuillerée à soupe toutes les heures. | | Pour un cachet, 4 à 6 par jour. | |

*Pommade.*

| | |
|---|---|
| Dermatol | 10 grammes. |
| Lanoline | 20 — |
| Vaseline | 70 — |

|  | *Pâte.* |  |
|---|---|---|
| Dermatol. . . . . . } | | āā 3 grammes. |
| Oxyde de zinc . . . } | | |
| Talc. . . . . . . . | 10 | — |
| Vaseline . . . . . . | 20 | — |
| Lanoline . . . . . . | 10 | — |

|  | *Pâte contre l'eczéma.* |  |
|---|---|---|
| Dermatol. . . . . . } | | āā 10 grammes. |
| Oxyde de zinc . . . } | | |
| Acide salicylique. . | | 30 centigr. |
| Vaseline . . . . . . | | 15 grammes. |
| Lanoline . . . . . . | | 5 — |

*E. F.*

**DERMATOZOAIRES.** — Les dermatozoaires, ou parasite animaux de la peau humaine, comprennent des acariens, des insectes et des vers. (V. PARA-SITES.)

Les uns sont propres à l'homme, tels que le poux, la puce irritante et le sarcopte de la gale. Les autres attaquent indifféremment l'homme et les animaux, ou, parasites des animaux, ne vivent sur l'homme qu'accidentel-lement.

Ils s'alimentent de manière fort variable. La plupart perforent la peau pour absorber le sang; d'autres vivent dans la peau et se nourrissent des tissus mêmes ou des liquides exsudés (sarcopte et puce pénétrante); la filaire de Médine ne touche au tégument que pour le traverser en sortant du corps.

Certains dermatozoaires sont parasites pendant toute leur évolution. D'autres ne le sont que pendant une phase adulte (puce, phase mous-tique), ou phase larvaire (rouget, diptères cuticoles) de leur existence.

Les dermatozoaires comprennent les espèces suivantes.

|  |  |  |  |
|---|---|---|---|
| **Acariens.** | *Sarcoptidés.* | Sarcopte de la gale. | |
| | *Ixodidés.* | { Ixode. | |
| | | { Argas. | |
| | *Démodécidés.* | Demodex. | |
| | *Trombididés.* | Rouget. | |
| | *Gamasidés.* | Dermanysse. | |
| **Insectes.** | *Hémiptères.* | { Hétéroptères. | Punaise. |
| | | { Aptères. | Poux. |
| | *Diptères.* | { Némocères. | Moustiques (*Anopheles, Culex*). |
| | | { Aphaniptères. { | Puce irritante. |
| | | | Puce pénétrante. |
| | | { Diptères cuticoles. | |
| **Vers** | { Filaire de Médine. | | |
| | { Filaire du sang. | | |
| | { Cysticerque ladrique. | | |

Le sarcopte de la gale est décrit à l'article GALE, les poux le sont à l'ar-ticle PHTIRIASE, la filaire du sang à l'article FILARIOSE. Nous n'étudierons ici que les autres dermatozoaires.

**Ixode ou tique.** — Il existe un grand nombre d'ixodes qui s'attaquent à divers animaux et quelquefois à l'homme. L'espèce la plus commune chez l'homme et en Europe est l'*ixode ricin*.

L'ixode femelle est seule parasite. Fécondée, elle se fixe sur son hôte en se cramponnant avec ses pattes et en enfonçant son rostre dans la peau. La succion dure plusieurs jours, pendant lesquels l'animal se gonfle, prend le volume, la forme et la couleur plombée d'une graine de ricin. On a pu le confondre alors avec une tumeur de molluscum pendulum. Quand le para-site est repu, il se laisse tomber.

L'ixode ne détermine aucune douleur par sa piqûre, sans doute parce qu'il n'inocule aucun venin. Quand il se détache de lui-même, la piqûre guérit facilement. Mais quand on l'arrache brutalement, son rostre reste dans la plaie et s'élimine par suppuration. Aussi, vaut-il mieux faire tomber la tique en la tuant avec un peu de benzine ou de pétrole.

**Argas.** — L'*argas reflexus*, qui appartient à la même famille que l'ixode, est avant tout un parasite du pigeon; mais il attaque aussi l'homme pendant son sommeil (fig. 264 et 265).

Il enfonce son rostre profondément dans la peau; il augmente de volume pendant la succion. Les symptômes de la piqûre sont variables suivant les personnes. Dans le cas le plus simple, il survient une plaque œdémateuse, dure, large comme une pièce de cinq francs, très prurigineuse; cette plaque dure quelques heures et disparaît graduellement.

Fig. 264.        Fig. 265.

Fig. 264 et 265. — Argas marginatus (Fab.) vu par la face dorsale et par la face ventrale. — Grossissement 5 fois. D'après nature. (Dubreuil, *in Prat. Dermat.*)

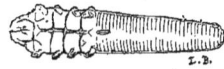

Chez certains sujets, le gonflement s'étend à tout le membre, et s'accompagne d'une sensation de chaleur cuisante et d'une éruption vésiculeuse. L'urticaire géante et le prurit peuvent se généraliser à tout le corps; on observe alors, pendant quelques heures, du gonflement de la langue, de l'oppression, de l'accélération du pouls, des vomissements, de la diarrhée, comme si l'éruption s'était étendue à toutes les muqueuses. Une plaque d'œdème dur et prurigineux marque à ce moment le point piqué, où persiste, pendant plusieurs mois et même pendant plusieurs années, une petite papule dure.

Si l'on arrache le parasite pendant son repos, le rostre reste dans la plaie et peut produire un phlegmon.

On fait lâcher prise à l'argas en employant la benzine ou la térébenthine. On lotionne la région piquée avec du vinaigre, ou on la recouvre de poudre d'amidon. On se préserve des piqûres par des lotions de térébenthine; une lumière dans la chambre éloigne les parasites. Il faut enfin détruire le colombier d'où ceux-ci sont partis.

**Demodex folliculorum.** — Le *demodex folliculorum* est un acarien vermiforme qui vit immobile dans les follicules pileux. On trouve en général plusieurs demodex dans le même follicule modérément dilaté. De Amicis et Majocchi ont attribué au de-

Fig. 266. — Demodex folliculorum. — Très grossi. — D'après nature. (Dubreuil, *in Prat. Dermat.*)

modex certaines plaques pigmentaires de la face, parfois légèrement squameuses ressemblant à du chloasma ou à du pityriasis versicolor; un traitement antiseptique fait, dans ces cas, disparaître également les demodex et la pigmentatiom (fig. 266).

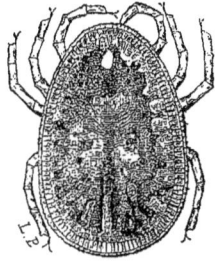

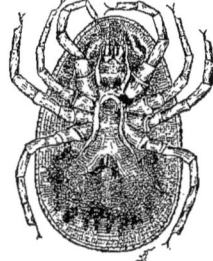

**Rouget**. — Le *rouget* est la larve hexapode d'un petit acarien, le *trombidium holosericeum*.

Commun dans les bois et les champs, en automne, il s'attaque aux gens qui traversent les jachères ou se couchent sur l'herbe, et leur occasionne des démangeaisons intolérables; les lésions de grattage sont la seule éruption visible.

Le meilleur traitement contre les rougets consiste en lotions de benzine pour détruire les parasites, ou d'eau vinaigrée pour calmer les démangeaisons.

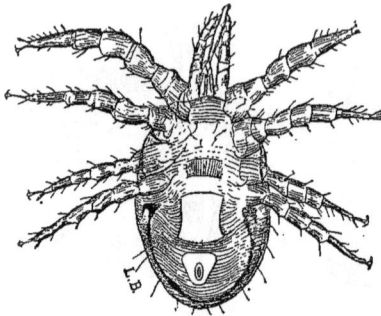

Fig. 267. — Dermanyssus gallinæ de Geer vu par la face ventrale. — Grossissement : 40 fois. — D'après nature. (Dubreuil, *in Prat. Dermat.*)

**Dermanysse des volailles**. — Le dermanysse est un acarien parasite habituel des poules. Il pique les personnes qui entrent dans les poulaillers infectés, mais ne s'installe pas sur elles. Aussi, les démangeaisons qu'il occasionne, particulièrement aux bras et aux jambes, ne sont-elles que passagères. La présence de nombreux dermanysses sur la peau et les vêtements explique le prurit (fig. 267).

Le traitement, purement prophylactique, consiste dans la désinfection du poulailler avec de l'eau bouillante et du lait de chaux.

**Punaise**. — Les punaises, au corps arrondi et plat, de couleur rouge brun, d'odeur fétide, vivent dans les fentes des bois de lit, les boiseries, les rideaux, sous les papiers de tenture. Elles ne sortent que la nuit pour attaquer l'homme pendant son sommeil. Elles piquent surtout les parties découvertes, les parties inférieures de la face, le cou, les poignets, les avant-bras. Les piqûres déterminent une élevure rouge, dure, d'aspect inflammatoire, centrée par un point hémorragique, accompagnée parfois d'un gonflement notable des parties voisines et d'une vive sensation de brûlure (fig. 268).

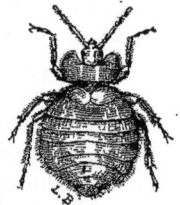

Fig. 268. — Cimex lectularius de Merett. — Grossissement: 5 fois. D'après nature. (Dubreuil, *in Prat. Derm.*)

Les applications d'ammoniaque, de vinaigre phéniqué, de menthol, etc., calment la réaction provoquée par la piqûre. On n'arrive à détruire les punaises qu'en pratiquant des fumigations soufrées dans les pièces hermétiquement closes, et cela pendant cinq ou six jours pour permettre aux œufs pondus d'éclore. Les pulvérisations de pétrole ou d'essence de pétrole, plusieurs fois répétées dans tous les coins où vivent les punaises, y réussissent aussi d'ordinaire; mais parfois il faut soulever les boiseries et démonter les meubles pour atteindre les parasites dans leurs derniers gîtes.

**Moustiques**. — Les *moustiques* ou *cousins* forment tout un groupe de diptères suceurs, dont les genres les plus connus sont les *culex* et les *anophèles*. Leurs larves n'éclosent et ne se développent que sur les flaques et les étangs d'eau stagnante et dépourvus de poissons.

La femelle adulte seule attaque l'homme ou les animaux, surtout le soir ou la nuit, et se nourrit de sang. Sa piqûre donne naissance à une élevure urticarienne souvent surmontée d'une vésicule très prurigineuse, qui dure quelques heures, mais qui peut reparaître à plusieurs reprises, en même temps que les démangeaisons, sous l'influence du grattage. Si les piqûres sont très nombreuses et très virulentes, la face, les mains, les avant-bras sont rouges, gonflés, couverts de phlyctènes; le sujet atteint a souvent de la fièvre.

Différentes variétés de moustiques jouent un rôle capital dans la propagation de certaines maladies parasitaires.

On sait que le *paludisme* est transmis par la piqûre de certains anophèles.

L'hématozoaire absorbé par l'*Anophèle* femelle avec le sang de l'homme qu'elle pique, subit dans l'estomac de celle-ci une évolution exogène et sexuée; le parasite arrivé au dernier state de son développement chez le moustique, passe dans les glandes salivaires et est inoculé à l'homme avec le venin dans une piqûre (V. PALUDISME).

Ce sont aussi des *Culex* et des *Anophèles* qui propagent la *filariose*; ils sont les hôtes intermédiaires de la *filaire nocturne* dont l'homme est l'hôte définitif. Le microbe de la fièvre jaune (qui est peut-être le *bacillus icteroïde* de Sanarelli), est également véhiculé par un moustique spécial, le *Culex fasciatus*, classé par Théobald dans le genre *stregomia* (*stregomia fasciata*).

Les piqûres des moustiques se distinguent de celles des puces par l'absence du point central ecchymotique, de celle des punaises par leur rougeur plus claire et leur aspect plus franchement urticarien. Elles peuvent être confondues avec le strophulus.

Il ne faut pas gratter les piqûres des moustiques. On fait, sur les régions atteintes, des lotions de vinaigre, d'ammoniaque, d'acide phénique à 3 ou 5 pour 100.

Pour éviter les piqûres, le plus sûr moyen est l'emploi de la moustiquaire; on peut aussi lotionner les parties découvertes avec une solution étendue de goudron ou d'essence d'eucalyptus.

On endort les moustiques pour un certain temps en brûlant dans les appartements de la poudre de pyrèthre.

On les détruit radicalement en desséchant les étangs où ils naissent, ou en faisant habiter l'eau par des poissons qui mangent les larves, ou mieux encore en versant à leur surface une petite quantité de pétrole qui tue les adultes qui viennent y pondre et les larves qui y montent pour respirer.

**Puce commune.** — La puce commune, *puce irritante*, produit par sa piqûre une élevure urticarienne, accompagnée d'un prurit variable selon les sujets. L'élevure s'affaisse

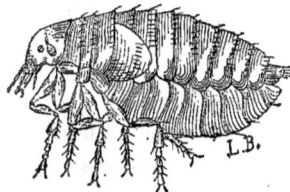

Fig. 269. — *Pulex irritans*. Puce de l'homme (Dubreuil, *Prat. dermat.*)

au bout de quelques minutes ou de quelques heures, laissant à sa place une tache ecchymotique grande comme une lentille et centrée par un point hémorragique caractéristique. Chez les enfants, une seule piqûre de puce peut être l'occasion d'une urticaire généralisée (fig. 269).

Les puces jouent un rôle important dans la dissémination de la peste (Simond).

Il n'y a pas d'autre traitement des piqûres de puce que les lotions habituelles au vinaigre, au goudron, au menthol, etc.

La propreté des habitations prévient le développement des larves.

Différentes espèces de puces vivant sur les animaux peuvent aussi attaquer l'homme.

**Chique.** — La chique ou *puce pénétrante* est un insecte originaire de l'Amérique tropicale, qui a été importé en Afrique et commence à envahir la Chine. Plus petite que la puce de nos climats, elle vit dans le sable et les herbes sèches; aussi atteint-elle surtout les pieds, mais elle ne dédaigne pas les autres parties du corps.

Tandis que le mâle ne séjourne sur l'homme que le temps nécessaire pour se gorger de sang, la femelle fécondée, pourvue d'une forte armature buccale, s'enfonce

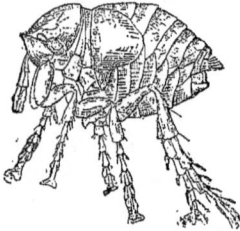

Fig. 270. — *Pulex penetrans.* Chique femelle à l'état normal. (D'après Karsten.)

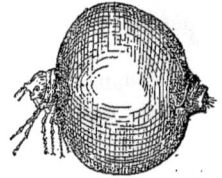

Fig. 271. — Femelle ovigère. (D'après Karsten.)

obliquement dans l'épiderme lâche et mou qui circonscrit les ongles et s'y loge pour mener à bien sa gestation. Son abdomen, démesurément gonflé par les œufs, refoule les tissus et les enflamme; il finit par se rompre et les œufs sont expulsés au dehors pendant que l'animal reste dans la plaie (fig. 270 et 271).

La pénétration de la chique dans la peau peut être insidieuse; mais, en général, elle est marquée par une vive démangeaison qui s'accroît encore la nuit. Un point noir décèle le siège du parasite. La peau, distendue par celui-ci, devient douloureuse, s'enflamme et plus tard s'ulcère.

Les chiques sont parfois très nombreuses sur un même sujet. Les soins quotidiens de propreté et l'habitude de ne jamais marcher nu-pieds, même dans les habitations, mettent à l'abri de la chique.

Quand l'ennemi est dans la place, il faut l'extirper. Les femmes et les enfants indigènes pratiquent l'*échiquage* avec une incroyable dextérité : ils introduisent une aiguille dans le trajet de la chique et, par un mouvement de circumduction, l'énucléent facilement. Ils pansent ensuite la plaie avec du tabac mâché; mais un pansement antiseptique est préférable à ce topique répugnant, qui produit parfois des ulcères locaux, l'érysipèle, le phlegmon et même le tétanos.

**Diptères cuticoles.** — La piqûre des mouches est un mode de dissémination de nombreuses maladies infectieuses. La mouche vulgaire, si elle ne transmet pas directement les maladies infectieuses, peut, du moins, en disséminer les germes : sa trompe et ses pattes, barbouillées des microbes contenus dans les substances sur lesquelles elles se sont posées, les répandent sur l'homme et ses aliments. Les mouches qui ont sucé des crachats de tuberculeux expulsent dans leurs excréments des bacilles intacts.

Le *stomoxe mutus*, qui harcèle les chevaux, mais peut aussi piquer l'homme, est considéré comme un des agents propagateurs de la bactéridie charbonneuse et d'autres microbes.

Les trypanosomiases sont aussi transmises par des piqûres de mouches. Brumpt, Bruce et Navarro ont démontré que la maladie du sommeil est transmise par une espèce de mouche tsé-tsé, la *glossina palpalis* (V. Sommeil [Maladie du]).

L'organisme peut être infecté par des larves de mouches. Leur présence dans les tissus entraîne des lésions qui portent le nom de *myases*. Ces larves vivent sous la peau (*larves cuticoles*) ou dans les cavités naturelles (*larves cavicoles*). Les premières seules nous intéressent.

Les larves cuticoles appartiennent aux familles des Œstrides et des Muscides. Les femelles de ces mouches ont leur organe génital pourvu d'une tarière dont elles percent la peau humaine ; elles déposent alors sur la blessure une larve, qui grossit sur place en formant une petite tumeur furonculeuse.

Les larves cuticoles les plus communes sont le ver de Cayor et le ver macaque.

Le *ver de Cayor* (larve de l'*Ochromya anthropophaga*, de la famille des Muscides) se rencontre au Sénégal à la fin de la saison sèche. Le bouton furonculeux qui le contient se rompt au bout de sept jours environ : il renferme une larve longue de 1 centimètre, blanc sale, formée de neuf anneaux ; on peut l'énucléer de la plaie par pression.

Quant au *ver macaque* (larve de la *Dermatobia noxalis*, de la famille des Œstrides), on l'observe dans toute l'Amérique centrale. Il est piriforme, d'un blanc grisâtre, et mesure 2 à 3 centimètres de long. Il sort spontanément de la tumeur qu'il détermine au bout de quelques mois, quand le moment de la métamorphose est arrivé.

En Europe, il existe des Œstrides cuticoles, qui appartiennent aux deux espèces *Hypoderma bovis* et *Hypoderma diana* ; les symptômes qu'elles occasionnent sont analogues à ceux que produit le ver macaque.

**Filaire de Médine.** — Un vrai ver, de l'ordre des Nématodes, et non plus une larve, vit en parasite dans la peau de l'homme : c'est la *filaire de Médine* ou *Dragonneau*, ou ver de *Guinée*. L'affection qu'il occasionne, appelée dracontiase ou draconculose, est endémique dans certaines régions de l'ancien continent, mais sévit surtout en Asie, en Afrique et en Amérique.

La femelle seule vit sous la peau de l'homme : large de 1 millimètre, longue de 50 centimètres à 4 mètres, elle a l'aspect d'une corde à violon (fig. 272).

Les embryons de ce ver ont pour hôte le corps d'un petit crustacé, le *cyclope*, très abondant dans les eaux douces ; l'homme et les animaux s'infectent en avalant par mégarde le cyclope avec les eaux de boisson. L'embryon de filaire, parvenu dans le tube digestif de son dernier hôte, émigre jusque dans le tissu cellulaire sous-cutané où il devient adulte (Fedshenko).

Plusieurs semaines ou plusieurs mois après la pénétration du parasite, les tissus réagissent contre l'envahisseur ; la région atteinte s'empâte et devient douloureuse. On sent à la palpation un cordon dur analogue à celui qui révèle la phlébite. La peau rougit en un point et se surmonte d'une phlyctène purulente qui s'ouvre au dehors; au fond de la plaie, on voit alors un point blanchâtre ou une ficelle pelotonnée : c'est la filiaire, qui s'éliminera spontanément après une longue suppuration (V. Filariose).

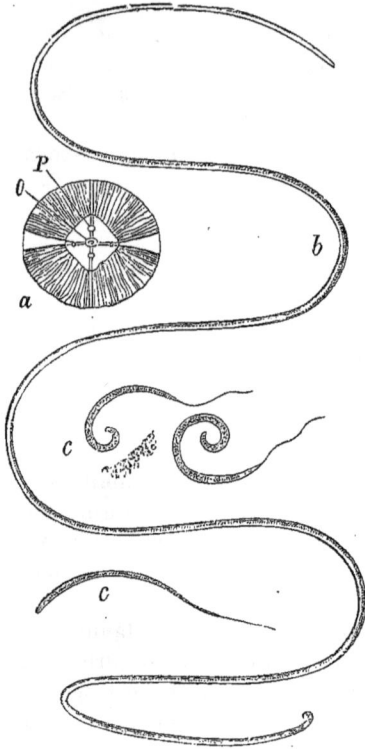

La tumeur filarienne est d'ordinaire solitaire, mais il peut en exister plusieurs sur le même individu.

La meilleure prophylaxie de la filaire est l'usage d'eau filtrée et stérilisée.

Dès que le parasite est apparu en un endroit du corps, il faut procéder à son extraction. Tirant doucement l'helminthe en dehors de la plaie, on le saisit entre les deux mors d'un bout de bois fendu, autour duquel on l'enroule petit à petit.

L'opération doit être conduite avec les plus grandes précautions : il faut avant tout éviter la rupture du ver, car les embryons libérés détermineraient alors une suppuration interminable, la gangrène et parfois la mort.

Tel est le procédé employé par les indigènes. Emily préconise une méthode bien plus rapide : elle consiste à injecter le long du trajet du ver, ou, si possible, dans le ver lui-même, une solution de bichlorure de mercure au millième. Brumpt a quelque peu modifié le mode opératoire : après avoir jeté une ligature sur le ver, il injecte dans celui-ci une solution de sublimé qui ressort en entraînant les embryons; le ver est ainsi entièrement lavé, et l'irritation des tissus est réduite au minimum.

Fig. 272. — *Filaria medinensis*. (D'après Bastian et Leuckart.) — *a*, extrémité antérieure, vue de face; *O*, bouche; *P*, papilles; *b*, femelle, moitié plus courte qu'à l'état normal; *c* embryons très grossis.

Roquelaure emploie une solution sursaturée de chlorure de sodium au lieu de sublimé. Béclère a eu l'idée, afin de faciliter l'extraction, de soumettre au préalable le parasite à l'action des vapeurs de chloroforme.

**Filariose cutanée.** — Il existe sur la côte occidentale d'Afrique une dermatose mal définie, appelée *craw-craw*. Cette affection qui ressemble à une gale invétérée, est caractérisée par l'apparition de papules prurigineuses qui deviennent bientôt vésico-pustuleuses. Elle occupe les espaces interdigitaux, les poignets, les coudes; elle n'atteint presque jamais la face. L'examen microscopique révélerait dans ces vésico-pustules l'existence d'une microfilaire.

**Ladrerie.** — Le *cysticerque* du tænia solium peut, chez l'homme comme chez le porc, occasionner la ladrerie (v. c. m.)

Les œufs qui remplissent le cucurbitain, arrivé à maturité, du tænia solium, sont portés dans le tube digestif par l'eau de boisson, par des souillures accidentelles des aliments; là, leur enveloppe est dissoute, les embryons sont mis en liberté, traversent les tuniques de l'estomac ou de l'intestin et pénètrent dans les vaisseaux qui vont les disséminer dans tout le corps. L'individu porteur d'un tænia est donc un danger pour ceux qui l'entourent. Il peut aussi s'auto-infecter, soit par l'intermédiaire de ses doigts, soit par l'éclosion des œufs dans son tube digestif.

Les cysticerques ladriques siègent surtout dans les muscles, puis dans le tissu cellulaire sous-cutané, enfin dans les méninges et le cerveau. Leur nombre varie d'un à plusieurs centaines.

Les cysticerques sous-cutanés, qui peuvent être disséminés en tous les points du corps, forment de petites tumeurs du volume d'un pois à celui d'un haricot, bien limitées, dures, mobiles sous la peau et sur les plans profonds, absolument indolentes. Toujours perceptibles à la palpation, elles ne sont pas toujours visibles.

Les cysticerques ne sont pas tous tolérés par l'organisme. Ils occasionnent parfois des douleurs musculaires, de la fatigue, des crampes; ils provoquent aussi des phénomènes inflammatoires ou même de véritables abcès; dans ce cas, le cysticerque est éliminé avec le pus quand la collection s'ouvre. Quand ils ont acquis leur complet développement, les cysticerques peuvent persister indéfiniment. En général, au bout de quelques mois, ils meurent, et diminuent ou même se résorbent. Des infections récentes en font souvent apparaître de nouveaux en d'autres points.

Le pronostic de la ladrerie cutanée est très bénin. Mais les cysticerques viscéraux, qui coexistent souvent avec ceux du tissu cellulaire, peuvent compromettre l'existence.

Les cysticerques sont en général assez facilement reconnus à leur volume, leur dureté, leur mobilité parfaite sous la peau, leur indolence, leur multiplicité habituelle. L'extirpation d'une des petites tumeurs confirme le diagnostic.

Mais, quand les tumeurs ladriques sont uniques ou enflammées, leur diagnostic est moins facile. On les a confondues avec des kystes sébacés, des fibromes, des enchondromes, des lipomes, des abcès, etc., et surtout des gommes syphilitiques.

Il n'existe pas de traitement médical de la ladrerie. Le seul moyen de se débarrasser des tumeurs ladriques est l'extirpation chirurgicale, qui est très facile. On pourrait aussi, pour Dubreuilh, essayer la ponction des kystes et l'évacuation du liquide, ou des injections intra-kystiques de sublimé, ou encore l'électrolyse; le kyste parasitaire mort se calcifie, se rétracte et peut disparaître parfois presque complètement. Mais on ne peut atteindre que les cysticerques sous-cutanés, qui ne constituent pas le danger de la ladrerie.

La prophylaxie est la partie la plus importante du traitement. Il faut soigner les individus atteints de tænia, qui sont un danger pour leur entourage; on empêche ainsi la transmission des cysticerques.

*FERNAND TRÉMOLIÈRES.*

**DERMITES ARTIFICIELLES.** — V. ÉRUPTIONS ARTIFICIELLES.

**DERMITES INFANTILES.** — L. Jacquet a décrit sous ce terme les diverses dermatoses que Parrot sous celui d'*érythèmes infantiles*. Le mot érythème est, en effet, insuffisant : il correspond seulement à la première phase de ces dermatoses, qui sont en réalité des *dermo-épidermites*, des inflammations de la peau dans toute son épaisseur.

Ces dermites sont des éruptions rouges, suintantes, vésiculeuses, érosives ou papuleuses, qu'on observe le plus souvent sur la région fessière des nouveau-nés et des nourrissons.

On peut décrire cinq variétés de dermites infantiles : la dermite érythémateuse simple, la dermite érythémato-vésiculaire, la dermite ulcéreuse et la dermite intertrigo.

1° **Dermite érythémateuse simple.** — (*Érythème fessier des nourrissons*). Au premier degré, il s'agit d'hyperémie, de rougeur simple. Celle-ci est souvent limitée au sillon interfessier, au voisinage de l'anus, aux fesses, aux parties sexuelles. Mais elle peut irradier vers les lombes, le dos, la partie postérieure des cuisses et les jambes ; le périnée, le scrotum ou la vulve sont souvent atteints ; l'érythème peut envahir toute l'étendue de la région lombaire et du ventre, et ne rien épargner des membres inférieurs, pas même la région plantaire.

La peau, rouge cerise, est tuméfiée, chaude, lisse et luisante, comme vernissée. A ce degré, il est rare que l'érythème ne se complique pas de fissures, d'excoriations suintantes, saignantes et douloureuses, surtout aux plis, en un mot d'eczématisation véritable, comme l'a démontré Marcel Ferrand, ou encore d'ulcération et de pyodermites ; les langes alors sont empesés par un suintement séro-fibrineux, et l'enfant, énervé, souffre et crie.

2° **Dermite érythémato-vésiculaire** (*Érythème vésiculeux simple* de Parrot). — Sur un fond de dermite érythémateuse, analogue à la variété précédente comme étendue et aspect extérieur, apparaît un élément nouveau, la *vésicule*.

Les vésicules existent à tous les stades de leur développement ; au pourtour de l'érythème on les aperçoit intactes ou bien affaissées et desséchées ; mais au centre, sur les régions convexes, fesses, cuisses, mollets, leur épiderme, arraché, laisse voir de petites érosions rouge vif, groupées en nombre variable, arrondies ou polycycliques par suite de la fusion de plusieurs éléments. Des formes de transition, signalées par Marcel Ferrand, réunissent cette forme érosive à la variété papuleuse : on y trouve des éléments érosifs simples, des érosions légèrement saillantes à base congestives, des papules en miniature, surtout œdémateuses, à évolution rapide.

3° **Dermite papuleuse** (*Érythème papulo-lenticulaire*, ou *syphiloïde post-érosive* de L. Jacquet). — Dans la dermite papuleuse constituée, on voit sur le fond érythémateux, qui occupe toujours les mêmes sièges de prédilection, des papules un peu aplaties, dont la largeur varie depuis celle d'une tête d'épingle à celle d'une lentille, d'un rose brunâtre ou violacé, plus rouges et plus lisses à leur contour, où l'épiderme est luisant et semble plus

aminci. Quand les malades guérissent, ces papules s'affaissent avec une lenteur remarquable ; une tache brune marque longtemps leur place.

Parrot avait fait de cette dermite papuleuse une syphilide lenticulaire.
L. Jacquet montra que ces papules ou plu-
tôt ces *pseudo-papules* se forment par un
bourgeonnement du derme au niveau des
érosions post-vésiculeuses : la prétendue
syphilide est toujours la suite, le reliquat
d'un érythème vésiculeux simple.

Les *syphiloïdes post-érosives*, d'ordinaire
disséminées, comme la dermite érythémato-
vésiculeuse, sur la région fessière, la convexité des régions crurale et jambière postérieure, la base du scrotum et la partie inférieure des grandes lèvres, peuvent être limitées, localisées (*formes régionales*) (fig. 273)
ou occuper des territoires insolites ; parfois
s'y trouvent mêlées des vésicules succulentes
ou déjà desséchées, des érosions fraîches
ou déjà recouvertes d'un nouvel épiderme
(*formes complexes ou mixtes*).

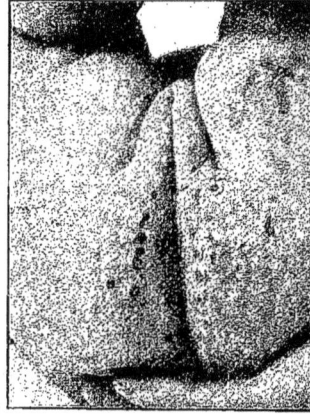

Fig. 273. — Dermite fessière syphiloïde
(non syphilitique) des nouveau-nés
(Photogr. de Ferrand, *in Précis de Dermatologie* de Darier.

Le diagnostic, dans les cas délicats, repose
sur l'examen d'ensemble de l'enfant et de son entourage, sur la recherche du
tréponème et de l'évolution de la dermatose.

4° **Dermite ulcéreuse.** — Les érosions que nous avons vues accompagner
si fréquemment la dermite vésiculeuse peuvent franchir ce premier stade ;
l'entamure dermique est plus profonde, dépasse le derme papillaire, atteint
le derme proprement dit, constitue alors de véritables ulcérations isolées ou
confluentes, et, en ce cas, plus ou moins irrégulières.

Les sièges préférés de ces ulcères sont : la région péri-anale, où ils affectent la forme fissuraire ; le raphé périnéal, la base des bourses, qu'on voit
érodés, vermiculés ; les parties convexes du plan postéro-inférieur du corps,
malléoles, talons, sacrum, occiput, bref, tous les points où la compression
mécanique surajoute ses effets à ceux de l'inflammation. Chez les enfants
dont l'état général est très mauvais, l'hypoderme est parfois atteint et
l'ulcère met à nu les parties profondes (muscles, cartilages).

5° **Dermite intertrigo.** — L'intertrigo est une dermite si fréquente chez
les enfants que bien peu y échappent. Il a le même aspect et les mêmes
allures que chez l'adulte, se localise toujours aux points de frottement de
deux surfaces cutanées ; on le voit au pli de l'aine, dans les sillons génito-
cruraux, dans l'espace interfessier, au creux de l'aisselle, très fréquemment
aussi dans les plis de la peau qui se forment au cou et à la nuque, s'étagent
le long de la cuisse. Il a une prédilection pour le sillon qui sépare le cuir
chevelu du pavillon de l'oreille. Au début, la rougeur existe seule ; mais
bientôt l'hypostéatidrose aidant, la peau macère et répand une odeur sébacée très désagréable.

La question des rapports de l'intertrigo avec les autres dermites infantiles est encore obscure. Les dermites diffuses débutent souvent par de l'intertrigo, et les vésicules et érosions post-vésiculeuses occupent parfois les plis; mais on n'a jamais vu dans les plis de papules post-érosives, et l'on n'a jamais observé, chez l'adulte, d'autre dermite simple que l'intertrigo. Le problème demeure donc irrésolu.

**Évolution.** — La dermite reste parfois à sa phase initiale, *érythémateuse*; dans ce cas, elle est fugace; en quelques jours, tout peut rentrer dans l'ordre, les lésions des plis et des régions postéro-inférieures du corps étant les plus lentes à disparaître.

Assez souvent, les vésicules apparaissent, après l'érythème ou d'emblée; presque toujours alors la *dermite vésiculeuse* évolue vers la phase *vésiculoérosive*; les lésions peuvent guérir individuellement en quelques jours, mais elles se renouvellent par des poussées successives, si bien que la durée d'ensemble peut être portée à plusieurs semaines.

Quand les érosions bourgeonnent (*dermites papuleuses, papulo-érosives*), la régression des éléments est également rapide, mais les poussées éruptives allongent la durée de l'éruption.

Dans la forme ulcéreuse, au contraire, où le derme est entamé, les lésions deviennent fixes et durables, car le mauvais état général dont il est l'indice ne permet pas une prompte réparation.

En somme, les dermites infantiles sont remarquables par leur disposition sur les parties saillantes, leur absence dans les plis cutanés, leur rapide évolution, leur complète disparition sans autre traitement que des soins de propreté élémentaire, par leur apparition brusque après un changement de régime ou un trouble gastro-intestinal.

**Étiologie.** — On connaît mal la cause des dermites infantiles.

Valleix les subordonnait au muguet, dont en réalité elles sont loin d'être toujours accompagnées. Parrot incriminait l'athrepsie; si l'on doit constater l'extrême fréquence des dermites pendant son évolution, il faut reconnaître qu'on les voit aussi chez des enfants vigoureux bien portants.

Le contact des fèces semble plus important; l'irritation qu'elles exercent, plus encore peut-être leurs altérations chimiques et biologiques (selles *acides*, selles *vertes*, etc.), sont des facteurs de première importance, mais capables seulement, pour L. Jacquet, de renforcer, non de créer ces dermatoses.

Pour cet auteur, les troubles digestifs variés, même sans diarrhée, accompagnent souvent et parfois précèdent les dermites; l'évolution dentaire normale, et surtout anormale, provoque indéniablement, entre autres sympathies, des irritations cutanées dont la dermite simple est l'une des plus vulgaires; aussi bien que l'irritation directe par les selles pathologiques, ces troubles, par voie réflexe, paraissent jouer un rôle dans la pathogénie des dermites infantiles. D'ailleurs, les alternatives rapides d'éclosion et de délitescence que présentent celles-ci, *sont bien pour faire suspecter l'intervention du système nerveux vaso-moteur* (Moussous, Jacquet).

A plus d'un titre, ces dermites peuvent être rangées à côté des eczémas, des eczématisations des enfants plus âgés et des adultes; elles en sont, chez le nourrisson, l'équivalent (Hutinel).

Si la cause des dermites infantiles reste obscure, le mécanisme qui préside à l'éclosion de certaines variétés est, par contre, assez clair. Il est notoire que les érosions post-vésiculeuses ou autres se groupent aux points maxima de contact et de frottements ; que, d'autre part, les papules post-érosives naissent de la réaction du derme mis à nu et irrité ; et la force de bourgeonnement semble être en raison directe de la vitalité dermique. Ainsi s'expliquent la fréquence des formes vésiculo-érosives aux premières semaines de la vie et chez des enfants débiles, le passage à la phase papuleuse chez des enfants plus avancés en âge et généralement vigoureux.

**Pronostic.** — Les variétés ulcéreuses sont l'apanage des enfants en mauvais état général, dont le derme ne réagit pas. Ce sont les seules graves. L'état général est le seul guide valable du pronostic.

**Diagnostic.** — L'état général est aussi un bon élément de diagnostic : s'il reste bon, il s'agit plutôt d'une dermite simple que d'une dermatose infectieuse. Mais les dermites simples sont souvent accompagnées de troubles digestifs variés, d'athrepsie.

Les *dermites érythémateuses* ne peuvent être confondues avec les fièvres éruptives à érythème étendu et desquamatif, *scarlatine, rougeole, rubéole*, qui s'accompagnent de fièvres et de troubles fonctionnels significatifs, non plus qu'avec la *roséole syphilitique*, rare chez les enfants en bas âge.

Les diverses *roséoles et lésions d'érythèmes infectieux toxiques*, ou *toxi-infectieux* seront soupçonnées, grâce à leur brusquerie d'apparition et surtout à la coexistence des symptômes de la maladie causale.

La *dermite vésiculeuse* ne peut que difficilement être prise pour une *varicelle*, une *variole* au début, une *miliaire sudorale*, dont l'ensemble symptomatique est caractéristique.

Les formes mixtes simulent la *phtiriase*, la *gale*, le *prurigo d'Hebra*. En présence de lésions polymorphes, il faut toujours soupçonner et rechercher les parasites ; en leur absence seulement, on a le droit de songer au strophulus, très rare d'ailleurs au début de la vie.

Dans l'*eczéma* de la première enfance, les plaques érythémateuses sont couvertes de fissures et de rhagades suintantes, empesant le linge, coexistant souvent avec la calotte sébacée de la tête qui diffuse sur les régions limitrophes.

Les formes localisées, papuleuse et ulcéreuse, méritent plus d'attention.

La *dermite papuleuse* simule bien, par son aspect et ses localisations, certaines *éruptions spécifiques* ; l'intégrité ordinaire de la peau, des muqueuses, des viscères, du système osseux, etc., la vigueur de l'enfant, la coexistence de lésions érythémato-vésiculeuses excluent la syphilis. Cependant, les dermites simples n'étant pas incompatibles avec la vérole, *tout cas suspect doit entraîner l'exclusion de l'allaitement mercenaire.*

La *dermite ulcéreuse* peut aussi simuler la *syphilis*, dont les éléments fessiers s'ulcèrent parfois sous l'action continue des contacts irritants : seule alors la concomitance de lésions spécifiques en d'autres points de la peau peut aider à sortir d'embarras.

Diverses variétés d'*ecthyma* se montrent aussi dans les régions fessières ou peuvent se surajouter aux lésions plus superficielles de la dermite ulcéreuse simple; mais l'ecthyma, surtout dans sa variété térébrante, affecte une évolution rapide, creuse profondément, et parfois se généralise.

On voit que les dermites infantiles, surtout dans leurs variétés papuleuse et érosive, ressemblent parfois à s'y méprendre à des lésions syphilitiques. Cependant, le diagnostic est d'importance exacte, pour la nourrice, à laquelle il faudra peut-être qu'on confie l'enfant, pour l'enfant lui-même, qu'il n'est pas indifférent d'avoir considéré et traité comme un hérédo-syphilitique.

Ce diagnostic est relativement facile dans les formes types. Mais quand l'enfant est pâle, amaigri, a des ulcérations cutanées douteuses, du coryza, une grosse rate, le diagnostic est souvent malaisé. L'examen histo-bactériologique d'une des pustules excisées peut rendre de grands services. La ponction lombaire ne peut pas apporter d'éléments d'appréciation, car si la lymphocytose rachidienne est fréquente chez les hérédo-syphilitiques atteints de lésions papuleuses (Ravaut), elle n'est pas exceptionnelle dans les dermites érosives et s'observe assez souvent dans les formes jeunes et florides des dermites papuleuses (Marcel Ferrand).

**Traitement.** — 1º **Traitement local.** — Les soins d'hygiène sont les plus importants et suffisent, parfois, dans les formes érythémateuses : séparation des surfaces irritées par de l'ouate hydrophile recouverte de vaseline simple, de talc ou de sous-nitrate de bismuth; langes larges, en toile usée et d'une propreté incessante.

Dans les degrés plus avancés, il faut en outre retourner souvent l'enfant et le placer sur le ventre, afin d'éviter une compression trop prolongée du plan postéro-inférieur du corps. On prescrira aussi des lotions fréquentes, astringentes, émollientes ou faiblement antiseptiques, un ou deux bains quotidiens d'eau tiède, simple ou très légèrement aseptique (acide borique à 1/30, sublimé à 1/4000), de très courte durée.

Après le bain, l'enfant sera essuyé doucement, sans friction, poudré d'amidon, de talc ou de sous-nitrate de bismuth, et recouvert de toile fine et usée imprégnée de poudre. Au cas de réaction inflammatoire violente des téguments, il est préférable de recourir aux cataplasmes de fécule de pomme de terre, appliqués froids, sans être recouverts de taffetas gommé et changés dès qu'ils seront échauffés.

2º **Traitement général.** — On surveillera en outre l'état de la dentition et on traitera les troubles digestifs par les moyens appropriés. L'alimentation sera rigoureusement surveillée : il est fréquent de voir guérir la dermatose dès qu'on soumet l'enfant à un régime sévère, en particulier à la diète lactée; si l'enfant est à la mamelle, on régularisera l'hygiène et l'alimentation de la nourrice. Le traitement mercuriel n'a aucune action sur les dermites infantiles. *FERNAND TRÉMOLIÈRES.*

**DERMOGRAPHISME.** — On désigne sous ce nom une exagération et une persistance anormale des réactions vaso-motrices cutanées.

Chez certains névropathes, un simple contact, un léger frottement de la peau, suffisent à produire une réaction locale plus ou moins persistante, plus ou moins colorée, soit en rose, soit en blanc, quelquefois proéminente.

Une prédisposition névropathique, spéciale, est toujours nécessaire. Une intoxication ou une infection passagères favorisent l'apparition du dermographisme. C'est ainsi qu'on l'observe fréquemment chez les hystériques, sans que, d'ailleurs, le dermographisme puisse être considéré comme une manifestation propre à l'hystérie. D'autre part, la *raie méningitique* n'est qu'une sorte de dermographisme transitoire favorisé par une toxi-infection.

Le dermographisme se présente sous plusieurs formes. A l'ordinaire, après frottement de la peau avec une pointe mousse, avec l'ongle, on voit apparaître une raie blanche, qui bientôt devient d'un rose de plus en plus foncé et plus ou moins saillante ; selon les cas, elle persiste une demi-heure ou quelques heures ; puis tout disparaît. Chez les grands dermographiques, un contact léger suffit non seulement à produire la raie rose, mais une élevure cutanée très appréciable qui peut persister 24 heures et même plus ; la main posée à plat sur le dos ou sur l'épaule suffit pour former une empreinte en relief (griffes, stigmates diaboliques des possédées d'autrefois).

Il existe aussi un *dermographisme blanc*, crayeux, sans coloration ni saillie de la peau.

Enfin, sur la zone cutanée, effleurée, on peut voir se dessiner une raie de « chair de poule ».

Le dermographisme n'est, en somme, qu'une perturbation vaso-motrice qui se rattache à la pathologie du grand sympathique.

Sans gravité, et souvent ignoré des sujets qui le présentent, le dermographisme ne nécessite aucun traitement. Mais c'est un signe qu'il ne faut pas négliger de rechercher ; sa présence permet de confirmer la nature névropathique de troubles concomitants.     *HENRY MEIGE et E. FEINDEL.*

**DERMATOSES**. — V. Dermites, Névrodermites, Érythèmes, etc.

**DÉSINFECTION**. — La désinfection a pour but la destruction des germes des maladies contagieuses. Tandis que l'isolement du malade est destiné à éviter la transmission directe, la désinfection s'oppose à la contagion médiate, en arrêtant la diffusion des agents pathogènes contenus dans les sécrétions ou les excrétions morbides.

**Prescriptions administratives concernant la désinfection.** — Conformément aux prescriptions de la loi du 15 février 1902, et après avis de l'Académie de médecine et du Conseil supérieur d'hygiène publique de France, le décret du 10 février 1905 a établi une liste des maladies pour lesquelles la désinfection est obligatoire.

Une seconde liste comprend les maladies pour lesquelles la désinfection n'est pratiquée qu'à la demande des intéressés, sans qu'il existe pour eux une obligation formelle à la requérir.

Ces deux listes sont reproduites à l'article DÉCLARATION, auquel nous renvoyons. Nous indiquons également dans cet article les motifs du choix de ces maladies et la justification de leur division en deux listes.

Les procédés de désinfection appliqués doivent être, conformément à l'article 7 de la loi sanitaire, approuvés par le ministre de l'intérieur, après avis du Conseil supérieur d'hygiène publique de France.

Tout appareil destiné à la désinfection ne peut être employé qu'après avoir été l'objet d'un certificat délivré par le ministre de l'Intérieur, et constatant que des expériences contrôlant l'efficacité de ces appareils ont été faites par le Conseil supérieur d'hygiène publique de France.

Les appareils conformes à un type déjà vérifié ne peuvent être mis en service dans un département qu'après la délivrance par le préfet, sur le rapport de la Commission sanitaire de la circonscription, d'un procès-verbal de conformité (décret du 7 mars 1903).

Dans les villes de 20000 habitants et au-dessus, ainsi que dans les communes de 2000 habitants, sièges d'un établissement thermal, la surveillance et le contrôle de la désinfection sont attribués au bureau municipal d'hygiène. Dans les communes de moins de 2000 habitants, la désinfection est réglementée par des arrêtés municipaux approuvés par le préfet et assurée par les soins d'un service départemental (art. 7 de la loi du 15 février 1902).

Dans tous les cas la désinfection peut être pratiquée indifféremment par un service public, par l'industrie privée ou par les intéressés eux-mêmes, pourvu que les conditions requises par la loi soient scrupuleusement observées, et que l'efficacité des mesures prises puisse être vérifiée par un contrôle officiel.

**Siège habituel des germes morbides à détruire.** — Avant d'étudier les procédés de désinfection, il convient d'indiquer quels sont les modes de propagation dans chacune des maladies transmissibles, et par quelles voies les agents pathogènes sortent de l'organisme et disséminent le contage.

Ce sont les *matières fécales* qui contiennent et diffusent l'agent pathogène du choléra et des maladies cholériformes, de la dysenterie et de la fièvre typhoïde. De plus, les *matières vomies* dans le choléra, les *urines* et parfois les *crachats* dans la fièvre typhoïde, servent aussi de véhicule au contage.

Dans un groupe important de maladies, la transmission se fait par l'intermédiaire des *sécrétions des voies respiratoires* : tel est le cas pour la tuberculose pulmonaire, la coqueluche, la grippe, la pneumonie et la broncho-pneumonie, la peste pneumonique, la diphtérie, la scarlatine, la rougeole, la suette miliaire, les oreillons et la méningite cérébro-spinale.

Ajoutons que l'agent infectieux se retrouve encore dans les *matières fécales* et les *produits de suppuration* des tuberculeux; dans les *squames épidermiques* des scarlatineux. Ce mode de transmission par les *squames épidermiques* se retrouve dans l'érysipèle et dans les teignes.

C'est par les *produits de suppuration* que se propagent la variole (pus et croûtes), la peste bubonique, l'infection puerpérale, l'ophtalmie purulente des nouveau-nés et la conjonctivite purulente. La transmission de l'ophtalmie granuleuse se fait également par l'intermédiaire des *sécrétions oculaires*.

Enfin, dans certains cas, les *petits animaux*, hôtes habituels des habitations humaines, ou des *insectes parasites* transportent le contage dans leur organisme et deviennent ainsi des agents de diffusion de quelque maladie transmissible. C'est ainsi que les rats, atteints de peste, provoquent des épidémies humaines, par l'intermédiaire de puces qui, après avoir aspiré le sang de rongeurs malades, l'inoculent par piqûre à l'homme.

C'est de même en transportant et en inoculant du sang infecté que les
moustiques transmettent la malaria et la fièvre jaune ; les puces, les punaises
et les poux le typhus exanthématique, la peste, le typhus récurrent, et très
robablement la lèpre.

Les produits morbides que nous venons d'énumérer restent, pour la plupart, longtemps dangereux à la surface des objets qu'ils souillent et sur lesquels ils se fixent ; le corps du malade en est presque toujours infecté en
quelque partie, et plus spécialement au niveau des régions pileuses difficiles
à nettoyer, et de la cavité buccale où les germes se conservent longtemps à
l'état virulent et sont facilement projetés au dehors.

Le linge du malade (chemises, mouchoirs, etc...) ; sa literie (draps, matelas, couvertures, oreillers, traversins, sommiers) ; ses objets de toilette
(éponges, linge, brosses, peignes, etc...) ; ses pièces de pansement ; ses
vêtements ; ses ustensiles de ménage (verres, tasses, cuillers, fourchettes,
assiettes) ; les objets qu'il a fréquemment en main (livres, jouets, etc...),
conservent aussi et transmettent le contage. La contamination des objets
par les excrétions ou les sécrétions infectées peut encore s'étendre plus
loin : au mobilier de la chambre du malade, surtout au lit, aux tentures
(tapis, rideaux) et aux parois (murs, planchers, boiseries, etc...). C'est ainsi
que se produit l'infection des sièges des cabinets et des fosses d'aisances,
des fosses à fumier ou à purin sur lesquelles sont déversées les déjections
des malades. Les souillures contaminent aussi fréquemment les mains, la
figure, la barbe, les cheveux des personnes qui se trouvent en contact avec
les malades, ainsi que leurs vêtements ; de là une source de transmission
nouvelle des germes de la maladie.

Il est encore un fait qu'il est bon d'indiquer au point de vue pratique,
c'est l'importance qu'il y a à déterminer, dans chaque cas, si les objets à
désinfecter ont été soumis à une contamination profonde ou superficielle.
Le degré d'infection d'un matelas, par exemple, ne sera pas le même, selon
qu'il s'agisse d'un cas de fièvre typhoïde grave, dans lequel les déjections du
malade ont pu, à maintes reprises, pénétrer dans toute la profondeur des
pièces de literie, non protégées par une enveloppe imperméable, ou qu'on
se trouve en présence d'un cas de rougeole, sans modification pathologique
du côté de l'intestin, alors que le matelas a été, durant toute la maladie,
soigneusement recouvert d'une toile caoutchoutée. Il va de soi qu'autant
une désinfection complète à l'étuve à vapeur s'impose dans le premier cas,
autant un simple lessivage de l'enveloppe de toile sera suffisant dans le
second cas. Cette distinction des cas dans lesquels la contamination a pénétré
profondément, ou bien est constamment restée superficielle, est d'autant
plus importante que certains désinfectants des plus énergiques et des plus
faciles à manier, tels le formol, ne procurent jamais qu'une désinfection en
surface, non pénétrante.

**Substances désinfectantes et procédés de désinfection.** —
Avant de débuter dans cette étude, nous devons rappeler que l'action des
désinfectants s'exercera toujours beaucoup plus rapidement et avec beaucoup plus d'efficacité sur des objets qui auront été préalablement débarrassés de leurs souillures grossières, et dans lesquels l'antiseptique n'aura

pas besoin de traverser une épaisse couche de matières étrangères avant d'atteindre les microbes pathogènes à détruire. Le nombre de·ceux-ci aura d'ailleurs été singulièrement restreint par le lavage ou nettoyage préalable. On trouvera donc tout avantage à laisser tremper le linge dans un récipient contenant une solution antiseptique avant de l'envoyer à l'étuve; à lessiver les parois peintes des locaux, les planchers, avant de recourir aux vaporisa-tions désinfectantes ou aux lavages antiseptiques. De plus, il ne faut pas oublier que la nature met à notre disposition des procédés naturels de désin-fection, l'aération, l'insolation, la dessiccation, qui sont trop lents pour suf-fire à eux seuls, mais qu'il est bon d'utiliser à titre adjuvant. C'est ainsi que, même après désinfection complète, il ne sera pas inutile de laisser pénétrer pendant plusieurs jours dans une chambre, qui a été occupée par un malade, le soleil et l'air par les fenêtres grandes ouvertes.

Les substances désinfectantes aptes à détruire les microbes pathogènes sont de nature physique ou chimique. Nous suivrons cette division pour les passer en revue et nous reproduirons les instructions que le Conseil supé-rieur d'hygiène de France a publiées sur la pratique de la désinfection.

A) **Désinfectants physiques.** — La *chaleur* est le meilleur agent de désin-fection en profondeur, à la condition qu'elle soit humide.

L'air chaud sec est au contraire un moyen de stérilisation le plus souvent inefficace. Pour obtenir avec lui quelque effet appréciable, il faudrait sou-mettre les objets à désinfecter aux températures de 140° à 150°, et cela durant plusieurs heures. Encore ne désinfecterait-on que la surface seule des objets, qui se trouveraient d'ailleurs détériorés le plus souvent par cette longue exposition à une température aussi élevée; au centre des couvertures enroulées, des matelas, la température atteint à peine 50° à 70°, alors qu'elle est portée à 150° à la surface. On ne peut donc plus songer à employer, pour la désinfection du linge, des objets de literie, des vêtements, les *étuves à air chaud*, qu'on a jadis en vain tenté d'utiliser. On les réservera pour aseptiser les instruments métalliques de chirurgie ou la verrerie des laboratoires.

L'*incinération* est, il est vrai, un moyen radical de purifier les objets; mais elle ne peut guère être appliquée qu'à ceux qui n'ont aucune valeur, tels que pièces de pansement, linges ou vêtements hors d'usage, jouets, livres ou débris infectés.

Le *flambage*, qui n'est en réalité qu'une incinération superficielle, doit être réservé à la désinfection des objets qui ne peuvent être endommagés par l'action du feu. Il convient à la stérilisation des objets métalliques, des instruments de chirurgie ou de laboratoire. On peut encore désinfecter dans quelques cas des murs nus en les flambant à l'aide de paille enflammée, ou des parois peintes en se servant du chalumeau des peintres; mais c'est là un procédé peu pratique, plus lent et moins simple que ceux que nous indique-rons dans la suite.

La valeur de l'*eau bouillante* comme agent de désinfection est bien connue. Il suffit de maintenir des agents pathogènes dans de l'eau en ébullition pen-dant quinze minutes pour les détruire complètement, ainsi que leurs spores. Les objets d'une certaine épaisseur ne seront stérilisés qu'après un séjour d'une heure dans l'eau bouillante. L'addition de sel élève le point d'ébullition de l'eau et hâte par conséquent la stérilisation des objets qui y sont plongés. Lorsqu'il s'agit de désinfecter par l'ébullition des objets contenant du mucus ou de la graisse, il sera préférable d'ajouter à l'eau 25 gr. de carbonate de soude par litre. Malheureusement tous les objets ne peuvent pas être sans inconvénient plongés et maintenus dans l'eau.

Aussi est-ce en réalité la chaleur humide de la *vapeur d'eau* qui constitue le mode le plus sûr et le plus pratique de désinfection profonde. La vapeur d'eau est utilisée avec ou sans pression en vue de la désinfection. Pour que le résultat soit satisfaisant, il est indispensable que certaines conditions soient satisfaites : La vapeur ne doit pas être mélangée d'air, qui empêcherait la condensation; celle-ci est en effet un des facteurs les plus énergiques de la désinfection. En outre, il est nécessaire que la vapeur soit saturée, c'est-à-dire humide; dans ces conditions, à 100°, elle détruit les spores du charbon en 7 minutes. On a bien essayé d'élever la température de la vapeur d'eau en la faisant passer sur une surface de chauffe; mais on obtient ainsi un gaz qui n'a plus qu'un pouvoir désinfectant sensiblement égal à celui de l'air chaud sec et par suite incapable d'assurer la stérilisation en surface au-dessous de 150°.

Les appareils qui utilisent la vapeur d'eau en vue de la désinfection portent le nom d'étuves; ils se composent tous d'un générateur de chaleur, d'un générateur de vapeur et d'une chambre à désinfection obturée par un couvercle. Celui-ci peut être percé d'un orifice qui laisse constamment écouler la vapeur à mesure qu'elle se forme; on a alors l'étuve à vapeur fluente sans pression, dont la température intérieure ne s'élève guère au-dessus de 100°. La désinfection y est lente; mais l'appareil est de construction très simple, d'un prix peu élevé et sans risque d'explosion.

Les deux autres types d'étuves à vapeur varient suivant que le couvercle est hermétiquement obturé (étuve à vapeur dormante sous pression, fig. 274) ou qu'il est percé d'un orifice muni d'un clapet formant soupape (étuve à vapeur fluente sous pression).

Nous renvoyons aux traités spéciaux pour la description et le fonctionnement des différentes étuves à vapeur construites par l'industrie. Il en sera de même pour celles où la chambre à désinfection peut recevoir à la fois de la vapeur d'eau et des gaz antiseptiques (aldéhyde formique gazeuse ou vapeurs d'acide sulfureux sulfurique), combinaison qui, d'ailleurs, ne donne pas des résultats sensiblement différents de ceux obtenus avec la vapeur d'eau seule.

Toute étuve ne peut être mise en service que si le type conforme a été autorisé par le Ministère de l'intérieur, qui délivre un certificat indiquant dans quelles conditions il faut faire fonctionner l'appareil et quels sont les résultats qu'on en peut attendre.

Les modèles qui ont obtenu l'autorisation officielle, donnent tous de bons résultats dans les conditions indiquées par les certificats. Lorsqu'il s'agira de choisir entre eux, on tiendra compte des avantages et des inconvénients de chaque modèle, en prenant en considération surtout le prix d'achat de l'appareil, les frais de son installation et de son fonctionnement, la rapidité avec laquelle on obtient une désinfection suffisante.

On peut d'ailleurs établir soi-même, à très peu de frais, une étuve à vapeur fluente sans pression, avec des matériaux qu'on a partout sous la main. Il suffit de se procurer une marmite de 80 centimètres de diamètre et un tonneau haut d'environ 1 m. 50 et de diamètre un peu supérieur à celui de la marmite. On perce la paroi inférieure du tonneau de trous faits au vilebrequin pour l'entrée de la vapeur, et la paroi supérieure d'un orifice pour la sortie de la vapeur. On remplit ensuite la marmite d'eau et on fait du feu au-dessous; elle constitue ainsi le générateur de vapeur. Le tonneau chargé des objets à désinfecter est placé sur la marmite. L'espace entre les bords des deux récipients est obturé au moyen de terre glaise et de linge mouillé. Dès que l'eau bout dans la marmite, la vapeur d'eau s'élève et traverse le

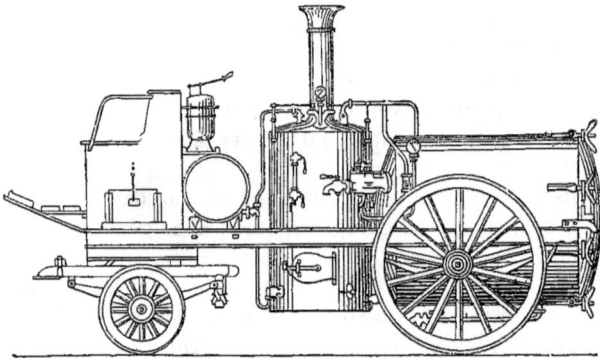

Fig. 274. — Étuve locomobile à désinfection par la vapeur dormante sous pression.

tonneau, y maintenant une température d'environ 100°. A partir du moment où cette température est marquée par le thermomètre qu'on fixe à l'orifice supérieur du tonneau, on prolonge l'opération pendant une heure au moins. Une étuve ainsi construite ne coûte pas plus de 20 francs, et l'on peut faire une désinfection avec 75 centimes de charbon seulement. Les résultats obtenus sont suffisants, mais fréquemment les objets soumis à la désinfection sont trop mouillés par l'eau de condensation.

*Contrôle des étuves.* — Les médecins faisant partie des administrations sanitaires municipales ou départementales peuvent être appelés à vérifier le bon fonctionnement d'une étuve à désinfection, soit au moment de son achat, soit alors qu'elle est en service depuis plus ou moins de temps. Ce contrôle est d'autant plus utile que les appareils en apparence les mieux établis peuvent donner des résultats désastreux dans la pratique. Il doit être souvent répété.

On opère cette vérification en s'assurant du temps nécessaire pour que la température atteigne 100° au centre des objets les plus épais mis à l'étuve. On a recours pour cela au pyromètre électrique, qui est composé de deux lames de laiton mises en communication par deux fils conducteurs, qui traversent la paroi de l'étuve à travers un bouchon métallique, avec les deux pôles d'une sonnerie électrique extérieure. Le contact entre les deux lames de laiton est interrompu par un petit cylindre constitué de l'alliage suivant, fusible à 100° :

Plomb. . . . . . . . . . . . . . . . . . . . . . . . . . . . . 5 parties.
Étain . . . . . . . . . . . . . . . . . . . . . . . . . . . . . 3  —
Bismuth. . . . . . . . . . . . . . . . . . . . . . . . . . . . 8  —

Dès que la température atteint 100° au point où est le pyromètre, que l'on a eu soin de placer dans la chambre de désinfection de l'étuve au centre d'un matelas ou d'épaisses couvertures enroulées, le cylindre d'alliage se fond, le contact s'établit entre les deux lames de laiton et la sonnerie se fait entendre. Il suffit alors de noter le temps écoulé depuis le début de l'opération pour établir la durée que devrait avoir là désinfection pour être suffisante.

B) **Désinfectants chimiques.** — Les substances chimiques qui sont généralement utilisées pour la désinfection doivent posséder une action antiseptique rapide et certaine ; il ne faut pas qu'elles détériorent les objets soumis à leur action ; il est nécessaire que leur prix de revient soit très faible et que leur maniement soit très aisé. Enfin, il serait très désirable que ces substances ne soient ni caustiques, ni toxiques ; les désinfectants usuels ne réalisent que rarement cette dernière condition.

Les substances chimiques à l'état solide ne paraissent pas avoir de propriété antiseptique bien efficace. Ce n'est guère qu'à l'état liquide ou gazeux qu'elles acquièrent un pouvoir désinfectant marqué.

a) *Solutions désinfectantes.* — Nous n'indiquerons ici que les désinfectants dont l'efficacité est éprouvée, et, en première ligne, les substances qu'on se procure le plus facilement. D'une façon générale, ces solutions ont une action antiseptique bien plus forte si elles sont employées à chaud (40° ou 50°).

Les solutions de *soude* et de *potasse* sont, grâce à leur alcalinité, des antiseptiques très énergiques. C'est ainsi que les lessives de ménage à la cendre de bois ou au carbonate de soude (à 1 pour 50) sont d'excellents désinfectants du linge, des vêtements, des objets de literie, des ustensiles de ménage, lorsqu'elles sont employées à chaud (40° environ). Les solutions chaudes de savons à 30 ou 40 pour 1000, ont les mêmes utilisations. On peut employer indifféremment le savon de Marseille ou le savon de potasse (savon noir).

L'*eau seconde* des peintres, qui est une solution plus ou moins concentrée de potasse d'Amérique dans l'eau, nettoie parfaitement à froid les planchers et parois en bois, sans les altérer, dans les proportions de 1 ou 1/2 partie de potasse pour 10 d'eau, et les désinfecte en même temps d'une façon très satisfaisante.

L'*eau de Javel* (hypochlorite de soude) s'emploie étendue de 50 fois son poids d'eau pour la désinfection des produits sécrétés ou excrétés par les malades, pour celle de leur linge, de leurs vêtements, de leurs ustensiles, des parois, des planchers et des meubles.

Il en est de même pour les *solutions savonneuses de crésol ou crésylol* préparées en mélangeant 500 gr. de crésol savonneux à 10 litres d'eau. Le crésol savonneux s'obtient en faisant fondre, à une chaleur douce, un mélange de 50 gr. de crésol brut pour 500 gr. de savon mou et en laissant sur le feu jusqu'à ce qu'on obtienne un liquide clair. On trouve, d'ailleurs, le crésol savonneux tout préparé dans les pharmacies. Les crésols sont des phénols supérieurs doués de propriétés désinfectantes très énergiques, qui constituent la meilleure partie (75 pour 100) de l'acide phénique brut. En solution savonneuse, le crésol présente une activité au moins aussi grande que l'acide phénique ; il est à la fois moins toxique et moins cher, mais a la même odeur désagréable.

On emploie de préférence le crésylol sodique en solution aqueuse forte à 4 pour 100 et en solution faible à 1 pour 100. Le mélange se fait dans un récipient de grès ou de métal, car la réaction dégage beaucoup de chaleur et pourrait provoquer la rupture de récipients en verre même épais.

On peut également appliquer aux mêmes cas la *solution commerciale d'aldéhyde formique* (formol à 40 pour 100) en ajoutant 40 gr. de cette solution par litre d'eau. Mais il faut éviter de l'employer dans un local où l'on doit séjourner immédiatement après l'opération, car l'application de cette solution donne lieu à un dégagement de vapeurs de formol, très irritantes pour les muqueuses, dont on ne peut se débarrasser que par une large ventilation, longtemps prolongée.

Le *lait de chaux* fraîchement préparé à 20 pour 100, constitue le désinfectant par excellence du sol et des parois qui ne sont recouvertes ni de papiers, ni de peintures, ni de plâtre. Le badigeonnage des murs avec ce produit se fait très rapidement et à peu de frais. De plus, les produits de sécrétion et d'expectoration, ainsi que les déjections, additionnées de 5 à 7,5 pour 100 de lait de chaux se trouvent fort bien désinfectés. Pour préparer du lait de chaux très actif, on prend de la chaux de bonne qualité, on la fait se déliter en l'arrosant petit à petit avec la moitié de son poids d'eau. Il faut avoir soin de ne pas ajouter l'eau trop rapidement, car on « noierait » la chaux, qui ne se déliterait plus. Quand la délitescence est effectuée, on met la poudre ainsi obtenue dans un récipient bien bouché qu'on conserve dans un endroit sec et exempt d'acide carbonique (ne pas placer cette poudre dans une cave). Il faut que le lait de chaux soit toujours fraîchement préparé, car, même lorsqu'il est enfermé dans un vase soigneusement bouché, il s'altère au bout de quelques jours. On le prépare donc au fur et à mesure des besoins. Comme 1 kg de chaux qui a absorbé 500 gr. d'eau pour se déliter a acquis un volume de 2 litres 200, il suffit de délayer cette dernière quantité d'hydrate de chaux dans le double de son volume d'eau, soit 4 litres 400, pour obtenir un lait de chaux qui soit environ à 20 pour 100. A défaut de chaux vive, on peut préparer le lait de chaux avec de la chaux éteinte, comme celle dont se servent les maçons, et la mélanger à l'eau dans la proportion d'un litre de chaux (2 kg pour 1 litre 500 d'eau).

La solution usuelle de *sublimé* à 1 pour 1000 a longtemps été presque exclusivement employée pour la désinfection des parois, planchers ou des meubles ainsi que pour celle du corps des malades, des personnes qui les soignent ou des mains des chirurgiens et de leurs aides. C'est assurément un antiseptique très énergique, mais il présente de nombreux inconvénients. Même en solution faible il reste caustique pour la peau et surtout les

muqueuses; sa toxicité est considérable et il est imprudent de le laisser
entre des mains inexpérimentées; il attaque aussi les objets métalliques.
Enfin, mis en contact avec les matières organiques riches en albumine, il
détermine une coagulation de cette substance, ce qui enferme les microbes
dans une enveloppe protectrice et les met à l'abri de l'action antiseptique
de la solution mercurielle. On diminue il est vrai cet inconvénient en
ajoutant à chaque litre de la solution, soit 10 gr. de chlorure de sodium,
soit 1 gr. d'acide tartrique, soit 1 gr. d'acide chlorhydrique. Il n'en reste
pas moins acquis que le sublimé ne peut plus être considéré comme le
meilleur désinfectant des matières fécales, des matières vomies, des produits d'expectoration qui constituent les principales causes de souillure des
planchers et des parois des locaux, ainsi que des téguments des malades et
de leur entourage.

L'*oxycyanure de mercure*, dont le prix n'est pas plus élevé que celui du
sublimé, présente sur lui l'avantage de n'exercer aucune action irritante sur
les téguments et de ne pas détériorer les instruments métalliques.

Le *chlorure de chaux* à 20 pour 1000 et le *sulfate de cuivre* (vitriol bleu)
à 50 pour 1000 sont employés pour la désinfection des matières fécales, ainsi
que des produits de sécrétion et d'expectoration. La solution de sulfate de
cuivre sus-indiquée est connue sous le nom d' « eau bleue », sa faible toxicité, son prix minime, ses qualités désodorisantes en font un des antiseptiques les plus couramment employés pour la désinfection des matières
fécales; on verse deux ou trois grands verres d'eau bleue dans un litre de
déjections.

On a recommandé pour désinfecter le sol sur une assez grande étendue ou
encore des matières animales en décomposition, de pratiquer des arrosages
avec une solution contenant de 2 à 5 pour 100 d'un mélange à parties égales
d'acide phénique impur du commerce et d'acide sulfurique du commerce.
On obtient ainsi à vil prix de grandes quantités d'un puissant désinfectant.

b) **Désinfectants gazeux.** — Parmi les substances chimiques, on n'utilise
guère à l'état gazeux pour la désinfection que les vapeurs d'aldéhyde formique ou celles d'acide sulfureux sulfurique.

La puissance antiseptique de l'*aldéhyde formique sous forme gazeuse* est
très marquée, ses gaz ne détériorent aucun objet et ne présentent aucune
toxicité. Mais il est bien démontré que le formol n'est qu'un désinfectant de
surface et n'offre aucune garantie pour la désinfection tant soit peu profonde
des matelas, couvertures, tapis, tentures et vêtements. Il reste le désinfectant par excellence des parois des locaux, de la surface des meubles, à la
condition expresse qu'on ait recours en même temps aux étuves ou aux
lavages antiseptiques pour les objets qui, par leur conformation, exigent une
désinfection plus profonde.

Le dégagement des vapeurs de formol en vue de la désinfection est généralement produit par des appareils spéciaux fournis par l'industrie; ils
doivent avoir reçu l'autorisation officielle, le certificat indiquant les conditions dans lesquelles l'opération est efficace et les résultats qu'on en peut
obtenir.

Mais on peut produire une vaporisation suffisante de vapeurs d'aldéhyde formique, sans appareil spécial dans le local à désinfecter, en chauffant, dans un récipient plat et large, une solution composée de la solution commerciale d'aldéhyde formique (formol à 40 pour 100) étendue de trois fois son volume d'eau. Ce récipient est fermé par un couvercle muni d'une ouverture permettant le dégagement des vapeurs désinfectantes. Pour un local de 100 mètres cubes, il faut vaporiser près de trois litres et demi de solution; la dépense ne dépasse pas 5 francs.

On peut encore produire le dégagement des vapeurs d'aldéhyde formique par la décomposition à chaud du trioxyméthylène, qui se vend dans le commerce en pastilles toutes préparées. On chauffe ces pastilles dans un petit récipient métallique au moyen d'une lampe à alcool. Il faut obtenir, pour que l'opération ait une efficacité suffisante, un dégagement d'au moins 4 gr. d'aldéhyde formique pur par mètre cube du local.

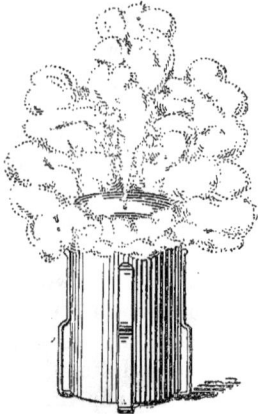

On vend aussi de petits cylindres de cuivre (fig. 275) très minces, remplis d'une substance à base de trioxyméthylène et fermés par un couvercle perforé, avec simple obturation à la paraffine. Le cylindre est enduit, sauf sur le couvercle, d'une pâte spéciale qui, lorsqu'on y met le feu, brûle lentement sans flamme et porte rapidement le trioxyméthylène à une température assez élevée pour le volatiliser. La désinfection de surface est suffisante au bout de 7 heures, en brûlant un cylindre renfermant 5,5 grammes de trioxyméthy-

Fig. 275.

lène par 13 mètres cubes du local; les cylindres doivent être placés sur une plaque métallique et espacés dans la pièce.

Il va de soi que tous les orifices du local à désinfecter doivent être hermétiquement obturés comme il sera indiqué plus loin.

Au bout de 14 heures environ on ouvre tous les orifices et on aère longuement la pièce. Malgré cela les vapeurs de formol restent encore en assez grande quantité, pour que le local demeure inhabitable au moins 24 heures et souvent plus. C'est là le principal inconvénient de la désinfection par les vapeurs de formol. On a bien conseillé, lorsque le temps nécessaire à la désinfection est écoulé, de projeter dans la pièce des vapeurs d'ammoniaque (800 c. c. d'une solution à 25 pour 100 pour un local de 100 mètres cubes); ces vapeurs se combinent à celles d'aldéhyde formique pour former un composé inerte et inodore l'hexaméthylène tétramine. La vaporisation d'ammoniaque demande 20 minutes. On attend ensuite 50 minutes que la combinaison soit terminée, puis on aère. Les résultats n'ont pas été aussi satisfaisants dans la pratique qu'on pouvait l'espérer, l'odeur pénétrante de l'ammoniaque persistant encore très longtemps.

On a beaucoup utilisé autrefois pour la désinfection des locaux les vapeurs d'*acide sulfureux sulfurique* provenant de la combustion du soufre, c'est-à-dire contenant des vapeurs d'anhydride sulfurique. On obtient le dégagement gazeux, sans appareil spécial, en laissant brûler de la fleur de soufre dans un récipient métallique, après avoir clos le local avec autant de soin que pour le formol, à raison de 40 gr. de soufre par mètre cube de l'espace à désinfecter. Cette pratique expose toujours aux dangers d'incendie.

On peut encore projeter du gaz sulfureux liquéfié, renfermé dans des récipients métalliques. Mais il est certain que l'acide sulfureux ne tue pas toujours les bacilles dépourvus de spores, alors même que la quantité de soufre brûlé est portée à 60 gr. par mètre cube. En revanche, les vapeurs sulfureuses sont d'un emploi très commode pour la destruction des petits animaux et des insectes, comme d'ailleurs les vapeurs d'aldéhyde formique, qui sont dans ce cas d'une utilisation moins pratique. Aussi réserve-t-on maintenant l'acide sulfureux à la destruction des rats dans les cales de navire. La projection des vapeurs est alors faite par des appareils spéciaux, qui doivent avoir reçu l'autorisation officielle.

**Pratique de la Désinfection.** — Le rôle du médecin consiste à indiquer dans chaque cas de maladie transmissible au malade et à son entourage la nécessité de la désinfection, à prescrire les agents désinfectants qu'il convient d'employer, en en spécifiant le mode d'emploi. Il surveillera soigneusement l'exécution de ses prescriptions, les malades et leurs familles étant trop souvent portés à se soustraire à ce devoir.

Il importe en outre que le médecin soit bien convaincu que les opérations de désinfection doivent être instituées, dès qu'il a reconnu un cas de maladie transmissible. Tout retard apporté dans l'exécution des désinfections nécessaires permet aux germes nuisibles de se répandre et de créer des cas nouveaux. De plus, la désinfection au cours de la maladie doit être pour ainsi dire continue, la nécessité de détruire les agents de contagion répandus en dehors de l'organisme par l'intermédiaire des sécrétions ou excrétions du malade se reproduisant plusieurs fois par jour.

Il faut encore dans chaque cas examiner quel est le degré d'infection des objets à désinfecter, si les opérations d'une désinfection de surface suffisent à écarter tout danger de contamination ou s'il faut, au contraire, faire pénétrer profondément l'action des agents désinfectants sur tout ou partie des objets souillés. Tout en ne perdant pas de vue la sauvegarde des intérêts généraux, le médecin s'efforcera toujours d'obtenir les résultats recherchés par les moyens les moins dispendieux, les moins incommodes et les plus simples, de façon à faire accepter de plus en plus aisément par le public les opérations de désinfection. Celles-ci diffèrent, tant au point de vue du but recherché que du mode d'application, suivant que la maladie est en cours ou qu'elle est terminée. Elles diffèrent également suivant qu'on dispose d'appareils de désinfection, ou qu'on se trouve réduit à recourir aux pratiques les plus simples, sans l'aide si précieuse d'une étuve, d'appareils formolateurs ou de pulvérisateurs. Ce dernier cas étant de beaucoup le plus fréquent en dehors des grandes villes, c'est lui que nous envisagerons en première ligne et sur lequel nous insisterons le plus, le praticien se trouvant alors abandonné à sa propre initiative.

I. — **Désinfection sans appareil au cours de la maladie.** — Dans ces conditions la désinfection doit porter :

1° Sur les produits morbides (déjections, produits d'expectoration ou de sécrétion, pus, sang, etc....);

2° Sur les objets de pansement, linges, vêtements, objets à usage qui se sont trouvés en contact avec le malade et par cela même ont pu être souillés;

5° Sur la chambre du malade;

4° Sur le malade lui-même et son entourage;

5° Dans certains cas sur des parasites, capables de transporter le contage.

1° *Désinfection des produits morbides.* — Les *selles*, les *vomissements*, les *urines* des malades, tout particulièrement dans la fièvre typhoïde, la dysenterie, le choléra et les maladies cholériformes, la tuberculose, doivent être reçus dans des vases dans lesquels on aura préalablement versé deux ou trois grands verres d'une des solutions désinfectantes à l'eau de Javel, au lait de chaux, au crésol, au sulfate de cuivre ou au chlorure de chaux, dont nous avons donné plus haut les proportions.

On laissera ces produits en contact avec les substances désinfectantes deux ou trois heures avant de les jeter dans les cabinets d'aisance, ou de les enfouir dans le sol, à distance de tout puits, de toute source ou de toute conduite d'eau potable. Les vases seront ensuite soigneusement nettoyés avec l'une des solutions désinfectantes précitées.

Les *crachats* et les *produits de sécrétion de la bouche et de la gorge*, les *fausses membranes* doivent être recueillis dans des récipients contenant une petite quantité d'eau, de façon que ces produits morbides ne puissent pas se dessécher. Cette prescription est particulièrement utile dans la tuberculose pulmonaire, la coqueluche, la grippe, la pneumonie et la bronchopneumonie, la peste pneumonique, la diphtérie, la scarlatine, la suette miliaire, les oreillons et la méningite cérébro-spinale épidémique. Les récipients et leur contenu seront ensuite placés 'dans un grand vase contenant de l'eau qu'on fera bouillir pendant une heure. On pourra encore faire baigner le récipient et son contenu dans une solution de soude ou dans une des solutions désinfectantes sus-indiquées pendant deux ou trois heures. L'eau bouillante ou la solution employées pour cette désinfection seront enfin jetées aux latrines ou enfouies dans la terre loin des habitations.

D'une façon générale, les *pièces du pansement* ayant servi, les *squames cutanées*, les *croûtes*, les *sécrétions*, le *sang* et les *matières purulentes* qu'on aura préalablement recueillis ou enlevés au moyen de tampons d'ouate imbibés d'une des solutions antiseptiques recommandées plus haut, seront jetés au feu pour y être détruits par incinération ou seront brûlés après avoir été arrosés d'alcool ou de pétrole. S'il n'est pas possible d'avoir recours à l'incinération comme, par exemple, dans le cas où ces produits morbides ont souillé le plancher, un meuble ou une paroi, on lavera soigneusement avec une des solutions désinfectantes sus-indiquées la surface contaminée qu'on laissera, si c'est possible, baigner dans le liquide antiseptique pendant deux ou trois heures. Cette désinfection s'applique plus particulièrement aux squames de la scarlatine et des teignes, aux croûtes de la variole, aux sécrétions purulentes ou non de l'infection puerpérale, de l'ophtalmie des nouveau-nés, de la conjonctivite purulente ou granuleuse, des suppurations chirurgicales tuberculeuses ou non, des matières issues des ulcérations ou des bubons dans la peste.

Il n'est pas inutile de rappeler ici que l'emploi des solutions de sublimé n'est pas indiqué pour la désinfection des produits morbides que nous venons de passer en revue.

2° *Désinfection du linge, des vêtements, des objets à usage.* — Le *linge* (chemises, mouchoirs, draps de lit, serviettes, etc....); les vêtements de toile qui ont servi au malade seront désinfectés, en les faisant bouillir pendant une heure dans une lessive de sel de soude ou dans de l'eau savonneuse. On peut encore les laisser séjourner douze heures au moins dans une des solutions désinfectantes indiquées, en les faisant tremper ensuite pendant une à deux heures dans l'eau pure, mais si le coton ou la toile sont colorés, les couleurs peuvent être altérées par un long séjour dans les solutions antiseptiques.

Les *vêtements de drap ou de laine*, souillés, peuvent être maintenus pendant une heure dans l'eau bouillante. Mais les vêtements sont alors le plus souvent déformés et parfois la couleur en est altérée. Cet inconvénient serait encore bien plus marqué si on utilisait des solutions antiseptiques. De même les objets en laine non décatis, tels que les chemises de laine, les gilets ou les ceintures de flanelle se rétrécissent beaucoup au contact de l'eau bouillante et sont parfois mis hors d'usage; il vaut mieux les laver en les laissant tremper dans l'eau tiède savonneuse et additionnée d'une petite quantité d'ammoniaque (un verre à liqueur d'ammoniaque pour une grande cuvette d'eau), de plus on ne tordra pas ces objets pour les essorer. La désinfection des vêtements de laine ou de drap, qui ne sont souillés que superficiellement, peut s'obtenir en les exposant aux vapeurs de formol dans une petite pièce ou une armoire bien close, dans laquelle on les suspendra en les étalant, pour que toute leur surface se trouve en contact avec les gaz désinfectants. On traitera de même les chapeaux en soie ou en feutre, les tissus délicats de soie, de velours, de peluche, les fourrures et les plumes qui ne supportent pas l'action de l'eau bouillante. Les chaussures, les objets en cuir ou en caoutchouc seront nettoyés avec un linge imbibé d'une solution désinfectante. Il sera prudent de détruire par le feu les hardes, les loques sordides et les vêtements trop profondément souillés.

Les *ustensiles de table* des malades (assiettes, verres, tasses, cuillers, fourchettes, etc.), seront maintenus une demi-heure dans l'eau bouillante, ou 2 ou 3 heures dans une solution désinfectante, puis bien rincés à l'eau pure.

Les *objets de toilette* doivent être désinfectés différemment suivant leur nature. Les peignes et les brosses seront lavés à l'eau savonneuse, puis maintenus pendant 2 heures dans une solution antiseptique. Les instruments métalliques comme les ciseaux ou les rasoirs seront plongés pendant un quart d'heure dans l'eau bouillante. Les éponges de toilette, les brosses à ongles et à dents seront lavées dans de l'eau à 50°, puis maintenues dans une solution antiseptique, à la condition de les rincer à grande eau avant d'en faire usage.

Les *objets à usage* des malades (fournitures de bureau, porte-monnaie, jouets) peuvent être désinfectés en passant dessus un linge imbibé d'une substance antiseptique. Les livres seront exposés aux vapeurs de formol en local clos, en ayant soin d'écarter le mieux possible les feuillets. Mais chaque fois qu'il s'agit d'objets de peu de valeur, il est toujours beaucoup plus sûr de les détruire par le feu. On fera de même pour les aliments ayant séjourné dans la chambre infectée.

3° *Désinfection de la chambre du malade.* — La chambre du malade doit être disposée de façon que la désinfection en soit facilité le plus possible. Le lit sera éloigné du mur et placé de façon qu'on puisse circuler autour sans difficulté. Le matelas sera recouvert d'une toile caoutchoutée ou au moins de papier imperméable (papier vernissé, journaux) pour le mettre à l'abri des déjections et autres souillures. Les fauteuils et les chaises seront protégés par des housses de toile. Dès le début de la maladie on réduira au strict nécessaire le mobilier de la chambre et on enlèvera les tentures et les tapis. Les meubles enlevés seront lavés avec une solution désinfectante; les rideaux, tentures et tapis seront maintenus 3 heures dans l'eau bouillante ou exposés aux vapeurs d'aldéhyde formique en local clos, si leur tissu est trop délicat pour résister à l'ébullition. Chaque jour on passera sur tout le plancher, sur tous les meubles et sur les parois au voisinage immédiat du malade un linge imbibé de solution antiseptique. On peut aussi balayer le plancher avec de la sciure de bois imbibée de la même solution et détruire ensuite les balayures par le feu. Si des produits morbides, tels que déjections, crachats, pus, sang, etc., ont souillé le plancher, les parois, un meuble ou tout autre objet, on arrose la surface contaminée avec une solution désinfectante et on essuie ensuite avec des linges imbibés de la même solution;

4° *Désinfection du corps du malade et de son entourage.* — Tout le monde sait qu'il faut tenir les malades très proprement et continuer les ablutions usuelles, à l'état de maladie comme à l'état de santé. Mais de plus, il faut veiller à la désinfection immédiate de toutes les parties du corps qui ont pu être souillées par des déjections. Le mieux est dans ce cas de pratiquer des ablutions soigneuses et répétées avec une solution savonneuse tiède et de plonger ensuite les linges qui auront servi à ce lavage dans une solution désinfectante pendant une heure.

Les personnes qui approchent ou qui soignent les malades ne pénétreront dans la chambre qu'après avoir revêtu une longue blouse de toile destinée à protéger leurs vêtements et après avoir mis des chaussures spéciales, de préférence des caoutchoucs faciles à nettoyer et à désinfecter.

Chaque fois qu'il y aura eu contact avec le malade ou des objets souillés, ces personnes savonneront leurs mains et les feront tremper dans une solution désinfectante. Elles ne prendront jamais aucun aliment ni aucune boisson dans la chambre du malade. Avant de quitter celle-ci, elles déposeront à la porte leur blouse et leurs caoutchoucs, savonneront et désinfecteront leurs mains et leur visage, ainsi que leurs cheveux et leur barbe.

5° *Destruction des parasites.* — Nous avons indiqué déjà le rôle que les rats et les souris, les puces, les moustiques, les poux et les punaises jouent dans la propagation de la peste, de la fièvre jaune, du typhus exanthématique et de la lèpre. Il est donc indispensable de poursuivre la destruction de ces petits animaux et de ces insectes parasites chaque fois qu'on se trouve en présence d'un cas d'une de ces maladies. On obtient assez bien ce résultat, sans toutefois pouvoir assurer complètement la destruction totale de ces agents de transmission, par l'emploi des gaz asphyxiants et notamment de l'acide sulfureux dans les locaux fermés. Les projections de gaz sulfureux dans la cale des navires paraissent actuellement le moyen le plus pratique à utiliser pour arriver à tuer les rats.

Les mouches peuvent transporter les germes contenus dans les déjections, les produits d'expectoration et de sécrétion d'un malade. Il sera prudent de placer dans sa chambre et dans les cabinets d'aisance des papiers ou des appareils destinés à détruire ces insectes. La projection au printemps dans les fosses d'aisance d'huile de schiste (1 kg par mètre superficiel) détruit bien les larves des mouches.

II. — **Désinfection sans appareil quand la maladie est terminée ou que le malade est transporté à l'hôpital.** — Si, au cours de la maladie, les prescriptions que nous venons d'indiquer ont été scrupuleusement observées, il suffira, quand le malade sera transporté à l'hôpital ou que la maladie sera terminée, de désinfecter le malade lui-même, sa literie et le local qu'il aura occupé pendant la maladie. Mais trop souvent, surtout chez les indigents, le médecin n'a été appelé que lorsque la maladie était déjà avancée, les mesures de désinfection n'ont pu être prises que tardivement et sont restées incomplètes; de sorte que dans bon nombre de cas il faut encore désinfecter, lorsque la maladie est terminée, du linge, des vêtements, des tentures et des tapis, les latrines, les fosses d'aisance, les amas de fumiers sur lesquels on a déversé des déjections non aseptisées, des éviers, des vidoirs, des dalles, des caniveaux qui auront été infectés de façon analogue. Pour le linge, les vêtements, les tentures, les tapis on s'en rapportera à ce que nous avons déjà indiqué plus haut.

1° *Désinfection du convalescent.* — Les convalescents de maladies transmissibles, et particulièrement ceux qui ont été atteints de variole, scarlatine, diphtérie ou rougeole, conservent des germes de la maladie qu'ils viennent d'avoir. Dès leur sortie de la chambre infectée ils doivent donc prendre un grand bain savonneux, ou tout au moins faire des ablutions savonneuses générales, comprenant la face, la barbe et le cuir chevelu. Ils pratiqueront aussi des lavages répétés de la gorge et de la bouche avec une solution antiseptique (solution d'acide salicylique à 1 pour 100 ou encore solution d'oxycyanure de mercure à 1 pour 1000).

Après ces lavages, les convalescents revêtiront du linge propre et des vêtements qui seront restés à l'abri de l'infection au cours de la maladie ou tout au moins qui auront été préalablement désinfectés.

2° *Désinfection de la literie et des meubles.* — La désinfection des objets de literie (couvertures, matelas, paillasses, oreillers et traversins) est très difficile à réaliser lorsqu'on ne dispose pas d'étuve à vapeur, si leur infection s'est produite profondément, c'est pour cela qu'il ne faudra jamais négliger, surtout dans les maladies où la diarrhée est de règle (fièvre typhoïde, dysenterie et choléra), de protéger les matelas en les recouvrant d'une toile caoutchoutée ou de papier imperméable.

Les couvertures seront plongées dans une solution de savon mou, préparée avec un quart de kilogramme de savon pour 10 litres d'eau et qui est, après 2 heures de contact, portée à l'ébullition; on les y remue de manière à déplacer l'air retenu dans les plis des tissus, et on les fait bouillir dans le bain recouvert d'un couvercle.

Les enveloppes des matelas, traversins, oreillers, édredons, couvre-pieds, coussins sont décousues après avoir été largement arrosées avec une solution désinfectante. Ces toiles sont mises à la lessive ou plongées pendant 3 heures dans une solution désinfectante. La laine, le crin ou la plume sont désinfectés au moyen d'un trempage et d'un lavage à froid dans une solution désinfectante (de préférence la solution savonneuse de crésol); l'action de ce bain est lente, le crin ou la laine devant y rester 12 heures, au moins, au cours desquelles ils seront fréquemment agités avec un bâton de manière à déplacer l'air retenu dans leur épaisseur; ils seront ensuite rincés dans de l'eau pure, pendant 1 ou 2 heures.

Les vieilles couvertures hors d'usage et les paillasses fortement souillées seront de préférence incinérées dans le voisinage après arrosage au pétrole.

Les sommiers métalliques sont lavés avec une solution antiseptique; on procède de même pour le cadre et les ressorts des sommiers d'ancien modèle et on passe leur enveloppe de toile à la lessive.

Les parties des meubles qui sont en bois ou en métal, les cadres, les glaces seront frottés avec un linge humecté d'une solution désinfectante. Quand il y aura infection profonde des parties rembourrées des meubles, il faudra agir comme pour le matelas et désinfecter séparément le crin qui constitue le rembourrage et l'étoffe qui le recouvre.

3° *Désinfection des locaux.* — Lorsque le malade a été transporté à l'hôpital, lorsqu'il est décédé ou qu'il est guéri, il est nécessaire de désinfecter la chambre et les locaux où il a séjourné et où il a pu laisser des germes de son affection.

Obéissant au principe d'après lequel la désinfection est d'autant plus efficace que les souillures les plus grossières auront été enlevées, on pratiquera d'abord un lessivage des planchers, des parois peintes à l'huile, des meubles en bois avec une solution de potasse d'Amérique à 1 pour 10 (eau seconde des peintres) en ayant soin de ne pas frotter trop fort pour ne pas enlever la peinture. Si les murs sont blanchis à la chaux, un badigeonnage au lait de chaux les désinfectera parfaitement. S'ils sont recouverts de papier peint, en renouvelant ce papier; s'ils sont peints à la colle, en les recouvrant d'une nouvelle couche de peinture, on obtient d'une façon satisfaisante l'asepsie des parois. Ces mesures très simples suffisent le plus souvent à la désinfection du local, non compris, bien entendu, le mobilier, les tentures et les tapis; elles constituent ce que les architectes appellent la « mise en état » et sont généralement appliquées chaque fois qu'un locataire nouveau occupe une maison ou un appartement, dont le loyer est suffisamment élevé.

Il est toujours prudent cependant de pratiquer en même temps la désinfection par les vapeurs d'aldéhyde formique; nous avons indiqué comment on peut y avoir recours sans appareil spécial fourni par l'industrie. Mais il

faut pour cela qu'un certain nombre de conditions soient réunies. Il convient d'abord qu'on puisse aérer les locaux pendant quelques jours après
l'opération, car les vapeurs de formol les rendront inhabitables durant ce
temps. De plus il est inutile de recourir à ce moyen de désinfection si l'on ne
peut obturer hermétiquement les plus petits orifices du local (maljoints des
portes et fenêtres, bouches de calorifère ou de ventilation, orifice de la
cheminée, trous par lesquels pénètrent les fils électriques, etc.). On pratique cette obturation en calfeutrant les fissures avec de l'ouate et en collant des bandes de papier par dessus. On place ensuite dans la pièce le récipient contenant la solution d'aldéhyde formique et on allume son foyer.

On a auparavant tout disposé dans le local de façon à ce que les objets à
désinfecter soient exposés à l'action des gaz par toutes leurs surfaces. Le
lit et les meubles adossés au mur en sont écartés; les portes des armoires,
commodes et placards sont ouvertes; les tiroirs sont complètement tirés et
posés sur le plancher.

La personne qui pratique ces opérations a eu soin de revêtir dès le début
une grande blouse de toile. Au moment de quitter la pièce à désinfecter,
elle retire sa blouse et l'étale sur un support. Puis elle se lave les mains, la
figure et la barbe avec une solution antiseptique et sort en fermant la porte
dont elle obture avec soin les fentes et le trou de la serrure.

Lorsque le temps suffisant pour la désinfection est écoulé, les portes et
les fenêtres sont ouvertes et le local largement aéré. Il ne devra être habité
à nouveau que lorsque les vapeurs de formol se seront suffisamment dissi-
pées pour ne plus irriter les muqueuses. On sera pour cela obligé d'attendre
24 heures au moins et souvent plusieurs jours.

Dans le cas où il est impossible d'avoir recours à l'aldéhyde formique,
soit qu'on ne puisse laisser le local inhabité un ou plusieurs jours, soit pour
toute autre raison, on pratiquera le lavage des planchers et des parois avec
une solution désinfectante. Mais ce procédé, très suffisant pour les parois
en bois et les parois recouvertes de peintures à l'huile, est inapplicable lorsque les murs sont recouverts de papiers peints. A part les papiers vernissés,
peu répandus d'ailleurs à cause de leur prix élevé, les papiers peints couramment en usage ne supportent pas les lavages. Le mieux est alors de
prendre le parti de changer complètement les papiers, après avoir lavé avec
une solution antiseptique le papier ancien, qui se trouvera ainsi sacrifié.

Il est préférable que le local soit évacué et reste clos 2 ou 3 heures au
moins avant le début des opérations, afin de laisser déposer toutes les poussières en suspension dans l'air.

Pour pratiquer convenablement les lavages antiseptiques des parois et
des planchers, il faut se munir de deux seaux, l'un pour le liquide désinfectant, l'autre pour l'eau pure destinée à rincer les brosses et les linges
employés. Ces lavages s'exécutent méthodiquement à la main. Après avoir
passé le linge, la brosse à main ou le pinceau, de haut en bas, sur une
partie de la paroi, on les rince dans l'eau pure, puis on les trempe à nouveau dans le liquide désinfectant et l'on passe à la surface voisine. — Rappelons que cette opération pratiquée avec une solution de potasse d'Amérique à 1 pour 10 (eau seconde des peintres) en ayant soin de ne frotter que

légèrement pour ne pas enlever la peinture convient particulièrement aux surfaces peintes à l'huile qu'elle nettoie complètement tout en assurant très convenablement leur asepsie.

Dans certaines habitations de la campagne, il n'y a ni plancher, ni carrelage, mais seulement le sol battu, très difficile à désinfecter convenablement. Voici comment il faudra procéder en pareil cas. On l'arrosera copieusement avec du lait de chaux, en ayant soin d'en répandre dans tous les angles et les recoins. On grattera ensuite le revêtement sur une épaisseur de plusieurs millimètres et on fera un nouvel arrosage aux lait de chaux.

Il est indispensable dans la plupart des maladies transmissibles, particulièrement dans celles dont le contage est propagé par les matières fécales (fièvre typhoïde, dysenterie, choléra et affections cholériformes) de désinfecter par des lavages au moyen de solutions antiseptiques (lait de chaux, sulfate de cuivre, chlorure de chaux) les parois des cabinets d'aisance, le siège, la cuvette et les conduites d'écoulement des déjections. Il sera prudent de prendre les mêmes précautions vis-à-vis des dalles, des éviers, des vidoirs, des caniveaux, qui peuvent avoir reçu des eaux infectées par des souillures morbides.

A la suite de fortes *inondations*, il peut devenir nécessaire de désinfecter des locaux dans lesquels ont séjourné des eaux plus ou moins souillées. Après épuisement de l'eau on asséchera la boue qui est restée sur le sol en la saupoudrant largement de plâtre ou de chaux. On enlèvera ensuite cette vase et on la déposera loin des habitations, des puits, des sources ou des conduites d'eau potable, en la désinfectant avec de la chaux vive (5 kil. de chaux par mètre cube de boue). Les planchers ou carrelages des locaux inondés seront désinfectés avec des solutions de potasse ou de soude (solutions savonneuses, « eau seconde » des peintres, solution d'eau de Javel) ou avec du crésylol sodique en solution aqueuse à 4 pour 100. Si le sol des locaux inondés est formé simplement de terre battue, on l'arrosera de lait de chaux. Les parois des murs seront grattées et badigeonnées au lait de chaux. Il sera bon pour compléter l'assèchement des locaux, d'y allumer un grand feu toutes fenêtres et portes ouvertes.

*4º Désinfection des fosses d'aisance et des fosses à fumier.* — La désinfection des fosses d'aisance et des fosses à fumier sur lesquelles on a déversé des déjections provenant d'un malade atteint de fièvre typhoïde, de dysenterie, de choléra, s'impose, surtout si les selles n'ont pas été régulièrement désinfectées au cours de la maladie.

La désinfection des fosses d'aisance ([1]) est très malaisée à réaliser d'une façon satisfaisante. Le moyen le plus pratique, bien qu'il ne donne pas toujours un résultat certain, consiste à déverser dans la fosse d'aisance une grande quantité de lait de chaux, qu'on mélange le mieux possible avec la matière en agitant la masse avec une longue perche. Il faut déverser 5 litres de lait de chaux par mètre cube de matières de vidange. S'il est impossible

---

1. D'une façon générale on ne saurait trop recommander de verser du lait de chaux dans les fosses avant de les vider, et après la vidange de recouvrir le fond de la fosse d'une couche de lait de chaux. Cette addition n'enlève aux matières fécales rien de leurs propriétés comme engrais.

d'évaluer la quantité de matières contenues dans la fosse, on y versera du lait de chaux, jusqu'à ce que le contenu de la fosse présente une réaction fortement alcaline.

Les *fumiers* contaminés seront largement arrosés de lait de chaux ou d'une solution de sulfate de cuivre.

III. — **Désinfection avec appareils.** — Lorsqu'on dispose des divers appareils appropriés il est bien plus aisé d'obtenir une désinfection rigoureuse.

La désinfection profonde des objets contaminés, si longue et si difficile à réaliser sans appareil spécial, devient une opération rapide et très simple avec les étuves à vapeur, ou les étuves à vapeur et à gaz désinfectant combinés. Les matelas, coussins, couvertures, vêtements, linges, y sont rapidement et complètement aseptisés, quel que soit leur degré de souillure. Les objets désinfectés avec les étuves à vapeur ne subissent aucune dégradation, pourvu que l'opération soit bien conduite et qu'on prenne la précaution, avant de les introduire dans l'étuve, de bien imbiber avec une solution antiseptique les taches de déjections, de sang, de pus, de graisse, de vin qui les souillent, faute de quoi ces taches resteraient indélébiles. Certains objets cependant peuvent être détériorés par le passage à l'étuve, comme ils le sont par l'eau bouillante. Nous les avons déjà signalés : ce sont les objets en cuir, en caoutchouc, en carton, en bois collé, les chapeaux de feutre ou de soie, les fourrures, les étoffes délicates (soie, velours, peluche, etc.).

Les matelas, les couvertures, les vêtements et tous les objets qui pourraient conserver de la vapeur d'eau dans leurs replis, doivent être secoués et aérés après leur passage à l'étuve, afin d'empêcher la condensation de les mouiller.

Nous devons dire ici quelques mots des dispositions indispensables à donner à un *poste de désinfection* contenant une ou plusieurs étuves à vapeur. Celui-ci doit être constitué par deux corps de bâtiment A et B entièrement séparés l'un de l'autre par un mur que traversent les étuves à désinfection D, de telle façon que leurs portes d'entrée soient en A et leurs portes de sortie en B (fig. 276).

Les objets à désinfecter sont introduits dans le bâtiment A ; l'équipe de désinfecteurs de ce bâtiment place les objets à désinfecter dans les étuves qu'elle met en marche, puis désinfecte la voiture qui les a portés, au moyen de lavages antiseptiques.

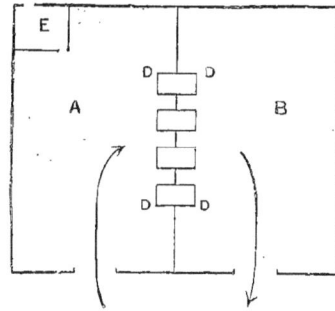

Fig. 276.
Distribution d'un poste de désinfection.
(Proust, *Traité d'hygiène.*)

Après désinfection, les objets sont retirés des étuves par l'équipe des désinfecteurs du bâtiment B et sont chargés sur une voiture spéciale qui les rapporte au domicile des malades. A aucun moment, il ne doit pouvoir exister de communication entre le bâtiment infecté A et le bâtiment non infecté B. Au bâtiment A est annexé un vestiaire E avec bain-douche où l'équipe infectée se nettoie et se désinfecte à la fin de la journée et reprend des vêtements propres pour sortir.

Deux voitures couvertes, peintes de couleurs différentes, sont attachées au poste de désinfection. L'une transporte les objets infectés, l'autre est exclusivement consacrée aux objets désinfectés. Des sacs en toile imperméable désinfectés sont mis à la disposition des malades pour y placer au fur et à mesure le linge souillé qui doit être porté à l'étuve.

L'emploi des appareils qui dégagent des vapeurs d'aldéhyde formique est très commode pour la désinfection en surface, particulièrement pour celle des locaux infectés. Plusieurs d'entre eux (fig. 277) se placent en dehors des pièces dans lesquelles ils projettent les vapeurs désinfectantes; leur surveillance est donc possible pendant toute la durée de l'opération, ce qui est très avantageux. On construit des étuves, sortes d'armoires hermétiquement closes, dans lesquelles on produit le dégagement de gaz d'aldéhyde formique pour désinfecter des étoffes délicates ou des livres. Pour ces derniers, des tringles sont disposées de façon à tenir les feuillets écartés afin de permettre la pénétration du gaz désinfectant. Nous n'avons rien à ajouter aux prescriptions qui ont été indiquées à propos de la désinfection par les vapeurs d'aldéhyde formique sans appareil.

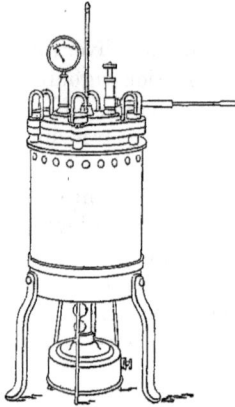
Fig. 277.
Appareil formolateur.

Les pulvérisateurs qui projettent à la surface des objets un nuage de gouttelettes de solution antiseptique ont été longtemps en faveur parce qu'ils se prêtaient à la désinfection de certains objets ne supportant pas les lavages, notamment des papiers peints qui recouvrent la surface intérieure des murs des habitations. Mais la désinfection est loin d'être assurée d'une façon constante par ces appareils, qu'on n'utilise plus guère que lorsqu'il faut désinfecter des papiers peints qu'ils est impossible de remplacer, alors que l'on ne peut employer les vapeurs d'aldéhyde formique. On trouvera la description de ces appareils dans tous les traités d'hygiène. Nous indiquerons seulement que, pour humecter les parois d'une façon uniforme avec les pulvérisateurs, il faut projeter le jet verticalement de bas en haut et de haut en bas, suivant des lignes parallèles assez rapprochées pour couvrir peu à peu toute la surface à désinfecter. *WURTZ et BOURGES.*

**DÉVIATION DU COMPLÉMENT.** — V. Anticorps, Anaphylaxie.

**DIABÈTE.** — I. — On a abusé du mot *diabète* sous prétexte que l'étymologie du terme διαβαίνω, je passe au travers) étendait les droits du nosologiste et lui permettait de décrire, à côté du diabète vrai glycosurique, un diabète insipide, hydrurique, phosphaturique, oxalurique, nerveux, etc.

En réalité, il est plus conforme à l'enseignement clinique d'étudier :

1° Le *diabète*, état essentiellement caractérisé par de la glycosurie permanente, de la polydipsie, de la polyphagie, de l'autophagie (tous symptômes primordiaux pouvant s'associer entre eux à des degrés divers et surtout se doubler de signes accessoires ou de complications);

2° Et, à côté de ces diabétiques, de décrire des *polyuriques*, des *glycosuriques*, des *phosphaturiques*, des *oxaluriques*, etc.

II. — On a également abusé de la classification du diabète glycosurique en diabète constitutionnel, hépatique, *arthritique* ou *gras*; *pancréatique* ou *maigre*; *nerveux*. Ce sont là cadres factices qui ne peuvent s'appuyer, pour légitimer leur autonomie, ni sur la clinique, ni sur l'anatomie pathologique.

— Ainsi, dans le type du diabétique dit pancréatique ou maigre (auquel on reconnaît généralement un début brusque, un taux élevé de glycosurie, des troubles gastro-intestinaux, un amaigrissement rapide, une évolution aiguë), les lésions du pancréas peuvent faire défaut, alors qu'elles se révéleront manifestement évidentes dans certaines des formes classiques du diabète arthritique ou gras. — Il en est de même pour les diabètes dits nerveux, succédant à des traumatismes ou paraissant dépendre de syndromes neuro. pathiques, tels que tabes, Basedow, tumeurs bulbaires, etc.; leur évolution peut, dans certains cas, se rapprocher de la marche assignée par les auteurs, soit au diabète maigre, soit au diabète gras.

**Pathogénie.** — Cette impuissance à classifier le diabète, à en tracer des types stables, vient de notre ignorance de la pathogénie de cette affection.

Les lignes suivantes, que Cl. Bernard écrivait en 1850, sont encore vraies à l'heure actuelle, malgré les travaux de Bouchard, Lépine, Lancereaux, etc.

« Je n'ai pas la prétention de croire que nous soyons encore arrivés à l'explication complète de la maladie diabétique, bien au contraire. Qu'on se fasse l'opinion qu'on voudra de cette maladie, qu'on l'appelle une dystrophie constitutionnelle ou autrement, ce sont des mots vides derrière lesquels nous ne parvenons pas à cacher l'ignorance où nous sommes de sa cause réelle. » (Cl. Bernard, 1850.)

La *théorie gastro-intestinale* (Bouchardat, 1859), d'après laquelle le diabète aurait son siège dans le tube digestif (substances amylacées transformées trop rapidement et abondamment en sucre, grâce à une perversion de ferments digestifs) a vécu.

Restent en présence : les théories *hépathique, pancréatique, nerveuse, par ralentissement de la nutrition, rénale, glycolytique* et *polyglandulo-vasculaire*.

La *théorie hépatique* (Cl. Bernard, 1850) a été récemment défendue à nouveau par Gilbert et ses élèves Weill et Lereboullet. Ils distinguent même un diabète par hyperhépatie et un diabète par anhépatie. Dans le premier cas, le foie, en suractivité, souvent hypertrophié, élabore trop de sucre; dans le second, le foie, indifférent, en hypofonctionnement, laisse passer, sans le retenir ni le transformer, le sucre en nature fourni par le tube digestif.

La *théorie pancréatique* (Lancereaux, 1877. Expériences de Von Mehring et Minkowski, 1889; Thiroloix, 1892) incrimine les lésions du pancréas, altération partielle ou complète de la glande.

La *théorie nerveuse* invoque l'excitation du centre glycosurique bulbaire, soit par réflexe du sympathique, soit par irritation directe ; lésions bulbaires, tumeurs du mésocéphale, etc.

Le diabète rentrerait, pour Bouchard, dans cette classe d'états morbides dus à un *ralentissement de la nutrition*, défaut ou insuffisance de l'assimilation, et en particulier défaut de la consommation du sucre au niveau des éléments anatomiques.

La *théorie rénale*, admise par Lépine, dès 1895, en tant qu' « élément rénal » pouvant jouer un rôle dans le taux de l'hyperglycémie, a été élevée au rang de « diabète rénal » par Klemperer, diabète sans hyperglycémie dû seulement à la perméabilité troublée du rein.

La *théorie glycolytique* (Lépine). La fonction spécifique par sécrétion interne du pancréas consisterait à verser normalement dans le sang un ferment qui détruirait le sucre du sang d'une façon régulière et constante. L'ablation totale de l'organe ou ses lésions amènerait la diminution de la suppression du ferment destructeur de la glycose, d'où hyperglycémie et glycosurie.

La *théorie polyglandulo-vasculaire* admet un diabète créé par l'altération simultanée, fonctionnelle ou organique, de plusieurs glandes vasculaires sanguines : foie, pancréas, corps thyroïde, pituitaire (Lorand). Pour Kaufmann, le pancréas, par ses sécrétions de ferments, exercerait une action directe sur la glande hépatique, action inhibante ou excitante. L'hypothèse d'une telle synergie fermentaire entre deux organes voisins, foie et pancréas, a acquis récemment plus de raison d'être après les beaux travaux de Pawlow sur l'intimité des sécrétions pancréatique et duodénale (sécrétine).

Quoi qu'il en soit de ces différentes théories, quand le taux du sucre du sang s'élève de 1 gr. 5 (taux normal pour 1 litre de sang, *glycémie normale* — αἷμα, sang —) à 3, 4, 5 gr. pour 1000, la glycémie fait place à l'*hyperglycémie*, et avec cette hyperglycémie, apparaissent et la glycosurie et les autres symptômes de la série diabétique. Encore voit-on parfois un diabète glycosurique n'être pas précédé d'hyperglycémie, aussi bien chez l'animal (diabète phlorydzique de von Mering), que chez l'homme (diabète aglycémique de Debove, *Presse Méd.*, 1904).

Quant à l'anatomie pathologique du diabète, elle est encore à faire. Les résultats histologiques sont incertains, contingents à l'affection, sans criterium. Il semble, d'après certains auteurs, qu'il y ait une certaine constance des lésions du pancréas (1) au cours du diabète, quelle que soit, du reste, la variété de diabète, pancréatique, nerveux ou arthritique (Laguesse, Curtis, Gellé). Les altérations des îlots de Langherhans ne doivent pas seules être incriminées ; il faut encore tenir compte de celles des acini glandulaires (Lépine). Le foie est parfois adultéré, avec ou sans cirrhose. Quand il y a pigmentation tégumentaire et gros foie, avec pigment ocreux, on dit qu'il y a *diabète bronzé*.

---

1. Mais MM. Carnot et Amet, tout récemment (1905), ont signalé chez des sujets, non glycosuriques ayant succombé à une autre maladie que le diabète, des lésions semblables des îlots de Langherhans. Nouvelle preuve de l'interprétation imprécise encore de ces constatations histologiques.

Lépine a étudié le poids de quelques organes chez des diabétiques morts
sans complication viscérale. Il a trouvé, en général, le cœur petit, la rate
normale, le foie moyennement gros et les reins de poids augmenté.

**Étiologie.** — A pathogénie imprécise, à anatomie pathologique ébauchée, ne peut correspondre qu'une étiologie obscure. Il est certain que les
habitudes sédentaires, les excès d'alimentation carnée ou amylacée, l'hérédité, les maladies infectieuses (M. Labbé), les traumatismes, les grandes
émotions, les chagrins, prédisposent au diabète. Mais nous ignorons la
cause déterminante de la maladie, et, certes, il serait actuellement prématuré d'incriminer, malgré les faits souvent déconcertants de diabète conjugal, un microbe spécifique.

**Symptomatologie.** — Envisagé et synthétisé au point de vue clinique, le diabète est une des maladies qui prêtent le plus, au début de son
évolution, à l'erreur de diagnostic. Il est, en conséquence, un certain nombre
de signes que le praticien ne saurait ignorer, qui doivent forcer son attention et le mettre dans l'obligation d'examiner les urines de son malade. Ce
sont les petits signes révélateurs du diabète.

**Les petits signes révélateurs du diabète.** — M. Dieulafoy les envisage
sous le nom de « petits accidents du diabète ». Ces signes ou ces syndromes,
les voici :

a) *Groupe dermatologique* : la furonculose, l'anthrax, l'eczéma, le prurit
et surtout le prurit génital avec balanites et vulvites (diabétides génitales de
Fournier);

b) *Groupe buccal* : les stomatites, gingivites, périostites alvéolo-dentaires.

c) *Groupe oculaire* : affaiblissement de la vue, presbytie précoce, cataracte
prématurée;

d) *Groupe nerveux* : l'asthénie sous toutes ses formes, avec l'impuissance
physique, intellectuelle, génitale, les envies irrésistibles de sommeil après
le repas (narcolepsie) et surtout les différents accidents névralgiques ou
paralytiques, névralgie trigémellaire, sciatique, intercostale, paralysies oculaires, parésies sous forme mono, hémi ou paraplégique, mal perforant, etc.;

e) L'amaigrissement.

**Les grands signes du diabète.** — a) La *glycosurie*. Elle peut varier entre
les extrêmes limites, de 10, 15 gr. par jour à 500, 1000 gr. et même au-
dessus (Dieulafoy, Troisier) dans les cas extrêmement graves. Elle est
sujette également à de grandes oscillations chez le même sujet, d'un jour à
l'autre, sous l'influeece du régime alimentaire, des fatigues physiques, des
émotions, etc.

b) La *polyurie*, elle aussi, est très variable, de 3 à 4, 5 litres environ. Elle
n'est pas proportionnelle toujours au taux du sucre urinaire.

c) La *polydipsie* paraît consécutive à la polyurie. Lorsqu'elle est notable,
elle se traduit par un besoin impérieux de boire, aussi bien le jour que la
nuit.

d) La *polyphagie* est, de l'avis de tous les auteurs, un symptôme moins
constant que les précédents. Cette augmentation de la faim, cette boulimie
a pour but de compenser pour un temps les déperditions subies par le diabétique.

Il faut ajouter que la quantité d'urée excrétée est en raison directe de la polyphagie et surtout de l'ingestion d'aliments azotés, que le taux des chlorures éliminés est également en relation étroite avec le chlorure alimentaire (Widal).

**Les complications du diabète.** — Si l'un des signes de la série précédente (petits signes) se révèle par son intensité, son extension, sa rapidité d'évolution progressive ou sa fixité sans amélioration, on dira qu'il y a complication dans la marche d'un diabète resté jusque-là classique.

**Série dermatologique.** — Il faudra compter avec l'*anthrax*, le phlegmon, si souvent suivis, chez le diabétique, de complications locales avec extension aux tissus voisins de sphacèle, de nécrose et de gangrène. Ces phlegmasies, chez de tels malades, ont souvent une phase inflammatoire initiale avec très peu de réaction et peu de fièvre.

**Série vasculaire.** — Ici, la gangrène a une importance capitale : *gangrène* des membres inférieurs, parfois bilatérale, symétrique, siégeant aux extrémités périphériques, avec une modalité tantôt sèche et superficielle aboutissant à des escarres noires; tantôt humide avec tuméfaction laissant s'écouler un liquide sanieux à odeur infecte, avec destruction musculaire et tendineuse.

Le *mal perforant plantaire* n'est pas rare. Il peut être le point de départ — à la suite d'un évidement intempestif ou du port d'une chaussure défectueuse — d'une inflammation locale avec traînées lymphangitiques et gangrène ultérieure du pied.

La *gangrène de la verge* est un accident plus rare (Fournier, Emery).

**Série pulmonaire.** — Le poumon du diabétique présente un terrain très favorable à la germination des microbes pathogènes. Outre la tuberculose (Voir dans pages suivantes), le diabétique peut être atteint de *gangrène pulmonaire*, de broncho-pneumonie, de *pneumonie*. Dans cette pneumonie, le frisson initial et le point de côté font souvent défaut. La température est moins élevée que dans la pneumonie commune. Pendant son évolution, les symptômes diabétiques, glycosurie, polyurie s'atténuent ou disparaissent.

**Série digestive.** — La bouche du diabétique est sèche, parfois assez riche en sucre, propre aux pullulations microbiennes, aux symbioses des fusospirilles de Vincent, et, comme telle, peut devenir le siège de processus inflammatoires à *point de départ gingival* ou amygdalien d'une extrême gravité.

**Série oculaire.** — On peut observer, au niveau de la *cornée*, des ulcères circonscrits rebelles, qu'on peut comparer aux plaies atones observées fréquemment en d'autres points du corps chez les diabétiques. Les lésions de l'*iris* sont plus fréquentes. L'iritis diabétique affecte tantôt la forme aiguë : douleurs, exsudat papillaire, hypopyon; tantôt la forme chronique : synéchie, trouble de l'humeur aqueuse (V. Diabète oculaire).

La *rétinite* diabétique se présente sous la forme exsudative ou sous la forme hémorragique (Rollet). Dans le premier cas, petites taches blanchâtres miroitantes, ordonnées en cercle autour de la papille ou de la macula; dans le second cas, les hémorragies se montrent sous forme de flammèches ou de placards. Les altérations du nerf optique peuvent se ranger dans les trois classes suivantes : décoloration d'emblée de la papille (atrophie capillaire); névrite optique (papille rouge, mais non œdémateuse); névrite rétro-bulbaire (avec segment externe décoloré de la papille et scotome central). On peut ajouter à cette série oculaire, terme de transition avec la série nerveuse, les paralysies des nerfs oculo-moteurs. D'après Dieulafoy, le nerf oculo-moteur commun serait particulièrement intéressé.

**Série nerveuse.** — La liste des complications nerveuses du diabète est longue. Troubles de la sensibilité subjective, de la motricité, des réflexes, troubles trophiques et mentaux peuvent venir compliquer l'évolution de la maladie. Voici quelques-uns des syndromes nerveux que le praticien sera appelé, le plus souvent, à constater : la névralgie du trijumeau, la *névralgie double sciatique*, la névralgie du cubital; les *mono* ou *hémi-parésies*, qui ont pour caractère principal d'être incomplètes, transitoires; les névrites périphériques des membres inférieurs simulant parfois le tabes (*pseudo-tabes diabétique*); les troubles trophiques (*maux perforants*, sphacèles); les accidents *mentaux*, qui portent sur les facultés intellectuelles, et peuvent parfois simuler la paralysie générale (pseudo-paralysie générale diabétique). Le coma diabétique, syndrome de la série nerveuse, mérite une description à part.

**Coma diabétique.** — C'est un accident nerveux à marche aiguë et presque foudroyante, qui peut frapper brutalement un sujet atteint de diabète grave et même de diabète léger. C'est au cours d'une pneumonie, après un traumatisme, à la suite d'une violente secousse morale, après une sudation répétée et abondante, etc., que les troubles nerveux se déclarent.

L'urine devient plus rare ([1]) et le taux glycosurique diminue, l'haleine prend l'odeur de la pomme reinette, l'odeur du chloroforme, de l'acétone. La dyspnée croissante revêt le type de Küssmaul : inspiration profonde, énergique, puis pause en inspiration forcée, enfin expiration brève et gémissante, qui contraste, par son peu de durée, avec la longueur de l'inspiration. Il peut survenir des troubles gastro-intestinaux (Jaccoud) : vomissements, diarrhée. Mais surtout, rapidement, le sujet devient inerte, indifférent à ce qui se passe autour de lui; membres supérieurs et inférieurs sont en résolution, le facies prend un aspect figé, les lèvres sont décolorées, les traits tirés, la bouche sèche et demi entr'ouverte. Quelques soubresauts musculaires ou mouvements carphologiques terminent en quelques heures, 24, 48 heures, la série morbide, la mort survient en hypothermie.

La *pathogénie* du coma diabétique est encore très discutée. On admet qu'elle ressortit à l'intoxication acide, à l'*acidose*, qu'il s'agisse d'acétone ou d'acide diacétique. Chez le diabétique en bonne santé, ce qui est détruit de glycose l'est complètement, et les produits terminaux sont l'acide carbonique et l'eau. Chez le diabétique en imminence de coma, l'intoxication acide est le résultat d'une combustion incomplète du glycose qui, dans ses transformations successives, s'arrête chemin faisant à la phase acide (acides lactique, diurétique, acétone).

**Diagnostic positif.** — Il faut le répéter, rien n'est plus insidieux

---

1. Quelques gouttes de perchlorure de fer versées dans l'urine y déterminent une réaction rouge sombre très spéciale (réaction de Gerhardt).

dans de nombreux cas que le début du diabète. On le reconnaîtra grâce à
l'un quelconque des signes révélateurs décrits. Parfois le diagnostic sera
l'effet du hasard : assurance sur la vie, ou examen systématique des urines ;
souvent encore le spécialiste, l'oculiste, le dermatologiste, le neuropatholo-
giste, seront les premiers à dépister la maladie. Sachons bien que la
recherche du sucre (aussi bien, du reste, que celle de l'albumine) est le
complément indispensable de tout examen de malade. Aucun praticien ne
saurait se départir de cette règle. Cette recherche du sucre urinaire (glycose et non saccharose, qui est le sucre ordinaire) exige quelques précautions : d'une part, sa présence peut être méconnue quand les urines sont
albumineuses, d'autre part, on peut croire à une glycosurie qui n'existe pas.
L'ingestion de benzoate de soude, de copahu, de cubèbe, de santal, de sul-
fonal, de térébenthine, etc., peut troubler la réaction à la liqueur de
Fehling. Aussi est-il prudent, dès qu'il y a doute, de confier les urines à un
chimiste. Enfin, il est nécessaire de ne pas examiner en bloc les urines glo-
bales des 24 heures, mais de faire le dosage des mictions séparées (urine du
jour, de la nuit, urine émise après les repas). Pour MM. Gilbert et Lereboullet, le diabète par anhépatie se traduirait par une glycosurie « post
prandium », plus marquée comparativement et survenant plus rapidement
que dans le diabète par hyperhépatie. Le premier de ces diabètes aurait
beaucoup moins de gravité que le second.

**Glycosurie? ou Diabète?** — Lorsque l'existence du sucre est authenti-
quement reconnue, le problème se pose ainsi ; s'agit-il de glycosurie simple ?
s'agit-il de diabète ? « Quand la proportion de la glycose, dans plusieurs
analyses consécutives, dépasse 10 gr. *par litre*, on peut affirmer que l'on a
bien affaire au diabète » (Lépine). Si, en dehors de toute action médicamenteuse, il existe un certain degré de glycosurie intermittente et à plus
forte raison permanente, méfions-nous encore : toute glycosurie peut, en
effet, conduire au diabète (Jaccoud, Dieulafoy).

Brehmer a exposé une méthode pour diagnostiquer le diabète par l'examen du sang. Coloré par la méthode d'Ehrlich, c'est-à-dire par un mélange
de bleu de méthylène et d'éosine, le sang de diabétique se reconnaît à la
perte de l'acidophilie des globules rouges qui refusent l'éosine, et à
l'extrême abondance dans le plasma de granulations arrondies réfractaires à
toute coloration.

**Diagnostic différentiel**. — Toute la pathologie médicale pourrait
voisiner dans ce chapitre.

Il faut cependant rappeler que tout symptôme morbide évoluant chez un
diabétique ne doit pas nécessairement être rapporté au diabète. Il est possible de voir évoluer chez de tels malades une hémorragie cérébrale, une
angine de poitrine vraie, un tabes vrai, une myélite légitime par artérite, etc.

Tabes vrai et pseudo-tabes diabétique peuvent parfois présenter une similitude trompeuse ; abolition des réflexes tendineux rotuliens et achilléens,
douleurs fulgurantes, troubles vésicaux, instabilité de la marche. Mais le
signe d'Argyll Robertson, la perte du sens des attitudes musculaires, les
zones radiculaires d'anesthésie, les anamnèses syphilitiques, permettent de
diagnostiquer le tabes vrai. La question de la lymphocytose rachidienne est

à réserver. Dans deux cas de pseudo-tabes diabétique léger, nous n'avons pas trouvé de lymphocytose du liquide céphalo-rachidien, malgré la présence d'une quantité abondante de glycose rachidienne (Widal et Sicard). Mais peut-être dans les faits, signalés par Souques et Guinon, où les lésions des cordons postérieurs de la moelle sont très accusées, trouverait-on de la lymphocytose? Serait-on alors en droit d'incriminer une syphilis ignorée, ou devrait-on rendre responsable de la réaction méningée le diabète seul?

**Évolution. Pronostic.** — La subdivision en deux formes, l'une grave, l'autre légère, est devenue classique. Hirschfeld admet une forme mixte. Voici comment on peut procéder pour reconnaître le plus ou moins de sévérité de la maladie (Hirschfeld). On prescrit au malade une alimentation composée de viande et de graisse, avec adjonction de 100 gr. d'hydrate de carbone par 24 heures. Le malade observe ce régime pendant deux mois, et à des intervalles déterminés, on fait analyser ses urines. Dans ces conditions, l'élimination de 10 gr. de sucre par 24 heures correspond à un diabète bénin, celle de 25 gr. à un diabète d'intensité moyenne, celle de 50 gr. à un diabète grave.

L'évolution de la maladie demeure cependant variable, elle est soumise à tant d'imprévus que le pronostic doit toujours être réservé, si bien qu'une question préjudicielle se pose :

**Le diabète est-il curable?** — Non, le vrai diabète n'est pas curable, c'est-à-dire qu'un diabétique légitime ne pourra jamais, après sa pseudo-guérison, consommer des hydrates de carbone à volonté, comme un sujet bien portant, sans que le sucre réapparaisse dans ses urines. A cela près, le diabète est parfois conciliable avec une survie très longue, 20, 30, 40 ans après le début (diabète léger). Par contre, la survie ne serait que de 1, 2 ou 3 ans seulement dans le diabète grave. Dans le diabète infantile la mort survient à brève échéance, en quelques mois, en quelques semaines.

**Comment meurent les diabétiques?** — C'est le coma, c'est le collapsus cardiaque, l'apoplexie cérébrale, la tuberculose, la pneumonie, l'anthrax, la gangrène, la cachexie, qui guettent le diabétique et amènent en général le dénouement fatal. Le diabétique meurt plus d'une complication que de l'évolution progressive du mal (cachexie progressive). Le collapsus cardiaque résulte du fléchissement subit d'un cœur dont le myocarde est déjà profondément altéré. A la suite d'efforts physiques ou sous l'influence d'une violente émotion le diabétique, souvent obèse, est frappé d'une faiblesse subite, il s'alite, son visage est plombé, son pouls est filiforme, la température centrale est en hypothermie et il succombe en 24, 48 heures aux progrès du collapsus.

**Les diabétiques et le mariage.** — A cette question, qui est parfois posée au médecin, j'estime, dit M. Lépine, qu'il convient en général de répondre par la négative. *S'il s'agit d'une jeune fille,* la grossesse ne peut lui être favorable et il y a peu de chance pour que le produit de la conception soit viable. *S'il s'agit d'un jeune homme,* le mariage ne se présente pas dans des conditions beaucoup plus favorables, étant donnée la gravité du diabète chez les jeunes sujets. Pour un homme d'âge moyen et dont le diabète est léger, le mariage a moins d'inconvénients; mais il ne faut pas compter beaucoup sur la virilité d'un diabétique.

**Quelques modalités du diabète.** — **Le diabète conjugal.** — Est-on en droit d'admettre avec vraisemblance l'existence du diabète chez le mari et la femme en dehors d'un fait de pure coïncidence? Oui, pour la plupart des auteurs (Debove, Schmitz, Deleage, Martinet, Hutinet, etc.), mais le lien étiologique de tels cas est encore obscur. Syphilis pour M. Gaucher, microbes d'infection, à point de départ buccal, pour d'autres auteurs, simples conditions semblables d'hygiène, de vie, d'alimentation, suffiraient à provoquer ces diabètes conjugaux chez des conjoints prédisposés. Quelques faits déconcertants ont été signalés : telle la guérison de l'un des époux après la mort de l'autre ou son éloignement; telle encore la contamination diabétique de sa seconde femme par un veuf diabétique, dont la première femme avait été atteinte également de diabète.

**Diabète chez l'enfant.** — Le diabète sucré n'est pas rare chez l'enfant, son évolution est rapide et sa gravité très grande. La marche du diabète est d'autant plus précipitée que l'enfant est plus jeune. Les tout jeunes enfants (20, 22 mois) peuvent succomber dans le coma après 4 ou 5 semaines seulement de diabète. En règle générale, les adolescents diabétiques de 12, 14, 15 ans ne survivent pas plus de 12 à 18 mois à leur diabète. Rist a même observé un garçon de 11 ans qui succomba en 8 jours à la maladie. Dans une discussion récente du diabète chez l'enfant (*Soc. méd. int.* Berlin, février 1905), on a surtout fait ressortir l'analogie que présente le coma diabétique de l'enfant avec les états comateux des infections gastro-intestinales, analogie d'autant plus frappante qu'il existe dans ces derniers cas une glycosurie plus ou moins marquée. L'extrême gravité du diabète infantile tient à la facilité avec laquelle se développe chez les enfants l'*acidose*, qui n'est en quelque sorte que la préface du coma diabétique (Langstein).

**Diabète et grossesse** (v. plus loin). — La glycosurie passagère de l'état puerpéral et de l'allaitement n'a aucune conséquence fâcheuse. Mais quand une femme diabétique devient enceinte, elle s'expose le plus souvent à l'avortement (30 pour 100), à l'accouchement avant terme, à la mort de l'enfant au cours du travail ou quelques jours après la naissance; enfin, pour elle-même, les conséquences sont des plus graves et elle meurt dans le coma, après accouchement, dans une proportion de 40 pour 100. S'il y a survie, il ne faut pas permettre à la mère de nourrir son enfant.

**Diabète et tuberculose pulmonaire.** — Tous les diabétiques, sujets adultes et même sujets âgés, présentent un terrain propice à l'éclosion de la tuberculose pulmonaire (Dieulafoy). On l'observe surtout chez les malades atteints de la forme grave du diabète, et chez les malades d'hôpital, de la classe pauvre, qui ne peuvent se procurer que momentanément une alimentation rationnelle. Toutes les formes de tuberculose pulmonaire peuvent se rencontrer, formes aiguës ou chroniques, accompagnées ou non d'hémoptysies et même d'hémoptysies foudroyantes. Le trouble de la fonction hépatique, fréquent au cours de l'évolution diabétique, favoriserait ces hémoptysies rebelles à toute thérapeutique.

**Diabète et syphilis.** — Des relations de causalité entre le diabète et la

syphilis ont été admises par de nombreux auteurs, mais ce diabète syphilitique demande à être interprété. Il peut s'agir de lésions syphilitiques du
foie, du pancréas, des centres nerveux. La syphilis peut elle-même indirectement, lorsqu'elle est révélée au sujet, provoquer ces symptômes neurasthéniques et de dépression psychique si favorables à l'évolution du diabète.
En tout cas, il est utile d'instituer le traitement spécifique et d'étudier les
oscillations de la glycosurie sous l'influence du mercure, administré, de
préférence, plus en friction ou en pilules, qu'en injection (abcès, sphacèle).

**Diabète et goutte.** — Les liens de parenté qui unissent la goutte au diabète suffisent à expliquer leur coïncidence fréquente. Le diabète goutteux
n'a pas de symptomatologie spéciale. Plus que les autres formes cependant,
il a une tendance à s'accompagner d'albuminurie. La tension artérielle de
tels malades s'exagère ainsi, s'hypertend, sous la double influence du diabète et souvent de la goutte rénale.

**Diabète et albuminurie.** — L'albuminurie existe ou apparaît, à un
moment donné, chez les deux tiers des diabétiques (Dieulafoy). Pour Lancereaux (1905), elle ne serait pas consécutive au passage du sucre à travers
le rein, les diabétiques avec grosse glycosurie pouvant ne pas présenter
d'albuminurie. Les conditions pathogéniques seraient au nombre de trois.
En premier lieu, une maladie intercurrente, la tuberculose en particulier,
serait responsable de l'albuminurie; en second lieu, il faudrait incriminer
l'artério-sclérose et la troisième condition ressortirait à un désordre de l'innervation bulbaire. Les lésions d'Ebstein dans le rein (nécroses de coagulation des cellules épithéliales des tubes) ainsi que les altérations d'Armanni-
Ehrlich (dégénérescence hyaline des cellules des tubes droits) n'ont été
retrouvées que par un petit nombre d'auteurs.

**Le diabète bronzé.** — C'est la cirrhose hypertrophique pigmentaire
bronzée de Hanot et Chauffard (v. c. m.). Histologiquement, deux faits
doivent être mis en valeur : la sclérose et la pigmentation du foie. Le pigment est du pigment ocre. Il est de nature ferrugineuse. La pathogénie de
cette mélanodermie est très discutée. L'évolution en est rapide, toujours
mortelle. La glycosurie est très abondante, et les signes abdominaux dépen
dant de l'hépatite sont l'ascite, la circulation veineuse abdominale supplémentaire, le tympanisme abdominal.

**Diabète et fièvre typhoïde.** — La fièvre typhoïde survenant chez un diabétique comporte un pronostic très grave. Souvent des hémorragies intestinales mortelles emportent le malade (cas de Renon, 1903, cas de Marfan,
1904); Teissier (1904) invoque, pour expliquer ces faits, l'élévation de la
tension artérielle chez les diabétiques qui sont des sujets à hypertension
presque permanente.

**Diabète et acromégalie. Diabète hypophysaire.** — Les acromégaliques
peuvent devenir de vrais diabétiques à glycosurie très abondante, 800,
1000 gr. de sucre par 24 heures (Widal). La pathogénie de cette glycosurie,
au cours de l'évolution acromégalique, est mal élucidée. On a invoqué la
compression du bulbe par la tumeur pituitaire, et l'excitation consécutive
du centre bulbaire glycosurique; on a encore invoqué les hypertrophies

viscérales (foie, pancréas, glandes vasculaires sanguines) ou des perturbations de la glande hypophysaire.

**Diabète et traumatisme.** — **Accidents du travail.** — La loi sur les accidents du travail donne une nouvelle actualité à la discussion des liens de causalité entre le traumatisme et le diabète. Pour Dieulafoy, le traumatisme peut être la *seule* cause du diabète, que ce diabète soit insipide (polyurie) ou sucré. Dans les discussions récentes des sociétés allemandes (1905), on s'accorde cependant à reconnaître dans la plupart des cas une prédisposition antérieure au diabète, le traumatisme ayant extériorisé, ayant donné un coup de fouet à l'affection restée sommeillante jusqu'alors. La pathogénie de tels faits reste très obscure. L'ébranlement bulbaire est l'interprétation la plus plausible.

**Traitement.** — Il faut autant que possible, avant de soigner un diabétique, l'avoir étudié longuement, l'avoir soumis, avant tout traitement, à des analyses urinaires méthodiques, avoir capté sa confiance, et scruté sa vie physique aussi bien que sa vie intellectuelle et morale.

**Les cures médicales et chirurgicales intempestives et nuisibles.** — *Médicalement*, il ne faut pas se laisser hypnotiser par le taux glycosurique et borner son rôle de thérapeute à abaisser dans ses plus strictes limites la quantité de sucre urinaire. « Il est nuisible par un régime draconien de chercher à faire disparaître totalement la glycosurie » (Dieulafoy). Ce succès n'est du reste le plus souvent que momentané, il sera suivi d'un état d'asthénie et d'amaigrissement. Or, il ne faut pas qu'un diabétique, *non obèse*, de poids normal, maigrisse. La balance doit faire partie de l'hygiène du diabétique et les courbes du poids seront aussi soigneusement relevées que celles des urines.

Il faut se souvenir que l'abus du régime carné exclusif conduit à l'acidose et au coma.

Sous prétexte que le diabétique peut avoir une dilatation d'estomac, il ne faut pas lui supprimer les boissons et le mettre au régime sec.

Sous prétexte également que l'alcool peut activer la combustion du glycose, il ne faut pas abuser des boissons alcooliques chez ces malades, prédisposés hépatiques aux cirrhoses.

Les efforts physiques du diabétique doivent être ménagés. Les soi-disant cures de sport, de vie physique *trop* intense, doivent être proscrites. Le diabétique a à compter avec la capacité fonctionnelle de son myocarde qui le menace de collapsus cardiaque.

Les procédés de sudation (bains de vapeur, bains trop chauds, hammam) seront défendus. J'ai vu un malade présenter des accidents nerveux très graves à la suite d'un bain de vapeur prolongé ordonné pour une sciatique douloureuse dont l'origine diabétique avait été méconnue. C'est ainsi que dans le même ordre d'idées il faudra engager les diabétiques à éviter les déplacements dans les mois très chauds d'été, et au cas de force majeure à voyager la nuit. Les médecins de Vichy savent bien dans quel état de prostration leur arrivent souvent les diabétiques fatigués par la trépidation du chemin de fer, la chaleur de la route, les transpirations abondantes.

*Les cures intempestives chirurgicales* ont été le point de départ de nombreux accidents mortels.

Par le seul fait qu'elle n'est pas *absolument* urgente, toute opération chez un diabétique est condamnable, même les plus petites, telles que curettage d'un mal perforant, ablation d'un ongle incarné, débridement d'un phimosis, urétrotomie interne, etc. Il faudra s'abstenir également d'amputer le doigt, l'orteil, ou le membre gangrenés. Quand il y a possibilité de guérison, la nature la provoque et la mène à bien plus habilement, rapidement et même esthétiquement que le chirurgien. Les cicatrices naturelles, consécutives aux sillons d'élimination, sont souvent parfaites. On se contentera d'aider la nature par des pulvérisations aux solutions faibles de coaltar vaporisé et des enveloppements humides. Même, en dehors de tout foyer suppurant, au niveau d'une région saine, propice à l'asepsie, les opérations sont contre-indiquées, telle, par exemple, la cure radicale de hernie.

Si cependant il y avait urgence absolue (cancer au début à extirper, pierre vésicale douloureuse, etc.), il ne faudrait pas soumettre le malade, que l'on destine à l'opération, à un traitement alimentaire trop sévère et surtout trop exclusivement carné; il ne faudrait pas non plus le faire jeûner la veille de l'opération, et enfin l'anesthésie (à l'éther aussi bien qu'au chloroforme) devrait être aussi rapide que possible.

**Traitement rationnel.** — *Hygiène physique.* — Exercices modérés, sans sports trop entraînants.

*Hygiène intellectuelle et morale.* — Vie intellectuelle calme et méthodique, avec le moins de heurts et de secousses morales possibles. Il faut ménager la susceptibilité, l'impressionnabilité du diabétique.

*Alimentation.* — Le régime alimentaire est le point vraiment important de la cure antidiabétique.

Bien entendu, toute boisson ou mets sucré doit être interdit et l'alimentation doit rester très pauvre en hydrates de carbone.

Toutes les viandes de boucherie, le gibier, la volaille, la charcuterie, les poissons, les œufs sont permis. Les fromages de Brie et de Camembert, le Gruyère, l'Emmenthal, le beurre sont autorisés; les corps gras sont en effet excellents quand ils sont bien absorbés.

Le choix des légumes est plus discuté. Voici un tableau (König, Lépine) comparatif de la teneur en hydrate de carbone de quelques aliments végétaux, des fruits ordinaires et de quelques vins ou boissons alcooliques.

### Teneur en hydrates de carbone de quelques aliments végétaux.

Hydrate de carbone pour 100 de substance fraîche, environ :

*Légumes.*

| | | | |
|---|---|---|---|
| Pommes de terre | 20,0 | Armoise | 9,4 |
| Salsifis | 15,0 | Carottes | 9,3 |
| Topinambours | 14,0 | Civette | 9,0 |
| Céleri | 11,8 | Radis noir | 8,4 |
| Cresson | 11,6 | Anet (*Anethum*) | 7,4 |
| Bulbes d'oignons | 10,8 | Courge | 7,3 |
| Truffes fraîches | 10,0 | Feuilles de betterave | 7,2 |
| Raves | 10,0 | Melon | 7,1 |

### Teneur en hydrates de carbone de quelques aliments végétaux (*suite*).

Hydrate de carbone pour 100 de substance fraîche, environ :

*Légumes* (*suite*).

| | | | |
|---|---|---|---|
| Poireau | 6,5 | Artichauts | 4,3 |
| Choux rouges | 6,2 | Choux-raves | 4,0 |
| Choux de Bruxelles | 6,2 | Oseille | 3,4 |
| Choux frisés | 6,0 | Asperges | 2,6 |
| Choux-fleurs | 4,5 | Concombre | 2,3 |
| Épinards | 4,4 | | |

*Fruits.*

| | | | |
|---|---|---|---|
| Dattes | 74,0 | Cerises | 12,0 |
| Glands torréfiés | 70,0 | Mûres, poires, abricots | 11,0 |
| Raisins *secs*, prunes *sèches* | 62,0 | Pêches | 10,0 |
| Châtaignes | 38,0 | Groseilles à maquereau | 8,0 |
| Bananes | 25,0 | Noix fraîches, fraises | 7,0 |
| Prunes Reine-Claude | 14,0 | Myrtilles | 6,0 |
| Pommes | 13,0 | Framboises | 5,0 |

### Teneur en alcool et hydrates de carbonè, par litre, de quelques vins et boissons alcooliques.

| | Moyennes (en gr.) | |
|---|---|---|
| | d'alcool | d'hydrates de carbone. |
| Madère | 150 | 5 |
| Muscat, malaga | 120 | 18 |
| Vins de Grèce et d'Italie | 110 | 7 |
| Champagne | 80 | 17 |
| Bordeaux | 75 | 1,5 |
| Vins ordinaires | 60 | 1 |
| Cidres | De 45 à 15 | De 4 à 1 |
| Bières | De 50 à 25 | De 50 à 5 |
| Liqueurs | De 500 à 300 | Jusqu'à 500 |

### Les hydrates de carbone dès légumès après cuisson.

*Hydrates de carbone pour 100 parties.*

| | Avant cuisson. | Après cuisson. |
|---|---|---|
| Choux-fleurs | 4,5 | 1,4 |
| Épinards | 4,4 | 0,8 |
| Choux cabus | 5,7 | 3,2 |
| Asperges | 2,6 | 1,6 |
| Raves | 4,0 | 2,4 |

Comme on le voit, la cuisson fait perdre aux légumes une bonne partie de leurs hydrates de carbone.

Le pain ordinaire, les pâtes alimentaires, les farineux, les lentilles, les fèves, le *riz* sont interdits. En guise de pain ordinaire, Mossé a préconisé la pomme de terre, qui ne renferme que 17 à 20 gr. de sucre pour 100, alors que le pain de gluten, journellement prescrit, en contient 18 grammes ; la *mie* du pain ordinaire 52 gr., et la *croûte* 76 pour 100 (cette dernière plus riche en sucre et par conséquent à prohiber).

Certaines spécialités du commerce à *base d'amandes* (pain, potage) sont parfois d'un adjuvant alimentaire agréable au diabétique.

Voici un régime proposé par M. A. Gautier pour 24 heures.

| Aliments. | Quantités en grammes. | CONTENANT | | |
|---|---|---|---|---|
| | | Albumine. Grammes. | Graisses. Grammes. | Hydr. de carbone. Grammes. |
| Viande désossée. . . . . . . . | 900 | 180 | 40,8 | 3,2 |
| Pain de gluten. . . . . . . . . | 70 | 35 | | 10,5 |
| Légumes verts. . . . . . . . . | 300 | 16 | 2,7 | 13 |
| Pommes de terre . . . . . . . | 60 | 0,8 | 0,1 | 12 |
| Poisson . . . . . . . . . . . | 150 | 23 | 2,1 | |
| Crème de lait . . . . . . . : . | 100 | 3,7 | 22,7 | 4,2 |
| Beurre et graisse . . . . . . . | 100 | 1 | 85 | 0,7 |
| Fromage. . . . . . . . . . . . | 60 | 19 | 17 | |
| Totaux. . . . . . . | | 278,5 | 170,4 | 43,4 |
| Calories correspondantes . . . . . . . . . . | | 1024 | 1465 | 168 |
| Calories des aliments . . . . . . . . . . . . | | 2657 | | |
| Auxquelles il faut ajouter les calories fournies par 40 gr. d'alcool de la boisson . . . | | 320 | | |
| Calories des aliments et boissons. . . . . . | | 2977 | | |

Ainsi, avec le régime précédent, un homme de 65 kg, en n'ingérant que 43 gr. d'hydrates de carbone (au lieu de 380 gr., quantité ordinaire), aurait près de 3000 calories disponibles, c'est-à-dire une quantité largement suffisante quand on ne se livre pas à un travail forcé (Lépine).

On peut autoriser le *lait* en petite quantité, et, lorsque le diabète se complique d'une néphrosclérose, il ne saurait y avoir aucune hésitation à ce sujet.

**Traitement par le jeûne transitoire absolu**. — Guelpa a préconisé la diète hydrique pendant trois jours avec purgation plus ou moins énergique le deuxième jour du jeûne. Ce traitement fait disparaître, en effet, à peu près complètement, le sucre des urines recueillies aussitôt après, mais peu à peu, au fur et à mesure de la reprise de l'alimentation, la glycosurie réapparaît à son taux accoutumé. Cette épreuve du jeûne peut être dangereuse à tenter chez les diabétiques maigres à grande dénutrition. Elle ne saurait avoir de la valeur que chez les diabétiques gras, à tendance polysarcique.

**Traitement médicamenteux**. — Les médicaments de choix sont ceux qui modifient la glycogénie : les alcalins, les oxydants, etc.

La liste en est longue ; l'antipyrine, l'aspirine, le pyramidon, la belladone, les bromures, l'arsenic, les cacodylates, le bicarbonate de soude, le bioxyde de manganèse (Lépine).

En règle générale, il est utile de pratiquer la médication alternante. Ainsi, on donnera la première semaine, des alcalins ; la deuxième, des médicaments modérateurs de la glycogénie (antipyrine, pyramidon, etc.) ; la troisième, des oxydants, avec repos consécutif de huit jours et souvent d'autres repos intercalés plus ou moins longtemps prolongés. Les arsenics restent les médicaments les plus usuellement employés en ingestion ou en injection sous-cutanée. On boira aux repas de l'eau de Vichy (source Grande-Grille). La cure thermale est souvent indiquée : Vichy, Vals, La Bourboule. Ces eaux prises sur place sont d'une action énergique. Aussi, faut-il être pru-

dent dans leur emploi et être sciemment conseillé à la station. Les diabétiques affaiblis et anémiés ne peuvent en retirer qu'un bénéfice bien aléatoire en regard des fatigues que cette cure leur impose.

**Opothérapie hépatique, pancréatique.** — On a encore proposé l'opothérapie hépatique ou pancréatique pour la cure du diabète. Les résultats
obtenus par l'opothérapie hépatique seraient appréciables, pour Gilbert et
Lereboullet, dans le diabète par anhépatie. Laffitte, en faisant ingérer à ses
malades du pancréas très frais, *immédiatement après son prélèvement chez
l'animal*, aurait fait diminuer la glycosurie dans de grandes proportions.
Cependant les méthodes opothérapiques ne se sont pas généralisées.

*Le traitement du coma diabétique* est illusoire. Cependant, on pourra
essayer les injections rectales de 40 à 60 gr. de bicarbonate de soude, ou
encore les injections intra-veineuses de 250 à 500 gr. d'une solution aqueuse
de bicarbonate de soude isotonique (tiédie à 37º au bain-marie) :

Bicarbonate de soude . . . . . . . . . . . . . . . . . 30 grammes.
Chlorure de sodium . . . . . . . . . . . . . . . . . . 6 —
Eau distillée. . . . . . . . . . . . . . . . . . . . . 1 litre.
Faire stériliser.                                        (M. LABDÉ).

Avec Salin, nous avons vu que des solutions beaucoup plus concentrées
*étaient parfaitement supportées* par les malades diabétiques, et nous avons
pu systématiquement, *en dehors du coma*, chez des glycosuriques à taux
glycosique élevé, réduire la proportion de sucre par l'injection intra-
veineuse, répétée tous les deux jours, pendant dix à douze jours, de
100 centimètres cubes d'eau bicarbonatée, contenant 10 gr. de bicarbonate
de soude. (La stérilisation doit être faite en vase clos pour empêcher l'élimination de l'acide carbonique.) La piqûre de la veine doit être correctement pratiquée, car l'échappée sous la peau de cette solution bicarbonatée concentrée provoque des escarres superficielles.   *J.-A. SICARD.*

**IABÈTE BRONZÉ.** — V. CIRRHOSE DIABÉTIQUE.

**IABÈTE ET GROSSESSE.** — Le diabète, qu'il ne faut pas confondre avec la
glycosurie simple, fréquente chez les femmes enceintes et les nourrices,
peut être antérieur à la grossesse ou se montrer seulement au cours de
celle-ci.

Le diabète a souvent une influence fâcheuse sur le fœtus qui peut succomber au cours de la grossesse ou quelques jours après sa naissance. Certaines femmes expulsent pendant plusieurs grossesses successives des fœtus
morts qui sont tués *in utero* par le diabète maternel passant parfois
inaperçu, si l'on se contente de rechercher la présence de l'albumine dans
les urines de femmes enceintes. La mort du fœtus s'observe surtout dans
les diabètes graves entraînant souvent la mort de la mère dans un délai
plus ou moins rapproché.

La grossesse exerce d'autre part sur le diabète une action défavorable,
presque toujours elle l'aggrave. C'est ainsi que l'on voit le diabète prendre
une marche rapide et aboutir en quelques semaines ou en quelques jours
après l'accouchement à un coma mortel (Pinard). Aussi l'attention du

médecin doit-elle être très éveillée chaque fois qu'une femme enceinte présente du sucre d'une *manière permanente* dans les urines et que la quantité de sucre atteint 5 ou 6 grammes par litre; le pronostic est peu sérieux lorsque le sucre ne se montre dans les urines que d'une manière intermittente et en petite quantité.

·Assez souvent dans les deux derniers mois de la grossesse, l'urine contient du lactose qui est en rapport avec l'augmentation de volume des seins et qu'il ne faut pas confondre avec le glycose.

Quand le diabète survient pendant la grossesse on peut le voir disparaître après l'accouchement pour reparaître plus grave lors d'une nouvelle grossesse.

En résumé, lorsqu'une femme est diabétique, il faut lui déconseiller la grossesse.

**Conduite à tenir.** — Le régime diabétique ne diffère pas chez la femme enceinte de ce qu'il est en dehors de la grossesse. — D'une manière générale il faut rejeter l'avortement ou l'accouchement provoqué chez les femmes diabétiques enceintes.

La femme diabétique ne doit pas allaiter.                        *G. LEPAGE.*

**DIABÈTE OCULAIRE**. — Les manifestations du diabète sur les **paupières et la conjonctive** consistent en blépharites, orgeolets à répétition, conjonctivite, phlegmon et abcès des paupières, conjonctive à forme catarrhale et hémorragies conjonctivales (V. Blépharites et conjonctivites).

**Kératite.** — Les lésions cornéennes sont des pustules, suivies d'ulcérations et des opacités de teinte jaunâtre, simulant un abcès de la cornée. La kératite glycosurique prend parfois la forme neuroparalytique; la cornée anesthésiée est prise dans sa totalité, entourée d'une conjonctive bulbaire rouge, chémotique, et l'œil devient progressivement atrophique sans déterminer de douleurs.

Fréquemment l'œil est déjà atteint d'autres lésions de même nature et notamment d'irido-cyclite, de rétino-choroïdite.

Chez un glycosurique atteint déjà de lésions du tractus uvéal, la cornée devient jaunâtre, c'est une infiltration des lames cornéennes et non un abcès, la tache jaune s'agrandit et sans douleur, sans réaction inflammatoire du côté des paupières, avec seulement du chémosis, le globe oculaire s'achemine vers l'atrophie. En pareil cas, il faut bien se garder d'énucléer, car le malade ne souffre pour ainsi dire pas et l'énucléation, outre les dangers qu'elle est capable de faire courir à un diabétique, ne donnerait pas un résultat préférable à celui que donnera l'évolution spontanée du processus atrophique.

Dans la forme ulcéreuse légère, la guérison peut survenir en quelques semaines; mais ces cas heureux sont les plus rares. En général, le pronostic est très grave.

*Traitement.* — Compresses chaudes, collyre d'atropine et traitement général.

**Irido-choroïdite. Rétinite**(¹). — Les lésions du tractus uréal sont fréquentes chez les diabétiques. L'iritis revêt principalement la forme

1. *Traité des maladies des yeux*, de Panas (Masson), t. I, planche V, figure 2.

aiguë plastique, avec hypopyon, et peut exister sur un œil alors que l'autre œil est atteint d'une forme d'iritis différente. L'iritis est, en effet, habituellement bilatéral. Il est rare que les lésions se bornent à l'iris; elles s'étendent au corps ciliaire, vitré (hémorragies), à la choroïde (hémorragies) et à la rétine; on voit sur cette dernière membrane des sinuosités artérielles, des hémorragies d'étendue et de forme variées, en flammèches, en points, ou bien de petites taches blanches brillantes disséminées, parfois réunies autour de la macula, simulant ainsi l'aspect de la rétinite albuminurique. Et dans ces cas de taches blanches, il s'agit de *rétino-choroïdite*. L'iritis diabétique peut se compliquer de glaucome. Le nerf optique est lui-même intéressé, la papille est pâle et devient atrophique. Les lésions choroïdiennes et rétiniennes existent souvent seules et sans lésions iriennes; apparemment l'œil est sain, et c'est par l'examen ophtalmoscopique qu'on découvre ces lésions du fond de l'œil et qu'on explique l'abaissement de l'acuité visuelle.

Les hémorragies chorio-rétiniennes n'ont pas une valeur séméiologique précise, absolue; les autres accidents diabétiques, la glycosurie établiront le diagnostic causal.

La rétinite diabétique est très fréquente; elle survient à la période avancée du diabète. Les lésions sont variables et donnent lieu à divers types cliniques. Tantôt le fond de l'œil est parsemé d'hémorragies pointillées, ou larges, hémorragies accompagnées ou non de taches blanchâtres dues à des foyers de dégénérescence, tantôt l'aspect rappelle à-s'y méprendre celui d'une rétinite albuminurique avec ses variétés nombreuses. Pour établir le diagnostic étiologique de la rétinite, on devra donc faire un examen de l'urine et s'appuyer en outre sur l'examen clinique.

**Décollement de la rétine** (v. c. m.).

**Névrite optique.** — Le diabète sucré, les diabètes insipides (azoturie, polyurie essentielle) se compliquent assez souvent de névrite optique. Il s'agit tantôt d'amblyopie avec scotome central et intégrité de la périphérie du champ visuel, tantôt d'atrophie simple et exceptionnellement de névrite à forme inflammatoire. La première forme avec scotome central ressemble à l'amblyopie toxique par l'alcool et le tabac. Le rétrécissement du champ visuel peut prendre la forme hémiopique.

Le pronostic est sérieux; mais on peut espérer que la vision ne disparaîtra pas complètement tant que ne survient pas l'atrophie optique postnévritique.

*Traitement.* — En outre du traitement général, on fera des injections hypodermiques de strychnine à la tempe et des applications de courants continus.

**Troubles pupillaires.** — On observe le myosis, la mydriase (v. c. m).

**Cataracte.** — La cataracte diabétique a une physionomie un peu particulière, mais on ne doit pas pour cela la différencier des cataractes juvéniles ou séniles chez des sujets non glycosuriques.

Elle apparaît à tous les âges, aussi bien dans le diabète léger que dans le diabète grave, plus fréquente dans les cas où l'urine renferme une forte proportion de sucre.

L'absence de cataracte dans certaines affections, qui se traduisent par un grand amaigrissement, rend douteuse la théorie de la déshydratation, aussi nous en tiendrons-nous actuellement à admettre un trouble nutritif général, dont l'action dystrophiante atteint le cristallin.

Comme la cataracte sénile, elle est bilatérale, un œil pouvant toutefois se prendre longtemps après l'autre. La cataracte est molle, volumineuse; elle commence par des opacités sous-cristalloïdiennes, d'apparence bleuâtre, et évolue rapidement. Cette évolution rapide, qui se fait parfois en quelques heures ou en quelques jours, est caractéristique. Caractéristiques également les lésions de l'iris et de la cristalloïde qui l'accompagnent, c'est-à-dire l'infiltration œdémateuse de la couche pigmentée de la surface postérieure de l'iris et la friabilité du ligament suspenseur et de la membrane hyaloïdienne. Ces lésions péri-cristalliniennes font pressentir quelques difficultés opératoires. Des lésions chorio-rétiniennes et névritiques sont des complications fréquentes, et il n'est pas rare de constater sur un œil la cataracte diabétique et sur l'autre des lésions des membranes profondes, sans cataracte.

En outre des complications oculaires, on trouve d'autres signes du diabète et notamment la sciatique, de la parésie musculaire et de l'asthénie morale et intellectuelle.

L'aspect, l'évolution de la cataracte, l'état général du malade font reconnaître aisément la nature de la cataracte. L'examen de l'urine que l'on doit faire chez tous les cataractés viendra confirmer le diagnostic lorsqu'il ne fera pas découvrir un diabète jusque-là ignoré.

Le pronostic est sérieux chez les adultes et les vieillards, parce qu'à certains aléas opératoires s'ajoutent les causes de perte de l'acuité visuelle par lésions chorio-rétiniennes. Le pronostic est particulièrement grave chez les jeunes gens, parce que chez eux cette cataracte est l'indice d'une profonde déchéance vitale et d'une mort prochaine.

*Traitement.* — Lorsqu'il n'y a pas d'altérations du fond de l'œil, ce que fera reconnaître l'examen du sens lumineux et pressentir l'examen de l'autre œil lorsqu'il est éclairable, on doit faire l'extraction de la cataracte, en n'oubliant pas que le diabétique est moins résistant aux infections qu'un sujet sain, et qu'il y a lieu de prendre, par conséquent, toutes les précautions d'asepsie; l'extraction sera faite avec iridectomie et aussi avec précaution et prudence. Mieux vaut faire l'iridectomie 2 ou 5 semaines avant l'extraction [V. Cristallin (Opérations)].

**Paralysies oculaires diabétiques.** — Les trois nerfs moteurs peuvent être atteints; la VIᵉ paire est prise plus fréquemment que les autres. La paralysie débute brusquement et s'accompagne, en général, de douleur temporale et péri-orbitaire du même côté. C'est une paralysie douloureuse, probablement parce que le processus paralytique atteint également le trijumeau. Ce processus est actuellement indéterminé, et il n'est pas certain qu'il s'agisse de névrites toxiques, car on ne s'explique pas alors la fréquence des paralysies oculaires et la rareté des paralysies des nerfs des membres, et, en outre, ces paralysies ne s'expliquent pas davantage avec des doses infimes de sucre. Un processus bulbaire, peut-être hémorragique, mais sur la nature duquel on n'est pas fixé, et que rend vraisemblable le voisinage des noyaux des nerfs oculaires avec le quatrième ventricule, nous rend mieux compte qu'une névrite périphérique des complications paralytiques, telles que ophtalmoplégie et polio-encéphalite supérieure.

La paralysie de la III<sup>e</sup> paire est souvent partielle et il peut même arriver que l'accommodation seule soit intéressée; aussi une presbytie qui n'est pas en rapport avec l'âge du malade et la paralysie de l'accommodation devront-elles faire penser au diabète, comme doit y faire penser également la paralysie de la VI<sup>e</sup> paire.

On observe plus rarement la paralysie des mouvements associés d'élévation et d'abaissement, la paralysie alterne à type supérieur (syndrome de Weber), l'ophtalmoplégie externe et la paralysie de la VII<sup>e</sup> paire.

Le caractère douloureux de la paralysie, son siège sur la VI<sup>e</sup> paire mettront sur la voie du diagnostic qu'on ne pourra préciser que par un examen clinique et la recherche du sucre dans l'urine.

Le pronostic est le plus souvent favorable, car ces paralysies durent, en général, de quelques semaines à quelques mois. Mais elles peuvent récidiver et dans quelques cas rares se compliquer d'ophtalmoplégie, de paralysies associées et de lésions graves bulbo-protubérantielles.

*Traitement.* — Courants continus; régime et traitement général.

**Modifications de la réfraction.** — Les troubles de la réfraction ont une valeur séméiologique importante. Indépendante de la diminution de l'amplitude d'accommodation (réfraction dynamique), on constate l'hypermétropie et la myopie, aussi une myopie tardive soudaine, après cinquante ans par exemple, de même que les variations de l'hypermétropie devront elles faire penser au diabète.

**Phlegmon de l'orbite** (V. ORBITE). *PÉCHIN*.

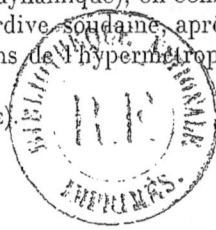

67154. — Imprimerie LAHURE, rue de Fleurus, 9, à Paris.